YEARBOOK OF TRADITIONAL CHINESE MEDICINE OF CHINA

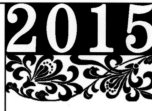

国家中医药管理局　　主办
中国中医药出版社　　承办
《中国中医药年鉴(行政卷)》　编
编　　委　　会

（行政卷）

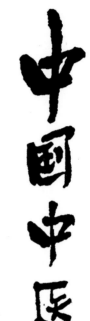

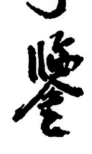

中国中医药出版社
·北京·

图书在版编目（CIP）数据

中国中医药年鉴 . 2015 卷 . 行政卷/中国中医药年鉴编委会编.
— 北京：中国中医药出版社，2015.12
ISBN 978-7-5132-2947-0

Ⅰ.①中⋯　Ⅱ.①中⋯　Ⅲ.①中国医药学−2015−年鉴
Ⅳ.①R2-54

中国版本图书馆 CIP 数据核字（2015）第 275932 号

责任编辑：芮立新　高　欣

中 国 中 医 药 出 版 社 出 版
北京市朝阳区北三环东路 28 号易亨大厦 16 层
邮政编码　100013
传真　010 64405750
三河市同力彩印有限公司印刷
各地新华书店经销
＊
开本　880×1230　1/16　印张 52.25　彩页 12.25　字数 2322 千字
2015 年 12 月第 1 版　2015 年 12 月第 1 次印刷
书　号 ISBN 978-7-5132-2947-0
＊
定价 298.00 元
网址　www.cptcm.com

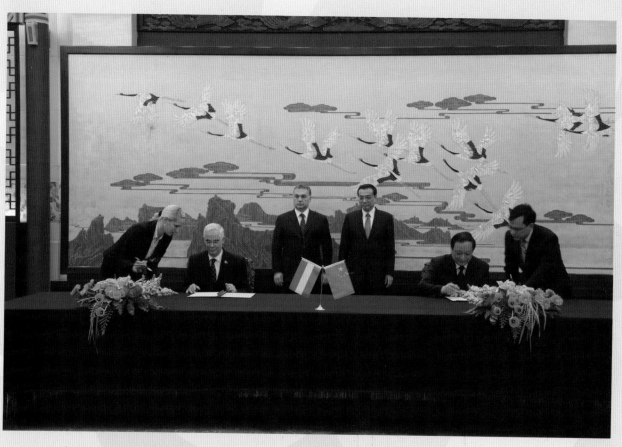

2014年2月12日，李克强总理见证国家中医药管理局与匈牙利人力资源部签署中医药领域合作意向书

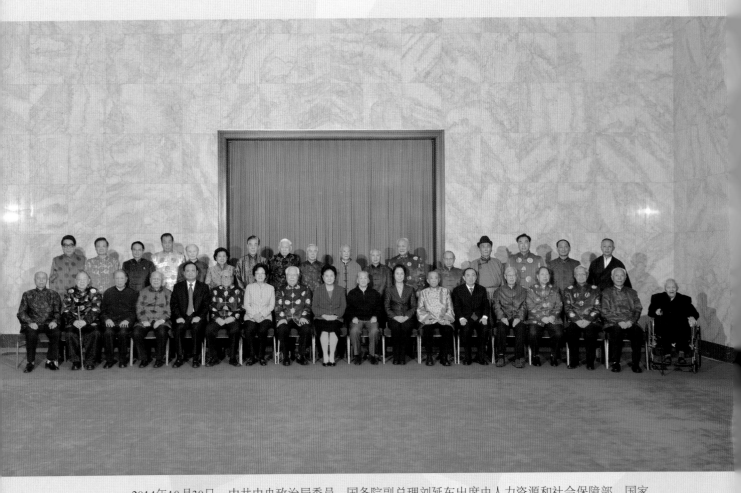

　　2014年10月30日，中共中央政治局委员、国务院副总理刘延东出席由人力资源和社会保障部、国家卫生和计划生育委员会、国家中医药管理局共同在人民大会堂举办第二届国医大师表彰大会，并与国医大师等合影

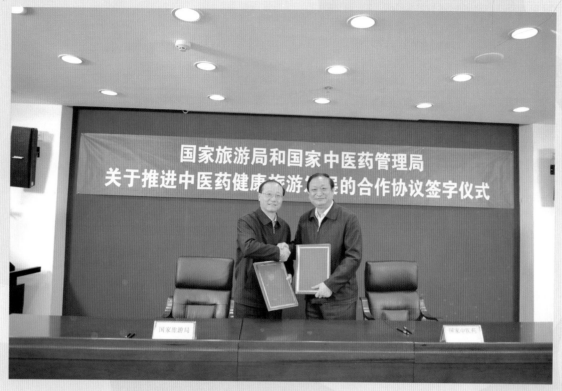

2014年2月21日，国家卫生计生委副主任、国家中医药管理局局长王国强与国家旅游局局长邵琪伟在京签署了《国家旅游局和国家中医药管理局关于推进中医药健康旅游发展的合作协议》

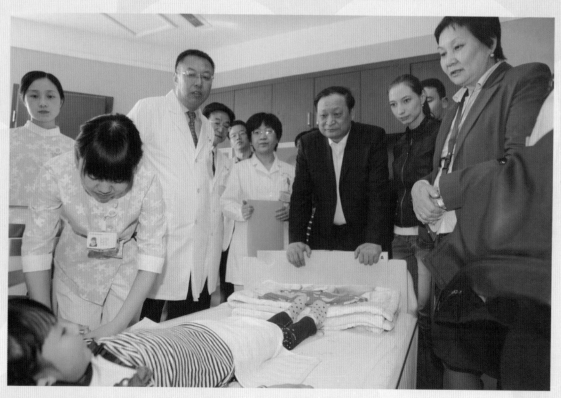

2014年3月18日，国家卫生计生委副主任、国家中医药管理局局长王国强陪同吉尔吉斯斯坦卫生部部长萨金巴耶娃·迪娜拉一行访问甘肃。图为访问团在甘肃省妇幼保健院观看小儿患者接受中医推拿治疗

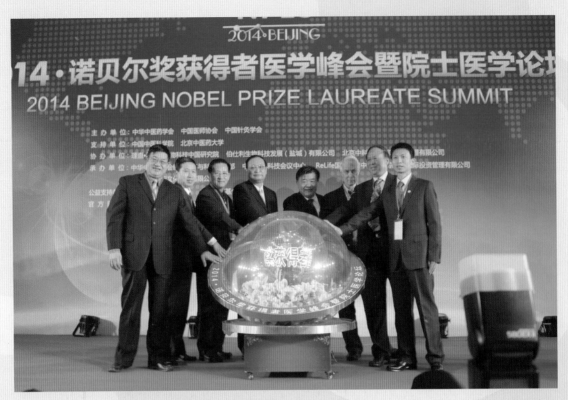

2014年3月23日，由中华中医药学会、中国医师协会、中国针灸学会主办的2014·诺贝尔奖获得者医学峰会暨院士医学论坛在北京举办

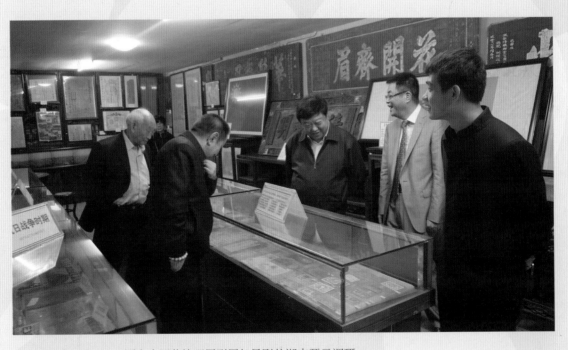

2014年4月26日，国家中医药管理局副局长吴刚赴湖南开元调研

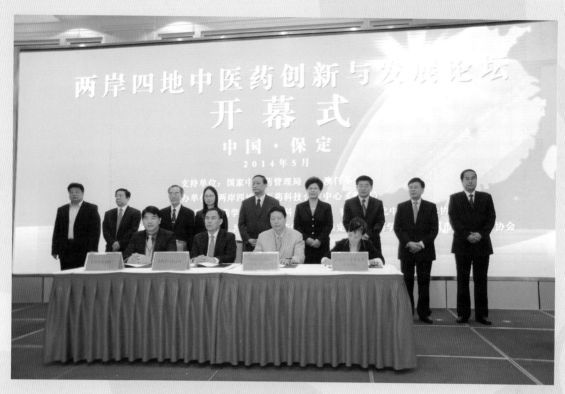

　　2014年5月11~12日，在"两岸四地中医药创新与发展论坛"开幕式上，国家中医药管理局对台港澳中医药交流合作中心与安国市人民政府、香港现代化中医药国际协会签署中医药三方战略合作框架协议

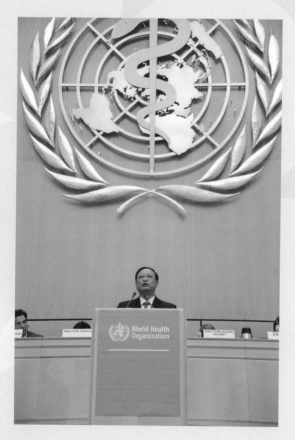

　　2014年5月19日，第67届世界卫生大会在瑞士日内瓦召开，会议通过由我国倡议并提出的《传统医学决议》。图为国家卫生计生委副主任、国家中医药管理局局长王国强率中国代表团出席会议并发言

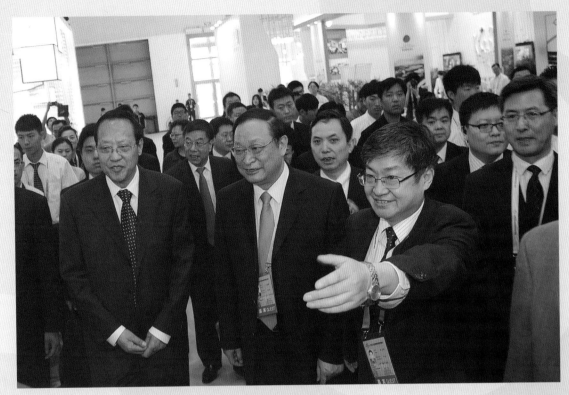

2014年5月28日，第三届中国（北京）国际服务贸易交易会系列活动在北京举办，国家卫生计生委副主任、国家中医药管理局局长王国强陪同第十二届全国人大常委会副委员长张宝文等领导参观京交会展场

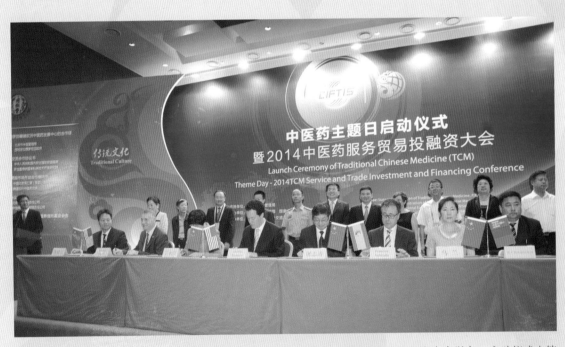

2014年5月30日，第三届京交会中医药主题日启动仪式暨中医药服务贸易投融资大会举办，启动仪式上签署了18项中医药服务贸易项目合作协议

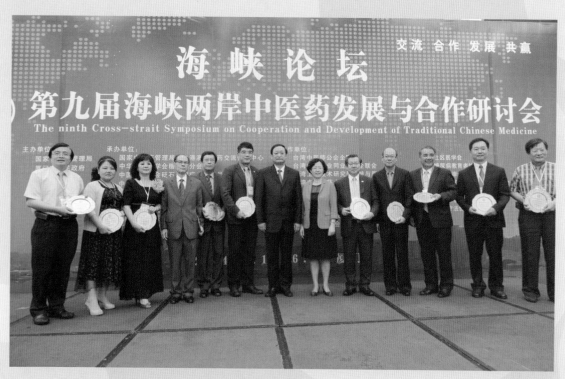

　　2014年6月14~16日，由国家中医药管理局、厦门市人民政府主办的海峡论坛第九届海峡两岸中医药发展与合作研讨会在福建厦门召开

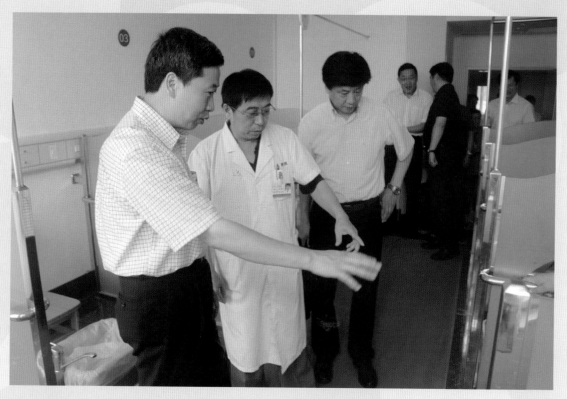

　　2014年6月30日~7月1日，国家中医药管理局副局长王志勇赴山东专题调研国家中医临床研究基地建设等工作

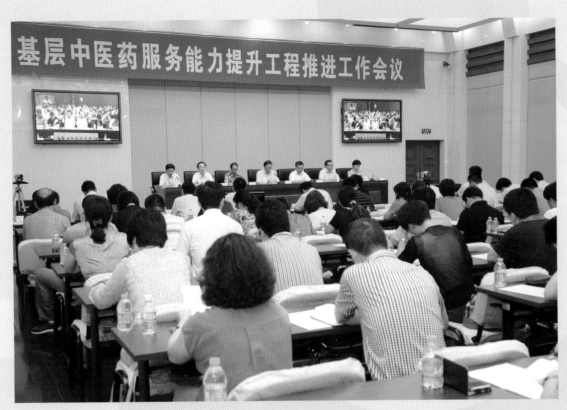

2014年7月10日，国家基层中医药服务能力提升工程推进工作视频会议召开，主会场设在北京

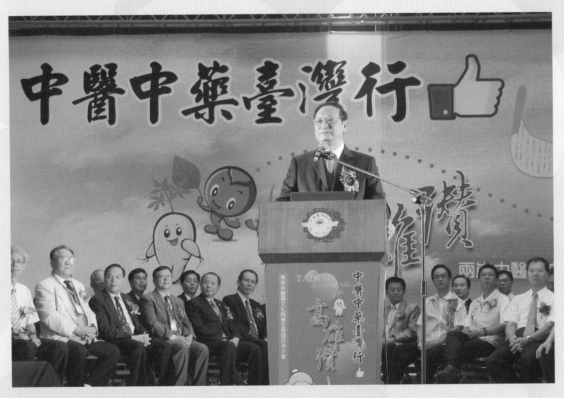

2014年7月13日，"中医中药台湾行"暨两岸中医药与养生保健交流大会在台湾高雄召开

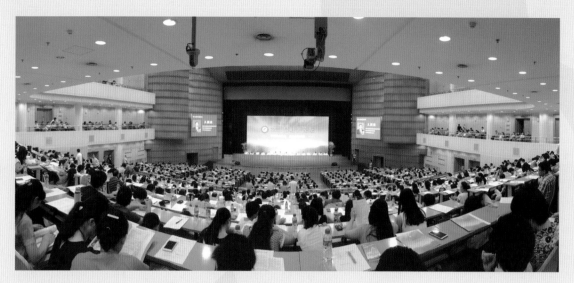

2014年7月26日，由中华中医药学会主办的第二届岐黄论坛在北京举办

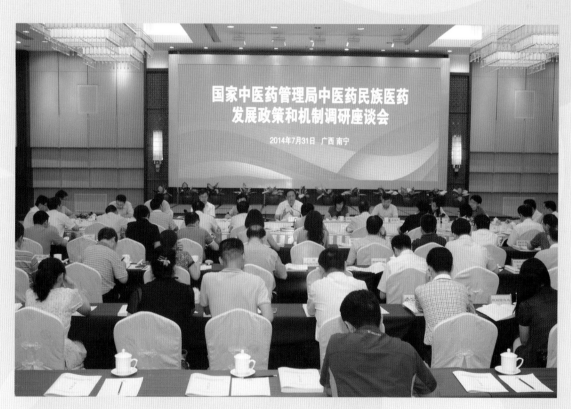

2014年7月31日，国家中医药管理局中医药民族医药发展政策和机制调研座谈会在广西南宁召开

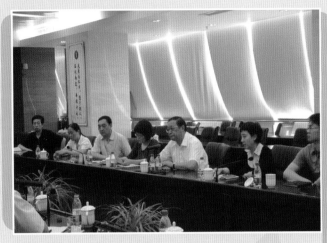

2014年8月2日，江苏昆山工厂发生爆炸事故，国家卫生计生委副主任、国家中医药管理局局长王国强带领专家组赴江苏无锡研究布置医疗救治工作

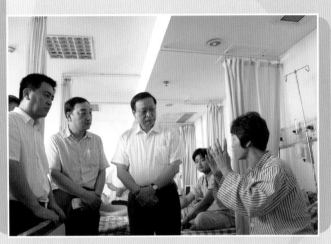

专家组看望昆山爆炸中受伤的群众

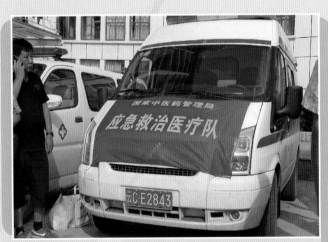

2014年8月3日，云南鲁甸地震，国家中医药管理局组织应急救治医疗队参与抗震救灾

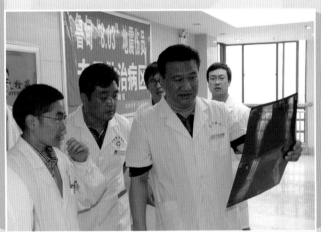

专家组会诊伤员病情

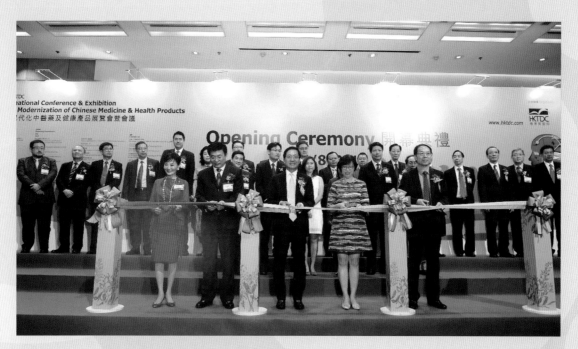

　　2014年8月14日，由香港贸易发展局和现代化中医药国际协会主办的第十三届国际现代化中医药及健康产品展览会在香港开幕

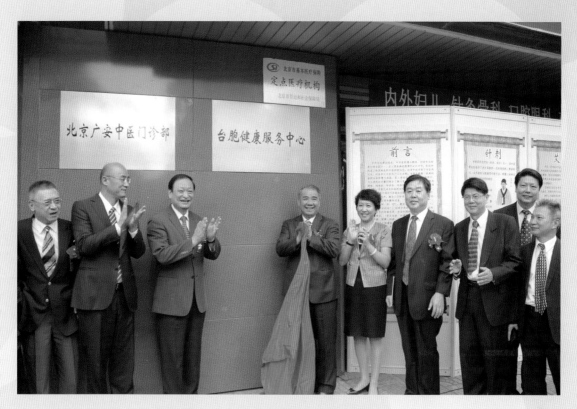

　　2014年8月28日，台胞健康服务（北京）中心揭牌仪式在北京举行

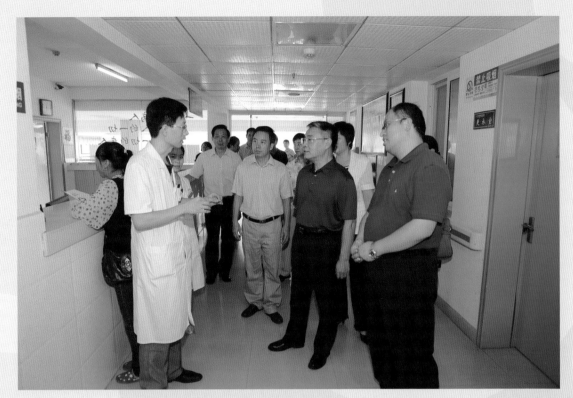

2014年8月28日，国家中医药管理局副局长马建中在湖北咸宁麻塘风湿病医院调研

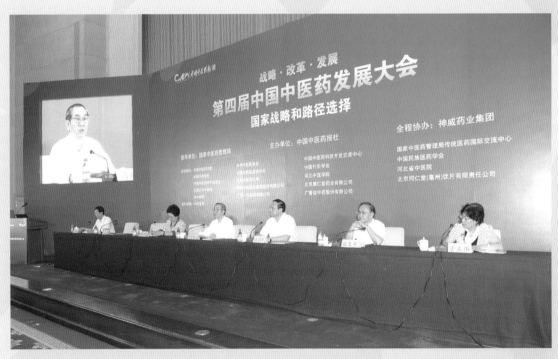

2014年8月30～31日，由中国中医药报社主办的第四届中国中医药发展大会在河北石家庄召开

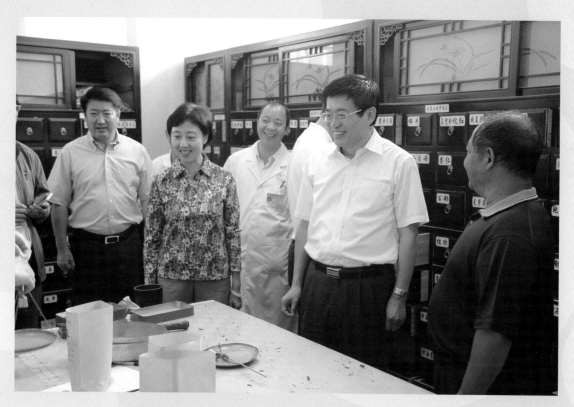

2014年9月14日，国家中医药管理局副局长于文明在云南省禄劝县中医院调研中医药工作

2014年9月14～20日，2014年服务百姓健康行动全国大型义诊活动周启动，国家卫生计生委、国家中医药管理局、总后卫生部共派出8支国家医疗队深入连片贫困地区、革命老区和少数民族地区送医、送药、送技术

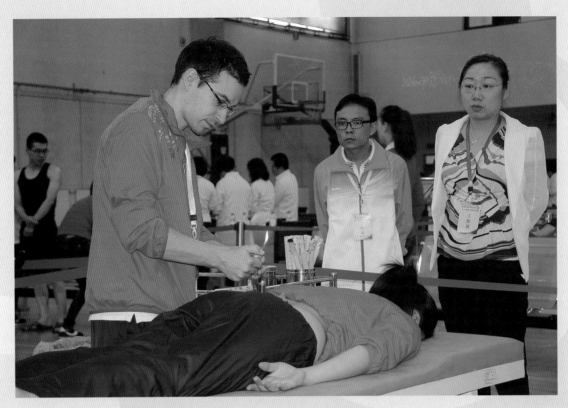

　　2014年9月20～21日，由中国针灸学会、全国中医药高等教育学会主办的2014年度"皇甫谧杯"全国中医药院校针灸推拿临床技能大赛在甘肃兰州举办。图为外国留学生参赛现场

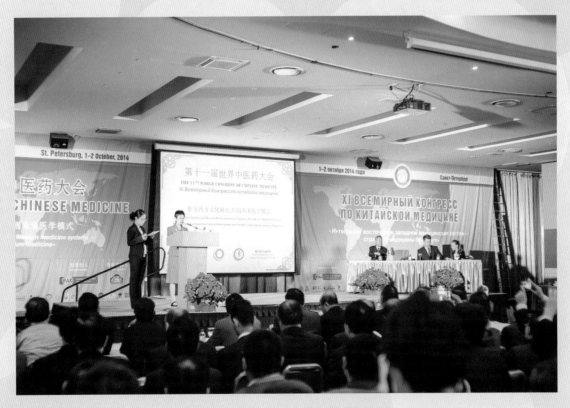

　　2014年10月1～2日，第十一届世界中医药大会在俄罗斯圣彼得堡召开

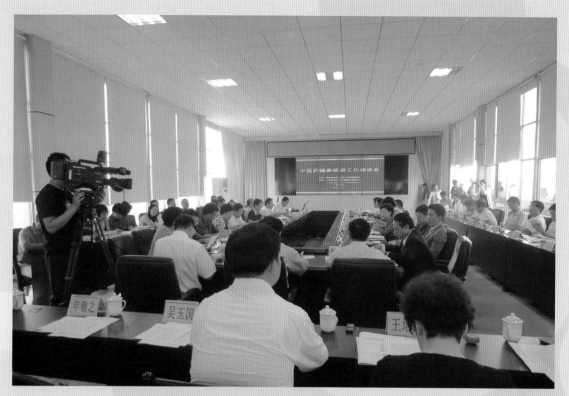

2014年10月14日，国家旅游局和国家中医药管理局在广西南宁共同召开中医药健康旅游工作座谈会

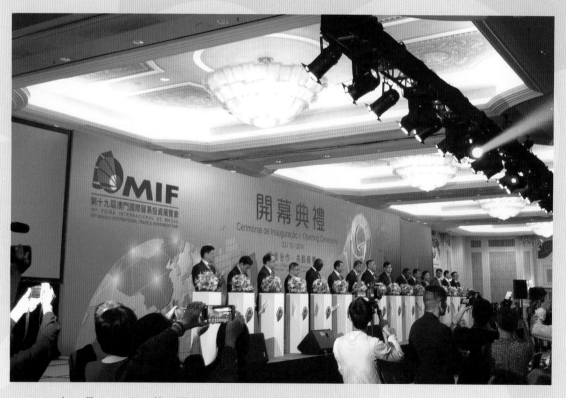

2014年10月23～26日，第19届澳门国际贸易投资展览会在澳门举办，展览会首日签订了进入粤澳中医药科技产业园的租赁土地投资协议

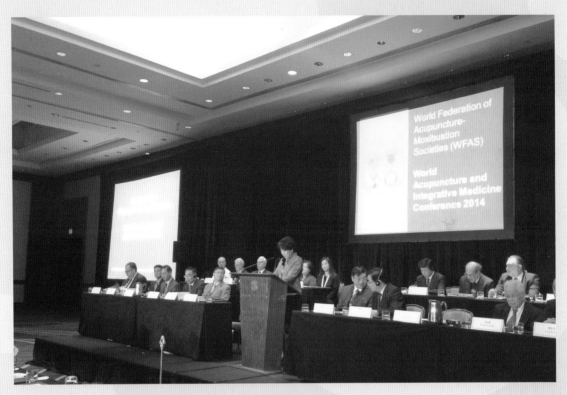

2014年11月1日，由世界针灸学会联合会、中国中医科学院共同主办，由美国华美中医学院承办，美国休斯敦市政府、中国中药协会和中国保健协会协办的世界针灸学会联合会针灸与结合医学大会在美国休斯敦召开

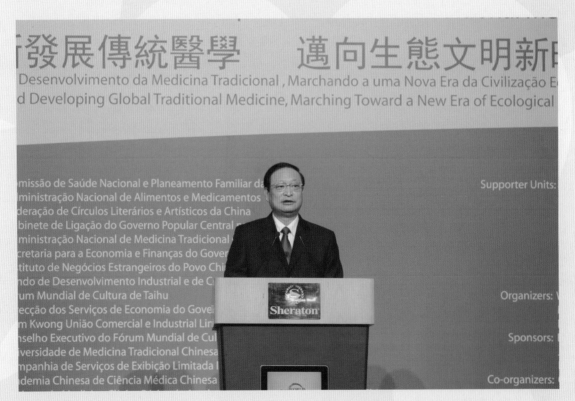

2014年11月13日，太湖世界文化论坛2014年中医药文化发展高级别（澳门）会议召开

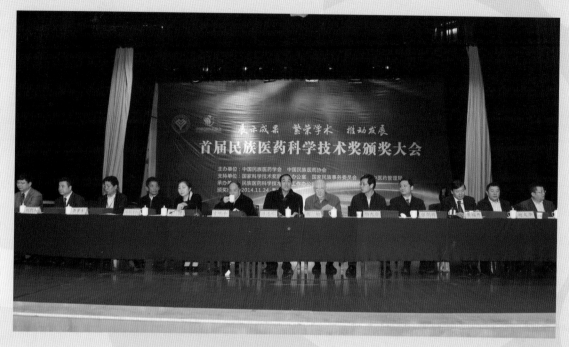

2014年11月23～25日，由中国民族医药学主办的首届民族医药科学技术奖颁奖大会在北京召开

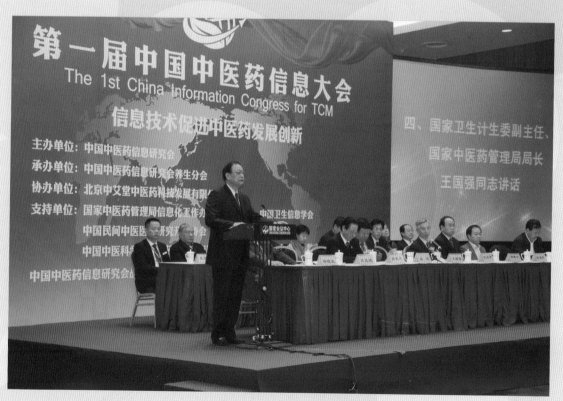

2014年11月29日，由中国中医药信息研究会主办的第一届中国中医药信息大会在北京召开

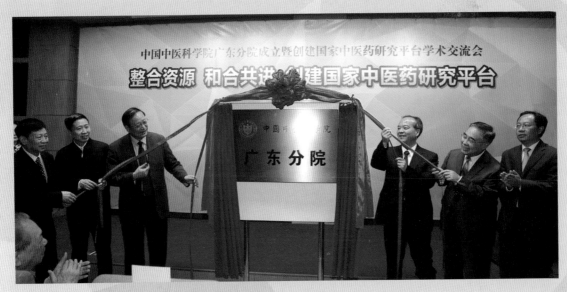

2014年12月5日，中国中医科学院广东分院成立

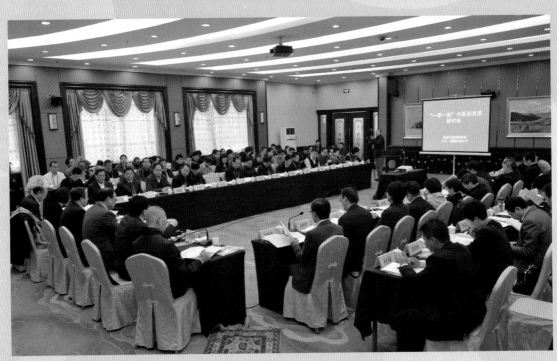

2014年12月15日，国家中医药管理局"一带一路"中医药发展研讨会在新疆乌鲁木齐召开

2015 卷《中国中医药年鉴（行政卷）》编委会

划生育委员会副主任、内蒙古自治区蒙中医药管理局局长

陈金玉　辽宁省卫生和计划生育委员会副主任、辽宁省中医药管理局局长

邱德亮　吉林省卫生和计划生育委员会副主任、吉林省中医药管理局局长

王学军　黑龙江省卫生和计划生育委员会副主任、黑龙江省中医药管理局局长

郑　锦　上海市卫生和计划生育委员会副主任、上海市中医药发展办公室主任

陈亦江　江苏省卫生和计划生育委员会副主任、江苏省中医药局局长

徐伟伟　浙江省中医药管理局局长

董明培　安徽省卫生和计划生育委员会副主任、中医药管理局副局长

阮诗玮　福建省卫生和计划生育委员会副主任

程关华　江西省卫生和计划生育委员会副主任

武继彪　山东省中医药管理局原局长

张重刚　河南省卫生和计划生育委员会副主任、河南省中医管理局局长

姚　云　湖北省卫生和计划生育委员会副主任

邵湘宁　湖南省卫生和计划生育委员会副主任、湖南省中医药管理局局长

徐庆锋　广东省卫生和计划生育委员会党组成员、广东省中医药局局长

王　勇　广西壮族自治区卫生和计划生育委员会副主任、广西壮族自治区中医药管理局局长

吴　明　海南省卫生和计划生育委员会副主任、海南省中医药管理局局长

方明金　重庆市卫生和计划生育委员会副主任、重庆市中医管理局副局长

田兴军　四川省中医药管理局党组书记、局长

杨　洪　贵州省卫生和计划生育委员会副主任、贵州省中医药管理局局长

郑　进　云南省卫生和计划生育委员会副主任、云南省中医管理局局长

王寿碧　西藏自治区卫生和计划生育委员会副主任

苏荣彪　陕西省卫生和计划生育委员会党组成员、陕西省中医药管理局局长

甘培尚　甘肃省卫生和计划生育委员会党组成员、甘肃省中医药管理局局长

王晓勤　青海省卫生和计划生育委员会副主任

田丰年　宁夏回族自治区卫生和计划生育委员会副主任、宁夏回族自治区中医药（回医药）管理局局长

阿不都热依木·玉苏甫　新疆维吾尔自治区卫生和计划生育委员会副主任、新疆自治区中医民族医药管理局局长

何　红　新疆生产建设兵团卫生局副局长

2015 卷《中国中医药年鉴（行政卷）》特约编辑

编 写 说 明

　　《中国中医药年鉴》是由国家中医药管理局主办，综合反映中国中医药工作各方面情况、进展、成就的史料性工具书。《中国中医药年鉴》前身为《中医年鉴》，1989 年更名为《中国中医药年鉴》，自 1983 年起已连续出版 32 卷。2002 年《中国中医药年鉴》分为行政和学术两卷出版。本卷《中国中医药年鉴（行政卷）》（以下简称《年鉴》）为 2015 卷（总 33 卷），收编内容截至 2014 年底。

　　2015 卷《年鉴》共 21 个部分：①综述篇；②文献篇；③会议和活动篇；④专题篇；⑤业务篇；⑥直属单位篇；⑦中药篇；⑧地方篇；⑨军队篇；⑩医疗机构篇；⑪科研机构篇；⑫院校篇；⑬社会组织篇；⑭大事记篇；⑮数据篇；⑯荣誉篇；⑰管理干部篇；⑱机构名录篇；⑲港澳台地区篇；⑳国外篇；㉑附录篇。

　　文献篇下设 4 个专栏：①2014 年领导讲话及批示；②2015 年全国中医药工作会议报告；③专论；④重要文件。

　　会议和活动篇以会议或活动举办时间排序（会议在前，活动在后）。

　　专题篇下设 12 个专栏：①中医药事业发展政策和机制建设；②中医药法治建设；③党的群众路线教育实践活动；④第二届"国医大师"评选表彰；⑤服务百姓健康行动；⑥中医药发展综合改革试验区（市、县）；⑦中医药参与医药卫生体制改革；⑧中医药服务贸易；⑨国家中医临床研究基地建设；⑩中医药参与重大突发事件和重大传染病防治；⑪中医药传统知识保护工作；⑫中药资源普查。

　　业务篇下设 13 个专栏：①政策法规与监督；②医政工作；③人事与教育工作；④科技工作；⑤国际交流与合作；⑥内地与港澳台交流与合作；⑦文化建设；⑧新闻宣传与期

刊出版管理工作；⑨预算管理工作；⑩党建工作与群众工作；⑪反腐倡廉工作与行风建设；⑫信访、安全保卫、建议与提案办理；⑬其他。

医疗机构篇、科研机构篇调整了部分内容，为方便读者查阅，两章均以表格形式收录。

社会组织篇下设 3 个专栏：①全国性社会组织；②总部设在中国的中医药国际组织；③地方性社会组织。

数据篇下设 6 个专栏：①中医资源；②中医医疗机构运营与服务；③中医教育；④中医药科研；⑤中医财政拨款；⑥中医药期刊。

管理干部篇只收录 2014 年新任及职务有变化人员的简历，内容未变化者只收载职务、姓名等内容。

附录篇包括 2 个专栏：①2014 年国家中医药管理局联合印发文件；②2014 年国家中医药管理局印发文件。

医疗机构篇、科研机构篇统计数据由中国中医科学院信息所提供。医疗机构只收录中央级、省级中医、中西医、民族医医疗机构。科研机构包括中央级、省级、地市级中医、中西医、民族医科研机构。

数据篇数据系由国家中医药管理局发布的《中医药数据统计摘编》（不包括香港、澳门特别行政区及台湾地区数据）。

《中国中医药年鉴》编辑部

2015 年 10 月

目　录

会议和活动篇

专 题 篇

一、中医药事业发展政策和机制建设

二、中医药法治建设

三、党的群众路线教育实践活动

四、第二届"国医大师"评选表彰

五、服务百姓健康行动

（一）中医药服务百姓健康推进行动

（二）基层中医药服务能力提升工程

（三）中医"治未病"健康工程

（四）中医中药中国行——进乡村·进社区·进家庭活动

六、中医药发展综合改革试验区（市、县）

业　务　篇

一、政策法规与监督

二、医政工作

三、人事与教育工作

直属单位篇

中 药 篇

地 方 篇

军　队　篇

医疗机构篇

科研机构篇

院　校　篇

社会组织篇

一、全国性社会组织

二、总部设在中国的中医药国际组织

三、地方性社会组织

大事记篇

数据篇

一、中医资源

二、中医医疗机构运营与服务

三、中医教育

四、中医药科研

1. 科学研究与技术开发机构

荣 誉 篇

管理干部篇

机构名录篇

港澳台地区篇

国 外 篇

附 录 篇

一、2014 年国家中医药管理局联合印发文件

二、国家中医药管理局印发文件

综述篇

【2014年中医药工作综述】2014年，全国中医药系统坚定不移贯彻落实党中央、国务院决策部署，把握工作规律，拓展工作思路，更加注重服务大局，更加注重改革创新，更加注重规划引领，更加注重机制建设，更加注重攻坚落实，为推动经济社会发展做出新贡献，在深化改革上取得新突破，在推动事业科学发展上取得新进展，中医药改革发展呈现新局面。

一、认真贯彻落实中央决策部署，推动中医药服务经济社会发展大局呈现新气象

深入学习领会党的十八大、十八届三中、四中全会和习近平总书记系列重要讲话精神，深刻把握重大意义、科学内涵、精神实质和实践要求，自觉将中央决策部署贯彻落实到中医药工作实际之中。全面贯彻刘延东副总理重要批示和讲话精神，按照"五种资源"新定位，注重将中医药纳入中国特色社会主义"五位一体"总布局，从国家战略高度研究、谋划、推动中医药发展。落实政府工作报告和稳增长、促改革、调结构、惠民生有关政策措施，整体谋划中医药健康服务，加快推进相关产业发展，得到国务院督查组肯定。认真抓好党的群众路线教育实践活动整改落实，精心指导中医药行业第二批教育实践活动开展。牢牢抓住"五型机关"建设这个载体，推动机关作风转变取得新成效，国家中医药管理局机关荣获中央国家机关工委第二届"创建文明机关 争做人民满意公务员"活动先进集体荣誉称号。深入开展中医药服务百姓健康推进行动和"三好一满意"活动，促进了在转作风中惠民生，受到群众欢迎。

二、全面启动深化改革，推动中医药事业发展政策和机制建设取得新成效

加强中医药深化改革顶层设计和研究，成立深化改革组织机构，确定中医药深化改革总体思路和2014年工作方案，组织开展完善中医药事业发展政策和机制研究、中医药政策体系规划研究等，推动中医药改革发展政策体系建设。辽宁、陕西组织了全省中医药产业发展现状调查，江西开展了中医药强省战略课题研究，为党委、政府决策提供参考。进一步健全中医药工作部际联席会议机制，协调新增环保部和国家旅游局两家单位，完善工作规则。制定《国家卫生计生委和国家中医药管理局工作关系细则》，进一步明确委局工作关系。国家中医药管理局会同国家卫生计生委印发《关于在卫生计生工作中进一步加强中医药工作的意见》，形成中医药工作委局协同推进机制。很多地方制定了实施意见，在机构改革中加强中医药工作，河北、安徽、江苏、湖南、重庆、广西、贵州、青岛等地中医药局实现升格或增加处室，吉林、黑龙江各地市均设立独立的中医科（处）。推动国家中医药综合改革试验区建设取得阶段性新进展，印发进一步推进试验区工作的指导意见，试验区建设注重主题统筹、区域统筹、职责统筹、工作统筹的做法被中央全面深化改革领导小组办公室《改革情况交流》刊载，得到刘延东副总理肯定。加快转变政府职能，中华中医药学会成为中国科协首批承接政府转移职能试点单位之一，受到肯定。

三、积极推进依法行政，推动中医药法治建设进入新阶段

加快推进中医药法立法进程，国务院法制办已通过中医药法草案，即将提交国务院常务会议审议。建立依法决策机制，成立中医药改革发展专家咨询委员会，出台管理办法，并就中医药发展战略规划进行专题咨询，探索建立重大决策专家咨询论证机制。开展《中医药条例》贯彻落实情况监督检查，进一步推动各地依法依规履行中医药工作职责，内蒙古、山西、浙江还开展了本省（区）中（蒙）医药条例监督检查。加强规范性文件管理，印发规范性文件管理办法，建立规范性文件定期清理机制。加强中医药监督工作，建立中医药监督会商工作机制，深入开展打击非法行医、整治互联网重点领域广告等专项行动。

出台《国家中医药管理局政府信息公开办法》，切实做到信息公开，回应社会关切问题。

四、切实加强宏观设计，推动中医药相关规划编制取得新成果

落实国务院关于促进健康服务业发展的意见，完成《中医药健康服务规划（2015～2020年）》编制并上报国务院，浙江、山东、河南、四川等地出台健康服务发展意见或规划。落实刘延东副总理指示精神和2014年深化医改重点任务分工，组织了中医药发展战略规划研究制定，正在广泛征求各方面意见。配合完成《全国医疗卫生服务体系规划纲要（2015～2020年）》，提出了中医医疗服务体系建设的目标原则、重点任务。国家中医药管理局与工信部共同完成《中药材保护与发展规划（2014～2020年）》，并上报国务院。启动中医药事业发展"十三五"规划编制，研究提出"十三五"规划思路并报送国家发改委。上海、广东、云南、深圳等地以政府或政府办名义印发了中医药事业发展中长期规划。

五、持续参与深化医改，推动中医药服务百姓做出新贡献

同步推进公立中医医院改革，国家中医药管理局与相关部门共同形成《关于推进县级公立医院综合改革的意见》《城市公立医院综合改革试点的指导意见》，充分体现中医药特点和实际。国家中医药管理局与国家卫生计生委联合开展县级医院综合能力提升试点，推进县级中医医院综合服务能力建设。加强县级公立医院综合改革培训，分24期对1011个试点县有关负责人进行了深化医改中医药政策集中培训。陕西将中医医院基本工资全额纳入财政预算，吉林、黑龙江、广西、甘肃等地大幅度提高中医诊疗服务价格。深入实施基层中医药服务能力提升工程取得明显成效，安排专项资金40.91亿元，支持全国258所县级中医医院建设，力度前所未有。召开基层中医药服务能力提升工程推进工作视频会，开展提升工程督查评估，推动提升工程完成阶段性目标。多地将提升工程纳入政府重点工作任务，天津加强国医堂内涵建设，湖北加快推进"三堂一室"建设，新疆将中医药民族医药服务能力建设纳入全区乡镇卫生院和村卫生室标准化建设整体规划。全面实施中医药基本公共卫生服务项目，完成5920万65岁以上老年人和2146万0～36个月儿童中医药健康管理，目标人群覆盖率分别为38.6%和48.7%。探索创新中医药服务模式，启动中医诊疗服务模式研究和探索建立中西医协作机制并开展试点。召开第三届国家中医药改革发展上海论坛，就面向未来的中医药服务模式创新及其制度安排进行研讨和推动。加强中医重点专科建设，国家中医药管理局联合国家卫生计生委和总后卫生部开展综合医院中医药工作专项推进行动，加强综合医院和妇幼保健机构中医临床科室和中药房建设，对妇幼保健机构使用中医技术和中成药加强指导。推动支付方式改革，在对山东、甘肃等地相关探索总结基础上，提出了中医优势病种定价和支付改革试点方案。推动社会办中医，国家中医药管理局与国家卫生计生委联合出台《关于加快发展社会办医的若干意见》，明确了社会办中医优先领域，提出了鼓励举办只提供传统中医药服务的中医门诊部和诊所试点工作方案。召开深化医改中医药工作会议，对医改5年来中医药发挥作用情况进行全面总结和评估。总体看，中医药服务可及性和可获得性明显提升，基层中医药服务能力显著提高，李克强总理在给全国卫生计生工作会的批示信中对此给予了充分肯定，中医药以较少资源总量提供了较多服务份额，放大了医改惠民效果，为探索医改"中国式办法"发挥了独特作用。

六、加快发展健康服务，推动中医药服务领域得到新拓展

深入实施"治未病"健康工程，进一步健全"治未病"健康服务体系，加强中医预防保健服务管理。促进中医药健康旅游发展，国家中医药管理局与国家旅游局签署推进中医药健康旅游发展合作协议，广西、甘肃探索旅游与中医药养生保健等有机结合，海南加快推进海口、三亚中医疗养国际旅游示范区建设。推动中医药与养老服务结合，江苏多地积极探索不同形式中医养老服务模式，河北曲周县中医院医疗托老工作受到刘延东副总理肯定。加快中医药服务贸易发展，联合启动中医药服务贸易建设试点，确定了8个中医药服务贸易重点区域和19个骨干企业（机构），中医药服务贸易额快速增长，第三届京交会服务贸易签约额达到2.8亿元。

七、着力健全人才培养体系，推动中医药人才队伍建设有了新进展

国家中医药管理局联合人力资源社会保障部、国家卫生计生委评选表彰了第二届30位国医大师，刘延东副总理对这项工作高度重视，亲切接见国医大师代表并座谈，发表了重要讲话，在行业内外产生重要而深远的影响。北京、吉林、山东、安徽、浙江、湖北、湖南、四川、西藏等地也组织开展了省级名中（藏）医评选表彰，广东评选出首届邓铁涛中医医学奖。构建毕业后教育体系，印发《中医住院医师规范化培训实施办法》和相关标准，积极争取在国家住院医师规范化培训专项中培训中医住院医师5000人，推进中医全科医学师资培训和中医类别全科医生转岗培训。促进中医药院校教育教学改革，国家中医药管理局联合教育部、国家卫生计生委印发《关于医教协同深化临床医学人才培养改革的意见》，推进标准化、规范化临床医学人才培养体系建设。启动卓越医生（中医）教育培养计划，推动中医药院校省部局共建。稳步推进师承教育和继续教育，深入实施中医药传承与创新人才工程。开展国家中医药优势特色教育培训基地建设，启动中药特色技术传承人才和中医护理骨干人才培训项目，加强县级中医临床技术骨干、乡村医生等基层人才培养。继续做好第五批全国老中医药专家学术经验继承工作和第三批全国优秀中医临床人才研修项目，推进名老中医药专家传承工作室和中医学术流派传承工作室建设。加强管理人才培训，完成第二期中医医院职业化管理高级研修班，两期共培训160余名院长。

八、稳步实施创新驱动，推动中医药协同创新构建新体系

推进国家中医临床研究基地建设，进一步深化重点病种研究方向，完善临床科研模式，加强临床科研平台建设，健全基地运行机制。加强重大疾病防治攻关，组织开展中医药治疗艾滋病临床科研协作网络和技术平台建设，国家中医药管理局会同国家卫生计生委召开艾滋病防治工作会议，对中医药治疗艾滋病进行全面总结和部署。印发《人感染H7N9禽流感中医医疗救治专家共识（2014年版）》《登革热中医药辨证论治方案》和《中医药治疗埃博拉出血热专家指导意见》。探索构建中医药科技"大数据"，启动国家中医药数据中心关键技术研究，加快建立中医临床数据中心与数据分中心。推动建立产学研协同创新机制，推进科研项目和资金管理改革，做好各类科技计划中医药项目统筹管理，加快推进国家中医药管理局企业研究室建设。开展中医药科技成果登记，促进中医药科技成果转化推广。推进中药资源普查试点，试点工作已覆盖全国31个省份，汇总近12000种药用资源信息，建成19个中药资源动态监测信息和服务监测站，建设16个中药材种子种苗繁育基地和2个种质资源库。开展中医药传统知识调查，建立传统知识档案。加强中医药传承，开展名老中医传承研究项目，完成"中医药古籍保护与利用能力建设"项目400种古籍整理研究，首批出版100种古籍。在2014年度国家科学技术奖励大会上，中医药类项目共获得国家科技进步奖励8项，其中一等奖2项，二等奖6项。

九、努力构建中医药文化传播体系，推动中医药文化建设形成新载体

深入开展"中医中药中国行——进乡村·进社区·进家庭"活动，结合指导开展第二批教育实践活动，推动中医药文化和科普知识惠及基层群众，组织开展中医药文化科普巡讲。北京东城大力推进中医药文化进校园，天津组织拍摄了4部中医科普宣传片在基层医疗卫生机构播放，上海拍摄了12集中药文化系列片《药里乾坤》，广东拍摄了12集纪录片《岭南中医药》。搭建新媒体传播平台，开通官方微信"中国中医"，与中国网合作开通"中国中医"频道，创办《中医健康养生》杂志，拓宽了受众群体，广东、云南等地也开通了官方微信平台。加快中医药文化科普宣传教育基地建设，新增全国中医药文化科普宣传教育基地7个，总数达29个。实施中医健康素养促进项目，印发《中国公民中医养生保健素养》

《健康教育中医药基本内容》，启动百姓中医药科普需求调查，组织开展中医健康素养普及率调查，探索建立中医药科普知识群众需求征集和反馈机制。加强舆论引导，做好中医药重大政策、重要活动宣传报道，妥善应对和正确引导热点、敏感事件，及时回应社会关切。

十、扎实推动对外交流合作，中医药走向世界迈出新步伐

服务国家"一带一路"建设，组织召开"一带一路"中医药发展研讨会，谋划中医药海外发展战略，推动甘肃在吉尔吉斯斯坦合作建立中医医疗机构，支持有关企业在俄罗斯合作举办中医医疗机构，加强与沿线国家的交流活动，推动中医药走出去。努力构建中医药国际话

语权，积极参与世界卫生组织（简称"世卫组织"）传统医学全球战略制定和实施，第67届世界卫生大会通过我国提出的传统医学决议。推进中医药国际标准化工作，国际标准化组织发布《一次性使用无菌针灸针》《人参种子种苗》等第一批中医药标准。进一步扩大和深化双边合作，在习近平主席和李克强总理见证下，分别与澳大利亚、匈牙利等签订新的合作协议，深化与重点国家的中医药合作。密切两岸四地交流合作，举办两岸四地中医药创新与发展论坛，成功举办"中医中药台湾行"活动，在岛内产生了积极反响。

（国家中医药管理局）

文献篇

一、2014 年领导讲话及批示

（一）2014 年中共中央、全国人大、国务院领导讲话及批示

中共中央总书记、国家主席习近平
在主持中共中央政治局第十三次集体学习时
有关中华优秀传统文化的论述

（2014 年 2 月 24 日）

把培育和弘扬社会主义核心价值观作为凝魂聚气、强基固本的基础工程，继承和发扬中华优秀传统文化和传统美德，广泛开展社会主义核心价值观宣传教育，积极引导人们讲道德、尊道德、守道德，追求高尚的道德理想，不断夯实中国特色社会主义的思想道德基础。

培育和弘扬社会主义核心价值观必须立足中华优秀传统文化。牢固的核心价值观，都有其固有的根本。抛弃传统、丢掉根本，就等于割断了自己的精神命脉。博大精深的中华优秀传统文化是我们在世界文化激荡中站稳脚跟的根基。中华

文化源远流长，积淀着中华民族最深层的精神追求，代表着中华民族独特的精神标识，为中华民族生生不息、发展壮大提供了丰厚滋养。中华传统美德是中华文化精髓，蕴含着丰富的思想道德资源。不忘本来才能开辟未来，善于继承才能更好创新。对历史文化特别是先人传承下来的价值理念和道德规范，要坚持古为今用、推陈出新，有鉴别地加以对待，有扬弃地予以继承，努力用中华民族创造的一切精神财富来以文化人、以文育人。

要讲清楚中华优秀传统文化的历史渊源、发展脉络、基本走向，

讲清楚中华文化的独特创造、价值理念、鲜明特色，增强文化自信和价值观自信。要认真汲取中华优秀传统文化的思想精华和道德精髓，大力弘扬以爱国主义为核心的民族精神和以改革创新为核心的时代精神，深入挖掘和阐发中华优秀传统文化讲仁爱、重民本、守诚信、崇正义、尚和合、求大同的时代价值，使中华优秀传统文化成为涵养社会主义核心价值观的重要源泉。要处理好继承和创造性发展的关系，重点做好创造性转化和创新性发展。

（转自《中国中医药报》）

中共中央总书记、国家主席习近平访欧谈中华文明

中国 5000 年没有断流的文化不能丢掉了，要有文化自信；我们业已形成的符合中国国情的道路不能走偏了，要有道路自信、理论自信、制度自信。

——2014 年 3 月 23 日，荷兰，习近平在荷兰威廉·亚历山大国王的私人午宴上讲到肩负的历史重任时说

中华文明经历了 5000 多年的历史变迁，但始终一脉相承，积淀着中华民族最深层的精神追求，代表着中华民族独特的精神标识，为中华民族生生不息、发展壮大提供了

丰厚滋养。中华文明是在中国大地上产生的文明，也是同其他文明不断交流互鉴而形成的文明。

……2000 多年来，佛教、伊斯兰教、基督教等先后传入中国，中国音乐、绘画、文学等也不断吸纳外来文明的优长。中国传统画法同西方油画融合创新，形成了独具魅力的中国写意油画，徐悲鸿等大师的作品受到广泛赞赏。中国的造纸术、火药、印刷术、指南针四大发明带动了世界变革，推动了欧洲文艺复兴。中国哲学、文学、医药、

丝绸、瓷器、茶叶等传入西方，渗入西方民众日常生活之中。

……每一种文明都延续着一个国家和民族的精神血脉，既需要薪火相传、代代守护，更需要与时俱进、勇于创新。中国人民在实现中国梦的进程中，将按照时代的新进步，推动中华文明创造性转化和创新性发展，激活其生命力，把跨越时空、超越国度、富有永恒魅力、具有当代价值的文化精神弘扬起来，让收藏在博物馆里的文物、陈列在广阔大地上的遗产、书写在古籍里

的文字都活起来，让中华文明同世界各国人民创造的丰富多彩的文明一道，为人类提供正确的精神指引和强大的精神动力。

——2014年3月27日，巴黎，习近平在联合国教科文组织总部演讲时说

一个民族最深沉的精神追求，一定要在其薪火相传的民族精神中来进行基因测序。

有着5000多年历史的中华文明，始终崇尚和平，和平、和睦、和谐的追求深深植根于中华民族的精神世界之中，深深溶化在中国人民的血脉之中。中国自古就提出了"国虽大，好战必亡"的箴言。"以和为贵""和而不同""化干戈为玉帛""国泰民安""睦邻友邦""天下太平""天下大同"等理念世代相传。中国历史上曾经长期是世界上最强大的国家之一，但没有留下殖民和

侵略他国的记录。我们坚持走和平发展道路，是对几千年来中华民族热爱和平的文化传统的继承和发扬。

——2014年3月28日，柏林，习近平在德国科尔伯基金会演讲时说

中华优秀文化传统已经成为中国文化的基因，根植在中国人内心，潜移默化影响着中国人的行为方式。我们正在构建社会主义核心价值观，其中一些重要内容就是源于中华文化。

在中外文化沟通交流中，我们要保持对自身文化的自信、耐力、定力。桃李不言，下自成蹊。大音希声，大象无形。潜移默化，滴水穿石。

——2014年3月29日，柏林，习近平在会见德国汉学家、孔子学院教师代表和学习汉语的学生代表时说

在世界几大古代文明中，中华文明是没有中断、延续发展至今的

文明，已经有5000多年历史了。

我们的祖先在几千年前创造的文字至今仍在使用。2000多年前，中国就出现了诸子百家的盛况，老子、孔子、墨子等思想家上究天文、下穷地理，广泛探讨人与人、人与社会、人与自然关系的真谛，提出了博大精深的思想体系。他们提出的很多理念，如孝悌忠信、礼义廉耻、仁者爱人、与人为善、天人合一、道法自然、自强不息等，至今仍然深深影响着中国人的生活。中国人看待世界、看待社会、看待人生，有自己独特的价值体系。

中国人独特而悠久的精神世界，让中国人具有很强的民族自信心，也培育了以爱国主义为核心的民族精神。

——2014年4月1日，布鲁日，习近平在布鲁日欧洲学院演讲时说

（转自《中国中医药报》）

中共中央总书记、国家主席习近平
在北京大学师生座谈会上关于中华优秀传统文化的论述
（2014年5月4日）

中国古代历来讲格物致知、诚意正心、修身齐家、治国平天下。从某种角度看，格物致知、诚意正心、修身是个人层面的要求，齐家是社会层面的要求，治国平天下是国家层面的要求。我们提出的社会主义核心价值观，把涉及国家、社会、公民的价值要求融为一体，既体现了社会主义本质要求，继承了中华优秀传统文化，也吸收了世界文明有益成果，体现了时代精神。

富强、民主、文明、和谐，自由、平等、公正、法治，爱国、敬业、诚信、友善，传承着中国优秀传统文化的基因，寄托着近代以来中国人民上下求索、历经千辛万苦确立的理想和信念，也承载着我们每个人的美好愿景。我们要在全社会牢固树立社会主义核心价值观，全体人民一起努力，通过持之以恒的奋斗，把我们

的国家建设得更加富强、更加民主、更加文明、更加和谐、更加美丽，让中华民族以更加自信、更加自强的姿态屹立于世界民族之林。

中华文明绵延数千年，有其独特的价值体系。中华优秀传统文化已经成为中华民族的基因，植根在中国人内心，潜移默化影响着中国人的思想方式和行为方式。今天，我们提倡和弘扬社会主义核心价值观，必须从中汲取丰富营养，否则就不会有生命力和影响力。

比如，中华文化强调"民为邦本""天人合一""和而不同"，强调"天行健，君子以自强不息""大道之行也，天下为公"；强调"天下兴亡，匹夫有责"，主张以德治国、以文化人；强调"君子喻于义""君子坦荡荡""君子义以为质"；强调"言

必信，行必果""人而无信，不知其可也"；强调"德不孤，必有邻""仁者爱人""与人为善""己所不欲，勿施于人""出入相友，守望相助""老吾老以及人之老，幼吾幼以及人之幼""扶贫济困""不患寡而患不均"，等等。像这样的思想和理念，不论过去还是现在，都有其鲜明的民族特色，都有其永不褪色的时代价值。

这些思想和理念，既随着时间推移和时代变迁而不断与时俱进，又有其自身的连续性和稳定性。我们生而为中国人，最根本的是我们有中国人的独特精神世界，有百姓日用而不觉的价值观。我们提倡的社会主义核心价值观，就充分体现了对中华优秀传统文化的传承和升华。

（转自《中国中药报》）

中共中央总书记、国家主席习近平
在中共中央政治局就我国历史上的国家治理
进行第十八次集体学习时关于中国优秀传统文化的论述

（2014 年 10 月 13 日）

对绵延 5000 多年的中华文明，我们应该多一份尊重，多一份思考。

我们不是历史虚无主义者，也不是文化虚无主义者，不能数典忘祖、妄自菲薄。中华传统文化源远流长、博大精深，中华民族形成和发展过程中产生的各种思想文化，记载了中华民族在长期奋斗中开展的精神活动、进行的理性思维、创造的文化成果，反映了中华民族的精神追求，其中最核心的内容已经成为中华民族最基本的文化基因。

中华优秀传统文化是我们最深厚的文化软实力，也是中国特色社会主义植根的文化沃土。每个国家和民族的历史传统、文化积淀、基本国情不同，其发展道路必然有着自己的特色。一个国家的治理体系和治理能力是与这个国家的历史传承和文化传统密切相关的。解决中国的问题只能在中国大地上探寻适合自己的道路和办法。

数千年来，中华民族走着一条不同于其他国家和民族的文明发展道路。我们开辟了中国特色社会主义道路不是偶然的，是我国历史传承和文化传统决定的。我们推进国家治理体系和治理能力现代化，当然要学习和借鉴人类文明的一切优秀成果，但不是照搬其他国家的政治理念和制度模式，而是要从我国的现实条件出发来创造性前进。

实现"两个一百年"奋斗目标、实现中华民族伟大复兴的中国梦，需要充分发挥全党、全国各族人民今天所具有的伟大智慧，也需要充分运用中华民族 5000 多年来积累的伟大智慧。中华民族的历史智慧是中国人民世世代代形成和积累的，我们要总结发扬，使之服务于实现中华民族伟大复兴的伟大事业。

（转自《中国中医药报》）

中共中央政治局常委、国务院总理李克强
对县级公立医院综合改革电视电话会议的批示

（2014 年 4 月 4 日）

2014 年 4 月 4 日，县级公立医院综合改革电视电话会议在北京召开。中共中央政治局常委、国务院总理李克强作出重要批示：

县级公立医院是我国医疗卫生服务体系的主体，服务 9 亿农村居民，是解决群众看病难、看病贵的关键环节。当前深化医改正处于爬坡过坎的紧要关头，要全力以赴打好这场攻坚战。各地区、各有关部门要继续以县级公立医院改革为突破口，按照上下联动、内增活力、外加推力的原则，下足工夫做好"破除以药补医、创新体制机制、充分调动医务人员积极性"三篇大文章，用中国式办法着力破解医改这个世界性难题，实现人人享有基本医疗卫生服务的目标。

（转自《中国中医药报》）

中共中央政治局委员、国务院副总理刘延东
对 2014 年全国中医药工作会议的批示

2014 年 1 月 16 日，全国中医药工作会议召开。国务院副总理刘延东会前作出重要批示：

中医药作为我国独特的卫生资源、潜力巨大的经济资源、具有原创优势的科技资源、优秀的文化资源和重要的生态资源，在经济社会发展的全局中有着重要的意义。

2013 年，全国中医药系统按照

党中央、国务院的部署，扎实推进各项工作，中医药事业有了新发展，为维护和增进人民群众健康水平做出了新贡献。在此谨向全国中医药工作者表示诚挚的问候！

希望你们在新的一年，全面贯彻落实党的十八大、十八届二中、三中全会精神，科学谋划中医药事业的改革和发展，积极参与深化医改，进一步激发中医药发展的活力和潜力，大力提升中医药健康服务能力和水平，为提高人民群众的健康水平、全面建成小康社会做出新的更大贡献。

（转自《中国中医药报》）

中共中央政治局委员、国务院副总理刘延东
主持召开省部级干部医改座谈会时有关"治未病"的论述

（2014年3月26日）

医改是重大民生工程，是经济社会领域一项重大改革。要立足国情，改革创新，推动医疗、医保、医药联动改革。推进公立医院改革，县级公立医院改革试点扩大到1000个县，破除以药补医，合理把控公立医院规模，建立分级诊疗制度，确保优质医疗资源合理布局。进一步推动社会办医和医师多点执业，为群众提供多层次、多样化医疗服务。加快健全全民医保体系，城乡居民医保人均补助标准提高到320元，加快推进重特大疾病保障制度建设，发挥好托底救急、扶危济困作用。巩固完善基本药物制度和基层运行新机制，强化公共卫生服务，注重"治未病"。规范药品流通秩序，改革完善药品价格形成机制，有效防范和治理"药价虚高"问题。加强医学人才培养，建立适应行业特点的人事薪酬制度，调动医务人员积极性。依法打击暴力伤医行为，构建和谐医患关系。

（转自《中国中医药报》）

中共中央政治局委员、国务院副总理刘延东
主持专题会议研究癌症、血吸虫病、结核病、病毒性肝炎及
严重精神病等重大疾病防治有关工作时关于中医药的论述

（2014年9月1日）

2014年9月1日，国务院副总理刘延东在主持专题会议，贯彻落实党中央、国务院决策部署，研究癌症、血吸虫病、结核病、病毒性肝炎及严重精神病等重大疾病防治有关工作时强调，要做好重大疾病医疗救治工作，增强基层防治服务能力，充分发挥中医药的作用，不断提高医疗保障水平。

刘延东指出，在党中央、国务院的高度重视和各方共同努力下，我国重大疾病防控体系逐步完善，近10年来各级财政公共卫生补助资金增长11倍，其中中央财政增加41倍，重大疾病防治能力明显提升，为人民群众健康提供了有力保障，但重大疾病防治形势依然严峻复杂。要坚持预防为主、防治结合、科学防治，不断提高重大疾病防治工作水平；大力开展科研攻关和成果转化，加强创新药品研制生产；广泛开展防病知识宣传，普及健康生活方式；为维护人民群众身体健康和生命安全、促进经济社会和谐发展做出贡献。

（转自《中国中医药报》）

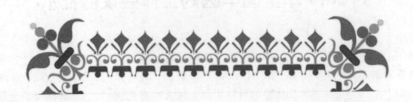

全国人大常委会副委员长、农工民主党中央主席、中华医学会会长陈竺在 2014·诺贝尔奖获得者医学峰会暨院士医学论坛上有关中医药的论述

（2014 年 3 月 24 日）

众所周知，中医药学是中国人民几千年来与疾病做斗争的实践经验总结，其理论体系蕴含了中国古典哲学的精髓，集中体现了中国文化对人自身以及人与自然辩证关系的深刻思辨，为中华民族的繁衍昌盛做出了不可磨灭的贡献。中医药学也是世界医学宝库中独具特色的财富，并很早就通过丝绸之路等对外交流渠道，对世界文明做出贡献。

近些年来随着人们健康观念的变化和医学模式的转变，注重"治未病"和遵循整体论、系统论的中国传统医学迎来了新的发展，不仅对许多常见病、多发病疗效显著，而且在重大疑难疾病和新发传染病的防治中发挥了重要作用，更为现代医药工业和健康服务业的发展、医学科学的演进提供了知识技术来源和研发思路。

中国政府一直致力于推动中国传统医学和现代西方医学的结合，为近年的中西医汇聚和系统医学研究奠定了基础。在中国特色医疗卫生事业发展中，在深化医疗卫生体制改革进程中，中国政府始终坚持中西医并重的方针，把中医药与西医药摆在同等重要的位置，实践证明两种医学体系优势互补、相互促进，已成为中国特色医药卫生事业的显著特征和优势，正在为中国医学科学发展提供独特的动力，也为健康中国的实现发挥着日益重大的作用。

一、中国传统医学将为现代医学发展提供新的哲学理念和应用选择

中国传统医学充满着古代智慧和哲学思辨，例如中医提倡"治未病"，中国的预防医学就从中获益良多。中医把人体看成整体，注重内在平衡的调整，相对疾病更加关注病人，采用系统疗法，至今已有2000 多年。作为一名血液学工作者，我本人在治疗急性早幼粒细胞白血病的研究中就受到启发，通过三氧化二砷和维 A 酸的协同靶向治疗，将肿瘤细胞转化为分化的细胞，效果优于用细胞毒方法单纯杀伤肿瘤细胞，其中对三氧化二砷的使用则体现了中国传统医学以毒攻毒的治疗思想。大家都知道的青蒿素的发明也得益于1600 多年前东晋学者葛洪的《肘后备急方》。

中国传统医学是宝库，这些古代智慧应该得到尊重并应用于现代医学体系，可以说东西方两种认知交汇，能够为现代医学提供更多的选择和更广的视野。

二、中国传统医学哲学和现代西方医学的发展理念日益趋同

当前，健康观念和医学模式都在发生深刻的转变，西方医学发展趋势也更加注重预防、自我保健与环境的协调统一，更加注重系统化治疗和个体化治疗，从以疾病为中心向以病人为中心转变，这与中国传统医学千百年来坚持的"上工治未病""天人合一"的理念相吻合，与其整体观、辨证施治的本质特征相一致。中医认为人的健康和自然相互关联，并受其支配，人要和自然保持和谐，人体内部是一个系统整体，各主要脏腑间的关系可以用五行来描述，健康取决于阴阳平衡，中国传统医学通过这一系统论引导医生预防和治疗疾病。

然而，不是所有的临床问题都可以用中国传统医学的理论来解释，现代西方医学的新概念、新突破，有时也难以为中国传统医学理论框架所接受。因此，要实现两者的交流汇聚，迫切需要将中国传统医学的理论翻译成现代生命科学的语言，中国的几万种方剂大多是按照"君臣佐使"原则配置的复方，这种复方的协同作用可以在增强效果的同时减少毒副作用，但如何用系统生物医学的语言解释"君臣佐使"，进而揭示它们在一个复方中各自的作用机制，特别是如何对免疫系统、肠道菌群、人体自我调节能力产生影响是关键所在。要做到这一点不容易，但对于帮助中国传统医学真正走向国际学术界，进而在未来焕发出新的生机活力是非常重要的。

三、现代医学体系的构建需要东西方医学的汇聚相长

即使是在中国，对传统医学的态度也处于两个极端，有的人认为中医是伪科学，应该予以取缔，而另一些人则认为拥有几千年临床实践的中医，臻于完美，对其进行所谓现代化只会扭曲其精髓，病人和医生有时会陷入这两种极端。

中西医学的目的都是最大程度地保护健康，我们应该逐步突破中西医学之间的壁垒，充分发挥各自优势。一方面我们要充分运用现代西方医学的新理论、新技术和多学科交叉渗透的思路和方法，加快传统医学理论与技术的革新；另一方面，我们要充分发挥传统医学在生命观、健康观、医学模式等方面的特色优势，为现代西方医学提供更多的治疗思想和方法手段。这方面特别需要强调的是多中心临床研究以确定疗效，标准化以确保安全、

质量和结果的可重复性，以及监管的强化。在疗效基础上，阐明中医药作用的物质基础和作用机理。

我认为我们完全有可能建立一个融合东西医学优势的现代医学体系，这种医学体系富有包容性，既不故步自封，又兼收并蓄；既立足于历史，又着眼于未来；既高于传统的中医，可能也高于目前的西医。

各位专家，各位同道，哲人有言"如果分担挑战，挑战将分之；如果分享成果，成果将倍之"。

让我们拥有更广阔的视野、更多维的思考、更开放的心态，在维护和增进人类健康这一神圣事业面前，门户不同、学派相左都不重要，我们相信中国传统医学和西方现代医学的汇聚，不仅会让我们比单纯应用其中一种获得更好的健康效果，造福人类福祉，而且将有可能在不远的将来为我们打开一条通往更广阔天地的大门，促进健康服务业发展，促进经济的转型升级。

（转自《中国中医药报》）

全国人大常委会副委员长、农工民主党中央主席、中华医学会会长陈竺在首届中医科学大会上的主旨演讲

（2014年11月23日）

中医药学作为传统医学的突出代表，是目前保存最完整、影响力最大、使用人口最多的传统医药体系。它植根于中华文化的深厚土壤，惠及东方、影响世界，是全人类的共同财富。新中国成立以来，中共中央、国务院高度重视中医药事业发展，确立了"中西医并重"的卫生工作方针，特别是2009年深化医药卫生体制改革启动以来，出台了一系列扶持和推动中医药发展的政策措施。尤其近年来，中医药的医疗价值、保健价值、文化价值、经济价值越来越受到全社会的关注，世界卫生组织也积极倡导发挥以中医药学为代表的传统医学的作用，并努力使其进入各国的医疗保健体系之中。

可以说，中医药事业的发展正处于重要的机遇期。如何把握机遇，科学认识和发展中医药事业，在此我谈3点意见，与大家交流。

一、实事求是，科学认识中医药学的自身特点和与现代西方医学的关系

中医药学是中国人民几千年来与疾病作斗争的实践经验总结，其理论体系蕴含了中国古典哲学的精髓，为中华民族的繁衍昌盛做出了不可磨灭的贡献。同时，中医药学也是世界知识宝库中独具特色的财富，并且通过丝绸之路等对外交流渠道对世界文明做出了贡献。随着人们健康观念的变化和医学模式的转变，中医药学也迎来了新的发展机遇，我们要特别强调对中医药学的尊重，因为这意味着我们对自己历史的尊重，尊重的前提是要科学地认识它，包括它的优点是什么，精华是什么，当然也包括它需要改进和完善的部分是什么。

其一，东西方文化和思维方式的差异，导致了人们对中西医学的不同认识。

我本人是一个医学工作者，也是一个中医的坚定支持者，虽然在博大精深的科学面前我只能算是一个小学生，在多年医学研究的经历中，我能够真切地感受到中医药是中华民族的瑰宝，它构成了我国医学体系的一个特色和优势，也是医疗卫生事业的重要组成部分。但是作为一门学科，中医在继承和发展的同时也会遇到一些我们至今仍无法理解的现象，也就是说现代科学、西方科学还不能够完全理解和认识的现象。

对此我们应该如何看待？我曾用国人耳熟能详的"两小儿辩日"故事来比喻中西方医学认知方式的差异：两个小孩争论太阳距离的远近，一个认为日出时近，中午时远。因为用肉眼观察日出时大，中午时小，而近的东西看起来大，远的东西看起来小。另一个认为相反，因为日出时凉快，说明太阳离得远，中午时炎热，说明太阳离得近。

这个故事比喻了人类认知的差异。从这个比喻说开去，我们东方文化中占主流的认知方法一直是经验和直觉，人们一开始就想从整体上来认识和处理包括疾病和生命等复杂事物和问题，而不先将它们分割成一个个单元来认识。而西方主要是沿着另一条路——所谓"实证＋推理"发展其认知方法的。我认为搞清这两种认知方法的关系可以帮助我们更好地认识中医。在这两种文化背景和认知方法下发展的医学也大不相同。西医遇到病人会考虑是功能性还是器质性，通过检查可以精确到具体病变部位，进而深入微观搞清什么是致病源。中医考虑的是病人处于什么证型，是饮食不当还是七情不调、是操劳过度还是季节变换，进而为病人进行整体调理，重新恢复机体平衡。正是中、西医学在观察和思维方式上的不同，导致了人们对中医药学和西方医学的不同认识。

其二，中医药学的基本概念和诊疗方法与现代医学乃至生命科学有很多相似共通之处。

中医强调"阴阳平衡"，这与现代系统生物学有异曲同工之妙；中医强调"天人合一"，这与现代西方

科学讲的健康环境因素与疾病的关系十分相似；中医强调"辨证施治"，这个与近现代医学通过药物遗传学为每一个病人找到最适合的药也是异曲同工；中医药的复方理论，实际上与现在西方治疗学越来越强调的疾病的综合治疗也有相同之处，但是我们可以想一想，中医的概念是在远古时代就提出的概念。中医药学将预防疾病放在整个医学体系的重要位置，通过防病于未发之时来保障机体的健康，即所谓"上工治未病"；同时，中医药学认为人体内部是一个系统整体，各主要脏腑间的辩证关系可以用"五行"来描述，健康取决于阴和阳的平衡。这种防患于未然的理念和系统论、整体论的认识特点，已为现代医学理论所接受，不仅适用于医学，亦可用于人类社会发展方式和治理模式的借鉴，帮助我们反思、矫正那种急功近利，只顾眼前不计长远的传统工业化发展模式，启发我们通过风险评估、系统论证、顶层设计来实现科学发展、有序发展。

其三，中医药学为现代医学发展提供了新的哲学理念和应用选择。

中国传统医学充满着古代智慧和哲学思辨。例如中医提倡"治未病"，中国的预防医学就从中获益良多。中医把人体看成整体，相对于疾病更关注病人，采用系统疗法至少已经2000多年了，而西医是近些年才认识到治疗复杂性疾病的策略需要兼顾个体和整体。

中国春秋时代的思想家、哲学家、教育家孔子说过："道之以政，齐之以刑，民免而无耻；道之以德，齐之以礼，有耻且格。"意思是说社会的治理如果只依靠刑法，那么一部分人会失去羞耻感并想尽办法逃避，而用德、用礼这样的教育方法使人们自觉地拥有羞耻感，能够遵守法律法规。其实这句富于哲理的话也是中国传统医学的一种治疗理念。我所在的研究团队，在治疗白血病的过程中就受到这一思想的启发：对于恶性细胞除了化疗、放疗的杀伤以外，有没有可能通过诱导分化、通过教育的方法让部分恶性

细胞"改邪归正"？通过对中医药典籍的研究、学习，也通过应用现代方法对能够诱导恶性细胞分化的化合物进行筛选，找到了三氧化二砷和维A酸的协同靶向治疗，将坏细胞教育或者说转化为接近正常的细胞的方法。这种方法治疗效果要优于单纯的杀死恶性细胞，而其中对三氧化二砷的使用体现了传统医学"以毒攻毒"的治疗思想，用维A酸诱导细胞分化成熟则是转化医学的一个典型，这两种药联合使用让自然疗程只有几周的最凶险的急性白血病中85%～90%的患者能够基本治愈，5年不复发。最近我们的资料观察到10年以上500多例不复发的案例证明了这样一个疗效，在国际上也已经被广泛使用。

此外，大家都知道的抗疟特效药青蒿素及其衍生物是世界卫生组织推荐的最为有效的抗疟疾药，因为其他的一些药已经产生了耐药性。青蒿素的发明就得益于1600年前东晋道教学者葛洪《肘后备急方》中青蒿治冷热病的疗效。如果我们回顾一下青蒿素的发现，很多前辈科学家做出了重大贡献。中国传统医学是个宝库，这些古代智慧应该得到尊重并应用于现代医学体系。可以说，东西方两种认知的交汇，为现代医学提供了更多的选择和更广的视野。

二、传承创新，科学推动中医药事业的健康发展

传承与创新，是中医药发展的永恒主题。今天，医学模式正从生物模式向社会-心理-生物模式转变，医学目的正从单纯治愈疾病到预防、保健、康复一体化发展。中医药学也需要跟上时代、顺应规律，在传承精华的基础上实现创新和发展。而这些年来中医学药确实实跟上了时代的发展，有些方面还走在了时代的前列。

一是要借助现代学术语言实现对中医药学的解读和发展。

中医看病首先看的是"人"这个整体，然后通过相关临床表征再寻根溯源，推断其病因病机，当然，中医比较长的一段时间一直停留在

经验和哲学思辨的层面，没能自上而下走下去，这不是中医自身的原因，而是封建、闭关锁国桎梏了中医。所以，与现代科学体系相伴随的解剖学、生理学这些理论没有能够跟上来，但是中医这个古老的科学，其朴素的学说不能完全用一些现代的指标和技术来衡量，实际上就是现代的科学技术对人类自身的认识也才刚刚开始。由于历史原因造成了长期以来中医理论无法用现代语言予以描述、中医与西方医学无法互通互融的格局。

有人说，中医现代化就是要让中医讲现代的话，这个说法我认为有一定的道理。现代生命科学语言不能够就认为是西方的，实际上中医和西医都是历史传承，如果说我们将更多的古老的典籍的东西能够用现代的大家都能理解的语言表达，那么它必将为现代医学提供更多的治疗思想和方法手段。例如，中医的几万种方剂大都是按照"君臣佐使"的原则配伍的复方，这种复方的协同作用可以在增强效果的同时减少毒副作用。那么如何用系统生物医学的语言解释"君臣佐使"，进而揭示他们在一个复方中各自的作用机制，特别是如何对免疫系统、肠道菌群、人体自我调节能力产生影响这些是关键所在。要做到这些很不容易，这对于帮助中国传统医学真正走向国际学术界，进而在未来焕发出新的生机和活力是非常重要的。

二是要加快传承与创新步伐，促进中医药学术进步。

随着经济社会的深刻变化，科学技术的日新月异，现代医学的快速发展，中医药学术的传承创新发展面临着新的机遇和挑战。加快推进学术进步、提高疗效，如何保持特色、突出优势，是当前乃至未来中医药发展的重中之重。只有好的疗效，才能有条件和能力与西医药并重；只有凸显特色优势，才能与西医药优势互补，共同担负起提高人民健康水平的历史重任。

我认为疗效是检验一门医学有没有生命力的最有力的证明，为此，

我们要始终坚持以临床实践为核心，紧紧围绕中医药学术发展的核心问题，正确认识和处理好继承与创新的关系；在始终遵循中医药原创思维的前提下，充分运用现代科学的新理论、新技术和多学科交叉渗透的思路和方法，特别是注重多中心随机对照研究方法的应用，建立一批中西医学汇聚的转化医学中心，通过协同创新的体制、机制，发挥各有关方面的积极性，加快中医药学理论与技术的创新；充分利用医改强基层、保基本的优势，以省为单位甚至以大区为单位进行前瞻性的大规模队列研究，从而积累必要的科学数据；充分发挥中医药在生命观、健康观、医学模式等方面的特色优势，不断拓展在常见病、多发病、慢性病和疑难病以及预防保健等方面的优势领域，提高中医药的防病治病与养生保健能力。围绕疗效，客观地、多中心地、随机对照研究并加以证实，这是下一步临床医学需要重点研究的。

三是要建设好一批中医药防治重大疾病的转化医学设施和高水平中医药教育、科研基地。

近年来，国家组织实施了一批中医临床研究基地建设项目，进行了国家中医重点专科建设，提高了中医药临床诊治的能力和人才队伍水平。"十二五"期间，我国中医药大学的建设亦得到加强。国家还支持了中国中医科学院的"岐黄""仲景""时珍"三大工程，覆盖了从基础理论核心问题到防病治病能力，再到中药创新研发的全链条。中医药产业规模也不断壮大。

但整体而言，中医药系统医、教、研基础设施与人才队伍的历史欠账比较多，中药产品质量水平和产业创新能力需要进一步加强。我们要抓住国家制定"十三五"规划的机遇，进一步做好中医药科学发展的顶层设计，在现有基地、重点学科、重点专病建设基础上，以循证医学为导向，以疗效评价为基础，以机理研究为重点，进一步抓好若干重点工程，建设好一批中医药学的转化医学设施；发挥好中医药院校在中医人才培养方面的基础性作用；发挥好中国中医科学院在中医药学传承、创新中的引领作用；科学制定中医药产业中长期发展规划，研究制定从药材的种植、养殖、加工、生产、流通到使用的全流程质量监管标准体系，建设一批高水平的中药材交易市场及信息管理平台，支持包括配方颗粒在内的制剂、剂型的创新，形成一批在国内外享有盛誉的中药品牌和著名企业；要完善中医药服务和中医药服务贸易的质量标准体系，要鼓励社会资本举办中医特色医疗服务机构和养老服务机构，不断提高中医药服务在健康服务业中的作用。

三、中西医汇聚，探索构建现代医学体系

中医药学与西方医学各有所长、互为补充。西方医学在专业化还原的策略下分工越来越细，致使整个医疗系统和疾病治疗的实施过程逐渐趋于"破碎化"，这也是西方医学的有识之士对自身的认识。这种"破碎化"专业的发展趋向实际上不符合疾病发展的自身规律，因为我们知道几乎所有的复杂型疾病都是多因素的，从遗传学角度来讲也是多基因的，同一种疾病的不同亚型以及不同疾病之间在发生和发展过程当中的共性特征在一个"破碎化"的诊疗体系下会被丢失。用这种"破碎化"的诊疗体系我们就会失去不少用简单方法进行治疗或早期干预的机会。所以中医的整体观、辨证施治、"治未病"等核心思想如果能够通过与现代西方医学的结合得以进一步诠释和光大，将有望对医学模式的转变以及医疗政策、医药工业，甚至整个经济领域的改革和创新带来深远的影响。

其实早在上世纪50年代，毛泽东主席就提出了"把中医中药的知识和西医西药的知识结合起来，创造中国统一的新医学、新药学"的思想，继而我国在"中西医结合"概念指导下，进行了很多有益的研究和探索。实践证明，两种医学体系优势互补、相互促进，已成为有中国特色的医药卫生事业的显著特征和巨大优势，并为中西医汇聚和系统医学研究奠定了基础。近年来，中医药学的继承创新逐渐呈现出精准医学的特征；同时，由于基因组学等新兴学科的带动，原来的西方医学也出现了重视整体论和系统论的发展态势。目前方兴未艾的系统生物医学，不仅在复杂性疾病的研究和治疗方面取得了若干突破，而且提供了从整体上破译生命体结构、功能信息的技术平台，日益孕育出对人类疾病和健康状况进行系统科学认知和思维的方法，从而有可能在中西医学之间搭建共通的平台。

"道固远，笃行可至；事虽巨，坚为必成。"让我们求真务实，持之以恒，科学地认识、传承、发展好中医药事业，努力突破中西医学之间的壁垒，建立融中西医学思想于一体的现代医学体系，这种医学兼取两长，既高于现在的中医，也高于传统的西医；既不故步自封，又兼收并蓄；既立足于历史，又着眼于未来，必将为人类社会的和谐福祉做出新的更大贡献。

全国政协副主席、中国科协主席韩启德
在北京中医药大学调研时关于中医药的论述

(2014 年 7 月 17 日)

如果一定要以现代科学的标准去衡量中医，那会严重阻碍中医的发展。我们要有这样的自信，就是中医药与现代医学的体系是不同的，没有必要放在一起比较，中医药要发挥自己的特色和优势。在针对某些疾病上，中医比西医治疗效果更好。

中医的发展需要有中医文化的积淀，中医药大学要培养具有中医文化、中医思维方式的医学人才。在大数据时代，通过数据的大量积累，包括家庭数据、心理数据、结构性和非结构性数据可以在新的层面上证明中医的有效性，不需要做任何解释，因为人类最终的目的是为了解决问题。

(转自《中国中医药报》)

全国政协副主席马飚
在第四届中国中医药发展大会上的讲话

(2014 年 8 月 30 日)

今天，第四届中国中医药发展大会在石家庄隆重召开。应邀出席此次盛会，与大家共同探讨中医药事业发展大计，我感到十分高兴。借此机会，向大会的召开表示热烈祝贺，向中医药界的专家和朋友们表示诚挚问候！

中医药作为我国独特的卫生资源、潜力巨大的经济资源、具有原创优势的科技资源、优秀的文化资源和重要的生态资源，在经济社会发展的全局中有着重要的地位和作用。习近平总书记指出，中医药学凝聚着深邃的哲学智慧和中华民族几千年的健康养生理念及其实践经验，是中国古代科学的瑰宝，也是打开中华文明宝库的钥匙。深入研究和科学总结中医药学对丰富世界医学事业、推进生命科学研究具有积极意义。为我们发展中医药事业坚定了信心，指明了方向。

近年来，我国的中医药事业获得了新的发展，国家对中医药工作采取一系列政策措施大力扶持和促进中医药事业发展，在深化医改中充分发挥中医药作用，推动了中医药医疗、保健、科研、教育、产业、文化和国际交流合作"七位一体"全面协调发展，使中医药事业步入了新的发展阶段，更加受到了人民群众的欢迎。

当前，中医药正处于能力提升推进期、健康服务拓展期、参与医改攻坚期和政策机制完善期，既面临前所未有的发展机遇，也面临严峻挑战。在全国上下加紧推进深化改革的关键节点，第四届中国中医药发展大会隆重召开，以国家战略与路径选择为主题，围绕完善顶层设计、解决突出问题、创新体制机制等开展深入研讨，对于进一步明确中医药发展思路、凝聚改革动力具有重要意义。下面，我讲三点意见建议，供大家参考：

一是进一步加强中医药发展的顶层设计和深化改革。党的十八届三中全会对全面深化改革作出了系统部署，明确提出要"完善中医药事业发展政策和机制"。面对中医药发展面临的新形势、新任务，必须通过全面深化改革，着力解决和破除发展中面临的突出矛盾和问题，不断推进中医药发展政策和机制的完善。当前，尤其要高度重视从国家战略的层面，以改革的思路，做好中医药事业发展的顶层设计，将中医药发展与经济社会和卫生计生事业发展紧密融合，制定好中医药发展战略规划和专项规划，推动中医药发挥更大的作用，在服务经济社会发展中实现新的突破。

二是进一步加快推进中医药的立法进程。推进中医药立法，对于弘扬优秀传统文化、保障中医药科学发展具有重要意义。从 1983 年起，历届人大、政协会议上都有代表委员提交关于中医药立法的建议和提案。全国人大、全国政协也都组织过专门调研。当前中医药立法工作跨出了重要一步，国务院法制办正在广泛征求意见。下一步，要继续积极推进中医药立法工作，力争《中医药法》早审议、早出台、早实施。

三是进一步保持和发挥中医药的特色优势。中医药之所以历经千年而不衰，在传统医学领域中保持领先地位，在当今医学之林独树一

帜,在深化医改中越来越发挥出不可替代的作用,是由其临床疗效确切、用药相对安全、服务方式灵活、费用比较低廉等特色优势所决定的。在现代医学快速发展的当今时代,一定要以保持和发挥中医药的特色优势为根本,着眼于古典医籍文献、历代医家医案、传统制药技术经验的系统研究,着眼于民族、民间医药传统知识和技术的挖掘整理,着眼于名老中医药专家学术思想和经验的传承,着眼于重大、疑难、传染性疾病以及中医药具有优势的病种临床诊疗技术的深入研究和药物研制,推动中医药特色优势新的实践和新的发展。

发展中医药事业要靠大家的共同努力,我们相信,通过大家的共同努力,以改革创新的思路,以为民奉献的作风,以踏石留印、抓铁有痕的实干,认真做好中医药改革与发展各项工作,在为维护人民健康、促进经济社会发展上做出新的贡献。

（二）国家卫生和计划生育委员会、国家中医药管理局领导讲话

国家卫生计生委主任、党组书记李斌在 2014 年全国中医药工作会议上的讲话

（2014 年 1 月 16 日）

2014 年全国中医药工作会议,是在全国上下深入贯彻落实党的十八届三中全会精神关键时期召开的一次重要会议。刘延东副总理对这次会议专门作出重要批示,充分肯定了中医药工作取得的成绩,对2014 年中医药事业改革和发展提出了明确要求,指明了方向,我们要认真学习领会,全面贯彻落实。

委党组对中医药工作非常重视。前不久,委党组专题听取并研究了中医药工作。刚才,国强同志从 8 个方面总结了 2013 年中医药工作的主要进展,提出了中医药改革发展的总体思路,从 9 个方面部署了2014 年中医药工作任务。这个报告符合党的十八届三中全会精神,符合中医药工作的实际,我完全同意。

总的看,2013 年的中医药工作有这么几个突出特点:

一是围绕中心、服务全局的发展理念更加坚定。一年来,全国中医药系统认真贯彻落实党的十八大、十八届三中全会精神,始终把中医药工作放到经济社会大局和卫生计生改革发展全局中去思考、去谋划、去推动,扎实推进中医药事业"十二五"规划各项目标任务的落实,始终把提高人民群众健康水平作为工作的出发点、立足点,充分体现了围绕中心、服务大局的坚定意识。特别是积极参与深化医改工作,充分发挥了中医药特色和优势,对促进经济社会持续健康发展发挥了积极作用,增强了医改的惠民效果,为维护和增进人民健康做出了积极贡献。

二是全面协调可持续的发展思路更加清晰。始终坚持以科学发展观为指导,紧密结合实际,发展理念清晰,目标任务明确,特别是"三观互动"的中医药工作机制,有力地推进了工作的开展。事关长远的科研和人才队伍建设持续加强,临床研究基地建设、中药资源普查试点工作、中医药传承创新人才工程、中西医结合与民族医药等工作都稳步前进,毕业后教育培训和职业教育得到加强,更好地服务于基层人才的需求。

三是创新务实的发展方式更加突出。勇于改革创新,围绕发挥特色优势,不断推动发展方式转变。善于沟通协调,横向加强了部门间协调,推动完善工作体制、机制;纵向加强了与省级党委政府的沟通,争取地方领导支持,推动中医药工作在基层落实。中医药服务贸易不断拓展,在经济发展中的地位和作用持续提升。中医药文化建设快速发展,多边、双边合作和两岸四地联系更加紧密务实,在我国外交格局中的影响力不断深化,为中国赢得了声誉,树立了我国良好的国际形象。

四是服务民生的发展成效更加明显。中医药医疗预防保健服务体系建设得到明显加强,中医医院内涵建设持续强化,中医临床疗效有效提升,服务秩序进一步规范,防治重大疾病和应急救治能力明显提高,在防控人感染 H7N9 禽流感和艾滋病防治等工作中都发挥了积极作用。中医药系统扎实深入开展群众路线教育实践活动,结合服务行业和"窗口"单位特点,聚焦"四风",对症下药,标本兼治,着力推动解决影响和制约中医药事业发展的关键问题,解决群众反映突出的问题,中医药服务更加深入基层,贴近群众,惠及广大人民群众。

这些成绩来之不易,离不开党和国家的重视,离不开相关部门的支持,也离不开中医药局党组的有力领导和全国中医药系统广大干部职工的不懈努力。实践证明,中医药队伍是一支求真务实、作风过硬、

人民信赖的队伍，是一支善于继承、勇于创新、敢于担当的队伍。借此机会，向广大中医药工作者表示衷心的感谢和崇高的敬意！

中医药是中华民族的伟大瑰宝，是我国各族人民在几千年生产生活实践和与疾病做斗争中，逐步形成并不断丰富发展的医学科学，为民族的繁衍昌盛做出了重要贡献。中医药与西医药优势互补，相互促进，共同维护和增进人民健康，已经成为我国医药卫生事业的重要特征和显著优势。党中央、国务院始终高度重视中医药工作，党的十八大提出了"两个一百年""五位一体""四化同步"的奋斗目标，党的十八届三中全会拉开了在新的起点上全面深化改革的大幕，对深化卫生计生领域改革作出了全面部署，进一步明确了卫生计生事业改革发展的根本目的、基本原则、主要任务以及依靠的力量。全会明确提出，要完善中医药事业发展政策和机制，为中医药事业改革发展指明了方向。习近平总书记、李克强总理多次从国家战略的高度，就做好中医药工作作出重要指示，刘延东副总理多次就研究解决中医药事业发展中的困难和问题作出重要批示。昨天，刘延东副总理在听取国家卫生计生委党组工作汇报后的重要讲话中，强调党和政府历来既重视现代医药又重视我国传统医药。明确要求完善中医药发展政策和机制，正确处理继承和创新的关系，积极利用现代科学技术，促进中医药理论和实践的发展，实现中医药现代化，更好地保护和增进人民健康。

当前和今后一个时期，全国卫生计生系统、中医药系统要把学习贯彻党的十八大、十八届三中全会精神和习近平总书记系列重要讲话精神、李克强总理系列重要指示精神作为首要政治任务，落实好刘延东副总理重要指示精神，紧密联系卫生计生改革发展实际，学深学透，融会贯通，解放思想，大胆实践，以改革创新的精神，深入推进卫生计生事业和中医药事业的改革发展。

关于今年的中医药工作，我再强调几点。

第一，进一步完善中医药事业发展政策和机制。要认真梳理当前影响和制约中医药事业发展的政策机制方面问题，对解决思路已经清晰、路径已经明确的问题，尽快提出具体措施加以解决；对思路和方法还不够明朗、没有充分把握的，要勇于摸着石头过河，通过改革试点，在实践中大胆探索，着力破解。要进一步加强中医药发展战略研究，善于观大势、谋大事，观大势就是要充分认识和准确把握中医药事业发展的大趋势，谋大事就是要科学谋划新时期中医药事业发展的重大事项，提出发展中医药的战略方针、战略目标、战略任务以及战略措施等，推动中医药发展上升为国家战略。

第二，进一步在深化医改中发挥中医药作用。我国是一个发展中大国，经济社会发展很不平衡，要解决13亿多人的基本医疗卫生问题，满足人民群众日益增长的多样化医疗卫生服务需求，提供高质量、高效率的医疗卫生服务，任务十分艰巨。随着人口老龄化的快速发展等，医药费用过快上涨的压力始终存在。要实现医改总体目标，解决好群众的看病就医问题，中医药大有可为。2009年以来深化医改的实践充分证明，中医药可以有效减轻群众看病就医负担，放大医改的惠民效果，为深化医改取得重大阶段性成效做出了重要贡献。当前，深化医改已进入攻坚期和深水区，中医药系统要按照"十二五"医改规划的总体要求，全面参与、深度参与，抓住关键、创新机制，突出特色优势。各级卫生计生部门要与中医药部门一起，积极探索有利于中医药特色优势发挥的政策机制，建立健全鼓励中医药服务提供和利用的激励机制，着力推进中医药服务价格形成机制改革，建立完善包括中药饮片在内的中药基本药物生产供应、配备使用、价格形成等制度，不断丰富基本公共卫生服务中的中医药服务项目。要结合贯彻落实国务院关于促进健康服务业发展的若干意见，开展多样化的中医药健康服务，探索开展中医养生和医疗健康旅游等。

第三，进一步发挥中医药特色优势。中医药学是我国原创的医学科学，是中国哲学思想精华在健康卫生领域的集中体现，并越来越被现代医学科学研究所接受。在科学技术如此发达的今天，如何突出传统中医药特色和优势，推进学术进步，提高服务能力，使这门古老的科学保持旺盛的生命力，是中医药发展必须研究解决的重大问题。一要深刻分析中医药学术进步的制约因素，找准传承创新的切入点和突破口，加快建立中医药协同创新机制，在坚持发扬中医药原创思维的基础上，充分利用现代科学技术、方法和手段，不断促进中医药的理论创新和实践发展，提高防病治病能力。二要着力提高中医药服务的质量和水平。质量是中医药事业发展的生命。要不断提高中医药服务的有效性、安全性、可及性，让人民群众在更大的范围内体验到、享受到优质的中医药服务。对于中医药来讲，医和药就像左右手，少了哪一个也不行，要坚持中医、中药并重，不可偏废。三要紧紧围绕影响城乡居民健康的各种因素和主要健康问题，充分发挥中医药在公共卫生服务、突发公共事件卫生应急以及提高出生人口素质等方面的优势和作用，不断推动中医药学术进步，培育新特色，形成新优势。四要整合资源，打造体系，把国内的各种资源优势集中起来，力争在一些重大疾病防治方面有所突破，将已有的研究成果及时有效地转化成指导实践的理论方法、临床的技术手段。五是要加强中医药宣传工作。中医药文化内涵深刻，培育中医药文化，普及中医药知识是当前一项重要任务。要在一个"宣"字上下足工夫，深入宣传中医药为维护人民健康的重要贡献、中医药战线的先进典型，宣传促进健康的中医理念和知识，倡导健康的生活方式，营造有利于中医药发展的氛围。

第四，进一步加强队伍建设。人才是事业发展的重要基础，作风建设是事业成功的重要保障。一是加强团结，团结就是力量，大力倡导相互尊重、相互配合、海纳百川的精神，中医西医要相知相融、携手共进，形成一个和谐共进的发展氛围。二是坚持科学严谨的学风，倡导埋头苦干，潜心研究，开拓创新，力戒浮躁，保持脚踏实地、奋发有为的精神状态。三是坚持求真务实的工作作风，不做表面文章，不搞形式主义，坚决避免以会议落实会议、以文件贯彻文件，要切实发扬"钉钉子"精神，以抓铁有痕、踏石留印的劲头，持之以恒地抓落实。在中医药人才队伍建设上，要把评选"国医大师"和名中医活动开展好，同时要把人才储备问题摆上重要日程，加大后备人才培养力度，特别是解决好中医药领军人才、拔尖人才问题。要加强创新型、复合型人才培养的探索，例如研究生培养可以吸收一些其他专业的人来学中医。四是要大力提高职业道德素养，落实好"九不准"有关规定，继承"大医精诚"的优良传统，弘扬以白求恩精神为代表的现代医疗卫生职业精神，牢固树立以人为本的理念，为

人民群众提供更好的中医药服务。这里我要特别强调，中医药系统尤其是中医药局机关和直属单位，要巩固党的群众路线教育实践活动的成果，认真落实中央八项规定和《党政机关厉行节约反对浪费条例》，完善反对"四风"问题的长效机制，切实抓好作风建设。要落实好中央纪委三次全会的精神和要求，进一步加强中医药系统的党建和反腐工作，规范权力运行，下大力气进行正风肃纪，努力建设清正廉洁的中医药队伍。

第五，进一步加大对中医药工作的支持力度。中医药是我国卫生计生事业的重要组成部分，坚持中西医并重是党和国家一以贯之的一项重要卫生工作方针。加快推进中医药事业发展，不仅是中医药部门的分内工作，也是卫生计生系统的重要职责，要从讲政治的高度、民族复兴的使命和事业发展的大局出发，毫不动摇地坚持中西医并重的方针，把中医药与西医药摆在同等重要的位置，全力支持中医药工作。

要进一步创新体制机制，完善法律法规；在政策措施上、资金投入上、项目安排上给予倾斜，给中医药"强筋壮骨"，使中医药、西医药两条腿同样健壮。各级卫生计生部门在研究工作、制定政策文件时，要时刻想着中医药，更多地听取中医药部门的意见，更多地考虑中医药的特殊性，切实体现对中医药的扶持促进。在机构改革中，要相应地加强中医药行政管理体制和管理部门领导班子的建设。国家卫生计生委近期将制定出台关于在卫生计生工作中进一步加强中医药工作的意见，为中医药事业发展提供更加有利的政策氛围和制度环境。

同志们，加快推进中医药事业发展使命光荣，任务艰巨。让我们更加紧密地团结在以习近平同志为总书记的党中央周围，按照党中央、国务院的决策部署，进一步解放思想、改革创新、扎实工作，为推动中医药事业的科学发展，为提高人民健康水平做出新的更大贡献！

国家卫生计生委主任、党组书记李斌
在全国卫生计生工作会议上有关中医药的论述节选

(2014 年 2 月 10 日)

中医药是我国医药卫生事业的重要组成部分，具有独特优势。前不久召开了全国中医药工作会议，对今年的中医药工作做了全面部署，各地要抓好落实。重点是要健全中医药工作跨部门协调机制，制定促

进中医药健康服务发展规划和措施。推进中医"治未病"健康工程和服务网络建设，开展中医药与养老服务结合试点。开展综合医院中医药工作专项推进行动。实施基层中医药服务能力提升工程和传承创新人

才工程，推动一技之长中医药人员纳入乡村医生管理。做好第二届"国医大师"评选工作。推进中医药院校教育教学和科技体制改革，加强国家中医临床研究基地建设。推动中医药海外发展战略。

国家卫生计生委主任、党组书记李斌
在第二届国医大师表彰会上的讲话

(2014 年 10 月 30 日)

今天，人力资源社会保障部、国家卫生计生委和国家中医药局在庄严的人民大会堂隆重召开第二届

国医大师表彰大会，授予干祖望等30 位中医药专家"国医大师"荣誉称号，这不仅是国医大师们个人的

荣誉，也是全国卫生计生系统的荣耀和骄傲。在此，我代表国家卫生计生委，向获得表彰的各位国医大

师表示热烈的祝贺和崇高的敬意!

党中央、国务院对中医药工作高度重视,习近平总书记深刻指出,中医药学是中国古代科学的瑰宝,也是打开中华文化宝库的钥匙。李克强总理指出,要突出中医药在防病、诊病、治病中的优势,维护和增进群众健康。刘延东副总理多次就研究解决中医药事业改革发展中的问题作出重要批示。今天表彰会前,刘延东副总理还亲自看望各位国医大师,召开座谈会并发表了重要讲话。她高度赞扬了国医大师高尚的医德、精湛的医术和突出的业绩;充分肯定了中医药工作近年来取得的成绩和为维护人民健康、促进经济社会发展发挥的重要作用;还从党和国家事业的全局出发,对做好当前和今后一个时期的中医药工作提出了明确要求。这些重要指示和要求,内涵丰富,政策性、指导性和针对性都很强,为中医药事业的改革发展指明了方向,各级卫生计生和中医药部门要深刻学习领会、坚决贯彻落实。下面,我谈谈参加这次国医大师评选表彰活动的三点感受:

第一,国医大师是卫生计生和中医药行业的杰出代表,表彰活动意义重大。

5 年前,三部门联合开展了首届国医大师评选表彰活动,这是中医药行业政府最高奖励和荣誉,在全社会产生了热烈反响。两次活动评选出的 60 位国医大师,都是数十年如一日,辛勤工作在中医药临床、科研和教育第一线,他们救死扶伤,辨证施治,妙手起沉疴,拯救了无数患者的生命;刻苦钻研中医药理论,博极医源,精勤不倦,勇于创新,丰富了中医药理论和实践宝库;潜心整理、传承杏林前贤的学术思想和经验,培养了一批批优秀的中青年人才;始终坚守"医乃仁术"的信仰追求,忠实践行全心全意为人民健康服务的根本宗旨,是人民群众健康所系、性命相托的苍生大医,树立了卫生计生和中医药行业的良好形象。

评选表彰国医大师,有利于营造优秀中医药人才脱颖而出的良好氛围。国家在"十一五""十二五"科技支撑计划中都设立了国医大师有关科研课题,通过召开学术研讨会,组织学术思想传承活动等,为优秀中医药人才更好地发挥作用、实现价值提供了良好的机遇和更广阔的平台,有力地促进了中医药学术繁荣与发展。

评选表彰国医大师,有利于探索建立符合中医药行业特点的人才激励机制。国家级的表彰活动产生了明显的示范效应,目前,绝大多数省份参照开展了不同层级的名中医评选表彰工作,初步形成了不同层级有机衔接、政府表彰与社会褒奖相结合的中医药人才激励机制。

评选表彰国医大师,有利于推动中医药文化传播。习近平总书记指出,要把继承传统优秀文化又弘扬时代精神、立足本国又面向世界的当代中国文化创新成果传播出去。这次评选表彰活动全方位展示了国医大师的医德医风、学术思想、临证经验、养生之道等,普及了中医药医疗保健知识,使群众切身感受到中医药文化的魅力,在全社会和海内外兴起了了解、学习、使用中医药的热潮。考虑到国医大师队伍总体年龄偏高和中医药界人才积累的实际情况,根据刘延东副总理的重要指示精神,三部门将深入总结评选表彰活动的经验,精心谋划,统筹兼顾,经批准后,争取在 2017年开展第三届国医大师的评选活动,以表彰更多的优秀国医大师,将国医大师评选表彰活动打造成为全行业的"金字招牌"。

第二,以国医大师为标杆和榜样,振兴中医药事业任重道远。

中医药学是中华民族优秀传统文化的结晶,中医药与西医药优势互补,相互促进,共同维护和增进人民健康,已经成为我国医药卫生事业的重要特征和显著优势。近年来,在党中央、国务院的高度重视和领导下,国家卫生计生委、国家中医药管理局与相关部门密切配合,坚持中西医并重,深入贯彻落实《国务院关于扶持和促进中医药事业

发展的若干意见》,中医药工作的体制机制更加完善,在深化医改中的作用日益突出,惠及民生的成效更加明显,在医疗、保健、科研、教育、产业、文化等方面的特色和优势进一步发挥,涌现出一大批以国医大师为代表的领军人才,为提高群众健康水平,促进经济社会发展做出了重要贡献,为中国赢得了国际声誉。

当前,中医药正处于能力提升推进期、健康服务拓展期、参与医改攻坚期和政策机制完善期,面临着难得的发展机遇,也面临着严峻的挑战。各级卫生计生和中医药部门要充分肯定中医药发展所取得的巨大成就,牢固树立忧患意识和危机意识,充分认识到肩负的重大历史责任,全面贯彻落实党的十八大、十八届三中、四中全会精神和习近平总书记系列重要讲话精神,努力推动中医药发展上升为国家战略,进一步明确发展思路,发挥中医药在深化医改中的作用,完善政策机制,加强法制建设,加强宣传引导,狠抓工作落实。广大中医药工作者要以国医大师为标杆、为榜样,不断提高中医药服务的有效性、安全性、可及性,让群众更多更好地享受到优质的中医药服务。

第三,传承国医大师的学术思想经验和医德医风,加强中医药人才队伍建设是当前一项紧迫任务。

中医药学拥有完整的理论体系、独特的治疗方法、良好的治疗效果和广泛的群众基础。中医药理论、诊疗设备和药品、中医师是中医药发展的 3 个核心要素,其中,中医师是最积极、最活跃、最具决定性的因素,是事业繁荣发展的根本保证。以国医大师为代表的优秀中医药人才队伍是中医药事业最可宝贵的财富,是事业核心竞争力所在。传承国医大师的学术思想、经验和医德医风,是当前一项紧迫的任务,更是我们义不容辞的责任。

传承国医大师的学术思想和经验,是培养高素质临床中医药人才的要求。医学是一门实践性很强的科学,中医药学尤其如此。"熟读王叔

和，不如临证多"，就是强调临床实践的重要性。国医大师们实践经验丰富，临床思维缜密，对病证诊断的把握，药量分寸的拿捏，可以说达到了艺术的境界，这是很不容易的。医生是一个活到老、学到老的职业，医生的培养具有周期长、连续性强等特点，水平的提高是一个日积月累的过程。当前，我委和国家中医药局正在深入推进住院中、西医师规范化培训（简称"规培"）工作，这是为中、西医师职业生涯和一生成就奠定基础的工作，也是从根本上提高我国临床中西医师素质和同质化水平的长远之策。希望中医药部门在坚持规范化培训制度的基础上，充分考虑中医传统的口传心授的师承教育特点，加强对国医大师成长经历和成才规律的总结分析，探索中医药人才培养的特殊规律，不断改进和完善培养途径和机制，努力造就一批新名医、一批优秀的学科带头人和大量合格的中医药人才。

传承国医大师学术思想和经验，是继续和发展中医药学科的要求。中医药学不仅具有医学和自然科学属性，而且具有哲学和人文社会科学属性，体现了中华优秀传统文化的底蕴和思维。中医学是世界医学的瑰宝，是医学的重要源泉之一。先秦时期成书的《黄帝内经》，堪称中国医学奠基之作；周朝就建立了医疗机构；唐宋开始了正规医学教育，公元 1076 年，成立了太医署，相当于皇家医学院，当时招收了 300 名学生，开始实行正规的医师考试。千百年来，世界范围内很多传统医学已经消失或者影响力大大减弱了，唯有中医历久弥新，不断发扬光大，原因就

在于中医人脉始终未断，薪火相传，不绝如缕。一代代医学大师们秉承"为生民立命、为往圣继绝学"的历史自觉，从最初的言传身教到现代的标准化教育，为中医药学的传承和发展做出了突出的贡献。

我们还看到，中医药学发展到今天，从理论体系到治疗手段，都面临与现代科学技术发展潮流相呼应，与西医学相借鉴的问题；中医学本身也面临着继承、扬弃和创新发展的问题。刘延东副总理对这个问题很重视，多次指示要正确处理继承和创新的关系，积极利用现代科学技术，促进中医药理论和实践的发展，实现中医药现代化。我们应当勇敢承担起传承和创新的重任，以更加深邃的视野，更加开放的胸襟，深刻分析中医药发展进步的积极因素和制约因素，找准传承创新的切入点和突破口，加快建立协同创新机制，在发扬中医药原创思维的基础上，充分利用现代科学技术、方法和手段，促进中医药理论创新和实践发展。当前，要把系统整理和挖掘国医大师的学术思想和临证经验作为重要任务，建设好国医大师传承工作室，努力探求中医药防治不同疾病的关键机理，形成便于推广应用的诊疗方法，提高中医药整体诊疗能力和学术水平。

传承国医大师的医德医风，是弘扬医疗卫生和中医药职业精神的要求。从有医生职业的那一天起，医德、医术、医风就密不可分，厚德载医成为正道常理。我国唐朝名医孙思邈在《大医精诚》中指出，"凡大医治病，必先发大慈恻隐之心，不得问

其贵贱贫富，亦不得瞻前顾后，自虑吉凶，如此可为苍生大医"。去年 8 月，习近平总书记精辟地总结出"不畏艰苦、甘于奉献、救死扶伤、大爱无疆"的中国援外医疗队精神，这是新时期医疗卫生人员应当具有的职业精神，也是社会主义核心价值观在卫生计生工作中的具体化。各位国医大师胸怀"悬壶济世"理想，潜心学术，兢兢业业，甘为人梯，无私奉献，集中折射出医疗卫生和中医药行业职业精神的光辉，事迹十分感人。广大卫生计生和中医药工作者要继承祖国传统医学"大医精诚"的优良传统，弘扬现代医疗卫生职业精神，巩固党的群众路线教育实践活动成果，爱岗敬业、真诚服务，努力在各自岗位上创造新的业绩。各地、各相关部门和单位要以第二届国医大师评选表彰活动为契机，组织开展向国医大师学习活动，营造全社会关心支持中医药事业改革发展的良好氛围。

也希望各位国医大师们继续发挥模范带头作用，学为人师、行为世范，为培养中医药人才、传承学术多做工作，悉心指导中青年人才，为他们施展才华创造更多机会。各位国医大师为维护人民健康常年辛苦工作，现在自己也到了需要加强保健的时候，各相关部门和单位要像爱护国宝一样关心和爱护国医大师，在工作上、生活上多提供照顾，为他们发挥作用创造更好的条件，各位大师也要爱护身体，劳逸结合。

最后，衷心祝愿各位国医大师健康长寿！祝愿中医药在维护人民健康的事业中不断繁荣发展，在世界医学园地中焕发出更加绚丽的光彩！

设的前头，作出表率"的论述、关于"核心是服务中心、建设队伍"的论述、关于"全面加强党的建设，不断提高领导和推动改革能力"的论述、关于"弘扬主旋律、传播正能量"的论述、关于"抓好支部工作法的提炼、交流、推广和运用"的论述、关于"以建设为民、务实、清廉机关为目标"的论述、关于"确保国家机关按照法定权限和程序行使权力"的论述、关于机关干部要"深入实际、深入基层、深入群众、广接地气，进行各种形式和类型的调查研究"的论述、关于《机关基层组织工作条例》"是机关党的工作必须遵循的基本规章"的论述，等等。这些重要论述和批示系统阐述了机关党的建设的地位、总体要求、职责定位、总体布局、重大任务、基本遵循、重点工作和工作力量等重大问题，为加强和改进新形势下机关党的建设指明了努力方向，提供了根本遵循。

第二，教育实践活动的深入开展，为进一步做好机关党建工作创造了环境。去年，中央作出了深入开展党的群众路线教育实践活动的重大部署。我局作为第一批开展单位，根据中央和卫生计生委统一部署，围绕保持党的先进性和纯洁性，落实"照镜子、正衣冠、洗洗澡、治治病"的总要求，剖析"四风"方面存在的问题，突出为民务实清□□题，结合行业特点，切实抓好□一环节的工作，做到规定动作不□样，自选动作有创新，着力解决存在的"四风"和群众反映强烈的突出问题，建立作风建设长效机制，得到了广大干部群众和中央督导组的肯定和好评，取得了良好成效和重要成果。当前，我局正按照中央要求，进一步加强整改落实工作，进一步巩固和扩大教育实践活动成果。教育实践活动的开展和深化，使直属机关党员干部理想信念进一步坚定，群众观点进一步树立，工作作风进一步转变，组织纪律进一步强化，为做好机关党建工作打下了更加扎实的基础，创造了更加良好的环境。

第三，全面深化改革的加快推进，为进一步做好机关党建工作提出了新的更高要求。党的十八届三中全会作出了全面深化改革的重大战略部署，并提出了深化医药卫生体制改革、完善中医药事业发展政策和机制的要求。近年来，在党中央、国务院和卫生计生委的正确领导下，我们紧紧抓住各方面有利时机，在深化医改中加快发展中医药，初步形成了中医药医疗、保健、科研、教育、产业、文化、对外交流与合作全面协调发展的新格局，使中医药事业站在了新的历史起点上。当前，中医药发展进入了能力提升推进期、健康服务拓展期、深化医改攻坚期、政策机制完善期"四期"叠加的关键阶段，要求我们进一步解放思想、改革创新，进一步完善扶持和促进中医药事业发展的政策措施，着力破解影响和制约中医药事业发展的一切体制、机制障碍，进一步激发中医药发展的活力和潜力，大力提升中医药健康服务能力和水平。全面深化改革的加快推进，也对机关党建工作进一步围绕中心、服务大局，充分发挥政治优势和组织优势，切实把直属机关各级党组织建设成为推动事业科学发展的坚强战斗堡垒提出了新的要求，对把党员队伍建设成为推动事业科学发展的生力军和先锋队，科学谋划和加快推进中医药事业的改革和发展提出了新期待，激发了新活力。

二、服务中心，建设队伍，不断提高机关党建工作科学化水平

直属机关党建工作要以服务中心、建设队伍为核心任务，深化直属机关党的建设制度改革，全面加强和改进机关的各项建设，自觉同党中央在思想上、政治上、行动上保持高度一致，维护中央权威、确保政令畅通，为落实党中央、国务院和卫生计生委重大决策部署、推动中医药改革与发展提供坚强保证。

一是以深入学习贯彻习近平总书记系列重要讲话精神为核心，切实提高机关的思想理论建设水平。思想理论建设是党的根本建设。加强思想理论建设，核心是坚定理想信念。党的十八大以来，习近平总书记发表了一系列重要讲话，深刻把握时代和实践的新要求、人民群众的新期待，深入阐释了党的十八大精神，深刻回答了新的历史条件下党和国家发展的一系列重大理论和现实问题，丰富发展了党的科学理论，进一步深化了我们党对中国特色社会主义规律和马克思主义执政党建设规律的认识，是新一届中央领导集体执政理念、治国方略、工作思路的集中体现，是我们在新的历史起点上实现新的奋斗目标的基本遵循。局直属机关各级党组织要坚持以理论武装为首要任务，以学习贯彻习近平总书记系列重要讲话精神为核心，教育引导党员干部，始终坚持正确的政治方向，保持政治上的清醒和坚定，坚决维护中央的权威和党的集中统一，在政治上、思想上、行动上同以习近平同志为总书记的党中央保持高度一致，确保党的路线方针政策和决策部署不折不扣地得到贯彻执行。

二是以深化医改及完善中医药事业发展政策和机制为中心，切实凝聚改革共识。围绕中心、服务大局是机关党建工作的内在要求和根本任务。局党组认真贯彻落实中央对全面深化改革作出的全面部署，要求在统筹推进中医药各项工作的基础上，着力围绕深化医改及完善中医药事业发展政策和机制，加强改革探索，用改革的思路和办法破解发展难题，以改革的实际成效造福于民、推动事业发展。直属机关各级党组织要教育和引导广大党员干部，把思想和行动统一到中央关于全面深化改革各项部署上来，统一到委、局党组关于深化医改及完善中医药事业发展政策和机制各项安排上来，进一步凝聚广大党员干部的改革共识，引导他们积极投身于改革，在改革中发挥党员干部的先锋模范作用，把抓落实作为推进改革工作的重点，真抓实干，蹄疾步稳，务求实效。

三是以学习贯彻《党章》为重点，切实增强组织纪律性。党要管

党、从严治党，就是要靠严明纪律。习近平总书记在中央纪委二次全会上系统阐述了严明党的政治纪律问题，在中央纪委三次全会上旗帜鲜明地提出要严明党的组织纪律，加强全党的组织纪律性。党章是党的根本大法，是全党必须遵循的总规矩。直属机关广大党员干部，要始终牢记自己代表着中央国家机关的形象，自觉学习党章、遵守党章、贯彻党章、维护党章，自觉加强党性修养，严格遵守和执行党的组织纪律。要严格遵守党章规定的"四个服从"这一党的最基本组织原则和组织纪律，强化组织意识，自觉接受组织安排和纪律约束。严格执行民主集中制、党内组织生活制度等党的组织制度，严格执行请示报告制度。切实加强组织管理，接受党组织教育和监督。严格按照纪律和规矩办事，不能搞特殊、有例外。

四是以"五型机关"建设为载体，切实提高基层组织的创造力凝聚力和战斗力。加强机关党的建设，关键在基层。充分发挥基层党组织的战斗堡垒作用和党员先锋模范作用，始终是机关党的建设的基础工程。要以深入开展"学习型、服务型、创新型、和谐型、节约型"五型机关建设为载体，强化基层组织功能，增强组织活力。要抓住党支部这个重点和基础，通过典型示范，进一步总结、提炼、推广和运用"党支部工作法"。要以党建带群建、团建，准确把握新形势下工青妇工作的特点，不断加强和改进对工青妇工作的领导，充分发挥其在推动党建工作中的作用。

五是以加强整改落实为抓手，切实深化作风建设。第一批教育实践活动虽然已经收尾，但收尾不收场，还有许多后续工作需要继续落实。今年，习近平总书记又就作风建设提出了"三严三实"的要求。各级党组织要继续抓好"两方案一计划"的整改落实工作，用"台账"方式抓好整改落实和管理，坚持不懈贯彻落实好中央八项规定和有关要求，建立健全促进党员干部坚持为民务实清廉的长效机制，实现机关作风建设制度化、规范化、常态化，确保整改成效取信于民，巩固好发展好教育实践活动成果。

六是以预防"治未病"为先导，切实加强反腐倡廉建设。加强反腐倡廉建设，必须深刻认识反腐败斗争的长期性、复杂性、艰巨性，坚持常抓不懈，警钟长鸣。要按照中纪委三次全会精神，落实党委党风廉政建设主体责任和纪委监督执纪责任，完善"一岗双责"责任体系。要抓好惩防体系建设，建立健全相关制度，加强对权力运行的制约和监督，固化权力运行流程，把权力关进制度的笼子里。要在加强惩治的同时，把中医"治未病"的先进理念运用到反腐倡廉工作中，做到"未病先防，已病防变，愈后防复发"，关口前移，预防在先，加大教育和警示力度。坚持抓小抓早，对苗头性问题要"拉拉袖子"，早发现、早教育、早查处，防止小问题变成大问题。

七是以《条例》为依据，切实推进机关党建体制、机制创新。建设和管理好我们这样一个大党，最根本的要靠制度。习近平总书记强调，新修订的《中国共产党党和国家机关基层组织工作条例》是机关党的工作必须遵循的基本规章。直属机关各级党组织要认真落实《条例》规定，完善机关党建工作责任体系，推动机关党建体制、机制创新，深化机关党建制度改革，发挥机关党组织在干部管理监督中的作用，创造条件让机关各级党组织参与部门中心工作，探索建立机关党的工作报告、约谈、巡视、考核等制度。

三、加强领导，统筹协调，为机关党建工作充分发挥作用保驾护航

一是加强领导，切实落实机关党建工作责任制。党建工作责任制是以制度建设落实党建责任的一项重大理论成果、实践成果和制度成果。直属机关各部门、各单位要深刻认识新形势下加强机关党建工作的极端重要性，切实把机关党建工作摆在重要位置，经常听取党建工作汇报，研究党建工作，解决党建工作的困难和问题，做到认识到位、措施到位、保障到位。要坚持党委（总支、支部）对党建工作负总责，书记是抓党建的第一责任人，分管领导是直接责任人，单位领导班子其他成员根据分工抓好职责范围内的党建工作，形成直属机关一级抓一级、层层抓落实的党建工作格局。

二是统筹协调，把党建工作与业务工作有机结合起来。要把握机关党建服务中心、建设队伍的职责定位，把机关党建工作与业务工作紧密结合起来，与党组中心工作紧密结合起来，与发挥好部门的职能作用紧密结合起来，找准切入点和突破口，主动融入中心工作，发挥好协助、监督和保证作用，做到党建工作和业务工作目标同向、部署同步、工作同力，切实把党组织的各种优势转化为破解业务工作和队伍建设难题的有效武器，充分发挥机关党建的统领和支持作用，调动和发挥广大党员的积极性、创造性，齐心协力完成好各项中心任务。

三是把握标准，切实加强机关党务干部队伍建设。局直属机关各级党组织要切实按照努力建设一支党性坚强、作风正派、了解全局、业务精通、能力过硬、群众信任的高素质机关党务工作干部队伍的要求，把建设政治强、业务精、作风好的党务干部队伍作为重要任务来抓，配齐配强专兼职党务干部。要加强党务工作人员的交流轮岗工作，特别是注重推进机关党务工作人员与行政、业务工作人员之间的双向交流，使机关党务工作岗位成为提高素质、丰富阅历、施展才华、培养人才的岗位。要关心机关党务干部的成长进步，既严格要求又热情关怀，既压担子又教方法，既大力培养又大胆提拔使用，为做好机关党建工作提供坚实的组织保证。同时要加强共青团、工会、妇委会干部队伍建设。

四是加强学习调研，不断提高做好党建工作的能力。当前特别要学习好党的十八大和十八届三中全会精神，领会好习近平总书记系列重要讲话精神实质，坚持理论联系实际，善于运用理论认识形势，应

对挑战，处置矛盾，指导工作，不断增强战略、创新、辩证、底线思维能力，不断增强理论素养和政策决策水平。特别要注意解决接地气问题，通过加强调查研究，倾听群众心声、了解群众疾苦、增强群众感情。要积极组织机关干部深入基层调研；建立健全机关调研长效机制，完善机关调研制度，并抓好贯彻落实；引导机关干部改进调研方式和调研作风，推动调研成果转化

和应用，不断提高调查研究、科学决策的能力。同时，我们也要在党建工作实践中不断地研究、探索、创新我们局直属机关党委、纪委工作的新机制和新方法，不断提高机关党建工作的科学化水平和能力。

同志们，今年是贯彻落实十八届三中全会精神、全面深化改革的开局之年，是巩固教育实践活动成果、深化作风建设的关键之年。让我们紧密团结在以习近平同志为总

书记的党中央周围，高举中国特色社会主义伟大旗帜，深入贯彻党的十八大和十八届三中全会精神，全面落实党中央、国务院的决策部署，坚定信心，抓住机遇，改革创新，扎实工作，全面加强和改进机关党的建设，以机关党建工作的新成效，为推动中医药事业改革与发展提供坚强保障，为提高人民健康水平、全面建成小康社会、实现中华民族伟大复兴的"中国梦"做出新的更大贡献。

国家卫生计生委副主任、国家中医药管理局局长王国强在第九届中国医师奖颁奖大会的讲话节选

（2014 年 6 月 26 日）

中国式办法解决医改这个世界性的难题，不仅要构筑起中国特色的基本医疗卫生制度，更需要千千万万的优秀医师来构筑起中国医疗卫生事业的脊梁。希望广大医务工作者不断提高自身素质和专业技能，加强医德修养和医风建设，关心和关爱患者，形成良好和谐的医患关系，真正成为广大人民群众可以生死相依、性命相托的健康守护神。

医生不仅要看人的病，更要看有病的人。现在，人们的生活方式、生活习惯都发生了很大变化，人们的精神、情志也发生了很大变化，从而形成了各种症状。这些症状不是完全能够靠仪器设备检测出来的，是要靠医生和患者之间真诚的交流，去了解它的病因、病机，然后才能对症下药、辨证论治。

医生的职责不仅仅是治病，还

要防病。中医有"治未病"的理念和实践，养生保健是中国的特色，如何做到未病先防、已病防变、愈后防复发，这些都应该成为我们医师的职责。我们要治已病，也要治未病，要中医和西医相结合，防病和治病相结合，真正走出一条中国特色的，用中国式办法解决医疗卫生体制和医改难题的路子来。

国家卫生计生委副主任、国家中医药管理局局长王国强在 2014 年暑期办公会暨第二次局务（扩大）会议上的总结讲话

（2014 年 7 月 3 日）

一、会议的特点

这次暑期办公会在开法上进行了创新，一是组织实地专题调研，先参观学习了天十九榨股集团，达到了开人开思想、启发思路的目的，今天下午我们还要参观学习天津社区卫生服务中心的中医药工作和武清区中医医院。二是深入研讨重大问题，花了将近一天半的时间，大家静下心来，分析研讨事关

中医药改革发展的重大、关键问题。这个会开得很好，很成功，达到了预期的目标。这得益于大家准备充分，思考深入，7 个主题设计科学，上台发言有思路、有深度，大家的发言紧扣主题、言简意赅，不泛泛而谈，不简单附和。几位局领导的小结分析到位、抓住关键。

二、上半年工作主要特点

局机关各部门和直属单位书面

介绍了上半年工作的进展情况，并提出了下半年工作的思路，看后很受鼓舞，很有感触，各部门、各单位在局党组特别是分管领导的带领下，围绕中心、服务大局，履职尽责、扎实工作，较好地完成了上半年工作任务，呈现出很多特点和亮点。

一是战略谋划、顶层设计。把中医药摆到经济社会发展全局和卫

生计生改革发展大局中去思考、去认识，在深入分析和把握中医药在中国特色社会主义建设"五位一体"总布局中地位和作用基础上，提出将中医药发展列为国家战略，并通过各种途径、各种机会去积极推动。刘延东副总理在听取卫生计生委工作汇报后，明确提出要制定中医药发展战略规划，国务院办公厅也将制定中医药发展战略规划列为2014年深化医改重点任务。我们还按照国务院的安排部署，开展了中医药健康服务发展规划和中医药事业发展"十三五"规划思路的研究编制，总体看，进展还比较顺利，都有了初稿，也广泛听取了意见。同时，组织开展了中医药海外发展战略研究，会同工业和信息化部编制《中药材保护和发展规划（2014～2020年)》，积极参与国家卫生服务体系规划编制，努力体现中医药资源配置需求。

二是注重改革、完善机制。全面启动中医药深化改革，成立局深化改革组织机构，明确了职责任务，确定了深化改革总体思路及2014年工作方案，提出了改革的时间表和路线图，目前各项重点工作都已启动，各部门正按目标要求抓紧推进。探索建立中医药改革发展专家咨询机制。加强中医药改革试验区的管理与指导，提出了推进中医药改革试验区建设的意见。以公立医院改革为重点，推进深化医改中医药工作，尤其是协调卫生计生委在县级公立医院综合改革培训班上作中医药专题授课，取得了很好的效果。加快转变政府职能，推进社会组织承接政府转移职能，中华中医药学会成为首批承接政府转移职能试点单位之一。推动健全中医药工作部际联席会议机制，协调新增环保部和国家旅游局2家单位，制定了联席会议工作规则和联席会议办公室工作细则，目前正按程序报国务院批准。完善委局工作机制，推动出台了《国家卫生计生委与国家中医药管理局工作关系细则》，局机关各部门还主动与卫生计生委司局联系，在司局层面建立了更加紧密的工作机制。建立健全中医药工作协同推进机制，会同国家卫生计生委印发《关于在卫生计生工作中进一步加强中医药工作的意见》。

三是突出重点、注重实效。今年中医药工作，任务十分繁重，为了突出重点、抓住关键，我们对今年重点工作进行了梳理，确定了牵头负责部门。强化目标导向，注重结果管理，一方面，加大对局机关和直属单位重点工作落实情况的督查，通过周、月工作进展报告，局长办公会议协调推进，季度局务（扩大）会议总结部署，以及督查工作专报等，多途径、多方式来推动工作任务落实。另一方面，通过信息报送、预算执行实时监测、专项督查等，推动各地工作任务完成。总体看，在落实刘延东副总理对今年全国中医药工作会议作出的重要批示、实施基层服务能力提升工程、落实在卫生计生工作中进一步加强中医药工作的意见等重点工作方面都取得了很好的效果。

四是改进作风、服务基层。巩固群众路线教育实践活动成果，认真抓好教育实践活动整改落实，加强对中医药系统第二批教育实践活动指导。着力推进"五型机关"建设，进一步加强干部队伍建设，加大干部选拔任用、交流轮岗力度，创新干部考察方法、规范干部管理流程，健全干部学习制度、搭建干部培养平台。强化作风导向，加强日常监管，建立权力运行监控机制，落实党风廉政建设责任制，不断加强惩防体系建设，局机关的作风进一步转变，服务大局、服务基层、服务群众的意识进一步增强。加大基层中医药服务能力建设提升工程推进力度，筹备召开提升工程推进工作会议，筹备开展提升工程实施进展情况督查评估。深入开展"中医中药中国行——进乡村·进社区·进家庭"活动，发布《中国公民中医养生保健素养》和《健康教育中医药基本内容》，进一步推动教育实践活动成果惠及基层群众，满足广大人民群众中医药文化科普需求，提升健康素养。

五是推进机关党的建设。顺利召开了局直属机关第三次党代会，选举产生了局直属机关第三届党委委员和纪委委员，为确保事业推进、机关建设提供党的组织保障。

今年上半年，在中医药科技体制创新、重大科研项目推进、传统知识调查，以及中医药教育教学改革、毕业后教育体系构建等方面成效显著，也有很多亮点，尤其是第二届"国医大师"的推荐和评审，由于准备充分、组织严谨，整个工作有条不紊，进展顺利，反响很好。

各直属单位切实履行职责，服务全局工作，发挥重要作用。局机关服务中心加强制度建设，努力提高后勤工作规范化、社会化水平。中国中医科学院积极推进体制、机制创新，"十二五"重点工作、国家重大科技项目等重点科研工作任务有新的进展。中华中医药学会有序承接政府转移职能，积极组织开展学术交流等活动，发挥学术引领作用。中国中医药报社积极探索建设市场化运营的新体制，做好要闻报道、行业报道、服务报道等重点工作，积极提高覆盖面和可读性。中国中医药出版社积极转变运行体制、机制，做好传统出版业务，探索新型传播渠道。中国中医药科技开发交流中心积极组织、参与有关科研项目、重点专科建设项目、医疗技术协作组等工作，经济效益稳步增长。局传统医药国际交流中心协助我局成功举办第三届京交会中医药板块活动，积极推进中医药服务贸易工作。局对台港澳中医药交流合作中心充分利用自身优势，搭建中医药文化传播平台，积极推动和认真筹备"中医中药台湾行"活动。局中医师资格认证中心强化管理，扎实做好中医类别医师资格考试、职称考试、职业技能鉴定等工作。

三、深化认识，着力推动解决中医药改革发展中的重点、难点问题

这次会议研讨的7个专题，是经过广泛征求意见，精心梳理出来的，既有中医药事业发展的思路、目标、路径、策略方面的问题，也有推动事业发展政策机制方面的问题，都是事关中医药改革发展的重大问题，可以说，瞄准了重点，抓住了关键，这一点已经形成了共识，但关键是如何推动解决这些重点难点问题。这里，我想谈几点想法，供大家参考。

首先，要把握大势去推动解决这些问题。要在我国经济社会发展和全面深化改革的大背景下去思考认识这些问题，在卫生计生改革发展的大局中去把握谋划这些问题，在维护和增进人民群众健康的根本目的上去研究探索这些问题，这就是我们要把握的大势，这也要求我们解决这些问题站位要高、视野要宽、角度要准，心胸要开阔，包容性要强，否则我们的思路想法难以在行业内外形成广泛共识。

其次，要用改革创新的精神去推动解决这些问题。这些影响和制约中医药事业发展的重点、难点问题，有些是事业发展过程中出现的新情况，但多数还是老问题，现在形势发生了变化、环境也发生了变化，如果还沿用过去的思维模式、惯性的工作方法、原有的政策措施，这些问题就会成为永远解决不了的老大难，必须解除传统的束缚，冲破思想的障碍，用新的视野、新的思路、新的方法，寻找破解难题的路径，寻找治本之策。

第三，要用中医药的理念思维去推动解决这些问题。中医药无论是理念思维、还是理论方法，都深受中国哲学及传统文化的影响，注重从宏观、系统、整体角度去把握问题，不仅能够治病救人，保障人民群众身体健康，其饱含的哲学理念、思维模式同样也适用于治国理政。习近平总书记多次运用中医理念思维阐述分析国家改革发展的重大问题，不久前我们组织的处级以上干部集中学习，已向大家传达学习。习近平总书记的这些讲话，表明了中医药的理念思维，甚至方法与治国理政的理念具有相通性，"不为良相就为良医，不为良医就为良

相"就是这个道理。对此，我们不但要对中医药理念思维、理论方法的现实性、先进性、超前性有高度自信，更要把这种理念思维、理论方法自觉地运用到中医药工作中去，坚持并不断完善我们党组集体提出的"三观互动"理念思路和机制方法，来推动解决事业改革发展中的重点、难点问题。

第四，要用科学的方法去推动解决这些问题。一方面，对这些问题还要进行进一步梳理，通过调查研究，分析问题产生的深层次原因，找出事物的本质，找准解决问题的切入点和关键环节。另一方面，要善于学习和运用好现代科学的方法学，使我们对问题的把握更加准确，解决问题的思路更加清晰，解决问题的措施更有针对性。

第五，要充分发挥基层的创造性去推动解决这些问题。我们有很多政策措施来源于基层的探索，发挥基层的首创精神是完善政策和机制的有效手段和方法，但我们在这方面顶层设计不够，对各地改革创新的指导也不够，与中医药改革发展中的重点、难点问题结合还不紧密，领域还不宽，变革还不深，总结推广还不到位。要加强和指导各地试点探索，做好试点的布局、主题的选择、经验的总结，使探索的结果能够形成可复制、可推广的政策措施。

这次专题研讨，大家提出了很多有益的观点、很好的方法，为推动解决这些问题提供了一些思路，但这还远远不够，我建议在此基础上，对这些问题进行专题研究，系统提出解决这些问题的路径、方法、措施。

四、2014年第三季度及下半年重点工作

在确保完成年初确定的工作任务的同时，我再强调几点。

（一）全力推进深化改革

一是要按照2014年改革工作要点确定的任务和分工，按照时间表和路线图，抓好落实。同时，要抓紧成立局改革发展专家咨询委员会，完善重大项目、重大政策的科学决

策机制。二是做好深化医改中医药工作。重点要抓好第二批县级公立医院综合改革试点和城市公立医院改革中医药相关工作，落实好县级公立医院综合改革试点工作中充分发挥中医药特色优势的文件，推动出台社会办中医的文件，联合有关部门开展中医优势病种付费方式改革试点。推进基本公共卫生中医药健康管理项目的实施，注意做好服务效果的评价，开展新增项目试点探索。三是加强中医药改革试验区建设。出台推进中医药改革试验区建设的意见，明确各方职责，提出有关建设要求，突出改革试验区在深化改革中的重要地位。

（二）全力推进政策机制完善

一是抓紧研究论证、尽快出台《中医药政策体系建设总体规划（2014～2020年）》，加强政策研究的顶层设计和统筹规划。二是抓紧推进中医药工作部际联席会议的调整，做好相关准备，适时召开联络员会议和联席会议，建立工作机制。三是督促和指导各地落实《在卫生计生工作中进一步加强中医药工作的意见》，发现典型、总结经验，把这个来之不易的文件贯彻好、落实好，切实发挥作用。四是进一步落实委局工作关系细则，在司这个层面不仅要把沟通协调机制建立起来，更重要的是要让这个机制真正地运行起来，在具体工作上事权更清晰、责任更明了。

（三）全力做好规划编制

一是要保质保量、按时完成《中医药健康服务发展规划（2015～2020年）》的编制工作，使这个规划既能全部覆盖中医药健康服务的内涵外延，又能突出特色明显、社会需求旺盛的中医药健康服务内容；既能明确中医药健康服务发展的目标方向，又能使规划的目标任务可分配、可操作、可量化、可评估。二是全力做好中医药发展战略规划的编制。制定中医药发展战略规划，是推动中医药发展列为国家战略的重大机遇，要高度重视，这个规划要把服从和服务于国家发展战略贯穿始终，从国家层面规划发展中医

药这个高度，去分析面临的形势和趋势，谋划战略目标任务，系统提出加快促进中医药事业发展的政策措施。三是研究提出"十三五"规划编制思路，同时做好规划编制的前期准备工作，这 3 个规划要相互衔接。四是要按照国家发展改革委的要求，进一步理清思路，协调工业和信息化部共同编制好《中药材保护和发展规划》。

（四）突出重点，务求实效，全面落实 2014 年工作任务

着力推动中医药服务百姓健康推进行动。联合卫生计生委、人力资源社会保障部、食品药品监管总局召开提升工程推进工作视频会议。开展提升工程督查评估工作，推动重点任务落实。开展全国基层中医药工作先进单位建设单位评审，做好地市级及以上地区先进单位创建工作。深入开展"中医中药中国行——进乡村·进社区·进家庭"，推广中医保健知识及方法。探索建立中医药科普知识征集和反馈机制。

着力推进中医药健康服务发展。一是深入推进中医"治未病"健康工程。加强"治未病"服务网络建设，探索"治未病"在妇女儿童健康服务工作中的模式和方法，推动实施《中医医院"治未病"科建设与管理指南（修订版）》和《基层医疗机构"治未病"服务工作指南》，推广常见病、多发病高危人群和偏颇体质人群中医预防保健服务技术指南。二是协调相关部门开展中医药与养老服务结合试点。三是发展中医药服务贸易，推动中医药服务贸易重点区域、骨干企业（机构）、重点项目试点建设。四是推进中医药健康旅游，研究制定促进中医药健康旅游发展的政策文件。五是制订《中医预防保健（治未病）科研纲要》实施方案，加快中医药保健技术与产品研发。

着力推进中医药法立法进程。中医药法已列入国务院立法计划一档项目，能否在年内提交全国人大常委会审议，第三季度是关键，一定要抓紧抓实。一方面，要按照国务院法制办已明确的工作步骤和时间安排，加强协调，抓住时间节点，推动工作进程。另一方面，还要加大与相关部门的沟通协调力度，最大程度凝聚共识，确保法律草案能够在国务院常务会议上原则通过，按时提交全国人大常委会。

统筹做好其他重点工作。一是着力推进中医药协同创新，重点要研究制定促进跨领域、跨产业、跨学科的产、学、研协同创新政策和机制，出台加强中医药科技创新体系建设的文件。二是着力推进中医药人才队伍建设，重点要协调制定实施加强中医药教育改革与发展的文件，加快中医药健康服务技能型人才培养，做好第二届"国医大师"的表彰宣传工作。三是着力推进中医药文化建设和宣传工作，重点要做好"中医中药台湾行"各项准备工作，推动发布中医药发展白皮书，做好中医药新闻发布等重大宣传计划的落实。四是着力推进中医药标准化、信息化建设和监督工作，重点要完善标准制修订发布机制，提高标准的适用性，做好全民健康保障信息化工程重要项目实施的各项准备工作，组织对《中医药条例》贯彻落实情况进行督查。五是继续深化中医药国际交流与合作，重点要研究制定好中医药海外发展战略，争取国际合作专项支持。

五、做好 2014 年第三季度及下半年工作的要求

一是抓重点。面对我国经济社会发展的新形势、全面深化改革的新要求、人民群众对健康服务的新需求，可以说，中医药站在了关键的历史节点，全新的发展起点，中医药工作千头万绪、任务十分繁重，需要我们有更清醒的头脑，分清轻重缓急，善于立长远、谋全局、抓大事。下半年的重点工作前面已经部署，重中之重就是把中央部署的工作抓好、抓实、抓出成效，关于中医药健康服务发展规划、中医药发展战略规划的编制，中央都有明确的要求，必须高度重视，摆在突出的位置。中医药法，社会期盼、行业期待，必须全力推进。

二是抓关键。工作的推进，不仅要抓住重点，还要有一套行之有效的方法，抓住关键环节、把握时间节点就能做到事半功倍。如规划的编制关键在于目标的选择，只有目标确定了，才能围绕目标提出重点任务、主要策略、保障措施。再如，国家卫生计生委新组建后，主要领导高度重视中医药工作，我们把握住机遇，及时向委党组汇报中医药工作，提出我们的思路和想法，委党组做出决定，才有在卫生计生工作中加强中医药工作的意见和委局工作规则两个文件的出台，这就是我们抓准了时间节点。

三是抓落实。相对于工作部署，落实更为重要、更为迫切。本届中央抓落实的决心大家应该能够体会到，习近平总书记反复强调"一分部署、九分落实"，要求抓落实要有"踏石留印、抓铁有痕"的劲头，要有"钉钉子"的精神。李克强总理也强调"说到做到，不放空炮"，要求"打通'最先一公里'和'最后一公里'，力破'中梗阻'"，昨天中央督查组专程到卫生计生委督查工作。这些都充分体现了中央对落实的高度重视。局机关承担"最先一公里"的责任，要强化结果管理，加强绩效考核，建立追究问责机制，对工作推进不力、预算执行不力、工作没有结果的要严肃问责。同时，要加强对省级中医药管理部门抓落实的督查，打通"中梗阻"，还要更多深入基层、服务基层，在督查的同时帮他们排忧解难，使"最后一公里"能够畅通。

四是抓作风。通过教育实践活动，特别是抓整改，取得了实实在在的成效，成效能否得到巩固发展，关键在于抓常、抓细、抓长。抓常，就是要经常抓，见常态。要把作风建设有机融入日常工作，形成抓作风促工作、抓工作强作风的良性循环。抓细，就是要深入抓，见实招。要把作风建设的成效转化为服务百姓健康的具体措施，从每一个细节、每一个环节都能感受到作风的变化。抓长，就是要持久抓，见长效。所谓作风建设永远在路上，要把作风建设长效化，建章立制，用制度管

人，用制度管事。

五是抓学习。高度重视学习、善于进行学习，是我们党的优良传统和政治优势，也是领导干部健康成长、提高素质、增强本领、不断进步的重要途径。领导干部的学习水平，在很大程度上决定着工作水平和领导水平。要有能力的恐慌感和学习的紧迫感，抓紧分分秒秒去学习，把学习作为一种生活习惯和生活状态。要深入学习中国特色社会主义理论体系，坚定我们的政治信念，掌握马克思主义立场观点方法，树立科学发展的正确理念和思路。要全面学习做好本职工作必需的知识，拓宽知识面，培养世界眼光，增强战略思维能力，提高综合素质。要坚持理论联系实际，做到学以致用，努力提高原则性、系统性、预见性和创造性。要善于向兄弟部门的同志学习，学习借鉴他们思考问题、解决问题的思路和方法。还要善于向基层学习，学习他们的首创精神，学习他们的实践经验。

同志们，下半年的工作还十分繁重，任务还十分艰巨，希望大家团结一致，发奋图强，求真务实，扎实工作，不断把中医药事业改革发展推向前进，为全面建成小康社会实现中国梦做出新的更大贡献。

基层中医药服务能力提升工程领导小组常务副组长、国家卫生计生委副主任、国家中医药管理局局长王国强在基层中医药服务能力提升工程推进工作会议上的讲话

(2014 年 7 月 10 号)

今天，基层中医药服务能力提升工程领导小组召开提升工程推进工作会议。这是一次十分重要的会议，国家卫生计生委、人力资源社会保障部、国家食品药品监管总局、总后卫生部、国家中医药管理局对这次会议十分重视，几个部门的有关领导都出席了今天的会议。本次会议的主要任务是：深入贯彻落实国务院"十二五"期间深化医改对中医药工作的部署和要求，总结提升工程实施进展，分析面临的形势，部署下一阶段提升工程重点任务和督查评估工作，推动基层中医药工作惠民政策措施全面落实。下面，我代表基层中医药服务能力提升工程领导小组，讲几点意见。

一、认真总结，充分肯定实施提升工程取得的进展和成效

提升工程启动实施以来，各地、各部门注重统筹规划，推动政策落实，加大投入力度，强化能力建设，彰显特色优势，各项工作都取得了积极进展。

（一）基层中医药工作受到前所未有的重视

在国务院将提升工程纳入 2013年和 2014 年医改主要工作安排、列为医改相关配套文件和基层医改政策督查的重要内容的同时，各地将提升工程摆上重要日程，基层中医药工作得到前所未有的重视。一是组织领导前所未有。湖南成立了以分管省长为组长的提升工程领导小组，26 个省增加发展改革、财政部门为领导小组成员单位；各省均出台了实施意见和方案，21 个省以政府名义召开启动会议，将提升工程作为民生工程纳入政府工作目标。二是责任落实前所未有。各省提升工程领导小组推动 84% 的市（地）与省（区、市）、65% 的县（市、区）与市（地）层层分解任务、落实责任；25 个省开展了督查活动，重庆、广东等省（市）实行部门联动，强化了目标管理。三是投入力度前所未有。2013 年，在中央安排34.5 亿元资金加强基层中医药服务能力建设的同时，地方各级财政也加大了专项投入，福建、上海省级财政分别投入 1.35 亿元和 0.65 亿元，成都投入 0.58 亿元，有力推动了基层中医药事业发展。

（二）基层中医药发展政策机制得到进一步完善

各地不断完善政策机制，深化基层综合改革，发挥中医药保障城乡居民基本医疗需求的积极作用。一是在健全全民医保体系和巩固完善基本药物制度中，各地广泛实施了扩大报销范围、提高报销比例、降低报销起付线等中医医保政策，省级层面全部保留了中药饮片加成政策，鼓励中医药服务的提供和利用。北京积极协调，将"冬病夏治三伏贴"纳入居民医保报销范围。二是在基层医疗卫生机构绩效考核评价中，各地将中医药列为重要内容。甘肃将"总收入三分之一是中医，药品收入三分之一是中药，工作量三分之一是中医"作为考核评价乡镇卫生院和社区卫生服务中心的核心指标。三是在县级公立医院综合改革中，各地积极探索符合中医药特点的投入补偿和价格形成机制。陕西、内蒙古对县级中医医院实行了全额预算管理；甘肃、江西将县级中医医院床位补助标准提高到同级综合医院的 1.5 倍；河北在现行政府指导价基础上将中医服务项目价格提高了 50%。四是在县级中医药管理体系建设中，吉林将中医药管理机构建设纳入绩效目标考核体系，60 个县（市、区）全部成立了中医药管理局。特别是甘肃、河北石家庄、北京东城、上海浦东、重庆垫江作为国家中医药发展综合改革试验区，坚持全面改革和制度创新，先行先试，为基层中医药发展创造了新鲜经验。

（三）基层中医药服务能力得到明显提升

相对于提升工程启动前，基层中医药服务能力两年内得到明显提升。一是服务网络进一步完善。海南在《区域卫生发展规划（2011～2020）》中全面规划了基层中医药服务网络布局；重庆、四川分别有97%、92%的社区卫生服务中心和乡镇卫生院建有标准化中医科、中药房；江苏5所县级综合医院转型为中西医结合医院；甘肃90%的县级综合医院在门诊设立了中医科和中药房，在住院部设立了不低于总床位数5%的中医病床。根据国家卫生计生委统计数据，截至2013年底，配有中医类别医师的社区卫生服务中心、乡镇卫生院、社区卫生服务站占本类机构比例分别为82.5%、63.6%、51.3%，行医方式以中医、中西医结合、民族医为主的村卫生室占本类机构比例为33.6%，分别比2011年提高了2.9%、4.8%、3.4%、1.8%。如果按照能够提供中医药服务这个口径来统计，提高比例还要大。据各地报送数据，截至2013年底，已有90.5%的社区卫生服务中心、79.9%的乡镇卫生院、73.1%的社区卫生服务站、59.3%的村卫生室能够提供中医药服务，分别比提升工程启动前提高14.9%、13.4%、21.5%、1.8%。二是服务队伍持续壮大。中医类别全科医生规范化培训和转岗培训、乡村医生中医药知识与技能培训广泛开展，甘肃、山东开展了省、市、县、乡、村五级中医师承教育，甘肃还持续开展了"中医学经典　西医学中医"活动；辽宁、内蒙古、江西启动了乡村人员中医药大专学历教育；天津建立了青年名中医轮流到一级医疗机构带徒应诊的工作机制；18个省将中医药一技之长人员纳入乡村医生管理，安徽、黑龙江中医药人员县乡一体化管理试点取得成效。15个省的社区卫生服务中心和乡镇卫生院中医类别医师占比达20%以上，内蒙古、青海、四川、重庆、甘肃更是达到30%以上。三是适宜技术得

到推广。重点建设了1014个基层常见病、多发病中医药适宜技术推广基地。重庆92%的乡镇卫生院和社区卫生服务中心能够开展10种以上适宜技术，89%的村卫生室和社区卫生服务站能够开展4种以上适宜技术；四川乡镇卫生院和社区卫生服务中心、村卫生室和社区卫生服务站平均开展适宜技术已分别达到9项和5项。四是服务量不断提升。能力是否提升，关键在老百姓是否选择中医药服务。从各地报送的数据看，基层医疗卫生机构中医药服务量占本类机构总服务量比例均有一定提升，11个省达30%以上，甘肃、四川、西藏、青海达40%以上。

（四）基层中医药惠民效果得到日益彰显

目前，中医药服务已经成为基层医疗卫生机构的最大特色和亮点之一。一是中医药综合服务受到欢迎。天津、河北、湖北等省（市）在社区卫生服务中心和乡镇卫生院广泛设置"国医堂"，通过将中医药临床科室集中设置、营造浓郁的中医药文化氛围、综合使用多种中医药方法和手段服务广大患者，实现了"两升两降"，即门诊量和总收入上升、药占比和次均费用下降，彰显了中医药特色优势，方便了百姓看病就医。二是中医药健康管理项目逐步推广。中医药健康管理首次纳入国家基本公共卫生服务项目后，2013年各地65岁及以上老年人、0～36个月儿童的中医药健康管理完成率分别达到33%和31%，覆盖人口5500万，中医养生保健方法得到了越来越多百姓认同。上海探索中西医融合的公共卫生服务模式取得了有益经验。三是"中医中药中国行——进乡村·进社区·进家庭"活动深入开展。"中医药文化科普宣传周"在基层已经形成品牌。北京为山区半山区居民设置7所"流动中医医院"、甘肃坚持举办"健康沙龙"和为基层配置健康教育大篷车、上海为780万户家庭免费发放中医养生保健知识读本、内蒙古将蒙医药文化纳入自治区"草原文化节"、吉林持续开展"中医药惠民走基层"

活动，让中医药服务和科普文化知识走进了千家万户。

可以说，经过大家的不懈努力，提升工程取得了重要的阶段性成果，基层中医药服务和城乡居民看中医更可及、更可得、更公平、更方便、更有效，医改的惠民效果得到放大，中国特色基本医疗卫生制度的优越性和生命力进一步彰显。特别值得一提的是，总后卫生部专门出台了加强全军基层部队中医药服务能力建设的意见，在部队各级卫生部门的推动下，全军基层部队中医药服务能力明显提升，不仅满足了部队官兵基本医疗和预防保健服务需求，也为维护和增进百姓健康做出了军队的积极贡献。

回顾近两年的工作，各地实施提升工程有5个方面的做法值得总结、借鉴和推广：一是坚持融入医改大局，强化政府主导和部门联动，履行卫生、中医药部门主体责任，为基层中医药发展提供了坚强的组织保障；二是坚持完善政策机制，强化既有政策的贯彻落实，抓住关键领域和本地区的薄弱环节，为基层中医药发展创造了良好的政策环境；三是坚持突出工作重点，强化基层中医药服务条件、特色优势和人才队伍建设，发展中医药综合服务，为基层中医药发展打下了坚实的工作基础；四是坚持利民惠民宗旨，顺应百姓就近、公平看中医、用中药的期盼满足百姓对中医医疗和预防保健服务的根本需求，为基层中医药发展注入了强大的生命活力；五是坚持尊重地方首创精神，鼓励改革创新和探索实践，发挥典型引路和示范带动作用，为基层中医药发展积累了更多的有益经验。

同志们！以上成绩的取得，是地方各级政府高度重视和有力扶持的结果，是各级提升工程领导小组成员单位密切配合和积极推进的结果，是卫生、中医药行业干部职工团结奋进和埋头苦干的结果。借此机会，我代表国家提升工程领导小组，向地方各级政府及提升工程领导小组各成员单位，向各级新闻媒体，表示衷心的感谢！向广大卫生、

中医药工作者，致以崇高的敬意！

肯定成绩的同时，我们也清醒地看到，实施提升工程还存在许多困难和问题。一些体制性、机制性问题还没有得到有效破解；部分地区有关部门领导责任意识、机遇意识不强，对提升工程重视不够、政策措施落实不力，区域目标任务完成还不到位，海南、新疆、贵州、云南等省4项主要指标与国家要求均有一定差距；基层中医药工作还很不平衡，部分地区服务网络不健全、基础设施条件差等问题还比较突出，农村地区、西部地区更加明显；基层中医药人员数量不足、素质不高、青黄不接、队伍不稳等问题仍然存在，部分地区人才问题已经成为制约能力提升的瓶颈；基层中医医疗服务行为规范性需进一步提高，相关配套政策措施亟须完善。这些困难和问题，都需要我们加倍努力，不等不靠，攻坚克难，在提升工程全面实施的实践中认真加以解决，不断加以改进。

二、提高认识，进一步增强实施提升工程的责任感和紧迫感

目前，实施提升工程仅剩一年半的时间，完成国务院"十二五"期间既定目标，我们的任务还十分紧迫和艰巨。各地、各部门一定要增强责任感和紧迫感，全力推进提升工程全面实施，促进基层中医药事业健康发展。

（一）推进提升工程全面实施，是深入实践党的群众路线的必然要求

从2013年下半年开始，党中央在全党开展了以"为民务实清廉"为主要内容的群众路线教育实践活动，这是我们党顺应群众期盼、满足群众需求、解决群众反映强烈的突出问题的重大举措，也更加丰富了提升工程的内涵和意义，更加坚定了我们发展基层中医药事业的信心和决心。国家实施提升工程这一惠民工程，其总体目标就是要按照"保基本、强基层、建机制"的原则要求，顺应群众"看中医更可及、更方便、更有效，通过中医预防保健不生病、少生病、晚生病"的期

盼，满足根本需求，解决群众和基层单位反映强烈的基层中医药工作存在的突出问题，让"服务更可及、能力有提高、群众得实惠"，通过维护和增进城乡居民健康，进一步密切党同人民群众的血肉联系。在第一批教育实践活动中，国家中医药管理局围绕提升工程总体目标，在全国启动实施了"中医药服务百姓健康推行动"，提升工程作为重要载体之一，受到各地的普遍欢迎，成为政府部门和医疗卫生单位改作风、"接地气"、惠民生、顺民意的重要平台。目前，第二批教育实践活动正在全国深入开展，各地、各部门一定要按照党中央和地方各级党委的部署，以实现好、维护好、发展好人民群众的健康权益为己任，深入开展包括实施提升工程在内的"中医药服务百姓健康推行动"，把人民群众喜爱和信赖的中医药服务在基层发展得让人民群众更加满意。

（二）推进提升工程全面实施，是落实国务院全面督查部署的必然要求

为深入贯彻中央有关会议精神，国务院近日发出通知，决定对稳增长、促改革、调结构、惠民生政策措施落实情况开展全面督查。这是新一届政府成立以来，国务院对所作决策部署和出台政策措施落实情况开展的第一次全面督查，是回应群众关切、推动政策落实、提高行政效能、打造法治政府的重要行动。提升工程是经国务院医改领导小组同意，由国家中医药管理局、国家卫生计生委、人力资源社会保障部、国家食品药品监管总局和总后卫生部联合实施的一项惠民工程，目前实施进度、质量和效率方面存在的问题，同样是政策措施落实存在"中梗阻""最先一公里"和"最后一公里"没有完全打通的问题。如部分地区对国家既有政策落实不够，鼓励中医药服务提供和利用的基层医改政策措施落实不到位，加强基层医疗卫生机构和县级中医医院服务能力建设的投入倾斜政策措施落实不到位，促进基层中医药人才引进、培养、使用的激励与约束政策

措施落实不到位。各地、各部门一定要认真贯彻国务院全面督查的决策部署，通过开展督查评估活动，查找差距，完善措施，解决问题，全面落实提升工程重点工作任务，推动国务院有关基层中医药工作惠民政策落到实处、取得实效，兑现新一届政府向人民作出的"说到做到，不放空炮"的庄严承诺。

（三）推进提升工程全面实施，是实现深化医改总体目标的必然要求

李克强总理在今年政府工作报告中提出，"要用中国式办法解决好医改这个世界性难题"，这为我们推进医改指明了方向，规划了路径。对于"中国式办法"，我认为至少要从3个方面来理解，一是我国所处的社会主义初级阶段的国情，决定我们必须采取独具特色的"中国式办法"；二是我国充分调动各方面积极性、集中力量办大事的中国特色社会主义制度的优越性，决定我们能够探索出切实有效的"中国式办法"；三是我国拥有中医药和西医药两种卫生资源、实行中西医并重的卫生工作方针，决定我们能够找到内涵丰富的"中国式办法"。近两年的实践也证明，实施提升工程推进了基层医改进程，放大了医改惠民红利，促进了中国特色基本医疗卫生制度建设，各地也取得了许多成功经验，如重庆市垫江县城乡居民县域就诊率已连续3年在91%以上，很重要的一条经验就是全面落实中西医并重方针，促进中医药、西医药两种资源优势互补、协调发展，着力提升县域卫生综合服务能力，使老百姓看病就医问题在县域就得到有效解决，这值得我们认真总结汲取有益经验。当前，医改已经步入深水区和攻坚区，各地、各部门一定要加大"中国式办法"推进医改的实践力度，总结推广提升工程的好做法、好经验，探索走全面落实中西医并重方针，充分发挥中医药应有作用，切实让人民群众得实惠、医务人员受鼓舞、财政资金保障可持续的基层医改之路，为基本建成符合我国国情的基本医疗卫生制度、实现人人享有基本医疗卫生

服务奠定坚实基础。

三、全力以赴，确保提升工程目标任务的全面落实

国务院确定的"十二五"期间基层中医药工作目标是：到2015年，力争95%以上的社区卫生服务中心和90%的乡镇卫生院、70%以上的社区卫生服务站和65%以上的村卫生室能够提供中医药服务。从目前情况看，与基层中医药工作指标要求还存在着较大差距，需要进一步加大推进力度，切实保障提升工程有力、有序、有效实施，全面完成"十二五"期间目标任务。

（一）要进一步强化组织领导

要强化政府推动提升工程实施的主体责任，继续将提升工程列为各级政府深化医改的年度主要工作；要加强沟通协调，促进部门联动，有效发挥提升工程领导协调机制作用，及时研究解决重要事项和重大问题。各级卫生计生、中医药部门要以落实国家卫生计生委和国家中医药管理局《关于在卫生计生工作中进一步加强中医药工作的意见》为契机，完善行业内全面贯彻中西医并重方针的沟通协调机制和组织管理模式，守土有责、守土尽责，切实把提升工程这一"一把手"工程抓紧、抓好、抓出成效。

（二）要进一步强化政策落实

要把中医药惠民政策措施的落实摆在突出重要的位置，推动基层综合改革向纵深发展。在完善基本药物制度中，要继续执行国务院有关部门关于中药饮片定价、采购、配送、使用和医保给付等政策规定，保留中药饮片加成政策；在推进县级公立医院综合改革中，要继续落实政府办医责任，决不能借发展健康服务业和鼓励社会办医而将公立中医医院改制，甚至"一卖了之"；在健全全民医保体系和巩固完善基层运行新机制中，要继续落实鼓励中医药服务提供与利用的医保政策，探索建立科学的医疗绩效评价机制和适应行业特点的人事薪酬制度，保障和促进中医药人员放心到基层工作、安心在基层工作。在加快建立分级诊疗制度中，要发挥中医医疗联合体、中医医疗集团的体制机制优势，促进优质中医医疗资源向基层有效流动。

（三）要进一步强化项目带动

"十二五"期间，财政部、国家中医药管理局将继续实施基层中医药服务能力建设项目，目前已形成2014年中央转移支付项目的"一揽子计划"，并于近期下达各地。各地也要充分考虑基层中医药发展底子薄、历史投入欠账多等实际情况，切实从扶持和促进的角度，在医改中全面落实对中医药投入的倾斜政策，强化资金引导和项目带动，重点加强基层医疗卫生机构中医药科室建设、中医药设备配置，包括中医药综合服务区建设，重点加强中医药人员配备和培训、中医药适宜技术推广及县级中医医院基本条件建设、中医药重点（特色）专科建设和信息化建设，逐步建立起中央和地方上下联动、共同投入、地方为主、相互配合的投入机制。

（四）要进一步强化目标管理

各地要对照已经确定的提升工程主要目标、任务，认真"对账"盘点，制定责任制、时间表和路线图，以踏石留印、抓铁有痕的劲头，层层抓好任务落实。国务院四部门已对提升工程督查评估工作进行了部署，在这次督查评估工作中，各地、各部门务必要做到摸实情、说实话、求实效，不做表面文章，不搞弄虚作假，通过县级自查、市级督查、省级督查，全面掌握政策措施和重点任务的落实情况，切实解决部分地区和单位存在的"中梗阻"和"最后一公里"不落地的问题；省级督查评估结束后，国家提升工程领导小组将对部分地区进行督查。各地、各部门一定要采取多种形式，强化日常督查，分类指导，以查促建，推动提升工程的整体实施；要落实奖惩机制，定期通报进展，将年度目标任务完成情况作为基层中医药服务能力项目推荐、分配的重要依据，对目标任务落实不力的地区要进行约谈，推动提升工程目标任务的全面落实。

同时，各地、各部门要加大提升工程宣传力度，深入开展"中医中药中国行——进乡村·进社区·进家庭"活动，共同营造有利于基层中医药事业全面、协调、可持续发展的良好环境。

同志们！这次会议既是一次阶段性总结会，又是推动工作的再次动员会。提升工程是一项复杂艰巨的系统工程，是深受群众欢迎的民生工程。实施好提升工程，使命光荣，责任重大。让我们共同努力，真抓实干，主动作为，全面落实国务院有关基层中医药工作惠民政策措施，为深化医药卫生体制改革和维护人民群众健康，为全面建成小康社会和实现中华民族伟大复兴的中国梦，做出新的、更大的贡献！

国家卫生计生委副主任、国家中医药管理局局长王国强
在全国深化医改中医药工作会议上的讲话

（2014年7月19日）

今天，我们召开全国深化医改中医药工作会议，主要任务是以公立中医医院改革为重点，总结交流各地在深化医改中发挥中医药作用的经验做法，研究部署下一阶段工作。上午，北京等8个地区和单位

进行了大会发言。这些地方我都去调研过，他们在探索建立充分发挥中医药作用的政策机制方面，有做法、有成效、有思考、有建议，我很受鼓舞和启发。我认为有4个特点值得大家总结和学习借鉴。一是以满足人民群众中医药服务需求为出发点。国医堂、国医馆的建设，使基层医疗卫生机构中医科从"门可罗雀"到"人头攒动"，充分说明了只要切实从满足老百姓的就医需求和改善就医感受出发，为他们创造良好的就医环境和提供优质高效的中医药服务，就能得到老百姓的真心欢迎和喜爱。二是以发挥中医药特色优势为着眼点。只要坚持以中医为主的办院方向，探索建立融医疗、养生、康复、预防保健于一体、全链条的中医医院发展模式，实践以病人为中心的中医药综合诊疗服务模式，就能取得明显的社会效益和经济效益。三是以统筹协调为着力点。这是深化医改中医药工作取得进展和成效的一大法宝。深化医改工作任务，中医药管理部门牵头的少、配合的多，中医药政策单独出文件的少、分散在各个医改文件中的多，这就决定了中医药管理部门要主动协调、上门协调、换位协调。四是中医药管理部门努力争取党委政府领导支持，主动作为。希望大家认真学习借鉴这些地区和单位的好经验、好做法，结合本地区、本单位实际，大胆想、大胆创、大胆试、大胆干，千方百计地推动深化医改中医药工作再上新的台阶。

下面，我谈4点意见。

一、充分肯定深化医改中医药工作取得的阶段性成效

2009年深化医改启动以来，中医药行业认真贯彻落实中共中央、国务院《关于深化医药卫生体制改革的意见》和国务院《关于扶持和促进中医药事业发展的若干意见》，按照保基本、强基层、建机制的原则，积极探索，大胆创新，勇于实践，取得了积极进展。

第一，公立中医医院改革得到同步推进。我们始终坚持同步开展改革试点，按照五部门《关于在县级公立医院综合改革试点中充分发挥中医药特色优势的通知》要求，着力改革完善中医药服务补偿机制，力争探索出一条公立中医医院改革的基本路子。目前，第一批311个国家试点县中，87%保留了中药饮片加成，51%调整了中医医疗服务项目和价格，82.8%的中医医院实施了中医临床路径，90.5%的中医医院与基层医疗卫生机构建立了上下联动机制。山西孝义等地取消中药饮片加成后，财政按销售金额30%予以补偿。上海等多地大幅提高中医医疗服务项目价格；安徽、四川等地全面实施诊察费项目，中医诊察费高于西医，高出部分由医保支付。很多地区还探索落实对中医医院投入倾斜政策，北京对中医药特色服务年度绩效考核合格的中医医院，财政全额拨付人员基本工资和国家规定范围内津贴；陕西等地对县级中医医院实行全额预算管理；甘肃、江西将中医医院和综合医院中医科的床位补助标准提高到同级综合医院的1.5倍；浙江宁波和嘉兴对中医药门诊人次和中医药住院床日进行财政补助。部分中医医院还同步开展了公立医院管理体制和人事分配制度改革。总体上看，公立中医医院改革不仅使人民群众得到了实惠，也使一些长期困扰中医药事业发展的体制机制问题、中医医院基本条件建设和能力建设问题逐步得到探索解决。各地还积极探索推进社会办中医，北京、四川等地专门出台文件鼓励举办中医诊所，广东深圳、惠州等地放开民营中医医院区域卫生规划数量和距离的限制。

第二，基层中医药服务能力得到明显提升。各地以实施基层中医药服务能力提升工程为抓手，积极协调本地区党委、政府和相关部门，将基层中医药服务能力提升列为民生工程，不断加大投入力度，着力完善政策措施，使基层中医药服务可及性和能力得到明显提升。我局刚刚联合国家卫生计生委等部门召开了提升工程推进工作视频会议，对提升工程取得的阶段性进展给予了充分肯定，中医药已经成为基层卫生工作的特色和亮点，国医堂、国医馆已经成为基层医疗卫生机构的靓丽风景线。

第三，国家基本公共卫生服务中医药健康管理项目得到深入开展。医改监测显示，2013年中医药健康管理人数为5137.6万人，目标人群覆盖率29.4%，基本完成了预期目标。甘肃建立了4万多面"健康文化墙"，开展了2.4万场次健康教育沙龙，为34万户家庭开展中医6项保健及食疗技术培训。河北石家庄推广耳穴埋豆技术。上海浦东新区按每万人3万元匹配中医公共卫生服务经费，目前已经探索开展了14个中医公共卫生服务项目，两年共服务了63.4万人次。广西金秀县将瑶药"产后三泡"纳入基本公共卫生服务。中医"治未病"服务已经成为我国基本公共卫生服务均等化的特色。

第四，国家基本药物制度中药作用得到充分发挥。先后两版国家基本药物目录都将中药作为重要内容，明确规定将已颁布国家药品标准的中药饮片作为国家基本药物，继续执行原有定价、医保给付等政策。各地在省级增补目录中都将中成药作为重要内容，中成药增补品种数占全国省级增补药品总品种数的42%。广泛开展国家基本药物中成药临床应用指南、中成药临床应用指导原则和中药注射剂临床应用指南宣传和培训，指导基层合理使用中成药。在基本药物政策引导下，基层医疗卫生机构中药饮片和非药物疗法使用率明显提高。以社区卫生服务中心为例，统计显示，2013年与2011年相比，社区卫生服务中心门诊中医类处方数增幅39.88%，能够运用的中医疗法由8.47种增加到9.25种，增幅为9.21%。

第五，医保中医药鼓励政策得到进一步落实。调查显示，66%的县级公立医院综合改革试点县将国家颁布的全部中医医疗服务价格项目纳入了基本医保，60.5%提高了新农合中医药报销比例，12.5%和17.8%分别提高了职工医保和居民医保中医药报销比例。甘肃等地探索实行中西医治疗同病同价的医保支付政策。宁夏盐池县在基层医疗卫生机构按人头付费，使中医非药物疗法处方比例明显增加，抗生素处方比例明显下降。医保中医药政策对于中医药服务使用和提供的经济杠杆作用越来越凸显，对于提高医保资金使用效率和发挥节约作用越来越得到认可。

以上成绩的取得来之不易。这是党中央、国务院正确决策、坚强领导的结果，是各级党委、政府和相关部门大力支持的结果，也是各级中医药管理部门积极协调、主动作为、开拓创新、扎实推进的结果，凝聚着在座厅局长和处长们的辛勤劳动和付出。借此机会，我代表国家卫生计生委和国家中医药管理局对同志们表示衷心的感谢和亲切的问候！

在看到取得成绩的同时，我们也要清醒地看到困难和问题。一是各地进展不平衡。有的地方进展较快，不仅国家制定的各项中医药政策措施落实较好，还能够创造性地提出新举措；有的地方等待观望，认为医改不是中医药管理部门的事情，缺乏主动性，推动不力，进展缓慢，个别地区甚至"两耳不闻窗外事"，不协调，不落实。二是有些难点问题还没有取得实质性突破。管理体制、补偿政策、价格政策等制约中医药特色优势发挥的体制性及机制性问题还未得到根本解决，完善中医药事业发展政策机制亟须重点突破、整体推进。三是中医药基础设施建设有待于进一步加强。很多县级中医医院设施设备陈旧，难以满足90%病人不出县的要求；基层普遍存在中医科室条件差、中医诊疗设备配备严重不足的问题，中医药服务能力建设还很薄弱。这些困难和问题都需要通过进一步深化改革和加强落实来加以解决。

二、深刻认识新形势下推进深化医改中医药工作的重大意义

深化医改正面临着前所未有的难得机遇。十八届三中全会作出了全面深化改革的总部署、总动员，把医改作为一项重要改革内容。医改五年来取得了重要阶段性成效，增强了全社会信心，凝聚了各方共识，奠定了深化改革的基础。深化医改也还面临着很大的挑战，难啃的"硬骨头"还有很多，与中央要求和群众期盼相比还有一定的差距。面对新的医改形势，中医药行业一定要按照中央要求，进一步提高认识、坚定信心，抓住机遇，攻坚克难，以高度的责任感和使命感，扎实推进各项中医药工作。

第一，在深化医改中完善中医药政策机制是贯彻落实党中央、国务院重大决策部署的具体行动。十八届三中全会《决定》将深化医改纳入全面深化改革的总布局，其中明确提出要"完善中医药事业发展政策和机制"。国务院办公厅《深化医药卫生体制改革2014年重点工作任务》将"完善中医药事业发展政策和机制"列为31项重点任务之一，要求研究完善鼓励中医药服务提供和使用的政策，提出加快中医药发展的政策措施。可以说，在深化医改中探索完善充分发挥中医药作用的政策机制，既是中医药"助力"医改取得更大成功的必然要求，也是中医药"借力"医改推动事业深化改革的核心内容之一。各级中医药管理部门一定要站在贯彻落实好中央决策部署的高度集中全力扎实推进中医药各项改革任务。

第二，在深化医改中充分发挥中医药作用是用中国式办法解决医改这个世界性难题的必然选择。李克强总理在今年的政府工作报告中提出，"为了人民的身心健康和家庭幸福，我们一定要坚定不移推进医改，用中国式办法解决好这个世界性难题"。"中国式办法"离不开中医药。我国仍处于社会主义初级阶段的现实国情，要求我们必须充分发挥中医药简、便、验、廉的特色优势，走出一条中国式医改道路。世界上只有中国拥有中、西医两种卫生保障手段，长期以来中西医共同担负维护和增进人民健康的重要使命，已经成为我国医药卫生事业的显著特征，这也是我国医改的优势之一。近年来的医改实践证明，坚持中西医并重，充分发挥中医药作用，有力地推动了中国特色基本医疗卫生制度建立。

第三，在深化医改中提高中医药服务能力是满足人民群众医疗保健需求的必然要求。近年来，我们通过深化医改，不断改革完善鼓励中医药服务提供和使用的政策机制，着力加强公立中医医院基本条件建设和能力建设，使中医类医院诊疗人次、出院人数和病床使用率持续稳步增长，为缓解群众看病难、看病贵问题发挥了重要作用。2008年至2013年期间，诊疗人次从3亿上升到5亿，年均增长率达10%；出院人数从964万上升到2010万，年均增长率达16%；病床使用率从77.20%上升到87.90%；中医类医院诊疗人次、出院人数占各类医院总服务量的比例逐年增加，2013年分别达到了18%和14%。在服务量快速增长的同时，人均诊疗费用仍然保持相对低廉，2013年，中医类医院门诊次均费用约占综合医院的86%左右，低29元以上；住院人均费用约占综合医院的74%左右，低2052元以上。

第四，公立中医医院改革是中医药事业发展的重要内容。公立医院改革是深化医改的"重头戏"。公立中医医院怎么改，一直是社会持续热议、行业普遍关心的问题。通过同步推进公立中医医院改革，一方面，能够统筹推进符合中医医院建设与发展要求的管理体制、补偿机制、人事分配、价格机制、医保支付制度、采购机制、监管机制等综合改革，建立起维护公益性、调动积极性、保障可持续、发挥中医药特色优势的公立中医医院运行机制，解决"以西补中""以药补医"的问题，让干中医的人"不吃亏"；另一方面，真正落实对中医医院投入的倾斜政策，弥补历史欠账，让公立中医医院基础设施条件和能力水平与其功能定位相符。

三、以公立中医医院改革为重点，统筹推进深化医改中医药工作

第一，进一步探索完善中医药服务补偿机制。这是公立中医医院改革的核心内容，是鼓励发挥中医药特色优势的关键环节。五部门《关于在县级公立医院综合改革试点工作中充分发挥中医药特色优势的通知》已经作出了明确要求。各地要结合本地区实际，把工作重心放在抓落实、抓细化、抓创新上来。一是督促指导公立医院改革地区，在取消药品加成政策时，充分考虑中药饮片特殊的价格形成机制和管理成本，区别对待中药饮片，在补偿不足、不到位的情况下不能盲目取消中药饮片加成；个别已经取消中药饮片加成政策的地区，要研究制定科学合理的中药饮片专项补偿政策，避免出现中药饮片使用量越大越亏损的现象。二是结合实施新版医疗服务价格项目规范，鼓励更多技术成熟稳定的中医医疗服务项目纳入收费项目，将既往根据物耗成本确定项目价格改为根据人力消耗、技术含量、风险程度等确定项目价格，将中医医疗服务价格调整到位。调整价格时，要精准测算，既要防止就"加成"补"加成"，使价格调整不到位，仍不能充分体现中医药人员的技术劳务价值；也不能出现价格调幅过大，导致医院"不敢收"、群众"不愿看"的现象。三是继续探索医保鼓励政策。各地要在继续落实已有政策的基础上，探索通过医保支付方式改革鼓励中医药服务使用和提供。我局已经协调国家发展改革委等部门同意开展中医优势病种打包定价和付费方式改革试点，遴选中医优势病种比照西医价格进行打包定价和医保支付，引导医疗机构和医务人员发挥中医药特色优势。四是切实落实对中医医院的投入倾斜政策，在这一方面，各地已经有了很多很好的探索，各地要相互学习借鉴，千方百计地协调党委、政府和相关部门，真正把这一来之不易的政策要求落实到位。

第二，合理规划布局中医药资源，改革中医医院服务模式。国家卫生计生委和我局等部门即将编制发布《全国卫生服务体系规划纲要（2015～2020年）》。各省级中医药管理部门要高度重视，从满足人民群众中医药服务需求出发，结合本地区实际，积极协调政府及卫生计生等相关部门制定好区域卫生规划和医疗机构设置规划，明确公立中医医院规模、功能定位，建立布局合理、规模适当、结构优化、层次分明、功能完善、运转高效的中医医疗服务体系。积极参与分级诊疗制度建设，探索完善各级中医医院和基层医疗卫生机构中医药能力提升及建设的要求，引导人民群众合理就医。推进中医医疗联合体和县乡中医药服务一体化管理，城市公立中医医院要以医联体为平台，县级公立中医医院要以县乡一体化管理为平台，逐步建立中医类别医师纵向流动机制，推动优质资源下沉基层，引导患者到基层看中医。改革中医医院模式，探索融医疗、养生、康复、预防保健于一体、全链条的发展模式，推行多种中医药方法综合应用的治疗模式，创新多专业联合诊疗的服务模式，弘扬大医精诚的医院文化模式。改革中医医院内部运行管理制度，规范医疗服务行为，优化中医诊疗流程，改善就医环境，缩短等待时间，提升中医就医舒适度，让群众实实在在感受到改革带来的新变化、新气象。

第三，同步推进人事薪酬、现代公立医院管理等制度建设。党的十八届三中全会和今年政府工作报告明确提出要建立适应医疗卫生行业特点的人事薪酬制度。各地要同步落实城市公立中医医院用人自主权，创新性地推动用人机制改革，合理确定公立中医医院工资总额和中医药人员薪酬标准，充分调动中医药人员积极性。总体上，医务人员收入要高于当地社会平均水平，中医药人员收入水平要与西医药人员水平相当。只有这样，才能实现公立中医医院改革的最大公约数。要将提供中医药服务的质量、数量和患者满意度作为中医药人员绩效考核体系的核心内容，完善绩效工资制度。坚决禁止将医务人员个人收入与医院药品和检查收入挂钩的做法。在现代公立医院管理制度建设方面，要同步推进政府职能转变，理顺政府与医院的责权关系，全面落实政府对公立中医医院基本设施建设等6项投入责任，履行好出资人职责；落实好公立中医医院独立法人地位和经营管理自主权，将用人权、分配权真正下放给医院。大力推进中医医院信息化建设，通过信息化手段推动公立中医医院管理制度化、规范化、程序化，提高科学管理的水平。

第四，切实推进社会办中医。这是不断满足人民群众日益增长的多元化、多层次中医药服务需求的客观要求，也是发展健康服务业、扩大内需、培育新的经济增长点的重要举措。中医药具有简、便、验、廉的特点，对仪器设备依赖少，可以说，鼓励社会办中医更有优势和潜力。各级中医药管理部门要切实提高认识、转变职能，做好国家卫生计生委、国家中医药管理局《关于加快发展社会办医的若干意见》贯彻落实工作，一是将社会办中医纳入中医药资源配置范围，将中医专科医院和中医门诊部、诊所、坐堂医诊所以及中医养生保健机构作为社会办中医的优先领域，留出足够发展空间。二是加快办理审批手续，落实非公立与公立中医医疗机构在设置审批、运行发展等方面同等对待的政策，不得设置法律、法规、规范以外的歧视性限制条件，进一步优化审批手续，简化审批流程，提高审批效率。三是支持非公立中医医疗机构提升服务能力。在重点专科、重点学科建设以及引进和培训人才方面，要对非公立中医医疗机构一视同仁，支持提升其学术水平和服务水平。四是允许中医类别医师多点执业。我局即将与国家卫生计生委联合印发医师多点执业指导意见。各级中医药管理部门要对符合条件的中医类别医师及时办理有关手续，同时也要积

极探索为名老中医多点执业创造有利条件。五是加强监管，创新监管手段，加大执法力度，保证中医医疗质量和医疗安全。此外，关于公立中医医院改制试点工作，各地要积极稳妥地进行研究和探索，绝不能一哄而上，更不能一卖了之。

第五，统筹推进基层中医药服务能力提升工程等工作。一是大力推进提升工程持续深入开展。刚刚召开的提升工程推进工作视频会议，对提升工程实施工作进行了再动员、再部署。大家一定要认识到，实施提升工程绝不是仅仅为了完成国务院部署的4项重点指标，而是要通过实施提升工程，在基层统筹推进医疗保障、分级诊疗、公共卫生、药品供应、监管体制等多个重要领域中医药作用的发挥，为医改目标的最终实现贡献中医药的力量。现在距离提升工程交账只有不到一年半的时间，完成既定目标的任务十分紧迫而艰巨。各地要按照要求开展好提升工程督查评估工作，以督查促落实，以评估问成效，推动各地落实任务"不松劲"。二是继续抓好基本公共卫生服务中医药健康管理项目实施。各地要加大对基层医疗卫生机构现有人员的培训力度，扩大培训覆盖面，提升服务能力，确保任务落实到位。各地也要继续开展试点，扩大试点范围，丰富服务内容，探索项目路径，积累可行性和有效性数据，力争将更多的中医药"治未病"服务项目纳入基本公共卫生服务。三是完善基本药物中药政策。这里需要强调的是，我们在调研中发现，一些地区错误地理解认为既然中药饮片属于基本药物，就要一刀切地在基层医疗卫生机构同步取消中药饮片加成。各地要高度重视这一现象，对本地区中药饮片加成情况进行排查，必要时予以纠正。做好地方增补中成药品种遴选工作，保障基层临床用药。参与制定本地区基本药物使用鼓励政策，体现中西药并重的原则和中药特点。重点加强西医人员国家基

本药物临床应用指南中成药部分培训，确保合理用药和控制医药费用不合理增长。

四、切实抓好改革各项工作落实

习近平总书记反复强调，一分部署九分落实，只说不做不行，说了做了没有成效不行。李克强总理指出，干一寸胜过说一尺。再好的政策措施，没有落实，就成了一纸空文。省级中医药管理部门要发挥"主心骨"作用，切实担负起在深化医改中推进中医药作用发挥的历史责任，打通中医药各项政策措施和改革任务贯彻落实的"最先一公里"和"最后一公里"，力破"中梗阻"，确保政令畅通、令行禁止，推动各项决策部署和政策措施尽快落到实处、取得实效。

一要落实领导责任。实践证明，再大再难的事情，只要领导重视，下决心去抓，紧抓不放，一抓到底，就能够抓出成效。省级中医药管理部门主要负责同志是落实深化医改中医药工作任务第一责任人，要敢于担当、敢为人先、主动作为，绝不能被动等待，更不能消极观望；要把更多的时间和精力放在研究完善中医药政策机制上，放在对影响和制约中医药事业发展的关键环节的调查研究和解决问题上。我局对2014年深化医改重点工作任务进行了梳理，提出了省级中医药管理部门深化医改2014年重点工作任务清单。各省级中医药管理部门要对照清单上的任务，制订具体实施方案，明确时间表、路线图和责任人。各地要加强培训交流，组织中医药管理部门深入学习深化医改中医药政策，进一步掌握政策精神，把握任务要求。

二要注重协调配合。要充分利用好省级中医药工作协调机制，主动向党委政府汇报，主动到相关部门协调，积极争取他们的理解和支持；利用协调机制，沟通协调政策措施、部署安排工作任务、督导评估工作成效。省级中医药管理部门也要俯下身去、低下头来，注重协

调，争取各地市、各县市区党委、政府和相关部门对中医药工作的理解和支持。人心齐，泰山移。只有这样，上下左右才能形成强有力的推动合力，才能真正推动深化医改中医药工作。

三要创造性开展工作。医改涉及面广，政策性强，加之各地情况差别大，需要地方结合实际不断探索。对于看得准、有广泛共识的改革，下决心坚决推进，争取早日见到成效；对于有不同看法、尚未达成共识的，通过试点先行，取得成效后再面上推广。国家中医药管理局今年将联合其他部门开展多个政策试点，力争探索出基本路子后形成政策予以推广。省级中医药管理部门要多学习医改文件和政策，掌握医改的新形势、新要求、新举措；多到基层调研蹲点，多看、多听、多学、多思考，尊重基层首创精神，善于发现和总结基层在实践中创造的好经验、好做法，用解剖麻雀的方法提炼后予以推广。

四要加强督查和评估。有责任，有监督，才能有落实。省级中医药管理部门要将督查和评估作为重要抓手，协调将中医药关键指标和工作任务纳入本地区民生督查和医改督查的重要内容，对落实不力的地区和单位进行重点督导，推动各项中医药政策措施落实到位。我局将适时组织开展深化医改中医药工作评估，重点对省级中医药管理部门深化医改2014年重点工作任务清单列出的任务进行督查，做到奖罚分明，对推进改革力度大、成效显著的地区，要在项目资金安排等方面适当奖励；对落实不到位的地区，要通报约谈。

同志们，深化医改中医药工作任务艰巨、责任重大；各项政策措施来之不易。希望大家通过这次会议，进一步提高认识、坚定信心，围绕大局、统筹兼顾，突出重点、整体推进，明确职责、真抓实干，为在深化医改中充分发挥中医药作用，更好地维护人民身心健康做出新的更大的贡献！

国家卫生计生委副主任、国家中医药管理局局长王国强在2014年全国中医药工作厅局长座谈会上的讲话

第一部分

（2014年7月20日上午）

这次会议的主要任务是，认真贯彻落实党的十八大、十八届三中全会精神和党中央、国务院关于中医药工作的一系列决策部署，总结2014年上半年工作，研究部署下半年重点任务，确保实现全年工作目标。同时，解放思想、集思广益，研究论证中医药发展战略规划、"十三五"中医药事业发展规划编制思路以及中医药健康服务发展规划，科学谋划中医药事业发展。

下面，我先就今年上半年工作主要进展及如何开好这次会议，讲两点意见。

一、上半年工作进展

2014年上半年，各地、各部门认真贯彻落实党中央、国务院的战略部署，贯彻落实全国中医药工作会议的精神，围绕中心、服务大局，履职尽责、扎实工作，推动各项工作取得积极进展。

（一）全面启动中医药深化改革，推动政策机制完善取得积极进展

一是认真落实中央对全面深化改革的部署和要求，成立国家中医药管理局深化改革组织机构，确定了深化改革总体思路及2014年工作方案，提出了改革的时间表和路线图，全面启动中医药深化改革。二是深化中医药改革发展重大理论和实践问题研究，起草了《中医药政策体系建设总体规划（2014～2020年）》，探索建立中医药改革发展重大政策专家咨询机制。三是推动完善中医药工作机制，推动健全中医药工作部际联席会议机制，协调新增环保部和国家旅游局两家单位，完善工作规则。完善国家卫生计生委和国家中医药管理局工作机制，推动出台《国家卫生计生委与国家中医药管理局工作关系细则》。建立健全中医药工作协同推进机制，会同国家卫生计生委印发《关于在卫生计生工作中进一步加强中医药工作的意见》，迈出了非常重要的一步。四是加快转变政府职能，推进社会组织承接政府转移职能，中华中医药学会成为中国科协首批承接政府转移职能试点单位之一。

《关于在卫生计生工作中进一步加强中医药工作的意见》印发后，各地认真贯彻，积极推动落实。一是召开专题会议部署落实，如黑龙江、广东等地召开委主任会议专题研究部署落实。二是印发实施文件，如黑龙江、山西、上海、福建、江西、宁夏等地印发了实施意见，结合本地实际提出落实措施。吉林、广西、云南等地正在制定实施意见。三是转发文件，如山东、重庆、四川、贵州、新疆等地及时转发文件，并提出落实要求。四是将文件的精神体现到相关文件中，如江苏在省委、省政府制定的加强现代医疗卫生体系建设的意见和规划中，将中医药作为重点内容纳入。特别值得一提的是，不少地方紧紧抓住卫生计生机构改革的重大机遇，加强中医药管理体系建设取得突破性进展。如河北将省中医药局升格为卫生计生委管理的副厅级局，人员编制由10名增加到20名，并增加了处室，强化了职能。河南增加了省中医药管理局内设机构和人员编制，人员编制由12名增加到23名。湖南在省卫生计生机构改革中将省中医药管理局由副厅级事业单位调整为了省卫生计生委管理的副厅级行政部门。海南在原省卫生厅中医处的基础上，成立了省中医药管理局。重庆新组建的市卫生计生委同时加挂市中医管理局牌子，委主任兼任局长，同时任命一名专职副主任分管中医工作，这在全国还属首次。贵州增加了省中医药管理部门的内设机构和人员编制，人员编制由5名增加到9名。吉林9个市（州）、60个县（市、区）卫生行政部门全部加挂了中医药管理局牌子。黑龙江印发实施意见后，有5个原本计划撤销中医科的地市调整了机构改革方案，设置了独立的中医科并充实了人员。

从各地报送的情况看，截至目前，除云南、西藏、新疆及新疆生产建设兵团外，其他28个省（区、市）的卫生计生、中医药管理部门已进行了机构改革。省级中医药管理体制有4种情形，一是作为卫生计生委（卫生厅）管理相对独立的副厅级局8个，其中行政机关7个，参照公务员法管理的事业单位1个。二是卫生计生委（卫生厅）加挂中医药管理局（中医药发展办公室）牌子、未明确级别的9个。三是作为卫生计生委（卫生厅）正处级内设机构和其他机构管理的正处级局12个。四是作为卫生计生委（卫生厅）直属正处级参照公务员法管理的事业单位2个。15个副省级城市中，成立中医药管理局的6个，其他为卫生计生委（卫生局）中医处。应该说，各地善抓机遇，取得积极进展。

（二）着力加强中医药发展顶层设计，推动规划编制取得积极进展

把中医药摆到经济社会发展全局和卫生计生改革发展大局中去思

考、去认识，在深入分析和把握中医药在中国特色社会主义建设"五位一体"总布局中地位和作用基础上，提出将中医药发展列为国家战略，并通过各种途径、各种机会去积极推动。刘延东副总理在听取卫生计生委工作汇报后，明确提出要制定中医药发展战略规划，国务院办公厅也将制定中医药发展战略规划列为2014年深化医改重点任务。我们还按照国务院的安排部署，开展中医药健康服务发展规划和中医药事业发展"十三五"规划思路的研究编制，有了阶段性成果，都将提交这次会议研究论证。同时，组织开展了中医药海外发展战略研究，会同工业和信息化部编制《中药材保护和发展规划（2014～2020年）》，积极参与国家卫生服务体系规划编制，努力体现中医药资源配置需求。

各地积极开展战略研究，推进本地规划编制和实施。辽宁开展中医药健康服务业现状研究，着手编制中医药健康服务发展规划；上海启动实施《进一步加快中医药事业发展三年行动计划（2014～2016年）》；河南加强战略研究，开展河南中医药事业发展战略研究，完成河南中医药健康服务业发展研究报告；广东实施《推进中医药强省建设行动纲要（2014～2018年）》；云南制定了《加快中医药发展行动计划（2014～2017年）》；甘肃启动国家中医药及产业发展综合实验区总体规划编制工作。

（三）大力发展中医药健康服务，拓展服务领域取得积极进展

在抓紧抓好规划编制的同时，积极推进中医药健康服务发展。一是深入推进中医"治未病"健康工程，印发《中医医院"治未病"科建设与管理指南（修订版）》和《国家中医"治未病"重点专科建设要求（2014版本）》，研究起草中医养生保健服务机构基本标准。二是积极探索中医药与养老服务结合，起草了《中医药与养老服务结合的试点工作方案》，拟下半年与卫生计生委、民政部联合开展试点工作。三是推动中医健康旅游发展，

与国家旅游局签署《推进中医药健康旅游发展的合作框架协议》，并将着手制定规划，拟在全国建立10个中医药健康旅游示范基地，推动中医养生保健与旅游的结合。四是推动中医药服务贸易发展，在第三届京交会上成功举办中医药服务贸易专场，内蒙古、西藏等地积极组团参与，本届京交会签约额22.8亿元。遴选了首批中医药服务贸易重点项目、骨干企业（机构）和重点区域。五是推进中医药健康文化建设，发布《中国公民中医养生保健素养》和《健康教育中医药基本内容》。各地也积极推动中医药健康服务发展，天津印发《关于促进中医药健康服务发展的意见》；上海采取措施培育中医药服务贸易产业集聚区；甘肃积极推动陇东南国家中医药养生保健旅游创新区建设。还有不少地区将中医药健康服务纳入本地区促进健康服务业发展的文件中。

（四）探索创新中医药服务模式，推动中医医院内涵建设取得积极进展

一是在江苏、天津、上海等地中医医院服务模式创新探索的基础上，深化中医药服务模式的研究，开展了中医诊疗模式创新试点工作。二是深入推进中医医院持续改进活动，开展检查评估。三是加强重点专科建设，启动中医优势病种临床疗效监测，首批对32个中医优势病种进行试点。四是加强中医医疗、护理技术的规范，制订相关技术方案。通过综合施治，中医医院的内涵质量、特色优势不断提升，上半年又审核公布52家三级中医医院，备案585家二级中医医院。

（五）全面打造中医药人才培养体系，推动人才队伍建设取得积极进展

一是初步建立毕业后教育体系，公布了首批中医住院医师规范化培训基地208个、中医类别全科医生规范化培养基地（临床培养基地）217个、中医类别全科医生规范化培养基地（基层培养基地）309个，并同步推进培训制度建设。二是继续推进中医药师承教育，抓好第五

批全国老中医药专家学术经验继承工作，推进继承工作与临床专业学位的衔接。继续实施第三批全国优秀中医临床人才研修和全国名老中医药专家传承工作室建设项目。三是协调推进中医药院校教育教学改革，开展中医药院校综合改革试点工作，研究起草《关于促进中医药教育改革与发展的指导意见》。四是组织开展第二届"国医大师"评审，完成"国医大师"建议人选并公示，人选覆盖了22个省（区、市）。同时，地方也开展了地方名中医的评选表彰，北京评出第二届"首都国医名师"30名；浙江评出省级名中医25名；安徽评出名中医189人，其中"安徽省国医名师"20名、"安徽省名中医"76名、"安徽省基层名中医"93名；四川表彰了第二届省级名中医10名；湖北组织了第二届省级"中医名师"评选。

（六）深入推进中医药科研平台建设，推动构建协同创新机制取得积极进展

一是深化国家中医临床基地建设，进一步强化基地运行机制和临床科研平台建设，完善中医药科研模式。二是加强重大疾病防治的医疗科研合作，组建了中医药治疗艾滋病医疗科研协作组。三是探索构建中医药科技"大数据"，启动国家中医药数据中心关键技术研究，建立中医药科技成果数据库，汇总收集近12000多种药用资源的种类和分布信息，开展中药资源传统相关知识调查。四是推进中药资源普查试点工作，试点工作已覆盖全国31个省（区、市），建成19个中药资源动态监测信息和服务监测站。

（七）积极推进中医药法制建设，推动立法、监督工作取得积极进展

一是中医药法列入国务院2014年立法工作计划的力争年内完成项目（一档项目），配合国务院法制办完成中医药法草案第二轮部门和地方征求意见。二是推进中医药监督体制、机制建设，建立中医药监督工作会商应对机制，会同卫生计生委出台有关中医药监督问题的批复。

三是认真做好政务公开和信访维稳工作，积极化解信访积案。四是中医药标准化工作继续推进，着力加强了标准适用性评价。

（八）积极构建中医药国际话语权，推动中医药海外发展取得积极进展

一是发挥传统医药大国作用，倡议并推动第 67 届世界卫生大会通过了传统医学决议，积极参与世卫组织传统医学全球战略制定和实施。二是推进中医药国际标准化工作，推动 ISO 发布《一次性使用无菌针灸针》和《人参种子种苗》等标准，成为 ISO 的第一批中医药国际标准。三是配合国家"丝绸之路经济带"建设，推动中医药沿海上、陆上丝绸之路国家走出去，在李克强总理的见证下，与匈牙利签署了中医药领域合作意向书。四是两岸四地联系更加紧密，成功举办"中医中药台湾行"活动，产生了积极反响。

（九）深入贯彻中央决策部署，推动作风建设取得积极进展

一是组织学习贯彻习近平总书记系列重要讲话精神，准确把握系列重要讲话的重大意义、科学内涵、精神实质和实践要求，自觉用习近平同志系列重要讲话精神指导推动中医药工作。二是第一批党的群众路线教育活动圆满完成，得到中央第 23 督导组的高度评价，巩固群众路线教育实践活动成果，认真抓好教育实践活动整改落实，加强对中医药系统第二批教育实践活动指导。三是强化作风导向，加强日常监管，建立权力运行监控机制，落实党风廉政建设责任制，不断加强惩防体系建设，作风进一步转变，服务大局、服务基层、服务群众的意识进一步增强。四是全面落实《政府工作报告》和去年下半年以来国务院出台的涉及中医药的稳增长、促改革、调结构、惠民生政策措施，得到国务院督查组的充分肯定。

上半年，深化医改中医药工作、基层中医药服务能力提升工程等工作扎实推进，成效显著。我们刚刚召开了深化医改中医药工作会议，

前不久还召开了基层服务能力提升工作电视电话会议，对有关工作进行了阶段性总结并做出了工作部署，提出了督查要求。

总的来看，时间已经过半，各项任务进展顺利，为实现全年工作目标奠定了坚实的基础。但是，我们也要清醒地认识到，中医药工作还存在着一些突出问题和矛盾，主要表现在，改革的推进力度还不大，一些影响和制约中医药科学发展的体制、机制障碍还没有完全破除，适应中医药特点和有利于中医药特色优势发挥的制度体系还没有完全建立，可复制、可推广的探索经验还不够多，中医药发展战略研究还不深，服务领域拓展不够、服务模式单一、发展方式粗放等问题还没有得到有效解决，工作的落实还不到位，还存在着"中梗阻"，决策部署落实的"最先一公里"和"最后一公里"没有完全打通。这些问题制约了事业改革发展，要高度重视，认真研究，下大力气加以解决。

二、开好本次会议的几点要求

这次会议十分重要，重点要就 3 个规划听取大家的意见和建议。国家中医药管理局党组对 3 个规划非常重视，多次开会研究讨论，推动完善。前段时间，又召开暑期办公会专题研究 3 个规划，听取意见。这次会议，要通过研究论证 3 个规划来整体谋划中医药事业发展，事关全局、关乎长远。希望大家高度重视、认真对待，解放思想、放宽视野，开动脑筋、贡献智慧，真正把中医药事业发展规划好。

（一）要在"大势"中去思考谋划中医药发展

研究中医药发展规划，一定要深刻认识和把握我国经济社会发展和全面深化改革的大背景，深刻认识和把握卫生计生改革发展的大局，深刻认识和把握维护和增进人民群众健康这个根本目的，这就是大势，只有充分认识和把握住了大势，才能明确我们的目标定位、任务举措、路径方法。这也要求我们研究规划，

站位要高、视野要宽、角度要准，同时，一定要着眼于贯彻落实。

（二）要用战略的眼光去思考谋划中医药发展

研究中医药发展规划，既要立足当前又要放眼长远，既要抓住重点又要统筹兼顾。这就要求我们，不但要牢牢把握当前中医药发展所处的历史方位，也要对中医药发展的趋势做出科学研判，以避免只顾眼前和没有基础的空中楼阁。也要求我们，要把中医药作为一个整体系统来规划的基础上，抓重点、抓关键，科学提出中医药发展的战略目标、战略任务、战略方针、战略措施。

（三）要用改革创新的精神去思考谋划中医药发展

随着经济全球化、科技进步和现代医学的快速发展，中医药发展环境发生了深刻变化。中国特色社会主义"五位一体"总布局、全面建成小康社会，对中医药发展提出了新要求。同时，随着老龄化、城镇化以及疾病谱的变化，人民群众对健康服务也有了新需求，这就决定了在新的历史时期，必须进一步解放思想，创新发展思路，转变发展方式，调整发展结构，探寻发展路径，适应时代发展的形势要求。这需要大家摒弃惯性的思维、消除传统的束缚，用新的视野、新的思路、新的方法去研究中医药发展规划。

（四）研讨要突出重点、抓住关键

希望大家发言前，适当做些准备，梳理好思路，可以先列个发言提纲。发言时，要紧扣这 3 个规划，谈要点、谈思路、谈观点、谈建议，不讲铺垫的话和与主题无关的话，要力求精练、直奔主题、开门见山，提出切实有效的思路、观点和建设性意见。也希望大家把这次研讨当成一次学习的机会，在提出意见建议的同时，学习借鉴国家中医药管理局制定规划的思路、目标、任务，并运用于制定省级层面的中医药发展"十三五"规划、健康服务发展规划和战略规划中去。

第二部分

(2014 年 7 月 21 日)

一、关于本次会议的特点和收获

会议的特点。一是从会议的内容看，主题突出，紧紧围绕中医药发展顶层设计，研究论证了国家中医药管理局提出的 3 个规划。二是从会议的形式看，转变会风，更多时间采取互动，特别是就 3 个规划编制工作，用较长时间进行介绍说明，使大家对规划的内涵、外延有更深的认识。三是从会议的发言看，准备充分，紧扣主题，言简意赅，思路清晰。

会议的收获。这次会议开得很成功，富有成效。一是达到了相互交流、相互学习的目的。二是起到了解放思想、启发思路的作用。三是实现了集思广益、完善规划的目标。四是做到了改变会风、务实高效、勤俭节约的要求。

通过看各地、各部门的总结，感受到大家工作思路有了转变，工作更加务实，更加注重抓大事。尤其是听大家的发言，很受感动，也很欣慰。深深感受到，大家的思想在解放、理念在创新、视野在开阔，大家的大局意识、机遇意识、责任意识在不断提高，大家的战略思维能力、宏观把控能力、综合协调能力在不断提高，大家推动工作的整体性、预见性、前瞻性和主动性也在不断提高。国家中医药管理局能够及时提交 3 个报告，体现了行动快，体现了行政执行力和政策敏锐性。这些，为推动中医药科学发展提供了有力支撑，也为做好下半年工作提供了有效保障。

二、关于 3 个规划的编制工作

大家的研讨，对 3 个规划的整体框架给予了充分的肯定，也提出了很多很好的意见建议。我们一定不辜负大家的期盼，全力做好规划编制工作。

一是要认真梳理、合理吸纳本次会议大家提出的意见建议，进一步完善规划草案。希望各地继续认真研究规划内容，就完善规划进一步提出建设性的意见建议。二是要分类推进 3 个规划的编制进程，尤其是中医药健康服务发展规划，一定要把握时间节点，抓紧听取相关部门意见，按程序要求、时间要求及时上报。中医药发展战略规划还要进一步深化研究，尤其是在规划定位、目标选择、主要战略等方面进一步研究论证，更广泛听取意见，形成共识。三是要做好 3 个规划的衔接，重点是要清晰 3 个规划各自的功能定位、目标定位，使这 3 个规划能做到近期与远期衔接、宏观与微观衔接、政府与市场衔接、事业与产业衔接、改革与发展衔接。3 个规划功能、效用不同，只有做好衔接，才能实现整体效果。战略规划要上升到国家战略层面，推动从体制、机制、法律等方面来解决制约中医药发展的关键问题。"十三五"规划要立足于解决中医药事业发展的薄弱环节，创新项目设计，提出一些更加务实、更具操作性的项目。中医药健康服务要更多发挥市场机制作用，积极利用社会资本，拓展中医药服务领域。四是要做好中医药海外发展战略、中药材保护和发展规划等的研究编制。

各地也要根据我们规划的总体思路，结合本地实际，抓紧研究本地区中医药发展规划，努力争取成为专项规划，至少在卫生规划中有系统独立的内容。同时，要做好国家层面规划与本地区规划的衔接。要处理好事业发展要求与部门职责的关系，建立规划实施的分工合作机制，确保规划任务得到有效落实。

三、关于下半年重点抓好的工作

（一）着力推进全面深化改革

中医药深化改革，关键是推进政策机制完善。一是抓紧研究论证的基础上，尽快出台《中医药政策体系建设总体规划（2014～2020年）》，加强政策研究的顶层设计和统筹推进。二是健全跨部门协调机制。国家中医管理局层面要抓紧推进中医药工作部际联席会议的调整，做好相关准备，适时召开联络员会议和联席会议。各地要根据新形势、新要求，参照部际联席会议机制，结合本地区实际情况，进一步完善并发挥好本地区跨部门协调机制。三是进一步贯彻落实《关于在卫生计生工作中进一步加强中医药工作的意见》。各地要把这项工作摆在更加突出的位置，抓住机遇、顺势而为，制订好本地实施方案，一方面，各省（区、市）中医药管理部门要总结梳理本地区中医药工作的情况，主动向卫生计生行政部门主要负责同志汇报，推动建立卫生计生与中医药改革发展的协调机制，进一步明确卫生计生行政部门和中医药管理部门的工作关系。另一方面，要推动和指导在市、县卫生计生机构改革中，加强中医药管理体系建设，力争在市级卫生计生部门设置专门的中医药管理部门，在县级卫生计生部门至少配备专职中医药管理人员。我们将对这一工作继续跟踪、加强督促，切实把这个来之不易的文件贯彻好、落实好，切实发挥作用。四是加强试点探索。要强化和规范中医药改革试验区建设，出台推进中医药改革试验区建设的意见，进一步明确各方职责，突出试验主题，确定试验目标，真正能够总结出可复制、可推广的经验。6月份，我们部署了中医诊疗模式创新试点工作，希望各地高度重视，积极实践，以充分发挥中医药特色优势、改善患者就医感受为出发点，以集中中医医院优质资源、整合优势技术、优化服务流程为核心，探索符合中医诊疗特点、提高中医临床疗效的中医诊疗模式。

（二）积极推动中医药立法工作

一是全力推进中医药法立法进程。一方面，国家中医药管理局层面要按照国务院法制办已明确的工作步骤和时间安排，加强协调，抓住时间节点，推动工作进程。另一方面，全国中医药系统要统一认识，存大同留小异，不要因为系统内部的不同理解而影响立法进程。同时，还要加大与相关部门的沟通协调力度，特别是主要与卫生计生委的沟通协调，最大程度凝聚共识，确保法律草案能够在国务院常务会议上原则通过，按时提交全国人大常委会。二是及时跟进并主动融入相关法律、法规的制修订，目前卫生法、执业医师法、医疗纠纷预防与处置条例等正在制修订过程中，要力争这些法律、法规更多地体现中医药内容，更好地反映中医药特点。三是适应新形势、新情况、新问题，如中医药健康服务发展与管理、中医药传统知识保护与利用等，加强立法研究，推动建立健全中医药法律、法规体系。四是探索建立中医药监督体制、机制，深入开展整顿医疗秩序专项行动，建立完善动态监管信息系统、定期通报机制、监督会商工作机制等。要积极协调卫生计生委，加强监督工作。各地要加强部门间协同监督力度，建立更加有效的监督体系。五是开展《中华人民共和国中医药条例》贯彻落实情况督查，各地可把这次督查与本地区的中医药条例贯彻落实情况督查结合在一起，通过督查推动落实。

（三）大力发展中医药健康服务

一是深入推进中医"治未病"健康工程。加强"治未病"服务网络建设，探索"治未病"在妇女儿童健康服务工作中的模式和方法，我们要积极借鉴其他医疗机构，甚至民营医院的有益经验。推动实施《中医医院"治未病"科建设与管理指南（修订版）》和《基层医疗机构"治未病"服务工作指南》，推广《常见病多发病高危人群和偏颇体质人群中医预防保健服务技术指南》。二是协调开展中医药与养老服务结合试点。三是发展中医药服务贸易，推动中医药服务贸易重点区域、骨干企业（机构）、重点项目试点建设。四是推进中医药健康旅游、研究制定促进中医药健康旅游发展的政策文件。五是制定实施《中医预防保健（治未病）科研纲要》实施方案，加快中医药保健技术与产品研发。

（四）统筹推进，突出重点，全面落实 2014 年工作任务

扎实推进中医药人才队伍建设。重点要协调制定和实施加强中医药教育改革与发展的文件，加快推进中医药健康服务技能型人才培养。做好第二届"国医大师"的表彰宣传工作，也希望各地将国家表彰和地方表彰相结合，建立本地名中医评选机制。

扎实推进中医药协同创新。重点要研究制定促进跨领域、跨产业、跨学科的产、学、研协同创新政策和机制，出台加强中医药科技创新体系建设的文件。

扎实推进中医药文化建设和宣传工作。重点要把"中医中药中国行——进乡村·进社区·进家庭"活动开展好，打造品牌，建立长效机制。探索建立中医药科普知识征集和反馈机制。推动国务院新闻办发布中医药发展白皮书，做好中医药新闻发布等重大宣传计划的落实。

继续深化中医药国际交流与合作。重点要制定好中医药海外发展战略，争取国际合作专项支持。配合国家"丝绸之路经济带"建设，推动与沿海上、陆上丝绸之路国家中医药合作。

深入推进第二批群众路线教育实践活动。按照中央的决策部署，各地正深入开展第二批党的群众路线教育实践活动。希望各地要按照中央的要求，结合国家卫生计生委和国家中医药管理局联合印发的《关于在全国卫生计生系统开展第二批党的群众路线教育实践活动的指导意见》，深入推进第二批教育实践活动。一方面，要按照中央的部署要求，让每个规定动作、每个规定环节到位、做实。另一方面，要突出行业特点，实施好"中医药服务百姓健康推进行动"这个重要载体，开展好对侵害群众利益的违法违纪行为的专项治理，落实好医疗卫生行风建设"九不准"规定，保证第二批教育实践活动取得实效，切实让人民群众感受到中医药系统作风的转变，享受到教育实践活动的成果。

此外，在近期专题会议上，我们已对深化医改中医药工作、基层服务能力提升工程工作进行了全面部署，大家一定要按照会议的要求抓好落实。

四、关于做好下半年工作的要求

一要善于抓机遇。机不可失，失不再来。当前，我们处于重要的战略机遇期，各种机遇很多，包括深化医改的机遇，健康服务业发展的机遇，党中央提出"完善中医药事业发展政策和机制"的机遇，卫生计生委出台在卫生计生工作中进一步加强中医药工作的意见的机遇，等等。希望大家强化机遇意识，要善于发现机遇，更要牢牢抓住机遇，顺势而为，加快推进中医药事业科学发展。

二要善于改革创新。无论是深化改革、完善中医药事业发展政策和机制，还是科学谋划中医药发展、满足人民群众日益增长的多元化健康需求，都要求我们的工作一定要有创新，要有突破。希望大家解放思想、积极探索、大胆实践，避免墨守成规，破除思维定式。中医药要适应时代发展的需要，就要不断解放思想、改革创新，不断顺应人民群众不断变化的需求，中医药的健康理念、文化内涵，转化为人民群众接受的理念、融入老百姓日常生活中。就要把一切有利于中医药创新发展的现代科学技术为我所用，不断推动中医药学术进步，不断完善中医药技术方法，更好地满足人民群众不断变化的健康需求。

三要善于抓关键。面对我国经济社会发展的新形势、全面深化改革的新要求、人民群众对健康服务的新需求，中医药工作千头万绪、任务十分繁重，要求我们要有清醒的头脑，分清轻重缓急，善于立长远、谋全局、抓大事。要有所为、有所不为，抓住主要方面，把握关

键环节，实现重点突破。习近平总书记系列讲话中运用了很多中医药的理念和方法来谈治国理政，作为我们中医药管理部门，要发挥好在这方面的天然优势，运用好中医药的方法和理念，辨证论治，抓重点、抓关键，推动中医药事业发展。

四要善于抓落实。相对于工作部署，落实更为重要、更为迫切。本届中央抓落实的决心大家应该能够体会到，习近平总书记反复强调"一分部署、九分落实"，要求抓落实要有"踏石留印、抓铁有痕"的劲头，要有"钉钉子"的精神。李克强总理也强调"政策的生命在于实施，政策再多再好，不落实等于放空炮"，要求"打通'最先一公里'和'最后一公里'，力破'中梗阻'"。抓好落实，首先在制定文件时，指导性要更强，把政策措施细化。其次，在部署工作时要提出目标指标。再有，在管理中要强化结果导向，加强分类指导、督促检查，追究问责，对工作推进不力、预算执行不力、工作没有结果的要严肃问责。

这里，我要着重强调一下预算执行和绩效管理问题。今年中央财政共投资65亿多支持中医药发展，力度之大前所未有。其中42.38亿元支持256所县级中医医院基础设施建设（占到总项目数的71.51%，占中央投入的74.82%），投资1.98亿支持地级市中医院建设，投资1.5亿元支持儿童医疗服务体系建设，加上全科医师培训基地建设（暂时批示没有收到批复）投资，今年的基建投资近50亿元，为历年之最，还有公共卫生专项投入15.23亿。钱给我们了，如何把钱及时花出去、花好、花出效果，这不仅是对我们执行能力的考验，也是未来能否争取到更多资金的依据。希望各地高度重视、完善机制、加强管理。一要强化预算的执行力。希望各地要提前准备、加强沟通、完善机制，保证预算按时、合规、有效得到执行。二要加强绩效管理。我局在每个省份都建立了资金管理监测平台，今年还给每个省份安排了100万元用于绩效管理，这还是第一次，各地要加强过程和结果管理，健全绩效考核机制，真正使有限的资金产生最大的效果。近期我们将对预算执行和绩效管理召开专题会议进行部署安排，希望各地按要求切实把这项工作做好。同时，要进一步加强廉政和惩防体系建设，严格财经纪律，规范资金使用管理，不仅要保障预算执行有效、畅通，更要确保资金的使用守法合规。

五要善于抓学习。学习是文明传承之途，人生成长之梯，政党巩固之基，国家兴盛之要。习近平总书记号召全党同志，要善于学习，善于重新学习，依靠学习走向未来。制定好这3个规划，需要我们有宽阔的视野、战略的思维、丰富的知识，拥有这些，唯一的途径就是通过学习增强我们的本领。我常常说，学中医药的不一定能管好中医药，但管中医药的人一定要加强中医药知识的学习，了解中医药，把握中医药发展的基本规律。希望大家把学习作为生活习惯、终身追求，要善于挤时间，多一点学习、多一点思考，多看一点书，多了解一些知识，少一点应酬、少一点形式主义的东西，不断提高驾驭全局的能力和开展工作的水平。不仅要善于从书本上学，也要善于向实践学习，还要善于向基层学习，总结基层好经验、好做法，推广给大家学习，在这一点上希望各地及时总结地方经验并将相关信息上报，让上级部门了解工作进展，加强对各地工作的指导，促进经验推广和交流。

同志们，让我们以时不我待的紧迫感、改革创新的责任感、书写未来的使命感，以务实的态度、切实的举措、扎实的作风，为开创中医药工作新局面而继续共同努力！

国家卫生计生委副主任，国家中医药管理局党组书记、局长王国强在国家中医药管理局新任职处级干部集体谈心谈话活动上的讲话

（2014年8月19日）

首先，我代表局党组，向在座的各位同志履职表示衷心的祝贺，也对大家一直以来对局党组工作的理解和支持表示由衷的感谢！今天，人事教育司组织开展新任职处级干部集体谈心谈话，很有必要。刚才大家都作了精彩发言，会议开得很好。下面，我想和大家交流、分享一些感想和体会。

处级干部是我局推动中医药事业发展的中坚力量，同时扮演着"指挥员"和"战斗员"的角色。作为"指挥员"，要想大事，做示范，要注重把工作融入到全局当中；作为"战斗员"要坚持自己动手干，以身作则，以实干精神带动和影响其他同志，克服官僚作风。希望大家充分认识、准确把握和处理好角色和定位，既要注重提升"指挥员"的能力，又要增强"战斗员"的工作责任心，珍惜岗位，奠定人生发展的重要基础，形成厚积薄发的实力。

大家知道，2013年9月以来，局党组经过深思熟虑、认真研究，分级分批对局机关司处级干部和部分直属单位班子进行了调整充实，

共完成 6 批 34 名干部的选拔任用或交流轮岗工作。这是我局多年来范围最广、层级最宽、力度最大、涉及人数最多的一次干部调整，是局党组深化干部人事制度改革、加强机关干部队伍建设和直属单位班子建设的重要举措。这次干部安排主要有以下几点考虑：

一是落实全国组织工作会议精神和中央干部新规定、完善干部选拔任用机制的重要内容。继全国组织工作会议对深化干部人事制度改革作出重要部署后，近期中央先后印发《党政领导干部选拔任用工作条例》和《关于加强和改进优秀年轻干部培养选拔工作的意见》等文件，对加强干部队伍建设提出了新的要求。局党组高度重视，我已经在多个场合向大家做了传达。这次的干部调整，有一些新的变化，如主要采取民主推荐方式，在确定拟任人选时坚持党组考察识别和领导把关等，同时在今年的副司级干部考察人选个别面谈时邀请处级干部旁听，这些举措既是新干部条例作出的新规定，也是我们增强选人用人透明度、扩大选任民主、完善考察方式、选好用好干部的重要探索。

二是落实群众路线教育实践活动整改要求、提升干部多岗位适应性和工作能力的重要举措。在群众路线教育实践活动征求意见过程中，很多同志对交流轮岗工作表示了强烈意愿，希望局党组能够建立干部交流的长效机制。局党组在整改措施中也明确提出，将稳步扩大干部交流轮岗层级，推动机关和直属单位间的干部交流轮岗。在这次干部调整中，我们重点促进了司级领导干部的交流轮岗，同时也注意到了这几批新提任的处级干部很多都在同一个部门工作多年，工作经历比较单一，轮岗的呼声也非常高。之所以没有进行交流轮岗，主要考虑处级干部是中医药政策执行的第一线，司长刚刚轮换，年轻干部还没有成长起来，需要你们来保证工作的延续性和稳定性。下一步，我们将重点推进处级干部交流轮岗工作，给大家"补课"。

三是加强干部综合培养和推进干部队伍建设、营造干部锻炼成长良好氛围的内在要求。你们这一批处级干部，很多都是刚刚毕业就考录进入机关的，勤勤恳恳、兢兢业业埋头苦干多年，把最好的年华奉献给了中医药局和中医药事业。也正是经过这么多年的个人努力、组织培养和社会磨练，大家的理想信念才更加坚定，品质品格更加成熟，视野思路更加开阔，政策业务更加熟悉，工作思考更加深入，工作作风更加扎实，工作表现也得到了充分认可和肯定，都已经成长为各个部门的业务骨干，具有了独挡一面、承担工作重任的能力和担当。尽快把合适人选选拔到合适领导岗位上，是培养锻炼和调动年轻干部工作积极性的需要，是合理构建干部队伍结构的需要，更是推动中医药事业发展和"五型机关"建设、加强工作力量的需要。

这样的氛围和成绩来之不易，希望大家努力做到三点"珍惜"，一是珍惜来之不易的中医药事业发展大好形势。中医药事业发展曾历经跌宕起伏，近年来在党中央、国务院的领导下呈现出良好发展态势，各级政府高度重视中医药事业的发展，中医药服务人类健康的作用不断提升，越来越受到广大人民群众欢迎。同志们要珍惜当前的形势，去维护、去参与，有所作为，积极做出贡献。中医药发展的大好形势无疑是个人事业发展的重要前提。二是珍惜局机关形成的良好氛围。我局通过"三项建设"和"五型机关"建设，为年轻干部成长进步创造了来之不易的良好环境。相反，如果是不团结、乱糟糟、不和谐的工作氛围，机关里人人自危，担心哪句话说错了，得罪了哪个领导，那就培养不出好干部，工作也干不好。机关良好风气的形成，各业务司局起到了很好的作用，作为处级干部更要为营造氛围添砖加瓦，增光添彩。良好的工作环境不仅有益于个人，还有益于家庭和子女，大家有责任珍惜和维护。三是珍惜干部人事制度改革为干部成长创造的平台和机会。你们提任处级岗位，

得益于三点：第一靠个人努力；第二靠组织培养关心，在座很多同志都轮过岗、参加过学习培训，这些机会都是组织提供的；第三靠群众公认，干部选拔任用都经过民主推荐，只有德才兼备、实实在在的工作，才能得到群众认可。同志们的提任不是靠走歪门邪道得到的，是扎扎实实干出来的。个人进步发展的路径，就是努力工作，用实力证明自己的能力，要坚信机会是留给有准备的人的。

以上三点"珍惜"，希望大家牢记，有些同志平时工作不努力，不注重树立形象，认为排年头也能排到自己，局党组和人事部门决不会姑息和助长这样的风气。

下面，我代表党组，给大家提几点要求：

第一，要加强政治理论学习，不断提高政治修养。是否具有厚积薄发的实力，最重要的就是是否具有很高的政治素养。大家担任处级领导干部以后，党组的要求更高，群众的期望更高，大家对自我的要求也应该越来越高。同志们一定要深刻领会贯彻落实习近平总书记在中共中央办公厅会议上提出的五个"坚持"，即坚持绝对忠诚的政治品格，坚持高度自觉的大局意识，坚持极端负责的工作作风，坚持无怨无悔的奉献精神，坚持廉洁自律的道德操守。大家一是要把加强政治理论学习放在首位。加强思想政治理论学习，绝不是空话套话，这是提高干部理论素养，提高干部运用马克思主义立场、观点、方法解决问题的能力，加强党性党风党纪教育，严格党内生活锻炼的内在需要。要把政治理论学习作为一项政治任务，自觉地、坚持不懈地抓好，用总书记的系列讲话精神武装自己，把握好新的历史条件下党员干部的为政之道、成事之要、做人准则。不仅要学，更要入心入脑，潜移默化，指导工作。二是要坚定理想信念。信念坚定是好干部的第一标准。政治上不合格、经不起风浪和考验，能力再强也不是我们需要的好干部。大家一定要坚定正确的政治方向和

事业发展方向，保持政治上的清醒和坚定，增强道路自信、理论自信、制度自信。三是增强遵守政治纪律和组织纪律的自觉性。处级干部作为一级领导干部，一定要牢固树立党纪党规意识，自觉规范自己的一言一行，在大是大非问题上做到认识不含混、态度不暧昧、行动不动摇，不散布违背中央决定的言论，不泄露党和国家秘密，不参与各种非法组织和活动。要自觉坚持党性原则，严肃党的组织纪律，严格执行"四个服从"，自觉接受组织安排和纪律约束，不在贯彻中央和党组部署上打折扣、搞变通。

第二，要重视工作积累和实践锻炼，不断提高能力素质。我曾经多次讲过，机关工作的三件事，就是出差、开会、写文件。出差就是调研协调，开会就是部署落实，写文件就是研究政策。作为处长，这三件事非常重要。调研就要了解基层、抓住重点、抓住典型、找到解决问题的方法，协调就要与各部委沟通协商、争取支持，这些都需要我们走出机关。开会就是要学会怎么准备会议，怎么写好领导讲话，怎么把会议办成推进工作的大举措、事业发展的里程碑。写文件就要认真思考，深入研究，能不能起草出台几个既有创新性又符合实际条件和基层具体情况的指导意见、政策规范，作为处长至关重要。要真正做好这三件事，一是要做到关心全局。要有大局意识，要了解、参与、服务、服从于大局。要整体思维、系统思考，在理论创新和实践创新的基础上提高自己。能力的提升，不是高谈阔论，是体现在具体工作中。二是要坚持问题导向。不仅要善于提出问题，还要善于解决问题，能够提出解决问题的方式方法和内容，能够找准牵一发而动全身的关键环节和重点领域，明确目标、重点、优先顺序、主攻方向、工作机制和推进方式，积极有为地推动事业发展。三是要树立学习意识。要有知识恐慌的意识，学中医的人不仅要学习中医，还要掌握其他的知识和学习方法。学习的时间是挤出来的，大家要少一点应酬，整理利用好自己的业余时间，多读点书、读些好书，不断提升自己的文化内涵和文化修养。

第三，要坚持"三严三实"，不断转变工作作风。当前，我局党的群众路线教育实践活动整改工作取得了阶段性成果，机关作风建设取得了显著成效。如何把这些成效内化在我们每一名领导干部的思想意识里，落实到组织开展的每一项具体工作中，就需要我们一是在思想上，要做到严以修身、严以用权、严以律己，树立正确的权力观、事业观、政绩观和进步观。不要搞自我设计和预设"晋升路线图"，戒除浮躁和急功近利的心理，远离庸俗的官场做派和习气。二是在工作中，要保持谦虚谨慎、低调务实的作风。当前，我们中医药事业发展有了更加明确的目标、清晰的路径和系统的部署，关键就是要坚持脚踏实地、不懈奋斗。对定下来的事情抓紧实施，部署的工作一抓到底，真正做到谋事要实、创业要实、做人要实。把自己看作钉钉子的锤子，把工作钉紧钉实钉牢，用苦干实干实现"六位一体、科学发展"的中医梦。三是在团队里，要带好队伍，营造小环境，创造团队精神。处长要做示范，以身作则，带出好风气，带出好队伍。我们局虽然人少，但现在我们局走出去，依然很受尊重，也能当先进，更可以出好干部。你们的责任要培养出接替你们的人，培养出比你们干得还好的人，这也是你们的成绩。

第四，要坚守底线思维，保持清正廉洁。随着职务的变化、权力的增加，大家在工作生活中遇到的各种诱惑和考验也会增多，如果在思想上放松警惕，把握不住自己就容易犯错误、栽跟头。大家一是要做到慎独自律，主动把加强道德修养和廉洁自律作为人生的重要必修课。要自觉贯彻执行中央八项规定、我局三十条实施办法和各项廉政规定，坚决抵制"四风问题"和金钱物质的诱惑，保持艰苦朴素的优良传统，清清白白做人，干干净净做事，认认真真为官，自觉把好廉政关。二是要端正交友动机，多交良师益友。俗话说，"以势交者，势倾则绝；以利交者，利穷则散。"在生活中，大家要净化自己的朋友圈子，不要沦陷在觥筹交错的哥们义气之中，多交良友、益友和贤友，维护纯洁的社交圈子，见贤思齐，崇德向善，保持积极的人生态度和健康的生活情趣。三是要服从中央规定，主动接受社会、群众和组织监督。去年开始，中组部对干部监督工作提出了更高要求，对干部在企业兼职或领取报酬情况、配偶子女移居国（境）外等情况进行了全面清理，对干部因私出国（境）审批和个人有关事项报告等方面做出了更加严厉具体的规定，并将对领导干部个人事项报告内容进行抽查核实，特别是明确配偶已移居国（境）外的干部将不能列入考察范围，目前担任重要岗位的且配偶或子女拒不放弃国外居留权的要调整工作岗位，对不如实申报个人有关事项的干部，将按照瞒报、漏报情节给予纪律处分。请大家要认真慎重对待这项工作，个人事项发生变动的，要及时向组织报告。我曾经讲过，一个单位出了一个事，这个单位几年都很难振作起来。一个干部出问题，更会殃及单位、家庭和子女，后果难以挽回。我们每一个党员干部、每一个党支部要履行好责任，把好关。

以上几点要求，也是我的体会，我们大家共勉。同志们，与新任职干部集体谈心谈话，是干部人事制度的要求，是党组对干部成长的关心重视，更是新任职干部领会党组要求、认清责任义务、履行工作职责的新起点。局党组对这次谈心谈话活动非常重视，我在党组会上也向人事教育司强调过多次，要求人事教育司一定要组织好这次谈心谈话。希望大家能够以此为契机，尽快进入工作角色，担当起工作责任，加强学习，提高能力，尽职工作，锤炼作风，不辜负组织多年来的关心和培养，在今后成长的道路上走得更加稳健、更加坦荡，以更加优异的成绩回报群众的期望、党组的信任！

国家卫生计生委党组成员、副主任，国家中医药管理局党组书记、局长王国强在国家中医药管理局干部监督工作会议上的讲话

（2014 年 11 月 5 日）

经党组研究决定，今天我们在这里召开国家中医药管理局干部监督工作会议。这是我局近年来专题研究部署干部监督工作的一次重要会议，也是我局贯彻落实党的十八届四中全会精神和从严治党要求、加强干部管理工作的一项重要举措。

下面，我代表局党组，讲几点意见。

一、深入贯彻落实中央精神，深刻认识加强干部监督工作的重要性和紧迫性

党的十八大以来，中央对干部选拔任用工作和从严管理干部高度重视，提出了一系列新思想、新精神和新要求。习近平总书记反复强调，党要管党首先要管好干部，从严治党关键是从严治吏；如果不能很好地解决选人用人不正之风，就会涣散人心，冷了人心。习近平总书记在中央政治局第 16 次集中学习、在听取巡视情况汇报时指出，要坚持从严治党，落实管党治党责任，用最坚决的态度、最果断的措施刷新吏治。在党的群众路线教育实践活动总结大会上，总书记强调"风清则气正，气正则心齐，心齐则事成"，"从严是我们做好一切工作的重要保障，我们共产党人最讲认真，讲认真就是要严字当头，做事不能应付，做人不能对付，要把讲认真贯彻到一切工作中去"，并提出了从严治党的 8 点要求。专门指出：

要坚持从严管理干部。要坚定理想信念，加强道德养成，规范权力行使，培养优良作风，使各级干部自觉履行党章赋予的各项职责，严格按照党的原则和规矩办事。要坚持以严的标准要求干部、严的措施管理干部、以严的纪律约束干部，

使干部心有所畏、言有所戒、行有所止。要严格执行干部管理各项规定，讲原则不讲关系，发现问题该提醒的提醒、该教育的教育、该处理的处理，让干部感到身边有一把戒尺，随时受到监督。特别是要把对一把手的监督管理作为重中之重。对于干部选拔任用要严格把关，坚决防止带病提拔。各级干部特别是领导干部要按照"三严三实"要求，深学、细照、笃行焦裕禄精神，努力做焦裕禄式的好干部。各级党组织要旗帜鲜明肯定表彰锐意进取的干部，教育帮助"为官不为"的干部，支持和鼓励干部一心为公、兢兢业业、敢于担当。

要严明党的纪律。党的纪律是全党必须遵守的行为准则，严格遵守和坚决维护纪律是做合格党员、干部的基本条件。党的各级组织要积极探索纪律教育经常化、制度化的途径，多做提提领子、扯扯袖子的工作。各级党组织和领导干部要切实履行执纪职责，拒绝说情风、关系网、利益链，采取管用的措施提高组织管理的有效性、使违纪问题能及时发现、及时查处。这样既能有利于防微杜渐，也有利于教育和挽救干部。查处违纪问题必须坚持有什么问题查清什么问题、发现什么问题查清什么问题，不能装聋作哑、避重就轻，不能大事化小、小事化了，任何人不得隐瞒、简化、变通。

要发挥人民监督作用。人民拥护和支持是党执政最牢固的根基。人民群众中蕴藏着治国理政、管党治党的智慧和力量，从严治党必须依靠人民。让人民支持和帮助我们从严治党，要注意畅通两个渠道。

一个是建言献策渠道，一个是批评监督渠道。各级干部要多沉下身子、走近群众，就从严治党问题多向群众请教。群众的眼睛是雪亮的，群众的意见是我们最好的镜子。只有织密群众监督之网，开启全天探照灯，才能让"隐身人"无处藏身。各级党组织和党员、干部的表现都要交给群众评判。群众对党组织和党员、干部有意见，应该欢迎他们批评指出。群众发现党员、干部有违纪违法问题，要让他们有安全畅通的举报渠道。群众提出的意见只要对从严治党有好处，我们就要认真听取、积极采纳。

在刚刚闭幕的四中全会上，习近平总书记再次强调，要把从严管理贯彻落实到干部队伍建设全过程，用坚决的态度、有力的措施管理监督干部。总书记强调，要严守政治纪律和政治规矩。在干部监督上，决不能只把防线设置在反对腐败上，决不能无视党的政治纪律和政治规矩，决不能为了自己所谓仕途和所谓影响力，搞任人唯亲、排斥异己，搞团团伙伙、拉帮结派，搞匿名诬告、制造谣言，搞收买人心、拉动选票，搞封官许愿、弹冠相庆，搞自行其是、阳奉阴违，搞尾大不掉、妄议中央。总书记专门强调，腐败问题与政治问题往往相伴而生，这些问题必须要引起注意，必须加以纠正。政治纪律和政治规矩这根弦不能松，干部在政治上出问题，对党的危害不亚于腐败问题，有的甚至比腐败问题还严重。在政治问题上，任何人不能越过红线，越过了就要严肃追究其政治责任。有些事情在政治上是决不能做的，做了就要付出代价，谁都不能拿政治纪律

和政治规矩当儿戏。

刘云山同志高度重视干部监督工作，分别在合肥、北京、武汉召开了整治用人不正之风片会，对干部监督工作提出了明确要求。并对全国干部监督会作出了重要批示，要求"当前和今后一个时期，要紧紧围绕培养和选拔党和人民需要的好干部，针对工作中的新情况、新问题，充分发挥组织部门职能，聚焦选人用人和干部日常管理，进一步强化监督责任，完善监督制度体系，坚持严字当头、严肃纪律，坚持抓早、抓小、抓预防，坚持有规必依、有违必查、有责必问，确保《党政领导干部选拔任用工作条例》严格执行，为建设高素质执政骨干队伍提供有力支撑。"

中央新修订的《党政领导干部选拔任用工作条例》和中央组织部《关于加强干部选拔任用工作监督的意见》，都进一步明确了干部监督的重点领域，对干部监督重点任务作了部署，对干部监督工作提出了新的更高的要求。

赵乐际同志在全国干部监督工作会上指出，干部监督作为加强党内监督的重要内容和我国监督体系的重要组成部分，已经成为各级领导班子和组织人事部门的重要职责。干部监督包括两个方面：一是对领导班子和领导干部进行监督。主要监督遵守政治纪律、组织纪律、廉政纪律，执行党的干部路线方针政策，改进工作作风、密切联系群众，贯彻民主集中制、履行岗位职责，遵守党内政治生活规定等情况。二是对干部选拔任用工作进行监督。主要监督执行用人原则和标准、把握用人条件和资格、履行用人程序和步骤、遵守组织人事纪律等情况。具体来说：

第一，干部监督是党依靠自身力量解决自身问题的重要体现。93年来，我们党栉风沐雨，历经磨难，从胜利走向胜利，一个很鲜明的特征，就是依靠自身的力量，依靠自身与人民群众结合的力量，不断发现和解决自身问题。党的十八大以来，以习近平同志为总书记的党中央，带头制定落实八项规定，开展群众路线教育实践活动，加大反腐倡廉力度，坚持"老虎""苍蝇"一起打，开辟了治党治国的新境界。干部监督工作突出问题导向，聚焦重点、难点，推动新修订的《干部任用条例》贯彻落实，取得明显成效。回顾党和国家发展进步的伟大历程，面对党的建设和干部队伍建设的新任务、新要求，我们更能体会到"增强自我净化、自我完善、自我革新、自我提高能力"的重要性和紧迫性，也更能体会到加强干部监督工作的政治责任。

第二，干部监督是解决干部队伍和选人用人突出问题的重要途径。赵乐际同志指出，我们党有8000多万党员，没有问题是不可能的，关键是要增强忧患意识，勇于正视问题、切实解决问题。目前，我们有的干部理想信念动摇、宗旨意识淡薄，形式主义、官僚主义、享乐主义和奢靡之风突出；有的在原则问题和大是大非面前立场摇摆，对丑化、矮化我们党的错误言论无动于衷、听之任之；有的特权思想严重，利用职权违规办私事、乱办事；有的目无组织纪律，向组织讨价还价，不服从组织安排。在选人用人方面，中央巡视组也发现一些地方和单位违规用人、任人唯亲、跑官要官、买官卖官、拉票贿选、说情打招呼及"带病提拔""带病上岗"等8个方面问题依然严重。干部监督的重要作用，就是更好地管住人、选好人、用对人。存在的这些问题也进一步增强了我们加强干部监督的政治自觉。

第三，干部监督是营造和维护良好从政环境的重要举措。当前我们党干部选拔任用的主流是好的，但一些地方和单位仍然一定程度上受到潜规则、关系网的侵蚀，从政环境堪忧。我们必须通过有力有效的监督，教育引导干部做良好政治生态的坚守者、维护者和建设者。具体到我们局和中医药行业来说，经过几年的努力，局机关和直属单位已经形成了德才兼备、以德为先、风清气正、实绩导向的良好选人用人氛围，整个行业也形成了干事创业、改革创新、全面推进、协调发展的全新格局。但是我们局机关和直属单位，我们整个行业，不是一个独立的系统，难免受到一些社会不良风气的冲击和影响。这就需要我们珍惜来之不易的大好形势和良好氛围，聚精会神抓干部队伍建设、抓党的建设、抓事业发展，用加强干部监督进一步推动形成并维护好干部清正、政府清廉、政治清明的大好局面。

二、找准自身干部监督工作的薄弱环节，认真落实干部监督各项重点任务

一直以来，局党组高度重视干部监督工作。特别是全国组织工作会议和开展党的群众路线教育实践活动以来，我局干部人事制度体系不断健全，选人用人机制不断完善，干部选拔任用良好风气已经形成，干部队伍建设和干部监督工作取得了显著成效。在近几年中组部开展的组织工作满意度测评和"一报告两评议"测评中，我局满意率和基本满意率逐年提高，始终位居中央国家机关前列，受到中组部好评。这些成绩的取得，离不开局党组对干部选拔任用工作的高度重视和科学谋划，离不开干部人事制度的不断健全和严格执行，离不开工作措施的不断完善和探索创新，更离不开干部群众和各部门、各单位的充分理解、大力支持和积极参与。

按照中央部署，我局先后开展了干部档案检查验收、领导干部个人有关事项报告抽查核实、领导干部在企业兼职任职或领取报酬清理规范、配偶子女移居国境外国家工作人员（"裸官"）清理、超职数配备干部情况自查、机构编制核查、退（离）干部在社会团体兼职情况清理、领导干部参加高收费社会化培训情况清理等一系列工作。从检查的情况来看，总体是好的。在干部档案抽查验收工作中，中医科学院机关、中医药学会、台港澳中心、国际交流中心、机关服务中心、广安门医院、西苑医院、望京医院、眼科医院和中药所等10家单位通过验收，其中眼科医院、机关服务中心、台港澳中心和西苑医院4家单位档案管理较为规范。我局领导干部个人有关事项报告范围涵盖了机关和直属单位所有处级以上干部，人数为296人，报告率为100%；"裸官"、超职数配备干部、参加高收费社会化培训等清理结果都是"零报告"；退（离）休干部在社会团体兼职清理工作正在进行之中。

我们在为成绩和成效感到欣喜的同时，也清醒地看到我们在干部选拔任用和干部监督方面仍存在一些薄弱环节，部分干部在遵守政治纪律和组织纪律、坚持依法行政、履行请示报告制度等方面仍存在一些问题。

一是少数干部政治纪律观念不强。现在信息渠道很发达，不管是通过微信、微博对党的路线方针政策、对中央的重大决策和历史结论发表或转发一些不当言论；或者有意无意地散布一些违反马克思主义的错误观点；再或者对党组决策、班子决定想执行就执行，不想执行就不执行，都是违反党的政治纪律的行为，必须引起各级领导班子和全体同志的密切注意和警觉。

二是一些单位和同志组织纪律性不强。有的单位重大事项不向上级组织报告，破格越级提拔干部和机构调整不报批，干部选拔任用不沟通不备案等等。在个人有关事项报告抽查核实工作中，有些同志填报的信息不真实、有漏项，婚姻变化、房产、在企业兼职任职等重要情况不向组织汇报；有的干部违规持有出国（境）证件，因私出国（境）不履行报批手续，甚至不向单位一把手报告，出国回来还沾沾自喜，四处炫耀；还有些干部三番五次找组织要求解决职务职级，不解决就闹情绪。说到底这些都是组织观念淡薄、纪律观念不强的表现，再严重一点，是对组织有所隐瞒、对组织不忠诚的问题。

三是部分单位领导班子依法行政意识不强。我们一些直属单位情况比较特殊，体量比较小、业务范围窄、生存问题比较严峻，需要通过经营活动来谋出路、谋发展。但是，作为国家局的直属单位，从事经营活动要依法依规、要慎重、要考虑大局，除了要考虑经济利益和短期效益，更多的还要考虑社会利益和长远利益。最近，局里陆续接到关于部分单位经营性活动不规范的反映。这些只看眼前利益，不惜损害国家局和整个行业声誉的行为，归根到底是依法行政的意识和大局意识不强的表现。相关单位的领导班子特别是一把手应该负有责任。

四是部分部门和单位制度规定执行不严。中央对干部监督管理有不少规章制度，中组部今年5月专门出台文件，再次强调严格落实请示报告制度，对领导干部出国（境）管理、个人有关事项报告的抽查核实也做出了明确规定。我局也先后制定了一系列制度规定，比如机关干部人事管理办法、落实八项规定实施办法、厉行节俭反对浪费办法、加强干部因私出国（境）管理的通知等。但一些同志特别是一些单位的一把手、领导班子成员不重视，拿到制度不学不看不传达，对制度规定不熟悉不了解，更谈不上自觉贯彻执行制度要求。今年以来，我们强化了对领导班子贯彻"三重一大"制度的监督。从执行的情况看，绝大多数单位是好的，但个别单位还存在小事上会、大事不上会、会议纪要不及时上报等情况，使制度的约束力打了折扣。

五是干部人事工作力量和基础建设亟待加强。今年，局党组对人事教育司相关处室职责做了进一步调整，强化了干部监督工作职能。但直属单位中除中医科学院及其部分二级院所成立专门人事部门外，其他单位均未设立专门的人事部门，甚至有的单位没有专人从事人事工作。从事干部人事工作的人员工作水平参差不齐，对政策不熟悉，对程序不了解，甚至有的同志连干部任免审批表都填写不规范。有的单位干部档案至今未进行整理，管理松散，缺乏最基本的存放和管理条件。干部人事工作力量和基础建设还不能适应当前日益严格规范的工作要求。

针对这些问题，结合中央布置的重点任务，我强调3个方面。

第一，加强领导干部日常管理监督。习近平总书记在全国组织工作会议上指出，对干部身上出现的苗头性、倾向性问题，要及时咬咬耳朵、扯扯袖子，早提醒、早纠正。这就要求我们领导班子、人事部门和纪检部门，要切实履行好日常监督的责任。

一是要进一步强化政治纪律意识。党的政治纪律和政治规矩是高压线，各部门、各单位要切实履行维护政治纪律的职责，定期组织党员干部认真学习党的基本理论、基本路线和基本纲领，强化党员干部的宗旨意识、执政意识、大局意识和责任意识，使党员干部时刻绷紧政治纪律和政治规矩这根弦。党员干部要自觉接受党的政治纪律的约束，坚决维护政治纪律的严肃性，做到决不散布违背党的理论和路线方针政策的意见，决不对中央决策和党组决定阳奉阴违或者选择性执行，决不编造传播政治谣言，决不泄露党和国家秘密，决不参与任何非法组织和活动。领导干部要自觉做好表率，敢抓敢管，坚决同一切违反政治纪律的行为作斗争。

二是要强化日常监督意识。有些单位不考察不去了解干部、不调整很少与干部谈话、不出大问题就不批评干部、不搞集中教育实践活动就忽视严格要求。一些出了问题的干部，在事后忏悔中说，如果组织上能及时批评教育提个醒，也不至于越陷越深。这其中既有自我开脱的成分，又确实反映出组织疏于管理、疏于监督的问题。禁微则易，救末者难。干部出了问题，及时批评教育，红红脸、出出汗、醒醒脑，甚至流流泪，防止小问题演化成大问题，是对干部最真切的关心和爱护。各级领导班子、人事部门、纪检部门要进一步强化日常监督意识。纪检部门与干部谈话，不是为难干部，是对干部的保护、爱护，更是对干部负责。

三是要拓宽日常监督渠道。要

通过谈心谈话加强日常监督。一次有质量、有的放矢的谈心，能让干部刻骨铭心。教育实践活动中，许多干部说，这次谈心一辈子难忘。我们要把这种做法坚持好、落实好、机制化、常态化。我们各部门、各单位的领导班子、人事部门要与干部主动谈、深入谈、有针对性地谈。对问题反映比较集中的班子，彼此有分歧有疙瘩的班子，对来信来访比较多、意见比较大的干部，要及时谈、重点谈。谈心需要鞭策激励，更要指出问题、批评教育、促其警醒。要结合教育实践活动整改加强日常监督。这次教育实践活动，领导班子和个人都查找了不少问题。干部日常监督的一个重要任务，就是督促各级班子、每个干部，把整改坚持下去、持续努力、久久为功。监督的渠道还有很多，比如，通过与基层群众座谈、改进干部考核方法、开展经济责任审计和组织民主评议等，这些都要认真做、经常做、坚持做，实现抓常抓细抓实。

四是要加大规章制度的执行力度。有了规矩才能成方圆，有了制度才能管长远。加强干部日常监督，就必须讲认真、敢负责，做到有了制度必须执行、执行制度必须严格、违反制度必须严查，绝不能缩水、放水，不能使制度成为"稻草人"。大家对中央和党组制订的各项制度，要及时认真传达学习了然于胸，单位领导班子特别是一把手要带头学习带头执行，并确保每位同志知晓了解制度规定。各单位还要结合工作实际，制订适合本单位实际情况的实施细则和具体规定，真正实现制度选人、制度用人、制度管人，把权力关进制度的笼子。

我还要重点强调一下会议纪要的问题。我们各级领导班子在研究"三重一大"问题时，一定要做好会议记录、写好会议纪要，并及时报送局党组、机关党委、机关纪委和局人事部门。会议纪要是我们评价、检查工作的重要依据。纪委就是从会议纪要看重大事项上会没有、怎么讨论的、怎么决定的、怎么要求的、谁来落实的。所以，会议纪要

是议事决策很重要的形式，我们要严格检查。下一步，一是请办公室就怎么写会议纪要组织一次专门培训，各单位的一把手和做会议记录写会议纪要的同志参加，学习怎么主持会议、怎么写记录、怎么写纪要。二是请办公室会同机关纪委抽查一下各单位"三重一大"事项的上会情况，检查各单位、各部门的会议记录。三是各单位、各部门要确定有一定思想认识和文字水平、了解情况、能记录会记录的同志做记录写纪要。四是会议记录人员要加强学习，不断提高记录写作能力。会议纪要看似小事，但却关系着我们的工作质量和工作效率，大家一定要从小看大，从细微之处提升我们的工作质量。

第二，坚决整治选人用人不正之风。邦之兴在于得人，邦之亡在于失人。完善和发展中国特色社会主义制度、推进国家治理体系和治理能力现代化，增强推动中医药事业持续健康发展的能力和水平，中心要素一个是制度，一个是能力，两者都取决于高素质干部队伍。对干部的选拔任用，我们应有总体把握：要充分肯定我们选人用人主流是好的，为改革开放和现代化建设提供了坚实支撑。要坚定中国特色选人用人制度自信。我们有党管干部的重要原则，有培养选拔好干部的正确方向和标准，有比较健全的体制和机制。在党的政治优势、组织优势中，选贤任能是一个重要优势。与此同时，中组部自去年下半年开始，针对选人用人中存在的一些突出问题，明确了下一步需要加强监督的重点领域。

一是整治违反干部任用条例标准程序问题。新修订的《干部任用条例》聚焦存在的问题，从指导思想、基本原则、标准条件、程序方法和纪律监督等方面，为选拔任用干部提供了根本制度保障，也为整治违规用人开出了药方。各单位要把监督《干部任用条例》的贯彻执行作为核心职责，严格任前审查，认真落实干部选拔任用有关事项报告制度；严格把好政治关、品行关、

廉政关，坚持把德放在首位，强化考察发现问题的功能；严格监督检查，及时发现和纠正违规用人问题；严格倒查问责，加大查处力度，把责任追究制度落到实处。通过这些措施，遏制违背用人原则、用人政策、用人标准的行为，真正使条例成为整治违规用人的有力武器。

二是整治领导干部违规兼职问题。党政领导干部在企业或社会团体兼职、任职又取酬，不仅在干部群众中造成不良影响，还给一些不正之风和腐败行为带来可乘之机。按照中央要求，中组部对领导干部在企业兼职任职专门出台了规范意见，对领导干部到社会组织兼职问题已在研究制订相应办法。按照中组部统一部署，我局于2013年10月组织了清理自查工作，清理结果是零报告。但随后，局党组、人事和纪检部门，先后接到举报，某些干部出现漏报现象。这既有这些同志重视不够、理解不深的问题，也有一些单位政策讲解不透、传达不到位的原因。同时，也反映出我们一些同志不关心不关注中央政策、敏感性不够，这些政策新闻里已经多次报道，平时稍加留意，都应该引起重视。近日，人事教育司按照中组部要求，在机关和直属单位范围内再次组织了清理工作，要求每位同志亲自填报确认，请大家一定要高度重视，认真如实填报。今后对漏报、瞒报的将从严追究责任，对新发现的违规兼职行为将严肃处理。

三是整治"裸官"问题。"裸官"是指配偶已移居国（境）外的国家工作人员，或没有配偶、子女均已移居国（境）外的国家工作人员。干部任用条例明确规定，"裸官"不得作为考察对象。今年2月，中组部专门出台"裸官"任职岗位管理办法，明确规定凡是在限入性岗位任职的"裸官"，要么让配偶子女回来，要么从重要岗位调出来。今年4月，我们按照这些要求组织了清理工作。目前来看，局机关和直属单位是零报告。与领导干部违规兼职问题一样，如有情况变化，

干部本人一定要及时向组织报告，这既是对自己负责、对组织负责，也是对家庭负责。

四是尽快组织启动干部人事档案专项审核工作。全国干部监督工作会上，赵乐际同志专门指出，在一些地方和单位，改学历、改履历、改年龄现象非常严重。中组部近期在部分地方和单位开展选人用人检查时，抽查的干部档案中有500多份不同程度存在问题，占到抽查总数的1/4以上，有25份档案造假。干部档案都是假的，诚信从何谈起；干部情况都不准确、不真实，选准用好干部从何谈起。针对这个问题，中组部印发了《关于进一步从严管理干部档案的通知》，并组织召开了全国干部人事档案专项审核工作会，将与2014～2016年组织开展全国干部人事档案专项审核工作，坚决整治档案工作中的不正之风，重点审核干部年龄、工龄、党龄、学历、经历和身份等重要信息，也就是"三龄两历一身份"的弄虚作假问题。人事教育司将于近期制订印发我局的干部人事档案专项审核工作方案。各单位要高度重视，指定专人尽快整理管理本单位的干部档案。前期已经通过检查验收的，要对照方案再次进行专项审核；尚未通过验收的，要抓紧启动申报验收，通过验收后尽快组织专项审核。同时，对组织干部选拔、交流、招录等工作时，要严把档案关。发现档案涂改、材料和信息涉嫌造假的，要立即查核，未核准前一律暂缓考察并停止任职、录用程序。凡经组织认定而干部本人又要求更改出生日期的，一律不再办理。

此外，每名干部都要高度重视领导干部个人有关事项报告工作，如实填报各项信息，这是纪律，决不能当作儿戏。对我们已经坚持多年的"一报告两评议"工作、干部离任检查和经济责任审计工作以及干部民主推荐治理拉票行为测评等好的做法，要一以贯之地坚持下去，坚决向选人用人不正之风说不，坚决破除各种潜规则，坚决堵住找门路托关系的通道。

第三，推动解决党内生活庸俗化随意化平淡化问题。党章规定，党在自己的政治生活中正确地开展批评和自我批评，在原则问题上进行思想斗争，坚持真理，修正错误。监督领导班子、领导干部严格落实党章要求，增强党内生活的政治性原则性战斗性，是干部监督的一个重要任务。我们党是有着严密组织的党，每个党员都必须参加组织生活、接受严格的教育管理，党内决不允许有特殊党员。要着力提高民主生活会质量，借鉴教育实践活动成功经验，督促党员领导干部参加指导下级民主生活会、参加双重组织生活，把批评和自我批评这个有力武器大胆使用、经常使用起来。要健全生活会的有关制度，坚持和完善"三会一课"、党性定期分析、民主评议等制度，使各种方式的党内生活都有实质性内容，都能有针对性地解决问题。要创新方式方法，根据新形势、新要求，探索务实管用的载体和平台，运用互联网渠道，增强组织生活的吸引力、影响力。

三、以好作风抓好干部监督工作，着力形成干部监督的工作合力

干部监督的目的就是正风肃纪，如果标准不高、要求不严、不敢担当，监督就会流于形式。加强干部监督，从严管理干部，关键在人、关键靠人，最重要的是抓好几个方面：

第一，强化领导班子责任，加强对一把手的监督。中央强调发挥党组织在选人用人中的领导和把关作用，强化党委（党组）、分管领导和组织部门在干部选拔任用中的权重。应该看到，权重和责任是放在一起的，权重加大了，责任也要加大，权力赋予了，监督也要跟进。对领导班子而言，最根本的是执行党的民主集中制，着力解决发扬民主不够、正确集中不够、开展批评不够、严肃纪律不够等问题。领导班子每位成员应该懂得民主集中制的规矩，要熟悉民主集中制的要求，掌握民主集中制的方法，自觉遵守这个最根本的组织制度和领导制度。要抓住议事规则这个核心环节，完

善和落实议事规则、决策程序，强化对领导干部特别是一把手行使权力的制约和监督，防止一把手存在独断专行、个人说了算等问题。"三重一大"事项要提请班子集体研究，班子不健全的要明确集体研究的范围。研究的事项、形成的决议要有记录、有纪要，会议纪要要按规定报送相关领导和纪检、人事部门备案。对应当请示的不请示、必须报告的不报告这些行为，除了要严肃批评教育，情节严重的还要严肃追究责任。同时，还要突出对"四个服从"情况的监督，促使领导班子、领导干部自觉维护中央和党组权威。

第二，强化人事部门自身建设，严格执行组织人事纪律。在工作机构方面，各单位要重视人事工作力量建设，设立专门部门或明确专人，选拔素质过硬、办事得力的干部从事干部人事工作。加强选人用人监督，人事部门首当其责、责无旁贷。一是人事部门的同志要做到"三严三实"，即"严以修身、严以用权、严以律己，谋事要实、创业要实、做人要实"，一定要做到敢于迎难而上，面对歪风邪气敢于坚决斗争。二是人事部门的负责同志要带头担责，对干部监督的重大问题要直接研究，对需要做工作的干部要直接约谈，对不正之风要带头抵制。三是人事干部要尽守职责，善于掌握干部真实情况，敢于指出干部存在的问题，坚决抵制违反组织人事纪律的行为。想落好、怕得罪人的干部，不能做人事干部。四是打铁还要自身硬，监督别人首先自己要当表率，做政治坚定的模范、公道正派的模范、精通业务的模范、改进作风的模范，从严要求、涵养正气。

第三，强化群众监督作用，不断增强干部人事工作透明度。主要抓好以下几项措施：一是要不断完善干部人事制度体系建设，抓好制度落实，通过制度固化好的做法好的经验，用制度管人、用制度管权，防止政策执行因人而异。二是建立信息通报制度，要通过召开座谈会、情况通报会、民主生活会，借助干部考核、干部谈心等渠道，通过情

况通报、网络等方式，适时向干部群众通报干部人事工作情况，使干部人事工作去神秘化，真正实现公开透明、阳光运作，主动接受干部群众监督。三是改进举报受理工作。对群众反映的选人用人问题，要认真调查核实，经查属实的要严肃处理，以实际行动取信于民。

第四，强化对干部个人的监督管理，形成干部监督管理的完整链条。应该说，选人用人监督与干部日常管理监督密不可分。把干部日常监督管理抓好了，督促干部懂规矩、守规矩，就能为加强选人用人监督、严明组织人事纪律打下坚实的基础。要强化干部教育培训，特别是要加强政治理论培训，深入做好十八届四中全会精神和习近平总书记系列重要讲话精神的学习贯彻落实。要完善干部信息管理系统，加强信息综合和分析研判，积极为选人用人提供依据，为从严管理监

督干部提供决策参考。纪检部门要履行好监督责任，坚决查处违纪违法问题。干部自身要慎独自律，强化依法行政意识，主动把加强道德修养和廉洁自律作为人生的重要必修课。自觉贯彻执行中央八项规定、我局三十条实施办法和各项廉政规定。要端正交友动机，净化朋友圈子，多交良师益友，见贤思齐，崇德向善，保持积极的人生态度和健康的生活情趣。

同志们，党的十八届四中全会做出了《关于全面推进依法治国若干重大问题的决定》，强调党的领导是中国特色社会主义最本质的特征，是社会主义法治最根本的保证；党的领导和社会主义法治是一致的，社会主义法治必须坚持党的领导，党的领导必须依靠社会主义法治；依法执政既要求党按照宪法法律来治国理政，也要求党依据党内的法规来管党治党。因此，必须对全体

党员干部提出比法律更加严格的要求，只有提出比公民更加严格的要求，才能更好地领导人民实现法治中国。广大党员干部不仅要模范遵守法律法规，更要模范执行党规党纪，严格要求自己。要做到这一点，一是要靠自律，二是要靠监督。可以说，今天这个会议既是干部监督工作会议，也是贯彻落实十八届四中全会精神的重要会议，希望大家认真学习领会、深入贯彻落实。

同志们，干部监督任务艰巨、责任重大。让我们要紧密团结在以习近平同志为总书记的党中央周围，担负起领导干部监督和干部选人用工作监督的重要使命，坚持原则、敢于担当，开拓进取、勤奋工作，营造良好的用人环境和干部从政环境，为推动中医药事业发展，实现两个一百年奋斗目标、实现中华民族伟大复兴中国梦做出新的贡献。

国家卫生计生委副主任、国家中医药管理局局长王国强在太湖世界文化论坛中医药文化发展高级别会议上的讲话

（2014 年 11 月 13 日）

太湖世界文化论坛中医药文化发展高级别会议今天在澳门隆重开幕，这是一次促进东西方文化交流，推动中医药文化走向世界的盛会。首先，请允许我代表国家卫生计生委、国家中医药管理局，向会议的顺利召开表示热烈的祝贺！向会议的主办方以及长期以来关心支持中医药事业发展的国际友人、各界人士及新闻媒体的朋友们表示衷心的感谢！

中医药是中国各族人民在几千年生产生活实践和与疾病做斗争中逐步形成并不断丰富发展的医学科学，是中华文明的杰出代表。正如习近平主席深刻指出的，中医药学凝聚着深邃的哲学智慧和中华民族几千年的健康养生理念及其实践经验，是中国古代科学的瑰宝，也是

打开中华文化宝库的钥匙。时至今日，仍然在经济社会发展，特别是在维护人类健康中发挥着重要作用。进入新世纪，在中国政府的正确领导下，在各有关部门的大力支持和各界人士的共同努力下，中医药事业迎来了难得的发展战略机遇：

（一）中央和地方政府的重视与支持是中医药事业发展的重要保障

近年来，中央政府对中医药工作做出了一系列重要部署，更加注重扶持和促进中医药事业发展。中国共产党第十八次全国代表大会强调要"坚持中西医并重""扶持中医药和民族医药事业发展"，十八届三中全会提出要"完善中医药事业发展政策和机制"。国务院专门颁布了《关于扶持和促进中医药事业发展的若干意见》，明确了推动中医药全面

发展的任务。国务院各相关部门大力支持中医药工作，出台了一系列符合中医药特点、有利于中医药特色优势发挥的政策措施。中央财政和地方各级财政对中医药的投入大幅度增加。各地方高度重视中医药对于促进经济社会发展、改善民生、弘扬中华文化的重要作用，绝大部分省份出台了加强中医药事业发展的决定或意见，制定实施了扶持政策。这些都为中医药事业发展创造了良好的环境。

（二）中医药的特色与优势是中医药事业发展的重要基础

随着经济社会的发展，人类生存环境的变化以及疾病谱的改变和老龄化社会的到来，健康观念和医学模式正在发生转变，医学目的也在作出调整，总的趋势是更加注重

预防、自我保健和生态环境改善，更加注重综合治疗和个体化治疗，从以疾病为中心向以病人为中心发展，从以治病为目的的对高科技的无限追求转向预防疾病与损伤，维持和提高健康。中医药注重社会环境、心理因素及生活方式对人体健康状况与疾病发生发展的影响，注重从人的整体功能状态来判断健康状况和疾病的发生、发展，注重实施个体化辨证论治，注重"以人为本"而选择人性化的治疗方式，注重以未病先防、已病防变、愈后防复发的"治未病"理念为核心，强调个人的养生保健，这些都与转变了的医学模式相吻合，与调整了的医学目的相一致，完全符合当今医学发展和人类对生命科学探索研究的方向，越来越显示出独特优势和旺盛生命力。

（三）深化医改的实施与参与是中医药事业发展的重要载体

当前，中国的深化医改正处于向纵深推进的关键阶段，任务十分艰巨。中医药临床疗效确切、预防保健作用独特、治疗方式灵活、费用比较低廉，对于实现医改保基本、强基层目标，建立健全覆盖城乡的基本医疗卫生制度，开辟一条供得起、重预防、可持续的中国特色医药卫生发展道路，都可以发挥独特作用。可以说，深化医改的实施，既为中医药发展带来了全新的机遇，也为用"中国式"的办法解决医改这个世界性难题提供了新的途径。中央在深化医改文件中强调要充分发挥中医药作用，国家卫生计生委和国家中医药局联合出台了在深化医药卫生体制改革工作中进一步发挥中医药作用的意见。在深化医改5项重点工作中，中医药积极参与，紧紧围绕医保、医药、医疗3个重点环节，努力发挥特色优势，中医药在为深化医改做贡献的同时也实现自身的更大发展。

（四）国际社会的关注与应用是中医药事业发展的重要条件

近年来，以中医药为代表的传统医学发展得到国际社会的大力倡导与推崇。2013年10月28日在澳门，世界卫生组织总干事陈冯富珍在《世界卫生组织传统医学战略（2014～2023）》颁布仪式上指出，慢性非传染性疾病已经取代急性传染性疾病成为发病和死亡的主要原因，高昂的现代新药价格加剧了目前医疗服务的难以获得和不可持续性，而传统医学贴近人们生活，容易获得，负担得起，因此"毫无疑问，传统医学会满足人们解决上述问题的需求"。2010年，世卫组织首次启动将以中医药为代表的传统医学纳入世界卫生组织"国际疾病分类"（ICD－11），意味着以中医药为代表的传统医学在融入国际医疗卫生体系方面实现了突破性进展。2014年第67届世界卫生大会通过了《传统医学决议》，敦促成员国根据本国的实际情况，调整、采纳和实施《世卫组织传统医学战略（2014～2023）》。截至目前，中国已同外国政府、地区组织签订了专门的中医药合作协议83个。特别是2013年9月和12月，习近平主席分别在比什凯克和北京人民大会堂见证了中国-吉尔吉斯斯坦、中国-乌克兰中医药领域合作谅解备忘录的签署。这些高层次政府间合作协议为中医药开展对外交流与合作提供了稳定的沟通机制和合作渠道，受到了国外民众的欢迎和认同，为中医药海外发展营造了良好的机遇与氛围。

太湖世界文化论坛以中医药文化发展为主题，旨在打造传统医学领域高水平国际平台，促进东西方文化、中西医科学之间交流与对话，借此机会，我提4点倡议：

第一，充分发挥中医药作为独特卫生资源的优势，将中医药纳入主流医学体系。几千年来，中医药作为抵御疾病、维护健康的主要手段，为中华民族的繁衍昌盛做出了不可磨灭的贡献。时至今日，中医药作为中国医学科学的特色和重要的医药卫生资源，与西医药优势互补，相互促进，共同维护和增进人民健康，已经成为中国特色医药卫生事业的重要特征和显著优势。随着中医药运用现代科技和信息技术以及多学科研究的深入，随着中医药在临床疾病防治实践的进一步拓展，中医药在参与SARS、甲流等新发、重大传染性疾病、慢性病防治以及养生、文化、保健、康复等方面的疗效和作用得到发挥并受到广泛关注，尤其是当今时代健康观念和医学模式正在发生深刻转变，医学目的也在作出重大调整，中医药的理念精髓和优势特色完全符合当今医学的发展方向。我们期待国际社会和更多国家以世界的眼光、创新的精神，积极探索符合各国特色的传统医学发展模式，将以中医药为代表的传统医学纳入各国主流医学体系，为各国民众提供高水平、多样化的医疗保健服务。中国政府愿同国际社会分享经验，通过信息交流、技术支持、项目合作等方式，促进中医药在世界范围内获得更大发展。

第二，充分发挥中医药作为潜力巨大的经济资源的优势，加快中医药健康服务发展。随着社会发展和人们生活水平的普遍提高，涵盖医疗卫生、养生保健、健身休闲等健康服务功能的健康产业，已经成为21世纪引导全球经济发展和社会进步的重要领域和朝阳产业。国际社会普遍认为，投资于健康不但可以促进疾病发病率和死亡率降低，也可以获得积极的经济效益。中医药涉及产业链长，吸纳就业人员多，拉动消费作用大，在促进就业、扩大内需方面有很大潜力，相关产品和服务贸易方面也具有广阔空间。希望我们在中医药健康服务技术创新、产品研发方面加强合作，培育新业态，为经济增长增添新的动力点，为推动经济结构调整和发展方式转变做出应有贡献。

第三，充分发挥中医药作为优秀文化资源的优势，推动中医药海外传播。中医药强调道法自然、天人合一，崇尚阴阳平衡、调和致中，提倡三因制宜、辨证论治，恪守以人为本、大医精诚，其博大精深的思想深刻体现了中华文化的独特创造、价值理念和鲜明特色，饱含着中华传统文化的精髓，已经成为国际社会学习了解中华优秀传统文化的重要载体。希望把弘扬中医药文化与中医药"走出去"结合起来，推动中医药海外传播，在国际文化交流中发挥更大的作用，也能为国际民众提供多样化的医疗服务，适应国际民众多层次的医疗需求，不断满足国内外民众日益增长的健康服务需要。

第四，充分发挥中医药作为重要生态资源的优势，促进生态文明建设。本届会议以"创新发展传统医学，迈向生态文明新时代"为主题，意义深远。众所周知，中医药源于自然，具有天地一体、天地人和的整体观，注重人与自然和谐相处，与尊重自然、顺应自然、保护自然的生态文明理念内在一致。在医药保健服务中，中医药主要使用天然药物，广泛运用针灸、推拿等非药物疗法，绿色环保节约。同时，科学发展中药材种植养殖，加强野生中药资源保护利用，也有利于促进生态维护和修复，维护生物的多样性。希望我们积极倡导中医药的这种理念，进一步加强中药资源的保护和利用，促进生态文明建设。

各位来宾、女士们、先生们，本届太湖世界文化论坛在澳门举办，具有十分重要的意义。澳门特区政府在新的发展时期确立了经济适度多元化的发展方向，并明确将包括中医药在内的四大领域确定为重点发展方向。以澳门为平台，推动中医药事业发展以及促进中医药文化海外传播，既可为澳门经济适度多元注入新动力，又能为进一步推动中医药海外发展做出贡献，我们高兴地看到在崔世安特首领导下，澳门中医药发展呈现良好发展态势和正在开创崭新局面。

各位来宾、女士们、先生们，今天太湖世界文化论坛的举办，再次使推动中医药文化国际交流站在新的起点上，我们完全有理由相信，在各位同仁的奋发努力和社会各界的关心支持下，中医药文化一定能够蓬勃发展，中医药事业一定能为维护全人类的健康作出新的更大的贡献！最后，预祝论坛圆满成功！

国家卫生计生委副主任、国家中医药管理局局长王国强在首届中医科学大会上的主旨报告

（2014年11月23日）

一、中医药发展战略面临的形势

首先，从国家发展的大环境看。党的十八大以来，以习近平同志为总书记的新一届中央领导集体对国家的长远发展做出了战略规划和一系列重要部署。党的十八大报告提出了"两个一百年"的奋斗目标，在中国共产党成立一百年时全面建成小康社会，在新中国成立一百年时建成富强民主文明和谐的社会主义现代化国家；做出了"三期并存"的战略判断，指出我国正处在全面建成小康社会的关键时期，处在转变发展方式和深化改革的攻坚时期，处在大有可为的战略机遇期；提出了经济、政治、文化、社会、生态文明建设"五位一体"的总体布局。特别是党的十八大提出了2020年全面建成小康社会的宏伟目标，要求在"病有所医"上持续取得新进展，实现"人人享有基本医疗卫生服务"。这就为中医药在国家经济社会发展全局中进一步准确定位、全面参与"五位一体"总体布局建设、提高显示度和贡献率提供了前所未有的机遇。

其次，从经济社会发展的大趋势看。随着我国城镇化、老龄化、工业化、全球化的快速发展，社会由生存型向发展型转变，居民生活方式迅速变化，都对医疗卫生和健康服务提出了新的要求。2013年，我国城镇化率达到53.73%，随着中小城镇快速发展，人口加速聚集。同时，到2013年，我国60岁及以上老年人口达2.03亿，占总人口的14.9%。老年人口的快速增加，对老年人生活照料、康复护理、医疗保健、精神文化等需求日益凸显。科技的创新以及与产业的结合，特别是云计算、物联网、移动互联网、大数据等新技术的快速发展，必将促进中医药的学术进步和能力提升，必将推动医疗卫生管理和服务模式的深刻变革。这就为中医药始终紧贴需求、适应需求、进一步发挥特色、彰显优势提供了前所未有的机遇。

再次，从卫生计生和中医药发展的实际看。卫生计生作为重大的民生工程，党中央、国务院和各级党委、政府都高度重视，社会各界广泛关注。深化医改启动实施以来，在保基本、强基层、建机制等方面取得了重大阶段性成效。随着医改逐步深化，卫生计生事业发展的内在动力将不断增强，有利条件将持续增多。近年来，中医药行业紧紧抓住各方面有利时机，在深化医改中加快发展中医药，初步形成了中医药医疗、保健、科研、教育、产业、文化、对外交流与合作全面协调发展的新格局，使中医药更加受到人民群众的欢迎，更加受到国际社会的认可和关注。特别是党的十八届三中全会明确指出，要"完善中医药事业发展政策和机制"，国务院出台的《关于促进健康服务业发展的若干意见》将全面发展中医药医疗保健服务作为8项主要任务之一。这就为中医药深化改革加快发展，在深化医改、维护健康、发展

健康产业中发挥更大作用提供了前所未有的机遇。

与此同时，也要清醒看到中医药发展面临严峻的挑战，在管理体制、政策机制、学术发展、特色发挥、人才培养、药材质量等方面，还存在一些深层次矛盾和问题。因此，要紧紧抓住机遇，积极应对挑战，从历史的方位、民族复兴的高度对中医药发展进行顶层设计、全面规划，进一步明确中医药在国家经济社会发展全局中的重要地位，提出发展中医药的战略方针、战略目标、战略任务、战略步骤以及战略措施，推动中医药为全面建成小康社会做出更大贡献。

二、中医药发展战略的思路、目标、任务

制订中医药发展战略规划，是国务院提出的任务要求。国家中医药管理局正组织开展研究，抓紧推进。我认为，制订中医药发展战略规划，要把握好以下几个方面。

（一）总体思路

一是要以科学发展观为指导，深入研判、科学把握中医药发展的机遇与挑战；

二是要从中医药全面整体协调发展的角度出发，将中医药发展融入经济社会发展全局、卫生改革发展大局中去谋划，推动建立中医药在中国特色社会主义建设"五位一体"总布局中发挥作用的机制；

三是要既立足当前，又要体现前瞻性和预见性，突出战略重点、明确行动计划及政策措施。

（二）基本原则

坚持统筹兼顾，推进中医药医疗、保健、科研、教育、产业、文化"六位一体"全面协调发展；

坚持转变发展方式，更加注重内涵质量，突出特色优势；

坚持事业发展和产业发展并举，相互协调，相互促进，共同发展；

坚持继承与创新的辩证统一，不断提高科技进步对中医药发展的支撑作用；

坚持以改革促发展，遵循中医药发展规律，强化体制机制建设；

坚持面向基层、面向群众，让人民群众享受中医药改革发展带来的实惠。

（三）战略目标

通过10～20年的振兴发展，建立起与经济社会发展相适应、有利于实现中医药医疗、保健、科研、教育、产业、文化"六位一体"全面协调发展的机制，形成多元化、多层次和功能齐全、覆盖面广的中医医疗预防保健服务体系、人才培养体系、继承创新体系、中医药资源保护体系以及文化传承和传播体系，推动中医药健康产业成为我国最具竞争力的战略性新兴产业之一，促进中医药在世界范围内得到进一步丰富和发展，中医药对我国经济和社会发展的贡献率进一步提高。

（四）重点任务

一是加强中医医疗服务体系建设，提高中医药服务的可及性和覆盖面；

二是大力发展中医预防保健服务，促进人民群众健康素质提高；

三是着力完善机制，充分发挥中医药特色优势；

四是积极推进继承与创新，推动中医药科技进步和疗效提高；

五是强化中医药人才培养，打造一支多学科、多领域、多层次的人才队伍；

六是加快中医药产业发展，大力发展中医药健康服务业，建设现代化、规模化、品牌化中医药工业和商业体系；

七是促进中医药文化繁荣发展，弘扬中华优秀传统文化；

八是推动中医药走向世界，促进中华文化传播和我国开放型经济水平提升。

三、制定发展战略须处理好4个关系

党的十八届三中全会提出，要更加注重改革的系统性、整体性、协调性。这"三个性"既是改革的方法论，也是加强整体谋划顶层设计的方法论。制定中医药发展战略，要处理好以下几个关系。

一是处理好改革和发展的关系。改革与发展互为依存，互为条件。发展是目的，是硬道理，改革是手段，是不竭动力。中医药发展的目标，就是要实现好、维护好、发展好人民群众的健康权益，就是要为"五位一体"总体布局做出应有贡献。在中医药发展战略中，就是要进一步明确中医药在国家发展大局中的地位和作用，推动继续落实好《国务院关于扶持和促进中医药事业发展的若干意见》（以下简称《若干意见》），并提出新的发展举措。中医药改革就是要解决不利于中医药发展的体制、机制弊端，扫清影响和制约中医药特色优势发挥的制度政策障碍，按照十八届三中全会的精神，着力推动"完善中医药事业发展的政策和机制"。

二是要处理好政府与市场的关系。十八届三中全会明确提出，要使市场在资源配置中起决定性作用和更好发挥政府作用。在中医药发展战略中，要坚持政府主导和市场机制相结合，切实落实政府在规划、制度建设、投入保障、监管等方面的责任，确保基本医疗卫生的公益性和人民群众的基本服务需求得到满足。同时，着眼于引导资源配置的方向，大力发挥市场机制的作用，引导市场主体的行为，充分调动社会力量的积极性和创造性，大力发展中医药健康服务业，满足人民群众的多层次、多元化服务需求。

三是要处理好继承与创新的关系。在现代医学和经济技术飞速发展的今天，中医药的创新发展显得尤为重要和紧迫。要切实继承和发扬中医药的科学内涵、学术本质和特色优势，同时积极利用现代科学技术，丰富和发展中医药的理论和实践。具体而言，就是要大力加强古典医籍文献、历代医家医案、传统制药技术经验等系统研究，深入总结中医药学发展历史上重大学术创新的规律。有计划地对民族、民间医药传统知识和技术进行系统挖掘整理研究。切实做好名老中医药专家学术思想、临证经验和技术专长的继承工作。以临床实践为核心，以重大、疑难、传染性疾病以及中医药具有优势的病种为突破口，充分利用现代科学技术成果，着力加强中医药基础理论、临床诊疗技术的深入研究和药物研制，努力提高临床疗效，丰富和发展中医药的理论与实践。

四是要处理好战略与《若干意见》的关系。《若干意见》是新中国成立以来颁布的第一个有关中医药发展的国务院文件，在中医药发展史上具有里程碑意义，为推动中医药事业发展起到了十分重要的作用。当前和今后一个时期，要继续落实好《若干意见》提出的各项任务要求。制订中医药发展战略，既要在认真总结贯彻落实《若干意见》经验基础上，进一步细化任务措施，深化行动计划，又要根据国家经济社会发展和中医药事业发展面临的新形势，坚持问题导向，提出中医药改革发展的新举措，解决中医药事业中存在的关键问题。战略既是对《若干意见》的继承和发展，又是对《若干意见》的创新和完善。

国家卫生计生委副主任、国家中医药管理局局长王国强在第三届国家中医药改革发展上海论坛开幕式上的讲话

（2014年12月22日）

昨天，我们召开了国家中医药管理局中医药改革发展专家咨询委员会第一次全体会议。今天，我们召开第三届国家中医药改革发展上海论坛。2012年，我们设立了国家中医药改革发展上海论坛，搭建了中医药改革理论与实践交流的平台。2012年、2013年分别以国家中医药综合改革试验区建设、中医药与健康服务业发展为主题进行研讨，成果丰硕，对于引领和推动中医药的改革与发展，发挥了很好的引领和促进作用。这届论坛，我们以"创新模式 改革发展"为主题，邀请中医药改革发展专家咨询委员会成员和各省、区、市中医药管理部门的同志一起，就面向未来的中医药服务模式创新和相关制度进行研讨，目的就是想充分发挥理论与实际相结合的作用，在服务模式创新这一行业发展战略性、前瞻性问题上进一步理清思路，加快探索和推进步伐。在这里，请允许我代表国家卫生计生委和国家中医药管理局，对各位专家和各地中医药管理部门同志们的到来表示热烈的欢迎，对上海市政府、市卫生计生委、中医药发展办公室、上海中医药大学以及浦东新区政府和相关部门对本次论坛的大力支持表示衷心的感谢！

众所周知，健康是人全面发展的基础，与每个公民息息相关，关系千家万户幸福，是重大民生问题。近年来，健康的内涵和外延不断扩展。从医学角度来看，健康不仅是没有疾病或不虚弱，而且是身体、精神的健康和社会幸福的完美状态。世界卫生组织1989年将健康定义为：健康不仅是没有疾病，而且还包括躯体健康、心理健康、社会适应和道德健康4个方面。从社会发展来看，健康是基本人权、构建和谐社会的保障、人类追求的重要目标，是社会进步的动力、民族精神的基础，是综合国力的体现。国民健康对于国家的意义不仅关系国民的生活质量，而且涉及国家发展和安全。从经济发展来看，健康是生产力，是经济发展的动力。世界卫生组织全球范围的研究结果表明，卫生领域的投入产出比为1：6。有资料显示，近几十年来，我国人力资本对经济发展的贡献率达到40%左右。提高人民健康水平，有利于优化人力资本结构，使经济发展逐步转向依靠科技进步和人力资本提高的轨道，有利于稳定居民对未来风险的预期，减少为抵御疾病风险的储蓄，拉动内需，促进消费。同时，健康产业具有涉及领域广、吸纳就业人数多、拉动消费作用大、扩大内需潜力大的特点，国际社会普遍认为，投资于健康不但可以促进疾病发病率和死亡率的降低，也可以获得经济的积极效益。

正因为健康对于经济社会发展极具重要作用，联合国开发计划署（UNDP）制定的人类发展指数（HDI）将健康作为人类发展的首要目标之一。2000年联合国千年发展首脑会议上通过的千年发展目标（MDGs），其中也有减少儿童死亡率、改善妇女健康、控制HIV/AIDS以及疟疾和其他疾病等3项与健康直接相关的指标。

党中央、国务院高度重视人民健康，制定实施了一系列重大政策措施，促进了人民健康水平显著提高。2009年以来，国家启动实施了深化医药卫生体制改革，在保基本、强基层、建机制等方面取得了重大阶段性成果。同时也要看到，深化医改的主要目标是建立适合基本国情、符合基本需要的健康服务制度，而与人民健康直接发生作用的服务模式，是决定服务效果和人民群众对健康服务满意度的关键因素，一直以来广受关注，需要我们在深化医改中加快探索，创新完善。12月13日下午，习近平总书记到江苏省镇江市乡镇卫生院视察基层卫生工作时明确指出，人民群众对医疗服务均等化愿望十分迫切。像城市的一些大医院，始终处于"战时状态"，人满为患，要切实解决好这个问题。这不仅对进一步深化医改，加快推进医疗卫生制度、机制创新提出了明确要求，也对服务模式创新提出了新的更高要求。我们要深

刻领会，深入贯彻落实。

一是从医学发展趋势看，经济社会的发展，人类生存环境的变化，以及疾病谱的改变和老龄化社会的到来，使得现有的疾病防治模式和手段已不能适应日益增长的社会需求。现代医学模式正由生物模式向生物、心理、社会和环境相结合模式转变，现代医学理念由治愈疾病向预防疾病和提高健康水平方向做出调整，这些变化都对现有的服务模式提出了挑战，要求做出相应转变。

二是从经济发展趋势看，随着经济发展进入新常态，社会由生存型向发展型转变，模仿型排浪式消费阶段基本结束，个性化、多样化消费渐成主流，同时，资源环境约束趋紧，要求倡导节约健康环保的生活方式，都将推动健康服务无论从内容还是模式向着满足多层次、多样化、天然绿色环保服务需求方向发展。

三是从社会发展趋势看，2013年，我国城镇化率达到了53.73%，人口聚集正进一步加速，新型城镇化对卫生资源配置和服务提供要求更高。特别是当前我国老龄化趋势更加明显，2013年底，我国60岁及以上老年人口达2.03亿，占总人口的14.9%，老年人口的快速增加，对生活照料、康复护理、医疗保健、精神文化等需求日益凸显，对健康服务链条延伸及相关支撑服务转变等要求更加迫切。

四是从科技发展趋势看，全球科技革命和产业变革正在兴起，科技创新以及与产业的结合，特别是云计算、物联网、移动互联网、大数据等新技术的快速发展和广泛运用，将推动医疗卫生管理和服务模式发生深刻变革。

可以说，经济社会发展的大趋势对健康服务模式创新提出了新课题，启动了倒计时。如不提前谋划、顺势而为，不仅将丧失发展机遇，还很可能陷于被动，落后于时代。对此我们要有足够清醒的认识。

中医药作为中国特色卫生计生事业的重要组成部分，多年来积极参与，主动融入，为维护人民健康、促进经济社会发展发挥了重要作用。中医药独具整体观、系统论和辨证论治思维，在预防保健方面具有突出优势，兼具"简、便、验、廉"的特点，无论从医学发展趋势、深化医改实际需要，还是从经济社会发展需求来看，中医药都可以在服务模式创新方面先行先试，加快探索，积累经验。

这次论坛以面向未来的中医药服务模式创新和相关制度安排为主题进行研讨，试图回答"服务模式为什么要创新""服务模式如何创新，方向是什么""服务模式创新需要什么支撑"等重要问题。我们也邀请了相关专家和实际工作者作专题发言，以进一步抛出问题、启发思路。衷心希望各位专家和同志们积极贡献智慧，共同将服务模式创新这一课题研究和实践探索推向深入。

最后，再次感谢各位专家和同志们的大力支持以及上海方面为会议付出的辛勤努力！

国家中医药管理局副局长于文明在第十届国际络病学大会暨中医药创新发展论坛上的主旨发言摘要

（2014年2月22日）

过去的一年里，中医药事业在深化医改、服务人民群众健康、服务经济社会发展方面取得了突出成绩，得到党中央和国务院的高度肯定。

中医药对外交流与合作工作作为中医药事业的重要组成部分，在过去一年取得了丰硕的成果。

一是国家领导人多次出席中医药对外交流与合作活动并做出重要指示。2013年8月20日，习近平主席在会见世界卫生组织总干事陈冯富珍时提出："促进中西医结合及中医药在海外发展，推动更多中国生产的医药产品进入国际市场。"2013年9月13日，习主席出席上合组织成员国元首理事会第十三次会议，在发表重要讲话时又向各国元首提出："传统医学是各方合作的新领域，中方愿意同各成员国合作建设中医医疗机构，充分利用传统医学资源为成员国人民健康服务。"2013年9月11日和12月5日，习主席分别在吉尔吉斯斯坦"比什凯克"和北京人民大会堂，出席并见证了中吉、中乌中医药领域合作谅解备忘录的签署。短期内如此密集地出席中医药对外交流合作活动并数次做出重要指示，体现了新一届党和国家领导人对中医药的重视和支持。

二是中医药配合我国对外大政方针"建立新型大国关系重大战略构想"实施。积极参与了中美、中英、中欧战略对话，积极参与了世贸经济和自由贸易区谈判，积极参与了建设"丝绸之路经济带"战略设想、行动规划，积极与俄罗斯、吉尔吉斯斯坦、哈萨克斯坦等上海合作组织成员国和周边国家开展中医药领域交流与合作，推动中医药沿"丝绸之路经济带"战略设想、行动规划走出去。

三是进一步贯彻落实国务院《关于促进健康服务业发展的若干意见》和商务部等十四部门《关于促进中医药服务贸易发展的若干意见》的精神。利用"京交会"平台，开展中医药专题活动，大力推动中医药服务贸易工作。与商务部共同启动中医药服务贸易试点示范建设工作，充分发挥市场机制的作用，为民众提供多元化健康服务模式。

四是不断深化与世界卫生组织的交流与合作。2013年年初与世卫组织签署《中医药领域项目协作协议》，积极推动世界卫生组织颁布《传统医学全球战略（2014～2023）》，与成员国分享经验，共同促进传统医学在全球的发展。

五是积极与国际标准化组织合作，利用国际标准化组织ISO/TC249平台，开展中医药国际交流与合作，推动中医药国际标准制定取得初步成绩。今年2月，国际标准化组织正式通过《一次性使用无菌针灸针》，成为国际标准化组织中医药技术委员会首个发布的中医药国际标准，实现了中医药国际标准零的突破。

这些成绩的取得，是医药卫生领域全体同仁共同努力的结果，表明了中医药在防治常见病、多发病、慢性病及新发、重大传染性疾病中的疗效和作用逐渐被世界各国医学界同行认可，表明了中医药融入国际医学体系的步伐正在逐渐加快，表明了中医药在国际社会的地位正在逐渐提升，中医药对外交流与合作的方方面面越来越成为国家间和世界范围内备受关注的热点领域。

回顾中医药发展历程，中医药从《内经》《伤寒杂病论》创建中医理论和临床辨证施治，到金元四大家各流派学说辨证理论体系的形成，再到明、清"卫气营血"理法方药理论体系的形成，都是中医药创新发展的过程，更是吸收所在时代科学技术、满足当时临床防治需求的过程。中医药学的发展历史就是一个不断传承、创新和发展的历史。历代先贤名医，围绕"防治疾病"这一核心问题，不断吸收先进思想文化和科学技术，不断改进和完善治疗手段，不断丰富和发展中医理论体系，使得中医药学不断丰富、完善、发展，生生不息。

吴以岭院士创建的"络病理论"，也是在传承中医药理论的基础上，结合当代临床防治需求，吸收当代科学技术而创新发展的学科理论体系，是新时期中医药的重要成果，是对中医药理论的重大继承创新。众所周知，"络病理论"源于《内经》，临床证治见于《伤寒杂病论》，内涵丰富于明、清医家。特别是清代医家叶天士应用温热病的卫气营血辨证，提出"久病入络""久痛入络"之说，为中医络病学说发展奠定了初步基础。吴以岭院士紧紧抓住这一理论基础作为创新源泉，经过30多年的研究探索，结合临床科研和实践，进一步明确了络脉的运行分布和生理功能，研究总结了"久病入络""久痛入络""久瘀入络"的络病发病特点，提出络病"易滞易瘀""易入难出""易积成形"的"三易"病机特点，并提出了络病辨证施治一系列完善的理法方药理论体系，丰富发展形成了络病学说，并运用于临床防治，为中医药学理论创新发展做出了突出贡献。

中华中医药学会更是抓住这一理论创新和临床突破契机，成立了专业委员会，并发起召开国际络病学术大会。从2005年起，至今已成功举办了10届国际大会，为广大医学同仁和海内外专家学者构建了很好的交流机会，搭建了很好的学术交流平台，这对中医药创新发展和国际交流起到了很好的推动作用。

借此机会，我就中医药创新发展提几点思考建议，供大家交流参考和批评指正。

一是中医药学的创新发展要紧紧围绕临床需求，需求是中医药创新发展的动力和牵引。中医药是我国独特的卫生资源、具有原创优势的科技资源、潜力巨大的经济资源，也是中华民族优秀的文化资源和重要的生态资源。中医药学首先是医药卫生资源，是解除病痛、保障健康的手段。所以，中医药的创新无论是理论，还是防治方法，还是临床方药，都应是为了解决临床防治需求，都是为了提高临床疗效。

二是中医药学的创新发展要保持特色优势、尊重自身规律，继承是中医药创新发展的源泉和基础。中医药历史文化源远流长，理论文献和医案书籍汗牛充栋、浩如烟海，理法方药和辨证施治理论自成体系、统一完整，临床经验和名医心得多有记载、内容丰富。名老中医强调的"读经典、跟名师、多临床"就是指的这个道理，这也是中医成才之道，因此这就要求中医药的创新发展要传承中医的特色优势，要尊重中医的自身规律。只有充分理解了中医的学术真谛，掌握了中医的思维规律，总结前人的临床经验，才有可能在理论上有所发展、有所创新，临床防治能力才能提高。

三是中医药学的创新发展要吸收当代先进科学技术，科技是中医药创新发展的引领和支撑。中医药是中华各族人民在长期的生产生活实践中与疾病作斗争的实践经验的总结，是随着时代的科技进步、文化发展、人们认识水平的提高而不断丰富发展的。从火的发明到汤液醪醴的产生，从石器时代到冶炼及炼丹技术的出现，从草药采集到丸、散、膏、丹新剂型的发展进步，从中医药理论认识到临床防治手段的丰富和提高，从张锡纯的《医学衷中参西录》到中西医结合的产生，从临床实践经验到理论创新成果的应用，这些都体现了中医药是在不断地吸收同时代科技成果过程中得到发展的。但是，在吸收当代科技成果这一过程中，一定要以我为主、为我所用。这也是国医大师们一直为什么关注"研究中医"与"中医研究"之争的原因，也是我们应该注意的问题。

四是中医药学的创新发展要紧紧依靠专家人才，人才是中医药创新发展的关键和根本。创新发展就要有创新思维、创新动力、创新源泉，就应有创新人才和团队。希望中医药在未来深化医药卫生体制改革中，不断创新发展，适应临床服务需求。同时也希望在医疗服务实践中不断出现像国医大师、院士和名医等优秀的领军人物，不断有创新，不断丰富发展中医药理论，完善中医药理法方药，提高中医药临床服务能力和水平。

国家中医药管理局副局长于文明
在第三届京交会中医药主题日启动仪式
暨中医药服务贸易投融资大会上的致辞

（2014 年 5 月 30 日）

今天，第三届京交会中医药主题日启动仪式暨中医药服务贸易投融资大会隆重开幕。首先，请允许我代表国家中医药管理局，向启动仪式和大会的顺利召开表示热烈的祝贺！向长期以来关心支持中医药事业发展的各位嘉宾、各位同仁和社会各界表示衷心的感谢！

中医药是中华民族优秀文化瑰宝，是中华各族人民在几千年生产生活实践和与疾病作斗争中逐步形成并不断丰富发展的医学科学，为中华民族繁衍昌盛做出了巨大贡献，现在仍然作为我国重要的卫生资源、科技资源、产业资源和生态资源，在经济社会发展和人民群众健康事业中发挥着不可替代的作用。中国《宪法》规定"发展现代医药和我国传统医药"，为中医药在中国发展提供了法律基础。近年来，中国政府高度重视中医药事业发展，出台了一系列扶持促进中医药事业发展的政策措施，从党的十八大报告到中共中央、国务院《关于深化医药卫生体制改革的意见》，从国务院《关于扶持和促进中医药事业发展的若干意见》，到卫生计生委和国家中医药管理局《关于在医药卫生体制改革工作中进一步发挥中医药作用的意见》等重要文件中，都明确了在基本医疗服务体系、医药卫生体制改革中充分发挥中医药作用的政策措施。特别是 2013 年国务院颁布《关于促进健康服务业发展的若干意见》，再次强调要发展中医药健康服务业，"鼓励和扶持优秀的中医药机构到境外开办中医医院、连锁门诊等，培育国际知名的中医药品牌和服务机构"。商务部和国家中医药管理局等十四部门共同出台了《关于促进中医药服务贸易发展的若干意见》，更是都明确了中医药不但是基本医疗服务的重要组成部分和主力军，同时也是非基本医疗服务的重要部分和新生动力，在当前深化医改、转变经济发展方式、促进经济结构调整等方面，中医药都发挥着重要作用。

近年来，随着多学科研究的深入和临床防治实践的进一步拓展，中医药在参与 SARS、甲流等新发、重大传染性疾病及慢性病防治等方面的疗效和作用被逐渐昭然揭示，中医药正在受到多学科及国际社会的关注。据统计，中医药已传播到世界上 171 个国家和地区，我国已经与 70 多个国家和地区签署了专门的中医药合作协议 83 个。特别是去年一年来，中国国家领导人数次出席中医药对外交流与合作活动并做出重要指示。8 月 20 日，习近平主席在会见世界卫生组织总干事陈冯富珍时提出："促进中西医结合及中医药在海外发展，推动更多中国生产的医药产品进入国际市场。" 9 月 13 日，习主席出席上合组织成员国元首理事会第十三次会议，在发表重要讲话时提出："传统医学是各方合作的新领域，中方愿意同各成员国合作建设中医医疗机构，充分利用传统医学资源为成员国人民健康服务。" 9 月 11 日和 12 月 5 日，习主席分别在比什凯克和北京人民大会堂见证了中国-吉尔吉斯斯坦、中国-乌克兰中医药领域合作谅解备忘录的签署。国家领导人短期内如此密集地出席中医药对外交流合作活动并数次做出重要批示，这是历史上不多见的时期，这充分说明中医药不但是历史传统的，更是当今现代的；中医药不但是中国的，更是为世界大众健康服务的。

京交会是目前全球最大涵盖服务贸易十二大领域的国家级、国际性、综合型交易平台。京交会中医药服务贸易版块从无到有、从小到大，已经发展成为京交会的特色和亮点。通过成功举办中医药服务贸易版块及"中医药主题日"活动，展示了中医药特色优势，拓展了中医药服务领域，创新了中医药服务模式，交流了中医药服务经验，倒逼了和先行先试了体制、机制及相关政策改革，激活了中医药参与医改、服务人民群众健康的动力与活力。同时，中医药服务贸易板块也已经成为京交会的一张独特名片。德国科隆副市长汉妮特·何柯在第一届京交会上接触到中医，就被中医药的理论和疗效折服，从此成为中医药的义务宣传大使。至今她已经连续三届率领德国团队来到中国参加京交会活动并体验感受中医药服务。这就是中医药为京交会所带来的神奇魅力。

今天，启动中医药主题日并召开中医药服务贸易投融资大会等系列活动，为中医药行业搭建了向世界展示及交流的合作平台，这将有利于促进行业内外的交流与合作，是很有意义的大事。借此机会，我就推动中医药服务贸易发展提 3 点希望和建议。

第一，进一步提高认识，充分认识中医药在深化医改、转变经济增长方式、促进国际交流与合作方面的重要意义。中医药作为我国特有的卫生资源、医学科技资源、产业资源和服务贸易资源，在当前深化医改、转变经济发展方式、促进国际交流与合作等方面具有重要作用。特别是政府通过搭建促进中医药服务业官、产、学、研、用机制平台，在双边和多边机制下、在中外自贸区谈判机制下，不断推动和促进中医药服务经贸合作，这必将对更多的中医药服务和产品进入国际市场产生积极影响，也将会为我国产业结构调整和经济转型做出积极的贡献。

第二，进一步解放思想，改革创新，创造多元化中医药服务模式，满足人们日益增长的多元医疗需求。随着国务院《关于促进健康服务业发展的若干意见》的颁布与实施，非基本医疗服务特别是中医药服务贸易将会成为深化医改、促进健康服务的一个重要支撑和活力要素。我们要将中医药服务贸易作为深化医改和基本医疗服务的有效补充，

不断引导社会资金投入到医疗卫生服务中，鼓励社会力量创建个性化的医疗服务模式，适应人们多层次、多样化的医疗需求，在深化医疗卫生体制改革的同时，不断满足国内外民众日益增长的健康服务需要。

第三，进一步提高服务能力和水平，拓展服务领域和服务内容，培育中医药服务国际知名机构和品牌产品，为世界民众医疗保健做出应有的贡献。刚才，商务部和国家中医药管理局共同发布了首批"中医药服务贸易先行先试重点区域建设名录"和"中医药服务贸易先行先试骨干企业（机构）建设名录"，这是两部门联手贯彻落实两个《若干意见》的有力举措，力图以此为抓手，创新体制、机制，开展先行先试，推动财税金融政策支持，培

育一批中医药服务国际知名机构和品牌产品，不断提高中医药服务能力和水平，丰富服务方式和业态形式，激发中医药发展潜能和活力，为更好地服务于世界民众健康贡献力量。

各位来宾，各位朋友，中医药不仅是基本医疗服务的重要组成部分和主力军，也是非基本医疗服务的重要组成部分和主力军，更是健康服务贸易的先行者和主力军。我相信，在各位同仁的努力和社会各界的关心支持下，中医药服务贸易一定能够又好又快发展，中医药一定能为维护全人类的健康做出新的更大的贡献！

最后，预祝中医药主题日启动仪式暨中医药服务贸易投融资大会圆满成功！

国家中医药管理局副局长、局深化改革领导小组副组长兼办公室主任马建中在国家中医药综合改革试验区建设工作经验交流会上的讲话

(2014 年 12 月 16 日)

今天我们在河北石家庄召开国家中医药综合改革试验区建设工作经验交流会，主要任务是认真贯彻落实刘延东副总理对国家中医药综合改革试验区建设的重要批示精神，总结试验区建设工作成效，交流经验，部署下一步工作，进一步将试验区建设引向深入，抓紧形成可复制、可推广的经验，为深化中医药改革提供借鉴。

上午，我们实地考察了河北省石家庄市国家中医药综合改革试验区建设情况。刚才，德忠同志传达了刘延东副总理重要批示精神。河北省石家庄市、甘肃省、重庆市垫江县、北京市东城区、上海市浦东新区先后交流了工作经验，提出了下一步工作考虑，讲得都很好，听了很受启发。在这里，我代表国家中医药管理局，对各个试验区为推进中医药综合改革所付出的辛勤劳

动表示衷心的感谢！

借此机会，我讲几点意见，供大家参考。

一、充分肯定试验区建设取得的成绩

自 2009 年 12 月开展试验区建设以来，我们针对不同主题批准设立了 5 个试验区。各试验区精心设计建设方案，紧紧围绕已确定的主题，不等不靠，先行先试，在中医药发展政策创新、中医药文化传承体系建设、中医药科技协同创新、中医药基层服务能力提升、中医药基层服务体系完善等方面取得了重要阶段性成果，为推进深化中医药改革积累了经验、探索了路子。

一是加强了领导保障。各试验区所在地人民政府把试验区建设纳入本地经济社会发展全局，成立专门的领导机构，统筹推进试验区建设。如河北省石家庄市成立了由市

长任组长、17 个市直部门主要领导为成员的领导小组。北京市东城区成立了由北京市中医管理局和东城区政府主要领导牵头、相关主管领导和部门组成的建设委员会，还聘请有关领导和专家组建了顾问组和专家指导组。上海市浦东新区在健全组织领导的基础上，持续加大对中医药事业发展的专项投入，"十二五"期间，区财政安排落实每年不少于 2000 万元的中医专项经费和 1500 万元中医公共卫生服务经费。重庆市垫江县制定了试验区建设规划，印发了任务分解和考评办法，使试验区建设有序推进。

二是探索了工作模式。各试验区立足本地特色和优势，围绕主攻方向，用创新的思维、改革的方法加快探索新的工作模式和路径。北京东城区探索了"一经、一书、一园、一操、一网、一班"的"六一"

中医药文化校园科普工程；河北省石家庄市大力提升中医药公共卫生服务能力建设，建立了三级"治未病"工作体系，全方位发挥中医预防保健优势和特色；甘肃省推行乡镇卫生院中医药服务"1/3 制度"，即中医就诊人数占总就诊人数的1/3以上，中药收入占药品总收入的1/3以上，中医药收入占总收入的1/3以上，发挥了约束激励作用。

三是创新了政策机制。各试验区在一些制约中医药事业发展的关键问题方面大胆探索，积累了经验，为完善中医药事业发展政策和机制、激发中医药发展活力潜力提供了借鉴。如在完善中医药发展政策方面，甘肃省先后出台《关于加快陇药产业发展的意见》《关于扶持和促进中医药事业发展的实施意见》等15个政策文件，初步形成了中医药发展政策体系和有效的落实机制；在创新用人机制方面，重庆市垫江县建立城乡中医药一体化的"县编乡用"制度，对县级医院新招录的医务人员，经3年规范化培训后，下派乡镇卫生院服务3年，促进基层中医药工作；在建立发挥中医药特色优势的机制方面，上海市浦东新区将卫生室中医药服务纳入补偿，补偿额度为非药物服务项目收入总金额10%～15%，在公立医院实行倾斜中医的补偿政策，一个西医工作量补偿9元，中医则为15元。

四是带动了事业发展。各试验区建设工作的有力有序开展，不仅在某些领域实现了突破，形成了优势，也带动了面上工作的开展，为中医药改革发展营造了良好氛围，示范带动效应逐步显现。如北京市东城区在中医药健康文化节、地坛中医药养生文化主题园、中医药杏林实验班、"京城名医馆"医学文化和医疗服务以及国子监大讲堂等多个中医药文化品牌催动下，中医药医疗、产业都得到了长足发展；重庆市垫江县建成了标准化的中医馆和国药堂，推动了25个乡镇卫生院中医药科室建设，建成了中医药特色乡镇卫生院5个和中医药特色村卫生室20个，构建了比较完善的基层中医药服务网络；甘肃省在全面实施扶持和促进中医药事业发展政策中，加快推进中医药健康养生旅游、中药产业和中医药对外交流，充分挖掘中医药在经济、文化、生态等方面的资源优势，推动了中医药健康产业发展；河北省石家庄市投入2710万元，在全市52个社区卫生服务中心、126所乡镇卫生院建设了"国医堂"、113所社区卫生服务站建设了"国医馆"，提升了基层中医药服务能力。

二、进一步提高对开展试验区建设的认识

开展试验区建设，是中医药系统的一项创新性工程，在全面建成小康社会、全面深化改革、全面推进依法治国的新形势下，具有重要意义。

第一，开展试验区建设，是贯彻落实中央决策部署，先行先试推动体制、机制创新的重要体现。当前，我国正面临经济社会双重转型的挑战。与以往相比，问题复杂，矛盾交织，改革的深刻性、复杂性、艰巨性前所未有，治理难度前所未有。无论是破解难题、化解矛盾、凝聚共识，还是激发动力、促进和谐、推动发展，都需要进一步深化改革，下大力气解决体制、机制弊端。习近平总书记在中央政治局第十一次集体学习时强调，要鼓励地方、基层、群众大胆探索、先行先试，勇于推进理论和实践创新，不断深化对改革规律的认识。本月初，习近平总书记在主持召开中央全面深化改革领导小组第七次会议时强调，进行改革试点，对全面深化改革具有重要意义。要鼓励地方、基层、群众解放思想、积极探索，鼓励不同区域进行差别化试点，善于从群众关注的焦点、百姓生活的难点中寻找改革切入点，推动顶层设计和基层探索良性互动、有机结合。近年来，国家设立了多个综合配套改革试验区，从各领域推进先行先试改革试点，以形成相互配套的管理体制和运行机制。在中医药领域，通过综合改革试验区建设，在影响和制约中医药发展的体制、机制方面实现改革试点突破，有利于为面上加快转变发展方式和建立科学发展的体制、机制提供借鉴和示范。

第二，开展试验区建设，是推动中医药事业全面深化改革的重要举措。近年来，中央高度重视中医药工作，出台了一系列扶持促进中医药事业发展的政策措施，中医药工作取得了显著成绩。随着国内外环境和事业发展发生深刻变化，一些制度、机制已经影响和制约了中医药事业发展，总体来看，有利于中医药特色优势发挥的政策体系还不完善，中医药统筹规划协调发展机制还不健全，符合中医药特点规律和发展要求的法律制度体系还未形成。党的十八届三中全会明确指出，要完善中医药事业发展政策和机制，为中医药全面深化改革提出了要求，指明了方向。把中医药作为"五种资源"的潜力充分发掘出来，进一步提高中医药对我国经济社会发展的贡献率，必须依靠深化改革。采取不同区域进行综合改革试点，为深化改革提供示范借鉴的方式既积极又稳妥，有利于实现全局和局部相配套、渐进和突破相衔接、整体推进和重点突破相统一。

第三，开展试验区建设，是促进地方经济社会发展的重要内容。近年来，一些地方在转变经济发展方式、改善民生中注重挖掘中医药潜力、发挥中医药优势，取得了很好的效果。比如，根据中医药涉及产业链条长、吸纳从业人员多、拉动消费作用大的特点，做强做大中医药产业，成为当地的支柱产业之一；根据中医药"简、便、验、廉"的特点，发挥中医药在深化医改中的独特作用，放大了医改惠民效果，等等。开展试验区建设，进一步创新发展中医药的政策和机制，有利于更好地发挥中医药在促进经济社会发展中的作用，为稳增长、促改革、调结构、惠民生探索一条新路。

三、聚焦主题，持续发力，将试验区建设引向深入

总的来看，各试验区建设推进顺利，呈现出好的发展势头。同时，也要清醒看到，与经济社会发展对

中医药的要求相比，与人民群众对中医药的需求相比，各试验区建设顶层设计有待进一步完善，推进路径有待进一步明晰，目标主题有待进一步凝练，推进力度有待于进一步加大。特别是各试验区可复制、可推广的成果还不多，许多体制、机制性障碍还没有从根本上破解。我们要进一步增强责任感、使命感和紧迫感，以更大的决心和更多的办法推进试验区建设。

一要准确把握试验区建设总体要求。试验区建设是推进深化中医药改革的重要抓手，肩负着在新时期完善中医药事业发展政策和机制，为全面深化中医药改革探索新途径、积累新经验的重要使命。当前和今后一个时期，试验区建设要认真贯彻落实刘延东副总理重要批示和《国家中医药管理局关于进一步推进国家中医药综合改革试验区工作的指导意见》（以下简称《意见》），以完善中医药事业发展政策和机制、进一步激发中医药发展活力潜力为目标，立足解决影响和制约中医药发展的重大问题、难点问题和关键问题，力争在中医药服务的管理、中医药服务提供与利用的激励、中医药事业发展的筹资、中医药产业发展的促进等政策方面有所突破，在中医药工作组织领导、规划统筹、沟通协调等机制方面有所创新，形成可复制、可推广的成果，为全面推进中医药深化改革提供示范借鉴。

二要切实加强试验区建设顶层设计。随着经济社会和中医药事业的快速发展，中医药面临的形势、任务和要求都在不断变化，使得我们必须要用发展的眼光、改革的思路来重新审视各试验区的建设方案。要深入落实延东副总理重要批示精神，坚持目标导向和问题导向，聚焦主题，在全面调查研究、深入总结评估的基础上，进一步完善原有建设方案。要制订年度建设计划，明确年度主攻方向，不面面俱到，排出工作时间表，画好路线图。在试验内容上，要突出重点，着力在关键问题上取得突破；在实施主体上，要明确部门分工，落实相关责

任；在工作措施上，要注重可操作、可总结，切实可行；在工作安排上，要做到目标明确、任务明确、时限明确和保障明确。各试验区新修订的建设方案和年度建设计划由局各联系部门会同省级中医药管理部门共同审定。近期局改革办提出了一个建设主题建议目录，可供各试验区参考。我局的一些深化改革重点任务也可以让各试验区先行先试。

三要全力推进试验区建设先行先试。试验区建设既不会吹糠见米、立竿见影，也无现成经验可循，要把改革创新、先行先试作为试验区建设工作的根本动力。要本着立足实际、突出特色的原则，围绕破解制约中医药事业发展的难题，选准选好先行先试的突破口和着力点，大胆闯、大胆试，既为改革攻坚提供新鲜经验和实践标杆，也要允许失败。要加强学习交流，积极借鉴其他地区成功的经验和做法，为我所用。要充分发挥专家智库的作用，我局今年成立了中医药改革发展专家咨询委员会，各试验区可以充分利用专家智库为试验区建设提供咨询和指导，通过深入研究和实地考察，指导我们试什么、怎么试，特别是如何结合各试验区实际科学设计试点方案，提出可量化、可评估、可认同的评估指标，总结出可复制、可操作的经验，推动试点工作不断深入。

四要加快试验区建设经验总结推广。作试点、作示范，是试验区建设的重要任务；经验可复制、可推广，是衡量试验区建设工作的重要标准。要认真落实刘延东副总理关于抓紧形成可复制、可推广的经验的重要指示，加强对试验区建设的经验总结和成果推广。一方面，各试验区要自己加强总结，既总结经验，也总结不足，提供正反两方面的经验；另一方面，局各联系部门和所在省级中医药管理部门要针对试验区实际，加强日常监测，及时发现试验区首创的新做法、新经验。实践证明行之有效的经验，要在省级范围内推广，并不断完善，努力上升为全国性的政策和制度，把各试验区的改革成果变成中医药系统能够看得见、摸得着、感受到

的发展成果。

五是稳步推进试验区建设布点布局。我们将立足中医药事业发展的地域因素、发展差异，兼顾东、中、西部地区，分片分级统筹布局，适当扩大规模，产生更多可推广、可复制的经验。局改革办要按照《意见》明确的推荐遴选机制，由有意愿的省级中医药管理部门推荐中医药工作基础好、改革创新意识强的地区，和相关司办进行评估确认批复后开展试验区建设工作。局各相关部门也可针对特定主题，主动选育改革典型，待条件成熟后，按程序批复认定为试验区。

四、加强领导，完善机制，为试验区建设提供坚强保障

一是领导要更加到位。试验区所在地人民政府要全面负责试验区建设工作，加强领导，明确试验区工作具体负责部门，定期研究试验区工作，协调解决试验区工作中的困难和问题。要根据国家中医药管理局总体部署，建立由主管部门牵头、有关业务部门参加的联席会议制度，强化措施，完善机制，提供必要保障，形成共同推进试验区建设的合力。

二是指导要更加有力。试验区建设既需要各试验区激发内生动力，也需要局联系部门和省级中医药管理部门加强督促指导。局联系部门与所在省级中医药管理部门要指导各试验区进一步把思想和行动统一到我局的部署和要求上来，把握好深化中医药改革的总体思路，聚焦到影响制约中医药发展的重大问题上，制订完善好建设方案，细化每年的工作方案，抓好方案实施的督促检查，定期深入到试验区进行调研，指导试验区做好经验总结和推广。

三是机制要更加健全。要建立联系沟通机制，加强与试验区所在地人民政府的对接，明确分管领导和联络员，保持经常性沟通协调，使试验区建设始终作为试验区所在地人民政府的重要工作。要完善信息报送机制，试验区原则上每半年向联系部门和省级中医药管理部门提供书面报告，及时、全面、准确

反映工作进展情况，重点报告试验区工作的新举措、新成果，试验区工作中涉及的重大政策调整或出现的重大问题应随时报告。要建立考核评估机制，科学合理评价试验区建设工作进展，并建立试验区准入退出机制。国家中医药管理局将根据工作需要对试验区和试验内容进行动态调整。

同志们，国家中医药综合改革试验区建设任务艰巨，使命光荣。各地要以这次经验交流会为契机，进一步统一思想、提高认识，扎实工作、开拓创新，全力推动试验区建设工作深入发展，努力在新的历史起点上开创深化中医药改革新局面，为加快推动中医药事业发展做出新的更大的贡献！

国家中医药管理局副局长王志勇在"973"计划中医理论专题2013年度交流会上的讲话

（2014 年 3 月 21 日）

今天是"973"计划设立中医专题以来举办的第五次学术交流会，在科技部基础研究司和我局科技司的共同努力下，"973"计划中医理论专题年度交流会已经成为中医理论基础研究重要进展、成果和经验交流的高峰论坛，成为行业内外高水平专家团队共同参与的多学科协作平台。

我们欣喜地看到，行业内外共同关注、支持和参与中医理论基础研究，积极探索解决制约中医药发展关键科学问题的良好局面，已初步形成。这和中医理论专题的组织实施以及各方的共同努力是分不开的，"973"计划中医理论专题已成为中医药创新发展的重要支撑。在此，我代表国家中医药管理局，向长期以来关心、支持中医药事业发展的科技部，向一直以来指导、把握中医理论专题方向和重点的"973"计划专家顾问组、中医理论专题专家组，向为中医理论基础研究做出突出贡献的各位科学家、研究团队，表示衷心的感谢！

当前，中医药事业正处于难得的新的战略发展阶段。中国特色社会主义"五位一体"总布局为中医药事业发展带来了历史性机遇。党的十八大报告，提出要实施创新驱动发展战略，要完善知识创新体系，强化基础研究、前沿技术研究、社会公用技术研究，提高科学研究水平和成果转化的能力，抢占科技发展的战略制高点。2013 年 10 月 14日，国务院发布了《关于促进健康服务业发展的若干意见》，将"全面发展中医药医疗保健服务"作为主要任务之一。2014 年 1 月 16 日，国务院副总理刘延东在全国中医药工作会议做了重要批示，指出中医药作为我国独特的卫生资源、潜力巨大的经济资源、具有原创优势的科技资源、优秀的文化资源和重要的生态资源，在经济社会发展的全局中有着重要的意义。2014 年 3 月 5日，李克强总理在政府工作报告提出："为了人民的身心健康和家庭幸福，我们一定要坚定不移推进医改，用中国式办法解决好这个世界性难题"。应该看到，中医药已全面参与我国深化医改的全过程，在我国基本医疗卫生建设中发挥了越来越重要的作用，中国式办法离不开中医药。这一系列重要指示，充分表明了党和国家对中医药事业的高度重视和大力支持。近期我局也正积极推动将中医药发展列为国家战略，争取编制实施国家中医药中长期发展专项规划，进一步推进中医药事业可持续发展。

中医理论是中医药学的核心，是中医药学术和事业可持续发展的基础和保障，是中医药养生保健、防病治病的指导思想和实践指南。坚持中医理论的创新和发展，是中医药学得以延续和发展的根本保证。

科技部和"973"计划专家顾问组将中医药视作我国最具原创优势的科技资源予以高度重视，从 2005年开始在"973"计划中设立了中医理论基础研究专题，针对中医理论研究存在的关键问题，开展持续的、系统的研究。专题的实施对促进中医药事业可持续发展具有重要意义。事实证明，近年来已经对中医药学的发展产生了巨大推动作用，突出体现在以下几个方面：

一是有力推动了中医药理论的创新和发展。"973"计划中医理论专题的实施，使我们能够有条件、有机会在当今科技发展背景、现代医学发展基础和文化发展环境下，对中医理论体系进行系统整理研究和创新发展。如"中医基础理论整理与创新研究""络病学说与针灸理论基础研究"等项目，以中医药理论为指导，以中医药防病治病实践为基础，遵循中医药原创思维，通过对实践中新现象、新问题的解释和解决，深化了中医学对人与自然及社会关系、健康与疾病动态演变规律、维护健康与防治疾病规律的认识，丰富和发展了中医药学的理论体系。

二是有力推动了对中医药科学内涵的系统阐释。"973"计划中医理论专题针对中医药领域一系列具有原创优势和突破潜力的关键理论问题进行系统研究，如脏象理论、经穴特异性、针麻镇痛、方剂配伍规律等。项目吸引行业内外科学家，在充分运用中医药学的历史积累和实践经验，积极利用现代系统科学、复杂科学的思想方法和技术手段的基础上，对中医药学的本质特征、核心理论进行现代阐述与诠释，使之富于时代特征，有利于进一步揭示中医药的科学价值和科学内涵。

三是有力推动了中医药技术的创新发展。"973"计划通过对"基于中医特色疗法的理论基础研究""灸法作用的基本原理与应用规律研究""确有疗效的有毒中药科学应用关键问题的基础研究"等一批项目的部署，以中医药理论为指导，积极利用现代科学技术方法，促进了中医药预防保健、疾病诊疗技术的创新，促进了中医诊疗仪器设备研制和"有毒"中药的安全使用，促进了中药材生产、中药工业关键技术的开发。

四是有力推动了适合中医药学术发展规律的方法学的建立。"中医辨证论治疗效评价方法基础理论研究"等项目的实施，根据中医药的整体观念、辨证论治、复方用药等认识论和方法论特色，集成生物医学、信息科学、系统科学、复杂科学等若干研究方法，为建立与中医药理论和临床诊疗特色相适应的方法学体系，丰富和发展生命科学的认识论和方法论做出了积极探索。

五是有力推动了多学科基础研究团队建设和人才培养。通过这些年的实践，我们积累了丰富的组织和实施重大项目的经验，培养了一批有较高学术水平和科研能力的中青年领军人才。"973"计划中医理论专题实施9年来，共设立32个项目190个课题，85个单位的3212位研究人员参与研究。仅就14个结题项目来看，已经发表学术论文3440篇（其中SCI论文812篇），申请专利190项（其中授权127项），编写学术专著137部，获得国家科技进步二等奖12项。通过"973"计划中医理论专题的实施，已经构建起了多学科领域联合攻关的基础研究平台，为中医理论发展奠定了坚实的基础。

当然，在看到这些成绩的同时，我们也要清醒地认识到，中医理论基础研究还面临艰巨的挑战。一方面，中医理论基础研究的难度很大，

中医以整体、动态和辨证的思维方式认识生命与疾病的复杂现象，中医药理论用古代哲学的概念所表达的科学内涵，还难以被现代社会普遍理解和接受，现代科学研究的基础还很薄弱。如何在坚持中医自身特点和规律的同时，进一步揭示中医药理论自身科学内涵，需要长期的沉淀积累和不断的探索总结。另一方面，专题设立以前，在中医理论基础研究方面重视不够、投入不足，研究涉及的面比较窄，深度也不够，一些关键性基础性研究相对滞后，中医理论自身发展的方法学有待建立，协同创新的机制有待突破。我们要高度重视这些问题，继续为科学家们提供宽松的环境和稳定的支持，培育一批领军人物和核心研究团队。特别是对一些有好的苗头的中医理论基础研究项目和成果，要继续加大扶持力度。开展中医理论基础研究，既要增强责任感、使命感、紧迫感，又不可急功近利、急于求成，更不要畏难而退、半途而废。

借此机会，我对"973"计划中医理论专题的下一步工作提几点希望。

一是要瞄准国家重大战略需求，加强顶层设计。"择需、择重、择优"是"973"计划的基本原则。中医理论专题也要以国家目标、行业发展需求为导向，有意识地整合资源，搞好顶层设计、选准突破口和主攻方向，集中力量，联合攻关，争取在影响和制约中医药发展的基础性、理论性问题上取得重大突破，着力解决一批制约中医药创新发展的重大理论问题和关键科学问题。

二是要遵循中医药创新发展的基本原则。即坚持中医药学的原创思维，坚持继承与创新的辩证统一，坚持以临床实践和疗效为创新基础，坚持开放利用现代科技。要在尊重中医理论特点和规律的基础上，探索完善中医理论基础研究的新方法、新技术和新模式，凸显中医的特色与优势。要理论联系实践，加强中医理论对中医临床的指导，从临床中来，到临床中去。要注意吸纳相

关学科的最新研究成果为我所用。

三是要不断提高中医理论专题组织管理水平。经过几年的探索，对专题的管理逐渐规范，已经形成了科技部统一领导、我局加强管理、专家顾问组咨询决策、专题专家组业务主导和专题办公室日常服务的工作机制。在具体组织实施中，突出了联席会议机制的作用，突出了行业主管部门的引导，突出了对项目、多学科人才和基地的统筹。专题办公室认真落实战略需求、支持方向、组织立项、启动实施和组织评估等工作，扎实地推进了专题的整体实施。要认真总结专题组织管理经验，进一步提升专题组织管理能力和水平，提高专题实施效率。

四是要继续发挥专题专家组对中医理论专题实施的指导作用。专题专家组由科技部聘任，主要负责宏观指导和学术咨询。前两届专题专家组在专题宏观方向把握、项目组织实施、学术咨询指导等方面做了大量卓有成效的工作。2013年6月，科技部又成立了由15位专家组成的第三届中医理论专题专家组，李振吉教授任组长，陈凯先院士、刘保延教授任副组长。应该说，"973"中医理论专题设立以来，所取得的丰硕成果和产生的重大影响，中医专题专家组功不可没，做出了重要贡献。下一步我们要继续发挥好专题专家组的作用，做好战略规划和顶层设计，督查项目的执行情况，指导和帮助项目首席科学家做好项目总结和成果提炼工作，保障专题顺利实施。

五是要做好成果梳理和转化应用工作。要及时发现和总结项目研究过程中取得的有价值成果和研究苗头，站在全行业高度，筛选学术和科研的亮点，必要时进行重新组合，加强不同学科和优势团队的协作交流，发挥举国体制的优势，争取更大的突破，产出更多更好的成果。同时要高度重视成果宣传和转化，使"973"的项目能够更好地转化为老百姓看得见、摸得着、感受到的实实在在的中医药服务。

六是要进一步改革创新，扩大

专题研究和经费投入的开放体系。首先是研究队伍的开放，要通过加强宣传、公开招标、客观评审等多种形式，吸纳不同学科高水平的专家承担项目或课题；其次是咨询指导专家的开放，欢迎更多的不同学科的专家提出项目建议、共同开展战略规划研究以及参与对具体项目的咨询指导；第三是经费投入的开放，希望有更多的省、市、地方科技部门、企事业单位和社会团体，为专题研究项目提供必要的配套经费和人力物力支持。

最后，再次感谢科技部多年来对中医药事业的大力支持，感谢"973"计划专家顾问组的无私帮助，感谢专题专家组和各位首席科学家及广大的研究人员的敬业与奉献！国家中医药管理局将一如既往地配合、支持科技部和"973"专家顾问组的工作，关心、关注和支持专题专家组和"973"项目课题专家们的工作，努力为大家创造良好的外部环境和有利条件。让我们共同努力，不断深化中医理论基础研究，为开创中医药事业发展新局面、为提高人民的健康水平、为全面建成小康社会做出我们应有的贡献。

正确认识　创新模式　精心实施
走出一条培养中药特色技术传承人才的崭新大道

——国家中医药管理局副局长王志勇
在全国中药特色技术传承人才培训项目启动会上的讲话

（2014 年 11 月 18 日）

全国中药特色技术传承人才培训项目今天在广州正式启动了。我谨代表国家中医药管理局向首批入选学员表示热烈的祝贺！向长期以来关心支持中医药人才队伍建设和中医药事业发展的各位领导、专家致以崇高的敬意！向为本次会议成功举办付出辛勤劳动的广东省中医药局、广州中医药大学、广东省中医院各位领导和同志们表示衷心的感谢！

"全国中药特色技术传承人才培训项目"启动大会是在深入贯彻落实党的十八届四中全会精神、全面推进中医药事业科学发展的新形势下召开的，在中药人才培养领域具有承前启后、继往开来的标志性意义。

这次启动大会有 3 项主要任务：一是认真学习党的十八届三中、四中全会精神，深入贯彻落实《国务院关于扶持和促进中医药事业发展的若干意见》《医药卫生中长期人才发展规划（2011 ~ 2020 年）》和《中医药事业发展"十二五"规划》，全面推进中医药传承与创新人才工程；二是全面启动全国中药特色技术传承人才培训项目，开展高层次中药特色技术传承人才培养；三是通过项目实施，努力促进中医中药协调发展。

为此，我谈 4 点意见，供大家参考。

一、正确认识中医药事业改革与发展面临的形势

当前，中医药事业发展正面临着前所未有的良好发展机遇，一是党中央、国务院对中医药工作的重视前所未有，把扶持中医药和民族医药事业发展写入党的十七大、十八大报告，成为党的中心工作任务，十八届三中全会提出要"完善中医药事业发展政策和机制"，四中全会通过的《中共中央关于全面推进依法治国若干重大问题的决定》必将大大加快中医药法的立法进程，推动中医药法制体系建设。《国务院关于扶持和促进中医药事业发展的若干意见》成为我们发展中医药事业的纲领性文件；二是各级党委政府对中医药的支持力度、关注力度、推动力度前所未有，各地中医药事业蓬勃发展；三是广大人民群众对中医药服务的需求与日俱增，为中医药事业发展带来前所未有的发展机遇；四是现代医学模式的转变和中医药更广泛地走向世界，给中医药发展开辟了更加广阔的舞台；五是深化医药卫生体制改革、走出一条有中国特色的医改之路，为中医药的发展提供了新的机遇，中医药显示出独特的作用。特别是党的十八大提出了全面落实经济建设、政治建设、文化建设、社会建设、生态文明建设"五位一体"的总体布局和实现"人人享有基本医疗卫生服务"的小康社会奋斗目标，十八大之后，党中央又提出了实现中华民族伟大复兴的中国梦，明确了中国特色社会主义建设的战略布局和奋斗目标。国务院颁布的《关于促进健康服务业发展的若干意见》，为中医药充分发挥特色优势，服务百姓健康和经济社会发展，提供了前所未有的广阔空间。

对此，我们既要看到，"五位一体"的总布局为中医药事业发展创造了更多有利的机会、条件和环境，又要看到，新形势、新要求给中医药事业发展带来的新任务和新挑战；既要认识到，中医药应该也能够为

全面建成小康社会、实现中国梦发挥重要作用，做出更大贡献。同时，我们更要充分认识到，必须始终以改革创新的精神，着力解决好影响和制约中医药事业科学发展的关键矛盾和体制、机制问题，特别是要建立一支能够为中医药事业发展提供重要支撑的高素质的人才队伍。

二、以传承创新为抓手，深入推进中医药传承人才培养

事业要发展，关键在人才。中医药教育是培养中医药人才的根本，中医药人才的健康成长是中医药事业兴旺发达的保障。近年来，国家中医药管理局认真贯彻落实国务院《若干意见》和全国人才工作相关政策，积极探索中医药人才成长特点和规律，深入推进中医药人才培养工作，取得了丰硕的成果，也得到了中央领导同志的高度重视与亲切关怀。10月30日，中央政治局委员、国务院副总理刘延东同志亲切接见第二届国医大师，并发表了重要讲话，充分肯定了近年来中医药工作取得的成绩和中医药在维护人民健康、促进经济社会发展中发挥的重要作用，明确指出中医药已成为我国"独特的卫生资源，潜力巨大的经济资源，具有原创优势的科技资源，优秀的文化资源和重要的生态资源"，在经济社会发展的全局中有着重要地位和作用。并高度赞扬了国医大师为事业、为社会、为人民做出的突出贡献，强调了国医大师评选表彰这种中医药人才激励机制的重要意义。刘延东副总理的重要讲话给中医药人以极大的鼓舞，进一步坚定了我们做好中医药人才培养工作和大力发展中医药事业的信心。我们必须从以下3个方面加大人才培养的力度：

（一）要进一步加强中医药人才培养体系建设

从总体上说，要以提高中医药队伍整体素质、增强继承与创新能力为出发点，深化中医药教育教学改革，建立将师承教育贯穿始终的符合中医药特点的人才培养体系，努力提高中医药院校教育质量。从措施上说，一是要积极探索师承教育与院校教育相结合的模式，逐步完善师承教育制度；二是要全面推进中医药继续教育工作，并着重探索建立中医药毕业后教育制度；三是要实现院校教育、毕业后教育、继续教育3个阶段的有效衔接。从终极目标上说，要大力培养能够运用中医药理论思维、辨证论治，能够坚持以人为本、大医精诚，能够深入基层、心系百姓、运用中医药服务群众的合格人才，从而为中医药事业发展提供源源不断的人才保障和智力支撑。

（二）要进一步建立健全中医药传承人才评价激励机制

根据中医药事业发展需要，制定不同层次不同专业人才需求规划和计划，建立中医药人才培养与行业人才需求的供需平衡机制。拟订体现中医药特点的中医药专业技术人员水平能力评价标准，建立以岗位职责要求为基础，以品德、能力、业绩为导向，符合中医药人才特点的科学评价机制。制定有利于中医药人才培养使用的政策、机制和措施，通过开展国家级、省市级和行业内名医、名师、知名学者等优秀人才评选工作，逐步建立完善具有中医药特点的人才使用、激励机制。进一步完善"国医大师"选拔机制，探索建立"岐黄学者"等领军人才培养选拔激励机制，大力营造优秀中医药人才脱颖而出的良好氛围。

（三）要进一步注重中医药学科的特点和中医药人才成长规律的特殊性，充分发挥传承在中医药人才培养中的作用

近年来，在人力资源和社会保障部、国务院学位委员会、教育部、财政部等相关部委的大力支持下，国家中医药管理局高度重视中医药传承人才的培养工作，全面实施了中医药传承与创新人才工程，以传承创新为抓手，相继开展了全国老中医药专家学术经验继承工作、优秀中医临床人才研修项目、全国名老中医药专家和中医学术流派传承工作室建设、中医药传承博士后培养、县级中医临床技术传承骨干培训等人才培养项目。今天又启动了全国中药特色技术传承人才培训项目，还将启动中医护理骨干人才培训项目。通过上述项目的实施，充分调动了广大中医药专家的积极性，有效挖掘了许多濒临失传的中医药学术经验和方法，传承发展了中医药的特色与优势，提高了中医药在深化医改中的显示度和贡献率。同时，培养了一批传承中医药文化、传播中医药理念、保持发挥中医药特色优势的中医药人才，推动了中医药事业的发展。

三、全面正确认识中医与中药关系，促进中医中药协同发展

中医、中药是什么关系？数十年来特别是近年来，学界发表了诸多论述。我认为就治疗疾病而言，中医和中药的关系就是"枪"和"子弹"的关系，中医是"枪"，中药是"子弹"。要消灭敌人，瞄准靠枪，击毙靠子弹。《周礼》早就说过："医师，掌医之政令，聚毒药以供医事。"这就是说，中医是负责辨证施治的，中药是负责供中医施治的，言简意赅地概括了中医、中药之间的关系。所以，自古以来"药为医用，医因药存"，医药不分家。中医、中药都是中医药理论体系的共同组成部分，而且中医、中药是相互促进、共同发展的，中医对健康与疾病认识的提高和诊疗技术的进步，势必促进中药的品种、培植、采集、炮制、检测、研发等理论与技术提高和中药企业发展；中药的发展和进步，又势必带动中医的发展。二者一脉同源，相辅相成，不可分离，兴衰与共。

但是，由于历史、行业、地域乃至"多龙治水"等原因，中医、中药本应"亲密无间"的关系渐行渐远。多年来特别是近年来，中药的采集、炮制、营销的质量逐渐出现了不少问题。正如老百姓所说："真药好药价高难找，掺假混杂包装美好；需要用的难求，不需要用的管饱；处方剂量越开越大，实际疗效越来越小；煅炒炙蒸不靠谱，先煎后下无分晓；道地药材不道地，真传秘制不珍奇；老中医伤心苦恼，药贩子眉开眼笑。"这就是"枪"

与"子弹"不衔接、不协同、不配套的真实写照。作为"全国中药特色技术传承人才培训项目"的管理者、老师和学员首先就必须从以下3个方面，进一步深刻认识中医与中药的关系：

（一）中医是中药生存与发展的先决条件

中药，必须在中医辨证论治的理论指导下使用。如果脱离了中医的使用，中药就变成了不能彰显药效的大自然的动物、植物、矿物。正是由于中医天人合一、阴阳平衡的理论、辨证论治的思想、君臣佐使的组方原则，才赋予了中药相须、相使、相畏、相杀的多样功能，才能用以养生防病，才能用以救死扶伤，才能用以美容健身，才能用以延年益寿。因此，中医是中药生存与发展的先决条件，随着中医学的不断传承创新，中药事业必将不断发展壮大，也就必将有利于促进经济社会发展。

（二）中药是提高中医临床疗效的关键元素

中医的临床疗效必须依靠中药本身的药性、功效和加工炮制技术为其服务、提供保障。中药理论知识体系丰富而深邃，中药传统特色技术精妙而神奇，独特的鉴别方法可以去伪存真；特色的炮制方式可以减毒增效；中药饮片以及丸、散、膏、丹等多样剂型，可以为中医医疗保健提供安全有效的技术支撑。因此，中药是提高中医临床疗效的关键元素，确保了中医临床疗效提高，满足了人民群众多样化、多层次健康服务的需求。

（三）中药产业发展是中医药事业全面可持续发展的重要保障

人民健康是国家和社会的永恒需求。中医药特色优势的彰显，必然导致中医药服务需求的增长。近年来，许多地方将中药材的种植和加工纳入地区发展战略，发展势头强劲。中药产品和服务贸易稳步发展，中药出口显示出巨大的市场潜力。中药产业的迅速发展已经成为我国战略性新兴产业的重要组成部分。因此，中药产业发展是中医药

事业全面可持续发展的重要保障，有利于促进中医药医疗保健服务质量的提升，有利于提高中医药的社会地位，有利于扩大中医药的国际影响，有利于推动中医药事业的发展。

中医与中药关系如此密切，中药事业发展如此迅猛，但同时我们也看到，在中药生产、流通、临床使用等方面依然存在诸多问题，特别是一些传统的老药工技术经验面临失传、一些中药特色技术传承不足、创新不够等等，都亟待通过加强传承与创新、加强中药人才培养等多种方式来解决。开展全国中药特色技术传承人才培训项目的目的，就是要培养理论功底扎实、实践经验丰富、操作技能精湛，掌握中药栽培、鉴定、炮制等中药特色技术的传承骨干人才，并通过骨干人才的引领、示范和辐射作用，推广运用中药特色优势技术，提升中药专业技术人员的整体素质和水平，推进中药学术经验的传承与创新。

因此，大家要进一步深入体会中医与中药的关系，深刻认识中医中药协同发展的重要性和紧迫性，不断增强传承好中药特色技术的责任感和使命感。同时，也要增强从事中药工作的荣誉感和自豪感。

四、加强组织实施，确保培训项目取得实效

全国中药特色技术传承人才培训项目，是我局在财政部的大力支持下，首次组织开展的高层次中药传承人才培训项目，对传承中药特色技术，培养中药人才具有深远意义。为保证项目的顺利实施，做好顶层设计，我局严把项目准入关，组织开展了全国统一选拔考试，择优录取了培养对象320名；组织总结、提炼各地独具特色的中药理论和技术，遴选确定培训单位，并指导各培训单位完善培训方案；制订了《全国中药特色技术传承人才培训项目实施方案》及《全国中药特色技术传承人才培训项目管理办法》等规范性文件，为项目的开展打下了坚实的基础。希望各级中医药管理部门、培训单位、培养对象要充

分认识开展中药传承人才培养工作的重要性，从以下5个方面，把这一重点项目做实、做好、做出成效来。

（一）遴选标杆，发挥资源优势

中药特色技术传承人才培训项目，以中药特色技术传承为主要培训内容，涵盖全国各地中药栽培、鉴定、炮制、传统制药工艺、中药制剂、中药调剂、中药资源保护及利用等全链条、全领域，本次遴选的培训单位，可以说站位在全国中药优势特色技术的制高点，是中药技术的标杆。各培训单位要利用开展培训时机，进一步总结、提炼本单位的特色与优势，利用优质的师资资源，进行中药特色技术广泛传承和推广。

（二）积极探索，创新培养模式

本项目设计的亮点是采取游学轮转观摩与自主学习实践相结合的方式开展培训，这是中医药人才培养模式的一种创新。这一模式有利于进一步凝练中医药医疗、教育、科研、产业机构在中药领域的特色优势；有利于进一步整合全国的培训资源；有利于培养对象增长见识，拓宽视野，全面了解和掌握中药特色技术；有利于提高培训质量和效益。各级中医药管理部门和培训单位，要充分发挥主动性，在培训方式、培训内容、考核方式等方面探索更加行之有效的方法，要认真总结项目在实施过程中的成功经验，及时发现存在问题，并不断完善。各培养对象在开展培训学习的同时，要通过自身的体会和感受，为项目的实施与管理提出好的意见和建议，促进项目培养模式的进一步创新和完善。

（三）明确责任，实施规范管理

各省级中医药管理部门要高度重视中药特色技术传承人才培训工作，组织培养对象及所在单位、培训单位认真学习相关文件精神，明确相关工作要求和责任。要各司其职、各负其责，充分发挥管理部门、培训单位、培养对象所在单位的管理与服务作用，加强过程管理，细化管理措施，采用平时考核、年度

考核、轮转考核、结业考核等多种手段，保证项目的顺利实施。

（四）推广运用，发挥示范作用

加强考核是项目实施的关键措施，通过举办专题报告进行年度考核，是中药特色技术传承人才培训项目的又一创新。各级中医药管理部门要针对这一创新加强设计，细化过程管理，制订翔实且易操作的年度考核方案，确保年度考核做到切实有效。各培养对象要利用专题报告的有利时机，充分展示自己的学习成果，更要积极推广自己学习、掌握的中药特色技术，发挥骨干人才的示范作用，扩大项目辐射区和覆盖面，让本项目惠及更多的中药专业技术人员，让中药特色技术更好地为人民健康服务。同时，也为各类中医药人才的培养提供借鉴。

（五）珍惜机会，确保学习成效

入选本项目的320位培养对象都是来自中医药医疗、教育、科研机构和中药生产企业的高级职称中药专业技术人才，起点高，具有良好的专业基础和服务能力，是各所在单位的中坚力量，也是传承发展中药特色技术的骨干力量。但3年的培养时期也是比较长的，培养对象将会面临工学矛盾突出、学习生活压力较大等诸多困难和问题，因此，大家一定要有吃苦耐劳的思想准备。刘勰《文心雕龙·知音》说："操千曲而后晓声，观千剑而后识器。"传统的老中药师、老中药工大多是师承出身，经历了刻苦的理论学习和长期的实践磨炼，最终才具备了独立自主的"四动"能力，即动脑、动眼、动口、动手，在辨识、

采集、炮制方面才掌握了妙技绝招，成为自己的"看家本领"。希望大家一定要采取措施，克服困难，珍惜难得的培训学习机会，保质保量地完成培训学习任务。同时，也希望各单位为大家的学习提供便利和支持，为大家进一步发挥作用创造机遇和条件。

同志们，中医药事业的发展需要大批的中医药人才，而中医药人才培养是一项长期而艰巨的系统工程，需要大家同心同德、坚持不懈的努力。就这个项目而言，我们站在了新的历史起点上，这就要求我们抓住机遇、奋发有为，创新模式、精心实施，让我们共同努力，一步一个脚印走出一条培养中药特色技术传承人才的崭新大道！

把握大局　扎实工作
不断提升预算管理工作新水平

——国家中医药管理局副局长吴刚 在2014年部门预算执行管理动员会上的讲话

（2014年4月17日）

按照财政部关于中央部门预算工作的要求，今天召开国家中医药管理局2014年部门预算执行管理工作会议，总结回顾我局预算编制和执行工作情况，动员部署2014年财政预算执行管理工作。

一、近年来我局部门预算编制和执行工作情况

近年来，在财政部的大力支持下，我局按照财政部确定的各项改革措施，从严落实预算编制各项要求，在各直属（管）预算单位有关负责部门和同志们的共同努力下，我局部门预算改革管理工作取得了显著成效，取得了阶段性成果。

（一）实现了预算编制的统一性

我局高度重视部门预算编制工作，严格按照财政部预算编制要求，规范实施预算编制程序，我局所有

的收入和支出都按照统一的编报内容和形式在一本预算中得到反映，从而保证了部门预算的统一性、完整性。

（二）树立了细化预算的理念

我局局本级及直属（管）单位在以往编制预算时缺乏通盘计划，项目计划也过粗，资金在年初往往没有落实到具体的支出项目，预算执行情况也不尽如人意。实行预算编制改革以来，各单位基本做到将预算编制细化到具体支出项目和科目，落实和执行预算有了明确的目标和内容。

（三）提高了预算编制水平和预算管理水平

在预算编制工作程序方面，严格执行"两上两下"的编报形式，在"一上"预算申请时，基本支出

只报送基础数据，从而将主要精力集中在研究中医药事业发展的项目上。在预算项目管理方面，通过结合财政部有关文件精神，初步建成了我局近3年的滚动项目库，将各单位申报的预算项目按照不同的分类方法、根据轻重缓急实现了项目筛选和滚动管理。与此同时，进一步深化项目支出预算的专家咨询、项目论证工作，积极开展预算项目论证评审科学化、规范化的探索和研究，确保项目评审过程和结果的公平、公正、科学。

（四）规范了预算编制过程

各单位编制预算的责任主体更为明确，增强了预算的严肃性。预算改革促使各单位严格按照规范的方法和程序来编制预算项目。以往各单位申请财政专项，缺乏计划

性。现在申请项目预算资金，需编制规范的项目申报书，要进行充分的可行性论证和专家论证，促使各单位在编制项目预算时，认真结合发展规划，开展调研和论证，并按照规范的预算编制程序上报预算。从而进一步增强了各单位科学合理安排预算的理念，保证了预算的严肃性。

（五）财务预算管理制度体系已初步建立

根据财政部关于预算财务管理工作的相关要求，初步建立了一系列财务预算管理工作机制，例如将年度预算执行情况纳入年终考核指标，建立预算考核机制；围绕部门预算执行，推行预算执行责任制和预算执行与预算统筹安排相挂钩的工作机制；针对部分"实施缓慢、执行率差"的项目单位，实行了预算执行约谈制度，在创新方法、创新机制方面形成了一些具有建设性、创新性的方法和举措。

当然，在看到成绩的同时，我们也清醒地认识到我局在深化预算改革过程中，仍然存在着一些问题，如：个别部门存在预算编报不实、不细、不重视的问题，预算编报的随意性比较强；有个别部门存在年初预算未全部落实到具体项目，造成资金滞留闲置；也有极个别部门存在项目支出超预算、资金的使用不讲绩效，预算管理和资产管理结合力度还不够等问题。这些现象反映出有关部门在预算的编制和执行的过程中，对预算编制的重要性、可行性和真实性认识不足和研究不够，反映出一些单位的领导依法行政意识不强、财经法纪观念淡薄，对财务管理不够重视、不够严格。

二、2014 年部门预算执行管理有关工作原则

2014 年财政拨款支出预算审核原则是：坚持依法理财、统筹兼顾，紧密结合当前和今后一段时期经济财政形势，严格控制支出水平，优化支出结构，保证国家方针政策落实和重点支出需要；坚持勤俭节约，反对铺张浪费，从严从紧编制预算，

健全厉行节约长效机制；坚持改革创新，完善预算分配机制，推进基本支出和项目支出改革，深化国库集中收付和政府采购改革；坚持科学管理，完善预算管理体系，加强预算监督，推进预算绩效管理，提高预算透明度。

（一）规范预算执行，强化预算约束

部门预算批复下达后，各单位要严格预算约束，不得进行财政部预算调整，如因特殊情况需要调整的，应在执行中及时与局规划财务司沟通联系，经规划财务司审核后报财政部审批。基本支出预算要严格执行国家的有关政策规定，不得擅自扩大开支范围或提高开支标准。项目支出严格按批准的用途使用，不得自行改变项目内容和资金使用范围，资金严格按照项目执行进度支付。

（二）厉行勤俭节约，加强经费管理

2013 年以来，为落实中央八项规定，财政部会同有关部门先后就会议费、培训费、出国费、差旅费等方面出台了一系列管理办法。这些办法对会议、培训、出国和差旅费管理提出了新的、更加严格的要求，对预算编制、申请、执行以及资金使用监管等方面产生重要影响。因此，各预算单位要高度重视、加强学习，认真贯彻《十八届中央政治局关于改进工作作风、密切联系群众的八项规定》《党政机关厉行节约反对浪费条例》的有关精神和国务院"约法三章"的要求，认真抓好有关因公出国（境）、差旅、会议、培训、公务用车、公务接待、办公用房、政府采购、经费管理等各项规章制度的执行与落实，切实履行财务部门职责，把好关、守好门，保证中央要求落实到位。

（三）着力机制创新，提高资金效益

各单位要将财政项目资金投入转化为群众看得见、摸得着的成绩。一要完善监管制度，建立健全各项资金管理制度，全面清理并补充完

善现有制度，特别要加强内部控制制度建设，把握关键环节，制约核心岗位，关注重点领域，确保资金安全。二要加大督导检查力度，通过开展不定期巡查，及时发现并解决存在的问题，确保将制度落到实处。三要实施绩效评价，按照国家财政部绩效管理工作要求，积极推进项目绩效考核试点。四要加强资产管理，积极做好政府采购预算，积极有序推进政府购买服务工作。五要抓好重点支付和专项经费管理，不断提高资金使用效率。

三、关于做好 2014 年预算执行管理工作的几点要求

随着预算改革的深入推进，财政资金运行管理新机制基本建立，我局预算执行管理工作有了很大提升，尤其是 2013 年我局部门执行率达到 98.75%、在 153 个中央部门预算单位中排名第 44 位，创下我局部门预算管理工作历史最好成绩。

但是，在面对取得成绩的同时，我们也清醒意识到，我局预算管理工作中重分配、轻管理等问题仍未得到根本解决，预算执行进度慢、项目支出超预算、项目调整等现象仍然存在。为进一步推进我局部门预算管理科学化、精细化，确保圆满完成 2014 年部门预算收支任务，现提出以下几点工作要求。

（一）认清形势，高度重视

预算执行作为实施预算的关键环节，是财政管理的重要内容之一，也是财政部门推进科学化精细化管理的重要组成部分，直接反映了预算编制是否科学合理，影响着收支决算结果。预算执行工作是否到位，直接关系到《国务院关于扶持和促进中医药事业发展的若干意见》贯彻落实，关系到中医药管理部门职能作用的有效发挥，也关系到部门单位自身职能的履行。各预算单位要从讲政治、讲大局的高度，下决心、花力气，狠抓预算执行，务求预算执行管理取得实实在在的效果。

（二）细化预算，强化管理

2014 年度部门预算已经批复，局直属（管）单位要认真做好年初

预算执行计划,在与具体项目承担单位充分协商、细化责任的前提下,以序时进度为基础,结合本单位业务工作计划、项目实施进度,认真编制年度分月预算执行计划,将预算执行计划与工作任务挂钩,并加强考核,强化预算执行计划的约束力。在预算执行过程中,各项目如果存在预算调整事项,必须严格遵照有关工作程序规范调整项目预算。

2014年度中医药全国性专款预算的细化方案已经印发。各部门要严格按照细化工作方案执行,切实减少项目的明细支出事项的预算金额调整,避免出现在执行过程中调整项目支出方式的情况。预算一经确定,原则上不得调整。

(三)提早谋划,抓住重点

局机关各部门、局直属(管)各预算单位要早打算、早动手,把相关工作尽量往前移,提前做好项目规划的前期论证和评审评估等工作。在严格遵守有关程序的前提下,尽量督促有政府采购、基本建设等项目的单位最大限度提前开展工作,尽早开展标书编写、市场调研和招标代理机构选择等前期工作,不断提高预算执行各环节的工作效率。

(四)完善制度,创新机制

各直属(管)单位要将年度预算执行情况纳入年终考核指标,进一步建立健全各项执行考核机制,及时将财政部和我局的要求与任务层层分解,把预算执行任务落实到具体责任部门、具体责任人。每月对支出进度进行考核评估,对预算执行不力的部门和单位,采取通报、约谈等方式,督促加快预算执行进度。局财务部门将进一步完善重点科目预算执行激励约束机制,鼓励先进、鞭策落后,加大对重点科目预算执行管理考核、评比力度。对预算执行排名靠前的部门单位,通报表扬并在安排下年度项目资金时予以适当倾斜;对排名靠后的部门单位除了通报批评,还将在安排下年度项目资金安排时,严格扣减直至取消政策支持。

(五)明确责任,形成合力

预算执行管理工作是一个系统工程,不仅涉及规财司和各业务司之间的关系,还涉及上级与下级之间关系;不仅涉及预算执行环节,还涉及预算编制环节。因此,我们要牢固树立"全局预算执行一盘棋"的思想,各部门、各单位要加强沟通、密切合作、各司其职、各负其责、多措并举、形成合力,切实加强预算执行管理的力度,努力提高预算执行管理的质量。

(六)加强考核,突出绩效

中医药事业事关民生,社会关注度很高,近年来财政投入力度不断加大,我们花钱不仅要花得及时,还要花出效益。推进预算支出绩效评价工作,是下一步深化预算改革的重要内容。要逐步建立健全绩效目标设定、绩效跟踪、绩效评价及结果运用有机结合的预算管理机制,实现全过程预算绩效管理。与此同时,强化预算资金管理,坚持把提高资金使用效益作为加快预算执行进度的落脚点,进一步保证资金安全,坚决杜绝突击花钱、违规支出等行为的发生。

同志们,2014年是全面深化改革的第一年,是完成中医药"十二五"规划的关键一年。让我们在局党组的正确领导下,进一步增强做好预算执行管理的责任感和紧迫感,将预算执行管理贯穿于工作中,凝心聚力、扎实工作,努力为中医药事业发展做出更大的贡献!

坚持文化引领 发挥中医药文化宣传教育基地特色优势

——国家中医药管理局副局长吴刚
在全国中医药文化宣传教育基地与基地建设单位报告会上的讲话

(2014年8月14日)

今天,我们相聚呼和浩特,总结交流中医药文化宣传教育基地(以下简称"基地")建设工作经验,分析研判基地建设面临的新形势,研究部署下一阶段基地建设工作任务。首先,我代表国家中医药管理局对各位的到来表示热烈的欢迎,对大家长期以来为中医药及民族医药文化建设工作付出的努力表示诚挚的感谢!

根据中医药文化建设"十二五"规划要求,为打造基地品牌,2013年我局与财政部按照每个基地60万元、每个基地建设单位40万元的标准联合下达中医药文化科普宣传人才培训项目资金,继续推动基地有关工作。按照国家财政专项资金管理的有关要求,我局对项目经费使用及项目任务完成情况进行督导。下面,我就基地建设工作谈几点意见,供大家参考。

一、中医药文化建设是中医药事业改革发展的重要任务

(一)加强中医药文化建设是贯彻落实党的十八大、十八届三中全会精神重要体现

2013年11月9日至12日,党中央在北京召开了党的十八届三中全会。全会通过了《中共中央关于

全面深化改革若干重大问题的决定》，明确提出了"完善中医药事业发展政策和机制"要求，这是继党的十七大、十八大报告中提出"扶持和促进中医药和民族医药事业发展"的要求之后，再次将中医药事业的发展放在党和国家事业发展全局的战略高度去部署安排，表明了党和国家把中医药事业摆在了国家改革发展的全局，坚定不移地发展中医药事业的鲜明态度，体现了党和国家对中医药事业发展的更加重视。近年来，党和国家高度重视中医药事业的发展，在2014年全国中医药工作会议上，国务院副总理刘延东在批示中将中医药明确为我国独特的卫生资源、潜力巨大的经济资源、具有原创优势的科技资源、优秀的文化资源和重要的生态资源，给予了大力扶持和促进。作为中华优秀传统文化的重要组成部分，进一步提升中医药文化的凝聚力、影响力和竞争力，充分发挥中医药文化对中医药事业发展的引领作用，对推动中医药事业的科学发展，促进中华民族文化的伟大复兴，具有十分重要而特殊的意义。

（二）加强中医药文化建设是推动中医药事业全面发展的强力引擎

中医不仅是医术，更是医道，不仅是一种诊疗疾病的技术和方法，更蕴含了丰富文化内涵和文化支撑。2009年《国务院关于扶持和促进中医药事业发展的若干意见》中明确提出要繁荣发展中医药文化，扶持和促进中医药在医疗、保健、教育、科研、产业、文化以及对外交流与合作中发挥作用，奠定了中医药文化建设在中医药事业改革发展全局工作中的地位。文化的力量是巨大的，是团结民众、引领潮流、社会前进的重要精神食粮和力量来源。中医药文化是中医药事业持续发展的内在动力，是中医药学术创新进步的不竭源泉，也是中医药行业凝聚力量、振奋精神、彰显形象的重要抓手。凝练中医药文化核心价值观，构建中医药核心价值体系，不断扩大中医药文化在行业内外的影响力，将中医药文化建设工作与中医药基础建设、临床实践、人才培养、科技创新、产品研发等具体业务工作结合起来，让中医药文化融入中医诊疗体系和学术活动的全过程中，有利于弘扬"大医精诚"的中医药传统职业道德，使广大中医药工作者不断汲取中医药文化的营养，有利于构建和谐的医患关系，促进中医药事业又快又好发展。

（三）加强中医药文化建设是满足群众中医药科普需求的必然举措

随着我国经济社会的进步，人民生活水平的提高，以及健康转型、老龄化社会到来、疾病谱变化等，人民群众的健康意识不断增强，健康观念发生转变，对健康服务有了更高层次、更加多样的需求。2013年9月28日，国务院印发了《关于促进健康服务业发展的若干意见》明确了健康服务业的发展方向和目标。中医药文化建设工作肩负着向大众普及中医药科普知识，提供简便有效的养生保健方法的根本任务。加强中医药文化科普与养生保健知识传播，帮助广大人民群众进一步了解科学、准确、权威的中医药文化科普知识，既是发展中医药健康服务业的重要环节，又是满足人民群众健康服务需求的必然选择。

二、中医药文化建设工作惠民效果显著

几年以来，行业内外围绕中医药事业发展"十二五"规划及中医药文化建设"十二五"规划的各项目标任务，齐心协力、通力合作，积极放大中医药惠民效果。中医药文化建设工作也进入高速发展轨道，中医药文化科普工作长效机制初步建立，形成了中医药文化与医疗、保健、教育、科研、产业以及对外交流与合作全面协调可持续发展的新格局。

一是组织中医药文化理论研究，中医药文化内涵挖掘不断深入。对中医药文化内涵、核心理念、价值观念等进行整理和研究，设立了14个中医药文化科普系列研究课题，为中医药文化建设工作的深入开展提供了有力的支撑。

二是推进"中医中药中国行"三进活动，中医药知识普及率不断提高。继续深入开展"中医中药中国行——进乡村·进社区·进家庭"活动，围绕中医药知识普及率乡村80%、社区85%、家庭80%的目标，举办中医中药文化科普宣传周、科普讲座、义诊咨询、健身演示、文艺演出、知识竞赛等群众喜闻乐见的中医药文化科普宣传活动，扩大中医药文化科普知识覆盖面。

三是开展中医药文化科普宣传人才培训，中医药科普队伍不断壮大。2010年下半年开始，连续4年组织开展中医药文化科普人才培训，聘请知名专家进行科普方法和演讲技巧培训，目前已培养组建了190人的国家中医药文化科普专家巡讲队伍和1000余人的省级中医药文化科普专家巡讲队伍，每年深入基层举办讲座2500余场，受益群众达180万。

四是搭建中医药文化科普平台，基地规模不断扩大。着力打造传承、展示中医药文化，培养中医药人才的窗口和阵地，现已建成23个国家级基地和5个基地建设单位，年免费接待人次100万以上。

五是开展中医药健康教育活动，公民中医养生保健素养不断提升。组织制定了《健康教育中医药基本内容》和《中国公民中医养生保健素养》，进一步规范国家基本公共卫生服务健康教育中医药内容，以充分发挥中医药在养生保健方面的特色优势，提高我国公民中医养生保健素养。

六是制作推出一批中医药文化科普宣传作品，中医药文化传播途径不断丰富。协调并与原新闻出版总署向社会推荐了15本中医药文化与科普读物，鼓励引导各省中医药管理部门编辑制作了1500余种图书、音像、影视、动漫等形式多样的中医药文化科普作品。开通"中国中医"局官方科普微信，并与中国网合作建设"中国中医"频道，

将中医药政策和服务相关信息及时准确送达百姓身边。

七是加强中医药非物质文化遗产保护工作，中医药文化价值不断受到肯定。2010年"中医针灸"列入"人类非物质文化遗产代表作名录"，2011年《黄帝内经》和《本草纲目》入选世界记忆名录。在有关部门的大力推动下，目前已有4批共95个传统医药类项目列入非物质文化遗产国家名录，对中医药的传承保护意义重大。

三、基地成为中医药文化传播的重要平台

（一）基地覆盖面日益扩大，中医药文化展示平台作用凸显

目前，我局已建立了一批国家级基地和基地建设单位，分布在18个省、区、市，每年为百万名中小学生、医护人员、社会人士提供中医药文化与科普服务。如北京地坛中医药文化养生主题公园通过中医药主题雕塑、养生长廊、中药植物园等，展示中医药养生文化的深刻内涵；"津门医粹"中医药文化博物馆通过中医药文献与中医药实物，宣传了津门名老中医以及津门中医药文化特色；常州市中医医院通过孟河医派博物馆、院史馆、中医药馆等，完整展现了孟河医派的起源与发展以及中医药科普知识。

（二）基地承担政府公益性活动，宣传教育活动深受欢迎

在基地建设中，各单位积极承担社会责任，充分发挥各自资源优势，广泛开展中医药文化科普知识宣传工作。北京御生堂中医药博物馆积极参与政府举办的"全国非物质文化遗产传统技艺大展"以及奥运会期间的"领略中医文化，体验中医养生"等活动；河南宛西制药股份有限公司中华医圣苑设立奖学金，鼓励中医药学子奋发有为；河北省保定市刘守真祠堂承担法国里昂中医药学校及国内外多所高等医学院校的教学任务等；广州白云山和记黄埔中药有限公司神农草堂与近10所高校及中小学校共建了"中医药文化教育基地""产学研教育基

地"，向广大学子宣传普及中医药文化。

（三）创新宣传形式，传播途径不断丰富

随着工作的深入开展，各基地采用新颖独特的传播手段普及中医药文化科普知识，在形式上呈现出丰富多彩的特点。天津达仁堂京万红博物馆制作出版了"乐家老铺药酒工坊"纪念邮册、"乐家老铺药酒工坊"宣传纪录片、《乐家老铺沽上药酒工坊》书籍，多方位展示传统药酒文化；上海中医药博物馆策划了"中草药进家庭"方案，指导社会居民在家中种养有保健功能的植物；山东东阿阿胶股份有限公司中医药博物馆与北京中医药大学博物馆、南京中医药大学标本馆、成都中医药大学博物馆等12家单位展开交流合作，开辟了各类形式的"馆外馆"，拓展中医药文化传播范围。

（四）加强人才队伍建设，传播能力大幅度提升

各基地高度重视科普人才的培养，组织培养了一支力量强大的中医药文化科普队伍。特别是去年中央财政安排了中医药文化科普宣传人才培训专项资金，进一步加强了各基地科普宣传人才的储备。青海藏文化博物院在青海大学、青海师范大学、青海民族大学先后培训了500人次志愿者、介绍该院馆藏文物并宣传藏医药文化；广东中医药博物馆组建了2支大学生宣教科普队伍，每年定期组织人员参加宣教科普工作培训；广西药用植物园建立了由中国工程院院士组成的院士顾问组，并邀请了28位国内外知名专家任宣传组顾问。

（五）强化职业道德教育，弘扬中医药文化核心价值

为树立、强化中医药行业职业道德，基地承担着向中医药工作者、中医药院校学生进行中医药职业道德、医德医风教育的职责。河南南阳医圣祠开展张仲景医德文化宣传教育活动；常州中医医院以孟河医派建设为抓手，凝练了"精诚守和"的院训，编印了《医德古训》《孟

河医派医家轶事》读本；亳州市华佗纪念馆出版了《华佗神医传奇》《华佗研究》等书籍，宣传华佗悬壶济世、大医精诚的高尚医德。

（六）发挥区域优势，各地基地建设工作成绩显著

初步统计，2010~2013年各省建立省级基地近300余家，大力推动了基地建设工作。北京建设的中英文版中医药数字博物馆，通过互联网向国内外参观者传播介绍中医药文化科普知识，获全球互联网领域的最高奖项——世界信息峰会大奖；天津大力推进中医药机构文化建设，遴选一批具有中医药文化特色的试点单位；河北区分类别，科学规划，目前已建有4家国家级基地，居全国第一；内蒙古在《内蒙古自治区蒙医药中医药条例》中确定每年的10月22日集中开展蒙中医药文化科普宣传活动，并应邀在联合国纽约总部做了题为"中国蒙医药在城乡居民健康中发挥的作用和角色"的报告，宣传蒙医药文化；吉林在省级基地建设中，以国医大师等高层次人才为引领，加强中医药文化科普人才队伍建设；江苏积极组织实施中医药文化惠民工程实施方案，提出"十二五"末，实现基地建设在该省13个地市的全覆盖；安徽中医药管理局局长董明培亲任主编，组织编写《中医文明之旅》等大型中医药文化精品丛书，发行26000册；福建充分发挥对台联络优势，连续成功举办9届海峡两岸中医药发展与合作研讨会，扩大中医药文化交流；山东充分发挥"山东中医药网"和《健康山东》"中医中药"专栏作用，积极推进中医药宣传和信息报送工作；河南自2002年以来，连续12年举办南阳张仲景医药文化节，打响医圣故里品牌；广西将开展千场中医药壮瑶医药科普讲座和义诊活动，作为深入开展党的群众路线教育实践活动的重要内容之一；云南投入780万元建成云南省中医药民族医药博物馆，全面立体地展示该省中医药（民族医药）的悠久历史；西藏积极开展知识宣传活动，在市区主要街道及

基层乡镇开展义诊活动，大力传播藏医药文化；陕西将中医药科普宣传工作纳入该省地市卫生工作评价指标体系，明确提出"科普宣传工作需占中医药考核评价20%"；北京、广东与旅游部门合作推出了一批中医药文化旅游基地，今年北京推出了7条中医养生文化旅游线路，其中就包含我们的基地。

四、抢抓机遇，发挥基地特色优势

通过近几年的基地建设工作，群众对中医药文化的了解进一步加深，政府对中医药文化宣传机构的管理进一步规范，中医药人对弘扬中医药文化的决心进一步增强。在总结基地取得成绩的同时，我们也应该看到基地建设中的问题：一是各地基地建设工作水平参差不齐，部分地区基地建设工作基础薄弱，国家级基地尚未实现31个省（区、市）的全覆盖，未达到"十二五"50家国家级基地的目标要求；二是现有的基地管理、宣传展示平台和手段虽然已获得长足的发展，但是与人民群众日益强烈的中医药文化需求相比，仍显滞后，仍不能满足人民群众对中医药科普知识的需求；三是虽然中央财政与各省对基地建设经费的投入逐年增多，但是基地基础设施、基地内涵建设还需加强，还需要融合多方资源继续加大投入。

此时正值中医药行业深入贯彻落实党的十八大、十八届三中全会精神和党中央、国务院关于中医药工作的一系列决策部署的关键时期，国家中医药管理局集中全行业智慧，解放思想、集思广益，研究论证中医药发展战略规划、"十三五"中医药事业发展规划编制思路以及中医药健康服务发展规划，科学谋划中医药发展。基地担负着宣传展示中医药文化、开展中医药科普宣传教育活动、研究拓展中医药文化宣传方式、培养中医药文化科普人才的重要任务，应当充分利用国家对于中医药事业的高度重视、发展健康服务业的大环境、大背景，以及大众对中医药文化产品及服务的广泛需求，发挥好基地特色优势，更好地传承和发扬中医药文化，促进中医药事业的继承与发展。

（一）围绕规划，找准基地自身定位

各单位要深刻把握中医药文化建设的发展态势，按照中医药事业改革发展需要、健康服务业发展趋势、"十三五"中医药文化建设工作思路，找准切入点，提升基地内涵，完善基地功能，使基地建设工作服务于百姓健康，满足人民群众对中医药文化科普知识的需求。

（二）明确目标，完成基地建设各项任务

围绕基地建设要求与中医药文化科普宣传人才培训项目要求，制定基地建设、中医药文化科普活动开展、中医药文化科普宣传人才培训、基地网站建设、中医药科普宣传作品制作等各项任务目标。我局将按照有关文件要求，不定期对已建成的基地进行督查，对未履行承诺、出现问题的，将给予警告直至摘牌处理。超额完成目标指标30%以上的，优先考虑下年度项目经费安排。请各基地及基地建设单位于每年12月31日前上报年度自查报告。去年只有11家基地及基地建设单位按时上报，希望大家引起重视。

（三）加强管理，确保项目资金专款专用

去年起在财政部的支持下，中央财政在"中医药文化科普宣传人才培训项目"中，对每个国家级基地和基地建设单位给予基地建设经费补助。今后我局也将积极争取更大的财政投入支持基地发展，各单位必须严格按照国家财政专项资金管理的规定要求专款专用，提高资金使用效益。各省（区、市）中医药管理部门也要加强对项目的组织领导，落实专人负责，确保项目资金按时足额到位。我局将年度项目执行情况与资金到位情况作为今后安排相关项目的重要因素加以考虑。

同志们，中医药文化建设与基地建设工作意义重大，责任重大，在接下来的会议议程中，去年的23家项目承担单位将对基地建设、经费使用、项目任务完成等情况逐一进行汇报，请大家认真听取发言，并就在"十三五"期间如何进一步推动基地发展展开交流。最后向承担本次督导工作组织工作的内蒙古卫生和计划生育委员会和内蒙古国际蒙医医院表示衷心的感谢。

（三）2014年其他部委领导讲话

国家卫生计生委直属机关临时党委常务副书记许立华
在国家中医药管理局第三次党代会上的讲话

（2014年6月24日）

今天，国家中医药管理局隆重召开第三次党代会。受崔丽副主任的委托，我谨代表国家卫生计生委直属机关临时党委，对大会的召开表示热烈祝贺！对当选的新一届国家中医药管理局直属机关党委、纪委委员表示热烈祝贺！

自第二次党代会以来，国家中医药管理局直属机关党委在局党组的坚强领导下，坚决贯彻执行党的路线、方针、政策和党的十六大、十七大、十八大精神，深入贯彻落实科学发展观，团结带领直属机关各级党组织和广大党员干部解放思想，抓住机遇，锐意进取，奋力拼搏，各项工作取得了显著成绩，形成了良好的发展局面。一是始终坚持科学理论武装头脑，注重党员干部理论知识的学习与培训；二是坚持围绕中医药工作中心，充分发挥中医药特色优势和作用，确保中医药医疗、保健、教育、科研、产业、文化、对外交流合作的全面协调可持续发展；三是切实抓好基层党组织建设，及时健全各级党的班子，开展丰富多彩的活动，增强了组织凝聚力；四是注重学习型党组织建设和党的群众路线教育实践活动，加强和推进作风建设。五是坚持党建带群建，充分发挥工青妇组织密切联系群众的优势，不断夯实党执政的群众基础。

中医药作为我国独特的卫生资源、潜力巨大的经济资源、具有原创优势的科技资源、优秀的文化资源和重要的生态资源，与西医药共同担负着维护和增进人民健康的重要使命，是中国特色医药卫生事业不可或缺的重要组成部分。当前，中医药事业发展面临着前所未有的战略机遇期，党中央、国务院对中医药发展高度重视，各级党委政府对中医药事业发展领导推动力不断提升，人民群众对中医药的支持和服务需求不断增长，中医药理论和实践在国内外的重视程度不断增强，都为中医药发展提供了机遇。新一届"两委"领导班子要谋划好今后一个时期的奋斗目标和战略任务，抓好党建工作，坚持党要管党、从严治党，为推动中医药事业科学发展提供坚强保证。

借此机会，我谈几点意见，供大家参考：

一、牢固树立长期学习、不断实践的思想，巩固和扩大学习实践成果

党的十八大以来，习近平总书记发表的一系列重要讲话，尤其是关于机关党的建设重要论述，是我们进一步做好党建工作的基本遵循。要以高度的政治自觉，深入学习贯彻落实党的十八大、十八届三中全会和习近平总书记系列重要讲话精神。要紧密联系工作实际，带着问题进行学习，既改造主观世界，又解决实际问题。要把加强学习作为进一步统一思想、凝聚力量，科学谋划中医药事业改革发展的强大动力，切实落实十八届三中全会提出的"完善中医药事业发展政策和机制"的新要求，进一步激发中医药发展的活力和潜力，充分发挥中医药在推进深化医改中的作用，为不断提高中医药健康服务能力打下坚实的基础。

二、加强政风行风建设，把中医药系统党的群众路线教育实践活动不断引向深入

认真落实中央工作部署，按照"三严三实"要求，坚持上下联动做好深化整改工作；聚焦和对准"四风"，认真梳理中医药系统存在的共性问题，在解决群众反映的突出问题、推动中医药事业发展中充分发挥各级党组织的战斗堡垒作用，发挥广大党员的先锋模范作用。要深入贯彻落实中央"八项规定"，执行医疗行风建设"九不准"，形成抓作风促工作、抓工作强作风的良性循环。

三、落实主体责任，深入开展党风廉政建设和反腐败斗争

党的十八届三中全会强调，落实党风廉政建设责任制，党委负主体责任，纪委负监督责任。各级党组织要敢于担当，带头强化党要管党、从严治党的政治责任意识，严明党的政治纪律和组织纪律，在落实党风廉政建设主体责任上当表率作示范。要切实加强党风党纪教育，认真执行党风廉政建设责任制，加强反腐败体制、机制创新和制度保障，强化对权力运行的制约和监督，从源头上防止腐败。

四、加强队伍建设，提高直属机关党建工作整体水平

切实加强党委、纪委自身建设，坚定理想信念和政治立场，自觉做到思想上始终清醒、政治上始终坚定、作风上始终务实，打造政治品德好、业务素质好、团结协作好、作风形象好的坚强领导集体。牢固树立抓党建是本职，不抓党建是失职，抓不好党建是不称职的理念，认真贯彻落实《机关基层组织工作条例》等文件，加强对党建规律的研究，推动党的建设适应新形势、新任务的要求，顺应广大党员的需求和期待。要坚持党建带群建，充分发挥工青妇等群众组织在推动党建工作中的作用，不断增强党组织的创造力、凝聚力和战斗力。

国家卫生计生委基层卫生司副司长诸宏明
在基层中医药服务能力提升工程推进工作会议上的讲话

（2014 年 7 月 10 日）

自 2012 年 9 月基层中医药服务能力提升工程启动实施以来，基层医疗卫生机构抓住机遇，积极发展中医药服务，提升中医药服务水平。很多基层医疗卫生服务机构设立了中医科，建设中医馆、国医堂，配备了中医师，提供中医药服务，中医药服务在基层得到快速发展，受到了广大群众的欢迎。实践证明，基层医疗卫生机构是发展中医药、弘扬中医文化的重要平台，而发展中医药服务也丰富了基层医疗卫生服务的内涵，促进了基层医疗卫生事业的发展。这次会议对于进一步推进提升工程、促进中医药在基层发展具有十分重要的意义。在下一步工作中，各地基层卫生部门要认真总结基层中医药发展的好做法和好思路，研究分析制约基层中医药发展的困难，加强部门间沟通协调，统筹安排，整体推进，着重抓好 5 个落实：

一、落实中医科室建设

在基层医疗卫生机构改扩建过程中，要加强指导，按照乡镇卫生院、社区卫生服务中心等基本标准，建设标准化的中医科室，有条件的机构可设置相对独立的中医服务区域，优化服务环境，体现传统中医药文化特色。可考虑将中医与康复等科室就近设置，优化服务流程，方便居民就诊。同时配置相应的服务设备，着力提升基层中医药服务能力。

二、落实中医药人才培养培训

一方面，各地要通过引进中医毕业生、聘请退休中医人才、名中医多点执业等方式补充基层中医药人才，加强中医药队伍建设，吸引中医药人才到基层服务。另一方面，要加大培训力度，各省级卫生计生部门与中医药管理部门可联合开展中医适宜技术培训，规范开展中医药服务，提升服务质量。同时在基层医疗卫生机构中广泛普及中医药知识，选派西医接受中医培训，促进中医和西医人才的交流沟通与技术合作，及时将患者转诊给有执业资格的中医师接受规范诊疗。

三、落实中医药适宜技术推广

一是要大力推广普及中医药适宜技术，各地应将针灸、拔罐、刮痧等比较成熟的中医药服务纳入乡镇卫生院、社区卫生服务中心的重点发展内容，使中医药服务惠及更多的百姓。二是要发挥行业组织优势，省级基层卫生部门要配合中医药管理部门委托第三方，抓紧研究，开发易操作、可推广、受群众欢迎的中医药适宜技术，完善中医药服务功能，弘扬中医药文化。

四、落实中医药基本公共卫生服务项目

2013 年，在国家基本公共卫生服务项目中，增加了第十一类中医药健康管理服务项目，将老年人中医体质辨识和儿童中医药健康指导纳入项目内容，目前各地正在积极开展中医药服务项目。各省级基层卫生部门要配合中医药管理部门推动落实《中医药健康管理服务规范》，指导地方按照规范要求认真开展相关服务，完成要求的服务数量。要发挥中医药专业机构对基层医疗卫生机构的业务指导作用，提高基层中医药健康管理的服务水平。

五、落实新农合报销政策

随着新农合筹资水平的提高和制度的巩固完善，各地要落实好将适宜的中医诊疗项目和中药纳入新农合支付范围，并逐步提高新农合中医报销比例。下一步，我们将与中医药局一同探索研究中医优势病种打包定价和付费方式改革等试点，加大对中医药服务的支持力度。

会后，各地基层卫生部门要认真学习王国强副主任的讲话，贯彻好会议精神，加强配合，形成合力，推进基层中医药服务能力提升工程向纵深发展，使中医药服务更好地扎根基层、造福百姓。

国家食品药品监管总局药化监管司副巡视员刘小平
在基层中医药服务能力提升工程推进工作会议上的讲话

（2014年7月10日）

中医中药是华夏五千年文明的结晶，是我国的国粹，对防病治病、保障人民群众健康发挥着重要作用。中医的传承离不开中药的传承，中药质量的好坏直接影响中医治疗效果。刚才王国强主任已经就基层中医药服务能力提升工程推进工作做了重要指示，下面我在保障中药质量方面讲3点意见。

一、进一步加强中药材专业市场监管，确保中药材质量安全

现有的17个中药材专业市场是历史形成的，具有中药材集散、交换功能，不仅承担地产中药材交易，而且还促使中药材在全国范围的流通。因此中药材专业市场上中药材的质量直接影响全国中药材质量，具有特殊地位，必须严格管理。2013年，食品药品监管总局启动了整治中药材专业市场专项行动。在专项整治工作中，食品药品监管总局派出暗访检查组突击抽查了部分中药材专业市场，发现在市场交易过程中，中药材的染色增重、掺杂使假、以次充好等问题十分突出。为此，食品药品监管总局专门约谈了17个中药材专业市场所在地方政府负责人，并与之签订了责任书，要求其立即采取措施，加强市场管理，规范市场秩序，保障药材质量。约谈会后，各地纷纷对中药材专业市场进行了清理整治。通过整治，在规范药材市场秩序的同时，也使得市场交易的药材质量有了一定提高。2013年12月，食品药品监管总局专门组织对安徽亳州、湖南廉桥和广西玉林3个中药材专业市场进行了回访检查，发现市场及周边环境有较大改观，不规范加工行为有所收敛，少有发现违法销售中药材、中药饮片的情形，交易药材中掺杂、增重、染色现象有所减少，显示出整治专项行动取得了较好效果。

下一步，食品药品监管总局将继续协同各地方政府和相关部门，进一步加强中药材专业市场的管理，规范交易行为，巩固整治工作成果。同时，要求各级食品药品监管部门不断强化对中药材专业市场中交易药材质量的监管，加强质量抽验，开展明察暗访，严厉打击制售假劣中药材的违法行为，防止各种违法活动回潮，确保市场中药材的质量安全。

二、继续贯彻《关于进一步加强中药材管理的通知》，把好中药生产、流通质量关

2013年10月，食品药品监管总局等8部门经国务院同意联合印发的《关于进一步加强中药材管理的通知》下发后，中药材管理受到各地方政府的高度重视，对推动中药材市场的规范管理，提高中药材质量具有重要作用。为进一步贯彻执行通知要求，食品药品监管总局将要求各级食品药品监管部门继续加强对中药饮片、中成药的质量监管，提高中药制剂注册审评标准，提升新开办中药饮片、中成药生产企业的准入门槛，强化对现有药品生产、经营企业的监督检查，促使其不断提高中药生产、流通质量保障能力。在鼓励中药饮片、中成药生产企业不断完善生产工艺，提高药品质量的同时，加大对各地不规范加工药材行为的打击力度，坚决禁止中药饮片和中成药生产过程中，以购进的初加工产品冒充饮片分包装交易和投料，以所谓的"精深加工"产品取代中成药生产过程中的前处理提取工艺的行为，确保中药产品质量安全。

三、严格基层医疗机构药品质量监管，确保中药饮片、中成药使用安全

中药饮片属于国家基本药物，质量优劣直接影响中医临床效果和用药安全。国家明确规定生产中药饮片必须持有《药品生产许可证》和《药品GMP证书》，上市销售和使用的中药饮片必须产自药品GMP车间。基层医疗机构务必严把中药饮片和中成药购进和使用质量关，配备符合法定资质的人员，建立健全各项工作的管理制度，采取有效措施，保证在采购、验收、储存、调剂、煎煮各环节的饮片质量。要求基层医疗机构必须从合法药品生产、批发企业采购饮片和中成药，严禁从中药材专业市场、中药材初加工企业和个人等非法渠道采购。

为配合中医药管理部门、卫生计生部门做好基层中医药服务能力提升工作，食品药品监管总局将要求各级食品药品监管部门加大对基层医疗机构中药饮片和中成药购进渠道的监督检查和抽验力度，促进基层医疗机构药品使用质量保障能力的提升，有效减少基层医疗机构药品使用安全隐患，防止假劣中药饮片和中成药流入基层医疗机构。

关于药品使用安全，我想这里再多讲一点。中药是天然产物，在我国有几千年使用经验，传统都认为是比较安全的。但是经过提取、制成现代制剂以后，已经完全不是传统经验里的中药了。最典型如中药注射剂，某些方面疗效确实突出，中医医疗机构比较常用，但其自身的安全性问题也是比较突出的，使用机构必须高度关注。再有如中药何首乌，广泛用于医疗和保健，传统当做滋补和延年益寿的佳品，但

是最近食药监管总局陆续收到服用后导致肝损伤的病例报告，很快将会发出相关风险提示。这些问题都要求基层医疗机构和医务人员要经常关注中药不良反应的动态，学习药品安全新知识，注意合理用药，发现药品不良反应也要及时报告。

同志们，中医中药是中华民族的瑰宝，中医中药的传承和在基层医疗卫生机构的运用非常重要，只有植根于基层，促使基层中医药服务的可及性、公平性和有效性进一步加强，才能将中医中药弘扬光大。为了做好基层中医药服务能力提升工作，食品药品监管部门将利用此次提升工程的实施，进一步加强药品监管，使基层医疗机构能够使用上更安全、更可靠的中药产品，为中医药事业的健康发展和人民群众饮食用药安全保驾护航。

二、2015 年全国中医药工作会议报告

全面深化改革　完善政策机制
不断提高中医药治理体系和治理能力现代化水平

——国家卫生计生委副主任、国家中医药管理局局长王国强
在 2015 年全国中医药工作会议上的报告

（2015 年 1 月 11 日）

2015 年全国中医药工作会议的主要任务是：认真贯彻党的十八大、十八届三中、四中全会和习近平总书记系列重要讲话精神，全面落实刘延东副总理在国医大师座谈会上的重要讲话和对本次会议的重要批示，总结 2014 年工作，部署 2015 年重点工作，分析中医药改革发展面临的形势和任务，以改革理念、法治思维和钉钉子的精神，全面完成"十二五"规划，为"十三五"改革发展打基础、布好局，全力推进中医药事业科学发展。

一、服务大局，开拓创新，推动 2014 年中医药工作取得新进展

（一）认真贯彻落实中央决策部署，推动中医药服务经济社会发展大局呈现新气象

深入学习领会党的十八大、十八届三中、四中全会和习近平总书记系列重要讲话精神，深刻把握重大意义、科学内涵、精神实质和实践要求，自觉将中央决策部署贯彻落实到中医药工作实际之中。全面贯彻刘延东副总理重要批示和讲话精神，按照"五种资源"新定位，注重将中医药纳入中国特色社会主义"五位一体"总布局，从国家战略高度研究、谋划、推动中医药发展。落实政府工作报告和稳增长、促改革、调结构、惠民生有关政策措施，整体谋划中医药健康服务，加快推进相关产业发展，得到国务院督查组肯定。认真抓好党的群众路线教育实践活动整改落实，精心指导中医药行业第二批教育实践活动开展。牢牢抓住"五型机关"建设这个载体，推动机关作风转变取得新成效，国家中医药管理局机关荣获中央国家机关工委第二届"创建文明机关　争做人民满意公务员"活动先进集体荣誉称号。深入开展中医药服务百姓健康推进行动和"三好一满意"活动，促进了在转作风中惠民生，受到群众欢迎。

（二）全面启动深化改革，推动中医药事业发展政策和机制建设取得新成效

加强中医药深化改革顶层设计和研究，成立深化改革组织机构，确定中医药深化改革总体思路和 2014 年工作方案，组织开展完善中医药事业发展政策和机制研究、中医药政策体系规划研究等，推动中医药改革发展政策体系建设。辽宁、陕西组织了全省中医药产业发展现状调查，江西开展了中医药强省战略课题研究，为党委、政府决策提供参考。进一步健全中医药工作部际联席会议机制，协调新增环保部和国家旅游局两家单位，完善工作规则。制定《国家卫生计生委和国家中医药管理局工作关系细则》，进一步明确委局工作关系。会同卫生计生委印发《关于在卫生计生工作中进一步加强中医药工作的意见》，形成中医药工作委局协同推进机制。很多地方制定了实施意见，在机构改革中加强中医药工作，河北、安徽、江苏、湖南、重庆、广西、贵州、青岛等地中医药局实现升格或增加处室，吉林、黑龙江各地市均设立独立的中医科（处）。推动国家中医药综合改革试验区建设取得阶段性新进展，印发进一步推进试验区工作的指导意见，试验区建设注重主题统筹、区域统筹、职责统筹、工作统筹的做法被中央全面深化改

革领导小组办公室《改革情况交流》刊载，得到刘延东副总理肯定。加快转变政府职能，中华中医药学会成为中国科协首批承接政府转移职能试点单位之一，受到肯定。

（三）积极推进依法行政，推动中医药法治建设进入新阶段

加快推进中医药法立法进程，国务院法制办已通过中医药法草案，即将提交国务院常务会议审议。建立依法决策机制，成立中医药改革发展专家咨询委员会，出台管理办法，并就中医药发展战略规划进行专题咨询，探索建立重大决策专家咨询论证机制。开展《中医药条例》贯彻落实情况监督检查，进一步推动各地依法依规履行中医药工作职责，内蒙古、山西、浙江还开展了本省（区）中（蒙）医药条例监督检查。加强规范性文件管理，印发规范性文件管理办法，建立规范性文件定期清理机制。加强中医药监督工作，建立中医药监督会商工作机制，深入开展打击非法行医、整治互联网重点领域广告等专项行动。出台《国家中医药管理局政府信息公开办法》，切实做到信息公开，回应社会关切。

（四）切实加强宏观设计，推动中医药相关规划编制取得新成果

落实国务院关于促进健康服务业发展的意见，完成《中医药健康服务规划（2015～2020 年）》编制并上报国务院，浙江、山东、河南、四川等地出台健康服务发展意见或规划。落实刘延东副总理指示精神和 2014 年深化医改重点任务分工，组织了中医药发展战略规划研究制定，正在广泛征求各方面意见。配合完成《全国医疗卫生服务体系规划纲要（2015～2020 年）》，提出了中医医疗服务体系建设的目标原则、重点任务。与工信部共同完成《中药材保护与发展规划（2014～2020 年）》，并上报国务院。启动中医药事业发展"十三五"规划编制，研究提出"十三五"规划思路并报送国家发改委。上海、广东、云南、深圳等地以政府或政府办名义印发了中医药事业发展中长期规划。

（五）持续参与深化医改，推动中医药服务百姓做出新贡献

同步推进公立中医医院改革，与相关部门共同形成《关于推进县级公立医院综合改革的意见》《城市公立医院综合改革试点的指导意见》，充分体现中医药特点和实际。与卫生计生委联合开展县级医院综合能力提升试点，推进县级中医医院综合服务能力建设。加强县级公立医院综合改革培训，分 24 期对1011 个试点县有关负责人进行了深化医改中医药政策集中培训。陕西将中医医院基本工资全额纳入财政预算，吉林、黑龙江、广西、甘肃等地大幅度提高中医诊疗服务价格。深入实施基层中医药服务能力提升工程取得明显成效，安排专项资金40.91 亿元，支持全国 258 所县级中医医院建设，力度前所未有。召开基层中医药服务能力提升工程推进工作视频会，开展提升工程督查评估，推动提升工程完成阶段性目标。多地将提升工程纳入政府重点工作任务，天津加强国医堂内涵建设，湖北加快推进"三堂一室"建设，新疆将中医药民族医药服务能力建设纳入全区乡镇卫生院和村卫生室标准化建设整体规划。全面实施中医药基本公共卫生服务项目，完成4076 万 65 岁以上老年人和 1474 万0～36 个月儿童中医药健康管理，目标人群覆盖率分别为 32.96% 和30.47%。探索创新中医药服务模式，启动中医诊疗服务模式研究和探索建立中西医协作机制并开展试点。召开第三届国家中医药改革发展上海论坛，就面向未来的中医药服务模式创新及其制度安排进行研讨和推动。加强中医重点专科建设，联合卫生计生委和总后卫生部开展综合医院中医药工作专项推进行动，加强综合医院和妇幼保健机构中医临床科室和中药房建设，对妇幼保健机构使用中医技术和中成药加强指导。推动支付方式改革，在对山东、甘肃等地相关探索总结基础上，提出了中医优势病种定价和支付改革试点方案。推动社会办中医，与卫生计生委联合出台《关于加快发展社会办医的若干意见》，明确了社会办中医优先领域，提出了鼓励举办只提供传统中医药服务的中医门诊部和诊所试点工作方案。召开深化医改中医药工作会议，对医改 5年来中医药发挥作用情况进行全面总结和评估，总体看，中医药服务可及性和可获得性明显提升，基层中医药服务能力显著提高，李克强总理在给全国卫生计生工作会的批示信中对此给予了充分肯定，中医药以较少资源总量提供了较多服务份额，放大了医改惠民效果，为探索医改"中国式办法"发挥了独特作用。

（六）加快发展健康服务，推动中医药服务领域得到新拓展

深入实施"治未病"健康工程，进一步健全"治未病"健康服务体系，加强中医预防保健服务管理。促进中医药健康旅游发展，与国家旅游局签署推进中医药健康旅游发展合作协议，广西、甘肃探索旅游与中医药养生保健等有机结合，海南加快推进海口、三亚中医疗养国际旅游示范区建设。推动中医药与养老服务结合，江苏多地积极探索不同形式中医养老服务模式，河北曲周县中医院医疗托老工作受到刘延东副总理肯定。加快中医药服务贸易发展，联合启动中医药服务贸易建设试点，确定了 8 个中医药服务贸易重点区域和 19 个骨干企业（机构），中医药服务贸易额快速增长，第三届京交会服务贸易签约额达到 2.8 亿元。

（七）着力健全人才培养体系，推动中医药人才队伍建设有了新进展

联合人力资源社会保障部、卫生计生委评选表彰了第二届 30 位国医大师，刘延东副总理对这项工作高度重视，亲切接见国医大师代表并座谈，发表了重要讲话，在行业内外产生重要而深远的影响。北京、吉林、山东、安徽、浙江、湖北、湖南、四川、西藏等地也组织开展了省级名中（藏）医评选表彰，广东评选出首届邓铁涛中医医学奖。构建毕业后教育体系，印发《中医

住院医师规范化培训实施办法》和相关标准，积极争取在国家住院医师规范化培训专项中培训中医住院医师5000人，推进中医全科医学师资培训和中医类别全科医生转岗培训。促进中医药院校教育教学改革，联合教育部、卫生计生委印发《关于医教协同深化临床医学人才培养改革的意见》，推进标准化、规范化临床医学人才培养体系建设。启动卓越医生（中医）教育培养计划，推动中医药院校省部局共建。稳步推进师承教育和继续教育，深入实施中医药传承与创新人才工程。开展国家中医药优势特色教育培训基地建设，启动中药特色技术传承人才和中医护理骨干人才培训项目，加强县级中医临床技术骨干、乡村医生等基层人才培养。继续做好第五批全国老中医药专家学术经验继承工作和第三批全国优秀中医临床人才研修项目，推进名老中医药专家传承工作室和中医学术流派传承工作室建设。加强管理人才培训，完成第二期中医医院职业化管理高级研修班，两期共培训160余名院长。

（八）稳步实施创新驱动，推动中医药协同创新构建新体系

推进国家中医临床研究基地建设，进一步深化重点病种研究方向，完善临床科研模式，加强临床科研平台建设，健全基地运行机制。加强重大疾病防治攻关，组织开展中医药治疗艾滋病临床科研协作网络和技术平台建设，国家中医药管理局会同卫生计生委召开艾滋病防治工作会议，对中医药治疗艾滋病进行全面总结和部署。印发《人感染H7N9禽流感中医医疗救治专家共识（2014年版）》《登革热中医药辨证论治方案》和《中医药治疗埃博拉出血热专家指导意见》。探索构建中医药科技"大数据"，启动国家中医药数据中心关键技术研究，加快建立中医临床数据中心与数据分中心。推动建立产、学、研协同创新机制，推进科研项目和资金管理改革，做好各类科技计划中医药项目统筹管理，加快推进国家中医药管理局企

业研究室建设。开展中医药科技成果登记，促进中医药科技成果转化推广。推进中药资源普查试点，试点工作已覆盖全国31个省份，汇总近12000种药用资源信息，建成19个中药资源动态监测信息和服务监测站，建设16个中药材种子种苗繁育基地和2个种质资源库。开展中医药传统知识调查，建立传统知识档案。加强中医药传承，开展名老中医传承研究项目，完成"中医药古籍保护与利用能力建设"项目400种古籍整理研究，首批出版100种古籍。在2014年度国家科学技术奖励大会上，中医药类项目共获得国家科技进步奖励8项，其中一等奖2项，二等奖6项。

（九）努力构建中医药文化传播体系，推动中医药文化建设形成新载体

深入开展"中医中药中国行——进乡村·进社区·进家庭"活动，结合指导开展第二批教育实践活动，推动中医药文化和科普知识惠及基层群众，组织开展中医药文化科普巡讲。北京东城大力推进中医药文化进校园，天津组织拍摄了4部中医科普宣传片在基层医疗卫生机构播放，上海拍摄了12集中药文化系列片《药里乾坤》，广东拍摄了12集纪录片《岭南中医药》。搭建新媒体传播平台，开通官方微信"中国中医"，与中国网合作开通"中国中医"频道，创办《中医健康养生》杂志，拓宽了受众群体，广东、云南等地也开通了官方微信平台。加快中医药文化科普宣传教育基地建设，新增全国中医药文化科普宣传教育基地7个，总数达29个。实施中医健康素养促进项目，印发《中国公民中医养生保健素养》《健康教育中医药基本内容》，启动百姓中医药科普需求调查，组织开展中医健康素养普及率调查，探索建立中医药科普知识群众需求征集和反馈机制。加强舆论引导，做好中医药重大政策、重要活动宣传报道，妥善应对和正确引导热点、敏感事件，及时回应社会关切。

（十）扎实推动对外交流合作，中医药走向世界迈出新步伐

服务国家"一带一路"建设，组织召开"一带一路"中医药发展研讨会，谋划中医药海外发展战略，推动甘肃在吉尔吉斯斯坦合作建立中医医疗机构，支持有关企业在俄罗斯合作举办中医医疗机构，加强与沿线国家的交流活动，推动中医药走出去。努力构建中医药国际话语权，积极参与世界卫生组织传统医学全球战略制定和实施，第67届世界卫生大会通过我国提出的传统医学决议。推进中医药国际标准化工作，国际标准化组织发布《一次性使用无菌针灸针》《人参种子种苗》等第一批中医药标准。进一步扩大和深化双边合作，在习近平主席和李克强总理见证下，分别与澳大利亚、匈牙利等签订新的合作协议，深化与重点国家的中医药合作。密切两岸四地交流合作，举办两岸四地中医药创新与发展论坛，成功举办中医中药台湾行活动，在岛内产生了积极反响。

以上成绩的取得，是党中央、国务院和卫生计生委正确领导的结果，是相关部门和社会各界大力支持的结果，是广大卫生计生和中医药工作者辛勤努力的结果。在此，我代表国家中医药管理局，向关心支持中医药事业发展的各位领导、相关部门、社会各界人士，向广大卫生计生和中医药工作者表示衷心的感谢！

回顾一年来的工作，有以下6个鲜明特点。一是更加注重服务大局。科学研判中医药事业面临的形势，牢牢把握经济社会发展对中医药的重大需求，坚持将中医药融入经济社会发展大局和卫生计生改革发展全局，积极参与，主动作为。二是更加注重改革创新。将深化改革作为加快事业发展的新机遇、新动力，坚持问题导向，全面启动和推进深化改革，着力破解影响和制约中医药发展的关键问题。三是更加注重规划引领。向前展望、超前思维、提前谋局，切实加强战略研究、统筹谋划和顶层设计，认真做

好中医药发展一揽子规划制定。四是更加注重机制建设。尊重基层首创精神，加强总结提炼，及时把好的做法和经验用制度固定下来，用机制运转起来，使之可运用、可复制、可推广。五是更加注重突出重点。区分轻重缓急，抓住主要矛盾和矛盾的主要方面，持续发力，实现重点突破。六是更加注重推动落实。将抓督促落实放在更加突出的位置，努力做到凡事都有人去管、去盯、去促、去干，落细落小落实。

这6个特点也是6条宝贵经验和真切体会，要继续坚持和发扬。

二、深化改革，完善制度，促进中医药治理体系和治理能力现代化

（一）科学研判中医药事业发展面临的形势

当前，随着经济全球化、文化多元化深入发展，全面建成小康社会、全面深化改革、全面依法治国、全面从严治党"四个全面"重大战略的提出和实施，我国经济社会发展也进入一个新的阶段。

从经济社会发展对中医药工作要求看。一是经济发展进入新常态，转方式、调结构将会放在更加重要的位置。要求我们把中医药这一潜力巨大的经济资源利用好，成为推动我国经济发展方式转变的重要抓手。二是创新驱动发展全面提速，创新对我国发展的引领支撑作用将更加突显。要求我们把中医药这一具有原创优势的科技资源挖掘好，增强我国医疗卫生领域的科技竞争力。三是社会事业加快发展，国家持续加大改善民生力度，特别是医改已进入深水区，深层次矛盾和问题更加突出，与此同时，医学目的调整、医学模式转变，也对医药卫生改革发展提出了新要求。要求我们把中医药这一独特的卫生资源发展好，为加快探索"中国式办法"解决医改这个世界性难题做贡献。四是文化建设提升到新高度，文化强国建设加快推进，对弘扬中华优秀传统文化提出了新的更高要求。要求我们把中医药这一优秀的文化资源弘扬好，助力提高人民群众的文化素养、传承中华文化的优秀基因、增强中华民族的凝聚力和向心力。五是绿色发展成为主流，深入推进绿色循环低碳的生产方式，倡导节约健康环保的生活方式，促进资源节约和可持续利用，更为紧迫和重要。要求我们把中医药这一重要的生态资源维护好，促进生态维护和修复，维护生物多样性。六是我国提出的"一带一路"倡议，是全方位对外开放的重大战略决策。要求我们把中医药这一宝贵的对外交流合作资源规划好、部署好，为我国公共外交、经济外交服务。

从党中央、国务院对中医药工作要求看。党中央、国务院高度重视中医药工作。习近平总书记高度关注中医药发展，多次对中医药工作作出重要指示，十分重视发挥中医药在我国对外交流合作中的独特作用。李克强总理也多次对中医药工作作出重要批示、提出要求，见证与外国政府中医药领域合作协议的签署。刘延东副总理对中医药工作多次作出重要批示，亲临中医药活动，给予具体指导。特别是去年与国医大师代表座谈并发表重要讲话，对中医药"五种资源"的定位和作用作了深刻阐述，对当前和今后一个时期的工作提出了明确要求。中央领导同志重要指示、批示为中医药工作指明了方向，我们必须认真学习，深刻领会，深入贯彻。

可以说，经济社会发展的大势和党中央、国务院对中医药工作的要求，既为中医药工作融入大局、参与大局、服务大局，提高贡献率和显示度提供了前所未有的重大机遇，也对中医药深化改革、完善制度，加快推进中医药治理体系和治理能力现代化提出了新课题，启动了倒计时。

（二）深刻认识促进中医药治理体系和治理能力现代化的重要性和紧迫性

完善和发展中国特色社会主义制度，推进国家治理体系和治理能力现代化这一全面深化改革总目标的提出，充分反映了新形势下我们党对治国理政理念和方式规律性认识的深化，是重大理论和实践创新的结晶，进一步明确了我国社会主义现代化事业发展的方向和要求，具有重大理论和现实意义。

习近平总书记指出，国家治理体系和治理能力是一个国家制度和制度执行能力的集中体现。国家治理体系是在党领导下管理国家的制度体系，包括经济、政治、文化、社会、生态文明和党的建设等各领域体制、机制、法律、法规安排，也是一整套紧密相连、相互协调的国家制度；国家治理能力则是运用国家制度管理社会各方面事务的能力，包括改革发展稳定、内政外交国防及治党、治国、治军等各个方面。这一重要论述，明确指出了我国国家治理体系和治理能力的科学内涵和发展方向，为我们推进中医药治理体系和治理能力现代化提供了根本遵循。刘延东副总理在给本次会议的批示中，也明确要求加快促进中医药治理能力和治理能力现代化。

我们要清醒地认识到，中医药治理体系和治理能力与现代化的要求相比还不相适应。一是从制度体系看，相对独立的中医药法律、法规体系还未建立，现行卫生政策法规等相关制度与中医药特点规律还不相适应，有利于发挥中医药特色优势的制度保障尚需进一步健全。中医药管理体系不健全，管理职能分散分割，监管力量薄弱，相关方面协调配合机制需要进一步完善。二是从运用制度管理中医药事务的能力看，不仅存在继承能力不足，对中医药发展规律性总结不够、把握不到位，也存在创新能力不强，不善于解放思想、大胆探索，不能及时把地方首创经验上升为国家制度；不仅存在宏观把控、统筹规划能力不足，对中医药发展重大问题、前沿问题研究不深，缺少具有战略性、前瞻性的顶层设计，也存在落实不力，"最后一公里"问题突出；不仅存在管理缺位、不到位，一些群众反映强烈的问题还没得到有效解决，也存在管理错位甚至越位，事权划分不明晰，敷衍诿责现象不同程度存在。三是从治理方式看，治理主体单一，行业组织的作用发挥不够，还不能形成多元主体共治的合力；治理方式、方法还不能适应时代要求，刚性管理多、柔性疏导少，事后处理多、事前防范少，等等。推进中医药治理体系和治理能力现代化任务十分紧迫，任重道远。

（三）加快促进中医药治理体系和治理能力现代化

促进中医药治理体系和治理能力现代化，是当前和今后一个时期中医药系统重大而紧迫的历史使命。要以党的十八大、十八届三中、四中全会精神为指导，进一步理清思路，找准方向，明确目标，把握重点，全力推进。

一是必须解放思想，牢固树立改革创新思维和法治思维。促进中医药治理体系和治理能力现代化，要真正在思想上实现从"管理"向"治理"的转变；要坚持问题导向，通过改革创新，探索出推进路径和方法；要把法治作为重要依托，在法治轨道上解决各种问题，协调各种利益关系，推动中医药事业发展。

二是必须着力推动完善中医药制度体系。制度化、规范化、程序化是国家治理体系建设的基本要求。要站在国家层面，对中医药发展进行总体统筹规划和制度设计，进一步突出战略性、全局性、前瞻性；要紧紧围绕中医药法，加强相关配套制度的研究制定；要及时跟进并主动参与相关法律、法规的制修订，充分反映中医药特点，体现中医药内容，推动建立健全紧密相连、相互协调的中医药制度体系。

三是必须着力提高中医药系统的治理能力。提高治理能力是一项系统工程，当前要针对中医药系统治理能力中的短板，着力"填平补齐"。要提高战略把控能力，就是高瞻远瞩、统揽全局，善于把握事物发展总体趋势和方向的能力，始终从战略和全局高度看待中医药改革与发展，使中医药发展顶层设计围绕大局、服务大局；要提高统筹谋划能力，就是统筹中医药城乡、区域、全面与局部，统筹中医药与民族医药、中西医结合，统筹中医与中药，统筹中医药医疗、保健、科研、教育、产业、文化，统筹国内与国外发展的能力，协调好中医药继承与创新、改革与发展关系的能力，使中医药持续稳步健康发展；要提高开拓创新能力，就是破除迷信、超越过时的陈规，善于因时制宜、知难而进、开拓创新的能力，始终从经济社会发展趋势和人民群众需求出发推动中医药管理和服务创新；要提高行政决策能力，就是通过调查研究把握客观事物本质和规律、善于倾听群众意见、发现基层经验以及依靠专家决策咨询的能力，使我们的各项决策更加科学民主、符合实际；要提高执行落实能力，就是有效利用资源、保质保量达成目标的能力，始终坚持目标导向，以踏石留印、抓铁有痕的劲头，确保中医药发展政策措施、法律法规得到有效执行、落到实处。

四是必须建立健全协调合作机制。促进中医药治理体系和治理能力现代化，要推动建立政府、市场、社会各司其职、相互合作的治理模式。要进一步转变政府职能，将更多的微观事务管理交给市场和社会，充分发挥市场在资源配置中的决定性作用，充分发挥中医药社团在行业自律等方面的作用，实现自我治理。要推动中医药工作部门间的统筹协调，形成齐抓共治、共同促进事业发展的合力。要加强中央与地方中医药管理部门的联动，真正形成既有从上到下也有自下而上的治理方式，努力克服"综而未合""联而未动"的现象和问题。

五是要善于运用中医药的理念方法促进中医药治理体系和治理能力现代化。习近平总书记强调要重视中华传统文化研究，继承和发扬中华优秀传统文化，并多次在重要讲话中运用中医药的理念和术语来阐述治国理政的思想和观点，准确而到位，深刻而形象，巧妙而传神，既充分体现了对中医药的哲学理念和文化内涵有着深刻的理解和把握，又充分说明中医药理论和实践体系蕴含着大量治国理政的智慧和方法。这些年来我局提出并实践的"三观互动"的理念和方法，就是体现和运用了中医药整体观、系统论、辨证论治等核心思想，我们要在借鉴现代治理理论和实践经验的同时，不断坚持、不断完善，使之在推进中医药治理体系和治理能力现代化中发挥更大效能。

三、求真务实，以钉钉子的精神落实好2015年各项重点任务

2015年是全面深化改革的关键之年，全面推进依法治国的开局之年，"十二五"规划的收官之年，是刘延东副总理重要讲话精神贯彻落实年。2015年中医药工作的总体要求是：深入贯彻党的十八大、十八届三中、四中全会和中央经济工作会议精神，围绕抓改革，全力推动中医药事业发展政策和机制的完善；围绕抓发展，全力推动中医药发展一揽子规划的编制和实施；围绕抓法治，全力推动法律制度建设、深入推进依法行政，解放思想、改革创新，求真务实、奋发有为，全面推进中医药事业科学发展。

关于今年工作的各项任务，我局已拟定《2015年中医药工作要点（讨论稿）》提交会议讨论。这里，我着重围绕做好重点工作任务，谈谈基本思路和总体要求。

（一）以全面完成"十二五"规划任务为基础，全力谋划中医药"十三五"发展

今年是"十二五"规划实施的最后一年，也是科学谋划中医药"十三五"发展的关键之年，具有承上启下的重大意义。一要全力保障"十二五"规划任务的全面收官。认真总结经验、查找不足，为"十三五"规划实施打下基础、提供借鉴。二要全力做好"十三五"规划的编制。规划编制要在充分认识中医药发展面临的形势、所处历史方位、未来发展趋势的基础上，坚持需求导向、问题导向，提出中医药发展的目标指标和重大工程、重大项目、重大政策，做到可实施、可量化、可评估，既要与"十二五"规划相衔接，又要适度超前谋划。三要全

力做好"十三五"规划的实施准备。一方面，要根据规划确定的重点任务做好实施方案，排出时间表、画好施工图。另一方面，要对一些基础较好、持续推进的重点任务，边规划、边推进。

（二）以完善政策和机制为关键，全力推进中医药深化改革

实践证明，科学完备的政策和机制是促进中医药事业发展的基本保障，完善政策和机制，关键在于改革。中医药深化改革要按照我们确定的总体思路和路线图持续推进。一要深化中医药改革发展重大理论和实践问题研究，提出中医药政策体系框架，推动中医药改革发展政策体系建设。二要着力推进中医药工作机制的建立健全和有效运行，充分利用好中医药工作跨部门协调机制，切实落实好委局工作关系细则，建立更加密切的局省工作联动机制。三要深入推进中医药综合改革试验区建设。一方面，要加强对现有5个试验区建设工作的督促和指导，聚焦主题、精准发力，尽快探索和总结出更多可复制、可操作的改革成果，并加以推广。另一方面，要加强统筹规划，遴选和培育新的试验区，扩大试点范围和新的试点内容。

（三）以推进依法行政为核心，全力促进中医药法治体系建设

"深入推进依法行政，加快建设法治政府"是党的十八届四中全会为全面推进依法治国做出的重大战略部署。推进依法行政，促进中医药法治体系建设是一个系统工程，对于推进中医药治理体系和治理能力现代化意义重大，需要付出长期艰苦努力。一要围绕推进中医药法立法进程，提出中医药法律、法规体系框架，推动中医药法律制度体系建设。二要围绕依法全面履行政府职能，建立和完善权力清单制度，研究中央和地方政府有关中医药工作事权划分，明确各级政府职责。三要围绕健全依法决策机制，进一步完善重大行政决策的规则、程序和责任，建立重大决策和规范性文件合法性审查制度。四要

围绕深化行政执法体制改革，探索建立中医药健康服务监督体制、机制，加强大型中医医院巡查，提高地方中医药监管、执法和服务水平。五要全面推进政务公开，综合运用多种监督方式并形成制度，加强对权力的制约和监督。六要加快标准化、规范化建设，着力加强管理标准建设，推进国内标准向国际标准转化。

（四）以深化公立中医医院改革和提升工程为重点，全力推动中医药在医改中发挥更大作用

当前医改已进入向纵深推进的关键阶段，要全面贯彻落实党中央、国务院关于医改的决策部署、相关文件精神以及卫生计生委的规划要求。公立中医医院在中医药服务体系中处于重要而关键的位置，深化县级和城市公立中医医院改革，积极主动参与江苏、安徽、福建、青海四省深化医改试点，是推动中医药在深化医改中发挥更大作用的重要突破口。一要通过医保支付、价格形成、绩效考评等改革，进一步完善中医药服务提供和利用的鼓励政策。二要通过推动建立适合中医药行业特点的人事薪酬制度，进一步提高中医药人员积极性。三要通过支持社会办中医，推进中医医师多点执业，进一步丰富中医药服务资源。落实好全国医疗卫生服务体系规划纲要，促进中医药资源合理布局与增长。四要探索中医药如何在推动分级诊疗制度构建中更好发挥积极作用，进一步促进基层医药卫生服务机构和中医医院的分工合作、提升能力、突出特色、协调发展。五要在做好基本公共卫生服务中医药健康管理服务项目基础上，协调扩大目标覆盖人群和新增国家基本公共卫生服务项目中医药内容。六要提升中医药服务能力，做好基层中医药服务能力提升工程总结工作，全面完成国务院"十二五"医改规划对中医药提出的4项指标。开展重大疑难疾病中西医临床协作试点，启动国家中医医疗中心和区域中医医疗中心筛选，建立完善中医医院监管评价体系。

（五）以落实规划为抓手，全力打造中医药新型健康服务体系

随着我国经济发展进入新常态，需要积极发现和培育新的增长点。要将中医药资源优势转化为产业优势，使其成为我国健康产业发展的中坚力量，满足多层次、多样化健康服务需求，释放巨大的经济潜力。一要拓宽服务领域，重点是树立大健康理念，推进大健康服务体系建设。要紧紧围绕中医药健康服务规划的落实，在深入实施中医"治未病"健康工程基础上，推动中医药健康旅游、中医药健康养老、中医药服务贸易发展，加快构建中医药健康服务新业态。二要创新服务模式，以维护健康为目标，以医疗服务模式创新为突破口，牢牢把握消费需求新常态，探索建立覆盖全生命周期、融健康管理与健康服务为一体的新型服务模式。三要研发服务产品，做好服务项目设计、服务技术开发、服务产品创新，特别是要加快中医特色诊疗仪器设备研发，提高国产医疗保健器械行业发展水平。四要打造服务品牌，坚持高起点、规范化、重实效，强化服务监管，打造一批中医药健康服务知名品牌，推动形成产业集群。

（六）以加快中医药院校教育教学改革为突破口，全力提升中医药人才培养质量

近年来，中医药人才供给与需求脱节的矛盾一直未能得到根本解决，既存在乏人乏术，尤其是基层和部分技能型人才缺乏，也存在大量中医药专业毕业生流失，还存在中医药专业特别是临床专业知识结构不合理、专业思想不牢固等问题，需要加快推动解决。一要加快中医药教育教学改革，尽快协调相关部门出台促进中医药教育教学改革的文件，强化传统文化素养和临床实践能力培养，促进医教协同深化临床人才培养。二要创新基层引才制度，鼓励中医药专业人员到基层服务，创造更好的工作生活环境，使他们留得下、用得上，更好地实现价值。三要建立中医药人才激励机制，健全国医大师评选表彰制度，探索建立符合中医药行业特点、不同

层级衔接、政府表彰和社会褒奖相结合的激励机制，促进优秀人才脱颖而出。四要健全中医药毕业后教育、继续教育制度，改革和完善中医执业医师评价标准和考核机制，注重发挥师承教育优势，重点加强中医药基本知识和技能培养培训，突出实践能力、工作绩效和职业素养的评价。

（七）以实现创新驱动发展为目标，全力构建中医药协同创新体系

科技创新是提高社会生产力和综合国力的战略支撑，也是驱动中医药发展的必由之路。一要转变政府科技管理职能，加快科技规划、项目和规划的统筹，着力解决"碎片化"问题，将政府投入更多用于基础前沿研究、共性关键技术研究和科研平台建设。二要坚持制度创新与技术创新双轮驱动，通过制度创新把中医药创新潜能和创造活力激发出来，通过技术创新促进产品创新、产业组织创新和商业模式创新。三要加快构建产、学、研、用深度融合的协同创新机制，优化中医药各类创新基地和研究力量布局，鼓励高校、科研院所、医疗机构、企业、金融机构等不同主体之间开展深度合作，建立技术创新联盟以及区域特色产业创新集群。四要推动企业成为创新主体，促进建立主要由市场决定技术创新项目、研发方向和路线选择、成果评价和传导扩散的新机制，鼓励企业设立技术研发机构，引导创新要素向企业集聚，加快中医药科研成果转移、转化。五要围绕解决中药资源可持续发展、中药生产关键技术等重大问题，促进中药健康产品开发，着力推动中医中药协调发展。

（八）以实施中医药健康文化推进行动为载体，全力扩大事业发展群众基础

当今世界，文化在综合国力竞争中的地位和作用越来越突出，越来越成为民族凝聚力和创造力的重要源泉，越来越成为综合国力竞争的重要因素和综合国力的重要标志。中医药是中华优秀传统文化的杰出代表，加快中医药文化传承传播意义重大。一要着力打造中医药科普文化宣传活动升级版，在深入总结好"中医中药中国行"活动经验、利用好活动品牌基础上，开展中医药健康文化推进行动，进一步推动中医药植根于广大人民群众日常生活。二要深入挖掘中医药文化内涵，凝练中医药核心价值理念，结合时代条件加以继承和发扬，推陈出新，赋予其新的涵义。三要提高中医药文化传播能力，促进传统媒体与新兴媒体融合发展，构建现代传播体系，丰富传播手段，创新传播方式。四要研究推动中医药优秀文化和知识进学校、进课堂措施，让孩子们从小就了解中医药，培养对中医药的感情。

（九）以服务"一带一路"建设为契机，全力推动中医药海外发展

"一带一路"建设是国家实施全方位对外开放的总抓手和新引擎，也是中医药走出去的重大机遇。一要做好中医药海外发展统筹规划，坚持正确义利观，针对不同区域合理布局，制定差异化发展策略，优化资源配置，发挥中医药在对外贸易、文化交流和服务外交等方面的独有作用。二要加强中医药文化海外传播，针对国外受众心理和接受习惯，加强分众传播内容建设，充分利用孔子学院和海外文化中心等平台，创新交流传播方式，讲好"中医药故事"。三要推动中医药对外话语体系建设，充分利用世界卫生组织、国际标准化组织等平台，健全双边多边交流合作机制，积极参与相关标准规范制定，在国际传统医药领域更好发挥作用。四要强化中医药对外交流合作能力建设，发挥重点项目示范效应，通过实施国际合作专项，培养一批复合型人才，培育一批品牌企业，形成一批有影响的合作项目，探索建立有效合作机制，推动解决影响制约中医药海外发展的关键问题。

（十）以巩固教育实践活动成果为着力点，全力强化行业作风建设

作风建设没有休止符，永远在路上，必须以锲而不舍、驰而不息的决心和毅力，使作风建设要求真正落地生根。一要巩固扩大教育实践活动成果，认真落实中央"八项规定"和"三严三实"要求，持续抓好"两方案一计划"整改落实，深入开展专项整治，切实加强建章立制，建立作风建设长效机制。二要大力弘扬新时期职业精神，树立行业良好风气和形象，引导广大中医药工作者以培育高尚医德、练就过硬本领为己任，把爱岗敬业、大医精诚、真诚服务融入行为准则中，落实好"九不准"要求。三要深入开展"五型机关"创建活动，进一步创新活动载体，丰富活动内容，把各级中医药管理部门真正建设成为民务实清廉的政府机关。四要改进完善综合调研机制，围绕中医药发展关键领域、制约瓶颈，开展针对性调查研究，及时提出可操作、可落实的政策措施，使中医药改革发展决策更加"接地气"。

同志们，发展中医药事业正面临前所未有的机遇。让我们紧密团结在以习近平同志为总书记的党中央周围，科学谋划中医药事业发展，全面深化改革，全面推进依法行政，坚定信心，锐意进取，团结和谐，真抓实干，把中央的决策部署、刘延东副总理重要指示和李斌主任的讲话落到实处，为提高人民群众健康水平、全面建成小康社会、实现中华民族伟大复兴的中国梦做出新的更大贡献。

三、专论

中医药立法重在破"五化"

——第十二届全国人大常委会委员、全国人大内务司法委员会副主任委员李慎明

"中医思维弱化、中医评价西化、中医学术异化、中医技术退化、中医特色优势淡化",中医药立法应成为解决此"五化"问题和引导规范中医药健康、自主可持续发展的坚实法制保障。

2014年是我国第一部中医药法立法的关键时期。作为立法部门制定并由国家强制力保证实施的行为规则,中医药法能否真正落实《宪法》"发展现代医药和我国传统医药"规定,贯彻党和国家"中西医并重"基本方针,成为引导、规范并促进中医药健康、自主和可持续发展的坚实法制保障,事关中国医药卫生健康发展全局和长远。

其中,中医药"健康"的含义在于:符合中医药自身基本原理和生成发展规律,能够充分发挥自身特色和优势;"自主"是指:由我国自主制定有利于中医药生存和发展的标准及规则,为我国实现自主原始创新发展营造良好的社会制度环境;"可持续发展"是指国家不仅要从中医药工作满足当前需要,更要立足根本、面向未来,从有利于中医药在健康和自主生存的情况下能够永续生存和永续发展的角度来制定"中医药法"及相关法规政策。

一、"五化"问题普遍存在

近年来,中央多次重申"中西医并重"基本方针,明确提出要扶持和促进中医药事业发展,复兴中医药的工作取得了有目共睹的成效。

然而,造成近百年中医药屡遭质疑、批判,以至长期处在疲弱、衰退、被边缘化境地的复杂社会意识和体制、机制,以及由此逐渐衍生、暴露甚至被固化的中医药自身和关联行业的扭曲业态,使得中医药发展仍然处于"冰冻三尺"的状态。

具体表现为,"中医思维弱化、中医评价西化、中医学术异化、中医技术退化、中医特色优势淡化""中西医并重"基本方针甚至被扭曲为"西学为体、中学为用"的错误主张和做法。

中医药和西医药都是服务于人类维护健康和防治疾病的有效工具,但哲学基点不同造成了对生命、健康和疾病的本质认识不同,进而采取的技术路线和方法也不同,导致形成了两个迥然不同的知识理论和方法技能体系。

无论从文化多样性还是从科学民主性的原则出发,唯有鼓励和监督中西医药各自发挥自身特色优势,"各美其美",并存、并重、并兴,才能真正造福社会和民众,才是大道正途。

然而,在新中国成立之初就有个别人提出中医是"封建医",应被改造、取缔,自此,把强调"斗争哲学"、以使用人造化学物理手段为专长的近现代西方医药作为唯一标准,用它来衡量并试图进而改造中医药的思路和影响,在管理层中这种思维意识至今一直存在。

从上个世纪末颁行的执业医师法和药品管理法及相关实施细则中就可以清晰地看到此种指导思想的影子。例如:法规规定中,执业资格考试中医类必须考西医内容,而西医类完全不用考中医内容;无视中药是历经数千年炎黄子孙用生命实践检验过的天然药物,而是按照人工化学合成为主的西药方法强制要求成品中药进行药毒药理检验和动物实验。

具体实践中,医的方面,数以十万计的确有医药技能至少是一技之长的民间中医药人员被各种"西化"考核制度阻挡在合法行医的大门外,就连国家行政主管部门后来好不容易开启的"乡村医生"的"小道",也在落实中遭遇到不少地方的不作为。

药的方面,省级人民政府组织用两千多年的经典组方加减合成并经中西医联合临床验证的抗甲流中药,申办药证关隘重重,而仅仅经过8年时间研发的同类用途西药却"特事特办"被批准了。

种种事实表明,在现实中要真正落实《宪法》"发展现代医药和我国传统医药"规定,贯彻"中西医并重"方针,切实"把中医药放在和西医药同等重要的地位",的确任重道远,但坚持"依法治国"的原则,我们就必须首先确保第一部中医药法对有关重大原则问题有鲜明、准确的表达。

二、中医药是"中国特色"的基石

中医药凝聚了中华民族传统文化和传统科技的精华，其"天人合一""阴阳平衡"的基本理念符合生态文明与和谐社会的人类存续需要，"取法自然""简便验廉"的特色优势契合我国作为发展中国家的国情现实。

更为重要的是：一方面，中医药是我国原创并具有显著比较优势的、能够卫护我国民众身体健康和生命安全的有效屏障；另一方面，医药是当今世界仅有的几个商业利益巨大的产业之一，我国十三亿人养生保健和疾病防治的需求已然成为跨国医药垄断企业垂涎已久、急于夺占的巨大市场。

唯有切实保护、普及利用和加快发展中医药，我们才能不但成功抵御国外利益集团对我医药市场的侵夺，确保国家相关利益和民众身心健康，而且充分运用我国在医药领域内这一难以被竞争对手所模仿，更难以被其超越的核心竞争力，实现我国自主原始创新，造福全人类的健康事业。

而且，西方现代依赖于化学物理手段的医药模式，已陷入巨额资金投入、巨大技术难度和耐药性、毒副作用等药源性问题纠缠不休的困境，一些强势西医药机构已经转向传统医药，甚至频频向传统中医药"偷师窃艺"。

如此背景下，如果我国的医药法规制定者、中医药从业机构及人员不能充分意识到中医药的独特优势所具备的巨大战略价值，反而"舍本逐末"重蹈他人覆辙，必然会使所制定的中医药法不仅不能发挥引导、规范并促进中医药健康、自主和可持续发展，反而有可能成为我国在新一轮人类医药学重大变革中落后于他国竞争对手的一个诱导和促成因素。

更何况，中医药是建设中国特色医药卫生体系的基石，也是我国在世界医药卫生领域的核心竞争力，中医药法必须具有切实保护、利用和发展中医药的明确指向和功能实效。

三、中医药法立法十大关键点

我国第一部中医药法要不负众望、不辱使命，就必须正视历史、直面现实、着眼未来，为切实解决"五化"问题，对以下几方面作出准确、鲜明的规定：

其一，明确坚持《宪法》"发展现代医药和我国传统医药"规定，明确"中西医并重"原则，明确"把中医药和西医药放在同等重要的地位上"方向。"小法"服从"大法"，所有有关中医药的部门和地方法律、法规都应符合《宪法》规定。各级人民政府必须根据以上规定和原则来规划、建设和利用中西两类医药卫生资源，否则即为违法。各级人大应该据此考察、审核各级人民政府的工作。

其二，明确认定中医药和西医药是两个相当不同的医药知识理论和方法技能体系的本质，规定国家行政部门必须依照两个不同体系各自的基本原理和自身发展规律对两类医药设置有区别的管理体制和采用不同的管理政策，实行"平等地位、平级管理、平行运作"的原则。例如：国家价格管理部门制定的医药价格政策必须体现在"并重"原则下，依据中西两类医药的不同特点区别对待的原则。

其三，为了确保传统中医药学的知识理论和方法技能不被错误认识和不当经济利益歪曲、误导，国家人事、医药、教育、科研等相关行政管理部门要单独设置"传统中医药"类别的执业资格以及医药临床、教育、科研、技术等领域的职称、职级管理制度。首先从执业资格入手，创设"传统中医师""传统中药师"的执业资格类别和相应的独立考核制度，并同时作为专业（技术）职称系列区分成高、中、初级。

其四，真正的传统中医必须亲自掌握所用中药性味质量的第一手情况，才有把握开方用药治病。因此，中药不但应该和西药区别管理，而且要实行"中医中药不分家"的管理原则。尽快将中药证照审批和监管、中药人才教育和使用、中药商贸流通机构资质管理等中药管理职能划归国家中医药管理部门是国家科学、合理地管理中药的第一步。

其五，国家保证中西医药从业人员和运作机构平等参与各类医药相关的社会工作实践（医疗、保健、文化、教育、科研、产业等领域），特别是政府主导的各类医药保险制度的权利和机会。

其六，从医药学主要从属于应用基础科学的基本事实出发，强调临床类执业资格和职称、职级评定中对实践能力和疗效考察的重要性。改变现有医药教育及科研成果考核体系、专业（技术）职称评定体系等相关制度设置。

其七，国家鼓励医药临床从业人员深入钻研、切实提高本专业知识理论和方法技能水平，首先成为合格的、"术有专攻"的专业人员，确保医药行业的从业行为能够对人民群众的身体健康和生命安全负责。严格禁止医药临床从业人员跨越执业资格类别行医用药，违者依情节及后果轻重分别予以职称职级、执业资格的处分，直至追究经济、民事甚至刑事法律责任。

其八，"百年育人"，改革现存中医药教育体系已成当务之急。中医药院校必须把培养中医药专业人才而非"三合一"的"医药通用人才"作为中医药院校的基本目标。中医药院校的学科、专业以及课程、课时设置应以国家中医药管理部门为主设定，教育部门组织实施。大学专科及本科学历教育不再开设"中西医结合"专业，增设"中医全科"专业以便利服务基层。

其九，确保传统地道中医药知识理论和方法技能的传承有法可依。明确"以继承为基础，以创新为补充"的中医药工作方针。在近期以及中长期内，国家把发掘、整理、保护、利用和发展民间地道传统中医药知识和技能作为中医药工作重点之一，为相关人员通过合理的考核制度进入医药领域合法从业，实行规范管理开辟、拓宽通道。

其十，国家责成相关部门，尽快制定有利于保护我国国家所有和公民个人所有的中医、中药知识技能的知识权益的法规；区分轻重缓急，积极组织国内各级行政区划和联合国的"非物质文化遗产保护"项目的实施；加快《中华医藏》整理编辑和出版工作；国家鼓励在其他领域如农牧业中推广应用中医药知识理论和方法技能。

四、中药监管体制五大缺陷

中医药和西医药是在生命观、疾病观乃至宇宙观等多个方面存在不同认识，因而所采用的防治疾病方法路径也存在重大区别的两个知识理论和方法技能体系。但多年来，由于对中西医药各自的基本原理和生存发展规律认识和区分得不够清晰、准确，从而使得如何对中药实行合理的法规监管的问题一直未能得到很好解决。

其一，主管机构和人员的配置问题。

国家食品药品监管部门同时担当着中西两类药品的监管职责，但从人员的知识背景和数量配置看，西药的比重远远超过了中药，即便是刚刚重组而成的国家食品药品监督管理总局，真正懂中药、爱中药的人才并不多。

而国家中医药管理局虽已成立25年，挂着"药"字却从未被赋予对中药管理的职责和职能。从历史和现实的情况客观地看，此种跨界、混搭的监管方式影响了对中药和西药管理问题决策的合理性和公正性。

其二，技术管理规则问题。

由于对中药的基本原理和研发规律认识和理解不够深入，存在简单套用管理西药的思路和方法管理中药的情况，从而使得中药的特色优势消退，压缩了中药的生存和创新空间。如：未能准确区分天然物和人工化学合成物；未能充分理解中药的"整体协调"作用和西药的"线性靶向"作用；未能辩证看待中药历经千百年亿万人生命实践检验和西药经过较短时期内大样本量动物和人体实验两种检验方式各自具有的可靠性，而是高度强调人工化学合成药的"有效成分"，强调动物实验对新药研发的重要性。从而出现了无法解释中药里的泻药巴豆何以会让小白鼠增肥、人参叶片的皂苷含量比例高于根须为何不以叶片为主入药的事例。

其三，对创新人才和途径的规定问题。

现行法规不但对药品研发负责人提出较高的硬性学历要求，且从动物实验开始，就要申请并获得药品监管部门的批准，更不论配伍组方源自何处，从院内制剂到药品都要做药理毒理等实验。但在传统医药方面曾跟着我国学徒的日本，以"（张）仲景方"为依据的几百个"汉方药"却可直接生产应用而无需药监部门审批，其中233种还进入了其国家医保体系。事实上，以天然药材为原料、经辨证论治"一人一方"的汤药，中医每开一方就可能是一次创新。诸多经方、验方，都是靠这样经年累月的创新实践总结、完善出来的。

其四，创新成本的合理控制的问题。

从汤药到中药制剂（丸、散、膏、丹）再到中药成药，原本既是一条审慎地逐步扩大适用人群和病症，提高医治效率和效益的道路，更是循序渐进的中药创新主要模式。但是目前一个中药院内制剂，从申报到获批各类费用大约需50万元。创新药品更是需要8年、10年时间和上千万乃至上亿资金，因而使中药的这条创新通路不再通畅。创新类药品的实验要求和报批审核程序，事实上让在个性化医治方式中不断创新的中医、中药经常处于客观"违法"的状态。

其五，执法行为和媒体宣传管理问题。

现在中医开西药、西医开中药随处可见，有业内消息透露，70%的中成药都是由西医院、西医生开方使用的。如此不顾中西医药是不同哲学基础、不同认识角度和不同处置手段的两个医药学知识理论和方法技能体系的事实，大规模、长时期地明显违反《执业医师法》的情况，因"法不责众"而被视若无睹。而民间中医治病救人，因为所用药品没有批号，往往被严厉判罪罚款。

比如，2012年药品不良反应事件西药合计占82.9%，中药只占17.1%，可是媒体曝光中药问题和曝光西药问题的报道比例却反了过来。遇上中华老字号企业就更是紧追不舍。

对中国特色健康发展道路的思考

——国家卫生和计划生育委员会张建

人常说：既要埋头拉车，又要抬头看路。这句话用在我们身上是很贴切的。我们在从事繁忙紧张业务工作的时候，对卫生计生工作的方向目标很明确吗？对确立正确的健康发展观是振兴中医的基础和根本这一问题又是如何认识的呢？笔者最近在学习中有一些思考，提出来以抛砖引玉。

一、要把健康摆在国家战略的重要位置

健康对于家庭和个人来说，肯定是排在幸福诸多因素首位。但是健康在国家的层面上，又是一个什么样的状况呢？目前全民健康还没有上升为国家战略，还没有摆到应有的重要位置上。

家庭梦、个人梦，健康为首。

中国梦靠什么来实现？没有全民健康行吗，肯定不行。健康和富强、平安、美丽、和谐等共同支撑起民族复兴的中国梦。这就需要把健康列入我国经济社会发展的重要内容，需要制定国家层面的健康战略，用"以人的全面发展为中心"的理念，制定国民健康的目标，并用组织机构、政策法律、资金投入、网络队伍和考核评估等机制来保障。对个人而言，无健康无幸福；对国家而言，无健康无财富。而且得到基本健康服务是人民群众的权利。政府和社会要为人民群众提供这种保障。

二、重经济轻健康必然影响综合国力提升

60年前，新中国成立之初，我国的人均预期寿命只有35岁，只是美国的一半。到1980年就达到了美国的90.8%，这一时期从51.5%提高到90.8%，远远高于我国人均GDP的增长。1965年，我国的人均收入只相当于世界平均水平的十分之一，但我国的婴儿死亡率已经达到了世界的平均水平。前30年我国人民健康水平的迅速提高，为改革开放和经济起飞准备了充分的人力资本基础，可以算作是我国的第一次卫生革命。我们在贫穷落后、人均收入水平很低的情况下，做到了健康指标达到发展中国家的前列，我们用很低的投资成本提供了人类五分之一的公共卫生服务，这是其他大国做不到的，也是中国特色健康发展道路的特色和主体。

2003年的"非典"，引发了我国公共卫生方面的危机，由此也开始了我国的第二次公共卫生革命，由此大大提升了全民的健康水平，为深化社会体制改革和实现全面小康提供了条件和可能。如果以党的十八大和十八届三中全会为标志，在深化社会体制改革的过程中，能把健康上升为国家战略，把健康融入所有政策，就能实现国民健康水平的综合提升，为达到发达国家的健康水平创造条件，为实现中华民族伟大复兴的中国梦做出贡献。从现在开始，我们进入以提高全民健康水平为目标的历史阶段，可以称

之为"健康革命"。

这些年国人透支健康，普遍没有认识到健康是首要的财富。从经济学的角度看，健康实际上是一种发展能力，它既是发展的目标，又是发展的手段。健康是人类的财富，可以是一种消费品，给人带来幸福，增加人们的效益水平；也可以是一种投资品，HDI的第一个指标就是人均预期寿命，是比GDP还大的财富，这里就包括了人力资本。对个人而言，无健康无幸福，对国家而言，无健康无财富。

上个世纪的八九十年代，为什么我国的国民健康反而进入了缓慢发展时期？1982年到2000年，人口预期寿命从67.77岁提高到71.40岁，仅提高了3.65岁，平均每年提高0.165岁，全世界是0.34岁，我们比全世界还低。1982年到1990年，平均每年只提高0.10岁。这是因为重了经济轻了健康，必然反过影响综合国力的提升。经济增长并不一定带来健康的改善，就像我们拼命工作，付出的代价就是健康。前30年我国的医疗服务相对公平，人口健康显著改善。2003年以后，重视了这个问题，才使过去10年开始从健康账户的赤字开始变成健康账户的盈余。注意，经济的快速发展，工业化、城镇化等所需要的成本就会摊在健康上。

三、落实"预防为主"卫生工作基本方针

在市场化、工业化、城镇化、老龄化甚至全球化等多重的社会转型中，基本健康公共服务的缺位和缺失带来了对全民健康的挑战。还有个人的风险、市场失灵的风险以及包括贫困人口带来的各个方面的挑战。

据有关报告，人群健康的危险因素有67个，包括10类：①饮用水；②空气；③其他环境；④母婴营养不良；⑤烟草；⑥酒精和药物；⑦生物危险；⑧不健康饮食及缺乏体力活动；⑨职业病；⑩性虐待及暴力。中国是世界上疾病人口最多的国家，慢性病人口占15%。

如果不能有效地应对以上挑战，

惠及民生的深化社会体制改革和全面小康的目标将不能实现。据今年中国社科院经济研究所公共政策研究中心的预测，在现行制度下，在2020年之前，中国大部分城市医保基金都会出现收不抵支。从发达国家这些年的经验教训来看，医保资金不堪重负，医改道路曲折漫长，常常成为影响社会发展和稳定的瓶颈。而解决这一问题的关键，就是我们健康战略和卫生方针究竟是以医疗为主，还是以预防为主。不同的服务模式导致完全不同的结果。世界卫生组织《迎接21世纪的挑战》指出："21世纪的医学，不应该继续以疾病为主要的研究领域，应该以人类的健康作为医学的主要研究方法"。

我国的卫生工作方针有预防为主的内容，但在实际的制度安排和资金投入上，并没有体现和落实预防为主。如果不能以预防为主的话，有限的资源和财政投入是不够的。就像一个家庭，健康的费用有限，如果重治病轻预防，那多数家庭的储蓄肯定是不够的，如有大病更会因病致贫。美国的医疗费用全球最高，人均8000多美元，是我国的40倍，但美国的健康水平在发达国家是最低的，就是因为他们重治疗轻预防，无处不在的利益驱动，加上高科技的使用，以为有病不要紧，科技可以解决一切问题，商业动机和消费主义、享乐主义相结合，致使医疗费用猛涨，人民健康并不能明显提高。

所以，美国的路子我们不能走，因为不可持续，健康也难保证。那有什么办法吗？有办法，只有一个办法，那就是以预防为主。看病不够预防够。我在印度看到群众性的瑜伽健身就是一例。我们的方针政策和制度安排以及资金投向和社会宣传活动都要落实到预防为主上来。

四、走中国特色健康发展道路

在全面建设小康社会这个大目标下，构建全民健康型社会，这是中国特色健康发展道路的目标，也是中华民族立于世界先进民族之林的根本保证。深化医改、推进基本医疗保障制

度，让群众看得起病；建立国家基本药物制度，让群众用得起药；健全基层医疗服务体系，方便群众看病；促进基本公共卫生服务均等化，让群众少得病；推进公立医院的改革，让群众看好病。提高居民生活质量，改善膳食结构和营养状况，实现免疫保健全覆盖，提高人均预期寿命达到发达国家水平。

中国特色的健康发展道路不可能走西方任何一个国家的路子，我们经过实践证明是成功的经验必须坚持，包括政府重视、政策支持、社会动员、全民参与、预防为主、科技支持、群防群控、经费保证等。在人口多、人均收入水平低、城乡区域差距大的情况下，要实现人人享有基本医疗卫生公共服务，就要建立健全覆盖城乡居民的基本医疗卫生制度，为群众提供安全、有效、方便价廉的医疗卫生服务，这是中国特色健康发展道路的必然要求。

五、正确看待和发展中医药事业

中医药是最具有中国特色的健康要素。从我们一路走来的历史可以看到，中医药的发展和国人的健康紧密相连。什么时候中医药普及，国人的基本健康状况就好，而中医药的式微，就会导致国人健康下滑。

新中国刚成立，我国的卫生工作方针就强调中西医团结，特别是在"文化大革命"期间，城乡中医药的普及，赤脚医生服务群众防病治病，主要靠的就是中医药。在我国人均收入很低、缺医少药的情况下，为广大群众提供了简便实用、价廉有效的基本健康公共服务。就像一个成长起来的青年一样，当改革开放需要全身心投入经济建设时，原先储备好的身体现在就开足马力，但这时健康就退居为次要地位，这就是健康悖论。一段时间中医药受压被挤，没有了地位，群众的基本健康就受到损害，加上透支健康在所不惜，相应的公共卫生政策没有及时跟上，中医药一度跌入低谷，导致群众健康状况每况愈下。直到"非典"公共卫生报了警，中医药又被重新认识，逐渐回归到了它应有

的地位并开始发挥重要作用。

中医药的内涵和特色完全符合健康的内涵要求，注重身体的系统性和生理、心理、社会相互协调的良好状态，也和我们的卫生工作方针完全一致。新中国之初的卫生工作方针是"面向工农兵，预防为主，团结中西医，卫生工作和群众运动相结合"，20世纪80年代我们提出了"预防为主，依靠科技进步，动员全社会参与，中西医并重，为人民健康服务"，1996年的卫生工作方针是"以农村为重点，预防为主，中西医并重，依靠科技与教育，动员全社会参与，为人民健康服务，为社会主义现代化建设服务"。

可以看到，中医药的内涵和特色与我国的卫生工作方针十分符合。健康的现代定义与中医文化、中医精神也非常符合。现在的问题是能否真正认同并切实落实我们的工作方针，能否正确看待和发展我国的中医药事业。中国特色的中医药发展道路是中国特色健康发展道路的基本部分和重要内容。

六、健康的战略性指标：人均健康预期寿命

"十三五"规划将相应减少经济性指标，增加社会性公共服务指标，我们能拿出什么指标？什么样的指标能够牵一发而动全身？我国是在人均收入水平还比较低的情况下达到发展中国家的先进水平，站在国家的角度，结合中国决策机制的特点，要让我们的健康指标不仅要反映现代化的进展，还能体现社会的公平正义。最关键的一个指标应是人均健康预期寿命，如果能拿出健康预期寿命的指标，那才是我们这个领域的"GDP"。当然还有相关的二级指标，包括人口健康、计划生育的指标等等。

健康指标：一是健康公平方面（基本卫生条件）：①饮用水安全人口；②一岁以下儿童免疫比例（医疗资源可及性）；③公共卫生支出占GDP比重；④每千人拥有医生量（医保覆盖率）；⑤城镇医保覆盖率；⑥农村医保覆盖率。二是健康安全方面（外部风险）：⑦慢性病人数；

⑧环境空气及食品安全性（行为与认知）；⑨吸烟人口；⑩不经常参加体育活动人口。三是健康状况方面（生命存续）：⑪出生时预期寿命；⑫婴儿死亡率（疾病控制）；⑬感染艾滋病人数比例；⑭传染病发病率（综合产出）；⑮健康预期寿命。

所谓健康预期寿命，是指能够维持良好的日常生活活动功能的年限。以生活自理能力丧失为健康终点，依寿命表原理计算。

人均预期寿命不等于人均健康预期寿命，我国的人均预期寿命2010年为74.8岁，在全世界的排名还在90位以后。而我国的人均健康寿命还要少10年左右。健康预期寿命大大低于人均预期寿命，两者之间不是趋同而是趋异，这实际反映了我们的人口健康状况的不安全。人均预期寿命和健康预期寿命趋同，这比人均预期寿命更具有意义。我们应该尽快拿出我国的人均健康预期寿命数据，以此为目标提高我国的国民健康水平。

七、保证"将健康融入所有政策"

"将健康融入所有政策"是一种以改善人民健康和健康公平为目标的公共政策制定方法，它系统地考虑这些公共政策可能带来的健康后果，寻求部门间的协作，避免政策对健康造成不利影响。我把它叫做"共同的权利与责任"。全民健康是社会建设的重要内容，但决定国民健康的社会因素又非常广泛，政府和社会相关部门都有责任，需要多部门的政策支持，而不是仅仅只靠卫生计生部门。如果我们只负责健康的一两个环节的工作，但要我们对全民健康的结果（人均预期寿命）负责，那是做不到的。而生病的源头没有得到治理，病人只会越来越多，矛盾就会集中在我们这儿。

2014年北京市"两会"透露，到2017年，北京将投入7600亿元投入到清洁空气治理雾霾的大工程，可以看做是"健康融入所有政策"的范例。没有中央领导的重视，没有一把手负总责，就没有这个举动。所以健康必须上升为基本国策，才

能保证健康融入所有政策。公共卫生和健康战略的社会效益回报周期相对较长，而提高人民健康水平、创造有利健康的环境，是我们政府的职责和使命。

八、城乡矛盾是医改的主要矛盾之一

中国社会长期以来的一个基本矛盾就是城乡矛盾。作为社会建设重要方面的医疗卫生，或者说医改，主要的矛盾之一应该也是城乡矛盾，主要是可及性和公平性的问题。前30年，卫生工作方针正确而有效，使最基本的公共卫生服务覆盖到全国农村，当时没有多少国家公共财政，主要靠集体救济，所以难以持续。新农合就是在国家制度安排下进行并可持续的。抓住了主要矛盾，就抓住了医改的"牛鼻子"。医改"保基本、强基层、建机制"体现了正确的方向，但如果没有具体落实，我们的基本公共服务就不能解决城乡矛盾，正确的方针就难以落实。

九、充分发挥卫生计生综合优势

40多年的计划生育工作，造就了50万公务人员和500万基层群众工作队伍，形成了遍布全国城乡社区直至村民小组和单元楼层的志愿者和公共服务网络。充分发挥卫生计生的综合优势，把卫生的先进科学诊疗技术和计生的先进服务理念和基层群众工作网络优势结合起来，把工作的重心放到基层、放到乡村、放到社区，把健康的重点放到病前、放到孕前、放到生前，这是发挥计划生育工作优质资源和独特作用的大好机遇，也是全民医疗保障的可持续发展之路，也是中国特色健康发展道路的有利条件。

十、"健康促进"应促使把健康立为基本国策

我们健康促进的方向目标是带有全局性和战略性的。我们健康促进的主要目标，应该是通过卓有成效的高层倡导、社会宣传，促使把健康列入国家战略，促使把健康融入所有政策，促使把健康立为基本国策。为切实提高全国人民的健康水平、为实现中国梦做出我们应有的贡献，并在精力能力有限的情况下，有所为有所不为。

面向社会，我们应该提出响亮的口号，引导舆论向正确的方向，引导群众确立健康的意识，例如提出"健康中国——做健康中国人"

"健康社区""健康家庭""人人健康、家家幸福"等口号，唱响全社会健康的主旋律。同时开展系列的服务百姓健康活动，从普及"公民健康素养66条"开始，从基础上构建人人健康的格局，把健康素养纳入经济社会发展综合评价指标体系，引导各级政府把居民健康和"健康城市"建设作为当地"文明城市"、新农村建设等小康社会建设的重要内容。

2000多年以前，我国最早的史书《尚书》就有对健康（即小康）的精准阐释，所谓"五福"的说法，就是"寿、富、康宁、攸（修）好德、考（老）终命"。把健康与小康幸福的关系说得很明白，这是从人的全面发展的角度对健康最早最科学的概括。值得我们认真汲取并运用推广好，真正为建设人口健康强国做出我们应有的贡献。

以上所说，既有"对不对"的问题，也有"行不行"的问题。我也是一边学习，一边思考，不很成熟，只要能引起思考和讨论，有助于我们加深对中国特色健康发展道路的认识，是为目的。

中医当自强——兼论实现中医梦的理念与路径选择

——吉林省中医药学会邱德亮、中华中医药学会孙光荣

新中国成立以来，中医药事业在党和国家的扶持下，形成了目前"六位一体"全面协调发展的新局面。中医药人正全面贯彻落实党的十八届三中全会精神，完善中医药事业发展政策和机制，力争将中医药发展纳入国家战略，在用中国式办法逐步解决医改这一世界性难题中做出新贡献。

但我们也要看到，百年来总有人对发展中医药抱有歧见，即便支持中医者也有对中医发展方向、方法等问题认识不清的现象。作为中医人，如果不维护中医药的特色优势，不坚持大力发展中医药事业，将对人民健康、对医学科学进步、对中华民族复兴带来消极影响。长期的历史和实践告诉我们：中医当自强！

一、中医应自强——正确评价中医价值

有关中医药学的百年争论，归结起来，都围绕着中医"我是谁""我从何处来""我将向何处去"等根本性问题展开。解决这个问题，要以辩证唯物主义和历史唯物主义的观点来看待中医的历史和所处的现阶段环境，客观评价中医的价值。这是中医实现自强的前提。

1.作为原创医学有自强的基源

两千多年前，中医学就创立了从人体生理、病因、病机到诊断、治疗及预防等较为完整而系统的医学理论体系，此后历代又有所发挥、补充和创新，在数千年亿万人次的临床实践中形成了"个性化的辨证论治、求衡性的防治原则、人性化的治疗方法、多样化的给药途径、天然化的用药取向"的五大特色，具有了"临床疗效确切、用药相对安全、服务方式灵活、文化底蕴深厚、创新潜力巨大、发展空间广阔"的六大优势，其显著的疗效、独特

的诊疗方法、系统的理论体系和浩瀚的文献史料，已成为人类生命科学的共同财富。

中医学在其发生、发展的过程中，吸收与融合了其他民族乃至国外的医疗经验和方法，但始终植根于中国传统文化的土壤之中，其内在精神一直是稳定的，并且贯穿于从理论到临床的各个环节。中医学自强发展，有着悠久的历史和雄厚的基础。

2. 作为生命科学的前导有自强的使命

生命科学是当今世界最受关注的基础自然科学，它是研究生命现象、生命活动的本质、特征和发生、发展规律，以及各种生物之间和生物与环境之间相互关系的科学。开展生命科学研究就是为了有效地控制生命活动，能动地改造生物界，造福人类生存、人民健康、经济建设和社会发展。无论从医学模式上，还是从治疗思想上，中医都是生命科学的前导。

生命是一个极其复杂的自然现象。它的存在，是整个自然界生物链中的一环，与整个自然界存在着千丝万缕的联系。因而，生命的异常变化，与这个链上相关各因素都有关联。中医学在两千年前确立的医学模式，就已经不是单纯针对疾病的孤立活动，而是认为人体的所有异常情况与人类的生存条件密切相关，可以说是创立了"生物-环境-时间-气象-心理-体质-社会-生态医学模式"。事实上，现代社会关于医学模式的每一个命题的实验与实施，都只是沿着中医学的途径，向中医学模式的追求与靠近，而又远没有达到中医学模式中"谨察阴阳所在而调之，以平为期"的完善程度。

3. 独具的创新思维有自强的需求

中医学是中华民族最具有原创性的科学，具有原创思维和原创理论，中医学的历史就是不断创新、发展的历史。以外感热病为例，在《黄帝内经·素问》中谈到"今夫热病者，皆伤寒之类也"，确定了一切因外感引起的发热疾病统称为"伤寒"；到东汉时期，张仲景对《黄帝内经》理论进行了发展和创新，突破了《黄帝内经》中的观点，创立了病与证结合的六经辨证的一套治疗外感热性病的理论与方法；到金元时期，刘完素对外感热病有了新的认识，进行了再次创新，"不墨守六经"，被誉为"幽室一灯，中流一柱"；吴鞠通在深研古典籍籍和历代医家的理论与经验的基础上，将温病从广义"伤寒"中彻底分离出来，提出横以卫气营血、竖以三焦为其纲领的温病学，从而把外感热病推向一个新的高峰。历代医学大家都重视创新与发展中医，如张仲景就对"不念思求经旨，以演其所知，各承家技，终始顺旧"的思想方法提出了批判，朱丹溪同样鼓励医学创新，他说："持古方以治今病，其势不能以尽合。"所以，历代中医始终是在继承创新中不断攀登。

中医作为我国最具原始创新潜力的领域，也是医学与人文融合得比较好的科学。中医药系统性和复杂性等关键问题的突破，将对生物医学、生命科学乃至整个现代科学的发展产生重大影响，将会促进多学科的融合和新学科的产生，使人类对生命和疾病的认识得到进一步提高和完善。

二、中医须自强——明确中医发展方向

中医学是有着数千年悠久历史的国之瑰宝，但近百年来却遭受到"非科学"或"伪科学"的质疑，艰难地走上了一条彷徨与抗争之路。中医学的未来发展，需要中医文化与科学自觉、自强的主体力量，只有如此，才能在按照中医自身发展规律赢得健康发展与全面复兴的同时，推动中华文化的伟大复兴、与世界医学的创新发展互动、满足人类健康需求的提升。

1. 推动中华文化的伟大复兴

进入新世纪，"实现中华民族的伟大复兴""复兴中华民族优秀传统文化"成为时代的呼唤。习近平主席强调，中医药学"是中国古代科学的瑰宝，也是打开中华文明宝库的钥匙，深入研究和科学总结中医药学对丰富世界医学事业、推进生命科学研究具有积极意义"。有专家指出，习主席所说的"钥匙"，是指向医学和文化的结合。中医文化植根于传统文化，是中华传统文化、哲学思想、思维方式和价值观念的体现。中医学作为中华民族文化"脊梁"之一，要坚实、要挺直、不能脱位，不能被西化或西医化的观点左右。

中国哲学思维方法是中华文化的灵魂。然而，在现今中国，"西化"是不争的现实。有批评者指出，中医学界西化或西医化的程度已令人触目惊心。现实西化的结果，使得中华文化中许多优秀的内涵失落了，有的甚至无法再现。像古建筑学，各地都有大量古建筑留存着，但是它的灵魂———设计思想、计算方法、施工技术和工艺，基本上失传了。中医学如果不彻底改变现今自觉或不自觉地在教育、科研、临床中仿效西医的状况，也将会像古建筑学一样，中国人只好看着自己民族瑰宝丢失，中医学的神奇疗效将成为传说。

实现中华文化的复兴，这是每一个中国人包括每一个中医人应该清醒认识和勇敢实践的"中国梦"。实现中华文化的复兴，要有对中国哲学思维方法进行普及、提高的具体措施，要奠定其在中国教育以及各个学科研究的地位。没有中华哲学思维方法这个中华文化的根，就没有中华民族的魂，就无法实现中华文化复兴。中医学是整个中国文化复兴中最重要的学科，中医学要在这场文化复兴中发挥"钥匙"的作用，做出自己应有的贡献。

2. 与世界医学的创新发展互动

中、西医学都是人类防治疾病、维护健康的医学科学，目的一致，但又是两个不同的医学体系。中、西医学是在东西方不同的历史和文化、不同的思维方式背景下产生的。从哲学和科学理论基础到临床诊疗思维模式，中、西医学各自形成了不同的学术思想和实践风格，都为医学的进步和人类健康事业做出了

巨大贡献。

未来医学将向什么方向发展，中、西医学各自为我们展示了发展趋势。贯穿中医学理论始终的不是"病"这一对象，而是"人"这一生命主体。中医学的着眼点都在动态的生命机能，不重视也不可能重视病毒、细菌的作用和蛋白质的变化。西医学受到机械唯物主义的原子论和元素论等西方哲学思想的影响，形成了医学研究和临床实践的还原思维方式，其重点放在了对人体结构和对构成这些结构的实体物质的认识上来研究人体。即认为有什么样的结构就有什么样的功能，结构是第一位的，功能是第二位的，结构决定功能。所以，尽管中、西医学有着共同的研究目的，但有着不同的临床实践。比较而言，西医的理化检查可靠、可信，病情分析客观，却缺少中医天人合一、形神合一的整体思维与整体调节。可以看出，两者各有优势和不足。因此，未来医学将是中医学、西医学的各自高度发展乃至汇聚与融合。

3. 满足人类健康需求的提升

现代社会，随着经济的发展和社会的进步，人类对自身的健康需求不断提升；另一方面，随着科技的进步、人们生活方式的改变，人类疾病谱和疾病模式发生了变化，人类面对更多的健康难题。同时，随着生活和工作节奏加快，竞争日趋激烈，人们的心理所承受的压力日渐加重，处于"亚健康"状态的人越来越多。世界各国医学家对"亚健康"进行了大量的研究，但至今没有发现"亚健康"的病因和发病机制，因而缺乏真正有效的预防、治疗的方法和手段。"亚健康"成为21世纪人类健康的头号大敌。

在解决人类健康的问题上，中医有自己的健康观、疾病观、防治观，这些观念回答了现代社会人类面对的健康疾病问题。在健康观上，强调人与自然、社会环境三者的和谐，强调机体与神志的和谐；在疾病观上，强调疾病源自阴阳动态平衡的失调，具体表现为机体对外界环境变化的适应不良，自身精神心

理与形体机能之间关系失常，以及不同脏腑经络功能之间的平衡失调等；在防治观上，注重治病求本、未病先防、既病防变、辨证整体论治，追求"中和"；在治疗手段上，强调早期治疗，推崇自然、简约、便捷、无损、效验的诊疗技术。所以，中医是以病人为中心，以促进健康、防止疾病、提高生活质量为宗旨，是对人的从生到死的持续性照顾，是集生物医学、预防医学、社会医学、心理医学于一身的医学模式。从根本上来说，中医学是关于人类生命的科学。

三、中医能自强——坚持按中医规律创新发展

现代社会有着与传统社会迥然不同的社会形态、思维方式、价值观念和不同的评价标准。发展中医需要顶层设计，为中医药发展创造良好的条件，至少不能用违背中医发展规律的政策强加给中医，同时，中医界自身要按照中医药发展规律致力于中医药的发展，从以下7个方面实现自强。

1. 完善医学发展模式

在现代生活条件下，生物医学模式越来越不适应以生活方式病、老年病、慢性病为主的社会疾病谱，特别是随着健康观念的变化、医学模式的转变，医学的目的不仅局限于治疗疾病，还包涵开展保健服务，增进健康，引导人们改变对疾病、健康、医学的认识，从"以救治病人为中心"转变为"以保障健康为中心"，从"医疗服务"转变为"预防保健服务"，中医"治未病"理念和预防保健实践受到前所未有的关注，显示出广阔的发展前景。

中医讲求辨证论治，重视个体化治疗，重视人的情志，既可治疗，又可预防，具有以人为本的思想。因而，中医的人文精神和理念与新医学模式是比较吻合的。当然，中医"治未病"系统工程建设还有很多困难，如"治未病"理念尚未普及，服务模式尚需不断完善等。为此，2009年，《国家中医药管理局关于积极发展中医预防保健服务的实施意见》特别指明了发展中医预

防保健服务的指导思想、原则、目标、具体举措、保障条件，完善了"治已病"与"治未病"相结合的整体发展战略。

2. 巩固和拓展服务阵地

中医医院或综合医院中医科是当前中医服务的主要形式，是新中国成立后逐步发展起来的。目前，在全国范围内基本建立了市（县）一级的中医院，是城乡医药服务网络的衔接口。有数据统计表明，截至2011年，中医医院数量达到2831所，占医院总数的12.88%；中医院的执业人员总数占卫生口总执业人数的13.24%，中医医院床位数占到医院总床位数的12.88%。但中医医院存在着西化现象，使一些笃信中医的患者转投中医特色突出的个体诊所门下。突出中医特色优势一直是中医医院发展建设的主题。

新中国成立之前，中医一直以个体诊疗的方式开展中医服务。这种服务方式与中医的学术特点、诊疗方式相适应，体现了中医特色。改革开放以来，中医的个体诊所、各类门诊部发展迅速，成为中医服务方式的有效补充，成为弘扬中医特色优势的重要阵地。2012年，国家中医药管理局等多部委发布《关于实施基层中医药服务能力提升工程的意见》，就巩固和拓展基层中医服务问题进行专门部署，在强调以中医医院为重点的公立中医机构建设的同时，提出鼓励社会力量在基层举办个体诊所等。只有坚持传统个体式与现代医院式相结合的中医服务方式，才能让需要中医药服务的人能够方便、快捷地获得高质量、有保证的中医药服务。

3. 建设专业队伍

人才是兴业之本。面对中医人才队伍日趋萎缩和日渐西化的现状，关键是通过中医教育打造一支数量可观且理论与实践水平较高的卓越中医人才队伍。

两千余年来，传统的中医教育主要方式是师带徒。这种教育方式尽管有很大局限性，但契合了中医学科的属性，符合学科特色及中医自身发展规律。新中国成立后，各

地相继成立中医药高等院校，院校教育成为中医药人才培养的主渠道，实现了教师队伍的专业化和人才培养的规模化。但中医院校教育是在中华文化被西化的大背景下产生的，一开始就被打上了西化的烙印，中医院校教材不可避免地存在远离或误解中医基本理论的现象。因此，探索实施院校教育与师承教育的结合，实现早跟师、长期跟师，坚持读经典、多临床、早临床，对培养一批具有现代视野、能运用中医理论和技能解决临床问题的中医人才将发挥重要作用。实践证明，在院校后的继续教育中，坚持开展师承教育，如国家优秀人才研修项目、高徒项目等，取得了良好的效果。

4. 学术经验继承创新

中医的学术传承与创新，是中医的生命力所在。由于中西医学各自不同的学科属性、学科范式，在其科学研究上也有本质上的区别。故无论临床研究、基础研究、药物研究等，都不应"以西套中"。否则，中医药的传统学术经验必将日益弱化。因此，要制定和确立独立的具有中医药学术特点的、体现中医药特色的中医药学术评价体系，并以此开展中医药医疗、保健、中药、科研、教育等的学术质量评估。只有在评价标准上符合中医学自身发展规律，中医研究才能回归到学术本位，才能更好地指导临床实践。

应鼓励学术争鸣，中医学术史上曾涌现出了众多流派，各学派不断吸收兼容、互相渗透，形成中医学继往开来的一条学术发展历史长河，当代的中医药学则更要敢于创新。

5. 文化的研究与普及

中医药发展的实践告诉我们，正是在中华民族几千年的发展历程中，不断继承传统，勇于创新，直面人类预防保健和治疗疾病的现实需要，才逐步形成了特色鲜明、优势凸显的中医药文化。在今天中华文化复兴的大背景下走中医药文化的特色发展之路，就是要逐步实现中医药文化研究的系列化、传播的大众化、学术交流的国际化和研发的产业化。

具体而言，一是要正本清源。通过对《周易》和儒、释、道及诸子百家学说以及相关文物、神话、传说的研究，追溯中医药经络文化、诊疗文化、本草文化、养生文化等形成的本源。同时，对中医药典籍、出土医书、名老中医经验、民间传承的医术医方进行系统的整理研究，逐步实现中医药文化实用研究的系列化。二是开源畅流。编撰中医药文化教育的系列教材和中医药文化普及读本，开发中医药文化教育与传播的资源，拓宽中医药教育与传播的渠道，逐步实现中医药文化传播的大众化。三是搭建平台。有计划地开展中医药文化传承与发展的学术交流，逐步实现中医药文化传承与学术交流的国际化。四是形成中医药文化产品。逐步建立并完善中医药文化与传播中心和中医药文化教育基地，开展全国中医药文化科普巡讲，编辑出版系列图书、编制系列教材、普及读本、音像制品，开办培训班、举办专题会议和大型专题赛事，筹建国家中医药博物馆，开通中医药文化之旅、健康之旅等，逐步实现中医药文化研究与传播的产业化。

近几年，我国已经形成了"六位一体"的中医药发展新格局，"文化"已列入中医药工作日程中，并被提高到战略高度，制订了"十二五"中医药文化建设规划。实践证明，加快中医药文化发展，就需要将中医药文化纳入国家文化建设的顶层设计之中，将中医药文化置于中医药事业格局中，一手抓中医药文化事业，一手抓中医药文化产业，既满足公众医疗卫生和健康需要，又促进经济发展。

6. 开创国际合作交流新局面

中医药走向世界，既是传统医药学学术发展的需要，也是提高国家竞争软实力的需要。现在中医药服务已经走进160多个国家和地区，中医药事业面临着前所未有的发展机遇。2012年出台的《关于促进中医药服务贸易发展的若干意见》，对于推动我国中医药事业的发展，促进中医药产业国际化水平的提高，增强我国服务贸易的实力都有重要意义。目前，

国际社会已经意识到中医药的健康观念、医疗实践与现代医学的结合，将为人类提供医疗卫生保健新模式，中医药的特色和优势在新一轮健康理念转变和医学发展中的作用及价值正在逐渐得到认识。

中医药走向世界首先是中医药服务走向世界，其前提是主管部门要完善中医药的技术质量标准，建立起我国自己的技术标准体系，并在中医医疗服务中严格执行。同时，在就诊模式上国际化，比如开展国际远程会诊，建立来华就医与旅游业结合的绿色通道，开展健康保健咨询活动等。其次，要实现中医药人才走向世界。因而应根据实际情况和发展需要，有计划、有重点地进行国际交流人才的培养。再次，要实现中医药文化走向世界。要不断挖掘中医药的文化内涵，开发中医药文化资源，推进中医药及相关领域音像、出版、演出等行业的发展，开展在境外的中医药文化宣传、培训活动，积极在海外中国文化中心及孔子学院传播中医药文化知识。

7. 完善管理机制

任何管理都是对一个系统的管理。但是，目前各地中医药管理部门多不健全，尚未形成管理体系，各级各层次的管理机构也很不统一、很不健全，而且中医药管理在卫生行政管理框架中仍然处于"从属"地位，很难做到程序化、规范化，国家中医药管理局难以实现全行业、全局性的管理。建议尽快建立健全各级地方能级相适应的中医管理机构，已成立管理局的地方，要强化管理机构内涵建设。

每一个行业都应该有正规的行业协会，制定统一的行业标准、统一价格标准，强化市场监管。在这方面，中医药学会、协会发挥着不可替代的作用。深圳市最新出台的《中医药条例》增加了行业协会应当建立诚信档案和诚信风险预警公告制度的内容，对违反法律、法规和章程的会员，可以给予警告、业内通报批评或者公开谴责等惩戒措施，以此来加强中医药行业协会对会员的自律性监管。

江苏中医多专业一体化综合诊疗服务的探索与实践

——江苏省卫生和计划生育委员会、江苏省中医药局

近4年来，江苏按照深化医改的总体要求，坚持以病人为中心，充分遵循中医整体观和系统论的思维，推进多专业一体化综合诊疗服务，全面强化中医综合治疗，方便了患者，突出了中医特色，发挥了中医优势，提高了临床疗效，促进了专科和医院的发展，受到了广泛欢迎和好评。

一、目标任务与背景意义

（一）目标与任务

多专业一体化综合诊疗服务，是以中医整体思维为指导，以病人满意为目标，以患者诊疗需求为导向，以整合院内人才、技术、设备等资源组建疾病综合诊疗中心为手段，以共同制订方案实现疾病的优化诊疗为核心，提供门诊、住院多专业一体化综合服务的新模式。

多专业一体化综合诊疗服务以中医特色专科为基础，以优势病种为切入点，以常见病、多发病为纽带，以多专业协作为基本方式，将诊疗模式由"疾病为中心"转变为"以病人为中心"。其目的在于：对外方便患者就诊，缩短就医时间，降低诊疗费用，体现医院公益性；对内规范诊疗行为，优化诊疗流程，突出中医特色，提高临床疗效，确保医疗质量与安全。力争实现一位患者在一个中心、一张病床上完成相关疾病诊断、治疗、康复等综合医疗服务的全过程。

（二）产生背景和意义

1. 分科诊疗的弊端

现行的分科诊疗体制，容易导致临床医生的"分科思维"和"管状视野"。医生在诊疗过程中习惯于以本专业的病种概念分析诊断疾病。因此，现在病人就医往往存在两种情况。一是疾病诊治可能涉及多个科室，医生只负责本专业的相关诊疗，涉及其他科室时，常需病人转科，重新挂号排队。患者就诊时往返奔波，病人跟着科室和医生转，增加了就诊的时间和难度。且不同科室的医生对同一疾病，可能制订出不同的治疗方案。面对多个诊疗方案，病人常常无所适从，导致重复检查和过度医疗。频繁的转科也给患者和家属带来不便，增加了负担。二是一个病人往往同时患有多种疾病，互相影响，互为因果。分科诊疗割裂了诊治的整体性，限制了临床医生的思维。医生总是局限于本专业的小圈子，治疗专科范围内的疾病，有意无意地忽视了人的整体性，常常造成其他疾病的漏诊、漏治。

人体是一个不可分割的有机整体，所需要的医疗服务也应是一种整体性的服务。多专业一体化综合诊疗以系统为基础，以疾病为突破口，为病人提供最佳的诊疗方案，使病人能够得到无缝隙、连续的优质服务，能够有效解决分科诊疗产生的弊端，缓解"看病难"的问题。

2. 医院规模扩张倒逼医疗服务

近年来，医院越建越大，大楼越盖越高，分科越来越细，有的医院甚至有多处分院。医院规模的不断扩张，直接导致了就医流程的繁琐与延长。一方面是门诊、急诊、病房、检查、收费、取药、治疗等服务，在空间分区上加大了物理距离。患者如从某一个诊疗区到另一个诊疗区需要走很多路，花费更多时间，甚至需要跨院区转诊。另一方面是诊疗手段越来越多样化和精细化，各种检查和治疗逼迫患者四处奔波，不断排队，反复交费，增加了病人滞留时间。对于缺乏医学知识、不熟悉医院环境、不清楚流程的普通患者，增添了诸多不便。

在"看病难"的基础上，又出现了"看病繁"的问题。

多专业一体化综合诊疗服务，通过设立诊疗中心和综合治疗区，将必要的诊断、检查和治疗固定在一个区域内，病患仅需在一个很小的范围内，花费较少的时间就可以完成全部的诊疗流程，从很多方面改善了患者看病就诊的感受，能够有效缓解"看病繁"问题。

3. 医改的推动

随着医改的不断深化，公立医院改革已进入深水区，服务模式和管理方式的改变刻不容缓。公立医院是我国医疗服务体系的主体，必须更加注重社会效益和公益性，病人就医的感受、疗效和费用，已成为评价公立医院公益性的重要指标之一。为了更好地为病人服务，江苏各中医医院，近几年探索多专业一体化综合诊疗服务，不断改进服务流程，提高服务效率，提升医疗质量，降低医疗费用，为患者提供"安全、有效、方便、价廉"的医疗服务。将中医药的特色优势、以人为本的理念、整体观的思维和简便验廉方法与人民群众的需求有机结合起来，为现代医院管理提供新思路、新方法，为公立医院改革探索新模式。

不仅如此，多专业一体化综合诊疗服务，可以更加充分、更加有效地利用有限的卫生资源，为病人提供更方便、更高效、更人性化、更优质、更具性价比的医疗服务，有利于改善患者看病就医的感受，缓和医患关系，营造和谐的诊疗氛围，节约诊疗费用，缓解"看病贵"问题，也符合公立医院改革的总体要求。

4. 中医整体观的启示

医学各专业之间的融会贯通和

有机互补,是临床医学发展的趋势与方向。中医整体思维和辨证施治是祖国医学的精髓,也是中医的特色优势,符合医学发展方向,契合病人实际需求。她体现了以人为本、以病人为中心、以健康为核心的服务理念,将人与生命、身与心的健康作为一个整体去考虑,而不是分散、隔离、顾此失彼。

从中医医院自身建设而言,开展多专业一体化综合诊疗服务,可以推动中医诊疗技术融合、临床科室整合和中西医结合往深度发展。通过各科室之间的相互协作,通过各专业医生之间的优势互补,通过医疗信息的互联互通,来提升中医医院的综合诊疗水平。多专业一体化综合诊疗既是对传统中医的继承和发展,又是对现代医学服务模式的拓展,彰显了中医特色优势,体现了中西医结合的发展前景。

二、主要做法

(一)整合资源、改造流程,创新服务模式

多专业一体化综合诊疗服务的核心内容,是通过医院内部流程的改造和资源的有效整合,提供疾病诊疗的一站式服务,使患者在一个科室、一张病床上就能接受诊断、治疗和康复等全程综合医疗服务。

江苏倡导全省各医疗机构以系统或病种为基础,整合相关科室资源,建立多专业一体化综合诊疗服务平台,通过集中设置中医诊室,建立中医综合服务区,来开展中医综合治疗。各单位换位思考,从病人看病就医的体验出发,积极改造服务流程,组建多专业医护团队,制定综合诊疗措施,选择最佳诊疗方案,为患者提供一体化的诊疗服务,从而更好地实现方便病人的目的。通过技术融合和科室整合,病人可以感受到与以往完全不同的流程,只需要排一次队、缴一次费即可获得全程的医疗服务。

例如南京市中医院脑病中心,打破了以往分科诊疗的体制,整合了急诊、ICU、脑病、针灸、推拿、康复等专科资源,汇集高端人才,组建了相关学科组,提供诊断、治疗、康复、随访、健康教育等全程一体化的综合服务,对病人健康进行全方位的关注。遇到急危重症脑病患者,传统的就诊模式是将急性期病人由急诊转入脑外科,术后转入ICU,恢复期再到脑病科康复治疗,中医药手段在急性期很难介入。而多专业一体化综合诊疗服务实施以后,病人由脑病中心医疗团队收治,各专科遵循整体观的理念和辨证施治的原则,进行综合评估后统一制订诊疗方案,采取早期介入、急性期治疗、恢复期康复的综合诊治方案,及时进行不同专业的干预。患者入院后所有的治疗(急救、手术、介入、内科、针灸、推拿、康复等)能够在同一张病床上实现,且中医中药方法可以及早介入。

(二)以人为本、中西结合,创新诊疗模式

如何为患者提供最好、最优、最方便的诊疗服务,是卫生工作者努力的方向。我们在优化流程的基础上,将疗效满意作为多专业一体化综合诊疗服务的出发点和落脚点,注重把中医与西医、内科和外科有机地结合起来,制订综合诊疗方案。实践表明,中西结合、综合治疗、优势互补、取长补短,能起到事半功倍的作用。

如无锡市中西医结合医院脾胃病一体化综合诊疗中心,整合了肝胆胰外科、胃肠外科、肛肠外科、消化内科、内镜中心5个专科,采用中西医结合、内外科结合、门诊与住院相结合的一体管理方式。急诊-门诊-住院各环节都围绕病人设置,由内科医生、外科医生、中医医师分工合作,共管病人,实行综合会诊、综合治疗。病人经中心专家联合门诊后,由首席专家确定初步诊疗方案,入院后再经中心专家查房和联合会诊后确定最佳的院诊疗方案。这打破了以往专科疾病单一治疗的模式和专科各自为政的局面,较好体现了"医生围着病人转""临床科室围着病种转"的理念,为提高病人治愈率,降低医疗费用,体现医疗服务的高效、便捷、适宜,创造了组织和管理上的基础,疗效明显提高。再如无锡市中医医院脊柱病一体化综合诊疗中心,由脊柱、推拿、针灸、康复等科室组成。门诊设立了专门诊疗区域,病区建立了中医药内治(汤剂内服)、外治(脊柱短杠杆微调手法推拿、龙氏手法推拿、针灸针刀、牵引、中药熏蒸、骶管冲击疗法、微创治疗、手术治疗)综合诊疗体系。诊疗团队医师具有全面综合的诊疗意识和中西融合的诊疗技能,既能全面了解保守疗法的适应证,又能正确掌握疾病的手术指征,根据"能内不外、能中不西、能微不大"的原则,及时确定适合病人的最佳诊疗方案,大大减轻了病人痛苦。

(三)顶层设计、政策保障,创新管理模式

多专业一体化综合诊疗服务在理念、流程和管理模式上都是创新。为保障该模式的顺利推进,我们在宏观和微观管理层面都做了探索和尝试。

对卫生行政部门而言,一是加强顶层设计。2010年,江苏省中医药局提出了从"以病人为中心"向"以健康为中心"、从"以疾病治疗模式"向"综合防治模式"转变的思路。2011年,倡导建立"多学科诊疗平台",开展"一体化诊疗服务",实施中医综合治疗。2012年,印发《关于在全省中医医院开展多专业一体化诊疗服务的意见》,全面推广开展以中医综合治疗为核心的一体化诊疗服务。2013年,印发《江苏省中医临床诊疗中心建设与管理办法》,开展诊疗中心建设,积极搭建中医综合治疗平台,推进中医综合服务的开展。在基层医疗卫生机构和综合医院倡导集中设置中医诊室,建立中医综合服务区。二是强化行政推动。我们连续两年将开展多专业一体化诊疗服务纳入年度医改目标任务,2013年还将基层医疗卫生机构和综合医院建立中医综合服务区、中医医院设立中医综合治疗区(室)列入卫生综合目标考核体系。此外,我们还建立了中医技术应用通报制度,对中医医疗机构中医技术项目开展数、中医非药

物疗法人次数等每半年进行 1 次通报。三是注重持续改进。我们强化综合治疗的效果评价，对疾病诊治疗效、病人的就医感受、人力成本投入、卫生经济学等进行分析，及时研究解决实施过程中的问题，建立动态管理和持续改进机制，确保中医综合治疗工作科学、有序、持续开展。

建机制是关键，不断创新才有生命力。对医疗机构而言，一是建立组织管理保障机制。各医院相继成立了多专业一体化综合诊疗服务工作领导小组，院长和医务、护理、门诊、信息、人事、财务等职能科室负责人组成管理网络，建立沟通、协调、评估等长效机制。二是建立人力资源保障机制。根据多专业一体化综合诊疗服务的人员配备与流程管理需求，进行资源有效整合，组建多学科加盟的诊疗团队，明确了科室设置、床位分布、人员组成等流程路径。三是建立信息支撑保障机制。充分利用信息平台，注重电子病历、医疗处置和绩效考核，建立了信息化的评价、监督、管理机制，为多专业一体化综合诊疗服务保驾护航。

南京市中医院多学科一体化诊疗平台之一：便秘诊疗平台。该平台建立了具有中医特色的从预防到治疗，从非手术到微创治疗、手术治疗，从医院到社区的便秘诊疗体系。

三、主要成效

多专业一体化综合诊疗服务将"以病人为中心"的理念落到实处，真正地实现了"医生围着病人转"。跨专业、跨科室、跨学科的诊疗模式，打破了西方医学专业分类过多过细、诊疗相对独立不能融通的技术壁垒，方便了病人，提高了效率，节省了资源。通过整合医疗服务内容，优化就诊流程，节约了患者就诊时间，发挥了中医特色，提高了临床疗效，降低了诊疗费用，改善了就医感受，产生了良好的经济和社会效益。

（一）诊疗方案实现优化，临床疗效得到提高

多专业一体化综合诊疗服务将

传统的个体、经验性医疗服务模式转变成多专业、规范化、集思广益、分工协作的诊疗决策模式。能够依托多名临床专家，既系统全面又结合疾病和个人的特点，采取个性化诊疗措施，形成优化的治疗方案，为病人提供更权威、更全面的诊治。由于多学科共同参与，实现了诊断、治疗、康复、健康教育、随访全过程的一体化防治，病人的治愈率明显提高。如南京市中医院便秘综合诊疗平台，按照国际疗效评估研究方法对"慢性顽固性便秘"的诊疗全过程进行了跟踪。2013 年，该平台采用中医综合治疗"慢性顽固性便秘"5300 余例，其治愈好转率达到 72%。该院结直肠肿瘤平台 2013 年收治病人 213 例，治愈好转率达到了 99.52%。

（二）诊疗费用降低，医院公益性得以体现

卫生经济学告诉我们，医疗服务水平和服务质量的提高往往伴随着医疗费用的增长。如何在提高医疗服务水平的同时控制医疗费用，是每一个国家政府和医疗卫生机构面临的难题。我省开展多专业一体化综合诊疗服务以来，医疗服务的质量提高了，医疗费用却不同程度的降低。多专业一体化综合诊疗服务，集中了医院最好的医疗资源，形成了最佳的诊疗方案，促进了合理用药，防范了重复医疗、过度医疗，规范了医疗行为，直接导致诊疗总费用的下降。同时，中医药的早期干预和综合治疗，使重症病人病情得以改善，手术率下降，痛苦减轻，疗程缩短，也间接导致了费用下降。如无锡市中医医院脑病一体化综合诊疗中心的病人住院费用，较以往急诊、外科、内科、康复等分科住院的总费用减少 3 成以上。如南京市中医院 2013 年脑梗死病人人均诊疗费用为 18544 元，与西医院同病种病人（神经内科＋康复科）相比，实际费用下降近一半，充分体现了医院的公益性。

（三）诊疗流程人性化，看病就医更加科学

多专业一体化综合诊疗在门诊

设有专门的诊疗区域，在病区有综合的医疗团队管理，病人在一个诊室里、一张病床上就可以得到多学科、多专家整合而成的最适宜治疗方案。原本要经过数个科室诊断治疗的松散型就医流程，如今被整合成以病人为中心的核心圈型就医流程，病患和家属不再往返奔波、劳心劳力。多专业一体化综合诊疗服务，缩短了病人等候时间，减少了就诊环节，提高了单位时间内的就诊率。实施多学科联合诊疗后，还促进了合理检查、合理诊断、合理治疗，确保了诊疗的准确性和连贯性，免去了患者转科之苦，更加人性化、科学化。

（四）病人就医时间缩短，医疗效率提高

由于门诊设置了中医综合诊疗服务区，病人只需要在一个相对固定、范围较少的区域内接受诊疗活动，大大缩短了在门诊的就诊时间。医院的空间得到了高效利用，减少了病人和陪护在医院的滞留时间。在住院环节，由于所有的基本检查、治疗都在一个科室、一张病床上完成，病人无需移动，提高了效率，缩短了平均住院日。如南京市中医院中风诊疗平台 2013 年收治脑梗死病人 819 人次，平均住院日为 15.64 天，较市属专科医院平均住院日下降约 50%。通过大数据分析发现，该院的便秘诊疗平台，一个"慢性便秘"病人以前需要在多个科室就医，诊断治疗时间大概为 1 周以上，而如今通过多专业一体化综合诊疗服务平台，仅需 2 ~ 3 天时间即可实现。

（五）患者得到方便，群众满意度提升

多专业一体化综合诊疗服务的实施，让病人真正得到了实惠。患者通过一体化综合诊疗平台，就能够得到多位专家的联合诊治。患者对诊疗的信任与信心提高，看病就医感受明显改善，有利于配合治疗，满意度大幅提升。另一方面，就医流程的优化，疗效的提高，诊疗费用的下降，也直接提升了患者满意度。以南京市中医院为例，在 2013

年第三方满意度调查中，中风病诊疗平台达到了94.32%，结直肠肿瘤平台达到91.56%，便秘平台92.26%，呈上升趋势。

（六）中医特色优势得以发挥，科室和医院得到发展

多专业一体化综合诊疗服务实施以后，中医药贯穿了诊疗全程，可以充分发挥中医药特色优势，全面为病人提供服务，促进中医药学术水平提升。另外，医院各科室间相互配合、互通有无，也使各自的医疗设备得到更为充分的利用，避免了资源闲置浪费，提高了科室效益。事实证明，整合对所有相关科室的发展，都是一个有利的契机，既充分体现了不同科室的优势，又能在技术上扬长避短、优势互补，诊疗力得到进一步的充实和加强。而受益最多的，无疑是广大患者。相关科室整合后的力量绝不是简单的 1＋1＝2，而是 1＋1＞2，可以有效带动医院所有科室诊疗水平的整体提升，加速医院发展。如无锡市中医医院脊柱病中心，科室规模由2011年的90张扩至目前的120张，收住病种趋向复杂化和高难度，疑难危重比例达11.7%。近3年来，

无锡市中西医结合医院脾胃病中心重症胰腺炎的抢救成功率接近100%，且相关并发症逐年下降。

四、体会和思考

多专业一体化综合诊疗服务符合整合医学的发展方向。江苏省最近几年的探索与实践，虽然取得了一定成绩，但开展中医综合治疗是一项创新性工作，还存在许多亟待克服的问题。如中医综合治疗区（室）、一体化诊疗平台和其他科室的关系还没有完全理顺，平台的组织架构和管理需要进一步探索与加强，综合治疗的效果评价、监测体系还不够完善，新模式运行后疾病诊疗收费与现行医保支付政策的衔接问题还需进一步探索。

下一阶段，我们将在管理模式、流程规范、过程控制等方面进一步改进，并在组织管理和政策措施等方面加以完善。重点是建立科学化、规范化、标准化的评价体系和操作规范，全面促进医疗技术的发展，不断提高人民群众满意度。一是以信息技术为支撑，建立健全数字化的一体化综合诊疗临床路径。让医疗行为规范可控，医疗信息互通共享，防止过度检查、过度治疗和过

度用药，进一步降低病人的就医成本。二是以过程管理为切入点，建立健全标准化的评价体系。探索建立多专业一体化综合诊疗的管理规范，健全一体化综合诊疗中心的评价体系，对不同的治疗方法及疾病不同阶段的主诊人进行动态管理，为科学评价制定标准。三是以循序渐进为原则，建立健全长效化的发展模式。进一步打破中西医、内外科以及专业间的技术壁垒，通过整合专科及其技术资源，提高专科专病集成化诊疗水平，充分发挥中医药综合治疗优势，改善病患看病就医感受。

开展多专业一体化综合诊疗服务是中医医院充分发挥中医药特色优势、提高医疗质量和管理水平的具体工作，也是中医系统便民惠民利民特色举措之一。今后，我们将继续探索，在总结经验的基础上，对运行中存在的问题和难点不断进行改进完善，进一步提升中医综合诊疗水平，构建更加高效、集约的协作机制，为中医医院的学科发展、可持续发展创造良好的环境，让广大人民群众享受到更加优质、高效、价廉、便捷的中医药服务。

关于开展"中国梦·国医情·健康行"活动的几点思考

——江西省卫生和计划生育委员会副主任程关华

如何在实现中华民族伟大复兴的中国梦中圆中医人的国医梦？如何在建设富裕和谐秀美江西的大潮中体现中医人的价值？如何在全面深化医改进程中发挥中医机构的功效？这是笔者分管中医工作以来的3个思考，也是笔者要求全省中医人思考、研究、实践的3个问题。

在深入贯彻党的十八届三中全会提出的"完善中医药事业发展政策和机制"新要求、新阶段，江西省卫生计生委决定从2014年4月起，集中在全省中医药系统组织开展"中国梦·国医情·健康行"主

题活动，以进一步动员各方资源，凝聚行业力量，营造发展氛围，大力促进中医药服务群众健康和经济社会发展。这一主题活动，正是笔者3个思考的展示，主要是坚持6个"情"字的发展理念，立足6种"力量"的发展基石，落实6个"一线"的发展内容，那么，江西中医药在共筑中国梦、展示中医情、促进群众健康行动中必将大有作为。

一、中医梦，情为本

梦之深，情之切。必须坚持6个"情"字的发展理念，即民族情怀、发展情结、人本情感、社会情

缘、生态情境和群众情深。

（一）民族情怀

习近平总书记曾指出："中医药学凝聚着深邃的哲学智慧和中华民族几千年的健康养生理念及其实践经验，是中国古代科学的瑰宝，也是打开中华文明宝库的钥匙。"中医药在长期发展进程中吸纳、融汇了中华民族优秀传统文化，蕴含着丰富的哲学思想和人文精神，中医药文化不仅体现了中医药的本质与特色，也是中华民族优秀传统文化的载体，是我国文化软实力的重要体现，应有充分的文化自信、民

族自信。

（二）发展情结

中医药不发展是没有道理，也是没有出路的。发展中医药既能保证经济社会生产力的提高，也能为经济社会发展做出自身的贡献。国务院副总理刘延东明确指出："中医药作为我国独特的卫生资源、潜力巨大的经济资源、具有原创优势的科技资源、优秀的文化资源和重要的生态资源，在经济社会发展的全局中有着重要的意义。"这是"五位一体"总布局的重要内容，是中医药发展在全局大局中的位置。

（三）人本情感

中医以人为本，重个性，轻共性。诊疗过程中，不仅重视病，更重视患病的人，把这个人与所患的病视为一个整体，这就是中医的整体观。因此，治疗上在针对病的同时更重视调动人体的积极性来对抗疾病。中医"以人为本"的整体观，体现了现代医学从生物医学模式向生物-心理-社会模式的转变。

（四）社会情缘

关注民生，缓解人民群众看病难、看病贵的问题，是中医药工作的职责所在，更是中医药事业自身发展的社会基础。十八大报告提出实现"人人享有基本医疗卫生服务"的小康社会奋斗目标，包括了对中医药发展的要求。深化医改以来，中医药行业用实际行动积极参与各项改革，充分发挥中医药特色优势，缓解了群众看病就医问题，放大了医改惠民效果，丰富了中国特色基本医疗卫生制度。

（五）生态情境

中医药源于自然，资源消耗低，环境污染少，是典型的绿色产业、生态产业、节约型产业，体现了世界医学界天然药物的研发趋势，体现了人与自然的和谐，产业前景广阔。加强中药资源保护和合理利用，有助于保护生物多样性，保护自然环境；推动中药材规范化、规模化种植，有助于生态修复、治理水土流失；发展中药产业，有助于推进绿色发展、低碳发展；发展中医非药物疗法，有助于减少药物带来的负面影响，节约资源，为人民创造良好生产生活环境。

（六）群众情深

中医药以良好的疗效、独特的预防保健作用、相对低廉的服务价格，使国人世代受益，深受群众的欢迎。据统计，患者中，90%的病人关注中医药，88%的病人用过中医药，53%的病人首选中医药。近些年来，从中医药事业的跨越式发展到中医药服务的迅速扩张，从"中医中药中国行"广受各地人民群众欢迎到中医药文化和养生保健科普热潮的日益升温，都表明中医药工作是受人民群众欢迎的工作，是改善民生、社会建设的重要方面。实践证明，人民群众需要中医药。

二、情相依，力为基

中医梦，情为本。必须从情入手，认真把握着力点，以社会的认知力、队伍的参与力、基层的保障力、临床的显示力、国医的贡献力、科研的创新力6种力量为支撑，促进中医发展，惠及民众健康。

（一）以情为先，融心为上，提高社会的认知力

目前，国人对中医的认知度普遍偏低。切实做好中医科普宣介工作，提高广大民众的中医认知度，重建适合中医药生存和发展的文化土壤已成为当务之急，势在必行。中医药科学普及做好了，宣传介绍到位了，才会提高大众对中医药的认知度和认同感，社会各界也才能深入了解中医，正确认识中医，密切关注中医，真情热爱中医。

（二）以情感人，激活士气，提高队伍的参与力

感情带队伍工作，说到底是做人的工作，必须坚持以人为中心，以人为根本，把工作的起点定位在尊重人、理解人、关心人上，体现在对于作为个体的"人"的关怀上，同时把工作目的定位在鼓励人、提高人、造就人上，体现在促进全体医务人员全面发展上。感情带队伍工作既是说理的工作，也是传情的工作，要取得良好的效果，不仅要做到以理服人，还要做到以情感人，必须做到情真意切，情理结合。

（三）以情聚能，强基固本，提高基层的保障力

由于政策、条件、待遇、发展空间等因素，城乡社区基层中医药从业人员严重不足、水平不高，这已成为制约具有中国特色医疗卫生体系建立的瓶颈之一。调研发现，能够提供中医药服务的乡镇卫生院和社区卫生服务中心，其服务大部分也仅限于开中成药、按摩、理疗、拔罐等简易中医适宜技术，远不能满足民众的需求。因此，要大力实施基层中医药服务能力提升工程，积极落实中医药扶持政策，积聚中医医疗服务正能量，释放中医医疗服务正能量，传递中医医疗服务正能量，逐步提高基层医疗卫生机构中医药服务量。

（四）以情服务，精诚仁和，提升临床的显示力

中医药文化的核心价值主要体现为"以人为本""医乃仁术""天人合一""调和致中""大医精诚"等观念。可以用"仁、和、精、诚"4个字来概括。中医医院要积极推崇优良医疗技术和高尚医疗品德的统一，倡导临床医学技术和医学人文思想互补。把患者的康复和健康融入整个诊疗过程中，将患者和家属的满意度作为重要的临床目标。要坚持"用心倾听、细心诊断、耐心解答、精心治疗、热心服务"的"五心级"人性化服务标准，积极推行"一人一诊"制、首诊首问首治责任制和全程免费导医服务模式。

（五）以情造境，扬优成势，提高国医的贡献力

中医药事业在不断解决问题、促进发展中形成了两个倒逼机制。

首先是良好发展环境形成的倒逼机制。党中央、国务院的重视，各级党委、政府的支持，各相关部门的协调配合，以及社会各界和人民群众的需求和期盼，对中医药工作特别是对中医药管理部门提出了更高要求，这既是压力，也是动力。

其次是外部世界形成的倒逼机制。有越来越多的国家、地区更加关注和重视中医药，中医药国际合作交流广泛开展，走向世界步伐不

断加快。全球发展中医药的需求和热情，对我国中医药发展形成挑战和机遇。中医药发展正处在能力提升推进期、健康服务拓展期、深化医改攻坚期、政策机制完善期。

综合来看，中医药发展仍处在历史性战略机遇期。必须乘势而上，在深化医改中全面落实《国务院关于扶持和促进中医药事业发展的若干意见》精神，推动中医药持续健康发展，让人民群众享受到安全、有效、方便、价廉的中医药服务，努力提高中医药健康服务的贡献力。

（六）以情御道，道理合一，提高科研的创新力

中医药作为中国具有原始科技创新潜力和自主知识产权的重要领域，必须坚持以临床研究机构和企业为主体，面向需求，遵循规律，整合资源，弘扬文化，使中医药融入大科技，构建大平台，产出大成果，实现大发展，更好地满足人民群众对中医药服务的新需求、新期待。中医药科技创新要突出中医药特色，始终坚持整体观、系统论、辨证论治等核心思想指导下的科研方向，促进继承与创新相结合、理论和实践相结合、基础和临床相结合、中医和中药相结合，不断提高临床疗效；要统筹协调，建立健全中医药驱动创新机制，创建跨领域、跨产业、跨学科的产、学、研驱动创新战略联合体，积极推进中医药科技创新体系建设，统筹中医药基础研究、中医药创新开发研究和中医临床研究，使之相互关联，相互支撑；要注重传承，弘扬文化，面向世界。深入挖掘中医药文化价值，传承中医药文化精神，使博大精深的中医药文化成为中医药科技创新的不竭源泉和动力。

三、圆梦行，下为上

圆梦关键在行动。必须以下促上、以下带上、以下为上，即身子要沉下去，基本情况要摸上来；心思要放下去，服务措施要跟上来；工作要做下去，卫生能力要提上来；政策要落下去，健康水平要升上来。

（一）做到健康需求在一线掌握

随着我国进入全面建成小康社会的新阶段，人民生活水平不断提高，健康意识和理念不断增强，人民群众对中医药服务提出了新要求、新需求。大家知道，中医药以其简、便、验、廉的特点，与西医药一道，优势互补，相互促进，已成为中国特色医药卫生事业的重要组成部分，并形成了明显优势。中医药对诊治各种疾病都有其独特的疗效，关键是如何发扬和运用。这就更需要继承传统，从一棵草、一根针、一把药、一间房的基础去提升，让中医药扎根基层枝繁叶茂。要从为人民群众健康负责的角度出发，坚持贯彻中西医并重的方针，加大对中医药的扶持力度，逐年增加对中医药事业的投入，进一步提高中医药服务可及性，提高中医临床服务能力和"治未病"能力，使中医药事业发展成果更好地惠及更多的老百姓。

（二）做到能力建设在一线提升

近年来，江西省高度重视中医药服务基层工作，充分发挥中医药特色优势，有效地缓解了基层群众看病就医问题，推动了中医药事业的发展。目前，江西省有31个县（市、区）被评为全国基层中医药工作先进单位；28个县（市、区）被评为全省基层中医药工作先进单位。国家《关于实施基层中医药服务能力提升工程的意见》提出，到2015年，95%以上的社区卫生服务中心、90%以上的乡镇卫生院、70%以上的社区卫生服务站、65%以上的村卫生室能够提供中医药服务。实施基层中医药服务能力提升工程给我们提供了一个难得的机会和机遇，当前，正以"一十百千万"重点项目为抓手，积极实施"江西基层中医药工作3年行动计划"，力争到2015年全省县（市、区）基层医疗卫生机构中医药服务量达到总服务量的30%。

（三）做到医改政策在一线落实

在前期的医改过程中，中医药主动融入并发挥了重要作用：在全民医保制度建设方面，鼓励提供和利用中医药服务，使全民医保的效用最大化；在基本药物制度方面，国家基药目录新版中中成药扩容接近100%，远大于生化药，更好地满足了基层群众的用药需求；在基本公共卫生服务均等化方面，把中医预防保健放在首位，扩大了中医药影响力，对保障群众少生病、不生病发挥了积极作用；在基层医疗卫生服务体系建设方面，一大批社区卫生服务中心和乡镇卫生院的中医科、中药房进行了标准化建设，便民惠民举措逐步推开，扩大了医改的惠民效果。因此，要主动融入医改，努力争取有利于中医药发展的有关政策，大力开展中医药服务百姓健康推进行动，统筹推进公立中医医院改革试点工作，全力推进中医药事业发展"十二五"规划落地，着力推进新时期中医药发展战略规划、顶层设计，确保中医药工作在医改中不缺位、有特色、见成效。

（四）做到发展问题在一线解决

当前，促进中医发展，确立中医药地位，已成为越来越多人们的共识。但从自身服务能力和广泛健康需求的两个层面看，其特色和优势并没有完全显现出来。因此，要在建立"3个中心""4个基地""5个平台"上下工夫。"3个中心"就是建立区域中医医疗中心、中医培训中心、中医科研中心；"4个基地"就是要建立中医临床研究基地、中医药预防保健及康复基地、中医适宜技术推广基地、中医药文化宣传教育基地；"5个平台"就是建立中医药产学研合作平台、中医药金融支撑平台、中医药政策咨询平台、中医药人才培养平台、中医药网络服务平台。

（五）做到医德医风在一线转变

我国传统医德的优良传统，大致可归纳为：一是济世救人、普同一等、仁爱为怀的事业准则；二是淡泊名利、廉洁正直、坐怀不乱的医德品质；三是精勤不倦、荟萃众长、不耻下问的治学态度；四是稳重端庄、温雅宽和的仪表风度；五是谦和谨慎、无自妄尊、互相砥砺的同道关系。传统中医药强调行医用药要用"仁心仁术"。目前，医患关系成为重要的社会问题，传承"大医精诚"的要旨、培养医德的工

作相对更难，也更显重要。必须通过政府相关管理部门的官员和传道授业的大师、名师们以身作则、倡行职业道德，通过改变以往医药领域的过度市场化政策导向等一系列艰苦、持久的工作，才能逐步扭转医药领域职业道德滑坡的现象。

（六）做到中医能量在一线释放

带着对人民群众的深厚感情，切实把受群众欢迎的中医药工作干得让群众更满意。每个中医药人应当有这样的认识，在工作中时刻坚持把满足人民群众对中医药服务的需求作为中医药工作的出发点和落脚点，经常问问群众需要啥？我们能做些啥？我们做的对群众有利吗？我们的工作群众满意吗？中医人，特别是中医药科研临床工作者，须

加倍努力，不断提高中医药继承创新能力，不断提高中医药学术水平，不断提高临床诊疗水平和疗效，特别要在危害群众健康的常见病、多发病以及新发传染病防治中有所作为，做出贡献，比如像中医药积极参与防治甲型流感并取得明显成效那样，这样才能更好地回报来自各个方面的支持、帮助和关切。中医药系统应处理好"有为"和"有位"的关系，争取在经济社会发展中有位，在健康服务业中有为，在深化医改中有力，在中西并重中有进。

悠悠中国梦，浓浓中医情。当前，卫生事业改革与发展正处在关键时期，中医药事业既面临重大挑战，也面临难得的发展机遇，机遇

大于挑战。"江西风景独好"，在"绿色崛起"的进程中，我们将充分把握中医药大省的优势，积极推进中医药强省战略，围绕生产性服务和生活性服务两个方面，坚持政府推动和市场驱动相结合、部门管理和综合服务相结合、内部发展和外部拓展相结合、扩大交流和品牌宣传相结合、经济效益和社会效益相结合，努力形成江西省中医药的经济增长点、产业支撑点、就业拉动点、环境改造点和健康改善点，争取在实现中华民族伟大复兴的大梦中追寻国医梦，在建设富裕和谐秀美江西的大潮中体现国医人的价值，在深化医改的大剧中演好中西医并重的好戏。

以十八届三中全会精神为指导　推动河南中医事业科学发展

——河南省卫生和计划生育委员会副主任、河南省中医管理局局长张重刚

党的十八届三中全会审议通过的《中共中央关于全面深化改革若干重大问题的决定》，对全面深化改革做出总体部署和动员，必将极大地推动包括中医药在内的医药卫生体制改革向新的深度和广度迈进，制约中医事业发展的体制、机制问题有望在深化改革中逐步得到解决。2013年，河南确定了"以发展为主题，以提升为主线，坚持持续、协调、统筹的科学发展理念，实施'五大提升工程'，加快建设中医强省"的总体工作思路，一年来的实践，证明我们的思路符合河南实际。但如何在十八届三中全会精神指导下，进一步充实"五大提升工程"的内涵，在深化改革中抢抓机遇，趋利避害，有所作为，逐步形成有利于中医事业发展的体制、机制和政策保障体系，优化环境，聚集资源，加快发展，提升能力，是当前和今后一段时期面临的重大任务。

在深入贯彻十八届三中全会精

神深化改革的大背景下推动中医事业健康快速发展，结合河南发展实践，我们认为需要从以下3个方面准确把握河南中医事业发展中面临的机遇和挑战。

一、准确把握改革、发展、提升之间的关系，是中医行业贯彻党的十八届三中全会精神，在深化改革中实现创新发展和持续提升的关键和前提

改革、发展、提升，是我们当前面对的三大命题。三者指向同一目标，就是加快中医事业发展，建设中医强省，提高中医药服务能力，为打造富强河南、文明河南、平安河南、美丽河南做出应有贡献。三者各有侧重，相互密切关联。

改革是发展的强大动力和有力保障。发展是改革和提升的目标，中医事业发展过程中产生的问题，最终还要通过发展加以解决。提升是我们统筹发展速度和质量的切入点，是持续协调发展的保障，提升也是发展。实施基础设施、人才队

伍、服务能力、学术水平和管理文化五大提升工程，是河南中医事业发展的重大举措。

当前，卫生改革已进入攻坚期和深水区，中医事业发展进入关键期，虽然事业得到了前所未有的发展，但很多问题并没有得到根本性解决，发展瓶颈依然存在。必须依靠解放思想，深化改革，打破旧思维的藩篱和不合理工作制度的约束，才能最大限度释放活力，在发展中解决各种难题。对于卫生工作而言，解决卫生服务体系不完善、资源分布不均衡、保障体系不健全等问题任重道远；对中医系统而言，中医事业资源有限、基础薄弱、发展能力不足、生存竞争压力大等问题尤为突出。人民日益增长的健康服务需求和有限的中医药服务能力之间的矛盾，仍然是我们必须长期面对的基本矛盾。

中医行业要坚持发展是第一要务，科学统筹发展和提升两个方面，同步解决好发展速度和发展质

量两个重点，既要千方百计加快发展，又要努力解决好发展不平衡、不协调、不可持续的问题，力争实现高速度、高质量、高效益的有机统一。故步自封和因循守旧，粗放经营和经验管理，都不可能实现这一目标。

今后一段时期，经济社会改革将全面深化，改革的系统性、整体性、协同性将进一步增强，各项外部改革措施的出台，将给医药卫生体制的深化改革带来新的动力和活力，更具活力的经济体制和更能体现社会公平正义的社会治理体制也将给医改创造更加良好的外部环境。这就要求我们自身要以十八届三中全会精神为指导，结合行业实际，进一步解放思想，牢固树立改革思维，用改革的精神去认识、分析面临的一切困难和问题，用各个领域、各个层面的改革推动发展方式的转变、发展进程的提速和发展质量的提升。

二、准确把握中医事业发展和经济社会发展大局之间的关系，是中医行业贯彻党的十八届三中全会精神，在全面深化改革中实现创新发展和持续提升的重要基础

党的十八届三中全会提出，全面深化改革必须以促进社会公平正义、增进人民福祉为出发点和落脚点，实现发展成果更多更公平惠及全体人民。发展中医事业的最终目标是满足人民群众不断增长的中医药服务需求，为人民健康和经济社会发展服务。刘延东副总理指出："中医药作为我国独特的卫生资源、潜力巨大的经济资源、具有原创优势的科技资源、优秀的文化资源和重要的生态资源，在经济社会发展的全局中有着重要意义"。这要求我们从以下3个方面工作做起。

首先要在全局中谋改革，在大局中求发展。

立足本地区经济社会发展及医药卫生体制改革的大局，科学谋划中医事业改革和发展的一切举措，在深化改革中抢抓一切发展机遇，凝聚一切资源，助推事业加速度发展。在大局中找准位置，才能把握

大势，顺势而为，趋利避害；在大局中有所作为，才能赢得尊重，借力发力，加快发展。我们思考问题，制订规划，出台政策，都要立足大局看中医，要善于从大局出发谋划事业发展。

其次，要善于从全局角度沟通工作。

如果我们向党委、政府汇报工作，和有关部门协调工作时具有全局意识，强调发展中医药事业对深化医药卫生体制改革、关注民生、促进经济社会发展的作用和意义，就更能突出中医药事业发展的战略高度，更容易赢得党委政府重视和各有关部门的支持，更容易与各部门达成共识。郑州市卫生局争取把发展基层中医药服务上升为政府关注民生十大实事，建设成效显著。我省项城市、郏县卫生局将中医院建设与保障民生相结合，赢得当地政府在投入和政策上的大力支持，给了我们很大的启发。

再次，要在整体谋划、顶层设计上下工夫。

突出中医事业具备卫生、经济、科技、文化、生态"五位一体"的资源优势，放宽视野，超前谋划，做好中医事业发展战略研究和各个领域的关联性研究，系统性提出中医事业发展不同领域和不同阶段的发展目标，争取将相关内容纳入经济社会发展总体规划中，将会从根本上为中医事业发展打造平台，创造机遇，聚集资源。

比如，中医行业在中医药服务贸易中如何发挥作用，中医药在健康服务业发展中的功能定位等，都需要我们结合实际，认真谋划。2013年，我们委托河南省社会科学院牵头实施的《河南省中医事业发展战略研究》，将从河南全省层面分析制约中医事业发展的各种因素，提出建设中医强省的总体规划和指标体系，为中医事业的中长期发展和政府决策提供研究基础。同样，中医机构也必须有全局意识，爱护行业声誉，维护行业利益，凝聚行业正能量。在总体发展规划、重大决策和重要问题论证上，要着眼于

大局，少一些局限；着眼于长远，少一些短视。如此才能体现一个单位领导班子的境界，体现出一个单位的希望和前途。

三、准确把握制约中医事业发展的各种矛盾和问题，是中医行业贯彻党的十八届三中全会精神，在全面深化改革中实现创新发展和持续提升的方法和途径

习近平总书记强调，要有强烈的问题意识，以重大问题为导向，抓住关键问题进一步研究思考。改革是由问题倒逼而产生，又在不断解决问题中得以深化。当前，我省乃至全国中医事业发展面临的矛盾和问题千头万绪，交错存在。既有长期积淀下来的历史性问题，又有在快速发展中产生和显现的新矛盾；既有制约事业发展的体制、机制性矛盾，又有各地各单位独有的生存发展难题。深化改革是解决矛盾、理清思路的重要方法。理清各种矛盾关系，分清主次和轻重缓急，有针对性加以解决，才能有效促进事业发展。具体到我省主要表现在6个方面。

一是事业快速发展和资源不足的矛盾。比如县级中医院当前存在规模扩张的急迫需求与建设项目数量不足、财政投入有限之间的矛盾，按照国家发改委项目安排，100所县级中医院建设任务如期完成有很大困难。如何在法规和政策范围内争取更多项目、筹集更多资金投入县级中医院基础设施建设，是我们亟待解决的问题。

二是中医机构规模快速扩张和管理水平不足的矛盾。近年来，我省大部分中医院规模得到了快速扩张，部分医院床位增长了3～4倍，由于管理人才稀缺和制度建设滞后，导致管理效能下降，蓄积了大量管理和医疗安全风险。如何在医院快速发展中，依靠管理队伍建设和制度文化建设，强化基础管理，强化规范管理，提升医院管理水平是亟待解决的重大问题。

三是医院规模扩大、功能不断完善和中医特色淡化的矛盾。全省中医医院快速发展，业务量快速增

加，但部分中医院业务发展与中医药诊疗服务水平提升并不同步，中医药服务能力滞后于医院总体业务的发展。在个别医院不仅表现为中医药服务量占业务总量比例的下降，更直接表现为中医药服务量绝对值的下降。这些问题需要我们分层次、多角度去分析破解，拿出对策。

四是事业快速发展与中医药人才短缺的矛盾。近年来，医疗机构的扩张速度远高于中医药人才培养的速度。中医药人才绝对短缺和结构性短缺同时存在。人才总量不足且分布不合理，短缺最为严重的地方恰恰又是引进人才能力最弱，人才流失最为严重的县和县以下医疗机构。由于医学教育和临床需求脱节等原因，新增中医类别执业医师学历结构和专业结构严重失衡，制约了基层中医药队伍素质的优化。我们需要对中医药院校教育和人才培养模式进行深刻反思，思考和解决如何建设高素质中医药人才队伍等问题。

五是中医机构发展和中医药服务领域拓展之间的矛盾。中医药服务纵向分散在中医医院、综合医院中医科和乡镇卫生院、社区卫生服务中心中医科以及村卫生室、社区服务站，横向分布在医疗服务、康复保健、公共卫生服务等领域中，如何统筹协调好各个层面、各个领域中医药服务的发展，需要更多智慧和更深入的探索。同时，我们还要认真思考如何统筹城乡中医药服务发展，如何布局中医"治未病"预防保健服务体系等具体问题。

六是中医药服务快速发展和中医药政策体系不完善之间的矛盾。如何真正贯彻好中西医并重方针，服务、指导和管理好中医机构、中医药人员和中医药健康服务行业，是中医管理部门的重要任务。我们在实践中长期面临很多具体问题，比如针对具体事项的中医管理政策缺失，中西医相关规定不同步、不协调，国家政策在地方具体实施中失灵等等。面对这些问题，抱怨和等待于事无补，探索和行动才有破解的希望。针对存在的问题和不足，需要我们加强调研，及时总结，对于看准的事情，要敢于先行先试，及时将成熟的共识上升为政策措施。对争议比较大的方向性问题要允许探索和争论。对于其他省份探索实践证明有效的政策机制，可以采取拿来主义的方法。在中医药服务补偿机制、医保支付制度改革等方面，中医机构更需要主动加强内部研究，拿出有利证据支持我们和相关部门协调沟通，争取利好政策的出台。

实践发展永无止境，思想解放永无止境，深化改革永无止境。需要我们在不断解决新旧矛盾的过程中，逐步掌握中医事业发展的内在规律，并运用这些规律推进事业向前发展。需要我们在十八届三中全会精神指引下，以改革为动力不断解决发展中存在的矛盾和问题，突破制约中医事业发展速度和发展质量的瓶颈。只有不断开拓新领域，不断出台新举措，不断丰富新内容，事业才能取得新发展，才能步入新境界。

"四有五抓一提升"建中医药强省

——广东省卫生和计划生育委员会党组成员、广东省中医药局局长徐庆锋

广东省政府出台《广东省推进中医药强省建设行动纲要（2014～2018年）》（以下简称《行动纲要》）以来，广东省中医药局紧紧围绕《行动纲要》所确定的目标、任务，以"四有五抓一提升"为总体思路，加快推进中医药强省建设。

一、以"四有"为目标　全面提升中医医院服务能力

中医医疗与保健始终是中医药事业发展的核心，中医医院是为人民群众提供中医医疗与保健服务的平台和载体，以"四有"统领中医医院的发展，全面提升中医医院的服务能力。

（一）社会上要有影响

要进一步强化质量意识，以临床为基础，病人为中心，提高医疗技术和医疗质量；要进一步强化中医药的特色优势，加强重点专科、特色专科建设，打造品牌、拳头科室；要进一步改善患者就医体验，规范服务流程，优化服务环境，提升服务水平，树立中医医院良好口碑。

（二）讲台上要有声音

要进一步重视临床与教学相结合，让越来越多的中医人才在一线实践、在一线学习、在一线成长；要进一步加强医院之间、医院内部同行之间的学术交流，相互学习，共同提高。

（三）杂志上要有文章

要进一步加强对临床、管理经验的总结提高，发表一批原创性较高、具有影响力的论文；要进一步建立医院内部机制，促进中医医院良好学术氛围的形成，在医院内部营造出生动活泼进步氛围。

（四）学术上要有成果

要进一步促进科技创新在推动中医医院发展方面发挥巨大作用；要进一步加强中医药科学研究，为中医药科研工作的开展创造更好的条件，以科技促发展，使中医医院的发展更加富有内涵，更可持续。

二、以"五抓"为重点　推进中医药"七位一体"科学发展

广东在推进中医药强省建设的实践中，不断挖掘中医药发展内涵，在《行动纲要》中明确把服务

民生贯穿于中医药医疗、预防保健、科研、教育、产业、文化及对外交流与合作 7 个方面，广东省提出要按照幸福导向型理念，以"五抓"推动中医药"七位一体"科学发展。

（一）抓医疗与保健，提升服务质量，拓展服务领域

切实加强中医名院建设，发挥示范带动作用，打造区域中医医疗中心；切实加强内涵质量建设，注重重点专科、专病建设，培育特色专科、优势领域，打造中医名科。认真总结"治未病"工作成果与经验，推广常见病、多发病、高危人群和偏颇体质人群中医预防保健服务技术指南，推进多种方法综合干预，注重医疗和预防、保健、养生、康复服务的结合，形成具有中医特色的综合服务模式。

（二）抓学科与人才，壮大人才队伍，提升整体素质

大力加强中医药重点学科建设，促进其在承担高层次人才培养、教学改革、学术梯队建设、科学研究、提高临床疗效、服务中药产业发展、开展国内外学术交流合作等方面发挥示范作用。支持设立"邓铁涛中医药奖"、启动省级名中医师承工作，营造优秀中医药人才脱颖而出的氛围，培养中医名医。开展中医住院医师规范化培训、中医类别全科医生转岗培训和基层非中医类别人员中医药培训，提升中医药整体服务能力。

（三）抓科研与产业，筑牢科技基础，推动成果转化

实施中医药重大科技专项，支持中医药继承创新研究，加强中医药防治重大疾病、新发或突发传染病，以及广东常见病、多发病的深入研究。策划设立"广东省中医药原创专项"，部署实施一批协同创新项目，发挥重大创新的引领作用。深入推进国家中医临床研究基地项目建设，加强基地研究成果转化和推广，探索建立医、产、学、研、用的成果转化模式。加快中医药健康服务业发展，将其纳入全省经济社会发展大局，推动中医药种植、加工、制造、物流、预防、保健、医疗、文化旅游等领域协同发展，形成岭南中医药产业链，打造名企名药，构建现代中医药产业体系。

（四）抓文化与交流，搭建传播平台，扩大国际影响

开发建设中医药文化传播新媒体平台，多种形式开展中医药文化科普宣传活动。强化中医医疗保健机构的中医药文化建设，推动中医药文化宣传教育基地建设。发挥地域优势，发展中医药服务贸易，在中医医疗、教育、科研、预防保健和产业等方面广泛开展对外交流合作，深化粤港澳台中医药学术交流与技术合作，推进与国外传统医药进行交流合作。

（五）抓管理与服务，完善体制建设，提高行政效率

完善市县中医药管理体系建设，督促指导尚未设立中医行政管理部门的地市尽快成立专门的中医管理机构，解决中医药管理体制上存在的高位截瘫、肠梗阻现象。深入开展中医药服务百姓健康推进行动，贯彻落实行风建设"九不准"规定。强化建章立制，切实解决制度缺位和制度不适用的问题，实现作风建设规范化、常态化，形成解决"四风"问题长效机制。

三、以"医改"为契机，大力提升基层中医药服务能力

从广东中医药服务体系大局看，基层中医药服务能力是比较明显的短板。推动中医药更好地服务民生，必须要大力提升基层中医药服务能力。

（一）抓住龙头

加强中医医院规范化、标准化建设，统筹推进公立中医医院改革，实施三级中医医院对口支援县级中医医院及城乡中医药服务一体化模式，促进县级中医医院发展。

（二）完善枢纽

加强乡镇卫生院、社区卫生服务中心中医科、中药房规范化建设。在镇村医疗机构开展统一配备中药饮片柜、中医诊疗设备试点工作；研究深化农村中医药试点示范工作。

（三）筑牢网底

提升社区卫生服务站、村卫生室中医药服务能力，切实加强中医药适宜技术的推广与应用，充分发挥中医药适宜技术在基层防治常见病、多发病中的优势和作用。

（四）强化措施

探索建立提升基层中医药服务能力的体制。开展广东省基层中医药工作先进单位创建活动；开展广东省综合医院中医药工作示范单位创建活动，加强综合医院中医科建设，提升综合医院中医药服务能力。

（五）着重考核

要求各地按照《广东省基层中医药服务能力提升工程实施方案》的具体目标，稳步推进，广东省中医药局将制订考核方案并组织力量进行年度考核。

发展好中医药是我们的历史责任

——陕西省政府副秘书长,陕西省卫生和计划生育委员会党组书记、主任戴征社

中医药作为中华民族文化的瑰宝,具有几千年的悠久历史,为中华民族的繁衍生息做出了不可磨灭的贡献。现代医学的发展只有200多年历史,如何发展中医药,依靠中医药来支撑和保障中华民族的健康,是一个历史性大课题,需要我们统一思想,研究如何在这一历史时期将它继承创新、发扬光大。

陕西作为中华民族和中医药事业的重要发祥地之一,发展好中医药不仅是我们的现实责任,也是我们的历史责任。若是在我们手里把中医药丢了,把陕西这样一个"秦地无闲草"的资源优势丢了,不仅是对事业的不负责任,更是对历史的不负责任。

一、统一思想,坚定不移发展好中医药事业

1. 发展好中医药事业是认真贯彻卫生工作方针的根本需要

新中国成立后,中央就提出新时期卫生工作方针,包含了"以农村为重点""预防为主""中西医并重"等主要内容。这几个方面中,中医药都发挥了重要的作用。"预防为主",中医药在预防保健方面有不可替代的作用,譬如二三月大家喝一些中药预防流感等,就是提高人体免疫力,而且效果显著。"以农村为重点",农民看病非常困难。以前在农村,主要靠中医中药来解决头疼脑热问题。现在老百姓条件好了,依然接受和认可中医药,在解决老百姓看病方面继续发挥着重要作用。中西医并重,就是西医发展到当前阶段,还有好多问题解决不了,需要靠中医的特色来弥补西医的不足。或者反过来说,西医不管发展多快,中医很多的特殊优势不可替代。比如,面部麻痹,西医没有太好的办

法,根治不了,但是通过针灸、拔火罐等中医疗法,能很好地解决这个问题。所以,大家对中医药事业的发展要全面思考和把握,把中医药事业放到卫生工作大方针中去谋划和考虑,真正提高老百姓的健康水平。

2. 发展中医药事业可有效缓解老百姓看病难、看病贵问题

目前,卫生工作表现出的困难和问题是医疗资源总体不足,基层服务能力较弱,大医院人满为患。在这样一个特殊的时期,抓好中医药事业发展,有利于发挥简便验廉的特点,加快缓解老百姓看病难、看病贵问题。另外,随着社会的老龄化进程加快,随着卫生事业的发展,医院服务将向两头延伸:既要向前延伸,解决体检、营养、咨询等少得病的问题,还要向后延伸,解决理疗、康复、保健等健康水平问题。中医药的药食同疗、康复保健,就是前伸后延,发挥整体作用,起到综合效果。

二、突出重点,不断创新促进中医药事业发展

1. 紧抓医改机遇,加快完善支持中医药发展的政策机制

当前全省卫生计生工作坚持以医改为龙头,是中医药发展的重要时期,面临难得的机遇。要借医改之力,完善和出台发展中医药事业的政策,重点应做好以下工作。

一是落实县中医医院100%财政补偿。

二是提高新型农村合作医疗中医药报销比例,引导老百姓看中医、吃中药。

三是加快放开中医多点执业。中西医比较,中医多点执业好落实,不会发生大的医疗风险。

四是让中医药参与公共卫生服

务。在实施公共卫生服务项目时,要尽可能把体现中医药优势和作用的项目纳进去,真正提高预防为主的效果。

五是要进行分配制度改革。当前,大部分中医院还是西医挣票子,中医保牌子。要看到西医的检查手段较多,CT、核磁在带来准确、全面检查结果的同时,造成门诊、住院人均费用较高,中医主要靠传统、靠特色,接诊病人很多,但是收费较低。所以在目前市场大环境下,大家不愿意学中医、干中医。究其原因:第一,经济利益。同样是大学生、研究生,进入医院从事中医没有从事西医挣钱多;第二,中医人才成才太慢,社会地位不高。所以,要从分配制度上开始改革,医院在分配时给中医倾斜,做到中医、西医同等学力、同等技术职称的人,收入要持平甚至更高,这是当前发展中医药的关键举措,不然大学都招不到好学生,要认真研究这个问题。

六是加快完善体系建设。做到村卫生室要有中医服务内容,乡镇卫生院有中医科和中药房,市县要有中医医院,二级以上的综合医院要设中医科和中医门诊。

2. 加快人才队伍建设,有力支撑中医药事业发展

陕西省卫生人才队伍建设滞后,人才总量不足、高水平人才短缺、人才不愿意去基层等问题突出,而中医药人才问题显得更为迫切。在今后工作中需要大家重视并抓好以下工作。

一要研究中医药人才成长的特点和规律,制定出台相应的技术管理和职称管理方法,加快中医药人才成长的步伐。不能快退休了、老了才出名,让年轻人看不到希望,

不愿意学也不愿意干中医。陕西中医学院作为全省中医药方面的最高学府，要研究中医队伍的成长规律，不能走几千年形成的老路，白头发老汉跟前坐两个学生。当然这也是一种办法，但不是唯一的办法，如果还用这个办法，中医人才就很难又好又快地成长起来。是否可以借助现代化手段，用统计学的办法，把名老中医开的处方，用现代化手段进行统计分析，看都是什么汤加减出来的，然后将服务对象筛选出来，进行有针对性的研究，把规律性的东西传授给年轻中医人员，力争让中医人员三十多岁出道，四十多岁成才，五十多岁成为名中医。

二要用转型的办法，加快基层人才培养。中西医之间有许多互通之处，中西医人员的知识体系也是互通的。要通过加快中医药知识的普及，做好中医药适宜技术的推广，让乡镇卫生院、村卫生室的人员逐步熟悉使用中医。对一些热爱中医药事业且有一定基础的西医人员，要鼓励他们从事中医药工作。学了西医学有利于学好中医。笔者认识的几个名老中医，他们过去是学西医的，之后学了中医，现已成为名医。这些鲜活的事例和经验要好好去总结提升。

三要综合系统研究，培养高水平、高层次人才。要深入研究中医药的发展，研究中医药理论如何实现大众化，让大家真正接受中医药；要研究中医药教学、科研、医疗人才队伍的成长规律，更好发挥特色优势，攻克难关。还要研究中药问题，保证中药材质量、保护好生态环境。中医药的最大特点，就是追求人与自然的和谐，中药从土壤中生长出来，它和人类吃的其他食物是一个生存条件，有利于与人体的协同，所以中药对中医的发展有重大作用。如果把这些融会贯通并抓好落实，就能培养出一大批优秀中医药人才。

3. 发挥特色优势，全面提升中医医疗服务水平

如何发挥中医药的特色优势，笔者思考后认为可以用"特色树形象、结合攻难关"两句话来概括。

"特色树形象"，就是发挥中医特色优势，发展西医替代不了的特色专科专药。比如，西安市中医医院的痔瘘专科，就注重用中医药偏方和手段，使一些较轻的病例不用动手术，既减轻患者痛苦，也减少费用支出，社会效益很好。

"结合攻难关"，就是中医要与西医结合一起攻克目前的重大疾病。中医常讲强基固本、阴阳平衡，其实就是解决自身抵抗能力的问题。比如癌症等疾病后期，身体全面衰竭，中医药在这个过程中可以起到支撑扶持作用。下一步，陕西省中医药管理局、陕西省中医药研究院、陕西中医学院要选几个病种，联合有关科研机构和医院，一起攻克这些重大病、疑难病。现在慢性病成为人类的天敌，消耗卫生资源的70%，防治慢病刚好是中医的特色。这方面，我们要有课题立项，加大投入力度，借助国内外的科研力量，真正给老百姓解决问题，力求有一些实质性突破。

4. 加强科研创新，提升中医药现代化水平

一要开展组方研究。几千年的传统中医药发展，就是围绕"汤方"来推进，而要用西医手段推进中医发展，也要遵循这个规律，进行组方研究。因为一味药的作用容易说清楚，但是两味药或者一个方子七八味甚至更多的药配伍在一起，就变得很复杂，所以应该进行组方研究。可以想象，熬成的药汤服下去后，它不管是扶正祛邪还是攻补兼施，里面肯定是有某些成分在起作用，无非是中医药在人体内调和调节，最终人的病治好了，人自身的免疫力提高了。形象地说，西医如矛，主张进攻，找准病灶，一举消灭。中医如盾，主张防御，调和身体，百病难侵。中西医理念虽不同，但都遵循科学道理，最终达到治病救人的目的。

二要形成系统化的研究体系。为什么第四军医大学、西安交通大学两校六院的水平比我们其他医院的水平高？最大的特点就是教学、科研、医疗一体化。医院对病人的发病机理弄不明白，可以到学校实验室具体研究，把研究出的成果再运用到病人身上，在互相印证中水平肯定得到提高。现在，一些医院的主要精力放在看病上，很多理论性东西不去研究或研究不清楚，差距肯定会越来越大。对于中医，教学、科研、医疗一体化研究推进更为重要。

三要对古籍文献、民间验方偏方等历史传承的东西整理研究，形成规范。要提升中医药现代化水平，把传承资料制作成通俗易懂的读本、光盘和宣传片，让普通群众、青年学生能看懂看明白。要把民间验方偏方与现代医学结合起来，更好地传承创新，有效解决现代人的认知问题、接受问题。

四要联合攻关，实现科研成果的重大突破。中医药要有大的发展，就一定要在理论体系、机制体制创新上突破，在重大疾病的诊疗上突破。如果老是用含糊或很深奥的话语来描述，连自己都模棱两可，还要老百姓接受，还要传承下去，那将是很困难的事情。笔者觉得，现代科研对中医药是最大的挑战，没有西医的时候大家依赖中医，现在有了西医人们不重视中医。西医排斥中医的理由，就是认为中医在作用机制方面用现代科技理论还说不清，似乎缺乏足够依据。西药分子式很清楚，西医解剖学原理说的也比较明白，所以在当前情况下，中医药的科研一定要集中力量搞上去。

五要深入挖掘资源优势，做大做强陕西省现代中医药产业。农业经济规律有一条，就是生物学属性决定了品质、产量改良很慢。比如小麦，它种了几千年，一亩地就是八百斤左右，想要再增加产量很困难。再就是它有生物学特性，一个地方只能有一种优质产品。比如凤县的大红袍花椒，它有独特的香味，种到韩城去也叫大红袍，但品质就变了。大家都说"秦地无闲草"，那是因为秦岭独特的气候和地理位置造就了其独特的自然生态环境，形成了特殊的中药材资源宝库。所以中医药系统一定要主动而为，深入挖掘陕西省中药材的资源。要加强与有关方面

的配合协作，加强对中药材、中成药的开发研究和质量监管，使中医药更好地服务人民群众健康。

三、齐抓共管，创造加快中医药发展的社会环境

1. 卫生计生系统要有整体发展的思维

中医药工作是卫生计生工作的重要组成部分，作为市县卫生计生部门的负责同志，要有整体发展的概念和思维，在工作中既研究部署西医也研究部署中医，既研究公共卫生的方向策略也研究中医药发展的政策机制，形成自上而下、齐心协力抓好中医药事业发展的思维模式、工作方式和发展机制。

2. 加快建立健全管理体制

在这次卫生计生机构改革过程中，各市区要积极争取把中医药管理局成立起来，特别是陕南3个市工作基础较好，中医药的影响大，应该率先把中医药管理局的牌子挂起来，其他设区市卫生局的至少要有中医药管理科室和2~3名人员管理中医药工作。各县区要明确分管领导和专管人员，切实做到中医药工作有机构和领导管事、有具体人员办事。

3. 加快医疗卫生系统中医药知识的普及

现在，中医药发展的一个最大障碍，就是西医对中医的认同问题。因此，要给基层西医人员普及中医药知识。二级以上医院要给科室主任、临床医生普及中医药知识，让他们接受中医药、使用中医药。要请全国最知名、高水平的专家，给二级以上医院的院长讲授中医药知识。对从事西医的医生，在今后的业务考核、职称晋升中要有相应的中医内容，弥补他们对中医学习不够、理解不够、信任不够的缺陷。同时，中医药也要博采众长、吐故纳新，借鉴吸收西医发展的经验长处，中医院要把大内科建设好，做好危重患者的紧急处理。综合医院一定要有中医科，解决西医不能解决的疑难杂症。陕西省中医药管理局要办专题研讨班，给有关方面的领导和卫生计生行政部门的同志讲授中医药基本知识，使大家逐步了解中医、喜爱中医，共同为中医药事业发展出谋划策。

4. 大力支持中医药事业发展

中医药的独特优势和目前存在的困难，要求各有关部门在研究工作、制定政策时，更多地听取中医药部门和人员的意见建议，更多地考虑中医药的特殊性，在政策措施、资金投入、项目安排上给予倾斜，不断给中医药"强筋壮骨"，切实体现对中医药的扶持和促进。

5. 形成大力宣传中医药的社会氛围

一要积极参与陕西省卫生计生委主办的《百姓健康》栏目，像北京的养生堂一样，让中医唱主角，面向老百姓普及中医药保健养生知识。二要用现代化的手段普及、认知古方验方。三要让领导认识中医药。我们目前开展工作的主要手段依然是行政推动型，大家一定要抓住各种机会对领导进行宣传，让领导重视中医药、支持中医药，这样就会起到事半功倍的作用。四要通过宣传创名牌树形象。要研究一系列、一整套的办法措施，在社会上广泛宣传名院、名科、名医，系统宣传近年来中医药工作中取得的成绩，深入宣传中医药的科学价值，共同开创中医药事业的美好未来。

扎扎实实做强中医药产业

——甘肃省卫生和计划生育委员会党组书记、主任刘维忠

甘肃省成立了省委副书记为组长，人大、政府、政协分管领导为副组长的中医药产业领导小组，省政府把《甘肃中医药"十三五"发展规划》和《甘肃陇东南国家中医药养生保健旅游创新区总体规划》纳入了"十三五"政府专项规划。省人社厅发布《甘肃省医疗卫生事业单位岐黄中医药技术系列内部等级岗位任职条件（试行）》。组织部、宣传部、机构编制委员会、发改委等分别出台了发展中医药产业事业发展的政策文件。这些都为2015年甘肃中医药工作奠定了很好的基础。

一、将从10个方面发展中医药产业

一是申请国家级中医药产业实验区工作。甘肃省委、省人大、省政府、省政协正申请国家批准甘肃为国家级中医药产业发展实验区，如获批将对甘肃中药种植业、加工业、服务业的发展发挥重要推动作用。

二是药菜两用蔬菜产业。药菜两用蔬菜是既可以当菜吃又可以当药吃的蔬菜，如吃韭菜可以通便、补肾壮阳治腰疼，韭菜煮水泡脚治脚气，生嚼治牙酸，榨汁外涂治手脚脱皮等。发展药菜两用蔬菜产业不仅利于提高居民健康素养，也利于增加农民收入。2013年甘肃中医学院起草了《甘肃省药菜两用蔬菜发展规划》，原卫生厅、农牧厅发布了该规划。2014年金昌市、临夏州等发展药菜两用蔬菜近10万亩。2015年希望推动药菜两用蔬菜种植业、加工业、批发业的发展。

三是药膳产业。甘肃省卫校编写出版了《食疗药膳培训教材》。省卫生计生委举办了市县医院药膳培训班，部分市县医院药膳已经做起来了。正在与工信委等举办餐饮行业和农家乐药膳培训班。2015年希望在全省把这个产业发展起来。

四是四大中医旅游产业。甘肃陇东南5个市被国家中医药管理局、国家旅游局批准为"甘肃陇东南国家中医药养生保健旅游创新区",甘肃庆城县、陇西县、和政县、凉州区、敦煌市等投资几十亿元建了中医生态养生园,依托中医生态养生园区,全省正在实施四大中医养生旅游产业,其中中医治癌旅游和中西医整形美容和毛发移植旅游已经有了一定基础,减肥旅游和睡眠旅游产业正在启动。

五是"两后生"(初中、高中毕业后未就业者)中医推拿、药膳、月嫂、老年家庭护理技术培训产业。甘肃省委扶贫纲要已经把此项工作纳入扶贫款支持范围。省中医院、甘肃中医学院附属医院、省妇幼保健院、省卫生职业学院等已经出版了相关教材,省妇幼保健院已经培训月嫂7000多人,省卫生计生委和省卫校已经培训食疗药膳骨干500多人,省中医院、省第二人民医院、中医学院附属医院、中医学校和市县卫生局培训推拿等中医适宜技术人员近2000人,2015年培训面将再扩大。

六是中医医疗器械和保健用品研发产业。如目前最大最贵的医疗器械是重离子加速器治疗癌症设备,全世界只有中国甘肃、德国、美国和日本能生产这个设备,德国进口一台16亿元人民币,甘肃生产一台6亿元以内。兰州科学院近代物理研究所和甘肃肿瘤医院联合研制的第一台设备将在2015年装机成功。甘肃研制的还有大型经络诊断治疗仪、药枕、盐袋等,其中盐袋给农户发放近400万袋,农民加热后可治疗10多种疾病。2015年将进一步研发推广这些产品。

七是中医药文化产业。甘肃省卫计委先后排演6部反映防治艾滋病知识、中医、针灸传统、卫生计生模范人物等的大型秦腔、京剧、陇剧等。6集电视纪录片1部、电影2部、报告文学2部。与《读者》集团联合出版了多部中医读物和口袋书。甘肃省卫生计生委与甘肃电信合作以中日友好医院贾海忠研发的智慧中医软件为基础研发了手机版智慧中医软件,对村医和初学中医的西医人员比较实用。2015年将做好这些软件推广、戏剧的巡演工作和中医读物的开发。

八是牛奶安全草产业。现在牛奶企业基本都是规模化养殖奶牛,机械化挤奶引起牛乳腺炎后大量使用激素、抗生素,造成牛奶污染。省卫生计生委委托甘肃中医学院研究了一个草产业规划,即牛吃哪几种草后可以预防牛乳腺炎,同时对已经患乳腺炎的可以用生栀子研粉加鸡蛋清外敷来治疗,这项产业已经试点2年。2015年推广后,甘肃牛奶将是绿色牛奶。

九是改造大棚防农民关节炎产业、野生中药种植和动物药养殖产业。农民从潮湿的大棚出来遇风吹,易患关节炎。省卫生计生委与农牧厅发通知改造大棚,在大棚外建设缓冲室,每户种植一片艾叶自己做艾卷,农民从大棚出来在缓冲间缓冲并用艾卷艾灸关节,试点中农民发明用麦草烤关节的经验非常实用,2015年将在全省推广。发动企业封山种植中药、栽中药树,3~5年后即为野生中药,建立野生中药批发市场和淘宝市场,用野生中药为原料生产中成药,组织名中医使用野生中药和鲜药提高疗效,培育野生药、鲜药、动物药市场。同时,在山上养殖动物,发展中医生态保健旅游产业,建设药用动物园。

十是中医药服务贸易产业。甘肃在乌克兰、吉尔吉斯斯坦建立了岐黄中医学院,为两个国家培训中医人员150名,乌克兰25名人员来甘肃学习中医并体验中医旅游,甘肃派出30人到乌克兰国立医科大学进修口腔和神经内科。甘肃卫生计生委与摩尔多瓦、匈牙利、俄罗斯等的中医合作正在商谈之中。

二、中医药事业将突出10个重点

一是以村级三件事(即健康文化墙、村及社区健康沙龙、给居民发放保健箱并培训)为重点,做好健康管理模式改革和居民健康素养提升工程,做好中医"治未病"工作。

二是以高血压、糖尿病、白血病、肾病、高脂血症5种慢性病(甘肃这5种病患病人数约1200万人)患病原因和干预方法调查为基础,开展5种慢性病中西医干预。

三是抓好综合医院中医工作和中医技师职称出台工作。

四是抓好中小学、幼儿园中医启蒙教育和幼儿园中医推拿技术推广工作。

五是协调甘肃中医院校推广医学生从一年级每周一次进临床实习和中医读案例教育。

六是继续出版中医单验方口袋书等系列读物;依托甘肃卫生计生文化促进会拍摄完成电视纪录片《陇上国医》和中医电影《黄天厚土》。

七是中医人才建设。配合省委组织部等部门抓好新一轮3000名中医师带徒工作。评选省级名中医和省级基层名中医。启动第三轮村医中医适宜技术培训。

八是抓好中医学术活动,举办多场中医临床经验交流会,出版《陇上出版中医临床经验集》。

九是出台和落实扶持中医发展的政策,如落实县级100种疾病、乡级50种中西医同病同价政策等。

十是初步完成《西药辨证运用》研究,在中西医结合学术领域有所突破。

中国科学院院士、上海中医药大学教授、中国科学院上海药物研究所研究员陈凯先在第二届岐黄论坛大会上的报告

一、当代的两种医学体系

当代社会存在着两种不同的医学体系，一种是发源于西方、近200年得到快速发展的现代医学体系，另一种是发源于东方、已有数千年历史的传统医学体系。

中医学产生于经验医学时代，强调整体观念，注重系统调节。中医整体论体现在生命的精神层面、整体层面、动态层面，其朴素的系统论源于"天人合一"的哲学理念。中医的思维方式较多地应用模拟推理、经验总结，中药方剂通过多种有效组分对机体多系统、多途径、多靶点的综合调节，达到祛病养生的目的。中医强调整体和多因素的相互联系，重"辨证"，用哲学思维阐释发病机理，着眼于调治"患病的人"，重视整体效果。

现代医学产生于实验医学时代，其突出特点是强调分析和还原，但整体综合显得不足。西医认为，人体由组织器官等组合而成，偏向于采用还原论和"物理—化学"反应的纯生物医学模式，多强调单一活性化合物对机体靶点的作用，因而采用的药物往往偏重高度的选择性，具有明显的对抗性。西医比较倾向于形态、局部医学，注重直接的因果关系，重"看病"、治"人的病"，重视直接效果。

由此可见，两种医学体系具有不同的理论基础、思维方式和医疗模式，显示出各自不同的显著特点。

二、当代医学面临的挑战

当代社会，医学面临着两方面的严峻挑战。第一方面的挑战，主要表现在人类疾病谱发生的重大变化。随着经济和社会发展转型，当前人类所面临的全球性健康威胁已转变为非传染性的慢性病（NCD），如心脑血管病、神经退行性疾病、代谢障碍性疾病、肿瘤等，这些疾病都是病原体不明确、多因素导致的复杂疾病。以线性思维和还原分析为特点的西方医学因此遇到严峻挑战，在阐明复杂生命系统的整体行为特征和系统活动规律方面遇到严重困难。在寻找治疗多因素导致的严重复杂慢病（如肿瘤、神经退行性疾病、代谢性疾病等）和病毒感染性疾病（如艾滋病、肝炎等）的有效药物方面，至今进展迟缓，迫切需要发展新的思路和方法。

第二方面的挑战是医学模式面临的困境。一是以征服心脑血管、癌症等非传染性慢病为目标的第二次卫生革命受阻，促使人们对现代医学模式——生物（治疗）医学模式进行深刻反思。美国对1岁以上人群死亡率居前10位疾病的致病因素大样本流行病学调查结果表明：对于非传染性慢病的发生而言，生活方式和行为的作用远大于生物学因素。显然，这类疾病的有效控制，要求医学模式必须有根本变革，要从生物医学模式转向生理-心理-社会-环境四者相结合的新医学模式。二是医疗费用恶性膨胀引发的全球医疗危机，迫使人们对医学的目的（GOM）、医学的核心价值进行深刻反思。1992年，WHO组织了GOM国际研究小组，4年后该小组总报告明确指出：目前医学的发展是在全世界制造供不起的、不公正的医学，许多国家已经走到了可供性的边缘。

以人均卫生投入最高的美国为例：1950～1976年人均医疗费用上涨了302.6%（以不变价美元计），而平均寿命无明显提高。1980～2005年，其医疗费用从GDP1.2%升至17%。按这一趋势，如果不采取有力的应对措施，到2028年美国医保体系将无钱可用。"导致这场迫在眉睫危机的根源是医学的目的，而不是手段出了问题"。"错误的医学目的，必然导致医学知识和技术的误用"。要解决这场全球性的医疗危机，必须对医学的目的作根本性的调整，把医学发展的战略优先从"以治愈疾病为目的的高技术追求"转向"预防疾病和损伤，维持和促进健康"。只有以"预防疾病、促进健康"为首要目的的医学，"才是供得起，因而可持续的医学""才有可能是'公平的'和'公正的'医学"。

三、中医药的地位和作用不可替代

当代人类健康和现代医学发展面临的这些严峻挑战，引发了人们对于中医药在当代地位和作用的重新认识和深入审视。中医学具有悠久的历史和丰富的临床实践积累。其优势在于具有整体论的生命科学理论、辨证论治的治疗方法和以"治未病"为指导的综合调理养生保健理论。中医药学的这些特点，使得它在当代生命科学前沿探索、应对当代面临的以非传染性慢性病等复杂疾病为主的健康挑战、实现医学模式的调整和转变等方面，将可发挥不可替代的重要作用，显示出强大的生命力和勃勃生机。

当代生命科学的探索和发展在很多方面与中医药学有密切关系，人们可以从中医药中得到非常深刻的启示。例如，以中药黄连活性成分——小檗碱为探针，揭示了人体内一条新的血脂调控通路；温肾阳中药显示出促进干细胞增殖的作用，这些例子表明中医药可以在化学生物学、干细胞研究等生命科学前沿研究领域做出重要贡献。中医学的很多思想、理论和实践，实际上走在了当代科学的前面，历久而弥新。

为了应对疾病谱转变而带来的健

康挑战，现代医学的思路必须调整，必须有系统性的思考。因此，中医整体的、多靶点的、多层次的作用和调节，就显示出重要的价值和意义。近年来，中医药在治疗白血病和实体肿瘤、慢性肝肾疾病等重大复杂疾病方面取得了具有重要意义的成就和进展，引起国内外的高度关注。

不仅如此，传统中医药学对于医学的目的和模式也有着非常深刻的思考和先进的思想。中国传统医学的核心理念——"上工治未病"和21世纪医学目的调整的方向完全一致，集中体现了医学目的调整和医学模式转变的核心价值。中国传统医学的基础是身心统一的生命整体观，人与社会、人与自然统一的天人合一论，体现了"生理-心理-社会-环境"相结合的新医学模式。这种模式已经过了数千年亿万人实践的检验。显而易见，"治未病"的医学正是"关于健康的科学"。

上面论述表明，具有悠久历史的中医药学在应对当代面临的严重健康挑战中可以发挥独特的优势和特色，具有不可替代的重要地位和作用。事实上，我们已经看到，中医药学的蓬勃发展和它与现代医学的汇聚和互补已经成为迅速发展的时代潮流。这一潮流不仅成为医学科学发展的强大推动力量，而且也已成为临床实践中提高医疗保健水平、降低医疗费用和社会成本的有效手段。

科学技术的发展为东西方医学的汇聚创造了现实的可能性。当代科学技术正出现从分析向综合回归的显著趋势。通过多学科交叉，应用信息科学、系统科学、复杂科学等新理论和新方法来认识生命奥秘和疾病现象已成热点，从而为认识中医学的整体观念、辨证论治、因人施治、复方用药等优势和特色提供了机遇和条件。

中医药的国际化是东西方医学共同发展的必由之路。随着中医药的国际化不断深入，中医药发展过程中对生命和疾病的系统性和复杂性等关键问题认识的突破，将对生物医学、生命科学乃至整个现代科学的发展产生重大影响，将会促进多学科的融合和新学科的产生，使人类对生命和疾病的认识得到进一步提高和完善。

当代科学正展现整体与局部并重、综合与分析并重、经验与实验并重的发展趋势；当代的医学也正在由实验医学时代向整体医学时代逐步过渡，中医药必将为人类健康做出新的重大贡献，迎来一个大放异彩的新时期。

客观审视中医药的历史意义和现实价值
解读毛泽东在振兴和发展新中国中医药事业中所做的贡献

——中共中央文献研究室韩洪洪

"我们中国如果说有东西贡献全世界，我看中医是一项。"

与西医相比，中医药学的人文属性很突出，它的发展根植于中国传统文化，其有效性为两千多年的中医学实践所证明。中国传统文化是毛泽东一生重要的思想土壤，他历来十分重视包括中医药学在内的中华民族优秀文化遗产的传承。

新中国成立前后，我国的卫生医疗工作状况不容乐观。为了尽快改变疾病丛生、缺医少药的严峻局面，动员广大中医有效投入到新中国卫生医疗工作中来，毛泽东立足中国国情，从中国社会发展的实际出发，对中医药学的历史地位和现实价值进行了科学的、实事求是的审视和评价。

1949年9月，毛泽东在接见全国卫生行政人员代表时，从保护和发展中医药的角度着重指出，只有很好地团结中医，提高中医，搞好中医工作，才能担负起几亿人口艰巨的卫生工作任务。他还进一步强调："卫生工作方针问题……要以预防为主，发挥中西医药人员的作用，这个方针是对的。"1950年8月，第一届全国卫生工作会议在北京开幕。毛泽东专门为大会题词："团结新老中西各部分医药卫生人员，组成巩固的统一战线，为开展伟大的人民卫生工作而奋斗。"

1953年12月，毛泽东在听取卫生部副部长贺诚汇报工作时，给予中医高度评价："我们中国如果说有东西贡献全世界，我看中医是一项。我们的西医少，广大人民迫切需要，在目前是依靠中医。对中医的团结要加强，对中西医要有正确的认识。"

1954年4月21日，毛泽东审阅了中共中央关于加强中医工作的指示（草案），并对以下内容进行了修改：在指示草案的"对待中医的问题，实际上是关系四万万七千万农民的疾病医疗问题"一句中的"四万万七千万农民"之后，加上"及一部分城市居民"；在"我们应该有批判地接受这一部分文化遗产，去其糟粕，存其精华，把它的合理部分增加到医学中去，更好地为治疗疾病，增进人民健康服务"一句中的"医学"之后，加上"科学"二字，在"治疗疾病"之前加上"预防疾病"，在"依靠中西医合作，根据中医实际应用的经验，进行一种谨慎的长期的科学研究工作"之后，加上"和说服教育工作"；在"将中医团结起来，安定下来，把他们现有经验保存下来……"这段话中的"现有经验"改为"现有的合理经验"。

不难看出，毛泽东对这个指示草案的修改是非常仔细的，所做修改更加准确地说明了中医药在新中国卫生医疗工作体系中的地位、作用以及发展方向。

1954年6月5日，毛泽东在与时任北京医院院长周泽昭谈话时，着重指出："对中医问题，不只是给几个人看好病的问题，而是文化遗产的问题。要把中医提高到对全世界有贡献的问题。"1958年10月，毛泽东再次给予中医药充分肯定，他指出："中国医药学是一个伟大的宝库，应当努力发掘，加以提高。"

除中医外，毛泽东对中药、针灸、中医典籍也很重视。1954年，毛泽东专门作出重要批示："中药应当很好地保护与发展，我国中药有几千年的历史，是祖国极宝贵的财富，如果任其衰落下去，那是我们的罪过。中医书籍应进行整理。应组织有学问的中医，有计划有重点地先将某些有用的，从古文译成现代文，时机成熟时应组织他们结合自己的经验编出一套系统的中医医书来。"

1955年4月15日下午，毛泽东派汪东兴到针灸专家朱琏住处看望并传达指示：针灸是中医里面的精华之精华，要好好地推广、研究，它将来的前途很广。

一、全面纠正影响中西医团结的错误倾向

"中西医要团结，互相看不起是不好的，一定要打破宗派主义。"

新中国成立后，社会上轻视、歧视和排斥中医药的现象有所抬头，"中医不科学""西医学中医是开倒车、向后看""中医中药没有科学根据"等思想还有一定的社会影响，这在一定程度上影响了中医药政策的制定，致使大多数中医不符合入职条件，从而引起广大中医和人民群众的不满。毛泽东对于这种片面甚至错误对待中医药发展的思想和做法产生了警惕，着手全面纠正影响中西医团结的错误倾向。

1953年12月，毛泽东在听取卫生部副部长贺诚等汇报工作时，就

如何正确认识和科学发展中医药事业、如何实现中西医团结阐述了自己的观点，他说："中医是在农业与手工业的基础上产生出来的。这是一大笔遗产，必须批判地接受，把其积极的一面吸收过来加以发挥，使它科学化；另一面，对不合理的要研究，分析批判。中医的金、木、水、火、土是不合理的，西医说大脑、小脑、细胞、细菌是科学的。什么是科学？有系统的、正确的知识，这才是科学。西医也有不合理的部分，不合理的要批判。中西医要团结，互相看不起是不好的，一定要打破宗派主义。中医学习一点西医是好的。"

1954年6月5日，毛泽东在与时任北京医院院长周泽昭谈话时，认为看不起中医药是一种很恶劣的崇洋媚外的思想作风，他指出："对新来的外国东西重视了，对自己本国的东西倒轻视了。按摩，连剃头的、修脚的都能做，就看不起，不叫按摩疗法。看不起本国的东西，看不起中医，这种思想作风是很坏的，很恶劣的。"

这次谈话过后不久，7月9日，毛泽东即委托刘少奇召集会议，专门传达了他关于中医工作的指示。传达的主要内容包括：团结中西医是卫生工作的方针之一。中西医团结问题没有做好，原因是西医存在很大问题，主要是西医有宗派作风。西医传到中国来以后，有很大一部分人就把中医忽视了。必须把中医重视起来。把中医提得过高也是不正确的。团结中医的目的，是为了发展中国医药科学。首先要弄清楚，这不仅是为了中国的问题，同时是为了世界。掌握中医中药，必须要有西医参加，也要吸收有经验的中医，靠单方面是不够的，单有西医没有中医不行，有中医没有西医也不行。中医问题，关系到几亿劳动人民防治疾病的问题，是关系到我们中华民族的尊严、独立和提高民族自信心的一部分工作。我们中国的医学，历史是最久的，有丰富的内容，当然也有糟粕。在医学上，我们是有条件创造自己的新医学的。

中国人口能达到六亿，这里面中医就有一部分功劳嘛。西医到中国来，也不过百把年。当然，西医是近代的，有好的东西。但什么都是"舶来品"好，这是奴化思想的影响。看不起中国的东西，不尊重民族文化遗产，这是极端卑鄙恶劣的资产阶级的心理在作怪。如果西医没有宗派作风的话，对中医能治好病的效能，可以用科学方法把它整理起来。对中医的"汤头"不能单从化学上研究，要与临床上的研究结合起来，才能提高中医。中国古书上这样说："上医医国，中医医人，下医医病。"这意思就是强调人的整体性，和巴甫洛夫学说是一致的。中医在几千年前就用了新的技术，如"体育""按摩"等，里面虽有些唯心的东西，但我们可以将其中好的提炼出来。中医要进大医院，中医要进医科大学，中医还要出国。中药要发展，要建立研究机构，要出版中医中药书籍。西医要跟中医学习，具备两套本领，以便中西医结合，有统一的中国新医学、新药学。这些工作一定要制定出具体措施。

为了落实毛泽东关于中医的指示，党中央采取了一系列重大措施，专门成立了由中宣部、文化中央教育委员会、卫生部指定人员组成的中医问题临时工作组，向各地卫生行政负责人和北京、天津的中西医传达中共中央关于中医工作的指示。召开中共中央、华北和北京市各有关部门的中西医座谈会，反复讨论关于学习和研究中医、扩大中医业务、出版中医书籍等问题。与此同时，卫生部对自身不能正确对待中医的思想和做法进行了反省和检查。

10月26日，中央文化教育委员会党组向中央提交了《关于改进中医工作问题的报告》，对"限制和排挤中医"的问题提出了相关改进措施，如成立中医研究院、吸收中医参加大医院工作、扩大和改进中医的业务、改善中医进修工作、加强对中药产销的管理、整理出版中医书籍等。

1955年11月5日，中共中央批准了这一报告，并要求各地遵照报告精神，制订改进中医工作的具体方案，务必采取积极措施，在一定时间内切实做出成绩，彻底扭转在卫生部门中歧视和排斥中医的现象。在党的中医政策的指引下，中医的政治地位和社会地位得到了极大的提高。

1955年4月15日下午，毛泽东派汪东兴向针灸专家朱琏传达的指示中又专门谈到他对一段时间以来贯彻对待中医正确政策的认识和思考："有些同志坚持努力，是有成绩的，也证实了中医政策的提出是正确的。中国医学的经验是很丰富的，它有几千年的历史了，要有同志去整理它。这项工作是难做的，首先是卫生部行政领导上不支持，去年七月以后可能好一些，但还没有具体行动。我是支持的，我可以当卫生部长，也可以把这项工作做起来。不要以为我不懂医就不能做，这不是懂不懂医的问题，而是思想问题。"

二、提出"中西医结合"的基本原则

"应该学习外国的长处，来整理中国的，创造出中国自己的、有独特的民族风格的东西。"

自西医进入中国之后，中医一直被一个关乎其生死存亡的重大问题所困扰：中医药学究竟应该如何发展才能在现代社会中被认可、接纳并取得发展？是按中医内在的学科特点来发展，还是借鉴外部的方法与手段来改造？毛泽东从卫生医疗制度建设的角度出发，提出了取消中西医界限、实现中西医结合进而走出一条具有中国特色的新医药科学发展之路的思想。

1950年8月，第一届全国卫生会议召开。毛泽东提出"面向工农兵、预防为主、中西医结合"是新中国卫生工作的三个基本原则。1954年10月20日，根据毛泽东关于中医工作的指示精神，《人民日报》发表题为《贯彻对待中医的正确政策》的社论，认为发展中医就是"如何通过认真的学习、研究和实践，逐渐使它和现代科学理论相

结合的问题，就是要根据现代科学的理论，用科学方法来整理中医学的学理和总结它的临床经验，吸取它的精华，去掉它的糟粕，使它逐渐和现代医学科学合流，成为现代医学科学的重要组成部分"。

1955年4月15日晚上，毛泽东在杭州刘庄同针灸专家朱琏谈话。毛泽东结合巴甫洛夫的高级神经活动学说与针灸的科学性谈了如何通过中西医结合丰富与充实现代医学的问题。他说："巴甫洛夫的高级神经活动学说的理论，对针灸治病的神秘提供了解释的钥匙，反过来针灸又能够给它提供丰富的实际材料，如进一步研究，一定可以发挥更大的效果，丰富与充实现代的医学。研究针灸对医学理论的改革将发生极大的作用。你们不要以为针灸是土东西，针灸不是土东西，针灸是科学的，将来世界各国都要用它。中医的经验要有西医参加整理，单靠中医本身是很难整理的。"

1956年8月24日，毛泽东接见了参加第一届全国音乐周的代表，并同中国音乐家协会负责人谈话。这次谈话，是新中国成立后毛泽东谈中西方文化、谈"中国化"最集中的一次。毛泽东深刻地论述了"中国化"何以必要的道理，特别是论述了外来文化（包括马克思主义）和中国传统文化相结合的基本原则。毛泽东为了印证这一原则，多处以中西医为例进行阐述，其中就蕴含着丰富而全面的"中西医结合"思想。他指出："如果先学了西医，先学了解剖学、药物学等等，再来研究中医、中药，是可以快一点把中国的东西搞好的。""要把根本道理讲清楚：基本原理，西洋的也要学。解剖刀一定要用中国式的，讲不通。就医学来说，要以西方的近代科学来研究中国的传统医学的规律，发展中国的新医学。""你们是'西医'，但是要中国化，要学到一套以后来研究中国的东西，把学的东西中国化。""应该学习外国的长处，来整理中国的，创造出中国自己的、有独特的民族风格的东西。这样道理才能讲通，也才不会丧失民族

信心。"

至此，毛泽东已清晰完整地表达了他关于"中西医结合"思想的思考：通过西医学习中医，中医学习现代科学技术，中西医学密切合作，应用现代科学技术继承和发扬祖国医学遗产，从而走出一条具有中国特色的新医药学发展之路。从此，我国的中西医结合工作迅速起步，创新了一批行之有效的具体措施，有力推动了我国医疗卫生事业向前发展。毛泽东这一思想，也得到中共八大的充分肯定。

三、开展中西医互学运动

"要尊重我国有悠久历史的文化遗产，看得起中医，也才能学得进去。"

在"团结中西医""中西医结合"指导方针的引导下，卫生医疗界兴起了中西医互学运动。关于中西医互相学习的问题，毛泽东不仅从宏观上积极倡导，而且提出了许多具体措施。毛泽东认为，中西医互相学习的中心环节首先应该是西医学习中医。西医学习中医是光荣的，因为经过学习与提高，就可以把中西医界限取消，成为中国统一的医学，以贡献于世界。

那么，西医如何学习中医呢？1954年6月5日，毛泽东在与时任北京医院院长周泽昭谈话时着重指出："第一，思想作风上要转变。要尊重我国有悠久历史的文化遗产，看得起中医，也才能学得进去。第二，要建立研究机构。不尊重，不学习，就谈不上研究。不研究，就不能提高。总是有精华和糟粕的嘛。这项工作，卫生部没有人干，我来干。"毛泽东还提出："要抽调100名至200名医科大学或医学院的毕业生交给有名的中医，去学他们的临床经验，而学习就应当抱着虚心的态度。"

1958年10月11日，毛泽东在给杨尚昆的信中还谈到西医离职学习中医的问题，"我看如能在1958年每个省、市、自治区办一个70到80人的西医离职学习班，以两年为期，则在1960年冬或1961年春，我们就有大约2000名这样的中西结合

的高级医生，其中可能出几个高明的理论家。"

毛泽东对"西医学习中医"的重视，在当时鼓舞了一大批西医投身到学习中医的浪潮之中。从1955年底到1956年初，卫生部在北京、上海、广州、武汉、成都、天津等地举办了6期西医离职学习中医班，从全国范围内抽调部分医学院校毕业生及有一定临床经验的西医参加，系统学习中医理论和治疗技术两年半，参加学习的共有300多人。

1958年11月11日，毛泽东在中共卫生部党组9月25日关于组织西医学中医离职学习班的总结报告上作了重要批示，肯定了这一做法，说举办西医离职学习中医班"是一件大事，不可等闲视之"。11月18日，党中央转发了卫生部党组的总结报告。11月20日，《人民日报》发表了中央转发这个总结报告的指示和总结报告。据统计，1960年，全国范围内西医在职学习中医的约有3.6万多人，一些高中级医药院校出现了一批认真学习中医的积极分子，并已有一些一流的西医专家开始钻进中医药学的伟大宝库，着手进行了一些理论探索，从而有力地促进了中医药事业的发展和繁荣。

四、对于今天发展中医药事业的启示

处理好继承和创新的关系；坚持中西医结合，互相促进，互为补充；走健康、持续、可发展的道路。

毛泽东的上述探索，对于我们今天发展好中医药事业具有重要的启示意义，具体表现为3个方面：

第一，发展中医药事业要立足国情，从保护中华优秀传统文化的角度出发，坚持科学、客观的态度，正确处理好继承和创新的关系。毛泽东反复强调，发展中医药应该立足中国国情批判地继承，去其糟粕，存其精华，努力发掘，加以提高。2014年9月24日，习近平总书记也着重指出："努力实现传统文化的创造性转化、创新性发展，使之与现实文化相融相通，共同服务以文化人的时代任务。"所以，当前发展中医药事业，我们一定要立足国情，从保护中华优秀传统文化的角度出发，正确处理好中医药继承和创新的关系，努力实现中医药文化的创造性转化、创新性发展。

第二，发展中医药事业要辩证地处理好与西医的关系，坚持中西医结合的原则，互相促进，互为补充。50多年之前，毛泽东提出"中西医结合"的思想，符合我国国情和医学科学发展规律。经过50多年的发展，我国中西医结合工作取得长足发展，对于世界范围内"结合医学"（也称"整合医学"）的兴起和发展，起到了引领和示范作用。2013年8月21日，习近平总书记在会见世界卫生组织总干事陈冯富珍时，也提出发展中医药事业，要"促进中西医结合"。这一点意义深远，只有真正做到这一点，中医药事业才能为全面建成小康社会提供有力保障，为人类社会健康保健事业做出中华民族应有的贡献。

第三，发展中医药事业要走健康、持续、可发展的道路。回溯历史，我们不难看出，毛泽东等老一辈革命家为了振兴中医药事业，付出了大量心血。当前，我国中医药事业迎来了难得的战略机遇期，同时，我们也要看到，我国中医药发展也面临许多新情况、新问题。这就需要我们积极发展中医医疗和预防保健服务，加强中医药人才队伍建设，提升中药产业发展水平，加快民族医药发展，繁荣发展中医药文化，推动中医药走向世界，完善中医药事业发展保障措施，从而走出一条健康、持续、可发展的中国新医学发展之路。

"非遗"数字化保护中的传统医药

——中国民族医药学会诸国本

我国的非物质文化遗产积淀丰富，种类繁多，形式多样，项目众多。随着现代化、市场化、城镇化的发展，非物质文化遗产正面临高速消失、过度开发、瞬息变异的危险，保护任务极其繁重。近几年来，非物质文化遗产的数字化保护工程取得很大进展，文化部门正在制定非物质文化遗产数字化保护的基础标准、技术标准、管理标准和工作标准，其中包括传统医药非物质文化遗产保护的各项标准在内。对此，笔者谈一点粗浅的意见。

一、传统医药包括3个部分

我国是一个历史悠久的多民族国家。每个民族都有自己的传统文化和传统医药。根据我国存在医药文化多样性的实际情况，《中华人民共和国宪法》第21条规定："国家发展医疗卫生事业，发展现代医药和我国传统医药。"

我国的传统医药，包括中医药、民族医药和其他民间医药3个部分。

中医药是以汉文化为背景的以《黄帝内经》《神农本草经》《伤寒论》《金匮要略》《温病条辨》为基本经典的传统医药，是中国社会长期以来的主流医学。

民族医药是中国少数民族的传统医药。经过30年的发掘整理，已有近40个少数民族发掘整理出版了本民族传统医药的代表性著作。

民间医药有两个概念，一是在体制上以公私来分，民间医药是指非公有制的民营医疗机构和民间医生；二是在学术上以朝野来分，民间医药是指当代中医教育体系之外不属于《黄帝内经》一脉的流散于民间的草医草药。如云南的"黄家医圈"、陕西的"太白七药"、某些道家医学和佛家医学，以及一些既不属于主流医学，又无特殊民族文化背景的草根一族。古代有一种"为国医所不道"的"走方医""草泽医"，或叫"铃医""串雅"，就属于这一类（见清·赵学敏著《串雅内外编》）。传统医药中的民间医药，指的就是第二种概念的民间医药。有的学者曾经把这一类民间医药作为中医药的初级阶段，但后来发现他们纵使"上升"一格，也并不属于以《黄帝内经》为代表的主流一脉，而且自成体系，自称"另类"，仍然"为国医所不道"。于是出于对文化多样性的认知和尊重，在传统医药内给它留下位置，称它为"民间医药"。

例如"黄家医圈"是以"中生万物""人命乃万命之首命"为哲学基础的一种医学理论，以"万物有圈圈为界，万物有网网相连"揭示人体各部分功能的内在联系。黄氏家族从唐五代延续至今，祖籍福建邵武（王国维先生有考据），世代传承。其一支转辗迁徙，后在云南昭通巧家落户，今于云南昆明行医。有《黄氏医圈》（黄传贵编著）一书传世。

"太白七药"又称"秦岭七药"，是以"七"字命名（如桃儿七、红毛七）的一类草药，约有115种，主要分布于陕西秦岭山脉，以"四梁八柱"理论指导临床应用，是藏在深山老林的另一处土著的医学宅第。今人已出版《秦岭七药》（毛水龙主编）、《太白七医研究与应用》（宋小妹、刘海静主编）等著作。

其他的民间医药包括民间的一技之长，在此不一一列举。

二、从"非遗"角度看传统医药的内容

中医药和藏医药、蒙医药、维医药、傣医药、壮医药、苗医药、瑶医药、其他民族医药和民间医药，在学术上都是平等的，尽可以各展其美，各美其美；相互之间，更应该美人之美，美美与共。

从非物质文化遗产的角度看，各医种的基本内容大致分总纲、医养、药物、节庆4个部分：一是总纲，或称总题。如传统医药对生命与疾病的认知方法。二是养生及医疗。包括养生、诊法、疗法（或合称诊疗法）。三是药物。如药材，饮片炮制技艺、成药制作技艺；老字号企业文化。四是习俗和节庆，如清明辟瘟习俗、除夕饮屠苏酒之类和传统药市。中医药分这4部分，民族医药也分这4部分。为了留有余地，还可以加"其他"一类，如藏医是和天文历算连在一起的。医学和天文连在一起，甚为普遍。中医有五运六气，彝医和太阳历关系密切。这是各类文化互相交叉的内在因素决定的。中医的气功、太极拳、五禽戏、八段锦与传统体育，药膳与传统手工制作技艺（烹饪）、养生文化与传统音乐、传统舞蹈都有交叉。

"传统医药对生命与疾病认知方法"是一个重要的命题，但有人认为失之于虚、言之于玄，令人难以理解。事实上，各民族、各医学对生命和疾病的认知各不相同，每一种认知都是打开生命奥秘的一扇窗户和一把钥匙。苗族有苗医生成学，湘西土家族苗族自治州花垣县已故老苗医龙老六曾口述《事物生成共根源》一书，公认是苗医药的哲学基础。傣文经书《嘎牙山哈雅》（意译为《人体解说》），就是一本讲"生命起源和人体生长发育的书"。彝医有《娃娃生成书》，是从彝族毕摩经《作祭献药供牲经》中摘录的，描绘了人体生长的全过程。以西医和中医来说，西医将人体分为运动系统（肌肉骨骼系统）、消化系统、呼吸系统、泌尿系统、生殖系统、循环系统（心血管系统）、内分泌系统、神经系统、感觉器系统等九大系统即九大生理解剖功能，这是对人体生命的一种微观观察和精确认识。中医将人体分为阴阳、脏腑（五脏六腑）、经络（十四经脉）、气血几大功能部门，是对人体生命的一种宏观认知和动态把握。传统医药从不同角度、不同信仰、不同层面认识人的生命，并引申出不同的养生方法、诊断方法和治疗方法，各有所见，各有所长，为人类的医疗保健提供了多样化的选择。

在传统药部分，一般都重视饮片和成药的制作技艺，因为手工技艺是"非遗"的重要内容之一。但在商言商者过分重视形而下的"物"和"术"，容易忽视制作技艺的原创精神、思维特点、无形价值和文化内涵。在古代，民族地区商品化程度极低，无古老的民族药药店，谈不上什么经营思想。但中药店古代就有，于是形成一种中药"老字号"企业文化和经营理念，蕴含着独具特色的价值观和人文精神，如北京同仁堂的"品味虽贵，必不敢减物力；炮制虽繁，必不敢省人工"。前一个"必不敢"，是"不减料"；后一个"必不敢"，是"不偷工"，合起来是"不敢偷工减料"。上面还有一层，叫"修合无人见，存心有天知"，冥冥中由老天在监督着人们如何做。这就涉及中国人的信仰形式。这信仰形式就是非物质文化遗产的重要内容。此外如杭州胡庆余堂的"戒欺"（堂匾）店规，"药业关系生命，尤为万不可欺"。广州陈李济的股份合作，"同心济世"。原文是"本钱各出，利益均沾，同心济世，长发其祥"。还有许多老字号药店在制作名贵中成药时有意在稠人广众之中公开投料，招摇过市，以昭信誉。如做全鹿丸时抬着大鹿游街，做人参再造丸时晚上点着黄金大蜡烛在众目睽睽之下投料配料，其目的都是为了袒露诚意，取信于民。

药品是救死扶伤的特殊商品，同样一个"货真价实"，其责任，其权重，其作用，其后果，在药店和在别的商店是不一样的。这就是中药老字号的企业文化。

当然，其企业文化和企业精神，

最终得体现在产品质量上。所以，以老字号为代表的中医药文化，主要包括两个方面，一是老字号的企业精神，二是传统中药（多为名牌）的制作技艺。在数字化处理的时候，"企业精神"比较虚泛，难以表现；特别是老字号基本上都经过技术改造，传统手工艺很少保留。于是传统名药制作技艺中的若干关键环节，若干"绝招"，成了传统中药"非遗"保护的重点。

前几年评审"非遗"项目时，出现过"某某某中医药文化"等项目。后来有专家指出，这种"某某文化是非物质文化"的命名方式，内容过分笼统宽泛，逻辑上有循环往复之嫌，应该换一种项目名称来表述。这个意见颇有道理，但并不是说中药老字号的中医药文化就不存在了。相反，这正是一种值得珍惜的企业精神，是现代社会缺失或濒危的非物质文化，需要继续发掘并发扬光大。

三、传统医药作为"非遗"的特点

联合国教科文组织通过的《保护非物质文化遗产公约》（2003）指出，"非物质文化遗产"是指各社区、群体，有时是个人，视为其文化遗产组成部分的各种社会实践、观念表述、表现形式、知识、技能，以及相关的工具、实物、手工艺品和文化场所。"非物质文化遗产"的内容包括以下5个方面：口头传统与表现形式，包括作为非物质文化遗产媒介的语言；表演艺术；社会实践、仪式、节庆活动；有关自然界和宇宙的知识和实践；传统手工艺。我国加入了世界《保护非物质文化遗产公约》，并于2011年2月25日通过了《中华人民共和国非物质文化遗产法》。

"有关自然界和宇宙的知识和实践"具有丰富而深刻的内容。《人类非物质文化遗产代表作》（邹启山主编，大象出版社2006年版）中的"安第斯卡拉瓦亚的宇宙信仰形式"即属此类。其实，世界上的传统医药都可以包括在"有关自然界和宇宙的知识和实践"之内。非物质文化遗产属于文化。按照当代社会的语境和一般认识，文化属于社会人文科学，而中医归于自然科学。但中医有丰富的哲学思维和人文精神，既是自然科学，又是社会科学，是"两栖"的人类生命科学。中国的传统医药把"中医生命与疾病认知方法"作为重要内容，扩大并深化了"非遗"的内涵，最能够体现"非遗"的精神和灵魂，是传统医药非物质文化遗产的总纲。具体地说，非物质文化遗产传统医药门类资源对象，主要有生命与疾病认知的内涵及其表现形式和表现空间，代表性的养生理念和养生方法，代表性的诊法和疗法（或合称诊疗法）；中药老字号企业文化、经营理念、传统配本和手工制剂技艺；传统饮片炮制技艺和成药制作技艺；有关传统医药的习俗和节庆；传统医药传承人的生平、业绩及技艺表演等等。如此梳理下来，传统医药类的"非遗"项目，无论申报和保护，都有大量的工作等待我们去要做。传统医药的数字化保护工作，也显得更为重要。

根据我国国情，我国的非遗项目共分10个大类，即民间文学、传统音乐（民间音乐）、传统舞蹈（民间舞蹈）、传统戏剧、曲艺、传统体育游艺与杂技、传统美术（民间美术）、传统技艺（传统手工技艺）、传统医药、民俗。我国在2005年后非遗申报和评审初期，原则上是申报什么，评审什么；谁先申报，谁占先机。申报项目是无序的，整个工作也是在摸着石头过河。经过近10年的工作，积累了不少经验。现在对深化改革提出"加强顶层设计和摸着石头过河相结合"的要求，这对非物质文化遗产保护工作加强规划性，减少随意性；加强主动性，减少拉动性，具有现实的指导意义。

非物质文化遗产数字化保护工程正在制定采集方案编写规范、数字资源采集实施规范和数字资源著录规则，为相关行业标准的制定提供了条件。但是，非物质文化遗产领域的行业标准的制定，可以分3种情况：一是应该标准化而且可以标准化的，二是应该标准化但一时难以标准化的，三是不能够或不应该或不必要标准化的。因为其中有许多模糊的、感性的、瞬息万变的内容，为模糊数学认可的东西。行业标准是比较高的规范，是一个圭臬。但人文学科尊重独创和唯一。标准化以后，也可能成为一块板结的土地，一个"闲人莫入"的篱笆。所以，给一点宽容，留一点空隙和余地，是"文以载道"应有的担当，是"厚德载物"题中的含义，是非物质文化遗产数字化保护制定行业标准时应该注意的。

四、重要文件

（一）联合印发文件

关于盲人医疗按摩人员执业备案有关问题的通知

国中医药医政发〔2014〕2号

各省、自治区、直辖市卫生计生委（卫生厅局）、中医药管理局、残疾人联合会，新疆生产建设兵团卫生局、残疾人联合会：

根据《盲人医疗按摩管理办法》《盲人医疗按摩人员从事医疗按摩资格证书管理办法》规定要求，现就盲人医疗按摩人员执业前备案有关问题通知如下：

一、盲人医疗按摩人员在医疗机构执业前，应由医疗机构统一持《盲人医疗按摩人员执业备案申请审核表》（见附件）一式3份、《盲人医疗按摩人员从事医疗按摩资格证书》原件及复印件、身份证及残疾人证原件及复印件、二甲等级以上医院（含二甲等级医院）的体检证明原件、医疗机构聘书、2寸近期免冠照片3张、医疗机构执业许可证副本复印件到医疗机构所在地卫生计生行政部门或中医药管理部门备案。

二、县级以上卫生计生行政部门或中医药管理部门审核通过后在"资格证书"备注一栏签署"同意盲人医疗按摩人员备案"字样及起始日期，并加盖公章确认。审核未通过者，应给予书面说明。备案后由医疗机构将《盲人医疗按摩人员执业备案申请审核表》1份送至县级残疾人联合会存档，县级残疾人联合会负责将备案信息统一录入盲人医疗按摩人员管理系统。

三、盲人医疗按摩人员变更执业地点时，属于原备案主管部门管辖的，无须再次申请办理变更手续；不属于原备案主管部门管辖的，应先到原执业医疗机构所在地卫生行政部门或中医药管理部门中止备案，再到新的执业医疗机构所在地卫生计生行政部门或中医药管理部门按照相关流程备案。卫生计生行政部门或中医药管理部门中止备案时，应在起始日期后面填写中止日期并加盖公章。

附件：盲人医疗按摩人员执业备案申请审核表（略）

国家卫生计生委
国家中医药管理局
中国残疾人联合会
2014年1月21日

国家卫生计生委、国家中医药管理局关于进一步深化城乡医院对口支援工作的意见

国卫医发〔2014〕7号

各省、自治区、直辖市卫生计生委（卫生厅局）、中医药管理局，新疆生产建设兵团卫生局：

城乡医院对口支援工作是加强县乡两级医疗机构建设，提升整体服务能力的战略举措，是缓解农村居民看病就医问题的一项民生工程，是深入开展党的群众路线教育活动的重要措施。自2005年实施"万名医师支援农村卫生工程"以来，县乡两级医疗机构服务能力显著提升，人才队伍得到加强，为推动我国医疗卫生事业发展和深化医药卫生体制改革做出了积极贡献。为深入贯彻党的十八大和十八届三中全会精神，进一步落实《中共中央、国务院关于深化医药卫生体制改革的意见》（中发〔2009〕6号）、《中共中央关于全面深化改革若干重大问题的决定》和《卫生事业发展"十二五"规划》（国发〔2012〕57号），

现就深化城乡医院对口支援工作提出以下意见。

一、总体要求

（一）指导思想

以邓小平理论、"三个代表"重要思想、科学发展观为指导，深入贯彻党的十八大和十八届三中全会精神，按照全面建成小康社会的总体要求，坚持为人民健康服务的方向，以满足农村居民看病就医需求为落脚点，以新型城镇化建设对县域医疗资源的要求为导向，紧紧抓住加强县医院（含中医院，下同）、乡镇卫生院能力建设和人才队伍建设的核心，将城乡医院对口支援提升县乡医疗机构服务能力作为加强医疗服务体系建设，提升我国整体医疗服务能力的战略举措，作为推动我国卫生计生事业科学发展全局的战略安排，在重点领域创新工作内容，在传统领域巩固工作成果，开创对口支援工作新局面。

（二）基本原则

统筹协调、形成合力。统筹协调医疗资源，形成城市、县、乡对口支援工作格局，充分发挥远程医疗服务在对口支援中的积极作用，做好与医疗卫生援藏援疆援青、"三下乡"、扶贫开发、国家特殊区域的政策相衔接，集中发挥各项目的作用和优势，实现对口支援县医院全覆盖，形成提升县乡两级医疗机构服务能力的合力。

突出重点、提升能力。紧密围绕卫生计生事业发展与深化医药卫生体制改革工作，以加强县乡两级医疗机构的能力建设和人才培养为重点，签订对口支援协议，明确可操作、能考核的量化指标。针对县乡两级医疗机构的薄弱环节，通过医院对医院、科室对科室、派下去、请上来的方式进行对口支援，使大多数农村居民的看病就医问题能够就近解决。

因地制宜、分类指导。各省级卫生计生行政部门、中医药管理部门根据受援医院的实际与需求以及支援医院的能力，分类指导不同发展水平的医院间建立对口支援关系，确保对口支援不重复、不断档、符合支援医院和受援医院双方的实际。城市三级医院、县医院、乡镇卫生院逐级建立对口支援关系，原则上城市三级医院支援县医院，以市级医院和县医院为主的二级以上医疗机构支援乡镇卫生院。城市三级中医医院原则上对口支援县级中医医院，支援过程中注重保持发挥中医药特色优势，切实提高县级中医院中医临床水平。

总结经验、创新机制。不断总结经验，及时解决工作中遇到的问题，探索更加符合需求的工作方式和工作内容，形成可以推广的好经验、好做法。针对不同时期城乡医院对口支援工作面临的新形势和新要求，不断创新工作机制，将城乡医院对口支援作为提升县乡两级医疗机构服务能力的重要措施。

（三）发展目标

到 2020 年，建立起多层次、全覆盖、科学合理的城乡医院对口支援工作格局，有效推动建立基层首诊、双向转诊、分级医疗服务体系，满足新型城镇化建设和全面建成小康社会需要。通过城乡医院对口支援工作，每年为受援单位"解决一项医疗急需，突破一个薄弱环节，带出一支技术团队，新增一个服务项目"，最终实现以下目标：

——建设一批综合实力较强的县医院。30 万人口以上的县（市）至少有一所医院达到二级甲等水平；培育出一批能力较强的县级临床重点专科，常见病、多发病、部分危急重症和疑难复杂疾病的诊疗能力显著提高；培养一批具有较高水平的临床专业技术人才和医院管理人才，人才梯队更加合理；县医院作为县域医疗中心，龙头地位更加巩固。

——建设一批综合实力较强的中心乡镇卫生院，其他乡镇卫生院综合实力普遍提升。农村居民常见病、多发病的诊断能力和初步治疗能力显著提高；培养一批具有一定水平的临床专业技术人才和公共卫生专业技术人才；乡镇卫生院成为农村居民就诊首选，枢纽作用更加强化。探索建立支援单位与受援卫生院分工协作关系，开拓基层首诊、双向转诊的绿色通道，着力建设群众满意的乡镇卫生院。

——医疗服务体系建设显著加强，整体医疗服务能力明显提升，县域内就诊率达到 90% 左右，基本实现常见病不出乡、大病不出县。

二、重点任务

（一）认真落实城乡医院对口支援 3 年工作方案

按照《国家卫生计生委关于印发深化城乡医院对口支援工作方案（2013～2015 年）的通知》（国卫医发〔2013〕21 号，以下简称《方案》）有关要求，加强县医院以人才、技术、重点专科为核心的能力建设，县医院的医疗服务能力和管理水平迈上新台阶。至 2015 年，实现《方案》目标，形成确立城乡医院对口支援关系的科学程序，建立支援效果评估指标体系与评估制度，为制订 2016～2020 年城乡医院对口支援工作方案奠定基础。

1. 城市三级医院对口支援县医院全覆盖。各省级卫生计生行政部门、中医药管理部门按照分类指导、管理与技术并重的原则，统筹安排省内各项对口支援工作，每个县（县级市）均有一个县医院与城市三级医院建立稳定的对口支援关系，实现对口支援县（县级市）行政区划全覆盖。支援医院要根据县医院需求派出管理人员、医师、护理人员、医技人员、药学人员等。派驻医师在县医院要出门诊、管病床、做手术、带教学，担任相应科室负责人参与管理，帮助受援医院建立针对当地疾病谱和重点疾病的临床二级诊疗科目，加强近 3 年外转率排名前 5 位的临床重点专科建设。通过对口支援，显著提升县医院临床专业技术人员运用适宜技术的能力，医院管理水平逐步实现现代化。城市三级医院获得国家临床重点专科建设项目的科室，要帮助至少 1 所受援县医院建设相应的临床重点专科，建设情况纳入国家临床重点专科建设项目评估重要指标。

2. 加强二级以上医疗卫生机构对口支援乡镇卫生院。各省级卫生计生行政部门应当结合本地实际，按照分类指导的原则，统筹安排二级以上医疗卫生机构开展对口支援中心乡镇卫生院和乡镇卫生院工作。原则上，中心乡镇卫生院由市级医院进行对口支援，每县每年2所；乡镇卫生院由县级医院进行对口支援，每县每年4所。

（1）支援中心乡镇卫生院的主要任务。根据受援中心乡镇卫生院的实际需求，以派驻支援团队为主、设备和资金支持为辅，帮助受援中心乡镇卫生院重点建设1~2个特色专科，培育至少3项适宜技术；派驻懂业务会管理的人员挂职业务副院长，巩固受援中心乡镇卫生院枢纽作用，发挥对乡镇卫生院的辐射和指导作用。

（2）支援乡镇卫生院的主要任务。根据受援乡镇卫生院的实际需求派驻支援队员，支援队员充分发挥特长，在承担当地常见病、多发病诊疗任务的同时，培育至少3项适宜技术，通过开展临床带教、病例讨论、专题讲座等形式帮助受援乡镇卫生院提高服务能力；指导医务人员正确使用配备的医疗设备；指导受援乡镇卫生院规范开展国家基本公共卫生服务项目。

3. 开展500家县医院综合能力提升试点工作。从国家县级公立医院综合改革试点县医院中遴选500家县医院，自2014年起，利用3年时间，通过建设、培训、支援等方式开展综合能力提升试点工作，集中发挥体制、机制改革优势和政策叠加作用，主要从建立医院管理规章制度、落实医疗质量管理制度、加强医疗安全风险管理、逐步实现信息化基础上的精细化管理等方面提升管理水平；从健全完善诊疗科目、加强临床专科建设、提高病种覆盖面等方面提升医疗技术水平；开展"三好一满意"、抗菌药物临床应用专项整治、基层中医药服务能力提升工程等工作，提升医疗服务水平。城市三级医院获得国家临床重点专科建设项目的科室，优先支援试点县医院临床重点专科建设。500家县医院综合能力提升试点方案

另行制订下发。

（二）建立城市医师下基层新机制

1. 建立城市三级医院医师到县医院服务制度。城市三级医院医师在晋升中级职称和高级职称前，分别要到县医院连续服务满半年，作为职称评定的必要条件。没有达到要求的，取消其职称晋升资格。心外科、小儿外科、放疗、核医学等县医院、乡镇卫生院未设置或者非常设诊疗科目，相关专业医师职称晋升前到基层服务时间不作要求。

2. 建立县级医院青年医师到乡镇卫生院服务制度。县级医院青年医师在晋升中级职称前，要到乡镇卫生院累计服务满一年。鼓励青年医师参加"万名医师支援农村卫生工程"工作。

3. 建立城市医师下基层激励机制。支援医院要保证派出医师对口支援期间工资、奖金等各项福利待遇不变，并给予一定补贴，在职称晋升、岗位聘用、提拔任用、各项评优评先时优先考虑对口支援工作表现突出者。受援单位要为派驻医师提供基本饮食、住宿等生活保障。

4. 强化县医院骨干医师培训。在城市三级医院医师到县医院支援的同时，选调县医院骨干医师到城市三级医院培训。东部省份要优先安排支援的西部省份县医院骨干医师进修和培训。增强县医院骨干医师培训针对性，根据县域疾病谱、县医院外转疾病排序、县医院医疗技术发展需求等因素，有针对性地开展县医院骨干医师培训。逐步将医院管理和其他医务人员纳入培训范围。中央财政对中西部地区给予补助。

5. 与全科医生特设岗位计划试点工作相结合。开展全科医生特设岗位计划试点工作的省份，应当将对口支援工作和全科医生特岗计划有机结合起来。由设置全科医生特设岗位的县级公立医院派驻全科医生或有经验的临床医生对全科医生所在的乡镇卫生院进行重点帮扶，帮助乡镇卫生院建立全科医学科室或以全科医生为主的健康管理团队，

通过技术培训、临床带教等形式提高科室（团队）的服务水平，确保组建的科室（团队）能够独立开展常见病、多发病的初级诊治，对辖区居民提供连续、动态的健康管理服务。

（三）加大对中西部和贫困地区的支持力度

1. 加强东西部地区医院对口支援。国家卫生计生委、国家中医药管理局继续组织东西部地区医院对口支援，保持东西部省份对口支援关系不变，东部地区的医院在完成本省范围内对口支援任务的同时，承担一定的支援西部地区医院的任务。东部地区综合实力较强的三级医院原则上以支援西部地区三级医院为主，适当支援西部省份部分"万名医师支援农村卫生工程"项目县医院。

2. 扩大国家医疗队。国家卫生计生委逐步将委属（管）医院全部纳入国家医疗队开展定期的巡回医疗，巡回范围重点在西藏、新疆、四省藏区、扶贫开发地区和国家要求支持的赣南、毕节等特殊区域。各相关省级卫生计生行政部门按照"平战结合"原则，在没有卫生应急任务时，可以指派国家卫生应急队伍在省内贫困地区开展巡回医疗。

（四）利用远程医疗服务开展对口支援

积极推动远程医疗服务的发展，将远程医疗服务体系建设纳入区域卫生规划和医疗机构设置规划，充分发挥远程医疗服务在优化配置医疗资源方面的作用，通过发展远程医疗服务提高边远、贫困地区和农村地区医疗服务水平。逐步在支援医院与受援医院之间建立稳定的远程医疗服务合作关系，开展远程视频会诊、远程教学查房、远程病理及医学影像诊断、远程继续教育等活动，鼓励有条件的支援医院开设远程专家门诊。积极协调物价、医保等相关部门，为充分利用远程医疗服务创造良好的政策环境。

三、组织实施

（一）健全领导机制，完善组织机构

国家卫生计生委、国家中医药

管理局成立城乡医院对口支援领导小组，负责全国城乡医院对口支援规划、指导、协调工作，领导小组办公室设在医政医管局，负责具体组织实施工作。地方各级卫生计生行政部门、中医药管理局和各医院设立相应组织机构，明确职责，落实责任。

（二）争取财政投入，完善保障机制

各级地方卫生计生行政部门、中医药管理部门要按照《城乡医院对口支援工作管理办法（试行）》（卫医管发〔2009〕72号）要求，协调财政部门建立稳定的城乡医院对口支援经费保障机制。中央财政对城乡医院对口支援工作给予必要的支持。

（三）建立考核制度，强化目标管理

城乡医院对口支援实行目标管理，建立对支援和受援双方考核制度。各省级卫生计生行政部门、中医药管理部门和各医院、乡镇卫生院要建立完善激励约束机制，"奖优罚劣"，对口支援考核结果作为临床重点专科建设评估、各项评优评先重要参考指标。援藏、援疆工作中医院管理和技术支援纳入城乡医院对口支援考核。国家卫生计生委制定考核指标，对各地城乡医院对口支援情况进行监督检查和考核评估，有关结果在全国范围内通报。

（四）加强宣传引导，营造良好氛围

要高度重视宣传工作，增强宣传先行先导意识，充分发挥新闻宣传和舆论引导作用，利用多种媒体形式，加大宣传报道力度，深入挖掘、积极宣传各地各单位好经验、好做法，树立先进典型，形成行业内外共同推进工作的良好局面。

地方各级卫生计生行政部门、中医药管理部门、各医疗卫生机构要按照本意见的要求，根据本地区、本单位实际情况，切实加强对城乡医院对口支援工作。各省级卫生计生行政部门、中医药管理部门要将工作方案、工作进展及遇到的问题分别及时向国家卫生计生委、国家中医药管理局报告。

国家卫生计生委医政医管局联系人：王斐、焦雅辉

联系电话：010-68791889、68791888

国家卫生计生委基层卫生司联系人：王旭丹、张并立

联系电话：010-62030880、62030878

国家中医药管理局医政司联系人：董云龙

联系电话：010-59957688

国家卫生计生委
国家中医药管理局
2014年2月9日

关于做好进一步整顿医疗秩序打击非法行医专项行动深入巩固阶段工作的通知

国卫办监督发〔2014〕16号

各省、自治区、直辖市及新疆生产建设兵团卫生计生委（卫生厅局、人口计生委）、公安厅局、食品药品监管局、中医药局，各军区联勤部、各军兵种后勤部卫生部，总参管理保障部、总政直工部、总装后勤部卫生局，国防大学、国防科技大学校务部卫生部（处），总后直属卫生单位，各武警总队，中国医院协会、中国医师协会：

按照国家卫生计生委等6部门开展进一步整顿医疗秩序打击非法行医专项行动（以下简称专项行动）部署，各地区、各部门高度重视，密切配合，扎实推进，3个月的集中整治取得了重要阶段性成效。目前，专项行动已进入深入巩固阶段，为做好本阶段工作，现就有关要求通知如下：

一、突出重点，进一步加大工作力度

各地要按照《进一步整顿医疗秩序打击非法行医专项行动方案》（国卫办监督发〔2013〕25号）要求，扎实开展专项行动"回头看"，认真总结集中整治阶段工作，分析梳理问题，及时交流经验。严厉打击非法医疗美容、非医学需要的胎儿性别鉴定和选择性别的人工终止妊娠（以下简称"两非"）行为、以养生保健为名非法开展诊疗活动，严肃查处出租出借《医疗机构执业许可证》《医师资格证书》和《护士执业证书》、出租承包科室、违法违规开展人类辅助生殖技术、违法发布医疗广告、外国医师来华违法开展医疗美容等行医行为，并将集中整治阶段暴露出的薄弱环节和突出问题作为工作重点，下大力气，坚决查处，不留死角。要强化社会监督，高度重视群众投诉举报，探索建立有奖举报制度，做到投诉一起，严肃处理一起，形成对非法行医露头就打的常态，坚决防止反弹。各地区、各部门要严格依法履职到位，对工作中存在失职渎职行为的，要按照相关规定严肃追究责任。各省（区、市）专项行动领导小组要强化对工作推进慢、措施不力、投诉举报集中地区的督导检查，加强对重大案件的挂牌督办，推动工作落实。

二、协作配合，完善综合整治工作机制

各地要继续完善专项行动领导小组工作机制，定期召开联席会议，加强部门间信息通报。各部门要按照专项行动职责分工，认真做好本

系统各项工作，加强部门联动，经常性开展联合执法，共同查办案件，形成综合整治的强大声势，有力震慑违法犯罪分子。各级卫生计生行政部门与公安机关要进一步做好行政执法和刑事司法的衔接，加大打击刑事犯罪力度；在查处无证行医案件中发现处方药、麻醉药等药品时，要及时移交食品药品监督管理部门追溯来源，依法处理，斩断无证行医的非法药品来源；要加强军地协调配合，特别是对于涉嫌假冒军队医疗机构、医务人员非法行医的，军队和地方有关部门要统一行动，齐抓共管，确保查处到位；加强与综合治理出生人口性别比工作机构的协作，形成打击"两非"的合力；加强与有关行业协会学会沟通协调，指导协会学会组织开展有关法律法规知识培训，切实增强医疗机构和计划生育技术服务机构及其医务人员依法执业意识，鼓励开展依法执业承诺，强化行业自律。各级卫生计生行政部门内部的相关职能部门要密切配合，建立信息共享机制，对医疗机构和医务人员执业资格、执业范围以及监督执法等信息要及时向社会公示，监督执法结果要与日常医疗管理工作相衔接。

三、强化宣传，形成群防群控有利局面

各地要加强与当地党委宣传部门沟通协作，协调配合新闻媒体采访报道，加大宣传引导和信息公开力度，利用新闻发布会、媒体通气会等形式，及时发布专项行动工作进展，坚持正面宣传报道，为专项行动深入巩固阶段营造良好的舆论环境。要建立健全非法行医案件公布制度，选取不同类型的典型案例，定期进行公开曝光，在社会上形成有效的震慑。同时，做好舆情收集工作，妥善回应社会关切的问题。近期，国家卫生计生委官方网站将登载宣传材料，各地要充分利用，针对城市、农村、工地、学校等不同区域，以及老人、学生、女性、流动人口等不同人群，开展丰富多样的科普宣传，揭示各类非法行医的危害，告知辨识方法和投诉举报途径，引导公众自觉抵制非法行医，积极反映案件线索，形成群防群控的有利局面。要认真开展专项行动群众评议，听取群众意见建议，及时加以整改，推动专项行动深入开展。

四、标本兼治，建立健全长效监管机制

各地要坚持疏堵结合，打建并举的原则，继续深化医改，合理配置医疗资源，加快发展社会办医，鼓励社会资本到城乡结合部、流动人口聚集区等医疗资源缺乏地区办医，积极解决流动人口的医保异地报销问题。加强医务人员业务培训，提升医疗服务能力，满足人民群众的基本医疗需求，方便人民群众特别是流动人口看病就医。加快完善卫生计生法律、法规和标准体系，努力推动地方立法工作，做到有法

可依、有法必依、执法必严、违法必究，进一步加强行业监督管理，严格医疗机构许可，推动医疗机构信息公示，促进医疗机构和计划生育技术服务机构依法执业。同时，要认真落实国家卫生计生委《关于切实加强综合监督执法工作的指导意见》（国卫监督发〔2013〕40号）要求，加强综合监督体系建设，完善基层综合监督网络，强化监督职能，丰富监督手段，完善保障条件，提高监督能力，锤炼一支高素质的卫生计生监督执法队伍。

各省（区、市）专项行动领导小组办公室要及时收集汇总本地区专项行动深入巩固阶段有关工作信息，每季度最后一个月20日前向国家卫生计生委报送季度工作进展报告和汇总表（见国卫办监督发〔2013〕25号附件），9月20日前报送专项行动工作总结和汇总表。

联系人：国家卫生计生委监督局　伍竞成、姜胜萍

电　话：010-68792383、68792981

传　真：010-68791896

国家卫生计生委办公厅
公安部办公厅
国家食品药品监管总局办公厅
国家中医药局办公室
总后勤部卫生部医疗管理局
武警部队后勤部卫生部
2014年2月20日

国家旅游局办公室、国家中医药管理局办公室
关于印发《国家旅游局、国家中医药管理局关于推进中医药健康旅游发展的合作协议》的通知

旅办发〔2014〕43号

各省、自治区、直辖市旅游局（委）、中医药管理局：

为贯彻落实《国务院关于促进健康服务业发展的若干意见》（国发〔2013〕40号）、《国务院关于加快发展旅游业的意见》（国发〔2009〕41号）和《国务院关于扶持和促进中医药事业发展的若干意见》（国发〔2009〕22号），推动旅游业与中医药事业的事的融合发展，促进我国旅游业发展和中医药传统文化的保护传承，国家旅游局

与中医药管理局签署了《国家旅游局和国家中医药管理局关于推进中医药健康旅游发展的合作协议》。

现印发给你们，请结合实际，认真贯彻落实。

国家旅游局办公室
国家中医药管理局办公室
2014 年 2 月 28 日

国家旅游局和国家中医药管理局关于推进中医药健康旅游发展的合作协议

中医药健康旅游是人民群众日常生活的重要组成部分，是中华民族优秀传统文化的重要载体，是重要的旅游资源。发展中医药健康旅游对于满足人民群众健康养生需求，传播中华文化具有积极意义，有利于促进产业结构调整、带动服务业发展。为贯彻落实《国务院关于促进健康服务业发展的若干意见》、《国务院关于加快发展旅游业的意见》和《国务院关于扶持和促进中医药事业发展的若干意见》，推动旅游业与中医药事业的融合发展，国家旅游局与国家中医药管理局协商，就合作推进中医药健康旅游发展达成如下协议：

一、明确合作目标，促进可持续发展

双方共同致力于弘扬中医药文化，推动中医药健康旅游科学发展。同意把发展中医药健康旅游纳入各自发展规划，积极争取有关部门的支持。鼓励和支持各地旅游管理部门和中医药管理部门之间、旅游企业与中医机构之间以及有关协会（学会）之间加强合作，推动建立中医药健康旅游发展的有效机制。

二、加强会商协调，建立磋商机制

两部门将视工作需要，就促进中医药健康旅游发展的工作进行研究和磋商，协调和促进中医药健康旅游发展相关政策的制定，争取相关项目资金支持，研究部署重大活动和工作措施。国家旅游局规划财务司和国家中医药管理局国际合作司分别作为各自联络机构，并负责组织开展日常工作。

三、加强行业发展指导，推动产业发展

双方将组织开展调研，从整体上对中医药健康旅游发展进行战略规划，明确发展目标。研究出台《关于促进中医院健康旅游发展的指导意见》。积极鼓励具有相应资质的中医医疗机构在酒店、景区、旅游度假区等具备条件的场所内开设中医药机构，提供针灸、推拿、按摩、药膳等中医药健康服务项目。积极推动中医药药材生产基地、生产企业、中医药文化基地、特色中医药诊疗技术等中医药资源有效融入旅游产业发展范畴，将中医药健康旅游融入养生、养老和"治未病"中，鼓励开发有特色的中医药健康旅游产品。对在中医药方面具有特色、在旅游业方面具有优势的地区，在政策上予以倾斜、优先发展，打造一批中医药健康旅游发展示范区。

四、加强市场监督，规范行业发展

双方将共同研究制定与中医药健康旅游服务有关的行业标准，维护消费者利益，维护行业内公平竞争和市场秩序。指导各级旅游主管部门、中医药管理部门重点在监管信息共享、日常监管等方面加强合作，严厉打击假借中医药疗养、养生、康复等强迫或变相强迫旅客消费的违法行为，切实推进两部门合作机制落到实处，共同规范中医药健康旅游市场秩序。

五、加大宣传推广力度，提高市场影响力

双方鼓励和支持各地中医药、旅游部门采用多种形式加强宣传，扩大影响，引导社会各界关注支持中医药健康旅游业的发展。鼓励有条件的地方，打造具有较强感染力和吸引力的中医药健康旅游品牌。共同加强在国际市场上推广中医药健康旅游的力度，积极开拓国外游客进行中医药健康旅游市场，在国际市场上打响中国中医药健康旅游品牌，鼓励中医药健康旅游企业或协会参加由国家旅游局或其办事处牵头的境外国际旅游展会及联合宣传推广活动，在国外旅行社来华商务考察中增加体验中医药健康旅游及相关产品的内容。

六、加强人才队伍建设，提高从业人员素质

鼓励中医药和旅游知识的融合，支持有关院校加强对从业人员的培训，重点加强对中医药健康旅游服务从业人员的外语、旅游、中医药基础知识及相关技能的培训，共同探索中医药健康旅游复合型人才培养模式，提高人才队伍素质。

关于公布 2013 年全国综合医院中医药工作示范单位名单的通知

国中医药办医政发〔2014〕8 号

各省、自治区、直辖市卫生计生委（卫生厅局）、中医药管理局，新疆生产建设兵团卫生局，沈阳军区联勤部卫生部、北京军区联勤部卫生部：

为贯彻落实《国务院关于扶持和促进中医药事业发展的若干意见》，进一步推动综合医院（含专科医院、妇幼保健院，下同）中医药工作，根据国家中医药管理局、原卫生部、总后勤部卫生部《关于切实加强综合医院中医药工作的意见》和 2007 年全国综合医院中医药工作会议的部署，2013 年国家卫生计生委、国家中医药管理局、总后勤部卫生部持续开展全国综合医院中医药工作示范单位创建活动。经过创建单位自评，省级中医药管理部门、卫生计生部门和军队各大单位卫生部门评估推荐，专家审核，社会公示等程序，确定华北电网有限公司北京电力医院等 84 家单位为 2013 年"全国综合医院中医药工作示范单位"，现予以公布（见附件）。示范单位称号自发文之日起生效，有效期 5 年。

希望各示范单位进一步贯彻《国务院关于扶持和促进中医药事业发展的若干意见》精神，落实《关于切实加强综合医院中医药工作的意见》提出的各项任务，认真总结经验，巩固创建成果，提高建设水平与质量，为保障人民群众健康，促进中医药事业发展做出新贡献。

有关省级中医药管理部门、卫生计生部门和军队卫生部门要加强对示范单位的指导，注重推广示范单位的工作经验，发挥其典型示范带动作用，以点带面，进一步推动综合医院中医药工作的开展。

国家卫生计生委办公厅
国家中医药管理局办公室
总后勤部卫生部医疗管理局
2014 年 3 月 7 日

2013 年全国综合医院中医药工作示范单位名单

北京市（1）
华北电网有限公司北京电力医院
天津市（2）
天津市宝坻区人民医院
天津市武清区人民医院
河北省（3）
河北大学附属医院
河北医科大学第三医院
唐山市第九医院
山西省（3）
山西晋城无烟煤矿业集团有限责任公司总医院
临汾市第四人民医院
山西省太谷县人民医院
吉林省（3）
吉林市中心医院
梅河口市中心医院
长春市第二医院
辽宁省（1）
沈阳市红十字会医院
上海市（3）
上海市普陀区人民医院
上海市浦东新区人民医院

上海市第八人民医院
江苏省（6）
淮安市第一人民医院
南京医科大学第二附属医院
南通大学附属医院
泰兴市人民医院
徐州医学院附属医院
仪征市人民医院
浙江省（4）
杭州市第一人民医院
景宁畲族自治县人民医院
丽水市中心医院
台州市中心医院
安徽省（4）
淮北市人民医院
六安市立医院
合肥市第三人民医院
黄山市人民医院
福建省（4）
福建医科大学附属第二医院
晋江市医院
龙岩人民医院
宁德市闽东医院

江西省（4）
江西省人民医院
江西省肿瘤医院
南昌大学第二附属医院
上高县人民医院
山东省（4）
烟台毓璜顶医院
泰安市中心医院
山东省临邑县人民医院
兖矿集团有限公司总医院
河南省（2）
焦作市第五人民医院
汝阳县人民医院
湖北省（6）
华中科技大学同济医学院附属协和医院
湖北省新华医院
东风汽车公司总医院
武汉市普仁医院
孝感市中心医院
宜昌市夷陵医院
湖南省（4）
常德市第一人民医院

桂阳县第一人民医院
衡阳市第三人民医院
宁远县人民医院
广东省（7）
东莞市人民医院
广州市脑科医院
广东药学院附属第一医院
广州医科大学附属第二医院
广州医科大学附属肿瘤医院
深圳市宝安区福永人民医院
阳春市人民医院
广西壮族自治区（3）
河池市人民医院
河池市第一人民医院
柳州市妇幼保健院

四川省（2）
都江堰市人民医院
盐亭县人民医院
重庆市（1）
重庆市大足区人民医院
云南省（4）
昆明医科大学第一附属医院
红河州滇南中心医院
陆良县人民医院
曲靖市麒麟区人民医院
陕西省（3）
西安交通大学医学院第二附属医院
陕西省人民医院
杨凌示范区医院

甘肃省（4）
天水市第一人民医院
兰州市西固区人民医院
静宁县人民医院
临洮县人民医院
新疆维吾尔自治区（4）
新疆维吾尔自治区喀什地区第一人民医院
乌鲁木齐市友谊医院
新疆医科大学第五附属医院
伊犁哈萨克自治州友谊医院
军队系统（2）
沈阳军区第463医院
北京军区第251医院

国家卫生计生委和国家中医药管理局关于在卫生计生工作中进一步加强中医药工作的意见

国卫办发〔2014〕18号

中医药作为我国独特的卫生资源、潜力巨大的经济资源、具有原创优势的科技资源、优秀的文化资源和重要的生态资源，在经济社会发展的全局中具有重要意义。《中共中央关于全面深化改革若干重大问题的决定》明确要完善中医药事业发展政策和机制。各级卫生计生行政部门要从讲政治的高度、民族复兴的使命和事业发展的大局出发，充分认识加强中医药工作的重要性和紧迫性，切实采取有效措施，加快推进中医药持续健康发展。现就在卫生计生工作中进一步加强中医药工作提出以下意见。

一、加强中医药工作的指导思想和基本原则

（一）指导思想

坚持以中国特色社会主义理论体系为指导，把满足人民群众的健康需求作为加强中医药工作的出发点和着力点，全面贯彻落实党的十八届三中全会精神和《国务院关于扶持和促进中医药事业发展的若干意见》，以推动中医药事业科学发展为核心，以完善中医药事业发展政策和机制为重点，遵循中医药发展规律，满足中医药发展要求，发挥中医药特色优势，促进中医西医协调发展，共同为提高全民健康水平服务。

（二）基本原则

坚持中西医并重，把中医药与西医药摆在同等重要的位置；坚持改革创新，完善政策机制，激活中医药发展的活力与潜力，提升能力和水平；坚持中医与西医相互取长补短、共同提高，发挥各自优势；坚持统筹规划，强化扶持，促进中医药医疗、保健、科研、教育、产业、文化和国际合作交流全面发展。

二、加强中医药工作的组织领导

各级卫生计生部门要加强对中医药工作的领导，把中医药工作摆上重要议事日程。部门主要负责同志要切实履行好加快推进中医药发展的重要职责，每年至少组织召开一次党组（党委）会议，专题研究中医药工作，讨论部署和推动解决中医药改革发展中的问题。

各级卫生计生部门要推动建立中医药工作跨部门协调机制并发挥好机制的作用，研究解决中医药改革发展中的重大问题，督促各项工作任务和政策措施的贯彻落实。

各地要在卫生计生机构改革中，加强中医药管理体系建设。要加强省级中医药管理机构建设，强化管理职能，加强领导班子和干部队伍建设。指导市级卫生计生部门在机构改革中设置专门的中医药管理部门，在县级卫生计生部门配备专职人员或指定专人管理中医药工作。

三、加强卫生计生与中医药改革发展的规划统筹

各级卫生计生行政部门要处理好卫生计生改革发展与中医药改革发展的关系，建立健全规划统筹机制。

在编制实施卫生计生发展综合规划及各项专项规划时，要将中医药作为重要内容纳入其中，同研究、同部署、同落实，并体现向中医药倾斜的政策要求。

在编制实施卫生计生体系建设等重大项目计划中，如基础设施建设、医疗服务、公共卫生服务、卫生应急、妇幼健康、药品基本药物供应保障、干部教育培训、人才培养、科学研究、科普和宣传、综合监督、国际合作以及法律法规、信息化等体系建设，要合理配置和利用中医药和西医药两种资源，满足人民群众多样化、多层次的健康需求。

在推进深化医药卫生体制改革和开展重大疾病防控、卫生应急救治、卫生援外和国际交流等工作中，要注重发挥中医药的作用。同时对中医药发展战略研究、政策法规建设、执法监督、信息统计、财务管理等方面给予支持和指导。

四、加强卫生计生与中医药工作的沟通协调

进一步理顺卫生计生部门与中医药管理部门的工作关系，建立完善信息沟通、定期协调会商制度，形成既相对独立、又紧密互动的工作协调机制。

卫生计生部门在研究有关工作、制定有关政策文件时，要统筹兼顾中医药工作，考虑中医药的特点和规律，要有中医药管理部门的人员参加，充分听取中医系统的意见。要进一步建立健全工作机制，保障中医药深度参与卫生计生全局工作，并切实发挥作用。

中医药管理部门要加强与卫生计生部门的沟通协调，主动向卫生计生行政部门党组（党委）汇报中医药工作，及时了解卫生计生重点工作进展情况和工作安排，反映中医药改革发展要求，在卫生计生改革发展大局中推动中医药事业科学发展。

国家卫生计生委
国家中医药管理局
2014 年 4 月 22 日

关于发布《中国公民中医养生保健素养》的公告

国中医药办发〔2014〕15 号

为提高我国公民中医养生保健素养，普及中医养生保健基本理念、知识和技能，提升公民健康水平，国家中医药管理局与国家卫生计生委组织专家制定了《中国公民中医养生保健素养》，现予发布。

特此公告。

国家中医药管理局
国家卫生计生委
2014 年 5 月 16 日

中国公民中医养生保健素养

一、基本理念和知识

（一）中医养生保健，是指在中医理论指导下，通过各种方法达到增强体质、预防疾病、延年益寿目的的保健活动。

（二）中医养生的理念是顺应自然、阴阳平衡、因人而异。

（三）情志、饮食、起居、运动是中医养生的四大基石。

（四）中医养生保健强调全面保养、调理，从青少年做起，持之以恒。

（五）中医"治未病"思想涵盖健康与疾病的全程，主要包括三个阶段：一是"未病先防"，预防疾病的发生；二是"既病防变"，防止疾病的发展；三是"瘥后防复"，防止疾病的复发。

（六）中药保健是利用中药天然的偏性调理人体气血阴阳的盛衰。服用中药应注意年龄、体质、季节的差异。

（七）药食同源。常用药食两用的中药有：蜂蜜、山药、莲子、大枣、龙眼肉、枸杞子、核桃仁、茯苓、生姜、菊花、绿豆、芝麻、大蒜、花椒、山楂等。

（八）中医保健五大要穴是膻中、三阴交、足三里、涌泉、关元。

（九）自我穴位按压的基本方法有：点压、按揉、掐按、拿捏、搓擦、叩击、捶打。

（十）刮痧可以活血、舒筋、通络、解郁、散邪。

（十一）拔罐可以散寒湿、除瘀滞、止肿痛、祛毒热。

（十二）艾灸可以行气活血、温通经络。

（十三）煎服中药避免使用铝、铁质煎煮容器。

二、健康生活方式与行为

（十四）保持心态平和，适应社会状态，积极乐观地生活与工作。

（十五）起居有常，顺应自然界晨昏昼夜和春夏秋冬的变化规律，并持之以恒。

（十六）四季起居要点：春季、夏季宜晚睡早起，秋季宜早睡早起，冬季宜早睡晚起。

（十七）饮食要注意谷类、蔬菜、水果、禽肉等营养要素的均衡搭配，不要偏食偏嗜。

（十八）饮食宜细嚼慢咽，勿暴饮暴食，用餐时应专心，并保持心情愉快。

（十九）早餐要好，午餐要饱，晚餐要少。

（二十）饭前洗手，饭后漱口。

（二十一）妇女有月经期、妊娠期、哺乳期和更年期等生理周期，养生保健各有特点。

（二十二）不抽烟，慎饮酒，可减少相关疾病的发生。

（二十三）人老脚先老，足浴有

较好的养生保健功效。

（二十四）节制房事，欲不可禁，亦不可纵。

（二十五）体质虚弱者可在冬季适当进补。

（二十六）小儿喂养不要过饱。

三、常用养生保健内容

（二十七）情志养生：通过控制和调节情绪以达到身心安宁、情绪愉快的养生方法。

（二十八）饮食养生：根据个人体质类型，通过改变饮食方式，选择合适的食物，从而获得健康的养生方法。

（二十九）运动养生：通过练习中医传统保健项目的方式来维护健康、增强体质、延长寿命、延缓衰老的养生方法，常见的养生保健项目有太极拳、八段锦、五禽戏、六字诀等。

（三十）时令养生：按照春夏秋冬四时节令的变化，采用相应的养生方法。

（三十一）经穴养生：根据中医经络理论，按照中医经络和腧穴的

功效主治，采取针、灸、推拿、按摩、运动等方式，达到疏通经络、调和阴阳的养生方法。

（三十二）体质养生：根据不同体质的特征制定适合自己的日常养生方法，常见的体质类型有平和质、阳虚质、阴虚质、气虚质、痰湿质、湿热质、血瘀质、气郁质、特禀质9种。

四、常用养生保健简易方法

（三十三）叩齿法：每天清晨睡醒之时，把牙齿上下叩合，先叩臼齿30次，再叩前齿30次。有助于牙齿坚固。

（三十四）闭口调息法：经常闭口调整呼吸，保持呼吸的均匀、和缓。

（三十五）咽津法：每日清晨，用舌头抵住上颚，或用舌尖舔动上颚，等唾液满口时，分数次咽下。有助于消化。

（三十六）搓面法：每天清晨，搓热双手，以中指沿鼻部两侧自下而上，到额部两手向两侧分开，经颊而下，可反复10余次，至面部轻

轻发热为度。可以使面部红润光泽，消除疲劳。

（三十七）梳发：用双手十指插入发间，用手指梳头，从前到后按搓头部，每次梳头50～100次。有助于疏通气血，清醒头脑。

（三十八）运目法：将眼球自左至右转动10余次，再自右至左转动10余次，然后闭目休息片刻，每日可做4～5次。可以清肝明目。

（三十九）凝耳法：两手掩耳，低头、仰头5～7次。可使头脑清净，驱除杂念。

（四十）提气法：在吸气时，稍用力提肛门连同会阴上升，稍后，在缓缓呼气放下，每日可做5～7次。有利于气的运行。

（四十一）摩腹法：每次饭后，用掌心在以肚脐为中心的腹部顺时针方向按摩30次左右。可帮助消化，消除腹胀。

（四十二）足心按摩法：每日临睡前，以拇指按摩足心，顺时针方向按摩100次。有强腰固肾的作用。

关于公布首批中医药服务贸易先行
先试骨干企业（机构）建设名录的通知

国中医药办国际发〔2014〕21号

各相关单位：

为进一步贯彻落实国务院《关于促进健康服务业发展的若干意见》（国发〔2013〕40号）和商务部等14部门印发的《关于促进中医药服务贸易发展的若干意见》（商服贸〔2012〕64号），根据《中医药服务贸易重点项目、骨干企业（机构）和重点区域建设工作办法（试行）》，中医药服务贸易专家咨询委员会对申报材料进行了综合评审，结合相关省市商务、中医药主管部门推荐，将中国中医科学院广安门医院、广东省中医院、三亚市中医院、内蒙古自治区国际蒙医医院、

黑龙江省五大连池工人疗养院、大连神谷中医医院、北京中医药大学、广州中医药大学、上海中医药大学、南京中医药大学、天津中医药大学、广西中医药大学、上海中医药国际服务贸易促进中心、南阳市张仲景出国护士培训中心、北京同仁堂（集团）有限责任公司、天士力控股集团有限公司、兰州佛慈制药股份有限公司、广州白云山和记黄埔中药有限公司、广东新南方青蒿科技有限公司等19家机构纳入中医药服务贸易先行先试骨干企业（机构）建设名录。

请你单位本着创新机制、先行

先试的原则，在3年的建设期内，制定落实本单位《关于促进中医药服务贸易发展的若干意见》（商服贸〔2012〕64号）的规划与措施，探索破解体制机制性问题，建设中医药服务贸易标准体系和统计体系，培育一批中医药服务贸易知名品牌，并及时总结经验，形成示范效应，带动中医药服务贸易及健康产业又好又快发展。

国家中医药管理局办公室
商务部办公厅
2014年5月29日

关于公布首批中医药服务贸易先行
先试重点区域建设名录的通知

国中医药办国际发〔2014〕22 号

北京市、上海市、江苏省、河南省、广东省、广西壮族自治区、海南省、甘肃省商务、卫生计生、中医药、旅游主管部门:

　　为进一步贯彻落实国务院《关于促进健康服务业发展的若干意见》(国发〔2013〕40 号)和商务部等 14 部门印发的《关于促进中医药服务贸易发展的若干意见》(商服贸〔2012〕64 号),根据《中医药服务贸易重点项目、骨干企业(机构)

和重点区域建设工作办法(试行)》,中医药服务贸易专家咨询委员会对申报材料进行了综合评审,将北京市、上海市、广东省、广西壮族自治区、海南省、甘肃省、江苏省南京市和河南省南阳市辖区纳入中医药服务贸易先行先试重点区域建设名录。

　　请你们本着创新机制、先行先试的原则,在 3 年的建设期内,制定落实本地区《关于促进中医药服务贸易发展的若干意见》(商服贸

〔2012〕64 号)的政策措施,探索破解体制机制性问题,创新中医药服务贸易促进体系,培育一批中医药服务贸易机构和服务产品,并及时总结经验,形成示范效应,带动中医药服务贸易及健康产业又好又快发展。

国家中医药管理局办公室
商务部办公厅
2014 年 5 月 30 日

国家中医药局、国家卫生计生委、人力资源社会保障部、
国家食品药品监管总局关于开展基层中医药服务
能力提升工程督查评估工作的通知

国中医药医政发〔2014〕17 号

各省、自治区、直辖市和新疆生产建设兵团卫生计生委(卫生厅局)、中医药管理局、人力资源社会保障厅局、食品药品监督管理局:

　　为推动基层中医药服务能力提升工程重点任务的落实,确保"十二五"期间深化医改有关基层中医药工作目标顺利完成,根据《关于实施基层中医药服务能力提升工程的意见》(国中医药医政发〔2012〕31 号)和《基层中医药服务能力提

升工程实施方案》(国中医药医政发〔2012〕38 号)的要求,国家中医药局、国家卫生计生委、人力资源社会保障部、国家食品药品监管总局决定开展基层中医药服务能力提升工程督查评估工作。现将《基层中医药服务能力提升工程督查评估方案》(附件 1)和《基层中医药服务能力提升工程督查评估细则(基本版)》(附件 2)印发给你们,请结合本地区实际认真做好督查评估

工作。

　　附件: 1. 基层中医药服务能力提升工程督查评估方案
　　2. 基层中医药服务能力提升工程督查评估细则(基本版)

国家中医药管理局
国家卫生计生委
人力资源社会保障部
国家食品药品监管总局
2014 年 6 月 16 日

附件 1　　　　基层中医药服务能力提升工程督查评估方案

　　为做好基层中医药服务能力提升工程(以下简称"提升工程")督查评估工作,根据《关于实施基层中医药服务能力提升工程的意见》

(国中医药医政发〔2012〕31 号,以下简称《意见》)和《基层中医药服务能力提升工程实施方案》(国中医药医政发〔2012〕38 号,以下

简称《实施方案》)的要求,制订本督查评估方案。

　　一、督查评估目的
　　深入了解提升工程实施以来各

地工作进展情况，发现基层好的做法和经验，分析工作中存在的主要困难和问题，进一步完善政策机制，推动提升工程实施，确保国务院"十二五"期间深化医改有关基层中医药（民族医药，下同）工作目标任务顺利完成。

二、督查评估内容和依据

（一）督查评估内容。督查评估各地对《意见》和《实施方案》的贯彻落实情况，主要包括提升工程组织实施情况、5项具体指标、9项主要任务完成情况，重点项目执行情况。

（二）督查评估依据。《基层中医药服务能力提升工程督查评估细则（基本版）》（附件2，以下简称《督查评估细则》）。各省（区、市）要依据《督查评估细则》制定本省（区、市）督查评估实施细则，确定各项评估指标的评分标准。

三、督查评估对象

地方各级政府的卫生计生、中医药、人力资源社会保障、食品药品监督管理等相关部门，县级中医医院和县级综合医院、部分基层医疗卫生机构（包括社区卫生服务中心、乡镇卫生院、社区卫生服务站、村卫生室）和中医药人员。

四、督查评估原则

（一）分级负责的原则。县（市、区）负责自评；市（地）负责督查评估各县（市、区）；省（区、市）负责督查评估各市（地）。

（二）点面结合的原则。市级督查评估覆盖辖区内所有县（市、区），督查评估每个县（市、区）提升工程实施情况；省级督查评估覆盖辖区内所有市（地），督查评估每个市（地）部分县（市、区）提升工程实施情况。

（三）以评促建的原则。坚持评估与督导相结合，以评促建，以评促改，提升基层中医药服务能力。

五、督查评估方法

召开座谈会、听取汇报、访谈、查阅文件资料、现场观察、技术考核、问卷调查、专家讨论等。

六、督查评估组织

督查评估工作由各级政府的卫生计生、中医药、人力资源社会保障、食品药品监督管理等相关部门共同组织实施。

七、督查评估步骤和时间安排

（一）市县级督查评估（2014年7月31日前完成）。县（市、区）组织开展自评后，市（地）对各县（市、区）进行督查评估，形成市级督查评估报告，报送省级中医药管理部门。

（二）省级督查评估（2014年8月31日前完成）。省（区、市）对各市（地）进行督查评估，形成省级督查评估报告，报送国家中医药局。

根据省级督查评估情况，国家中医药局将会同国家卫生计生委、人力资源社会保障部、国家食品药品监管总局，适时对部分省（区、市）进行督查。具体安排另行通知。

八、督查评估结论和结果运用

（一）督查评估结论。评估结论分为优秀、良好、一般和较差；总

分为1000分，900分以上（含900分）且至少完成14项重点指标，为优秀；750～900分（含750分）且至少完成10项重点指标，为良好；600～750分（含600分）且至少完成6项重点指标，为一般；600分以下，为较差。

（二）督查评估结果运用。国家中医药局等部门将对各省（区、市）提升工程目标任务完成情况进行通报，并将其作为基层中医药服务能力项目安排的重要依据，对落实不力的地区进行约谈。各地也要将督查评估结果作为提升工程奖惩的重要依据。

九、督查评估要求

（一）各地要高度重视督查评估工作，加强组织领导，周密部署安排，强化部门配合；要将督查评估作为推动基层中医药工作的重要抓手，切实抓紧、抓好、抓出成效。

（二）省级督查评估至少要覆盖每个市（地）30%的县（市、区）（对于县（市、区）总数少于10个的市（地），至少要督查评估3个县（市、区）），兼顾好、中、差地区。各地可结合基层中医药工作先进单位评审同步开展督查评估。

（三）各地要把督查评估与基层调研相结合，做到客观公正、实事求是，不走过场，不弄虚作假，切实反映提升工程实施工作进展、典型经验及困难问题。

（四）要严格遵守督查评估有关工作要求和纪律，厉行节约，切实减轻基层负担，提高督查评估工作效率。

附件 2   基层中医药服务能力提升工程督查评估细则（基本版）

督查评估指标		分值	督查评估方法
一、加强组织领导和管理	★1. 各地区成立有关部门参加的提升工程组织领导机构	30	1. 查阅文件资料。 2. 访谈政府和有关部门领导
	2. 制定本地区提升工程的实施意见或方案	20	
	3. 召开会议对本地区提升工程实施工作进行动员部署，或者层层签订《目标承诺书》	20	
	★4. 本地区有专项经费用于提升工程重点项目建设	30	
	5. 本地区提升工程重点项目执行情况	20	
	★6. 对本地区提升工程实施工作进行督查	30	
二、社区卫生服务中心能够提供中医药服务	★7. 能够提供中医药服务的社区卫生服务中心占本类机构总数的比例（本地区机构占比）	35	1. 查阅文件资料。 2. 实地考察。 3. 人员考核
	8. 按照要求设置中医科、中药房，配备中医诊疗设备（本地区标准化中医科中药房设置率）	20	
	★9. 社区卫生服务中心中医类别医师占医师总数的比例（本地区中医类别医师占比）	30	
	★10. 中医类别医师占本机构医师总数的比例达到20%以上（本地区机构达标率）	30	
	11. 建设中医临床科室集中设置、多种中医药方法和手段综合使用、中医药文化氛围浓郁并相对独立的中医药综合服务区（本地区机构建设率）	20	
	★12. 运用中药饮片等6种以上中医药技术方法，开展常见病、多发病基本医疗和预防保健服务（本地区机构达标率）	30	
三、乡镇卫生院能够提供中医药服务	★13. 能够提供中医药服务的乡镇卫生院占本类机构总数的比例（本地区机构占比）	35	1. 查阅文件资料。 2. 实地考察。 3. 人员考核
	14. 按照要求设置中医科、中药房，配备中医诊疗设备（本地区机构标准化中医科中药房设置率）	20	
	★15. 乡镇卫生院中医类别医师占医师总数的比例（本地区中医类别医师占比）	30	
	★16. 中医类别医师占本机构医师总数的比例达到20%以上（本地区机构达标率）	30	
	17. 建设中医临床科室集中设置、多种中医药方法和手段综合使用、中医药文化氛围浓郁并相对独立的中医药综合服务区（本地区机构建设率）	20	
	★18. 运用中药饮片等6种以上中医药技术方法，开展常见病、多发病基本医疗和预防保健服务（本地区机构达标率）	30	
四、社区卫生服务站能够提供中医药服务	★19. 能够提供中医药服务的社区卫生服务站占本类机构总数的比例（本地区机构占比）	35	1. 查阅文件资料。 2. 实地考察。 3. 人员考核
	★20. 至少配备1名中医类别医师或能够提供中医药服务的临床类别医师（本地区机构达标率）	30	
	21. 配备适宜的中医诊疗设备（本地区机构配备率）	10	
	22. 运用中药饮片或中医非药物疗法，开展常见病、多发病基本医疗和预防保健服务（本地区机构达标率）	10	

（续表）

督查评估指标		分值	督查评估方法
五、村卫生室能够提供中医药服务	★23. 能够提供中医药服务的村卫生室占本类机构总数的比例（本地区机构占比）	35	1. 查阅文件资料。 2. 实地考察。 3. 人员考核
	★24. 至少配备1名以中医药服务为主的乡村医生或能中会西的乡村医生（本地区机构达标率）	30	
	25. 配备适宜的中医诊疗设备（本地区机构配备率）	10	
	26. 运用中药饮片或中医非药物疗法，开展常见病、多发病基本医疗和预防保健服务（本地区机构达标率）	10	
六、服务量逐年上升	★27. 基层医疗卫生机构中医药服务量达到总服务量一定比例，并在"十二五"期间有明显上升（本地区服务量占比）	30	1. 查阅文件资料。 2. 实地考察
七、加强县级中医医院建设	28. 开展县级中医医院基本条件建设（本地区建设医院数）	20	1. 查阅文件资料。 2. 实地考察
	29. 开展县级中医医院信息化建设，功能涵盖电子病历、临床路径、诊疗规范、绩效考核及综合业务管理等，并与医疗保障、基层医疗卫生机构实现互联互通（本地区建设医院数）	10	
	30. 县级中医医院达到二级甲等中医医院水平（本地区达标率）	20	
	31. 加强尚未设置中医医院的县（市、区）综合医院中医部（科）中药房建设（本地区建设医院数）	10	
八、加强县级中医医院支援基层医疗卫生机构中医药工作	32. 县级中医医院和城市大中型中医医院设置基层指导科，对基层医疗卫生机构开展中医药业务指导（本地区中医医院基层指导科设置率）	20	1. 查阅文件资料。 2. 实地考察
	33. 开展中医药人员县乡村一体化管理试点工作，探索中医类别医师县、乡、村纵向流动机制（本地区开展试点工作的县数）	10	
	34. 所有县（市、区）建有1个县级基层常见病、多发病中医药适宜技术推广基地并纳入全国中医药适宜技术网络，具备远程会诊和远程中医药适宜技术推广等功能（本地区建设并入网的基地数）	20	
九、加强中医药队伍建设	35. 按照有关要求开展具有中医药一技之长人员纳入乡村医生管理工作［开展市（地）数］	10	1. 查阅文件资料。 2. 实地考察
	36. 中医类别全科医生占基层全科医生的比例（本地区人员占比）	20	
	37. 中医类别全科医生占基层中医类别医师的比例（本地区人员占比）	20	
	38. 开展基层老中医药专家师带徒、在职在岗中医药人员中医专业学历教育和继续教育、临床类别医师和乡村医生中医药知识与技能培训（本地区任务落实情况）	10	
十、在健全全民医保体系中发挥中医药优势和作用	39. 参合县提高新农合中医药报销比例（本地区提高中医药报销比例的参合县占比）	20	1. 查阅文件资料。 2. 实地考察。 3. 访谈
	40. 将符合条件的中药（含中药饮片、中成药、中药制剂）和中医诊疗项目按规定纳入基本医疗保险支付范围（本地区的具体举措）	20	
	41. 在医保支付制度改革中，完善差别支付政策，将支付比例进一步向基层倾斜，鼓励城乡居民在基层使用中医药服务（本地区的具体举措）	10	
十一、在基本药物制度中体现中医药特点	42. 所有县（市、区）中药饮片的基本药物管理按国务院有关部门关于中药饮片定价、采购、配送、使用和基本医疗保险给付等政策规定执行［本地区按要求执行的县（市）占比］	20	1. 查阅文件资料。 2. 实地考察。 3. 访谈

（续表）

督查评估指标		分值	督查评估方法
十二、鼓励社会力量在基层举办中医医疗机构	43. 鼓励有资质的中医专业技术人员特别是名老中医在基层开设中医诊所或个体行医的政策措施（本地区的具体举措）	10	1. 查阅文件资料。 2. 实地考察。 3. 访谈
	44. 鼓励有条件的基层药品连锁企业开办中医坐堂医诊所的政策措施（本地区的具体举措）	10	
	45. 对各类社会资本举办非营利性中医医疗机构给予优先支持（本地区的具体举措）	10	
十三、加强基层中药监督管理	46. 在规范管理的基础上，制定并实施允许乡村中医药技术人员自采、自种、自用民间习用中草药的政策措施（本地区的具体举措）	10	1. 查阅文件资料。 2. 实地考察。 3. 访谈
	47. 组织开展中药质量监管专项行动，规范基层医疗卫生机构中药饮片、中成药采购行为。基层医疗卫生机构应当加强对中药饮片、中成药供货单位的资质审核，严禁从中药材专业市场等非药品生产、经营企业处采购中药饮片、中成药，严禁基层医疗卫生机构和个体诊所采购和使用假劣中药（本地区的具体举措）	10	
十四、开展"中医中药中国行——进乡村·进社区·进家庭"活动	48. 采取发放资料、设立宣传栏等多种形式向农村居民宣传中医药文化知识，中医药文化知识普及80%以上的行政村（本地区覆盖率）	10	1. 查阅文件资料。 2. 实地考察。 3. 访谈。 4. 问卷调查
	49. 采取发放资料、设立宣传栏等多种形式向社区居民宣传中医药文化知识，中医药文化知识普及85%以上的社区（本地区覆盖率）	10	
	50. 采取多种形式将中医药文化知识送进家庭，中医药文化知识普及80%以上的家庭（本地区覆盖率）	10	

注：1. 本《督查评估细则（基本版）》供各省（区、市）制定本地区《督查评估实施细则》时使用，评分标准由各省（区、市）自行确定。

2. 评估指标中标注"★"号的为重点指标。

3. 评估指标7、13、19、23中所提"能够提供中医药服务"，在社区卫生服务中心和乡镇卫生院，是指配备中医类别医师，配置中医诊疗设备，运用中药饮片等6种以上中医药技术方法，开展常见病、多发病基本医疗和预防保健服务；在社区卫生服务站、村卫生室，是指配备中医类别医师或能够按照规定提供中医药服务的临床类别医师、乡村医生，配置中医诊疗设备，运用中药饮片或中医非药物疗法，开展常见病、多发病基本医疗和预防保健服务。

4. 评估指标12、18、22、26中所提"预防保健服务"，是指中医药健康管理、健康教育等服务。

5. 评估指标27中所提"中医药服务量"，是指中医门诊总量，包括中药（含中药饮片、中成药等）处方量和中医非药物治疗量。

6. 不设社区卫生服务机构或乡镇卫生院、村卫生室的县（市、区）相关指标的赋分，以及"开展中医药人员县乡村一体化管理试点""乡村中医药技术人员自采、自种、自用民间习用中草药"等实施责任主体不在接受督查地区的非强制性指标的赋分，可采取转换法核定分数。如，某地区不需评估的指标总分值为300分，其最后得分为：1000×其他指标的评估得分/（1000－300）分。

关于印发全面提升县级医院综合能力工作方案的通知

国卫医发〔2014〕48号

各省、自治区、直辖市卫生计生委（卫生厅局）、中医药管理局，新疆生产建设兵团卫生局：

为贯彻落实《关于推进县级公立医院综合改革的意见》（国卫体改发〔2014〕12号，以下简称《意见》），全面提升我国县级医院综合能力，满足县域居民医疗服务需求，国家卫生计生委、国家中医药管理局决定在全国的县（县级市）开展全面提升县级医院综合能力工作。现将《全面提升县级医院综合能力工作方案》印发给你们，请结合实际认真贯彻落实。工作中的有关问题及时与国家卫生计生委、国家中医药管理局联系。

国家卫生计生委医政医管局联系人：王斐、焦雅辉

联系电话：010-68791889、68791888

国家中医药管理局医政司联系

人：董云龙
联系电话：010-59957688

国家卫生计生委
国家中医药管理局
2014 年 8 月 7 日

全面提升县级医院综合能力工作方案

为贯彻落实《关于推进县级公立医院综合改革的意见》（国卫体改发〔2014〕12 号，以下简称《意见》），全面提升我国县级医院综合能力，满足县域居民医疗服务需求，制订本方案。

一、工作目标

通过建设、培训、支持等方式，加强县级医院（含县医院和县中医医院，下同）以人才、技术、重点专科为核心的能力建设，实现医院管理法制化、科学化、规范化、精细化、信息化，医疗服务能力达到要求，能够承担县域居民常见病、多发病诊疗，危急重症抢救与疑难病转诊的任务，力争使县域内就诊率达到 90% 左右，基本实现大病不出县。

二、工作内容

（一）落实法律、法规和规章、制度，提高医院管理水平

1. 严格依法执业。落实《执业医师法》《医疗机构管理条例》《护士条例》《医疗事故处理条例》等医疗法律法规，以及《医院感染管理办法》《医疗机构药事管理规定》《处方管理办法》《抗菌药物临床应用管理办法》等部门规章和各项规定、规范。

2. 建立完善医院管理规章制度。建立完善医疗、护理、院感、药事等医院管理各项制度，并分解细化到各职能部门和临床科室，责任到人。

3. 加强医疗质量管理，落实医疗管理核心制度。建立医疗质量管理体系，有明确的医疗质量和安全管理领导组织和主管部门，并充分发挥作用；院科两级定期开展医疗质量控制、评估和监测，实施医疗服务全过程质量管理与持续改进；临床科室认真落实首诊负责、三级医师查房、分级护理、会诊、值班

和交接班、疑难病例讨论、急危重症患者抢救、术前讨论、死亡病例讨论、查对、手术安全核查、手术分级管理、危急值报告、病历书写与病历管理、抗菌药物分级管理、临床用血审核等医疗管理核心制度。医疗技术准入符合国家相关规定。

4. 加强医疗安全风险管理。树立医疗安全风险管理意识，建立医疗风险防范机制，有医疗质量和安全管理领导组织和主管部门，并充分发挥作用；建立医疗安全事件报告制度和预警制度，定期分析医疗安全风险，及时反馈临床科室；落实患者安全目标，细化到职能部门和临床科室，责任到人。

5. 充分利用信息化管理手段。开展以病人为中心的医院信息化流程再造，健全居民健康卡受理环境，注重信息标准应用和安全防护，从粗放式管理向精细化管理转变，不断提高精细化管理水平；推进以电子病历为核心的医院信息化建设，按照《电子病历系统功能应用水平分级评价方法及标准》，至少达到 3 级水平。实现县域内电子病历与电子健康档案的互联互通，实时更新，实现医疗服务和公共卫生业务协同。向下与乡镇卫生院、村卫生室相连，发挥医疗中心的作用，提高县域内整体医疗水平。

（二）加强临床重点专科建设，提升县级医院医疗技术水平，并配备与专科建设目标一致的适宜设备

1. 县医院。

（1）健全一级诊疗科目，逐步完善二级诊疗科目。有内科、外科、妇产科、儿科、眼科、耳鼻咽喉科、口腔科、精神科、感染性疾病科、急诊医学科、康复医学科、重症医学科、麻醉科、医学检验科、医学影像科等一级诊疗科目，

逐步开设独立的心血管内科、呼吸内科、消化内科、肾病学、神经内科、内分泌科、普通外科、骨科、神经外科、泌尿外科、胸外科、妇科、产科、儿科、小儿外科等二级诊疗科目。

（2）加强临床薄弱专科建设。通过引进人才、改善硬件条件、派驻人员支援等措施，加强近 3 年县域外转诊率排名靠前病种所在的薄弱临床专科建设。

（3）加强临床核心专科建设。重点开设完善发挥核心作用的一级和二级诊疗科目，提升外科手术、重症医学科、血液透析和腹膜透析服务能力以及医院感染控制水平，推广适宜的内镜微创诊疗技术，使县域内常见病、多发病能够在县医院得到规范化的诊疗。

（4）夯实临床支撑专科基础。加强病理科、医学检验科（临床体液、血液，临床微生物学，临床化学检验，临床免疫、血清学，分子生物学等专业组）、医学影像科（X 线诊断、CT 诊断、磁共振成像诊断、超声诊断、心电诊断、脑电及脑血流图诊断等专业组）和消毒供应中心的能力建设。

（5）打造临床优势专科。加强现有实力较强的临床专科能力建设，适当应用高水平的医疗技术，使大多数疑难病能够确诊，重大疾病和急危重症能够得到及时、有效地治疗。

（6）扩大病种覆盖面。诊疗病种范围包括县域内所有常见病、多发病，能够确诊大多数疑难病和重大疾病，普通外科、骨科、胸外科、神经外科、泌尿外科能够开展本专业大多数常规手术，内镜微创治疗病例和全身麻醉比例逐年提高。

2. 县中医医院。

（1）健全临床和医技科室。有

内科、外科、妇产科、儿科、针灸科、推拿科、骨伤科、肛肠科、皮肤科、急诊科、麻醉科、医学检验科、医学影像科等临床和医技科室，在内科基础上逐步开设独立的呼吸内科、脾胃病科、脑病科、心血管内科、肾病科、内分泌科、肿瘤科等临床科室。

（2）加强临床薄弱专科建设（同县医院）。

（3）打造中医特色专科。加强针灸科、推拿科、骨伤科、脑病科、脾胃病科、妇科、肛肠科、肿瘤科等具有中医特色的专科建设，引进应用中医医疗技术，提高中医优势病种诊疗能力。

（4）提高医院综合服务能力。重点提升医院外科手术能力、医院感染控制水平、重症医学科能力、血液透析和腹膜透析水平和急诊急救水平，推广适宜的内镜微创诊疗技术，保障医疗质量和医疗安全。

（5）夯实临床支撑专科基础（同县医院）。

（6）扩大病种覆盖面。诊疗的病种范围包括县域内所有常见病、多发病，能够确诊大多数疑难和重大疾病，能够开展大多数的中医医疗技术，外科、骨伤科、肛肠科能够基本开展本专业的常规手术，微创治疗病例和全身麻醉比例逐年提高。

（三）开展优质医疗服务，提升县级医院医疗服务水平

开展"三好一满意"、抗菌药物临床应用专项整治、临床路径管理、优质护理服务、"平安医院"创建等优质医疗服务工作，力争达到国家的相关工作要求。

（四）开展远程医疗服务，提升疑难复杂疾病诊疗水平

利用"信息惠民工程"，加强县级医院远程医疗系统建设，与对口支援的城市三级医院联通，开展远程会诊、病理诊断、影像诊断、重症监护、继续教育等工作，使县域内患者更加便捷地享受优质医疗资源，及时解决县级医院的管理和技术难题，并实现远程医疗的制度化、

规范化、常态化。

（五）发挥对口支援优势，提升县级医院综合能力

1. 明确对口支援目标。支援医院要全面了解县级医院管理、技术、服务等方面基本情况，找出薄弱环节，会同受援医院确定对口支援重点领域，制定细化、量化、可考核、管理与技术并重的对口支援阶段性目标和总目标。

2. 签订对口支援协议。对口支援双方医院主要负责人签订对口支援协议，明确实现工作目标的时间表、路线图，并作为对口支援第一责任人；职能部门间签订协议，明确管理支援的目标、措施，部门主要负责人为部门间对口支援第一责任人；临床科室间签订协议，明确科室内部管理与技术支援的目标、措施，科室主任为科室间对口支援第一责任人。

3. 加强对口支援目标管理。对口支援双方医院根据对口支援目标，加强对医院、科室、个人开展对口支援工作情况的考核，考核结果作为职称评定、临床重点专科建设、各项评优评先的重要指标。

（六）落实国家县级公立医院综合改革各项任务

全面深化县级公立医院管理体制、补偿机制、价格机制、药品采购、人事编制、收入分配、医保制度、监管机制等综合改革，建立起维护公益性、调动积极性、保障可持续的运行新机制；坚持以改革促发展，加强以人才队伍为核心的能力建设，加强医院院长的教育培训，不断提高县级公立医院医疗卫生服务水平。

三、工作步骤

（一）第一阶段：提升500家县级医院综合能力（2014～2017年）

在全国县级公立医院综合改革试点县中，遴选具备一定基础和较高医疗服务能力、医疗技术水平的500家县级医院。

1. 启动（2014年8～9月）。

省级卫生计生行政部门和中医药管理部门推荐第一阶段的县级医院。国家卫生计生委、国家中医药

局确认下发500家医院名单，召开工作启动会议。

2. 实施（2014年10月～2017年10月）。

（1）签订责任书和对口支援协议（2014年10～11月）。

省级卫生计生行政部门（含省级中医药管理部门）、县政府、支援医院、县级医院签订四方责任书，确定年度和3年目标，明确各方的责任、权力、措施。对口支援双方医院、职能部门、临床科室间签订对口支援协议。

（2）组织实施（2014年12月～2017年10月）。

1）国家卫生计生委医政医管局、国家中医药局医政司负责联系医院，定期召开工作会议，对各地工作进行督导、评估和抽查。国家卫生计生委制定下发县医院综合能力建设基本标准和推荐标准，国家中医药局制定下发县中医医院综合能力建设基本标准和推荐标准，指导县级医院标准化建设。

2）省级卫生计生行政部门和中医药管理部门对辖区内工作进行指导和评估，每年10月向国家卫生计生委医政医管局、国家中医药局医政司报送年度工作报告。

3）支援医院通过"派下去""请上来""团队带团队"等多种方式，分阶段、有步骤的推进对口支援工作。

4）县级医院主动按照本文件要求提升综合能力，努力创造条件落实重点工作内容。

3. 评估。

（1）中期评估（2015年11～12月）。

国家卫生计生委、国家中医药局按照医疗服务能力提升要求和工作目标对工作进行中期评估。2015年10月底前，500家县级医院至少完成50%的重点工作内容，医疗服务能力达到50%的目标要求（见附件）。

（2）总结评估（2017年11～12月）。

国家卫生计生委、国家中医药局按照医疗服务能力提升要求和工

作目标，对 500 家县级医院综合能力提升工作进行总结评估。召开工作总结会议，公布评估结果，推广经验，树立先进典型。2017 年 10 月底前，500 家县级医院完成全部重点工作内容，医疗服务能力全面达到要求。

（二）第二阶段：全面提升县级医院综合能力（2018～2020 年）

到 2020 年，力争使我国 90% 的县医院、县中医医院分别达到县医院、县中医医院综合能力建设基本标准要求，50% 的县医院、县中医医院分别达到县医院、县中医医院综合能力建设推荐标准要求。

四、工作要求

（一）高度重视，形成推动县级医院改革与发展的合力

县级医院综合能力提升工作是提高我国医疗服务整体能力，引领县级医院发展的重要举措。地方各级卫生计生行政部门和中医药管理

部门要将此项工作与县级公立医院综合改革相结合，积极协调同级财政等相关部门，争取在政策、资金、项目上给予支持，发挥叠加作用，确保取得实效。

（二）加强指导，建立完善提升县级医院综合能力的各项政策措施

省级卫生计生行政部门、中医药管理部门要按照深化城乡医院对口支援工作文件和本方案的有关要求，结合本地实际，加强监督指导，将此项工作与县级公立医院综合改革、对口支援、县级医院标准化建设等工作紧密结合，探索更有针对性、更有效的对口支援方式，并建立长效机制。及时研究解决工作中遇到的困难和问题，完善县级医院的建设投入、绩效管理、考核评估以及鼓励和引导城市大医院医务人员在县医院长期工作的政策措施。

（三）示范引领，发挥 500 家县级医院的积极作用

各省级卫生计生行政部门、中医药管理部门要认真总结、逐步推广第一阶段 500 家县级医院的好经验、好做法，使 500 家县级医院发挥引领我国县级医院发展的先进典型作用，全面带动和提升我国县级医院综合能力。

（四）宣传先导，营造全面提升县级医院综合能力的良好氛围

要高度重视宣传工作，充分利用多种形式加大宣传报道力度，深入挖掘、着力宣传先进典型，营造良好的舆论氛围，提高公众和相关方面对提升县级医院综合能力重要性的认识和支持力度。

附件：1. 第一阶段提升县医院医疗服务能力要求（略）

2. 第一阶段提升县中医医院医疗服务能力要求

附件 2　　　　第一阶段提升县中医医院医疗服务能力要求

一、提升医院整体能力要求

医院运行指标	推荐标准
出院患者平均住院日	<12
床位使用率	85%±5%
入出院诊断符合率	>95%
收治病种数量（种，按《疾病分类与代码》（GB/T14396—2001）中编码病种数计算）	>2000
开展手术及操作种类数量（种）	>400
开展中医医疗技术种类数量（种）	>60
中药饮片处方比	≥30%

二、提升临床专科能力要求

临床专科	诊疗病种与开展关键技术或手术情况	
	能够诊治的常见病种和疑难病种	
呼吸内科	支气管哮喘（哮病）	特发性肺纤维化（肺痿）
	支气管扩张（肺络张）	慢性阻塞性肺疾病（肺胀）
	慢性咳嗽（咳嗽）	感染后咳嗽（咳嗽）
	肺血栓栓塞	急性呼吸衰竭
	恶性胸腔积液	
	开展常用中医医疗技术	
	毫针	砭石治疗
	拔罐	悬灸
	穴位敷贴	中药热熨敷

（续表）

呼吸内科	中药冷敷	中药湿热敷
	中药熏蒸	中药泡洗
	中药塌渍	
	开展关键诊疗技术或手术	
	纤维支气管镜技术	肺功能检测技术
	呼吸机辅助通气	支气管激发试验
	支气管舒张试验	胸腔小导管闭式引流
	睡眠呼吸监测	CT 引导下的肺穿刺
消化内科（脾胃病科）	能够诊治的常见病种和疑难病种	
	贲门黏膜撕裂综合征（呕血）	消化道大出血（呕血、便血）
	急性应激性胃炎（呕血、便血）	溃疡性结肠炎（久痢）
	肝硬化（鼓胀）	克罗恩病（久痢）
	消化性溃疡（胃疡）	肠易激综合征（泄泻、便秘）
	非酒精性脂肪性肝病	药物性肝炎（药毒）
	功能性便秘（便秘）	胃食管反流病（吐酸病）
	慢性胃炎（胃脘痛）	急性胃炎（呕吐）
	酒精性脂肪性肝病（酒癖）	原发性胆汁性肝硬化（黄疸）
	开展常用中医医疗技术	
	毫针	耳针
	腹针	火针
	穴位注射	埋线
	平衡针	脏腑推拿
	拔罐	悬灸
	热敏灸	雷火灸
	中药热熨敷	中药冷敷
	中药湿热敷	贴敷
	中药灌肠	
	开展关键诊疗技术或手术	
	胃镜检查术	黏膜下肿瘤的内镜下治疗 ESD
	结肠镜检查术	内镜下息肉治疗（圈套摘除术及电灼术）
	内镜下止血（药物喷洒、电凝、止血夹等）	食管狭窄扩张及支架置入
	肝穿刺	内镜下黏膜切除术 EMR
心血管内科	能够诊治的常见病种和疑难病种	
	心律失常（心悸）	急性心肌梗死（真心痛）
	冠状动脉粥样硬化性心脏病（胸痹）	先天性心脏病
	高血压病（眩晕）	肥厚性心肌病
	慢性心功能不全（心衰病）	急性心功能不全（心衰病）
	开展常用中医医疗技术	
	毫针	拔罐
	悬灸	中药熏蒸
	中药泡洗	中药灌肠
	开展关键诊疗技术或手术	
	埋藏式心脏起搏器植入术	介入下射频消融技术
	经皮冠状动脉支架置入术	核素心肌显像
	经皮左右心导管检查	心脏辅助泵

（续表）

能够诊治的常见病种和疑难病种	
脑疝	运动神经元疾病
脑出血（中风）	运动障碍疾病
呼吸肌麻痹	神经变性疾病
脑梗死（中风）	周围神经疾病
中枢神经系统感染	癫痫病（痫病）
开展常用中医医疗技术	
毫针	头针
耳针	手针
腕踝针	火针
穴位注射	平衡针
醒脑开窍	贺氏三通
拔罐	悬灸
中药熏蒸	
开展关键诊疗技术或手术	
MR 波谱分析	脑血管内介入诊断
MR 弥散张量成像	脑血管介入治疗技术
肌肉和组织活检分析	常用抗癫痫药物血浓度检测
视频脑电图检查	语言功能康复技术
运动功能康复技术	

左列表头：神经内科（脑病科）

能够诊治的常见病种和疑难病种	
甲状腺功能亢进（瘿气）	骨质疏松症（骨萎）
甲状腺功能减退（瘿劳）	代谢综合征（膏浊）
糖尿病酮症酸中毒	糖尿病非酮症性高渗综合征
亚急性甲状腺炎（瘿痛）	
开展常用中医医疗技术	
毫针	耳针
穴位注射	脏腑推拿
悬灸	中药泡洗
贴敷	
开展关键诊疗技术或手术	
甲状腺细针穿刺学检查	胰岛素低血糖试验
感觉阈值测定	测定血 PRL、T、E2、P、FSH、LH、ACTH、F、血肾素、血管紧张素、醛固酮、PTH
糖尿病足筛查	地塞米松抑制试验
激素测定：垂体激素，甲状旁腺激素、降钙素、肾上腺皮质激素（皮质醇）、肾素—血管紧张素—醛固酮、儿茶酚胺尿碘、维生素 D	内分泌影像学检查：CT 或 MRI
胰岛素泵的使用	动态血糖监测
下肢血管多普勒	

左列表头：内分泌科

（续表）

免疫学（风湿科）	能够诊治的常见病种和疑难病种	
	自身免疫性肝炎	干燥综合征（燥痹）
	原发性胆汁性肝硬化症	混合性结缔组织病
	类风湿关节炎（尪痹）	系统性红斑狼疮（阴阳毒）
	强直性脊柱炎（大偻）	痛风
	肌炎/皮肌炎（肌痹）	成人斯蒂尔病（热痹）
	硬皮病（皮痹）	
	开展常用中医医疗技术	
	毫针	脏腑推拿
	拔罐	悬灸
	中药湿热敷	中药熏蒸
	中药泡洗	贴敷
	针刀	
	开展关键诊疗技术或手术	
	抗中性粒细胞胞浆抗体检测	生物制剂治疗风湿免疫病
	抗 CCP 抗体检测	抗磷脂抗体检测
	抗线粒体抗体检测	AKA、APF 检测
	血浆置换治疗	抗 M2 抗体检测
	血管炎 DSA 检查	
肾病科	能够诊治的常见病种和疑难病种	
	慢性肾功能不全（慢肾衰）	急性肾盂肾炎（淋症）
	慢性肾炎（慢肾风）	狼疮性肾炎
	糖尿病肾病（消渴肾病）	肾病综合征（水肿）
	急性肾衰（急肾衰）	IgA 肾病（肾风）
	过敏性紫癜性肾炎（紫癜肾）	
	开展常用中医医疗技术	
	毫针	穴位注射
	悬灸	穴位敷贴
	中药灌肠	
	开展关键诊疗技术或手术	
	血液透析	肾小球滤过功能
	血液灌流	尿红细胞形态学
	连续性肾脏替代治疗 CRRT	尿蛋白定量分析
	血液滤过	动静脉内瘘成形术
	腹膜透析	肾活检病理检查
肿瘤科	能够诊治的常见病种和疑难病种	
	肺癌	胃癌
	肝癌	乳腺癌
	结直肠癌	胰腺癌
	食管癌	前列腺癌
	鼻咽癌	宫颈癌
	开展常用中医医疗技术	
	毫针	耳针
	穴位注射	埋线
	电针	拔罐
	悬灸	中药熏蒸
	中药泡洗	贴敷

（续表）

	能够诊治的常见病种和疑难病种	
	胆囊结石伴胆囊炎	腹股沟疝（狐疝）
	胆囊癌	肠梗阻
	胆总管结石	结、直肠癌（肠蕈）
	门脉高压症	乳腺恶性肿瘤（乳岩）
	胃癌	甲状腺肿瘤（石瘿）
	前列腺增生（精癃）	输尿管结石
	肾上腺肿瘤	膀胱肿瘤
	慢性前列腺炎（精浊）	前列腺癌
	急性乳腺炎（乳痈）	下肢静脉曲张（筋瘤）
	下肢溃疡（臁疮）	乳腺增生病（乳癖）
	开展常用中医医疗技术	
外 科	毫针	耳针
	穴位注射	悬灸
	穴位敷贴	中药热熨敷
	中药冷敷	中药湿热敷
	中药熏蒸	中药泡洗
	中药淋洗	中药塌渍
	贴敷	中药箍围术
	挂线	中药灌肠
	开展关键诊疗技术或手术	
	腹腔镜疝修补术	腹腔镜脾切除术
	经尿道前列腺电切术	腹腔镜十二指肠修补术
	膀胱浅表性肿瘤电切术	腹腔镜下结肠癌根治术
	腹腔镜下胆总管探查术	改良根治性乳房切除术
	甲状腺全切除术	输尿管镜技术
	能够诊治的常见病种和疑难病种	
	内痔（痔病）	肛周湿疹（肛周湿疡）
	外痔（痔病）	肛乳头瘤（悬珠痔）
	混合痔（痔病）	直肠息肉（息肉痔）
	肛裂	便秘
	肛管直肠周围脓肿（肛痈）	直肠脱垂（脱肛）
	肛瘘（肛漏）	
	开展常用中医医疗技术	
肛肠科	挂线	枯痔
	痔结扎	中药灌肠
	注射固脱	毫针
	火针	穴位注射
	埋线	悬灸
	热敏灸	中药熏蒸
	中药泡洗	贴敷
	钩针	
	开展关键诊疗技术或手术	
	盆底生物反馈	腔内超声
	肛门镜、乙状结肠或结肠镜	

（续表）

骨　科	能够诊治的常见病种和疑难病种	
	骨盆骨折	脊柱骨折
	颈椎病	股骨颈骨折
	周围神经损伤	胫骨平台骨折
	腰椎间盘突出症	断指、趾再植
	腰椎压缩性骨折	锁骨骨折
	四肢骨折	关节脱位
	骨性关节炎	腰椎管狭窄症
	单纯性胸腰椎骨折	
	开展常用中医医疗技术	
	理筋	脱位整复
	骨折整复	夹板固定
	石膏固定	骨外固定支架
	牵引	练功康复
	毫针	悬灸
	针刀	带刃针
	钩针	铍针
	开展关键诊疗技术或手术	
	骨盆骨折的手术治疗	微创脊柱外科手术
	髋膝关节置换术	断指再植术
	关节镜技术	周围神经损伤（缺损）的修复术

妇　科	能够诊治的常见病种和疑难病种	
	异位妊娠（异位妊娠）	子宫阴道脱垂（阴挺）
	子宫肌瘤（癥瘕）	宫颈癌
	卵巢囊肿（癥瘕）	宫颈糜烂（带下病）
	卵巢良性肿瘤（癥瘕）	子宫内膜异位症（痛经）
	卵巢癌	绒毛膜癌（绒毛膜癌）
	更年期综合征（绝经前后诸证）	盆腔炎性疾病
	功能失调性子宫出血（崩漏）	不孕症
	开展常用中医医疗技术	
	毫针	耳针
	腹针	火针
	穴位注射	平衡针
	脏腑推拿	悬灸
	热敏灸	雷火灸
	刮痧	砭石治疗
	拔罐	穴位敷贴
	中药热熨敷	中药冷敷
	中药湿热敷	中药熏蒸
	中药泡洗	贴敷
	钩针	
	开展关键诊疗技术或手术	
	有内外科合并症子宫切除术	经阴道子宫切除术
	生殖道瘘修复术	输卵管吻合术
	会阴Ⅲ度裂伤修复术	宫腔镜技术
	妇科腹腔镜技术	

（续表）

能够诊治的常见病种和疑难病种	
支气管肺炎（肺炎喘嗽）	过敏性紫癜（小儿紫癜）
急性支气管炎	上呼吸道感染
哮喘性支气管炎（小儿哮喘）	性早熟
毛细管支气管肺炎（肺炎喘嗽）	轮状病毒肠炎（小儿泄泻）
脑性瘫痪（五迟、五软、五硬）	注意力缺陷多动症（小儿多动症）
慢性扁桃体炎（小儿慢乳蛾）	
开展常用中医医疗技术	
毫针	头针
平衡针	贺氏三通
浅针	小儿推拿
捏脊推拿	刮痧
拔罐	悬灸
热敏灸	雷火灸
穴位敷贴	中药热熨敷
中药冷敷	中药湿热敷
中药熏蒸	中药泡洗
中药灌肠	耳穴压豆
开展关键诊疗技术或手术	
高频通气治疗小儿呼吸衰竭	
能够诊治的常见病种和疑难病种	
脑梗死或脑出血（中风）	睡眠障碍（失眠）
周围性面神经麻痹（面瘫）	脑瘫（小儿脑瘫）
肩周炎（肩凝症）	周围神经损伤（痿症）
偏头痛、神经性头痛（头痛）	更年期综合征（绝经前后诸证）
月经不调	外伤性截瘫
单纯性肥胖症（肥胖症）	尿失禁
帕金森病（震颤麻痹）	
开展常用中医医疗技术	
毫针	头针
耳针	腹针
眼针	手针
腕踝针	三棱针
皮内针	火针
皮肤针	芒针
穴位注射	埋线
平衡针	铍针
靳三针	电针
贺氏三通	浮针
拔罐	药罐
刺络拔罐	针罐
麦粒灸	隔物灸
悬灸	三伏天灸
温针灸	热敏灸
雷火灸	贴敷
针刀	针刀刺营治疗急性扁桃体炎

儿科、针灸科

（续表）

能够诊治的常见病种和疑难病种	
神经根型颈椎病（项痹病）	急性腰扭伤
腰椎间盘突出症	骶髂关节综合征（胯骨错缝）
肩凝症（肩关节周围炎）	颈部肌肉扭伤（落枕病）
中风病（脑梗死）恢复期	胸椎后关节紊乱（胸椎错缝）
膝关节骨性关节炎（膝痹病）	小儿腹泻病（小儿泄泻）
腰椎骨性关节炎	小儿肌性斜颈
开展常用中医医疗技术	
皮部经筋推拿	脏腑推拿
关节运动推拿	关节调整推拿
经穴推拿	导引
小儿推拿	器械辅助推拿
膏摩	毫针
穴位注射	刮痧
拔罐	悬灸
穴位敷贴	中药热熨敷
中药冷敷	中药湿热敷
中药熏蒸	中药泡洗

推拿科（左侧跨行）

能够诊治的常见病种和疑难病种	
慢性乙型肝炎（肝着）	手足口病
肝炎肝硬化（鼓胀）	麻疹（麻疹）
病毒性肝炎（肝瘟）	伤寒
艾滋病	急性乙型肝炎（黄疸）
水痘	慢性重症肝炎（瘟黄）
流行性腮腺炎（痄腮）	
开展常用中医医疗技术	
毫针	穴位注射
刮痧	拔罐
悬灸	中药熏蒸
中药泡洗	贴敷
脐疗法	
开展关键诊疗技术或手术	
乙肝病毒基因变异测定	乙肝病毒基因分型
T型淋巴细胞亚群分析	丙肝病毒基因分型
流式细胞技术	

感染性疾病科（左侧跨行）

能够诊治的常见病种和疑难病种	
重症药疹（中药毒）	白癜风（白驳风）
大疱性皮肤病（火赤疮）	荨麻疹（隐疹）
梅毒（杨梅疮）	艾滋病（艾滋病）
银屑病（白疕）	浅部真菌病（癣病）
痤疮（粉刺）	复发性生殖器疱疹（阴疮）
非淋菌性尿道炎（淋症）	带状疱疹（蛇串疮）
开展常用中医医疗技术	
毫针	火针
穴位注射	埋线
拔罐	悬灸
热敏灸	雷火灸

皮肤科（左侧跨行）

（续表）

皮肤科	能够诊治的常见病种和疑难病种	
	穴位敷贴	中药热熨敷
	中药冷敷	中药湿热敷
	中药熏蒸	中药泡洗
	中药淋洗	中药塌渍
	钩针	蜂针治疗
	开展关键诊疗技术或手术	
	皮肤病损显微外科手术	皮肤真菌镜检
	皮肤旋磨术	腔镜下皮下组织病损切除术
	皮肤病损激光治疗	皮肤病损烧灼治疗
	血清变应原筛查	皮肤病损电灼治疗
	皮肤及皮下肿物切除术	过敏原筛查
眼 科	能够诊治的常见病种和疑难病种	
	白内障（圆翳内障）	玻璃体积血（云雾移睛）
	眼外伤	视网膜脱离（视衣脱离）
	角膜炎（聚星障）	斜视（目偏视）
	青光眼	泪囊炎（漏睛）
	各型眼底病	泪小管断裂（流泪症）
	开展常用中医医疗技术	
	毫针	穴位注射
	脏腑推拿	悬灸
	雷火灸	贴敷
	耳穴压豆	
	开展关键诊疗技术或手术	
	复杂视网膜脱离手术	定量视野计检查
	球内非磁性异物摘取术	角膜内皮检查
	各种白内障联合手术	角膜地形图检查
	眼底病激光治疗	角膜移植手术
	眼科电生理检查	YAG 激光手术
	白内障超声乳化手术	眶内容物剜出手术
耳鼻咽喉科	能够诊治的常见病种和疑难病种	
	慢性鼻窦炎（鼻渊）	鼻息肉（鼻息肉）
	鼻中隔偏曲（鼻窒）	过敏性鼻炎（鼻鼽）
	声带息肉（慢喉喑）	中耳炎（脓耳）
	慢性扁桃体炎（慢乳蛾）	
	开展常用中医医疗技术	
	毫针	火针
	穴位注射	埋线
	平衡针	浅针
	脏腑推拿	悬灸
	雷火灸	穴位敷贴
	中药热熨敷	中药冷敷
	中药湿热敷	中药熏蒸
	中药泡洗	钩针
	针刀刺营治疗急性扁桃体炎	烙治法治疗慢性扁桃体炎
	蜂针治疗	啄法
	耳穴压豆	

（续表）

	开展关键诊疗技术或手术	
耳鼻咽喉科	鼻内镜鼻窦手术	听功能评估技术（含主客观测听技术：纯音测听、声导抗、耳声发射、电反应测听）
	悬雍垂腭咽成形术	乳突根治术（含改良根治术）
	喉显微手术	鼓室成形术Ⅰ、Ⅱ、Ⅲ型
治未病科	能够干预的常见健康状态	
	偏颇体质	中风高危人群
	易感冒人群	冠心病高危人群
	高脂血症高危人群	颈椎病前兆人群
	高血压高危人群	肥胖人群
	糖尿病高危人群	胃肠功能失调人群
	服务项目与技术	
	1. 健康状态辨识及评估项目：中医体质辨识、中医经络评估、脏腑功能检测、血气状态分析等，至少能够开展2项	
	2. 健康调养咨询服务：能够开具健康处方、养生功法示范指导、中药调养咨询指导等	
	3. 中医特色干预技术：能够开展针刺、灸法、拔罐、推拿、穴位敷贴、埋线、药浴、中药熏蒸、刮痧、砭石治疗及热疗、电疗等其他理疗技术	
	4. 产品类：能够开展膏方、养生调养茶饮等服务	
	5. 健康管理：为服务人群建立健康档案，开展服务效果评价工作，开展慢性病健康管理	
医学检验科	开展的关键技术	
	开展实时荧光PCR检测技术	
	涂片、培养、鉴定、药敏等试验及耐药因子的检测；微生物鉴定要求到种，药敏试验的抗生素应及时更新并满足临床治疗和指导临床耐药性监测	
	蛋白、酶类、脂类、电解质、心肌标志物、微量元素、激素、代谢产物、血气分析等检测	
	体液免疫、细胞免疫、病原体血清学、肿瘤标志物、自身抗体、特定蛋白、生殖免疫、过敏原、HPV等检测；ELISA试验以酶标仪读数判断结果	
病理科	分子病理学技术	
	术中快速病理诊断	
	免疫组化标记检查	
	脱落细胞学诊断	
	TCT液基细胞学检查	
医学影像科	各种治疗前定位（放疗、介入）	
	穿刺检查	
	头颈胸腹、下肢MRA的应用、分析	
	头、颈、胸、腹、盆、上下肢CTA	
	腕、膝、踝、肩、肘MRI检查	
	冠状动脉成像	
	CT特殊三维成像	
	颈动脉B超	

注：临床科室开展的关键诊疗技术中所有检查检验技术，由相应的医技科室统一开展。

人力资源社会保障部、国家卫生计生委、国家中医药管理局
关于表彰第二届国医大师的决定

人社部发〔2014〕55 号

各省、自治区、直辖市及新疆生产建设兵团人力资源社会保障厅（局）、卫生计生委（卫生厅局）、中医药管理局：

近年来，在党中央、国务院和地方各级党委、政府的正确领导和高度重视下，全国中医药系统广大干部职工高举中国特色社会主义伟大旗帜，以邓小平理论、"三个代表"重要思想、科学发展观为指导，深入学习贯彻习近平总书记系列重要讲话精神，改革创新，积极进取，中医药事业取得了显著成就，涌现出一大批德高望重、医术精湛的名医名家。为表彰他们的突出贡献，营造名医辈出的良好氛围，调动广大中医药工作者的积极性和创造性，人力资源社会保障部、国家卫生计生委、国家中医药局决定，授予干祖望等 29 位同志"国医大师"荣誉称号，享受省部级先进工作者和劳动模范待遇；追授巴黑·玉素甫同志"国医大师"荣誉称号。希望受表彰的同志珍惜荣誉，再接再厉，不断为中医药事业做出新的更大贡献。

全国卫生和中医药系统干部职工要以受表彰的同志为榜样，深入贯彻落实党的十八大和十八届二中、三中全会精神，树立和弘扬大医精诚的医德医风，保持和发扬中医药特色优势，积极推进中医药继承与创新，为提高人民群众健康水平，为推动中医药事业全面协调健康发展，为服务中国特色社会主义建设总体布局、全面建设小康社会、实现中华民族伟大复兴的中国梦而不懈奋斗！

附件：第二届国医大师名单

人力资源社会保障部
国家卫生计生委
国家中医药管理局
2014 年 8 月 19 日

附件

第二届国医大师名单（按姓氏笔画排序）

干祖望　南京中医药大学附属医院
王　琦　北京中医药大学
巴黑·玉素甫　（维）新疆维吾尔自治区维吾尔医医院
石仰山　上海市黄浦区中心医院
石学敏　天津中医药大学第一附属医院
占　堆　（藏）西藏自治区藏医院
阮士怡　天津中医药大学第一附属医院
孙光荣　北京中医药大学

刘志明　中国中医科学院
刘尚义　贵阳中医学院第一附属医院
刘祖贻　湖南省中医药研究院
刘柏龄　长春中医药大学附属医院
刘敏如　（女）成都中医药大学
吉格木德　（蒙）内蒙古医科大学
吕景山　山西中医学院第三中医院
张大宁　天津市中医药研究院
李士懋　河北中医学院
李今庸　湖北中医药大学

陈可冀　中国中医科学院
金世元　北京卫生职业学院
郑　新　重庆市中医院
尚德俊　山东中医药大学
洪广祥　江西中医药大学
段富津　黑龙江中医药大学
徐经世　安徽中医药大学第一附属医院
郭诚杰　陕西中医学院
唐祖宣　河南省邓州市中医院
夏桂成　江苏省中医院
晁恩祥　中日友好医院
禤国维　广州中医药大学

国家卫生计生委关于做好2014年国家
基本公共卫生服务项目工作的通知

国卫基层函〔2014〕321号

各省、自治区、直辖市卫生计生委、财政厅局、中医药管理局，新疆生产建设兵团卫生局、财务局：

为做好2014年国家基本公共卫生服务项目工作，现就有关事宜通知如下：

一、提高经费标准调整优化服务项目

2014年人均基本公共卫生服务经费补助标准由30元提高至35元，按照"倾斜基层、优化结构、突出重点、提高质量"的原则，国家基本公共卫生服务项目不增加新的服务类别，重点巩固现有服务项目，进一步扩大服务覆盖面，提高服务规范程度，提高居民感受度。加大对基层机构支持力度，农村地区新增人均5元经费全部用于村卫生室，城市地区新增经费统筹用于社区卫生服务中心和服务站。新增经费使用和项目调整如下：

一是适当增加高血压、糖尿病患者规范管理目标人数，提高随访补助水平。二是适当增加重性精神疾病（严重精神障碍）患者管理目标人数，提高随访补助水平，增加患者随访次数。三是适当提高村卫生室承担高血压、糖尿病、重性精神疾病（严重精神障碍）患者和老年人健康管理任务（不包括实验室和辅助检查）比重。四是提高村卫生室和社区卫生服务站开展健康教育、传染病和突发公共卫生事件报告和处理、卫生监督协管服务补助水平。五是适当降低健康档案服务项目补助水平，取消新建档案补助。暂不调整预防接种、0～6岁儿童健康管理、孕产妇健康管理和中医药健康管理项目，对于由于服务对象数量自然增加引起的所需经费的增加，通过减少健康档案补助经费加以解决，不占用新增的人均5元经费。

二、明确2014年工作任务目标

——以县（区、市）为单位，居民健康档案规范化电子建档率达到70%以上。

——以乡镇（街道）为单位，适龄儿童国家免疫规划疫苗接种率保持在90%以上。

——以县（区、市）为单位，3岁以下儿童系统管理率达到85%以上，7岁以下儿童健康管理率达到85%以上。

——以县（区、市）为单位，孕产妇系统管理率达到85%以上。

——以县（区、市）为单位，65岁以上老年人健康管理率保持在65%以上。

——以县（区、市）为单位，高血压和糖尿病患者规范管理率分别达到38%和25%以上，全国规范管理高血压患者人数达到8000万人以上，规范管理糖尿病患者人数达到2500万人以上。

——以县（区、市）为单位，按照"应管尽管"原则，将居家治疗重性精神疾病（严重精神障碍）患者在知情同意的基础上全部纳入管理，全国管理人数达到350万人以上。

——各省（区、市）中医药健康管理服务目标人群覆盖率保持在30%以上。

——以县（区、市）为单位，政府办基层医疗卫生机构开展卫生监督协管服务的比例达到95%以上。

——合理确定乡镇卫生院和村卫生室任务分工，2014年原则上将48%左右的基本公共卫生服务任务交由村卫生室承担，绩效考核后拨付相应资金。城市地区要根据社区卫生服务中心和服务站服务能力、服务人口等实际，合理分配基本公共卫生服务项目任务及比重，根据实际服务量拨付资金。

三、加强项目管理

（一）加强项目宣传和培训

各地要通过多种媒体平台宣传基本公共卫生服务项目，基层医疗卫生机构要在辖区和机构内显著位置公示项目免费政策、服务内容等，提高居民对项目的知晓率。要进一步加强人员培训，创新培训方式，提高培训针对性，注重培训实效，充分发挥行业组织作用，扩大培训覆盖面，提高行政管理人员的管理能力和基层医务人员的服务技能。

（二）强化资金管理

2014年中央将继续对各地给予补助，地方各级财政部门要足额安排补助资金。省级财政部门要统筹使用中央补助资金，加大对困难地区支持力度。要进一步加快资金拨付进度，采取"先预拨、后结算"等方式，提高资金使用效率。加强项目资金监管，确保专款专用，严禁截留和挪用。县区级要完善资金支付方式，合理确定各项服务补助标准，根据基层医疗卫生机构提供的服务数量、质量，在绩效考核后安排和拨付资金，不得简单地按照机构人员和支出水平核拨资金。

（三）完善服务模式和项目管理方式

各地要结合全科医生制度建设，推广以全科医生为核心的团队服务、签约服务，将基本公共卫生服务与日常医疗服务相结合，以服务对象（包括流动人口）为中心，提供综合、连续、动态的健康管理服务。进一步健全专业公共卫生机构和中医医疗机构与基层医疗卫生机构协作机制，发挥其在宏观人群管理、疾病监测、数据分析、培训指导、绩效考核等方面的作用和优势。积极探索采取政府购买服务项目管理方式。

（四）加强绩效考核

各地要进一步健全基本公共卫生服务项目考核机制，将考核作为加强项目管理和推动任务落实的一项基础性、常规性工作。强化县区级考核，合理确定任务目标，细化和量化考核内容和标准，加强考核结果应用，实行考核结果与资金拨付挂钩。省市两级要对县区级考核情况进行抽查复核。

附件：2014年国家基本公共卫生服务项目一览表

国家卫生计生委
财政部
国家中医药管理局
2014年9月19日

附件　2014年国家基本公共卫生服务项目一览表

序号	类　别	服务对象	项目及内容
一	建立居民健康档案	辖区内常住居民，包括居住半年以上非户籍居民	1. 建立健康档案 2. 健康档案维护管理
二	健康教育	辖区内居民	1. 提供健康教育资料 2. 设置健康教育宣传栏 3. 开展公众健康咨询服务 4. 举办健康知识讲座 5. 开展个体化健康教育
三	预防接种	辖区内0～6岁儿童和其他重点人群	1. 预防接种管理 2. 预防接种 3. 疑似预防接种异常反应处理
四	儿童健康管理	辖区内居住的0～6岁儿童	1. 新生儿家庭访视 2. 新生儿满月健康管理 3. 婴幼儿健康管理 4. 学龄前儿童健康管理
五	孕产妇健康管理	辖区内居住的孕产妇	1. 孕早期健康管理 2. 孕中期健康管理 3. 孕晚期健康管理 4. 产后访视 5. 产后42天健康检查
六	老年人健康管理	辖区内65岁及以上常住居民	1. 生活方式和健康状况评估 2. 体格检查 3. 辅助检查 4. 健康指导
七	慢性病患者健康管理（高血压）	辖区内35岁及以上原发性高血压患者	1. 检查发现 2. 随访评估和分类干预 3. 健康体检
	慢性病患者健康管理（2型糖尿病）	辖区内35岁及以上2型糖尿病患者	1. 检查发现 2. 随访评估和分类干预 3. 健康体检
八	重性精神疾病（严重精神障碍）患者管理	辖区内诊断明确、在家居住的重性精神疾病（严重精神障碍）患者	1. 患者信息管理 2. 随访评估和分类干预 3. 健康体检

（续表）

序号	类　别	服务对象	项目及内容
九	传染病和突发公共卫生事件报告和处理	辖区内服务人口	1. 传染病疫情和突发公共卫生事件风险管理 2. 传染病和突发公共卫生事件的发现和登记 3. 传染病和突发公共卫生事件相关信息报告 4. 传染病和突发公共卫生事件的处理
十	中医药健康管理	辖区内 65 岁及以上常住居民和 0～36 个月儿童	1. 老年人中医体质辨识 2. 儿童中医调养
十一	卫生监督协管	辖区内居民	1. 食品安全信息报告 2. 职业卫生咨询指导 3. 饮用水卫生安全巡查 4. 学校卫生服务 5. 非法行医和非法采供血信息报告

注：对基本稳定和不稳定的重性精神疾病患者在每年 4 次随访的基础上增加 4 次随访。

关于开展综合医院中医药工作专项推进行动的通知

国中医药办医政发〔2014〕38 号

各省、自治区、直辖市卫生计生委（卫生厅局）、中医药管理局，新疆生产建设兵团卫生局，军队各有关单位：

国家中医药管理局、原卫生部、总后勤部卫生部等三部门《关于切实加强综合医院中医药工作的意见》（国中医药发〔2008〕14 号）印发以来，通过全国各级有关部门和各地综合医院的共同努力，综合医院中医药工作取得了显著成绩。但是，部分地区仍然存在对综合医院中医药工作不重视、缺乏工作主动性、管理指导不到位、中医药基础条件薄弱等问题。为进一步推动综合医院中医药工作，加强中西医合作，提升服务能力，根据《2014 年卫生计生工作要点》（国卫办发〔2014〕4 号），国家中医药管理局、国家卫生计生委和总后勤部卫生部决定于今年联合开展综合医院中医药工作专项推进行动，现将《综合医院中医药工作专项推进行动方案》印发给你们，请认真组织实施。

国家中医药管理局医政司联系人：王　瑾
联系电话：010-59957686
传　　真：010-59957694
电子邮箱：yzszxmz@126.com
国家卫生计生委医政医管局联系人：张　萌
联系电话：010-68792200
总后卫生部医疗管理局联系人：唐　彦
联系电话：010-66886583
附件：综合医院中医药工作专项推进行动方案

国家中医药管理局办公室
国家卫生计生委办公厅
总后勤部卫生部医疗管理局
2014 年 10 月 15 日

综合医院中医药工作专项推进行动方案

为贯彻《国务院关于扶持和促进中医药事业发展的若干意见》（国发〔2009〕22 号）文件精神，落实国家中医药管理局、原卫生部、总后勤部卫生部三部门联合印发的《关于切实加强综合医院中医药工作的意见》（国中医药发〔2008〕14 号）各项工作部署，进一步推动综合医院（含专科医院，下同）和妇幼保健机构中医药工作发展，加强中西医合作，提升服务能力，国家中医药管理局、国家卫生计生委和总后勤部卫生部决定于今年联合开展综合医院中医药工作专项推进行动。为保证有关工作顺利开展，制订本方案。

一、行动目的

通过开展综合医院中医药工作专项推进行动，深入贯彻落实《关于切实加强综合医院中医药工作的意见》，加强综合医院和妇幼保健机构中医临床科室和中药房建设，提高队伍素质，开展中西医协作，丰富服务手段，拓展服务领域，进一步提升综合医院和妇幼保健机构的综合服务能力，使人民群众在接受西医药服务的同时，能够享受到安全、有效、及时、方便的中医药服务，满足人民群众多元化、多层次的健康服务需求，构建中国特色医疗卫生体制。

二、行动范围

全国各级综合医院、妇幼保健机构（含军队系统相关医疗机构）。

三、重点任务

（一）加强中医临床科室建设

1. 中医临床科室应为带有全科性质的医院一级临床科室，根据临床需要能够提供中药饮片、中成药、针灸、推拿等中医药服务。设立中医门诊和中医病床的，按照《综合医院中医临床科室基本标准》配备中医类别医师。根据中医药业务工作的需要，积极配备中医诊疗设备。严格执行《中医病历书写基本规范》等中医药行业标准规范，加强中医医疗质量管理。

2. 紧密结合医院的发展重点和优势专科，发挥中医药特色优势，加强中医专科、专病建设，形成特色和专长。

3. 注重发挥中医"治未病"优势，与中医治疗相结合，积极开展中医预防保健、养生康复等服务。

（二）加强中药房建设

1. 按照《医院中药房基本标准》设置中药房，配备中药专业技术人员。根据临床需要配备中药储存、调剂、煎煮、临方炮制等设备，能够提供中药饮片调剂、中成药调剂和中药饮片煎煮等服务。

2. 执行《医院中药房基本标准》《医院中药饮片管理规范》《医疗机构中药煎药室管理规范》等中医药行业标准规范。加强中药饮片和中成药质量管理，严格采购、验收、储存、调剂、临方炮制、煎煮等环节的质量控制。

3. 建立中药临床使用不良反应监测、报告制度，对中成药和中药饮片使用情况进行分析，指导临床合理使用。

（三）加强中医药队伍建设

1. 制订中医药人才配置、梯队建设方案及人才培养激励制度。在职称晋升、进修学习和学术交流等方面，做到中医药人员与西医药人员同等待遇。

2. 开展中医药专业技术人员继续教育，强化中医药基本功、提升中医药临床技能，加强对西医及现代科学技术的学习，不断提高业务素质，积极开展中西医交流与协作。

3. 通过临床跟师、名中医工作室等方式，积极开展老中医药专家学术经验传承工作。

4. 组织开展西医人员和中医临床科室护理人员中医药知识与技能培训工作，指导非中医人员合理应用中成药，积极应用中医适宜技术。

（四）加强中西医临床协作

1. 中医临床科室与其他临床科室之间建立协作机制，将中医药服务拓展到医院各临床科室。建立并落实中西医相互会诊转诊、中西医共同参与病例讨论、中西医共同参与卫生应急、中西医相互学习交流等制度；针对中医药治疗有优势的病种或优势环节，明确中医药参与治疗的方案。

2. 围绕医院重点专科和优势学科领域，选择部分重大疾病为切入点，以整合资源、强强联合、优势互补、协同攻关为原则，联合本院中医临床科室或中医医院重点专科共同组建中西医临床协作组，开展临床协作，整合中西医各自优势形成中西医结合诊疗方案，解决治疗难点，提高临床疗效。

3. 针对临床上单纯的中医或西医治疗效果都不明显的疑难病、急危重症等疾病，中医临床科室与其他临床科室之间进行联合攻关，开展中西医结合防治方法和技术的研究以及中药的研发等。

（五）加强中医药科学研究

1. 结合临床需求，积极开展多学科参与的中西医结合科学研究，在药物研发、基础研究、诊疗方案等方面取得突破，提高学科和专科发展水平。

2. 将中医药科研纳入医院科研工作计划中，在配套经费和设施设备等方面为中医药科学研究创造支撑条件。建立科研保障制度，保证中医、西医科室同等对待，协调发展。

（六）加强中医药文化建设

1. 在中医门诊、中医病房和中药房等区域内的设施和内部装修、标识、科室简介等方面体现中医药文化风格与特色，便于人民群众了解中医药知识，提高对中医药的认知度。

2. 将中医药文化融入中医药科室各项规章制度和工作规范，从诊疗行为、服务方式、服务流程、言语仪表、教学传承、同道相处以及特定礼仪等方面，形成具有中医药文化特色的服务文化和管理文化。

四、组织实施

（一）动员部署阶段（2014年9月~10月）

国家中医药管理局、国家卫生计生委和总后勤部卫生部联合印发《关于开展综合医院中医药工作专项推进行动的通知》。各省级卫生计生部门、中医药管理部门和军队各大单位卫生部门根据通知有关要求，结合自身实际，制订本辖区综合医院中医药工作专项推进行动实施方案，细化工作措施，并部署相关工作（各省实施方案于10月底前报送国家中医药管理局医政司）。

（二）推动落实阶段（2014年11月~2015年6月）

各综合医院和妇幼保健机构按照《综合医院中医药工作专项推进行动方案》中有关重点任务和本省（区、市）综合医院中医药工作专项推进行动实施方案要求，积极推进本院中医药工作，加强中医药基础条件和业务建设，落实各项中医药政策措施。各省级卫生计生部门、中医药管理部门和军队各大单位卫生部门加强对本辖区内综合医院中医药工作的指导和督促，各综合医院和妇幼保健机构根据省级有关部门和军队卫生部门在督导工作中提出的意见和自身存在的问题研究制订具体的整改措施并落实，确保专项推进行动取得实效。

（三）联合督导阶段（2015年7月~9月）

国家中医药管理局、国家卫生计生委和总后勤部卫生部联合开展综合医院中医药工作专项推进行动督导活动，实地察看综合医院和妇幼保健机构中医临床科室、中药房等建设达标情况及中医药队伍建设、中西医协作交流等情况，督促各地、各有关部门、各有关医院落实各项中医药政策措施。

（四）总结推广阶段（2015年10月~12月）

各省级卫生计生部门、中医药管理部门和军队各大单位卫生部门对本辖区综合医院中医药工作专项推进行动进展情况进行总结，梳理专项推进行动中的突出问题，提出下一步工作建议，宣传、推广好的做法和先进经验。继续开展全国综合医院中医药工作示范单位创建活动，发挥其典型示范带动作用，以点带面，进一步推动全国综合医院中医药工作的开展。

五、工作要求

（一）加强领导，提高认识

做好综合医院中医药工作是提高综合医院和妇幼保健机构综合服务能力、推进中医药学术继承与创新、更好地满足人民群众健康需求的重要举措，是卫生计生部门、中医药管理部门和军队卫生部门的职责所在。各级有关部门要高度重视，切实加强领导，建立协调联动机制，以综合医院中医药工作专项推进行动为抓手，促进中医药特色优势在综合医院得到充分发挥。

（二）全面部署，认真落实

各省级卫生计生部门、中医药管理部门和军队各大单位卫生部门要认真组织实施，细化有关内容，落实人员职责，注重指导督促，务求取得实效。各综合医院和妇幼保健机构要扎实推进各项重点任务，从科室建设、人才培养、中西医协作共进、政策支持等方面入手，不断提高医院的中医药和中西医结合服务能力和水平，发挥1+1大于2的效应。

（三）积极探索，不断完善

各级卫生计生部门、中医药管理部门、军队卫生部门和各综合医院、妇幼保健机构要认真总结专项推进行动工作，推广好做法、好经验，围绕提高临床疗效，逐步形成中西医临床协作的长效常态机制，积极探索并完善中西医整体化、全程化、综合化的临床服务模式。

国家卫生计生委、国家发展改革委、人力资源社会保障部、国家中医药管理局、中国保监会关于印发推进和规范医师多点执业的若干意见的通知

国卫医发〔2014〕86号

各省、自治区、直辖市卫生计生委、发展改革委、人力资源社会保障厅（局）、中医药管理局，各保监会，新疆生产建设兵团卫生局、发展改革委、人力资源社会保障局：

国家卫生计生委、国家发展改革委、人力资源社会保障部、国家中医药管理局、中国保监会制定了《关于推进和规范医师多点执业的若干意见》，现印发给你们，请结合实际认真贯彻落实。各地在工作中的重要情况和问题，请及时向国家卫生计生委和相关部门报告。

国家卫生计生委
国家发展改革委
人力资源社会保障部
国家中医药管理局
中国保监会
2014年11月5日

关于推进和规范医师多点执业的若干意见

为贯彻落实党的十八大和十八届三中全会精神，深入实施《中共中央、国务院关于深化医药卫生体制改革的意见》（中发〔2009〕6号）和《国务院关于促进健康服务业发展的若干意见》（国发〔2013〕40号），促进优质医疗资源平稳有序流动和科学配置，更好地为人民群众提供医疗卫生服务，经国务院同意，现就推进和规范医师多点执业提出以下意见：

一、总体要求

（一）推进医师合理流动

加快转变政府职能，放宽条件、简化程序，优化医师多点执业政策

环境。发挥政策导向作用，鼓励医师到基层、边远地区、医疗资源稀缺地区和其他有需求的医疗机构多点执业。

（二）规范医师多点执业

坚持放管结合，制定完善医师多点执业管理政策，明确相关各方权利义务，促进医师多点执业有序规范开展，逐步建立符合国情的医师执业和管理制度，维护正常工作秩序。

（三）确保医疗质量安全

强化卫生计生行政部门和医疗机构对医师多点执业的监督管理，严格医师岗位管理，加强行业自律和社会监督，确保医疗服务的安全性、有效性和连续性。

二、医师多点执业的资格条件和注册管理

（一）医师多点执业的资格条件

医师多点执业是指医师于有效注册期内在两个或两个以上医疗机构定期从事执业活动的行为。医师参加慈善或公益性巡回医疗、义诊、突发事件或灾害事故医疗救援工作，参与实施基本和重大公共卫生服务项目，不属于本意见规定的医师多点执业。医师外出会诊按照《医师外出会诊管理暂行规定》等有关规定执行。

允许临床、口腔和中医类别医师多点执业。多点执业的医师应当具有中级及以上专业技术职务任职资格，从事同一专业工作满5年；身体健康，能够胜任医师多点执业工作；最近连续两个周期的医师定期考核无不合格记录。

（二）医师多点执业的注册管理

医师多点执业实行注册管理，相应简化注册程序，同时探索实行备案管理的可行性。条件成熟的地方可以探索实行区域注册，以促进区域医疗卫生人才充分有序流动，具体办法由各省（区、市）卫生计生行政部门制定。

医师在参加城乡医院对口支援、支援基层，或在签订医疗机构帮扶或托管协议、建立医疗集团或医疗联合体的医疗机构间多点执业时，不需办理多点执业相关手续。其中在公立医院担任院级领导职务的，

除前述情形外一般不能从事其他形式的多点执业。

医师在第一执业地点医疗机构外的其他医疗机构执业，执业类别应当与第一执业地点医疗机构一致，执业范围涉及的专业应当与第一执业地点医疗机构二级诊疗科目相同。经全科医师培训合格的医师到基层医疗卫生机构多点执业的，在执业类别不变情况下，可增加注册全科医学专业。医师变更执业类别、执业范围，以及变更第一执业地点医疗机构的，应当按照《医师执业注册暂行办法》的规定办理，变更后原多点执业注册同时失效。

三、医师多点执业的人事（劳动）管理和医疗责任

（一）医师多点执业的人事（劳动）关系

医师与第一执业地点医疗机构在协商一致的基础上，签订聘用（劳动）合同，明确人事（劳动）关系和权利义务，并按照国家有关规定参加社会保险；与拟多点执业的其他医疗机构分别签订劳务协议，鼓励通过补充保险或商业保险等方式提高医师的医疗、养老保障水平。

（二）医师多点执业的劳务协议

医师与执业的医疗机构在协议中应当约定执业期限、时间安排、工作任务、医疗责任、薪酬、相关保险等。多点执业医师的薪酬，根据实际工作时间、工作量和工作业绩等因素，由执业地点医疗机构与医师协商确定。其中，医师在第一执业地点医疗机构的工作时间和工作量未达到全职医师要求的，不能领取全职薪酬。拟多点执业的医师应当获得第一执业地点医疗机构的同意，选择有条件的地方探索医师向第一执业地点医疗机构履行知情报备手续即可开展多点执业试点。

（三）医师多点执业医疗责任承担

医师多点执业过程中发生医疗损害或纠纷，应当由发生医疗损害或纠纷的当事医疗机构和医师按照有关法律、法规处理，其他非当事医疗机构均不承担相关的医疗损害

或纠纷处理责任。医疗机构和医师应当通过合同或协议明确发生医疗损害或纠纷时各自应当承担的责任及解决方法。支持医疗机构和医师个人购买医疗责任保险等医疗执业保险，医师个人购买的医疗执业保险适用于任一执业地点。

（四）医师多点执业的管理

第一执业地点医疗机构应当支持医师多点执业并完善内部管理。医疗机构同意医师多点执业后，应当及时根据实际合理规定医师岗位职责，完善考核、奖励、处分、竞聘上岗等的具体管理办法，不因医师多点执业而影响其职称晋升、学术地位等。多点执业医师应当根据合同或协议合理安排在各执业地点医疗机构的执业时间，保证履行合同和协议，确保各执业地点医疗质量和医疗安全。在特殊情况下，如处理突发公共卫生事件、紧急医疗救治等，多点执业医师应当服从第一执业地点医疗机构的工作安排。卫生计生行政部门和中医药管理部门及行业协会应当按照《中华人民共和国执业医师法》《医师定期考核管理办法》等对多点执业医师进行考核。多点执业医师不得为谋取不当利益损害各执业地点医疗机构及患者的合法权益。

医师多点执业过程中出现违反法律、法规、规章等情形的，由卫生计生行政部门及有关部门依法依规处理。第一执业地点医疗机构为公立医院的医师，在其他医疗机构执业过程中出现违规违纪情形的，由当事医疗机构通报第一执业地点医疗机构，由第一执业地点医疗机构或者有关部门和单位按照《事业单位工作人员处分暂行规定》等进行处分。多点执业医师在执业过程中出现违反医疗机构内部规定情形的，由当事医疗机构依据本医疗机构相关规定和合同或协议进行处理。

四、组织实施

（一）加强组织领导

全面推进医师多点执业是优化医疗资源配置、推动医疗卫生事业加快发展的重要举措，事关医药卫生体制改革和事业单位改革的深入

推进。各地区、各有关部门要高度重视，进一步解放思想，转变观念，及时完善政策措施，坚决破除阻碍医疗卫生人才合理流动的束缚和障碍，加快推进医师多点执业。有关部门要根据本意见要求，加强沟通协调，密切协作配合，抓紧制定并落实相关配套政策措施。各省（区、市）人民政府要结合实际制订具体实施方案，针对重点、难点问题，进一步转变职能，创新管理，加强监管，抓好落实。

（二）推进试点工作

各地要根据实际，对开展医师多点执业涉及的人事管理、收入分配、社会保险等工作尽快研究制订试点方案，积极开展试点，取得经验后逐步推开。国家选择若干重点联系省份，加强跟踪指导。各省（区、市）可结合本地区实际确定省级联系试点城市。

（三）完善政策措施

加强公立医院医师多点执业与事业单位人事制度和社会保障制度改革的衔接。支持各地结合实际改革创新，探索简化注册审批手续，促进人才流动。鼓励支持大医院医师到基层医疗卫生机构、社会办医疗机构多点执业。坚持强化基层，对到基层医疗卫生机构多点执业的，要明确政策给予支持和鼓励。健全医师多点执业的执业风险保险制度。

完善多点执业医师职称晋升办法。建立健全医师多点执业监管制度。提高医师执业管理信息化水平，实行医师多点执业信息公开。积极发挥行业协会作用，加强行业自律。及时总结实践经验，完善医师执业管理的政策法规。

（四）创造良好环境

医师多点执业政策性强，社会关注度高，各地区、各有关部门要切实做好政策解读和舆论引导，宣传医师多点执业的重要意义和政策措施，争取广大医务人员、医疗机构和社会各界的理解和支持，努力营造有利于推进改革的良好舆论氛围。

关于印发《中医住院医师规范化培训实施办法（试行）》等文件的通知

国中医药人教发〔2014〕25 号

各省、自治区、直辖市卫生计生委、教育厅（教委）、中医药管理局，新疆生产建设兵团卫生局、教育局，中国中医科学院，教育部直属有关高校：

为贯彻落实国务院 7 部门《关于建立住院医师规范化培训制度的指导意见》（国卫科教发〔2013〕56 号），进一步提高中医住院医师规范化培训质量，国家中医药局、卫生计生委、教育部组织制定了《中医住院医师规范化培训实施办法（试行）》《中医住院医师规范化培训标准（试行）》《中医住院医师规范化培训基地认定标准（试行）》《中医类别全科医生规范化培养基地认定标准（试行）》（可从国家中医药管理局网站下载）。现印发给你们，请结合当地实际情况认真贯彻执行。

附件：1.《中医住院医师规范化培训实施办法（试行）》（略）

2.《中医住院医师规范化培训标准（试行）》（略）

3.《中医住院医师规范化培训基地认定标准（试行）》（略）

4.《中医类别全科医生规范化培养基地认定标准（试行）》（略）

国家中医药管理局
国家卫生计生委
教育部
2014 年 12 月 1 日

教育部、国家卫生计生委、国家中医药管理局关于规范医学类专业办学的通知

教高〔2014〕7 号

各省、自治区、直辖市教育厅（教委）、卫生计生委、中医药管理局，新疆生产建设兵团教育局、卫生局，中央部门所属有关高等学校：

近年来，教育部、国家卫生计生委、国家中医药局先后印发了若干规范性文件（文件清单见附件1），对规范医学类专业（指毕业生可以按照规定参加医师资格考试的专业，见附件2）办学做出了明确规定。但是，少数学校在医学类专业办学过程中仍存在擅自更改专业修业年限和学位授予类别等问题。为进一步加强以培养医师为目标的医学类专业教育管理，现就规

范医学类专业办学有关要求通知如下：

一、进一步规范医学类专业办学

医学类专业属国家控制布点专业，地方各级教育行政部门和学校未经教育部批准或备案，不得以任何形式举办任何层次医学类专业教育。

（一）本科、高职（专科）教育

高等学校增设本科、高职（专科）医学类专业，须征求省级卫生计生行政部门意见（含省级中医药管理部门，下同）后报教育部，教育部征求国家卫生计生委（含国家中医药局，下同）意见后审批。

2010年起，未经教育部批准不得在本科、高职（专科）医学类专业名称前、后加注专业方向。

2015年起，高职（专科）升本科的，所学医学类专业应保持相同（专科中医骨伤专业除外，升本时对应本科中医学专业）。

（二）初中起点五年制高职（专科）教育

2014年停止初中起点五年制高职（专科）医学类专业招生。2014年及以后，各级教育行政部门不得再审批初中起点五年制高职（专科）医学类专业点。

（三）中职（中专）教育

2010年起，中等职业学校开设中职（中专）医学类专业，只允许开设《中等职业学校专业目录（2010年修订）》内专业，且须经由省级教育行政部门会同省级卫生计生行政部门审核并报教育部备案后方可招生。

各地教育行政部门不得审批设置专业目录外医学类专业。

（四）成人教育

成人高等教育举办的医学类专业学历教育，由教育部征求国家卫生计生委同意后审批，且只允许招收已取得执业医师资格的人员，其中自学考试不得举办医学类专业学历教育。未经教育部批准，各类高等学校远程教育不得举办医学类专业的学历教育。高等学校不得以联合办学形式在中等职业学校举办高职（专科）以上层次的医学类专业普通、成人高等教育。

经教育部审核备案的中等职业学校医学类专业点招收基层在职人员，应规范和严格教学管理，学制、教学内容与教学要求应与全日制在校生保持一致。

二、进一步加强对医学类专业办学的管理

各省（区、市）教育行政部门和中央部属有关高校要严格按照本通知规定，分别对本地区（本校）医学类专业2000年以来办学情况进行全面梳理，立即停止违规办学专业的招生，并于2015年3月31日前将违规办学的情况正式行文报教育部高教司（统计表见附件3）。

教育部将会同国家卫生计生委、国家中医药局对各地上报信息情况和办学情况进行抽查，对违反规定擅自设置或篡改专业的学校，由教育主管部门按照教育部发布的各层次专业设置管理规定予以处理。

自本通知印发之日起，各省（区、市）教育行政部门及中央部属有关高校要严格按通知规定执行，切实加强医学类专业办学的管理，杜绝违规办学情况的发生。

通讯地址：北京市西城区大木仓胡同35号高等教育司

邮政编码：100816

联系人：夏韶华

联系电话：010-66096767、66020758（传真）

电子邮箱：shaohua@moe.edu.cn

附件：1.规范性文件清单

2.各层次医学类专业名单

3.医学类专业办学情况统计表（略）

教育部

国家卫生计生委

国家中医药管理局

2014年12月22日

附件1　　　　规范性文件清单

1.《教育部、卫生部、国家中医药管理局关于医药卫生类高职高专教育的若干意见》（教高〔2002〕4号）

2.《教育部、卫生部关于举办高等医学教育的若干意见》（教高〔2002〕10号）

3.《卫生部、教育部、财政部、人事部、农业部关于加强农村卫生人才培养和队伍建设的意见》（卫人发〔2002〕321号）

4.《教育部、卫生部关于加强医学教育工作提高医学教育质量的若干意见》（教高〔2009〕4号）

5.《国家卫生计生委、教育部、国家中医药局关于印发〈医师资格考试报名资格规定（2014版）的通知〉》（国卫医发〔2014〕11号）

6.《卫生部办公厅、教育部办公厅关于印发中等医学教育结构调整指导意见的通知》（卫办科教发〔2001〕139号）

7.《国家中医药管理局办公室、教育部办公厅关于中医药教育若干意见的意见》（国中医药办发〔2003〕4号）

8.《教育部办公厅、卫生部办公厅关于批准部分学校试办初中起点五年制医学专业教育的通知》（教高厅〔2004〕15号）

9.《教育部办公厅、国家中医药管理局办公室关于中等中医类专业招生有关问题的通知》（教职成厅〔2007〕2号）

10.《教育部办公厅、卫生部办公厅、国家中医药管理局办公室关于撤销专科层次中西医结合专业设置的通知》（教高厅〔2008〕4号）

11.《卫生部办公厅关于卫生保健专业、初中起点五年制大专临床医学专业毕业生参加执业助理医师资格考试及执业注册问题的通知》（卫办医发〔2008〕67号）

12.《卫生部办公厅关于中等职业学校农村医学专业毕业生参加医师资格考试和执业注册有关问题的通知》（卫办医政发〔2010〕115号）

13.《国家中医药管理局办公室、教育部办公厅关于进一步做好中等中医类专业招生工作的通知》（国中医药办人教发〔2011〕8号）

附件2　　　　　　　　　**各层次医学类专业名单**

层次	医学类专业名单	备注
本科	临床医学、麻醉学、精神医学、放射医学、眼视光医学、妇幼保健医学、预防医学、卫生监督、口腔医学、中医学、针灸推拿学、藏医学、蒙医学、维医学、壮医学、哈医学、傣医学、中西医临床医学	
	医学影像学	仅限五年制
	医学检验、康复治疗学、眼视光学	仅限五年制
		2013年起停止招生
高职（专科）	临床医学、口腔医学、中医学、蒙医学、藏医学、维医学、傣医学、针灸推拿、中医骨伤	
	中西医结合	2009年起停止招生
初中起点五年制	临床医学、中医学、口腔医学	2014年起停止招生
	中西医临床医学	2009年起停止招生
中职（中专）	农村医学、中医学、蒙医医疗与蒙药、藏医医疗与藏药、维医医疗与维药、哈医医疗与哈药	
	卫生保健	2010年起停止招生
中职（中专）	社区医学、预防医学、妇幼卫生、医学影像诊断、口腔医学	2001年起停止招生
	中西医结合	2007年起停止招生
成人教育	参照各学历层次，同上	

（二）国家中医药管理局印发文件

国家中医药管理局关于印发《中医医院"治未病"科建设与管理指南（修订版）》的通知

国中医药医政发〔2014〕3号

各省、自治区、直辖市卫生计生委（卫生厅局）、中医药管理局，新疆生产建设兵团卫生局，中国中医科学院，北京中医药大学：

为加强中医医院"治未病"科建设与管理，我局于2012年12月印发了《中医医院"治未病"科建设与管理指南（试行）》（以下简称《指南试行版》）。《指南试行版》对推动中医医院"治未病"科建设起到了积极作用，但试行过程中也发现了一些突出问题，为此，我们组织中医医院"治未病"服务工作协作组认真研究，并在总结经验的基础上，形成了《中医医院"治未病"科建设与管理指南（修订版）》（以下简称《指南修订版》），现印发给你们，请参照执行。

《指南修订版》电子版可在国家中医药管理局政府网站下载

（www. satcm. gov. cn）。工作中有何意见和建议，请及时与我局医政司联系。

联系人：国家中医药管理局医政司中西医结合与民族医药处

王　瑾

联系电话：010-59957686

传　　真：010-59957694

电子邮箱：yzszhc@126. com

国家中医药管理局

2014 年 1 月 28 日

中医医院"治未病"科建设与管理指南（修订版）

一、总　则

第一条　为加强中医医院"治未病"科规范化建设和科学管理，提高"治未病"服务水平和能力，根据《国家中医药管理局关于积极发展中医预防保健服务的实施意见》《中医预防保健服务提供平台建设基本规范（试行）》和《中医医院"治未病"科建设与管理指南（试行）》等有关文件，在系统总结中医医院"治未病"科建设与管理经验的基础上，立足现阶段"治未病"科室建设现状，制定本指南。

第二条　本指南适用于二级以上中医医院"治未病"科的建设和管理，可作为各级中医药管理部门制定中医医院"治未病"科工作评价指标的依据。

第三条　"治未病"科是以"治未病"理念为核心，针对个体人健康状态，运用中医药养生保健技术和方法，结合现代健康管理手段和方法，系统维护和提升个体人整体功能状态，管理个体人健康状态风险，实现"不得病，少得病，晚得病，不复发"的健康目标，达到预防疾病、健康长寿目的的科室，在现阶段以"未病先防、瘥后防复"作为主要功能定位。

第四条　"治未病"科的服务特点以人的健康状态的辨识、评估和干预为主，而非着眼于疾病治疗；突出非药物方法的运用，注重整体调节，求得整体效果；重视连续、动态、全程的管理，并充分发挥服务对象的参与意识与能力，求得长远效果。

第五条　各级中医药管理部门应加强对中医医院"治未病"科的指导和管理。中医医院应加强对"治未病"科的规范化建设与管理，提供与其医院规模、科室功能相适应的场所、设备设施、技术力量和资金投入等，以保证"治未病"服务工作的有效开展，提高"治未病"服务质量。

二、科室名称

第六条　原则上以"治未病科"（"治未病中心"）作为科室名称。由于历史沿革产生的"中医预防保健科"命名可保留；因整合健康管理资源产生的"健康管理中心（治未病）"等命名可采用。不得以"国医堂""名医工作室""保健中心""体检部""预防保健科"等或同类含义文字的名称作为本科科室名称。

不同的科室名称涵盖的服务内容应有所不同：

"治未病"科——提供健康信息采集与数据管理、中医健康状态辨识评估、健康咨询、中医调养等"治未病"相关服务。

健康管理中心（"治未病"）——整合体检部门（提供中西医健康评估），除提供"治未病"服务外兼具健康管理职能，开展健康宣教，实现随访管理等。

中医预防保健科——体现中医"治未病"服务内涵的同时，兼顾计划免疫、职工保健、妇女儿童保健等综合医院或基层医疗机构预防保健科相关职能。

三、服务对象

第七条　"治未病"科的服务对象主要有以下五类：

一是中医体质偏颇人群：根据 2009 年中华中医药学会颁布的《中医体质分类判定标准》，健康体检人群中体质辨识结果符合气虚质、阳虚质、阴虚质、痰湿质、湿热质、气郁质、血瘀质或特禀质等偏颇体质者。

二是亚健康人群：处于亚健康状态者，表现为一定时间内的活力降低、功能和适应能力减退的症状，但不符合现代医学有关疾病的临床或亚临床诊断标准。亚健康状态涉及的范围主要有以下两方面：一是机体或精神、心理上的不适感或表现，如疲劳、虚弱、情绪改变，或易感冒、胃肠功能失调、睡眠质量下降等；二是与年龄不相符的组织结构或生理功能的表现，如记忆力减退、性生活质量下降等。

三是病前状态人群：病前状态是指具备与具体疾病相关的风险因素，或出现理化指标异常，但未达到相关疾病的诊断标准，容易向疾病状态转归的一种疾病前持续状态。常见病前状态有高尿酸血症、糖调节异常、血脂异常、临界高血压、肥胖、颈肩腰腿痛、代谢综合征、更年期、经前综合征等。

四是慢性疾病需实施健康管理的人群：指已达到相关疾病的诊断标准，处于疾病稳定期，愿意接受中医健康管理，通过生活方式改变与自我保健，可以提高生活质量、促进疾病向愈的人群。

五是其他关注健康的特殊人群：如育龄妇女（孕前调理）、男性（育前保健）、老年人（延年益寿）等。

四、科室构架与管理模式

第八条　"治未病"科应为中医医院兼具管理与临床职能的一级科室，由院领导直接管理，设立专职的科室负责人，可涵盖或设置体检（提供中西医健康评估）、健康咨询指导、中医调养、随访管理及健康宣教等部门。

不得把针灸科、推拿科、康复科、理疗科等临床科室及国医堂、名中医工作室等纳入"治未病"科范畴。

第九条　"治未病"科可具有以下管理职能：

一是统筹并整合资源，构建"治未病"服务链。充分利用医院现有资源，实现健康评估、干预、追踪管理等一条龙服务。相关科室独立存在，但可纳入"治未病"服务链，或为"治未病"服务提供技术支撑。

二是协调各相关专科介入疾病病前管理。协助各专科选择合适的优势病种，推进疾病管理，并前移到病前状态管理。

三是基层辐射。通过为社区卫生服务中心等基层医疗机构培养"治未病"人才、支持开展"治未病"相关业务，延伸拓展中医"治未病"服务，提高基层"治未病"服务水平。

五、科室区域划分

第十条　应设置健康状态信息采集与辨识评估区域、健康咨询与指导区域、健康干预区域、健康宣教区等辅助区域，各区域布局合理，工作流程便捷，保护服务对象隐私。区域设置只需体现相关功能即可，不要求对各区域对应挂牌命名。

健康状态信息采集与辨识评估区域（如体检区或体质辨识区域）主要用于采集和录入服务对象的健康状态信息，分析健康状态信息并进行状态辨识及其风险评估。健康检查/体检区域应当满足设备与功能需要，也可整合本单位的其他相关资源。健康信息采集与健康状态评估应涵盖中、西医学指标，从躯体到心理，体现局部与整体结合、主观与客观结合、宏观与微观结合、功能与结构结合的特征，从而实现多维、综合、连续性、个性化的评估。

健康咨询与指导区域（如健康调养咨询门诊）主要用于根据服务对象的健康状态辨识及其风险评估结果，制订健康干预方案，指导服务对象进行健康干预，接受服务对象的健康咨询，为服务对象量身打造一整套个性化的调养方案，包括膳食食疗、起居调养、情志调节、养生功法、保健技术等。健康咨询与指导区域应当相对独立，若因条

件限制，也可与健康状态辨识及其风险评估区域合用，但区域面积应当满足开展业务工作的需要。

健康干预区域（如特色疗法干预区）主要用于根据健康干预方案为服务对象提供各种中医特色的健康干预服务，如针刺、灸法、拔罐、推拿、药浴、刮痧、膏方、贴敷、放血等。健康干预区域应当相对独立，区域面积应当满足开展业务工作的需要。各种干预方法的服务区域应当相互隔开，能有效保护服务对象的隐私。

健康宣教等辅助区域主要用于服务对象的等候休息，开展健康宣教等，包括影像播放、宣传手册及宣传栏等设施，使服务对象更深入地了解"治未病"相关知识，开展服务管理等。区域面积应当满足开展业务工作的需要。

第十一条　有条件的单位可增加健康管理区，完善健康追踪与管理功能。基层单位如社区卫生服务机构等，在满足上述服务功能要求及开展业务工作需要的前提下，相关服务区域可以整合，但至少应分为健康状态信息采集与管理、健康咨询指导与干预两个区域。

六、服务项目与技术

第十二条　"治未病"服务项目主要包含以下几类：

一是健康状态辨识及评估项目：中医体质辨识，中医经络、脏腑功能、血气状态评估等。

二是健康调养咨询服务：开具健康处方、养生功法示范指导、中药调养咨询指导等。

三是中医特色干预技术：包括针刺、灸法、拔罐、推拿、穴位贴敷、埋线、药浴、熏洗（蒸）、刮痧、砭石、音疗及热疗、电疗等其他理疗技术。

四是产品类：如膏方、养生调养茶饮等。

此外，健康档案建立、慢性病健康管理、健康信息管理，以及管理效果评价等也可纳入"治未病"服务项目。

"治未病"科开展的服务项目应

当不少于5项。

第十三条　"治未病"科应按照相关要求，规范应用相关中医技术，建立有关工作制度、服务规范和技术操作规范。

第十四条　"治未病"科应结合本科室实际，制定本科室主攻方向或常见健康状态的高危人群中医预防保健服务技术指南，定期对指南的实施情况和效果进行分析评价，不断优化指南，提高中医"治未病"服务水平。

第十五条　"治未病"科应根据专科发展方向和建设规划，注重引进吸收新的健康信息采集、评估、干预技术，并以干预效果为核心，在技术方法、干预手段、设备研发等方面积极探索，大胆创新。

七、设备配置

第十六条　根据《中医预防保健服务提供平台建设基本规范》《中医诊疗设备评估选型推荐品目》配置有关设备：

一是健康状态信息管理设备。如办公桌、办公椅、计算机、打印机、电话、专用文件柜等。

二是健康状态辨识及其风险评估设备。如中医体质辨识系统、舌像仪、脉象仪、经络检测设备，体重仪、身高仪、血压计、心血管检测仪、肺功能仪、骨密度检测仪、心电图、血糖监测仪等常规体检、理化、影像设备。

三是健康咨询与指导设备。如健康教育宣传栏、影像等演示设备、多媒体教学设备及信息网络系统设备等。

四是健康干预设备及器具。如针具、灸具、罐具、刮痧板、砭石，及中医电疗、磁疗、热疗设备等。

第十七条　设备配置应与医疗卫生机构中医"治未病"服务功能、医技人员医技水平、开展的服务项目及工作量相适应。常规的理化、影像等辅助检查设备可与本单位资源共享。

八、人员队伍

第十八条　"治未病"科人员包括中医执业医师、医技人员、中药

师、护理人员、管理人员等。专职医护人员二级中医医院应当不少于5人，三级中医医院应当不少于6人，中医类医护人员比例不低于70%。医技人员和中药师可整合本单位的其他相关资源。

第十九条 "治未病"科高级、中级、初级专业技术职务任职资格的人员比例应当合理，年龄及学历构成基本均衡，具有支撑科室可持续发展的人才梯队。二级中医医院"治未病"科应当有一名具备副高级以上专业技术职务任职资格的中医执业医师；三级中医医院副高级以上专业技术职务任职资格的中医执业医师占科室医师比例不低于20%。二级中医医院"治未病"科应当有中医专业本科及以上学历人员；三级中医医院"治未病"科中医专业硕士以上学历人员占科室医师比例不低于20%。

第二十条 "治未病"科医师应接受"治未病"服务的专业培训，掌握中医"治未病"的基本理论、基础知识和基本技能，熟练掌握"治未病"科常用健康评估技术、干预技术操作、常用的预防调养方案或常见健康状态的高危人群中医预防保健服务技术指南等，积累一定的健康评估及干预经验，如健康状态调养经验（包括药养食养和非药物疗法等）以及健康宣教经验等。

"治未病"科副高级以上专业技术职务任职资格中医医师还应具备较高的健康评估、健康咨询与指导、健康干预的能力并能指导下级医师开展"治未病"服务工作。

第二十一条 中医医院"治未病"科负责人应由从事中医专业工作的中医类别执业医师并具有一定行政管理能力者担任。二级中医医院"治未病"科主任应具备从事中医专业学习和工作10年以上经历，同时具有中级以上专业技术职务任职资格；三级中医医院"治未病"科主任应具备从事中医专业10年以上工作经历，同时具有副高级以上专业技术职务任职资格。

第二十二条 执业医师人数在10人以上的三级中医医院"治未病"科和有条件的二级中医医院"治未病"科，可建立学术带头人制度。

学术带头人应从事中医工作20年以上，具备正高级专业技术职务任职资格，在"治未病"专业领域有一定学术地位。学术带头人负责组织研究确定本科室学术发展方向，指导本科室的科研创新工作，指导重点项目的制定与实施。

第二十三条 中医医院"治未病"科护理人员应接受"治未病"服务的专门培训，熟悉健康管理和中医预防保健基本知识，掌握"治未病"科常用中医护理技术，能为患者提供具有中医药特色的护理服务。

第二十四条 在"治未病"科室初期建设阶段，医院应给与扶持，保证人员收入；在"治未病"科发展阶段，医院应建立激励机制，促进其进一步发展，人员收入不低于医院平均水平。同时尽可能从医院层面为"治未病"科室从业人员提供可预期的职业发展前景，以保证

人员的积极性与稳定性。

九、文化宣传

第二十五条 中医医院应根据本单位和"治未病"科的实际情况，在环境形象建设上注重体现中医药文化特点，在"治未病"科、医院广场及有关区域加强中医"治未病"理念和中医药养生保健知识的宣传，介绍中医药养生保健的方法及专家特长，彰显中医药养生保健服务的特色和优势。

第二十六条 中医医院网站应设立内容规范的中医药养生保健专栏（专题），以健康讲座、疾病预防保健沙龙等形式加强门诊及住院患者养生保健健康宣教。组建专家团队和中医健康讲师团进社区、进单位、进校园，开展中医药健康巡回宣讲。编制实用性的中医科普养生资料，传播"治未病"理念和养生保健方法，营造良好的中医药"治未病"健康文化氛围。

十、附 则

第二十七条 中西医结合医院"治未病"科、综合医院及妇幼保健机构以预防保健为特色的中医科室按照本指南进行建设和管理。

第二十八条 中医专科医院、民族医医院"治未病"科参照本指南进行建设和管理。

第二十九条 本指南自发布之日起施行，2012年12月发布的《中医医院"治未病"科建设与管理指南（试行）》停止使用。

关于印发《国家中医药管理局规范性文件管理办法》的通知

国中医药法监发〔2014〕5号

局机关各部门、局各直属单位：

为了加强对规范性文件的管理，根据有关法律、法规的规定，结合规范性文件制定管理工作实践，我局将2003年8月15日发布的《国家中医药管理局规范性文件制定程序规定》修订为《国家中医药管理局规范性文件管理办法》，已经2014年2月20日局长会议审议通过。现印发给你们，

请遵照执行。

国家中医药管理局
2014年2月25日

国家中医药管理局规范性文件管理办法

第一章 总 则

第一条 为了加强对国家中医药管理局规范性文件管理，保证规范性文件质量，根据有关法律、行政法规，制定本办法。

第二条 本办法所称规范性文件，是指国家中医药管理局在国务院规定的职责范围内，为执行法律、行政法规、规章和国务院文件所制定的，直接涉及公民、法人和其他组织的权利、义务，具有普遍约束力并可以反复适用的文件。

第三条 有下列情形之一的，可以制定规范性文件：

（一）相关法律、法规、规章和国家政策授权制定相关规范性文件的；

（二）相关法律、法规、规章和国家政策对某一方面的行政工作尚未作出明确规定的；

（三）相关法律、法规、规章和国家政策对某一方面的行政工作虽有规定，但规定不具体、不便操作的；

法律、法规和规章已经明确规定的内容，规范性文件原则上不作重复规定。

第四条 以下文件不属于本办法规定的规范性文件范围：

（一）规定国家中医药管理局机关及所属单位的人事、财务、保密、保卫、外事等内部事务的文件；

（二）国家中医药管理局与所属单位、其他国家机关之间的行文；

（三）行业发展规划、计划；

（四）标准、规范等技术性文件；

（五）对具体情况的通报和对具体事项的处理决定；

（六）指导性质的文件及布置具体工作的文件；

（七）单纯转发的文件；

（八）根据《政府信息公开条例》等规定，属于不予公开或者依申请公开的文件。

第五条 规范性文件的立项、起草、审查、发布、备案、清理、归档，适用本办法。

第六条 规范性文件应当符合法律、行政法规、国务院决定与命令、卫生行政部门规章的规定。

规范性文件的内容应当遵循权利与义务相对应、职权与职责相统一的原则。

第七条 制定规范性文件，应当遵循合法、科学、公开的原则。规范性文件不得设定下列内容：

（一）行政许可事项；

（二）行政处罚事项；

（三）行政强制措施；

（四）行政事业性收费项目；

（五）超越国家中医药管理局职责范围的事项；

（六）其他应当由法律、法规、规章或者上级行政机关规定的事项。

规范性文件对实施法律、法规、规章作出的具体规定，不得增设公民、法人和其他组织的义务，不得限制公民、法人和其他组织的权利。

第八条 国家中医药管理局法制工作部门（以下简称局法制工作部门）负责规范性文件的立项、审查、备案和组织清理。国家中医药管理局机关各部门负责职责范围内规范性文件的起草、发布、解释、实施和清理。

第二章 立 项

第九条 根据国家中医药管理局总体工作部署，各部门依据本部门的职责范围，按照工作实际需要，应当于每年10月31日前向局法制工作部门提出下一年度制定规范性文件的立项申请。

立项申请包括以下内容：

（一）规范性文件名称、制定的依据和必要性；

（二）拟解决的主要问题；

（三）拟确立的主要制度和措施；

（四）起草负责人、组织实施方案、完成时间；

（五）其他需要说明的事项。

第十条 局法制工作部门对各部门提出的立项申请组织论证研究，在此基础上拟订局年度规范性文件制订计划，报局长会议批准立项。

第三章 起 草

第十一条 列入年度计划的规范性文件由承担该项目的部门负责起草；内容涉及两个或两个以上部门管理职能的，可由相关部门协商确定牵头起草部门。

起草规范性文件时，可邀请专家和相关人员参加，也可委托有关组织和专家起草。

第十二条 起草规范性文件，应当开展调查研究，根据实际需要征求有关部门、单位、行政相对人和有关专家的意见。

起草对公民、法人或者其他组织的权利义务产生直接影响的重要的规范性文件以及涉及重大中医药政策的规范性文件，起草部门应当向社会公开征求意见。

征求意见可以采取书面征求意见、网上征求意见或者召开座谈会、论证会等多种形式进行。

第十三条 起草规范性文件，应当注意与相关规范性文件的衔接和协调。新起草的规范性文件取代了原有规范性文件的，应当在新起草的规范性文件中予以明确说明。

法律、行政法规、部门规章以及国家中医药管理局发布的其他规范性文件已经明确规定的内容，拟起草的规范性文件一般不作重复规定；能够统一规定的内容，应当在同一规范性文件中进行规定。

第十四条 规范性文件的名称应当根据具体内容确定，一般使用"规定""办法"等名称。规范性文件内容一般以条文形式表达，条下依次分为款、项、目。条文较多时，可分章节。

规范性文件应当结构严谨，条理清楚，文字准确、简洁、规范，无歧义；条文内容应当明确、具体，具有可操作性。

第十五条 起草规范性文件，应当根据内容需要明确制定目的和依据、适用范围、管理主体、管理相对人、权利义务、管理制度和方式、管理程序、施行日期、有效期限等内容。

起草规范性文件应当明确列举因该文件施行而失效或者废止的文件名称、文号，只有部分条款失效或者废止的，还应列明相关条款。

第四章 审 查

第十六条 起草工作完成后，起草部门应当将规范性文件送审稿、起草说明和其他有关材料，报送局法制工作部门审查。

送审稿的起草说明应当包括规范性文件制定的必要性、制定依据、确立的主要制度和措施、起草过程、主要不同意见、协调情况等内容。有关材料主要包括汇总的意见、调研报告、国内外有关法规材料等。

第十七条 报送审查的送审稿，必须由起草部门主要负责人签署；几个部门共同起草的送审稿，必须由主办部门主要负责人签署，会办部门主要负责人会签。

第十八条 局法制工作部门应当从下列方面对规范性文件送审稿进行合法性与合规性审查：

（一）是否符合法律、行政法规、国务院决定和命令以及部门规章的规定；

（二）是否符合国家中医药管理局的职责范围；

（三）是否与其他现行有效规范性文件相协调；

（四）是否就重大问题征求相关方面的意见并协调一致；

（五）是否符合起草规范性文件基本结构及有关技术要求；

（六）报送材料是否符合要求；

（七）其他需要审查的内容。

第十九条 局法制工作部门按照审查内容要求，对送审稿进行审查。发现送审稿不符合本办法第十八条规定的，应当退回起草部门。

被退回的规范性文件送审稿，经起草部门修改补充、符合送审条件的，可以重新送审。

第二十条 送审稿内容涉及重大事项或重大问题的，局法制工作部门应当组织有关部门或者专家召开座谈会、论证会，听取意见。

第二十一条 有关部门对送审稿内容有不同意见的，局法制工作部门应当进行协调，力求达成一致意见；未能达成一致意见的，应当在提请局长会议审议时作出说明。

第二十二条 局法制工作部门在听取各方面意见基础上，提出对规范性文件送审稿的审查意见，起草部门应当根据审查意见进行修改。

第五章 审议与发布

第二十三条 规范性文件送审稿由局长会议审议。

规范性文件送审稿和起草说明由起草部门主要负责人签署，经起草部门主管局领导审阅后，提请局长会议审议。

局长会议审议规范性文件送审稿时，由起草部门汇报有关起草情况，局法制工作部门对审查情况进行简要说明。

未经审查的规范性文件不得报送局长会议审议。

第二十四条 局长会议原则通过规范性文件送审稿后，起草部门应当根据局长会议审议意见进行修改。修改后的送审稿经局法制工作部门审核后，报局长签发。

第二十五条 规范性文件以国家中医药管理局通告形式正式发布。

起草部门应当在规范性文件发布之日起 20 个工作日内，在国家中医药管理局网站、中国中医药报上全文公布。

局机关各部门及所属单位不得自行发布规范性文件。

第六章 解释与备案

第二十六条 规范性文件有下列情形之一的，应当进行解释：

（一）规范性文件的规定需要进一步明确具体含义的；

（二）规范性文件制定后出现新情况，需要明确适用依据的。

第二十七条 规范性文件的解释由原起草部门提出意见，局法制工作部门审核，经局长会议审定后，报局长签发。

第二十八条 规定性文件发布后 3 个工作日内，起草部门应当将规范性文件纸质文本 5 份报局法制工作部门备案。

规范性文件的档案管理，按照有关规定执行。

第七章 实施与清理

第二十九条 规范性文件发布后，由起草部门负责组织实施。

起草部门应当跟踪了解规范性文件的实施情况。对于规范性文件在实施过程中出现的问题，起草部门应当及时进行汇总整理和分析，提出处理意见。

第三十条 规范性文件应当及时进行清理，清理分为定期清理和不定期清理。

定期清理由局法制工作部门负责组织，每三年开展一次。清理结果的公布事宜由局法制工作部门办理。

不定期清理由起草部门根据实际情况自行开展。清理结果的公布事宜由起草部门办理。不定期清理的清理结果应当送局法制工作部门备案。

第三十一条 开展定期清理时，有关业务部门应当根据清理工作要求，提出初步清理意见。

局法制工作部门对初步清理意见进行审核汇总，提出清理意见，报局长会议审议后，公布清理结果。

第三十二条 对在清理工作中发现问题的规范性文件，应当按照下列方式处理：

（一）违反上位法规定或者已被新的规定代替的，有效期已过或者调整对象已经消失的，宣布废止；

（二）与新颁布的法律、行政法规、部门规章的规定不一致，或者与法律、行政法规、部门规章的内容相抵触，以及出现其他需要修订情形的，予以修订。

第八章 附 则

第三十三条 国家中医药管理局起草法律、行政法规、部门规章草案，参照本办法执行。

与国务院其他部门联合制定规范性文件，参照本办法执行。

第三十四条　规范性文件的修订，参照本办法执行。

第三十五条　本办法自发布之日起施行。2003年8月15日发布的《国家中医药管理局规范性文件制定程序规定》同时废止。

关于印发《国家中医药管理局深化改革总体思路及2014年工作方案》的通知

国中医药办发〔2014〕12号

各省、自治区、直辖市卫生计生委（卫生厅局）、中医药管理局，新疆生产建设兵团卫生局，局各直属单位，局机关各部门：

《国家中医药管理局深化改革总体思路及2014年工作方案》已于2014年4月16日经国家中医药管理局深化改革领导小组2014年第1次会议审议通过。现印发给你们，请遵照执行。

国家中医药管理局
2014年4月30日

国家中医药管理局深化改革总体思路及2014年工作方案

一、总体目标

通过改革，完善中医药发展政策和机制，进一步激发中医药发展的活力和潜力，全面提升中医药服务能力和水平，更好地满足人民群众对中医药服务的需求，提高中医药对我国经济社会发展的贡献率。

二、基本原则

（一）坚持遵循规律

要准确把握发展趋势，顺应多元化多层次社会需求，遵循中医药内在规律，明确中医药发展要求，彰显中医药特色优势。

（二）坚持统筹协调

要把握大局，加强顶层设计、整体谋划，强化改革的整体性、协调性、耦合性，注重蹄疾步稳，实现重点突破和整体推进相统一。

（三）坚持突出重点

要注重问题导向、择要而行，聚焦影响和制约中医药发展的关键问题，在完善中医药发展政策和机制上下工夫。

（四）坚持力求实效

要强化目标导向，用钉钉子的精神咬住青山不放松，用踏石有印、抓铁有痕的作风狠抓落实。

三、主要任务

按照中央明确的全面深化改革重要举措及其任务分工，结合中医药实际，确定以下主要任务、优先顺序和重点工作。

（一）积极参与医改，创新服务模式

一是鼓励社会办中医，二是加快公立中医医院改革，三是推动医保支付方式和基本药物制度改革，四是创新中医药服务和管理。

（二）完善科技创新机制，推进协同创新

一是建立协同创新机制，二是建立健全中医药知识产权及传统知识保护和运用制度，三是完善科研项目管理、促进科研成果转化，四是完善中药资源保护和合理利用机制。

（三）深化教育教学改革，提高中医药人才队伍素质

一是推进中医药教育教学改革，二是完善中医药人才评价机制。

（四）推进文化体制、机制创新，构建中医药核心价值观

一是推进中医药传统文化传承体系建设，二是创新中医药文化科普传播模式，三是完善中医药新闻宣传机制。

（五）完善政策机制，推动中医药对外交流合作

一是深化中医药海外发展战略研究，二是建立中医药参与我国国际经贸谈判、公共外交的新机制，三是完善中医药服务贸易发展政策。

（六）加快转变政府职能，完善工作机制

一是改善和加强宏观管理，二是加快转变政府职能，三是完善工作机制。

四、2014年具体方案

（一）完成的重点工作

1. 在积极参与医改、创新服务模式方面（共9项）

——配合相关部门出台鼓励社会办医相关文件，体现社会办中医的特殊要求。（医政司）

——联合国家卫生计生委等部门出台医师多点执业的政策文件。（医政司）

——联合相关部门编制《全国卫生服务体系规划纲要（2015～2020年）》。（规财司）

——联合相关部门制订《关于推进县级公立医院综合改革的意见》，研究提出县级公立中医医院综合改革评价指标体系。出台城市公立中医医院改革试点实施方案。（医政司）

——研究提出破除以药补医、理顺医药价格的补偿原则，指导各

地制订具体的补偿办法。（规财司）

——联合相关部门制订医疗卫生机构绩效评价的指导性文件，建立符合中医医院特点的绩效评价机制。（人教司）

——研究提出公立中医医院人事薪酬制度政策建议，建立适应中医药行业特点的人事薪酬制度。（人教司）

——联合国家卫生计生委出台中医类别医师在养生保健机构提供保健咨询和调理服务的管理办法。（医政司）

——推动中医医疗广告审批情况网上查询。建立完善中医药健康服务监督工作与会商应对机制。（法监司）

2. 在完善科技创新机制、推进协同创新方面（共6项）

——推进跨领域、跨产业、跨学科的产、学、研协同创新政策，出台加强中医药科技创新体系建设的指导意见。（科技司）

——落实关于加强中医药知识产权工作的指导意见，探索完善科技成果权利归属和利益分享机制。（科技司）

——深化中医药传统知识调查，研究制定中医药传统知识保护目录，出台中医药传统知识保护研究纲要。（科技司）

——制定落实加强改进中央财政科研项目和资金管理的若干意见具体措施，完善科研项目申报、评审、立项、验收制度。（科技司）

——推进重点依托中药资源动态监测体系，促进中药材技术创新和服务体系建设。（科技司）

——加强中药材产业发展的宏观调控，会同相关部门编制《中药材产业中长期（2015～2020）发展规划》。（规财司）

3. 在深化教育教学改革、提高中医药人才队伍素质方面（共4项）

——协调有关部门研究制定加强中医药教育改革与发展的指导意见。（人教司）

——建立中医药人才褒奖机制，完善国医大师等候选人提名和遴选渠道办法。（人教司）

——研究提出中医药行业特有工种职业技能鉴定工作管理办法。（人教司）

——研究提出中医执业医师准入评价改革方案。（医政司）

4. 在推进文化体制机制创新、构建中医药核心价值观方面（共4项）

——研究制定中医药非物质文化遗产保护和运用的办法。（办公室）

——总结中医中药中国行、养生保健类电视广播节目等中医药文化科普宣传模式，研究提出中医药文化科普传播方案。（办公室）

——推动中医药科普知识更多纳入中小学课程体系。（人教司）

——推动中医药新闻发布制度落实。做好涉及中医药事件舆论的应对和处置工作。（办公室）

5. 在完善政策机制、推动中医药对外交流合作方面（共4项）

——研究制定中医药海外发展战略。（国合司）

——研究提出中医药参与孔子学院和海外文化中心建设的总体设计和实施方案。（国合司）

——研究提出推动中医药纳入丝绸之路经济带、海上丝绸之路建设的措施。（国合司）

——协调相关部门出台符合中医药服务贸易发展规律的优惠政策。（国合司）

6. 在加快转变政府职能、完善工作机制方面（共7项）

——完成中医药发展战略研究报告。（法监司）

——牵头组织编制中医药健康服务发展规划。（规财司）

——制定中医药政策体系建设总体规划（2015～2020年）。（法监司）

——推动完成国务院中医药工作部际协调机制的调整。（办公室）

——推动出台《在卫生计生工作中进一步加强中医药工作的意见》《国家卫生计生委与国家中医药局工作关系细则》。（办公室）

——完善规范性文件、重大决策合法性审查机制，健全规范性文件审查制度，完成规范性文件的清理。（法监司）

——成立中医药改革发展专家咨询委员会，制定管理办法，建立立法、政策等专家咨询机制。（办公室）

（二）启动的重点工作

1. 在积极参与医改、创新服务模式方面（共5项）

——开展中医优势病种付费方式改革试点。（医政司）

——推进县乡中医药服务一体化管理和中医医疗联合体试点。（医政司）

——研究制定大型中医医院巡查制度并启动试点工作。（医政司）

——开展中医药与养老结合试点。（医政司）

——推进全民健康保障信息化工程中医药信息化建设。（办公室）

2. 在完善科技创新机制、推进协同创新方面

3. 在深化教育教学改革、提高中医药人才队伍素质方面（共1项）

——启动中医药院校教育综合改革试点，研究提出加强中华优秀传统文化教育的基本要求。（人教司）

4. 在推进文化体制机制创新、构建中医药核心价值观方面（共1项）

——探索建立中医药科普知识群众需求征集和反馈机制。（办公室）

5. 在完善政策机制、推动中医药对外交流合作方面（共1项）

——探索建立中医药参与我国国际经贸谈判、公共外交的新机制。（国合司）

6. 在加快转变政府职能、完善工作机制方面（共2项）

——开展学会、协会有序承接政府转移职能的试点工作。（人教司）

——开展中医师准入及执业政策研究，为《执业医师法》及配套文件修订做好准备工作。（医政司）

（三）研究的重点工作

1. 在积极参与医改、创新服务模式方面（共4项）

——开展中药基本药物生产供

应、配备使用及价格形成机制研究。（医政司）

——开展中医医院服务模式研究，总结可复制、可推广的中医医院服务模式并研究制订试点方案。（医政司）

——加强对中西医结合医院办院模式研究。（医政司）

——开展中医药服务价格形成机制研究。（规财司）

2. 在完善科技创新机制、推进协同创新方面（共1项）

开展促进中医药科研成果转化的机制研究。（科技司）

3. 在深化教育教学改革、提高中医药人才队伍素质方面（共2项）

——开展中医药人才培养机制改革研究。（人教司）

——协调相关部门启动中医药专业技术职务评审制度改革研究。（人教司）

4. 在推进文化体制机制创新、构建中医药核心价值观方面（共2项）

——深化中医药核心价值观的内涵和外延。（办公室）

——中医药行业职业道德规范研究。（直属机关党委）

5. 在完善政策机制、推动中医药对外交流合作方面（共1项）

——研究提出促进民间更多参与中医药国际交流合作的相关政策。（国合司）

6. 在加快转变政府职能、完善工作机制方面（共1项）

——完善省局联动机制，研究省局共建等相关工作的管理办法。（办公室）

五、工作要求

2014年是全面贯彻落实党的十八大和十八届三中全会精神的重要一年，是完善中医药事业发展政策和机制的关键一年。做好今年深化改革工作的总体要求是：全面贯彻落实党的十八大和十八届二中、三中全会精神，坚持以邓小平理论、"三个代表"重要思想、科学发展观为指导，认真学习习近平总书记系列讲话精神，紧紧围绕中央关于全面深化改革工作的总体部署，紧密结合中医药工作实际，统筹兼顾，科学实施，有重点、有步骤、有秩序地抓好施工落实。

国家中医药管理局深化改革领导小组负责对2014年中医药改革工作要点落实的总协调，并进行督促检查。各部门要按照工作要点明确的分工任务，精心部署，周密安排，狠抓落实。主要领导要亲自抓，组织力量抓紧制订完善落实任务的实施方案，明确提出可检验的成果形式、时间表和路线图。牵头部门要加强统筹协调，参加部门要积极支持配合，形成工作合力。改革办要及时对工作要点落实情况进行跟踪督促，年中检查，年底对账，汇总报告深化改革领导小组。

各部门要把全面深化改革同日常工作结合起来，坚持稳中求进，把改革创新贯穿于中医药工作各个方面各个环节，坚持问题导向，勇于突破创新，以改革促发展。

国家中医药管理局关于公布首批中医住院医师、全科医生规范化培训（培养）基地的通知

国中医药人教发〔2014〕16号

各省、自治区、直辖市卫生计生委（卫生厅局）、中医药管理局：

为贯彻落实《国务院关于建立全科医生制度的指导意见》（国发〔2011〕23号）、《关于建立住院医师规范化培训制度的指导意见》（国卫科教发〔2013〕56号）精神，加强中医住院医师规范化培训和中医类别全科医生规范化培养工作，在各省级中医药管理部门推荐基础上，我局遴选确定了首批208个中医住院医师规范化培训基地、217个中医类别全科医生规范化培养基地（临床培养基地）、309个中医类别全科医生规范化培养基地（基层培养基地），现予公布。

中医住院医师规范化培训基地和中医类别全科医生规范化培养基地（以下统称"培训基地"）是承担中医住院医师规范化培训和中医类别全科医生规范化培养工作的规范化培训机构。为加强培训基地管理，确保培训质量，提出如下要求：

一、培训基地实行全行业属地化管理。各省级中医药管理部门应按照《中医住院医师规范化培训基地认定和管理办法》要求，加强对培训基地的管理考核评估。

二、省级中医药管理部门应根据本地区各培训基地容量核定年度规范化培训招录计划，培训基地组织符合条件人员参加统一考试，择优录取并签订相关培训协议。招收及录取结果应向社会及时公布，并报国家中医药管理局备案。

三、培训基地应当严格按照国家中医药管理局中医住院医师规范化培训各项规定，加强自身建设，完善相关条件，确保培训质量。特别是要注重培训过程管理，加强培训过程的质量评价。

附件：1. 中医住院医师规范化培训基地名单

2. 中医类别全科医生规范化培养基地（临床培养基地）名单

3. 中医类别全科医生规范化培养基地（基层培养基地）名单

国家中医药管理局

2014年5月27日

附件1　　　　　中医住院医师规范化培训基地名单

北京市（8个）
北京中医药大学东方医院
北京中医药大学东直门医院
中国中医科学院西苑医院
中国中医科学院广安门医院
中日友好医院
首都医科大学附属北京中医医院
北京中医药大学第三附属医院
中国中医科学院望京医院

天津市（4个）
天津中医药大学第一附属医院
天津中医药大学第二附属医院
天津市中医药研究院附属医院
天津市武清区中医医院

河北省（4个）
河北省中医院
河北省沧州中西医结合医院
石家庄市中医院
保定市第一中医院

山西省（4个）
山西中医学院中西医结合医院
山西省中医院
山西中医学院附属医院
山西中医学院第三中医院

内蒙古自治区（5个）
内蒙古民族大学附属医院
锡林郭勒盟蒙医医院
内蒙古自治区国际蒙医医院
内蒙古自治区中医医院
包头市蒙医中医医院

辽宁省（3个）
辽宁中医药大学附属医院
辽宁中医药大学附属第二医院
大连市中医医院

吉林省（3个）
长春中医药大学附属医院
吉林省吉林中西医结合医院
吉林省中研医院

黑龙江省（8个）
黑龙江中医药大学附属第一医院
黑龙江中医药大学附属第二医院
牡丹江市中医医院
黑龙江省中医院
大庆市中医医院
齐齐哈尔市中医医院
佳木斯市中医医院

哈尔滨市中医医院

上海市（6个）
上海中医药大学附属岳阳中西
医结合医院
上海中医药大学附属龙华医院
上海中医药大学附属曙光医院
上海市第七人民医院
上海市中医医院
上海市普陀区中心医院

江苏省（18个）
江苏省中医院
苏州市中医医院
常州市中医医院
无锡市中医医院
江苏省中西医结合医院
南京市中医院
扬州市中医院
无锡市中西医结合医院
泰州市中医院
南通市中医院
连云港市中医院
淮安市中医院
镇江市中医院
南京市中西医结合医院
盐城市中医院
徐州市中医院
江苏省第二中医院
宿迁市中医院

浙江省（14个）
浙江省中医院
丽水市中医院
浙江中医药大学附属第三医院
温岭市中医院
温州市中医院
杭州市中医院
嘉兴市中医医院
浙江省立同德医院
杭州市红十字会医院
金华市中医医院
湖州市中医院
杭州市萧山区中医院
诸暨市中医医院
浙江省新华医院

安徽省（5个）
安徽省中医院
六安市中医院

铜陵市中医医院
太和县中医院
芜湖市中医医院

福建省（7个）
厦门市中医院
漳州市中医院
福建中医药大学附属人民医院
福建省福州中西医结合医院
福州市中医院
宁德市中医院
福建中医药大学附属第二人民
医院

江西省（5个）
江西中医药大学附属医院
九江市中医医院
南昌市中西医结合医院
景德镇市中医医院
南昌市洪都中医院

山东省（14个）
潍坊市中医医院
泰安市中医医院
青岛市黄岛区中医医院
山东中医药大学附属医院
聊城市中医医院
山东中医药大学第二附属医院
莱芜市中医医院
青岛市中医医院
临沂市中医医院
莱州市中医医院
日照市中医医院
菏泽市中医医院
威海市中医院
荣成市中医院

河南省（9个）
河南中医学院第一附属医院
河南省中医院
洛阳市第一中医院
安阳市中医院
洛阳市第二中医院
郑州市中医院
濮阳市中医医院
开封市中医院
漯河市中医院

湖北省（14个）
湖北省中医院
荆州市中医医院

武汉市中医医院
十堰市中医医院
黄冈市中医医院
襄阳市中医医院
荆州市公安县中医医院
武汉市中西医结合医院
仙桃市中医医院
孝感市中医医院
鄂州市中医医院
武汉市黄陂区中医医院
宜昌市中医医院
恩施土家族苗族自治州民族医院
湖南省（10个）
湖南中医药大学第二附属医院
湖南省常德市第一中医院
湖南省岳阳市中医医院
湖南省中医药研究院附属医院
长沙市中医医院（长沙市第八医院）
永州市中医医院
湘西土家族苗族自治州民族中医院
湖南中医药大学第一附属医院
湖南中医药高等专科学校附属第一医院
衡阳市中医医院
广东省（13个）
广东省中医院
清远市中医院
东莞市中医院
广东省中西医结合医院
佛山市中医院
中山市中医院
深圳市中医院
广州中医药大学第一附属医院
深圳市宝安区中医院

广东省第二中医院
茂名市中医院
江门市五邑中医院
广州市中西医结合医院
广西壮族自治区（7个）
广西中医药大学附属瑞康医院
广西中医药大学第一附属医院
广西壮族自治区北海市中医医院
玉林市中医医院
柳州市中医院
桂林市中医医院
钦州市中医医院
海南省（2个）
海南省中医院
海口市中医医院
四川省（13个）
成都中医药大学附属医院
泸州医学院附属中医医院
成都市中西医结合医院
遂宁市中医院
广元市中医院
达州市中西医结合医院
四川省中西医结合医院
泸州市中医院
内江市中医医院
绵阳市中医医院
眉山市中医医院
四川省第二中医医院
自贡市中医医院
重庆市（4个）
永川区中医院
垫江县中医院
重庆市中医院
北碚区中医院
贵州省（3个）

贵阳中医学院第一附属医院
贵阳中医学院第二附属医院
黔南州中医医院
云南省（5个）
云南省中医医院
昭通市中医医院
昆明市中医医院
玉溪市中医医院
文山州中医医院
西藏自治区（1个）
西藏自治区藏医院
陕西省（6个）
陕西中医学院附属医院
陕西省中医院
宝鸡市中医医院
安康市中医医院
西安市中医医院
榆林市中医医院
甘肃省（5个）
甘肃中医学院附属医院
甘肃省中医院
甘肃天水市中西医结合医院
甘肃庆阳市中医医院
甘肃省中西医结合医院
青海省（2个）
青海省中医院
青海省藏医院
宁夏回族自治区（3个）
宁夏回族自治区中医医院
银川市中医医院
宁夏医科大学附属回医中医院
新疆维吾尔自治区（3个）
新疆维吾尔自治区中医医院
新疆维吾尔自治区维吾尔医医院
乌鲁木齐市中医医院

附件2　中医类别全科医生规范化培养基地（临床培养基地）名单

北京市（8个）
北京中医药大学东方医院
北京中医药大学东直门医院
中国中医科学院西苑医院
中国中医科学院广安门医院
中日友好医院
首都医科大学附属北京中医医院
北京中医药大学第三附属医院
中国中医科学院望京医院

天津市（4个）
天津中医药大学第一附属医院
天津中医药大学第二附属医院
天津市中医药研究院附属医院
天津市武清区中医医院
河北省（4个）
河北省中医院
河北省沧州中西医结合医院
石家庄市中医院

保定市第一中医院
山西省（4个）
山西中医学院中西医结合医院
山西省中医院
山西中医学院附属医院
山西中医学院第三中医院
内蒙古自治区（6个）
内蒙古民族大学附属医院
锡林郭勒盟蒙医医院

内蒙古自治区国际蒙医医院
内蒙古自治区中医医院
呼伦贝尔市中蒙医院
包头市蒙医中医医院

辽宁省（3个）
辽宁中医药大学附属医院
辽宁中医药大学附属第二医院
大连市中医医院

吉林省（4个）
长春中医药大学附属医院
吉林省吉林中西医结合医院
吉林省中研医院
长春市中医院

黑龙江省（8个）
黑龙江中医药大学附属第一医院
牡丹江市中医医院
黑龙江省中医医院
大庆市中医医院
齐齐哈尔市中医医院
佳木斯市中医医院
哈尔滨市中医医院
黑龙江中医药大学附属第二医院

上海市（7个）
上海中医药大学附属岳阳中西
医结合医院
上海中医药大学附属龙华医院
上海中医药大学附属曙光医院
上海市第七人民医院
上海市中医医院
上海市普陀区中心医院
上海市中西医结合医院

江苏省（19个）
江苏省中医院
苏州市中医医院
常州市中医医院
无锡市中医医院
江苏省中西医结合医院
南京市中医院
扬州市中医院
无锡市中西医结合医院
泰州市中医院
南通市中医院
连云港市中医院
淮安市中医院
镇江市中医院
南京市中西医结合医院
盐城市中医院
昆山市中医医院
徐州市中医院
江苏省第二中医院

宿迁市中医院
浙江省（14个）
浙江省中医院
丽水市中医院
浙江中医药大学附属第三医院
温岭市中医院
温州市中医院
杭州市中医院
嘉兴市中医医院
浙江省立同德医院
杭州市红十字会医院
金华市中医医院
湖州市中医院
杭州市萧山区中医院
诸暨市中医院
浙江省新华医院

安徽省（5个）
安徽省中医院
六安市中医院
铜陵市中医医院
太和县中医院
芜湖市中医医院

福建省（7个）
厦门市中医院
漳州市中医院
福建中医药大学附属人民医院
福建省福州中西医结合医院
福州市中医院
宁德市中医院
福建中医药大学附属第二人民
医院

江西省（5个）
江西中医药大学附属医院
九江市中医医院
南昌市中西医结合医院
景德镇市中医医院
南昌市洪都中医院

山东省（14个）
潍坊市中医医院
泰安市中医医院
青岛市黄岛区中医医院
山东中医药大学附属医院
聊城市中医院
山东中医药大学第二附属医院
莱芜市中医医院
青岛市中医院
临沂市中医医院
莱州市中医医院
日照市中医医院
菏泽市中医医院

威海市中医院
荣成市中医院
河南省（10个）
河南中医学院第一附属医院
河南省中医院
洛阳市第一中医院
安阳市中医院
洛阳市第二中医院
郑州市中医院
濮阳市中医医院
开封市中医院
漯河市中医院
平顶山市中医院

湖北省（14个）
湖北省中医院
荆州市中医医院
武汉市中医医院
十堰市中医医院
黄冈市中医医院
襄阳市中医医院
荆州市公安县中医医院
武汉市中西医结合医院
仙桃市中医医院
孝感市中医医院
鄂州市中医院
武汉市黄陂区中医医院
宜昌市中医院
恩施土家族苗族自治州民族医院

湖南省（11个）
湖南中医药大学第二附属医院
常德市第一中医院
岳阳市中医医院
湖南省中医药研究院附属医院
长沙市中医医院（长沙市第八
医院）
永州市中医院
湘西土家族苗族自治州民族中
医院
湖南中医药大学第一附属医院
湖南中医药高等专科学校附属
第一医院
衡阳市中医医院
益阳市第一中医医院

广东省（12个）
广东省中医院
清远市中医院
东莞市中医院
广东省中西医结合医院
佛山市中医院
中山市中医院

深圳市中医院
广州中医药大学第一附属医院
深圳市宝安区中医院
广东省第二中医院
茂名市中医院
江门市五邑中医院
广西壮族自治区（7个）
广西中医药大学附属瑞康医院
广西中医药大学第一附属医院
北海市中医医院
玉林市中医医院
柳州市中医院
桂林市中医医院
钦州市中医医院
海南省（2个）
海南省中医院
海口市中医医院
四川省（16个）
成都中医药大学附属医院
泸州医学院附属中医医院
成都市中西医结合医院
遂宁市中医院
广元市中医医院
达州市中西医结合医院
四川省中西医结合医院
泸州市中医医院

内江市中医医院
绵阳市中医医院
眉山市中医医院
成都市新都区中医医院
四川省第二中医医院
自贡市中医医院
成都市郫县中医医院
成都市双流县中医医院
重庆市（4个）
永川区中医院
垫江县中医院
重庆市中医院
北碚区中医院
贵州省（3个）
贵阳中医学院第一附属医院
贵阳中医学院第二附属医院
黔南州中医医院
云南省（5个）
云南省中医医院
昭通市中医医院
昆明市中医医院
玉溪市中医医院
文山州中医医院
西藏自治区（1个）
西藏自治区藏医院

陕西省（6个）
陕西中医学院附属医院
陕西省中医院
宝鸡市中医医院
安康市中医医院
西安市中医医院
榆林市中医医院
甘肃省（6个）
甘肃中医学院附属医院
甘肃省中医院
甘肃天水市中西医结合医院
甘肃天水市中医医院
甘肃庆阳市中医医院
甘肃省中西医结合医院
青海省（2个）
青海省中医院
青海省藏医院
宁夏回族自治区（3个）
宁夏回族自治区中医医院
银川市中医医院
宁夏医科大学附属回医中医医院
新疆维吾尔自治区（3个）
新疆维吾尔自治区中医医院
新疆维吾尔自治区维吾尔医医院
乌鲁木齐市中医医院

附件3　中医类别全科医生规范化培养基地（基层培养基地）名单

北京市（17个）
北京市西城区月坛社区卫生服务中心
北京市丰台区方庄社区卫生服务中心
北京市昌平区回龙观社区卫生服务中心
北京市西城区德胜社区卫生服务中心
北京市东城区永定门外社区卫生服务中心
北京市西城区展览路社区卫生服务中心
北京市海淀区双榆树社区卫生服务中心
北京市密云县鼓楼社区卫生服务中心
北京市西城区什刹海社区卫生服务中心

北京市朝阳区朝外社区卫生服务中心
北京市朝阳区高碑店社区卫生服务中心
北京市朝阳区亚运村社区卫生服务中心
北京市海淀区万寿路社区卫生服务中心
北京市丰台区卢沟桥社区卫生服务中心
北京市朝阳区大屯社区卫生服务中心
北京市朝阳区八里庄社区卫生服务中心
北京市怀柔区泉河街道社区卫生服务中心
天津市（4个）
天津市河西区越秀路街社区卫生服务中心

天津市河西区下瓦房街社区卫生服务中心
天津市红桥区西于庄街社区卫生服务中心
天津市河西区挂甲寺街社区卫生服务中心
河北省（15个）
衡水市桃城区河西街道办事处平安社区卫生服务中心
石家庄市桥东区桃园社区卫生服务中心
石家庄市长安区谈固街道办事处社区卫生服务中心
张家口万全县万全中心卫生院
石家庄市桥西区裕西社区卫生服务中心
石家庄市新华区东焦街道办事处社区卫生服务中心
张家口怀来县新保安中心卫生院

张家口万全县郭磊庄中心卫生院

张家口南营坊社区卫生服务中心

沧州献县淮镇中心卫生院

秦皇岛市海港区北环路社区卫生服务中心

衡水市桃城区中华大街街道办事处社区卫生服务中心

沧州市运河区南湖社区卫生服务中心

沧州市运河区西环办事处社区卫生服务中心

沧州献县陈庄中心卫生院

山西省（11 个）

潞城市潞华街道办事处社区卫生服务中心

运城市盐湖区西城社区卫生服务中心

太原市迎泽区桥东社区卫生服务中心

太原市尖草坪区汇丰社区卫生服务中心

忻州市繁峙县砂河镇卫生院

太原市迎泽区解南社区卫生服务中心

太原市尖草坪区南寨社区卫生服务中心

太原市杏花岭区大东关社区卫生服务中心

晋中市榆次区北关社区卫生服务中心

太原市尖草坪社区卫生服务中心

长治市郊区故县街道办事处光明路社区卫生服务中心

内蒙古自治区（4 个）

巴彦淖尔市临河区北环街道办事处社区卫生服务中心

内蒙古凉城县新华街社区卫生服务中心

通辽市科左中旗舍伯吐中心卫生院（科左中旗第三人民医院）

包头市九原区沙河街道办事处社区卫生服务中心

辽宁省（5 个）

沈阳市和平区北市社区卫生服务中心

沈阳市和平区南站社区卫生服务中心

沈阳市和平区西塔社区卫生服务中心

沈阳市皇姑区亚明社区卫生服务中心

沈阳市沈河区朱剪炉社区卫生服务中心

吉林省（4 个）

吉林市船营区德胜街道社区卫生服务中心

长春市朝阳区前进社区卫生服务中心

长春市南关区明珠社区卫生服务中心

长春市朝阳区南湖第二社区卫生服务中心

黑龙江省（1 个）

大庆市友谊街道社区卫生服务中心

上海市（30 个）

闸北区彭浦新村街道社区卫生服务中心

徐汇区斜土街道社区卫生服务中心

徐汇区枫林街道社区卫生服务中心

浦东新区惠南社区卫生服务中心

徐汇区华泾镇社区卫生服务中心

闸北区临汾路街道社区卫生服务中心

浦东新区陆家嘴社区卫生服务中心

杨浦区殷行社区卫生服务中心

长宁区虹桥街道社区卫生服务中心

浦东新区金杨社区卫生服务中心

静安区石门二路街道社区卫生服务中心

浦东新区上钢街道社区卫生服务中心

徐汇区徐家汇街道社区卫生服务中心

闵行区江川路街道社区卫生服务中心

普陀区长征镇社区卫生服务中心

徐汇区漕河泾街道社区卫生服务中心

普陀区长风街道长风社区卫生服务中心

宝山区杨行镇社区卫生服务中心

闸北区北站街道社区卫生服务中心

虹口区广中路街道社区卫生服务中心

浦东新区东明社区卫生服务中心

浦东新区潍坊社区卫生服务中心

浦东新区周家渡街道社区卫生服务中心

宝山区淞南镇社区卫生服务中心

闸北区芷江西路街道社区卫生服务中心

浦东新区浦兴社区卫生服务中心

闸北区彭浦镇街道社区卫生服务中心

宝山区张庙街道泗塘社区卫生服务中心

嘉定区安亭镇黄渡社区卫生服务中心

浦东新区沪东社区卫生服务中心

江苏省（44 个）

昆山市周市人民医院

南通市和平桥街道第一社区卫生服务中心

常熟市支塘中心卫生院

昆山市张浦镇社区卫生服务中心

南京市玄武区兰园社区卫生服务中心

苏州市姑苏区留园街道社区卫生服务中心

常州市钟楼区五星街道社区卫生服务中心

南京市建邺区南苑社区卫生服务中心

南通市通州区第八人民医院

无锡市惠山区长安街道社区卫生服务中心

江阴市中医肝胆医院

南京市雨花台区雨花社区卫生服务中心

苏州市吴江区松陵镇卫生院

南京市秦淮区淮海路社区卫生服务中心

苏州市相城区中医医院

南通市海安县南莫中心卫生院

南京市雨花台区西善桥社区卫生服务中心

常州市天宁区青龙街道社区卫生服务中心

江阴市新桥卫生院

南京市六合区大厂社区卫生服务中心

常州市武进区横林镇社区卫生

服务中心

南京市鼓楼区虹桥社区卫生服务中心

南通市崇川区仁港街道社区卫生服务中心

南京市江宁区谷里街道社区卫生服务中心

扬州市宝应县氾水镇中心卫生院

扬州市广陵区曲江社区卫生服务中心

太仓市港区医院

苏州市吴江区黎里中心卫生院

徐州市云龙区云龙社区卫生服务中心

新沂市阿湖镇卫生院

扬州市广陵区杭集社区卫生服务中心

扬州市江都区大桥中心卫生院

高邮市城北社区卫生服务中心

苏州市吴江区同里镇卫生院

苏州市姑苏区楼门街道娄江社区卫生服务中心

南京市秦淮区朝天宫社区卫生服务中心

南京市溧水区柘塘中心卫生院

泰州市海陵区城西社区卫生服务中心

常州市武进区湟里镇卫生院

润州区七里甸社区卫生服务中心

昆山市锦溪人民医院

张家港市乐余镇人民医院

清浦区清江社区卫生服务中心

淮安市淮阴区王营社区卫生服务中心

浙江省（30个）

杭州市大关上塘街道社区卫生服务中心

宁波市江东区明楼街道社区卫生服务中心

杭州市拱墅区米市巷街道社区卫生服务中心

杭州市上城区南星街道社区卫生服务中心

杭州市西湖区三墩镇社区卫生服务中心

宁波市镇海区骆驼街道社区卫生服务中心

宁波市北仑区柴桥街道社区卫生服务中心

宁波市镇海区招宝山街道社区卫生服务中心

宁波市海曙区西门望春社区卫生服务中心

杭州市西湖区转塘街道社区卫生服务中心

杭州市西湖区蒋村文新街道社区卫生服务中心

宁波市北仑区新碶街道社区卫生服务中心

杭州市江干区凯旋街道社区卫生服务中心

杭州市江干区彭埠镇社区卫生服务中心

杭州市江干区采荷街道社区卫生服务中心

杭州市西湖区灵隐街道社区卫生服务中心

宁波市鄞州区集仕港中心卫生院

绍兴市越城区马山镇社区卫生服务中心

杭州市余杭区南苑街道社区卫生中心

杭州市江干区四季青街道社区卫生服务中心

杭州市西湖区留下街道社区卫生服务中心

杭州市江干区闸弄口街道社区卫生服务中心

宁波市江北区庄桥街道社区卫生服务中心

宁波市余姚市临山中心卫生院

宁波市江东区百丈街道社区卫生服务中心

宁波市北仑区霞浦街道社区卫生服务中心

杭州市崇贤街道社区卫生服务中心

湖州市长兴县虹星桥镇中心卫生院

宁波市北仑区戚家山街道社区卫生服务中心

湖州市长兴县和平镇卫生院

安徽省（9个）

合肥市泗河社区卫生服务中心

宿州市南关社区卫生服务中心

合肥市井岗镇社区卫生服务中心

合肥市三里庵社区卫生服务中心

马鞍山市金家庄社区卫生服务中心

淮南市电厂路社区卫生服务中心

合肥市亳州路社区卫生服务中心

合肥市双岗社区卫生服务中心

天长市城南社区卫生服务中心

福建省（8个）

厦门市湖里区禾山街道社区卫生服务中心

福州市台江区瀛洲街道社区卫生服务中心

福州仓山上渡社区卫生服务中心

晋江市医院晋南分院

福州市台江区苍霞街道社区卫生服务中心

宁德市周宁县狮城社区卫生服务中心

福州市鼓楼区五凤街道社区卫生服务中心

泉州市鲤城区临江街道社区卫生服务中心

江西省（4个）

萍乡市湘东区老关中心卫生院

萍乡市芦溪县宣风中心卫生院

遂川县泉江镇卫生院

贵溪市花园街道社区卫生服务中心

山东省（13个）

济南市市中区二七街道办事处铁路社区卫生服务中心

平度市第五人民医院

临沂市兰山区方城中心卫生院

泰安市财源街道社区卫生服务中心

青岛经济技术开发区薛家岛街道社区卫生服务中心

临沂市兰山区义堂中心卫生院

临沂市兰山区枣沟头中心卫生院

青岛市李沧区永清路街道社区卫生服务中心

莱芜市莱城区凤城街道城西社区卫生服务中心

泰安市宁阳县华丰镇卫生院

日照市东港区石臼街道社区卫生服务中心

临沂市兰山区兰山街道社区卫生服务中心

日照市东港区秦楼街道社区卫生服务中心

河南省（13个）

河南省中医院21世纪门诊部

郑州市汝河东路社区卫生服务

中心

漯河市郾城区沙北社区卫生服务中心

洛阳市第一中医院西工区西工社区卫生服务中心

漯河市召陵区召陵镇卫生院

信阳市民权办事处卫生服务中心

漯河市郾城区城关镇社区卫生服务中心

开封市禹王台区新门关办事处社区卫生服务中心

开封市兰考县城关乡卫生院

南阳市唐河县文峰社区卫生服务中心

濮阳市黄河路社区卫生服务中心

新乡市红旗区新区社区卫生服务中心

郑州市中原区林山寨社区卫生服务中心

湖北省（12 个）

十堰经济开发区社区卫生服务中心

武汉市武昌区中华路街社区卫生服务中心

武汉市汉阳区琴断口街社区卫生服务中心

襄阳市樊城区定中门街社区卫生服务中心

襄阳市老河口市光化办社区卫生服务中心

武汉市硚口区古田街社区卫生服务中心

武汉市黄陂区前川街环城社区卫生服务中心

武汉市汉阳区二桥街社区卫生服务中心

武汉市江汉区前进街社区卫生服务中心

武汉市江夏区纸坊街社区卫生服务中心

襄阳市保康县马良中心卫生院

襄阳市樊城区施营社区卫生服务中心

湖南省（10 个）

株洲市石峰区响石岭街道社区卫生服务中心

湘潭市雨湖区响塘中心卫生院

永州市祁阳县文明铺镇中心卫生院

湘潭市岳塘区东坪建设路街道社区卫生服务中心

益阳市桃江县牛田中心卫生院

娄底市新化县西河镇中心卫生院

长沙市浏阳市集里卫生院

益阳市赫山区会龙山街道社区卫生服务中心

衡阳市珠晖区东风街道社区卫生服务中心

株洲市天元区嵩山街道社区卫生服务中心

广东省（12 个）

东莞市寮步镇社区卫生服务中心

广州市海珠区瑞宝街社区卫生服务中心

肇庆市端州区城东社区卫生服务中心

广州市海珠区沙园街社区卫生服务中心

广州市海珠区滨江街社区卫生服务中心

广州市天河区石牌街社区卫生服务中心

深圳市中医院新围社区健康服务中心

东莞市凤岗镇社区卫生服务中心

广州市荔湾区华林街社区卫生服务中心

深圳市中医院保税区社区健康服务中心

东莞市大朗镇社区卫生服务中心

深圳市中医院金地海景社区健康服务中心

广西壮族自治区（4 个）

南宁市东葛社区卫生服务中心

南宁市北湖南棉社区卫生服务中心

南宁市建政社区卫生服务中心

桂林市象山区南门社区卫生服务中心

海南省（3 个）

海口市龙华区金贸街道金贸社区卫生服务中心

海口市美兰区海甸二东路社区卫生服务站

海口市美兰区锦山里社区卫生服务站

四川省（11 个）

眉山市东坡区苏祠街道社区卫生服务中心

绵阳市三台县潼川镇社区卫生服务中心

成都市新都区城东社区卫生服务中心

成都市新都区新繁中心卫生院

自贡市自流井区新街社区卫生服务中心

自贡市自流井区东街社区卫生服务中心

自贡市自流井区郭街社区卫生服务中心

成都市郫县友爱镇公立卫生院

绵阳市三台县刘营中心卫生院

成都市郫县花园镇卫生院

凉山州西昌市西城社区卫生服务中心

重庆市（7 个）

北碚区北泉社区卫生服务中心

渝北区龙溪社区卫生服务中心

垫江县桂溪社区卫生服务中心

永川区卧龙凼社区卫生服务中心

垫江县高安中心卫生院

永川区中山路街道社区卫生服务中心

龙凤社区卫生服务中心

贵州省（4 个）

贵阳市花溪瑞华社区卫生服务中心

遵义市凤冈县新建乡卫生院

遵义市凤冈县琊川镇卫生院

遵义市凤冈县永安镇卫生院

云南省（9 个）

迪庆州香格里拉县金江镇卫生院

西双版纳州允景洪社区卫生服务中心

昆明市盘龙区鼓楼街道社区卫生服务中心

昆明市五华区莲华社区卫生服务中心

普洱市思茅区振兴北路社区卫生服务中心

保山市腾冲县固东中心卫生院

昭通市昭阳区太平社区卫生服务中心

楚雄彝族自治州姚安县栋川社区卫生服务中心

保山市隆阳区兰城社区卫生服务中心

陕西省（5 个）

西安市碑林区柏树林社区卫生

服务中心

渭南市向阳办中医医院社区卫生服务中心

汉中市汉台区人民路社区卫生服务中心

宝鸡市渭滨区姜谭社区卫生服务中心

咸阳市秦都区人民社区卫生服务中心

甘肃省（9个）

天水市秦安县兴国社区卫生服务中心

嘉峪关市建设社区卫生服务中心

定西市陇西县文峰社区卫生服务中心

兰州市城关区团结新村街道社区卫生服务中心

武威市民勤县社区卫生服务中心

定西市通渭县平襄社区卫生服务中心

定西市通渭县马营镇中心卫生院

兰州市七里河区土门墩街道西津路社区卫生服务中心

兰州市西固区先锋路街道社区卫生服务中心

青海省（2个）

西宁市城北区小桥社区卫生服务中心

西宁市兴海路社区卫生服务中心

宁夏回族自治区（6个）

银川市金凤区北京中路社区服务中心

银川市西夏区朔方路社区卫生服务中心

固原市西吉县新营乡中心卫生院

吴忠市利通区金星镇社区卫生服务中心

银川市灵武崇兴镇中心卫生院

石嘴山市惠农区新区社区卫生服务中心

新疆维吾尔自治区（3个）

乌鲁木齐市天山区幸福路街道社区卫生服务中心

乌鲁木齐市米东区东路社区卫生服务中心

昌吉市北京南路社区卫生服务中心

国家中医药管理局关于进一步推进国家中医药综合改革试验区工作的指导意见

国中医药办发〔2014〕19号

各省、自治区、直辖市卫生计生委（卫生厅局）、中医药管理局，新疆生产建设兵团卫生局，各国家中医药综合改革试验区，局各直属单位，局机关各部门：

为深入贯彻落实党的十八大、十八届三中全会精神，全面深化改革，进一步完善中医药事业发展政策和机制，在前期国家中医药发展综合改革试验区探索基础上，现就进一步推进国家中医药综合改革试验区（以下简称试验区）工作提出如下意见。

一、加强统筹规划

国家中医药综合改革试验区的设立，是为顺应经济社会发展新形势、新要求，围绕中医药事业发展中的重点、难点问题，在一定区域内开展试点，探索中医药工作新模式、新路径，完善中医药事业发展政策机制，为全面推进中医药深化改革提供示范。

试验区建设要围绕中医药改革发展全局需要，加强统筹规划，合理布局，协调推进。

（一）注重区域统筹

试验区建设，要充分考虑中医药事业发展的地域因素、发展差异，兼顾东、中、西部地区，分片统筹布局。

（二）注重层级统筹

试验区建设，要针对不同层级中医药改革发展的特点、面临的主要问题，选择具有较强代表性和影响力的省、市、县作为试验区，分级统筹布局。

（三）注重主题统筹

试验区建设，要立足影响和制约中医药发展的重大、难点和关键问题，根据试验区的相关工作基础，科学确定试验内容，分类统筹布局。

二、明确目标任务

试验区要以完善中医药事业发展政策机制、进一步激发中医药发展活力潜力为目标，加强探索，改革创新，力求突破，做出示范。

（一）解决突出问题

试验区工作要强化需求导向，针对中医药资源配置和服务体系建设、中医药服务领域拓展、服务模式和中医医院办院模式创新，有利于中医药特色优势发挥的激励政策完善，中医药人才培养培训和用人机制建立，中医药协同创新体系和机制建设，中医药治理能力提升，中医药文化新业态构建等方面问题，深化改革，大胆探索，为化解中医药事业发展体制、机制性障碍提供解决途径和实践依据。

（二）创新政策机制

试验区的资源配置、探索措施、进度安排、预期成果及推广应用等，都要服从和服务于政策机制创新，突出针对性、操作性和实效性，力争在中医药服务的管理、中医药服务提供与利用的激励、中医药事业发展的筹资、中医药产业发展的促进等政策方面有所突破，力争在中医药工作的组织领导、规划统筹、沟通协调等机制方面有所创新，形成可复制、可推广的成果。

三、强化责任要求

试验区建设是中医药改革发展探索新途径、积累新经验的重大举措，要进一步加强领导，明确责任，上下联动，扎实稳妥推进。

试验区所在地人民政府要加强对试验区工作的领导和支持，明确试验区工作具体负责部门，定期召开会议研究试验区工作，协调解决试验区工作中的困难和问题，落实保障措施。试验区工作具体负责部门负责试验区工作方案的组织实施，及时总结报告工作进展情况，反映工作中面临的困难和问题。

试验区所在省级中医药管理部门负责指导试验区制订具体实施方案，协调相关部门为方案实施提供支持，对方案实施进行督促检查，定期对工作进展进行总结，及时将试验区成功经验在本省（区、市）推广。

国家中医药管理局负责试验区建设的统筹规划，确定试验区的布局、主题和目标任务，协调有关部门加强工作指导和督促检查。根据确定的试验主题，明确有关司办作为试验区工作联系部门（以下简称联系部门），与试验区及试验区所在省级中医药管理部门共同研究制订工作方案，对试验区工作加强指导和督促。

四、建立工作机制

（一）推荐遴选机制

试验区建设申请的责任主体是地方人民政府，试验区推荐的责任主体是省级中医药管理部门，试验区遴选的责任主体是国家中医药管理局。申请试验区，要有明确的试验目标、方向及预期结果，主题具有代表性和广泛性，实践探索已有良好的工作基础，积累了一定经验，

并在一定范围内产生了积极影响，所在地人民政府支持试验区工作，能提供必需的支持保障，并指定专门机构负责试验区工作。省级中医药管理部门对试验区申请负责组织论证并全程留痕备查，论证通过后向国家中医药管理局推荐，国家中医药管理局根据统筹需要，经评估确认后批复设立试验区。

（二）信息报送机制

逐步建立完善及时准确、经纬有秩的信息报送网络，试验区原则上每半年向联系部门提供书面报告，及时、全面、准确反映工作进展情况，重点报告试验区工作的新举措、新成果。试验区工作中涉及的重大政策调整或出现的重大问题，应随时报告。

（三）协调指导机制

国家中医药管理局建立试验区局领导联系点制度，加强对试验区工作的协调指导。联系部门与试验区所在省级中医药管理部门、试验区所在地方政府要切实加强沟通协调，形成目标一致、协调配合、指导有力、互动共进的工作机制。联系部门会同试验区建立例会制度，研究提出当年试验区工作要点、及时解决试验区工作中的困难和问题，尤其是需要突破的政策机制问题，进一步推进试验区工作。

（四）督查考核机制

探索建立科学合理、导向明确的试验区督查考核制度体系，建立试验区准入退出机制。联系部门会同试验区所在省级中医药管理部门

要及时跟踪了解情况，定期进行评估考核，国家中医药管理局将根据工作需要对试验区和试验内容进行动态调整。

五、加快成果推广

（一）强化经验总结

国家中医药管理局要加强对试验区工作的指导，推动各地加强经验总结。各试验区所在地人民政府及省级中医药管理部门，要以政策机制创新为重点，及时总结改革试点的做法进展、成效经验，既注重显绩的总结，又注重打基础、利长远的潜绩总结，为中医药全面深化改革发挥示范引领作用。

（二）强化经验交流

建立定期交流研讨机制，每年国家中医药管理局至少组织一次试点经验交流。鼓励试验区之间及试验区与其他地区建立经验分享机制，开展专题研讨，相互学习借鉴。

（三）强化经验转化

试验区所在省级中医药管理部门要将试验区的成功经验，及时转化为政策措施和工作机制，在全省（区、市）范围内实施验证。国家中医药管理局要在省（区、市）实施验证基础上，进一步扩大试点范围，形成在全国范围内推广实施的政策文件。

附件：国家中医药综合改革试验区汇总表（略）

国家中医药管理局
2014 年 8 月 14 日

国家中医药管理局关于确定 2014 年全国名老中医药专家传承工作室建设项目专家名单的通知

国中医药人教发〔2014〕20 号

各省、自治区、直辖市卫生计生委（卫生厅局）、中医药管理局，新疆生产建设兵团卫生局，中国中医科学院：

为继续深入贯彻落实《医药卫生中长期人才发展规划（2011～2020 年）》，切实做好名老中医药专家学术经验传承工作，探索建立中

医药学术传承和推广应用的有效方法和创新模式，根据《财政部、国家中医药管理局关于下达 2014 年公共卫生服务补助资金的通知》（财社

〔2014〕76 号）要求，我局确定了 223 名 2014 年全国名老中医药专家传承工作室建设项目（以下简称"建设项目"）专家。现将有关事项通知如下：

一、名老中医药专家传承工作室是传承名老中医药专家学术思想和临床经验、培养中医药传承人才的重要载体，各省级中医药管理部门、项目负责部门和依托单位要高度重视，加强领导，为建设项目的实施提供有力保障。

二、各建设项目依托单位要根据《2014 年全国名老中医药专家传承工作室建设项目实施方案》（附件 1）的要求，认真组织实施，为工作室的建设提供便利条件和必要支持，保证建设项目的顺利完成。

三、各省（区、市）中医药管理部门和各依托单位按要求填报《全国名老中医药专家传承工作室建设项目任务书》（附件 2）一式 5 份（A4 纸双面打印、普通装订），并加盖公章，于 9 月 15 日前寄送至我局人事教育司师承继教处，同时将任务书电子版文档发送至受理电子邮箱。项目任务书格式在国家中医药管理局政府网站（http://www.satcm.gov.cn）上发布。

四、联系方式

国家中医药管理局人事教育司师承继教处

通信地址：北京市东城区工体西路 1 号

邮政编码：100027

电子邮箱：scjjc@ satcm. gov. cn

联系人：曾兴水　张欣霞

联系电话：010-59957647

附件：1. 2014 年全国名老中医药专家传承工作室建设项目实施方案

2. 全国名老中医药专家传承工作室建设项目任务书（略）

国家中医药管理局

2014 年 8 月 25 日

2014 年全国名老中医药专家传承工作室建设项目专家名单

北京市（5 人）

王文友　北京市鼓楼中医医院

张志真　首都医科大学附属北京中医医院

王应麟　首都医科大学附属北京中医医院

黄丽娟　首都医科大学附属北京中医医院

高才达　北京市顺义区中医医院

天津市（5 人）

马　融　天津中医药大学第一附属医院

于志强　天津中医药大学第二附属医院

吴炳忠　天津市红桥区中医医院

武连仲　天津中医药大学第一附属医院

张洪义　天津市河东区中医医院

河北省（6 人）

韩志河　邯郸市中医院

张士舜　石家庄市中医院

李淑荣　秦皇岛市中医医院

刘玉洁　唐山市中医医院

刘启泉　河北省中医院

高　慧　承德医学院附属医院

山西省（6 人）

薛　秦　山西医科大学第二医院

高继宁　山西省中西医结合医院

宋明锁　山西省中医院

文　洪　山西中医学院第三中医院

梁瑞敏　山西省中医院

贾跃进　山西中医学院附属医院

内蒙古自治区（3 人）

琪格其图　内蒙古国际蒙医医院

米子良　内蒙古自治区中医医院

赵震生　呼和浩特市中蒙医院

辽宁省（8 人）

田素琴　辽宁中医药大学附属三院

白凤鸣　辽宁省阜蒙县蒙医医院

肖瑞崇　沈阳市中医院

黄恩申　沈阳市骨科医院

白长川　大连市中医医院

杨世勇　辽宁中医药大学附属二院

李敬林　辽宁中医药大学附属医院

王秀云　辽宁中医药大学附属医院

吉林省（5 人）

赵继福　长春市中医院

刘大同　吉林省人民医院

赵树华　吉林大学中日联谊医院

陈向明　长春中医药大学附属医院

吴　铁　白城中医院

黑龙江省（6 人）

卢　芳　哈尔滨市中医医院

侯丽辉　黑龙江中医药大学附属第一医院

隋淑梅　黑龙江省中医药科学院

李维民　佳木斯市中医医院

孙远征　黑龙江中医药大学附属第二医院

李　冀　黑龙江中医药大学

上海市（5 人）

石仰山　上海市黄浦区中心医院

李　鼎　上海中医药大学

俞　瑾　复旦大学附属妇产科医院

陈以平　上海中医药大学附属龙华医院

朱培庭　上海中医药大学附属龙华医院

江苏省（8 人）

孟景春　南京中医药大学

周福贻　江苏省中医院

张继泽　江苏省中医院

赵化南　连云港市中医院

李乃庚　盐城市中医院

谢兆丰　姜堰市中医院

曾学文　盐城市中医院

朱世楷　无锡市中医院

浙江省（10 人）

盛增秀　浙江省立同德医院

傅　萍　杭州市中医院

楼丽华　浙江省中医院

董幼祺　宁波市中医院

姚新苗　浙江中医药大学附属

第三医院

盛丽先　浙江省中医院

范炳华　浙江中医药大学附属
　　　　第三医院

陈勇毅　浙江省立同德医院

张培祥　浙江省立同德医院

周富明　浙江省平湖市中医院

安徽省（8人）

周玉朱　安徽省中医院

蔡圣朝　安徽中医药大学第二
　　　　附属医院

吕美农　安徽省宁国市中医院

赵荣胜　安徽省安庆市中医院

王家琳　安徽省合肥市第一人
　　　　民医院

窦金发　安徽省安庆市立医院

杨善栋　安徽省宿州市立医院

唐喜玉　安徽省芜湖市中医院

福建省（8人）

梁栋富　福建中医药大学附属
　　　　人民医院

谢德聪　福建中医药大学附属
　　　　第二人民医院

吴炳煌　福建中医药大学附属
　　　　康复医院

肖诏玮　福州市中医院

秦振华　福建省南平市人民医院

邓启源　福建省邵武市人民医院

余庆阳　龙岩市中医院

黄宝英　宁德市医院

江西省（8人）

洪广祥　江西中医药大学

范崔生　江西中医药大学

姚梅龄　江西中医药大学

何晓晖　江西中医药大学附属
　　　　医院

蒋小敏　江西中医药大学附属
　　　　医院

熊泽民　江西省九江市中医医院

宋南昌　江西省南昌市中西医
　　　　结合医院

黄津伶　江西省南昌市洪都中
　　　　医院

山东省（12人）

吉中强　青岛市中医院

王景彦　潍坊市中医院

刘清贞　济南市中医院

秦俊岭　德州市中医院

高建东　山东中医药大学第二
　　　　附属医院

李以义　威海市中医院

张素芳　山东中医药大学附属
　　　　医院

刘瑞芬　山东中医药大学附属
　　　　医院

陶　凯　山东中医药大学附属
　　　　医院

谭远超　山东省文登整骨医院

迟华基　山东中医药大学

刘持年　山东中医药大学

河南省（12人）

娄多峰　河南风湿病医院

崔玉衡　开封市第二人民医院

孟宪杰　河南省洛阳正骨医院

门成福　河南中医学院第三附
　　　　属医院

冯宪章　河南中医学院第一附
　　　　属医院

褚玉霞　河南省中医院

陈安民　河南省中医院

赵法新　河南省中医药研究院

郑建民　河南中医学院第三附
　　　　属医院

史　纪　河南中医学院第一附
　　　　属医院

李培旭　河南省中医药研究院

马云枝　河南中医学院第一附
　　　　属医院

湖北省（10人）

吴寿善　湖北省中医院

李家康　湖北省中医院

王胜利　湖北省中医院

詹亚华　湖北中医药大学

周安方　湖北中医药大学国医堂

胡思荣　襄阳市中医医院

谭宗艾　恩施州民族医院

万远铁　武汉市中医医院

余南才　武汉市中西医结合医院

陈志敏　黄冈市中医医院

湖南省（8人）

贺菊乔　湖南中医药大学第一
　　　　附属医院

陈大舜　湖南中医药大学第一
　　　　附属医院

田道法　湖南中医药大学第一
　　　　附属医院

旷惠桃　湖南中医药大学第一
　　　　附属医院

郑　纯　湖南省中医药研究院
　　　　附属医院

黎月恒　湖南省肿瘤医院

胡随瑜　中南大学湘雅医院

刘定安　长沙市中医医院（长
　　　　沙市第八医院）

广东省（10人）

赖新生　广州中医药大学第一
　　　　附属医院

洪钦国　广州中医药大学第一
　　　　附属医院

张梅芳　广东省中医院

王伯章　湛江市第二中医医院

邹志为　韶关市中医院

刘英杰　惠州市中医院

缪灿铭　中山市中医院

梁宏正　肇庆市中医院

欧阳汝忠　清远市中医院

胡焕章　深圳市中医院

广西壮族自治区（4人）

赖祥林　广西玉林市中西医结
　　　　合骨科医院

黄李平　广西医科大学第一附
　　　　属医院

黄英儒　广西中医药大学附属
　　　　瑞康医院

张达旭　广西壮族自治区人民
　　　　医院

海南省（1人）

杨　华　海南省中医院

重庆市（6人）

段亚亭　重庆市中医院

李配富　重庆市肿瘤医院

文仲渝　重庆市中医院

杨廉方　垫江县中医院

罗　玲　重庆市中医院

张嗣兰　重庆市中医院

四川省（9人）

陈天然　四川省剑阁县中医医院

张发荣　成都中医药大学附属
　　　　医院

胡天成　成都中医药大学附属
　　　　医院

罗才贵　成都中医药大学附属
　　　　医院

胡春申　泸州医学院附属中医
　　　　医院

汪世强　泸州医学院附属中医
　　　　医院

张　毅　四川省中西医结合医院

刘方柏　四川省乐山市中医医院

景洪贵　四川省绵阳市中医医院

贵州省（5人）

袁金声　贵阳中医学院第二附属医院

王玉林　贵阳中医学院第二附属医院

廖润泉　贵阳中医学院第一附属医院

徐学义　贵阳中医学院第一附属医院

吕明庄　贵阳医学院附属医院

云南省（5人）

罗　铨　云南省中医医院

龙祖宏　云南省中医医院

易修珍　云南省中医医院

吴荣祖　昆明市中医医院

管遵信　云南省中医中药研究院

西藏自治区（3人）

旦增扎西　西藏自治区藏医院

格桑巴珠　西藏自治区藏医院

章　松　昌都县日通藏医院

陕西省（8人）

高　智　榆林市中医医院

王素芝　陕西省中西医结合医院

支军宏　陕西省中医医院

刘华为　陕西省中医医院

王明怀　宝鸡市中医医院

吉海旺　陕西省人民医院

李　军　陕西中医学院附属医院

洪　霞　安康市中医医院

甘肃省（4人）

李妍怡　甘肃省中医院

张延昌　甘肃省中医院

李顺保　兰州石化总医院

葛健文　天水市中医医院

青海省（4人）

吕　华　青海省中医院

万玛昂智　青海省藏医院

尕　贝　海西州蒙藏医医院

尕土才让　黄南州藏医院

宁夏回族自治区（4人）

童安荣　宁夏回族自治区中医医院

高如宏　宁夏回族自治区中医医院

金明亮　宁夏回族自治区中医医院

丁象宸　宁夏回族自治区人民医院

新疆维吾尔自治区（4人）

乐德行　新疆维吾尔自治区中医医院

李玉贤　昌吉州中医医院

艾则孜·坎吉　喀什地区维吾尔医医院

买买提依明·艾力　和田地区维吾尔医医院

新疆生产建设兵团（1人）

袁今奇　石河子大学医学院第一附属医院

中国中医科学院（9人）

朴炳奎　中国中医科学院广安门医院

林洪生　中国中医科学院广安门医院

张亚强　中国中医科学院广安门医院

李国勤　中国中医科学院广安门医院

王今觉　中国中医科学院广安门医院

王承德　中国中医科学院广安门医院

李庆生　中国中医科学院眼科医院

余瀛鳌　中国中医科学院中国医史文献研究所

王孝涛　中国中医科学院中药研究所

北京中医药大学（12人）

王庆国　北京中医药大学

徐荣谦　北京中医药大学东直门医院

姜良铎　北京中医药大学东直门医院

李曰庆　北京中医药大学东直门医院

庞　鹤　北京中医药大学东方医院

金　哲　北京中医药大学东方医院

刘大新　北京中医药大学东方医院

王素梅　北京中医药大学东方医院

韦企平　北京中医药大学东方医院

高思华　北京中医药大学第三附属医院

宋乃光　北京中医药大学

牛建昭　北京中医药大学

国家卫生计生委直属单位（1人）

李文瑞　北京医院

附件1　2014年全国名老中医药专家传承工作室建设项目实施方案

为深入贯彻落实《医药卫生中长期人才发展规划（2011～2020年）》，加强中医药继承与创新，进一步做好名老中医药专家学术经验传承工作，培养高层次中医药人才，探索建立中医药学术传承及推广应用的有效方法和创新模式，国家中医药管理局2014年继续开展全国名老中医药专家传承工作室建设。为做好名老中医药专家传承工作室建设，特制订本建设方案。

一、建设目标

通过建立一批规范的具备较好条件的名老中医药专家传承工作室，整理、继承、推广名老中医药专家学术观点和临床经验，探索名老中医药专家学术经验传承及推广的有效方法和创新模式，培养一批高层次的中医药人才，促进中医药事业的发展。

二、建设周期

建设周期为连续3年，自公布确定全国名老中医药专家传承工作室建设项目专家名单之日起。

三、建设内容

（一）条件建设

1. 名老中医药专家临床经验示教诊室。面积不小于20m²，在场所安排、环境布置、物品摆放、工作程式等方面充分体现中国传统文化和中医药特色的元素。

2. 名老中医药专家示教观摩室。面积不小于 $30m^2$，能同时满足数十人观摩名老中医药专家的诊疗示教活动。

3. 名老中医药专家资料室（阅览室）。面积不小于 $50m^2$，在查阅资料功能的基础上，注重收集和展示名老中医药专家论文、论著、临床医案、处方等原始资料。

4. 配置计算机、网络宽带、声像采集系统（摄录设备和编辑系统等）、实时记录设备（录音笔、移动存储设备等）。

（二）传承工作建设

1. 收集资料。收集整理名老中医药专家的典型医案（教案）、处方等原始资料，以及开展传承工作过程中的跟师笔记、跟师医案、读书临证心得等相关资料，建立临证经验和文献数据库。

2. 整理分析。对名老中医药专家的临床资料重点是回顾性临床资料进行挖掘整理研究，提炼形成学术观点和临床经验，发表论文或出版专著等。

3. 总结提炼。结合名老中医药专家学术观点和临床经验，重点选择名老中医药专家擅长治疗的 3～5 个常见病、疑难病进行系统的总结研究，形成相应的临床诊疗方案，推广应用于临床。

4. 传承研究。结合工作实际，开展名老中医药专家学术观点和临床经验相关课题的研究。

（三）人才培养建设

1. 传承团队的建设。制订传承培养计划，重点培养传承团队中不少于 2 名副高以上、不少于 5 名中级职称以上的中医药人员。每月围绕名老中医学术经验开展学习交流、病案讨论或中医医案评价等人才培养相关活动。

2. 接受外单位进修学习人员。通过临床跟师带教、典籍研读、临证思辨探讨、文化学习等方式，培养外单位进修学习人员 10 人以上。

3. 培养中医临床和科研人才。通过临床研究总结，结合名老中医药专家传承指导和现代科研分析，

逐步探索形成有效的中医临床科研方法和建立中医临床科研一体化的机制，提升中医临床诊疗水平和科研能力，促进中医临床和科研人才的培养。

4. 举办国家级（省级）中医药继续教育项目。每年组织开展以名老中医药专家学术经验或诊疗技能为主题的国家级（省级）中医药继续教育项目，弘扬名老中医药专家的学术经验，提高名老中医药专家传承工作室的影响力和知名度，促进中医药人才的培养。

（四）网络和管理制度建设

1. 建立名老中医药专家典型医案、影像资料、继承工作成果及资源网络共享平台。

2. 按照《关于进一步加强全国名老中医药专家传承工作室信息网络平台管理的通知》（国中医药人教教育便函〔2014〕93 号）要求，做好全国名老中医药专家传承工作室信息网络平台信息资料上传工作。

3. 建立日常管理制度、经费使用制度、学习培训制度、跟师带教制度等传承制度。

4. 探索建立项目管理运行、专家咨询、绩效评价、政策保障等各类长效机制。

四、预期成效

（一）出版名老中医药专家学术经验著作 1 部以上。

（二）发表论文 6 篇以上，其中在核心期刊发表论文 3 篇以上。

（三）制订名老中医药专家擅长的常见病、疑难病临床诊疗方案 3 个以上。

（四）重点培养传承团队中不少于 2 名副高以上和 5 名中级职称以上的中医药人员。接受外单位进修学习人员 10 人以上。

（五）举办国家级（省级）以上中医药继续教育项目 3 次以上。

（六）建设传承工作室网站 1 个，充分体现中医文化特色，有一定的患者咨询访问量。

五、经费安排

中央财政安排每个全国名老中医药专家传承工作室建设专项资金 50 万元，重点用于对工作室功能区

域建设和条件改善、开展名老中医药专家研究型继承工作、整理分析临床资料、培养临床科研人才、建设网络平台等。省级中医药管理部门、财政部门要共同制定补助经费管理办法。

各项目省（区、市）根据《中华人民共和国政府采购法》等有关规定组织招标采购工作，结合本地的实际情况，合理制订计划购买的品目、规格和数量，并将采购结果报国家中医药管理局、财政部备案。

六、组织管理

（一）国家中医药管理局负责项目的全面领导和政策协调。负责项目具体管理，组织项目立项、过程管理、项目验收和绩效评价。

（二）省级中医药管理部门确实做好建设项目的组织领导，开展全国名老中医药专家传承工作室信息网络平台培训工作，并会同财政部门加强项目过程管理、经费管理，及时开展监督检查和指导工作。

（三）传承工作室承担单位应明确分管领导和管理部门，负责项目具体组织实施与管理。组建一支由项目负责人、相关学科人才组成的传承团队，共同承担项目建设任务。项目负责人为项目建设第一责任人，全面负责工作任务的落实和工作目标的实现，合理分配、统筹使用项目经费。

七、监督评估

（一）国家中医药管理局将根据立项单位的建设任务制定项目建设的考评表，对项目建设进行动态管理，对项目建设成效进行评估和总结。

（二）各省级中医药管理部门负责本省区的项目组织申报、具体实施、日常管理、监督评估等工作。要建立管理档案，研究制定监督和考核办法，引进绩效考核机制。

（三）项目承担单位要加大投入，为工作室建设提供政策、人力、财力、场地、设备等各方面便利条件。

（四）项目完成 3 个月内，省级中医药管理部门要对项目总体执行情况进行考核评估，并将项目评估

总结报告报国家中医药管理局。国　　家中医药管理局将于建设期满对项　　目组织评审验收。

国家中医药管理局关于调整突发公共事件
中医药应急工作领导小组和工作组成员及职责的通知

国中医药医政发〔2014〕21号

各省、自治区、直辖市卫生计生委（卫生厅局）、中医药管理局，新疆生产建设兵团卫生局，中国中医科学院，北京中医药大学：

进一步加强中医药应急工作，保持发挥中医药特色优势，健全我局中医药应急组织领导体系，经研究，我局决定调整国家中医药管理局突发公共事件中医药应急工作领导小组和工作组成员及职责，现将调整后的领导小组和工作组组成人员名单及主要职责印发给你们。

一、领导小组

（一）领导小组职责

负责全国中医药应急工作的组织领导，统筹指挥、部署突发公共事件中医药应急救治工作。

（二）领导小组组成

组　长：

王国强　国家卫生计生委副主任、国家中医药管理局局长

副组长：

吴　刚　国家中医药管理局副局长

于文明　国家中医药管理局副局长

马建中　国家中医药管理局副局长

王志勇　国家中医药管理局副局长、中国中医科学院党委书记

成　员：

查德忠　国家中医药管理局办公室主任

卢国慧　国家中医药管理局人事教育司司长

苏钢强　国家中医药管理局规划财务司司长

桑滨生　国家中医药管理局政策法规与监督司司长

蒋　健　国家中医药管理局医政司司长

曹洪欣　国家中医药管理局科技司司长

王笑频　国家中医药管理局国际合作司司长

张为佳　国家中医药管理局直属机关党委常务副书记

二、工作组

（一）办公室

主　任：

蒋　健　国家中医药管理局医政司司长

成　员：

赵　明　国家中医药管理局办公室副主任

吴厚新　国家中医药管理局人事教育司副司长

武　东　国家中医药管理局规划财务司副司长

杨荣臣　国家中医药管理局政策法规与监督司副司长

陆建伟　国家中医药管理局医政司副司长

李　昱　国家中医药管理局科技司副司长

吴振斗　国家中医药管理局国际合作司副司长

主要职责：

1. 负责全国突发公共事件中医药应急处理的日常管理工作。

2. 制订突发公共事件中医药应急预案。

3. 履行应急值守、信息汇总和综合协调职责，发挥运转枢纽作用。

4. 承办领导小组交办的其他事项。

（二）医疗救治组

组　长：

陆建伟　国家中医药管理局医政司副司长

成　员：

邴媛媛　国家中医药管理局医政司医疗管理处处长

赵文华　国家中医药管理局医政司中西医结合与民族医药处处长

王思成　国家中医药管理局科技司中医科技处处长

董云龙　国家中医药管理局医政司医疗管理处主任科员

主要职责：

1. 组织专家提出应急救治的指导意见、防治方案，提供技术支持。

2. 组建中医药应急救治队伍，参与突发公共事件中医药应急救治。

3. 开展中医药应急救治队伍培训和演练。

4. 承办领导小组交办的其他事项。

（三）临床科研组

组　长：

曹洪欣　国家中医药管理局科技司司长

成　员：

李　昱　国家中医药管理局科技司副司长

周　杰　国家中医药管理局科技司副司长

邴媛媛　国家中医药管理局医政司医疗管理处处长

陈丽娜　国家中医药管理局科技司综合处副处长

王思成　国家中医药管理局科技司中医科技处处长

孙丽英　国家中医药管理局科

技司中药科技处处长

主要职责：

1. 组织开展中医药应急的临床科研工作，提出工作计划并组织实施。

2. 组织对突发公共事件的研究进展和信息进行分析。

3. 承办领导小组交办的其他事项。

（四）新闻宣传组

组　长：

赵　明　国家中医药管理局办公室副主任

成　员：

欧阳波　国家中医药管理局办公室新闻办主任

魏春宇　国家中医药管理局国际合作司港澳台处副

处长

主要职责：

1. 拟定中医药应急新闻宣传口径。

2. 组织中医药应急相关新闻报道。

3. 承办领导小组交办的其他事项。

（五）条件保障组

组　长：

苏钢强　国家中医药管理局规划财务司司长

成　员：

武　东　国家中医药管理局规划财务司副司长

刘群峰　国家中医药管理局规划财务司规划投资处处长

王振宇　国家中医药管理局规划财务司预算财务处处长

邱　岳　国家中医药管理局科技司中医科技处副调研员

董云龙　国家中医药管理局医政司医疗管理处主任科员

主要职责：

1. 为中医药应急工作提供设备、药品、资金等方面的保障。

2. 承办领导小组交办的其他事项。

国家中医药管理局

2014 年 9 月 3 日

关于成立国家中医药管理局中医药改革发展专家咨询委员会的通知

国中医药办发〔2014〕22 号

局机关各部门，局各直属单位：

为促进中医药改革发展，充分发挥专家智库在完善政策和机制领域中的重要作用，推动决策民主化、科学化，我局决定成立中医药改革发展专家咨询委员会。专家咨询委员会是我

局的重要决策咨询机构。各单位要充分发挥专家咨询委员会作用，为中医药改革发展决策提供支撑。

附件：1. 国家中医药管理局中医药改革发展专家咨询委员会管理

办法

2. 国家中医药管理局中医药改革发展专家咨询委员会名单

国家中医药管理局

2014 年 9 月 26 日

附件1　国家中医药管理局中医药改革发展专家咨询委员会管理办法

第一条　为促进中医药事业科学发展，充分发挥专家智库作用，推动决策民主化、科学化，成立国家中医药管理局中医药改革发展专家咨询委员会（以下简称专家委员会）。

第二条　专家委员会是国家中医药管理局深化改革领导小组做出重要决策、制定出台重要文件的专家咨询机构，其主要职责是：

（一）研究国内外中医药改革发

展的动态及趋势，及时提供相关信息和工作建议；

（二）为国家中医药管理局重大决策、重大事项等提供咨询论证和技术支持；

（三）为国家中医药管理局确定重要政策研究的需求、方向和优先领域提供咨询；

（四）参与中医药改革发展重点、难点问题的调查研究，并提出意见建议；

（五）受国家中医药管理局委托，对相关领域的重点改革、政策法律制定及实施情况开展评估；

（六）协助国家中医药管理局，以适当的方式向有关部门反映中医药改革发展意见建议；

（七）承担国家中医药管理局委托的其他工作。

第三条　国家中医药管理局工作中的重大战略、规划、政策、决策和重大研究课题等，应当向专家

委员会或有关专家委员进行咨询论证，专家委员会或有关专家委员应当提出咨询意见。

第四条   国家中医药管理局深化改革领导小组办公室承担专家委员会秘书处工作，主要职责是：

（一）负责专家委员会的日常事务，及时向局深化改革领导小组汇报重要工作进展；

（二）协助专家委员会的相关调研活动；

（三）向专家委员会提供需要咨询的问题和相关资料；

（四）承担专家委员会会议和专题研讨会的组织工作；

（五）承担专家委员会的有关研究和咨询报告的编印。

第五条   专家委员会由主任委员、副主任委员、顾问和委员组成。

主任委员由国家中医药管理局深化改革领导小组组长担任。副主任委员由国家中医药管理局深化改革领导小组副组长担任。

顾问由国内健康领域有较高政策理论水平、学术声望和社会影响力的人士担任。

第六条   委员重点从战略研究、法学、公共政策与管理、卫生政策及卫生经济学、中医药等领域产生，主要从中央和国务院政策研究机构、高等院校、科研所、医疗机构、企业等部门和单位遴选，突出创新能力、实践能力和对重大问题、重大事项的研判能力。

委员应当具备以下条件：

（一）遵纪守法，作风正派，有良好的学术道德；

（二）有较高的相关专业理论水

平，熟悉相关领域的发展动态及趋势；

（三）热心中医药事业，能积极参加专家委员会的各项活动；

（四）一般应当具有正高级专业技术职务；

（五）身体健康，适合参加专业委员会活动。

第七条   专家委员会委员实行聘任制，每届任期3年，可以连续聘任。

委员的选聘，由国家中医药管理局深化改革领导小组办公室提出初选意见，经领导小组会议决定，并颁发聘书。

因工作或身体状况等原因不能参加专家委员会活动的顾问和委员，由本人向秘书处提出申请，经专家委员会主任委员或副主任委员同意，可以辞去专家委员会委员或顾问的职务。

第八条   专家委员会成员享有以下权利：

（一）对中医药改革发展的战略、规划、计划、政策等提出意见和建议；

（二）在参与决策咨询过程中充分发表意见和建议；

（三）遵照有关规定，优先获取相关资料；

（四）同等条件下优先承担国家中医药管理局资助的研究课题。

第九条   专家委员会成员应当承担以下义务：

（一）遵守国家有关法律、法规和专家委员会管理办法；

（二）保障一定时间参加专家委员会的活动和国家中医药管理局的

有关咨询论证、调研活动和综合研究工作；

（三）向专家委员会提供相关专业信息；

（四）保守工作秘密，未经我局同意，不得以国家中医药管理局专家委员会成员的名义接受媒体采访、承担课题、发表文章、对外讲话、出席活动和作个人宣传。

第十条   对有以下情形之一的专家委员，予以除名：

（一）违反国家法律、法规和本管理办法；

（二）未经许可，以专家委员会的名义组织活动；

（三）以专家委员会成员名义参加活动时，违反规定收受报酬和礼品。

第十一条   专家委员会全体会议每年至少召开一次，一般在每年10月份召开。必要时，可由专家咨询委员会秘书处提议，由主任委员决定临时召集部分专家委员召开会议。

因工作需要，可临时特邀其他中医药相关领域具有较高政策和理论水平的专家、学者或实际工作者参与专家委员会的活动。

第十二条   国家中医药管理局对专家委员会成员的优秀咨询成果和研究成果在一定范围内通报，并予以奖励。

第十三条   专家委员会的活动经费纳入预算，由国家中医药管理局从年度事业经费中列支，并按财务有关规定严格管理。

第十四条   本办法自发布之日起实施。

附件2   国家中医药管理局中医药改革发展专家咨询委员会名单

一、主任委员

王国强   国家卫生计生委副主任、国家中医药管理局局长

二、副主任委员

马建中   国家中医药管理局副局长

三、顾问（7人）

陈　竺   十二届全国人大常委会副委员长、中国科学院院士

洪　虎   十一届全国人大法律委员会副主任委员

李慎明   十二届全国人大常委、

内务司法委员会副主任委员、中国社会科学院原副院长

程津培   十二届全国政协常委、教科文卫体委员会副主任委员、中国科学院院士

郑新立	中国国际经济交流中心常务副理事长、中国工业经济学会会长、中央政策研究室原副主任	刘国恩	北京大学中国卫生经济研究中心主任		院院长
		刘庭芳	清华大学医院管理研究院院长高级顾问兼国际学术委员会副主任委员	李佐军	国务院发展研究中心资源与环境政策研究所副所长
徐善衍	中国科协——清华大学科学技术传播普及研究中心主任、中国科协原副主席			杜志淳	华东政法大学党委书记
		刘维忠	甘肃省卫生计生委主任	杨洪伟	国家卫生计生委卫生发展研究中心副主任
王永炎	中国中医科学院名誉院长、中国工程院院士	刘新明	中国卫生经济学会副会长	陈可冀	中国中医科学院首席研究员、中国科学院院士、第二届"国医大师"
		吕玉波	广东省中医院终身名誉院长		

四、专家委员（35 人，按姓氏笔画排列）

王 华	湖北中医药大学校长	孙光荣	北京中医药大学教授、第二届"国医大师"	陈凯先	上海中医药大学学术委员会主任、中国科学院院士
王 键	安徽中医药大学校长	闫希军	天士力控股集团有限公司董事局主席		
王宏广	科技部发展战略研究院副院长	吴以岭	河北省中西医结合医药研究院院长、中国工程院院士	郑守曾	炎黄东方（北京）健康科技有限公司董事长、北京中医药大学原校长
王新陆	十二届全国政协常委、山东省政协副主席、山东中医药大学名誉校长	吴勉华	南京中医药大学正校级调研员	胡定旭	十二届全国政协常委、香港特别行政区医院管理局原主席
石应康	中国医院协会副会长、四川大学华西医院管理研究所所长	宋 康	浙江省中医院原院长		
		张 亮	华中科技大学同济医学院医药卫生管理学院院长	饶克勤	中华医学会党委书记
艾措千	青海金诃藏药集团公司董事长、青海省藏医院院长	张大宁	天津市中医药研究院名誉院长、首席专家，第二届"国医大师"	徐建光	上海中医药大学校长
				郭 清	杭州师范大学副校长
刘 良	澳门科技大学校长	张伯礼	中国中医科学院院长、天津中医药大学校长、中国工程院院士	梁 鸿	复旦大学社会发展与公共政策学院院长
刘长林	中国社会科学院研究员			楼宇烈	北京大学哲学系教授
刘远立	北京协和医学院公共卫生学院院长	张其成	北京中医药大学国学		

五、专家咨询委员会秘书处

专家咨询委员会秘书处设在国家中医药管理局深化改革领导小组办公室。

关于进一步加强局机关及直属单位档案工作的意见

国中医药办发〔2014〕23 号

局机关各部门、局各直属单位：

为进一步加强局机关及直属单位档案建设和利用工作，根据中共中央办公厅、国务院办公厅《关于加强和改进新形势下档案工作的意见》的要求，提出如下意见。

一、进一步提高对档案工作的认识

（一）档案工作是中医药工作中不可缺少的基础性工作。中医药档案记录了中医药工作历史真实面貌和中医药事业改革发展生动轨迹，为借鉴历史、规划未来提供重要依据，做好档案工作是各部门、各单位的重要职责。近年来，局机关及直属单位的档案工作取得一定的成绩，但面对中医药改革发展的新形势、新任务、新要求，档案工作还存在一些不适应的地方，一些部门和单位不够重视档案工作，档案工作无专门人员、队伍不稳定，档案收集整理不及时，档案服务机制还需进一步创新，档案管理能力还需进一步提高。做好新形势下档案工作，对于推动中医药事业发展，维护人民群众合法权益，提高局机关及直属单位管理水平，都具有十分重要的意义。局机关及直属单位要以建立健全资料翔实的档案资源体系、高效便捷的档案利用体系和管理有序的档案安全体系为目标，提高本部门本单位档案工作规范化、科学化、信息化水平，促进中医药档案事业安全、协调、可持续发展。

二、进一步加强档案资源建设

（二）加大档案收集整理力度。局机关各部门和各直属单位要把档案工作与其他工作同规划、同部署、同落实，特别是重点工作、重要会议、重大活动和项目，要确保建立档案和开展工作同步进行，整理档案和推动工作同步进行。在制订工作方案时，应加强对档案收集整理工作的要求，涉及多个部门的，必须明确责任部门和责任人。

（三）严格执行归档制度。局机关各部门要严格按照《国家中医药管理局机关档案管理办法》《国家中医药管理局机关文书档案保管期限表》和《归档文件整理办法》，局各直属单位要按照有关规定，收集、整理和移交档案，做到应归尽归，把完成档案移交作为工作结束的标志。

三、进一步加强档案服务能力建设

（四）明确档案服务范围。档案查阅按照《档案借阅管理制度》（国中医药办综发〔2010〕51号）规定执行，原则上纸质档案不得借出。局各直属单位要进一步完善档案管理制度，明确档案查阅范围，严格执行查阅审批流程。

（五）强化档案服务功能。档案部门收到归档文件后要及时完成档案审核、录入和交接工作。定期维护档案管理系统，做好运行维护记录，确保系统正常运行。积极提供档案信息服务，依法做好档案查阅服务和档案复印服务。

（六）创新档案服务方式。档案部门要充分利用档案资源，组织有关单位、有关部门做好《中国中医药年鉴（行政卷）》、中医药相关制度文件等的汇编工作。配合相关部门做好已归档文件的政务公开工作，为社会提供档案信息服务。

（七）挖掘档案服务价值。档案部门要组织开展对档案信息的分析研究、综合加工、深度开发，提供深层次、高质量的档案研究成果，不断挖掘档案价值，为局机关各部门和各直属单位决策、管理提供参考，为社会提供更便捷的信息服务。

四、进一步提高档案工作安全水平

（八）加强档案安全保密管理。在档案工作全过程中，由部门或单位专、兼职档案工作人员负责档案的安全保密工作，特别是涉密档案，应严格按照《国家中医药管理局保密管理办法》和《涉密载体管理规定》要求做好定密管理、涉密载体传递、使用和保存等工作。

（九）加大档案室安全检查力度。档案部门每半年至少开展一次档案室安全检查，完善档案室检查项目，做好安全检查记录。

（十）完善档案安全应急管理制度。制订档案室突发事件应急预案，局机关充分发挥各部门兼职档案员的作用，配合机关服务中心做好档案室安全应急管理，局各直属单位要加强与物业管理部门的沟通联系，结合工作实际建立档案安全应急管理队伍。

五、进一步加强对档案工作的业务指导和监督检查

（十一）建立档案问责制。以局机关公文为基础，统计局机关各部门每月归档情况，定期向局机关各部门通报，并将局机关各部门全年归档情况报人事教育司，作为部门考评的参考，局各直属单位结合本单位工作实际制定相应规定并参照执行。

（十二）加强全过程监督管理。档案部门要紧密围绕重点工作制订年度监督检查计划，开展档案工作全程监督抽查，确保及时建档、完整归档。局档案部门每年开展一次对局直属单位档案工作的业务指导和监督检查，重点做好职能转移工作档案整理情况的监督检查。

六、进一步加大档案工作保障力度

（十三）加强对档案工作的组织领导。局机关各部门和各直属单位负责同志作为第一责任人，要把档案工作列入工作考核检查的内容，配备专人分管档案工作，及时督促、推动开展档案的收集、整理和移交等工作。

（十四）完善档案工作投入机制。将档案业务培训和档案室的基础设施建设、系统升级改造、安全保密、数字化及设备购置和维护等方面的经费列入预算。

（十五）加强档案干部队伍建设。每年安排局机关档案工作人员参加国家档案局组织的业务培训，对局机关各部门司秘、局各直属单位档案工作人员开展档案培训工作。局机关各部门和各直属单位负责培训本部门、本单位工作人员，确保新入职工作人员、借调人员等熟练掌握档案工作基本技能。

（十六）提高档案工作信息化水平。把数字档案室建设列入局机关信息化建设整体规划，把档案管理系统升级改造与办公自动化系统建设统筹推进，将电子文件归档管理纳入办公自动化的总体设计。继续开展传统载体档案数字化工作，及时以数字化档案代替原件提供利用，提高档案利用效率。

国家中医药管理局
2014年10月15日

关于印发国家中医药管理局委托办事经费管理暂行办法的通知

国中医药规财发〔2014〕28号

局机关各部门、局各直属（管）单位：

为加强我局委托办事经费管理，进一步规范资金使用，根据国家财经法规制度和财政部有关规定，结合我局工作实际，研究制定了《国家中医药管理局委托办事经费管理暂行办法》。现印发给你们，请认真执行。执行中有何问题，请及时向我们反映。

国家中医药管理局
2014年12月17日

国家中医药管理局委托办事经费管理暂行办法

第一章 总 则

第一条 为加强国家中医药管理局委托办事经费管理，进一步规范资金使用，根据国家财经法规制度和财政部有关规定，结合我局工作实际，制定本办法。

第二条 本办法所称委托办事经费是指通过部门预算安排，用于开展因专业性和技术性较强的工作，确需委托其他单位承担而发生的费用。

承担委托任务的单位，以下称"受托单位"。

第三条 委托办事经费管理遵循以下原则：

（一）依法依规，强化预算；

（二）权责明确，计划管理；

（三）严格程序，加强监管；

（四）注重考核，信息公开。

第二章 组织管理

第四条 局党组会议或局长会议审定委托办事经费项目计划、项目预算，决定项目计划和预算的重大调整。

第五条 局有关部门负责委托办事经费的项目计划编制、预算编制、预算支出申请、《国家中医药管理局委托办事经费任务书》（以下简称《任务书》）签订、指导和监督委托办事经费预算执行、绩效考评等。

第六条 局规划财务司负责委托办事经费项目计划汇总审核、预算审核、支出计划汇总审核、预算支出申请审核、任务书审核、资金结算、监督检查、信息公开等。

第七条 受托单位负责开展委托项目工作，做好预算执行、提交委托办事完成任务情况报告、提交委托办事经费决算报告、接受监督检查等。

第八条 委托办事经费项目计划和预算发生重大变更事项须上报局党组会议或局长会议审议。

第三章 计划管理（项目库管理）

第九条 委托办事经费实行项目计划管理，对项目计划采用项目库滚动管理，参照财政部有关规定。

第十条 局有关部门根据事业发展规划、年度工作计划及有关规定和要求，于每年10月启动下一年度委托办事经费项目计划的编制工作，于11月1日前，将委托办事经费项目计划报局规划财务司。

第十一条 局规划财务司按照本办法有关要求，对局有关部门提出的委托办事经费项目计划进行审核，并在10个工作日之内提出审核意见。

第十二条 局有关部门根据局规划财务司审核意见对委托办事经费项目计划和预算修改完善，报分管局领导审定后，于11月30日前报局规划财务司。

第十三条 局规划财务司汇总委托办事经费项目计划，年底前提请局党组会议或局长会议审定。通过审定的项目计划列入项目库。

第十四条 列入项目库的项目计划主要包括以下内容：

（一）委托任务；

（二）工作目标；

（三）资金预算；

（四）资金来源；

（五）完成时限；

（六）受托单位基本情况；

（七）其他有关材料。

第十五条 委托办事经费项目计划应当同时满足以下要求：

（一）保障重点和中心工作任务落实；

（二）符合国家有关财经法规制度；

（三）列入国家中医药管理局当年预算；

（四）委托办事预算能当年完成；

（五）支出范围、标准等符合财政部、国家机关事务管理局等部门规定和国家中医药管理局有关规定。

第十六条 除特殊情况外，以下各项不纳入委托办事经费项目计划：

（一）委托任务主要为会议的；

（二）委托任务主要为培训的；

（三）委托任务主要为调研的；

（四）属于政府采购范围的；

（五）属于政府购买服务范围的。

第十七条 委托办事经费项目

计划的资金预算中涉及会议、培训、督导和调研的，要按照财政部等部门《中央和国家机关会议费管理办法》《中央和国家机关培训费管理办法》《中央和国家机关差旅费管理办法》等规定，以及国家中医药管理局有关会议、培训、差旅、调查研究有关规定执行。

第十八条　已经审议通过的委托办事经费项目计划，原则上不得调整。因工作需要确需调整的，由局有关部门提出，经局规划财务司审核后，报局领导审批，重大调整报局党组会议或局长会议审定。

第四章　年度预算管理

第十九条　局有关部门根据委托办事经费项目计划编制年度项目预算，与受托单位签订《任务书》。《任务书》一式三份，局有关部门、规划财务司和受托单位各执一份。

局有关部门应于每年 6 月 30 日前完成年度项目预算编制工作。年度项目预算编制要符合财政部关于中央部门预算编制的相关程序和要求。

局规划财务司严格按照本办法要求及有关财务管理规定，对局有关部门提出的项目预算和《任务书》进行审核，提出修改意见。

第二十条　委托办事经费项目预算编制要重点考虑以下方面：

（一）与委托任务相匹配；

（二）符合财政支出方向和支出范围；

（三）委托办事预算占项目预算比例；

（四）受托单位预算管理和执行能力；

（五）以前年度委托办事数量、预算安排和执行情况；

（六）以前年度审计、监督检查问题及整改情况。

第二十一条　根据财政部国库管理改革要求，对同时符合以下条件的，列入受托单位年度部门预算：

（一）受托单位为局预算管理单位；

（二）连续 3 年委托相同的预算管理单位。

（三）当年委托办事经费项目预算在 50 万元以上。

第五章　支出申请和资金结算

第二十二条　局有关部门应按委托办事经费项目计划和预算及时办理预算支出申请，确保预算执行进度不低于财政预算支出序时进度。

第二十三条　委托办事经费的资金拨付以局发文方式进行，由委托部门负责起草，附已审议通过的委托办事经费项目计划（复印件）、正式签订的《任务书》，经局规划财务司会签后，报局领导签发。

委托办事经费的资金拨付可采取先预拨、后结算的方式。

第二十四条　局规划财务司严格按照本办法要求及有关财务管理规定，对局有关部门提出的预算支出申请进行审核，办理资金结算。

未纳入委托办事经费支出计划、未列入局有关部门经费预算、提交材料不完备、不符合规定的，局规划财务司不得办理预算审核和资金结算。

局规划财务司对执行进度进行动态管理、定期通报，经费支出原则上不得低于财政预算支出序时进度。

第二十五条　受托单位应严格按照国家有关财经法规制度、国家中医药管理局有关要求和《任务书》执行。

委托办事经费预算执行中，严禁扩大开支范围、调整支出标准。严禁改变委托任务内容。严禁转拨资金、二次委托和提取管理费等。

委托办事经费原则上不得用于资产购置。确需购置的，按国家有关财经法律、法规和国家中医药管理局有关资产管理规定执行。

第二十六条　委托办事经费预算执行中，一般不做调整，确需调整的，由局有关部门提出，经局规划财务司审核后报分管局领导审批。重大调整按预算管理有关程序报财政部备案。

第二十七条　12 月 1 日前，局有关部门应当完成当年委托办事经费支出计划各项资金结算申请办理。

第二十八条　12 月 20 日前，局规划财务司应当完成全年各部门提出的资金结算申请审核，办理资金结算手续。

第六章　受托单位管理

第二十九条　局有关部门要加强对受托单位的管理。根据委托办事目标、任务等情况科学合理选取受托单位，原则上应采取集体研究、竞争择优等方式选择。

第三十条　受托单位应当符合下列条件：

（一）独立承担民事责任能力；

（二）具备承担委托任务的基础设施条件和技术条件；

（三）具备承担委托任务的人员队伍和专业能力；

（四）有独立的财务部门和专职财务人员；

（五）内部控制制度健全有效；

（六）近 3 年未出现重大违法、违纪、违规行为；

（七）国家中医药管理局规定的其他情况。

第三十一条　受托单位有以下情况之一的，3 年之内不得承担我局的委托办事工作，并给予通报批评：

（一）未在规定时间内完成委托任务；

（二）未完成委托任务验收和绩效考评；

（三）未履行双方规定的权利义务；

（四）未按规定执行预算或未按时完成预算；

（五）委托办事经费执行出现违法、违纪、违规行为；

（六）未按时提交决算报告；

（七）不配合接受监督检查；

（八）国家中医药管理局规定的其他情况。

第七章　绩效考核与监督检查

第三十二条　建立完善委托办事经费绩效考核制度。局有关部门负责本部门委托办事经费项目绩效考核，重点考核目标完成情况、成果应用情况、组织管理、经费执行等。

第三十三条　绩效考核结果由局规划财务司审核后报请局领导或局长会议审议。

绩效考核结果作为编制和审核下一年度委托办事经费预算、委托办事经费支出计划的重要依据。

第三十四条　建立完善委托办事经费监督检查制度。按照"谁委托、谁负责"的原则，局有关部门要加强对受托单位和委托办事的监督检查，发现问题及时纠正。

第三十五条　局规划财务司会同有关部门重点对委托办事经费项目预算执行和经费支出进行重点抽查。

第三十六条　受托单位要建立委托办事自查自纠制度。主动接受财政、审计、中医药局等部门的监督检查，做好配合工作。

第三十七条　建立健全委托办事经费信息公开制度。局规划财务司定期将委托办事经费项目计划、预算编制、执行情况、绩效考核和监督检查结果等在局内公开。

第八章　附　则

第三十八条　本办法由局规划财务司负责解释。

第三十九条　本办法自印发之日起执行。

关于印发国家中医药管理局因公临时出国经费管理实施细则的通知

国中医药规财发〔2014〕30 号

局机关各部门、各直属（管）单位：

为了进一步规范我局因公临时出国经费管理，加强预算监督，提高资金使用效益，保证外事工作的顺利开展，根据《党政机关厉行节约反对浪费条例》和财政部、外交部《因公临时出国经费管理办法》（财行〔2013〕516 号）有关规定，结合局机关工作实际，制定《国家中医药管理局因公临时出国经费管理实施细则》。现印发给你们，从印发之日起施行。执行中有何问题，请及时向我们反映。

附件：国家中医药管理局因公临时出国经费管理实施细则

国家中医药管理局
2014 年 12 月 24 日

国家中医药管理局因公临时出国经费管理实施细则

第一章　总　则

第一条　为了进一步规范因公临时出国经费管理，加强预算监督，提高资金使用效益，保证外事工作的顺利开展，根据《党政机关厉行节约反对浪费条例》和财政部、外交部《因公临时出国经费管理办法》有关规定，结合局机关工作实际，制定本实施细则。

第二条　局机关因公组派的临时代表团组的出国人员，适用本实施细则。

第三条　因公组派临时出国团组应当坚持强化预算约束、优化经费结构、厉行勤俭节约、讲求务实高效的原则，严格控制因公临时出国规模，规范因公临时出国经费管理。

第二章　预算管理和计划管理

第四条　因公临时出国经费应当全部纳入预算管理，并按照下列规定执行：

（一）加强因公临时出国经费的预算管理，严格控制因公临时出国经费总额，科学合理地安排因公临时出国经费预算。局国际合作司应于每年的 12 月 31 日前提交下一年度出国计划，经局规划财务司初审后，报局长会审议。

（二）加强预算硬约束，认真贯彻落实厉行节约的要求，在核定的年度因公临时出国经费预算内，务实高效、精简节约地安排因公临时出国活动，不得超预算或无预算安排出访团组。确有特殊情况需要调整的，在预算范围内报局长会审批。

第五条　出访团组实行计划审批管理，经费按财政部有关管理规定执行。

第六条　出国经费的支付，严格按照国库集中支付制度和公务卡管理制度的有关规定执行。

严格执行各项经费开支标准，不得擅自突破，严禁接受或变相接受企事业单位资助，严禁向下属单位、企业、驻外机构等摊派或转嫁出访费用。

第七条　我局应建立因公临时出国计划与财务管理的内部控制制度。出访团组应当事先填报《因公临时出国任务和预算审批意见表》，由局国际合作司和规划财务司分别出具审签意见。出国任务、出国经费预算未通过审核的，不得安排出访团组。

第三章　经费管理

第八条　因公临时出国经费包括：国际旅费、国外城市间交通费、住宿费、伙食费、公杂费和其他费用。

国际旅费，是指出境口岸至入

境口岸旅费。

国外城市间交通费，是指为完成工作任务所必须发生的，在出访国家的城市与城市之间的交通费用。

住宿费是指出国人员在国外发生的住宿费用。

伙食费是指出国人员在国外期间的日常伙食费用。

公杂费是指出国人员在国外期间的市内交通、邮电、办公用品、必要的小费等费用。

其他费用主要是指出国签证费用、必需的保险费用、防疫费用、国际会议注册费用等。

第九条　国际旅费按照下列规定执行：

（一）选择经济合理的路线。出国人员应当优先选择由我国航空公司运营的国际航线，由于航班衔接等原因确需选择外国航空公司航线的，应当事先报经局国际合作司和规划财务司审批同意。不得以任何理由绕道旅行，或以过境名义变相增加出访国家和时间。

（二）按照经济适用的原则，通过政府采购定点等方式，选择优惠票价，并尽可能购买往返机票。

（三）因公临时出国购买机票，须经局国际合作司和规划财务司审批同意。机票款由本单位通过公务卡、银行转账方式支付，不得以现金支付。局规划财务司应当根据《航空运输电子客票行程单》等有效票据注明的金额予以报销。

（四）出国人员应当严格按照规定安排交通工具，不得乘坐民航包机或私人、企业和外国航空公司包机。

（五）部级人员可以乘坐飞机头等舱、轮船一等舱、火车高级软卧或全列软席列车的商务座，我局副局长、党组成员根据实际工作需要，可参照副部级人员标准执行；司局级人员可以乘坐飞机公务舱、轮船二等舱、火车软卧或全列软席列车的一等座，局副司局级人员根据实际工作需要，可参照该标准执行；其他人员均乘坐飞机经济舱、轮船三等舱、火车硬卧或全列软席列车的二等座。所乘交通工具舱位等级

划分与以上不一致的，可乘坐同等水平的舱位。

所乘交通工具未设置上述规定中本级别人员可乘坐舱位等级的，应乘坐低一等级舱位。上述人员发生的国际旅费据实报销。

（六）出国人员乘坐国际列车，国内段按国内差旅费的有关规定执行；国外段超过 6 小时以上的按自然（日历）天数计算，每人每天补助 12 美元。

第十条　出国人员根据出访任务需要在一个国家城市间往来，应当事先在出国计划中列明，并报局国际合作司和规划财务司批准。未列入出国计划、未经局国际合作司和规划财务司批准的，不得在国外城市间往来。出国人员的旅程必须按照批准的计划执行，其城市间交通费凭有效原始票据据实报销。

第十一条　住宿费按照下列规定执行：

（一）出国人员应当严格按照规定安排住宿，省部级人员可安排普通套房，住宿费据实报销；厅局级及以下人员安排标准间，在规定的住宿费标准之内予以报销。

（二）参加国际会议等的出国人员，原则上应当按照住宿费标准执行。如对方组织单位指定或推荐酒店，应当严格把关，通过询价方式从紧安排，超出费用标准的，须事先报经国际合作司和规划财务司批准。经批准，住宿费可据实报销。

第十二条　伙食费和公杂费按照下列规定执行：

（一）出国人员伙食费、公杂费可以按规定的标准发给个人包干使用。包干天数按离、抵我国国境之日计算。

（二）根据工作需要和特点，不宜个人包干的出访团组，其伙食费和公杂费由出访团组统一掌握，包干使用。

（三）外方以现金或实物形式提供伙食费和公杂费接待我代表团组的，出国人员不再领取伙食费和公杂费。

（四）出访用餐应当勤俭节约，不上高档菜肴和酒水，自助餐也要

注意节俭。

第十三条　出访团组对外原则上不搞宴请，确需宴请的，应当连同出国计划一并报批，宴请标准按照所在国家一人一天的伙食费标准掌握。

出访团组与我国驻外使领馆等外交机构和其他中资机构、企业之间一律不得用公款相互宴请。

第十四条　出访团组在国外期间，收受礼品应当严格按有关规定执行。原则上不对外赠送礼品，确有必要赠送的，应当事先报局国际合作司和规划财务司审批同意，按照厉行节俭的原则，选择具有民族特色的纪念品、传统手工艺品和实用物品，朴素大方，不求奢华。

出访团组与我国驻外使领馆等外交机构和其他中资机构、企业之间一律不得以任何名义、任何方式互赠礼品或纪念品。

第十五条　出国签证费用、防疫费用、国际会议注册费用等凭有效原始票据据实报销。根据到访国要求，出国人员必须购买保险的，应当事先报经国际合作司和规划财务司批准后，按照到访国驻华使领馆要求购买，凭有效原始票据据实报销。

第四章　报销管理

第十六条　出访团组在出境前 10 日内办理完预借经费手续，归国后 15 日内办理完报销手续。

因公临时出国经费预借费用时需提供以下凭证：①借据；②出国任务批件；③因公临时出国任务和预算审批表。

因公临时出国经费报销时需提供以下凭证：①外事经费核算单；②护照（包括签证和出入境记录）复印件；③有效费用明细票据，各种报销凭证须用中文注明开支内容、日期、数量、金额等。

第十七条　进行认真审核，严格按照批准的出国团组人员、天数、路线、经费预算及开支标准核销经费，不得核销与出访任务无关的开支。

第十八条　出国人员根据审核

后的出国经费预算，结合实际购汇需求，提出购汇数额申请，由局国际合作司和规划财务司审核后，通过财政部批准的人民币资金账户，向外汇指定银行购买外汇。

第五章 监督检查

第十九条 除涉密内容和事项外，因公临时出国经费的预决算应当按照预决算信息公开的有关规定，及时公开，主动接受社会监督。

第二十条 局纪检部门、国际合作司、规划财务司配合财政部、审计署等部门对因公临时出国情况进行定期或不定期联合检查。

建立健全因公临时出国团组内部监督检查机制，局国际合作司应于每季度结束 10 日内统计完上季度

因公临时出国经费使用情况，由局规划财务司初审后，报送局领导。

严格按照预算绩效管理的有关规定，加强因公临时出国经费预算绩效评价，切实提高预算资金的使用效益。局国际合作司应于每年 1 月 31 日前完成上一年度因公临时出国经费使用情况的绩效评价，相关评价结果由局规划财务司初审后，报送局领导。

第二十一条 局国际合作司应当采取集中形式，对团组全体人员进行行前财经纪律教育。对出国人员违反本办法规定，有下列行为之一的，除相关开支一律不予报销外，按照《财政违法行为处罚处分条例》等有关规定严肃处理，并追究有关人员责任：

（一）违规扩大出国经费开支范围的；

（二）擅自提高经费开支标准的；

（三）虚报团组级别、人数、国家数、天数等，套取出国经费的；

（四）使用虚假发票报销出国费用的；

（五）其他违反本办法的行为。

第六章 附 则

第二十二条 因公临时赴香港、澳门、台湾地区的，适用本办法。

第二十三条 对于我新建交或未建交国家，相关经费开支标准暂按照经济水平相近的邻国标准执行。

第二十四条 本实施细则自印发之日起施行。

国家中医药管理局关于进一步加强保密工作的意见

国中医药办发〔2014〕31 号

局机关各部门、局各直属单位：

为认真贯彻落实习近平总书记关于进一步加强新形势下保密工作的指示精神，严格遵守《中华人民共和国保守国家秘密法》及其《实施条例》，适应保密工作新形势、新要求，扎扎实实做好保密各项工作，现就进一步加强局机关及直属单位保密工作提出如下意见。

一、认清保密形势，切实增强使命感责任感

（一）统一认识，打牢做好保密工作的思想基础。保密工作是党和国家事业的重要组成部分，是保障中医药事业全面发展的基础性工作。做好保密工作，不仅是维护国家安全和发展利益、推动中医药事业全面发展的需要，也是机关、单位管理水平的综合体现。近年来，局机关及直属单位的保密工作取得了一定成绩，但是仍然存在一些薄弱环节，一些工作人员甚至个别领导干部对当前保密工作的严峻性、复杂性认识不够，对高新技术条件下的

泄密途径、防范手段缺乏了解，对中医药行业保密工作的重要意义认识不足；保密制度有的执行不到位，定密管理不规范，缺乏有效的监督管理机制；专业技术人员不足，一些单位网络防护手段单一，保密检查和防范技术薄弱。

当前，我国改革和发展处于大有可为的重要战略机遇期，但安全环境更趋复杂，保密形势更加严峻，移动办公、云计算、"大数据"等新技术广泛应用带来的网络信息安全问题更加复杂多样，利益主体多元化、思想观念多元化使保密监管难度加大，西方敌对势力不断扩大窃密领域，失泄密案件处于高发态势。中医药作为我国独特的卫生资源、潜力巨大的经济资源、具有原创优势的科技资源、优秀的文化资源和重要的生态资源，在经济社会发展中的基础性战略性地位更加突出，局机关各部门及各直属单位要从讲政治的高度，认清当前保密工作面临的严峻形势，进一步增强责任意

识，创新工作机制，加强新技术应用，确保中医药事业健康发展。

二、明确责任，全面推进定密规范管理

（二）按照定密授权依法开展定密工作。局机关各部门及各直属单位要按照已明确的定密权限，建立和完善定密管理制度，明确定密流程，细化定密环节，将定密工作与业务工作有机结合，提高定密工作的科学化、规范化水平。

（三）落实定密责任人制度。局机关各部门及各直属单位的定密责任人要加强涉密业务、定密职责和保密事项范围的学习，掌握定密程序和方法，严格履职。

（四）推进保密范围的立改废。结合中医药工作实际，加紧修订出台《中医药行业国家秘密及其具体范围的规定》，建立定密、解密审查机制，进一步规范定密管理行为。局机关各部门及各直属单位负责本部门、本单位保密事项范围制定。

（五）强化政务信息公开的保密

审查。认真落实局政务信息公开保密审查、新闻出版保密管理规定。局机关各部门及各直属单位发布信息，应遵循"谁上网谁负责""先审查后公开"以及"一事一审"的原则，明确局机关各部门及各直属单位信息公开保密审查部门，规范审查程序，落实审查责任。

三、学习保密法规，加大保密教育培训力度

（六）落实好《国家中医药管理局"六五"保密法制宣传教育计划》。局机关及直属单位要对照主要任务和中期督导自查结果及时调整工作进度，确保2015年完成规划任务。

（七）组织上好保密专题党课。组织开展保密委员会领导讲保密专题党课活动，将保密法规纳入局党组中心学习组学习内容。要充分利用党员干部大会、局务会议、中医药改革发展论坛等，宣传保密法规和知识，并与中医药工作以及本部门、本单位工作实际结合起来，力求讲实、讲深、讲透，避免走过场。

（八）做好全员培训工作。局机关各部门及各直属单位负责本部门、本单位工作人员的培训，培训要联系实际，做好培训记录，保证每年不少于2次保密专题培训，把保密培训贯穿于上岗、在岗、离岗每个环节。局保密办加强指导和督促检查。

（九）突出涉密人员培训。局保密办要针对涉密岗位工作人员每年开展2次以上专门培训，开展保密意识、保密常识教育活动，做到应知应会，增强保密责任意识，严明保密纪律，提高保密技能。涉密岗位新工作人员必须经上岗前的培训。

四、落实涉密岗位制度，规范涉密人员管理

（十）实行涉密人员分类管理。局机关及各直属单位应按照涉密人员接触、使用国家秘密的程度确定涉密岗位，明确核心涉密人员、重要涉密人员和一般涉密人员。涉密人员上岗前须经涉密资格审查，签订保密责任书，明确保密责任。局保密委员会各委员要定期对本部门、

本单位涉密人员在岗期间履行保密职责、遵守保密纪律和接受保密教育等情况进行考核。局保密办、人事、外事、党委、纪检等部门要加强日常管理和监督，严格执行泄密报告制度。

（十一）加强保密要害部门部位管理。认真执行局保密要害部门部位管理制度，科技、外事、考试等部门要进一步完善落实细则。负责中医药行业统一考试的部门和单位，要严格按照《国家医学统一考试安全保密工作管理办法》，做好涉密载体、电子涉密信息和移动存储介质管理，包括中医药行业统一考试试题和试卷、备用试题（试卷）及标准答案、评分标准，以及拟用于当年组卷的试题、标准答案和评分标准的保密管理。

（十二）落实涉密人员调整与变动管理备案制度。局机关各涉密岗位工作人员因工作需要调整的，必须按照《局涉密岗位工作人员管理规定》要求完成审批、交接、备案等工作。局各直属单位应参照该规定要求执行。

（十三）加强非在编工作人员管理。局机关各部门及各直属单位要切实加强对本部门、本单位实习生、借调人员保密管理，原则上不安排实习生、借调人员参与保密文件运转和管理。

（十四）严格涉密载体适用范围。局机关各部门及各直属单位涉密载体使用应根据涉密载体密级、制发单位要求及工作实际需要，确定知悉该国家秘密的人员范围。工作人员离开办公场所，应将涉密载体统一交由司秘或保密员妥善保管。

（十五）严格执行保密检查规定。局机关及各直属单位要按照《保密检查工作规定》《机关、单位保密自查自评工作规则（试行）》，自觉做好专项检查和保密自查，规范自查内容和程序。局机要员、各部门司秘、各单位保密人员在涉密载体的制作印发、阅读传达、签收保管、清退销毁等过程中，必须履行清点、登记、编号、签收等手续，做好专门书面记录。书面记录应包

括收文记录、发文记录、阅读传达记录、清退销毁记录等。

（十六）加大对泄密事件查处力度。局保密、人事、纪检等部门要建立协调配合机制，加强对泄密事件监督力度，对不适宜继续从事涉密岗位的工作人员，要及时调离，取消涉密资格；对未严格履行保密责任的涉密人员，给予批评教育，限期整改；对违反保密规定，造成严重后果的，要及时上报并严肃处理。

五、强化信息安全，突出抓好网络保密管理

（十七）强化涉密网络人防、技防措施。局信息系统管理和运维部门、中国中医科学院、局中医师资格认证中心等单位要严格按照《涉及国家秘密的信息系统分级保护技术要求》和《涉及国家秘密的信息系统分级保护管理规范》要求，完善网络保密管理制度，严格信息输入输出管理；加大涉密网络防护措施建设和日常监管，开展涉密信息系统分级保护建设与测评。局保密办配合国家保密局等部门负责涉密网络测评指导检查工作。

（十八）做好非涉密信息网络的保密工作。局信息系统管理和运维部门、局各直属单位要进一步完善非涉密网络安全保密管理制度，控制非涉密网络使用范围，准确掌握网络基本情况。要按照《信息安全等级保护管理办法》，开展非涉密网络等级保护建设与测评。非涉密网络不得连接涉密网络，不得接入涉密计算机及涉密移动存储介质，严禁存储、处理涉密信息。

（十九）加强电子政务外网和互联网保密监管。严格局机关及直属单位互联网门户网站、政务微博、微信等信息公开保密审查。加强智能手机等移动终端和无线局域网使用保密管理。

六、加强组织领导，提升保障能力

（二十）落实保密工作领导责任制。局机关及直属单位要按照《中共中央保密委员会关于党政领导干部保密工作责任制》，不断完善责任

内容，细化责任要求，健全考核体系，强化问责措施。各部门、各单位主要负责同志要认真履行职责，加强组织协调，建立议事规则，明确专人负责，把保密工作摆上重要议事日程，做到定期听取保密工作汇报，及时给予指导。局保密委员会保密员要协助本部门或本单位的局保密委员会委员认真执行保密工作要求，提出针对性落实措施，切

实执行保密各项规定。局纪检、人事等部门要把领导干部履行保密工作领导责任情况，纳入领导干部民主生活会和领导干部绩效考核内容，组织开展领导干部保密工作责任制落实情况专项检查。

（二十一）加大保密工作投入。局机关及各直属单位要围绕贯彻落实《"十二五"时期国家中医药管理局保密工作规划》，加强保密技

防、物防的建设，加大经费保障力度，切实为保密工作的顺利开展提供人力、财力、物力等方面的保障。局各直属单位要结合实际将保密工作经费列入本单位年度经费预算，确保专款专用。

国家中医药管理局
2014 年 12 月 26 日

国家中医药管理局关于确定石家庄市中医院、河北省内丘扁鹊庙为全国中医药文化宣传教育基地的通知

国中医药办函〔2014〕36 号

河北省中医药管理局：

你局《关于推荐全国中医药文化宣传教育基地的报告》收悉。我局组织专家依据《"十二五"中医药文化宣传教育基地建设工作方案》和《全国中医药文化宣传教育基地建设标准》，对石家庄市中医院、河北省内丘扁鹊庙进行了评估。

石家庄市中医院始建于 1956年，是一所集医疗、保健、科研、教学、产业、文化为一体的现代化三级甲等中医医院。该院巧妙利用医院的候诊区、住院部、走廊和办公场所，普及中医药文化科普知识，

宣传中医养生、中医"治未病"和中医传统诊疗方法，展示中医药的特色和魅力。河北省内丘扁鹊庙是一座以祭祀、拜谒华夏医祖扁鹊为主体的古建筑群，现存扁鹊殿、药王殿等单体建筑 16 座，是我国目前保存最完整、历史最悠久、规模最大的扁鹊庙群，内设中医药文化展览馆、中药陈列室、古代中医诊疗设备陈列室、当代中医诊疗设备陈列室。内丘扁鹊庙作为中医药历史名胜古迹，已成为传播中医药文化、普及中医药知识的窗口。经研究，我局同意确定石家庄市中医院、河

北省内丘扁鹊庙为全国中医药文化宣传教育基地。

希望你厅继续加强对中医药文化宣传教育基地建设有关工作的指导，进一步丰富石家庄市中医院、河北省内丘扁鹊庙的展示内容，开展形式多样的中医药文化科普宣传活动，充分发挥中医药文化宣传教育基地在传播、弘扬中医药文化方面的作用，让中医药更好地惠及百姓健康。

国家中医药管理局
2014 年 4 月 17 日

国家中医药管理局关于确定辽宁中医药大学博物馆为全国中医药文化宣传教育基地的通知

国中医药办函〔2014〕37 号

辽宁省中医药管理局：

你局《关于推荐辽宁中医药大学博物馆为国家中医药管理局中医药文化宣传教育基地的请示》收悉。我局组织专家依据《"十二五"中医药文化宣传教育基地建设工作方案》和《全国中医药文化宣传教育基地建设标准》，对辽宁中医药大学

博物馆进行了评估。

辽宁中医药大学博物馆由医史教育馆、中药标本馆、人体生命科学馆、校史馆和中医文化大讲堂等 5个部分组成。经过多年发展，该馆已成为集教育、科研、收藏、展示等功能于一体的中医药科普平台和中医药文化传承载体，在普及中医

药知识、挖掘中医药内涵、传承中医药文化等方面发挥了积极作用。经研究，我局同意确定辽宁中医药大学博物馆为全国中医药文化宣传教育基地。

希望你委继续加强对辽宁中医药大学博物馆有关工作的指导，进一步突出当地满族医药文化及辽河

医派特色，开展形式多样的中医药文化科普宣传活动，充分发挥中医药文化宣传教育基地在传播、弘扬中医药文化方面的作用，让中医药更好地惠及百姓健康。

国家中医药管理局
2014年4月17日

国家中医药管理局关于确定云南省砚山县中医医院为全国中医药文化宣传教育基地的通知

国中医药办函〔2014〕60号

云南省卫生厅：

你厅关于推荐砚山县中医医院申报全国中医药文化宣传教育基地的有关材料收悉。我局组织专家依据《"十二五"中医药文化宣传教育基地建设工作方案》和《全国中医药文化宣传教育基地建设标准》，对该院进行了评估。

砚山县中医医院结合自身特点，将中医药文化核心价值融入医院的发展战略、精神理念、行为规范、环境形象中，以中医药文化养生园、中医药文化一条街、中医养生馆、中医药文化展示厅和中医药文化大讲堂为主体，积极展示、传播中医药文化，推动中医医院成为传承、发展中医药文化最普遍、最直接、最主要的场所。经研究，我局同意确定砚山县中医医院为全国中医药文化宣传教育基地。

希望你厅继续加强对砚山县中医医院有关工作的指导，开展形式多样的中医药文化科普宣传活动，充分发挥中医药文化宣传教育基地在弘扬中医药文化方面的作用，让中医药更好地惠及百姓健康。

国家中医药管理局
2014年6月30日

国家中医药管理局关于确定万好药博园为全国中医药文化宣传教育基地的通知

国中医药办函〔2014〕61号

福建省卫生计生委：

你委《关于推荐万好药博园申报全国中医药文化宣传教育基地的函》收悉。我局组织专家依据《"十二五"中医药文化宣传教育基地建设工作方案》和《全国中医药文化宣传教育基地建设标准》，对万好药博园进行了评估。

万好药博园分为"一心一环九区十八景"，即中心湖区，环园主干道，特种植物区、攀援植物区、水生植物区、一般植物区、日用区、体验区、生态区、药膳区、药效功能区等九大区域，以及入口景观、地雕水景、杏林广场、神农谷、养生园、黄帝内经广场、朝寿亭、膳食园、如意湖、药王广场、六合亭、涌泉水、二十四节气园、体质辨识园、经络园、百草园、曲水留香、流芳廊等十八处景观，充分展示了中医药的悠久历史、灿烂文化和中医药的现代化发展进程。万好药博园将中医药文化、中医药养生与健康社区有机结合在一起，体现出以健康生态养生为核心，打造新型生态宜居城市的新理念，在普及中医药知识、传播中医药文化等方面发挥了积极作用。经研究，我局同意确定万好药博园为全国中医药文化宣传教育基地。

希望你委继续加强对万好药博园有关工作的指导，开展形式多样的中医药文化科普宣传活动，充分发挥中医药文化宣传教育基地在弘扬中医药文化方面的作用，让中医药更好地惠及百姓健康。

国家中医药管理局
2014年6月30日

国家中医药管理局关于确定湖北省黄冈市中医医院为全国中医药文化宣传教育基地的通知

国中医药办函〔2014〕168 号

湖北省中医药管理局：

你局关于推荐黄冈市中医医院申报全国中医药文化宣传教育基地的有关材料收悉。我局组织专家依据《"十二五"中医药文化宣传教育基地建设工作方案》和《全国中医药文化宣传教育基地建设标准》，对该院进行了评估。

黄冈市中医医院将文化建设纳入医院发展的整体规划，通过文化展示长廊、科普馆、养生体验馆、杏林讲堂、百草园等设施，开展中医药文化宣传活动，普及中医药科普知识，弘扬中医药文化。同时，挖掘、整理了黄仲宣脾胃、余氏骨伤、周氏中医外科、汪氏中医眼科四大学术流派，很好地传承发展了中医药。经研究，我局同意确定黄冈市中医医院为全国中医药文化宣传教育基地。

希望你局继续加强对黄冈市中医医院有关工作的指导，开展形式多样的中医药文化科普宣传活动，充分发挥中医药文化宣传教育基地在弘扬中医药文化方面的作用，让中医药更好地惠及百姓健康。

国家中医药管理局
2014 年 10 月 15 日

国家中医药管理局关于公布全国中药特色技术传承人才培训项目培养对象名单的通知

国中医药人教函〔2014〕181 号

各省、自治区、直辖市卫生计生委、中医药管理局，中国中医科学院：

为贯彻落实《医药卫生中长期人才发展规划（2011～2020 年）》和《中医药事业发展"十二五"规划》，培养高层次中药特色技术传承人才，

根据《国家中医药管理局办公室关于开展中药特色技术传承人才培训项目培养对象选拔工作的通知》（国中医药办人教函〔2014〕141 号）精神，在各省（区、市）和有关单位组织选拔考试、择优录取的基础上，

经我局审核，确定崔秀梅等320人为全国中药特色技术传承人才培训项目培养对象，现予公布。

国家中医药管理局
2014 年 10 月 29 日

全国中药特色技术传承人才培训项目培养对象名单

北京市 11 人
崔秀梅　黄健　许保海
白宇明　刘林红　付晓燕
田红艳　张碧华　陈占功
李洋　肖薇
天津市 10 人
郭伟　苏海萍　马瑛
李天祥　姜玉凤　张坚
窦志英　刘雪平　王中华
游强蓁
河北省 10 人
李春花　段吉平　孙文格

郭红艳　吕洁　相聪坤
李宝芬　侯瑞蕊　柴天川
马晓莉
山西省 15 人
王丽芳　裴香萍　高建平
张爱荣　王世伟　齐玉歌
乔玉峰　杨艳青　段军华
连云岚　刘霞　张京平
周秀梅　张颖娟　崔宇宏
内蒙古自治区 5 人
朱永强　张瑞霞　李烨
杨丽杰　陈坤

辽宁省 10 人
李秀贤　冷玉杰　张慧
荆蕴杰　谭晓亮　吕佳
贾树娟　张玉珠　鞠俭奎
赵焕君
吉林省 10 人
黄晓巍　李丽静　王华
吴镝　刘东梅　辛国
翁丽丽　马卉　罗桂贤
张立东
黑龙江省 10 人
白海玉　张树明　侯立强

汪海涛　张　艳　于宝开
杨书彬　孙淑英　孙　姝
方东军

上海市 10 人

史秀峰　王培珍　刘　瑾
宋　嬿　徐　军　马艳平
徐　泯　吴咏梅　周　昕
夏　云

江苏省 10 人

王圣泉　田立元　祁乃喜
朱育凤　万伟忠　王玉龙
陈迎军　束雅春　沈多荣
袁加才

浙江省 10 人

翁金月　蔡进章　朱雪梅
吴宏华　蒋雪嫣　成志俊
丁红仙　方瑞华　吴忠义
林　娜

安徽省 10 人

李立华　许　永　陈　刚
张明生　赵　瑞　方雯雯
赵永堂　葛朝亮　宫　鹏
万立夏

福建省 10 人

何定峰　江　川　夏丽珍
苏志坚　潘鸿贞　陈雪梅
何丽君　倪立坚　杨义雄
江昌铭

江西省 10 人

王小平　王宏顺　潘昌明
谌瑞林　徐春良　杨安金
张文然　罗华文　周建芽
王文莉

山东省 15 人

王　霞　许　旻　王加锋
辛义周　商和儒　尹艳飞
张琳琳　解学超　杜中惠
任连堂　杨晓日　汪兆云
王爱华　史丁一　张云丽

河南省 13 人

何爱玲　赵　旭　余旭东
刘安龙　郭国富　雷敬卫
许石钟　杨金华　张晓东
刘培建　王利丽　李红伟
关延彬

湖北省 10 人

陈树和　林世和　严劲松
张义生　胡晓雪　王世华
陈洪燕　梅　凌　陈鹏英
石新华

湖南省 15 人

廖建萍　刘瑞连　陈卫红
任卫琼　黄际堂　王作平
张　禹　王　青　刘红宇
付红伟　吴劲松　谢宗明
彭学著　周知午　曾　梅

广东省 10 人

梁永枢　周欣欣　刘基柱
李　钟　覃　军　夏　荃
黄凤婷　原文鹏　黄志海
梁建文

广西壮族自治区 10 人

曾　超　马儒清　罗志强
龚敏阳　陈　壮　戴善光
曾春晖　黄权芳　黄明政
莫小林

海南省 5 人

李日葵　符　颖　何书华
张　丽　林尤海

重庆市 10 人

刘志友　杨晓东　谭宗祥
谭安军　李柏群　李仁国
张家连　杨　敏　郭　敏
舒　抒

四川省 13 人

涂　禾　龙　飞　瞿　燕
陈其原　赵　剑　赵福兰
钟　红　张世波　罗建福
雷素华　柯　洪　高　群

张玉瑛

贵州省 10 人

刘光海　骆红梅　赵　海
罗洪瑜　李　玲　潘定举
胡成刚　龙普民　赵能武
吴静澜

云南省 10 人

赵应红　林家猛　顾　蘅
夏　杰　陈金素　张　洁
何建萍　李　琼　赵爱梅
阮建林

陕西省 15 人

刘小红　黄以蓉　郑　瑞
李江英　王红波　韦焕丽
康　丽　李　云　李宝会
岳宝森　白吉庆　杨　健
王晓萍　吴建华　杨振萍

甘肃省 10 人

张兆芳　吴志成　李喜香
马新换　朱玉荣　张春林
陈煜娟　沈　涛　靳子明
唐缠缠

青海省 5 人

赵克宏　马丽娟　李　萍
李洁琼　马文龙

宁夏回族自治区 5 人

马民伟　田　杰　刘　军
王艳平　隋　宏

新疆维吾尔自治区 5 人

田红林　何　江　赵翡翠
吴强东　李　玲

中国中医科学院 8 人

梅　娜　张　颖　张　村
王景红　王凤霞　杨响光
臧　琛　荣立新

北京中医药大学 10 人

华国栋　何　婷　曹俊岭
孔祥文　翟华强　李向日
李红燕　张　媛　王丽娟
王秀丽

国家中医药管理局关于确定山西中医学院附属医院、山西中医药博物馆为全国中医药文化宣传教育基地的通知

国中医药办函〔2014〕184 号

山西省中医药管理局：

你局关于推荐山西中医学院附属医院、山西中医药博物馆申报全国中医药文化宣传教育基地的有关材料收悉。我局组织专家依据《"十二五"中医药文化宣传教育基地建设工作方案》和《全国中医药文化宣传教育基地建设标准》，对两家单位进行了评估。

山西中医学院附属医院把中国优秀传统文化、山西地域特色、中医药元素有机结合起来，通过"中医药文化主题公园""治未病资讯园地""健康饮食文化园地""中药科普园地""健康讲堂""室内文化展示区"等专项设施，集中传播中医药文化。山西中医药博物馆由数控触摸屏区、中医药文化区、药材区、传统制作工艺区、山西医药发展史和颐圣堂室"五区一室"组成，通过展示中医药文物、开展中医药科普活动等形式，灵活多样地体现了山西中医药的地域特点、资源优势和文化底蕴。经研究，我局同意确定山西中医学院附属医院、山西中医药博物馆为全国中医药文化宣传教育基地。

希望你局继续加强对两家单位有关工作的指导，开展形式多样的中医药文化科普宣传活动，充分发挥中医药文化宣传教育基地在弘扬中医药文化方面的作用，让中医药更好地惠及百姓健康。

国家中医药管理局
2014 年 11 月 3 日

国家中医药管理局关于确定广东省中山市中医院为全国中医药文化宣传教育基地的通知

国中医药办函〔2014〕190 号

广东省中医药局：

你局《关于同意推荐中山市中医院申报全国中医药文化宣传教育基地的函》收悉。我局组织专家依据《"十二五"中医药文化宣传教育基地建设工作方案》和《全国中医药文化宣传教育基地建设标准》，对该院进行了评估。

中山市中医院高度重视中医药文化建设，在新院建设中将中医药文化建设同规划、同考虑，在医院整体建筑装饰、环境绿化以及标识导引、CI 识别系统上很好地体现了中医药文化元素。院内建有中山市中医药文化馆、中药标本馆、香山药用植物园、中医药文化广场等设施，定期举办中医药健康讲座、养生药膳品尝、八段锦及太极拳教授等活动，深受群众欢迎。经研究，我局同意确定中山市中医院为全国中医药文化宣传教育基地。

希望你局继续加强对中山市中医院有关工作的指导，开展形式多样的中医药文化科普宣传活动，充分发挥中医药文化宣传教育基地在弘扬中医药文化方面的作用，让中医药更好地惠及百姓健康。

国家中医药管理局
2014 年 12 月 1 日

国家中医药管理局办公室关于公布国家中医药优势特色教育培训基地（中药、中医护理）的通知

国中医药人教函〔2014〕193号

各省、自治区、直辖市卫生计生委、中医药管理局，中国中医科学院，北京中医药大学：

为贯彻落实《医药卫生中长期人才发展规划（2011～2020年）》和《中医药事业发展"十二五"规划》，加强中医药人才队伍建设，根据《关于组织开展国家中医药优势特色教育培训基地申报工作的通知》（国中医药人教教育便函〔2014〕131号）要求，我局经过专家审评、专题答辩等程序，并与全国中药特色技术传承人才培训项目、中医护理骨干人才培训项目紧密结合，遴选确定了一批国家中医药优势特色教育培训基地（中药、中医护理）（以下简称优势特色培训基地），现予公布，并将有关事项通知如下：

一、优势特色教育培训基地根据地域和各专业领域发展需要，按照"优化布局、突出特色、资源共享、注重实效"的原则，紧密结合国家级中医药人才培养项目的组织实施，实行分期分批建设、分级分类管理、动态评估调整。

二、中药、中医护理类优势特色培训基地应按照《全国中药特色技术传承人才培训项目实施方案》（国中医药办人教发〔2014〕39号）及《全国中医护理骨干人才培训项目实施方案》（国中医药办人教函〔2014〕159号）要求，认真完成全国中药特色技术传承人才培训项目及全国中医护理骨干人才培训项目，并积极开展相关中医药人才培养活动。

三、各省级中医药管理部门及优势特色培训基地应按照《国家中医药优势特色教育培训基地管理办法（试行）》（另行印发）要求，加强管理，充分发挥优势特色培训基地的作用，切实推进中医药人才培养工作。

国家中医药管理局
2014年12月3日

国家中医药优势特色教育培训基地（中药）名单

省　份	优势特色培训基地名称
北　京	首都医科大学附属北京中医医院
天　津	天津中医药大学
山　西	山西振东制药股份有限公司
内蒙古	内蒙古自治区中医医院
辽　宁	辽宁中医药大学附属医院
吉　林	长春中医药大学
黑龙江	黑龙江中医药大学附属第一医院
上　海	上海中医药大学附属曙光医院
江　苏	南京中医药大学
	江苏省中医院
安　徽	安徽中医药大学
福　建	福州市中医院
江　西	江西樟树天齐堂中药饮片有限公司
山　东	济南市中医医院
河　南	河南中医学院
湖　北	湖北省中医院
	武汉市中医医院
	襄阳市中医医院
湖　南	湖南中医药大学第一附属医院

（续表）

省　份	优势特色培训基地名称
广　东	广东省中医院
	广东药学院
广　西	广西壮族自治区药用植物园
重　庆	重庆市药物种植研究所
四　川	双流县中医医院
贵　州	贵阳中医学院
云　南	云南中医学院
西　藏	西藏藏医学院
陕　西	陕西中医学院
	西安市中医医院
甘　肃	甘肃中医学院
新　疆	新疆维吾尔自治区中医医院
	新疆维吾尔自治区维吾尔医医院
中国中医科学院	中国中医科学院中药研究所
	中国中医科学院中药资源中心
	中国中医科学院西苑医院
	中国中医科学院广安门医院

国家中医药优势特色教育培训基地（中医护理）名单

省　份	优势特色培训基地名称
天　津	天津市中西医结合医院
上　海	上海中医药大学附属曙光医院
	上海中医药大学附属龙华医院
江　苏	南京中医药大学
	江苏省中医院
浙　江	浙江省中医院
安　徽	安徽中医药大学第一附属医院
福　建	福建中医药大学
	福建中医药大学附属人民医院
山　东	山东中医药大学附属医院
	青岛市中医医院
湖　南	湖南中医药大学
广　东	广东省中医院
广　西	广西中医药大学附属瑞康医院
四　川	成都中医药大学附属医院
中国中医科学院	中国中医科学院西苑医院
	中国中医科学院广安门医院
北京中医药大学	北京中医药大学东方医院

国家中医药管理局关于确定甘肃省灵台县皇甫谧文化园、甘肃岐伯文化园为全国中医药文化宣传教育基地的通知

国中医药办函〔2014〕194号

甘肃省卫生和计划生育委员会：

你委推荐关于推荐甘肃省灵台县皇甫谧文化园、甘肃岐伯文化园为全国中医药文化宣传教育基地的文件收悉。我局组织专家依据《"十二五"中医药文化宣传教育基地建设工作方案》和《全国中医药文化宣传教育基地建设标准》，对两家单位进行了评估。

甘肃省灵台县皇甫谧文化园依托皇甫谧古墓修建而成，园区占地6.3万平方米，建筑面积1.4万平方米，由阙门、神楼、献殿、纪念馆、针灸馆（东侧殿）、文史馆（西侧殿）、墓家、文化长廊以及游客接待中心、中医针灸体验馆等组成，集文化研讨、科普教育、学术交流、拜谒参观、休闲养生等多项功能于一身，积极宣传皇甫谧、中医针灸和中医药文化。

甘肃岐伯文化园（原名"岐伯圣景"），2005年被评为全国中医药文化宣传教育基地建设单位。经过几年的建设，现已形成包括岐伯圣景、《黄帝内经》千家碑林、岐黄中医药文化博物馆、岐黄百草药用植物园的"两区一园一馆"形制与规模，成为展示岐伯生平，宣传其学术贡献和医德医风，传承中医药文化的重要平台。

经研究，我局同意确定甘肃省灵台县皇甫谧文化园、甘肃岐伯文化园为全国中医药文化宣传教育基地。希望你委继续加强对甘肃省灵台县皇甫谧文化园、甘肃岐伯文化园建设工作的指导，开展形式多样的中医药文化科普宣传活动，充分发挥中医药文化宣传教育基地在弘扬传播中医药文化方面的作用，让中医药更好地惠及百姓健康。

国家中医药管理局
2014年12月9日

国家中医药管理局关于确定陕西中医学院医史博物馆、陕西中医学院附属医院、药王山孙思邈故里为全国中医药文化宣传教育基地的通知

国中医药办函〔2014〕215号

陕西省中医药管理局：

你局关于推荐陕西中医学院医史博物馆（陕西医史博物馆）、陕西中医学院附属医院、药王山孙思邈故里为全国中医药文化宣传教育基地的文件收悉。我局组织专家依据《"十二五"中医药文化宣传教育基地建设工作方案》和《全国中医药文化宣传教育基地建设标准》，对三家单位进行了评估。

陕西中医学院医史博物馆（陕西医史博物馆）分为主体陈列、辅助陈列、临时展览三部分，其中主体陈列包括中国医学通史、医药专题、医史文化、医药碑林等，展出面积1200平方米，收藏各类文物6000余件（套），充分展示了中医药发展历程以及秦岭山脉特有动植物药用资源。

陕西中医学院附属医院通过"一轴四区"（即舒心大道中轴线及广场区、住院区、休闲活动区、疗养区）整体设计，突出人与自然和谐统一的"大健康"理念，通过中医药文化长廊和名医馆建设，打造展示中医药文化的形象窗口，增进医患间的沟通交流，进一步提高了中医药服务质量。

药王山孙思邈故里2011年被国家中医药管理局确定为"全国中医药文化宣传教育基地建设单位"，2014年申请"全国中医药文化宣传教育基地"验收。该单位是隋唐时期医药学家、养生学家孙思邈晚年隐居行医之地，保存有药王庙、医方碑、药王晒药场、洗药池等历史遗迹，通过定期举办药王山二月二古庙会、药王孙思邈公祭仪式、药王养生文化展览、名老中医坐堂义诊咨询等活动，集中展示孙思邈中医药文化遗产，倡导健康文明的生活方式，为传承、弘扬药王孙思邈中医药文化发挥了积极作用。

经研究，我局同意确定陕西中医学院医史博物馆（陕西医史博物馆）、陕西中医学院附属医院、药王山孙思邈故里为全国中医药文化宣

传教育基地。希望你局继续加强对上述单位有关工作的指导，开展形式多样的中医药文化科普宣传活动，

充分发挥中医药文化宣传教育基地在弘扬传播中医药文化方面的作用，让中医药更好地惠及百姓健康。

国家中医药管理局
2014 年 12 月 29 日

国家中医药管理局办公室关于印发《国家中医"治未病"重点专科建设要求（2014 版）》的通知

国中医药办医政发〔2014〕1 号

各省、自治区、直辖市卫生计生委（卫生厅局）、中医药管理局，新疆生产建设兵团卫生局，中国中医科学院，北京中医药大学：

　　为加强"十二五"国家中医

"治未病"重点专科建设工作，确保专科建设切实取得成效，我局组织制定了《国家中医"治未病"重点专科建设要求（2014 版）》。现予印发，请遵照执行。

国家中医药管理局办公室
2014 年 1 月 28 日

国家中医"治未病"重点专科建设要求（2014 版）

一、总　则

第一条　为加强国家中医"治未病"重点专科培育项目（以下简称"专科"）建设管理，充分发挥中医药特色优势，规范服务行为，提升服务质量，提高服务效果，增强专科可持续发展能力，制定本要求。

第二条　本要求旨在指导专科开展建设与管理工作，并作为专科"十二五"中期评估和终末评审验收的依据。

第三条　专科建设应符合《中医医院"治未病"科建设与管理指南（修订版）》的要求，并结合本要求进行建设和改进。

二、基本条件

第四条　专科科室名称符合《中医医院"治未病"科建设与管理指南（修订版）》的有关规定。

第五条　按照《中医医院"治未病"科建设与管理指南（修订版）》有关要求，进行专科的基本条件建设。

第六条　按照《中医医院中医药文化建设指南》（国中医药发〔2009〕23 号）、《中医医院临床科

室环境形象建设范例》和《中医医院"治未病"科建设与管理指南（修订版）》的有关要求，结合本专科特点开展中医药文化建设。

三、人才队伍

第七条　专科专职医护人员≥8人，中医类医护人员比例≥70%；具有副高级以上专业技术职务任职资格的中医执业医师占科室医师比例≥30%；具有中医专业硕士研究生以上学历人员占科室医师比例≥30%。

第八条　专科负责人应具备从事中医专业 10 年以上工作经历，同时具有副高级以上专业技术职务任职资格，具备指导健康状态管理和"治未病"服务人群干预方案的制订、实施和效果总结的能力。

第九条　学术带头人应从事中医工作 20 年以上，同时具有正高级专业技术职务任职资格，在"治未病"专业领域有一定学术地位，具备组织研究确定本科室学术发展方向和科研创新工作的能力。

第十条　学术继承人应从事中医工作 8 年以上，同时具有中级专业技术职务任职资格 5 年以上，具备全面继承本专科学术带头人的学

术思想和"治未病"服务理论和技术方法的能力。

第十一条　技术骨干应从事中医工作 5 年以上，同时具有中级以上专业技术职务任职资格，熟练掌握应用中医健康状态辨识、中医健康咨询指导和中医特色技术干预服务。

四、服务水平和能力

第十二条　开展中医健康管理全程服务，为服务对象提供高水平、个性化、快捷方便的体检服务，制订包括个性化养生食谱、起居调养、情志调节、保健功法、经穴按摩方法等在内的健康调养方案，提供针灸、推拿、膏方、拔罐、穴位敷贴、药浴等个性化健康干预措施。

第十三条　积极应用国家中医药管理局制订的常见病、多发病高危人群和偏颇体质人群中医预防保健服务技术指南，组织制定符合本地实际情况的常见病、多发病高危人群和偏颇体质人群中医预防保健服务技术指南，并根据医院实际情况在应用过程中不断优化完善。

第十四条　对"治未病"服务人群进行随访追踪，并对常见病、多发病高危人群和偏颇体质人群中

医预防保健服务技术指南的应用进行效果总结分析，按时完成总结分析报告。

第十五条　根据《中医医疗技术手册（2013普及版）》（国中医药医政医管便函〔2013〕81号）的技术目录，积极应用中医药特色干预技术和方法。专科特色"治未病"服务技术项目≥8种。

第十六条　上级医师能够正确指导下级医师开展中医"治未病"服务，不断提高中医"治未病"服务质量和水平。

第十七条　护理人员应熟悉健康管理和中医预防保健基本知识，掌握并实施中医预防保健服务技术指南和健康调养方案中的中医护理技术。

第十八条　开展中医预防保健服务信息化建设，为群众提供体质辨识自测系统，建立体质分析数据库及体检资料数据库，实行中医预防保健服务信息化管理。

第十九条　利用医院网站设立中医药养生保健专栏、健康讲座、编制实用性中医科普养生资料等形式，积极面向公众开展健康教育指导，传播中医养生保健的理念，宣传中医药养生保健知识。

第二十条　专科服务量高于本区域中医类三级医院同专科平均水平，并逐年提高。

第二十一条　专科建设周期内为辖区内其他中医预防保健服务提供机构提供技术指导和示范，并取得一定成效，带动区域整体中医预防保健服务水平的提升。

五、科研教学

第二十二条　专科建设周期内围绕提高"治未病"服务效果开展干预研究，承担或参与的省部级以上科研课题≥2项，积极推动成果转化，研发相关服务产品≥1项。

第二十三条　专科建设周期内每年度应有以中医"治未病"为主题的学术论文在国内核心期刊或国际刊物上发表，或出版专著。

第二十四条　承担相关教学及培训工作；继续教育达到规定的要求；每年举办省级以上以中医"治未病"为主要内容的中医药继续教育项目专题培训班。

第二十五条　专科建设周期内每年派出和接收一定数量的进修或培训人员，进修培训内容应与"治未病"服务相关。

六、组织管理

第二十六条　医院制订以提高中医预防保健服务效果、发挥中医药特色优势为总体目标的专科建设年度工作计划和具体措施。

第二十七条　医院制订专科人才队伍建设规划和计划，有重点专科学术带头人、学术继承人选拔与激励机制，并认真组织实施。

第二十八条　完成重点专科协作组的各项工作任务，充分利用专科视频网络平台开展各项工作。

第二十九条　各级中医药管理部门和专科所在医院应给予专科经费投入，专款专用。

国家中医药管理局办公室关于印发《人感染 H7N9 禽流感中医医疗救治专家共识（2014 版）》的通知

国中医药办医政发〔2014〕2 号

各省、自治区、直辖市卫生计生委（卫生厅局）、中医药管理局，新疆生产建设兵团卫生局：

为进一步做好人感染 H7N9 禽流感中医医疗救治工作，我局组织国家中医药管理局人感染 H7N9 禽流感疫情防控工作专家组在总结今年有关省份中医医疗救治经验基础上，对我局 2013 年 5 月印发的《人感染 H7N9 禽流感中医医疗救治专家共识》进行了修订，形成了《人感染 H7N9 禽流感中医医疗救治专家共识（2014 版）》。现印发给你们，供在人感染 H7N9 禽流感中医医疗救治工作中参考使用。

附件：1. 人感染 H7N9 禽流感中西医临床早检早治流程图
2. 时行感冒中医治疗方案

国家中医药管理局办公室
2014 年 2 月 14 日

人感染 H7N9 禽流感中医医疗救治专家共识（2014 版）

去冬今春以来，人感染 H7N9 禽流感病例明显增加，国家中医药管理局人感染 H7N9 禽流感疫情防控工作专家组在总结 9 个省、市中医医疗救治经验基础上，形成以下共识：

中医药的救治实践证明，中医药早期、全程参与本病治疗，可显著改善症状，对阻断病程发展、减少重症病例发生率和降低患者病死率具有积极作用。

在患者早期出现流感样症状时，中医药应及时介入，可参照时行感冒中医治疗方案（见附件 2）辨证施治。

一、发病特征

本病属于中医"温病"范畴，基本符合温病学"卫气营血"及"三焦"传变规律。发病急，初期邪毒犯肺，多见卫气或卫营同病，表现为高热、咳嗽；传变快，疫毒壅肺，耗伤元气，湿浊痰瘀损及脏腑，表现为喘憋、气促，或伴痰中带血；继而毒热内陷、内闭外脱、化源竭绝，表现为四肢厥冷、喘脱；本病恢复期多表现为余热未尽，气虚阴伤；重症病死率较高。

二、临床证治

1. 发病初期多见毒热犯肺，卫气同病。症见发热，或伴微恶风寒，汗少或无汗，咳嗽，少痰，或伴咽干、咽痛，肌肉疼痛，舌红苔薄，脉滑数。

治法：清热解毒，宣肺透邪。

参考方剂：银翘散、升降散、麻杏石甘汤等。

参考药物及剂量：

金银花 30g　连翘 15g　荆芥 10g
蝉蜕 10g　炙麻黄 5g　杏仁 15g
生石膏 30g（先煎）　芦根 30g
桔梗 6g　　大黄 6g　生甘草 5g
薄荷 6g（后下）

煎服法：水煎服，日一剂，必要时每日可用 2 剂，每 4~6 小时口服 1 次。

加减：舌苔厚腻者，加苍术、藿香；乏力、气促者，加用人参。

中成药：可选择疏风解毒胶囊、连花清瘟胶囊、清肺消炎丸等，儿童可选用金莲清热泡腾片、小儿豉翘颗粒等。

中药注射液：热毒宁注射液、痰热清注射液、喜炎平注射液、清开灵注射液等。

2. 病情加重，多出现毒热壅肺，损及肺络。症见持续发热，或壮热不退，咳嗽，乏力，喘憋气促，或伴痰中带血，舌质红或暗红，苔黄或腻，脉数。

治法：泻肺通腑，益气解毒

参考方剂：宣白承气汤、葶苈大枣泻肺汤、生脉散等

参考药物与剂量：

全瓜蒌 30g　大黄 10g　银花 30g
葶苈子 30g　炙麻黄 6g　赤芍 20g
生石膏 30g（先煎）　人参 10g
麦冬 15g　　生甘草 5g

煎服法：水煎服，日一剂，必要时 2 剂，每 4~6 小时口服或鼻饲 1 次。

加减：烦躁、神昏者，上方送服安宫牛黄丸；痰中带血重者加仙鹤草、三七粉。

中成药：可选择疏风解毒胶囊、连花清瘟胶囊、清肺消炎丸等，儿童可选用金莲清热泡腾片、小儿豉翘颗粒等。

中药注射液：血必净注射液、热毒宁注射液、痰热清注射液、喜炎平注射液、清开灵注射液、参麦注射液、生脉注射液等。

3. 发病极期，多见毒热内陷，内闭外脱。症见高热难退，烦躁不宁，神识昏蒙，唇甲青紫，呼吸浅促，痰少色黄，胸腹灼热，四末不温或厥逆，腹胀尿少，舌淡暗，苔白腻，脉微欲绝。

治法：回阳固脱，解毒开窍

参考方剂：参附汤、茯苓四逆汤、参萸汤等加用安宫牛黄丸

参考药物及剂量：

人参 20g　炮附子 10g　山萸肉 30g
炙甘草 15g　干姜 10g　茯苓 20g

煎服法：水煎，加用安宫牛黄丸后，每次鼻饲 30~50 毫升，每 2~3 小时 1 次，或每小时 30 毫升胃肠泵入、结肠滴注。

中药注射剂：参附注射液、生脉注射液、参麦注射液、血必净注射液、痰热清注射液等。

4. 恢复期多见余热未尽，气虚阴伤。症见神倦乏力，气短，咳嗽迁延，干咳或痰少，食欲不振，舌暗红，苔薄白或黄，脉细。

治法：清解余热，益气养阴

参考方剂：沙参麦门冬汤、生脉散、六君子汤等

参考药物与剂量：

太子参 20g　麦冬 15g　北沙参 15g
茯苓 15g　炒杏仁 10g　生麦芽 15g
芦根 20g　炒白术 15g　生甘草 5g

煎服方法：水煎服，日一剂。

附件 1　　　　人感染 H7N9 禽流感中西医临床早检早治流程图

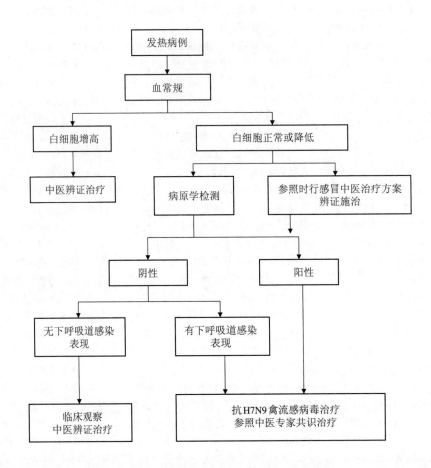

注：1. 流程图中，专家共识为《人感染 H7N9 禽流感中医医疗救治专家共识（2014 版）》。

2. 对于血常规检查白细胞不高或者降低的病例，应当行甲型流感或 H7N9 禽流感病原学检测。具备 PCR 检测条件的，应行 H7N9 或 H7 核酸检测。不具备 PCR 检测条件的，可先行甲型流感病毒抗原检测。

3. 早期患者检测的白细胞计数正常或降低，在病原学检测的同时，可参照时行感冒中医治疗方案辨证施治。

4. 甲型流感或 H7N9 禽流感病原学检测阳性或病原学检测虽为阴性，但临床高度怀疑的病例，应当行抗病毒治疗的同时，参照中医专家共识辨证治疗。

附件 2　　　时行感冒中医治疗方案

一、风热犯卫证

临床表现：发病初期，发热或未发热，咽红不适，轻咳少痰，无汗，舌质红，苔薄或薄腻，脉浮数。

治法：疏风清热

推荐方药：银花、连翘、桑叶、菊花、桔梗、牛蒡子、竹叶、芦根、薄荷（后下）、生甘草。

中成药：疏风清热类中成药如疏风解毒胶囊、银翘解毒类、桑菊感冒类、双黄连类口服制剂，藿香正气类、葛根芩连类制剂等。儿童可选儿童抗感颗粒、小儿豉翘清热颗粒、银翘解毒颗粒、小儿感冒颗粒、小儿退热颗粒等。

二、热毒袭肺证

临床表现：高热，咳嗽，痰黏咯痰不爽，口渴喜饮，咽痛，目赤，舌质红，苔黄或腻，脉滑数。

治法：清肺解毒

推荐方药：炙麻黄、杏仁、生石膏（先煎）、知母、浙贝母、桔梗、黄芩、柴胡、生甘草。

中成药：清肺解毒类如连花清瘟胶囊、银黄类制剂、莲花清热类制剂等。儿童可选小儿肺热咳喘颗粒（口服液）、小儿咳喘灵颗粒（口服液）、羚羊角粉等冲服。

国家中医药管理局办公室关于印发
2014年中药资源普查试点工作要点的通知

国中医药办科技发〔2014〕3号

有关省、自治区、直辖市卫生计生委（卫生厅局）、中医药管理局，中国中医科学院：

中药资源普查试点工作在各试点省份的认真组织实施下，取得了重要的阶段性成果。各地探索创新了市场经济下开展中药资源普查工作的组织模式；基本建立了国家、省和县三级中药资源普查工作组织管理体系；凝聚、培养、锻炼了一支从事中药资源工作的专业队伍；中药资源调查和动态监测信息服务体系建设取得进展；中药材种质资源库和种子种苗繁育基地等中药资源保护基础设施建设得到加强。为深入推进中药资源普查试点工作，根据国家中医药管理局2014年工作要点，现提出2014年中药资源普查试点工作要点。

一、组织开展中药资源普查试点工作综合调研督导

加强调研督导工作，进一步完成好中药资源普查试点工作的目标和任务。采取行政督导和技术抽查相结合的方式，组织开展中药资源普查试点工作综合调研督导。全面了解支撑中药资源普查试点工作项目的实施情况和经费执行情况，研究和解决中药资源普查试点工作中存在的问题和困难，推动中药资源普查试点工作各项任务落实。

二、启动新增省份的中药资源普查试点工作

加强与财政部门沟通，积极争取各级人民政府的支持和配套项目经费。依托2014年中医药行业科研专项有关项目，启动辽宁、江苏、浙江、福建、山东和广东沿海6省的中药资源普查试点工作。协调军口有关单位参与对特殊区域中药资源开展调查；积极为港澳台地区推进中药资源调查工作提供技术支持。

三、加快推进中药资源动态监测信息和技术服务体系建设

依托民政部批复成立的由国家中医药管理局作为业务主管部门的"现代中药资源动态监测信息和技术服务中心"，加强国家基本药物中药资源动态监测和信息服务体系中心平台（简称"中心平台"）建设。加快监测站建设进程，各试点省份要按照监测站建设标准于2014年上半年完成监测站建设任务。建立工作制度，制定管理规范和服务目录，充分发挥中心平台和监测站为政府、行业和市场服务的功能。

四、大力推进中药材种子种苗繁育基地建设

认真实施"国家基本药物所需中药原料资源调查和监测"项目，建设好中药材种子种苗繁育基地，支持建立中药材种子种苗繁育基地科技联盟，交流繁育基地建设经验，逐步建成名贵道地、大宗常用及稀缺濒危中药材种子种苗规范化、规模化的繁育示范基地。加强部门沟通协调，支持中药材种子种苗繁育基地向相关部门申请中药材种子种苗经营许可和新品种审定等工作。

五、加强中药资源普查试点工作经验交流

组织召开中药资源普查试点工作交流会，总结和展示各试点省份中药资源普查试点工作取得的经验和阶段性成果，搭建交流学习和相互借鉴的平台。积极参与"青岛世界园艺博览会"等活动，宣传中药资源普查工作的重要意义和试点成果。加强试点工作的宣传，展示一线同志的工作热情。积极配合媒体做好以中药资源为主题的相关科普宣传工作。

六、做好中药资源普查试点工作成果总结和转化

制定印发中药资源普查试点工作总结验收要求，做好先期启动试点工作省份的验收和总结。组织编制《中国中药资源大典》和区域中药资源发展规划等工作，促进中药资源普查试点工作成果的转化，发挥为政府和行业服务的作用。加强中药资源普查试点成果向中药材生产一线的转化应用。加强部门沟通，研究探索道地药材认证、新药注册中的中药资源评估等工作。结合中药材市场调查情况逐步开展中药材商品规格等级标准制定的研究工作。

七、加强中药资源领域科学研究和技术服务

发挥全国科研机构、大专院校和中药资源普查专家队伍的作用。鼓励开展具有创新性、关键性和突破性中药资源重大科学问题的研究。加强中药资源调查技术方法创新和适宜技术的推广普及。推进道地药材国家重点实验室、中药资源重点研究室和相关基地的建设。构建面向市场需求、政府引导、整合优质资源、层次清晰、分工明确、组织架构稳定和合作成果共享的中药资源科技创新服务体系。

八、提升中药资源普查队伍的业务能力

认真执行中药资源普查技术规范，按照中药资源普查技术培训大纲组织开展省、县两级中药资源普查人员的培训，提高普查人员的业务能力，严把中药资源普查质量关。组织开展各监测站人员的上岗培训，提升监测站人员的业务水平和工作能力。

九、充分发挥专家在中药资源普查试点工作中的作用

新增试点省份要充分发挥中药

资源和农业、林业、统计等相关领域专家的作用，根据我局关于中药资源普查试点工作的要求组建专家队伍。已开展中药资源普查试点工作的省份，要充分发挥专家的作用，进一步加强对中药资源普查试点工作的专业指导、检查和总结，建立专家责任制，保证中药资源普查试点工作质量。充分发挥基本药物中药原料资源动态监测和信息服务体系技术专家委员会的作用，支持各监测站的业务工作，编制印发信息和技术服务目录，面向广大药材产地、广大药农提供服务。

国家中医药管理局办公室
2014 年 2 月 17 日

国家中医药管理局办公室关于印发 2014 年国家中医临床研究基地建设工作要点的通知

国中医药办科技发〔2014〕5 号

各有关省、自治区、直辖市卫生计生委（卫生厅局）、中医药管理局，国家中医临床研究基地建设单位：

根据 2014 年全国中医药工作会议精神和《2014 年中医药工作要点》，我局制定了《2014 年国家中医临床研究基地建设工作要点》，现印发给你们。请结合本地区、本单位工作实际，认真贯彻落实，并及时将工作进展情况报我局科技司。

国家中医药管理局办公室
2014 年 3 月 7 日

2014 年国家中医临床研究基地建设工作要点

2014 年国家中医临床研究基地建设的总体要求是：按照基地建设总体目标，认真总结前一阶段的成绩和经验，巩固扩大建设成果，坚持建机制、谋长远、见成效的工作思路，坚持需求和成果导向，深入开展重点病种研究，大力推进临床科研信息系统网络建设和平台建设，推动建立基地良性运行机制和协同创新机制，进一步提高基地临床科研能力并发挥示范引领作用。

一、深入重点病种研究，推动研究成果的转化与应用

（一）系统深化重点病种研究，注重研究成果凝练

按照重点病种研究计划，加快研究进度。重点突出成果的凝练和产出。进一步提炼重点病种研究成果的中医特色优势，评估研究结果的科学性，明确应用前提和体现创新的技术标准；扩大重点病种诊疗方案的临床验证。

（二）拓展病种研究新领域

基地建设单位可选择 1~2 个具有中医药治疗优势或潜在优势的，并具有良好临床和科研基础的病种，申报基地重点病种。新病种研究要体现多学科协作，鼓励朝向中医健康服务领域和面向临床一线的有效药物及仪器设备的研发。

（三）做好传承研究，深入挖掘古今文献的临床应用价值

开展名老中医学术思想及临床经验的传承。建立基地重点病种文献数据平台，广泛收集并规范评价民间传统诊疗技术方法；加强对传统技术方法的梳理和规范，进行数据录入、分析和数据挖掘。

（四）着力推广、转化研究成果

建立基地间成果共享、互认互用机制，基地重点病种研究形成的诊疗方案（指南、路径）首先在基地推广使用，进而推动在行业内普遍应用。同时推动各临床研究基地成为中医临床科研成果的筛选、熟化、转化和推广中心。

二、进一步完善中医临床科研模式

（一）推进临床研究数据共享网络建设

成立国家中医药临床研究数据中心。依托基地构建以重点病种为核心的临床研究科研信息共享系统网络。进一步积累数据，完善数据集成，建立数据中心与基地、基地与基地、基地与协作单位间的数据汇交机制，实现数据共享。建立临床科研信息挖掘整理、分析的操作规范，培养一支熟练掌握信息挖掘技术的专业化队伍。

（二）完善中医临床科研规范

制定和优化符合中医规律的临床科研方法学系列规范，完善研究规范的实际应用，加强临床研究质量控制和过程管理，全面提升各基地临床科研管理的规范水平。鼓励重点病种研究方案国际注册，不断提高重点疾病中医药诊疗水平的循证证据。

三、加强中医临床科研平台建设

（一）培养中医临床科研领军人才和创新团队

加强研究骨干的培养，促进复合型创新人才的成长。着力培养一批能够掌握中医规律、熟悉现代科研方法、能够领衔组织重大中医临床研究项目的病种负责人及临床科

研领军人才，围绕重点病种建立高水平创新团队。

（二）培育一批开放共享的临床科研平台

以重点病种研究为核心，重点落实研究型门诊、研究型病房的建设。探索中医临床科研新模式。推进中医药临床研究伦理平台建设，完善中医临床研究专题文献库和共享平台建设。遴选有特色、高水平、获得行业认可的临床研究协作平台和成果转化推广平台，培育区域性中医药临床研究中心，推动资源共享。有条件的基地可开展重点病种临床生物样本库建设。

（三）推动多学科及国际合作，提升研究能力

加强与国内外有影响力的研究单位建立长期稳定的合作关系，吸引多学科团队参与重点病种研究，加强科技资源组合、凝聚力量，提高重点病种研究能力。

四、巩固、完善基地运行机制

（一）巩固与完善基地长效运行机制

各基地建设单位和各省级中医药管理部门要进一步加强组织领导，落实促进基地良性运行和可持续发展的各项政策和有效措施。为基地良性运行机制创造有利条件。重点落实基地科研人员编制和日常运行经费。建立开放的临床与科研人才流动机制，形成稳定的专业化、专职化研究队伍。

（二）建立基地建设与医院发展的协调运行机制

制定基地与医院发展统筹协调、科学可行的中长期发展规划。建立医院基地整体联动的运行机制，保障基地持续稳定运行。研究特色诊疗科目经济核算和补偿机制，鼓励传统特色技术的应用和研究。

（三）构建协同创新机制

整合全国优势资源，建立联合开放的科研协作联盟，形成协同创新的合作纽带。加强"政、产、学、研、用、金"的深度结合，注重研究成果向市场转化。

（四）完善科研保障机制，加强基地内部高效运行

国家、地方中医药管理局及基地建设单位共同进行经费投入，建立可持续发展的人才引进和培养机制、科研人员保障和激励机制。基地建设单位设立专款，每年投入不少于医院年总收入的 0.5% 作为基地重点病种相关研究保障经费。

（五）建立监督机制，保障基地建设质量

对基地工作实行动态管理并进行绩效评价。进一步发挥专家的决策咨询和监督作用，实施督导工作；制定中医临床研究基地建设的年度评估工作流程与规范，对基地进行年度评估和绩效考核。

国家中医药管理局办公室关于印发《健康教育中医药基本内容》的通知

国中医药办新发〔2014〕7 号

各省、自治区、直辖市卫生计生委（卫生厅局），中医药管理局，新疆生产建设兵团卫生局：

为进一步规范国家基本公共卫生服务健康教育中医药内容，提升基层中医药服务能力，我局组织制定了《健康教育中医药基本内容》，现印发给你们。请按照有关内容，结合本地区实际，开展形式多样的中医药文化科普活动，切实做好中医药健康教育工作。

国家中医药管理局办公室
2014 年 3 月 7 日

健康教育中医药基本内容

一、中医药基本知识

（一）中医对生命的认识

介绍中医学天地生人的观念，即中医学认为人的生命来源于自然，是自然的一种现象，生长壮老死是生命的自然过程的观念。

（二）中医对人与自然、社会关系的认识

介绍中医学天人合一的整体观念，即人与自然界的运动变化是息息相应的观念。

（三）中医对健康的认识

介绍中医学天人相应、形神合一、脏腑相关、阴阳平衡的健康观念；介绍法于阴阳、和于术数、食饮有节、起居有常、不妄作劳、恬淡虚无、规避虚邪贼风的健康生活方式。

（四）中医对疾病的认识

介绍中医学对疾病产生的原因和病理变化的认识；介绍病、证、症的关系及中医学分析疾病的基本方法及特点。

（五）中医的诊治手段

介绍中医独特的望、闻、问、切四诊合参的诊断方法和辨证原理，中医治疗疾病的基本原则和方法，中医"治未病"的思想，中医的内治和外治方法以及中医药在养生保健和疾病防治方面一些具有特色的方法，如针灸、推拿、拔罐、足浴、

刮痧、膏方等，着重介绍其使用方法、适用范围、注意事项等。介绍中医学对体质的认识和辨识体质的方法；介绍不同体质（平和、阳虚、阴虚、气虚、痰湿、湿热、血瘀、气郁、特禀等）的特征及其相应的日常养生方法。

二、中医养生保健的理念和方法

（一）中医养生保健的理念和基本原则

介绍中医学的顺应自然、阴阳平衡理念和思想；介绍中医养生保健的基本原则。

（二）中医养生保健常用方法

介绍中医学常用的养生方法，如时令养生、情志养生、饮食养生、运动养生、经穴养生等。

1. 时令养生：介绍中医学按照春夏秋冬四时变化，采用相应的养生方法。

2. 情志养生：介绍中医学对精神情志活动的认识和情志与脏腑的关系以及产生疾病的道理；介绍常用调摄情绪的方法。

3. 饮食养生：介绍中医学饮食养生的常用方法，树立正确的饮食养生理念，采取适宜合理的饮食方式，尤其是适合自己的饮食方式。

4. 运动养生：介绍中医学对运动养生的认识以及动静结合的养生观念；介绍太极拳、八段锦、五禽戏、六字诀等常用的运动养生方法，分别介绍其特点、作用、操作要领及注意事项。

5. 经穴养生：介绍中医学对经络的认识以及经络在人体中的作用；介绍常用穴位的部位、养生保健功效、按压方式以及注意事项。

6. 其他养生：介绍中医学有关起居、房事、气功等养生方法。

三、常见疾病的中医药预防和保健

重点介绍中医药对常见病、多发病如冠心病、高血压、高血脂、糖尿病、恶性肿瘤、慢性支气管炎、哮喘、结核病、肝炎、风湿性关节炎、颈椎病、骨质疏松症、流行性感冒、失眠、便秘等疾病的认识和预防保健方法。

四、重点人群的中医药养生保健

（一）老年人的基本特点及中医养生保健

介绍中医学对老年人的生理特点、病理特点、常见疾病的认识，着重介绍中医学针对老年人（尤其是65岁以上）生理、病理特点所采取的养生保健方法和常见疾病的预防保健方法。

（二）女性的基本特点及中医养生保健

介绍中医学对女性的生理特点、病理特点、常见疾病的认识，着重介绍中医学针对女性各个生理阶段的生理、病理特点所采取的养生保健方法和常见疾病的预防保健方法。介绍针对孕产妇常用的中医药养生保健方法。

（三）儿童的基本特点及中医养生保健

介绍中医学对儿童的生理特点、病理特点、常见疾病的认识，着重介绍中医学针对儿童（尤其是0～3岁儿童）生理、病理特点所采取的养生保健方法和常见疾病的预防保健方法。

五、中医药常识

（一）一般常识

介绍中医诊治疾病的基本特点和找中医看病应注意的基本事项。

（二）中药常识

介绍中药的基本知识；简要介绍中药炮制方法和目的（炮制减毒增效的知识），介绍中药简单的加工炮制、中药的煎煮方法，服用中药的注意事项以及常用中药的鉴别知识等。

（三）家庭常备中成药

介绍家庭常备中成药的主治、功效、适应证以及使用方法、注意事项、服用禁忌等。

（四）应急知识

介绍在突发公共卫生事件、自然灾害、疾病爆发流行、家庭急救时，中医药应急处置的知识和技能等。

附　篇

（一）政策法规

介绍国家有关中医药的法律法规和方针政策、中医药服务体系、中医药工作管理体制以及中医药在国家卫生事业中的地位和作用等。

（二）中医药科学内涵、发展简史、代表人物和代表著作

介绍中医药的科学内涵、发展简史以及各个历史发展阶段的代表人物和代表著作。

（三）亚健康

介绍中医学对亚健康状态的认识，着重介绍中医学对亚健康状态预防和养生保健方法。

（四）民族医药

介绍具有特色、有影响的民族医药。

国家中医药管理局办公室关于成立道地药材国家重点实验室培育基地建设领导小组的通知

国中医药办科技发〔2014〕11号

局机关有关部门，中国中医科学院：

2013年7月，科技部和我局签署了《共建国家重点实验室培育基地合作备忘录》，确定双方共同推进依托中国中医科学院开展道地药材国家重点实验室培育基地（以下简称"培育基地"）建设。为加强对培育基地建设的领导，我局决定成立培育基地建设领导小组和建设办

公室。具体职责和人员名单如下：

一、道地药材国家重点实验室培育基地建设领导小组

（一）职责

负责培育基地建设的组织和领导，协调解决建设中的重大问题。

（二）人员名单

组 长： 王志勇 国家中医药管理局副局长、中国中医科学院党委书记

成 员： 武 东 国家中医药管理局规划财务司副司长

李 昱 国家中医药管理局科技司副司长

刘保延 中国中医科学院常务副院长

黄璐琦 中国中医科学院副院长

杨友群 中国中医科学院副院长

吕爱平 中国中医科学院中医临床基础医学研究所常务副所长

陈士林 中国中医科学院中药研究所所长

朱晓新 中国中医科学院中药研究所党委书记

于友华 中国中医科学院医学实验中心常务副主任

联络员： 王振宇 国家中医药管理局规划财务司预算财务处处长

陈丽娜 国家中医药管理局科技司中药科技处副处长

谢 琪 中国中医科学院学术管理处处长

二、道地药材国家重点实验室培育基地建设办公室

（一）职责

具体落实领导小组的决议，负责与科技部、国家中医药管理局有关司办的工作联络与协调，督促培育基地开展各项建设任务。

（二）人员名单

主 任： 黄璐琦 中国中医科学院副院长

副主任： 陆建伟 国家中医药管理局科技司中药科技处处长

杨洪军 中国中医科学院中药研究所副所长

郭兰萍 中国中医科学院中药资源中心副主任

成 员： 荀顺利 赵海誉

曹 军 陈 敏

王 忠 宋 军

国家中医药管理局办公室

2014 年 3 月 27 日

国家中医药管理局办公室关于印发国际标准化组织/中医药技术委员会（ISO/TC249）工作组（WG）第一批中方依托单位组成方案和工作方案的通知

国中医药办国际发〔2014〕13 号

各相关单位：

为进一步提高我国参与国际标准化组织/中医药技术委员会（ISO/TC249）的工作水平，完善工作机制，经研究，我局组织制订了《ISO/TC249 工作组（WG）第一批中方依托单位组成方案和工作方案》，现予印发执行。

国家中医药管理局办公室

2014 年 4 月 15 日

国际标准化组织/中医药技术委员会（ISO/TC249）工作组（WG）第一批中方依托单位组成方案和工作方案

为进一步做好依托单位的组建工作，保证我国参与国际标准化组织/中医药技术委员会（ISO/TC249）标准化工作正常有序展开，制订本方案。

一、ISO/TC249 工作组（WG）

第一工作组（WG1）依托单位：中国中医科学院中药资源中心、澳门科技大学

第二工作组（WG2）依托单位：中国中药协会、国家药典委员会、中国中医科学院中药研究所、中国医药保健品进出口商会

第三工作组（WG3）依托单位：中国中医科学院针灸研究所、北京中医药大学

第四工作组（WG4）依托单位：天津中医药大学中医药工程学院、国家食品药品监督管理局医疗器械标准管理中心

第五工作组（WG5）依托单位：中国中医药国际合作中心

联合工作组（JWG1）依托单位：中国中医科学院信息研究所、香港浸会大学中医药学院

二、ISO/TC249WG 第一批中方依托单位工作方案

（一）组织机制

依托单位一方面应在相关全国中医药专业标准化技术委员会指导下，开展 ISO 中医药国际标准研究制修订等相关工作，保证国际标准技术工作能够充分代表行业内共识。

另一方面依托单位应与ISO/TC249国内技术对口单位充分衔接，在技术工作上服从ISO/TC249国内技术对口单位的统筹安排。

（二）工作机制

依托单位应明确工作制度和程序，确保ISO中医药国际标准工作有序、高效开展。

1. 设立负责人制。依托单位应确立1名负责人，负责总体协调各项工作，为本单位承担的ISO中医药国际标准工作提供保障和支持。原则上负责人应由单位主管领导承担。

2. 组建产学研专家工作小组。依托单位应根据实际工作需要组建工作小组。产学研专家小组是开展WG工作的核心技术力量，其组成应体现广泛性原则，专家小组成员应包括本工作组中方注册专家、已经参与WG工作的专家以及本领域内企业、科研、高校等单位的相关专家。根据实际情况专家小组成员可由不同单位和行业的专家组成。专家小组设立组长1名。

3. 建立通讯员联络制。依托单位应确定1名通讯员，负责上传下达各种信息。

（三）工作内容

1. 组织开展中方提案相关技术内容的研究工作。

2. 及时有效处理ISO/TC249国际标准文件，对国际标准文件提出技术性意见。

3. 参加与本WG相关的ISO/TC249国际会议，负责会议技术材料的准备工作，召开国内技术协调会，对参加会议的技术方案进行研究。

4. 积极和参与提案工作的ISO/TC249成员国沟通，紧密跟踪各成员国在相关领域的工作动态。

5. 协助ISO/TC249国内技术对口单位处理应急突发事件。

6. 及时向ISO/TC249国内技术对口单位反馈最新工作信息。

7. 为ISO中医药国际标准化工作的开展提供必要的人员和经费支持。

国家中医药管理局办公室关于贯彻落实
《关于在卫生计生工作中进一步加强中医药工作的意见》的通知

国中医药办秘发〔2014〕15号

各省、自治区、直辖市中医药管理局，新疆生产建设兵团卫生局，局各直属单位，局机关各部门：

2014年4月22日，国家卫生计生委、国家中医药管理局联合印发了《关于在卫生计生工作中进一步加强中医药工作的意见》（以下简称《意见》）。这是贯彻落实十八大、十八届三中全会精神，完善中医药事业发展政策和机制，加快推进中医药改革发展的重大举措，也是国家卫生计生委对中医药工作高度重视和大力支持的具体体现。各级中医药管理部门要以高度的责任感、强烈的使命感，紧紧抓住机遇，切实抓好《意见》的贯彻落实。

一是各级中医药管理部门要在当地党委、政府和卫生计生部门的领导下，充分发挥职能部门作用，切实加强科学谋划，强化战略研究，做好顶层设计，积极提出完善政策机制的意见建议和加快推进事业发展重大举措的决策方案，主动做好参谋助手。

二是各级中医药管理部门要参照《国家卫生计生委与国家中医药管理局工作关系细则》，主动与卫生计生部门沟通协调，进一步理顺工作关系，建立业务工作对口联系机制，做好定期汇报、信息沟通和会商协调等制度建设，切实推动各项工作任务和政策措施的贯彻落实。

三是各级中医药管理部门要主动将中医药工作融入卫生计生改革发展大局，在制定规划、设立重大项目计划，特别是在基础设施建设、医疗服务、公共卫生服务、卫生应急、妇幼健康、药品基本药物供应保障、干部教育培训、人才培养、科学研究、科普和宣传、综合监督、国际合作以及法律法规、信息化等体系建设方面，主动加强与卫生计生部门沟通协调，及时提出中医药的相关规划和项目计划，积极争取同研究、同部署、同落实，并体现向中医药倾斜的政策要求，配置好、利用好中医药资源。在推进深化医改和开展重大疾病防控，卫生应急救治、卫生援外和国际交流等工作中，要积极协调、主动参与，体现出中医药的特色，发挥好中医药的优势。

四是各级中医药管理部门要积极探索，创造性开展工作。要根据《意见》确定的指导思想、基本原则和任务要求，在实践中深入探索在卫生计生工作中推动解决中医药改革发展重点、难点问题的途径和方法，不断完善加强中医药工作的组织领导、规划统筹、沟通协调等机制。

五是各级中医药管理部门要切实推动中医药管理体系建设，强化职能，提升干部队伍素养，提高治理能力水平。要转变作风，狠抓落实，结合当地工作实际，抓紧制定落实《意见》的具体办法，确保《意见》提出的各项规定要求落到实处。

请各省（区、市）中医药管理部门在7月底前将落实《意见》进展、主要成效以及存在困难和问题等情况报我局。我局将持续跟进、及时了解各地贯彻落实《意见》的主要做法和重要举措，协调服务地方中医药管理部门组织落实好各项工作要求。

国家中医药管理局办公室

2014 年 4 月 30 日

国家中医药管理局办公室关于成立
国家中医药管理局深化改革领导小组的通知

国中医药办秘发〔2014〕16 号

各省、自治区、直辖市卫生计生委（卫生厅局）、中医药管理局，新疆生产建设兵团卫生局，局各直属单位，局机关各部门：

根据中央有关要求，为加强中医药改革各项工作的组织领导，我局成立深化改革领导小组，主要负责局职责范围内深化中医药改革的政策设计、统筹推进、组织协调、督促检查。领导小组办公室日常工作由局办公室承担。

附件：1. 国家中医药管理局深化改革领导小组及其办公室组成

2. 国家中医药管理局深化改革领导小组工作规则

3. 国家中医药管理局深化改革领导小组办公室工作细则

国家中医药管理局办公室

2014 年 4 月 30 日

附件1　　国家中医药管理局深化改革领导小组及其办公室组成

一、国家中医药管理局深化改革领导小组组成

组　长：王国强　国家卫生计生委副主任、国家中医药管理局局长

副组长：马建中　国家中医药管理局副局长

成　员：吴　刚　国家中医药管理局副局长

于文明　国家中医药管理局副局长

王志勇　国家中医药管理局副局长、中国中医科学院党委书记

二、国家中医药管理局深化改革领导小组办公室组成

主　任：马建中（兼）　国家中医药管理局副局长

副主任：查德忠　办公室主任

成　员：卢国慧　人教司司长

苏钢强　规财司司长

桑滨生　法监司司长

蒋　健　医政司司长

曹洪欣　科技司司长

王笑频　国合司司长

张为佳　直属机关党委常务副书记

联络员：贾忠武　办公室秘书

处处长

周景玉　人教司综合协调处主任科员

刘群峰　规财司规划投资处处长

张庆谦　法监司政策研究室主任科员

严华国　医政司综合处副处长

陈丽娜　科技司中药科技处副处长

魏春宇　国合司港澳台处副处长

朱　桂　直属机关纪委副书记

附件2　　国家中医药管理局深化改革领导小组工作规则

为贯彻落实党中央、国务院关于全面深化改革的决策部署，加强完善中医药事业发展政策机制和中医药参与深化医药卫生体制改革（以下简称医改）等有关改革工作的组织领导，确保各项工作制度化、规范化，决定成立国家中医药管理局深化改革领导小组（以下简称领导小组）。

一、机构设置

第一条　领导小组是在局党组领导下承担组织协调推动中医药有关改革工作的领导机制。

第二条　领导小组设组长 1 人，由局主要领导同志担任。副组长 1 人，由分管医改工作的副局长担任。领导小组成员若干名，由局领导担任。

第三条　领导小组办公室（以下简称改革办）日常工作由局办公室承担。

二、职责任务

第四条　领导小组负责局职责范围内深化中医药改革的政策设计、统筹推进、组织协调、督促检查。

具体职责任务是：

1. 贯彻落实党中央、国务院和国家卫生计生委关于医改和完善中医药事业发展政策机制等重大改革决策部署与任务要求。

2. 研究解决中医药改革中的重大问题。

3. 研究制定有关中医药改革重大方针、政策措施、总体方案。

4. 统一部署重大改革措施或全国性改革试点。

5. 指导、推动、督促各地和各司办落实重大改革措施。

6. 组织开展重大专题调研。

三、会议制度

第五条 领导小组实行集体讨论重大问题会议制度。会议包括全体会议和专题会议。

第六条 会议议题由主持会议的组长或副组长确定，办公室或成员也可提出意见和建议，由改革办报组长或副组长审定。

第七条 全体会议由领导小组组长召集和主持，副组长、成员参加，改革办成员列席。主要任务是：

1. 研究贯彻落实党中央、国务院和国家卫生计生委关于改革工作重要决定、重要批示的意见和措施，

贯彻党组作出的重要决策。

2. 听取关于改革进展、工作计划和其他重大事项的报告。

3. 研究、审议、协调改革中的重大问题，提出解决问题的思路和办法。

4. 审议有关改革配套文件、工作方案和项目计划等。

5. 部署落实有关改革重点工作。

6. 讨论其他需要经领导小组研究决定的事项。

第八条 专题会议由领导小组组长或副组长召集和主持，副组长、有关成员和改革办成员参加。主要任务是：

1. 研究协调改革相关重点问题。

2. 审议改革有关配套文件、政策措施。

3. 协调解决跨司办、综合性重大事项。

第九条 会议纪要由改革办起草，按程序报主持会议的组长或副组长签发。会议纪要分送领导小组组长、副组长、成员和办公室成员。

四、协调联络制度

第十条 加强与中央全面深化改革领导小组办公室、社会体制改革专项小组、国家卫生计生委深化

改革领导小组办公室的工作联系，承担专项工作任务。

第十一条 对涉及全局性、综合性、长远性和跨地区、跨部门、协调难度大的重大改革政策，及时向中央全面深化改革领导小组办公室和国家卫生计生委深化改革领导小组办公室请示汇报。

五、专家咨询制度

第十二条 成立国家中医药管理局中医药改革发展专家咨询委员会，充分发挥专家作用，为深化改革提供决策支撑。

第十三条 领导小组在作出重要决策、制定出台重要文件前，应征求有关卫生、中医药、管理、经济、社会、法律等多方面专家意见。

六、工作纪律

第十四条 坚决贯彻执行党的路线、方针、政策和国家法律、法规，有令必行，有禁必止。

第十五条 坚决贯彻执行会议集体决策作出的决定。

第十六条 严格落实中央八项规定要求，改进工作作风，密切联系群众，做到规范、廉洁、高效。

附件3　国家中医药管理局深化改革领导小组办公室工作细则

为全面履行国家中医药管理局深化改革领导小组办公室（以下简称改革办）的职责，确保各项工作制度化、规范化，切实提高工作效能，制定本工作细则。

一、机构设置

第一条 改革办是在国家中医药管理局深化改革领导小组（以下简称领导小组）领导下，承担组织协调推动深化医药卫生体制改革（以下简称医改）及完善中医药事业发展政策和机制等有关重大改革工作的办事机构。

第二条 改革办设主任1名，由领导小组副组长兼任，设副主任1

名，由局办公室主任担任。改革办成员由局相关司办主要负责同志担任。各成员单位原则上指派1名处级干部作为联络员。

第三条 局办公室承担改革办日常工作。

第四条 改革办成员调整由各成员单位向改革办提出，报领导小组组长批准。

二、职责任务

第五条 改革办主要职责是贯彻落实领导小组关于改革工作的部署和要求，具体职责是：

1. 研究提出深化改革有关工作措施和工作安排的建议。

2. 协调推动、检查督导成员单位落实有关改革部署和安排以及领导小组会议议定事项。

3. 负责与中央全面深化改革领导小组办公室、社会体制改革专项小组、国家卫生计生委深化改革领导小组办公室和地方中医药系统的工作联系。

4. 承担领导小组日常工作。

第六条 联络员主要职责是：与改革办建立机制性和日常性工作联系，协调落实改革办的工作安排。

三、会议制度

第七条 改革办会议包括全体会议、专题会议。

第八条 会议议题由主持会议的主任确定，改革办或成员单位也可以提出意见和建议，由改革办报主任审定。

第九条 全体会议由改革办主任召集和主持，副主任、成员参加，联络员列席会议。主要任务是：

1. 审议拟提交领导小组会议研究讨论的事项，提出明确意见和建议。

2. 听取有关工作进展情况和工作总结、计划。

3. 部署有关工作。

4. 督促落实相关任务。

第十条 专题会议由改革办主任或委托副主任召集和主持，有关成员参加。主要任务是：

1. 协调涉及两个以上司办的重要改革事项。

2. 研究讨论其他需要改革办协调研究的事项。

专题会议根据需要随时召开。

第十一条 各类会议由改革办指定专人负责记录，并起草会议纪要，必要时征求相关部门意见。

会议纪要由主持会议的主任或副主任签发，报领导小组组长、副组长、成员，送改革办成员、联络员。

四、公文制度

第十二条 改革办一般不印发具有行政管理职能的公文。

第十三条 各成员单位制定有关改革工作的重要文件，应提前征求改革办意见并会签改革办。

第十四条 改革办不单独刻制印章，以改革办印发的公文，按程序经改革办主任签发后，使用局办公室印章（代章）。

五、协调联络制度

第十五条 改革办负责与中央全面深化改革领导小组办公室、社会体制改革专项小组办公室和国家卫生计生委深化改革领导小组办公室的工作联系，承担专项任务，建立联络机制，指定专人作为联络员。

第十六条 加强与局深化医改领导小组办公室的工作衔接，明确责任分工，统筹做好相关工作。

第十七条 指导地方中医药管理部门完善经常性的沟通机制。总结提炼地方改革经验做法，加大宣传推广力度，确保改革任务顺利有序推进。

第十八条 加强与各成员单位的联系，有关重要工作及时沟通，主动征求意见。对情况复杂、协调难度大的事项，改革办负责做好协调工作。

六、督导检查制度

第十九条 督促成员单位落实党中央、国务院、国家卫生计生委和领导小组对改革工作的决策部署。

第二十条 根据改革工作任务，确定督导检查工作重点，对有关司办和地方改革进展情况进行督导检查。

七、工作纪律和要求

第二十一条 坚决贯彻执行党的路线、方针、政策和国家法律、法规，有令必行，有禁必止。

第二十二条 严格遵守《保密法》及有关保密工作实施细则，切实做好涉密文件、计算机、信息网络安全工作。对重要、敏感文件和未定事项，未经批准不得擅自透漏和公开。

第二十三条 改革办成员要严格落实中央八项规定要求，改进工作作风，密切联系群众，做到规范、廉洁、高效。

国家中医药管理局办公室关于印发人感染 H7N9 禽流感防控应急预案实施办法的通知

国中医药办医政发〔2014〕23 号

局机关各有关司办：

为做好人感染 H7N9 禽流感疫情防控工作，国家卫生计生委会同人感染 H7N9 禽流感疫情联防联控工作机制各成员单位编制了《人感染 H7N9 禽流感防控应急预案》（国卫办应急函〔2014〕322 号）。为加强《预案》落实，做好人感染 H7N9 禽流感中医药防控工作，我局组织制定了《国家中医药管理局关于人感染 H7N9 禽流感防控应急预案实施办法》。经请示局领导同意，现印发给你司（办），请按照职责分工做好人感染 H7N9 禽流感中医药防控各项工作。

国家中医药管理局办公室
2014 年 6 月 6 日

国家中医药管理局人感染 H7N9 禽流感防控应急预案实施办法

一、分情形防控措施

（一）当疫情发展进入情形一时，国家中医药管理局参加国家应对人感染 H7N9 禽流感疫情联防联控工作机制，加强中医医疗救治工作，发挥中医药作用。

1. 组织定点收治中医医院开展人感染 H7N9 禽流感中医药救治工作。（医政司负责）

2. 根据需要组织中医药专家组及时对各地人感染 H7N9 禽流感病例的医疗救治工作进行指导。（医政司负责）

3. 根据临床需要，适时组织人感染 H7N9 禽流感科研工作。（科技司负责）

4. 与各省级中医药管理部门和国家卫生计生委沟通，收集、报送人感染 H7N9 禽流感中医药防控工作信息。（办公室负责）

（二）当疫情发展进入情形二时，在做好情形一工作的基础上，进一步落实以下工作。

1. 组织召开人感染 H7N9 禽流感救治工作专家讨论会，分析中医参与救治的人感染 H7N9 禽流感病例，研讨发病特点，总结中医救治经验，修订《人感染 H7N9 禽流感中医医疗救治专家共识》。（医政司负责）

2. 配合国家卫生计生委修订《人感染 H7N9 禽流感诊疗方案》。（医政司负责）

3. 开展人员培训，讲解《人感染 H7N9 禽流感诊疗方案》和《人感染 H7N9 禽流感中医医疗救治专家共识》。（医政司负责）

4. 根据联防联控机制统一要求，做好人感染 H7N9 禽流感中医药防控宣传工作。（办公室负责）

5. 与财政部等部门协商，保障人感染 H7N9 禽流感中医药防控各项工作经费。（规财司负责）

（三）当疫情发展进入情形三时，在做好情形一和情形二相关工作的基础上，进一步落实以下工作。

1. 召开国家中医药管理局人感染 H7N9 禽流感疫情防控工作领导小组工作会议，研究、部署人感染 H7N9 禽流感中医药防控工作。（医政司、办公室负责）

2. 组织全国中医药系统做好人感染 H7N9 禽流感医疗救治各项准备工作。（医政司负责）

3. 对全国所有县级以上中医医院医务人员进行人感染 H7N9 禽流感防控知识和技能培训。（医政司负责）

（四）当疫情发展进入情形四时，根据《国家流感大流行应急预案》和《人感染 H7N9 禽流感防控应急预案》规定做好病例中医医疗救治、科研等工作。

二、组织管理

1. 国家中医药管理局参加国家应对人感染 H7N9 禽流感疫情联防联控工作机制，并根据统一部署做好有关工作。进入情形三时，参加国家应对人感染 H7N9 禽流感疫情联防联控工作机制医疗防疫组、保障组、科技组工作。

2. 国家中医药管理局人感染 H7N9 禽流感疫情中医药防控领导小组，领导小组下设办公室。（领导小组组成及工作职责附后）

领导小组主要职责是及时会商研判疫情发展趋势，根据人感染 H7N9 禽流感联防联控工作机制和国家卫生计生委统一部署，研究确定中医药系统防控策略和重要措施，统一领导、指导和协调人感染 H7N9 禽流感疫情中医药防控工作。

办公室各成员单位在领导小组统一部署下根据职责分工做好人感染 H7N9 禽流感中医药防控各项工作。

3. 国家中医药管理局人感染 H7N9 禽流感疫情防控工作专家组。

专家组主要职责是负责分析评估人感染 H7N9 禽流感疫情进展情况，提出中医药应急处置策略和措施建议；提出中医药防控和中医药应急处置的科研需求及优先领域；开展中医药防控和中医药应急处置工作技术指导和跟踪评估；承担领导小组交办的其他任务。

4. 人感染 H7N9 禽流感定点收治中医医院。

定点收治中医医院按照人感染 H7N9 禽流感医疗救治要求，加强防控能力建设，完善设施设备，做到早发现、早报告、早诊断、早治疗，并与定点综合医院、传染病医院和省级临床专家组建立会诊协商机制，在收治人感染 H7N9 禽流感患者后，通过中、西医专家会诊协商，研究分析病情，制订有针对性的个体化临床救治方案，充分发挥中西医结合治疗优势，进一步提高临床疗效。

人感染 H7N9 禽流感领导小组组成及工作职责

一、国家中医药管理局人感染 H7N9 禽流感疫情防控工作领导小组

（一）人员组成

组　长：王国强　国家卫生计生委副主任、国家中医药管理局局长

副组长：马建中　国家中医药管理局副局长（常务）

王志勇　国家中医药管理局副局长

成　员：查德忠　国家中医药管理局办公室主任

苏钢强　国家中医药管理局规划财务司司长

蒋　健　国家中医药管理局医政司司长

曹洪欣　国家中医药管理局科技司司长

王笑频　国家中医药管理局国际合作司司长

（二）主要职责

及时会商研判疫情发展趋势，根据国家卫生和计划生育委员会统一部署，研究确定中医药系统防控策略和重要措施，统一领导、指导与协调人感染 H7N9 禽流感疫情中医药防控工作。

领导小组下设办公室和专家组。办公室日常工作由医政司承担，专家组由医政司负责联系。

二、国家中医药管理局人感染H7N9禽流感疫情防控工作领导小组办公室

（一）人员组成

主任：蒋 健 国家中医药管理局医政司司长

副主任：赵 明 国家中医药管理局办公室副主任

武 东 国家中医药管理局规划财务司副司长

杨龙会 国家中医药管理局医政司副司长

李 昱 国家中医药管理局科技司副司长

吴振斗 国家中医药管理局国际合作司副司长

成员：欧阳波 国家中医药管理局办公室新闻办主任

王振宇 国家中医药管理局规划财务司预算财务处处长

邝媛媛 国家中医药管理局医政司医疗管理处处长

王思成 国家中医药管理局科技司中医科技处处长

邱 岳 国家中医药管理局科技司中医科技处副调研员

陆烨鑫 国家中医药管理局国际合作司亚美多边处副处长

董云龙 国家中医药管理局医政司医疗管理处主任科员

（二）各成员单位主要职责

办公室负责制订并完善人感染H7N9禽流感疫情中医药防控工作信息发布方案，协调相关部门和地区做好信息发布、舆情监测、风险沟通和舆论引导等工作，以及重大疫情发生时局内部事物的综合协调。

规划财务司负责协调财政部、发展改革委等部门，根据疫情防控工作需要，做好经费保障工作。

医政司负责组织制订和修订人感染H7N9禽流感疫情中医药相关诊疗和预防控制技术方案，组织开展人感染H7N9禽流感疫情中医药应急救治工作。

科技司负责根据疫情防控工作需要，组织实施并指导人感染H7N9禽流感相关中医药科学研究工作，加强对中医药预防、治疗药物研发的支持。

际合作司负责指导人感染H7N9禽流感疫情防控的国际合作与交流。根据需要与世界卫生组织等国际组织、有关国家及港澳台地区卫生部门联络协调。

三、国家中医药管理局人感染H7N9禽流感疫情防控工作专家组

（一）人员组成

组　长：王永炎 中国中医科学院

副组长：晁恩祥 卫生部中日友好医院

成员：姜良铎 北京中医药大学东直门医院

史利卿 北京中医药大学东方医院

刘清泉 首都医科大学附属北京中医医院

王玉光 首都医科大学附属北京中医医院

（二）主要职责

专家组主要负责分析评估人感染H7N9禽流感疫情进展，提出中医药应急处置策略与措施建议；提出中医药防控和中医药应急处置的科研需求及优先领域；开展中医药防控和中医药应急处置工作技术指导和跟踪评估；承担领导小组交办的其他任务。

四、工作制度

（一）工作协商制度

根据疫情防控工作需要，由领导小组组长或副组长召集领导小组工作会议，研究布置中医药防控工作；由领导小组办公室召集工作会议，研究落实疫情防控工作。

（二）信息归口管理制度

领导小组各成员单位和专家组的工作信息，由领导小组办公室汇总后统一上报。涉及人感染H7N9禽流感疫情防控工作对外行文，需送领导小组办公室会签并备案。

（三）督办检查制度

为保证各项防控措施落到实处，领导小组建立督办检查制度，定期检查成员单位和各地中医药管理部门中医药防控工作进展情况，及时发现存在的问题，督促改进。

国家中医药管理局办公室关于做好人感染H7N9禽流感防控应急预案落实工作的通知

国中医药办医政发〔2014〕24号

各省、自治区、直辖市卫生计生委、中医药管理局，新疆生产建设兵团卫生局：

为进一步做好人感染H7N9禽流感疫情防控工作，国家卫生计生委会同人感染H7N9禽流感疫情联防联控工作机制各成员单位编制了《人感染H7N9禽流感防控应急预案》（国卫办应急函〔2014〕322号，以下简称《预案》）。为做好《预案》的落实工作，现就有关事项通知如下：

一、各省级中医药管理部门要认真学习《预案》（已发至各省级卫生计生行政部门），并积极参与本省的人感染H7N9禽流感防控应急工作。

二、各省级中医药管理部门要按照《预案》规定，结合本省中医药防控工作实际情况，制定相关实施办法。实施办法要明确分工，落实责任，措施具体，可操作性强。

各省级中医药管理部门要根据疫情不同情形制定具体应对措施：

情形一时重点做好中医医疗救治工作，同时注重收集医疗救治信息；情形二时在做好情形一工作基础上注重总结医疗救治经验，加强专家指导，开展人员培训，做好新闻宣传、临床科研等工作；情形三时在做好情形一、二工作基础上要全面做好防控各项工作，对辖区内所有县级以上中医医院医务人员进行中医药防控知识培训；情形四时根据《国家流感大流行应急预案》做好各项工作。

三、各省级中医药管理部门在开展人感染 H7N9 禽流感防控工作时要加强与省级卫生计生行政部门和我局相关部门沟通，做好医疗救治、临床科研、新闻宣传、信息报送等人感染 H7N9 禽流感防控各项工作。

工作中有何建议和问题，请及时与我局联系。

国家中医药管理局办公室
2014 年 6 月 6 日

国家中医药管理局办公室关于做好三级中医医院持续改进检查评估工作的通知

国中医药办医政发〔2014〕25 号

各省、自治区、直辖市卫生计生委（卫生厅局），中医药管理局，中国中医科学院，北京中医药大学：

根据《中医医院以"以病人为中心，发挥中医药特色优势提高中医临床疗效"为主题的持续改进活动方案》要求，2014 年 7 月～2015 年 6 月为三级中医医院（含中西医结合，民族医医院，下同）检查评估阶段。为做好检查评估工作，现将有关事项通知如下：

一、评估工作思路

中医医院持续改进活动检查评估是中医医院评审周期内加强医院监管和评价的重要手段。为了适应新形势的需要，三级中医医院持续改进检查评估工作坚持实事求是、提高效率，突出重点、简化程序，分级负责、各司其职的原则，以中医诊疗水平、中医药特色优势和持续改进情况为核心，以医院自查和省级检查评估为主要方式，进一步促进三级中医医院发挥中医药特色优势，提高中医临床疗效。

二、评估方法

（一）自查自纠

各三级中医医院要依照《三级中医医院以"以病人为中心，发挥中医药特色优势提高中医临床疗效"为主题的持续改进活动方案实施细则》要求开展自查自纠，认真查找存在问题并提出整改措施，将自查自纠情况形成书面报告（包括自查评分情况、存在问题和整改措施等），报送至省级中医药管理部门。

（二）省级检查评估

各省级中医药管理部门依据《三级中医医院、中医专科医院持续改进省级检查评估实施细则》《三级中西医结合医院持续改进省级检查评估实施细则》和《三级民族医医院持续改进省级检查评估实施细则》（附后）适时组织专家对本辖区三级中医医院持续改进活动情况进行检查评估，并形成书面报告（含各三级中医医院检查评估得分情况），于检查评估工作结束 2 周内报送至国家中医药管理局医政司。原则上三级中医医院检查评估工作应于 2015 年 6 月底前完成，相关检查评估资料原件至少保存至下一周期医院评审工作结束。

为保证检查评估工作顺利进行，各省级中医药管理部门可结合本辖区实际情况自行制定检查评估工作专家手册，明确专家组成、检查评估时间、流程等。同时，应认真组建检查评估专家队伍，检查评估专家原则上应参加过三级中医医院评审工作并为国家中医医院评审专家库成员。

（三）抽查

国家中医药管理局将组成专家组适时对三级中医医院进行抽查，抽查内容将从三级中医医院评审标准实施细则和持续改进活动方案实施细则中随机抽取。如果抽查结果与医院自查自纠结果或者省级检查评估结果严重不符，则视为该医院检查评估工作无效，国家中医药管理局将予以通报，并责成其重新按规定组织评估。

三、工作要求

（一）各级中医药管理部门和三级中医医院要高度重视持续改进活动检查评估工作，按照要求，切实加强组织领导，针对薄弱环节和重点工作，完善制度和措施，确保活动取得实效。在检查评估工作中，要按照国家有关规定和要求，严格纪律、廉洁高效，要实事求是、不走过场、查严查实，通过检查评估切实促进医院的管理和服务。持续改进活动开展情况将作为下一周期中医医院评审工作的重要参考，省级检查评估分数按照 35% 比例计入下一周期中医医院评审得分。

（二）各省级中医药管理部门要根据本辖区三级中医医院评审和持续改进工作情况制订检查评估工作计划，明确具体评估单位和评估时间，并于 2014 年 7 月底前将检查评估计划报我局医政司备案。

（三）《三级中医医院、中医专科医院持续改进省级检查评估实施细则》《三级中西医结合医院持续改进省级检查评估实施细则》和《三级民族医医院持续改进省级检查评估实施细则》电子版可在国家中医药管理局网站下载。各地在工作过程中有何意见或建议，请及时联系我局医政司或国家中医药管理局中医医院评审办公室。

联系人和联系电话

国家中医药管理局医政司

孙晓军　王瑾

电话：010-59957680/59957686

传　真：010-59957684/59957694

E-mail：yizhengsiyichu@126.com

地　址：北京市东城区工体西路1号，邮编：100027

国家中医药管理局中医医院评审办公室　莫用元

电话：010-59957689

附件：1. 三级中医医院、中医

专科医院持续改进省级检查评估实施细则（略）

2. 三级中西医结合医院持续改进省级检查评估实施细则（略）

3. 三级民族医医院持续改进省级检查评估实施细则（略）

国家中医药管理局办公室

2014年7月8日

国家中医药管理局办公室关于印发全国中药特色技术传承人才培训项目实施方案及管理办法的通知

国中医药办人教发〔2014〕39号

各省、自治区、直辖市卫生计生委、中医药管理局，中国中医科学院：

为做好全国中药特色技术传承人才培训项目，加强中药特色技术传承人才培养，我局组织制订了《全国中药特色技术传承人才培训项目实施方案》《全国中药特色技术传承人才培训项目管理办法》。现印发给你们，请认真遵照执行。在执行过程中有何意见和建议，请及时与我局人事教育司师承继教处联系。

联系人：曾兴水

联系电话：010-59957647（传真）

邮　箱：scjjc@satcm.gov.cn

国家中医药管理局办公室

2014年10月31日

全国中药特色技术传承人才培训项目实施方案

为贯彻落实《医药卫生中长期人才发展规划（2011～2020年）》和《中医药事业发展"十二五"规划》，大力培养高层次中药人才，促进中药与中医事业的协调发展，国家中医药管理局决定开展全国中药特色技术传承人才培训项目。为保证项目的顺利实施，特制订本实施方案。

一、培养目标

依托相关培训单位，采取游学轮转观摩与自主学习实践相结合的方式，在全国培养一批热爱中医药事业、理论功底扎实、实践经验丰富、技能精湛，能够较全面地掌握中药各方面知识的中药特色技术传承人才，保持和发扬中药特色优势，促进中药与中医事业的协调发展。

二、培训内容

学习、掌握各培训单位中药优势特色技术，涵盖中药栽培、资源

保护及利用、鉴定、炮制、传统制药工艺、制剂、医院制剂开发研究、调剂等方向的中药特色技术理论和实践技术内容，并在实际工作中推广运用。

三、培训方式

采取游学轮转观摩与自主学习实践相结合的方式。

（一）游学轮转观摩。培养对象自主选择培训内容，每年度到5个以上培训单位学习（附表），较系统地掌握各地区中药特色技术，并重点考察当地的GAP基地、中药生产企业（含饮片厂）、中药材交易市场和中医医疗机构中药房等部门，了解中药生产、流通、使用的实际情况，拓宽视野，拓展思路。

（二）自主学习实践。培养对象根据自身的专业特点，研读相关中药典籍，努力提高中药理论水平。同时，自愿选择老中药专家跟师学

习，并把培训单位优势特色技术运用于本单位的实践工作，提高中药特色技术实践能力和水平。

四、培养要求

（一）中药理论功底更加扎实，熟悉主要中药典籍，提高中药理论水平，提交中药典籍读书笔记6篇以上；

（二）培养对象在每个培训单位轮转结束后的15个工作日内，向培训单位提交1份能较全面总结学习掌握的中药特色技术及心得体会的报告，字数在1500字以上，培训单位提出具有针对性和指导性的评语，并在10个工作日内进行反馈；

（三）培养对象应全面掌握相关专业知识，游学轮转观摩学习内容应涵盖中药栽培、资源保护及利用、鉴定、炮制、传统制药工艺、制剂、调剂等各个方面；

（四）学习期间在国内外公开发

行的期刊（具有国际标准刊号 ISSN 和国内统一刊号 CN）上发表 1 篇以上总结中药特色技术传承学习情况的论文；

（五）培养对象应每年参加 1～2 次专题报告，在本省区或者本单位汇报游学轮转观摩学习情况，推广所学中药优势特色技术；

（六）培训期满应提交 1 份能全面总结所学中药特色技术实践运用心得、学习体会等内容的结业论文，字数不少于 1 万字。

五、培训周期

培训时间为期 3 年，分年度开展相关培训。

六、项目考核

考核分为平时考核、轮转考核、年度考核和结业考核。

（一）平时考核。由培养对象所在单位负责。内容主要包括培养对象所学特色优势技术的运用情况、学习态度等。

（二）轮转考核。由各培训单位组织实施。主要考核培养对象在培训单位的学习情况、理论及实践技能课程掌握情况、提交的学习报告等。在培养对象提交学习报告后的 10 个工作日内完成。

（三）年度考核。由各省级中医药管理部门组织实施。组织培养对象举行专题报告会，专题汇报游学轮训期间所学到的中药优势特色技术。年度考核合格后方能进入下一年度的学习，年度考核不合格者予以淘汰。

（四）结业考核。由省级中医药管理部门根据平时考核、轮转考核、年度考核及结业论文评阅成绩等，进行结业考核评定。

七、组织管理

（一）国家中医药管理局人事教育司负责项目的组织与管理。

（二）省级中医药管理部门负责本省区项目的管理和组织实施；建立所在省区培养对象数据库，以便跟踪管理与服务；统筹本省区的中药培训资源，协调本省区培训单位开展培训工作。

（三）培训单位应确定专人负责项目的管理；建立培养对象的培训档案；做好培养对象的游学轮训和考核，保证培训质量，为项目的顺利实施做好服务工作。

（四）培养对象所在单位负责平时考核，支持培养对象参加游学轮转观摩，保证培养对象培训期间的工资及其他福利待遇，创造良好的

培训学习条件。

八、经费管理

（一）中央财政按每人 9 万元的标准，补助中西部地区的培养对象，主要用于培训费、交通食宿补贴、发表论文、购买学习资料等。各有关省级中医药管理部门和培养对象所在单位要按照一定比例给予经费支持。

（二）东部 9 省（市）及中国中医科学院、北京中医药大学申请参加本项目者，需由所在省（市）、单位参照中央财政补助标准自行解决培训经费。

（三）各省级中医药管理部门要切实加强经费管理，制定经费管理细则，专款专用，合理使用，并于每年 12 月 31 日前将本年度专项经费安排和使用情况报送国家中医药管理局。

九、待遇和奖励

（一）结业考核成绩合格者，颁发国家中医药管理局人事教育司全国中药特色技术传承人才培训项目证书。

（二）在培训期间按计划学习并年度考核合格者，每年可获得中医药继续教育 Ⅰ 类学分 25 分。

附表

全国中药特色技术传承人才培训项目培训单位一览表

序号	省份	培训单位名称
1	北京	首都医科大学附属北京中医医院
2	天津	天津中医药大学
3	山西	山西振东制药股份有限公司
4	内蒙古	内蒙古自治区中医医院
5	辽宁	辽宁中医药大学附属医院
6	吉林	长春中医药大学
7	黑龙江	黑龙江中医药大学附属第一医院
8	上海	上海中医药大学附属曙光医院
9	江苏	南京中医药大学
		江苏省中医院
10	安徽	安徽中医药大学
11	福建	福州市中医院
12	江西	江西樟树天齐堂中药饮片有限公司
13	山东	济南市中医医院

（续表）

序号	省 份	培训单位名称
14	河 南	河南中医学院
15	湖 北	武汉市中医医院
		湖北省中医院
		襄阳市中医医院
16	湖 南	湖南中医药大学第一附属医院
17	广 东	广东省中医院
		广东药学院
18	广 西	广西壮族自治区药用植物园
19	重 庆	重庆市药物种植研究所
20	四 川	双流县中医医院
21	贵 州	贵阳中医学院
22	云 南	云南中医学院
23	陕 西	陕西中医学院
		西安市中医医院
24	甘 肃	甘肃中医学院
25	新 疆	新疆维吾尔自治区中医医院
26	中国中医科学院	中国中医科学院中药资源中心
		中国中医科学院中药研究所
		中国中医科学院西苑医院
		中国中医科学院广安门医院

全国中药特色技术传承人才培训项目管理办法

为保证全国中药特色技术传承人才培训项目的顺利实施，达到预期的培训目标，根据《全国中药特色技术传承人才培训项目实施方案》，制定本管理办法。

一、游学轮转观摩安排

（一）培训单位分年度制订培训计划，每季度至少举办 1 次培训。培训单位应于上一培训年度的最后一个月将下一年度的培训计划安排报送到国家中医药管理局人事教育司。

（二）国家中医药管理局人事教育司汇总、公布各单位的培训计划。

（三）培养对象根据培训需求及时间安排，自主选择培训单位，并将报名回执报送到各培训单位。培养对象每年至少应到 5 个以上的单位游学轮转观摩。

（四）培训单位汇总培养对象的报名情况，将培养对象报名花名册报送到国家中医药管理局人事教育司。

（五）培训单位在做好本项目培养对象培训的同时，可自行招收项目外的中药人员参加培训。

（六）培养对象一旦确定培训期次，不允许临时调整。

二、培训实施

（一）游学轮转观摩。

1. 培养对象游学轮转观摩学习内容应涵盖中药资源保护及利用、中药栽培、中药鉴定、中药炮制（含传统制药工艺）、中药制剂（含医院制剂开发研究）、中药调剂等方面。每个培训方向至少应到 1 家单位培训。

2. 培训单位应安排培养对象重点考察当地 GAP 基地、中药生产企业（含饮片厂）、中药材交易市场和中医医疗机构中药房等部门，了解中药生产、流通、使用的实际情况，拓宽视野，拓展思路。

3. 培训单位应按照开班时间及培训方案开展培训工作，可根据实际情况，对培训内容进行微调。培训过程中不得安排与培训内容无关的活动。

（二）自主学习实践。

培养对象根据自身的专业特点，研读相关中药典籍，努力提高中药理论水平。同时，自愿选择老中药专家跟师学习，并把培训单位优势特色技术运用于本单位的实践工作，提高中药特色技术实践能力和水平。

三、培养要求

（一）培养对象参加游学轮转观摩，全面掌握相关专业知识。在每个单位轮转结束后的 15 个工作日内，向培训单位提交 1 份能较全面总结学习掌握的中药特色技术及心得体会的报告，字数在 1500 字以上，培训单位提出具有针对性和指导性的评语，并在 10 个工作日内反馈给培养对象；

（二）中药理论功底更加扎实，

阅读《黄帝内经（素问）》《神农本草经》《伤寒论》《金匮要略》《本草经集注》《炮炙论》《新修本草》《本草拾遗》《备急千金要方》《千金方》《经史证类备急本草》《经史证类大观本草》《太平惠民和剂局方》《本草纲目》《滇南本草》《炮制大法》《本草纲目拾遗》《本草备要》《本草从新》《修事指南》《本草正义》等中药典籍，提高中药理论水平，提交读书笔记6篇以上；

（三）培养对象应参加省级中医药管理部门组织的专题报告会，在本省区或者本单位汇报游学轮转观摩学习情况，推广所学中药优势特色技术；

（四）学习期间在国内外公开发行的期刊（具有国际标准刊号ISSN和国内统一刊号CN）上发表1篇以上总结中药优势特色技术继承学习情况的论文；

（五）培训期满应提交1份能全面总结所学中药优势特色技术实践运用心得、学习体会等内容的结业论文，字数不少于1万字。

四、考核方法

（一）培养对象考核。

考核分为平时考核、轮转考核、年度考核和结业考核。

1. 平时考核。由培养对象所在单位负责。

考核内容主要包括培养对象所学特色优势技术的运用情况、学习态度、游学轮转观摩时间、遵章守纪情况等。

2. 轮转考核。由培训单位组织实施。

（1）轮转考核应包括理论考核、实践考核及学习报告评定三部分。

（2）理论及实践考核的内容应围绕培训单位的优势特色技术的掌握情况进行考核，培训结束之前完成。学习报告评定应在培养对象提交学习报告后的10个工作日内完成。

（3）出勤率低于80%者，不得参加考核。

3. 年度考核。由省级中医药管理部门组织实施。

（1）年度考核以省级中医药管理部门组织1~2次专题报告会的形式进行，专题汇报游学轮训期间所学中药优势特色技术。专题报告应邀请本省区的其他中药人员参加，宣传、推广中药优势特色技术。

（2）省级中医药管理部门可邀请有关专家对培养对象的汇报内容进行综合评定。

（3）缺席专题报告会的培养对象，视为年度考核不合格。

（4）年度考核合格后方能进入下一年度的学习，年度考核不合格者予以淘汰。

4. 结业考核。由省级中医药管理部门组织。

根据平时考核、轮转考核、年度考核、读书笔记撰写、论文发表情况、结业论文评阅成绩等进行结业考核评定。

（二）培训单位考核。

1. 培训单位考核主要包括游学轮转观摩执行情况、年度培训情况总结及培养对象满意度三部分，由国家中医药管理局人事教育司及省级中医药管理部门按年度组织实施。

2. 游学轮转观摩执行情况考核主要包括培训方案落实情况、优势特色技术培训情况、师资水平、考核制度制定及执行情况、考核结果登记、培训记录等内容。

3. 培训单位完成年度培训任务之后，向国家中医药管理局人事教育司及省级中医药管理部门提交总结报告，全面总结培训工作开展情况、经验做法、存在的问题、意见及建议。

4. 培养对象满意度考核主要包括培训方案落实情况、优势特色技术培训情况、后勤保障等（附件2）。国家中医药管理局人事教育司在一定范围内定期公示培训单位培养对象满意度情况，满意度低于60%的单位，将予以淘汰。

5. 培训单位年度考核不合格的，将予以淘汰。

五、组织管理

（一）国家中医药管理局人事教育司负责项目的组织与管理。

1. 组织制订项目实施方案及管理办法；

2. 组织协调培训单位开展游学轮转观摩，会同省级中医药管理部门对培训单位进行考核。

（二）省级中医药管理部门负责本省区项目的管理和组织实施。

1. 建立所在省区培养对象数据库，以便跟踪管理与服务；

2. 定期听取本省区培养对象的意见和建议，为培养对象创造条件开展多种形式的学习交流活动；

3. 组织开展年度考核和结业考核；

4. 整合本省区的中药培训资源，协助培训单位开展培训工作；

5. 协同国家中医药管理局人事教育司对培训单位进行考核。

（三）培训单位按照有关要求组织开展培训工作。

1. 设立专门的机构或专人负责项目的管理；

2. 建立培养对象的培训档案；

3. 做好培养对象的游学轮转观摩和考核工作，保证培训质量；

4. 为培养对象创造一个良好的学习环境。

（四）培养对象所在单位负责平时考核，支持培养对象参加游学轮转观摩，保证培养对象培训期间的工资及其他福利待遇，创造良好的培训学习条件。

六、经费管理

（一）中央财政按每人9万元的标准，补助中西部地区的培养对象，主要用于培训费、交通食宿补贴、发表论文、购买学习资料等。各有关省级中医药管理部门和培养对象所在单位要按照一定比例给予经费支持。

（二）东部9省（市）及中国中医科学院、北京中医药大学申请参加本项目者，需由所在省（市）、单位参照中央财政补助标准自行解决培训经费。

（三）培训单位收取培训费用每天不超过450元/人/天。综合定额标准如下：

单位：元／人／天

住宿费	伙食费	场地费和讲课费	资料费、交通费和其他费用	合 计
180	110	100	60	450

综合定额标准是培训费开支的上限，各项费用之间可以调剂使用。上述天数含报到、撤离时间，报到和撤离时间分别不得超过1天。

（四）各省级中医药管理部门要切实加强经费管理，制定经费管理细则，专款专用，合理使用，并于每年12月31日前将本年度专项经费安排和使用情况报送国家中医药管理局。

国家中医药管理局办公室关于确定2014年中医药骨伤特色救治能力建设项目单位的通知

国中医药办医政发〔2014〕41号

各有关省（区）中医药管理部门：

按照我局工作安排，依据《中医药骨伤特色救治能力建设项目工作任务方案》（国中医药办规财发〔2013〕41号），各有关省中医药管理部门遴选推荐了2014年中医药骨伤特色救治能力建设项目单位，经审核，确定河北省中医院、福建省福州市中西医结合医院、湖南中医药大学第二附属医院、贵阳中医学院第二附属医院、甘肃省中医院、新疆维吾尔自治区中医医院6家医院为2014年中医药骨伤特色救治能力建设项目单位。

请各有关省（区）中医药管理部门会同财政部门，认真做好项目实施和监督评估工作，组织项目单位全面落实项目实施方案，保证专款专用，发挥资金最大效能，按时、保质完成项目工作任务。国家中医药管理局将适时对项目实施情况进行督导检查。

国家中医药管理局办公室
2014年11月25日

会议和活动篇

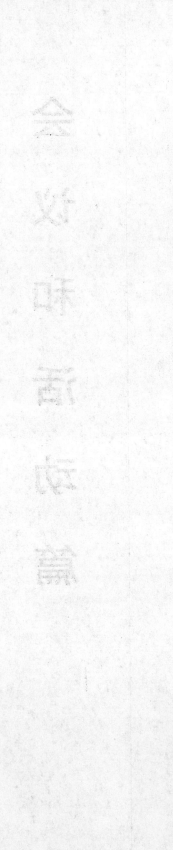

【2014 年全国中医药工作会议】

2014 年 1 月 16 日，2014 年全国中医药工作会议在北京开幕。会前，国务院副总理刘延东作出重要批示。国家卫计委副主任、国家中医药管理局局长王国强在会上发表了题为《全面深化改革 完善政策机制 着力推进中医药事业科学发展》的主题报告。来自国家卫计委、国家食品药品监管总局、各省（区、市）主管中医药工作的卫生厅（局）长、国家中医药管理局各司办及局直属单位负责人等参加了会议。会议的主要任务是：深入贯彻党的十八大、十八届二中、三中全会和中央经济工作会议精神，总结 2013 年中医药工作，分析中医药改革发展面临的形势和任务，部署 2014 年中医药重点工作，以改革的精神、创新的思维，牢固树立进取意识、机遇意识、责任意识、求真务实、奋发有为，全面推进中医药事业科学发展。会议为期一天半，进行全体会议、大会交流、分组讨论、专题报告等议程。重庆市中医管理局、甘肃省中医药管理局、上海市浦东新区卫生局、石家庄市人民政府、江苏省中医药局、内蒙古蒙中医药管理局进行了交流发言。国家卫生计生委主任李斌出席会议并讲话。国家中医药管理局副局长吴刚、于文明、马建中、王志勇，总后卫生部副部长方国恩出席会议。

（国家中医药管理局秘书二处）

【中医特色疗法学术传承报告会】

2014 年 2 月 22 日，全国中医特色疗法中医药名家学术传承报告会在国家卫生计生委报告厅举办。大会围绕中医特色疗法及中医药名家学术传承发展等问题交流探讨。国家中医药管理局副局长吴刚等出席会议。与会专家分析中医名家学术传承的前瞻性和必要性，认为学术造诣精湛、实践经验丰富的中医名家是中医发展的重要推动力，代表当前中医学术和临床发展的最高水平，其学术思想和临床经验是中医学术特点和理论特质的集中体现。中医名家在诊疗过程中的中医临床辨证思维需总结、学习、领悟。要把中医名家学术传承研究与向临床转化、人才培养、研究成果推广结合，达到学术传承的最佳效果。会上，"中国永安疑难病贫困患者帮扶工程"启动。会议由中华中医药学会主办、北京永安中医医院承办，400 多位中医名家、学者参加会议。

（冯 磊）

【第十届国际络病学大会】

2014 年 2 月 21 ~ 23 日，第十届国际络病学大会在北京召开。国家卫生计生委副主任、国家中医药管理局局长、中华中医药学会会长王国强出席开幕式并讲话。

王国强指出，络病学是新时期中医药继承与创新的典型代表。做好中医药科技创新工作，要在坚持中医理论指导、保持中医药特色优势、弘扬中医药文化前提下，进一步谋划政策引导机制的设置和组织的推动。一是加强科技创新的顶层设计。以需求为导向，立足于科技服务民生健康，制定具有前瞻性、可操作、可持续的科技创新发展规划，部署和组织实施协同创新项目，集中优势力量发挥示范和引领作用，推动中医药学术进步，改善民生，促进健康，壮大产业。二是打破壁垒，创建战略联合体。鼓励高等院校、科研院所、医疗机构、企业及金融机构之间开展深度合作，推动建立各类技术创新服务平台、产学研技术创新联盟以及区域特色产业创新集群，把市场拉动和企业驱动机制协调起来。推动建立中医药科技成果信息共享平台，促进中药企业把依靠科技进步作为企业发展内在动力和提高企业经济效益、市场竞争力的根本出路。三是优化资源配置，推进制度创新。要研究制定促进跨领域、跨产业、跨学科的产学研协同创新的相关配套政策，加大资金支持和各项政策优惠，加快建立健全科技基础条件平台开放共享的运行服务管理模式，加快建立中医药科技人才流动机制，通过一系列制度引导，不断倡导推动和整合各类科技资源，朝向高效、集约方向进行优化配置的组合，为实现协同创新提供资源保障。

大会由中国工程院医药卫生学部、中华中医药学会、中国中西医结合学会、世界中医药学会联合会、中国医师学会、中国农村卫生协会联合主办。美国、英国、加拿大、韩国、新加坡等国家和地区 3000 多位专家、学者参会。国家中医药管理局副局长于文明，中国工程院副院长樊代明及钟南山、陈灏珠、陈可冀、张伯礼、陈凯先等 20 位两院院士参加学术交流。

（任 壮）

【中医药改革发展讲坛】

2014 年 2 月 24 日，国家中医药管理局第一期中医药改革发展讲坛在北京举行。中国工程院副院长樊代明院士作了题为《整合医学初探》的报告。国家中医药管理局副局长马建中主持。樊代明指出，医学发展分科越来越细。医学需要整合，要还症状为疾病，还器官为病人，从检验到临床，从药师到医师，身心并重、医护并重、中西医并重，让病人活得更长，活得更好。要加强整合医学的理论研究，加强整合医学实践的推进。整合医学要把现在已知各生物因素加以整合，而且要将心理因素、社会因素和环境因素也加以整合；还要将现存与生命相关各领域最先进的医学发现加以整合。

（黄 心）

【全国中医医政工作视频会议】

2014 年 3 月 20 日，全国中医医政工作视频会议在北京召开。国家卫生计生委副主任、国家中医药管理局局长王国强出席会议并讲话。会议提出，2014 年将力推中医药全面参与健康服务。会议明确，围绕编制《中医药健康服务业发展规划（2015 ~ 2020 年）》，研究提出有利于中医药医疗保健服务发展的政策措施，完善中医类别医疗机构分类以及管理的相关政策法规，制定中医专科医院基本标准。总结"治未病"健康工程经验，加强对中医养生保健机构的引导，制定中医养生保健机构标准，整理和规范适用于非医疗中医养生保健机构的中医技术，探索鼓励有资质中医师提供保健咨询和调理服务的有效途径和管理方式。研究中医类医疗机构与养老机构合作模式，开展中医药与养老结合试点，探索设立以中医药健康养老为主的疗养院和中医老年病医院。会上，国家中医药管理局医政司司长蒋健提出2014年全国中医医政工作总体要求：抓住深化医改和发展健康服务业的战略机遇，以完善中医医政工作政策和机制为重点，不断加强中医医疗和预防保健服务体系建设，强化中医药服务能力提升和中医临床疗效的提高，统筹开展中西医结合和民族医药工作。2014年中医医政工作重点任务：以发展健康服务业为契机，积极推进中医医疗保健协调发展；深度参与医改，在公立医院改革中完善中医药发展的政策机制；巩固群众路线教育实践活动成果，继续实施好中医药服务百姓健康推进行动；坚持中医药特色优势，促进中医医院的科学发展；加强应急能力建设，进一步推进中医药防治艾滋病工作；拓展中医药服务领域，创新中西医结合工作机制；以发挥民族医药特色优势为着力点，促进民族医药协调发展。国家中医药管理局副局长马建中主持会议。

(严华国)

【2014·诺贝尔奖获得者医学峰会】
2014年3月23日，以"现代医学·中医药学·共融发展"为主题的2014·诺贝尔奖获得者医学峰会暨院士医学论坛在北京举行。国家卫生计生委副主任、国家中医药管理局局长、中华中医药学会会长王国强讲话中指出，中医药学注重辨证论治、"以人为本"、"治未病"等理念，与转变了的医学模式相吻合，与调整了的医学目的相一致，这也为现代医学与中医药学共融发展奠定了基础。

全国人大常委会副委员长、中华医学会会长陈竺出席会议并讲话。国家中医药管理局副局长、中华中医药学会副会长马建中主持开幕式。国家中医药管理局副局长、中国中医科学院党委书记王志勇，卫生部原副部长曹荣桂，中国医师协会会长张雁灵出席。

王国强指出，2014·诺贝尔奖获得者医学峰会暨院士医学论坛为现代医学与中医药学共融发展提供了一个非常好的研讨平台，将对中医药学乃至整个医学发展产生积极影响。中医药在不断创新发展中形成了鲜明特点，如重视整体，注重"平"和"，强调个体化，突出"治未病"，方法简便，弘扬"大医精诚"理念等。中国政府高度重视中医药事业发展，把其作为国家独特的卫生资源、潜力巨大的经济资源、具有原创优势的科技资源、优秀的文化资源和重要的生态资源，给予了大力扶持和促进，中医药和西医药相互补充、协调发展，共同维护和增进民众健康，已经成为中国特色医药卫生体制的重要特征。

王国强指出，自上世纪50年代以来，疾病谱和死亡谱发生了根本性变化，非传染性疾病逐步成为危害民众健康的主要原因，同时面临重大的新发传染病威胁，以高投入、高成本、高技术、低产出为特征的医疗模式，给国家、社会、民众带来了沉重的经济负担，难以维持。在这一历史背景下，促使人们的健康观念、对医学目的的认识有了重大转变，对医学模式逐渐调整，医学发展更加注重预防、自我保健和生态环境的改善，更加注重综合治疗和个体化治疗，从以疾病为中心向以病人为中心转变，中医药学注重社会环境、心理因素对人们健康状况及疾病发生发展的影响，注重从人的整体功能状态来判断健康状况和疾病的发生发展，注重实施个体化的辨证论治，注重"以人为本"而选择人性化的治疗方式，注重"治未病"理念而强调个人的养生保健，与转变了的医学模式相吻合，与调整了的医学目的相一致，这也为现代医学与中医药学共融发展奠定基础，提供可能。

会议期间，杰克·绍斯塔克、理查·罗伯茨、阿龙·切哈诺沃、埃里克·马斯金、罗伯特·默顿5位诺贝尔奖获得者以及陈可冀、吴以岭、王辰、刘新垣、史蒂夫·卡伊等多位来自中美两国的医学院士围绕国际生物医学技术的前沿、中医药学现代生物医学技术的应用与中医药学的传承创新、中医药发展的理论创新与产业发展等问题演讲，并就中医药学与现代医学共融发展进行了深入交流。

会议由中华中医药学会、中国医师协会、中国针灸学会共同主办。

(黄　心)

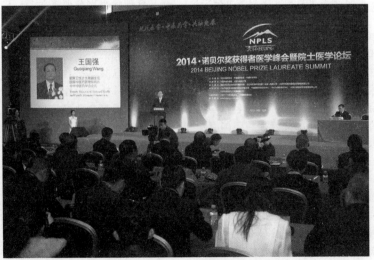

2014年3月23日，2014·诺贝尔奖获得者医学峰会暨院士医学论坛在北京召开

【"973"计划中医理论专题 2013 年度交流会】 2014 年 3 月 21~22 日，科技部基础研究司和国家中医药管理局科技司在北京召开"973"计划中医理论专题 2013 年度交流会。科技部基础研究司和国家中医药管理局科技司有关领导，"973"计划专家顾问组和中医理论专题专家组部分专家、项目首席科学家、项目研究团队及相关领域专家、学者参加会议。这次交流会是"973"计划设立中医专题以来举办的第五次学术交流会，针对中医理论存在的关键问题开展持续的、系统的研究。专题的实施对促进中医药事业可持续发展具有重要意义。国家中医药管理局副局长王志勇出席会议并发表重要讲话。

（王思成、崔金梁）

【2014 年全国中医药学会秘书长工作会议】 2014 年 4 月 12 日，由中华中医药学会主办的 2014 年全国中医药学会秘书长工作会议在福建厦门召开。国家中医药管理局副局长、中华中医药学会副会长马建中出席会议并讲话。马建中剖析了中医药事业改革发展和社会组织改革面临的形势、任务、挑战、机遇，要求各级学会提高认识，凝心聚力，树立大局意识；找准定位、明确目标，促进学会工作再上新台阶。

马建中肯定了中华中医药学会和各地方学会 2013 年取得的成绩。他指出，学会作为党和政府联系科技工作者的桥梁纽带，在社会发展中拥有特殊地位，具有特殊优势，能发挥特殊作用。学会要把深入贯彻和落实党的十八大和十八届三中全会精神作为当前一段时期的主要任务，把学会工作放到坚持和发展中医药事业的大局中去谋划发展。

马建中强调，由中国科协牵头的推进学会有序承接政府转移职能工作，为促进学会体制、机制创新与健康发展，提供了新一轮的战略机遇。要着重以加强学术建设为重点，着力提升学会服务创新的能力；以积极承接政府转移职能为突破口，着力提升学会服务社会和政府的能力；以服务创新人才的成长为抓手，着力提升学会服务科技工作者的能力；以体制、机制创新为动力，着力提升学会自我发展能力。

中国科协学会学术部副部长宋军作了题为"抓住机遇 有序承接政府转移职能"的专题报告。会议总结了 2013 年学会工作，部署了 2014 年重点工作，交流了一年来各地方学会、中华中医药学会各分会的工作经验，研讨了新形势下学会创新发展的思路、策略、方法与措施。

（黄 心）

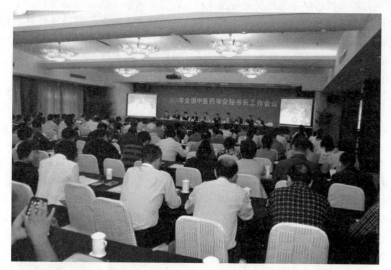

2014 年 4 月 12 日，由中华中医药学会主办的 2014 年全国中医药学会秘书长工作会议在福建厦门召开

【第一届中国妇幼健康与中医药发展大会】 2014 年 4 月 28 日，第一届中国妇幼健康与中医药发展大会在北京召开。会议发起成立了"中国妇幼健康与中医药发展联盟"。联盟以各省妇幼保健院为基础建立，联盟单位将加强交流协作，共同努力推动中医药在妇幼健康领域的应用和发展。

国家卫生计生委副主任、国家中医药管理局局长王国强出席会议并讲话。他指出，妇幼健康服务任重道远，中医药在妇女保健、儿童保健方面具有独特优势，加强中医药在妇幼健康领域的应用，对于提高妇女儿童健康水平，促进妇幼健康事业发展具有特殊意义。各地要高度重视、积极探索、加快人才培养、借鉴学习成功经验，不断强化妇幼健康领域中医药应用，用中国的方式促进我国妇女儿童健康难题的解决，探索中国特色的妇幼健康之路。

会议由国家卫生计生委妇幼司、国家中医药管理局医政司主办，全国妇幼健康研究会、中国中医药科技开发交流中心承办。会议期间，北京、广东、广西、佛山市南海区妇幼保健院介绍了各自在中医药应用方面的工作实践和经验。来自全国各省、自治区、直辖市卫生计生委妇幼处相关负责同志、省级和部分地市级妇幼保健院负责人及从事中医药工作的同志、相关专家共 130 余人参加会议。

（卫 文）

【2014 年第五届全国中医青年发展论坛】 2014 年 5 月 8 日，2014 年第五届全国中医青年发展论坛在广西中医药大学举行。来自全国 24 所高等中医药院校的青年教师和学生代表 400 多人出席论坛。论坛由全国高等中医药院校青年研究会主办、广西中医药大学承办，以"笃信·传承·共享"为主题，旨在推进中医药青年人才培养，谋求中医药事业未来发展的合作交流平台。论坛上，中医药教育专家代表围绕中医青年与中医药产学研结合、中医青

年与中医药创新发展、中医青年与素质教育、中医青年与文化传承等内容进行专题演讲；评选和表彰了全国高等中医药院校优秀青年、优秀青年学生。

（张国琳、梁启成）

【两岸四地中医药创新与发展论坛】
2014年5月11～12日，两岸四地中医药创新与发展论坛在河北保定举办。国家卫生计生委员会主任、国家中医药管理局局长王国强、河北省政府特邀咨询孙士彬等领导出席会议并讲话。

此次论坛设院士专题报告会、两岸四地中医药发展政策研讨会及实地考察活动三大版块，吸引了来自两岸四地的近百名中医药知名专家、学者参会。在院士专题报告会上，中国工程院张伯礼院士、吴以岭院士、周宏灏院士和姚新生院士为与会的专家、学者做了精彩的学术报告。在中医药发展政策研讨会环节，来自两岸四地的多位中医药专家、学者就两岸四地中医药发展现状、中医药领域最新研究成果和中医药创新发展途径进行了深入的探讨和交流。此外，论坛还特别组织专家、学者对安国市中药材市场发展情况进行了实地调研考察。

国家中医药管理局副局长于文明、香港卫生署副署长黎洁廉、世界中医药学会联合会常务副主席兼秘书长李振吉、中国中药协会会长房书亭等出席论坛。

（高　欣）

【第三届中医药亚太国际合作与发展论坛】　2014年5月19～20日，世界中医药学会联合会主办的第三届中医药亚太国际合作与发展论坛在韩国济州岛举行，同时宣告成立首个技术推广联盟——世界中联无极保养灸国际联盟，推进无极保养灸这一特色灸法的国际化研究、应用和传承。该联盟由韩国正统针灸学会发起，是一个非营利性的由国际无极保养灸学术团体、企事业单位等自愿结成的国际性社团组织，旨在搭建无极保养灸国际化平台，促进无极保养灸国际服务贸易发展，联盟总部设在北京。来自中国、韩国和美国等国家和地区的中医针灸、专家、学者参加论坛。

（任　壮）

【ISO/TC249第五次全体会议】
2014年5月26～29日，ISO/TC249第五次全体会议在日本京都召开，来自中国、澳大利亚、加拿大、德国、日本、韩国等12个成员国的213名代表参加了本次会议。会议筹备期间，国家中医药管理局和国家标准化管理委员会高度重视，国家中医药管理局副局长于文明和国家标准化管理委员会副主任于欣丽先后多次组织召开了中医药国际标准化战略研讨会、协调会，明确工作机制、酝酿中方提案、强化服务保障，为确保会议成效做了充分的准备。会议召开期间，中方提案推进顺利，16项新提案中1项已在会前启动国际投票，11项通过会议答辩，将在会后启动投票。同时，ISO/TC249工作范围调整取得积极成果，优先领域进一步扩展。中方的工作实绩和积极态度得到了ISO/TC249各成员国的认可，并一致支持由中国承办第六次全体会议。

（朱海东）

【第九届海峡两岸中医药发展与合作研讨会】　2014年6月15日，由国家中医药管理局和厦门市政府主办的第九届海峡两岸中医药发展与合作研讨会在福建厦门召开。国家卫生计生委副主任、国家中医药管理局局长王国强，福建省人大常委会副主任邓力平等领导同志出席开幕仪式并致辞。

本届研讨会以"发挥中医药特色　关注糖尿病防治"为主题，共邀请两岸嘉宾400余人。中国国民党中央委员会两岸医疗事务召集人、台湾中华两岸医疗健康发展协会理事长廖国栋率台湾代表团参会。研讨会分为开幕式、项目签约、主题发言等板块，并同期举办第十五次中医糖尿病大会暨糖尿病分会换届改选会议、中国针灸学会砭石与刮痧专业委员会年会等系列活动，特别是将国台办立项支持的"中医中药台湾行"系列活动作为一项重要议题纳入本届研讨会，在举办贴近两岸民众生活的慢病防治讲座及学术交流活动的同时，召开中医中药台湾行组委会及两岸专家工作组协调会，正式启动"中医中药台湾行"系列活动。

王国强在致辞中指出，近年来海峡两岸中医药同仁在"两岸一家亲"理念指导下，以造福民众健康福祉为宗旨，以平等互利为原则，以两岸医药卫生合作协议为抓手，积极拓展合作领域和合作模式，不断适应两岸民众多层次、多样化的医疗需求，满足两岸民众日益增长的健康服务需要。针对未来合作，王国强建议两岸中医药界立足需求，不断丰富交流合作内容，在医院管理、临床研究、产业发展等方面开展学习借鉴，选取优先方向和重点领域，分层次、分步骤开展全面交流，不断将合作引向深入。

（魏春宇）

【资本与中医健康产业发展论坛】
2014年6月19日，资本与中医健康产业发展论坛在广东广州召开，国家卫生计生委副主任、国家中医药管理局局长王国强出席并讲话。王国强表示，中医药健康服务作为健康服务业独具特色的重要内容，前景广阔，希望国内外投资机构和中医药行业凝聚共识，达成合作，实现多赢，使社会资本成为推动中医药健康服务业发展的先行力量。

对于中医健康服务业未来发展方向，王国强指出：

一要处理好发展健康服务业与深化医改的关系。发展健康服务业，把提升全民健康素质和水平作为出发点和落脚点，这与深化医改的宗旨一致，二者各有侧重，又相辅相成。深化医改重在保障人民群众基本医疗卫生需求，强调政府主导，调动社会力量共同参与。发展健康服务业着眼于满足人民群众多层次、多样化的健康需求,涵盖基本与非基本健康服务,主要面向社会和市场主体,要求政府引导,发挥市场在配置资源中的决定性作用,非基本的健康服务由市场提供,一些基本的医疗卫生服务也可以采取政府购买服务的方式实现。

二要处理好市场与政府的关系。发展健康服务业,要遵循十八届三中全会提出的使市场在资源配置中起决定性作用和更好地发挥政府作用的要求。应实行"非禁即入",放宽市场准入,凡是法律、法规没有明令禁入的领域,都要向社会资本开放;凡是对本地资本开放的领域,都要向外地资本开放。鼓励社会资本、境外资本依法依规以多种形式投资健康服务业,不断增加健康服务供给,使社会力量成为健康服务业的重要力量。政府要落实职能转变要求,加强制度建设、规划和政策引导,加快落实扶持发展政策,加强健康服务业市场监管,提高服务质量和安全水平。

三要处理好基本与非基本的关系。要适应群众对健康服务的需求正在从传统的疾病治疗转为更重视疾病预防和保健,追求健康的生活方式,对健康体检、健康咨询、健康养老、体育健身、养生美容及健康旅游等新兴健康服务的需求都在快速增加的新形势,一方面要加强基本医疗卫生保障,落实政府办医责任,坚持公立医疗机构面向城乡居民提供基本医疗和公共卫生服务的主导地位,另一方面也要大力支持社会资本举办非营利性医疗机构、提供基本医疗卫生服务。要不断发现并针对市场需要,创新服务模式,发展新型业态,不断满足多层次、多样的健康服务需求。

四要处理好工作推进与深化改革的关系。我国健康服务业由于还处于起步阶段,还存在服务体系不够完善,监管机制不够健全等问题,要从深化改革的视角,加强战略研究和顶层设计,加快推进制度创新和体制、机制创新,如建立健全政府购买社会服务机制,完善政府投资补助政策,出台社会资本进入的

鼓励政策,健康服务消费引导政策等。同时要处理好服务业与相关技术、产品等支撑产业之间的关系,使之相互促进,共同发展,以拉长产业链、提高覆盖面,提供优质服务。

会上,数十位中医药行业专家、学者、政府官员及全球知名资本机构代表,以中医健康产业投融资趋势、行业整合、利用社会资本促进行业发展及产学研一体化为主题展开研讨与交流,广东省中医院与固生堂中医"治未病"技术合作项目签约。广东省副省长林少春、广州中医药大学校长王省良出席会议并致辞。

会议由中华中医药学会主办,广东省中医院、固生堂中医养生健康科技股份有限公司、广东省中医药学会共同承办。

(胡 彬、任 壮)

【国家中医药发展论坛（珠江会议）第十四届学术研讨会】　2014年6月20~21日,以"中药炮制技术传承与创新"为主题的国家中医药发展论坛（珠江论坛）第十四届学术研讨会在广东广州召开。国家卫生计生委副主任、国家中医药管理局局长王国强以学者身份参会。会上,专家、学者围绕传统炮制技术传承、炮制技术规范与标准、炮制技术创新与发展议题展开讨论,并提议构筑传统中药炮制传承平台和传统中药炮制传承人才专项工程两个载体。论坛由科技部、国家中医药管理局和广东省政府主办,广东省科学技术厅、广东省中医药局、广东省中医药科学院和广东省中医院承办。江西中医药大学党委书记、教授刘红宁,南京中医药大学教授、产学研基地海昌集团董事长蔡宝昌,中国中医科学院副院长、中药研究所所长黄璐琦担任执行主席。

(胡 彬)

【国家中医药管理局直属机关第三次党代会】　2014年6月24日,中国共产党国家中医药管理局直属机关第三次代表大会在北京召开。大会

表决通过了《关于中国共产党国家中医药管理局第二届委员会工作报告的决议》和《关于中国共产党国家中医药管理局第二届纪律检查委员会工作报告的决议》,选举产生局直属机关第三届党委会和纪律检查委员会。国家卫生计生委党组成员、副主任,国家中医药管理局党组书记、局长王国强,代表局党组对第二届直属机关党委工作给予充分肯定,对直属机关各级党组织、广大党员和党务工作者提出新的要求。

大会采取无记名差额选举方式,选举马建中等13名同志为国家局直属机关第三届党委委员,选举王炼等11位同志为国家局直属机关第三届纪委委员。其中,马建中当选为国家局直属机关党委书记,张为佳当选为国家局直属机关党委常务副书记,卢国慧当选为国家局直属机关党委副书记、纪委书记,朱桂当选为国家局直属机关纪委副书记。

国家中医药管理局党组成员、副局长吴刚,国家卫生计生委直属机关临时纪委书记郭伟华出席,民主党派代表苏钢强、杨金生列席。

(魏 敏、陈梦生)

【国家中医药管理局2014年暑期办公会】　2014年7月3~4日,国家中医药管理局2014年暑期办公会议暨第二次局务（扩大）会议在北京召开,会议集中讨论7项重点专题并部署2014年下半年重点工作任务。国家卫生计生委副主任、国家中医药管理局局长王国强出席并讲话。

会议期间,与会人员围绕中医药事业发展政策体系建设、编制中医药健康服务规划、中医药"十三五"布局谋划、中医类别医师执业管理制度改革、中医药教育与人才队伍建设政策机制改革等7个重点专题进行了深入研讨。

局机关各部门和直属单位以书面形式汇报了上半年工作进展情况和下半年工作重点。暑期办公会期间,全体与会人员赴天士力控股集团实地考察,学习借鉴现代化中药企业在改革发展中的创新经验,随

后又前往天津基层社区卫生服务中心、武清区中医院参观，详细了解当地中医药发展情况。

国家中医药管理局副局长吴刚、于文明、马建中、王志勇，局机关司级干部和局直属单位主要负责人参加会议。

（魏　敏）

【国家中医药管理局直属机关第三届党纪委委员暨党建工作座谈会】

2014年7月8日，国家中医药管理局直属机关第三届党纪委委员暨党建工作座谈会在北京召开。国家卫生计生委党组成员、副主任，国家中医药管理局党组书记、局长王国强，在与局直属机关第三届党委、纪委委员及中国中医科学院西苑医院、广安门医院、望京医院、眼科医院党委书记、纪委书记座谈时强调，要以习近平总书记关于机关党的建设重要论述为指导，充分认识局直属机关党委纪委工作重要性，加强和改进机关党的建设，提高两委委员思想作风、廉政意识，为推动中医药事业改革和发展提供坚强保障。

王国强指出，加强国家中医药管理局党建工作对于中医药事业可持续发展起着重大作用。要充分认识加强国家中医药管理局党建工作的重要性，深入学习贯彻落实习近平总书记系列讲话中关于党建工作的重要指示，以此武装和统一思想、指导和推动工作，深化对机关党建工作的认识，增强党员干部的理论素质、政治素质和业务素质，提振中医人的精气神，不断提升领导班子和领导干部推动党建工作开展的能力。

二要充分认识加强机关党委、机关纪委工作的重要性，要按照《中国共产党党和国家机关基层组织工作条例》的规定，加强两委自身建设。新一届局直属机关党委、纪委要始终把提高党员的理想信念、政治素质作为首要任务，高度重视作风建设和党的各项制度建设，进一步加强局机关党委自身建设，凝练工作任务，特别要加强纪检工作不放松。加强基层党组织建设，把发挥基层党组织战斗堡垒作用作为衡量党建工作的重要指标，推动基层党建工作方式方法的创新。

三要充分认识发挥党务干部模范带头作用的重要性，认真学习习近平总书记"三严三实""五个坚持"讲话精神。以绝对忠诚的政治品格、高度自觉的大局意识、无怨无悔的奉献精神、极端负责的工作作风和廉洁自律的道德操守，尽职尽责，努力打造一支政治素质一流、工作能力一流、精神境界和道德情操一流的党员干部队伍，确保决策部署不折不扣地贯彻落实。积极探索具有中医药特色的机关党建有效途径。

四要充分认识处理好党建工作中的几个关系问题的重要性。处理好党务工作和业务工作关系、处理好书记和行政领导人的关系、处理好书记与其他委员的关系、处理好党委和纪委关系。

座谈会上，局直属机关第三届党委常务副书记张为佳、纪委书记卢国慧分别汇报了近期工作重点和计划，部分委员结合个人工作经历和单位党建纪检工作实际，谈了思想认识，交流了学习体会和工作经验。

局党组成员、副局长、局直属机关党委书记马建中主持会议。

（魏　敏、陈梦生）

【"中医中药台湾行"暨两岸中医药文化与养生保健交流大会】

2014年7月13日，"中医中药台湾行"暨两岸中医药文化与养生保健交流大会在台湾高雄召开。国家卫生计生委副主任、国家中医药管理局局长、中华中医药学会会长王国强出席并讲话。

王国强指出，近年来，海峡两岸中医药同仁在"两岸一家亲"理念指导下，以造福民众健康福祉为宗旨，以平等互利为原则，以两岸医药卫生合作协议为抓手，积极拓展合作领域和合作模式，不断适应两岸民众多层次、多样化的医疗需求，满足两岸民众日益增长的健康服务需要。此次"台湾行"寓意深远，一是中医中药来到台湾，通过广泛传播交流，让台湾民众更加了解中医药、相信中医药、宣传和使用中医药，达到少得病、晚得病甚至不得病的目的；二是台湾在保持中医药特色与优势方面成绩斐然，中医药在台湾有广泛的民众基础，有广阔的发展空间。

活动以"弘扬中华文化　传承中医中药　共享健康和谐"为主题，通过中医药文化展览、养生讲座大课堂、两岸中医药专业学术交流、中药保健品的展示及体验、赠送《中医养生保健指南》科普图书等多种形式，让台湾民众了解中医

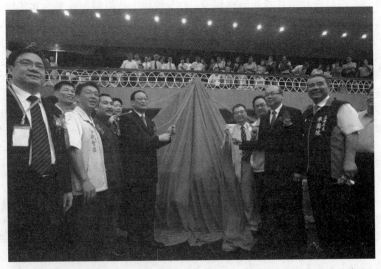

2014年7月13日，"中医中药台湾行"暨两岸中医药文化与养生保健交流大会在台湾高雄召开

药悠久历史，感受中医药璀璨文化，让两岸中医药专家增进共识，深化两岸中医药交流，促进落实《海峡两岸医药卫生合作协议》相关内容。

中国针灸学会秘书长杨金生、中国国民党中常会两岸医疗事物召集人廖国栋、中华中药商业同业公会全联会理事长朱溥霖、台湾中医师公会全联会理事长何永成、高雄市政府卫生局局长何启功等嘉宾出席开幕仪式。活动由国家中医药管理局对台港澳中医药交流合作中心、中华中医药学会、中国针灸学会联合台湾中药商业同业公会全联会、高雄市中药商业同业公会、高雄县中药商业同业公会、高雄市中医师公会等单位共同主办。台湾各地民众1500余人参加活动。

（魏　敏、张　博）

【2014年全国中医药工作厅局长座谈会】

2014 年 7 月 20 ~ 21 日，2014 年全国中医药工作厅局长座谈会暨中医药发展专项规划论证会在安徽芜湖召开，会议重点研究论证正在编制的中医药发展战略规划、"十三五"中医药事业发展规划编制思路以及中医药健康服务发展规划。国家卫生计生委副主任、国家中医药管理局局长王国强出席并讲话。会议首先听取局规划财务司、政策法规司关于中医药发展专项规划思路，出台的背景、编制过程、目标任务等详细介绍，与会代表分组研讨后，各组分别汇报情况，提出修改意见建议。国家中医药管理局副局长吴刚、于文明、马建中、王志勇出席。局各司、直属单位相关负责同志及各省、区、市主管领导参加会议。

（黄　铮）

【第二届岐黄论坛】

2014 年 7 月 26 日，第二届岐黄论坛在北京会议中心举行。论坛坚持以"继承　创新　发展"为基本宗旨，以"学术性、权威性、包容性、有效性"为总体要求，以"彰显特色优势　促进全民健康"为主题，旨在立足传

统，面向未来，促进岐黄之学薪火相传，推动岐黄之术革故鼎新。全国政协副主席、农工党中央常务副主席刘晓峰，国家卫生计生委副主任、国家中医药管理局局长、中华中医药学会会长王国强，中国科协党组成员、书记处书记沈爱民出席论坛并讲话。中华中医药学会副会长、扬子江药业集团董事长徐镜人在开幕式上致辞。国家中医药管理局副局长、中华中医药学会副会长马建中主持论坛开幕式。

全国政协副主席、农工党中央常务副主席刘晓峰在开幕式上的讲话中针对中医药事业未来的发展提出 3 点意见：一是以十八大、十八届三中全会精神为动力，着力推动发展中医药上升为国家战略；二是以传承、创新、发展为基线，着力提升中医药学术水平，使其成为发展中医药事业的重要支撑；三是以突出特色、发挥优势为宗旨，着力为促进人民健康和全面建成小康社会做贡献。刘晓峰对中医药事业的发展充满信心，倡导大家一起为全面推进学会及中医药事业的科学发展做出新的更大的贡献。

国家卫生计生委副主任、国家中医药管理局局长、中华中医药学会会长王国强提出了中医医疗机构未来发展需要探索的 5 个模式：一是要努力探索建立融医疗、预防、保健、养生、康复于一体、全链条的医院发展模式；二是要努力探索建立涵盖医院、社区、家庭的延伸服务模式；三是要努力探索建立多专业联合诊疗服务模式；四是要努力探索建立多种方法并用的综合治疗模式；五是要努力探索建立体现中医药文化和大医精诚理念的服务模式。

中国科协党组成员、书记处书记沈爱民提出 4 点建议：一是要大力鼓励营造有利于孕育创新思想的良好学术生态；二是要大力鼓励不同学科专业交叉融合；三是要大力鼓励学术交流与为经济社会发展服务相结合；四是要大力鼓励学术成果与为科技政策服务相结合。

中华中医药学会副会长、扬子

江药业集团董事长徐镜人在大会致辞中指出，中医药是民族医药的瑰宝，在推动中医药产业方面，扬子江药业将持续加大投入，利用自身技术优势，携手中医药界的大师和专家，吸纳海内外顶尖医药人才，构建高层次创新平台，领衔中药研发，加快中药的创新和现代化进程，缩小与发达国家在制药技术上的差距，让特色中药真正走向世界，造福全人类的健康。

全国人大常委会委员、全国人大内务司法委员会副主任委员、中国社会科学院原副院长、党组副书记李慎明，国医大师路志正，中国中医科学院院长、天津中医药大学校长、中国工程院院士、中华中医药学会副会长张伯礼，中国科学院院士、中国中西医结合学会会长陈凯先，中国工程院院士、中华中医药学会副会长吴以岭，世界中医药学会联合会常务副主席兼秘书长、国家中医药管理局原副局长李振吉，中国中药协会会长、国家中医药管理局原副局长房书亭，中国中医科学院常务副院长、世界针灸学会联合会主席、中国针灸学会会长刘保延，中华中医药学会副会长、扬子江药业集团董事长徐镜人，甘肃省卫生计生委党组书记、主任刘维忠等专家、领导出席了开幕式。

国家中医药管理局相关司办负责人，局直属单位负责人，各支持单位负责人，中华中医药学会部分在京常务理事，分会主任委员，北京部分三甲中医院院长以及来中医药医疗、保健、教育、科研、管理、文化、产业相关专家、学者1500余人参加了论坛。

本次论坛支持单位有中国中医科学院、北京中医药大学、上海中医药大学、广州中医药大学、南京中医药大学、成都中医药大学、天津中医药大学。协办单位为扬子江药业集团。

（庄乾竹）

【2014年中加传统医药国际论坛】

2014 年 8 月 10 日，2014 年中加传统医药国际论坛在加拿大万锦市举

行，加拿大联邦总理 Harper、安大略省省长 Kathleen 及加拿大联邦自由党主席 Justin 分别为大会发来贺信，来自海内外的 450 余名中医药针灸专家参会。论坛以"传统医学对人类健康的贡献"为主题，中加两国中医药及针灸界专家、学者交流了近年来中医、针灸治疗疾病的研究成果和学术经验，展示了临床诊治疑难病症的新思路、新方法和新进展，分享了中医针灸等领域的最前沿学术信息，探讨了本学科未来发展的前景及关键问题。论坛期间，中华中医药学会与全加中医药针灸协会签署合作协议。辽宁中医药大学校长杨关林为辽宁中医药大学与加拿大中医学院联合培养的博士和硕士毕业生授予学位证书，并与加拿大中医学院签署进一步合作协议，同时举行了辽宁中医药大学加拿大分校挂牌仪式。论坛由中华中医药学会、辽宁中医药大学和全加中医药针灸协会共同主办，北京市华夏中医药发展基金会和加拿大中医学院等组织协办。全加中医药针灸协会成立 20 周年庆典同期举办。

（胡　彬）

【第十三届国际现代化中医药及健康产品展览会】　2014 年 8 月 14 ~ 16 日，第十三届国际现代化中医药及健康产品展览会在香港举办。国家中医药管理局副局长于文明应邀出席开幕式。展览会由香港贸易发展局和现代化中医药国际协会联合举办，132 家参展商全面展示了中药材、中成药、饮片、中医药器械等产品。展览会设 7 个地区展馆，包括中国内地的国家中医药管理局、安徽、贵州、黑龙江、吉林、青海，以及日本札幌市。大会分别设有"中药""保健食品""功能食品及产品""健康护理及疗法""美容及健体""原料、设备及相关服务""科研及开发"等展区，迎合买家的不同需要。于文明高度评价了展览会在促进行业内外交流与合作、推广普及中医药使用等方面的重要作用。

（魏　敏）

【第二届"中医药社杯"全国高等中医药院校教师发展论坛暨青年教师教学基本功竞赛】　2014 年 8 月 16 ~ 17 日，第二届"中医药社杯"全国高等中医药院校教师发展论坛暨青年教师教学基本功竞赛在云南中医学院呈贡校区举办，全国 24 所中医药院校以及开办中医学专业的 9 所院校的领导、专家、教师及学生 300 余人参加。活动由教育部高等学校中医学类专业教学指导委员会主办，云南中医学院承办。竞赛内容包括中医学专业基础及临床课，赛后由评委根据评分标准分别评出奖项若干。教师发展论坛上，福建中医药大学李灿东教授等专家就中医药院校青年教师的培养、发展以及课堂教学设计、教学模式改革等中医药院校教育教学改革与发展中的热点问题作了专题报告。

（陈跃昆、宋艳丽）

【第十一届中国中医药（民族药）博览会】　2014 年 8 月 22 ~ 24 日，第十一届中国中医药（民族药）博览会在四川绵阳举办。博览会共吸引来自全国各地的中药材种植加工企业、医药商业企业、中医诊疗设备研发生产企业等 408 家，共设置展位 612 个，展出面积达 1.2 万平方米，展品涵盖中成药、民族药、中药饮片、中药材、保健品、中医诊疗设备及医疗器械等，达成合作意向协议总额约 20 亿元，参展人数达 2 万余人次。

博览会由中国中药协会、中国民族医药学会和绵阳市政府联合主办。开幕式当天举行了省、市名中医大型义诊活动。国家中医药管理局副局长吴刚前往义诊活动现场，看望慰问义诊专家。绵阳市委书记罗强、中国民族医药学会会长许志仁等出席博览会。

全国县级公立中医院改革研讨会同期召开，来自全国各地 324 家医院的负责人参加了研讨会。参会的 104 家中医药诊疗设备企业还共同讨论并成立了中国民族医药学会诊疗设备分会，以期通过一系列活动，推动中医药、民族药及中医诊疗设备走向国际，为世界人民健康服务。

（孙亭婷、田　勇）

【第四届中国中医药发展大会】　2014 年 8 月 30 ~ 31 日，第四届中国中医药发展大会在河北石家庄召开，会议以"国家战略与路径选择"为主题，围绕完善顶层设计、解决突出问题、创新体制机制等开展深入交流研讨。全国政协副主席马飚，国家卫生计生委副主任、国家中医药管理局局长王国强出席大会开幕式并发表重要讲话，河北省政府特邀咨询孙士彬、河北省政协副主席段惠军出席。开幕式上，举行了中国中医药报开设"甘肃地方版"的签约仪式以及由中国中医药报社主办的《中医健康养生》杂志创刊揭幕仪式。大会高峰论坛上，9 位专家作了中医药发展战略规划、中医药人才培养、中医药科技创新等主题报告。大会同时举办了"中医药与京津冀一体化""全国中医重点专科建设""中药质量控制与用药安全""医改与中医院发展""中药现代化与科技创新""民营中医医疗机构发展""中医药国际化与资本化"7 个分论坛，分享实践经验，明确改革发展路径。

国家中医药管理局原副局长房书亭、李大宁，国家卫生计生委妇幼健康服务司司长张世琨，国家中医药管理局人事教育司司长卢国慧、规划财务司司长苏刚强、政策法规与监督司司长桑滨生、国际合作司司长王笑频，国家中医药管理局办公室副主任赵明、余海洋，河北省卫生计生委主任杨新建、巡视员于素伟，中国工程院院士、中国中医科学院院长张伯礼，中国工程院院士、国医大师石学敏，国医大师张学文、孙光荣、李士懋、刘敏如，甘肃省卫生计生委副主任杨陇军，甘肃省中医药管理局局长甘培尚，云南省卫生计生委副主任郑进，江西省卫生计生委主任程关华，河南省卫生计生委副主任张重刚，河北省中医药管理局局长段云波，中国中医科学院常务副院长、中国针灸学会会长刘保延，中国中医科学院副院长黄璐琦，国家中医药管理局对台港澳中医药交流合作中心主任杨金生、传统医药国际交流中心主任黄振辉，安徽中医药大学校长王键，广东省中医院名誉院长吕玉波，北京东直门医院院长王耀献，北京大学教授刘国恩，神威药业集团董事长李振江等领导与专家出席大会或作报告、参与研讨。

会议由国家中医药管理局指导、中国中医药报社主办、神威药业集团协办。中国中医科学院、中华中医药学会、中国中医药科技开发交流中心、国家中医药管理局传统医药国际交流中心、中国中药协会、中国中西医结合学会、中国针灸学会、中国民族医药学会、中国中医药研究促进会、北京中医药大学、河北中医学院、河北省中医院、石家庄市中医院、中央电视台、人民网、健康界、天津中新药业集团股份有限公司、北京康仁堂药业有限公司、北京同仁堂（亳州）饮片有限责任公司、步长制药、广东一方制药有限公司、广誉远中药股份有限公司支持。

（吴潇湘）

【首届海峡两岸孙思邈中医药合作与发展研讨会】 2014年9月4日，以"弘扬孙思邈文化思想 促进两岸中医药发展"为主题的首届海峡两岸孙思邈中医药合作与发展研讨会在陕西铜川举行，国家卫生计生委副主任、国家中医药管理局局长王国强在讲话中提出，希望海峡两岸以"三个立足"加强中医药交流合作。

一是立足优势，打造两岸中医药交流品牌。铜川是药王中医药养生文化的发源地，有国家级保护单位千古名胜药王山和药王故里，有许多值得挖掘的中医药资源。铜川应充分发挥得天独厚的资源优势，不断总结经验，完善体制、机制，把研讨会做大、做强，打造两岸中医药交流的品牌。同时，利用好药王孙思邈品牌，发挥药王山优势，

在继承创新过程中让中医药更加贴近群众，为老百姓健康服务。

二是立足需求，推动可持续发展。以研讨会为平台，以铜川资源型城市转型为契机，以建设中医药休闲养生城市为目标，不断将两岸交流与合作引向深入，共同打造中医药健康服务全产业链，将中医药与健康服务业、旅游业和养老产业相结合，培育新的经济增长点，实现两岸互利共赢发展局面。

三是立足民生，服务两岸基层民众健康福祉。服务民生，促进两岸中医药卫生事业的共同进步，符合两岸民众的根本利益。随着健康观念的变化、医学模式的转变和医学目的的调整，中医药整体思维、辨证论治及"治未病"预防保健理论与方法的优势进一步凸显，中医药必将在卫生改革与发展中发挥越来越重要的作用。要以服务两岸同胞健康为出发点，进一步扩大两岸中医药交流与合作领域，丰富内容，共同把两岸中医药事业做大、做强，为两岸民众健康福祉做出贡献。

会议由国台办、海协会、国家中医药管理局和陕西省人民政府主办，铜川市人民政府承办。会议期间，台湾中华海峡两岸中医药合作发展交流协会、中华药王孙思邈研究院、陕西孙思邈研究会共同签署了扩大合作交流、共享合作交流成果、定期举办研讨会的"铜川共识"。

以中医药产品展、孙思邈医德思想及养生保健专题研讨、海峡两岸中医药合作与发展项目推介、孙思邈文化思想专题讲座、拜谒药王孙思邈等活动为平台，海峡两岸中医药学者、专家在中医药文化、产业发展、养生保健、人才培养等方面进行了广泛深入的交流研讨。

国台办主任助理龙明彪、陕西省副省长王莉霞、台湾亲民党荣誉主席钟荣吉出席会议并致辞。陕西省卫计委、台办、商务厅、贸促会有关负责人，国医大师张学文、孙光荣、郭诚杰，中国中医科学院、陕西中医研究院、陕西中医学院及国内著名学者、专家，云南白药、

以岭药业、步长制药等企业代表共150余人参加了研讨会。

（赵 文、余 晴）

【2014广州国际中医药大健康服务业博览会暨高峰论坛】 2014年9月12~14日，2014广州国际中医药大健康服务业博览会暨高峰论坛在广东广州举行，国家中医药管理局副局长吴刚出席并讲话。

吴刚指出，当前中医药事业发展正处于良好的战略发展机遇期，中医药服务及相关健康产业也正面临难得的发展机会，但同时也面临许多新问题。为此，吴刚建议：要充分认识中医药服务和相关产业在医改和经济社会发展大局中的地位和作用，推进中医药工作和相关产业融入经济、文化、社会、生态文明建设大局；要进一步探索完善相关政策措施，注重发挥市场机制作用，实施品牌战略，加快中医药服务行业相关标准建设，发展中医药预防保健服务和中医药服务贸易，为中医药服务和相关产业营造良好的发展环境。

本届博览会由中华中医药学会、中国保健协会和广州中医药大学联合主办，分中华名医药馆和养生大健康馆，共设中华名医、名药药材、养老保健、养生旅游等6个展区，200余家中医药企业和医疗教育机构参展，参展面积达2万余平方米，2万余名广州市民参观体验了中医药健康服务。大会同期举办了中医学术流派、养生旅游、老年保健四大高峰论坛，还举行了中华中医学术流派联盟、中华温泉养生联合会成立仪式及名医义诊、百岁老人图片展与养生太极拳表演等活动，受到市民欢迎。

广东省政协副主席陈蔚文、中国保健协会理事长张凤楼、广州中医药大学校长王省良等出席。

（高新军、姜洁冰）

【第二届世界卫生组织西太平洋地区传统医药数据改进技术磋商会】
2014年9月15~17日，第二届世界

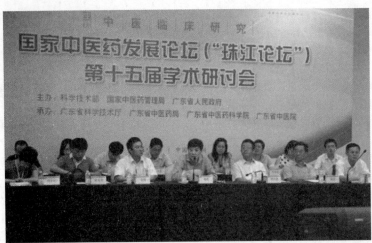

2014年9月23~24日，国家中医药发展论坛（"珠江论坛"）第十五届学术研讨会在广东广州举办

卫生组织西太地区传统医药数据改进技术磋商会在湖南长沙召开，此次会议由世界卫生组织西太地区办公室（WPRO）、国家中医药管理局主办，湖南中医药大学承办。会议邀请来自韩国、日本、澳大利亚、蒙古、越南等国家和中国香港的近30名专家、学者参加，旨在落实世卫组织西太区传统医学战略，加强成员国之间传统医药数据的信息分享与交流，促进传统医药对全民健康覆盖的贡献。会议期间，与会代表分别介绍了本国传统医药数据的最新情况，就传统医学数据采集的指标、元数据以及数据采集利用系统等有关议题进行了小组讨论，并就推动传统医药数据改进工作达成一致意见，圆满完成了本次会议的各项既定目标。

（徐 晶）

【首届中医药科技推广工作先进集体和先进个人评比表彰大会】 2014年9月15日，由中国中医药研究促进会主办的首届中医药科技推广工作先进集体和先进个人评比表彰大会在全国人大会议中心召开，60名获奖个人和60个获奖集体代表接受表彰。全国政协副主席、农工民主党中央常务副主席刘晓峰，国家中医药管理局副局长吴刚，国家食品药品监督管理总局副局长吴浈出席并讲话。本次评选面向基层和工作一线，不评选副司局级或相当于副司局级及以上单位和干部，不评选县级以上党委政府。评比共收到候选集体203个、个人221名，后经两次材料审核、两轮打分投票评审及公示等环节，由评比表彰领导小组和专家评审委员会审定获奖名单。会议由中国医药卫生事业发展基金会、全国促进中医服务大众工委会协办。

（马 骏、巨 锋）

【中医药中法卫生战略合作研讨会】 2014年9月18日，中法卫生战略合作研讨会在法国巴黎召开，国务院副总理刘延东出席开幕式并致辞。刘延东高度赞赏了中法在卫生领域开展的交流与合作，特别是在中医药领域，中法双方建立了中法中医药合作委员会工作机制，开展了丰富、多层次的合作和交流，倡议双方充分发挥现有合作机制的作用，不断扩大合作范围，从而保障两国在中医药医疗保健、科学研究、教育培训、健康产业等方面合作有序、稳步推进。

国家卫生计生委副主任、国家中医药管理局局长王国强陪同刘延东参加研讨会，并就中法中医药合作作专题报告。王国强指出，中法以中医药合作委员会为平台，务实推动了上海中医药大学附属曙光医院、江苏省中医院和广东省中医院等知名院校与法国知名医院之间的具体合作项目，初步形成了中法中医药临床医疗、高等教育、科学研究、产业促进、文化推广"五位一体"全面发展的合作格局。他希望中法在卫生领域进一步开展全方位战略合作，并在中法高级别人文交流机制下，推动中医药合作实现优势互补、互利共赢，积极推进中法两国各类先进企业建立战略伙伴关系。

中法卫生战略合作研讨会在中法高级别人文交流机制下举办，驻法大使翟隽、法国社会事务、卫生和妇女权益部部长杜函娜、梅里埃基金会主席阿兰·梅里埃等中法双方代表共80余人出席。会议围绕国

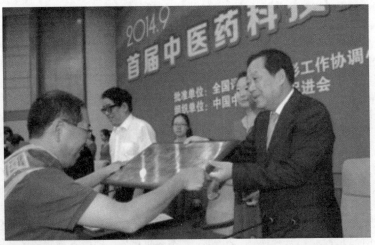

2014年9月15日，由中国中医药研究促进会主办的首届中医药科技推广工作先进集体和先进个人评比表彰大会在全国人大会议中心召开

家卫生战略、中医药、卫生监督和新发传染病防控等问题进行了深入探讨。

（魏　敏）

【国家中医药发展论坛（珠江会议）第十五届学术研讨会】　2014年9月23～24日，以"中医临床研究"为主题的国家中医药发展论坛（珠江会议）第十五届学术研讨会在广东广州召开。科技部社会发展科技司、国家中医药管理局科技司有关领导，广东省发展和改革委员会、科技厅和中医药局相关部门领导，以及全国各省、市、自治区的部分青年医师参加会议。论坛首次以青年医师为主进行研讨。会议分析中医临床实践与临床研究中存在问题，探讨解决问题的思路与方法，提出建议性的意见和建议。

（王思成、崔金梁）

【第十一届世界中医药大会】　2014年10月1～2日，主题为"东方西方文化融合　共创未来医学模式"的第十一届世界中医药大会在俄罗斯圣彼得堡举行。大会主席、世界中医药学会联合会主席佘靖，俄联邦国家杜马委员会科学和高技术主席切列示涅夫·瓦列里出席，大会执行主席、世界中联主席兼秘书长李振吉主持开幕式。大会议题涉及中西医结合和医学模式探讨，道地药材的保护，中医药国际标准化、信息化研究等，并设立中医药服务贸易展览和时空针灸等专家工作坊。会上，世界中联审议并通过《中医基本名词术语中俄对照国际标准》《中医药学科体系类目》《国际中医医师测试与评审规范》。俄罗斯联邦国际高等教育科学院院士希林斯基·瓦列里·斯捷潘诺维奇、中国工程院院士张伯礼、第二届国医大师王琦、世界中联副主席卢贝宁作主题演讲。世界各地中医药专家、学者等近千名代表参会。

（魏　敏）

【中医药健康旅游工作座谈会】　2014年10月14日，国家中医药管理局和国家旅游局在广西南宁联合召开中医药健康旅游工作座谈会，研讨论证《关于促进中医药健康旅游发展的指导意见（征求意见稿）》和《关于开展中医药健康旅游示范区建设工作的通知（征求意见稿）》，并对如何进一步开展中医药健康旅游工作提出建议。

国家中医药管理局副局长于文明指出，中医药健康旅游工作的重要性和意义在于"一个融合""两个拓展""三个促进发展"和"一个目标"：把中医药服务和旅游服务融合起来，拓展中医药服务和旅游服务，促进中医药事业、中医药健康服务业和地方经济社会发展，以为人民群众的身心健康服务为最终目标。

于文明强调，中医药健康旅游工作的指导思想是政府引导，市场驱动，突出特色，多元发展。各省级中医药主管部门主动与旅游部门协商推进和落实工作，培养典型，先行先试，开发知名中医药健康旅游产品，并做好宣传推广工作。

国家旅游局规划财务司司长彭德成指出，中医药和旅游的结合是最好的资源和最大的市场之结合。发展中医药健康旅游有利于发挥中医药资源和旅游市场的优势，让旅游产品更加积极、健康；有利于发挥中医药传统文化的优势，引导人们培养乐观宁静的心态；有利于促进旅游业的转型升级；有利于中国优秀文化"走出去"，向国际宣传健康文化、传统文化。国家旅游局将配合国家中医药管理局和各地中医药管理机构，继续做好指导意见出台和相关协作工作，并与国家中医药管理局共同做好示范区建设工作，推出一批示范产品，打造典型中医药健康旅游线路，加强中医药健康旅游的宣传推广。

座谈会旨在贯彻学习《国务院关于促进旅游业改革发展的若干意见》《国务院关于促进健康服务业发展的若干意见》及《国务院关于扶持和促进中医药事业发展的若干意见》等文件精神，落实《国家旅游局和国家中医药管理局关于推进中医药健康旅游发展的合作协议》，广西壮族自治区人民政府副秘书长黄武海出席座谈会。12个省（区、市）旅游局（委）、卫生计生委和中医药管理局相关负责人，旅游、中医药领域专家、学者及开发建设中医药健康旅游的企业负责人参加了此次座谈。

（赵维婷、梁启成、白丹宇、梁漱子）

【2014APEC中医药防控空气传播传染病的应用研讨会】　2014年10月17日，中国中医科学院、中国中医科学院西苑医院主办的2014APEC

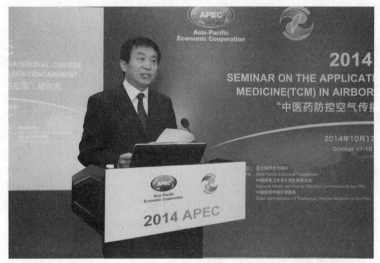

2014年10月17日，国家中医药管理局副局长于文明出席中国中医科学院、中国中医科学院西苑医院主办的2014APEC中医药防控空气传播传染病应用国际研讨会并讲话

中医药防控空气传播传染病应用国际研讨会在北京国际会议中心召开。国家中医药管理局副局长于文明、世界卫生组织驻华代表施贺德出席了大会开幕式并致辞。出席大会的还有中国中医科学院院长张伯礼院士、河北省中西医结合医药研究院吴以岭院士、国家中医药管理局国际合作司司长王笑频，北京市中医管理局局长屠志涛，以及其他来自中国、澳大利亚、泰国等国家和中国香港、台湾的专家、学者。

于文明在开幕式致辞中指出，为共同应对自然灾害、突发公共卫生事件和社会安全事件等，卫生合作已日益成为亚太经合组织（APEC）的重要领域之一。与此同时，中医药在参与SARS、甲流等新发、重大传染性疾病及慢性病防治等方面的疗效和作用被逐渐揭示。会议的召开有助于总结中医药在重大突发公共卫生事件中取得的成果，为APEC各经济体共同应对卫生领域的各种困难挑战提供解决思路。建议进一步加强循证医学研究，充分发挥中医药"经济驱动"优势，大力发展中医药健康服务业等。

本次会议旨在APEC经济体内打造高水平的国际学术交流平台，架起临床与基础、防与控、医与药等多学科参与的桥梁，促进科研成果转化，提升APEC经济体应用中医药防控空气媒介传染病的水平，提高公共卫生安全防控能力。王笑频司长、张伯礼院士、吴以岭院士等分别作了主题报告，与会专家、学者围绕"健康亚太2020"倡议，就"中医药防控空气传播传染病的应用"有关重大热点问题进行了讨论。

（徐　晶）

【第二届中医养生论坛】　2014年10月18～19日，第二届中医养生论坛在四川成都举办。本届论坛为期2天，以"中医药与生态文明——文化、健康、自然"为主题，主要探讨了中医药事业的发展，交流养身文化成果，中医药文化产业园也在此亮相。本届论坛由中国文化院、北京师范大学人文宗教高等研究院

和中国中医药信息研究会共同主办，四川省中医药学会、成都中医药大学、四川省成都市成华区人民政府支持，四川浩福实业有限公司和浩福中医药文化产业园（筹）承办。第九届、第十届全国人大常委会副委员长、中国文化院院长、北京师范大学人文宗教高等研究院院长许嘉璐，四川省人民政府副省长陈文华，国家中医药管理局副局长吴刚，四川省中医药管理局副局长田兴军，中国中医药信息研究会副会长杨殿兴，中国文化院董事陈强，北师大人文宗教高等研究院常务副院长朱小健，四川浩福实业有限公司董事长胡铭等领导，以及来自全国中医药领域的20余名专家、学者出席论坛，社会各界以及中医专业硕、博士生400余人次参与了论坛系列活动。

（高　欣）

【第二届仲景论坛】　2014年10月22～23日，第二届仲景论坛在河南南阳开讲。开幕式上，全国政协原副主席厉无畏、河南省政协副主席李英杰为南阳市张仲景国医院麦格里食方食疗研究中心揭牌。中国工程院院士、国医大师石学敏，国医大师孙光荣、吕景山、李士懋、金世元、唐祖宣被聘为仲景论坛永久顾问。国家中医药管理局副局长吴刚主席开幕式并讲话。

本届论坛以"中医药与健康服务业"为主题。中医食疗与人类健康分论坛、仲景经方开发与健康服务业暨"修正杯"优秀论文评选活动分论坛、中医药健康养生旅游前景展望分论坛、中和医派经方临床应用分论坛、中医微创针法分论坛、国医大师"医圣故里行"活动暨国医大师学术经验传承研修班讲座、国医大师伤寒论笔会等陆续举行。论坛由中华中医药学会、中国中药协会、中国保健协会主办，河南南阳市中医药学会、南阳市张仲景研究所承办。

（胡　彬、赵维婷）

【世界针灸学会联合会针灸与结合医学大会】　2014年11月1日，由世界针灸学会联合会、中国中医科学

院共同主办，美国华美中医学院承办，美国休斯敦市政府、中国中药协会和中国保健协会协办的世界针灸学会联合会针灸与结合医学大会在美国休斯敦召开，共有来自40多个国家和地区的800多名代表参加。本届大会联合主席中国中医科学院院长张伯礼院士、世界针灸学会联合会主席刘保延、中国国家中医药管理局国际合作司司长王笑频、美国休斯敦市市长帕克·阿尼斯（Annise Paker）出席了大会开幕式并致辞。原中国国家中医药管理局副局长、中国中药学会会长房书亭到会祝贺。世界卫生组织卫生系统管理与服务运行司传统医学处主任张奇和美国国会议员、德克萨斯州州长瑞奇·佩利（Rick Perry）发来贺信，休斯敦市旅游局局长佐治·弗兰兹（Franz Jorge）代表前任市长功萨雷斯向大会道贺。还有多名美国政要发来亲笔签名贺信，对本次会议的成功召开表示热烈祝贺。

本届研讨会主题为：东风西渐、开拓万里医道，古医新研、探讨千年仁术。会议共收到260多篇学术论文。与会专家、学者围绕会议主题分别就针灸机理研究，针灸教育标准，针灸立法发展，针灸临床安全性、有效性，针灸新技术、新成果，针灸美容，老年医学，预防养生，植物药国际化途径等诸多专题发表了演讲，进行了为期两天的交流。

（徐　晶）

【西藏自治区藏医药发展大会】2014年11月3日，西藏自治区藏医药发展大会在西藏拉萨召开。会议号召，要在强基础、重普及，强产业、惠民生，强科研、促创新上下工夫，以大思路、大战略、大决心，整体推进藏医药事业跨越式发展。大会对第二届国医大师占堆进行表彰，并授予扎加等20位藏医"西藏自治区名藏医"荣誉称号。西藏自治区党委副书记、自治区主席洛桑江村，国家卫生计生委副主任、国家中医药管理局局长王国强出席并讲话。会上，国家中医药管理局与

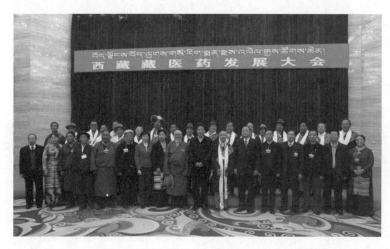

2014 年 11 月 3 日, 西藏自治区藏医药发展大会在西藏拉萨召开

西藏自治区卫计委签订援藏工作协议。西藏自治区党委常委、自治区常务副主席丁业现,西藏自治区人大常委会副主任赵合,西藏自治区政协副主席罗松多吉出席。会议由西藏自治区副主席德吉主持。

（刘伟伟）

【太湖世界文化论坛 2014 年中医药文化发展高级别会议】

2014 年 11 月 13 日, 太湖世界文化论坛 2014 年中医药文化发展高级别会议在澳门举行,全国人大常委会副委员长陈竺,柬埔寨王国副首相贡桑奥亲王,国家卫生计生委副主任、国家中医药管理局局长王国强出席。

陈竺在致辞中提出 3 点建议:顺势而为,加强对传统医学当代价值的发掘和弘扬;洋为中用,借助现代学术语言实现对传统医学的解读和发展;东西汇聚,探索构建现代医学体系。

王国强在主题发言中就中医药发展提出 4 点倡议:一是充分发挥中医药作为独特卫生资源的优势,将中医药纳入主流医学体系;二是充分发挥中医药作为潜力巨大的经济资源的优势,加快中医药健康服务发展;三是充分发挥中医药作为优秀文化资源的优势,推动中医药海外传播;四是充分发挥中医药作为重要生态资源的优势,促进生态文明建设。

太湖世界文化论坛主席严昭柱呼吁,中医药学要加强与其他传统医学的交流互鉴,传统医学要加强与现代医学的通力合作,以重建人与自然、人与社会的和谐为准绳,大力推进医学理念和医学模式的创新发展。

太湖世界文化论坛是中国创立的一个高层次、非官方的国际文化论坛,旨在促进不同文明之间的对话与合作。本次会议以“创新发展传统医学　迈向生态文明新时代”为主题,设“生态文明与传统医学”“传统医学的可持续发展”“当代信息医学:探索与认识传统医学的新角度”3 个平行主题论坛,并举行了以“生态文明建设——世界传统医学的机遇与挑战”为主题的高端对话,以及以“充分发挥澳门在中医药产业发展中的平台功能”为主题的高层研讨会,来自世界近 20 个国家和地区的近千名专家、学者及企业精英参会。

（王国安）

【中法中医药合作委员会第六次会议】

2014 年 11 月 14 日, 中法中医药合作委员会第六次会议在云南昆明召开。国家卫生计生委副主任、国家中医药管理局局长王国强和云南省副省长高峰出席会议并讲话。中国科技部、国家食品药品监督管理总局以及法国工程院、科学院和驻华大使馆等 50 多名代表参加了会议。

会议回顾了双方在中医药领域合作的情况,分享了中国和法国有关中医药的法律、法规的经验,听取了两国合作项目的进展情况汇报,讨论了中法中医药合作基础和临床研究现状及今后合作建议。经友好磋商,双方一致认为,中法双方在中医药领域开展了丰富、多层次的交流与合作,并取得了积极成果。今后应继续扩大合作领域、增加合作内容,在委员会框架下,建设开放、包容的合作平台。

王国强指出,中法文化都是人类文明的杰出代表,中医药是中国文化的重要载体,双方应在中医药文化领域进行更加深入的交流和沟通。委员会法方主席弗朗索瓦·基诺表示,中医和西医是相互补充的医学,两国开展中医药领域的交流与合作,将为世界医学事业的发展

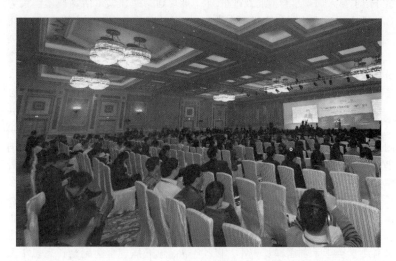

2014 年 11 月 13 日, 太湖世界文化论坛 2014 年中医药文化发展高级别会议在澳门召开

做出贡献。

委员会依据两国政府签署的《关于在中医药领域合作的协议》，由两国卫生、科技等机构的代表联合组成，于2007年成立，主要任务是指导两国开展中医药合作。

（刘文龙）

【中华中医药学会第六次全国会员代表大会】　2014年11月21～22日，中华中医药学会第六次全国会员代表大会（以下简称"六大"）在北京会议中心举行。来自各省、自治区、直辖市及副省级市中医药学会、解放军中医药学会、专科分会、学会主办系列期刊，以及各有关单位的会员代表及理事候选人600余人参加大会。大会共分预备会、开场式、第一次全体代表会议、选举会议和第二次全体代表会议5个部分。

一、预备会

2014年11月21日召开了预备会。参会人员包括"六大"筹委会成员、第六届理事会常务理事候选人和各省学会秘书长。应到165人，实到117人。会议由筹委会主任、第五届理事会会长王国强主持。会议审议通过了"六大"筹委会委员、第五届理事会副会长马建中提出的大会主席团成员建议名单，筹委会委员、第五届理事会副会长谢阳谷介绍了"六大"筹备情况，筹委会委员、国家中医药管理局人事教育司司长卢国慧介绍了第六届理事会换届及理事、常务理事候选人推荐与资格审查情况，筹委会委员、第五届理事会副会长吕玉波介绍了表彰情况，筹委会委员、第五届理事会秘书长曹正逵介绍了"六大"议程安排。

二、开场式

2014年11月22日，全国政协副主席罗富和，中国科协党组书记、书记处第一书记尚勇，国家卫生计生委副主任、国家中医药管理局局长、中华中医药学会会长王国强，国家卫生计生委副主任刘谦，民政部民间组织管理局副局长李勇，中国科协学会学术部副部长宋军，以及国家有关部委、全国著名中医药学家、两院院士代表、兄弟学会

（协会）代表、全体会员代表出席大会开场式。开场式由大会执行主席、第五届理事会副会长马建中主持。

大会执行主席、第五届理事会副会长张大宁宣读了大会主席团名单。大会主席、第五届理事会会长王国强，中国医师协会会长张雁灵分别致辞，大会执行主席、第五届理事会副会长杨明宣读了世界卫生组织传统医学处的贺信，大会执行主席、第五届理事会副会长吴以岭宣读了《关于2014年度中华中医药学会科技成果、优秀人才奖的奖励决定》，主席团领导为获奖的集体和个人代表颁奖。

民政部民间组织管理局副局长李勇，国家卫生计生委副主任刘谦，中国科协党组书记、书记处第一书记尚勇先后讲话。

三、第一次全体代表会议

会议分两个时段进行。大会执行主席、第五届理事会副会长王新陆主持了第一时段的会议。第五届理事会会长王国强作了题为《为全面推进中医药事业大发展做出新贡献》的工作报告。从强化学术交流活动、有序承接政府转移职能、履行科技服务社会责任、加强人才建设和着力自身组织建设5个方面回顾了第五届理事会任期的主要工作，全面总结了5年来的成功经验和存在的问题，深刻分析了学会发展面临的机遇与挑战，并从科学制定发展规划、提升学术活动质量、大力培养中医药人才、做好中医药文化科普宣传工作、提高学会创新发展的能力和水平5个方面，提出了今后5年学会工作的思路与建议。

大会执行主席、第五届理事会副会长曹洪欣主持了第二时段的会议。会议听取了大会执行主席、第五届理事会副会长李俊德发表的《中华中医药学会第五届理事会财务报告和会费收支报告》，听取了大会执行主席、第五届理事会副会长孙树椿发表的《中华中医药学会章程修改草案说明》，听取了大会执行主席、第五届理事会副会长高思华发表的《中华中医药学会关于调整会费收缴标准的说明》。

四、选举会议

选举会议分全体代表会议和第一次理事会议，由大会执行主席、第五届理事会副会长张伯礼主持。筹委会委员、国家中医药管理局人事教育司司长卢国慧介绍了第六届理事会理事、常务理事以及拟任负责人候选人产生及审查情况，全体会议代表审议、通过了大会执行主席、第五届理事会副会长严世芸介绍的《中华中医药学会第六届理事会选举办法草案》，审议、通过了监选人、总监票人、监票人名单。

由全体会员代表通过举手表决的方式选举产生了第六届理事会理事，共选举理事429人。

新产生的第六届理事会随即召开了第一次会议（应到429人，实到364人，符合法定人数），全体到会理事通过无记名投票的方式，依次选举了第六届理事会常务理事和会长、副会长、秘书长。共选举产生常务理事人139人，选举国家卫生计生委副主任、国家中医药管理局局长王国强为会长，国家中医药管理局副局长马建中等18人为副会长，曹正逵为秘书长（兼副会长）。

五、第二次全体代表会议

第二次全体代表会议由大会执行主席、第六届理事会副会长李清杰主持。会上宣读了《关于聘请中华中医药学会第六届理事会顾问的决定》及名单，并为顾问代表颁发了聘书；审议通过了《关于中华中医药学会第五届理事会工作报告的决议》《关于中华中医药学会第五届理事会财务报告和会费收支报告的决议》《关于中华中医药学会章程修改草案的决议》《中华中医药学会关于调整会费收缴标准的决议》，宣读了第六届理事会致第五届理事会理事的感谢信。

（庄乾竹）

【首届中医科学大会】　2014年11月23日，由农工党中央和国家中医药管理局共同主办的首届中医科学大会在北京召开。全国人大常委会副委员长、农工党中央主席陈竺，国家卫生计生委副主任、国家中医

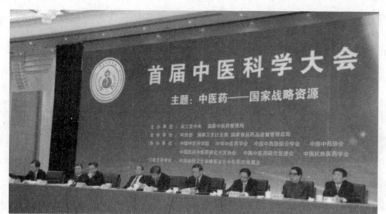

2014 年 11 月 23 日，由农工党中央和国家中医药管理局共同主办的首届中医科学大会在北京召开

药管理局局长王国强出席会议并发表主旨演讲。中医科学大会旨在搭建由政府引导、社会参与、学术推动的共同平台，科学推动中医药事业的继承和发展。计划每年举办一届，首届以"中医药——国家战略资源"为主题。黑龙江省人大常委会副主任、农工党中央副主席陈述涛，全国人大常委、环资委副主任委员、农工党中央副主席龚建明，联合国原副秘书长沙祖康，国家中医药管理局副局长于文明、马建中，中国科学院院士陈凯先，中国工程院院士张伯礼、吴以岭、石学敏，国医大师张大宁、张学文、孙光荣，以及各级卫生计生委及中医药管理部门领导，农工党各级组织及党员代表，中医药各大专院校、研究机构及专业协会代表，中医医院、中药企业管理者代表等 500 余人参会。

（胡 彬）

【首届民族医药科学技术奖颁奖大会】

2014 年 11 月 24 日，由中国民族医药学会、中国民族医药协会共同主办的中国民族医药大会暨首届民族医药科学技术奖颁奖大会在重庆召开，来自各地的藏、蒙、回等 20 多个少数民族的获奖项目负责人、获奖个人和企业代表 600 多人参加了颁奖大会。该科学技术奖设自然科学奖、技术发明奖、科学技术进步奖等 6 个奖项，奖励在民族医药科学技术领域有突出贡献的个人和集体，调动广大民族医药科技工作者的积极

性和创造性。民族医药科学技术奖是中国民族医药科学技术领域唯一的奖项，是我国首次针对全国民族医药医疗、教学、科研、产业等领域的科学研究成果所进行的一次客观整理和科学性评估与总结。

（高 欣）

【医教协同深化临床医学人才培养改革工作推进会】 2014 年 11 月 27 日，教育部、国家卫生计生委、国家中医药管理局在北京联合召开医教协同深化临床医学人才培养改革工作推进会。教育部部长袁贵仁，国家卫生计生委主任李斌、副主任刘谦，教育部副部长杜占元，国家中医药管理局副局长王志勇，教育部部长助理林蕙青等出席。

李斌指出，必须以全科医生为重点，医教协同来深化临床人才改革。各级卫生计生和中医药管理部门、医疗卫生机构要坚决贯彻落实教育部等 6 部门《关于医教协同深化临床医学人才培养改革的意见》，坚持把医教协同作为深化医改的重要抓手，坚持以社会和行业需求为导向，与教育等部门密切配合，互助互进，确保《意见》落到实处。

进一步加强中医药人才的培养。要将中医药人才培养纳入卫生人才发展的总体规划，加大支持力度，将中医住院医师规范化培训纳入区域住院医师规范化培训计划同步实施；积极构建符合中医药特点的中医临床人才培养体系，将中医药教

育教学改革与中医中药住院医师规范化培训融合；充分发挥国医大师等名老中医药专家在人才培养中的作用，积极实施名老中医药专家传承工作室等师承教育项目，探索建立全面覆盖中医药的师承教育体系。

进一步强化医教协同的改革力度。要以临床医学为重点，探索建立以行业需求为导向，医学人才培养的供需平衡机制。完善院校教育、毕业后教育、继续教育三阶段有机衔接的人才培养体系。鼓励有条件的高校探索举办临床医学儿科方向和精神医学方向的专业。加强紧缺专业住院医师规范化培训，扩大紧缺专业人才培养数量。争取把医学人才培养制度纳入基本医疗卫生法、执业医师法等法律、法规的制定和修订中，推进医学人才培养工作的法制化、制度化。

进一步推进毕业后医学教育制度建设，全面落实住院医师规范化培训工作。各地卫生计生和中医药管理部门主要负责人要亲自抓、负总责，不断加强住院医师规范化培训制度的内涵建设，加强培训基地和师资队伍建设。建立培训工作质量年度报告制度，加强动态管理，严格培训考核，不断提高培训水平。

进一步加强基层卫生人才培养。各省级卫生计生和中医药管理部门要将全科和中医（民族医）专业纳入住院医师规范化培训体系。承担培训基地职能的三级综合性医院要设立全科医学学科，牵头协调组织相关临床科室和基层实践基地。充分利用大中专、职业院校等资源加强乡村医生的培养，同时加强统筹管理、整合资源，推进基层各类在职、在岗人员的培训。

进一步完善人才使用和激励政策。加快研究建立适应行业特点的人事薪酬制度，合理确定各类医学人才的薪酬水平，完善基层和急需紧缺专业岗位医学人才收入分配的激励机制，并向全科等岗位倾斜。

会议期间，上海市人民政府、四川省卫生计生委、北京协和医院等 7 家单位与部门交流了医教协同推进临床医学人才方面的做法与经验。

（魏 敏）

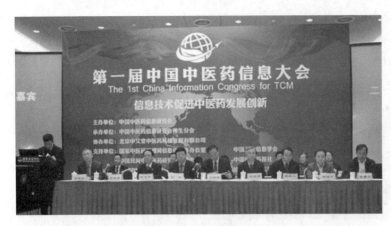

2014 年 11 月 29 日，第一届中国中医药信息大会在北京召开

【第一届中国中医药信息大会】
2014 年 11 月 29 日，由中国中医药信息研究会举办的第一届中国中医药信息大会在北京国家会议中心召开，全国中医药与信息界的专家、学者及企业代表约 600 人出席了会议。国家卫生计生委副主任、国家中医药管理局局长王国强和中国中医药信息研究会会长吴刚、中国工程院院士倪光南、国医大师孙光荣等中医药与信息界的专家、学者约600 人就自主可控与信息安全、卫生信息化建设、大数据时代的中医药信息融合等议题进行了研讨。中国中医药信息研究会健康管理与促进专委会、中医药信息教育专委会、养生分会、海峡两岸中医药交流合作分会 4 个机构授牌仪式同时举行。

（樊 丹）

【首届中国中西医交融高峰论坛】
2014 年 12 月 6 日，首届中国中西医交融高峰论坛在广东广州召开。国家卫生计生委副主任、国家中医药管理局局长王国强出席论坛并作专题发言。对于如何促进中西医交融，王国强提出 3 点想法。
一要牢牢把握中医药创新发展的方向。加快推进学术进步，提高疗效，保持特色，突出优势，是当前乃至未来中医药发展的重中之重。只有疗效好，才能有条件和能力与西医药并重；只有凸显特色和优势，才能与西医药优势互补，共同担负起提高人民群众健康水平的重任。在这一过程中，要牢牢把握中医药

创新发展的方向，始终坚持中医药的原创思维。整体观、系统论、辨证论治等核心思想是中医药原创思维的集中体现，这是中医药创新发展的基础和前提。
二要始终坚持利用现代科技和方法。要在始终坚持中医药原创思维的前提下，充分运用现代科学的新理论、新技术和多学科交叉渗透的思路和方法，从中寻找创新的灵感和路径，努力实现新的突破，这是中医药创新发展的重要途径。
三要以提高健康水平为核心，充分发挥中西医各自的优势。要加快构建中医药预防保健服务体系，大力发展中医药健康服务，促进中医药与旅游、养老、文化等结合，进一步发挥中医药在预防、保健、养生、康复中的特色和作用。同时，整合中医、西医两种医学在疾病诊

疗过程中的优势，围绕重点病种，探索在临床实践中发挥各自优势的实现路径和有效措施，形成中、西医方法在疾病发展不同阶段最优化组合的治疗方案，努力解决医疗系统和疾病治疗实施过程趋于"碎片化"的问题，从而达到提高疗效、缩短疗程、减少毒副反应、减轻痛苦、延长生命、降低医疗费用的目的。
会议由广东省中医药学会、中国医药生物技术协会组织生物样本库分会主办，广东省中医院、广州中医药大学第二临床医学院、广东省中医药科学院等单位承办。

（赵维婷）

【全国中医药治疗艾滋病工作会议、全国艾滋病防治工作会议】 2014年 12 月 8 日，全国中医药治疗艾滋病工作会议与全国艾滋病防治工作会议在北京同步召开。会议传达了李克强总理关于艾滋病防治工作的重要指示和国务院防治艾滋病工作委员会第二次全体会议精神，通报了全国艾滋病总体疫情、《中国遏制与防治艾滋病"十二五"行动计划》目标任务实施进展和中医药治疗艾滋病工作情况，部署了下一阶段重点工作。国家卫生计生委副主任、国家中医药管理局局长、国务院防治艾滋病工作委员会办公室主任王国强出席会议并讲话。国家中

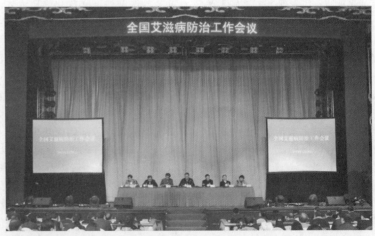

2014 年 12 月 8 日，全国中医药治疗艾滋病工作会议与全国艾滋病防治工作会议在北京同步召开

医药局副局长马建中、王志勇出席会议。全国中医药治疗艾滋病工作会议交流了中医药治疗艾滋病工作经验，进行了座谈讨论，国家中医药管理局副局长马建中作总结讲话。

王国强对中医药治疗艾滋病工作取得的成效给予充分肯定。他指出，中医药治疗艾滋病的临床救治体系、人才队伍体系、临床科研体系、技术标准体系、组织管理体系进一步健全，中医药治疗艾滋病试点项目的救治规模不断扩大，已有2.6万名艾滋病病毒感染者和病人接受了中医药免费治疗，提前达到了"十二五"行动计划中提出的目标，满足了更多艾滋病病人和感染者对中医药服务的需求，中医药在艾滋病防治中的优势进一步彰显。

王国强强调，要充分发挥中医药优势和作用，建立完善中西医协同工作机制，推动"十二五"艾滋病防治目标如期实现。中医药治疗艾滋病工作是艾滋病防治工作的重要组成部分，可以为不适合接受抗病毒治疗的患者提供新的就医选择。刘延东副总理在国务院防艾委第二次全体会议上要求，要加强中医防艾治艾研究，发挥中医药特色优势。各地要将中医药治疗艾滋病工作纳入各级政府或部门制定的艾滋病防治规划和计划，将中医医疗机构纳入艾滋病防治体系建设范围，统筹考虑和综合运用中西医两种资源，不断提高艾滋病综合治疗效果，逐步将中医药治疗纳入艾滋病患者常规治疗。各级卫生计生和中医药管理部门要加强沟通协调，信息互通、资源共享，在综合防治、病人管理、临床救治、科学研究等方面创新工作机制和方法，不断扩大中医药治疗范围和数量，满足艾滋病感染者和病人对中医药服务的需求，切实发挥中医药防治艾的特色优势。

马建中在总结讲话中强调，要充分认识中医药治疗艾滋病工作的重要意义，切实做好会议精神的学习传达与贯彻落实，加强沟通协调，健全工作机制，规范临床救治和科学研究，提高诊疗水平和临床疗效，推动对外交流合作和新闻宣传，全面做好中医药治疗艾滋病工作，充分发挥中医药在防治传染病方面的独特作用。

各省（区、市）中医药管理部门和新疆生产建设兵团卫生局有关负责同志、中医药治疗艾滋病试点项目省份专家组组长、部分医疗和科研单位负责同志、国家中医药管理局相关部门负责同志等参加了会议。

(赵维婷)

【"一带一路"中医药发展研讨会】

2014年12月15日，为配合国家"一带一路"建设构想，深化中医药国际交流与合作，国家中医药管理局在新疆乌鲁木齐召开"一带一路"中医药发展研讨会。国家卫生计生委副主任、国家中医药管理局局长王国强和新疆维吾尔自治区党委常委、人民政府副主席艾尔肯·吐尼亚孜出席会议并讲话。外交部、商务部、有关省（市、自治区）卫生计生委和中医药管理部门、中医药高校、中国医药保健品进出口商会、海外及澳门中医药专家，以及世界中医药学会联合会、世界针灸学会联合会等100多名代表参加了会议。

会议传达学习了中央外事工作会议精神和国家"一带一路"战略构想；听取了外交部、国家中医药管理局、海外及澳门中医药等专家的专题报告；交流了与"一带一路"沿线国家开展合作的经验；就中医药服从和服务于国家"一带一路"倡议进行了深入研讨。

王国强指出，通过此次会议，进一步提高了中医药行业对党中央提出"一带一路"建设重要性及必要性的认识；进一步坚定了在"一带一路"建设中发挥中医药作用的信心和决心；进一步加强了应对可能面临的困难和挑战的思想准备；进一步明确了推进中医药国际合作及"走出去"的策略和方略；进一步认识到必须加强中医药"走出去"政策、机制及规划的研究、制定与完善；进一步理清思路，解放思想，

与时俱进，发扬中医人"上善若水"的品格，开放包容，推动中医药在"一带一路"沿线国家的发展。

艾尔肯·吐尼亚孜指出，新疆是一个多民族聚居地区，与周边国家有着较为广泛的文化认同。这次研讨会将对发挥我国传统医药独特优势，展示新疆民族医药魅力，加强与周边国家互联互通起到重要作用。新疆将充分发挥地缘优势，以医疗服务为窗口，中医民族医药为纽带，做传播中华民族优秀文化的排头兵，中医民族医药走向世界的先行者。

国家中医药管理局局机关相关司室、直属单位负责人参会。

(刘文龙)

【国家中医药发展会议（"珠江会议"）第十六届学术研讨会】

2014年12月18～19日，国家中医药发展会议（"珠江会议"）第十六届学术研讨会在广东广州召开。出席会议的有科技部、国家中医药管理局、广东省科技厅相关部门领导及相关领域的知名专家、学者共计60余人。本次研讨会以"中医'治未病'发展战略"为主题，并将"国家中医药发展论坛（'珠江论坛'）"正式更名为"国家中医药发展会议（'珠江会议'）"。与会领导与专家围绕中医"治未病"服务体系及模式的现状与问题、中医"治未病"理论及技术研究和效果评价、中医"治未病"相关标准与产业发展战略等议题展开讨论，纷纷为中医"治未病"的发展提出建设性意见。论坛由科技部、国家中医药管理局和广东省人民政府共同举办，广东省科学技术厅、广东省中医药局、广东省中医药科学院、广东省中医院共同承办。

(高 欣)

【国家中医药管理局中医药改革发展专家咨询委员会第一次会议】

2014年12月21日，国家中医药管理局中医药改革发展专家咨询委员会在上海成立并召开第一次全体会议。会议举行了专家咨询委员会成员聘任仪式，通报了近期中医药改

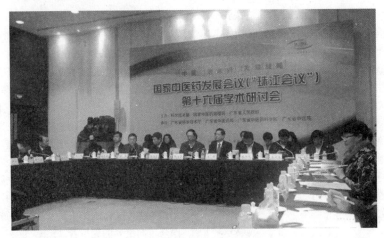

2014年12月18日，国家中医药发展会议暨"珠江会议"第十六届学术研讨会在广东广州召开

革发展情况，并就中医药发展战略规划向专家咨询委员会开展专题咨询。国家中医药管理局中医药改革发展专家咨询委员会由国家卫生计生委副主任、国家中医药管理局局长王国强担任主任委员，国家中医药管理局副局长马建中担任副主任委员。咨询委员会还聘请7名顾问，聘任35名专家委员。

会上，国家中医药管理局政策法规与监督司司长桑滨生汇报了中医药发展战略规划起草情况，与会专家就中医药发展战略规划深入研讨，提出意见建议，供国家中医药管理局在修改完善时吸收借鉴。

国家卫生计生委体改司副司长姚建红、国家中医药管理局办公室主任查德忠、规财司司长苏钢强、医政司司长蒋健、科技司司长曹洪欣、国际合作司司长王笑频等出席会议。

（黄 铮）

【国家中医药改革发展上海论坛】
2014年12月22日，第三届国家中医药改革发展上海论坛召开。会议针对面向未来的中医药服务模式创新和相关制度构建进行了深入研讨。国家卫生计生委副主任、国家中医药管理局局长王国强出席论坛并讲话。王国强指出，应坚定信心，坚持中医药服务模式创新的方向不动摇。树立大健康理念，加强中医药服务模式创新研究，发挥专家智库优势，牢牢把握消费需求新常态，

探索建立覆盖全生命周期、融健康管理与健康服务为一体的新型中医药健康服务模式。以中医医疗服务模式创新为突破口，加快中医药服务模式创新实践探索。国家中医药管理局医政司正在部署开展中医医疗服务模式创新试点，通过试点，探索建立5种具体模式：融医疗、预防、保健、养生、康复于一体、全链条的医院发展模式；涵盖医院、社区、家庭的延伸服务模式；多专业联合诊疗服务模式；多种方法并用的综合治疗模式；体现中医药文化和大医精诚理念的服务模式。同时，坚持政府主导和市场机制相结合，大力发展中医药健康服务业，让市场创造、创新出更加符合民众需求的中医药服务模式，发挥先导、示范和带动作用，引领推动整个中

医药行业服务模式创新。利用现代科技，促进后发跨越，推动中医药学术进步，提高中医药服务能力，提高临床疗效，并开发健康服务技术，研发服务产品，为服务模式创新提供技术支撑。

第十一届全国人大法律委员会副主任委员洪虎，第十二届全国政协常委程津培，国家中医药管理局副局长马建中、规财司司长苏钢强、法监司司长桑滨生、医政司司长蒋健、科技司司长曹洪欣、国合司司长王笑频等出席论坛。

（黄 铮）

【全国中医药院校技能大赛——2014′皇甫谧杯针灸推拿临床技能大赛】 2014年9月19~21日，全国中医药院校技能大赛2014′皇甫谧杯针灸推拿临床技能大赛在甘肃兰州举行。来自全国及香港地区的各中医药院校组成的30支代表队、219名选手参加了比赛。大赛分为临床教师组、学生组和留学生组，每个参赛队各派出3名选手参加比赛，内容包括刺法、温针灸、推拿手法、腧穴定位及经典背诵等内容。大赛评选出团体奖30个、优秀组织奖11个及个人单项奖一等奖21名。

（周景玉、陈令轩）

【全国中医药院校技能大赛——2014′中医药社杯中医知识技能大赛】 2014年10月12~14日，全

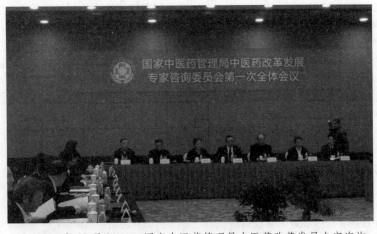

2014年12月21日，国家中医药管理局中医药改革发展专家咨询委员会在上海成立并召开第一次全体会议

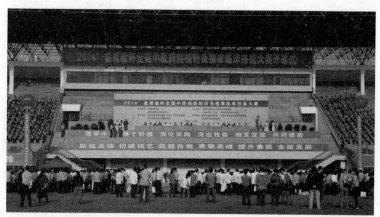

2014 年 9 月 20～21 日，2014′皇甫谧杯全国中医药院校针灸推拿临床技能大赛在甘肃兰州举办

国中医药院校技能大赛——2014′中医药社杯中医知识技能大赛在江苏南京举行。来自全国的 28 支中医药院校代表队，共 112 名选手参加了比赛。本次大赛是在全国中医药院校技能大赛系列赛事中，首次举办的中医知识技能大赛。大赛分为中医基础理论知识答卷、临床技能操作和团体现场决赛 3 个单元，综合考察参赛选手的中医思维能力和临床综合技能水平。经过激烈比拼，共产生团体奖 18 个、优秀组织奖 10 个、特别贡献奖 2 名、个人单项奖 74 名。

（周景玉、陈令轩）

【全国中医药职业教育技能大赛——2014′针灸推拿大赛】 2014 年 10 月 17～20 日，全国中医药职业教育技能大赛——2014′针灸推拿技能大赛在成都中医药大学附属医院针灸学校举行。大赛分为中职组和高职组，来自全国的 21 支中、高职中医药院校代表队、84 名选手参加了比赛。经过"画经点穴技术""针灸操作技术""常用推拿手法""保健按摩操作技术""健身功法"5 个项目的角逐，共产生一等奖 40 名、二等奖 78 名、三等奖 114 名、优秀指导教师 56 名。

（周景玉、陈令轩）

【第十二届全国中医药院校传统保健体育运动会】 2014 年 10 月 30 日～11 月 3 日，全国中医药院校第十二传统保健体育运动会在江西中医药大学举行。本届运动会以"美丽江西 激情传运"为主题，秉承

"健康传运 简约传运 红色传运"理念，设有功法、武术、集体 3 大类 51 个竞赛项目，来自全国的 26 个中医药院校代表团、306 名运动员参加比赛。通过竞赛，产生 103 块金牌、76 块银牌、76 块铜牌，评选出优秀运动员 10 人，优秀教练员 10 人，优秀裁判员 10 人，体育道德风尚运动员 26 人，体育道德风尚运动队 20 个。

（周景玉、陈令轩）

【2014"天堰挑战杯"第四届全国高等医学院校中医药创意设计竞赛】 2014 年 11 月 1 日，2014"天堰挑战杯"第四届全国高等医学院校中医药创意设计竞赛在天津中医药大学举行，来自全国 23 所医学院校及相关专业高等院校的 120 余名专家和师生代表参加。大赛以"鼓励创新精神 培养创新意识 激发创意思维 提高创造能力"为主题，分为"产品类创意设计""平面创意设计""空间创意设计"和"新媒体类创意设计"4 组，分别采取"创意与设计汇报""专家质询"和"选手答辩"等形式进行。经过激烈角逐，《中药煎煮方法手机 APP 及宣传手册》等 3 件作品获一等奖；《中医药启蒙之儿童系列图书》等 6 件作品获二等奖；《中医药书籍设计》等 21 件作品获三等奖，天津中医药大学等 4 家单位获得优秀组织奖。

（曹永兴、王 楠）

专题篇

一、中医药事业发展政策和机制建设

【2014年深化改革工作概况】 2014年，国家中医药管理局深化改革工作，坚持总体部署、突出重点、总揽全局、协调各方，扎实推进改革攻坚，初步形成了上下联动、主动作为、蹄疾步稳、狠抓落实的良好局面。

一是以加强组织领导为保障全面领导各项改革工作。及时成立国家中医药管理局深化改革领导小组，负责深化中医药改革的政策设计、统筹推进、组织协调、督促检查。认真学习贯彻习近平总书记系列重要讲话精神，特别是习近平总书记在党的十八届三中、四中全会、省部级主要领导干部学习贯彻十八届三中全会精神专题研讨班、中央全面深化改革领导小组历次会议上发表的重要讲话精神，自觉在工作中加以落实。

二是以加强总体谋划和细化工作措施为重点，稳步推进各项改革措施。明确深化中医药改革总体思路，按照年内完成、启动、研究3个层次，部署了2014年推进的六大工作任务，确定了55项重点工作，并分解到国家中医药管理局各司办落实，使改革做到蹄急步稳。

三是以国家中医药综合改革试验区为抓手推动深化中医药改革先行先试。出台《关于进一步推进国家中医药综合改革试验区工作的指导意见》，推动深化中医药改革在试验区的先行先试，为全面深化改革提供理论探索和实践借鉴。试验区建设注重4个统筹的做法被中央改革办第91期《改革情况交流》刊发，刘延东副总理作出重要批示，强调要抓紧拿出可复制、可推广的办法，推进中医药事业创新发展。组织召开了试验区建设经验交流会，总结交流改革经验，将试验区建设工作引向深入。

四是以专家咨询委员会为支撑推动深化中医药改革科学民主决策。成立国家中医药管理局中医药改革发展专家咨询委员会，聘请了7名顾问和35名来自科研院所、高等院校、行业协会和企业等具有较高社会知名度和影响力的专家委员，召开了第一次全体会议，对中医药发展战略规划进行专题咨询。

五是以国家中医药改革发展上海论坛为平台推动改革理论实践发展。以"创新模式 改革发展"为主题，就面向未来的中医药服务模式创新及其相关制度安排进行研讨，为推动中医药服务模式改革创新进行部署和推动，进一步提升了上海论坛的影响力。

六是以完善政策机制为突破狠抓改革任务落实。国家中医药管理局与国家卫生计生委联合出台《关于加快发展社会办医的若干意见》，参与起草的《关于推进和规范医师多点执业的若干意见》已由国家卫生计生委、发展改革委、人力资源社会保障部、保监会和国家中医药管理局联合印发；配合国务院医改办完成的《全国医疗卫生服务体系规划纲要（2015～2020年）》已经国务院常务会议审议通过；配合国务院医改办起草的《关于城市公立医院综合改革试点工作的指导意见》已经国务院常务会议审议通过。国家中医药管理局与工信部共同编制《中药材保护与发展规划（2014～2020年）》，已报国务院审批。向中央领导报送了中医药院校教育教学改革工作有关情况；国家中医药管理局与教育部、国家卫生计生委等六部门联合出台《关于医教协同深化临床医学人才培养改革的意见》；国家中医药管理局、教育部启动卓越医生（中医）教育培养计划。组织实施中医药健康素养提升项目；启动百姓中医药科普需求调查活动，印发《中国公民中医养生保健素养》《健康教育中医药基本内容》。联合启动中医药服务贸易试点，确定8个中医药服务贸易先行先试重点区域和19个中医药服务贸易先行先试骨干企业（机构）；国家中医药管理局与国家旅游局签署促进中医药健康旅游的战略合作协议。起草《中医药健康服务发展规划（2015～2020年）》并上报国务院；推动完善中医药工作部际协调机制，协调新增2个单位为中医药工作部际联席会议成员单位；出台《在卫生计生工作中进一步加强中医药工作的意见》《国家卫生计生委与国家中医药管理局工作关系细则》，进一步密切了委局工作关系；将中央部门预算中医医院项目预算专家论证评审职能向中华中医药学会转移。

（黄　铮）

【国家中医药管理局深化改革领导小组成立并审议通过深化改革总体思路及工作方案】 2014年4月16日，国家卫生计生委副主任、国家中医药管理局局长王国强主持召开国家中医药管理局深化改革领导小组第一次会议。国家中医药管理局副局长吴刚、于文明、王志勇出席会议，局机关各部门主要负责人列席会议。

会议审议通过了国家中医药管理局深化改革领导小组及其办公室组成人员名单、《国家中医药管理局改革领导小组工作规则》、《国家中医药管理局深化改革领导小组办公室工作细则》和《国家中医药管理局深化改革总体思路及2014年工作方案》（以下简称《方案》）。

《方案》明确了改革的总体思路：以完善中医药发展政策和机制为着力点，以进一步激发中医药发展的活力和潜力、全面提升中医药服务能力和水平为指向，以更好地满足人民群众对中医药服务需求、提高中医药对我国经济社会发展的贡献率为目的。并提出了坚持遵循规律、坚持统筹协调、坚持突出重点、坚持求实效的改革基本原则。

会议强调，全面深化改革，关系党和人民事业前途命运，关系党的执政基础和执政地位。用改革的思路和方法破解发展难题，是决定当代中国命运的关键抉择，也是唯一选择。当前，中医药事业发展还面临许多困难和挑战，要解决这些问题，关键在于深化改革。

会议认为，党的十八届三中全会提出的"完善中医药事业发展政策和机制"，要求从改革的视野、以改革的思路，真正解放思想、创新观念。近年来，局党组逐渐形成的"整体思维、系统运行，三观互动、六位一体，统筹协调、科学发展"的工作机制和方法，与中央的要求相一致，对推动中医药事业的科学发展，进一步激发中医药发展的活力和潜力，发挥了很好的作用。

会议要求局机关各部门解放思想，进一步提高对中医药深化改革重大意义的认识。要蹄疾步稳，择要而行，突出重点，狠抓落实。按照改革任务落实、工作部署落实、工作统筹协调落实、督促检查落实、改革成果落实的要求，务求实效。要制定明确的施工图、时间表，并力争在2014年9月底前取得实实在在的改革成果。要注重运用正确的方式方法，坚持"三观互动"，正确、准确、有序、协调地推进改革。会议同时强调，要加强领导，局机关各部门主要负责人亲自抓，按照局里的统一部署，分工落实。要强化协调，发挥好中医药工作部际协调机制等作用，凝聚共识，协同推进改革。要大胆试点，充分发挥基层和群众的创造性。要深入调研，以问题为导向，"眼睛向下"，发现典型。

《方案》按照中央全面深化改革重要举措及其任务分工，结合中医药实际，提出了积极参与医改、创新服务模式，完善中医药科技创新机制、推进协同创新，深化中医药教育教学改革、提高人才队伍素质，推进中医药文化体制机制创新、构建中医药核心价值观，完善中医药对外交流合作机制、推动中医药海外发展，加快转变政府职能、完善工作机制6个方面主要任务。同时，《方案》按照2014年完成的重点工作、启动的重点工作、研究的重点工作3个层次，对6个方面主要任务涉及的53项重点工作进行了分类梳理，并明确了任务分工。

（樊　丹）

【国家中医药管理局中医药改革发展专家咨询委员会成立】　2014年12月21日，国家中医药管理局中医药改革发展专家咨询委员会在上海成立并召开第一次全体会议。会议举行了专家咨询委员会成员聘任仪式，通报了近期中医药改革发展情况，并就中医药发展战略规划向专家咨询委员会开展专题咨询。

顾问7位：

陈　竺　第十二届全国人大常委会副委员长、农工党中央主席

洪　虎　第十一届全国人大法律委员会副主任委员

李慎明　第十二届全国人大常委、内务司法委员会副主任委员

程津培　第十二届全国政协常委、教科文卫体委员会副主任委员

郑新立　中国国际经济交流中心常务副理事长、中国工业经济学会会长、中央政策研究室原副主任

徐善衍　中国科协—清华大学科技传播与普及研究中心主任

王永炎　中国中医科学院名誉院长、中国工程院院士

专家委员35位（按姓氏笔画排列）：

王　华　王　键　王宏广　王新陆
石应康　艾措千　刘　良　刘长林
刘远立　刘国恩　刘庭芳　刘维忠
刘新明　吕玉波　孙光荣　闫希军
吴以岭　吴勉华　宋　康　张　亮
张大宁　张伯礼　张其成　李佐军
杜志淳　杨洪伟　陈可冀　陈凯先
郑守曾　胡定旭　饶克勤　徐建光
郭　清　梁　鸿　楼宇烈

（周蔓仪）

【国家中医药管理局深化改革工作进展情况】

一、加强领导，明确任务，深化中医药改革有序推进

（一）以习近平总书记系列重要讲话精神为指导统一思想认识

局深化改革领导小组认真学习贯彻习近平总书记系列重要讲话精神，特别是习近平总书记在党的十八届三中、四中全会、省部级主要领导干部学习贯彻十八届三中全会精神专题研讨班、中央全面深化改革领导小组历次会议上发表的重要讲话精神，自觉在工作中加以落实，牢牢把握改革正确方向，努力做到推进深化改革思想认识统一、行动步调一致，营造良好的改革工作氛围。

（二）以加强组织领导为保障全面领导各项改革工作

局党组高度重视深化改革工作，及时成立局深化改革领导小组，负责深化中医药改革的政策设计、统筹推进、组织协调、督促检查。局长、党组书记王国强担任领导小组组长，亲自抓谋划、抓设计、抓部署、抓落实，先后主持3次领导小组会议，审议通过了领导小组及其办公室工作规则和一些重要改革方案。2014年9月，王国强主持召开第三次局务（扩大）会暨局深化改革领导小组第三次（扩大）会议，对深化中医药改革工作进行再动员、再部署。

（三）以加强总体谋划和细化工作措施为重点稳步推进各项改革措施

领导小组依据中央关于全面深化改革的总体部署和要求，明确了深化中医药改革总体思路，强调要通过改革，完善中医药发展政策和机制，进一步激发中医药发展的活力和潜力，全面提升中医药服务能力和水平。领导小组统筹考虑当前工作和长远工作、阶段安排和总体部署，重点改革抓紧起步，先行推动医改已明确、局里已看准、社会关注群众期盼的工作，积极探索和主动思考涉及面广、情况复杂且必须推进的事项，按照年内完成、启动、研究3个层次，部署了2014年推进的六大工作任务，确定了55项重点工作，并分解到各司办落实，使改革做到蹄急步稳。各司办分别建立改革任务"台账"，重点围绕"改什么、怎么改"，制订施工方案，细化工作措施，提出了一批符合中医药实际、有创新意义的改革措施，

在抓进度、抓细节、抓具体上下工夫，以抓铁有痕、踏石留印的作风推进改革任务落实。

（四）以国家中医药综合改革试验区为抓手推动深化中医药改革先行先试

领导小组注重发挥基层首创，加强对现有5个综合改革试验区的工作指导和督导，出台《关于进一步推进国家中医药综合改革试验区工作的指导意见》，推动深化中医药改革在试验区的先行先试，为全面深化改革提供理论探索和实践借鉴。试验区建设注重4个统筹的做法被中央改革办第91期《改革情况交流》刊发，刘延东副总理作出重要批示，强调要抓紧拿出可复制、可推广的办法，推进中医药事业创新发展。组织召开了试验区建设经验交流会，总结交流改革经验，将试验区建设工作引向深入。

（五）以专家咨询委员会为支撑推动深化中医药改革科学民主决策

领导小组注重通过充分发挥专家智库作用把握正确改革方向，成立国家中医药管理局中医药改革发展专家咨询委员会，聘请了7名顾问和35名来自科研院所、高等院校、行业协会和企业等具有较高社会知名度和影响力的专家委员，为领导小组做出重要决策、制定出台重要文件提供咨询，推动改革决策科学化、民主化。召开了第一次全体会议，对中医药发展战略规划进行专题咨询。

（六）以国家中医药改革发展上海论坛为平台推动改革理论实践发展

2012年设立了国家中医药改革发展上海论坛，搭建了中医药改革理论与实践交流的平台。2012、2013年分别以国家中医药综合改革试验区建设、中医药健康服务发展为主题进行研讨。2014年12月，以创新模式、改革发展为主题，就面向未来的中医药服务模式创新及其相关制度安排进行研讨，为推动中医药医疗服务模式、保健服务模式、人才培养模式、科研模式等改革创新进行部署和推动，进一步提升了

上海论坛的影响力。

二、聚焦重点，真抓实干，深化中医药改革实效初显

（一）在积极参与医改、创新服务模式方面

国家中医药管理局与国家卫生计生委联合出台《关于加快发展社会办医的若干意见》，明确了社会办中医的优先领域；形成《关于鼓励举办只提供传统中医药服务的中医门诊部和诊所试点工作方案》；参与起草的《关于推进和规范医师多点执业的若干意见》已经国务院同意，由国家卫生计生委、发展改革委、人力资源社会保障部、保监会和国家中医药管理局联合印发；配合国务院医改办完成的《全国医疗卫生服务体系规划纲要（2015～2020年）》已经国务院常务会议审议通过，明确了中医医疗服务体系建设的目标原则、重点任务；参与起草的《关于推进县级公立医院综合改革的意见》已经国务院同意，已由国家卫生计生委、财政部、中央编办、发展改革委、人力资源社会保障部五部门联合印发，在县级公立医院综合改革评价方案和评价指标体系中充分体现中医药内容；配合国务院医改办起草的《关于城市公立医院综合改革试点工作的指导意见》已经国务院常务会议审议通过；开展中医诊疗模式创新试点、筹备中医优势病种定价改革和中医药与养老服务结合试点工作。

（二）在完善科技创新机制、推进协同创新方面

完成了《中医药科技创新体系的现状、问题与发展对策研究》软科学研究报告；国家中医药管理局与工信部共同编制《中药材保护与发展规划（2014～2020年）》，已报国务院审批；推进中医药传统方剂保护名录编制工作，初步完成传统方剂标引平台研发；初步建立了由1个国家级中心、28个省级中心、65个监测站和若干个监测点构成的中药资源动态监测信息和技术服务体系。

（三）在深化教育教学改革、提高中医药人才队伍素质方面

国家中医药管理局向中央领导

报送了中医药院校教育教学改革工作有关情况；与教育部、国家卫生计生委等六部门联合出台《关于医教协同深化临床医学人才培养改革的意见》；会同教育部启动卓越医生（中医）教育培养计划，起草了《关于促进中医药教育改革与发展的指导意见》；完成《省部局共建中医药院校管理办法》。

（四）在推进文化体制机制创新、构建中医药核心价值观方面

组织实施中医药健康素养提升项目；启动百姓中医药科普需求调查活动，印发《中国公民中医养生保健素养》《健康教育中医药基本内容》；深化中医药核心价值观研究，提出了"医道自然、精诚仁和"的核心价值观表述及释义。

（五）在完善政策机制、推动中医药对外交流合作方面

研究起草《中医药海外发展战略》，认真谋划中医药在"一带一路"建设中发挥独特作用；联合启动中医药服务贸易试点，确定8个中医药服务贸易先行先试重点区域和19个中医药服务贸易先行先试骨干企业（机构）；与国家旅游局签署促进中医药健康旅游的战略合作协议，加快推进中医药健康旅游发展。

（六）在加快转变政府职能、完善工作机制方面

加强顶层设计，在开展中医药发展战略研究基础上形成《中医药发展战略规划》；落实《国务院关于促进健康服务业发展的若干意见》，完成《中医药健康服务发展规划（2015～2020年）》并上报国务院；着力推动完善中医药事业发展政策机制，起草了《中医药政策体系建设总体规划（2014～2020年）》；推动完善中医药工作部际协调机制，协调新增2个单位为中医药工作部际联席会议成员单位；出台《在卫生计生工作中进一步加强中医药工作的意见》《国家卫生计生委与国家中医药局工作关系细则》，进一步密切了委局工作关系；健全规范性文件管理制度，加强规范性文件制修订管理；成立中医药改革发展专家咨询委员会，出台管理办法；将中

央部门预算中医医院项目预算专家论证评审职能向中华中医药学会转移。

（国家中医药管理局深化改革
领导小组办公室）

【开展中医药事业发展政策和机制研究、中医药政策体系研究】　国家中医药管理局党组认真贯彻十八大提出的关于完善中医药事业发展政策和机制要求，抓住机遇，提出了加快建立符合中医药自身发展规律的政策体系任务，国家中医药管理局法监司在委托南京中医药大学开展《中医药政策体系研究报告》研究的基础上，形成了《中医药政策体系建设规划（2015～2020年)》（征求意见稿），进一步征求各司意见，进行了修改完善，于2015年2月3日，第4次局长会议上审议讨论了《中医药政策体系建设规划（2015～2020年)》（征求意见稿），并要求根据会议意见，加强研究论证，对建设规划进行修改完善，适时提交局长会议讨论。

（张庆谦）

【研究制定中医药发展战略规划】
拟定中医药发展战略规划是国务院交给国家中医药管理局的重要任务，又是2014年深化医改的重要任务，也是国家中医药管理局党组确定的重中之重工作任务。接受任务后，全局高度重视，精心组织，夜以继日，深入研究，广泛论证，反复修改，不断完善，数易其稿，形成了《中医药发展战略规划》（征求意见稿）。这项工作分为两个阶段，上半年完成了《中医药发展战略研究报告》，约7万余字。下半年，两次在全国中医药工作会和改革发展专家咨询委员会汇报并听取意见，先后组织国务院发展研究中心、中科院、北京大学、中国生产力学会等高等院校、企业、科研院所参加的共15次论证会，6次征求局机关各部门的意见，并征求各省中医药管理部门、局直属单位、有关两院院士和部分国医大师的意见。《中医药发展战略规划》（征求意见稿）已经2014年

12月25日局长会讨论同意，修改完善后，征求了中医药工作部际联席会议成员单位和国务院医改办成员单位意见。

（张庆谦）

【中医药管理体系取得突破性进展】
2014年，全国已有28个省（区、市）的卫生计生、中医药管理部门进行了机构改革，不少地区中医药管理体系建设取得突破性进展。

截至2014年全国中医药工作会议召开之际，作为卫生计生委（卫生厅）管理相对独立的副厅级局8个，卫生计生委（卫生厅）加挂中医药管理局（中医药发展办公室）牌子、未明确级别的9个。作为卫生计生委（卫生厅）正处级内设机构和其他机构管理的正处级局12个。作为卫生计生委（卫生厅）直属正处级参照公务员法管理的事业单位2个。15个副省级城市，成立中医药管理局的6个，其他为卫生计生委（卫生局）中医处。

《关于在卫生计生工作中进一步加强中医药工作的意见》印发后，黑龙江、山西、上海、福建、江西、宁夏等地已印发实施意见，结合本地实际提出落实措施。吉林、广西、云南等地正在制定实施意见。江苏把中医药作为重点内容纳入该省制定的加强现代医疗卫生体系建设的意见和规划中。

不少地方中医药管理体系建设取得突破性进展。河北将省中医药局升格为卫生计生委管理的副厅级局，河南、贵州增加了省中医药管理局内设机构和人员编制。湖南将省中医药管理局调整为省卫生计生委管理的副厅级行政部门。海南成立了省中医药管理局。重庆新组建的市卫生计生委同时加挂市中医管理局牌子，委主任兼任局长，同时任命一名专职副主任分管中医工作。吉林9个市州、60个县市区卫生行政部门全部加挂中医药管理局牌子。

（魏敏）

【2014年深化改革大事记】　2014

年是中医药行业全面深化改革的第一年，也是完成"十二五"规划关键一年。中医药系统全面启动各项改革工作，加强顶层设计，完善中医药事业发展政策和机制，继续深化医改，推动国家中医药综合改革试验区建设，中医药发展的活力和潜力被激发，中医药改革工作取得初步成果。

一、完善中医药发展政策机制

2014年2月，国家卫生计生委主任、党组书记李斌在2014年全国卫生计生工作会议上提出，完善中医药发展政策和机制，健全中医药工作跨部门协调机制，制定促进中医药健康服务发展规划和措施。

2014年4月，国家中医药管理局深化改革领导小组成立，确定改革总体思路及年度工作方案。

2014年4月，国家卫生计生委和国家中医药管理局联合印发《关于在卫生计生工作中进一步加强中医药工作的意见》，中医药工作委局协同推进机制形成。同时印发的《国家卫生计生委与国家中医药管理局工作关系细则》进一步理清了委局工作关系。

2014年12月，国家中医药管理局中医药改革发展专家咨询委员会成立，42位战略研究、法学、公共政策与管理、卫生政策与卫生经济学、中医药管理等相关领域知名人士让中医药改革发展有了高端智库。

二、推进深化医改中医药工作

2014年1月，国家卫生计生委、国家中医药管理局发布《关于加快发展社会办医的若干意见》，鼓励社会资本举办中医专科医院。

2014年2月，国家中医药管理局制定《国家中医"治未病"重点专科建设要求（2014版)》，对科室基本条件、人才队伍、服务水平能力等作出明确规定。

2014年4月，国家卫生计生委等五部门联合印发《关于推进县级公立医院综合改革的意见》，提示医改重心将下移至基层。

2014年5月，国务院办公厅下发《深化医药卫生体制改革2014年重点工作任务》，完善中医药事业发

展政策和机制被列为其中一项，涵盖"研究完善鼓励中医药服务提供和使用的政策，加强县中医医院和县医院中医科基本条件和能力建设"等内容。

2014年7月，全国深化医改中医药工作会议透露，探索完善中医药服务补偿机制；合理规划布局中医药资源，改革中医医院服务模式；同步推进人事薪酬、现代公立医院管理等制度建设；切实推进社会办中医；统筹推进基层中医药服务能力提升工程等，成为2014年公立中医医院改革的重头戏。

2014年8月，《全面提升县级医院综合能力工作方案》明确给出县中医医院综合能力建设基本标准和推荐标准，要求提高中医优势病种诊疗能力。

2014年10月，国家中医药管理局、国家卫生计生委和解放军总后勤部卫生部联合印发《综合医院中医药工作专项推进行动方案》，加强中医临床科室和中药房建设，开展中西医协作。

三、建设中医药综合改革试验区

自2009年起，国家中医药管理局先后确定上海市浦东新区、北京市东城区、甘肃省、河北省石家庄市和重庆市垫江县为国家中医药发展综合改革试验区，分类、分层探索中医药改革发展的新思路、新路径、新举措。

石家庄全市52个社区卫生服务中心、126所乡镇卫生院建成"国医堂"，垫江县实现"90%以上参保患者大病不出县"的"十二五"医改目标……5年间，甘肃、上海、北京等5个试验区建设均取得阶段性进展。

2014年8月，国家中医药管理局发布《关于进一步推进中医药综合改革试验区工作的指导意见》，明确试验区要以完善中医药事业发展政策机制、进一步激发中医药发展活力潜力为目标，解决突出问题，为化解中医药事业发展体制、机制性障碍提供解决途径和实践依据。

2014年12月，国家中医药综合

改革试验区建设工作经验交流会提出，大胆先行先试，抓紧形成一批可推广、可复制的经验。

四、协同推进中医药改革工作

2014年中医药工作要点中，"深化改革，推动完善中医药事业发展政策和机制"被列为重点任务之首，凸显"以改革创新统领各项中医药工作"主旨。

2014年2月，《国家旅游局和国家中医药管理局关于推进中医药健康旅游发展的合作协议》签署，两局将建立合作机制，推动各级旅游机构与中医药全面合作。

2014年7月，国家中医药管理局暑期办公会明确编制《中医药政策体系建设总体规划（2014～2020年）》《中医药健康服务发展规划（2015～2020年）》等任务。

2014年11月，教育部、国家卫生计生委、国家中医药管理局等六部门联合印发《关于医教协同深化临床医学人才培养改革的意见》，实施卓越医生（中医）教育培养计划，探索建立"5+3"中医学人才培养模式。

2014年10月，人社部、国家卫生计生委、国家中医药管理局共同举行第二届国医大师表彰大会，30位中医药专家获此殊荣。

（魏　敏）

【地方中医药事业发展政策和机制建设】
◆北京市

深化中医药发展体制、机制改革，启动《北京市完善中医药发展政策和机制的若干意见》研究制定工作，探索建立推动北京中医药工作突破性发展的新体制、机制。将区县专项资金转移支付模式改革为资金奖励机制，根据绩效考评结果决定资金拨付比例，把"好钢用在刀刃上"，更好地促进区县中医药事业发展。积极推进中医医疗服务价格改革，开展中医类项目的对接、分类、筛选、价格测算并制订改革方案。东城等区县研究编制了推进区域中医药发展的指导意见，积极推进中医药工作区域特色化发展。

海淀等区县在机构改革中进一步健全中医行政管理体系，全市已有9个区县设立了中医科。

优化中医药资源配置。东城、通州、顺义等区县试点开展中医医联体建设。顺义区在北京中医医院托管区中医院的基础上，将区第三医院并入区中医院，并将其从全额转为差额拨款单位，形成以北京中医医院为龙头、顺义区中医院为核心、顺义区第三医院等社区卫生服务机构为支撑的医联体模式。推进综合医院向中西医结合医院转型，东城区和平里医院、北京市二龙路医院、北京市回民医院、朝阳第二医院成功转型为中西医结合医院，优化了区域中医药资源配置，满足了群众对优质便捷中医药服务的需求。

落实京津冀协同发展战略部署。北京与河北廊坊、承德、保定等地开展协作，根据当地特点，探索不同中医药协同发展新模式。与廊坊市签订了综合试点框架协议，在廊坊市中医院设立北京市中西医结合血液病研究所廊坊分部，在大成县中医院设立郭维琴名医传承工作站。北京中医药旅游品牌拓展至河北，4家河北中医药单位被纳入北京市21家中医药文化旅游示范基地中。

推进重点项目改革取得新成效。组织开展了中医药健康服务业现状调研，成立了北京市中医药健康服务协会，初步形成北京市推进中医药健康服务业发展实施方案。全面实施中医药"一老一小"基本公共卫生服务项目，完成58万65岁以上和23万0～36个月常住人口的中医药健康管理，目标人群覆盖率分别达到31.6%和42.5%，均超过国家规定30%的目标。加强全市中医护理专科建设，二、三级中医院之间建立了中医护理对口帮扶关系，开展了全市中医护理人员临床技能全员岗位练兵和技能竞赛，促进基础护理与中医特色的共同发展。推动社会力量举办中医医疗机构，房山等区县扶持民营中医院发展，促成公立中医院与辖区内民营中医院建立对口帮扶关系，鼓励社会办中医机构积极参与公共卫生服务和医养结合服务，方便居民享受优质中医药服务。

(高 彬)

◆天津市

天津市中医药"十三五"规划编制调研工作有序开展，根据国家中医药管理局及卫生计生委领导要求，为天津市中医药事业发展"十三五"规划的编制开展了前期调研，初拟了天津市中医药事业"十三五"规范框架体系。

(马 杰)

◆河北省

2014年5月18日，河北省人民政府办公厅印发《河北省中医药管理局主要职责内设机构和人员编制规定》，将河北省中医药管理局升格组建为由河北省卫生计生委管理的副厅级行政机构，设综合处、中医处、中药处3个正处级内设机构；机关行政编制为20名，其中，局长1名（副厅级），副局长2名（正处级），内设机构处级领导职数7名（3正4副）。2014年11月10日，河北省委批复同意河北省中医药管理局设立分党组。

(王艳波)

◆山西省

山西省长治市、大同市先后以市政府名义出台《关于扶持和促进中医药事业发展的实施意见》。长治市设立中医药发展专项经费并提出：到2020年，全市80%以上县（市、区）达到全国基层中医药工作先进单位建设标准。从2014年起，市级财政每年预算安排100万元的中医药事业发展专项经费，重点用于基层中医药服务能力提升工程、名老中医工作室建设、重点专科建设、中医药人才培养等。各县（市、区）级财政每年安排不低于30万元中医药事业发展专项经费。随着财政增长，逐步增加投入。大同市明确要求各县区卫生局要设立中医管理机构，配备专门人员负责中医药工作。

进一步落实国家卫生计生委、国家中医药管理局联合印发的《关于在卫生计生工作中进一步加强中医药工作的意见》，通过下发文件、现场督导等方式，指导各市卫生计生行政部门完善中医药管理体制，明确要求地市级卫生计生行政部门在机构改革中设立中医科。

在充分调研征求意见的基础上，出台《山西省中医类别执业医师执业范围的暂行规定（试行）》和《山西省临床类别执业医师从事中医药服务暂行规定（试行）》，对全省中医师执业范围、西医师从事中医药服务进行规范。

(赵红娟)

◆内蒙古自治区

在2014年度的卫生、计生机构改革中，内蒙古自治区出台《内蒙古自治区人民政府办公厅关于印发内蒙古自治区卫生和计划生育委员会主要职责内设机构和人员编制规定的通知》（内政办发〔2014〕81号），将自治区蒙中医药管理局设置3个处室，任命了3名副局长、2名处长及2名副处长。全区12个盟市中的7个设立了蒙中医药管理局，不少旗县卫生局设置了蒙中医药管理股，安排专人管理蒙中医药工作，全区蒙中医药管理体系的不断完善，管理能力得到进一步加强。

为落实《国务院关于扶持和促进中医药事业发展的若干意见》《内蒙古自治区人民政府关于扶持和促进蒙医药中医药事业发展的决定》和《内蒙古自治区蒙医药中医药条例》各项要求，2014年，内蒙古自治区卫计委副主任乌兰带队分别赴巴彦淖尔市、呼和浩特市、锡林郭勒盟、鄂尔多斯市等地对蒙中医药政策法规的贯彻落实情况进行了督导调研。同时按照自治区人大的要求，在全区各盟市对《内蒙古自治区蒙医药中医药条例》执行情况进行了立法评估，以持续推动蒙中医药各项事业健康发展。

(岳红娟)

◆辽宁省

以问题为导向，着力开展中医药事业发展研究。形成了《关于在深化医疗卫生体制改革中加速辽宁省中医药事业发展的建议》，辽宁省委以《重要情况报告》印发，得到了省长李希的重要批示。完成了《辽宁省公立中医院经济管理与财务分析》的调研报告，对提高全省公立中医院的运行质量和管理水平具有积极指导意义。在促进中医药事业发展上，沈阳、大连出台了促进中医药事业发展的实施意见，锦州成立了以主管副市长任组长的中医药工作领导小组。开展了全省中医药产业发展现状调查，现已完成《辽宁省中医药健康服务业现状研究报告》和《加快辽宁省中医药健康服务业发展建议》，完成了辽宁省中医药卫生资源空间配置与利用不均衡性及其影响因素研究报告。

积极探索中医药健康服务与旅游业、养老业相结合的模式，选择"两种模式、三个地区"开展工作。营口市设置了以中医药为主的温泉旅游保健中心；辽宁中医药大学附属四院开设了"健康中心"；凤城市中医院开设了东汤温泉疗养院，开展中医"治未病"及养生保健方面的服务。委托何氏医学院研究制订辽宁省中医药服务体系建设规划，召开论证会，形成了初步框架。

(张宏逊)

◆吉林省

一是加强中医药深化改革的顶层设计，吉林省成立局深化改革领导小组，确定了2014年工作方案。二是协调省发改委在吉林省出台的《关于促进健康服务业发展的实施意见》中将提高中医医疗保健服务水平，推进中药产业发展列为重要内容，要求全省各级政府予以积极推进。同时，还积极推动健康服务与养老服务相结合模式，吉林中西医结合医院、乾安县中西医结合医院探索将中医药养生、中医健康管理与养老相结合的综合养老服务模式。三是深化中医药改革发展理论和实践问题研究。启动吉林省中医药管理局2014年中医药政策课题招标工作，共收到申报课题53个，确定第一批中标课题13项。组织开展中医药事业"十二五"总结评估，启动中医药事业"十三五"规划编制工作。四是推动完善中医药管理机制建设，吉林省卫生计生委党组高度重视中医药工作，与吉林省中医药管理局联合印发了《关于在卫生计生工作中进一步加强中医药工作的实施意见》《吉林省卫生和计划生育委员会和吉林省中医药管理局工作关系细则》，进一步明确了中医药在卫生计生工作中的地位和作用，强化了委局工作关系，理顺了工作机制，推动了中医药在卫生计生工作中发挥更大作用。各市州也不断加强中医药工作的组织领导，在这次机构改革中，9个市州卫生计生部门继续加挂了中医药管理局牌子，全部成立了独立的处科室，配备专人管理中医药工作。全省60个县、市、区全部加挂了中医药管理局牌子。长春市为市卫生计生委中医处配备了4名公务员，辽源市卫生计生委领导班子全部被任命为市中医药管理局领导，进一步强化了对中医药工作的组织领导。五是推动通化市中医药综合改革试验区建设。按照国家中医药管理局有关部署，按照注重区域统筹、主题统筹、职责统筹的做法，启动实施了该项工作。六是推动全省中医药对外交流合作，利用吉林省延边州的区位优势，以项目带动的形式，推动延吉中医院、珲春中医院、延边朝医医院等中医医疗单位发挥中医药特色优势，更广泛地为俄罗斯、韩国、朝鲜等往来人员提供中医药服务。七是继续实施年度工作重点目标责任制管理，将目标管理工作常态化、制度化，通过下发目标责任制，强化日常督导，实施年终考评等方式，保障了年度中医药重点工作目标和任务的完成。启动实施了中医药专项资金动态监控平台建设，开展了中医药专项资金使用督查工作。

（任丛飞）

◆黑龙江省

一是进一步完善了地市级中医药管理机构建设。2014年，黑龙江省卫生计生委制定了《关于市县两级卫生和计划生育行政部门职能转变及机构改革的指导意见》，意见要求注重加强对中医药机构的管理职能和机构设置。到2014年底，各地市卫生计生部门基本恢复建立或重新建立了中医科，齐齐哈尔、大庆、

鸡西、鹤岗和佳木斯等地市进一步充实了中医科工作人员，满足了中医药管理工作的需要。

二是进一步形成了促进中医药事业发展的联动机制。2014年，黑龙江省卫生计生委、中医药管理局会同黑龙江省人社厅、食药监局联合开展了对基层中医药服务能力提升工程的督导检查；黑龙江省中医药管理局与黑龙江省教育厅、人社厅、发改委和财政厅等部门联合制订了《中医住院医师规范化培训方案》；黑龙江省中医药管理局与黑龙江省财政厅、体育局、住建厅等12个部门联合制定了《促进健康服务业发展的若干措施》；黑龙江省中医药管理局与省旅游局联合制定了贯彻落实国家中医药管理局和国家旅游局《关于推进中医药健康旅游发展的合作协议》的实施办法；黑龙江省中医药管理局与农工党省委联合开展了中医药服务贸易调研。

三是进一步强化了对中医药工作的组织领导。黑龙江省卫生计生委党组制定并出台了《关于在卫生计生工作中进一步加强中医药工作的实施意见》，要求各级卫生行政部门要加强对中医药工作的领导，把中西医摆在同等重要位置，完善政策机制，统筹规划，强化扶持，促进中医药事业全面发展。医改、规划财务、卫生应急、新农合管理、人事、基层卫生管理、疾病控制等各部门在研究部署分管工作时要充分考虑发挥中医药的作用。

（曲 峰）

◆上海市

出台《上海市进一步加快中医药事业发展三年行动计划（2014～2016年）》。为持续推进上海中医药事业的发展，2014年1月30日经上海市人民政府研究同意，印发了《上海市人民政府办公厅关于转发市卫生计生委市中医药发展办公室制订的〈上海市进一步加快中医药事业发展三年行动计划（2014～2016年）〉的通知》（沪府办〔2014〕9号），确定第二轮中医药三年行动计划的指导思想、基本原则和总体目

标，并明确2014年至2016年的7个方面的主要任务（进一步完善中医医疗服务体系，提升能力；进一步加强基层中医药工作；提高传承创新能力，加强中医药内涵建设；持续加强人才培养，打造中医药人才高地；围绕国家文化大发展战略，进一步繁荣中医药文化；继续加强中医药国际化、标准化能力建设，促进对外合作与交流；建立综合评价体系，加强中医药服务监管）和24项工作。为推进各项任务的完成，文件提出进一步加强组织领导、完善投入机制和落实中医药扶持政策等保障措施，将有力推进上海中医药事业的快速发展。

为贯彻落实《中共中央关于全面深化改革若干重大问题的决定》中关于完善中医药事业发展政策和机制，在卫生计生工作中进一步加强中医药工作的要求，根据国家卫生计生委、国家中医药管理局印发的《关于在卫生计生工作中进一步加强中医药工作的意见》，上海市卫生和计划生育委员会、上海市中医药发展办公室印发了《关于贯彻落实国家卫生计生委、国家中医药管理局〈关于在卫生计生工作中进一步加强中医药工作的意见〉的通知》，提出结合《上海市人民政府关于进一步加快上海中医药事业发展的意见》《上海市进一步加快中医药事业发展三年行动计划（2014～2016年）》等文件精神，认真贯彻落实；进一步提高对中医药工作重要性的认识，加强中医药工作领导，各级卫生计生委主要负责同志要切实履行加强中医药发展的主要职责，把中医药工作摆上重要议事日程，定期讨论研究中医药工作，推动解决本区域（单位）中医药改革发展的重要问题；加强和完善区县中医药管理机制建设，在机构改革中，建立相应的组织管理体系，切实落实和充实专人管理区域内中医药工作；坚持中西医并重，加强统筹协调。在推进深化医药卫生体制改革、编制卫生计生发展规划、实施卫生计生重点计划、制定有关政策文件等方面，要统筹兼顾，充分发挥中

医药的作用，扶持中医药事业发展；进一步加强沟通协调，将中医药工作融入卫生计生工作中，及时反映中医药改革发展的意见和建议。

制定并印发《上海市中医医院中医药服务综合评价指标体系（2014版）》。为完善中医医院综合管理评价指标体系，实现常态化、实时化、全程化的监管，统筹开展评价工作，2014年7月22日，上海市卫生和计划生育委员会、上海市中医药发展办公室联合印发《关于下发〈上海市中医医院中医药服务综合评价指标体系（2014版）〉的通知》，以引导中医院坚持以中医药的办院方向，体现中医特色优势发挥和中医药服务能力提高的核心要求，从计划措施与人才管理、中医服务利用、临床科室建设等方面，完善中医质控标准和规范，推进中医药服务监管的标准化、客观化和科学化。

为加强中药饮片使用环节的质量管理，发挥中医临床治疗特色优势、保证中医临床疗效和保障人民群众用药安全，2014年8月26日，由上海市卫生和计划生育委员会、上海市中医药发展办公室、上海市食品药品监督管理局印发《关于进一步加强医疗机构中药饮片煎药管理的通知》，要求各医疗机构采取有效措施，建立健全各项规章制度，加强相关工作考核，严格按照《处方管理办法》《医院中药饮片管理规范》《医疗机构中药煎药室管理规范》等文件要求，切实加强中药饮片煎药服务各环节的管理。在自身煎药服务能力相对不足的情况下，医疗机构可委托本市有相应资质的单位提供煎药服务。上海中药行业协会受上海市卫生和计划生育委员会、上海市中医药发展办公室和上海市食品药品监督管理局委托，对中药饮片代煎服务相关企业进行质量规范管理。

印发《关于设立中药煎药和膏方制备规范化建设项目的通知》。针对中药煎药和膏方制备流程与管理存在形式多样、标准不一的现象，为进一步规范医疗机构中药煎药和膏方制备流程，上海市卫生计生委、上海市中医药发展办公室印发《关于设立中药煎药和膏方制备规范化建设项目的通知》，决定设立中药煎药和膏方制备规范化建设项目，探索建立适合该市实际、适宜推广的中药煎药和膏方制备规范化管理路径。确定中药煎药规范化建设项目由上海中医药大学附属曙光医院、嘉定区中医医院承担；膏方制备规范化建设项目由上海中医药大学附属龙华医院、岳阳中西医结合医院承担。要求探索符合上海实际情况，适合在全市范围推广的医疗机构中药煎药和膏方制备模式，并形成相关管理制度和流程规范。

为进一步整顿医疗秩序，打击非法行医，维护人民群众健康利益，由上海市卫生和计划生育委员会、上海市中医药发展办公室、上海市公安局、上海市食品药品监督管理局联合印发《关于做好本市进一步整顿医疗秩序打击非法行医专项行动深入巩固阶段工作的通知》，在总结前阶段整治工作情况，分析面临的形势，梳理存在的突出问题和薄弱环节，加大工作力度，确保巩固的效果。重点打击非法医疗美容、非医学需要的胎儿性别鉴定和选择性别的人工终止妊娠行为、以养生保健为名非法开展诊疗活动等活动。《通知》同时要求加强对中医门诊部、中医诊所依法执业监督检查，规范中医养生保健服务行为，并将打击以养生保健为名开展的非法诊疗活动是专项行动的重点之一。

（戴宝冬）

◆浙江省

2014年初，浙江省人大教科文卫委员会将审议中医药事业发展情况作为重要工作内容之一，督查2011年浙江省人大常委会关于中医药发展审议意见的落实情况，分别赴湖州、温州、衢州等地进行了调研，地方各级人民政府将发展中医事业纳入了卫生事业发展规划，将中医医疗机构建设纳入区域卫生规划、医疗机构设置规划和城市建设总体规划，充分发挥当地中医药的传统优势，积极扶持和举办中医特色专科医疗机构，县级以上综合医院、绝大多数中心卫生院设置了中医科和中药房，乡村医生掌握了中医基本知识和中医诊疗技术。积极设置中医管理机构，杭州市、温州市、嘉兴市等卫生计生（卫生）部门已设立了中医处，海盐县、长兴县、新昌县等卫生计生（卫生）部门设立了中医管理科，许多县级以上政府设立了发展中医专项经费，中医事业费达到或高于卫生事业费10%。

（施 翔）

◆福建省

2014年7月15日，福建省卫生和计划生育委员会印发了《关于在卫生计生工作中进一步加强中医药工作的实施意见》（简称《意见》），对加快福建省中医药事业的跨越发展，充分发挥中医药在深化医改和建立基本卫生制度中的作用，以及各级卫生计生行政部门工作中如何加强中医药工作提出明确要求，制定了多项具体措施，保证全省中医药事业的健康发展。

《意见》提出全省各级卫生计生行政部门要进一步提高对中医药工作重要性的认识。要全面贯彻落实党的十八届三中全会精神和《福建省人民政府关于扶持和促进中医药事业发展的实施意见》，发挥中医药特色优势，促进中医西医协调发展，共同为提高全民健康水平服务；要坚持中西医并重的方针，坚持改革创新，坚持中医与西医互相取长补短、共同提高，坚持统筹规划，强化扶持，促进中医药医疗、保健、科研、教育、产业、文化和国际合作交流全面发展。

全面落实各项扶持促进中医药事业发展的政策措施。巩固完善以各级中医医院为主体，以农村和社区卫生机构为基础的中医药服务网络，形成涵盖基本医疗、预防保健、养生养老等功能的中医药服务体系。要求各级卫生计生行政部门对已经出台的对中医药事业的扶持政策进行系统梳理，认真落实好已经明确的政策措施；已经提出原则性要求但需要制订具体方案和实施办法的，各级卫生计生行政部门要主动工作，及时出台或协调有关部门联合出台相关配套措施。

切实加强对中医药工作的组织领导。各地要在卫生计生机构改革中，加强中医药管理体系建设，要求各设区市级卫生计生部门应设置独立的中医科（处），县（市）级卫生计生行政部门应配备专人专职负责中医药工作，督导各项工作任务和政策措施的贯彻落实。

加大中医药改革发展的统筹协调力度。各级卫生计生行政部门要充分认识到发展中医药事业不仅是中医药部门的分内工作，也是系统各部门的重要职责。要积极协调有关部门加强对中医药事业发展的统筹规划，处理好卫生计生改革发展与中医药改革发展的关系，在编制实施卫生计生发展综合规划及各项专项规划时，要将中医药作为重要内容纳入其中，并体现向中医药倾斜的政策要求。

（吴彦彦）

◆江西省

一是开展中医药强省战略课题研究。2014年4～6月，江西省中医药管理局联合江西省政府发展研究中心、江西中医药大学赴省内宜春、赣州、抚州、鹰潭、樟树和省外黑龙江、吉林、云南、贵州、亳州等地开展了"加快中医药产业发展，推动中医药强省建设"课题调研，已形成了1份总体调研报告和5份专项调研报告。

二是出台在卫生计生工作中加强中医药工作的实施意见。2014年6月4日印发了《江西省卫生计生委关于在卫生计生工作中进一步加强中医药工作的实施意见》，规定每年至少组织召开1次党组（党委）会议专题研究中医药工作；建立委（局）内中医药工作联席会议制度，推动建立中医药工作跨部门协调机制；市县级卫生计生部门设置独立的中医处（科、股）和配备中医专干；建立健全中医药规划统筹机制，完善中医医疗服务体系；注重在基层卫生、公共卫生、卫生应急、人才队伍建设中发挥中医药优势和

作用。

三是调整中医药厅际协调小组。2014年10月24日印发了《关于调整江西省中医药工作厅际协调小组组成人员的通知》，并制定了厅际协调小组成员单位责任分工和联席会议制度。

（郑林华）

◆山东省

积极争取政策扶持，加强中医医疗机构建设。山东省中医药管理局加强与发改、财政部门的沟通，积极争取将中医医疗机构纳入基本公共卫生投资建设项目，章丘、临朐等6家县级中医院纳入基层医疗卫生服务体系建设项目，临沂市中医院纳入市级医疗机构建设项目，潍坊市中医院儿科纳入专科医疗机构项目，山东省中医院、烟台市中医院、菏泽市中医院纳入全科医生培训基地建设项目，国家总投入逾1亿元。

探索建立中医药文化建设长效机制，制定出台全省中医药文化建设指导性文件。为突出中医药文化对统领事业发展的引领作用，山东省中医药管理局会同省委宣传部等11部门出台了《关于进一步加强全省中医药文化建设的指导意见》和《全省中医药文化建设评估指标体系》。指导意见和评估体系涵盖各级政府、医疗卫生机构、学校、企业、健康旅游业等，制定中医药文化建设标准，对全省中医药文化建设具有重要的指导意义，对促进全省中医药事业全面发展和探索建立中医药文化建设长效机制将起到重要作用。

加强全省中医药健康旅游业和健康服务业发展。山东省人民政府下发《关于贯彻落实国发〔2013〕40号文件加快健康服务业发展的实施意见》，对加强中医药服务能力建设、推广中医药养生保健服务、发展中药材产业都做出了专门部署。山东省中医药管理局会同省旅游局开展了中医药健康旅游现状调查，摸清了山东省中医药健康旅游业发展现状，联合下发了《关于印发〈山东省中医药健康旅游发展实施意见〉的通知》（鲁旅办发〔2014〕

75号），进一步拓展了中医药服务领域和范围。

做好中医药"十三五"发展规划战略研究。山东省中医药管理局高度重视中医药"十三五"发展规划编制工作，多次召开会议就具体事项进行研究和讨论，定期对规划编制进展情况进行调度。委托山东省中医药研究院进行中医药发展"十三五"规划战略研究，对全省中医药事业发展情况进行调研。规划初稿包括"十二五"期间中医药工作情况总结和"十三五"期间中医药事业发展的指导思想、基本原则、发展目标和重点工作任务等。

（刘　超）

◆河南省

河南省中医管理局机关由原来2个处12名编制，增加为办公室（财务处）、医政处、科教处3个处室23个编制，充分体现了省委、省政府对中医工作的重视和支持。宏观管理政策研究制定进一步深化。委托河南省社会科学院开展的《河南省中医药发展战略研究》基本完成。开展中医药健康服务业等多项专题调研，为省政府政策的出台提供依据。《河南省人民政府关于推进县级公立医院综合改革的实施意见》明确中药饮片暂不实行药品零差价，市县医保、新农合不得在国家规定之外人为限制中医药服务的提供和应用等5条刚性要求。平顶山市中医管理局积极协调，将针灸、艾灸等25种中医非药物疗法纳入县乡两级新农合门诊报销范畴。

（宋军伟）

◆湖南省

2014年，湖南省新一轮政府机构改革全面启动。这次改革以转变职能为核心，严格控制行政机构限额和行政编制总额。根据省委、省政府印发《关于湖南省人民政府职能转变和机构改革方案的实施意见》，湖南省中医药管理局调整为卫生计生委部门管理的副厅级单位，正式进入省政府机构序列，在促进中医药和民族医药发展、继承和发展中医药文化、加强中医药人才培养方面进一步强化了行政职能。根

据《省政府办公厅关于印发湖南省中医药管理局主要职责内设机构和人员编制规定的通知》，湖南省中医药管理局内设规划综合、医政医管、科技教育3个处室，列行政编制15名。机构改革完成后，为更好地履行职能，制定了省卫生计生委与省中医药管理局工作关系细则，进一步理顺二者之间的工作关系，明确了湖南省中医药管理局与省四大家、省直单位的工作联系方式。根据省政府要求，在规划综合处设立了局机要室，开通了与省政府办公厅的通讯专线，建立了湖南省中医药管理局与省政府的直接工作联系。

（熊士敏）

◆广东省

《广东省推进中医药强省建设行动纲要（2014～2018年）》于2014年3月正式出台。该纲要明确了广东省推进中医药强省建设的工作目标、主要任务和保障措施，奠定了推进中医药强省建设的政策基础。广东省中医药局研究制定了《广东省传统医学师承和确有专长人员医师资格考核考试实施办法》和《广东省中医药一技之长人员纳入乡村医生管理工作实施方案》，经省法制办审核后正式公布，对基层原来没有行医资格但又得到当地群众认可的"土郎中"，他们有望按照有关要求和程序，通过考核"持证上岗"。广东省中医药局与广东省卫生计生委联合印发了《关于进一步加强广东省综合医院中医药工作的意见》，要求切实加强中医药行政管理机构建设，切实加强综合医院中医药工作，提升综合医院中医药服务能力，明确提出中医床位数不低于医院标准床位数的5%，中医药服务量达到所在综合医院总服务量的10%；切实加强中医药信息化建设，将中医药信息化纳入卫生计生信息化大平台中，全面提高中医药信息化水平。

广东省中医药局积极争取协调，落实了2014年中医药强省建设专项资金2亿元。与广东省财政厅联合印发了《广东省省级中医药相关专项资金管理办法》，明确了中医药强省建设专项资金扶持范围。编报制订了《广东省地市级中医医院建设项目实施方案》《广东省县级中医医院建设项目实施方案》《广东省中医临床重点专科建设方案》《广东省医院中药制剂开发项目实施方案》《广东省中医优势病种突破项目实施方案》等11个相关配套项目实施方案，组织各类项目的申报、遴选和立项工作。发挥省级中医药财政专项资金的引导作用，推动中医药强省建设。

（钟 鸿）

◆广西壮族自治区

一是研究中医药壮瑶医药"三名"战略重点突破思路。2014年，自治区副主席李康在南宁主持召开2014年全区中医药壮瑶医药"三名"战略重点突破座谈会，围绕广西实施中医药壮瑶医药"三名"战略面临的瓶颈制约、主要问题及对策进行了讨论。在充分梳理意见和建议的基础上，提出了中医药壮瑶医药"三名"战略重点突破的工作思路。二是在机构改革中加强中医药管理体系建设。在新一轮机构改革中，自治区卫生计生委加挂自治区中医药管理局牌匾，成立了两个业务处室并增加了人员编制和管理职能；完成机构改革的8个设区市卫生计生委均加挂中医药管理局牌匾，12个设立中医科；60个县卫生计生行政部门成立了中医股或有专人负责中医工作。正在指导各地建立和完善中医药管理体系。三是制定下发《在卫生计生工作中进一步加强中医药民族医药工作的实施意见》。全面落实各项扶持促进中医药事业发展的政策措施，切实加强对中医药民族医药工作的组织领导，加大中医药民族医药改革发展的统筹协调力度，充分发挥中医药民族医药在深化医改和建立基本卫生制度中的作用。四是开展专题研究，促进中医药壮瑶医药事业发展。协助自治区出台《关于支持玉林市加快打造"南方药都"的若干意见》，完成了桂港中医药壮瑶医药合作战略研究、自治区中医药民族医药发展十大重点工程中期评估等工作；

参与论证和起草的《广西壮族自治区药用野生植物资源保护办法》获自治区人民政府颁布实施。配合国家中医药管理局开展完善中医药发展政策和机制专题调研，国家中医药管理局《中医药工作简报》第23期刊登《广西统筹谋划多措并举完善机制加快推进中医药壮瑶医药事业发展》，对广西的中医药壮瑶医药工作给予了充分肯定。重视中医药健康服务业发展的规划，正在抓紧落实自治区书记彭清华和自治区政府有关领导对国家卫生计生委副主任、国家中医药管理局局长王国强建议广西加强中医药健康服务业发展的函信的重要批示：国家批准广西为全国中医药服务贸易先行先试重点区域的精神。

（刘 畅）

◆海南省

根据《国务院关于扶持和促进中医药事业发展的若干意见》（国发〔2009〕22号）和《海南省人民政府关于扶持和促进中医药事业发展的意见》（琼府〔2010〕67号）文件精神，逐步完善中医药事业发展政策和机制。一是加强中医药管理体系建设。为健全省级中医药管理机构，加快海南省中医药事业发展，经海南省委、省政府同意，成立了海南省中医药管理局。二是将中医药工作纳入省政府重点工作事项。继2013年海南省政府将基层中医药服务能力提升工程纳入省政府重点工作后，2014年省政府又将提升工程和"推进海口、三亚中医疗养国际旅游示范区建设"一并纳入了省政府重点工作，集全省之力推动中医工作开展。三是认真贯彻落实各项中医药扶持政策。落实国家和省政府对中医药事业的扶持政策：在财政政策方面，2014年协调财政部门提升了中医药项目投入，在《县级公立医院财政补助指导意见》中专门强调落实政府对公立中医医疗机构的补偿机制，制定有利于促进公立中医医疗机构发挥中医药特色医疗服务的补偿办法；在医保政策方面，制定鼓励中医药服务的医疗保障政策，全省城镇职工和居民医保以及新农合均提高了中医药服务报销比例10%以上。通过这些政策措施落实，充分调动广大群众信中医、用中医的积极性和主动性，支持中医药事业持续健康发展。四是建立中医药发展的督导和考核机制。2014年，海南省中医药管理局推动省政府和各市县政府签订了基层中医药工作目标责任书，联合多部门对基层中医药工作开展了省级联合督导检查，成功将中医药工作再次纳入市县社会和经济发展考核指标。

（邢伯茹）

◆ **重庆市**

2014年，重庆市级中医专项经费1810万元，较上年增长39.8%；重庆市人社局印发《关于将部分定点医院中药自制制剂纳入医疗保险支付的通知》，确定了首批纳入报销目录的156个制剂品种，建立了中药制剂纳入城镇职工、居民医保和新农合报销目录的常态管理程序；重庆市物价局出台中医药医疗服务价格优惠政策，确定将医疗机构普遍开展的、价位偏低的35个中医医疗服务项目和23个由于价格低临床极少开展的中医医疗服务项目，分别在治疗类项目价格普调13%的基础上，增调12%和22%；在医改政策中，规定中药饮片不实行零差率销售，同时还享受收取药事服务费和财政补助政策，在区县公立医院综合改革控制药品收入占比中，中医医院药占比控制数高出综合医院3个百分点。

重庆市在市级机构改革中，在组建重庆市卫计委的同时挂重庆市中医管理局牌子，主任屈谦兼任市中医管理局局长，下设2个中医业务处室。38个区县卫生计生委中，设置中医管理科的有31个，其中独立设置的区县有12个。

（田 波）

◆ **四川省**

一是继续抓好《四川省人民政府关于扶持和促进中医药事业发展的实施意见》贯彻落实。南充等10个市（州）先后出台了结合本地特点的实施意见。二是四川省中医药管理局会同省卫生计生委转发了《关于在卫生计生工作中进一步加强中医药工作的意见的通知》，要求各地卫生计生部门不断加强和完善中医药工作，推动中医药管理"四到位"。三是启动《四川省中医药事业"十三五"发展规划》编制工作，总结"十二五"以及振兴中医以来的发展经验，认真梳理存在的问题和薄弱环节。四是督促全省县级公立中医医院取消药品加成，将饮片使用量纳入中医医院评价体系，积极争取将符合条件的中医诊疗项目、中药和院内制剂纳入医保报销范围，并确保提高5%～10%的报销比例。

（刘晓蓉）

◆ **贵州省**

2014年，在机构改革中所有单位编制减少的情况下，贵州省中医药管理局由原来的2个正处级处增加到3个正处级处（中医综合处、中医医政处、中医科教处），设副局长2名，全局工作人员由原来的5人增加到9人，局长由省卫生计生委党组成员、副主任杨洪兼任。印发《贵州省中医药管理局内设处主要职责》，进一步明确职责，规范工作。指导各地在卫生计生机构改革中加强中医药管理体系建设，8个市、州卫生计生部门设置中医药科（处），14个县级卫生计生部门设置中医药科（股）。

（吕兴政）

◆ **云南省**

云南省中医药管理局代省政府拟订了《云南省加快中医药发展行动计划（2014～2020年）》（以下简称《行动计划》），并由省政府印发全省实施。确定了到2020年全省中医药的发展目标、重点任务和保障措施，明确了各级政府的职能职责，就每项重点任务进行了细化分工，指定了具体的牵头部门和协助部门。同时，筹备省政府即将召开的全省发展中医药大会，2014年省级中医药专项资金达到5000万元，较2013年增加了1150万元，增长率为30%。

进一步加强中医药服务体系建设。争取国家和省级发改部门支持，

昭通市中医院和14所县中医院建设纳入国家2014年建设计划，下达中央投资计划2.92亿元。支持、指导部分地区将3所农垦系统医院、综合医院转建为县级中医医院，县级中医院达到90所，进一步完善了县级中医药服务网络。

深入开展中医药服务百姓健康推进行动。一是通过继续在全省三级中医医院开展"患者说了算"服务，二级以上中医医院开展挂号交费取药叫号等7项具体行动，进一步加强中医院内涵建设，改进服务流程，强化为人民群众提供安全、有效、方便、价廉的中医医疗服务，构建和谐医患关系，推进中医药服务百姓健康。二是与国家中医药管理局联合组织国家级和省级中医药医疗队专家60名，在禄劝县、寻甸县开展"服务百姓健康行动"大型义诊活动。同时，组织全省105所中医医疗机构、2061名医师、298名药师、2798名护士开展义诊活动，共义诊16752人次，发放宣传材料86625份，义诊收住院2672人，共计减免患者费用42万元。三是邀请上海名医传承高级研修班的30位中医专家赴云南省保山市、腾冲县开展为期一周的服务百姓健康实践活动，开展了临床带教工作，为当地300多名群众进行了义诊咨询，为150多名县、乡医务人员开展专题培训讲座5场。另外，上海曙光中医药研究发展基金会向保山市、腾冲县卫生计生委捐赠了诊疗箱100个，装配给基层医疗机构。

积极参与医改工作。对部分县级公立中医医院改革试点单位进行调研，配合有关部门制定县级公立医院改革中医药扶持政策，明确2014年医改中医药工作主要任务目标；认真开展基本公共卫生中医药健康管理服务项目工作，对2013年全省基本公共卫生中医药健康管理服务项目实施情况进行了督导考核和通报，针对存在问题，下发《关于进一步做好基本公共卫生服务中医药健康管理服务项目工作的通知》，将中医药健康管理服务项目纳入全省基本公共卫生服务项目网

络直报系统，适时对各地进展情况进行跟踪督促；组织实施城市三级中医医院对口支援县级中医院工作，加大对县级中医医疗机构的技术指导；将中医药工作纳入县乡村一体化管理试点，选择部分县中医院整体托管乡镇卫生院，取得了明显成效。组建中医医疗服务价格调整专家咨询小组，确定云南省中医医院、昆明市中医院和凤庆县中医院为国家中医药管理局医疗价格调整试点单位，并给予每个试点单位10万元的经费扶持，开展中医医疗服务价格调整论证工作，为新一轮医疗卫生服务价格调整提供了依据。

鼓励支持民营中医医院建设。新增设置云南黄家医圈中医肿瘤医院、云南福林堂中医医院2所民营中医医院，批准筹建云南中医胃肠病医院。

（赵　强）

◆陕西省

2014年6月7日，陕西省人民政府根据国家卫生计生委、财政部、中央编办、发展改革委、人力资源社会保障部《关于推进县级公立医院综合改革的意见》（国卫体改发〔2014〕12号）精神，结合陕西省实际，制定出台《关于深化县级公立医院综合改革的实施意见》（陕政发〔2014〕17号），从管理体制、补偿机制、价格机制及人事编制等方面全方位推进县级公立中医院改革。具体政策亮点如下：

合理配置医疗资源。在深化县级公立医院综合改革中，要将县级中医医院作为政府举办的重点医院办好。推进县级公立医院标准化建设，力争2015年底全省80%的县级中医医院达到二级水平。

科学核定医院编制。按照县域户籍人口每千人3.0张病床、床位和人员编制1:1.5的比例，核定县级公立医院人员编制总量，明确县级综合医院、中医医院、妇幼保健院的床位和人员编制比例。

建立科学投入补偿机制。县级中医医院基本工资100%纳入财政预算。离退休人员从医院剥离，离退休费用由财政承担。进一步理顺医疗服务比价关系，以市为单位制订医疗服务价格调整实施方案，提高中医服务项目价格，体现医务人员技术劳务价值。

提升医疗服务能力。实施为县及县以下医疗机构定向招聘、订单定向免费培养医学类本科生和在职研究生定向培养3项政策，使县级公立中医医院本科以上专业技术人员比例达到30%以上。深入推进医疗服务县镇一体化改革，乡镇卫生院人员由县级公立医院统一管理、调配使用，乡镇卫生院新录用人员实行"县招镇用"。

引入外部竞争机制。放宽社会资本办医准入范围，优先支持举办非营利性医疗机构，鼓励社会资本投向资源稀缺及满足多元需求服务领域，形成与县级公立医院相互竞争、共同发展的格局。制定医生多点执业实施细则，允许公立医院医生到非公立医疗机构执业。

（余　晴）

◆甘肃省

中医药综合发展仅仅依靠卫生和中医药部门的力量远远不够，近几年，在甘肃省卫生计生委的大力协调、沟通下，全省相关部门都对中医药事业的发展给予了极大地扶持和关注，出台了一系列政策措施，形成了推动中医药事业整体向前发展的强大合力：

一是省级卫生、发改、财政、人社、食药监管部门联合制定下发了《在深化医药卫生体制改革中充分发挥中医药作用的实施办法（试行）》，明确了中医药参与医改的具体措施，并提出了近期和远期工作目标。

二是甘肃省中医药管理局与省人社厅联合制定下发了《关于加强定点医疗机构运用中药材和中医药适宜技术诊疗疾病工作的通知》，对群众使用符合条件的中成药、中药饮片、全省统一调剂使用的院内中药制剂以及以治疗为目的的中医药适宜技术，新农合全额报销，医保推行甲级目录管理。

三是甘肃省中医药管理局联合食药监部门，调剂了253种院内中药制剂在全省使用，并增补到全省新农合基本用药目录当中。在补充甘肃省国家基本药物目录时，新增了115个中成药品种。

四是商省财政厅同意，甘肃省中医药管理局下发了《关于将中医"治未病"内容纳入甘肃省基本公共卫生服务项目的通知》，把中医药作为基本公共卫生服务向居民提供。

五是甘肃省中医药管理局协调省林业厅、农牧厅、水利厅，组织专家根据全省的地理环境、气候特征、环境资源等因素，制定了《甘肃省药用木本植物种植指导目录》《甘肃省中药材分布区域与生产指导目录》《甘肃道地大宗中药材优势区域布局目录》《甘肃省药用价值蔬菜目录》和《甘肃省常见药用价值野菜目录》，下发了《关于加强药用木本植物种植工作的通知》《关于进一步强化中药材种植工作的通知》等文件，要求各地林业、农（牧）业、水利和卫生部门联合制定种植规划，合力推进中药种植工作，进一步提升中药产业附加值，推进中医中药同步协调发展。

六是甘肃省中医药管理局联合省发改委下发了《关于调整医疗优化部分医疗服务项目价格的通知》，降低了部分西医治疗费和检查费，提高了中医骨伤尤其是传统手法价格，提升了县级中医医院发挥中医药特色的积极性。

七是甘肃省卫计委联合省旅游局、农牧、林业、商务、文化等部门，制订下发了《甘肃省中医药养生旅游工作实施方案》，着力打造健康甘肃、养生甘肃、绿色甘肃。甘肃省卫生计生委计联合省发改委、旅游局下发了《甘肃省中医药生态保健旅游规划纲要》，提出以发展中医药生态养生经济、弘扬中医药生态养生文化为重点，以建设中医药生态休闲旅游景区、休闲养生（养老）基地为载体，形成"食养（疗）""药养（疗）""水养（疗）""沙养（疗）""文养（疗）"等为特色的中医药养生保健品牌，促进甘肃中医药生态保健旅游业发展，努力将甘肃打造成为特色鲜明、国内外知名的现代化"生态保健旅游目的地"。甘肃省卫生计生委联合省商务、旅游、食药监等部门制定下发了《关于加强药膳推广应用工作的通知》和《关于征集中医药养生旅游产品的通知》，进一步弘扬中医食疗和养生保健文化，为中医药发展营造了良好的社会环境。

八是甘肃省中医药管理局联合省商务厅、外办、教育厅、科技厅、财政厅、文化厅出台了《甘肃省促进中医药服务贸易发展的若干意见》，明确了今后甘肃省发展中医药服务贸易的重点任务，包括实施中医药服务贸易多元化战略、建设中医药物流配送中心及对外贸易服务平台、培育具有竞争优势的龙头企业、发挥中医药文化的先行作用、做大做强中医药养生旅游产业、开发中医药医疗器械及提供技术服务、加快培养国（境）外中医药服务贸易专业人才、建设中医药服务贸易信息和技术平台等。

九是在县级公立医院改革试点中充分发挥中医药优势。甘肃省在转发国家卫计委、发改委等五部门《关于在县级公立医院综合改革试点工作中充分发挥中医药特色优势的通知》时明确提出要求，财政补偿要对中医医院倾斜，要合理确定中医医疗服务收费项目，调整收费标准，充分体现中医药的服务成本和技术劳务价值，认真落实医保和新农合对中医药服务的优惠政策。在贯彻落实《甘肃省县级公立医院综合改革试点工作实施方案》中有关"取消药品加成"政策时，对中药饮片要区别对待，按国家相关政策规定，各级医疗机构使用的中药饮片不实行零差率销售，仍按省政府有关部门关于中药饮片定价、采购、配送、使用和基本医疗保险给付等政策规定执行。

十是甘肃省中医药管理局联合甘肃省发改委下发了《关于促进中医药产业发展的意见》，提出用5年时间逐步建立起较为完善的中医药

产业链，推动知识产权、品牌、高附加值产业贸易，打造一批市场竞争力强、具有甘肃特色的知名品牌和拳头产品，争取中医药产业增加值达到150亿元以上，成为甘肃省支柱产业之一。

关于机制建设，经过探索实践，甘肃坚持发挥各级政府在中医药发展中的主导作用，政府各部门协作形成发展合力，动员全社会积极参与中医药工作，在全省基本形成了"政府主导，部门联动，全社会参与"的中医药事业发展工作机制。

（郭　泰）

◆宁夏回族自治区
一是协调自治区医保管理部门，将22种中回药医院制剂纳入医保报销范围。二是主动争取自治区财政加大对中回医药事业的投入，2015年中回医药专项经费增至900万元。三是鼓励和支持多元化办医格局。全年审批设置2所民营中回医医院。出台了鼓励有资质的中医专业技术人员，特别是自治区级名中医在药品零售店开设中医坐堂诊室的政策。

（沙利荣）

◆新疆维吾尔自治区
为进一步完善自治区中医民族医药工作跨部门协调机制，自治区人民政府调整了自治区发展中医民族医药工作领导小组。《新疆维吾尔自治区中医民族医药发展条例》列入自治区立法调研论证项目目录，自治区人大、法制办及中医民族药管理局等部门开展了调研论证工作。根据调研情况，结合实际，新疆维吾尔自治区中医民族医药管理局草拟了《自治区中医民族医药发展条例》（征求意见稿），经过多次征求意见和修改，原卫生厅政策法规处已递交自治区人民政府法制办。

在自治区主管领导的协调下，新疆维吾尔自治区中医民族医药管理局与自治区发改委、财政厅、人社厅配合，有计划地将条件成熟的民族医药相关技术纳入城镇医疗保险诊疗项目目录，2014年5月帕雪雅等18种维吾尔医诊疗项目首批被

批准纳入自治区城镇基本医疗保险诊疗项目目录。

《关于进一步维护新疆社会稳定和实现长治久安的意见》（中发〔2014〕5号）文件颁布后，按照自治区人民政府统一要求，自治区从实施中医民族医医院基础设施标准化建设、综合医院中医民族医药服务能力建设、民族药纳入国家基本药物目录、专病专科建设、住院医师规范化培训基地建设、组建自治区新药科研创新平台等方面提出了12项细化措施。同时，草拟了《新疆维吾尔自治区中药民族药资源保护与产业发展规划》《中国·新疆丝绸之路经济带医疗中心——中医民族医药发展规划》，已进入二次征求意见阶段。

为进一步加强中医民族医医院标准化建设力度，改善中医民族医医院的基本条件，经积极争取，2014年自治区17个县级中医民族医医院共计得到国家建设项目资金2.21亿元。昌吉州中医医院获得全科医师培养项目基地建设项目，国家给予1370万元的支持。

（殷学静）

二、中医药法治建设

【2014年中医药立法进展概况】
2014年，中医药立法工作稳步推进，取得积极进展。中医药法列入全国人大常委会2014年立法工作计划一类项目，国务院2014年立法工作计划力争年内完成项目。

国务院法制办于2014年7~8月开展中医药法公开征求意见工作，国家中医药管理局配合完成了第二轮向中央有关部门、地方人民政府及有关单位征求意见和网上面向社会各界公开征求意见工作。国家中医药管理局起草制订中医药立法工作方案，积极配合国务院法制办开展中医药法草案修改，与国务院法制办共同组织赴吉林等地开展中医药立法重点问题专题调研。在中医

药法名称、传统中医师、中医药传统知识保护等问题上积极协调行业内外，加强与相关部委沟通，加快推进中医药立法进程。

国家中医药管理局积极与全国人大教科文卫委、法工委有关部门沟通，汇报中医药立法进展情况，得到有关部门进一步的指导和支持。

（任 艳）

【开展《中医药条例》贯彻落实情况监督检查】   2014年8～11月，国家卫生计生委与国家中医药管理局在全国范围内开展《母婴保健法》《母婴保健法实施办法》《计划生育技术服务管理条例》《疫苗流通和预防接种管理条例》和《中医药条例》贯彻落实情况的监督检查。各地卫生计生、中医药管理部门结合实际，制订本辖区具体实施方案，认真开展自查和督导检查，总结本地落实《中医药条例》的主要工作情况和经验，取得的成效、存在的问题和困难，并提出意见建议。2014年12月，由国家卫生计生委和国家中医药管理局共同组成5个督导组，由国家中医药管理局局领导和卫生计生委有关部门负责人带队，并邀请熟悉中医药相关法律、法规的专家，对北京、吉林、福建、江西、广东、海南、重庆、贵州、青海和新疆10个省份的省级中医药管理部门、各级卫生计生、卫生监督、妇幼保健医院、疾控中心和医疗机构进行现场专项督查。

（黄 莹）

【进一步整顿医疗秩序打击非法行医专项行动】   2014年，由国家卫生计生委、公安部、国家食品药品监管总局、国家中医药管理局、总后卫生部、武警后勤部6部门联合开展的进一步整顿医疗秩序打击非法行医专项行动进入深入巩固阶段，2014年2月，6部门发布《关于做好进一步整顿医疗秩序打击非法行医专项行动深入巩固阶段工作的通知》，要求各地认真总结打击非法行医专项行动集中整治阶段工作，分

析梳理问题，及时交流经验，加强对重大案件的挂牌督办，推动工作落实。2014年3月，国家卫生计生委与国家中医药管理局联合发布了《关于打击非法行医专项行动中有关中医监督问题的批复》，对中医诊疗、预防保健活动的相关问题做了进一步明确和规范。2014年10月，6部门联合召开电视电话会议，对此次专项行动中遇到的问题进行梳理，认真总结经验，专项行动圆满完成。此次专项行动对于进一步整顿和规范中医医疗秩序、强化群众安全就医和医疗机构依法执业意识具有重要意义。

（黄 莹）

【整治虚假违法中医医疗广告】
2014年4～8月，国家中医药管理局与国家工商总局、中宣部、国家互联网信息办公室、工信部、卫生计生委、新闻出版广电总局和国家食品药品监管总局等8部门联合开展整治互联网重点领域广告专项行动。专项行动以大型门户类网站、搜索引擎类网站、视频类网站、电子商务类网站、医疗药品信息服务类网站、医药企业和医疗机构自设网站等为重点，针对保健食品、保健用品、药品、医疗器械、医疗服务等领域联合开展整治工作。国家中医药管理局部署中医药系统组织开展拉网式排查，对辖区内中医医疗机构发布广告和自设网站情况进行系统、全面梳理，对违法违规行为进行严肃查处。

（黄 莹）

【国家中医药管理局2014年度政府信息公开工作报告】   根据《中华人民共和国政府信息公开条例》的有关规定，现向社会公布国家中医药管理局2014年度信息公开工作报告。报告内容由概述、政府信息主动公开情况、依申请公开情况、信息公开收费及减免情况、因信息公开申请行政复议或提起行政诉讼情况5个部分组成。本年度报告数据统计期限自2014年1月1日起至2014年12月31日止。

一、概述

2014年，国家中医药管理局认真贯彻落实《中华人民共和国政府信息公开条例》《国务院办公厅关于印发2014年政府信息公开工作要点的通知》（国办发〔2014〕12号）等相关文件要求，加强组织领导，明确责任分工，细化分解任务，加大督导力度，全面推进组织建设、平台建设、制度建设，政府信息公开工作的积极性、主动性不断提高，政府信息公开的广度和深度不断增强，进一步提高了政府工作透明度，有效地保障了公民的知情权，为中医药事业科学发展创造了良好的环境。

（一）组织领导情况

国家中医药管理局党组高度重视政府信息公开工作，将其作为落实中医药政策、加快中医药立法、推动中医药事业发展的一项根本措施进行研究部署，列入年初工作计划，年底进行总结考核。及时调整充实局政务公开工作领导小组办公室组成人员，明确由办公室负责推进、指导、协调、监督政府信息公开工作。各业务司均明确了分管负责人和联络员，负责本司政府信息公开推进工作。全局上下构建形成了领导小组-办公室-各业务司三级工作体系，为工作开展提供了人员保障。同时，借助双周司秘工作例会制度，每两周组织有关司办召开一次联席会议，通报工作情况，解决存在问题，促进政府信息公开工作顺利开展。

（二）制度建设情况

2014年10月份，制定了《国家中医药管理局政府信息公开办法》，进一步规范了政府信息工作各项流程，理顺了工作机制，明确了局机关政府信息公开的保密审查工作的组织领导和保密审查责任人，为各单位更好地开展政府信息公开工作提供了制度保障。

主动公开年度部门预算、"三公经费"拨款情况以及年度部门决算。及时向社会公开中医和民族医医师资格认定、中医执业范围、中医药"治未病"、寻医问药等社会所关注、关系群众切身利益的重要事项，保

障人民群众的知情权、参与权和监督权。

二、政府信息主动公开情况

（一）公开的主要内容

2014 年 1 月 1 日至 12 月 31 日，国家中医药管理局累计主动公开政府信息 1497 条，政府信息公开专栏主动公开信息 181 条，其中各司办局发文件 156 条。主要公开国家中医药管理局人事任免、党委工作、财务信息以及中医药政策法规文件、信息化建设、新闻宣传、医政管理、科技管理、教育管理等。

（二）公开平台建设情况

政府网站。围绕国家中医药管理局重点工作，结合公众关注的热点，组织专人审核、调整和更新中央政府门户网站涉及国家中医药管理局相关子目录及其内容，特别是服务栏目页面的链接，推出热点专题 4 个，分别为：2014 全国两会、2014 年中医药工作会、国医大师评选表彰、党的群众路线教育实践活动专题。发布《中国公民中医养生保健素养》和《健康教育中医药基本内容》新闻发布会文字实录；国家卫生计生委副主任、国家中医药管理局局长王国强做客中央台文字实录等 9 次。主动公开年度部门预算、"三公经费"拨款情况、年度部门决算，发布报纸、杂志、互联网虚假违法中医医疗广告监测情况。

新闻宣传。全年共召开 3 场新闻发布会，组织 4 场中央主流媒体基层采访活动、3 次集体采访，推进了 8 项重大选题策划，完成了 20 次日常采访、20 次重要会议及活动的宣传报道，提供 27 次新闻稿，审核 23 篇新闻稿件，中外 1300 余家媒体对中医药领域的报道及转发达 43 万余篇次，比 2013 年同期增长 18%。

出版年鉴。编印了《2014 卷中国中医药年鉴》，加大中医药宣传的深度和广度，使更多人通过《年鉴》认识中医药政务工作。

新媒体。开通局官方微信"中国中医"，与中国网共建"中国中医"频道，利用新媒体平台，把中医药政策和服务信息送到百姓身边。国家中医药管理局官方微信"中国中医"上线仅 3 个月，在已开通的 20 余家部委官方微信中，文章平均阅读量排名第六、总阅读量排名第八。世界卫生大会通过传统医学决议的重要新闻通过"中国中医"微信平台第一时间播发，多家主流媒体转载。

三、依申请公开信息情况

2014 年 1 月 1 日至 12 月 31 日，国家中医药管理局共受理政务信息依申请公开电子邮件 5 件，主要为信息查询和业务咨询，已全部按时答复。

四、信息公开收费及减免情况

2014 年，国家中医药管理局在办理依申请公开工作中，均未向申请人收取费用。

五、行政复议和行政诉讼情况

2014 年，国家中医药管理局未出现因政府信息公开而引起申请行政复议和提起行政诉讼的情况。

（黄 铮）

三、党的群众路线教育实践活动

【国家中医药管理局群众路线教育实践活动总结会召开】 2014 年 1 月 23 日，国家中医药管理局党的群众路线教育实践活动总结大会召开。国家卫生计生委副主任、国家中医药管理局党组书记、局长王国强强调，第一批教育实践活动已进入尾声，教育实践活动有期限，但贯彻群众路线没有休止符，作风建设永远在路上，党的作风建设永无止境。要按照习近平总书记讲话和中央的要求，不断巩固和扩大教育实践活动取得的成果，以作风建设的新成效促进中医药事业的新发展。

中央第 23 督导组组长张玉台、副组长苏泽林等到会。会议由国家中医药管理局党组成员、副局长马建中主持。国家中医药管理局党组成员、副局长吴刚、王志勇，副局长于文明出席。

张玉台肯定了国家中医药管理局教育实践活动的各项工作和取得成效。他指出，国家中医药管理局党组精心组织活动，各个环节的工作扎实推进、特色鲜明：一是坚持把学习教育、理论武装贯穿始终；二是坚持把领导带头贯穿始终；三是坚持把从严要求、体现整风精神贯穿始终；四是坚持把开门搞活动贯穿始终；五是坚持把突出问题导向、立说立改贯穿始终。对继续巩固发展好党的群众路线教育实践活动的成果、建立健全作风建设的长效机制。张玉台要求，一要深入学习中央精神，以作风建设为成效，圆满完成各项工作任务、服务全面深化改革汇聚正能量；二要进一步抓好整改措施的落实，不断巩固和扩大教育实践活动成果；三要总结运用好教育实践活动的好经验、好做法，积极构建作风建设的长效机制；四是以教育实践活动为契机，进一步加强领导班子思想建设。

王国强指出，在中央第 23 督导组的直接指导下，从 2013 年 7 月 4 日该局启动党的群众路线教育实践活动以来，局党组紧密结合深化医改和中医药工作实际，加强领导，认真部署，按照"照镜子、正衣冠、洗洗澡、治治病"的总要求，以处级以上领导机关、领导班子和领导干部为重点，围绕增强群众观点和宗旨意识，聚焦"四风"问题，切实抓好学习教育、听取意见，查摆问题、开展批评，整改落实、建章立制各个环节，顺利完成各项工作。

王国强表示，局党组高度重视教育实践活动的开展，紧密结合中医药工作实际，做到"规定动作"做到位，"自选动作"有特色。一是强化学习教育，在提高思想认识上下工夫；二是广泛征求意见，在找准突出问题上下工夫；三是紧密联系工作实际，在创新特色活动上下工夫；四是认真查摆问题，在确保专题民主生活会质量上下工夫；五是精心制订"两方案一计划"，在解决突出问题上下工夫；六是建立健全规章制度，在作风建设长效机制上下工夫。通过扎实开展活动，思想认识进一步提高，践行群众路线更加自觉坚定，宗旨意识进一步树立，政治定力明显增强，进一步提升政治敏锐性和政治鉴别力，作风建设进一步加强。

通过教育实践活动，初步解决了"四风"方面存在的突出问题。着重治理文山会海问题，着重解决"事难办、门难进、脸难看"问题。进一步转变政府职能，清理和减少审批事项，发挥在中医药工作中的规划、政策、监督作用。进一步落实办公用房、公务用车和因公出国等规定。继续清理检查"小金库"，控制"三公"经费支出。为民务实清廉形象进一步树立，规章制度不断健全完善。与人民群众联系进一步密切，服务百姓健康推进行动取得实效。

王国强要求，形成经常抓、长期抓的工作机制，通过在巩固中坚持、在坚持中巩固，不断把作风建设引向深入。一要继续加强政治理论学习，进一步坚定理想信念和宗旨意识；二要继续加强和改进作风建设，推动中医药改革与发展；三要继续高标准严要求，狠抓整改方案落实；四要继续加强制度建设，形成作风建设长效机制；五要继续加强领导班子建设，为事业发展提供坚强的组织保障。

（魏　敏、陈梦生）

【开展第二批党的群众路线教育实践活动】　按照中央教育实践活动领导小组工作部署和有关要求，局党组指导中医药行业开展好第二批教育实践活动。一是协助党组向全国中医药系统印发《关于在深入开展第二批党的群众路线教育实践活动中做好有关工作的通知》（国中医药机党发〔2014〕11号），部署在中医药系统第二批活动开展单位中实施好"中医药服务百姓健康推进行动"、开展整治侵害群众利益的违法违纪行为专项治理、落实医疗卫生行风建设"九不准"规定，推动中医药系统第二批教育实践活动深入开展。二是党组书记王国强同志到基层联系点甘肃华池县进行蹲点调研，指导开展第二批党的群众路

线教育实践活动。其他党组成员也分别利用综合督导调研时机到各自的联系点进行调研指导。针对活动中出现的问题，主动认领、上下联动、相互配合、共同推进，研究解决了第二批活动单位中群众反映的突出问题。三是印发《关于在中医药行业开展第二批党的群众路线教育实践活动中加强典型宣传工作的通知》，要求各地要及时总结推广本地区、本单位在活动中创造的好经验、好做法，选树宣传一批先进人物和集体，营造良好的活动氛围，并且继续在局政府网和中国中医药报开设专栏进行宣传报道，推动活动的深入开展。四是通过开展第二批教育实践活动，服务百姓健康推进行动取得实效，群众得实惠取得了新成果。主要体现在：推动基层中医药服务能力提升工程各项重点任务的全面落实，基层中医药服务能力得到明显提升；局直属（管）医院和各地中医药管理部门积极开展巡回医疗活动，让基层群众享受到高水平的中医药服务；推进中医医院改进服务，方便群众就医，实施更多的便民措施，不断提升中医医院整体服务水平和管理水平。

（刘　灿）

【巩固和扩大党的群众路线教育实践活动成果】　一是抓好教育实践活动整改工作。一方面认真做好局活动办总结和收尾归档工作，协助召开局党组学习中心组（扩大）2014年第六次集体学习会，传达学习习近平总书记在党的群众路线教育实践活动总结大会上的讲话精神，通报我局"两方案一计划"整改工作情况，并对贯彻落实大会精神提出要求；另一方面重点抓好整改落实，印发相关通知并提出明确要求，汇总整理并上报近90页的局"两方案一计划"整改落实情况报告、局党组成员个人整改措施情况自查报告及局"四风"突出问题专项整治报告。二是协助党组印发深入开展第二批教育实践活动的有关通知，并提出具体要求。三是协调督促局机

关各部门，抓紧制定完善改进作风、服务群众的相关制度。四是继续推进"五型机关"创建活动，注重树立和宣传先进典型，营造良好机关氛围。

（刘　灿）

四、第二届"国医大师"评选表彰

【人力资源社会保障部、国家卫生计生委、国家中医药管理局印发关于表彰第二届国医大师的决定】
2014年8月，人力资源社会保障部、国家卫生计生委、国家中医药管理局印发了《关于表彰第二届国医大师的决定》，授予干祖望等29位同志"国医大师"荣誉称号，享受省部级先进工作者和劳动模范待遇；追授巴黑·玉素甫同志"国医大师"荣誉称号。

（陶　赟）

【第二届国医大师表彰大会】　2014年10月30日，人力资源和社会保障部、国家卫生和计划生育委员会、国家中医药管理局共同在人民大会堂隆重举行第二届国医大师表彰大会，表彰为中医药事业发展做出突出贡献、德艺双馨的老中医药专家，授予干祖望等29人"国医大师"荣誉称号，享受省部级先进工作者和劳动模范待遇，追授巴黑·玉素甫（已逝）"国医大师"荣誉称号。

会前，中共中央政治局委员、国务院副总理刘延东看望国医大师并合影，召开座谈会并发表重要讲话。国家卫生计生委党组书记、主任李斌，国务院副秘书长江小涓，国家卫生计生委副主任、国家中医药管理局局长王国强，国家中医药管理局副局长吴刚、马建中出席座谈会，路志正、金世元、刘敏如、唐祖宣、张大宁等作为国医大师代表发言。

表彰大会上，全国政协副主席马飚，李斌，人力资源和社会保障

部党组副书记、副部长杨志明，王国强，吴刚，马建中出席并颁奖。杨志明宣读了三部门关于表彰第二届国医大师的决定，国医大师代表石学敏和中青年中医药工作者代表王耀献发言。

获得第二届国医大师荣誉称号的30位中医药专家分别是：干祖望、王琦、巴黑·玉素甫（维）（已逝）、石仰山、石学敏、占堆（藏）、阮士怡、孙光荣、刘志明、刘尚义、刘祖贻、刘柏龄、吉格木德（蒙）、刘敏如（女）、吕景山、张大宁、李士懋、李今庸、陈可冀、金世元、郑新、尚德俊、洪广祥、段富津、徐经世、郭诚杰、唐祖宣、夏桂成、晁恩祥、禤国维。

李斌指出，评选表彰国医大师，有利于营造优秀中医药人才脱颖而出的良好氛围，有利于探索建立符合中医药行业特点的人才激励机制，有利于推动中医药文化的传播。评选表彰活动全方位展示了国医大师的医德、医风、学术思想、临证经验、养生之道，普及了中医药医疗保健知识，使群众切身感受到中医药文化的魅力，在全社会和海内外兴起了了解、学习、使用中医药的热潮。

李斌要求，要把系统整理挖掘国医大师学术思想和临证经验作为重要任务，建设好国医大师传承工作室，探寻中医药防治各种疾病的机理，形成便于推广应用的诊疗方法，提高中医药整体诊疗能力和学术水平。各地、各相关部门和单位要以第二届国医大师的评选表彰活动为契机，组织开展向国医大师学习的活动，营造全社会关心支持中医药事业改革发展的良好氛围。广大卫生计生和中医药工作者要以国医大师为楷模，继承祖国传统医学大医精诚的优良传统，努力在各自岗位上创造新的业绩。

王国强介绍，本届评选于2013年10月启动，经自下而上逐级推荐、专家评审和社会公示，至2014年8月，30名国医大师顺利产生。此次评选出的30名国医大师涉及

22个省（区、市），比上届增加了8个省份。平均年龄也有所下降，本届平均年龄80岁，其中年龄最大的102岁，最年轻的68岁，比上届整体年轻5岁。专业分布也更广泛，不仅有中医内科、外科、妇科、骨伤科和针灸等，还有中药学及藏、蒙、维民族医药专家。另外，此次评选产生了第一位女国医大师。

在京部分首届国医大师代表，中医药工作部际联席会议部分成员单位联络员，各省（区、市）中医药管理部门负责人，第二届"国医大师"单位负责同志，局直属单位，部分中医医疗、科研和教育单位代表等参加会议。

（魏 敏）

【第二届国医大师简介（按姓氏笔画排序）】

◆干祖望

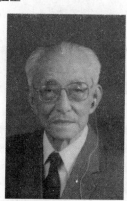

干祖望，男，1912年9月生，上海松江人，农工民主党党员，教授，南京中医药大学附属医院主任中医师。1929年至1933年师从浙江名医钟道生，1953年至1954年在中央机关直属第二医院耳鼻喉科进修。中华中医药学会耳鼻喉科专业委员会主任委员、名誉主任委员，第一批全国老中医药专家学术经验继承工作指导老师，享受国务院政府特殊津贴专家。2005年科技部"名老中医学术思想及临证经验传承研究"100名中医学家之一。1985年被江苏省政府授予江苏省优秀教师奖，2003年被中华中医药学会聘为终身理事，2006年获中华中医药学会首

届中医药传承特别贡献奖，2009年获中华中医药学会全国先进名医工作室奖，2011年获江苏省医师终身荣誉奖。

◆王琦

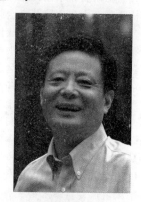

王琦，男，1943年2月生，江苏高邮人，中国共产党党员，医学硕士，北京医药大学终身教授、主任医师、研究员、博士生导师，中央保健委员会会诊专家，国际欧亚科学院院士。1961年从医，1980年研究生毕业于中国中医研究院中医内科专业。中华中医药学会中医体质分会主任委员，第二、三、四批全国老中医药专家学术经验继承工作指导老师，第一批中医药传承博士后合作导师，国家"973"计划首席科学家，享受国务院政府特殊津贴专家。2013年获中国科协全国优秀科技工作者称号、北京市政府首都劳动奖章、何梁何利基金科技进步奖。

◆巴黑·玉素甫

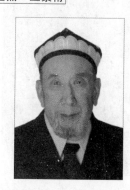

巴黑·玉素甫，1934年7月~2014年4月，男，维吾尔族，新疆人，中国共产党党员，主任医师。

出生于维吾尔医世家，师承于父亲，为第三批全国老中医药专家学术经验继承工作指导老师，新疆维吾尔自治区区级非物质文化遗产名录项目《维吾尔医药》的代表性传承人，新疆维吾尔自治区第五、七届政协委员，中华中医药学会终身理事，新疆维吾尔自治区民族医药学会第三、四届名誉会长，中国民族医药学会维吾尔医药分会名誉会长，中华人民共和国卫生部药品标准《维吾尔药分册》编者，维吾尔医药学本科、专科统编教材《维吾尔医药学》编写委员，国家中医药管理局民族医适宜技术筛选推广专家组顾问，国家维吾尔医肺病、妇产科临床重点专科学术带头人，国家中医药管理局重点专科维吾尔医妇科、肺病科、脾胃病科学术带头人，《中华医学百科全书——维吾尔医药学分卷》编委。1986年被评为新疆维吾尔自治区优秀专业技术工作者，1993年被中共新疆维吾尔自治区委员会组织部评为优秀共产党员。1995年被卫生部、国家中医药管理局、人事部评为全国卫生系统先进工作者。1995年被新疆维吾尔自治区人民政府评为自治区优秀专家。2009年被中华中医药学会授予中华中医药学会成就奖。2012年被新疆维吾尔自治区中医民族医药管理局授予"名中医民族医"称号。

◆ 石仰山

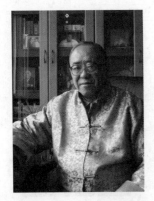

石仰山，男，1931年3月生，江苏无锡人，中国共产党党员，石氏伤科第四代传人，上海市黄浦区中心医院主任医师、名誉院长。在长期的临床工作中，石仰山先后主持完成多项课题研究，如"椎脉回春汤治疗椎动脉型颈椎病的临床研究""骨密1号骨密2号（脾肾同补）治疗原发性骨质疏松症的临床研究""'石氏伤膏'剂型改革及临床研究项目""急性软组织损伤早期反应与修复关系的临床与实验研究"。其中1项科研成果（石氏伤膏）1999年获得卫生部三类新药批文，2项课题获得上海市科学技术进步奖三等奖，3项课题获黄浦区科学技术进步奖一等奖。

◆ 石学敏

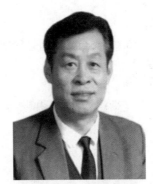

石学敏，男，1938年6月生，天津人，中国共产党党员，本科学历，天津中医药大学第一附属医院主任医师、教授、博士生导师，中国工程院院士。1962年毕业于天津中医学院，1965年毕业于卫生部针灸高级培训班。国家有突出贡献专家，享受国务院特殊津贴专家，第二、三、四、五批全国老中医药专家学术经验继承工作指导老师。1986年被卫生部授予全国卫生文明先进工作者。1993年被教育部评为全国优秀教师。1999年被天津市科委授予天津市荣誉授衔专家。2000年被香港何梁何利基金会授予科学与技术进步奖。2001年被香港求是科技基金会授予杰出科技成就奖。2006年被中华中医药学会授予首届中医药传承特别贡献奖。2008年被世界中医药学会联合会授予王定一杯中医药国际贡献奖。2008年被天津市卫生局评为首批"天津市名中医"。

◆ 占堆

占堆，男，藏族，1946年5月生，西藏日喀则人（藏医世家），中国共产党党员，大专学历，西藏自治区藏医院主任医师，西藏藏医学院博士生导师，1996年3月至2014年1月任藏医院院长，现任藏医院名誉院长。1954年随父亲、叔叔学习基础课程及藏医理论。1958年进入门孜康藏医药专业学习。1960年留院从事医疗工作。中国民族医药学会副会长，享受国务院政府特殊津贴。1983年被授予"少数民族地区长期从事科技工作"荣誉。1985年，荣获西藏自治区人民政府授予的"和平解放西藏、建设西藏、巩固边防突出贡献"奖。2010年，被评为首批西藏"名藏医"。

◆ 阮士怡

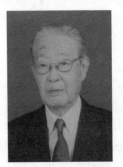

阮士怡，男，1917年2月生，河北省丰南县人，中国共产党党员，硕士研究生，天津中医药大学第一附属医院主任医师、教授、硕士研究生导师。1946年6月北京大学医学院毕业。第五批全国老中医药专家学术经验继承工作指导老师，国家中医药管理局第一批中医药传承博士后合作导师，享受国务院政府特殊津贴专家。2012年被天津市卫生局评为天津市名中医。

◆ 孙光荣

孙光荣，男，1941年11月生，湖南浏阳人，无党派人士，师承出身。主任医师、研究员。原任湖南省中医药研究院文献信息研究所所长，政协湖南省委员会常委。2000年退休后，受聘为北京中医药大学远程教育学院副院长。他幼承庭训，

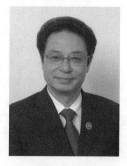

继拜名师，1958年至今执业中医临床55年，在临床同期从事中医药文献研究及中医药文化研究32年、研究生教育16年、远程教育13年、全国优秀中医临床人才培训9年。现为国家中医药管理局中医药文化建设与科学普及专家委员会委员、继续教育委员会委员；中华中医药学会常务理事、文化分会学术顾问、继续教育分会第一任主任委员；全国优秀中医临床人才研修项目培训班班主任；全国第五批、北京市第四批老中医药专家学术经验继承工作指导老师，全国名老中医药专家孙光荣传承工作室建设专家，北京中医药大学共建中西医结合三级医院和平里医院名老中医工作室建设专家，北京同仁堂中医大师工作室顾问。享受国务院政府特殊津贴。出版著作23部，发表论文158篇。排名第一或为执笔人荣获的主要奖项有：国家中医药管理局中医药科技进步奖二等奖1项，中华中医药学会科技进步奖二等奖1项，全国优秀图书奖二等奖1项，省级科技进步奖一等奖1项，全国首届中医药科普著作奖一等奖1项等。主编的《中华经典养生名言录》为国家新闻出版署等部委推荐的15本科普著作之一；主持并完成科技部"十五"科技攻关项目成果之一《当代名老中医典型医案集》、全国名老中医学术经验数据库。

◆ 刘志明

刘志明，男，1927年10月生，湖南湘潭人，首届首都国医名师，首批全国中医药专家学术经验继承指导老师，全国首批博士研究生导师、博士后指导老师，首批中医药传承博士后导师，首批享受国务院

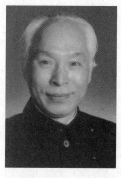

特殊津贴的中医药专家，中央保健专家。现为中国中医科学院广安门医院主任医师。2005年获中国中医科学院建院50周年"突出贡献奖"。2006年获中华中医药学会颁发的"全国首届中医药传承特别贡献奖"。2008年获中国中医科学院广安门医院"年度特殊医疗服务奖"。2008年被北京市卫生局、北京市中医管理局评为"首都国医名师"。2009年被中共中国中医科学院委员会评为"抗震救灾先进个人"。2010年获北京中医药学会颁发的"同仁堂杯"中医药工作60年特殊贡献奖。2011年，刘志明名老中医工作室被北京市中医管理局授予"北京中医药薪火传承贡献奖"。任中国中医科学院学术委员会、学位委员会委员，中国中医科学院广安门医院学术委员会副主任委员，北京中医药大学、中国中医科学院研究生院客座教授，曾任多届中华中医药学会副会长，曾连任中国人民政治协商会议第六、七、八届全国委员会委员。

◆ 刘尚义

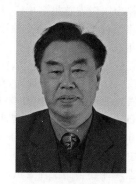

刘尚义，男，1942年12月生，贵州大方人，中国共产党党员，本科学历，贵阳中医学院主任医师、

教授、博士研究生导师，贵州省委保健办资深专家。1966年毕业于贵阳医学院中医系，历任贵阳中医学院院长、贵阳中医学院第一附属医院院长，享受贵州省政府特殊津贴专家，第三、四、五批全国老中医药专家学术经验继承工作指导老师。1985年获"贵州五一奖章"，并授予"四化建设标兵"荣誉称号。1995年被卫生部、国家中医药管理局、人事部授予全国卫生系统先进工作者。2007年获贵州省科技进步三等奖。2009年被贵州省卫生厅、人社厅评为首届"贵州省名中医"。2013年被国家中医药管理局评为"第四批师承优秀指导老师"。2013年被中国中医科学院聘为"全国中医药传承博士后合作导师"。曾任中华中医药学会理事、国家中药保护审评委员会委员、中华中医药学会临床药物评价专家委员会委员、中国中西医结合学会疡科专业委员会委员。

◆ 刘祖贻

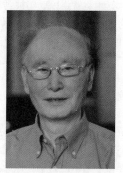

刘祖贻，男，1937年7月生，湖南安化人，中国共产党党员，大专学历，湖南省中医药研究院研究员。出身中医世家，1958年毕业于湖南省中医进修学校。国家中医药管理局中医药工作专家咨询委员会委员，卫生部第三届及第四届药品审评委员会委员，加拿大中医针灸学会名誉顾问，第一批全国老中医药专家学术经验继承工作指导老师，享受国务院政府特殊津贴专家。1992年被人事部评为"中青年有突出贡献专家"。1995年被评为"湖南省优秀中青年专家"。1999年被评为湖南省名中医。

◆ 刘柏龄

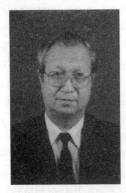

　　刘柏龄，男，1927年6月生，吉林扶余人，中国共产党党员，大学学历，长春中医药大学主任医师、终身教授、博士生导师。1956年毕业于吉林省中医进修学校。中华中医药学会骨伤科学会原副会长，中国中医科学院客座研究员，张仲景国医大学名誉教授。全国首批至五批老中医药专家学术经验继承工作指导教师，第一批中医药传承博士后合作导师，享受国务院政府特殊津贴专家。1986年被吉林省政府评为"人民教师"荣誉称号。1993年荣获中共吉林省政府颁发的吉林英才奖章。1995年被吉林省政府评为吉林省终身教授（吉林省名中医）。1999年被卫生部国际交流中心评为"二十世纪中国接骨学最高成就奖"，并由全国人大常委会副委员长吴阶平院士为其颁奖。2006年被中华中医药学会评为"全国首届中医药传承特别贡献奖"。2006年被中华中医药学会评为"国医楷模"荣誉称号。2008年被中华中医药学会评为"全国首届中医骨伤名师"荣誉称号并获金鼎奖。2011年荣获长春市卫生局颁发的"卫生忠诚奖"。

◆ 吉格木德

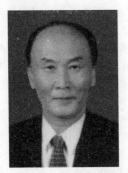

　　吉格木德，男，1939年12月生，内蒙古伊克昭盟（鄂尔多斯）人，中国共产党党员，大学本科学历，内蒙古医科大学主任医师、教授、博士研究生导师。1963年毕业于内蒙古医学院蒙医专业并留校任教。第五批全国老蒙医药学术经验继承工作指导教师，我国首届蒙医博士研究生导师，享受国务院政府特殊津贴专家。2008年被内蒙古卫生厅、人事厅授予自治区名蒙医，同年被内蒙古文化厅评为自治区非物质文化遗产——蒙医药学代表性传承人。

◆ 刘敏如

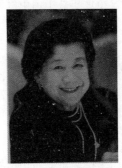

　　刘敏如，女，1933年5月生，四川成都人，中国共产党党员，农工民主党员，本科学历，成都中医药大学教授、博士研究生导师，享受国务院政府特殊津贴专家。1953年毕业于华西大学医学院西南委托班。1953~1956年任云南省干部疗养院医务组长。1956~1962年就读成都中医学院中医学专业六年制，从事医学61年，其中从事中医58年（中医妇科临床教学科研）。1998年被评为四川省首批名中医。2009年被评为首批全国中医妇科名师。1991年被评为全国教育系统"巾帼建功"标兵。1995年被评为杰出的女科技工作者。2000年被评为四川省首届先进科技工作者。2000年被评为四川省学术和技术带头人，2002年被评为全国优秀科技工作者。中华中医药学会第三届副会长，《中医杂志》编委会副主任委员，中华中医药学会终身理事，中华中医药学会妇科专业委员会第一届常委、第二届主任委员、第三届名誉主委。国务院学位委员会第三、四届学科评议组成员，四川省科协常委、全国妇联常委，第八、九届全国政协委员。2002年以来任东华三院-香港大学中医药临床教研中心顾问中医师、香港大学中医学院学术顾问、澳门中国中医药文化研究促进会首席专家。

◆ 吕景山

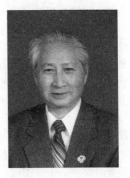

　　吕景山，男，1934年11月生，河南偃师人，中国共产党党员，本科学历，山西中医学院第三中医院教授、主任医师、硕士研究生导师。1962年7月毕业于北京中医学院中医专业。山西省政协七届委员会委员，中国针灸学会第三届理事会理事，中国针灸学会腧穴分会副理事长，第三、四批全国老中医药专家学术经验继承工作指导老师，享受国务院政府特殊津贴专家。1983年荣获山西省卫生厅颁发的先进工作者称号。2007年荣获太原市人民政府颁发的"名老中医专家"证书。2010年被山西省卫生厅评为首届"山西名医"。

◆ 张大宁

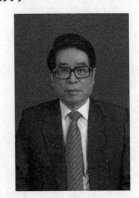

　　张大宁，男，汉族，1944年9月生，1966年8月毕业于天津中医

学院。现任天津市中医药研究院名誉院长、首席专家，天津市中医肾病研究所所长。主任医师、教授、博导、博士后导师，中央文史馆馆员，国际欧亚科学院院士，国家级名老中医，首批享受国务院特贴专家，国家卫生计生委公共政策咨询专家委员会委员。20 世纪 90 年代起，张大宁连续担任中央保健医生，负责中央领导的医疗保健工作，被中央授予优秀中央保健医生。中华中医药学会副会长，全国中医肾病学会主任委员，中国中医药研究促进会会长，天津市中医药学会会长，《中医杂志》《中华中医药杂志》等十余种专业期刊编委会主任、副主任。第九届、第十届、第十一届全国政协常委，第七届、第八届全国政协委员，第十一届全国政协教科文卫体委员会副主任，第十二届、第十三届、第十四届中国农工民主党中央副主席，中国和平统一促进会常务理事，第十二届天津市政协副主席，天津南开中学校友会会长，天津市海外联谊会副会长。

◆李士懋

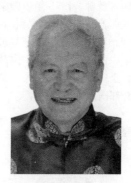

李士懋，男，1936 年 7 月生，山东龙口人，本科学历，河北中医学院主任医师、教授、博士生导师，北京中医药大学博士生导师，中国中医科学院第一批传承博士后导师。1962 年毕业于北京中医学院中医专业，中华中医药学会内科学会委员会委员，国家药品审评专家，第二、三、四、五批全国老中医药专家学术经验继承工作指导老师。2008 年由河北省卫生厅、人事厅、中医药管理局授予"河北省首届十二大名

中医"称号。

◆李今庸

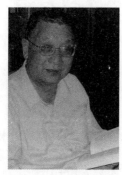

李今庸，男，1925 年 9 月生，湖北枣阳市人，湖北中医药大学教授、硕士生导师，中国中医科学院荣誉首席研究员。1947 年开始从事中医药工作，第一批全国老中医药专家学术经验继承工作指导老师，第一批中医药传承博士后合作导师，享受国务院特殊津贴专家。1994 年获人事部、卫生部、国家中医药管理局表彰。2007 年获国家中医药管理局"优秀中医临床人才研修项目优秀指导老师"荣誉称号。2011 年被湖北省人力资源社会保障厅和湖北省卫生厅授予"湖北中医大师"称号。2011 年被国家中医药管理局确定为全国名老中医药专家传承工作室建设项目专家。

◆陈可冀

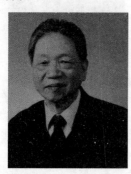

陈可冀，男，1930 年 10 月生，福建福州人，中国共产党党员，大学本科学历，香港浸会大学及澳门科技大学荣誉博士，中国中医科学院首席研究员及终身研究员，主任医师，博士生导师，中国科学院院士。第三批全国老中医药专家学术经验继承工作指导老师，第一批中

医药传承博士后合作导师，享受国务院政府特殊津贴专家，2007 年被评为国家级非物质文化遗产传统医学项目代表性传承人。中国科协荣誉委员，中华医学会及中国医师协会常务理事，中国药典委员会执委，中国中西医结合学会名誉会长，中国老年学学会名誉会长，中国医师协会中西医结合医师分会会长。北京大学医学部兼职教授，首都医科大学中西医结合学系学术委员会主任，世界中医药学会联合会高级专家顾问委员会主席。《中华医学杂志英文版》《中华心血管病杂志》及《中华老年医学杂志》顾问；《中国中西医结合杂志》及 Chinese Journal of Integrative Medicine 杂志主编，Evidence-Based Complementary and Alternative Medicine 杂志心血管专栏特邀主编。曾任中国科学院生物学部副主任（1993～2001年），中国科学院学部主席团成员（2004～2008 年），世界卫生组织传统医学顾问（1979～2009 年）。获首届立夫中医药学术奖（1994年）；国家科技进步奖一等奖（"血瘀证与活血化瘀研究"，2003 年）、二等奖（"证效动力学研究"，2001年）；求是科技奖（2001 年）；何梁何利科技进步奖（2002 年）；世界中医药学会联合会首届中医药国际贡献奖（2007 年）；吴阶平医学奖（2009 年）等奖项。

◆金世元

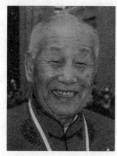

金世元，男，1926 年 12 月生，北京人，中国共产党党员，主任药师，传承博士后合作导师，从事中医药工作 74 年。中华中医药学会终身理事，中国中药协会常务理事，科技部秘密技术中医中华中医药学

会终身理事，中国中药协会常务理事，科技部秘密技术中医经验继承工作指导老师，第一批中医药传承博士后合作导师，享受国务院政府特殊津贴专家。1985 年被北京市评为"自学成才"标兵。1988 年被北京市政府评为"有突出贡献专家"。1989 年获北京市教学成果二等奖。2007 年被评为国家级非物质文化遗产"中药炮制技术"代表性传承人。2007 年获得国家中医药管理局"全国老中医药专家学术经验继承工作优秀指导教师"。2008 年获得北京市"首都国医名师"称号。2012 年获文化部"传薪奖"。

◆ 郑 新

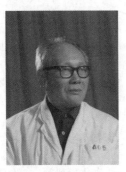

郑新，男，1925 年 5 月生，河南省郏县人，中国共产党党员，大学专科学历，重庆市中医院中西医结合主任医师。1949 年 6 月河南大学医学院肄业，1957 年 8 月毕业于四川大学华西临床医学院。1961 年 8 月卫生部第二届西医学习中医研究班结业。第三批全国老中医药专家学术经验继承工作指导老师，国家中医药管理局首批全国名老中医药专家传承工作室建设项目专家，成都中医药大学兼职教授，重庆市中医院国家临床重点专科（中医专业）肾病科学术带头人。

◆ 尚德俊

尚德俊，男，1932 年 3 月生，中国共产党党员，大学学历，山东中医药大学教授，山东省中医院外科主任、主任医师。1955 年 9 月毕业于山东医学院医学专业，全国政协第五、第六、第七、第八届委员，中国中西医结合学会周围血管专业

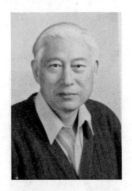

委员会主任委员，山东省中医学会常务理事，山东省中医药学会外科专业委员会名誉主任委员，山东省中医药学会周围血管疾病专业委员会顾问，山东医药编辑委员会常委，享受国务院政府特殊津贴专家。1959 年荣获卫生部颁发的金质奖章和证书。1978 年被评为全国医学科研先进工作者。1988 年被评为山东省优秀科技工作者。1997 年 1 月被确定为全国老中医药专家学术经验继承工作指导老师。2003 年被评为山东省名中医药专家。

◆ 洪广祥

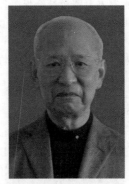

洪广祥，男，1938 年 12 月生，2014 年 10 月逝世。江西中医药大学教授、主任中医师、博士生导师。1956 年 8 月参加工作，从事中医药工作 58 年。江西省名中医，第一、第四批全国老中医药专家学术经验继承工作指导老师，享受国务院政府特殊津贴专家。著名中医肺系病专家，创建了全国首个中医呼吸病研究所。曾任江西中医学院（现江西中医药大学）副院长、党委书记。先后担任国家中医药管理局中医呼吸内科学术带头人、江西省科学技术进步奖评审委员会副主任委员、中华中医药学会理

事及肺系病专业委员会第一副主任委员、江西省中医药学会副会长及内科学会主任委员、中华中医药学会科学进步奖评审专家。

◆ 段富津

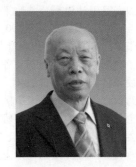

段富津，男，1930 年 12 月生，吉林怀德人，中国共产党党员，教授、博士生导师、博士后合作导师。1987 年当选全国方剂学委员会第一副主任，1989 年、1992 年被卫生部聘为第二、三届国家药品审评委员，1992 年被教育部聘为国家中医药类规划教材编委会委员、《方剂学》主编，第二、三、四、五批全国老中医药专家学术经验继承工作指导老师并获特别贡献奖，享受国务院政府特殊津贴。1989 年被教育部评为全国优秀教师。1991 年被国家中医药管理局聘为方剂重点学科带头人。1994 年被黑龙江省中医药管理局评为名老中医。2001 年被中国教育工会评为全国师德先进个人。2003 年获教育部国家级教学名师奖。

◆ 徐经世

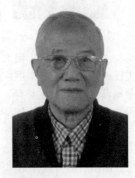

徐经世，男，1933 年 1 月生，安徽巢湖人，中国共产党党员，安徽中医药大学教授、硕士生导师、主任医师。1952 年起跟随祖父学医、

行医，为徐氏内科第三代传人。曾任中华中医药学会中医肝胆病专业委员会委员、安徽省中医药学会中医肝胆病专业委员会主任委员、安徽省中医药学会常务理事，第二、三、四、五批全国老中医药专家学术经验继承工作指导老师、全国优秀中医临床人才研修项目指导老师、第一批全国中医药传承博士后合作导师，享受安徽省政府特殊津贴。2013 年被安徽省卫生厅评为"安徽省国医名师"。

◆ 郭诚杰

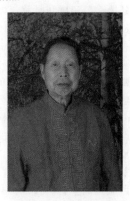

郭诚杰，男，1921 年 12 月生，陕西富平人，中国共产党党员，陕西中医学院针灸学主任医师、教授、硕士研究生导师。1937 年参加工作，1946 年跟师学习中医，1949 年毕业于西安秦岭中医学校后开始行医，1953 年陕西省中医进修学校中医专业毕业。中华中医药学会终身理事，中国针灸学会针灸临床分会第二届委员会顾问，第一批全国老中医药专家学术经验继承工作指导老师，第一批中医药传承博士后合作导师，享受国务院政府特殊津贴。2010 年被联合国教育科学文化组织确定为"人类非物质文化遗产"——中国针灸代表传承人之一。1960 年被授予陕西省先进工作者。1982 年被评为陕西省劳动模范。2008 年被陕西省人事厅、省卫生厅、省中医药管理局评为"陕西省名老中医"。

◆ 唐祖宣

唐祖宣，男，1943 年 7 月生，河南邓州人，中国共产党党员，邓州市中医院院长，主任医师。1958

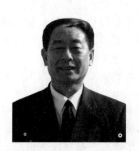

年 3 月参加工作，1963 年 7 月河南省中医学徒出师。历任中华中医药学会理事，中华中医药学会外科分会顾问，中华中医药学会血栓病分会副主任委员，中国中西医结合学会周围血管病专业委员会常务委员，中华中医药学会河南分会常务理事。第一、二批全国老中医药专家学术经验继承工作指导老师，享受国务院政府特殊津贴。1986 年、1987 年两次荣获全国卫生文明先进工作者称号。研究成果"温阳法治疗血栓闭塞性脉管炎"曾获河南省科技进步一等奖、河南省重大科技成果奖、中华中医药学会科学技术二等奖。1986 年被人事部授予"国家级有突出贡献的中青年专家"称号。1989 年被河南省委授予"河南省优秀共产党员"称号。1990 年被河南省委、省人民政府授予"河南省劳动模范"称号，并获省"五一"劳动奖章。1991 年享受国务院政府特殊津贴。2007 年被国家中医药管理局评为全国老中医药专家学术经验继承工作优秀指导老师。2008 年被河南省中医药管理局授予"河南中医事业终身贡献奖"。2010 年被国务院授予全国先进工作者称号。

◆ 夏桂成

夏桂成，男，1931 年 7 月生，江苏无锡江阴人，中国共产党党员，大学专科学历，江苏省中医院主任中医师、教授、博士生导师。1958 年毕业于江苏省中医进修学校中医学专业。第二、三、四批全国老中医药专家学术经验继承工作指导老师，享受国务院政府特殊津贴专家。荣获 2005 年中国医师协会中国医师奖，2007 年度卫生部全国卫生系统先进工作者，2009 年中华中医药学会全国中

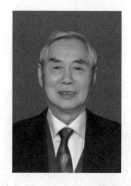

医妇科名师，2011 年江苏省政府科学技术进步一等奖，2012 年卫生部全国卫生系统创先争优先进个人，2012 年卫生部、人力资源社会保障部全国"白求恩奖章"等荣誉。

◆ 晁恩祥

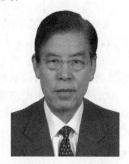

晁恩祥，男，1935 年 7 月生，河北唐山人，中国共产党党员，大学本科学历，中日友好医院主任医师、内科首席专家，教授、博士生导师。1962 年毕业于北京中医学院中医专业，为中华中医药学会内科分会副主任委员兼秘书长、肺病和急诊分会主任委员，世界中联呼吸病专业委员会会长，第三、四、五批全国老中医药专家学术经验继承工作指导老师，全国首批中医药传承博士后合作导师，中央保健会诊专家，享受国务院政府特殊津贴专家。2013 年被北京市中医管理局、卫生局评为第二届"首都国医名师"。

◆ 禤国维

禤国维，男，1937 年 11 月生，广东佛山人，中国共产党党员，六年制本科学历，广州中医药大学首席教授、博士生导师、主任医师。广州中医药大学首席教授、博士生导师、主任医师。1963 年毕业于广

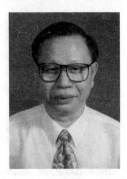

州中医学院中医专业，任世界中医药学会联合会皮肤病专业委员会首任会长，中华中医药学会皮肤科分会顾问，中国中西医结合学会皮肤性病委员会顾问，第二、三、五批全国老中医药专家学术经验继承工作指导老师，第一批中医药传承博士后合作导师，享受国务院政府特殊津贴。1993 被评为广东省名中医。2001 年被教育部评为全国优秀教师。2006 年被中华中医药学会授予中华中医药学会首届中医药传承特别贡献奖。2007 年被国家中医药管理局评为全国老中医药专家学术经验继承工作优秀指导老师。2007 荣获中国医院协会、中华医学会、中国医师协会等授予的"和谐中国十佳健康卫士"称号，是中医界唯一获得此项荣誉的专家。2013 年被中国医师协会、医师报社推选为当代大医精诚代表。

五、服务百姓健康行动

（一）中医药服务百姓健康推进行动

【实施服务百姓健康行动】　2014 年，根据国家卫生计生委、国家中医药管理局、总后卫生部联合发布的《关于开展 2014 年"服务百姓健康行动"全国大型义诊活动周的通知》（国卫办医函〔2014〕790 号）要求，由基层中医药服务能力提升工程、中医"治未病"健康工程和"中医中药中国行——进乡村·进社区·进家庭"活动组成的"中医药服务百姓健康推进行动"，作为中医药行业党的群众路线教育实践活动的重要载体，使得中医药更加深入基层、惠及百姓。

各地将提升工程列为政府工作目标，印发实施意见和方案、签订责任书。中央财政安排专项资金支持县级中医医院基础设施建设，以及基层中医药服务能力建设。19 个省（区、市）将中医药一技之长人员纳入乡村医生管理，使基层医疗卫生机构实现了服务量、收入上升，药占比、次均费用下降。

二级以上中医医院建"治未病"科室，在基层医疗卫生机构以及妇幼保健机构、疾控机构、疗养院等探索开展"治未病"的途径和模式，中央财政投入 2.93 亿元支持 175 个地区开展中医预防保健及康复服务能力建设。

深入开展"三进"活动，推动中医药文化传播与知识普及。联合国际健康与环境组织、世界旅游城市联合会等举办"中华民族医药文化展"。组建和培训科普巡讲专家队伍。加强中医药文化宣传教育基地建设，已建立基地 16 家、建设单位 5 家。

（高　欣）

【"服务百姓健康行动"全国大型义诊活动周】　为进一步深入开展党的群众路线教育实践活动，发挥中医药特色优势，切实为百姓及基层医疗机构解决实际问题，根据国家卫生计生委、国家中医药管理局、总后卫生部联合发布的《关于开展 2014 年"服务百姓健康行动"全国大型义诊活动周的通知》（国卫办医函〔2014〕790 号）要求，2014 年 9 月 14～20 日，国家中医药管理局按照国家卫生计生委总体部署，精心组织全国中医系统开展内容丰富、形式多样、特色鲜明的"服务百姓健康行动"大型义诊周活动。活动期间，全国各级各类中医医疗机构义诊患者 225 万人次，发放宣传材料 440 万册，义诊患者收住院 27080 人次，住院患者义诊手术 14387 台，各地减免挂号费、诊疗费、检查费、住院费和手术费合计人民币 1275.3 万元。通过开展"服务百姓健康行动"大型义诊活动周，加强了健康和中医药知识的宣传普及，方便了群众看病就医，扩大了中医药行业影响，推动中医系统践行党的群众路线，树立了为民服务的良好形象，取得了良好效果。

（高　欣）

【国家卫生计生委和国家中医药管理局联合启动首次中医养生保健素养调查】　2014 年 10 月 10 日，国家中医药管理局办公室与国家卫生计生委宣传司首次在北京启动中国公民中医养生保健素养调查工作。调查将分层多阶段随机抽样，涉及全国 248 个区县近 2 万人，2015 年 6 月完成调查报告，为今后制定中医药科普有关政策和措施提供科学依据。调查由中央财政首次立项，各省（区、市）调查经费 30 万元，其中，10 万元用于省级中医药管理部门重点开展数据上报、参加国家级培训及其他组织协调等工作。

中医养生保健素养调查目标是了解当前全国乡村、社区、家庭中医药科普知识及情况基础信息，进一步了解全国和各省中医养生保健素养水平。在每省（区、市）抽取 8 个区（县）作为调查点，采用分层多阶段随机抽样方法，在每个调查点随机抽取 1 个街道（乡镇），每个街道（乡镇）随机抽取 1 个居委会（村）或 1 个片区（约 750 个家庭户），每个片区随机抽取 100 个家庭户，每户抽取 1 名 15～69 岁常住人口开展调查，直到该居委会（村）或 1 个片区在抽取的 100 个家庭户内完成 80 份调查问卷为止。全国预计调查 19840 人。

（夏珊珊）

【全民健康素养促进行动规划提出提高中医养生保健素养】　2014 年国家卫生计生委印发《全民健康素养促进行动规划（2014～2020 年）》，部署 6 项重点工作，其中包括提高中医养生保健素养。国家卫生计生委还会同国家中医药管理局共同发布《中国公民中医养生保健素养》。

国家卫生计生委宣传司副司长、

新闻发言人姚宏文介绍，根据2012年的监测结果，我国居民基本健康素养水平为8.8%，处于较低水平。《规划》的目标分两个阶段实现。到2015年，全国居民健康素养水平提高到10%。到2020年，全国居民健康素养水平提高到20%。

为实现这些目标，《规划》部署了6项重点工作：一是树立科学健康观。二是提高基本医疗素养。三是提高慢性病防治素养。四是提高传染病防治素养。五是提高妇幼健康素养。六是提高中医养生保健素养。《规划》提出，将中医养生保健素养作为健康素养促进工作的重要内容，继续推进"中医中药中国行——进乡村·进社区·进家庭"活动。利用提供诊疗服务时机，普及中医养生保健基本知识和技能。

国家卫生计生委在全国范围内开展6项主要活动：大力开展健康素养宣传推广，启动健康促进县（区）、健康促进场所和健康家庭建设活动，全面推进控烟履约工作，健全健康素养监测系统。国家卫生计生委组织修订《中国公民健康素养——基本知识与技能（试行）》及其释义，并会同国家中医药管理局共同发布《中国公民中医养生保健素养》。

（黄 心）

【中国公民中医养生保健素养】

一、基本理念和知识

1. 中医养生保健，是指在中医理论指导下，通过各种方法达到增强体质、预防疾病、延年益寿目的的保健活动。

2. 中医养生的理念是顺应自然、阴阳平衡、因人而异。

3. 情志、饮食、起居、运动是中医养生的四大基石。

4. 中医养生保健强调全面保养、调理，从青少年做起，持之以恒。

5. 中医"治未病"思想涵盖健康与疾病的全程，主要包括3个阶段：一是"未病先防"，预防疾病的发生；二是"既病防变"，防止疾病的发展；三是"瘥后防复"，防止疾病的复发。

6. 中药保健是利用中药天然的偏性调理人体气血阴阳的盛衰。服用中药应注意年龄、体质、季节的差异。

7. 药食同源。常用药食两用中药有：蜂蜜、山药、莲子、大枣、龙眼肉、枸杞子、核桃仁、茯苓、生姜、菊花、绿豆、芝麻、大蒜、花椒、山楂等。

8. 中医保健五大要穴是膻中、三阴交、足三里、涌泉、关元。

9. 自我穴位按压的基本方法有：点压、按揉、掐按、拿捏、搓擦、叩击、捶打。

10. 刮痧可以活血、舒筋、通络、解郁、散邪。

11. 拔罐可以散寒湿、除瘀滞、止肿痛、祛毒热。

12. 艾灸可以行气活血、温通经络。

13. 煎服中药避免使用铝、铁质煎煮容器。

二、健康生活方式与行为

14. 保持心态平和，适应社会状态，积极乐观地生活与工作。

15. 起居有常，顺应自然界晨昏昼夜和春夏秋冬的变化规律，并持之以恒。

16. 四季起居要点：春季、夏季宜晚睡早起，秋季宜早睡早起，冬季宜早睡晚起。

17. 饮食要注意谷类、蔬菜、水果、禽肉等营养要素的均衡搭配，不要偏食偏嗜。

18. 饮食宜细嚼慢咽，勿暴饮暴食，用餐时应专心，并保持心情愉快。

19. 早餐要好，午餐要饱，晚餐要少。

20. 饭前洗手，饭后漱口。

21. 妇女有月经期、妊娠期、哺乳期和更年期等生理周期，养生保健各有特点。

22. 不抽烟，慎饮酒，可减少相关疾病的发生。

23. 人老脚先老，足浴有较好的养生保健功效。

24. 节制房事，欲不可禁，亦不可纵。

25. 体质虚弱者可在冬季适当进补。

26. 小儿喂养不要过饱。

三、常用养生保健内容

27. 情志养生：通过控制和调节情绪以达到身心安宁、情绪愉快的养生方法。

28. 饮食养生：根据个人体质类型，通过改变饮食方式，选择合适的食物，从而获得健康的养生方法。

29. 运动养生：通过练习中医传统保健项目的方式来维护健康、增强体质、延长寿命、延缓衰老的养生方法，常见的养生保健项目有太极拳、八段锦、五禽戏、六字诀等。

30. 时令养生：按照春夏秋冬四时节令的变化，采用相应的养生方法。

31. 经穴养生：根据中医经络理论，按照中医经络和腧穴的功效主治，采取针、灸、推拿、按摩、运动等方式，达到疏通经络、调和阴阳的养生方法。

32. 体质养生：根据不同体质的特征制定适合自己的日常养生方法，常见的体质类型有平和质、阳虚质、阴虚质、气虚质、痰湿质、湿热质、血瘀质、气郁质、特禀质9种。

四、常用养生保健简易方法

33. 叩齿法：每天清晨睡醒之时，把牙齿上下叩合，先叩白齿30次，再叩前齿30次，有助于牙齿坚固。

34. 闭口调息法：经常闭口调整呼吸，保持呼吸的均匀、和缓。

35. 咽津法：每日清晨，用舌头抵住上颚，或用舌尖舔动上颚，等唾液满口时，分数次咽下，有助于消化。

36. 搓面法：每天清晨，搓热双手，以中指沿鼻部两侧自下而上，到额部两手向两侧分开，经颊而下，可反复10余次，至面部轻轻发热为度，可以使面部红润光泽，消除疲劳。

37. 梳发：用双手十指插入发间，用手指梳头，从前到后按搓头部，每次梳头50~100次，有助于疏通气血，清醒头脑。

38. 运目法：将眼球自左至右转动10余次，再自右至左转动10余次，然后闭目休息片刻，每日可做4～5次，可以清肝明目。

39. 凝耳法：两手掩耳，低头、仰头5～7次，可使头脑清净，驱除杂念。

40. 提气法：在吸气时，稍用力提肛门连同会阴上升，稍后，再缓缓呼气放下，每日可做5～7次，有利于气的运行。

41. 摩腹法：每次饭后，用掌心在以肚脐为中心的腹部顺时针方向按摩30次左右，可帮助消化，消除腹胀。

42. 足心按摩法：每日临睡前，以拇指按摩足心，顺时针方向按摩100次，有强腰固肾的作用。

（局　文）

【健康教育中医药基本内容】

一、中医药基本知识

1. 中医对生命的认识

介绍中医学天地生人的观念，即中医学认为人的生命来源于自然，是自然的一种现象，生长壮老死是生命自然过程的观念。

2. 中医对人与自然、社会关系的认识

介绍中医学天人合一的整体观念，即人与自然界的运动变化是息息相应的观念。

3. 中医对健康的认识

介绍中医学天人相应、形神合一、脏腑相关、阴阳平衡的健康观念；介绍法于阴阳，和于术数，食饮有节，起居有常，不妄作劳，恬淡虚无、规避虚邪贼风的健康生活方式。

4. 中医对疾病的认识

介绍中医学对疾病产生的原因和病理变化的认识；介绍病、证、症的关系及中医学分析疾病的基本方法及特点。

5. 中医的诊治手段

介绍中医独特的望、闻、问、切四诊合参的诊断方法和辨证原理，中医治疗疾病的基本原则和方法，中医"治未病"的思想，中医的内治和外治方法以及中医药在养生保健和疾病防治方面一些具有特色的方法，如针灸、推拿、拔罐、足浴、刮痧、膏方等，着重介绍其使用方法、适用范围、注意事项等。介绍中医学对体质的认识和辨识体质的方法；介绍不同体质（平和、阳虚、阴虚、气虚、痰湿、湿热、血瘀、气郁、特禀等）的特征及其相应的日常养生方法。

二、中医养生保健的理念和方法

1. 中医养生保健的理念和基本原则

介绍中医学的顺应自然、阴阳平衡理念和思想；介绍中医养生保健的基本原则。

2. 中医养生保健常用方法

介绍中医学常用的养生方法，如时令养生、情志养生、饮食养生、运动养生、经穴养生等。

①时令养生：介绍中医学按照春夏秋冬四时变化采用的相应的养生方法。

②情志养生：介绍中医学对精神情志活动的认识和情志与脏腑的关系以及产生疾病的道理；介绍常用调摄情绪的方法。

③饮食养生：介绍中医学饮食养生的常用方法，树立正确的饮食养生理念，采取适宜合理的饮食方式，尤其是适合自己的饮食方式。

④运动养生：介绍中医学对运动养生的认识以及动静结合的养生观念；介绍太极拳、八段锦、五禽戏、六字诀等常用的运动养生方法，分别介绍其特点、作用、操作要领及注意事项。

⑤经穴养生：介绍中医学对经络的认识以及经络在人体中的作用；介绍常用穴位的部位、养生保健功效、按压方式以及注意事项。

⑥其他养生：介绍中医学有关起居、房事、气功等养生方法。

三、常见疾病的中医药预防和保健

重点介绍中医药对常见病、多发病如冠心病、高血压、高血脂、糖尿病、恶性肿瘤、慢性支气管炎、哮喘、结核病、肝炎、风湿性关节炎、颈椎病、骨质疏松症、流行性感冒、失眠、便秘等疾病的认识和预防保健方法。

四、重点人群的中医药养生保健

1. 老年人的基本特点及中医养生保健

介绍中医学对老年人的生理特点、病理特点、常见疾病的认识，着重介绍中医学针对老年人（尤其是65岁以上）生理、病理特点所采取的养生保健方法和常见疾病的预防保健方法。

2. 女性的基本特点及中医养生保健

介绍中医学对女性的生理特点、病理特点、常见疾病的认识，着重介绍中医学针对女性各个生理阶段的生理、病理特点所采取的养生保健方法和常见疾病的预防保健方法。介绍针对孕产妇常用的中医药养生保健方法。

3. 儿童的基本特点及中医养生保健

介绍中医学对儿童的生理特点、病理特点、常见疾病的认识，着重介绍中医学针对儿童（尤其是0～3岁儿童）生理、病理特点所采取的养生保健方法和常见疾病的预防保健方法。

五、中医药常识

1. 一般常识

介绍中医诊治疾病的基本特点和找中医看病应注意的基本事项。

2. 中药常识

介绍中药的基本知识；简要介绍中药炮制方法和目的（炮制减毒增效的知识），介绍中药简单的加工炮制、中药的煎煮方法，服用中药的注意事项以及常用中药的鉴别知识等。

3. 家庭常备中成药

介绍家庭常备中成药的主治、功效、适应证以及使用方法、注意事项、服用禁忌等。

4. 应急知识

介绍在突发公共卫生事件、自然灾害、疾病爆发流行、家庭急救时，中医药应急处置的知识和技能等。

附　篇

1. 政策法规

介绍国家有关中医药的法律、法规和方针政策、中医药服务体系、中医药工作管理体制以及中医药在国家卫生事业中的地位和作用等。

2. 中医药科学内涵、发展简史、代表人物和代表著作

介绍中医药的科学内涵、发展简史以及各个历史发展阶段的代表人物和代表著作。

3. 亚健康

介绍中医学对亚健康状态的认识，着重介绍中医学对亚健康状态预防和养生保健方法。

4. 民族医药

介绍具有特色、有影响的民族医药。

（局 文）

【3部门联合启动2014年度科学就医主题宣教】 2014年，国家卫生计生委联合国家中医药管理局和中国科协在全国范围内开展"健康中国行——2014年度科学就医主题宣教活动"。

此次活动通过科学就医主题健康巡讲等多种形式的宣传教育活动，引导公众科学就医。同时，组织临床医学、健康教育等领域权威专家制定10条科学就医核心信息；按照重点人群和重要健康问题分类编写科学就医系列科普图书；与中央电视台、北京电视台等电视台健康类栏目合作，制作科学就医系列专题节目；并利用12320热线为公众提供科学就医咨询服务。

"健康中国行主题宣传活动"从2013年开始到2016年为第一周期，每年选择一个严重威胁群众健康的公共卫生问题，集中开展健康教育和科普宣传活动，2013年活动主题为"合理用药"。

（丁 洋）

【国务院加快发展商业健康保险意见提出开发中医药养生保健保险产品】

2014年，国务院办公厅印发《关于加快发展商业健康保险的若干意见》，提出到2020年，基本建立市场体系完备、产品形态丰富、经营诚信规范的现代健康保险服务业。意见明确，丰富商业健康保险产品，开发中医药养生保健、"治未病"保险产品，满足社会对中医药服务多元化、多层次的需求。

意见提出，要坚持以人为本、丰富健康保障，坚持政府引导、发挥市场作用，坚持改革创新、突出专业服务，使商业健康保险在深化医药卫生体制改革、发展健康服务业、促进经济提质增效升级中发挥"生力军"作用。意见从3个方面提出了加快发展健康保险的具体举措：

一是丰富商业健康保险产品。大力发展与基本医疗保险有机衔接的商业健康保险，鼓励商业保险机构积极开发与健康管理服务相关的健康保险产品，加强健康风险评估和干预，提供疾病预防、健康体检、健康咨询、健康维护、慢性病管理、养生保健等服务，降低健康风险，减少疾病损失。

支持商业保险机构针对不同市场设计不同的健康保险产品，根据多元化医疗服务需求，探索开发针对特需医疗、药品、医疗器械和检查检验服务的健康保险产品。适应人口老龄化、家庭结构变化、慢性病治疗等需求，大力开展长期护理保险制度试点，加快发展多种形式的长期商业护理保险。开发中医药养生保健、"治未病"保险产品，满足社会对中医药服务多元化、多层次的需求。积极开发满足老年人保障需求的健康养老产品，实现医疗、护理、康复、养老等保障与服务的有机结合。鼓励开设残疾人康复、托养、照料和心智障碍者家庭财产信托等商业保险。

二是推动完善医疗保障服务体系。全面推进并规范商业保险机构承办城乡居民大病保险，加大政府购买力度，鼓励商业保险机构参与各类医疗保险经办服务。

三是提升管理和服务水平。加强管理制度建设，加强健康保险人才队伍建设，努力提供异地转诊、就医结算等优质服务。

（樊 丹）

【国务院关于促进旅游业改革发展的若干意见提出形成一批中医药健康旅游服务产品】 2014年，为进一步促进旅游业改革发展，国务院印发《关于促进旅游业改革发展的若干意见》提出，拓展旅游发展空间，发挥中医药优势，形成一批中医药健康旅游服务产品。方案提出，积极发展休闲度假旅游，在城乡规划中要统筹考虑国民休闲度假需求。积极推动体育旅游，加强竞赛表演、健身休闲与旅游活动的融合发展，支持和引导有条件的体育运动场所面向游客开展体育旅游服务。推进整形整容、内外科等优势医疗资源面向国内外提供医疗旅游服务。发挥中医药优势，形成一批中医药健康旅游服务产品。规范服务流程和服务标准，发展特色医疗、疗养康复、美容保健等医疗旅游。同时，大力发展老年旅游，结合养老服务业、健康服务业发展，积极开发多层次、多样化的老年人休闲养生度假产品。

（樊 丹）

（二）基层中医药服务能力提升工程

【基层中医药服务能力提升工程工作会议召开】 2014年7月10日，基层中医药服务能力提升工程领导小组召开提升工程推进工作会议，系统总结提升工程实施进展，部署下一阶段提升工程重点工作任务，推动基层中医药工作惠民政策措施全面落实。会议由提升工程领导小组副组长兼办公室主任、国家中医药管理局副局长马建中主持，提升工程领导小组常务副组长、国家卫生计生委副主任、国家中医药管理局局长王国强，国家卫生计生委基层卫生司副司长诸宏明，国家食品药品监管总局药品化妆品监管司副巡视员刘小平出席会议并讲话；提升工程领导小组办公室副主任、总后卫生部医疗管理局局长刘名华，提升工程领导小组办公室副主任、国家中医药管理局医政司司长蒋健，人力资源社会保障部医疗保险司副司长颜清辉出席会议。会议充分肯定了提升工程实施以来取得的进展，分析了目前存在的问题和不足，对下一步工作以及做好2014年提升工程督查评估工作提出了要求。会议

以视频形式召开，国家中医药管理局有关司办负责同志，各省（区、市）、各市（地）卫生计生、中医药、人力资源社会保障、食品药品监管等部门有关领导、相关处（科）负责同志及部分中医医疗机构、基层医疗卫生机构负责同志共14600余人参加了主会场和分会场的会议。

（程　强）

【开展基层中医药服务能力提升工程督查评估工作】

为深入了解基层中医药服务能力提升工程（以下简称"提升工程"）实施以来各地工作进展情况，发现基层好的做法和经验，分析工作中存在的主要困难和问题，推动提升工程各项重点任务的落实，确保"十二五"期间深化医改有关基层中医药工作目标顺利完成，2014年6月，国家中医药管理局、国家卫生计生委、人力资源社会保障部、国家食品药品监管总局联合开展了基层中医药服务能力提升工程督查评估工作，下发了《关于开展基层中医药服务能力提升工程督查评估工作的通知》。

2014年7～10月，各省（区、市）组织开展了提升工程督查评估工作，按照分级负责的原则，在市县级全面督查评估工作的基础上，各省（区、市）组织联合督查组对辖区内所有的市（地）及其部分县（市、区）进行了督查评估。根据各省（区、市）统计，31个省（区、市）共派出了187个督查组，对329个市（地）、1108个县（市、区）、1151个县级中医院和县级综合医院、9288个基层医疗卫生机构进行了督查，并对每个市（地）进行了等次评定，做出了排名。根据各省（区、市）统计，截至2014年3月，全国有90.9%的社区卫生服务中心、81.9%的乡镇卫生院、74.7%的社区卫生服务站和62.4%的村卫生室能够提供中医药服务，分别比提升工程启动前提高了15.3%、15.4%、23.1%、4.9%，超额完成了2013年度国家确定的85%、70%、60%、60%目标要求。各地基层医疗卫生机构中医药服务量占同类机构服务

总量比例均有一定提升，已有11个省占比达到30%以上。

（程　强）

（三）中医"治未病"健康工程

【2014年中医"治未病"健康工程概况】

一、以项目为抓手，提升中医"治未病"服务能力

在2013年"中医药预防保健及康复服务能力项目建设"基础上，2014年中央财政继续投入专项资金2.56亿元支持186个地区开展中医"治未病"服务能力建设，加强医疗机构"治未病"科建设，深入基层推广"治未病"技术和方法，提升区域中医"治未病"服务能力。通过项目实施，扩大了"治未病"服务的覆盖面，推动了中医"治未病"理念及知识的传播，提升了中医药服务的社会影响力，中医医院普遍建立了"治未病"科，优化了设备配备，拓展了服务能力，医疗机构"治未病"服务逐步规范，一定程度上满足了群众对中医预防保健服务的需求。

二、加强研究，推动中医养生保健服务的引导和规范工作

围绕促进健康服务业发展重要任务，加强对中医养生保健机构标准和服务技术规范的研究。组织专家整理了5大类23种技术成熟、安全可靠、效果显著、便于推广的适用于非医疗性机构使用的中医养生保健技术，拟以学会名义发布；开展了鼓励有资质中医师在养生保健机构提供保健咨询和调理服务的有效途径和管理方式研究，起草了《中医类别医师在非医疗机构从事保健咨询和调理服务的若干规定》，为促进中医养生保健服务市场规范发展，满足群众多元化健康服务需求做好基础性工作。

（李　素）

【国家中医药管理局修订中医医院"治未病"科建设与管理指南】

2014年，国家中医药管理局发布

《中医医院"治未病"科建设与管理指南（修订版）》。该版本在2012年12月推出的试行版基础上形成。其中特别指出，在"治未病"科室初期建设及发展阶段，医院应给予扶持以及建立激励机制，"治未病"科应为中医医院兼具管理与临床职能的一级科室。

该指南适用于二级以上中医医院"治未病"科的建设和管理，并可作为各级中医药管理部门制定中医医院"治未病"科工作评价指标的依据。

相比于试行版，"治未病"科修订版指南指出，"治未病"科的服务特点以人的健康状态的辨识、评估和干预为主，而非着眼于疾病治疗；突出非药物方法的运用，注重整体调节，求得整体效果；重视连续、动态、全程的管理，并充分发挥服务对象的参与意识与能力，求得长远效果。并将"治未病"科的服务对象分为中医体质偏颇人群、亚健康人群、病前状态人群、慢性疾病需实施健康管理的人群以及育龄妇女、老年人等其他关注健康的特殊人群共5类。

修订版指南提出，"治未病"科应为中医医院兼具管理与临床职能的一级科室，由院领导直接管理，设立专职的科室负责人，可涵盖或设置体检（提供中西医健康评估）、健康咨询指导、中医调养、随访管理及健康宣教等部门。不得把针灸科、推拿科、康复科、理疗科等临床科室及国医堂、名中医工作室等纳入"治未病"科范畴。原则上以"治未病"科（"治未病"中心）作为科室名称。特别指出，不得以"国医堂""名医工作室""保健中心""体检部""预防保健科"等或同类含义文字的名称作为本科科室名称。

修订版指南明确"治未病"科管理职能为：统筹并整合资源，构建"治未病"服务链，协调各相关专科介入疾病病前管理，并特别强调辐射基层。即通过为社区卫生服务中心等基层医疗机构培养"治未病"人才、支持开展"治未病"相关业务，延伸拓展中医"治未病"服务，提高基层"治未病"服务水平。

修订版指南将"治未病"科服务项目分为健康状态辨识及评估项目、健康调养咨询服务、中医特色干预技术、产品类4类。此外，健康档案建立、慢性病健康管理、健康信息管理以及管理效果评价等也可纳入"治未病"服务项目。

修订版指南中还特别指出，在"治未病"科室初期建设阶段，医院应给与扶持，保证人员收入；在"治未病"科发展阶段，医院应建立激励机制，促进其进一步发展，人员收入不低于医院平均水平。同时尽可能从医院层面为"治未病"科室从业人员提供可预期的职业发展前景，以保证人员的积极性与稳定性。

(胡 彬)

【国家中医药管理局明确"治未病"重点专科建设要求】 2014年，国家中医药管理局制定《国家中医"治未病"重点专科建设要求（2014版）》。对科室基本条件、人才队伍、服务水平能力、科研教学等作出明确规定。专科建设应符合《中医医院"治未病"科建设与管理指南（修订版）》有关规定。《要求》明确，专科专职医护人员不少于8人，中医类医护人员比例不低于70%；具有副高级以上专业技术职务任职资格的中医执业医师占科室医师比例不低于30%；具有中医专业硕士研究生以上学历人员占科室医师比例不低于30%。并对专科负责人、学术带头人、学术继承人、技术骨干作出明确资格要求。《要求》指出，组织制定符合本地实际情况的常见病、多发病高危人群和偏颇体质人群中医预防保健服务技术指南；对"治未病"服务人群进行随访追踪，并对常见病、多发病高危人群和偏颇体质人群中医预防保健服务技术指南的应用进行效果总结分析。根据《中医医疗技术手册（2013普及版）》的技术目录，积极应用中医药特色干预技术和方法。规定专科特色"治未病"服务技术项目不少于8种。《要求》还对专科开展中医预防保健服务信息化建设，面向公众开展健康教育指导，为辖区内其他中医预防保健服务机构提供技术指导等作出规定。

(胡 彬)

（四）"中医中药中国行——进乡村·进社区·进家庭"活动

【中医中药中国行——进乡村·进社区·进家庭活动概况】 按照2014年工作重点分工，国家中医药管理局制定并印发了《国家中医药管理局关于在党的群众路线教育实践活动中深入开展"中医中药中国行——进乡村·进社区·进家庭"活动的通知》，要求各省开展中医药健康教育与科普活动、制作出版中医药健康教育科普作品、打造中医药文化科普知识传播平台、组建中医药文化科普人才队伍、推动中医药综合服务区建设，明确了各省中国行三进任务指标。争取中央财政支持，在全国31个省（区、市）实施中医健康素养促进项目，为中国行三进目标的落实提供经费保障。制定并印发了《中国公民中医养生保健素养》《健康教育中医药基本内容》，规范了健康教育中医药内容，为中医药文化科普活动的开展提供了标准文本。

(欧阳波)

六、中医药发展综合改革试验区（市、县）

【加快国家中医药综合改革试验区建设】 2014年5月，国家中医药管理局组织召开了综合改革试点工作专题会议，从5个方面确定了推进国家中医药发展综合改革试验区有关工作的具体措施。

一是做好顶层设计。从全局的高度，加大对国家中医药综合改革试验区试点工作的统筹力度，结合深化改革工作整体部署，分类、分层规划改革试验区布局，增强改革试验区的试验成效。二是突出目标导向。围绕深化改革总体部署，明确试点工作目标，把制度创新作为核心任务，为完善中医药政策措施提供实施路径，细化任务分工，明确责任部门及责任人，制定时间表和路线图，确保任务的可操作性，确保试点工作有可复制、可推广的成果。三是加强组织领导。建立局领导联系点制度，联系领导加强对试点地区工作的指导，积极协调有关部门，形成推动综合改革的合力，确保试验方案有序推进。四是完善工作机制。健全协调指导机制，局有关部门强化对试点地区的指导，在建设规划、人才培养、传承创新等方面给予支持，完善经验总结、交流机制，凝练试点地区成功经验，并积极推广。五是强化督查考核。探索建立考核制度，定期评定试点工作绩效，健全准入退出机制，确保资源分配活力。

为了将试点工作更好地融入深化改革总体战略，国家中医药管理局加强与试验地区的沟通协调，推进国家中医药发展综合改革试点工作。国家卫生计生委副主任、国家中医药管理局局长王国强率北京、天津中医药管理部门的负责人深入河北开展调研，积极协调京津两地帮助解决河北省中医药事业发展问题，推动建立京津冀三省市中医药协作工作机制，推进京津冀中医药一体化协同发展。

会议听取了重庆市垫江县综合改革试验县工作汇报。该县通过做实"基础和基本"，创新"政策和机制"，实现"90%以上参保患者大病不出县"的"十二五"医改目标，这为县域医药卫生体制改革进行了有益探索。王国强对垫江县取得的成绩给予了肯定，并决定对有关做法进行深入调研，力争总结出可复制、可推广的经验。

自2009年开始，国家中医药管理局先后确定上海市浦东新区、北京市东城区、甘肃省、河北省石家庄市和重庆市垫江县为国家中医药发展综合改革试验区，分类、分层探索中医药改革发展的新思路、新路径、新举措。

（柴　玉）

【推进中医药综合改革试验区工作指导意见发布】　2014年，国家中医药管理局发布《关于进一步推进中医药综合改革试验区工作的指导意见》，明确试验区要以完善中医药事业发展政策机制、进一步激发中医药发展活力潜力为目标，解决突出问题，为化解中医药事业发展体制机制性障碍提供解决途径和实践依据；创新政策机制，突出针对性、操作性和实效性，形成可复制、可推广的成果。

意见提出，试验区建设要围绕中医药改革发展全局需要，加强统筹规划，合理布局，协调推进。注重区域统筹，充分考虑中医药事业发展地域因素，兼顾东、中、西部地区；注重层级统筹，针对不同层级中医药改革发展特点、面临的主要问题，选择具有较强代表性和影响力的地区作为试验区；注重主题统筹，立足影响和制约中医药发展的重大、难点和关键问题，科学确定试验内容，分类统筹布局。

试验区工作要强化需求导向，针对中医药资源配置和服务体系建设，中医药服务领域拓展、服务模式和中医医院办院模式创新，完善有利于中医药特色优势发挥的激励政策，建立中医药人才培养培训和用人机制，协同创新体系和机制建设，深化改革，大胆探索。

试验区的资源配置、探索措施、进度安排、预期成果及推广应用等，都要服务和服从于政策机制创新，力争在中医药工作的组织领导、规划统筹、沟通协调等机制方面有所突破。

试验区所在省级中医药管理部门负责指导试验区制订具体实施方案，定期进行总结与成功经验推广活动。国家中医药管理局应建立试验区局领导联系点制度，加强协调指导。同时，建立科学合理、导向明确的试验区督查考核制度体系和定期研讨机制，鼓励试验区之间及试验区与其他地区建立经验分享机制。国家中医药管理局将在实施验证的基础上进一步扩大试点范围，形成在全国范围内推广实施的政策文件。

（杨　柳）

【国家中医药综合改革试验区建设工作经验交流会召开】　2014年12月16日，国家中医药综合改革试验区建设工作经验交流会在河北省石家庄市召开。国家中医药管理局副局长、局深化改革领导小组副组长兼办公室主任马建中出席会议并讲话，充分肯定了各试验区建设的工作成效，深刻阐述了开展试验区建设的重要意义，对将试验区建设推向深入作出了全面部署。会上，河北省石家庄市、甘肃省、重庆市垫江县、北京市东城区、上海市浦东新区5个国家中医药综合改革试验区有关负责同志在会上交流了做法和经验。与会人员还实地考察了石家庄市基层中医药服务网络建设情况。局办公室、规财司、法监司、医政司和科技司有关负责同志、5个试验区相关负责同志、部分省（区、市）中医药管理部门相关负责同志和地市有关同志以及石家庄市各医疗机构负责同志约90人参加会议。

（国家中医药管理局秘书处）

【北京市东城区国家中医药综合改革试验区建设】　2014年5月9~11日，第七届北京中医药文化宣传周暨第六届地坛中医药健康文化节在北京地坛公园举办。200多位中医、中西医结合专家为市民提供专业义诊咨询及中医适宜技术体验等，累计接待游人3万人次，57个展位进行中医药相关产品的展示展卖。创新中医药文化科普模式，北京市中医管理局与教委联手，在东城区中小学开展"中医药在你我身边"的主题演讲比赛，"小手拉大手，同游养生园"及"中医药文化创新人才培养协作体"活动。

2014年5月28日至6月1日，参展第三届中国（北京）国际服务贸易交易会中医药专题板块，期间接待5000余人次，发放宣传材料5000余份。

2014年5月30日，试验区支持项目——引入社会资本成立的北京恒和中西医结合医院与英国皇家自由医院（Roral Free Hospital，NHS）正式签署全面合作协议，结成战略合作伙伴，意味着北京城区内最大的民营中西医结合高端医院与伦敦最大的公立医院即将开展合作。

2014年6月27日，北京市中医管理局同意在东城区第一妇幼保健院建立全国第一个妇幼保健研究所——北京市中西医结合妇幼保健研究所，打造中国特色的妇幼保健信息化服务平台、学术交流平台、人才培养平台、科研协作平台、文化展示平台，以项目带动人才队伍建设，引领全国中西医结合妇幼保健事业发展，现其主体建筑及室内简单装修已经完成。完成东城区折子工程——《促进东城区中医药发展的指导意见》论证、调研和初稿撰写工作。

（高　彬）

【河北省石家庄市国家中医药综合改革试验区建设】　2014年，国家中医药管理局和河北省中医药管理局分别在石家庄市召开国家中医药综合改革试验区建设经验交流会、河北省国医堂建设现场经验交流会，并参观学习了河北省石家庄市先进经验。石家庄市委专门向省委、省政府呈报了国家中医药综合改革试验区建设情况，得到了张庆伟省长、孙士彬特邀咨询和许宁副省长的充分肯定。

一、基层中医药服务能力建设

石家庄市卫生计生委、石家庄市财政局联合印发《关于进一步加强基层中医药服务能力建设的通知》，制定了基层医疗卫生机构房屋改造、装饰装修、设备购置、专科建设、预防保健和人才培养等创建标准。全市126所乡镇卫生院建成"国医堂"，72所乡镇卫生院建成标准化中医科、中药房，60所社区卫生服务站建设成"国医馆"，创建了1220个中医药特色示范村卫生室。印发了《关于在县级中医院设立"名医堂"的通知》，制定建设标准和服务规范，在 10 所县级中医院建设成"名医堂"，打造集中医诊疗、人才培养、中医文化为一体的综合服务区。

二、基本公共卫生服务中医药健康管理

实施区域中医药预防保健及康复能力项目，以市政府办公厅名义印发了项目实施方案，编写《3～6 岁儿童中医预防保健（治未病）培训方案》，在石家庄市长安区试点开展托幼机构"治未病"工作，培训 389 名家长掌握儿童中医预防保健适宜技术。创建了 35 个中医药特色健康管理社区和乡镇，采用中医药手段对城镇居民进行连续性全程健康管理。设置中医药健康宣传橱窗 68 块，成立中医家庭医生服务团队 22 支，培训中医家庭保健员 800 名。印发《关于进一步加强基本公共卫生服务中医药健康管理项目工作的通知》。全市 65 岁以上老年人、0～36 个月儿童中医药健康管理目标人群覆盖率分别达到 58.43% 和 55.98%。

三、中医药文化建设

石家庄市中医院中医药文化建设工作成效显著，被国家中医药管理局确定为全国中医药文化宣传教育基地。开展"基层中医圆梦燕赵行"活动，2014 年 4 月 19 日到 10 月，在 16 个县（市）开展为期半年的专家巡讲和义诊会诊，每个周末安排 6 名省市级中医专家，对 16 个县市基层中医药工作人员进行培训，开展病房巡诊和义诊，共计培训中医药人员 3500 余人。

（王艳波）

【上海市浦东新区国家中医药综合改革试验区建设】 2014 年，浦东国家中医药改革试验区建设重中医药发展体制、机制建设，围绕中医药医疗、预防、科研、教育、产业、文化、国际交流与合作"七位一体"工作，不断改革创新，全面推进发展。

通过实施"补项目、补重点、补特色"的中医药特色服务专项补助，医疗机构的中药饮片处方数逐年增长。2012 年较 2011 年同比增长 55.8%，2013 年较 2012 年同比增长

13.8%，2014 年较 2013 年同比增长 23.57%；中医非药物治疗项目工作量 2012 年较 2010 年同比增长 22.9%，2013 年较 2012 年同比增长 9.4%，2014 年较 2013 年同比增长 16.0%。此项举措有力促进了中医药特色服务优势的发挥。

利用和发挥现有公共卫生服务模式，形成了"浦东新区卫生计生委-防病专业机构中医预防保健科-各医疗机构中医预防保健网底"三位一体的组织管理架构和服务网络，开展社区居民的体质辨识、保健指导等中医"治未病"服务；依托家庭全科医生制度，全面实施中西医结合的预防保健健康管理；完成 1784 名以社区为重点的公卫医师、西医全科医师、乡村医生的"西学中"培训，并允许考核合格者开展中医预防保健服务；开发中医健康档案与西医档案融合，实现了中医预防保健服务的全覆盖，将中医预防保健纳入基本公共卫生服务项目。2012 年全区中医公共卫生服务共服务 28.8 万人次，2013 年共服务 34.6 万人次，2014 年 1～9 月服务 43.9 万人次，效果评估中服务项目成效显著。

开展中医适宜技术推广应用，截至 2014 年底共培训推广 40 项中医适宜技术，培训 1951 人次，在一线临床推广应用 94226 例。在 2013 年编写出版的《常用中医诊疗技术使用指南》（包括 138 项中医诊疗服务项目的操作规范）的基础上，2014 年编写《常用中医诊疗技术使用指南》第二版，内容涵盖 375 项常用中医诊疗技术规范。

制订了《浦东新区中医养生保健服务机构准入试点工作实施方案》和《浦东新区中医养生保健服务机构设置标准和服务项目列表》，开展了两批从业人员培训工作；出台了《浦东新区中医药协会中医养生保健会员单位管理办法》。已有 27 家养生保健服务机构成为中医养生保健专业委员会会员单位，实施星级评审制度，建立各养生机构会员单位的准入、退出、校验机制，完善入会的支撑体系、配套扶持政策与质

控体系。实施 2014 年度上海市社会管理和公共服务综合标准化试点工作"艾灸中医康健服务标准化试点项目"。初步形成以行业管理为主，会员准入为门槛，标准化建设为基础，星级评审为手段，政策扶持为激励的养生保健机构规范化管理模式。

探索多领域发展中医药健康服务业。初步制订了《浦东新区中医药健康服务业发展建设方案》，先行试点、逐步推广在中医医疗产业、中医保健产业、健康产品研发、中医文化教育旅游产业等服务项目，不断满足人民群众多层次、多样化的中医药健康服务需求。

开展立体化中医药学科人才培养，在突出高端的同时兼顾基层与社区，重视中医师带徒的传统传承方式，注重人才培养的梯度建设，注重各医疗机构的内部培育机制，从而形成可持续的阶梯状学科人才培养发展模式。

加强中医药科技创新。2014 年，出台了《上海市张江高科技园区中医药发展扶持办法》，加大对中药研究开发、产业发展、创新体系建设等方面的投入，在政策和经费上为中医药产业化发展提供保障。第一轮扶持项目已正式立项，包括"中药产业化专项""中医诊疗器械产业化专项""中医药产业研究创新建设专项" 3 个大项 16 个子项目，总预算资助经费 1190 万元。新区已完成《浦东新区创建国家中医药管理局科技成果转化基地建设方案》的制订，建立了成果供需方信息库，建设并开展"浦东新区中医药科技成果转化服务平台"网站，从科技成果创造、成果转化中介服务、成果转化技术支持、成果推广与产业化等方面为科技成果转化提供全方位的系统服务。进一步加快中药院内制剂区内流通和中药研制步伐。

为推进中医药改革与发展，根据委市合作工作计划，由国家中医药管理局主办、上海市人民政府支持、上海市卫生和计划生育委员会和上海市中医药发展办公室承办的第三届国家中医药改革发展上海论

坛于2014年12月22日在上海举行。论坛主题为"创新模式改革发展"。就面向未来的中医药服务模式创新及相关制度安排进行研讨。国家中医药管理局医政司介绍了医疗服务模式创新试点的整体工作情况，相关单位和个人从不同角度进行交流和专题发言，为中医药在未来服务模式创新发展，从战略上、前瞻性上理清思路，加快探索和推进步伐。国家卫生计生委副主任、国家中医药管理局局长王国强出席会议并做了开幕讲话和总结讲话。参加论坛的有国家中医药管理局中医药改革发展专家咨询委员会全体委员，全国各省（自治区、直辖市）中医药管理部门领导等共100余人。

（戴宝冬）

【重庆市垫江县国家中医药综合改革试验县建设】

一、抓顶层设计，积极构建中医药发展政策保障网

一是完善规划设计。在国家中医药管理局及重庆市卫生计生委先后5次现场调研指导下，垫江县政府制发了《垫江县国家中医药发展综合改革试验县建设实施方案》，出台了《垫江县国家中医药发展综合改革试验县建设规划（2014～2020）》。主要从建立健全中医药医疗、人才、产业、文化、体制机制5个方面进行改革探索。

二是创新体制机制。组建机构：垫江县政府设立了垫江县中医药发展办公室（挂在县卫生计生委），内设中医管理科和中医药产业发展科，同时在全县各医疗单位均设置了中医科。整合力量：将县中医院和卫校实施合并，并依托医校资源，力争将原卫校创建为具有中医药特色专业的重庆市中等职业教育学校——重庆渝东卫生学校，同期创建全国中医药住院医师规范化培训基地、全国中医药全科医师转岗培训基地。同时，实行县编乡用，派驻县级中医青年骨干医师到25所乡镇卫生院服务，服务期间待遇由财政全额保障。单列中医编制：将县级医院的床位编制从895张扩大到1600张，其中中医床位增加480张。人员编制从896人增至2170人，其中中医编制增加510人。将乡镇卫生院自收自支的事业单位性质全部调整为财政全额拨款的一类公益性事业单位性质。将全县乡镇卫生院高级职称晋升名额打捆使用，创造性增设正高职称，并对中医药类优先晋升。2014年在乡镇卫生院晋升了2名中医正高职称。

三是加大经费投入。在县财政较为紧张的情况下，每年预算5000万元中医药事业经费，并要求把不低于10%的经费用于中医药高级人才津贴和从事一线中医药人员补助及中医传承带教工作。财政补贴向中医机构倾斜，使公立中医医院和综合医院中医科的床位补助达到同级综合医院床位补助标准的1.5倍。

四是争取政策扶持。努力争取重庆市发改委将垫江县国家中医药发展综合改革试验县建设纳入"十三五"规划给予政策和资金扶持。从2014年起，将垫江县中医院、垫江县人民医院生产的中药院内制剂4个剂型12个品种在全县各医疗机构流通使用，并力争纳入医保报销目录。

二、抓网络布局，着力完善中医药服务三级体系

一是狠抓龙头带动。投入2.8亿元，为县级医院新建4.9万平方米的中医业务大楼，垫江县中医院成功创建国家三级甲等中医医院，垫江县人民医院顺利通过国家卫生计生委专家组现场复核。建成风湿病科、心血管科、耳鼻咽喉科、护理学等国家级重点专科4个，肿瘤内科、针灸科等国家级中医特色专科2个，骨伤科、心血管病科、风湿病科、肺病科等市级重点专科4个，肛肠科、康复科等市级特色专科2个。承担市级以上中医药科研项目11项，发表中医药论文115篇，并通过专家走基层、骨干医师派驻、中医专家巡回医疗等探索组建医疗联合体模式，真正让广大人民群众就近享受到三甲医院中医专家的优质医疗服务。

二是推进标准化建设。投资5200多万元，为乡镇卫生院新增1.1万平方米的标准化中医业务用房。乡镇卫生院均建成了相对独立的中医药综合服务区，开设了中医门诊、中药房、"治未病"工作室等中医科室，建成中医专病、专科49个，开展中医药适宜技术项目29项，中医门诊处方占比36%。

三是加强网底建设。通过改扩建1万余平方米标准化村卫生室与改扩建3千余平方米"撤并村"卫生室工作，各村卫生室均配备了中药橱、中医诊疗设备，建成了高安东桥等10个中医药特色村卫生室。106个村卫生室能熟练开展基本中医药服务，42.7%的乡村医生能开展中西两法医疗服务，中医药适宜技术在全县覆盖率达100%，村卫生室平均应用4.7项，中医门诊处方占比达38%。

三、抓人才建设，不断强化中医药人才队伍

一是积极引进人才。开通中医药人才绿色通道，在每年公招计划中，用30%以上的名额招聘中医药人才。对紧缺优秀的中医药人才直接考核录用，引进研究生以上学历的中医药类人才不受编制限制。全县共引进博士2名、硕士92名，招录本科542名，其中中医药硕士生31名、本科生179名，聘请市内外中医药发展顾问10名。

二是培训现有人才。实施中医药一系列培训项目，广泛开展"西医学中医"活动和名老中医"师带徒"活动，对年轻医生实行传、帮、带的师承教育，培养了一批中医业务骨干。

三是待遇留住人才。对来垫江工作的博士研究生及以上学历者提供30万元科研启动经费和100平方米住房一套，硕士研究生提供3～10万元科研启动经费和3～5万元安家费，帮助解决配偶工作及子女入学问题。

四、抓产业发展，积极促进中医药产业提档升级

一是中药材研发。加强与湖南中医药大学、天圣制药企业进行院校、院企合作，成立了垫江县中药材研发机构，大力发展以牡丹皮、

半夏等为特色的中药材加工，试种铁皮石斛100亩，全县中药材种植基地20个，具有本土特色的中药材加工产业粗具雏形。

二是中医药旅游。依托中药材种植基地，先后建成了牡丹文化园、乐天花谷、金桥荷园、尚禾玫瑰园等中药生态旅游园，并依托西部独有的2万亩山水牡丹和2000年的牡丹种植史，连续举办了15届牡丹文化节，常年接待游客100万人次以上。垫江县正着力将太平牡丹园打造成4A级风景旅游区。

三是中医药养生。一方面推进中医健康养老机构整合，将县老年公寓扩建成集养老、保健、康复、医疗为一体的"医养结合"健康养老中心，引导社会资本举办中医健康养老公寓15家，建成中医健康养老社区3个。另一方面，对全县非医疗性中医养生保健机构210名从业人员进行了中医预防保健知识和技能培训，对考试考核合格的180名学员颁发培训合格证书，并开展星级授牌工作和后期指导。

五、抓文化传播，努力在公共环境中彰显中医元素

一是医疗环境突出中医药文化。在全县医疗机构基础设施建筑风格、景观绿化、科室设置等方面采取悬挂中医名师名画、张贴中医预防保健知识、展示中药材实物等方式营造中医药文化氛围，便于人民群众了解中医药知识，提高认知度。全县25个乡镇卫生院均建成了规范的中医药服务区及中药材展示柜。全县新增药店、中医门诊均按中医风格装修，融入中医药文化。

二是城市建设融入中医药文化。在城市节点、公园、道路、广场、体育场馆等市政基础设施建设中，充分融入牡丹文化。同时，在城市绿化区域内，根据牡丹生长特性，选择适合的品种栽植牡丹，着力将垫江县城打造成具有浓郁地方特色的牡丹之城。

（田 波）

【甘肃省国家中医药综合改革试验区建设】 2011年7月，国家中医药

管理局和甘肃省政府签署联合共建协议，正式拉开了建设中医药综合改革试点示范省的序幕。3年来，在甘肃省委、省政府的高度重视和大力支持下，在各地各部门的通力配合下，以建设中医药工作先进和示范市县为载体，推动了全省中医药工作快速稳步发展，取得了一定的成效。

一、全面拓宽中医药服务的阵地

切实加强综合医院中医药工作，在县级以上综合医院设立中医管理科和中医门诊，住院部设置不低于总床位数5%的中医病房，考核西医临床科室的中医药工作指标，鼓励综合医院西医临床科室积极开展中西医结合诊疗服务，将西医科室中药消耗量、中医康复治疗人次等中医药内容纳入综合医院等级评审标准和日常业务考核指标。加强中医药公共卫生工作，在各级疾控和妇幼保健机构成立中医科，各级卫生监督机构成立中医药监督科。

二、积极开展重点中医药专科建设

按照国家中医药管理局"三名"战略要求，积极造就"名医、名科、名院"。原甘肃省卫生厅通过连续3年每年每个临床中心给予200万元的资金扶持，在9家省级医院中已经确定甘肃省中医院中医骨伤科为全省骨伤临床医学中心，中医学院附属医院针灸科为全省针灸临床医学中心。甘肃省中医院骨伤中心包括12个亚专业达600张床位，甘肃中医学院附属医院针灸中心达120张床位。两个中心也被国家卫计委和国家中医药管理局评为国家临床重点专科（中医方向）。甘肃省建成（列建）国家中医药管理局重点中医药专科29个，列建国家中医药临床重点专科6个。同时，甘肃省也积极开展省市中医药重点专科建设，从1996年起，列建了126个省级中医药重点专科。

三、大力培养中医药人才

省级已举办"中医学经典"研究生课程脱产学习班2期，培训学员100人；"中医学经典"脱产半年培训班4期，培训学员230人；"西

医学中医"研究生课程进修班2期，培训学员148人；"西医学中医"脱产3个月培训班7期，培训学员350人。利用项目为乡镇卫生院招录4000余名中医药人员。开展省、市、县、乡、村五级中医药师承教育，遴选1295名指导老师，培养了学术继承人3215名。2014年，甘肃省启动了第二轮省、市、县、乡、村五级中医药师承教育工作，遴选959名指导老师，培养2822名学术继承人。人才成长激励方面，评选了甘肃省名中医三批119名，两批甘肃省乡村名中医两批207名，"中医世家"38家。为凸显中医药专业人员技术岗位的特点，甘肃省人社、卫生部门联合印发了《关于在全省医疗卫生事业单位实施中医药岐黄技术等级岗位设置工作的通知》，将现行医疗卫生事业单位设置的中医药专业技术岗位统一更名为中医药岐黄技术等级岗位，分为13级进行管理。明确在核定的专业技术岗位设置总量内，中医药（含中西医结合、民族医）事业单位专业技术岗位至少设置60%的岐黄技术等级岗位，其他医疗卫生事业单位专业技术岗位至少设置10%的岐黄技术等级岗位。

四、整体推进中医药进基层

2013年、2014年连续两年，甘肃省政府将乡镇卫生院（社区卫生服务中心）中医药适宜技术服务能力建设列入全省为民办实事项目，省财政投入2000万元安排200个乡镇卫生院（含社区卫生服务中心）进行中医药适宜技术服务能力建设。积极开展基层中医药适宜技术推广，成立了省级培训基地和县级培训中心，要求每名村医掌握15项中医药适宜技术。在乡镇卫生院推行中医药服务"三个三分之一制度"（即中医就诊人数占总就诊人数的1/3以上，中药收入占药品总收入的1/3以上，中医药收入占总收入的1/3以上），推动各市州建设有中医药特色的社区卫生服务机构和乡镇卫生院，已建成有中医药特色的乡镇卫生院和社区卫生服务机构446个。

五、促进中医药产业发展

甘肃以定西、陇南为重点，优

先抓好当归、党参、黄（红）芪、大黄四大地产中药材种植示范基地和种子种苗培育基地建设。已初步形成了以陇西文峰镇、首阳镇、岷县城郊和兰州黄河中药材批发市场为主体的 4 大中药材集散地。国家旅游局和国家中医药管理局正式批复甘肃省陇东南 5 个市为国家中医药养生旅游创新区，积极发展中医药生态保健旅游，努力打造功能齐全，地域特色明显，集中医康复医疗、养生保健、药材两用蔬菜种植、休闲旅游为一体的中医药旅游产业体系。甘肃兰州、天水、庆阳、平凉、酒泉等地医疗器械制造企业研发的家用拔罐器、场效应治疗仪、家用蜡疗机等中医医疗器械、养生保健产品的市场占有率逐步扩大，多次在国外交易会中参展。甘肃省原卫生厅与《读者》集团联合出版 300 种中医读物，包括《中医启蒙读物》《中医口袋本》《话说中医》《陇上名医》《民间单验方》等。

六、健全中医药保健服务

一是在全国率先制定印发了《关于将中医"治未病"内容纳入甘肃省基本公共卫生服务项目的通知》和《中医"治未病"服务项目甘肃省实施方案（试行）》，要求基本公共卫生服务项目中儿童保健体质辨识、健康干预等中医药方法不少于 10%；积极开展食疗药膳、体质调养等优生优育和生殖保健技术指导，孕产妇保健有中医药方法与内容；针对老年人、妇女、儿童以及亚健康人群等重点人群制订中医药保健方案。二是试点开展托幼机构的中医保健服务。甘肃省中医药管理局与甘肃省教育厅联合下发了《托幼机构开展中医"治未病"服务工作指导方案》，拟采取先行试点、逐步推广的方式，实现 2015 年年底前甘肃省所有托幼机构开展中医"治未病"服务工作。

七、强化中医药推广与宣传

一是甘肃省中医药管理局与甘肃省委宣传部等部门合作，以中医药历史名人为原型创排了大型现代秦剧《皇甫谧》和陇剧《医祖岐伯》，在全省巡回演出；在省、市、县有关媒体开辟"卫生与健康"科普宣传专栏；二是以"村级三件事"推进群众健康素养提升。开展健康教育知识、急救知识、中医适宜技术进家庭工作，大力推进健康文化墙建设和组织村民开展"健康沙龙"。加强居民保健工具包推广、发放工作，每年教会村民 5～6 项防病治病方法，提高村民健康素养。三是利用微博等新媒体推进中医药健康教育。甘肃省原卫生厅动员 1 万多名医务人员和管理人员在腾讯和新浪开微博，及时向全民普及健康教育、健康咨询、中医药养身保健、卫生惠民政策等知识。

八、推动民间民族医药工作

制定了《关于加强民间医药工作的实施意见》，连续两年组织开展了全省民间中医资格准入考试，将自学中医多年，或经过家传或跟师学习，掌握中医一门或多门技术，在当地民间行医的人员纳入考试范围，对考试考核合格人员，由省原卫生厅按照《乡村医生从业管理条例》有关规定，纳入乡村医生管理。据统计，全省有 2532 名民间中医人员报考，其中藏医 15 名，通过考试 1796 人，其中藏医 2 人。组织开展"杏林觅宝"活动，全省搜集整理到具有推广价值的民间单验方 376 个、验方集 4 册，现已进入临床验证阶段。

九、中医药服务贸易工作不断加强

商务部、国家中医药管理局确定甘肃省为全国首批中医药服务贸易先行先试重点区域，确定兰州佛慈制药股份有限公司为全国首批中医药服务贸易先行先试骨干企业。国家确定甘肃省代表中国与乌克兰、吉尔吉斯斯坦、摩尔多瓦等国开展中医药合作项目。甘肃中医学院在乌克兰国立医科大学挂牌成立"岐黄中医学院"，与韩国釜山大学医学院、新西兰中医学院等国外医学院校建立了合作关系。

（郭　泰）

七、中医药参与医药卫生体制改革

【2014 年公立中医医院改革情况】

一、保留中药饮片加成情况

自 2009 年公立医院改革试点以来，试点公立医院（含中医医院）逐步取消药品加成。多数省、市在政府文件中明确了保留中药饮片加成政策。

二、中医医疗服务项目价格调整情况

从各地中医药管理部门报送资料看，截至 2014 年 9 月，全国 31 个省、市中，有 19 个省不同程度地调整了中医医疗服务项目价格，10 个省、市（北京、天津、辽宁、黑龙江、河南、云南、甘肃、海南、江西、湖北）尚未调整。（青海、西藏无上报资料）

各省对中医医疗服务项目价格调整范围不同。如山东青岛根据 2012 版《全国医疗服务价格项目规范》中的所有中医项目进行调价或制定新价格，安徽、江苏、四川、宁夏、内蒙古 5 省对 2012 版全国规范的部分项目做了调价或定价，浙江、吉林、河北、重庆、陕西、广东、湖南 7 省对本省原中医服务项目进行整体调价。

由于多年来中医服务项目的价格定价过低，且长期未做调整，此次各省对中医医疗服务项目价格的调整幅度不一。如山东青岛中医医疗服务项目价格提高了 2～3 倍；河北省、湖南省提高了 50%；江苏省提高了 20%～50% 不等；山东威海在平均提高 11% 的情况下，针灸推拿费用提高了 50%。总体来说，中医医疗服务项目价格得到了一定程度的调整。

三、医保的中医药鼓励政策

（一）医保鼓励政策情况

受多种因素影响，全国各省医保政策不相同，甚至省内各地区的医保政策也不尽相同。全国多数省、市在基本医疗保险中有鼓励使用中医药的政策,其中新农合的中医药鼓励政策更加突出。73.7%的省、市在城镇职工医疗保险中鼓励使用中医药;68.4%的省、市在城镇居民医疗保险中鼓励使用中医药;78.9%的省、市在新农合中鼓励使用中医药。

各地在医保中鼓励使用中医药的政策主要有:①提高中医药的医保报销比例,如山东省提高2%~5%不等,福建省三明市对门诊使用中医药和中医适宜技术补偿提高10%~90%不等;②适当降低患者在中医医院就医报销起付线,如山东省起付标准降低一个档次,即三级中医院执行二级综合医院起付标准,二级中医院执行一级综合医院起付标准;③将符合条件的中医院院内中药制剂列入医保报销范围,如河北省提出中药制剂可按乙类药品支付;④将符合条件的中医医疗机构纳入医保定点医疗机构;⑤对住院病人采用中医特色疗法、中医综合类项目进行治疗的,费用直接进入统筹共付结算,不再有先自付部分;⑥对参保患者在定点综合医院及中医院住院费用中的中医及民族医诊疗费用占住院总费用的比例不作限制等。

(二)医保支付方式改革情况

对全国三百余家公立中医医院的调查显示,中医医院普遍参与了所在地区医保支付方式改革工作。被调查中医医院中的55.3%实施按病种支付,38.4%实施总额预付,4.3%实施按床日支付。

总额预付制在激励医疗机构改善管理和加强成本控制、抑制医生提供过度医疗服务、控制医疗费用过快增长等方面发挥了一定作用,实施此制度后绝大多数医院感受到了控费压力。近七成被调查中医医院反映总额预付标准偏低,其中1/3的医院认为其已经影响了医院正常的运营和发展。部分中医医院反映存在为控制费用而减少中药饮片和中医诊疗技术使用的现象,制约了中医药特色的发挥。实施按病种支付的中医医院反映,实施的病种以手术类疾病居多。在这样的病种设

置和政策导向下,能真正发挥中医药诊疗特色和优势的病种极为有限。实施按床日付费的中医院普遍反映在住院日的确定上未考虑中医医院收治病人和中医诊疗活动的特点,片面追求压缩住院日,对中医医院造成不利影响。

四、财政投入情况

医改以来,各省、市不同程度地对中医类医院(含中西医结合医院、民族医院,下同)在投入政策上给予了倾斜,通过增加财政投入以弥补中医类医院取消药品加成造成的部分亏损,同时落实对基本建设、政策性亏损补偿、重点学科发展、公共卫生专项补助等政府投入政策。

但是,从财政拨款的相关数据可见,政府对公立中医类医院的补偿总体上仍然不足。

(一)公立中医医院财政拨款情况

近年来,国家对中医医疗机构的财政拨款(主要为公立中医医院的财政拨款,含极少量公立门诊部、诊所的财政拨款,下同)在逐年上升,从2010年的144.74亿元增长到2013年的192.08亿元,年平均增长率为10%。但是,从中医医疗机构财政拨款占国家财政支出、占医疗卫生机构财政拨款的比例上看,是逐年下降的趋势;从年平均增长率上看,中医医疗机构财政拨款的年平均增长率低于医疗卫生机构年平均增长率8个百分点,低于国家财政支出年平均增长率6个百分点;从政府办中医综合医院财政补助收入占医院总收入的比例上看,也由2010年10.95%下降至2013年8.56%。以上数据表明,公立中医医院的财政拨款不足问题仍然存在。

(二)公立中医医院财政补助中基本支出情况

2013年全国政府办中医综合医院的院均财政补助中的基本支出为428.00万元,人员经费为2478.48万元,基本支出只占人员经费的17%,且比2012年降低了一个百分点(2012年基本支出370.52万元,人员经费2049.11万元,占比18%)。医改以来,部分公立医院改

革的试点地区增加了对公立医院的财政补偿,但全国政府办中医综合医院的财政补助中的基本支出、人员经费的年平均增长率分别为15.51%、25.72%,可见政府补偿中的基本支出的增长速度不及人员经费的增长速度。

(三)基本建设投资情况

医改以来,各级财政都加大了对中医医院基本建设投入。从2012年、2013年卫生部门综合医院和政府办中医综合医院的院均基本建设资金情况看,虽然中医医院的院均基本建设资金在增长,但增长幅度只有3%,而综合医院的增长幅度达8%,相差5个百分点,而且2013年中医医院的院均基本建设资金只相当于综合医院的35.85%,比2012年还低。数据表明,政府办中医医院的基本建设资金仍然匮乏。

(严华国)

【国务院常务会议提出加快建设中医院等健康服务体系】 2014年8月27日,国务院总理李克强主持召开国务院常务会议,确定加快发展商业健康保险,助力医改,提高群众医疗保障水平;部署推进生态环保养老服务等重大工程建设。

会议明确,2014~2015年,加快建设综合医院、中医医院、康复医院等健康服务体系,建设养老院、农村养老设施等养老服务体系,提高服务基层群众能力。建设公众健身活动中心等,推动便捷体育健身设施在城乡广覆盖。

会议认为,深化医改要政府和市场"两手并用"。用改革的办法调动社会力量,发展商业健康保险,与基本医保形成合力,有助于提高群众医疗保障水平,满足多层次健康需求,推进健康服务业发展,扩大就业,促进经济结构调整和民生改善。

会议确定,一要全面推进商业保险机构受托承办城乡居民大病保险,从城镇居民医保基金、新农合基金中划出一定比例或额度作为保险资金,建立城乡居民大病保险制度,提高大病患者医疗报销比例。

二要加大政府购买服务力度，引入竞争机制，支持商业保险机构参与各类医疗保险经办服务。三要丰富商业健康保险产品，开发面向老年人、残疾人等的保险产品。四要加大政策支持。完善企业为职工支付补充医疗保险费的企业所得税政策，鼓励社会资本设立健康保险公司，支持商业保险机构新办医疗、社区养老、体检等机构。五要加强监管，规范商业健康保险市场秩序，查处违法违规行为，确保有序竞争。

（新华社）

【国务院 2014 年深化医改重点工作任务提出研究制订中医药发展战略规划】 2014 年，国务院办公厅印发《深化医药卫生体制改革 2014 年重点工作任务》，提出 6 方面 31 项医改工作任务，完善中医药事业发展政策和机制被列为其中一项。在部分重点工作任务分工及进度安排中提出，研究制订中医药发展战略规划，2014 年 12 月底前完成。国家中医药管理局由 2013 年参与 11 项医改任务扩展到 2014 年参与 17 项。

《工作任务》提出，完善中医药事业发展政策和机制。研究完善鼓励中医药服务提供和使用的政策，加强县中医院和县医院中医科基本条件和能力建设，积极引导医疗机构开展成本相对较低、疗效相对较好的中医药诊疗服务。继续实施基层中医药服务能力提升工程。研究制订中医药发展战略规划，提出加快中医药发展的政策措施。任务由国家中医药管理局、国家发展改革委、国家卫生计生委、财政部、人力资源社会保障部负责。

《工作任务》第二十七项建立适应行业特点的人才培养机制中，还提出实施中医药传承与创新人才工程。

《工作任务》提出的 6 方面 31 项医改工作任务分别为：一是加快推动公立医院改革。包括推进公立医院规划布局调整、建立科学补偿机制、理顺医疗服务价格、建立适应行业特点的人事薪酬制度、完善县级公立医院药品采购机制、建立

和完善现代医院管理制度、健全分级诊疗体系、完善中医药事业发展政策和机制等 8 项重点任务。二是积极推动社会办医。包括放宽准入条件、优化社会办医政策环境、加快推进医师多点执业、推动社会办医联系点和公立医院改制试点工作 4 项重点任务。三是扎实推进全民医保体系建设。四是巩固完善基本药物制度和基层运行新机制。包括巩固完善基本药物制度、建立短缺药品供应保障机制、进一步改革人事分配制度和稳定乡村医生队伍 4 项重点任务。五是规范药品流通秩序。六是统筹推进相关改革工作。包括完善公共卫生服务均等化制度、加强卫生信息化建设、建立适应行业特点的人才培养机制、加强医疗卫生全行业监管、建立健全考核评估机制等 7 项重点任务。

（黄 心）

【国家卫生计生委和国家中医药管理局联合发布《关于加快发展社会办医的若干意见》】 2013 年 12 月 30 日，国家卫生计生委、国家中医药管理局联合出台《关于加快发展社会办医的若干意见》。《意见》指出，各级卫生计生、中医药行政管理部门要转变政府职能，将社会办医纳入区域卫生规划统筹考虑，优先支持社会资本举办非营利性医疗机构。鼓励社会资本举办中医专科医院。

《意见》在"加大发展社会办医的支持力度"部分提出，积极发展中医类别医疗机构，鼓励社会资本举办中医专科医院，鼓励药品经营企业举办中医坐堂医诊所，鼓励有资质的中医专业技术人员特别是名老中医开办中医诊所。

《意见》强调，支持非公立医疗机构提升服务能力，允许医师多点执业，为名老中医多点执业创造有利条件。

《意见》指出，要放宽举办主体要求，进一步放宽境外资本在内地设立独资医院的范围，按照逐步放开、风险可控的原则，将香港、澳门和台湾服务提供者在内地设立独

资医院的地域范围扩大到全国地级以上城市；其他具备条件的境外资本可在中国（上海）自由贸易试验区等特定区域设立独资医疗机构。放宽服务领域要求，凡是法律、法规没有明令禁入的领域，都要向社会资本开放。放宽大型医用设备配置，严格控制公立医疗机构配置，充分考虑非公立医疗机构的发展需要，并按照非公立医疗机构设备配备不低于 20% 的比例，预留规划空间。

2014 年 1 月 9 日，国家卫生计生委副主任、国务院医改办主任孙志刚就《关于加快发展社会办医的若干意见》有关内容回答了记者提问。

（柴 玉、高 亮）

【住院医师规范化培训制度意见要求中医应遵循理论体系特点】 2014 年，国家卫生计生委、中编办、国家发改委、教育部、财政部、人社部、国家中医药管理局联合印发《关于建立住院医师规范化培训制度的指导意见》。中医住院医师规范化培训有别于其他专业有两方面，一是中医住院医师规范化培训注意遵循中医药理论体系特点和中医药人才成长规律，二是引入中医师承教育模式。

中医住院医师在 3 年培训过程中，采取"2 + 1"的模式，即先接受 2 年的中医内科、外科、妇科、儿科、针灸、推拿、骨伤等中医所有科室及辅助科室的通科大轮转；第三年（9 个月）再根据学员即将从事的临床专科情况进入相关科室轮训。引入中医师承教育模式，由学员据所学专业及今后发展方向选择所在培训基地符合条件的临床带教老师作为自己的师承指导老师跟师学习，跟师时间是每周半天。

培训对象拟从事临床医疗工作的中医、中西医结合、民族医类专业本科及以上学历毕业生，或取得执业医师资格证书的中医医师。国家中医药管理局将制定规范化培训标准，民族医类专业标准由民族地区省级中医（民族医）管理部门自

行制定。

培训基地主要在三级甲等中医、中西医结合、民族医医院，符合条件的三乙或二甲医院作为补充。国家中医药管理局会同国家卫生计生委、教育部，出台了《中医类别全科医生规范化培养标准》和《中医类别助理全科医生培训标准》。

（黄　心）

【医师多点执业若干意见征求意见，中医类别医师可申请】

2014年，国家卫生计生委印发了《关于医师多点执业的若干意见（征求意见稿）》（以下简称征求意见稿），指出医师申请多点执业，应当征得其第一执业地点的书面同意。临床、口腔和中医类别医师可以申请多点执业，应具中级以上医学专业技术职务任职资格，从事同一专业临床工作5年以上。

征求意见稿指出，医师多点执业是指在注册有效期内的医师，在两个或两个以上医疗机构定期从事执业活动的行为。对医师多点执业的总体要求有3个方面：一是促进医师合理流动。通过政策的导向作用，调动医务人员的积极性，鼓励医师到基层、边远地区和其他有需求的医疗机构多点执业。二是规范医师多点执业。医师多点执业要遵守相关法律、法规和规章制度，卫生计生行政部门和医疗机构要加强对多点执业医师的管理。三是确保医疗质量和医疗安全。要维护医疗机构的正常工作秩序，确保医疗服务的连贯性和延续性，保证多点执业医师负责诊疗患者的医疗质量和医疗安全。

征求意见稿指出，医师多点执业，应当事先与各当事医疗机构签订合同（协议），明确各自的权利义务。拟多点执业的医师应当与第一执业地点医院签订聘用合同，与拟多点执业的其他医疗机构分别签订多点执业协议，约定医师在该医疗机构的工作任务、医疗责任等。征求意见稿还对医师多点执业的注册管理提出了原则性意见。

（黄　心）

【国家中医药管理局与国家卫生计生委联合开展县级医院综合能力提升试点】

为推进县级公立医院改革，促进县级医院的健康快速发展，国

【5部门印发意见推进县级公立医院综合改革】

2014年，国家卫生计生委、财政部、中央编办、国家发展改革委、人力资源社会保障部印发《关于推进县级公立医院综合改革的意见》，提出"两个坚持"和"三个更加注重"，以破除"以药补医"机制为关键环节，推进综合改革。加强县中医院和县医院中医科基本条件和能力建设。

《意见》指出，公立医院改革是深化医药卫生体制改革的一项重点任务，县级公立医院（含中医院）改革是全面推进公立医院改革的重要内容，是解决群众"看病难、看病贵"问题的关键环节。

《意见》提出：坚持保基本、强基层、建机制的基本原则，坚持公立医院公益性质；更加注重改革的系统性、整体性和协同性，推动医疗、医保、医药联动改革；更加注重体制机制创新、治理体系与能力建设，推进医疗卫生事业发展；更加注重治本与治标相结合，整体推进与重点突破的统一。

每个县（市）要办好1～2所县级公立医院，继续推进县级医院建设。研究完善鼓励中医药服务提供和使用的政策，加强县中医院和县医院中医科基本条件和能力建设，积极引导医疗机构开展成本相对较低、疗效相对较好的中医药诊疗服务。

建立科学补偿机制，破除以药补医，理顺医疗服务价格，落实政府投入责任。提高诊疗、手术、护理、床位和中医服务等项目价格。落实对中医的投入倾斜政策。

下一步将在第一批311个试点县基础上新增700个县推进县级公立医院综合改革。《意见》要求2014年县级公立医院综合改革试点覆盖50%以上县（市），2015年全面推开。

（黄　心）

家卫生计生委、国家中医药管理局于2014年8月7日联合制定印发了《关于印发全面提升县级医院综合能力工作方案的通知》（国卫医发〔2014〕48号），共同开展县级医院综合能力提升工作。

根据工作方案要求，国家中医药管理局会同国家卫生计生委于2014年9月2日共同印发了《关于推荐全面提升县级医院综合能力第一阶段候选医院的通知》（国卫办医函〔2014〕793号），组织各省级中医药管理部门按照要求推荐全面提升县级医院综合能力第一阶段候选医院。经过审核、遴选，国家中医药管理局印发了《国家中医药管理局办公室关于印发全面提升县级医院综合能力第一阶段县级中医医院名单的通知》（国中医药办医政函〔2015〕4号），确定了498家全面提升县级医院综合能力第一阶段县级中医医院，并组织试点医院开展综合能力提升工作。

（董云龙）

【8部门联合破解常用低价药品保障难题】

2014年，国家卫生计生委、国家发展改革委、工业和信息化部、财政部、人力资源社会保障部、商务部、国家食品药品监管总局、国家中医药管理局联合印发《关于做好常用低价药品供应保障工作的意见》，从改进价格管理、完善采购办法、建立常态短缺药品储备、加大政策扶持等多方面提出了保障常用低价药品生产供应的政策措施。

《意见》提出，在改进价格管理方面，为建立能够更加灵敏反映成本变化及市场供求的定价机制，保证低价药品合理利润空间，调动企业生产积极性，取消针对低价药品每一个具体品种的最高零售限价，允许生产经营者在日均费用标准内，根据药品生产成本和市场供求状况自主制定或调整零售价格。在完善采购办法方面，对纳入低价药品清单的药品，由各省（区、市）药品集中采购机构对通过相应资质审查的生产企业直接挂网，由医疗机构

自行网上交易，阳光采购，增强医疗机构在药品采购中的参与度。在建立短缺药品储备方面，进一步完善医药储备制度，建立中央和地方两级常态短缺药品储备。在加大政策扶持方面，积极引导常用低价药品生产企业进行技术改造，提高供应保障能力，加快通过新版 GMP 认证。同时，开展短缺药品动态监测，加强综合监管。

(黄　心)

【4 部门专项核查社会办医政策落实情况】 2014 年 7 月 31 日，国家发改委、国家卫生计生委、财政部、人社部联合发布《关于开展社会办医政策落实情况专项核查工作的通知》，2014 年 7～10 月，4 部门联合针对社会办医政策的落实情况，开展专项核查，核查办法为自查与抽查相结合。通知提出，自查实施方案要细化、量化检查内容，明确分工，落实责任，确保核查整改工作取得实效。抽查时，要对照相关文件提出的政策，逐项检查在实际执行中的落实情况。对社会办医机构等方面反映突出的问题，以及政策执行中的薄弱环节，要深入进行重点督查清理和整改。核查后，要认真分析梳理所查实的问题，可立即纠正的，要立即布置整改并反馈结果；需修改地方有关规定或制定具体实施措施使政策落地的，要明确提出整改措施和完成期限。

(孔令敏)

【《全国医疗卫生服务体系规划纲要》鼓励社会力量发展中医类别医疗机构】 2014 年，国家卫生计生委制定《全国医疗卫生服务体系规划纲要》，鼓励社会力量发展中医类别医疗机构，鼓励社会资本举办中医专科医院，鼓励药品经营企业举办中医坐堂医诊所，鼓励有资质的中医专业技术人员特别是名老中医开办中医诊所。纲要要求，要坚持中西医并重方针，以积极、科学、合理、高效为原则，做好中医医疗服务资源配置；充分发挥中医医疗预防保健特色优势，不断完善中医

医疗机构、基层中医药服务提供机构和其他中医药服务提供机构共同组成的中医医疗服务体系，加快中医医疗机构建设与发展，加强综合医院、专科医院中医临床科室和中药房设置，增强中医科室服务能力；到 2020 年，力争使所有社区卫生服务机构、乡镇卫生院和 70% 的村卫生室具备与其功能相适应的中医药服务能力。同时，加强中西医临床协作，整合资源，强强联合，优势互补，提高重大疑难病、急危重症临床疗效。

(杨　柳)

【组织县级公立医院综合改革培训】 国家中医药管理局配合国家卫生计生委举办了 24 期县级公立医院综合改革培训班，国家卫生计生委副主任、国家中医药管理局局长王国强和国家中医药管理局有关司领导对 1011 个试点县的政府分管领导以及卫生计生部门、人民医院、中医医院负责人共 4400 余人进行了中医药政策解读和推进。这是新一轮医改启动以来举办的规模最大的医改政策培训班。

(严华国)

【深化医改中医药工作会议召开】 2014 年 7 月 19 日，国家中医药管理局召开全国深化医改中医药工作会议。会议以公立中医医院改革为重点，总结交流各地在深化医改中发挥中医药作用的经验做法，研究部署下一阶段工作。各省级中医药管理部门厅局长和国家中医药管理局机关副司级以上同志参加会议。

会议认为，2009 年深化医改启动以来，中医药行业认真贯彻落实中共中央、国务院《关于深化医药卫生体制改革的意见》和国务院《关于扶持和促进中医药事业发展的若干意见》，按照保基本、强基层、建机制的原则，积极探索，大胆创新，勇于实践，取得了积极进展，公立中医医院改革同步推进，基层中医药服务能力明显提升，国家基本公共卫生服务中医药健康管理项目深入开展，国家基本药物制度中

药作用充分发挥，医保中医药鼓励政策进一步落实，中医药改革与发展丰富了中国特色基本医疗卫生制度内涵，放大了医改的惠民效果。

会议强调，深化医改正面临着前所未有的难得机遇，十八届三中全会作出了全面深化改革的总部署、总动员，把医改作为一项重要改革内容。医改 5 年来取得了重要阶段性成效，增强了全社会信心，凝聚了各方共识，奠定了深化改革的基础。深化医改还面临着很大的挑战，难啃的"硬骨头"还有很多，与中央要求和群众期盼相比还有一定的差距。面对新的医改形势，中医药行业要按照中央要求，进一步提高认识、坚定信心，抓住机遇、攻坚克难，以高度的责任感和使命感，扎实推进各项中医药工作。

会议要求，省级中医药管理部门要发挥"主心骨"作用，切实担负起在深化医改中推进中医药作用发挥的历史责任。要以公立中医医院改革为重点，进一步探索完善中医药服务补偿机制；合理规划布局中医药资源，改革中医医院服务模式；同步推进人事薪酬、现代公立医院管理等制度建设；切实推进社会办中医；统筹推动基层中医药服务能力提升工程等工作。要切实抓好打通中医药各项政策措施和改革任务贯彻落实的"最先一公里"和"最后一公里"，力破"中梗阻"，确保政令畅通、令行禁止，推动各项决策部署和政策措施尽快落到实处、取得实效。

会议要求，各省级中医药管理部门根据"整体思维、系统运行，三观互动、六位一体，统筹协调、科学发展"的中医药工作方法和工作机制，按照《省级中医药管理部门深化医改 2014 年重点工作任务清单》，制订具体实施方案，明确时间表、路线图和责任人，进行台账式管理，逐条分步骤落实。

会议采取"先交流，后点评，再部署"的方式，将点上经验和面上要求紧密结合，主题突出，安排紧凑，内容丰富，高效务实。会议全面贯彻落实中央"八项规定"要

求，厉行勤俭节约。

（严华国）

八、中医药服务贸易

【中医药服务贸易工作座谈会在北京召开】
2014年5月14日，中医药服务贸易工作座谈会在北京召开。国家中医药管理局副局长于文明出席会议并作重要讲话。本次会议召集了各有关单位领导、专家，对各自开展的服务贸易工作进行了经验、体会交流，系统研判了当前中医药服务贸易工作发展形势，准确判断了当前开展中医药服务贸易需要克服的多方面壁垒，并研究部署了下一步工作方案，为进一步推动中医药服务贸易重点项目、骨干企业（机构）和重点区域的评审和建设工作奠定基础。于文明在认真听取了各相关单位的中医药服务贸易工作汇报后表示，本次会议通过各单位中医药服务贸易工作汇报的形式，达到了交流经验体会、了解困难壁垒、沟通解决措施的目的，是一次水平较高的服务贸易座谈会。于文明还就中医药服务贸易的下一步工作提出了4点意见：第一，要进一步提高对中医药服务贸易重要性的认识；第二，要进一步加强地方相关部门的沟通协调和组织领导；第三，要求试点区域和单位在探索试点项目的过程中解放思想，突破障碍，取得一些经验；第四，要加强政策、战略、学术和论坛研究，创建中医药服务贸易研究平台。商务部服务贸易和商贸服务业司、各相关地区省局、中医药机构和国家中医药管理局国际合作司的代表参加了会议。

（魏春宇）

【第三届中国（北京）国际服务贸易交易会中医药主题日启动仪式暨中医药服务贸易投融资大会在北京举办】
2014年5月30日，第三届中国（北京）国际服务贸易交易会中医药主题日启动仪式暨中医药服务贸易投融资大会在北京国家会议中心举办。国家中医药管理局副局长于文明、商务部服务贸易和商贸服务业司副司长万连坡等领导出席启动仪式并致辞。

中医药服务贸易板块及"中医药主题日活动"作为京交会的重要组成部分，已经成为历届京交会的特色与亮点，受到国家领导人的高度关注，李克强、汪洋均曾亲临中医药展区，指导工作并作重要指示，充分肯定了中医药在深化医改、服务健康、促进中医药服务贸易发展等方面取得的成绩。本届中医药主题日活动在延续历届特色的基础上，更加注重搭平台、建机制，促进贸易匹配。启动仪式上，于文明等领导同志共同见证了北京市中医管理局与西班牙加泰罗尼亚政府、中国北京同仁堂（集团）有限责任公司与美国加州中医药大学、内蒙古国际蒙医医院与蒙古人民共和国传统医学科学技术开发研究院等18项中医药服务贸易项目合作协议的签署，合作内容涵盖中医医疗保健服务、人才培训、医疗旅游、境外建立中医医院等领域，充分实现了"创造商机、促进成交"的展会目的。

作为本届中医药主题日活动的一项重要议程，商务部和国家中医药管理局共同发布了首批"中医药服务贸易先行先试重点区域建设名录"和"中医药服务贸易先行先试骨干企业（机构）建设名录"，这是两部门联手贯彻落实国务院《关于促进健康服务业发展的若干意见》和商务部等14部门《关于促进中医药服务贸易发展的若干意见》的有力举措，力图以此为抓手，开展先行先试，探索破解体制、机制性问题，培育一批中医药服务贸易机构和服务产品，形成示范效应，带动中医药服务贸易及健康产业又好又快发展。

针对如何贯彻落实两个《若干意见》及今后中医药服务贸易工作，于文明提出3点希望和建议：一是进一步提高认识，充分认识中医药在深化医改、转变经济增长方式、促进国际交流与合作方面的重要意义。中医药作为我国特有的卫生资源、医学科技资源、产业资源和服务贸易资源，在当前深化医改、转变经济发展方式、促进国际交流与合作等方面具有重要作用。二是进一步解放思想，改革创新，创造多元化中医药服务模式，满足人们日益增长的多元医疗需求。要将中医药服务贸易作为深化医改和基本医疗服务的有效补充，不断引导社会资金投入到医疗卫生服务中，鼓励社会力量创建个性化的医疗服务模式，适应人们多层次、多样化的医疗需求。三是进一步提高服务能力和水平，拓展服务领域和服务内容，培育中医药服务国际知名机构和品牌产品，为世界民众健康做出应有的贡献。

（魏春宇）

【王国强出席第三届中国（北京）国际服务贸易交易会系列活动】
2014年5月28日，第三届中国（北京）国际服务贸易交易会（简称"京交会"）在国家会议中心开幕。国家卫生计生委副主任、国家中医药管理局局长王国强陪同十二届全国人大常委会副委员长张宝文等领导共同出席高峰会，并参观京交会展场。

京交会是目前全球唯一涵盖服务贸易十二大领域的国家级、国际性、综合型交易平台。本届京交会展览展示面积约为5万平方米，举办论坛、洽谈交易活动130余场，吸引了来自100多个国家和地区的客商及代表参会。中医药服务贸易板块作为京交会的重要组成部分，已经成为历届京交会的独特名片。前两届京交会中医药板块共接待国际友人、来宾和市民约6万人次，签订合作协议11项，签约额逾3.8亿元人民币。本届京交会中医药服务贸易板块以"传统文化 健康服务"为主题，是唯一一个拥有"特装区"和"标装区"两块展示区域的参展行业板块，其中特装区共有33家单位参展，标装区共有30家单位参展，全面展示了中医药作为卫生资源、经济资源、科技资源、文化资源和生态资源的五大资源优势，在参展、观展客商以及签约额方面均实现大幅提升。

张宝文、王国强和商务部、北京市政府领导一行对中医药服务贸易板块进行了重点参观，听取了相关主题介绍并进行中医药体验，充分肯定了中医药服务贸易工作近年来取得的成绩。王国强表示，京交会中医药服务贸易板块从无到有、从小到大，已经发展成为京交会的特色和亮点。通过成功举办中医药服务贸易板块及"中医药主题日"活动，展示了中医药特色优势，拓展了中医药服务领域，创新了中医药服务模式，交流了中医药服务经验，倒逼了和先行先试了体制、机制及相关政策改革，激活了中医药参与医改、服务人民群众健康的动力与活力。针对下一步的中医药服务贸易工作，王国强提出了4点希望：一是加大宣传力度，利用多种渠道和途径，提高对中医药服务贸易重要性的认识。二是总结先行先试经验和政策措施，创建知名品牌，立足国内，由内向外，健康发展。三是搭建有效平台，加强官、产、学、研、用沟通合作机制，形成"政府引导，市场驱动"的中医药服务贸易良好发展模式。四是"先文后理，以文促理"，重视养生保健医疗效果，通过中医药的理论和疗效提高国外民众对中医的认同，促进中医药服务贸易又好又快发展。

（魏春宇）

【首届中医药服务贸易培训班在北京举办】　2014年9月26日，由国家中医药管理局国际合作司主办、国家中医药管理局传统医药国际交流中心承办的首届中医药服务贸易培训班在北京举办。本次培训班旨在贯彻落实《商务部、国家中医药管理局关于开展中医药服务贸易重点项目、骨干企业（机构）和重点区域建设工作的通知》，促进中医药服务贸易重点建设工作的稳步推进。培训班特邀国家中医药管理局国际合作司司长王笑频、商务部服

务贸易和商贸服务业司副司长万连坡等中医药服务贸易行业专家，通过从我国服务贸易发展情况、中医药服务贸易现状与政策、产业经济结构转型与服务贸易发展、标准化支撑中医药服务贸易等角度进行主题报告，对首批8个先行先试重点区域、19家先行先试骨干企业（机构）的代表进行系统专业培训，指导各区域及单位顺利开展下一步中医药服务贸易建设工作。培训班特设经验交流及讨论环节，邀请医疗、教育、产业及综合类中医药服务贸易业绩突出企业（机构）代表分享开展中医药服务贸易的经验体会，增进了各中医药服务贸易相关单位间的交流，为各单位进一步合作架设了良好平台。最后，国家中医药管理局国际合作司副司长吴振斗代表主办单位作总结讲话，在高度评价此次培训班的同时，希望各首批中医药服务贸易先行先试重点建设区域和机构能够把握机遇，共同推动整个中医药服务贸易行业发展。商务部服务贸易和商贸服务业司、国家中医药管理局国际合作司、商务部国际贸易经济合作研究院国际服务贸易研究所、中国标准化研究院服务标准化研究所及首批中医药服务贸易先行先试重点区域、骨干企业（机构）的代表出席了培训班。

（马宁慧）

【中医药服务贸易海外调研】　根据《商务部等十四部门关于促进中医药服务贸易发展的若干意见》，为实地了解中医药服务贸易海外发展现状，制定好落实《若干意见》的具体措施，2014年12月5～12日，国家中医药管理局与商务部联合组团赴德国、荷兰开展中医药服务贸易专题调研。调研期间，与两国卫生部、我国驻德国和荷兰经济参赞处就推动中医药服务贸易发展进行了深入会谈，并访问了神州天士力集团、柏林大成中医药健康中心、魁茨汀中医院、华夏良子集团等当地中医药服务贸易典型机构。

2014年，荷兰的中医及针灸诊

所已达到600多家，大部分只从事针灸治疗服务，中医药从业人员超过2000人。在德国，包括华人医生在内约有4万～5万人从事针灸、按摩和气功治疗。德国针灸医师协会有2800名会员、德国针灸和经济治疗协会有3200名会员在从事针灸治疗工作。虽然中医药在欧洲发展的态势良好，但由于中西方文化背景和中西医理论体系的差异以及国际现有的体制与框架，中医药服务贸易的发展仍存在很多阻力。一是中医药在欧洲缺少法律保护。欧洲议会和理事会于2004年颁布了《传统植物药注册程序指令》，为中药以药品身份进入欧盟药品市场提供了法律依据，但国内外药品审批标准的脱轨致使目前鲜有中药获批。二是大部分中医治疗未纳入医疗保险体系。虽然德国等国部分地区的保险公司承担部分针灸治疗费，但必须在政府卫生部门认可的医疗点。中药费仅能得到部分私人保险公司报销。三是中医药从业人员少且水平参差不齐，中医师学术水平、技术素质和职业准则等存在差距，加之由于语言障碍，需要凭借翻译助手完成诊疗工作，影响沟通和疗效。四是中医药的安全性问题。欧洲国家的法令有利于西医师自由应用中医等传统疗法，无需特别资格考核即可拥有中药处方权，尽管部分在欧洲的中医师认为现行体制有利于中医药的传播，但从长远来看，这可能导致中医药的滥用，制定新法规势在必行。

（马宁慧）

【中国中医药服务贸易联盟成立】
2014年11月14日，国家中医药管理局传统医药国际交流中心主办的中国中医药服务贸易联盟座谈会在北京召开，"中国中医药服务贸易联盟"同时成立。该联盟旨在创新中医药服务贸易模式，通过整合社会资源，推动产、学、研结合，促进医疗、保健、科研、教育、文化、产业共同发展。"中国中医药服务贸易联盟"将提供公共信息服务平台，扩大中医药服务产品出口，打造引领中国中医药服务贸易的新标杆，不断提高中医药

服务贸易的国际影响力。

（张晓东）

九、国家中医临床研究基地建设

【国家中医临床研究基地建设进展】

2008年，国家中医药管理局发布了国家中医临床研究基地（以下简称基地）建设单位的公告，确定了16家基地建设单位和14个重点研究病种。经过5年建设（2009～2013年），基地顺利完成了第一阶段的建设任务，基本上实现了预期的目标，为下一阶段基地建设任务推进和科技全面支撑中医药事业发展奠定了良好基础。

根据2014年全国中医药工作会议精神和《2014年中医药工作要点》，国家中医药管理局制定印发了《2014年国家中医临床研究基地建设工作要点》（以下简称《工作要点》）。各基地认真贯彻落实《工作要点》要求，制定措施，切实推动基地建设各项工作。

一是深入重点病种研究，推动研究成果的转化与应用。国家中医药管理局科技司组织进行了2014年度中医药行业专项工作部署、公共卫生项目考核、基地科研专项中期检查及拓展病种研究工作，有效推动了基地重点病种深入研究和研究成果在基层的转化和推广。各基地单位按计划开展中医药行业科研专项研究、公共卫生专项"重大疑难疾病临床防治中心"建设，稳步推进基地科研专项实施和管理工作。

二是进一步完善中医临床科研模式。加强共享系统平台推广应用，在23家基地单位中，8家共享系统已在全院临床科室应用，10家共享系统已在重点病种以外重点科室应用。推动临床研究数据共享网络建设，启动了2014年中医药行业专项"国家中医药数据中心关键技术研究"项目，通过解决数据汇交、转移、存储、转换、利用、共享的关键技术，建立了国家中医临床研究数据中心与数据分中心，为重大疑难疾病中医临床有效治疗方案形成、优化与评价提供了循证研究的临床数据支撑。

三是加强中医临床科研平台建设。以重点病种研究为核心，重点落实研究型门诊、研究型病房建设。国家中医药管理局科技司组织制订了《基地绩效考核指标体系方案（修改稿）》和《基地研究性门诊/病房建设指导意见（征求意见稿）》，引导优势科研资源合理配置，满足创新中医临床科研模式的需求，促进基地建设协调可持续发展。

四是巩固、完善基地运行机制。国家中医药管理局把基地作为中医药继承创新体系的核心和提升中医药事业的重要抓手。各基地所在省（市）各级政府也高度重视基地建设工作，将基地建设纳入省（市）医疗卫生发展规划或重大工作中，予以支持和推进。各基地单位制定了长期发展规划，逐步完善基地运行、保障机制，加强了对外合作与交流，努力提升协同创新水平，稳步推进了基地业务建设。

2014年，国家中医药管理局科技司组织基地业务建设督导组围绕年度重点工作开展调研和督导，对2014年基地建设工作进行了梳理和总结。总体来看，各基地基本完成了年度建设任务，整体运行情况良好。

（王思成、孟鹏飞）

【国家中医临床研究基地取得突出成果】

2014年，按照国家中医临床研究基地业务建设目标任务要求，结合《2014年国家中医临床研究基地建设工作要点》，各基地继续深化重点病种研究、加快新药研发、凝练熟化研究成果，成绩显著。

临床疗效不断提升。糖尿病病种，实证了中医药干预模式能逆转42.15%的糖尿病前期人群血糖恢复正常。慢性乙肝病种，补肾祛邪法治疗E抗原阴性慢乙肝患者HBsAg转阴率为1.57%，HBsAg下降1log以上为27.75%，呈现出较好的疗效。脾胃病病种，以健脾养胃为主的个体化治疗可降低胃癌术后2年复发转移率10.8%，综合降低了39.1%的复发转移风险。艾滋病病种，中医药辨证施治使无症状期HIV感染者延缓进入发病期4年，降低进入艾滋病期发病率7.61%。

新药研发进展显著。2014年获得新药1种（冠心病七龙脉通胶囊）；正在进行Ⅱ、Ⅲ期临床试验2项（肝硬化扶正化瘀胶囊、消胀贴）；获得新药临床试验批件2个（糖尿病视网膜病变"化瘀散结片"、白血病"冬凌草甲素注射剂"）；正在进行新药临床前研究12项。

研究成果转化应用加快。冠心病"芒刺操作规范"列入国家标准，制定了慢性心力衰竭中医诊疗专家共识。中风病"醒脑开窍"针刺法列入"科技部、财政部科技惠民计划推广成果库"。糖尿病方面制定了《糖尿病视网膜病变中医诊疗标准》，研发了具有中医特色的无创血糖检测系统；高血压病方面集成创新了血脉理论指导的早期血管功能异常评价技术，建立了无创动脉功能与血管病变检测中心。

2014年，基地围绕重点病种研究，新增科研立项379项，其中国家级128项；新发表论文1734篇，其中SCI收录论文222篇，影响因子在5分以上论文9篇；新编著作、教材82部；申报或获得专利发明53项；重点病种研究获得获国家科技进步二等奖1项，省部级科技奖励30余项。其中妇科病种"多囊卵巢综合征病证结合研究的示范和应用"项目，以国家中医临床研究基地重点病种——多囊卵巢综合征为依托，以补肾化痰祛瘀法为切入点，先后开展了3项临床随机对照试验，推广应用"针刺+补肾活血化瘀方剂"等辅助生殖技术，显著提高了妊娠成功率，荣获了国家科学技术进步二等奖，填补了中医（中西医结合）妇产科领域国家级科技奖励的空白。

（王思成、黄　彦）

【国家中医临床研究基地年度督导交流】 2014年11月24日，按照国家中医临床研究基地业务建设总体部署和2014年工作重点，国家中医药管理局印发了《关于对国家中医临床研究基地业务建设进行督导的通知》（国中医药办科技函〔2015〕207号）。2014年督导主要内容包括：重点病种深化研究；临床科研模式创新；临床科研平台建设；基地建设综合成效；基地建设的需求、问题和困难等。

2014年11月27日，国家中医药管理局科技司在北京召开了国家中医临床研究基地业务建设2014年督导工作筹备会议，讨论了2014年督导工作《国家中医临床研究基地业务建设情况评分表》检查要点，明确了督导工作重点、相关程序及督导组工作纪律要求。

2014年12月8~13日，5个督导小组分赴全国16家基地单位开展督导工作。各督导小组严格按照督导工作要点，通过基地建设单位汇报、专家答疑、材料审查、座谈讨论、现场考查等形式对督导内容进行了全面细致的审查。2015年1月8日，国家中医药管理局科技司组织专家对6家局直属直管医院和上海曙光研究型医院进行了临床研究基地业务建设督导，审查了7家单位的工作总结，听取了各单位的业务建设情况汇报。23家单位均按要求认真总结了2014年基地建设工作，完成了基地业务建设进展情况自查，提交了基地建设工作总结和《国家中医临床研究基地业务建设情况自查表》。督导组专家与基地负责人、基地办公室主任、重点病种负责人、临床科研骨干等对建设各方面的问题、困难及相关建议进行了广泛和深入的交流讨论，了解了基地建设进展，对基地建设提出了意见和建议。

2015年1月22日，国家中医药管理局科技司在江苏南京召开了基地业务建设2014年督导工作总结会议，各督导组长汇报了各组督导情况，从基地建设的阶段进展、存在的问题和困难、意见和建议等方面讨论总结了2014年基地督导工作。

国家中医药管理局科技司组织汇总23家单位的基地业务建设督导意见，编辑印发了《基地业务建设工作简报——督导工作专刊》，向国家发改委、局司领导、省级中医药主管部门、基地建设单位、基地协作单位等报送、邮寄，促进了基地建设信息的共享与交流。

（王思成、孟鹏飞）

【2014年国家中医临床研究基地业务建设工作会议在南京召开】 2014年4月23日，2014年国家中医临床研究基地业务建设工作会议在江苏南京召开。2014年，国家中医临床研究基地建设工作进入第二阶段，重点在深入开展重点病种研究，推进中医临床科研信息共享系统网络建设和平台建设，推动建立基地良性运行机制和协同创新机制，进一步提高基地临床科研能力并发挥示范引领作用。

会议介绍，2014年国家中医临床研究基地将拓展重点病种研究新领域，体现多学科协作，符合国家重大疑难疾病的防治、中医健康服务业需求和重大新法突发传染病防治需求，继续推进研究型门诊、研究型病房建设，还将建立监管机制，对基地建设实行动态管理，并进行绩效评考核，确保基地建设成效。国家中医药管理局科技司司长曹洪欣提出，国家中医临床研究基地在2014年内将深化重点病种研究，推动研究成果的转化与应用，进一步完善中医临床科研模式，加强中医临床科研平台建设，巩固、完善基地运行机制。

国家中医药管理局副局长王志勇出席并讲话。王志勇指出，国家中医药管理局将进一步促进基地建设向纵深开展，将基地建设融入中医药发展的国家战略。他要求各基地要明确基地建设工作的国家战略定位，系统总结交流第一阶段基地建设经验，剖析发展中的问题，拟定基地建设可持续发展规划；同时改革创新、建立开放的协作研究机制，有效整合相关优势资源，优化中医临床科研的组织管理模式。

（胡 彬）

十、中医药参与重大突发事件和重大传染病防治

【中医药治疗艾滋病】 2014年12月27日，国务院副总理刘延东对中医药治疗艾滋病工作作出重要批示，要求总结试点经验和做法，加强科研攻关和理论提升，使之更好发挥治艾作用。2014年12月8日，全国中医药治疗艾滋病工作会议与全国艾滋病防治工作会议在北京同步召开，系统总结了中医药治疗艾滋病工作成效，交流经验，部署任务，探索推进中西医综合治疗艾滋病工作开展；调整了国家中医药管理局中医药防治艾滋病工作领导小组和办公室组成人员，完善了工作职责和工作规则；修订了《中医药治疗艾滋病试点项目技术方案》，制订了艾滋病部分并发症中医诊疗方案（初稿）。全国中医药治疗艾滋病试点项目扎实推进，截至2014年12月31日，19个试点项目省（区、市）共有14478人正在接受中医药免费治疗。

（孟庆彬）

【中医药应对埃博拉出血热疫情】 2014年，国家中医药管理局组织专家对中医药防治埃博拉出血热进行了专题研讨，根据中医疫病理论，结合埃博拉出血热的发病情况和文献报道的临床特征，制定了《中医药治疗埃博拉出血热专家指导意见》。同时，支持有关单位派遣中医药人员赴非洲疫区一线参与救治埃博拉患者。

（孟庆彬）

【中医药治疗人感染H7N9禽流感】 2014年，国家中医药管理局组织中医药系统加强人感染H7N9禽流感等新发突发传染病的中医药防控工作，配合国家卫生计生委修订了

人感染 H7N9 禽流感诊疗方案和防控应急预案，制定印发了《人感染 H7N9 禽流感中医医疗救治专家共识（2014 年版）》，加强中医药防控的技术指导。国家中医药管理局与国家卫生计生委联合遴选确定了 36 家中医医院作为人感染 H7N9 禽流感定点收治医院，发挥了中医药作用。

（孟庆彬）

【中医药参与地震等重大突发事件救治】 为健全中医药应急工作体系，国家中医药管理局以中医药骨伤特色救治能力建设为切入点，开展国家中医应急救治医疗队建设，探索中医应急队伍建设与管理模式，完善中医药应急机制，提高中医药参与重大突发事件医疗救治的能力和水平。2014 年，新确定 6 个省份的有关单位依托中医骨伤救治能力建设项目，牵头组建国家中医应急救治医疗队。

在江苏昆山爆炸事故、云南昭通地震等突发事件应急处置过程中，中医药系统积极参与，发挥中医药作用。云南昭通地震发生后，国家中医药管理局第一时间派遣了抗震救灾医疗救治专家组，全力开展抗震救灾医疗救治工作，并指导灾区积极应用中医药技术，取得了良好的效果。在江苏昆山爆炸事故伤员救治过程中，中医药系统积极利用开展多专业一体化诊疗工作的丰富经验，集合中医、西医、心理、康复等多专业的专家集体参与救治，制订综合治疗方案，取得了较好效果。

（孟庆彬）

十一、中医药传统知识保护工作

【中医药传统知识保护工作】 2014 年度，国家中医药管理局依托"中医药传统知识保护研究中心"（以下简称国家中心），继续以项目支撑工作的方式，通过 2013 年行业专项"中医药传统知识保护技术研究"项目，开展全国性的中医药传统知识调查等保护工作。

一、建立基层调查队伍

按照国家中医药管理局统一部署，国家中心引领各分中心和各省技术依托单位，在各县级行政区域成立了专门的调查队伍。截至 2014 年底，调查队伍的总人数已达到 3400 多名，为调查工作打好了人员基础。

二、组织中医药传统知识调查培训

2014 年，国家中心先后组织 6 个片区分中心和 30 个省（市、自治区）召开启动会并举办培训活动，就专项实施方案、调查技术规范、工作平台使用等内容进行了培训，通过启动与培训活动，提升了基层队伍的思想认识、统一了调查方法，提高了业务能力，确保了调查工作的质量控制。

三、开展中医药传统知识实地调查

完成培训的各省、市、区已按照项目实施方案和技术规范的要求开始具体的实地调查，调查工作已在全国范围内铺开。截至 2014 年底，各区县调查队已在工作平台填报 3615 项中医药传统知识项目，1784 项已提交省级调查组，826 项已通过省级调查组审核，汇交至片区分中心。

四、开展中医药传统知识调查督导工作

完成陕西、河南、贵州、云南、辽宁、湖南、海南 7 个省的督导工作，指导各地开展实地调查、考察重点项目、发现存在问题、收集意见建议。

五、研发中医药传统知识保护工作平台系统

国家中心研发的中医药传统知识保护工作平台系统根据试运行各地反馈的意见和建议，增添了统计报表、专家库管理、通讯等功能，并在实际使用中进一步调试完善，进入正式运行阶段。为各类中医药传统知识项目的调查、登记、评审工作提供了统一的网络平台，为保护名录与数据库的编制提供了基础。

六、编制中医药传统知识保护名录数据库

根据国家中医药管理局和中国中医科学院的部署，国家中心开展了中医药传统知识保护名录数据库编制工作，已完成加工与发布平台的研发工作，并完成 20 种方书古籍的加工工作，就中医药传统方剂的分类编码体系进行了研究，先期构建了传统方剂保护名录数据库。

（孙丽英、陈榕虎）

【各地中医药传统知识保护进展】
◆北京市

2014 年，北京市中医管理局依托北京中医医院成立了北京市"北京市中医药传统知识调查和北京地

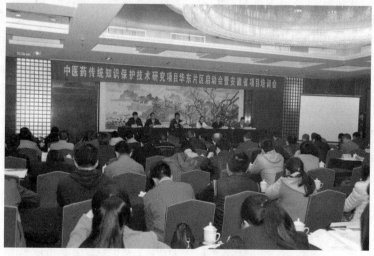

2014 年中医药传统知识保护技术研究项目华东片区启动会暨安徽省项目培训会现场

区民间特色技术和方药筛选评价中心"，召开了启动工作会，对全市16个区县的相关工作人员进行培训。通过《中国中医药报》《健康报》等主流媒体向广大市民宣传北京地区民间特色技术和方药的筛评工作。通过地区推荐、实地走访、现场调研等方式，共收集北京市中医药传统知识名录81项，上报山东分中心57项，其中参加北京地区民间医药特色技术和方药筛选评价项目7项。在实地走访期间，发现北京大卫中医医院存有近两万册珍贵中医古籍，具有极大的开发、保护价值，及时上报国家中医药管理局中医药传统知识保护中心，引起国家中医药管理局领导的高度重视。2015年1月，国家卫生计生委副主任国家中医药管理局局长王国强专程到北京大卫中医医院进行考察。

（高 彬）

◆天津市

根据国家中医药管理局的统一部署，依托天津市中医药研究院附属医院，天津市以行政和技术相结合的方式开展了中医药传统知识调查研究和建档工作。项目启动以来，调查人员深入各医疗机构、中药制剂厂家、中医世家开展调查，2014年共收集传统知识项目124项。

（马 杰）

◆山西省

2014年，山西省启动中医药传统知识调查项目，在全省119个县（市、区）开展调查工作。

（赵红娟）

◆辽宁省

依托辽宁中医药大学和县区中医医疗机构，辽宁省对全省100个县（市、区）基层民间的中医药传统知识进行抢救性调查、挖掘和整理。通过现场采集、专家论证、持有人答辩等精心筛选，初步为132项中医药传统知识建立档案，推荐入选国家中医药传统知识保护名录和数据库，为辽宁省中医药传统知识保护利用和惠益分享提供基础。

（张宏遥）

◆吉林省

作为东北片区牵头省份，吉林省组织开展的中医药传统知识调查工作进展顺利，提前超额完成年度任务。吉林省共收集中医药传统知识478份，完成审核上报185份，为中医药传统知识的保护、研究、开发、利用奠定重要的基础。

（任丛飞）

◆上海市

按照国家中医药管理局要求，上海市组建了区县中医药传统知识调查队。2014年5月14日，组织全市16区1县的调查员共34人在上海中医药大学参加了调查项目启动暨培训会。会后，上海市中医药传统知识调查工作在各个区县全面展开。经过区、市两级审查，有60项申报通过形式审查。其中，传统诊疗技术35项，单验方14项，中药炮制方法6项，中药制剂方法3项，其他项目2项。

经对4800名上海社区居民进行的一项中医药认知调查结果显示，社区居民最需要的前三位中医药服务项目是中成药、中药饮片和针灸，最感兴趣的中医药知识讲座类型依次是四时养生和食疗药膳；超过半数在半年内参加过由社区卫生服务中心（站）组织的中医药知识讲座，46.02%居民在高血压治疗上更倾向中西医结合，认为能发挥叠加效应，对中医药疗效的认可度很高，92.89%居民认为中医药对社会医疗保健有积极影响。同时，由上海市健康教育所组织对上海市中医养生保健读本情况开展面对面调查。受访者中，中医养生保健知识知晓率为72.3%，而基线调查全市平均水平仅为61.7%。81.8%的受访者表示平常比较关注或非常关注养生保健，15.3%的人表示一般，仅有2.7%的人表示不太关注，0.2%的人则完全不关注。当问到"您这次收到的中医养生书籍和工具是否贴合您的需要"时，分别有41.5%和46.2%的受访者表示非常贴合或贴合自身需要，认为一般的仅占11.9%。对于是否会真正按照书上或者工具上介绍的去做，55.4%的受访市民表示会，但仍有42.6%的市民表示不一定会。

（戴宝冬）

◆浙江省

2014年，浙江省开展中医药传统知识调查，并建立相应名录，武义寿仙谷中药炮制技艺列入第四批国家级非物质文化遗产代表性项目名录。开展畲族医药理论、学术、药物的发掘、整理和总结工作。

（施 翔）

◆安徽省

2014年，华东片区中医药传统知识保护技术研究项目启动，安徽省内部分已完成省直及16个市的分类培训，协调江西等4省1市启动项目工作。

（王继学）

◆福建省

2014年6月，福建省成立了福建省中医药传统知识保护技术研究领导小组和专家组，依托福建省中医药研究院组织实施。召开项目启动及培训会，全省各设区市180人参加了会议，调查工作全面展开。截至2014年12月31日，福建省设区市卫生局，已申报中医药传统知识项目91项，其中传统诊疗技术有25项、单验方51项、养生方法4项、传统制剂方法5项、中药炮制技艺2项、其他4项；按照纳入标准进行筛选，已有68项通过初审。通过项目实施摸清福建省中医药传统知识的存续情况，为有代表性的中医药传统知识建立档案，建立中医药传统知识保护名录和数据库，实现对中医药传统知识的防御性保护。

（吴彦彦）

◆江西省

一是印发调查文件。2014年3月3日印发《关于做好全省中医药传统知识调查工作的通知》（赣中医药字〔2014〕9号），2014年4月14日印发《关于成立江西省中医药传统知识调查工作领导小组及专家顾问小组的通知》（赣卫中医字〔2014〕10号）和《关于印发江西省中医药传统知识调查工作实施方案的通知》（赣卫中医字〔2014〕11号）。

二是开展调查培训。2014 年 4 月 25 日，在江西南昌召开全省中医药传统知识调查工作启动会暨调查人员培训会，11 个设区市及各县（市、区）中医管理机构负责人、调查队的中医药专家共 213 人参加了会议。会议下发《中医药传统知识调查工作手册》500 册。

三是组织实施调查。江西省各地共组建 350 余人调查队伍，并建立"赣中医药传统知识调查"QQ 群，采取发放"致中医药传统知识持有人的一封信"和"中医药传统知识项目基本情况调查表"等方式开展中医药传统知识调查。截至 2014 年底，全省有 52 个县、市、区上报了调查基本情况 260 项，通过工作平台上传调查项目 162 项。

（郑林华）

◆河南省

在总项目组、华北片区分课题组和河南省中医管理局的领导下，按照有关规范要求，中医药传统知识保护技术研究项目——河南省分课题组关于该项目的执行情况如下：

组建基层调查队。根据国家中医药管理局——中医药传统知识保护研究中心和华北片区分中心的工作部署和安排，2014 年 3～5 月，在河南省中医管理局的指导下，在全省组建了各县（市、不含区）中医药传统知识调查队，共计组建了基层调查队 110 余个。

召开项目启动会及开展业务培训工作。为了确保河南省中医药传统知识保护技术研究项目的顺利实施和工作进度，2014 年 5 月 23 日，河南省中医药传统知识保护技术研究启动会在河南省洛阳正骨医院召开。全省各县（市）120 多名项目负责人或技术骨干参加了会议，同时开展了关于项目技术规范和工作平台使用的业务培训。

组建河南省评审专家组。根据项目研究任务的需要，组建了以杜天信、张健锋、白颖、李无阴、鲍铁周为成员的河南省评审专家组，主要负责河南省辖区内项目的筛选、确认和审核上报工作。

项目的上报。按照纳入标准和

要求，在项目组的督导和指导下，河南省全省各县（市）调查队通过"中医药传统知识保护工作平台（www.tcmtkpro.org）"，集中上报了通过初选的项目；调查队关于项目的上报工作已基本完成，共上报项目 167 项，分布于遂平、鹿邑等 30 个县、市。

（刘超）

◆湖北省

湖北省委托湖北中医药大学牵头开展中医药传统知识调查工作，组织各地开展收集整理民间中医药单方验方和适宜技术。

（芦妤）

◆湖南省

按照国家中医药管理局科技司的统一部署和要求，湖南省组建了由湖南省中医药研究院为技术依托主体的省级专家调查组和 100 多个县（市、区）的县级调查队，在全省范围内开展对分布在基层、民间的中医药传统知识调查、建档和保护名录建设工作。截至 2014 年底，全省已有 23 个县（市、区）提交了项目，项目总数达 100 余个。省级专家调查组于 2014 年 9 月召开了第一次项目评审会，对已上报的项目内容进行了仔细查阅并提出了修改意见，最终有 54 个项目通过了初审。

（熊士敏）

◆广东省

2014 年，广东省启动了该省中医药传统知识保护调查项目，广东省中医药科学院承担了华南片区的组织协调工作。

（钟鸿）

◆重庆市

重庆市于 2014 年 4 月正式开展项目子课题"重庆市中医药传统知识调查研究"。成立专家委员会，建立调查队伍，开展文献调研和函调摸底，对项目资料进行初筛，赴现场进行核实并填写调查表，完成网上工作平台数据录入并上报西南分中心。已提交西南分中心 152 项，其中传统诊疗技术 30 项、中药炮制技艺 1 项、单验方 105 项、传统制剂方法 7 项、养生方法 4 项、其他 5

项，超额完成任务书中要求收集 100 项传统知识项目资料的要求。

（田波）

◆四川省

中医药传统知识保护研究四川项目组 2014 年在国家中医药传统知识保护中心领导下，在四川省中医药管理局及各地卫生部门的积极支持下，由成都中医药大学牵头，组建了省级工作机构，成立了项目专家工作组，组成了近百人的工作队伍，并由国家中医药传统知识保护中心下发工作任务书确认工作队伍。四川省中医药管理局下发了文件，制订了工作实施方案。项目组在全省收集相关项目信息 120 余条，经专家审核评估，初步认定 110 条继续跟踪联系，陆续填表上报，逐步完成工作目标。

（刘晓蓉）

◆云南省

云南省于 2014 年 3 月组建了"云南省中医药传统知识保护调查研究"项目组，项目组由云南省卫生计生委中医管理局副处长柴本福作为行政负责人，云南中医学院基础医学院院长淤泽溥教授作为技术负责人，项目组成员由全省省级、各州市、县卫生计生部门组成，共计 156 人。项目组在国家中医药管理局中医药传统知识保护中心和贵阳分中心的指导下，对 149 名调查员进行了培训，向调查员发放《中医药传统知识保护调查员手册》。广大调查员深入调查一线，走村访寨，专家组到昆明黄家圈医院观摩了黄传贵主任医师诊治病人，到大理中医药传统知识持有人段洪光老先生家进行实地考察。截至 2014 年底，各州市调查员共填写"中医药传统知识调查表"116 份。经组织专家对照纳入标准和排除标准进行筛选，共筛选出合格的调查表 95 份，涉及云南省众多少数民族的传统医药学内容，并已录入云南省的中医药传统知识保护工作平台，顺利地完成了工作进度确定的调查任务。

（柴本福）

◆陕西省

陕西省课题组设在陕西省中医

药研究院,按计划需完成本省100项左右的中医药传统知识项目的调查、审核、建档和信息汇交等工作,经费34万元。

2014年6月27日,陕西省中医药传统知识调查工作启动暨试点单位培训会在西安举行,陕西省中医药管理局、陕西省中医药研究院和10个试点区县的调查负责人及技术骨干共30余人参加。会议介绍了课题实施方案,对调查的目的、对象、内容及工作方法、实施路径及经费情况进行了解答说明,对"中医药传统知识保护工作平台"操作进行了示范讲解和现场演练。各试点区县在会后陆续开展了调查工作。

2014年9月24日,国家中医药传统知识保护中心宋歌博士一行,对陕西省项目进展情况进行督导检查,前往兴平市对孟氏中医妇科不孕三法治疗方药、孟氏中医男女开胃健脾丸制剂方法、兴平育春堂杏核凉眼药等5个调查项目进行了实地考察与讨论,并对出现的问题进行了工作指导。

2014年10月20日,陕西省中医药传统知识调查研究项目培训会在西安举行,全省60余个区县的调查负责人和技术骨干共110余人参加,会议主要在试点单位培训会的基础上进一步注重项目的确认标准和平台使用。各试点区县在会后陆续开展了调查工作。

2014年10月28日,课题组有关同志在陕西省第三届民间医药经验交流会暨陕西省草药医学研究与发展会议上对课题进行了介绍。

2014年11月15日,课题组在世界中医药学会联合会中医药传统知识保护研究专业委员会第二届学术年会暨中医药传统知识保护国际学术大会交流了题为"关于中医药传统知识保护的讨论"的大会论文,课题负责人与陕西省岐山中医药传统知识项目"西岐王氏退黄散"持有人王周兴参加会议。会议期间,项目总负责人、中国中医科学院柳长华教授介绍了项目进展情况,根据各省区进展情况,要求各省区于2015年6月底前完成首批项目调研并上传。

2014年,陕西省课题组收到各区县调查录入上报项目71项,其中7项经课题组与调查单位、项目持有人沟通协调,对表格进行修改完善,上报西北分中心。其他项目正在与调查单位和持有人进行沟通与修改中。

陕西省已提交西北分中心的项目(7项):

66108020052 麝香六虫活络除痹膏外贴治疗颈腰椎病 李兴占

66108020041 复方气管炎散 李英新

66107230043 李氏镇痛活血膏治疗跌打骨病 李新伯

66107230014 李氏接骨丹治疗骨伤跌打 李新伯

66104810042 孟氏中医男女开胃健脾丸制剂方法 孟彦荣

66104810033 孟氏中医妇科不孕三法治疗方药 孟彦荣

66103230014 西岐王氏退黄散 王周兴

(余 晴)

◆宁夏回族自治区

在普查之初,根据回医药传统知识调查的需要,自治区回医药研究所科学设计、规范制作了回医药传统知识调查各类表格,如对各县(市、区)卫生计生委(局)、中医院管理层人员进行的综合性、概括性调查表《各县(市、区)卫生局传统知识调查相关信息调查表》《各县(市、区)中医院传统知识调查相关信息调查表》,对回族民间医、回族民间特色方法和优势技术及其药物特殊使用、炮制技术等进行调查的表格,如《回族聚居区中医师、民族民间医师传统医技医术调查表》《回族聚居区民族药、民间药调查表》《宁夏90岁以上长寿老人调查表》《清真寺阿訇调查表》以及中药、回药市场、资源种植等所需的《宁夏常用中药材、回药材市场综合情况走访调查表》等各类调查表。

为了增加调查数据的全面性和完整性,调查增加了金凤区、兴庆区、石嘴山市大武口区3个地区,将回医药传统知识调查范围从最初任务书中要求的19个县、市,增加

到22个县(市、区)。已全部完成22个县(市、区)的回医药传统知识调查工作,调查资料和信息库正在归纳、总结、建立之中。

普查队首先对自治区内享有声望的中医药、回医药专家、学者进行了访谈,收集专家们多年总结的知识经验。同时,也认真吸取专家们对回医药传统知识调查提出的宝贵意见和建议。如陈氏回医十技法持有者陈卫川、陈堃,宁夏医科大学附属回中医院主任医师单玉德,吴忠黄宝栋回医医院院长黄宝栋,张氏回医正骨技术传承人张金东、张金军,吴忠马氏济慈堂马颂华、马骥父子,回族汤瓶八诊第七代传人杨华祥等人进行了访谈。并对自治区中药专家、学者邢世瑞、王英华、尚明远,古方大药房董事长何宁进行了调查,对专家、学者们的宝贵经验进行了认真总结。

2014年初,普查队全面深入到宁夏22个县(市、区),对各县(市、区)卫生计生委(局)、中医院、有特色的乡镇卫生院、村卫生室、社区服务中心、社区服务站、民营医疗机构等机构开展回医药传统知识调查。截至2014年底,已对87家单位及个人进行调查;共调查卫生计生委(局)、中医院院长等管理层人士77人;向各县(市、区)发放《回族聚居区中医师、民族民间医师传统医技医术调查表》2000余份,调查中医师、民族民间医师445人,发放《90岁长寿老人调查表》15000份,调查回汉长寿老人1700人,收集并建立历史悠久、规模较大的区内清真寺、阿訇信息19条,调查药材种植农户33人,民间药85种,照片8051张,录音3926分钟,视频309.3GB。

在回药材栽培、种植、市场方面,普查队分别走访了中宁永寿堂饮片公司、枸杞交易市场、隆德县西北药材有限公司、红寺堡甘草种植基地、六盘山苗木快速繁育基地等,邀请同心农牧局局长苏秀文对同心县药材种植等情况进行了介绍,广泛了解区内药材种植情况。经调查认为,种植规模较大的基地有盐

池县甘草基地，中宁县枸杞基地，永宁县肉苁蓉，海原县小茴香、红花，彭阳县百里香，同心县胡芦巴、银柴胡、红柴胡，隆德县秦艽、党参、柴胡、伏毛铁棒锤等品种。

（沙利荣）

◆ **新疆维吾尔自治区**

依托国家中医药行业科研专项"中医药传统知识保护技术研究"项目，根据国家中医药管理局科技司《关于做好中医药传统知识调查工作的通知》（国中医药科技中药便函〔2014〕13号）和国家中医药管理局中医药传统知识保护研究中心《关于进一步加强中医药传统知识调查工作的通知》（传统知识中心发〔2014〕3号）的要求，新疆维吾尔自治区中医民族医药管理局委托自治区中医医院于2014年7月11日举办新疆维吾尔自治区中医民族医药传统知识调查工作培训班，中国中医科学院中国医史文献研究所所长柳长华等一行5位专家亲临授课。

（殷学静）

十二、中药资源普查

【中药资源普查试点工作全面开展】

中药资源普查试点工作范围覆盖全国。通过2014年公益性行业科研专项，在江苏、浙江、福建、广东、山东、辽宁等沿海6省109个县开展水生、耐盐中药重点品种的资源普查和传统知识调查。通过2014年中医药部门公共卫生专项，在吉林、安徽、湖北、湖南、广西、重庆、四川、云南、西藏、甘肃、新疆11个省（自治区）新增115个县开展中药材资源调查。到2014年，试点工作范围已经覆盖全国31个省份的922个县，占全国县级行政区划单元的1/3。

"四项任务"取得阶段性成果。资源调查方面，2011～2013年启动中药资源普查试点工作的省份中药资源调查工作有序开展，拍摄220

多万张照片，发现1个新属、11个新物种，收集52万个样方的数据信息，其中60%的数据已录入普查信息系统，可估算300多种药材的蕴藏量，汇总得到全国近1.2万多种药用资源的种类和分布信息，已经接近第三次全国中药资源普查时总的种类数。传统知识调查方面，收集汇总得到22个省份的中药材适宜技术80多项，中药资源相关传统知识1000余条。监测站建设方面，2014年在28个省份新增了"省级中药原料质量监测技术服务中心"建设工作，在东南沿海6省新增了12个监测站建设工作，初步建成了包括1个国家级中心、28个省级中心、65个监测站和若干个监测点的中药资源动态监测信息和技术服务体系。种苗繁育基地和种质资源库建设方面，在12个省份布局建设的16个中药材种子种苗繁育基地按照规划进行建设，2012年启动的繁育基地完成了70%以上的建设任务，初步具备了种子种苗繁育生产能力和社会化专业服务的能力。

组织调研督导，加强了普查工作过程管理。为及时掌握各试点工作进展，总结经验，发现和解决存在的问题，全面推进试点工作，为第四次全国中药资源普查工作奠定坚实基础。国家中医药管理局科技司中药科技处于2014年7～10月组织相关专家对2012年启动试点工作的16个省进行了实地考察督导。通过调研督导，发现16省各项工作进展基本顺利，各省均成立了省级、县级领导小组和专家指导组，各试点区建立了稳定地普查队伍，进一步完善了技术方案，部分省区普查工作还带动了地方经济发展。同时，督导也及时纠正了普查中存在的一些问题。

借助媒体扩大宣传，增加公众中药资源保护与可持续利用的意识。为进一步扩大普查影响，国家中医药管理局科技司与局新闻办组织召开了全国中药资源普查试点工作新闻通气会，中央电视台等10多家新闻媒体参加，全面宣传了中药资源普查试点工作，增加了公众加强中药资源保护与可持续利用的

意识，为普查工作争取了更广泛的支持。中央电视台跟踪报道中药资源试点相关工作4次，充分反映了一线普查队员的调查相关工作，对促进中药资源保护起到了积极作用；《中国中医药报》在科技版和文化版开辟专栏报导中药资源普查试点工作；《中国中药杂志》《中国现代中药杂志》等期刊设立普查专栏，发表与中药资源普查相关的科研论文；为加强对中药资源生物多样性保护知识普及和宣传，在"5·22"国际生物多样性日，以"中药资源 健康之源"为主题，开展了"中药多样性图片展览"活动，青岛世界园艺博览会已将中药多样性展览的展板，在"青岛世界园艺博览会草纲园"内长期保留、面向公众开放。

（孙丽英、张小波）

【2014年中药资源普查试点工作要点】

一、组织开展中药资源普查试点工作综合调研督导

加强调研督导工作，进一步完成好中药资源普查试点工作的目标和任务。采取行政督导和技术抽查相结合的方式，组织开展中药资源普查试点工作综合调研督导。全面了解支撑中药资源普查试点工作项目的实施情况和经费执行情况，研究和解决中药资源普查试点工作中存在的问题和困难，推动中药资源普查试点工作各项任务落实。

二、启动新增省份的中药资源普查试点工作

加强与财政部门沟通，积极争取各级人民政府的支持和配套项目经费。依托2014年中医药行业科研专项有关项目，启动辽宁、江苏、浙江、福建、山东和广东沿海6省的中药资源普查试点工作。协调军口有关单位参与对特殊区域中药资源开展调查；积极为港澳台地区推进中药资源调查工作提供技术支持。

三、加快推进中药资源动态监测信息和技术服务体系建设

依托民政部批复成立的由国家

中医药管理局作为业务主管部门的"现代中药资源动态监测信息和技术服务中心",加强国家基本药物中药资源动态监测和信息服务体系中心平台(简称"中心平台")建设。加快监测站建设进程,各试点省份要按照监测站建设标准于2014年上半年完成监测站建设任务。建立工作制度,制定管理规范和服务目录,充分发挥中心平台和监测站为政府、行业和市场服务的功能。

四、大力推进中药材种子种苗繁育基地建设

认真实施"国家基本药物所需中药原料资源调查和监测"项目,建设好中药材种子种苗繁育基地,支持建立中药材种子种苗繁育基地科技联盟,交流繁育基地建设经验,逐步建成名贵道地、大宗常用及稀缺濒危中药材种子种苗规范化、规模化的繁育示范基地。加强部门沟通协调,支持中药材种子种苗繁育基地向相关部门申请中药材种子种苗经营许可和新品种审定等工作。

五、加强中药资源普查试点工作经验交流

组织召开中药资源普查试点工作交流会,总结和展示各试点省份中药资源普查试点工作取得的经验和阶段性成果,搭建交流学习和相互借鉴的平台。积极参与"青岛世界园艺博览会"等活动,宣传中药资源普查工作的重要意义和试点成果。加强试点工作的宣传,展示一线同志的工作热情。积极配合媒体做好以中药资源为主题的相关科普宣传工作。

六、做好中药资源普查试点工作成果总结和转化

制定印发中药资源普查试点工作总结验收要求,做好先期启动试点工作省份的验收和总结。组织编制《中国中药资源大典》和区域中药资源发展规划等工作,促进中药资源普查试点工作成果的转化,发挥为政府和行业服务的作用。加强中药资源普查试点成果向中药材生产一线的转化应用。加强部门沟通,研究探索道地药材认证、新药注册中的中药资源评估等工作。结合中药材市场调查情况逐步开展中药材

商品规格等级标准制定的研究工作。

七、加强中药资源领域科学研究和技术服务

发挥全国科研机构、大专院校和中药资源普查专家队伍的作用。鼓励开展具有创新性、关键性和突破性中药资源重大科学问题的研究。加强中药资源调查技术方法创新和适宜技术的推广普及。推进道地药材国家重点实验室、中药资源重点研究室和相关基地的建设。构建面向市场需求、政府引导、整合优质资源、层次清晰、分工明确、组织架构稳定和合作成果共享的中药资源科技创新服务体系。

八、提升中药资源普查队伍的业务能力

认真执行中药资源普查技术规范,按照中药资源普查技术培训大纲组织开展省、县两级中药资源普查人

员的培训,提高普查人员的业务能力,严把中药资源普查质量关。组织开展各监测站人员的上岗培训,提升监测站人员的业务水平和工作能力。

九、充分发挥专家在中药资源普查试点工作中的作用

新增试点省份要充分发挥中药资源和农业、林业、统计等相关领域专家的作用,根据国家中医药管理局关于中药资源普查试点工作的要求组建专家队伍。已开展中药资源普查试点工作的省份,要充分发挥专家的作用,进一步加强对中药资源普查试点工作的专业指导、检查和总结,建立专家责任制,保证中药资源普查试点工作质量。充分发挥基本药物中药原料资源动态监测和信息服务体系技术专家委员会的作用,支持各监测站的业务工作,编制印发信息和技术服务目录,面

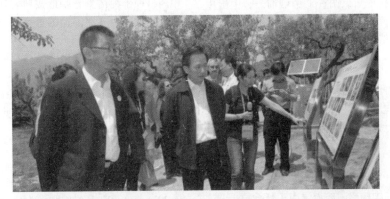

2014年中医资源普查期间,中药多样性图片展览在青岛世界园世博览会举办

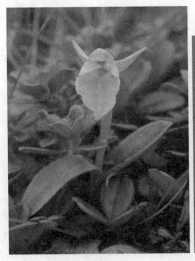

新属和新种(先骕兰)

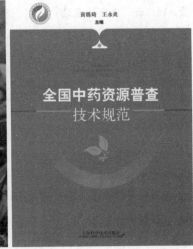

《全国中药资源普查技术规范》

向广大药材产地、广大药农提供服务。

（局　文）

【沿海 6 省中药资源普查试点开展】

2014 年 3 月 18 日，由南京中医药大学牵头的"我国水生、耐盐中药资源的合理利用研究"项目暨沿海 6 省中药资源普查试点工作实施方案编制工作会在江苏召开。江苏、浙江、福建、广东、山东和辽宁沿海 6 省为 2014 年新增加的试点省份。

沿海 6 省中药资源普查试点工作的开展，对于掌握各省试点县、区中药资源种类、分布、蕴藏量、资源变化趋势、传统知识、栽培及野生情况等中药资源本底资料，建立沿海各省代表性地区常用、大宗和珍稀中药材动态监测与预警系统，实时掌握重点中药材资源的变化情况，促进相关区域中药资源的合理保护、有序开发利用及科学管理等具有重要意义。

从 2011 年开始，国家中医药管理局组织开展了 22 个省份的中药资源普查试点工作。2014 年中药资源普查试点开展到全国 31 个省、自治区、直辖市。

（柴　玉）

【各地中药资源普查情况】

◆北京市

2014 年 1 月，北京市依托首都医科大学中药学院启动了北京地区中药普查试点工作。组建了普查队，制订了普查方案，聘请专家对普查队人员进行统一培训，学习普查基本常识与方法。通过多次选择并与实际地图匹配，确定样地，确立平谷区资源普查方案。2014 年 6 月，资源普查部分核心人员进行样地踏查，解决对实际地的样地可到达性等问题，进一步对方案进行修订。2014 年 6 ~ 8 月，按照计划对平谷区药用植物资源进行外业实地普查，标本的采集、照片、视频等电子材料的拍摄等。2014 年 9 ~ 12 月，按照普查相关要求进行了标本的定种工作和蜡叶标本的制作；进行了中药材标本的制作；将普查数据上传

资源普查库等。

本次试点普查工作共完成 37 个样地、183 个样方套、1098 个样方的外业调查，完成了调查数据的录入和上传工作，初步形成了平谷区中药资源数据库。在平谷区发现 68 科 186 种药用植物，其中濒危药用植物 2 种（刺五加、无梗五加）。采集并压制植物蜡叶标本 133 份。通过野生资源外业调查，在平谷区采集柴胡等 31 种中药材的种子标本。

（高　彬）

◆天津市

由天津市卫生计生委、天津中医药大学及各中医医院共同组建了天津市中药资源普查队，对普查试点蓟县开展了野生中药资源普查工作，包括 5 个自然植被代表区域、36 个样地、1080 个样方。2014 年底，野外普查作业已基本完成，共收集原植物标本 500 余份，其中蜡叶标本 208 份、浸制标本 200 份、药材 100 份，编著《中国中药资源大典天津卷》《天津中药资源分布地图集》，并建立天津蓟县中药资源数据库，基本掌握了天津市野生中药资源分布情况。

（马　杰）

◆河北省

河北省 40 个项目县共调查样地 1208 个、样方套数量 5685 个、标本 2.8 万余份，完成率 95.3%，调查进度和质量在全国名列前茅。

（王艳波）

◆山西省

山西省完成了 2014 年中药资源普查年度目标任务。初步调查出全省中药植物类资源品种 1658 种，比全国第三次中药资源普查增加 728 种。启动国家中药资源原料质量监测与信息服务中心山西省省级工作站建设，并分别在浑源、襄汾、绛县建设 3 个中药资源动态监测分站，从 2015 年 1 月进入试运营阶段。启动中药材种子种苗繁育基地建设工作。在五寨等 8 个县分别建设药用植物种子种苗繁育基地。

（赵红娟）

◆内蒙古自治区

内蒙古自治区 6 个盟市 34 个旗县开展蒙中药材资源普查工作，大体摸清了自治区蒙中药材的资源和分布情况，通过了中期评估，取得良好成绩。

（岳红娟）

◆辽宁省

辽宁省中医管理局联合政府相关部门成立了省和试点县普查试点领导小组，依托省内外科研院校、试点县中医医疗机构，组建了 11 支中药资源普查队。15 个试点县共完成调查样地 329 个、样方套 1598 个，统计调查种类近 800 种，重点品种数近 90 种；收集并制作蜡叶标本材料 12768 份、活体植株 27 份、药材 744 份、种子种苗 205 份，完成市场调查 262 份，采集视频文件 2000 余份；对 30 余种重点药用植物种质资源以及生态型进行了收集归囤。正在建设中药资源实体标本库和数据库、辽宁省中药原料质量监测技术服务中心和清原、桓仁 2 个县级监测站。正在筹备编写《辽宁省中药资源》和《辽宁药用植物彩色图谱》。

（张宏逊）

◆吉林省

3 年来，吉林省中医药资源普查组织、督导、管理、协作、建站等"吉林模式"得到业界认可和国家肯定，获得了所有类别项目和国家 5060 万元专项资金支持。长春中医药大学、吉林中西医结合医院承担的国家中药材种子种苗繁育基地和种子资源库建设，通化县、抚松县承担的国家基本药物中药原料资源动态监测与信息服务站工作取得进展。

（任丛飞）

◆黑龙江省

至 2014 年末，黑龙江省已启动中药资源普查工作的试点县达 28 个，已经完成样地 214 个、样方套 952 个、标本采集 8165 份、药材 306 种、种子标本 122 份、市场调查 41 种、照片 71500 张、录像 3453 分钟。按照一次普查多种收获的总体设计，黑龙江省同步开展了全省中药材种植情况调查，初步摸清了家底；连续两年召开了中药材种植产业发展经验交流和企业产销对接会，为中药材种植企业和中药材生产加工企

业搭建了交流平台；于 2014 年成立了中药材种植产业协会，发挥行业协会作用，开展了系列中药材种植培训，培训种植户达到 800 人次。黑龙江省中药材种植产业发展势头良好，全省中药材种植和野生药材抚育面积达 152 万亩、55 个品种。其中种植面积在 10 万亩以上的有 6 个品种。黑龙江省大兴安岭加格达奇林业局寒温带道地药材种子种苗繁育基地通过国家中医药管理局验收，被确定为国家级中药材种子种苗繁育基地。

（曲　峰）

◆浙江省

2014 年，浙江省开展了中药资源普查工作。普查工作领导小组由郑继伟副省长担任，21 个县中药资源普查推进顺利。

（施　翔）

◇安徽省

中药资源普查 10 个新增试点县的野外普查工作进展顺利。10 个试点县共实地调查 330 块样地，完成样方套 1650 套，共采集药用植物蜡叶标本 8900 余号、药材标本 450 份、种质资源 220 份。累计完成 7500 余种野生及栽培药用植物的调查工作，拍摄照片 25 万余张，走访调查 20 家药材收购站，访问当地民间中医 15 位，获得民间传统知识 110 项。在安徽中医药大学建立安徽省中药资源动态监测中心，金寨县及亳州谯城区中药资源普查动态监测站已动工建设，种子种苗繁育基地建设工作有序进行，种子种苗研究平台及安徽野生药用植物种子种苗保存库正在建设中。

（王继学）

◆福建省

2014 年福建省中药资源普查试点工作共开展试点县 15 个。2014 年 6 月，成立中药资源普查试点工作领导小组及技术专家组。2014 年 7 月，福建中医药大学、福建中医药研究院、福建省农业科学院及福建省生物工程技术职业学院等单位开始外业调查。2014 年 9 月启动仪式及动员大会在福建中医药大学召开，福建省政府、国家中医药管理局及福建省卫生计生委领导参加会议。截至 2014 年 12 月，共完成样线 160 多条、样地 220 多个、样方 6000 多个，采集蜡叶标本 10000 多份，拍摄数码照片 10 万多张，完成外业调查工作的 40% 左右。全年共组织培训 2 次，培训人员 120 多人次；开展中期交流 2 次，召开普查技术专家组会议 2 次，参加全国范围中期汇报 2 次。

（吴彦彦）

◆江西省

一是野外调查基本完成。江西中医药大学、江西省药物研究所、江西省中医药研究院 3 家省级技术依托单位和 7 个县级普查队分春、夏、秋、冬 4 季共 4 次进行了野外资源调查。全省 35 个普查试点县共完成 1285 个样地、6749 个样方套、739 个重点品种、5268 种药用植物的普查工作，采集标本 47400 份，拍摄照片 215895 张。

二是繁育基地建设全面推进。10 家单位的 15 个药材基地的育种育苗工作稳步推进，繁育总面积达 2280 亩，并以此为龙头申报全国中药材种子种苗示范基地。

三是樟树监测站正式投入使用。2014 年 4 月 1 日，江西省现代中药资源动态监测信息和技术服务中心樟树站建成并正式运营，具体负责区域为樟树、新干、资溪、余江、贵溪、铅山、玉山、德兴、婺源、乐平、鄱阳、彭泽、都昌、庐山区、瑞昌、武宁、靖安、湾里区、武宁、修水、铜鼓、宜丰，共计 22 个县（市、区）。

四是省级监测中心启动建设。

五是举办专题培训班。举办普查技术、药用植物摄影、毒蛇防治、标本制作等专题培训班，培养了一批中药资源普查技术人员。

六是开展普查科研工作。《江西省中药资源普查植物分类资料及图片管理软件的整理整合研究》及《江西中药资源普查药用植物新类群及新纪录整理》列为江西省卫生计生委课题。同时开展中药资源普查专著编写工作。

（郑林华）

◆山东省

2014 年，山东省开展了全省第四次中药资源普查试点工作，争取国家专项财政资金 941 万元，利用 3 年时间对全省 19 个试点县（市、区）进行中药资源普查。成立了由山东省科技厅、农业厅、林业厅等多部门参与的山东省中药资源普查工作领导小组，召开了项目启动会，对普查工作进行了统一部署，对普查大队队员进行了业务培训。不定期了解中药资源普查试点工作进展情况，帮助分析研究问题；按照国家要求，顺利启动了省级中药原料质量监测技术服务中心建设。

（刘　超）

◆河南省

2012 年河南被列入第四次全国中药资源普查试点省份，在先期工作基础上，2014 年按照全国中药资源普查领导小组工作部署，在省政府直接领导下，各项工作扎实推进。2014 年初，召开河南省中药资源普查工作推进会，全面总结分析前期工作经验和存在问题，安排 2014 年普查工作重点和目标。结合普查工作进度，印发《关于加快推进全省中药资源普查相关工作的通知》（豫中药普查〔2014〕3 号），开展中药资源普查专业技术培训，根据国家中医药管理局调研督导专家组反馈意见，认真查漏补缺，加强技术指导，做好重点督导，顺利完成年度各项工作任务。

2014 年，全省 40 个试点县（市）基本完成野外普查工作。实地调查样地 1604 个、样方套 8020 个，实拍照片 493481 张、视频 532 个，普查品种 1477 种，收到蜡叶标本 30097 份、药材标本 233 种、种子标本 41 种。

数据库上传样地 1095 个、样方套 4989 个、普查品种 1282 种、照片 155072 张，记录个体数 1282 种，记录重量 164 种，有蕴藏量 161 种，含标本的品种 2085 种，栽培品种调查 69 种，种子 13 份，种苗 23 份，病虫害种类 67 种，市场主流品种 497 种，市场代用品 15 种，传统知识 137 份。发现疑似新分布 7 个，总结阶段工作成果，发表学术论文18篇。

（宋军伟）

◆湖北省

2014年，湖北省全面启动湖北省第二批中药资源普查试点工作，湖北省组织专家对第二批10个试点地区60余名中药资源普查技术骨干进行了野外调查培训。完善了湖北省第一批中药资源普查试点工作相关数据、标本和相关的物种鉴定。对湖北省第二批中药资源普查试点地区进行了专项督导，全省完成品种数3292种，完成样方2313套，完成重点品种371个，全省共采集标本79789份，已上报国家中医药管理局7365份，其余保存在湖北中医药大学和各试点地区。在新类群发现方面，发现新属1个、新种6个，向国家中医药管理局申报药用植物新类群研究课题2个，发表学术论文4篇。同时，湖北省开展了中药资源普查试点工作相关研究成果的挖掘和整理工作，正在积极编纂《中国中药资源大典》（湖北卷和神农架专题卷）。

（芦 好）

◆湖南省

2014年3月，湖南省在长沙召开了第二批中药资源普查工作启动会，遴选茶陵县、岳阳县、永顺县等10个县、市、区为第二批普查项目县，对各项目县普查队员进行了培训。截至2014年底，全省共完成样地480个、样方2400个；调查到药用植物品种9800种，采集蜡叶标本13000号、药材样品800余份、种质资源600余份；拍摄各类图片9万幅、视频资料200份。

（熊士敏）

◆广东省

2014年，广东省按照国家中医药管理局关于中药资源普查试点工作的相关要求，建立了广东省中药资源普查试点工作联席会议制度，广东省中药资源普查试点工作技术专家委员会正式成立，实施中药原料质量监测体系建设项目。

（钟 鸿）

◆广西壮族自治区

广西是第四次全国中药资源普查第二批试点省（区）之一，2014年广西第一批36个试点县共完成835个样地调查，采集蜡叶标本3.35万份，采集重点药材123种，拍摄照片16万幅；普查内业工作有序开展，完成了普查数据整理并上传至国家普查数据库，共完成1303个样地、野外普通调查物种2868种、重点物种369种、蜡叶标本959号、照片95872幅、栽培品种23种、市场调查记录品种247种、传统知识调查122项等信息数据。共发布5个新种、1个新记录属、1个中国新分布种和若干广西新分布种，向国家申请中药材种植相关适宜技术3项。同时根据广西中药资源现状，增加壮、瑶族民族药、动物药和海洋中药的资源普查工作，2014年共调查记录壮药1702种、瑶药400多种、动物药460多种、海洋中药500多种。广西在全国中医药工作会议上做中药资源普查工作经验交流。

（刘 畅）

◆海南省

经10支野外普查队伍两年多的努力，海南省中药资源野外重点品种的普查工作已基本完成，普查范围覆盖全省18市县所有乡镇。本次普查中，其中调查样地共652个、样方19560个，拍摄影像资料共175411份，采集蜡叶标本21509份、药材样品1341份。根据部分整理资料显示，本次普查成果亮点突出，初步统计发现中国新记录种1个、海南新记录属种3个；申报国家专利1项。抓好两个中药材种苗繁殖基地项目和种质资源库建设项目管理工作。2014年，海南省接受了国家中医药管理局科技司组织的专家组督导，该项工作得到专家组肯定。

（邢伯茹）

◆重庆市

2014年重庆市中药资源普查（试点）工作，以"整理、提高、拓展"为目标，较好地完成了普查（试点）工作任务。一是开展中药资源普查标本整理工作。完成重庆市中药资源普第二批12个县、区的数据录入与上传工作，共整理标本8600份、药材800份，拍摄蜡叶标本10万余份，并按规定上交国家中药资源中心。完成30个区、县《中药资源调查报告》，形成《重庆市中药资源普查报告》（初稿）。二是提炼普查工作成果。发表中药资源普查论文30余篇，其中合溪石蝴蝶和天竺葵叶报春2个新种在国外杂志发表。参编《中国资源大典——道地药材》。金佛山药用动物资源调查研究获市科委二等奖1项。建立完善科研平台，2014年9月重庆市中药研究院中药资源部门成为中国中医科学院中药资源中心重庆分中心。三是进行项目拓展。利用普查成果，服务地方发展。开展巫山县中药材产业规划研究、渝北区中药材产业规划工作，为地方中药产业发展提供技术支撑。开展重庆市第二次全国重点野生保护植物资源调查。《中国外来入侵植物志》编写重庆、四川片区调查。开展"石斛类药用植物的专题调查"，首次发现重庆市万州区、石柱县的珍稀石斛野生资源状况。开展"火把花药材资源专题调查"，掌握火把花在重庆市资源分布情况；开展极小种群金佛山兰野生资源调查及繁殖研究。开展中药资源名贵药用植物的繁育工作。开展重楼、石斛、黄精、白及等繁育工作。建立了以金佛山为特色的药用植物园。

（田 波）

◆四川省

2014年，四川省按国家计划完成了第一批7个市（州）、25个县中药资源普查试点的自查总结和验收前期的各项工作；按计划继续推进，顺利完成了第二批8个市（州）、10个县中药资源普查试点年度工作任务，进行了中期督导和总结；启动了第三批6个市（州）、11个县中药资源普查试点工作，召开了动员大会。自2013年12月6日，四川省开展第二批中药资源普查试点工作以来，已经完成（数据截至2014年12月31日）11140个样方、4612种样方植物、295种重点品种的调查工作；完成了11574条影像资料拍摄，短片 330 多段；完成了 23900 多份标本的采集与压制；完成了 311 种、78 公斤药材、85 份种质资源的采收工作；完成传统知识调查 69 人次、62 种栽培植物调查；基本完成了 25 个县的数据录入，部分数据信息需完善；基本完成了 25 个试点县《中药产业发展规划》编制，其中德格县、汉源县、石棉县的规划已经通过评审。第一批国家基本药物所需中药材种子种苗繁育（四川）基地以四川省中医药科学院为牵头单位和技术支撑单位，以雅安三九药业为基础，建设了 1 个雅安主基地、1 个崇州保种基地、1 个中药材种子种苗检测实验室、10 个分基地，按照国家计划完成了预定工作目标和工作任务，做好了前期验收相关工作。第二批国家基本药物所需中药材种子种苗繁育（四川广安）基地建设工作正在按国家计划实施推进。推进国家中药种质资源库（四川）建设，改造建筑面积约 2800 平方米，其中库体改造建筑面积 1600 平方米，库容量达 20 万份中药种质。完成了种质资源库核心库体的建设，包括短期库、中期库及长期库；整理、汇总及保存中药资源普查试点工作前期获得的种质资源；完成种质资源库相关配套实验室建设和仪器设备的采购、安装及调试工作；完成人工气候室、温室、药用生物离体材料库的建设，药用植物种植园圃已完成一期、二期建设。基本完成种质资源库各实验室规章管理制度与实验室仪器设备操作规程的制定，并积极开展中药种质资源的保存及繁育研究。按国家计划要求实施推进了国家省级中药原料质量监测技术服务中心建设工作。制订了《国家省级中药原料质量监测技术服务中心建设实施方案》；维护国家基本药物中药原料资源动态监测与信息服务站彭州站、三台站日常运行与建设工作，金牛站尚在积极筹备中。

（刘晓蓉）

◆贵州省

2014 年 3 月，贵州省中医管理局在乌当区召开贵州省中药资源普查试点工作推进会，通报全省中药资源普查工作推进情况，进行经验交流，与各县签订《贵州省中药资源普查责任书》，并对下一步工作进行安排部署。33 个试点县已按计划，严格遵照国家中医药管理局制定的现代化普查工作规范，全部开始中药资源的野外调查工作，全省 33 个试点县共完成 816 个样地、24504 个样方的调查，采集标本约 11300 份、照片约 15 万张，并发现几个疑似新种；同时，33 个试点县还开展了药材市场的初步调查，已完成对 30 多家公司的情况调查，调查品种有 734 种。启动 2 个中药资源监测站、33 个监测点建设。启动 2 个国家级种质种苗繁育基地建设，基地建成后将对天麻、丹参、黄精、太子参、何首乌、半夏、三七 7 个品种进行繁育，能对中药资源普查中收集的种子种苗进行有效的保存。

（吕兴政）

◆云南省

2011 年，国家中医药管理局牵头组织实施了第四次中药资源普查试点工作，云南作为全国第一批 6 个试点省份之一，在全省 11 个州（市）、25 个试点县启动实施了中药资源普查试点工作。云南省成立了由省政府副省长高峰任组长的中药资源普查试点工作领导小组，成员包括省发展改革委、科技厅等政府相关部门及涉及的州市政府领导，明确了云南省卫生厅、云南省中医管理局为普查试点工作的组织实施部门，中国医学科学院药用植物研究所云南分所和云南省农业技术科学院药用植物研究所为项目技术依托单位。截至 2014 年上半年，顺利完成了全省第一批普查试点工作任务，基本查清了 25 个试点县中药资源本底情况，积累了经验，培养了人才，创新了管理模式。通过普查，完成了 268 个代表区域、950 个样地、4728 套样方的野外调查工作。调查 4481 种药用植物，发现疑似新种 8 个，采集药用植物标本 21478 份，采集药材样品 1791 份，采集种子 1010 份，拍摄照片 271761 张，访问民族民间医生 351 名，调查中医

药传统知识 1263 条，开展市场调查 159 次，走访药企 47 家，出版《云南重要中药图鉴》，每个试点县完成了《县级中药资源普查成果资料汇编》，建成了文山市、昆明市官渡区 2 个中药资源动态监测站，彝良县监测站正在筹建之中。启动实施了三七、阳春砂仁、铁皮石斛、重楼、金铁锁、灯盏花 6 种中药材种子种苗繁育基地和省级中药原料质量监测技术服务中心等建设项目。2014 年，国家中医药管理局安排云南省 15 个第二批中药资源普查试点县开展工作。至此，云南省中药资源普查试点县已达 40 个，覆盖到全省 16 个州（市），其中文山州、西双版纳州的所有县均已开展了中药资源普查试点工作。

（柴本福）

◆西藏自治区

西藏自治区藏医药资源普查试点工作基本完成，国家中医药管理局督导组规划财务司副司长武东、中国中医科学院副院长黄璐琦等一行于 2014 年 9 月 1～6 日赴西藏自治区开展了中（藏）药材资源普查工作督导。督导组肯定了西藏资源普查工作取得的成绩，特别对西藏在技术层面的把握给予了较高评价，对西藏如何解决现存的一些具体问题和下一步做好藏药材资源普查工作提出了指导意见，对自治区进一步做好藏药材资源保护和发展工作意义重大。

（刘伟伟）

◆陕西省

陕西省中药资源普查试点工作自启动以来，最大限度地调动了省级相关政府部门、高等院校、科研院所、企业和中医医院近 100 家单位的积极性，先后共计 400 余人参与其中。36 个普查试点县组建了 10 个普查大队、36 个普查队，行程近 10 万公里，应用计算机设计和实地样方调查的方法开展了野外药用植物资源调查，调查样地 1370 个，完成样方套 6450 个，调查药用植物物种 2186 种，采集药用植物蜡叶标本 3 万余份，拍摄照片 76048 张、视频近 50 部，建设陕西省药用植物标本

库、药材种子保存库、标准药材储存库，可储存药用植物蜡叶标本 7 万份、浸制标本 1000 份、药材标本 5000 份、药材种子 2000 份，并发表学术论文 50 余篇，圆满完成了普查工作。

在普查数据基础上，经国家中医药管理局批准，筹建陕西省中药原料质量监测技术服务中心，并下辖新城监测站、商州监测站、城固监测站，辐射全省开展中药资源相关技术服务。对 36 个县药用植物种植情况、中药材收购与加工情况进行了全面调查，涉及流通的主流药材品种有 162 种。

依托普查工作，开展了中药资源相关传统知识调查，获得 105 项中药资源相关传统知识。设立 9 个中药资源科研项目专题，由中药资源普查专家担任负责人开展专题研究，为全省中药产业和生态体系建设规划进行研究。2013 年，项目主要承担单位陕西中医学院获批为陕西省中药资源产业化协同创新中心建设单位，并开办了中药资源开发与利用专业，2014 年首次招生 59 人。

（余 晴）

◆甘肃省

按照国家中医药管理局对第四次中医药普查试点工作的要求，结合甘肃省实际情况，2014 年甘肃省第二批 20 个县外业调查覆盖了试点县 90% 乡镇，完成 800 个样地、4019 个样方套、24014 个样方调查；采集药用植物标本 8021 号，制作蜡叶标本 37000 余份，采集药材标本 849 号，采集种子 661 号，拍摄照片 14 万余张，拍摄视频 536 份，调查栽培品种 60 余种；累计走访 182 个乡镇卫生院、36 个县级中医院，走访调查中医药企业 45 家、中药材种植合作社 83 家，调查中药材市场 20 个，采访民间老中医 77 位，采访藏医 9 位；收集民间单验方 20 个；走访藏医院 3 家、藏药制药厂 2 家、藏医诊所 3 家、藏医寺院 3 座。发现新记录属 5 个、新纪录种 34 个；发现疑似变种 1 种、疑似新纪录种 5 种；整理学术论文 9 篇。补充完成

陇南地区重点县康县、迭部县的外业普查工作，完成样地数总共 72 个、样方套 385 套、样方 2310 个；采集标本 5128 份，采集药材 70 种，采收种子 87 种，拍摄照片 23650 张，获取单验方 48 个。经初步鉴定，迭部县发现 7 个甘肃分布新记录种，整理学术论文 5 篇。落实当归、红芪等中药材种子繁育基地 2288 亩；已收获红芪种子 1000 千克、肉苁蓉种子 35 千克；建成占地 200 亩的核心繁育基地；筹建了"甘肃省中药材种子种苗质量检测中心"和"甘肃省中药材种子种苗繁育技术服务中心"，并已完成机构认证和机构设置。现代中药资源动态监测信息和技术服务中心宕昌站、陇西站和岷县站的建设并已投入运营，甘肃省省级中药原料药质量监测技术服务中心建设方案编制及办公实验场所完成选址。

（郭 泰）

◆青海省

青海省中药普查工作组继续开展实地勘察，对 18 个试点县的野生中藏药材进行普查监测，普查工作取得阶段性成果。在工作中涌现出的 3 个先进集体和 7 名先进个人，并予以表彰。国家中药资源普查督导组赴青海进行督导，对青海省中药资源普查试点工作取得的成绩予以充分肯定。

（华旦诺尔桑）

◆宁夏回族自治区

一、中药资源调查情况

（一）细化工作任务，建立工作机制

一是细化工作任务方案。自治区原卫生厅与财政厅制订印发了《宁夏国家基本药物所需中药原料资源调查和监测项目工作任务方案》，明确了工作任务和管理措施，组建了 5 支自治区普查大队，分别负责全区 19 个项目县的中药资源普查工作和全区中医药传统知识调查及回药资源普查工作。二是启动普查办工作机制。自治区普查办成立了秘书组、组织协调组、成果交汇组、技术服务组 4 个工作组，明确了组成人员和工作组职责任务。三是规

范普查工作流程。先后制定下发了《全区中药资源普查工作安排》《宁夏中药资源普查工作实施方案》，对全区中药资源普查工作进行了安排、部署和规范。四是突出抓好普查年度工作任务落实。拟定下发了《2014 年全区中药资源普查工作要点》，结合全区普查工作实际，推进了普查工作任务落实。

（二）实施技术指导，开展全员培训

一是充分发挥专家指导作用。成立了自治区普查工作技术专家指导委员会，召开了两次专题会议，不定期召开协调对接工作会议，对普查工作中出现的专业技术问题进行专题研究，分级分层指导培训工作。二是充分发挥专业机构技术优势。自治区食品药检所作为自治区普查技术指导单位，成立了全区中药资源普查综合业务组，对全区中药资源普查外业调查、内业整理、信息数据管理等专业技术指导作用显著。三是开展普查工作全员专业培训。自治区普查办统一安排，自治区食品药检所负责制订了全区普查人员培训方案，编写了培训教材，对全 5 个普查大队、19 个县（市、区）普查工作人员实施了全员培训，为普查工作顺利推进奠定了专业基础。

（三）严格项目监督，切实保证工作质量

一是规范普查工作保障及财务管理。自治区普查办结合普查工作实际，指导各普查大队和项目县（区）制订了普查装备采购计划，按照有关要求开展装备采购工作，为普查队员购买人身意外保险，做好后勤保障。与财政部门制定下发了普查工作财务管理有关规定，规范了普查经费使用及账务管理。二是加强普查工作督导检查。组织自治区普查领导小组有关成员单位领导和专家，对全区中药资源普查工作进展情况、各普查大队和试点县普查实施情况进行了一年两次实地督导检查，并对经费使用情况开展绩效考核，确保了普查试点项目工作质量和进度。

（四）抓住重点，普查核心任务推进落实良好

一是外业调查顺利推进。截至2014年底，全区普查范围已全部覆盖全区19个项目县（市、区），由宁夏大学、宁夏医科大学、宁夏农林科学院、自治区食品药检所组成的4支自治区普查大队，共实地调查样地703块，完成样方7000套，采集药用植物3365种、药材标本379种、药用植物标本17016份，已鉴定3054种，拍摄影像资料11万余张。各普查大队工作任务进展顺利，普查外业调查工作取得了阶段性成绩。二是内业整理准备充分。全区普查内业整理工作由自治区普查综合业务组（自治区食品药品检验所）承担，已制订并印发技术方案，各普查大队对采集的标本经过初步整理后，正在陆续移交至综合业务组进行统一内业整理。三是市场调查及栽培情况调查工作有序开展。全区各普查大队均承担市场调查及栽培情况调查工作，现已走访相关企业479个，调查数量242个，调查栽培品种101种，采集栽培品种90种。四是信息数据管理有序。按照全区中药资源普查工作安排，全区普查信息数据管理、数据库导入等工作由自治区食品药检所承担。人员队伍、技术支持、传输渠道等各项工作已全面展开，各大队均能够按照国家有关普查数据导入工作要求，进行相应数据的整理、导入等工作。已录入样地468个，录入药用植物380种。

二、中药资源相关传统知识调查和回药资源普查情况

由自治区中医医院和自治区回族医药研究所组建的第五普查大队负责承担19个项目县中药资源相关传统知识调查和回药资源普查工作任务。

自治区中医医院传统知识调查大队已完成了16个县（市、区）调查汇总及数据分析任务，总任务完成85%；累计访谈人员71人，整理确定了60名传承人员；梳理民间草药26种，采集14种，其余品种采集68种，制作标本202份；完成了民间药文献调研28个；收回民间验方调查表132份，采集照片4414张。

自治区回族医药研究所回药资源普查队制定了回药普查规范和制度，建立了《宁夏回药资源目录》，确立了492种回药。完成了14个县（区）452种回药资源植物标本实地踏查与采集、制作，完成了近75%的外业工作任务。共采集到452种植物，其中属于《宁夏回药资源目录》的回药品种共204种，目录外品种248种，特别是在六盘山首次发现并采集到西北植物学尚未收载的植物1种；缝制标本228种、661份；完成了87个单位和个人的调查工作，发放各类调查表17000余份，调查民间医生445人，调查药材种植农户33人、民间药85种，共采集照片15659张。

三、中药资源动态监测和信息服务站建设情况

在国家中药资源普查办统一部署下，由自治区中宁县卫生局、隆德县科技局承担2个中药资源动态监测与服务站工作任务。两县已与中国中医科学院中药资源中心、成都天地网信息科技有限公司签订了三方协议，办公场所选址、工作人员选配等工作已顺利完成。其中，隆德县动态监测站建于六盘山中药城中，两间48平方米办公用房已建成，内部装修已完成；中宁县动态监测站建于枸杞交易中心，185平方米办公用房已建成，内部装修已完成。

四、中药材种苗繁育基地和种质资源库建设情况

一是严格遴选项目单位。根据国家中药资源普查办基地建设会议要求，组织各中药材种苗繁育相关单位开展基地遴选工作，通过两次遴选评估，确定了基地建设单位宁夏明德中药饮片有限公司。二是规范项目审定程序。项目建设单位按照要求制订了《国家基本药物所需中药材种子种苗繁育基地建设方案》，经自治区普查办组织专家评审，报国家普查办组织论证通过。三是强化项目协调联动。2014年4月，自治区卫生计生委与财政厅制定印发了《关于印发宁夏中药资源普查种子种苗繁育基地建设项目实施管理方案的通知》，明确了项目目标任务、管理措施和经费使用，推进了项目建设工作。四是及时启动项目工作。2014年7月16日，自治区普查办召开了基地建设项目启动工作会议，组织自治区卫生计生委、财政厅以及固原市卫生、财政、农牧、科教等相关部门，正式启动了基地建设工作，并与自治区财政厅联合下达了项目经费。

（沙利荣）

◆新疆维吾尔自治区

新疆第四次全国中药资源普查试点工作重点是数据整理与总结经验，截至2014年12月，召开数据上传培训3次，资料总结汇总会议4次；完成30193份标本的鉴定、归档与数字化，上交99科、1323种、3344份标本；完成3980套、20340个样方、22211图片的录入、整理与上传；完成20个试点县66份资源调查与重点品种调查报告；编撰出版了《新疆药用植物名录》；"新疆重点药用植物资源调查的遥感技术应用研究"通过了自治区科技厅成果鉴定；建立了省级资源信息管理平台，"新疆药用植物标本管理系统（2014SR081602）"取得计算机软件著作权。

（殷学静）

业

务

篇

一、政策法规与监督

【中医药立法工作概况】 中医药立法工作稳步推进取得积极进展。中医药法列入全国人大常委会2014年立法工作计划一档项目和国务院2014年立法工作计划一档项目。

国务院法制办于2014年6~8月开展了中医药法（草案）第二轮向中央有关部门、地方人民政府及有关单位征求意见和面向社会公开征求意见工作。国家中医药管理局认真组织开展宣传，及时监测舆情反应，配合国务院法制办完成对中医药法（草案）9000余条反馈意见的梳理分析工作，保证征求意见工作顺利进行。

国家中医药管理局与国务院法制办共同组织赴吉林等地开展中医药立法重点问题专题调研，积极配合国务院法制办开展中医药法（草案）修改及报送国务院常务会议审议相关材料准备工作，在中医药法名称、传统中医师、中医药传统知识保护等问题上积极协调行业内外，加强与相关部委沟通，力求形成共识，积极推动中医药法提交国务院常务会议审议。

国家中医药管理局多方争取重视和支持，积极与全国人大教科文卫委、法工委有关部门沟通，汇报中医药立法进展情况，得到有关部门进一步的指导和支持。

（任 艳）

【中医药监督工作概况】 2014年，中医药监督工作以保障人民群众身体健康和中医药事业健康发展为出发点，围绕全国中医药工作要点确定的重点任务，全力推动卫生计生综合监督协调机制建设，国家中医药管理局与国家卫生计生委联合开展了相关法律、法规落实情况监督检查。着力维护人民群众切身利益，深入开展打击非法行医和整治互联网重点领域广告专项行动。在全国各级中医药管理部门的共同努力和

相关部门的协同配合下，各项工作取得积极进展和明显成效。

（黄 莹）

【政策法规与监督专题工作】
一、研究制定中医药发展战略规划
二、开展中医药事业发展政策和机制研究、中医药政策体系研究
三、中医药立法进展情况
四、开展《中医药条例》贯彻落实情况监督检查
五、进一步整顿医疗秩序打击非法行医专项行动
六、整治虚假违法中医医疗广告
以上内容见专题篇。

二、医政工作

【概况】

一、主动协调争取，完善政策机制，不断优化医改中医药政策环境

国家中医药管理局充分利用国务院医改协调机制，抓住机遇、主动作为，推动中医药全面参与医改。加强中医药相关政策研究，积极参与《全国医疗卫生服务体系规划纲要（2015~2020年）》《城市公立医院综合改革试点的指导意见》等医改文件起草工作，在国务院医改办和国家卫生计生委大力支持下，解决了长期制约中医药特色优势发挥和事业发展的部分关键问题。同步推进县级公立中医医院综合改革试点，全面贯彻落实五部门《关于在县级公立医院综合改革试点工作中充分发挥中医药特色优势的通知》，督促、协调各地进一步探索完善中医药服务补偿机制。配合国家卫生计生委举办24期公立医院综合改革试点县负责人培训班，解读培训中医药有关政策，推动各地贯彻落实。各地加强探索实践，创新提出了很多好政策、好措施，安徽开展中医药服务分类补偿改革试点，探索、细化、落实对中医医院的投入倾斜

政策；浙江对中药饮片实行"双控"政策，控制中药费用不合理增长；吉林、黑龙江、广西、甘肃等地大幅提高中医诊疗服务价格，力争体现中医药人员技术劳务价值。

二、重视基层发展，强化能力建设，不断提高中医药服务的可及性

一是狠抓基层中医药服务能力提升。国家中医药管理局联合有关部门召开提升工程推进工作会议，对实施工作进行了再动员、再部署、再推进；组织提升工程督查评估，各省共派出187个督查组深入基层开展督查。截至2014年3月，全国有90.9%的社区卫生服务中心、81.9%的乡镇卫生院、74.7%的社区卫生服务站和62.4%的村卫生室能够提供中医药服务，分别比提升工程启动前提高了15.3%、15.4%、23.1%、4.9%。二是强化县级中医医院综合能力提升。国家中医药管理局与国家卫生计生委联合开展县级医院综合能力提升工作，第一阶段确定498所县级中医医院，综合实施建设、培训、支援等措施，强化人才、技术、专科等能力建设。各地认真落实《关于进一步深化城乡医院对口支援工作的意见》，2014年有403所三级中医医院支援了1025所县级中医医院能力建设，推动实现"大病不出县"的医改目标。三是推进国家中医重点专科建设。完善专科建设与管理思路，注重顶层设计，强化专科的中医内涵提升和诊疗过程的规范管理。创新专科评估方式方法，启动专科建设监测，将日常监测与实地检查紧密结合，各地组织对1529个国家中医重点专科进行了中期评估，提高了专科建设质量和管理水平。

三、开展专项行动，建立协作机制，不断拓展中西医结合工作领域

国家中医药管理局与国家卫生计生委、总后卫生部联合开展综合医院中医药工作专项推进行动、全国综合医院中医药工作示范单位创建，推进综合医院中医临床科室和中药房建设、中医药人才队伍建设，

探索建立中西医临床协作机制。2014年新增全国示范单位69家。会同国家卫生计生委妇幼健康服务司，探索发挥中医药在妇幼健康领域的独特优势，将妇幼保健机构纳入专项推进行动和示范单位创建，开展中医药科室建设；组织编写妇幼保健机构妇科、儿科中医技术培训讲义和中成药应用指南，扩大中医药适宜技术应用领域，规范妇幼保健机构中医药服务内容。

四、发挥特色优势，注重平战结合，不断提升中医药在卫生应急中的贡献度

推进新发突发重大传染病中医药防控工作。国家中医药管理局首次与国家卫生计生委同步召开艾滋病防治工作会议和中医药治疗艾滋病工作会议，贯彻中西医并重方针，阶段性总结和部署中医药治疗艾滋病工作。制定人感染H7N9禽流感中医医疗救治专家共识，遴选确定36家中医医院作为定点收治医院。落实联防联控工作机制，做好埃博拉出血热和登革热有关中医药防控工作。提升中医药应急能力。继续实施中医药骨伤特色救治能力建设项目，组建国家中医应急医疗队，开展应急演练，提高突发公共事件中医应急实战能力。在江苏昆山爆炸、云南鲁甸和四川康定地震等重大突发公共事件中，中医药系统积极参与，发挥中医药特色优势和应有作用，无锡中西医结合医院采用中西医综合诊疗模式救治烧伤患者，疗效显著。

五、加强行风建设，规范中医服务，不断扩大服务领域和惠民效果

一是全面落实医疗卫生行风建设"九不准"要求和《医疗机构从业人员行为规范》，深入开展"三好一满意"和持续改进等活动。国家中医药管理局与国家卫生计生委等部门联合开展维护医疗秩序打击涉医违法犯罪专项行动，有效维护了中医医疗秩序。二是建设医疗机构"治未病"科室，推广中医"治未病"技术方法，提升区域中医"治未病"服务能力。总结试点经验，

研究中医养生保健服务机构基本标准，整理适用于非医疗性机构的中医养生保健技术，制定《中医类别医师在非医疗机构从事保健咨询和调理服务的若干规定》，为规范中医养生保健服务市场、满足群众多元化健康服务需求做好基础性工作。上海坚持政府主导，采取综合措施传播中医"治未病"文化，创新居民健康管理模式，群众参与度明显提高。三是实施基本公共卫生服务中医药健康管理项目。截至2014年底，各地共完成5920万65岁以上老年人、2146万0~36个月儿童的中医药健康管理任务，目标人群覆盖率分别达到38.6%和48.7%，超额完成了30%的年度目标。石家庄市开展耳穴埋豆预防控制高血压和糖尿病试点，探索新的中医药健康管理项目。四是与国家卫生计生委、总后卫生部联合开展"服务百姓健康行动"大型义诊周活动，全国中医药系统共义诊患者225万人次，收入住院2.7万人次，减免患者诊疗费、检查费、住院费、手术费等1275万元，受到了各地群众的欢迎。

六、创新理念方法，推动试点先行，不断满足社会对健康服务的新期待

将改革创新作为保障和推动中医药特色优势发挥的动力，坚持试点先行，稳步推进，探索实施相关政策措施。一是创新中医诊疗模式。确定江苏省和全国19所中医医院为首批试点单位，探索符合中医诊疗特点、优化中医服务流程、提高中医临床疗效的诊疗模式。二是创新中医优势病种定价和支付方式。总结山东、甘肃等地改革经验，制订试点方案，通过定价与支付方式改革，引导医疗机构和医务人员提高提供中医药服务的积极性。三是探索社会办中医优先领域，提出了鼓励举办只提供传统中医药服务的中医门诊部和中医诊所试点的政策措施和工作方案，制定中医骨伤等专科医院基本标准。四是创新中医医院监管模式。围绕发挥中医药特色优势、保证医疗质量和医疗安全，研究制订大型中医医院巡查工作方

案，探索通过建立巡查制度，提高中医医院制度化、规范化、标准化管理水平。五是开展中医药与养老服务结合试点。探索中医药服务向养老机构、社区和家庭延伸拓展的模式和途径。

七、坚持问题导向，深入调查研究，不断破解中医医政工作难题

一是围绕医改中制约中医药特色优势发挥的关键问题，配合国务院医改办编制"十三五"医改规划，启动中医药相关政策课题研究。二是围绕中医医师资格准入和执业管理关键问题，深入开展调研和论证，提出解决思路和办法，做好《执业医师法》及配套文件修订前期准备工作。三是推动中医药一技之长人员纳入乡村医生管理政策落实，截至2014年9月，共有19个省开展考核，4639名中医药一技之长人员注册为乡村医生。四是对医疗机构中药制剂和医保民族药临床应用情况进行调研，为规范中药制剂使用管理和医保目录调整提供依据。

（蒋　健）

【加强国家中医重点专科建设】　启动了中医重点专科建设监测工作，及时掌握重点专科基本条件、人才队伍、医疗水平、服务能力、科研教学情况，为专科管理提供数据支撑。对1529个国家中医重点专科建设项目开展了中期评估，制订了中期评估方案和有关指标，在评估工作中将中医重点专科建设监测与现场评估相结合，注重查实、查细、查出实效。

（严华国）

【2014年全国基层中医药工作先进单位评选】　2014年国家中医药管理局组织对全国基层中医药工作先进单位评审方案、细则和专家手册等文件进行修订，组织专家对17个省的90个县（市、区）进行了现场评审，共有89个县（市、区）通过了现场评审，1个市辖区为整改后复查。通过开展创建活动，有力推动了基层中医药政策的落实，提升了基层中医药服务能力，也促使创建

地区加强了基层中医药管理机构建设，2014年接受评审地区中共有61个县（市、区）设立了独立的中医管理科（股）。

（严华国）

【国家基本公共卫生服务中医药健康管理服务项目】 为深入推进各地中医药基本公共卫生服务项目实施，2014年国家中医药管理局与国家卫生计生委、财政部联合印发了《关于做好2014年国家基本公共卫生服务项目实施工作的通知》，对中医药项目实施提出了明确要求；召开了中医药基本公共卫生服务项目汇报会，听取各地2014年工作实施进展情况，交流工作经验，并选取上海市、湖南省分别就中医药全面参与基本公共卫生项目、信息化在中医药项目实施中的应用等进行专题汇报和交流。截至2014年底，各地共完成5920万65岁以上老年人、2146万0～36个月儿童的中医药健康管理任务，目标人群覆盖率分别达到38.6%和48.7%，超额完成了30%的年度目标。

为进一步扩大中医药健康管理服务内容，增加备选项目，2014年确定了耳穴埋豆预防控制高血压和糖尿病作为新的试点项目，并组织在石家庄市开展试点工作，组建了统计、流行病、公共卫生和中医等相关专业专家参加的工作组，选取石家庄市中医医院和10家社区卫生服务中心为承担单位，完成了440例人群的试点干预、数据汇总和分析工作，形成了试点项目工作报告。

（严华国）

【中医药一技之长人员纳入乡村医生管理工作开展情况】 为掌握各地中医药一技之长人员纳入乡村医生管理工作开展情况，进一步总结经验完善措施，国家中医药管理局对2014年各地报送工作进展、主要做法和成效、存在的困难和问题及原因分析、下一步工作计划、意见和建议等进行了总结和分析，并于2014年12月在贵阳市召开了中医药一技之长人员纳入乡村医生管理工

作汇报会，听取各地实施情况汇报，安排部署下一步工作。截至2014年底，全国共有有19个省的132个地市开展了农村具有中医药一技之长人员纳入乡村医生管理工作，完成了4639人的注册工作。

（严华国）

【综合医院中医药工作专项推进行动】 为进一步推动综合医院中医药工作，加强中西医合作，提升服务能力，国家中医药管理局联合国家卫生计生委和总后勤部卫生部于2014年9月至2015年12月联合开展综合医院中医药工作专项推进行动，要求全国各级综合医院、妇幼保健机构在中医临床科室建设、中药房建设、中医药队伍建设、中西医临床协作、中医药科学研究、中医药文化建设6个方面加强建设，提升综合服务能力，使人民群众在接受西医药服务的同时，能够享受到安全、有效、及时、方便的中医药服务，满足人民群众多元化、多层次的健康服务需求。

（严华国）

【2014年全国综合医院、妇幼保健机构中医药工作示范单位创建工作】 为进一步推动综合医院和妇幼保健机构中医药工作，根据国家中医药管理局、原卫生部、总后勤部卫生部《关于开展全国综合医院中医药工作示范单位创建活动的通知》和国家中医药管理局、国家卫生计生委、总后勤部卫生部《关于开展综合医院中医药工作专项推进行动的通知》有关要求，国家中医药管理局会同国家卫生计生委、总后卫生部于2014年12月初启动了2014年全国综合医院、妇幼保健机构中医药工作示范单位申报评估工作。与往年不同的是，2014年将妇幼保健机构中医药工作示范单位创建活动从全国综合医院中医药工作示范单位中单列出来，单独制定评估标准，单独申报，单独评审，联合确认。全国共有22个省（区、市）完成了本辖区综合医院和妇幼保健机构中医药工作示范单位的省级评估，

推荐了81个候选示范单位（军队各大单位未推荐候选示范单位）。经过申报单位自评、各省评估推荐、国家卫生计生委和国家中医药管理局组织专家审查、社会公示等程序，确定了北京肿瘤医院等69家单位为2014年"全国综合医院、妇幼保健机构中医药工作示范单位"，为提升综合医院和妇幼保健机构中医药服务能力发挥了示范带动作用。

（严华国）

【中西医结合和民族医药工作】

（一）创新中西医结合工作机制，拓展服务领域

一是国家中医药管理局联合国家卫生计生委和总后勤部卫生部共同开展综合医院中医药工作专项推进行动和全国综合医院中医药工作示范单位创建活动，加强综合医院和妇幼保健机构中医临床科室和中药房建设，提高队伍素质，开展中西医协作，丰富服务手段，拓展服务领域，使人民群众在接受西医药服务的同时，能够享受到安全、有效、及时、方便的中医药服务。二是大力推进妇幼保健机构中医药工作。国家中医药管理局协调国家卫生计生委在《关于妇幼保健机构建设与管理试点的指导意见》中明确在妇幼保健机构设置中医妇科、中医儿科和提供中医药服务的政策；将妇幼保健机构中医药工作示范单位创建活动从全国综合医院中医药工作示范单位中单列出来，单独制定评估细则，单独申报、单独评审；针对妇科和儿科诊疗特点，组织专家编写妇幼保健机构妇科和儿科中医医疗技术培训讲义和中成药应用指导，拟与国家卫生计生委联合开展妇幼保健机构中医技术推广及中成药合理应用培训，发挥中医药独特优势，促进中医药服务拓展至妇女儿童健康领域。三是研究创新中西医结合工作机制和服务模式。以重大疾病、疑难疾病和传染性疾病为切入点，国家中医药管理局联合国家卫生计生委共同研究中西医临床协作攻关的方式和途径，探索建立中西医协作防治重大疑难疾病的

工作机制和模式，力争为群众提供优质的中西医结合健康服务。加强对中西医结合办院模式及服务模式的研究，总结中西医结合医院建设与管理经验。

（二）采取多项措施，推进中西医结合和民族医药工作

通过中西医结合医院、民族医医院持续改进活动和重点专科中期评估工作，强化中西医结合医院和民族医医院内涵建设。推广应用民族医优势病种诊疗方案和临床路径，加强民族医医疗技术的整理规范并形成目录，促进民族医医院提高临床疗效。做好民族医医师资格考试工作，组织实施好哈萨克医医师资格考试试点，有效解决了哈萨克医从业人员执业资格问题。开展了《国家基本医疗保险目录》民族药临床应用情况调查工作，为政策制定提供依据。2014年全国中西医结合医院共378所，比2013年增加了20所；床位共58774张，比2013年度增长了17.9%；年总诊疗人次为4466万人次，比2013年度增长了18.5%，出院人数154万人，比2013年度增长了19.5%。民族医药服务体系逐步完善，服务能力逐步提升。民族医医院共231所，比2013年增加了14所；床位达19176张，比2013年度增长了28.1%；年总诊疗人次为760万，比2013年度增长了17.7%，出院人次40.2万人，比上年度增长了19.3%。

（李 素）

【2014年中医类别医师资格考试】完成《医师资格考试报名资格规定（2014版）》修订工作，并做好相关政策的解释和协调。在国家卫生计生委医考委的统一领导下，在"联合组织，单独管理"的运行机制下，2014年中医类别医师资格考试平稳实施，进展顺利。全国共有156816人通过中医类别医师资格考试审核，涉及28个专业。中医类别医师资格考试雷同率稳步下降。2014年，全国通过考试和认定取得中医类别医师资格的共89.5万人，其中，中医专业69.6万余人，中西医结合专业17.5万余人，民族医专业1.54万余人，共有69.0万人经注册取得执业资格。同时，国家中医药管理局配合卫生计生委共同研究医师资格考试改革思路，并对实践技能考试基地的改革管理、推广计算机化考试点等问题进行深入分析论证。

（李 素）

【探索建立符合中医药特点的医师管理制度】一是提前谋划、深入调研、分析论证，全面了解中医师队伍资格准入及执业管理的现状和问题，研究讨论解决思路和办法，为配合国家卫生计生委《执业医师法》及配套文件的修订做好前期准备工作。二是国家中医药管理局与国家卫生计生委等5部门共同出台《关于推进和规范医师多点执业的若干意见》，促进优质医疗资源合理有序流动，更好地为人民群众提供医疗卫生服务；对依法获得我国执业医师资格的境外人员放开相应政策，允许其在我国境内进行医师执业注册；研究讨论中医师从事精神卫生专业执业问题，以解决中医类别医师合法从事精神疾病诊断治疗问题；国家中医药管理局与国家卫生计生委、中残联共同印发《关于盲人医疗按摩人员执业备案有关问题的通知》，支持盲人医疗按摩事业发展。

（李 素）

【医政专题工作】
一、基层中医药服务能力提升工程
二、中医"治未病"健康工程
三、中医药参与医药卫生体制改革
四、中医药参与重大突发事件和重大传染病防治
以上内容见专题篇。

三、人事与教育工作

【干部人事工作概况】 2014年，中医药干部人事工作继续深入贯彻落实群众路线教育实践活动整改工作，在国家中医药管理局党组的领导和"三观互动"工作机制、方法的指引下，以加强干部队伍建设、推进人才培养机制改革为重点，以加强与相关部委沟通协调为切入点，继续深化干部人事制度改革，落实事业单位分类改革和机构编制政策，多措并举，改革创新，推动干部人事工作取得新进展和新成效。

（陶 赟）

【国家中医药管理局干部人事工作制度体系进一步完善】 国家中医药管理局制定印发了机关干部人事管理办法、干部学习培训规定和干部挂职工作管理办法3个工作制度，启动了党组管理干部职务名称表、干部任前征求纪检部门意见办法、干部年度考核工作办法、事业单位人事管理办法、直属单位助理岗位设置办法、评比达标表彰活动管理办法等制度办法的制修订工作。印发加强领导干部因私出国（境）管理工作的通知和加强机关借调人员管理工作的通知，进一步明确中管干部因私出国（境）审批（备案）程序。编制完成了干部选拔任用、公务员录用、解决夫妻两地分居等工作流程。

（杨满丽）

【国家中医药管理局学习贯彻习近平总书记系列重要讲话精神培训班举办】 2014年5月5~9日，国家中医药管理局举办学习贯彻习近平总书记系列重要讲话精神培训班，来自机关和直属单位的90名同志参加培训。培训班通过专题报告、理论辅导、分组研讨、实地参观和大会交流等形式，组织对中国梦内涵、改革创新、文化建设、外交战略、深化医改、选人用人和党风廉政建设等方面内容进行了深入学习辅导。国家卫生计生委副主任、国家中医药管理局局长王国强出席并作重要讲话。

（杨满丽）

【国家中医药管理局干部交流轮岗力度进一步加大】 按照中组部《党政领导干部选拔任用工作条例》精神和局党组要求，2014年，国家中

医药管理局重点加大干部交流轮岗力度,推动机关4名正司长轮换了工作部门,1名正司长到直属单位任职,轮岗人数占到正司长总人数的60%以上;4名新提任的副司级干部和1名在任的副司长轮换了工作部门,占到新提任副司级干部的70%以上。

(杨满丽)

【国家中医药管理局干部监督工作会议召开】

2014年11月5日,国家中医药管理局召开干部监督工作会议,这是国家中医药管理局多年来专门研究部署干部监督工作的第一次专题会议。会议传达了全国干部监督会议精神和中央加强干部监督管理的新精神、新要求,系统回顾了国家中医药管理局多年来在干部选拔任用和干部监督工作方面的主要成效,并针对存在的问题提出了明确要求。国家卫生计生委副主任、国家中医药管理局局长王国强出席会议并讲话。

(杨满丽)

【国家中医药管理局机关干部队伍和直属单位班子建设进一步加强】

2014年,国家中医药管理局先后组织完成了机关17名司处级干部以及中医科学院、机关服务中心、科技交流中心和台港澳中心等5家直属单位8名局管干部的调整配备工作。在面向社会招录3名公务员基础上,首次以公开遴选形式面向基层选拔1名科级干部。从省局选调1名处级干部到机关任职,继续从地方和直属单位选调了5名干部到机关挂职,进一步优化了机关干部队伍结构。按照中组部要求,组织开展了机关司级干部和直属单位领导班子成员能力水平和心理测试专项调研,配合完成中管后备干部和中长期培养对象选拔工作,努力培养造就一支素质优良、结构合理、可担重任、年轻优秀的领导班子后备干部队伍。

(杨满丽)

【国家中医药管理局机关及直属单位机构职能不断优化】

为进一步理顺各部门工作职责,加强重要文件起草、干部监督和科技项目统筹等

工作,经局党组会议研究决定,国家中医药管理局对办公室、科技司、人事教育司内设机构和职责进行了调整。办公室内设机构调整为秘书一处、秘书二处、新闻办公室(文化建设处)、信访办公室(综合处);科技司新成立综合处。对中国中医药科技开发交流中心和国家中医药管理局机关服务中心内设机构进行了调整,中国中医药科技开发交流中心加挂国家中医药管理局人才交流中心牌子。

(陶赟)

【国家中医药管理局事业单位分类改革有序推进,政府职能转变加速】

根据中央分类推进事业单位改革工作的总体部署,中国中医科学院、中国中医药科技开发交流中心、国家中医药管理局传统医药国际交流中心、国家中医药管理局对台港澳中医药交流合作中心、国家中医药管理局中医师资格认证中心、中国中医科学院望京医院、中国中医科学院眼科医院、北京中医药大学附属东直门医院、北京中医药大学附属东方医院9家事业单位完成分类改革工作。经中央编办批复,均为公益二类。

(陶赟)

【国家中医药管理局第二期中医医院职业化管理高级研修班举办】

2014年7月,由国家中医药管理局举办、中国中医科学院承办的第二期中医医院职业化管理高级研修班开班,共招收来自全国三级甲等中医医院的院长80余人。研修班历时5个月,共进行4次集中学习。2014年12月,研修班结业式在北京举行,国家卫生计生委副主任、国家中医药管理局局长王国强授课并作重要讲话。

(陶赟)

【国家中医药管理局进一步加强社团管理工作】

2014年指导完成了中华中医药学会、中国中医药信息研究会等社团的换届工作。配合中国科协推进所属学会有序承接政府转移职能首批试点工作,由中华中医

药学会承接国家中医药管理局规划财务司"中央部门预算中医医院项目预算专家论证评审"职能试点工作,得到中央领导的高度评价和充分肯定。

(陶赟)

【国家中医药管理局多名同志获省部级以上表彰奖励】

中央民族工作会议暨国务院第六次全国民族团结进步表彰大会于2014年9月28~29日举行,国家中医药管理局援藏干部宋丽娟获全国民族团结进步模范个人荣誉称号。中组部、中宣部、人力资源社会保障部、科技部于2014年9月22~23日召开了第五届全国杰出专业技术人才表彰暨专业技术人才工作会议,中国中医科学院西苑医院陈可冀院士获全国杰出专业技术人才荣誉称号,享受省部级劳动模范和先进工作者待遇,其牵头的活血化瘀防治心血管病研究团队获专业技术人才先进集体荣誉称号。

(陶赟)

【国家中医药管理局多名专家获国务院政府特殊津贴和入选国家百千万人才工程】

经国家中医药管理局选拔推荐和人力资源社会保障部专家评审,中国中医科学院杨滨、胡元会、徐浩、魏玮、亢泽峰、刘志顺、杨宇飞、张宁、张亚强、宋春生、边宝林、高云、高普、喻晓春、于友华,国家中医药管理局对台港澳中医药交流合作中心杨金生等16位同志获2014年度国务院政府特殊津贴;中国中医科学院郭兰萍同志入选2014年度国家百千万人才工程。

(陶赟)

【教育管理概况】

2014年中医药教育工作认真贯彻党的十八届三中、四中全会精神,落实《医药卫生中长期人才发展规划(2011~2020)》《中医药事业发展"十二五"规划》和《2014年中医药工作要点》,以推进中医药人才培养机制改革为重点,以加强与教育部、国家卫生计生委等相关部委沟通协调为切入点,国家中医药管理局积极创新中医药人才培养模

式，多措并举，整体推动中医药教育工作取得了新进展和新成效。

（张欣霞、周景玉、曾兴水、陈令轩）

【印发医教协同深化临床医学人才培养改革意见并召开推进会】　2014年6月，教育部、国家卫生计生委、国家中医药管理局、国家发展改革委、财政部、人力资源和社会保障部联合印发《关于医教协同深化临床医学人才培养改革的意见》，明确了临床医学人才培养改革的指导思想、总体目标、主要举措和保障措施，提出"到2020年，基本建成院校教育、毕业后教育、继续教育三阶段有机衔接的具有中国特色的标准化、规范化临床医学人才培养体系""近期加快构建以'5+3'（5年临床医学本科教育+3年住院医师规范化培训或3年临床医学硕士专业学位研究生教育）为主体，以'3+2'（3年临床医学专科教育+2年助理全科医生培训）为补充的临床医学人才培养体系"。2014年11月，教育部、国家卫生计生委、国家中医药管理局三部门联合召开医教协同深化临床医学人才培养改革推进会，李克强总理和刘延东副总理分别作出重要批示，对医教协同工作进行全面部署和推进，为着力深化中医临床人才培养改革指明了方向，提出了具体要求。

（周景玉、陈令轩）

【启动卓越医生（中医）教育培养计划申报工作】　为加快推进中医学人才培养综合改革工作，做好中医学专业院校教育与中医住院医师规范化培训的有效衔接，提高中医学人才培养质量，国家中医药管理局会同教育部开展了卓越医生（中医）教育培养计划改革试点申报工作，提出了卓越中医计划建设的目标与内容、实施范围、基本条件与遴选方式，着力深化中医学专业人才培养模式的改革与创新。

（周景玉、陈令轩）

【推进省部局共建中医药院校工作】　2014年10月，国家中医药管理局与河北省人民政府签署共建协议，共建河北中医学院。拟订了《省部局共建中医药院校管理办法（待审稿）》。继续加强对南京中医药大学、北京中医药大学、广州中医药大学、成都中医药大学共建工作。

（周景玉、陈令轩）

【筹建国家中医药管理局全国中医药教育质量监测中心】　为进一步推进中医药教育教学改革，加强全国高等中医药教育质量监测、分析及预警，提高中医药教育质量，国家中医药管理局在上海中医药大学成立了全国高等中医药教育质量监测中心（筹），设立日常管理机构和专家咨询委员会，明确中心主要职能、管理和运行机制，联合上海中医药大学积极进行了筹建。

（周景玉、陈令轩）

【继续开展农村订单定向医学生免费培养工作】　为向中西部地区乡镇卫生院培养和输送合格医学毕业生，提高农村基层卫生技术人员学历层次、专业素质和服务水平，2014年国家中医药管理局会同国家卫生计生委、教育部继续组织开展农村订单定向医学生免费培养项目。其中，中央财政支持订单定向免费培养5年制中医学本科生1270名（含民族医160名）。

（周景玉、陈令轩）

【全面启动中医住院医师规范化培训工作】　中医住院医师规范化培训是住院医师规范化培训的重要组成部分，中医药毕业后教育的重要内容，中医临床医师成长的必由之路。2014年国家中医药管理局全面推进规范化培训，积极协调国家卫生计生委在启动之初即与其他专业规范化培训同步启动、同步实施。会同国家卫生计生委、教育部印发了《中医住院医师规范化培训实施办法（试行）》《中医住院医师规范化培训标准（试行）》等系列文件，遴选确定了218所中医住院医师规范化培训基地（含中医类别全科医生规范化培养基地），将中医住院

医师规范化培训纳入国家规培专项，中央财政支持规培人员5000名、规范化培训基地能力建设85个、资金5.75亿元，各省全面启动了中医住院医师规范化培训工作。

（周景玉、陈令轩）

【完成全国中等职业院校中医药类专业教学标准制定工作】　根据教育部要求，全国中医药职业教育教学指导委员会、全国中医药职业技术教育学会组织开展了全国中等职业院校中医药专业教学标准的研究制定与审定工作，共制定中医护理、中医康复保健、中医学、中药学、中药制药、藏医医疗与藏药、蒙医医疗与蒙药、维医医疗与维药、哈医医疗与哈药9个中医药类专业教学标准。

（周景玉、陈令轩）

【开展高等职业院校中医药类专业目录修订工作】　根据教育部关于修订高等职业院校专业目录要求，全国中医药职业教育教学指导委员会、全国中医药职业技术教育学会组织专家对涉及中医药类的高职专业进行修订，经过多次研究论证，编制完成了专业简介和专业目录体系。在原有专业基础上，结合人才需求、专业体系建设及产业发展等，对高职院校中医药类专业进行了合并、更名、取消和新增。

（周景玉、陈令轩）

【首次启动全国中药特色技术传承人才培训项目】　采取游学轮转观摩与自主学习实践相结合的方式，国家中医药管理局首次启动了全国中药特色技术传承人才培训项目，培养320名热爱中医药事业、理论功底扎实、实践经验丰富、技能精湛的中药特色技术传承人才。

（张欣霞、曾兴水）

【首次启动全国中医护理骨干人才培训项目】　突出中医护理优势特色，国家中医药管理局首次组织开展了全国中医护理骨干人才培训项目，培养578名能够较好地运用中医药知识技能开展护理工作的中医护理骨干人才，提升中医护理队伍的专

业素质和服务能力。

（张欣霞、曾兴水）

【首次启动国家中医药优势特色教育培训基地建设】 经过专家审评、专题答辩等程序，紧密结合全国中药特色技术传承人才培训项目、中医护理骨干人才培训项目，国家中医药管理局遴选确定了 36 家国家中医药优势特色教育培训基地（中药）、18 家国家中医药优势特色教育培训基地（中医护理），传承中医药优势特色、提高中医药服务能力。

（张欣霞、曾兴水）

【组织编撰《全国名老中医药专家传承工作室建设成果概览（第一辑）》】 国家中医药管理局会同中国中医药出版社组织编撰《全国名老中医药专家传承工作室建设成果概览（第一辑）》，集中宣传展示全国名老中医药专家传承工作室建设成果，传承发展中医药特色优势，推广运用老中医药专家学术经验。

（张欣霞、曾兴水）

【组织开展全国名老中医药专家传承工作室建设项目评估验收及第五批全国老中医药专家学术经验继承中期检查】 2014 年，国家中医药管理局委托中华中医药学会开展了全国名老中医药专家传承工作室建设项目评估验收及第五批全国老中医药专家学术经验继承中期检查工作，加强传承工作室和第五批师承工作的管理、评估、检查和督导，确保项目取得实效。

（张欣霞、曾兴水）

【继续加强高层次中医药人才培养】 开展了全国优秀中医临床人才现状调查，加强了第三批研修项目管理，举办了第五期培训班和组织开展了年度考核。继续开展全国名老中医药专家传承工作室建设，为 223 位名老中医药专家配备传承团队。对 64 个全国中医学术流派传承工作室建设项目、全国中医药传承博士后项目开展年度总结。

（张欣霞、曾兴水）

【扎实推进基层中医药人才培养】 以县级中医临床技术传承骨干培训项目为抓手，推进基层师承教育工作的开展，国家中医药管理局首次采取临床带教、跟师学习的方式，遴选了 1409 名基层中医药专家为指导老师，培养 1409 名基层中医临床技术骨干。采用集中授课与临床实践相结合的方式，对 5720 名乡村医生开展了中医药知识与技能培训。

（张欣霞、曾兴水）

【进一步加强中医药继续教育工作】 2014 年度国家级中医药继续教育项目有 1076 项，免费发放学分证书近 15 万份，项目执行率达 70%。组织举办人力资源和社会保障部专业技术人才知识更新工程 2014 年高级研修项目 2 项，免费培训中药炮制技术传承人才和中医特色针灸技术高级人才 150 余人。

（张欣霞、曾兴水）

【中药炮制技术传承研修班】 2014 年 11 月 12~17 日，国家中医药管理局人事教育司在广东广州举办中药炮制技术传承高级研修班，来自全国 29 个省（区、市）的 71 名全国中药特色技术传承人才培训项目培养对象参加了培训。研修班采取理论授课和现场参观考察相结合的方式进行培训，邀请知名中药炮制专家讲解樟树帮、建昌帮、怀药、岭南药材的加工炮制特色、中药炒炭炮制技术、炮制火力火候的客观化表达、中药饮片质量评价技术等内容。学员现场考察了广州至信药业有限公司、和记黄埔神农草堂、广东中医药博物馆和广东药学院中药标本馆。通过培训，培养中药炮制技术人才，传承发展中药炮制技术，提高中医临床疗效。

（张欣霞、曾兴水）

四、科技工作

【概况】 2014 年，国家中医药管理局科技司根据《中医药事业发展

"十二五"规划》与全面深化改革的要求，落实《国务院关于促进健康服务业发展的若干意见》重点任务和《国务院关于改进加强中央财政科研项目和资金管理的若干意见》要求，重点围绕"深化改革推动完善中医药事业发展政策和机制""加快发展中医药健康服务""建立完善中医药科技创新机制"等方面重点任务，加强协调，注重落实，拓宽领域，推进中医药科技工作稳步发展。

一、进一步加强国家中医临床研究基地建设

围绕深化重点病种研究、完善临床科研模式、加强临床科研平台建设、巩固完善基地运行机制四方面核心要求，制定印发《2014 年国家中医临床研究基地建设工作要点》，并召开国家中医临床研究基地业务建设工作会议，促进基地建设向纵深发展。

以基地督导调研为切入点，促进基地业务建设。组织完成基地业务建设督导，以各基地重点病种深化研究、临床科研模式创新探索、临床科研平台（研究型门诊和病房）建设、基地建设综合成效为重点，了解各基地对下一步建设工作的需求与问题，稳步推进基地建设发展。举办基地科研骨干培训班，重点对中医临床研究方法、论文撰写、生物样本库建设等内容进行培训，来自 16 家基地和 13 家相关单位的 150 余名临床科研人员参加了培训。协调江苏省中医院成立中法中医药临床研究合作中心，联合法方开展黄葵胶囊治疗糖尿病肾病蛋白尿国际临床研究。

在深化重点病种研究、完善研究模式方面，组织起草了《基地新增重点病种申报基本原则及病种范围》《基地研究型门诊/病房建设指导意见》《国家中医临床研究基地绩效考核指标体系》，在多次组织基地业务建设专家组、督导组专家论证并征求医政司等部门意见的基础上，形成修改稿，为基地下一步深化建设工作做好准备。

在加强临床科研平台建设方面，启动 2014 年中医药行业专项"国家中医药数据中心关键技术研究"项

目，通过研究建立数据汇交、转移、存储、转换、利用、共享的关键技术，建立中医临床数据中心与数据分中心，为重大疑难疾病中医临床有效治疗方案的形成、优化与评价提供循证研究临床数据支撑。

在加强基地科研协作平台建设，加强成果转化与推广方面，组织各省级中医药管理部门对中西部地区9家基地承担的"中医药防治重大疑难疾病临床服务能力建设"项目进行考核。初步形成了中西部地区重大疑难疾病中医药简、便、验、廉的特色技术防治技术库，促进了重点病种研究成果在基层转化和推广。

二、中药资源普查试点工作全面开展

中药资源普查试点工作范围覆盖全国。到2014年，试点工作范围已经覆盖全国31个省份的922个县，占全国县级行政区划单元的1/3。2014年新增普查试点区域一是在江苏、浙江、福建、广东、山东、辽宁沿海6省的109个县开展水生、耐盐中药重点品种的资源普查和传统知识调查；二是在吉林、安徽、湖北、湖南、广西、重庆、四川、云南、西藏、甘肃、新疆11个省（自治区）新增115个县开展中药材资源调查。

"四项任务"取得阶段性成果。一是收集52万个样方的数据信息，发现1个新属、11个新物种，拍摄220多万张照片，其中60%的数据已录入普查信息系统，可估算300多种药材的蕴藏量，汇总得到全国近1.2万多种药用资源的种类和分布信息，已接近第三次全国中药资源普查时总的种类数。二是收集汇总得到中药材适宜技术80多项，中药资源相关传统知识1000余条。三是在28个省、区新增了"省级中药原料质量监测技术服务中心"建设工作，在东南沿海6省新增了12个监测站建设工作，初步建成了包括1个国家级中心、28个省级中心、65个监测站和若干个监测点的中药资源动态监测信息和技术服务体系。四是在12个省、区布局建设的16个中药材种子种苗繁育基地按照规划进行建设，2012年启动的繁育基地完成了70%以上的建设任务，初步具备了种子种苗繁育生产能力和社会化专业服务的能力。

组织调研督导，加强试点工作过程管理。通过调研督导发现各省均成立了省级、县级领导小组和专家指导组，建立了稳定的普查队伍，进一步完善了技术方案，部分省、区普查工作还较好地带动了地方经济发展。同时，通过督导及时发现了试点工作的经验与不足，为第四次全国中药资源普查提供了经验。

扩大宣传，增加公众中药资源保护与可持续利用的意识。国家中医药管理局组织召开了全国中药资源普查试点工作新闻通气会，中央电视台等10多家新闻媒体参加，全面宣传了中药资源普查试点工作，为普查工作争取了更广泛的支持。中央电视台跟踪报导中药资源试点相关工作4次，充分反映了一线普查队员的调查相关工作，对促进中药资源保护起到了积极作用；《中国中医药报》《中国中药杂志》《中国现代中药杂志》等报纸和期刊设立普查专栏；在"5·22"国际生物多样性日开展"中药资源，健康之源"中药多样性图片主题展览活动，并在"青岛世界园艺博览会草纲园"内长期保留、面向公众开放。

梳理总结试点工作经验。一是探索建立了"局省联动、齐抓共管"的工作机制，基本建立了覆盖全国包括国家、省和县三级开展普查试点工作的组织机构和管理体系。二是探索明确了西北荒漠、西南高原、东北林源、中部丘陵、东部水域等典型区域的调查技术方法。三是培养了一支从事中药资源工作的专业队伍，为全国中药资源普查的组织实施奠定了基础。四是形成7项药用植物资源调查的行业标准，标准已申请立项。五是成立了中药材种子种苗繁育基地联盟，以加强对中药材种子种苗相关科技工作联合攻关。

三、落实《中医预防保健（治未病）服务科技创新纲要（2013~2020年）》

组织制订纲要实施方案。围绕落实《中医预防保健（治未病）服务科技创新纲要（2013~2020年）》重点任务，从中医"治未病"技术服务规范及标准制定、中医健康状态辨识技术及产品研发、中医预防保健（治未病）服务体系建设、中医健康管理和健康促进模式优化等方面组织部署相关科研项目；发挥"治未病"试点单位、中医预防保健重点专科的作用，鼓励并推动建立以企业为主体的中医预防保健（治未病）服务业技术创新联盟，加快中医预防保健（治未病）科技成果转化。

依托行业专项支持，加快中医药健康服务技术产品研发。重点围绕减缓疲劳，改善睡眠、肥胖、痤疮、女性生理周期养护、不同季节个体调理等社会需求量大、中医药具有相对优势的干预技术进行规范研究和科学评价；针对各类医疗及养生预防保健机构的健康服务技术和设备需求，开展集成创新，推动具有自主知识产权的中医健康辨识与干预设备研发及相关技术平台建设。以中医药健康服务技术产品研发为切入点，深入开展中医预防保健（治未病）服务工作，提高健康技术服务质量，拓展服务领域，完善和发展健康保障体系，提升人群健康素质，减少疾病发生，减轻国家卫生经济负担。

组织"治未病"主题珠江论坛。以"中医'治未病'发展战略"为主题，围绕"治未病"服务体系及模式现状和问题、理论及技术研究和效果评价、相关标准与产业发展战略3个议题展开讨论。

四、加强"重大新药创制"科技重大专项管理工作

受国家卫生计生委科教司委托，国家中医药管理局首次开展国家重大科技专项"重大新药创制"中药类课题组织管理工作。

系统梳理，总结新药专项中药类课题信息及成果。初步梳理出中药新药证书39项，获得国家相关科学技术奖16项。通过专项实施，疏血通、丹红、血栓通3个成药单年单品种销售额均突破30亿元。8个新药获得美国 FDA 批准开展国际多中心临床试验，地奥心血康在荷兰获准上市，丹参胶囊、当归浓缩丸等 8 个产品欧盟注册研究正在进行，丹参药材及粉末 2 个质量标准已被《美国药典》正式采纳，穿心莲、积雪草、肉桂、青蒿、灵芝 5 种中药收入美国膳食补充剂法典，地榆、红花等 5 个品种被欧洲药典收载，三七、杜仲等 9 个品种被法国药典收载。上述成果促进了中药新药研发，推动了中药产业快速发展，加速了中药国际化进程。

调研论证，推进新药专项"十三五"实施计划编制。按照新药专项实施管理办公室"十三五"战略报告及实施计划编制工作的总体要求，为切实满足中药行业需求，陆续开展了多地区的专项调研工作。根据调研结果，结合新药专项中药类课题"十一五""十二五"研究成果基础，组织编写了新药专项中药部分"十三五"战略报告，为 2015 年最终形成新药专项"十三五"实施计划奠定基础。

加强组织，完成委托管理工作。组织完成新药专项 2015 年中药课题的评审论证，提出定向择优、公开择优、滚动支持和后补助 4 种方式 17 项课题立项建议，通过新药专项领导小组及科技部重大专项管理办公室审核，最终立项。组织专家对 2014 年新立项中药类课题负责人及主要参与人员进行了启动培训，并对 2012 年度中药类课题进行了督导检查。

优化管理，探索"重大新药创制"科技重大专项中药类课题组织管理模式。为加强新药专项中药类课题的组织管理，对接卫生计生委新药专项实施管理办公室，拟成立国家中医药管理局重大新药创制实施管理专家组，并在局科技司中药科技处设立"重大新药创制"科技重大专项（中药类课题）实施管理办公室，具体负责新药专项中药类课题的立项评审、过程管理、验收等工作。

五、扎实推进中医药传承创新

做好"973"计划中医理论专题组织实施。启动 2014 年"973"计划中医理论专题"'上火'的机理与防治研究"等 4 个项目。组织完成 2015 年项目初审、复审及概算审核，确定 2015 年立项项目。召开"973"计划中医理论专题 2013 年度交流会。

完成中药炮制战略研究报告及中药炮制专项规划。组织以"中药炮制技术传承与创新"为主题的珠江论坛，邀请科研院所、临床、企业等相关领域专家，围绕中药炮制在文化传承、技术创新和产业发展等方面的问题充分讨论。结合研讨情况与中药炮制发展现状，形成"中药炮制传承与创新发展战略研究报告"和"中药炮制传承与创新科研规划"，并编制 2015 年公共卫生资金中药炮制技术传承建设项目。

推进名老中医传承研究工作。督导国家科技支撑计划名老中医传承项目，进一步加强名老中医辨证思路、治法治则、有效方药和特色诊疗技术传承等方面的顶层设计，推进研究进度。初步构建名医经验社会化服务信息共享平台和项目管理平台，完成临床研究 CRF 系统的测试。

推进中医古籍整理相关工作。"中医药古籍保护与利用能力建设"项目支持的 400 本古籍整理基本完成，正式出版 100 本；协调文化部推进《中华医藏》编纂工作；协调文物局，组织对成都老官山汉墓出土的中医药文物进行研究。

开展中医药传统知识调查。印发《国家中医药管理局科技司关于做好中医药传统知识调查工作的通知》，全面推进中医药传统知识调查工作。建立覆盖县级行政区域的基层调查队伍，总人数达 3400 多人。初步完成传统方剂标引平台研发和十余种方书古籍标引，开展中医药传统方剂分类编码及保护名录配套制度研究。

六、强化中医药科技成果管理

依据《中医药科技成果登记办法》，推进中医药科技成果登记和备案工作，总计受理 17 个地区和单位上报的 1628 项中医药科技成果，对 563 项予以登记并发放成果登记证书；制定中医药科技成果分类原则并建立科技成果数据库，完成 1628 项科技成果的分类和数据录入工作；构建"国家中医药科技成果网"（www.statcm.cn），加强中医药科技成果宣传，促进中医药科技成果转化推广，提高中医药科技成果管理质量和社会服务效益。

七、完善《中药标准化行动计划实施方案》

经商国家发展改革委高技术产业司和多次调研、论证，组织专家编制了"中药标准化行动计划"实施方案，提出中药饮片标准化、中成药大品种标准、中药材与饮片中央仓储与流通平台标准化建设以及中药质量标准库四方面的建设内容。该方案已初步通过国家发展改革委高技术产业司审定，拟于 2015 年实施。

八、统筹实施各类科技计划项目，提高中医药创新能力

贯彻落实国务院《关于改进和加强中央财政科研项目和资金管理的若干意见》，积极推进科研项目和资金管理改革，做好中医药各类科技项目统筹管理。一是科学统筹，合理布局，严把科研立项关。重点结合落实《中医药事业发展"十二五"规划》《国务院关于促进健康服务业发展的若干意见》相关重点任务，坚持"进一步加强顶层设计、进一步突出服务民生需求、进一步完善立项机制"的原则，经 6 次司务会研究讨论，7 次专家咨询和论证以及中医药行业科研专项经费管理咨询委员会审议，提出 2015 年中医药行业科研专项项目建议 6 项，共计经费预算 27250 万元报财政部；组织完成"十二五"支撑计划中医外治法研究项目和课题论证工作。二是严格执行，规范监管，严把实施关。组织中医药支撑计划项目办，全面地掌握"十二五"支撑计划中医药项目的研究进展情况，并制订督导实施计划，就项目管理各方职责、重大事项报批制度发文进行规范管理。三是落实计划任务，确保成果落地，严把质量关。组织对2008年科技基础性工作专项项目、"十一五"国家科技支撑计划"中药有效成分群关键技术研究"项目、2009～2011年中医药行业科研专项项目进行结题验收。

九、立足中医药行业特点，加强科研能力建设

组织重点研究室年度考核工作。对广东等5省推荐的6个重点研究室申请进行专家论证，正式批复中药数字化质量评价技术重点研究室等5个重点研究室。

中医药临床研究伦理审查平台获得国家认证认可管理监督管理委员会的认证，组织对甘肃省中医院、中国人民解放军第四军医大学第一附属医院等5家单位进行了中医药临床研究伦理审查平台现场评估，通过CAP评估的单位已达38家，其中西医医院达4家。

《中医针灸临床研究管理规范》技术指南已形成学会标准，经中国针灸学会审核、发布，即将出版。

依托福建中医药大学成立"国家中医药管理局中医康复研究中心"，该中心系统梳理了中医康复理论体系，围绕常见功能障碍和运动功能障碍建立了中医特色诊疗方案，特别是创新研发了一批中医康复设备，其中9项已通过医疗器械注册。

2014年12月5日，中国中医科学院广东分院正式挂牌成立，这是推进中央级科研院所改革的重要举措，将进一步扩大中国中医科学院的综合优势，并提升广东中医药科研能力。

十、强化中医药应急能力建设

梳理艾滋病临床研究成果，加快成果熟化和产品化。组织对河南基地开展调研，征求艾滋病成果梳理要素意见和建议，利用基地病种技术成果填报系统开展艾滋病成果梳理工作，形成产品化、可推广应用的艾滋病技术成果包。

发挥科技支撑，有效应对新发传染病和突发事件应急救治。针对在西非爆发的埃博拉疫情，组织编辑《埃博拉病毒信息专辑》，及时掌握国际防治埃博拉动向，并组织专家讨论埃博拉出血热中医诊疗思路、治则、建议方药和相关科研预案。根据中医疫病理论，结合埃博拉出血热的发病情况和文献报道的临床特征，在广泛征求专家意见并参照既往发热伴出血类疾病的中医药证治经验基础上，制定了埃博拉出血热中医药治疗专家指导意见（第一版），为可能出现的疫情提供了救治参考。组织专家到广东省第八人民医院进行现场调研，制订中医药防治登革热临床科研方案，供各传染病重点研究室参考使用。

（王　庆）

【中药炮制战略研究报告及中药炮制专项规划完成】

根据有关领导在《健康报》内参《中药传统炮制绝技不能失传》及《关于"中药炮制技术传承与创新"珠江论坛方案的请示》上的批示，在2013年召开的中药炮制技术传承与创新研讨会的基础上，国家中医药管理局于2014年6月联合科技部、广东省政府等有关部门组织召开了以"中药炮制技术传承与创新"为主题的珠江论坛，邀请科研院所、临床、企业等相关领域专家，围绕中药炮制在文化传承、技术创新和产业发展等方面的问题充分讨论。根据研讨会及论坛聚焦的内容，结合中药炮制发展现状，形成《中药炮制传承与创新发展战略研究报告》和《中药炮制传承与创新科研规划》，并编制2015年公共卫生资金中药炮制技术传承建设项目。

（孙丽英、张小波）

【完成"十一五"国家科技支撑计划"中药有效成分群关键技术研究"项目的课题验收工作和项目结题工作】

"十一五"国家科技支撑计划"中药有效成分群关键技术研究"项目针对中药有效成分群辨识问题，提出了以关系为核心的"功效-药理-靶点-调节网络"等网络，建立了含有158个活血化瘀中药药效成分的实体库，中药有效成分群信息辨识平台含有23000余种中药化学成分及其活性信息，涉及1800多个靶点及其亚型。根据"中药-病证"关系来确定受试对象（分子、细胞、器官、疾病动物模型），以"功效-药性"所对应的药理作用为功效指标，以分子靶体与病理环节网络为作用机理，从而形成中药"多组分-多靶点-多环节-多效应"的网络化关系研究。项目组完成了任务书规定的目标要求，顺利通过科技部组织的项目验收，得到了一致好评，认为这种复方既充分体现了中药的治疗学优势，又与国际要求吻合，既有深刻的理论意义，又有重大的实用价值。

（孙丽英、赵宇平）

【完成2010～2011年中医药行业科研专项中药类项目的验收工作】

根据行业科研专项的工作进度安排，2014年12月，国家中医药管理局科技司中药科技处对2010～2011年中医药行业科研专项中药类8个项目进行了结题验收。8个项目均完成了任务书规定的目标和任务，通过技术验收。6个项目经费支出合理，2个项目经费使用存在问题，需要整改，已将财务验收意见送达项目承担单位，并限期完善并补充提交所缺材料。项目相关成果如下：饮片类课题针对中药饮片行业普遍存在的饮片调剂炮制、汤剂煎煮不规范，饮片规格不统一，生熟混用等问题，总结制定了中药汤剂煎煮技术规范，对临床手工煎煮及机器煎煮提供规范操作流程；建立了中药炮制古今文献数据库，提炼了28项炮制过程控制质量控制体系，建立了附子、半夏2个种植加工炮制一体化示范基地；研发了普遍适用性的常规计量衡器和智能计量系统，制定了饮片包装贮藏技术评价方法；建立了30种中药、75个级别饮片的质量评价方法；明确了19种饮片生熟异用方法，基本建立了中药饮片的炮制、调剂等使用规范，饮片规格和质量评价标准，对临床应用及中药饮片产业发展具有重要意义。资源类课题建立了28种道地药材的特色栽培技术规范和28种道地药材的特色产地加工

技术规范。建立了桔梗、青蒿等新品种等分子鉴定体系 6 个，制定繁育技术规程 6 个，对推进中药材种植生产的良种化，提高良种率做出了良好示范。结合正在组织开展的中药资源普查试点工作，编制外业调查技术规范 10 项、业内整理技术规范 7 项、标本采集与制作技术规范 3 项、其他相关技术规范 4 项，指导全国 31 个省份 922 个县 1.2 万多人开展全国中药资源普查试点工作。

（孙丽英、赵宇平）

【《针灸临床研究管理规范》学会标准正式发布】　为规范中医针灸临床研究管理，充分保护受试对象的权益，提高针灸临床研究质量、研究数据的真实性和研究成果的可靠性，国家中医药管理局结合"十二五"科技支撑计划"针灸疗效国际多中心临床评价研究"项目实施，国家中医药管理局与中国针灸学会于 2012 年下半年启动了《针灸临床研究管理规范》（下面简称管理规范）的研究制定工作，并将其纳入局标准化工作范畴。

中国针灸学会标准《针灸临床研究管理规范》（标准号 ZJ/T H001 - 2014）已经完成，于 2014 年 5 月 31 日发布。管理规范凝聚了专家共识，获得了行业内外的一致认可。这是我国首部针对针灸临床研究的标准，立足国内、面向国际，突出了中医针灸的理论和临床研究的特点，探索了针灸临床研究全过程中影响针灸安全性和有效性、制约研究质量和水平提高的关键环节，并提出规范管理要求，为加强针灸临床研究管理、规范研究行为、提高研究质量和证据级别提供了依据。

结合管理规范研究制定工作，中国针灸学会与世界针灸联合会组建了针灸临床试验注册中心（Acupuncture-Moxibustion Clinical Trial Registry, AMCTR），成为纳入了中国临床试验注册中心和世界卫生组织国际临床试验注册平台的二级注册机构。此外，还建立了针灸临床研究评价中心与 3 个方法学培训基地，组织了多次针灸临床研究方法学培训，培养了一批针灸临床研究人才。

（贺晓路）

【中医药研究伦理审查认证项目获国家批准】　为提升中医药临床研究水平，应对国际临床研究伦理审查发展要求与挑战，国家中医药管理局和世界中医药学会联合会（简称世中联）等单位，共同推进了中医药临床研究伦理审查平台（简称 CAP）建设与评估工作。2014 年 12 月 29 日，世中联以《中医药研究伦理审查体系》获得国家认证认可监督管理委员会的认证机构批准，《涉及人的生物医学研究伦理审查体系要求》获准认证技术规范备案。这是我国第一个医学伦理认证项目，也是中医药领域的首个认证项目，具有里程碑式意义：

（1）获得认证主管部门的认证批准与技术备案，标志着中医药临床研究伦理审查平台建设与评估工作已经走在了前列，具有国内领先的水平，获得了行业内外广泛高度与认可。

（2）CAP 从评估到认证的跨越，是国家中医药管理局在科研伦理审查领域进行前瞻性部署的结果，是我国中医药临床科研伦理审查规范化的重大突破，标志着 CAP 已经成为我国自主的伦理审查品牌，打破了以前我国相关机构只能寻找国外认证，而国外认证目前均尚未得到我国认证认可批准的旧格局。

（3）我国主导的 CAP 认证是世界范围内第一个传统医药伦理审查认证，充分尊重和体现了中医药特点与我国实际情况，有利于推动和保护我国中医药原始创新能力和成果，有利于我国赢得中医药伦理审查的国际话语权，提高中医药科研成果的国际认可度。

（4）CAP 评估认证是中医药研究伦理审查规范化管理的创新和突破，建立了伦理审查的政策管理体系和技术标准体系，为政府加强监管提供了依据。开展评估与认证，有助于提升相关机构和人员的能力，更大程度地保证伦理审查质量，从而更好地控制临床研究风险。

（贺晓路）

【"中医药古籍保护与利用能力建设项目"取得阶段成果——首批出版 100 种图书】　为落实国务院《关于扶持和促进中医药事业发展的若干意见》中关于"开展中医药古籍普查登记，建立综合信息数据库和珍贵古籍名录，加强整理、出版、研究和利用"的重要任务，国家中医药管理局积极争取财政部公共卫生资金，支持开展"中医药古籍保护与利用能力建设项目"。项目由山东中医药大学等 9 家行业内中医文献研究机构承担，马继兴、张灿玾、李经纬、余瀛鳌等 21 位行业内外资深专家牵头指导。这是继 1982 ～ 1986 年两批重点中医古籍整理之后，又一次由政府主导的大规模古籍整理工作，主要支持对 400 种中医药古籍进行规范整理，以出版通行本、传世本为目标，遵循"古籍整理与保护利用相结合，古籍整理与学术研究相结合，古籍整理与队伍建设相结合，基础工作与研究提高相结合"的总体思路。

至 2014 年，项目已经取得了阶段性的成果：一是对未曾整理出版过的 400 余种重要中医药古籍进行了校注整理，涵盖了中医药各门类，跨越唐、宋、金元、明，以迄清末；本次推出首批出版的 100 种古籍，另有 300 种已通过专家组审订、进入出版流程，将在 2015 年内陆续推出；二是形成了《中医古籍整理规范》等行业标准，填补了中医药古籍整理领域缺乏行业标准规范的空白；三是有效地稳定了中医药古籍文献研究队伍，培养了研究人才，提升了研究能力，一批中医药古籍保护和研究机构得以强化，中医药文献研究人才青黄不接的状况有了显著改善，中医药古籍出版编辑的专业队伍也不断壮大，中医药古籍保护与利用能力全面提升；四是为中医药学术传承、弘扬优秀中医药文化提供基础保障。

（邱　岳）

【强化中医药科技成果管理，促进成果转化】　依据《中医药科技成果登记办法》，推进中医药科技成果登记和备案工作，共计受理17个地区和单位上报的1628项中医药科技成果，对563项予以登记并发放成果登记证书；制定中医药科技成果分类原则并建立科技成果数据库，完成1628项科技成果的分类和数据录入工作；构建"国家中医药科技成果网"（www. statcm. cn），加强中医药科技成果宣传，促进中医药科技成果转化推广，提高中医药科技成果管理质量和社会服务效益。

（陈丽娜、王庆）

【"重大新药创制"科技重大专项2015年支持中药类课题16项】　2014年，国家中医药管理局受"重大新药创制"科技重大专项实施管理办公室委托，依据"重大新药创制"科技重大专项"十二五"实施计划，以"培育重大品种，满足重要需求，解决重点问题"为基本原则，组织了2015年新药专项中药类课题的招标立项工作。为充分体现行业需求，2015年度立项工作在延续既往工作目标的基础上，采用了定向择优、公开招标相结合的方式。其中，按照突出战略性、急需性和关键性，体现国家意志、服务民生需求和攻克共性关键技术的原则，经顶层设计，组织专家论证，以定向择优方式确立了符合行业需求、中医特色的"中药经典名方开发"课题及社会关注热点的"符合中药特点的安全用药风险评控关键技术"课题；按照拾遗补缺为主，重点支持开展临床优势突出的创新中药临床研究的原则，经过形式审查、书面盲审、答辩评审等程序，以公开择优方式支持课题14项，包括创新品种类课题13项、关键技术类课题1项，预期将在产业发展和民生保障中发挥重大作用的创新中药品种。上述16项中药类课题已通过新药专项领导小组及科技部重大专项管理办公室审核。

（孙丽英）

【科技专题工作】
一、国家中医临床基地建设
二、中医药传统知识保护研究
三、中药资源普查
以上内容见专题篇。

五、国际交流与合作

【概况】
一、把握大势，加强中医药参与中央"一带一路"战略研究

认真学习国家实施"丝绸之路经济带和21世纪海上丝绸之路"战略倡议，深刻领会中央统筹国际国内两个大局、创新发展思路，提升开放水平，构建中国特色外交事业的指导思想、战略布局和任务要求，主动谋划，努力进取。一是在新疆召开全国"一带一路"中医药发展研讨会，全面分析国际形势和中医药发展面临的机遇与挑战，充分交流中医药服从服务于国家外交事业全局、开创中医药事业发展新局面的有关经验，并对下一阶段如何更好地融入国家"一带一路"战略规划大局，充分发挥中医药优势，创新合作模式，推动中医药国际发展达成一致共识。二是持续性开展中医药走向国际战略研究，全面梳理了中医药在"一带一路"沿线国家发展现状，把握中医药国际合作的基础和重点，探索符合"一带一路"国家国情的合作模式，形成了国别和区域分析报告，为政策制定和项目实施提供了决策参考。三是充分利用东盟、上合组织、亚太经合组织等平台，进一步加强与"一带一路"沿线重点区域的合作。成功申报2014年亚洲区域合作专项资金，对"中医药海上丝绸之路东盟行"和"广西-东盟药用植物资源保护与生产培训"等项目给予支持。在中国-东盟卫生合作框架下开展中医药合作，将传统医学合作内容纳入中国-东盟合作行动计划。2014年11月25日，王国强副主任会见了上海合作组织秘书长梅津采夫一行，就共同推动在俄联邦伊尔库茨克州建立贝加尔湖中医中心、开展中医药专业联合办学等事宜进行深入商讨。支持西苑医院举办APEC中医药防控空气传播传染病应用国际研讨会，将中医药纳入亚太经合组织合作项目。四是做好"一带一路"沿线重点国家的工作。2014年2月12日，在李克强总理见证下，国家中医药管理局与匈牙利人力资源部签署中匈中医药领域合作意向书，成立联合工作组，筹备在匈牙利建立"中东欧中医医疗培训中心"。落实习近平总书记见证的中国-吉尔吉斯斯坦中医药合作协议，委托甘肃省卫计委承担具体工作，启动在吉建设中医药中心，开展中医药培训和药品注册等工作。举行中国-马来西亚部级传统医学双边会谈，王国强副主任与马方部长苏布拉马尼亚姆就落实中马传统医学合作协议、推动务实合作深入交换了意见。落实与新加坡签署的《中医药合作计划（2013～2015）》，继续为新方制定中医药标准和政策、开展中医师注册资格考试等提供技术支持。将中泰中医药合作纳入2015年中泰建交40周年系列庆祝活动。

二、集中资源解决中医药发展中的制约难题

一是积极争取设立中医药国际合作专项。积极向财政部申报国际合作专项，围绕海外中心、服务贸易、国际标准化、文化传播四大重点领域进行项目设计和论证，初步明确了首批国际合作项目支持原则、实施重点，同时制定和完善了项目遴选、审评、管理、督导、考评等工作制度和工作程序。二是深入开展中医药服务贸易工作。加强顶层设计，国家中医药管理局与商务部建立部级协调会机制，成立中医药服务贸易专家咨询委员会和工作办公室，并共同启动中医药服务贸易建设工作，首批确定了8个中医药服务贸易重点区域、19家先行先试骨干企业（机构）。继续成功举办第三届京交会中医药服务贸易板块，促成18项、交易额达2.8亿人民币的合作协议的签署，得到国家领导

人的高度肯定。与商务部继续共同举办中医药服务贸易培训班、开展中医药服务贸易赴德国、荷兰海外调研，支持局国际交流中心、世界中医药学会联合会成立服务贸易相关社会组织。三是进一步推进中医药国际标准工作。2014 年我国政府向世界卫生组织、国际标准化组织定向捐赠 95 万美元，用于支持传统医学国际疾病分类（ICD-11）项目、传统医学指南编纂项目、中医药国际标准化项目。国家中医药管理局以此为抓手，积极组织国内专家，紧紧依靠国内中医药标准化工作基础，扎实落实各项合作项目：ICD项目重点在推进临床测试工作，成立了"传统医学国际疾病分类研究与服务评价中心"。ISO 工作重点为：对外加强 TC249 平台上的标准化成果产出，加强中国的话语权与主导权，相继发布《一次性使用无菌针灸针》《人参种子种苗》等 4 项由我国提出的中医药国际标准。对内加强对口单位工作机制建设和上海秘书处工作，充实了一二线专家队伍，完善了 6 个工作组工作机制，制定并建立了中医药国际标准项目遴选、招标指南和项目库，对中医药国际标准化工作中的一些战略性、敏感性工作进行了深入研究，形成了共识与工作策略。四是积极参与中外自贸区谈判，作为我国经贸谈判中的重点进攻利益，继续参与中国-澳大利亚、中国-新加坡（升级版）、中国-东盟（升级版）自贸区谈判，启动中国-斯里兰卡自贸区谈判。经过艰苦努力，在中澳自贸协定中实现建立国家中医药管理局与澳大利亚卫生与老龄部合作磋商机制、澳每年给予包含中医师在内的中国特色职业配额的重大突破；继续参与中国-美国、中国-欧盟投资贸易协定，积极为中医药行业争取利益，同时为中医药海外准入和发展创造良好环境。五是弘义融利，做好援外工作。落实领导人对清除科摩罗疟疾项目的重要指示，认真总结项目经验，研究推广方案，扩大现有成果，争取中医药更多地参与援外工作。继续支持马耳他"地中海中医药中心"援外工作。以澳门为平台，面向葡语国家开展援外工作，举办第 19 届澳门国际贸易投资展览会（MIF）中医药展览活动。

三、改革创新开辟新的工作领域

一是大力推动中医药健康旅游。2014 年 2 月 21 日，国家中医药管理局与国家旅游局签署《关于推进中医药健康旅游发展的合作协议》，将中医药健康旅游作为促进经济转型的工作抓手，将其纳入中医药健康服务发展规划中予以统筹推动。国家中医药管理局会同国家旅游局组建专家队伍，形成技术支撑。在南宁召开了中医药健康旅游工作座谈会，探讨了中医药健康旅游发展前景、模式、措施和政策等问题。开展了全国中医药健康旅游调研，摸清本地情况，完成了《全国中医药健康旅游情况调查统计分析报告》，草拟了《关于促进中医药健康旅游发展的指导意见》和《开展中医药健康旅游发展试点示范标准》。积极支持北京、甘肃、广西、海南、云南等省（市、自治区）根据本地资源开展相关试点工作。二是注重与国务院侨办、全国侨联以及其他外交资源合作，商签《关于推进海外中医关怀计划的战略合作框架协议》。积极发挥国务院侨办、全国侨联在服务全球 6000 万海外华人华侨方面的资源优势和政策优势，发挥国家中医药管理局推进中医药海外传播的资源优势，强强联合，资源互补，通过搭建服务海外侨胞平台，共同开展中医药名老专家海外华侨义诊、培训和中医药文化宣传活动，提高中医药海外发展的针对性和有效性。支持中国民族医药学会成立对外交流与合作分会，积极发挥外交部前部长李肇星、前驻外大使陈明明等影响力，探讨中医药与外交工作相结合的工作机制，打造"中医外交"的特色品牌。

四、统筹布局扎实推进各项工作

一是在战略布局上，中医药国际交流实现对五大洲的全覆盖，实现对周边重要国家、西方大国、新兴市场国家、发展中大国的全覆盖。参与第六轮中美战略与经济对话和中英财经对话，并将中医药合作列入对话成果。配合 2015 年中加卫生合作 20 周年活动，国家中医药管理局与加拿大卫生部商签中医药合作协议。王国强副主任陪同刘延东副总理访问俄罗斯、法国，将中医药合作纳入中俄、中法高级别合作重要内容，特别是成为首届中法卫生论坛主要内容。2014 年 11 月 14 日，成功举办中法中医药合作委员会第六次会议，继续深化合作内容、扩展合作领域，在此机制下，成立了中医药临床研究基地与法国合作中心，举办了中法妇科、糖尿病、肿瘤等学术会议，促进了国内高水平中医药机构的国际合作。落实第十三次中韩传统医学协调委员会备忘录精神，支持中国中医科学院与韩国韩医学研究院召开 2014 年中韩传统医学研讨会，参加中韩卫生政策对话。与印度、墨西哥续签传统医学领域合作谅解备忘录。将中医药合作纳入中国-捷克及中东欧合作内容。二是实现了与世界卫生组织等重要多边机制的合作全覆盖。王国强副主任带团参加世界卫生大会，成功促成大会通过传统医学决议，实施世界卫生组织《传统医学全球战略（2014～2023）》，并与多国卫生部长就合作开展中医药双边交流进行了会谈。申报并执行中国与世界卫生组织双年度规划项目，支持基层中医院建设获得世卫项目经费。与世界卫生组织西太区共同在湖南长沙市召开第二届传统医药数据改进研讨会。召开世界卫生组织在华传统医学合作中心工作座谈会议。委托上海市中医药发展办公室举办 WHO 传统和补充医学服务质量保障和改进工作会议。三是进一步构建两岸四地互利共赢良好局面。落实内地与港澳台在卫生和中医药领域的合作协议，为香港制定完善中医药政策、中药材标准、推动中医药学术发展提供技术支持。促进澳门经济适度多元化发展，支持在澳门举办太湖世界文化论坛——中医药文化发展高级别（澳门）会议，支持在河北保定举办两岸四地中医药创新与发展论坛牵头海峡两岸中医药工作组工作，举办第五次工作组会议，支持海峡论坛——2014海峡两岸中医药发展与合作研讨会、成功举办首届"中医中药台湾行"等大型活动，积极发挥局台港澳交流中心作用，深入做好台湾各界工作，在京创办"中医药台胞服务中心"。

五、建章立制加强对中医药涉外工作管理

认真贯彻执行中央《关于进一步加强因公出国（境）管理的若干规定》《关于坚决制止公款出国（境）旅游的通知》等精神，制定国家中医药管理局因公临时出国（境）管理制度，因公临时赴香港、澳门、台湾的报批管理办法，外事经费管理制度以及局国合司会议议事制度、学习制度、外宾接待管理制度等7项规章制度。完善直属单位的相关出访管理制度，对双跨团组、培训团组在出访目的、出访国家、出访天数、出访人数和邀请信等方面进行严格管理。2014年全年办理团组66个、163人次，其中局团组34个、75人次，局领导重点出访团组7个。办理因公赴台团组7个、18人次。办理赴港澳团组16个、31人次。

（王笑频）

【ISO正式发布首批中医药国际标准4项】　国家中医药管理局继续积极参与国际标准化组织标准制修订工作，坚持以中医药临床和市场应用为导向，依托各中医药标准化技术委员会和各依托单位、参与专家，有力推动中医药标准化工作取得阶段性成效。2014年上半年，由我国专家主导制定的2项ISO中医药国际标准《一次性使用无菌针灸针》和《中医药——人参种子种苗——第一部分：亚洲人参》顺利出版，成为ISO率先出版的中医药国际标准。中方专家在ISO/TC215主持的两项国际技术规范（《中医药学语言系统语义网络框架》和《中医药文献元数据》）也顺利出版。随着中医药国际标准的相继出版，各国家、

地区的中医医疗机构、中医从业人员数量大幅增加。一些国家对中医药的接受程度有了明显的提高，全球选择中医药进行治疗的患者也明显增加，中医药的国际化进程取得跨越式的发展。

（朱海东）

【习近平和阿博特见证中澳合作在澳建立中医中心协议签署】　2014年11月17日，在中国国家主席习近平与澳大利亚总理阿博特的共同见证下，北京中医药大学校长徐安龙与西悉尼大学校长格罗夫代表双方签署了在澳大利亚建立"中医中心"的合作协议。建立该中心，旨在发挥双方各自优势，强强联合，打造集中医医疗、保健、教育、科研、产业、文化为一体的综合平台，广泛开展交流与合作，探索中医药走向世界的新模式。

（朱海东）

【国家中医药管理局与国家旅游局签署合作协议】　2014年2月21日，国家卫生计生委副主任、国家中医药管理局局长王国强与国家旅游局局长邵琪伟在京代表双方签署了《国家旅游局和国家中医药管理局关于推进中医药健康旅游发展的合作协议》。根据协议，两个部门将发挥各自优势，建立合作机制，开展紧密协作，鼓励和支持各地旅游管理部门和中医药管理部门之间、旅游企业与中医机构之间以及有关协会（学会）之间加强合作，推动建立中医药健康旅游发展的有效机制。国家中医药管理局副局长于文明、两部门相关业务司主要负责人参加签约仪式。

中医药健康旅游是人民群众日常生活的重要组成部分，是中华民族优秀传统文化的重要载体，是重要的旅游资源。国家中医药管理局与国家旅游局签署关于推进中医药健康旅游发展的合作协议，旨在贯彻落实《国务院关于促进健康服务业发展的若干意见》《国务院关于扶持和促进中医药事业发展的若干意见》和《国务院关于加快发展旅游

业的意见》，满足人民群众健康养生需求，推动旅游业与中医药事业的融合发展，促进产业结构调整、带动服务业发展，促进我国旅游业发展和中医药传统文化的保护传承。

（徐　晶）

【王国强在第67届世界卫生大会发表演讲并与世卫组织助理总干事会谈】　2014年5月19日，第67届世界卫生大会在瑞士日内瓦召开。国家卫生计生委副主任、国家中医药管理局局长王国强率中国代表团出席会议，并在"气候与健康之间的联系"为主题的大会一般性辩论中发言。

王国强指出，全球气候变化已经成为21世纪人类健康的主要威胁。早在2000多年前，《黄帝内经》指出人类的健康与天地、四季、气候、环境是息息相关的。气候变化对人类健康、社会和经济发展带来了负面影响。中国政府高度重视，2007年18个部门联合制订了《国家环境与健康行动计划》，2013年发布了《国家适应气候变化战略》，明确建立气候变化与健康监测网络，开展健康风险分析和公众信息服务，实施预警和应急响应。到2020年实现公众适应气候变化的健康保护知识和技能基本普及，适应能力显著提高。

王国强强调，中国应对气候变化危害健康的形势严峻，愿意按照《联合国气候变化框架公约》的原则，与各方携手合作、共同应对。

王国强呼吁国际社会提高对气候变化与健康关系的认知和重视，加强卫生系统适应气候变化能力建设，并增强卫生系统与环保、能源等领域的信息交流，以及与个人和社区的互动，加大对发展中国家的支持力度共同应对气候变化。

王国强表示，中国将发挥中医药学在养生保健和预防疾病方面的特色优势，教育人们主动适应自然环境变化、养心健身保持"形神合一"，提升国际应对气候异常变化和促进人类健康的能力。

会议期间，王国强与世界卫生

组织助理总干事玛丽保罗就传统医学进行了工作会谈。

王国强对玛丽保罗努力推动传统医学在全球的发展表示感谢，对世界卫生组织所取得的成果给予高度评价。他特别指出，即将在大会上进行讨论的《传统医学决议》及2013发布的《传统医学战略（2014～2023）》，将有利于各成员国凝聚全球力量共同应对传统医学领域的新挑战，推进传统医学发展。

王国强表示，中方高度重视双方在传统医学方面的合作，将继续积极参与传统医学国际疾病分类项目制定、落实双方签署的传统医学合作协议。同时，王国强简要介绍了我国中医药立法工作、制定中医药国家发展战略以及中医药在医改中的作用等最新进展情况，并邀请玛丽保罗对中国进行访问。

玛丽保罗对王国强带团参加世界卫生大会表示欢迎，对中国政府在传统医学国际疾病分类和制定传统医学全球战略等工作上给予的技术和资金支持表示感谢。她说，世界卫生组织非常重视传统医学的发展以及与中国的合作，下一步将重点开展传统医学的质量保证、安全使用和有效性方面的工作，并择期访问中国。

国家卫生计生委国际合作司，国家中医药管理局国际合作司，世界卫生组织卫生服务运行与安全司、基本药物司相关负责人参加了会谈。

世界卫生大会为世界卫生组织的最高权力机构，本届大会讨论传统医学、基本药物、国际卫生条例、脊髓灰质炎等技术和管理问题。来自194个成员国的3000名代表出席大会。中国国家卫生计生委国际司、医政医管局、体制司、疾控局、妇幼司，外交部，国家食品药品监督管理总局，国家中医药管理局和香港、澳门特区政府代表，以及北京大学等院校学者共同与会。

（朱海东）

【王国强与多国卫生部长谈合作，中医药双边交流成效显著】 2014年5月19～22日，第67届世界卫生大

会期间，国家卫计委副主任、国家中医药管理局局长王国强会见了参会的俄罗斯、捷克、匈牙利、英国、加拿大、韩国、新加坡、马来西亚、阿尔及利亚、巴巴多斯等15个国家的卫生部长，就推进中国与各国卫生领域交流与合作，特别是传统医学合作进行了深入探讨。

王国强指出，中医药是中华民族几千年来维护健康、防治疾病的经验总结，不仅在历史上为民族的繁衍昌盛和文明的发展做出贡献，而且至今在中国的国家卫生体系中发挥着不可替代的作用，成为我国重要的卫生资源、独特的文化资源、具有自主知识产权的科技资源和巨大发展潜力的经济资源，形成了中医药医疗、保健、科技、教育、文化、产业、对外交流与合作"七位一体"的发展格局。中医药走出国门已有悠久历史，近年来更是得到国外广大民众、教育科研机构以及政府的关注和欢迎，中医药国际合作的领域不断扩大，层次不断提高，已经成为中国特色外交的组成部分和中国文化国家交流的重要内容之一。以习近平同志为总书记的党中央十分重视中医药的国际合作，习主席在会见世界卫生组织总干事陈冯富珍时特别指出，中国愿促进中西医结合及中医药在海外发展，推动更多中国生产的医药产品进入国际市场。

各国卫生部长对中国的中医药发展表示出浓厚的兴趣，韩国、新加坡、加拿大、瑞士等国卫生部长（副部长）均对已经与中国开展的传统医学领域合作予以高度评价，表示与中国的政府间合作交流机制使双方能够在传统医学领域共享经验，促进传统医学与现代医学的互补，为民众提供更好的健康保障。俄罗斯卫生部长斯科沃特索娃表示，愿积极推进与中国的传统医学合作，尽快确定俄方中医药工作组成员，在中俄卫生分委会合作机制下，与中方共同在开展中俄传统医学学术交流，建立中医药医疗保健中心方面迈出实质性步伐。捷克卫生部长内梅切克提出，希望在中捷卫生论

坛上进一步探讨中医药合作。加拿大卫生部长罗娜·安布罗斯对曾经访问过的中国中医医院印象深刻，表示愿与中方共同探讨，通过签署合作备忘录形式加强合作。匈牙利人力资源部副部长汉娜·帕娃欢迎中国的中医药大学到匈牙利开办中医药学院，以培养中医药专业技术人才。阿尔及利亚、马尔代夫、肯尼亚等国也对开展中医药合作表达了希望。这些卫生部代表对中国在本届世界卫生大会上牵头提出传统医学决议案表示了支持。

国家卫生计生委国际合作司、国家中医药管理局国际合作司的有关负责同志陪同参加了会见。

（朱海东）

【国家中医药管理局与马来西亚卫生部举行传统医学双边工作会谈】2014年8月14日，中马传统医学双边工作会谈在北京召开。国家卫生计生委副主任、国家中医药管理局局长王国强与马来西亚卫生部长苏布拉马尼亚姆进行了会谈，双方就共同落实《中华人民共和国政府和马来西亚政府关于传统医学领域合作的谅解备忘录》，深入开展传统医学合作达成了系列共识。

王国强首先回顾了中马在传统医学领域开展的合作，向马方介绍了中国中医药发展的概况，并提出具体合作建议：第一，双方共同落实世界卫生组织《传统医学决议》；第二，双方适时签署行动计划；第三，马方可加强与中国香港、新加坡的交流，借鉴其监管中医药的经验；第四，充分利用东盟等高层平台，争取将中医药合作内容纳入其中；第五，鼓励和支持中国中医药企业去马来西亚投资。王国强表示，中国政府积极支持中马在传统医学领域开展合作，希望通过落实谅解备忘录，造福两国人民。

苏布拉马尼亚姆对中国政府的积极支持表示感谢，提出马方已经通过《传统及辅助医药法令》，希望在实施过程中得到中方技术上的协助与支持，同时建议落实在资格认证、中医药政策法规交流、"治未

病"试点、针麻师培训、中医药治疗孤独症等方面的具体合作。

2011年11月，中马签署《中华人民共和国政府和马来西亚政府关于传统医学领域合作的谅解备忘录》后，双方一直在传统医学从业人员鉴定认证方面保持着紧密合作，国家中医药管理局积极协调国内有关中医药机构与马来西亚开展交流与合作，两国在中医药医疗、教育、科研、产业等领域取得可喜成绩。

国家中医药管理局科技司、国际合作司、政策法规与监督司，局传统医药国际交流中心相关负责人陪同会见。

(徐　晶)

【王国强陪同刘延东副总理参加中法卫生战略合作研讨会】

2014年9月18日，中法卫生战略合作研讨会在法国巴黎召开，刘延东副总理出席研讨会开幕式并致辞。

刘延东副总理高度赞赏了中法在卫生领域开展的交流与合作，特别是在中医药领域，双方建立了中法中医药合作委员会工作机制，开展了丰富、多层次的合作和交流，倡议双方充分发挥现有合作机制的作用，不断扩大合作范围，从而保障两国在中医药医疗保健、科学研究、教育培训、健康产业等方面的合作得到有序、稳步的推进。

国家卫生计生委副主任、国家中医药管理局局长王国强陪同刘延东副总理参加研讨会，并就中法中医药合作做专题报告。他指出，中法以中医药合作委员会为平台，务实推动了上海中医药大学附属曙光医院、江苏省中医院和广东省中医院等知名院校与法国知名医院之间的具体合作项目，初步形成了中法中医药临床医疗、高等教育、科学研究、产业促进、文化推广"五位一体"全面发展的合作格局。他希望中法在卫生领域进一步开展全方位战略合作，并在中法高级别人文交流机制下，推动中医药合作实现优势互补、互利共赢，积极推进中法两国各类先进企业建立战略伙伴关系。

此次中法卫生战略合作研讨会在中法高级别人文交流机制下举办，驻法大使翟隽，法国社会事务、卫生和妇女权益部部长杜函娜、副部长德波普、瓦雷，梅里埃基金会主席阿兰·梅里埃等中法双方代表共80余人出席了此次会议，会议围绕国家卫生战略、中医药、卫生监督和新发传染病防控等问题进行了深入探讨。

(刘文龙)

【国家中医药管理局与匈牙利人力资源部签署中医药领域合作意向书】

2014年2月12日，在中国国务院总理李克强和匈牙利总理欧尔班的见证下，国家卫生计生委副主任、国家中医药管理局局长王国强与匈牙利人力资源部部长佐尔丹·鲍洛格代表两国在人民大会堂签署了《中华人民共和国国家中医药管理局与匈牙利人力资源部中医药领域合作意向书》。

根据该合作意向书，双方将成立专门的中匈联合工作组，促进双方在中医药领域进一步加强合作，包括促进政策与管理信息共享、学术交流、医疗保健、教育培训、科学研究、产业发展、文化交流，以及筹备在匈牙利建立"中东欧中医医疗培训中心"（注："中东欧"指欧洲中部及东部地区），以利于中医药在欧洲中部和东部的推广和应用。

(刘文龙)

【中国中医科学院肿瘤研究所国际交流中心、中国中医科学院肿瘤研究所-振东集团美国协作办公室正式启动】

2014年11月3日，中国中医科学院肿瘤研究所国际交流中心、中国中医科学院肿瘤研究所-振东集团美国协作办公室在美国华盛顿正式启动。中国中医科学院院长张伯礼院士、国家中医药管理局国际合作司司长王笑频、美国国家癌症研究所补充与替代医学办公室怀特教授等嘉宾出席了启动仪式。

中国中医科学院肿瘤研究所国际交流中心、中国中医科学院肿瘤研究所-振东集团美国协作办公室旨在推动中美中医药国际交流，将在中医药高层次人员培养、中医药防治肿瘤基础和临床研究方面发挥重要作用，同时也将为国内中医药企业走向世界创造新的机会，建立沟通、交流的有效平台。此外，它也将承载中美共同发起的国际中医药肿瘤联盟的后续相关科研项目管理、沟通工作。

同期还举行了国际中医药肿瘤联盟筹委会及学术研讨会。为进一步整合国际肿瘤研究的优势资源、推动中医药肿瘤的国际协作，经中方提议，中美分别由中国中医科学院肿瘤研究所林洪生主任和美国国家癌症研究所补充与替代医学办公室怀特主任共同牵头筹建国际中医药联盟，成员包括澳大利亚、韩国、

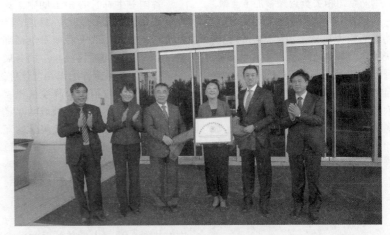

2014年11月3日，中国中医科学院肿瘤研究所国际交流中心、中国中医科学院肿瘤研究所－振东集团美国协作办公室在美国华盛顿正式启动

加拿大等国家。为做好联盟筹备工作，推动中医药治疗肿瘤的国际化协作，来自中国、美国、澳大利亚、韩国、日本等国的50余名专家齐聚一堂进行了深入探讨。

近年来，传统医学包括中医药领域合作正日益成为中美政府间合作的重要领域。在国家中医药管理局大力支持下，中国中医科学院广安门医院肿瘤科与美国国立癌症研究所补充与替代医学办公室在中医药治疗肿瘤方面开展了卓有成效的合作，并被列入中美战略与经济对话成果。此次启动国际交流中心与协作办公室以及筹备成立国际中医药肿瘤联盟，标志着双方合作进入了蓬勃发展的新阶段。

（徐　晶）

【国家中医药管理局组团赴新加坡参加卫生管理培训】 应新加坡卫生部邀请，由国家中医药管理局、部分省中医药管理部门、部分中医药大学和中医医院领导一行19人组成的卫生管理培训代表团，于2014年11月10～14日赴新加坡进行了为期5天的培训和参观。

在新期间，代表团访问了新加坡卫生部、卫生科学局，参观了广惠肇留医院、新保集团综合诊疗所、新加坡中央医院3家不同类型、规模和层次的医疗机构。新加坡卫生部门组织了"新加坡医疗保健体系""新加坡注册与认证法规""中成药的管理""新加坡中医药管理"等主题的专题讲座，代表团与新加坡有关官员及医院管理人员进行了座谈，大家就医疗改革和管理的有关问题进行了深入详细的探讨和交流。

自1999年国家中医药管理局与新加坡卫生部签署中新中医药谅解备忘录以来，新方开始为中国中医管理人员进行短期培训。迄今为止，国家中医药管理局已组织10批代表团赴新进行为期一周的医疗卫生管理方面的培训，使不同地区的中医药管理人员全面了解新加坡的医院管理方式、医疗体制，为中医药发展提供了很多宝贵的信息和可资借鉴的经验。

（吴长青）

【国家中医药管理局进一步推进世界卫生组织传统医学国际疾病分类工作】 为进一步落实世界卫生组织传统医学发展战略，充分发挥我国在传统医学应用、评价的优势，国家中医药管理局继续大力推进世界卫生组织传统医学国际疾病分类工作。在国家中医药管理局的指导与支持下，"传统医学国际疾病分类研究与服务评价中心"在上海成立，主要承担WHO传统医学国际疾病分类研究与服务评价等方面工作。该中心已开展ICD-11传统医学章节术语列表第二次审评工作，研究完善了新的ICD-11传统医学章节编码手册和索引，落实了ICD-11传统医学章节实地测试相关准备工作。同时，受国家中医药管理局的委托，中心承办了ICD-11传统医学章节术语协调工作组会议，就ICD-11传统医学章节主要术语等问题进行了讨论，并就下一步工作进行了部署。

（朱海东）

【中医药机构参加第十九届澳门国际贸易投资展览会】 2014年10月23日，第19届澳门国际贸易投资展览会在澳门开幕。澳门中联办副主任姚坚与澳门特区行政长官崔世安出席并启动开幕仪式。本届MIF主题为"促进合作，共创商机"，旨在凭借

澳门独具特色的多元文化及区域性商贸服务平台角色，进一步促进本地及内地企业拓展与葡语国家企业的经贸合作，打造中国与葡语国家之间的经贸合作交流国际平台。局对台港澳中医药交流合作中心组织了内地10家中医药机构参展。

本届澳门国际贸易投资展览会首次推出的中医药健康产业展区包括了14个展位，内容涉及中医医疗服务、中医医疗器械、中药饮片、中医药保健品、传统养生文化、科技创新发明等。

（肇　红）

【对澳中医药合作协作组会议召开】 2014年12月18日，对澳中医药合作协作组会议在山西太原召开。来自中国中医科学院、广东省中医院、北京中医药大学等12家机构的代表参加了会议，总结、交流了各机构对澳中医药合作经验，研判对澳合作的新形势，探讨今后对澳合作的新思路，努力探索出一条富有成效、可持续发展的对澳中医药合作机制。会议一致同意成立国家中医药管理局国际合作司对澳中医药合作协作组，讨论、制定了《对澳中医药合作协作组工作细则》。

（刘海舟）

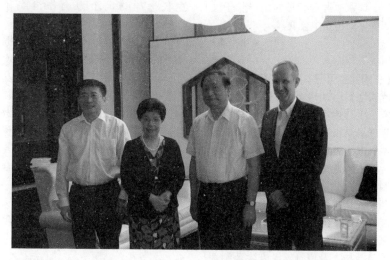

2014年7月2日，世界卫生组织总干事陈冯富珍（左二）一行访问国家中医药管理局，与国家卫计委副主任、国家中医药管理局局长王国强（右二）就传统医学领域的合作举行工作会谈

【世界卫生组织总干事陈冯富珍访问国家中医药管理局并与王国强就传统医学领域合作举行工作会谈】

2014年7月2日，世界卫生组织总干事陈冯富珍一行访问国家中医药管理局，与国家卫生计生委副主任、国家中医药管理局局长王国强就传统医学领域的合作举行工作会谈。

王国强首先欢迎陈冯富珍一行来华，并感谢总干事在世界卫生大会期间对中方的热情接待，希望总干事本次访华取得圆满成功。王国强高度评价了总干事领导下的世卫组织在传统医学方面取得的成绩，特别是2014年世卫大会通过了《传统医学决议》，这是世卫大会第二次通过有关传统医学的决议，体现了全球日益重视传统医学的发展。王国强表示，将继续加强与世卫组织在传统医学领域的合作，根据《传统医学战略》提出的目标，结合中国的国情，逐步完善中医药的法规建设、促进中医药全民健康覆盖并加强中医药的质量、安全性和创新性工作，做好《传统医学决议》的落实工作。

陈冯富珍感谢中国政府长期以来对传统医学发展的高度重视，并希望中方与世界卫生组织继续加强合作，共同努力推动传统医学在全球范围内的发展。

国家中医药管理局副局长于文明等一同出席了会见。

（徐　晶）

【王国强会见日本汉方生药制剂协会代表团】

2014年10月20日，国家卫生计生委副主任、国家中医药管理局局长王国强会见了来访的日本汉方生药制剂协会代表团。

王国强首先欢迎日本汉方生药制剂协会代表团来访，并祝贺加藤照和社长担任日本汉方生药制剂协会会长。王国强表示，中国政府历来重视推动中日在中医药领域的交流与合作，希望日本汉方生药制剂协会进一步加强与中国中医药行业的合作。

加藤照和会长介绍了日本汉方

生药制剂协会的主要职责、人员组成以及日本汉方制剂类的管理制度、生产、使用、国内销售和进出口情况。

日本汉方生药制剂协会成立于1983年7月，是日本最重要的汉方药行业团体，隶属于日本制药团体联合会。拥有会员企业69家，包含日本国内汉方制剂、生药制剂的制造厂商（进口销售商）和销售商以及与生药原料相关厂家。包括医疗用汉方制剂分会、生药分会、一般用汉方制剂分会、生药制剂分会、原药浸膏分会5个具有不同业务内容的专业分会，以及总务委员会、国际委员会、技术委员会、药制委员会、安全性委员会、宣传委员会6个各具职能的委员会。

（徐　晶）

【王国强会见上海合作组织秘书长】

2014年11月25日，国家卫生计生委副主任、国家中医药管理局局长王国强会见了上海合作组织秘书长梅津采夫一行。

梅津采夫在会谈中表示愿意积极推动成立上海合作组织框架下的上合卫生组织；希望与国家中医药管理局开展合作，共同推动在俄联邦伊尔库茨克州建立贝加尔湖中医中心，与中国高校开展中医药专业联合办学等事宜；并邀请王国强副主任适时访问上海合作组织秘书处。

王国强对建立上海合作组织框架下的卫生合作组织的提议表示欢迎；支持伊尔库茨克州与中国的友好省市进行中医药合作；在教育领域，王国强建议对方借鉴新加坡做法，对符合要求的中国中医药高校学历予以承认，并欢迎上合组织各成员国与中国中医药高校开展联合办学。

国家中医药管理局副局长于文明、国际合作司副司长吴振斗等陪同会见。

（安　超）

【王国强会见吉尔吉斯斯坦卫生部长代表团】

为落实2013年9月11

日中吉双方在两国元首见证下签署的《中华人民共和国国家中医药管理局与吉尔吉斯共和国卫生部关于中医药领域合作谅解备忘录》，经国务院批准，国家中医药管理局邀请吉尔吉斯斯坦卫生部部长萨金巴耶娃·迪娜拉等一行访问甘肃。2014年3月18日，国家卫生计生委副主任、国家中医药管理局局长王国强与代表团举行了会谈。双方就下一步继续加强合作，推动两国在中医药领域的全方位合作进行了深入交流。

在前期工作基础上，经过友好协商，双方达成6点主要共识。一是双方一致同意将加快"合作谅解备忘录"的落实进程；二是中国甘肃省卫生计生委将与吉尔吉斯斯坦外事服务局积极开展合作；三是双方将秉持"先易后难，循序推进"的原则，共同稳步推进在吉尔吉斯共和国建设中医医疗机构；四是双方确认了在吉尔吉斯斯坦建立中医医疗机构的合作为商业合作行为，未来该机构提供的中医药产品和服务可以盈利，并以此达到该机构自身可持续发展的目的；五是双方将成立中吉中医药合作领导小组和专门的工作小组，统筹推进中医药各个领域的合作；六是中医药在吉尔吉斯斯坦当地的相关准入标准体系将尽快建立。

在甘期间，甘肃省政府领导会见了代表团。代表团实地参观访问了甘肃省多家中医药医疗、教育机构和中药企业。为推动上述合作内容，甘肃省卫计委组织代表团访问了吉尔吉斯共和国，就有关问题进行实地考察和切磋。

（刘文龙）

【王国强与商务部房爱卿举行工作会谈】

2014年2月18日，商务部副部长房爱卿一行访问国家中医药管理局，国家卫生计生委副主任、国家中医药管理局局长王国强会见了房部长一行，双方就密切两部门合作、共同推动中医药服务贸易等相关工作进行工作会谈。

双方共同交流了中医药当前面临的良好发展机遇，并就进一步务实推动中医药服务贸易等相关工作深入交换了看法。王国强指出，当前中医药工作得到党和国家领导人的高度重视，中医药作为我国"独特的卫生资源、潜力巨大的经济资源、具有原创优势的科技资源、优秀的文化资源和重要的生态资源"，在转变经济发展方式、促进经济结构调整、深化医改等方面发挥了重要作用。尤其是近年来两部门密切合作，共同出台了促进中医药服务贸易发展的指导性文件，并成功启动了中医药服务贸易重点建设工作，稳步推进了中医药服务贸易工作，取得了可喜的成绩。在肯定成绩的同时，王国强也从国内外多个角度分析了当前中医药服务贸易和中医药海外发展遇到的问题和困难，希望能够得到商务部等相关部委的大力支持，有策略地推动中医药服务贸易等相关工作，促进中医药海外发展。

房爱卿表示，商务部将继续支持中医药管理局，解决中医药海外发展面临的体制和机制性问题，培育多元化市场主体，在中医药服务贸易人员培训、标准制定、试点示范、统计体系建设等方面给予技术和经费支持。同时，借助京交会、多双边经贸机制、驻外经商机构等平台，不断扩大中医药影响力，扶持促进中医药海外发展。

国家中医药管理局副局长于文明，商务部服务贸易和商贸服务业司，国家中医药管理局规划财务司、医政司、科技司及国际合作司等部门负责人陪同会谈。

（马宁慧）

【于文明率团访问英国、卢森堡和瑞典】 应英国药管局、卢森堡国家健康研究中心和瑞典卡罗林斯卡学院的邀请，2014 年 10 月 22 ~ 31 日，国家中医药管理局副局长于文明率团访问英国、卢森堡和瑞典。访问期间，代表团与英国药

管局、卢森堡卫生部、卢森堡国家健康研究中心等机构就开展中医药合作进行了工作会谈，参加了广东省中医院和瑞典卡罗林斯卡学院中医药科研合作工作研讨会，并见证双方签署合作协议。

（刘文龙）

【吴刚率团访意大利、马耳他】 应意大利帕拉塞尔苏针灸学院和马耳他卫生部的邀请，国家中医药管理局副局长吴刚率代表团于 2014 年 3 月 7 ~ 14 日访问了意大利和马耳他。在意大利期间，代表团出席了意大利帕拉塞尔苏针灸学院学术会议暨《中医指导方向》杂志创刊 30 周年纪念活动；与意大利卫生部代表进行了会谈。在马耳他期间，代表团访问了马耳他卫生部，商谈落实两国中医药合作协议；慰问了我驻马耳他"地中海中医药中心"人员。

（刘文龙）

【国际中医技术特色传承发展大会暨马中友好中医药学术交流大会在马来西亚举行】 2014 年 4 月，国际中医技术特色传承发展大会暨马中友好中医药学术交流大会在马来西亚柔佛州举行，两国学者就民间传统医药发展前景以及特色技术等进行了交流。

会议由中华中医药学会和马来西亚柔佛州施诊团以及马来西亚中医师公会联合举办，主题为"传承中医特色技术 推动中医药国际发展"。在 2013 年中华中医药学会与马来西亚中医施诊团缔结友好合作单位的基础上，中华中医药学会又与马来西亚中医师公会达成了友好协议，旨在推动两国同行在中医药研究、开发、交流互惠等方面的合作，共同致力于将中医药学术精髓推广到全世界。

会议期间，举办了施医赠药慈善活动，中方 50 多位专家为当地群众诊病多达 200 人次，受到当地民众的好评。

（王韬）

六、内地与港澳台交流与合作

【概况】 加强高层往来，推进与香港务实合作。国家中医药管理局紧紧围绕《内地与香港在中医药领域合作协议》所确定的合作领域与合作目标，在香港所关注的完善中医药发展和规范管理政策、制定中药材标准、提高中医药学术水平等领域开展交流并分享内地中医药发展经验。2014 年 4 月，国家卫生计生委副主任、国家中医药管理局局长王国强会见了香港医院管理局主席梁智仁一行，交流建设中医医院的经验，推进香港医疗服务模式的创新发展。2014 年 8 月，王国强会见香港中医药界访京团，团员由香港中医药界最具代表性的 18 个中医药团体组成，共同就香港中医师内地执业资格、香港中医医院建设等话题进行了讨论。2014 年 9 月，国家中医药管理局副局长于文明会见由东华三院董事局代表团，就东华三院参与中成药药品临床试验等议题深入交换了意见。2014 年 4 月，国家中医药管理局副局长王志勇率团赴香港出席两岸四地中医药论坛，并作主旨演讲，提出了以中医药文化传播与发展为主题，深化两地中医药交流合作的倡议。2014 年 8 月，于文明率团赴港出席第十三届国际现代化中医药及健康产品展览会暨会议。2014 年 11 月，于文明率团赴港出席国际中药创新药物研发高峰论坛，并访问香港卫生署、创新科技署、香港中文大学、东华三院、博爱医院等机构，就拓展内地与香港中医药交流与合作进行研讨。

支持澳门培育中医药产业基础和特色，促进经济适度多元化发展。2014 年 11 月，国家中医药管理局支持在澳门举办太湖世界文化论坛——中医药文化发展高级别（澳门）会议，王国强率团出席会议并作专题报告。2014 年 11 月，应澳门科技大学邀请，于文明出席世界中医药

学会联合会中医药免疫专业委员会成立大会，支持以澳门为平台推动中医药学术发展。2014年2月，国家中医药管理局配合商务部赴澳门调研，探讨借助澳门与葡语国家联系紧密的优势，推动面向葡语国家开展中医药援外工作，开展中医药合作项目。2014年5月，支持保定市政府举办两岸四地中医药创新与发展论坛，邀请张伯礼等4位院士、港澳台地区主管官员、两岸四地近百名学术界、企业界人士参会，就两岸四地中医药发展现状、中医药领域最新研究成果和中医药创新发展途径进行了深入的探讨和交流。此外，论坛还特别组织专家、学者对安国市中药材市场进行了实地调研考察，促进了与基层实际工作对接。王国强出席会议并致辞，对积极引导基层开展两岸四地合作给予了充分肯定。

配合国家总体对台工作方针，推动两岸中医药合作。2014年6月，作为2014海峡论坛的重要同期活动，国家中医药管理局与厦门市人民政府共同主办第九届海峡两岸中医药发展与合作研讨会，王国强出席开幕仪式并致辞，研讨会以"发挥中医药特色 关注糖尿病防治"为主题，共邀请两岸嘉宾400余人参会，并通过会议平台促成两岸相关机构对口对接，使会议从以往单纯学术交流向中医药教育、科研、产业并重的架构发展。2014年7月，王国强率团赴台湾出席"中医中药台湾行"大型系列活动，通过举办中医药养生健康大讲堂、中医药体验、中医药专业讲座等活动，面向台湾基层民众弘扬中医药文化、普及中医药知识，收到良好效果。2014年9月，在台举办海峡两岸医药卫生合作协议框架下中医药研究与交流及中药材安全管理工作组第四次会议，国家中医药管理局国合司司长王笑频率中医药代表团参会，在工作组框架下务实推动了学术交流和业界合作。2014年8月，支持成立"台胞健康服务北京中心"，依托北京广安中医门诊部，面向在京工作生活的台胞提供健康

咨询、医疗服务，搭建在京台胞医师就业和台资医疗机构服务平台。2014年9月，支持陕西铜川召开2014年海峡两岸孙思邈中医药合作与发展研讨会，王国强出席会议并致辞。此外，继续支持两岸开展形式多样的交流活动，并将其纳入国台办重点资助项目。2014年，两岸四地中药质量与创新高峰论坛等5个项目得到国台办立项支持和经费资助。

（王笑频）

【王国强会见香港医院管理局主席梁智仁一行】 2014年4月21日，国家卫生计生委副主任、国家中医药管理局局长王国强会见了来访的香港医院管理局主席梁智仁一行。

王国强首先对梁智仁就任香港医院管理局主席一职后首次率团访问国家中医药管理局表示欢迎。他指出，中医药是中华民族的优秀医疗、文化资源，在治疗疾病、保健养生方面具有独特优势和巨大作用，内地与香港应该相互借鉴学习，充分发挥中医药优势，用中国式办法解决世界性难题。

梁智仁简要介绍了香港中医药医、教、研的发展现状及未来规划。他表示，此次率团访问国家中医药管理局，旨在加深友谊，巩固合作，并借鉴内地中医医疗机构管理的好经验、好做法，推进香港医疗服务

模式的创新发展。

会谈中，双方重点就香港建设中医医院交换了意见与看法。王国强充分肯定了香港筹建首家中医医院的决策与措施。他表示，香港建设中医医院，将为境外建设中医医疗机构提供示范和借鉴，国家中医药管理局愿提供一切必要技术支持，推动香港中医医院的建设与发展。

国家中医药管理局副局长于文明，局人事教育司、医政司、科技司和国际合作司等部门负责人陪同会见。

（魏春宇）

【王国强会见香港中医药界代表团】
2014年8月7日，国家卫生计生委副主任、国家中医药管理局局长王国强会见香港中医药界访京团。国家中医药管理局副局长于文明、相关司室负责人陪同会见。

王国强首先代表国家中医药管理局欢迎香港代表团来京访问，对回归以后香港中医药得到较快发展表示充分肯定，并通报了内地中医药的最新发展以及远期规划。双方重点就《中华人民共和国中医药法（征求意见稿）》、香港中医师内地执业资格、香港中医医院建设等香港业界关心的话题进行了讨论。王国强表示，国家中医药管理局将一如既往支持香港发展中医药，鼓励香港业界更好地依靠内地优势中医

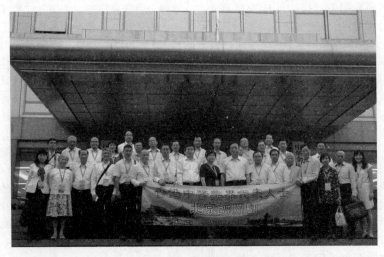

2014年8月7日，香港中医界访京团访问国家中医药管理局

药资源，加快发展香港中医药事业，希望香港成为中医药向世界发展的桥头堡。

此次中医药访京团由中央政府驻香港联络办组织协调，由香港注册中医学会会长陈永光担任团长，中联办协调部副部长张强、香港中医中药发展委员会中医组主席冯玖、中药组主席范佐浩担任顾问，团员由香港中医药界最具代表性的 18 个中医药团体的 44 名社团负责人组成。代表团在京期间还拜访了中央统战部、国家食品药品监督管理总局、中国中医科学院、中华中医药学会和世界中医药学会联合会等机构。

（魏春宇）

【王国强与澳门特区行政长官崔世安进行工作会谈】　2014 年 11 月 12 日，国家卫生计生委副主任、国家中医药管理局局长王国强在澳门与澳门特区行政长官崔世安举行工作会谈，就加强内地与澳门中医药领域合作深入交流。

王国强指出，澳门特区政府在新的发展时期确立了经济适度多元化的发展目标，并明确将包括中医药在内的四大领域确定为重点发展方向。加强内地与澳门在中医药领域的交流与合作，既能为澳门经济适度多元化发展注入新动力，又能为进一步推动中医药海外发展作出贡献。近年来，在崔世安特首领导下，澳门中医药发展呈现良好发展态势，特别是注重与世界卫生组织加强合作，2015 年有望在澳门挂牌成立世界卫生组织传统医学合作中心。王国强认为，中心成立后，可配合国家"一带一路"战略构想，以澳门为平台，为丝绸之路经济带和海上丝绸之路沿线国家提供中医药培训，深入推动与"一带一路"国家在中医药领域的交流与合作。

崔世安感谢王国强长期以来关心和支持澳门发展中医药事业，认为澳门具备与葡语国家联系密切的优势，随着国际社会对中医药文化认同的逐步增长以及对人员培训需求量的逐渐增加，澳门可以发挥更大的平台作用。崔世安表示，特区政府将积极推动澳门成立世界卫生组织传统医学合作中心，将其打造成为面向海外的培训基地，推动澳门产业多元化发展。

国家中医药管理局国际合作司司长王笑频及办公室副主任余海洋、澳门特区行政会秘书长柯岚陪同参加会谈。

（魏春宇）

【于文明会见香港东华三院董事局代表团】　2014 年 9 月 17 日，国家中医药管理局副局长于文明会见由董事局主席施荣恒率领的香港东华三院代表团。国家卫生计生委港澳台办公室以及国家中医药管理局相关司室负责人陪同会见。

于文明代表国家中医药管理局欢迎香港东华三院董事局代表团来京访问，对东华三院以"乐善好施"为宗旨致力为香港市民提供优质中医医疗服务给予高度评价，并赞赏东华三院为推动香港中医药发展所付诸的努力。施荣恒介绍了东华三院近期医疗卫生服务的新情况。双方就香港设立首家中医医院、东华三院参与中成药药品临床试验以及刘敏如教授当选国医大师后续工作等议题深入交换了意见。

东华三院成立于 1870 年，是香港历史最悠久、规模最大的慈善服务机构，秉承"救病拯危、安老复康、兴学育才、扶优导青"的宗旨和使命，为市民提供收费低廉和免费的多元化优质服务。该院长期以来坚持爱国爱港立场，董事局是该院的最高管理机构，热心内地公益事业，自 1984 年以来，每年均组织访京活动。此次是施荣恒先生担任主席以来首次率董事局成员赴京进行礼节性访问，也是董事局访京团 30 周年纪念活动。

（马宁慧）

【于文明率团出席国际现代化中医药及健康产品展览会暨会议】　应香港贸易发展局邀请，国家中医药管理局副局长于文明于 2014 年 8 月 11～14 日率中医药团访问香港，出席第十三届国际现代化中医药及健康产品展览会暨会议开幕典礼，并访问香港卫生署、创新科技署、香港中文大学、东华三院、博爱医院等机构，就拓展内地与香港中医药交流与合作进行研讨。

第十三届国际现代化中医药及健康产品展览会暨会议由香港贸易发展局和现代化中医药国际协会联合举办，国家中医药管理局对台港澳中医药交流合作中心等机构协办，共吸引 132 家参展商，全面展示了中药材、中成药、饮片、中医药器械等产品和产业发展现状。香港食物及卫生局署理局长陈肇始、贸易发展局总裁林天福、现代化中医药国际协会会长周薇薇等共同出席开幕仪式。于文明在致辞中高度评价了展览会在促进行业内外交流与合作、推广普及中医药使用等方面的重要作用，号召发挥香港优势，加强学术交流，促进创新成果转化，提升中医药服务能力，共同开创两岸四地及国际交流合作新局面。

国家中医药管理局国合司长、港澳台办公室主任王笑频，对台港澳中医药交流合作中心主任杨金生陪同访问并参加上述活动。

（魏春宇）

【王国强出席太湖世界文化论坛 2014 年中医药文化发展高级别（澳门）会议】　2014 年 11 月 13 日，太湖世界文化论坛 2014 年中医药文化发展高级别会议在澳门举行。此次会议以"创新发展传统医学，迈向生态文明新时代"为主题，全国人大常委会副委员长陈竺、柬埔寨副首相贡桑奥、澳门特区行政长官崔世安出席开幕式，来自世界近 20 个国家和地区的传统医学界的专家、学者、企业代表近千人与会，就传统医学的传承与弘扬、融汇与创新等议题展开高层次研讨。

国家卫生计生委副主任、国家中医药管理局局长王国强出席会议开幕式并作主题发言。

（魏春宇）

【王国强访问台湾并出席"中医中药台湾行"系列活动】　2014年7月12~17日，国家卫生计生委副主任、国家中医药管理局局长王国强率中医药代表团访问台湾，出席"中医中药台湾行"大型系列活动，会见台湾高层人士，并参访台湾相关机构。

"中医中药台湾行"系列活动由国家中医药管理局对台港澳中心和台湾中药商业公会全联会共同举办，主要的目的是面向基层、服务乡村、惠及百姓。正如王国强在"中医中药台湾行"高雄站启动仪式上所指出的，"中医中药台湾行，让中医中药走遍台湾，是为了让台湾民众更多了解中医药、享受中医药、使用中医药，让中医药养生保健知识更好地惠及台湾民众。"此次"中医中药台湾行"系列活动分别在高雄、宜兰举办，共吸引了两千余人参加了中医药养生健康大讲堂、中医药体验、中医药专业讲座等活动，在弘扬中医药文化、展示中医药悠久的历史、科学的理论、独特的方法和良好的疗效的同时，为中医药发展营造良好的环境，推动两岸中医药界开展务实合作。

访台期间，王国强与海基会董事长林中森、中国国民党荣誉主席吴伯雄、新党主席郁慕明等高层人士进行工作会谈，就促进两岸中医药合作向纵深发展深入交换意见。代表团在台期间还访问了长庚纪念医院、长庚养生文化村、秀传医疗体系、振兴医院等医疗机构，力求通过两岸中医药界的交流与分享，推动形成相互学习、相互借鉴、互利共赢的发展局面。

（魏春宇）

【"台胞健康服务北京中心"在北京成立】　2014年8月28日，经国务院台办和国家中医药管理局批准，国家中医药管理局对台港澳中医药交流合作中心所属的北京广安中医门诊部内设"台胞健康服务北京中心"正式成立。这是北京首家专为台胞就医开设的中医药特色服务绿色通道，力求为在京台胞解决就医困难，方便台胞，服务台胞。

国家卫生计生委副主任、国家中医药管理局局长王国强，国台办交流局副局长王冰，国民党中常委两岸医疗事务召集人廖国栋等台湾友人及北京台资企业协会负责人等出席了成立仪式。王国强指出，解决台胞在大陆就医遇到的问题，使台胞在大陆也能够享受优质医疗服务尤其是中医药特色服务，已经成为两岸共同关心和关注的话题。希望"台胞健康服务北京中心"办出特色，探索模式，做好引领，期待未来在江苏、浙江、山东等台胞聚集地能够建立更多的台胞中医药健康服务中心连锁机构，方便更多台胞就近就医，享受中医药特色服务。

国民党中央委员会两岸医疗事务召集人、台湾中华两岸医疗健康发展协会理事长廖国栋先生表示，通过"台胞健康服务北京中心"这个平台，能为广大的台胞朋友提供优质的中医医疗服务，推动两岸医疗保险制度的对接，意义重大，是为在京的台湾民众做的一件好事、实事。

"台胞健康服务北京中心"落户北京广安中医门诊部，将有利于为在京工作生活的台胞及所有前来北京探亲访友、旅游就医、经商求学的台湾同胞提供健康咨询、医疗预约和就医陪同等全程服务，同时，还将定期为台胞举办健康讲座和义诊活动，逐渐成为台胞在京医疗定点服务的医院，搭建在京台胞医师就业和台资医疗机构服务平台，真正为台湾同胞谋福祉。

（魏春宇）

七、文化建设

【概况】　2014年，国家中医药管理局加强中医药文化建设工作，开展了首次中医健康素养普及率调查，中医药文化科普工作考量标准更加清晰；深化中医药文化科普研究，中医药科普工作更加科学；加强中医药文化科普队伍建设，积极推动国家中医药管理局中医药文化建设与科学普及专家委员会建设；提前完成"十二五"中医药科普人才培养任务，继续开展中医药文化科普巡讲活动，中医药科普队伍更加充实；加强中医药文化宣传教育基地建设，中医药科普宣传平台基础日益坚实；积极发挥新媒体优势，中医药文化宣传影响力更加广泛；积极协调有关部委建立中医药文化科普市场监管机制。

（欧阳波）

【开展首次中医健康素养普及率调查】　2014年，国家中医药管理局联合国家卫生计生委首次在全国31个省（区、市）按照城乡分层原则随机抽取8个区（县级）调查点，开展中医健康素养普及率调查工作（全国计划调查19840人），并联合进行培训。通过分析不同职业、不同文化程度、不同民族、不同年龄层人群数据，摸底全国的中医养生保健素养水平和中医药文化科普工作现状，为下阶段研究制定"十三五"中医药事业发展规划、中医药战略发展规划以及健康服务业发展规划中相关政策，提供数据支持。

（欧阳波）

【开展中医药文化建设相关研究】　一是组织开展中医药文化核心价值观内涵研究。依据中华民族对生命、健康和疾病的认识与理解，课题组检索大量期刊文献，参考全国城市精神和行业精神研究内容，在综合专家意见的基础上，提出了"医道自然、精诚仁和"的核心价值观表述及释义。

二是组织专家研究完成《中医药文化产业发展和养生保健知识传播研究报告》，提供《中医药健康服务发展规划》《中医药事业发展"十三五"规划》中医药文化建设部分内容，针对中医药文化建设工作现状及群众中医药科普需求，提出下阶段工作思路及目标。

（欧阳波）

【加强国家中医药管理局中医药文化建设与科学普及专家委员会的建设】　组织开展国家中医药管理局中医药文化建设与科学普及专家委员会

（以下简称"专家委员会"）换届工作，按照遴选程序，初步确定了第二届"专家委员会"委员名单；制订了《国家中医药管理局中医药健康文化推进行动计划》（讨论稿）。第二届"专家委员会"拟下设7个专业工作组，分别从中医药文化与科普研究、中医药非物质文化遗产保护、中医药文化与科普精品创作、中医药文化与科普宣传、中医药文化与科普人才建设、中医药文化宣传教育基地建设工作组、中医药文化产业促进等方面，指导全行业中医药文化建设和科普宣传工作的开展，充分发挥智囊团作用。

（欧阳波）

【组织开展中医药文化科普巡讲活动】　在中央国家机关举办中医药文化科普定期巡讲活动，向机关退休干部、社区居民传播中医药养生保健知识，引导他们热爱中医、热爱中华优秀传统文化。同时积极推动地方中医药文化科普巡讲活动的开展。围绕《中医药文化建设"十二五"规划》关于"建立一支200名国家级、2000名省级中医药文化研究与科普专家骨干队伍"的目标，2014年9月举办了国家中医药管理局第五期中医药文化科普巡讲专家培训班，对全国各省级中医药主管部门及相关单位共推荐的97名中医药文化科普专家进行中医药文化科普和演讲表达技巧培训，并通过考核遴选71人纳入国家中医药文化科普巡讲团。国家中医药管理局已组建了一支261人的专家队伍，在普及中医药知识、弘扬中医药文化、扩大中医药的影响、服务百姓健康方面发挥了积极的作用。

（欧阳波）

【加强中医药文化宣传教育基地建设】　积极推动中医药文化宣传教育基地建设，2014年各地申报单位达18家，验收通过为基地达14家。2014年全国已建立了分布于中医药医疗、教育、产业、文化等不同领域的基地32家，建设单位13家。2014年8月，在内蒙古进一步督导各地中医药文化宣

传教育基地建设工作，总结了基地建设工作取得的成绩，交流了基地建设工作经验，并探讨了在新形势下如何进一步发挥基地宣传教育作用，明确了基地要有中医药底蕴与内涵、区域中医药特色，要有古迹、展馆（或陈列室）、文物（或文献），要有讲解员以及互动窗口，要向社会和行业内外开放，同时还要深入整理并研究本基地的宣传内容与宣传方式。继续争取财政部的支持，对东部地区以外的国家级中医药文化宣传教育基地和建设单位给予经费补助，为各基地制作形象宣传片、中医药文化科普知识宣传手册、建立文化基地网站、开展中医药文化科普活动、建立并完善中医药文化基地讲解员队伍，组织中医药文化科普专题培训提供支持。

（欧阳波）

【为中医药文化精品创作提供平台】　组织中医药科普巡讲专家创作提交中医药文化科普作品，并委托国家中医药管理局中医药文化建设与科学普及专家委员会专家从中选拔优秀作品，推荐给局官方网站、局官方科普微信"中国中医"、中国网"中国中医"频道及中国中医药报养生科普专栏。引导各地积极开展中医药科普作品的创作。"十二五"期间各级中医药管理部门指导或组织制作1500余种影视、图书、音像、动漫等形式的中医药文化科普作品。建立中医养生类节目专家推荐渠道，向中央电视台《中华医药》《健康之路》栏目推荐权威中医专家，推出科学、准确、权威的中医药科普知识讲座，各地中医药医疗、教育、科研机构也积极向当地媒体推荐中医药科普巡讲专家。

（欧阳波）

【探索中医药文化科普新模式】　加强与北京市东城区国家中医药综合改革试验区的联络沟通，围绕《关于进一步推进国家中医药综合改革试验区工作的指导意见》制订调研方案，深入了解东城区中医药综合改革试验区建设情况，梳理总结其开展中医药文化进校园工作中的新经验、新模式，完成相关调研报告，

进一步推广其成果。

（欧阳波）

【推进中医药非物质文化遗产保护工作】　配合文化部做好中医药非物质文化遗产相关工作，国家中医药管理局组织开展了中医药非物质文化遗产基本情况调研，摸清中医药非物质文化遗产项目的现状，并研究提出非物质文化遗产项目保护利用办法。在"非遗日"期间组织开展相关宣传活动，积极扩大中医药非物质文化遗产社会影响力。已有4批共95个传统医药类项目列入非物质文化遗产国家名录。

（欧阳波）

八、新闻宣传与期刊出版管理工作

【概述】　2014年，按照年初的总体安排部署，国家中医药管理局稳步推进各项宣传工作。据初步统计，国内外1300余家媒体对中医药领域的报道总量达到438851篇次，与2013年同期相比增幅18%，为中医药事业发展营造了良好的舆论氛围。

一、建立沟通协调新机制

一是加强多方联动，推进总体部署。2014年召开2次中医药新闻宣传工作协调会、6次新闻联络员会议和1次新闻媒体座谈会，分别邀请国家卫计委宣传司主要负责人、局机关各部门主要负责人、新闻联络员、中医药新闻宣传媒体负责人及记者参加，研究部署新闻宣传方向及思路，确定新闻宣传选题。二是强化宣传方案，推进具体宣传工作。2014年共策划了全国两会期间中医药新闻宣传工作、中医药防治埃博拉出血热疫情、中医药参与医改取得的成效、中医药治疗艾滋病取得的成效、第二届国医大师评选及表彰等10次重点工作的新闻宣传方案，并及时总结经验。

二、丰富宣传方式

一是组织召开新闻发布会，主动引导舆论。组织召开了"《一次

性使用无菌针灸针》ISO 国际标准" "18 项针灸标准" 新闻发布，联合国家卫生计生委共同召开了《中国公民中医养生保健素养》和《健康教育中医药基本内容》新闻发布会。二是组织集体采访，做好重点工作报道。组织在京媒体就中医药科研工作情况、打击非法行医专项治理工作、中药资源动态监测信息与技术服务体系建设等工作开展了 3 次集体采访。邀请主流媒体与行业媒体对 2014 年全国中医药工作会议、国医大师座谈会暨第二届国医大师表彰会、2014 年服务百姓健康行动全国大型义诊活动周国家中医医疗队服务百姓情况、首届中医科学大会、综合改革试验区工作经验交流会等 17 场重要会议和活动重大意义进行了宣传报道。三是加强策划，开展新闻调研。与人民日报、光明日报、科技日报和中国网等主流媒体共同策划了百姓中医药需求调查、虚假违法中医医疗广告监测情况、发展中医药提升国家软实力、中医药在医改中的作用、中医药科研能力建设 5 个重大选题。邀请中央主流媒体赴山西、重庆、河南、云南省深度采访，宣传报道中医药文化建设、国家中医药改革综合试验区、中医药防治艾滋病、民族医药发展等工作成就及百姓受益情况。

三、深化全媒体平台建设

一是开通了"中国中医"局官方科普微信，精准传递中医药工作信息、中医药政策方针解读、中医药养生保健知识等内容，现已推送 92 期 277 条，关注用户 41490 人。二是开通了中国网"中国中医"频道，以在线访谈、刊发图文信息、宣传中医药政策方针等方式展示中医药成就，频道浏览量已达 82 万。三是入驻人民网政务发布厅，发布中医药重大政策及文化科普知识，有效扩大了中医药影响力，为引导舆论提供了有力支撑。

四、扩大新闻培训范围

一是组织了第一期中医药新闻传播领导能力培训班。局机关各部门负责人，各省（市、区）、直辖市、新疆生产建设兵团卫生局新闻宣传工作负责人，中医药信息发布专家库成员约 80 余人参加，有效提升了应对媒体能力和舆论引导能力。二是对新华社、中央电视台、光明日报社、科技日报社等中央主流媒体和行业媒体的领导及记者 30 余人进行中医药文化及基础知识培训，加深了媒体对中医药工作的认识，增进了媒体对中医药事业的感情，提高了媒体报道中医药水平。

五、改进监测方式适应舆情新形势

一是认真研究改进监测方式。经与中国中医药报社、合作公司认真研究，对中医药舆情监测、分析、研判与应对工作提出了改进意见，报局领导审定后执行。2014 年制作每周舆情信息 49 期、专题舆情信息 41 期、5 期月度中医药舆情统计监测分析报告。二是有效应对突发舆情。根据局领导批示，采取有力措施，积极应对上海第一届"反中医大会"、中医药职业技能鉴定、"脉诊验孕"约战、中医药治疗艾滋病疗效等 10 次中医药突发事件舆情，营造了良好舆论氛围。三是更新中医药相关问题口径库。内容涵盖中医药综合、医疗、保健、科研、教育、文化、法制、对外交流与合作 8 个方面共 77 条。印送局机关各部门、中医药系统代表委员，统一了中医药对外新闻宣传口径。

（欧阳波）

【国家中医药管理局中医药新闻传播领导能力培训班举办】　2014 年 10 月 30 日，国家中医药管理局中医药新闻传播领导能力培训班在北京开班。国家中医药管理局副局长吴刚、办公室主任查德忠等出席开班仪式。培训为期两天，国家卫生计生委宣传司司长毛群安、中国传媒大学媒介与公共事务研究院院长董关鹏等多名管理人士及专家、学者就有关发言人制度建设、突发事件处置与媒体关系管理等方面作讲座。培训班由国家中医药管理局办公室主办，中国中医药报社承办。来自国家中医药管理局机关各部门、各地中医药管理部门及局信息发布专家库的 100 余人参加了此次培训。

（刘维婷）

【2014 年中医药十大新闻】　国家中医药管理局新闻办公室与中国中医药报社联合主办了 2014 年中医药十大新闻评选活动，评选的 2014 年中医药十大新闻为：

1.《毛泽东年谱（1949～1976）》首次披露毛泽东关于中医药工作系列论述，在卫生和中医药行业引起强烈反响

中共中央文献研究室编撰出版的《毛泽东年谱（1949～1976）》6 卷本正式发行。年谱首次全面披露毛泽东关于中医药工作的重要论述。中共中央文献研究室韩洪洪对此作了系统研究和整理，阐述毛泽东提出的把中医提到对全世界有贡献的高度、号召西医学习中医等重要论述，对当代中医药事业发展具有重要的指导作用。

2. 隆重表彰第二届国医大师，国务院副总理刘延东亲切接见国医大师代表并发表重要讲话

2014 年 10 月 30 日，人力资源社会保障部、国家卫生计生委、国家中医药管理局共同举行第二届国医大师表彰大会，授予干祖望等 29 位德艺双馨的老中医药专家"国医大师"荣誉称号，追授巴黑·玉素甫"国医大师"荣誉称号，表彰他们为中医药事业发展做出的突出贡献。中共中央政治局委员、国务院副总理刘延东会前接见国医大师代表并座谈，深刻阐述中医药是我国独特的卫生资源、潜力巨大的经济资源、具有原创优势的科技资源、优秀的文化资源和重要的生态资源，强调挖掘利用好这五种资源，具有重大现实和长远意义。

3. 全面深化中医药改革，加快综合改革试验区建设，形成一批可复制、可推广的经验

国家中医药管理局推进全面深化中医药改革工作，2014 年 4 月成

立深化改革领导小组，提出改革的总体思路和2014年工作方案，2014年8月出台《关于进一步推进中医药综合改革试验区工作的指导意见》，2014年12月召开国家中医药综合改革试验区建设工作经验交流会和第三届国家中医药改革发展上海论坛，探索化解中医药事业发展体制、机制性障碍的理论依据和实践途径，研究中医药改革发展前沿问题，抓紧形成一批可推广、可复制的经验。同时，成立国家中医药管理局中医药改革发展专家咨询委员会，为中医药改革发展提供智力支撑。中医药全面参与医改成效显著。

4. 《中医药法》向社会公开征求意见，引发广泛关注和热议

2014年7月，国务院法制办就《中华人民共和国中医药法（征求意见稿）》公开征求意见。从1983年中医药立法倡议首次提出，历经31年，中医药立法终于走到重要节点。全国多家主流媒体予以报道，引发业内人士和普通民众广泛关注和热烈讨论。

5. 《中国公民中医养生保健素养》发布，"中国中医"微信正式上线，养生科普途径多样规范

2014年5月，国家中医药管理局与国家卫生计生委联合发布《中国公民中医养生保健素养》，向大众普及中医养生保健基本理念和知识，并于2014年10月正式启动中国公民中医养生保健素养调查。国家中医药管理局官方微信"中国中医"正式上线，运用新媒体手段向民众传播中医药养生保健科普知识。此外，国家中医药管理局与国家卫生计生委明确了非医疗机构及其人员禁止开展的服务项目及内容，进一步规范养生保健市场。

6. 中医药国际影响力进一步提升，ISO首次发布中医药国际标准，世界卫生大会通过我国发起提出的传统医学决议

2014年2月，国际标准化组织（ISO）颁布《一次性使用无菌针灸针》国际标准，这是ISO发布的首个中医药标准，随后又陆续发布《中医药——人参种子种苗——第一部分：亚洲人参》《中医药学语言系统语义网络框架》和《中医药文献元数据》3项中医药国际标准。2014年5月，世界卫生组织第67届世界卫生大会审议并通过了由我国发起并与马来西亚、韩国等联署提出的传统医学决议，确认了传统医学的重要性和价值，敦促各成员国酌情采用和实施世界卫生组织2014~2023年传统医学战略。

7. 中药安全性研究获国家科学技术进步一等奖

2014年1月，由军事医学科学院高月研究员领衔的"中药安全性关键技术研究与应用"项目荣获2013年度国家科学技术进步奖一等奖。这是中医药项目第三次荣获该奖项。该项研究首次建立了系统的中药安全性研究实验方法和技术平台，揭示了中药毒性的分子生物学机制，从毒性成分和药物代谢酶角度揭示了中药配伍"反"与"不反"的本质，丰富和发展了中药的配伍理论，支撑了创新药物的研发，推动了中药的现代发展。

8. 经国家科学技术奖励工作办公室批准，民族医药首次颁发科学技术奖

2014年11月，由中国民族医药学会和中国民族医药协会举办的首届民族医药科学技术奖颁奖大会召开。民族医药科学技术奖是经国家科学技术奖励工作办公室批准登记的民族医药科学技术领域唯一奖项，共设立自然科学奖、技术发明奖、科学技术进步奖、民族医药产业创新奖、民族医药传承贡献奖、国际科学技术合作奖6个奖项。

9. 中医药健康旅游、服务贸易积极推进，探索推动中医药健康服务业发展

2014年2月，国家旅游局和国家中医药管理局签署协议，发挥各自优势，建立合作机制，推动各级旅游机构与中医药的全面合作，共同推进中医药健康旅游发展。商务部与国家中医药管理局共同推进中医药服务贸易发展，确定首批19家中医药服务贸易先行先试骨干企业（机构）和8个中医药服务贸易先行先试重点区域。2014年5月举办的中国（北京）国际服务贸易交易会上，18项服务贸易项目现场签约，签约金额2.8亿元。

10. 医教协同，全面推进中医临床医学人才培养改革

2014年6月，教育部、国家卫生计生委、国家中医药管理局、国家发展改革委、财政部、人力资源社会保障部6部委联合印发《关于医教协同深化临床医学人才培养改革的意见》，全面启动临床医学人才培养改革工作。围绕建立医教协同工作机制，国家中医药管理局会同教育部、国家卫生计生委等相关部委，加强部门间、系统间协同协作，启动卓越医生（中医）教育培养计划，全面推行中医住院医师规范化培训，探索建立中医药院校教育、毕业后教育、继续教育有机衔接，师承教育贯穿始终的具有中医药特点的中医药人才培养体系，初步形成了教育、卫生计生、中医药共同推进临床医学人才培养改革工作的新局面。

（欧阳波）

【做好主管报社、出版社、期刊社日常管理】 完成了局主管报刊年度核验、年度出版计划审核报送等日常管理工作的同时，对国家中医药管理局出版单位出版的图书、报纸、期刊进行质量综合评估和年度审读，并组织开展了局主管学术期刊质量检查和局主管在京学术期刊初步认定工作，进一步规范中医药学术期刊出版秩序，促进中医药学术期刊的健康发展。对两家出版社"十二五"时期国家重点图书出版规划实施情况认真调研并形成报告。中国中医药出版社出版的《大道至简——有尊严的活过一百岁》获得科技部2014年全国优秀科普作品奖，《周仲瑛实用中医内科学》获第三届中华优秀出版物奖。

（欧阳波）

【继续推动局主管6家首批转企改制的非时政类报刊出版单位转企改制工作】 2014年中国中医药报社已完成清产核资工作，中外健康文摘

（现已更名为中医健康养生）杂志社与中华养生保健杂志社正在按照原新闻出版总署批复的体制改革实施方案的要求，有序开展各项工作。同时积极组织已完成转企改制的两家出版社申报 2014 年度文化产业发展专项资金，为改革发展争取有利的资金支持。

（欧阳波）

九、预算管理工作

【概况】 2014 年，国家中医药管理局规划财务司在局党组正确领导下，按照"三观互动、六位一体"的工作方法和理念，进一步解放思想、深化改革，围绕"突出统筹、强化绩效、加强服务"，以中医药健康服务发展规划、中医药事业发展"十三五"规划编制为引导，强化部门预算编制科学化、精细化，开展财政项目绩效考评，积极推进全年各项重点工作任务完成。

一、中医药事业发展相关规划编制取得进展

中医药事业"十三五"规划编制工作全面启动。初步形成了规划思路和发展路径，向国家发改委提交了"十三五"时期中医药事业的发展指标体系和重大项目、重大工程、重大政策建议。深入开展专题研究，在 19 个方面安排研究专题，尤其注重在实施"一带一路"、京津冀协同发展和长江经济带等国家战略中发挥中医药作用的研究。

落实国务院关于促进健康服务业发展的意见，国家中医药管理局牵头完成了《中医药健康服务发展规划（2015～2020 年）》编制工作。起草调研过程中得到天津、上海、重庆、广东、河南、浙江等有关省市的支持，一些群众有需求、服务有特色、机制有创新的做法，为规划编制提供了有借鉴意义的经验。

国家中医药管理局配合国家卫生计生委编制《全国医疗卫生服务

体系规划纲要（2015～2020 年）》，这是新中国成立以来第一个全国性的医疗卫生服务体系规划，其中确定了公立中医类医院床位数可以按照每千常住人口 0.55 张配置、县级区域依据常住人口数原则上设置 1 个县办综合医院和 1 个县办中医类医院、地市级区域依据常住人口数每 100～200 万人设置 1～2 个地市办综合性医院（含中医类医院）等重要指标。

国家中医药管理局与工信部牵头、相关 12 个部门参与，共同编制《中药材保护和发展规划（2015～2020 年）》，引导树立以发展促保护、以保护谋发展的理念，依靠科技支撑，发展中药材种植养殖，保护野生资源，推进生产流通现代化和信息化，努力实现中药材优质安全、供应充足、价格平稳，促进中药产业持续健康发展。

二、中医药事业发展财政投入不断增加

中医药基础设施投资方面。2014 年国家中医药管理局规划财务司通过国家发展改革委在县级医院建设项目中，安排中央财政资金 40.91 亿元支持 258 家县级中医院建设；在地市级医院建设项目中，安排中央财政资金 1.98 亿元支持 6 家地市级中医院建设；在全科医生临床培养基地建设项目中，安排中央财政资金 3.66 亿元支持 26 家中医院项目建设；在儿童医疗服务体系建设项目中，安排中央财政资金 1.4 亿元支持 6 家中医院项目建设。共计安排项目资金 47.95 亿元，同比上年 27.56 亿元增长 73.98%。

中央部门财政预算方面。2014 年国家中医药管理局部门预算 84652.73 万元，在财政部支持下安排多个重大增支项目：①名贵中药资源可持续利用能力建设项目（总投资 1.7 亿元，2014 年预算 3200 万元）；②中央文化产业发展专项取得历史性突破，中央财政安排专项资金 2600 万元用于支持中国中医药出版社、中医药报社；③支持中研同仁堂有限公司 800 万元用于开展中药复方新药开发国家工程研究中心创新能

力建设项目。2015 年部门预算"一下"控制数项目支出 17193.48 万元，同比增长 38.78%，其中，"中医药国际合作专项"取得关键性突破，2015 年预算安排 2000 万元（首年），专项用于支持国家中医药管理局开展中医药国际交流与合作。

中央转移支付中医药项目方面。按照中医药事业发展"十二五"规划工作思路，科学设计中央转移支付中医药项目，争取中医药部门公共卫生专项预算 15.38 亿元及住院医师规范化培训专项 5.75 亿元，同比上年 14.89 亿元增长 41.91%。

三、预算执行和绩效管理工作不断推进

预算执行进度和管理力度进一步加大，成效明显，2014 年国家中医药管理局预算执行保持中央部门前 50 名。全力保障局机关各项改革支出，完成了局机关干部职工 2011 年 9 月～2014 年 6 月的住房补贴发放工作，在公车改革领导小组统一指挥下推进国家中医药管理局公车改革工作，加快实施了物业费、取暖费改革工作。

有序开展针对中央转移支付中医药项目及部门预算项目的绩效考核管理工作，着手建立考核工作资料库、专家库、中介机构库、基础资料库和监督指导库，逐步建立考核工作机制。在财政部支持下新增了"中医药公共卫生专项资金考核"项目，每个省安排专项资金 100 万元，用于开展绩效考评工作，多措并举，加强预算执行进度，切实提高资金使用效率，逐步实现绩效考核结果与下一年预算编制相挂钩。

四、中医药信息化建设稳步推进

2014 年 4 月 29 日第 5 次局长会审议通过，将全民健康保障信息化工程中医药项目的统筹推进及中医药信息化统筹规划、项目实施等工作由办公室转到规划财务司。国家中医药管理局与国家卫生计生委等部门共同申报"十二五"全民健康保障信息化工程一期项目。一期工程项目建议书已报送国家发展改革委，工程进入可行性研究报告编制阶段，中医药项目

包括 9 个中医药应用子信息系统和中医药业务应用分中心建设，中央投资金额预算近 3000 万元。

启动中医药信息化建设"十三五"规划的前期研究工作，加强与中医药健康服务发展规划、中医药事业发展"十三五"规划的衔接。

五、积极开展中医药深化改革相关研究

开展中医医疗服务项目成本核算和价格监测试点工作，在各地的支持下，北京、江苏、山东、内蒙古、陕西、四川、安徽、湖北、湖南、吉林等 10 个省（自治区）50 家单位参与试点，重点研究中医医疗服务项目的成本组成、定价机制并进行科学测算及评估，为下一步规范合理定价提供依据，同时对医疗机构执行《全国医疗服务价格项目规范（2012 版）》情况进行监测。根据经济学原理，开展中医医疗服务价格形成和调整的经济学模型研究，为中医医疗服务价格的调整提供参考。积极参与药品价格定价工作。加强与国家发改委、国家卫生计生委相关部门沟通协调力度，加强对药品价格形成的研究工作，协同相关部门推动建立国家药品价格谈判机制。推动中医药综合改革试验区工作。指导重庆市垫江县国家中医药发展综合改革试验区建设，进一步推广总结、提炼好的经验做法。

六、推进财务管理制度和人才队伍建设

组织开展局机关财务管理制度制修订工作。制修订了国家中医药管理局机关劳务费管理办法、会议费管理办法、差旅费管理办法、资产处置管理办法、委托办事经费管理办法、因公临时出国经费管理办法，并已正式执行。

开展全国中医药行业会计领军（后备）人才培养，来自全国的 30 名优秀财务工作者成为首批班成员并正式受训。同时，在全国组织培训了 4970 名中医院财务管理骨干人才，整体推进各类别、各层级中医会计人才队伍建设，全面提高全国中医院会计队伍整体素质，大幅提高医院财务管理水平。

七、贯彻落实党风廉政建设及群众路线教育落实整改工作

落实党风廉政建设主体责任，严格执行"三重一大"事项集体讨论决定制度，认真执行党风廉政建设检查考核机制；做好国家中医药管理局群众路线教育实践活动"两方案一计划"整改落实工作；严格执行中央八项规定精神，带头落实各项廉政制度要求，坚持自警、自省、自律，切实发挥好示范带头作用，确保党风廉政建设任务抓紧、抓好、抓实。按照财政部、审计署相关要求，深入开展贯彻执行中央八项规定，严肃财经纪律和"小金库"专项治理工作，继续推进经济责任审计工作。

（骆征洋）

【积极做好《中医药健康服务发展规划（2015～2020 年）》编制工作】

根据《国务院关于促进健康服务业发展的若干意见》重点任务分工和中医药健康服务发展规划编制工作安排，2014 年国家中医药管理局继续集中力量做好中医药健康服务发展规划编制各项工作。一是深入开展专项研究。组织行业内外专家完成了中医药健康服务与健康服务业总体研究，中医医疗、养生保健服务研究，中医药养老研究，中医药健康旅游研究，中医药文化产业和养生保健知识传播研究，中药健康产业和中医药医疗保健器械等相关健康产业研究，中医药服务贸易研究，中医药健康服务人力资源研究，中医药健康服务相关法律、法规及政策措施梳理研究 8 项专项研究；二是开展规划编制及论证。在专项研究基础上，国家中医药管理局组织各部门和有关专家集中起草《中医药健康服务发展规划（2015～2020 年）》（简称《规划》），经多次论证修改并征求有关部门意见后，2014 年 3 月初编制形成了《规划》（初稿）。2014 年 4 月，规划编制组召开专家论证会，邀请国家发展改革委社会司、行业内外专家，认真听取对《规划》的意见。2014 年 6 月，召开《规划》编制部门协作组会议，发改委、教育部、工信部、国家民委、民政部、人保部、商务部、文化部、国家工商总局、国家药监局、国家旅游局等 12 个部门派联络员参加会议，对规划进行了研讨论证。会议充分肯定了《规划》初稿，并提出了一些具体修改意见。三是开展专题调研。赴北京、天津、上海、江苏、浙江、河南、广东、重庆等地重点调研，听取地方政府、相关部门、医疗机构、体检中心、养生保健机构、健康管理教育机构、健康养老机构、中药企业等各方面的意见。四是广泛征求意见。召开部门协作组会议、专家会议听取意见；《规划》（征求意见稿）提请 2014 年全国中医药工作厅局长座谈会暨中医药专项规划论证会听取意见，并发至 14 个中医药工作部际联席会议成员单位征求意见，对相关部门提出的意见进行了认真研究，基本予以采纳。五是组织专家论证。聘请卫生、经济、产业、科技、教育等相关领域专家和行业组织代表共 10 人进行专题论证。六是正式报送国务院。在充分调研论证的基础上向相关部门征求对规划的意见，并认真吸收采纳各部门反馈意见，经 3 次征求意见，规划送审稿于 2014 年 12 月报请国务院审批。

（刘群峰）

【全面启动《中医药事业发展"十三五"规划》编制工作】 2014 年 4 月 17 日，经国务院批准，国家发展改革委召开全国"十三五"规划编制工作电视电话会议，正式启动了"十三五"规划编制工作。国家中医药管理局随即启动中医药事业发展"十三五"规划编制并召开局长会进行专题研究部署，明确了编制工作指导思想和基本原则，成立了以国家卫生计生委副主任、国家中医药管理局局长王国强为组长的中医药事业发展"十三五"规划编制领导小组，局各部门相关负责同志及有关专家组成的工作小组，以及由国家中医药管理局副局长吴刚任组长，发展改革委、财政部、卫生计生委、教育部、科技部、商务部、人力资源社会保障部、工信部、食品药品监管总局、林业局等中医药部际联席会议成员单位相关负责同志参加的协作组。明确了具体工作进度并制订了翔实的工作方案。2014年主要开展的工作是：一是开展专题研究。组织局机关各部门、行业内外专家开展"十三五"中医药重大问题专题研究工作。二是开展规划编制及论证。组织局机关各部门、中国中医科学院、北京中医药大学相关负责同志、专家集中编写形成规划思路建议初稿。经多次论证后按照程序将规划思路建议稿于2014年8月上报国家发展改革委。三是开展专题调研。赴安徽、天津等地听取地方政府、相关部门、高等院校、医疗机构、科研机构、中医药产业机构的意见建议，在充分论证基础上，编制完成《中医药事业发展"十三五"规划思路》、"十三五"时期中医药事业发展重大项目、重大工程、重大政策、目标与指标（建议稿）并于2014年10月报送国家发展改革委。

（刘群峰）

【完成《中药材保护与发展规划（2015~2020年）》编制上报工作】
2014年由国家中医药管理局与工信部牵头相关12个部门参与，继续修改完善推进《中药材保护与发展规划（2015~2020年）》编制报送工作。尤其在2014年1~8月期间，先后5次集中相关部门同志召开专题会议征求意见，5次书面征求相关部门意见，在吸纳了近百条修改意见的基础上形成会签稿。在会签过程中，就一些部门再次研究提出了32条修改意见和建议，于2014年10月和11月，又两次召开相关部门意见建议专题协调会，经认真研究讨论修改完善，最终协商达成一致意见，形成规划送审稿，并于2014年11月24日正式上报国务院审批。

（刘群峰）

【国家中医药管理局直属（管）单位基建工作稳步推进】
2014年，在国家发展改革委大力支持下，经国家中医药管理局积极努力，中央部门预算内投资力度进一步加大，共安排中央本级基建投资3666万元，其中支持国家中医药管理局新闻图片资料库及办公楼改扩建工程374万元，中国中医科学院眼科医院医疗综合楼改扩建工程496万元，中国中医科学院望京医院病房楼设施更新改造工程60万元，中国中医科学院综合管网可视化智能管控工程2000万元。截至2014年底国家中医药管理局新闻图片资料库及办公楼改扩建工程、望京医院病房楼设施更新改造工程均已完工，其他工程有序实施中。

在组织实施2014年度施工计划的同时，国家中医药管理局组织各直属（管）单位开展了2015年中央预算内投资计划草案（中央本级项目）的编报工作，指导北京中医药大学东直门医院按照国家基本建设要求进一步修订了住院楼工程可行性研究报告（代项目建议书）并上报国家发展改革委，有序推动中国中医科学院眼科医院、望京医院改扩建工程前期工作开展。

（刘群峰）

【全国中医药基础设施投入水平再创新高】
2014年，国家中医药管理局科学设计、强化沟通，国家发展改革委在县级医院建设项目中，安排中央财政资金40.91亿元支持258家县级中医院建设；在地市级医院建设项目中，安排中央财政资金1.98亿元支持6家地市级中医院建设；在全科医生临床培养基地建设项目中，安排中央财政资金3.66亿元支持26家中医院项目建设；在儿童医疗服务体系建设项目中，安排中央财政资金1.4亿元支持6家中医院项目建设。共计安排项目资金47.95亿元，同比上年27.56亿元增长73.98%。

自2009年至2014年，通过实施完善基层医疗服务体系建设项目，

中央财政累计安排140多亿元支持近1000家县级中医医院建设，平均单个医院中央财政投资约1500万元，较大改善了县级中医医院基础条件，提升了基层中医药服务能力和水平。

（刘群峰）

【启动首批中医医疗服务价格动态监测试点工作】
2014年，根据深化医药卫生体制改革相关要求，国家中医药管理局积极开展中医药服务及药品价格改革相关工作。为加强对中医药服务价格项目动态研究，在全国范围内遴选出成本核算工作基础较好、积极性较高的50家中医医院，将其纳入首批动态研究试点工作，调研各地区中医院执行《全国医疗服务价格项目规范》的情况。推动中医医院积极参与药品价格改革工作，建立科学合理并体现中医药特色、符合中医药规律的药品价格形成机制。

（刘群峰）

【中医药定点扶贫和对口支援工作取得新进展】
2014年，国家中医药管理局认真贯彻落实《关于做好新一轮中央、国家机关和有关单位定点扶贫工作的通知》（国开办发〔2012〕78号）精神，积极做好各项定点扶贫援助工作。

按照《国家中医药管理局2013~2014年五寨县定点扶贫工作计划》要求，积极开展各项工作，有效推动五寨县经济社会发展。2014年国家中医药管理局年轻干部张岠宇博士（副调研员）继续挂职五寨县副县长，负责做好国家中医药管理局与五寨县定点扶贫工作的联系与协调，协助落实国家中医药管理局安排的定点扶贫资金项目，推动五寨县经济和社会发展。拨付10万元专项资金用于支持实施"整村推进、产业扶贫"计划；安排专项资金10万元开展五寨县中医药发展情况研究；继续加大对五寨县中医医院业务指导力度，医院各项业务顺利开展，全年营业收入有望达到600万元，协调中国中医科学院

广安门医院支援该院一批医疗设备。

根据中央第五次西藏工作座谈会及第二次新疆工作座谈会精神，2014年国家中医药管理局深入开展援藏、援疆工作。青年干部宋丽娟继续挂职西藏自治区藏医药管理局副局长；与西藏自治区卫生计生委签订《援藏工作协议书》，指导国家中医药管理局2014~2018年援藏工作；拨付专项资金10万元，用于支持西藏自治区藏医药信息化工作。在中央转移支付中医药项目安排中对西藏、新疆重点倾斜。

（刘群峰）

【国家中医药管理局直属机关人防工作达标】 2014年，国家中医药管理局认真贯彻落实《中华人民共和国人民防空法》和国务院、中央军委《关于进一步推进人民防空事业发展的若干意见》以及中央国家机关人防办有关工作部署和要求，积极做好局直属管单位人防工程建设、日常监督检查以及组织管理工作，2014年与局各直属管单位签订了人防工作责任书，并针对春节等重大节假日与有关部门开展地下空间检查工作，参加了中央国家机关人防办组织的人防干部准军事化训练，2014年较好完成了年度目标管理和责任制评议考核等工作，并在年度目标管理和责任制评议考核活动中评为达标单位。

（刘群峰）

【中医药部门预算稳步增长】 2014年国家中医药管理局部门预算84652.73万元。其中，重大增支项目3个，分别是名贵中药资源可持续利用能力建设项目（总投资1.7亿元，2014年预算3200万元）、中央文化产业发展专项2600万元、中药复方新药开发国家工程研究中心创新能力建设项目800万元。

（王振宇）

【2014年中央转移支付中医药项目投入力度进一步加大】 在财政部、卫计委等相关部门大力支持下，2014年中央转移支付中医药项目资金达到21.13亿元，其中中医药部门公共卫生服务补助资金15.38亿元、中医师规范化培训项目5.75亿元，与2013年相比，增加0.44亿元，同比增长2.13%。

（王振宇）

【全国中医药行业会计领军（后备）人才培养工程第一期培训班在北京开班】 2014年4月13日，全国中医药行业会计领军（后备）人才培养工程第一期培训班在北京国家会计学院正式开班。作为第一个行业类的会计领军人才班，国家中医药管理局坚持好中选优、优中选强，通过资格审核、笔试选拔、面试考察等相关选拔程序，从全国1.4万名中医药会计人员中选拔了34名学员。开班式上，国家卫生计生委副主任、国家中医药管理局局长王国强提出："培养中医药行业会计人才，特别是培养和造就一批专业能力卓越、综合素质优良、视野开阔、品德高尚的复合型高端会计人才，是推动中医药事业发展的关键环节。"财政部社会保障司副司长宋其超、财政部会计司副司长欧阳宗书、国家卫生计生委财务司正司局长级、监察专员何锦国、北京国家会计学院院长高一斌等领导应邀出席开班仪式。

（王振宇）

【积极稳妥推进部门预算信息主动公开工作】 按照财政部关于部门预算信息主动公开的各项具体要求，结合国家中医药管理局实际情况，国家中医药管理局拟定了2014年部门预算信息主动公开方案、2013年部门决算信息主动公开方案。经局人事教育司、局政务公开领导小组办公室、局保密办等部门系统审核后，分别于2014年4月18日、2014年7月18日在局政府网站上向全社会公开，总体情况平稳。

（王振宇）

【扎实推进部门财务管理制度建设】 根据财政部、国家机关事务管理局等相关部门的工作要求，国家中医药管理局新制定实施了《国家中医药管理局机关劳务费管理办法》《国家中医药管理局会议费管理办法》《国家中医药管理局差旅费管理办法》《国家中医药管理局资产处置管理办法》《国家中医药管理局委托办事经费管理办法》《国家中医药管理局因公临时出国经费管理办法》等相关财务管理制度。

（王振宇）

【全面开展2015年部门预算编制有关动员、培训和编审工作】 为保障国家中医药管理局2015年部门预算编制工作顺利开展、从严落实各项预算编制要求、进一步加强报表编制的规范化，国家中医药管理局规财司结合财政部2014年部门预算编制的有关重点要求，于2014年6月全面开展了部门预算编制动员、培训工作。在预算编制过程中，严格按照财政部有关要求，及时高效完成了2015年中央部门预算和住房改革支出预算。

（王振宇）

【完成津补贴改革的核定发放工作】 国家中医药管理局严格按照国家发改委、财政部、国管局等部门关于津补贴改革的有关要求，圆满完成了"在京中央国家机关同城同待遇"规范津贴补贴、"物业费、取暖费"改革和"公务用车制度改革"补贴等相关津补贴改革的核定发放工作。

（王振宇）

【全面开展2012~2014年全国中医药公共卫生补助资金督导评估工作】 根据财政部关于"预算编制有目标、预算执行有监控、预算完成有评价、评价结果有反馈、反馈结果有应用"的预算绩效管理工作要求，2014年9月16日，国家中医药管理局在浙江杭州组织召开全国中医药公共卫生服务补助资金绩效考核督导工作会，部署开展2012~2014年中医药公共卫生服务补助资金项目绩效考核工作。

（王振宇）

【组织开展中医药医疗服务价格有关研究工作】 国家中医药管理局根据经济学基本原理和财务真实数据,创新性研究建立了中医医疗服务价格调整经济学模型,相关研究及财务数据正在测试过程中。

(王振宇)

【提供优质高效、群众满意的机关财务服务】 国家中医药管理局进一步规范中央单位政府采购行为,加强资产管理相关工作,探索改革管理的新模式。按照财政部网上审批试点工作要求,通过"集中培训、统一标准、提前上报、主动协调"等措施,提前 6 个月完成 38 个项目、1.47 亿元进口仪器设备的编审、上报、批复工作;继续实施"预算财务三级审核"制度、认真开展外汇管理、工资管理、公积金核定、政府采购计划编报等工作。

(王振宇)

十、党建工作 与群众工作

【2014 年思想教育工作概况】 2014 年,国家中医药管理局组织宣传贯彻中央重大决策部署和党组中心工作,进一步提高了广大党员干部思想理论水平。一是协助党组做好中心组学习工作,全年共举行 7 次集体学习;局直属机关党委配合局人事教育司举办了为期 5 天的学习贯彻习近平总书记系列讲话精神培训班。二是加强中国特色社会主义理论体系的宣传教育;认真做好王振宇、林洪生等典型人物的宣传报道;积极参与争创第二届中央国家机关"创建文明机关 争做人民满意公务员"评选先进集体活动,国家中医药管理局荣获局机关文明机关称号。三是通过发放学习读本、印发活动通知、组织专题学习及讨论、观看辅导光盘、印发《党章》知识答卷、设立学习专栏等形式,深入学习宣传贯彻党的十八届三中、四中全会精神和全国"两会"精神。四是全年安排 14 名处级以上领导干部参加党校脱产进修学习。

(刘 灿)

【2014 年组织工作概况】 一是认真筹备组织召开国家中医药管理局第三次党代会,认真落实会议精神。按照党组的统一部署和党委工作安排,2014 年 6 月 24 日,召开了中国共产党国家中医药管理局直属机关第三次代表大会。国家卫生计生委党组成员、副主任,国家中医药管理局党组书记、局长王国强出席大会并作重要讲话。局党组成员、副局长吴刚出席了大会开幕式和闭幕式。党组成员、副局长马建中和党组成员、副局长、中国中医科学院党委书记王志勇以党代表身份参加了大会。会议应到代表 151 名,实到代表 138 名,共提交 18 份文件。大会听取和审议了局直属机关第二届党委作工作报告,讨论和审议了局直属机关第二届纪委工作报告书面稿,选举产生了国家中医药管理局直属机关第三届党委会和纪律检查委员会。根据大会通过的选举办法,采取无记名差额选举的方式选举出马建中等 13 名同志为国家局直属机关第三届党委委员,选举出王炼等 11 位同志为国家局直属机关第三届纪委委员。在局直属机关第三届党委会和纪委会第一次会议上,马建中当选为局直属机关党委书记,张为佳当选为局直属机关党委常务副书记,卢国慧当选为局直属机关党委副书记、纪委书记,朱桂当选为局直属机关纪委副书记。二是进一步加强基层党组织建设。召开局直属机关党委纪委委员暨党建工作座谈会,王国强对加强党建工作和党委纪委建设作重要指示。完善制定了局直属机关党委有关工作制度,印发了《国家中医药管理局直属机关党费收缴使用管理办法》,统一和规范各级党组织党费的收缴使用管理工作;转发《国家卫生计生委直属机关党委发展党员工作细则》,加强发展党员总量调控,提高党员发展质量。按照中央国家机关工作部署,开展了国家中医药管理局"党员到社区报到"试点工作,选取局机关服务中心党支部、广安门医院党群支部和望京医院肿瘤科党支部,与所在地街道办事处建立联系点,结合各自实际和群众需求,开展了内容丰富、特色鲜明的中医药科普宣传、义诊咨询等活动,并召开国家中医药管理局"党员到社区报到"试点工作调研座谈会,中央国家机关工委组织部调研国家中医药管理局工作开展的主要情况。指导各级党组织进行组织改选和调整,2014 年 5 月,成立局直属机关党委党支部。开展党内统计和党建考核工作、配合人事部门做好干部选拔考察、做好党建课题研究等。三是协助局党组做好 2014 年度党员领导干部民主生活会准备工作。向局党组成员呈报相关文件和学习材料;协助党组召开 4 次征求意见建议座谈会并梳理书面及座谈会意见建议,形成 6 份汇报材料;完成民主生活会工作方案、局"两方案一计划"落实完成情况和班子整改落实报告及对照检查材料的起草修改工作;及时联系中央第 23 督导组,汇报沟通协调局党组民主生活会有关工作。同时,印发国家中医药管理局机关和直属单位召开民主生活会通知。

(刘 灿)

【2014 年群团工作概况】 充分发挥工青妇组织作用,开展形式多样内容丰富的活动。在工会工作方面,国家中医药管理局直属机关工会组织传达学习全国工会十六大精神,在局机关开展"学习工会十六大精神 关心机关公务员健康"学习答卷活动。认真做好 2014 年度中央国家机关五一劳动奖状、奖章人选推荐上报工作,选树先进典型。组织局直属机关工会会员参加了中央国家机关职工第二届"公仆杯"羽毛球比赛。举办了局机关职工书法学习班。推荐张秀英同志为中国教科文卫体工会全国委员会常委候选人。在局机关开展了 2014 年"健康生活绿色行"秋季健步走活动,局领导、机关全体人员 130 余人参加。组织

各部门、各单位近 300 名干部职工代表，开展"唱响健康生活，共筑中国梦"健步走活动。举办局直属机关"中国梦·公仆情·劳动美"公文写作技能大赛，收到作品 178 篇，并将 15 篇一等奖作品上报中央国家机关工会联合会，其中 3 篇作品获中央国家机关"百篇好公文"。春节和"六一"儿童节期间，做好有关干部职工的慰问帮扶。在团的工作方面，局直属机关团委部署推进"根在基层·情系民生" 6 个中医药调研团活动，局机关和直属单位 50 多人次青年参加调研，同时，围绕中医药在促进健康服务业发展中的内容和作用，向中央国家机关团工委选报了 6 个调研点，涵盖中医医疗、中医药产业、中医康复、民族医药、中医"治未病"和医患关系 6 大方面，为中央国家机关青年走进中医药、了解中医药、热爱中医药、支持中医药提供平台，也为国家中医药管理局青年改进作风、磨炼意志、推动工作提供机会；开展局青年文体协会分会会员招募工作，培养选拔和储备青年文体人才；2014 年 4 月，举办"共享成长 青春筑梦"青年讲坛，国家中医药管理局副局长、局直属机关党委书记马建中，中央国家机关团工委、国家卫生计生委直属机关临时团委负责同志出席，局机关各部门负责人和各直属单位主要负责同志及青年代表近 100 人参加。8 名青年围绕"读书、实践、成才"主题演讲，并举行了授书、授旗仪式。承办局直属机关"品读好书"主题读书征文活动；认真开展第三届"中央国家机关青年五四奖章"人选推荐和 2013 ~ 2014 年度中央国家机关青年文明号申报工作，与驻京团组织联合举办了两期"青春之梦"主题参观活动，组织中央国家机关和北京市 30 余名青年到中国中医科学院医史馆参观；组织局青年篮球协会积极参加中央国家机关青年篮球赛，在 64 支参赛队伍中获得第 7 名的历史最好成绩。在妇女工作方面，局直属机关妇工委传达学习中国妇女十一大会议精神；举办了庆祝"三八"妇女节中央国家机关全国三八红旗手红旗集体先进事迹巡展、女性养生保健讲座等系列活动；邀请王国强副主任为中央国家机关干部职工家庭建设好经验征集活动题写了"精神内守，气从以顺。正气存内，邪不可干"的家风家训；推荐 2 个女职工家庭参加第九届全国五好文明家庭评选并获得荣誉表彰；开展"动漫急救进家庭"活动，向局机关干部职工和直属单位女干部职工代表发放 800 张 App 卡和 130 个急救包，帮助干部职工学习掌握家庭急救知识和方法；认真做好残疾、重病子女职工家庭的统计和慰问工作。在统战工作方面，注重加强统战和侨联工作，不断拓宽建言献策和民主监督渠道。

（刘 灿）

【2014 年精神文明建设工作概况】 一是大力创建文明机关和五型机关。以国家中医药管理局获得中央国家机关第二届"创建文明机关 争做人民满意公务员"活动先进集体为契机，印发《关于进一步加强国家中医药管理局文明机关建设工作的意见》，推动文明机关和"五型机关"创建活动深入开展。局直属机关党委会同局人事教育司举办"中医药改革发展讲坛"，邀请国家卫生计生委张建、中国摄影家协会主席王瑶作报告。二是扎实做好精神文明单位申报工作。认真做好精神文明单位和中央国家机关五一劳动奖状、奖章人选及全国五好文明家庭的推荐上报。陪同中央国家机关精神文明办负责同志到中国中医科学院眼科医院、局机关服务中心实地考察和调研，对两个单位 2014 年精神文明建设工作进行评估和检查。参加北京市卫生局召开的 2014 年度首都卫生系统文明单位创建工作经验交流暨首都文明单位评选会，做好中医药行业医院参评的推荐协调工作。三是探索研究中医药职业道德规范。完成并反馈国家卫生计生委直属机关党委关于卫生计生职业精神的调查问卷 50 份。落实局深化改革 2014 年工作方案要求，组织开展中医药行业职业道德规范研究，向各省（自治区、直辖市）卫生厅局、中医药管理局和新疆生产建设兵团卫生局下发函，征求反馈意见。

（刘 灿）

【国家中医药管理局党组中心组传达学习四中全会和刘延东重要讲话精神】 2014 年 10 月 31 日，国家卫生计生委副主任，国家中医药管理局党组书记、局长王国强在北京主持召开党组学习中心组扩大会，传达党的十八届四中全会精神和全会通过的《中共中央关于全面推进依法治国若干重大问题的决定》（简称《决定》），以及刘延东副总理在国医大师座谈会上重要讲话精神，对中医药系统贯彻落实工作进行安排部署。

王国强强调，全面贯彻党的十八届四中全会精神、习近平总书记系列重要讲话精神、落实刘延东副总理重要讲话是当前和今后一个时期的重要政治任务，全系统要迅速组织深入学习领会，抓紧研究提出贯彻落实的措施，加强中医药领域法治建设，提高中医药治理能力现代化水平，努力开创中医药领域深化改革和法治建设新局面。

王国强说，全面推进依法治国，是坚持和发展中国特色社会主义的本质要求和重要保障，是实现国家治理体系和治理能力现代化的必然要求，事关我们党执政兴国，事关人民幸福安康，事关党和国家长治久安。《决定》凝聚了全党智慧，体现了人民意志，为推进社会主义法治建设提供了基本遵循和行动指南。要深刻理解《决定》的精神实质，增强全面推进依法治国的责任感和紧迫感。深刻理解全面推进依法治国的重大现实意义和深远历史意义，全面理解依法治国的指导思想、总目标、基本原则、工作布局和重点任务，准确把握党的领导和依法治国的关系，更加自觉地坚持依法治国，更加扎实地推进依法治国，努力实现国家各项工作法治化，向着建设法治中国的目标迈进。

为贯彻落实党的十八届四中全会精神、习近平总书记系列重要讲话精神以及刘延东副总理重要讲话精神，王国强提出 4 点要求：

第一，抓好全会精神的传达学习工作。局党组成员、中心组成员和各单位主要负责人要带头学习，在学深学透、全面把握上下工夫；各单位党组织要制订学习贯彻方案，通过召开专题学习会议、辅导报告和专题培训班等方式，及时将会议精神传达到每一个党员干部，把思想统一到全会精神上来；要充分利用各类媒体平台，采取丰富多样的形式，广泛传播中医药系统学习贯彻全会精神的具体举措；把学习贯彻四中全会精神与习近平总书记系列重要讲话精神结合起来，与贯彻落实三中全会精神、全面深化改革结合起来，与贯彻落实刘延东副总理重要讲话精神结合起来，与巩固深化党的群众路线教育实践活动成果结合起来，自觉在思想上和行动上与党中央保持高度一致，紧紧围绕大局，自觉服务大局。

第二，研究制订贯彻落实的实施方案，着力提高中医药法治化水平。要认真开展调查研究，结合中医药工作实际，研究制订具体贯彻落实《决定》的实施方案，确保全会确定的目标任务落到实处。一是加快中医药法立法进程，要按照四中全会有关使每一项立法都符合宪法精神、反映人民意志、得到人民拥护，增强法律法规的及时性、系统性、针对性、有效性的要求，对暂时存在分歧但又必须回答的问题，要深化研究、加强协调、妥善处理，最大限度凝聚共识；把认识基本一致、实践证明成熟可行的政策措施、经验做法及时固定下来，补充到中医药立法中去。二是推进中医药法制体系建设，加强中医药法提出的相关制度安排的配套文件研究，加快推进相关规范性文件的制修订，加强合法性审查。三是深入推进依法行政，全面履行职能，提高决策科学化水平，加强对权力的制约和监督，全面推进政务公开。四是强化法治宣传教育，组织法治培训，认真学习党内法规，加强正面宣传和舆论引导，形成自觉遵法守法的良好环境。

第三，深化中医药改革。要按照刘延东副总理的重要批示要求，加强对国家中医药综合改革试验区建设经验的总结，形成可复制、可推广的经验。做到提前谋划，特别对明年的中医药改革工作要深入研究，明确主攻方向，明确重点任务。

第四，统筹谋划好当前和今后一个时期的工作，以钉钉子精神完成全年任务。各部门、各单位要抓紧制订全面落实刘延东副总理重要讲话精神的实施方案并推动落实。完成好中医药发展战略规划、中医药海外发展战略、中医药政策体系建设总体规划、"十三五"规划思路等的编制，加快推动《中医药健康服务规划（2014～2020年）》的出台并做好实施准备。同时，推动促进公立中医医院改革相关文件、方案的出台，加快推进相关制度机制改革探索。稳步推动社会办中医，改进中医类别医师执业管理。深入实施好基层中医药服务能力提升工程。尽快出台促进中医药教育改革与发展的指导意见及加强中医药科技创新体系建设的指导意见，落实好国医大师表彰大会后续工作。不断巩固和扩大教育实践活动成果，持之以恒抓好作风建设，建立健全落实主体责任的责任体系和工作机制，推动中医药系统党风廉政建设和反腐败斗争不断取得新成效。

国家中医药管理局党组成员、副局长马建中、王志勇，副局长于文明，局机关和直属单位部分代表结合工作实际和思想体会进行了交流，对进一步提高中医药工作法治化水平提出意见、建议。局机关全体党员、机关服务中心处级以上党员干部，各直属单位领导班子成员，中国中医科学院二级院所主要负责人参加学习。

(刘　灿)

【党建专题工作】

一、党的群众路线教育实践活动

二、国家中医药管理局直属机关第三次代表大会

以上内容见会议篇、专题篇。

十一、反腐倡廉工作与行风建设

【概况】　2014 年，党中央旗帜鲜明反对腐败，坚定不移惩治腐败，深得党心民心。国家中医药管理局党组强化党要管党、从严治党的政治责任意识，切实担负起党风廉政建设主体责任，狠抓直属机关党风廉政建设和反腐败工作，指导各直属（直管）单位深入推进行风建设和医药购销领域商业贿赂专项治理；局机关纪委在局党组、驻委组局的大力支持指导和局直属机关党委直接领导下，认真履行监督责任，指导、督促各直属纪检部门聚焦中心任务，强化监督执纪问责。

(庄　严)

【落实党风廉政建设责任制】　国家中医药管理局党组坚决贯彻党的十八届三中、四中全会精神，认真贯彻"落实党风廉政建设责任制，党委负主体责任，纪委负监督责任"的要求，牢固树立"不抓党风廉政建设就是严重失职"的意识，以有力、有效的举措切实担负起主体责任，推动了整体工作发展。一年来，国家中医药管理局党组制定印发了《关于落实党风廉政建设主体责任的实施意见（试行）》，认真组织学习十八届中央纪委三次、四次全会精神，要求机关各部门和直属各单位学习好、宣传好、贯彻好、落实好全会精神，深入推进党风廉政建设和反腐败斗争；制定印发了《2014年党风廉政建设和纠风工作任务分工意见》，强化党员领导干部"一岗双责"意识，着力把反腐倡廉制度建设融入各部门、各单位业务工作之中；制定印发了《贯彻落实〈建立健全惩治和预防腐败体系 2013～2017 年工作规划〉的实施意见》并进行责任分解，确定了局直属机关惩防体系建设五年规划及各部门、各单位承担的任务及目标，使惩防体系建设形成长效机制；组织召开

了廉政工作会议，传达学习国务院第二次廉政工作会议精神，并就贯彻落实作出部署；组织听取了局机关和直属单位两个责任落实情况专题汇报，王国强副主任在第三次局务（扩大）会议上专门就进一步贯彻落实中央关于党风廉政建设和反腐败工作要求进行重点部署，以确保党风廉政建设责任制真正落到实处。

（朱 桂）

【增强监督检查的实效性】 巩固深化了落实中央八项规定精神成果，切实抓好中央八项规定、国务院"约法三章"和局30条实施意见的贯彻执行。在作风建设上，坚持一个节点一个节点抓，做到早打招呼、早提醒，持之以恒、防微杜渐；及时通报顶风违反八项规定精神典型案例；建立落实中央八项规定精神情况月报制度；局直属机关纪委还与医政司共同制定了《国家中医药管理局贯彻落实医疗卫生行风建设"九不准"实施意见》，并将其主要内容纳入了《全国中医药行业深入开展第二批教育实践活动的指导意见》之中。

以监督检查为抓手进一步筑牢廉政风险防控机制。先后组织开展了2013年推进惩治和预防腐败体系建设情况检查、权力运行监控机制建设情况检查。通过检查，对机关各部门和直属各单位存在的薄弱环节有了更加清醒的认识，并在此基础上对权力运行监控机制建设单位《权力明晰表》进行了修订。

着力加强了对重点领域和关键环节的监督。继续抓好"三重一大"事项集体讨论决定制度的落实，制定印发《关于进一步做好贯彻落实"三重一大"事项集体讨论决定制度的通知》并进行专项检查，全年共收到各部门、各单位报送的"三重一大"事项集体讨论决定会议纪要200余份；先后对公务员招考，领导干部选拔任用和年度考核，国医大师评选，"973"及重大专项等课题的遴选、评审，有关工程招标、比选等工作进行了监督，切实加强了对领导干部特别是党政主要领导干部、人财物管理使用、关键岗位的监督。

（朱 桂）

【加大执纪问责力度】 积极研究探索开展巡视工作。国家中医药管理局党组于2014年底制定印发了《国家中医药管理局关于开展巡视工作的实施意见（试行）》，计划用3年时间对直属（直管）单位普遍开展一次巡视，加强对单位领导班子及其成员的监督，及时发现问题，形成震慑。

有效拓宽信访举报途径。建立信访举报信件集体排查制度，对反映干部问题的线索认真清理、分类处置。机关纪委全年共收到群众信访举报及上级转办信件90件，配合驻委组局办理7件，直接办理42件，向有关部门和单位转办38件。

加强对中医药系统查办行风案件的督促和指导，坚决纠正损害群众利益的不正之风。建立查处违反"九不准"案件数据和典型案例定期上报制度。及时通报中央纪委、中央国家机关纪工委、驻委组局查处的违纪违法典型案例，加大曝光力度，充分发挥查办案件的警示教育作用。

（朱 桂）

【加强纪检组织和干部队伍建设】 在2014年6月召开的中国共产党国家中医药管理局直属机关第三次代表大会上，选举产生了新一届局直属机关纪律检查委员会，并明确其承担执纪问责和监督的职能。

根据国家中医药管理局党组关于直属单位建立健全纪检监察机构的要求，督促指导中国中医科学院所属研究机构建立健全纪检监察机构并配备符合岗位需求的专兼职纪检监察干部，中药所、针灸所、基础所、信息所已先后成立了党的纪律检查委员会。

坚持纪委例会制度，以会代训，为提高履职能力、交流信息提供了平台；同时，组织局机关和直属（直管）单位的专兼职纪检干部参加驻委组局、卫生计生委机关党纪委组织的专业知识培训，切实提高了纪检监察干部的政治素质和业务能力。

（朱 桂）

十二、信访、安全保卫、建议与提案办理

【信访工作概况】 2014年国家中医药管理局共接待群众来访77批次110人次，处理群众来信813封，答复局长信箱1000余件，信访反映主要事项为中医类别执业医师执业范围、民间医生执业医师资格、各地医疗机构的设置、民间中医药科技成果转化、中医药特种行业执业技能鉴定、治疗埃博拉病毒献方和中医药立法的建议等问题。

认真梳理汇总信访信息，定期上报群众来信来访反映的热点、难点问题，落实依法信访、责任信访和阳光信访，不断提高信访工作法治化水平。充分发挥局长信箱的作用，及时回复群众来信，不断提高回复质量，加强与国家卫生计生委、国家食药监局的协调沟通，不断提高群众满意度。

（肖国栋）

【安全保卫概况】 2014年，国家中医药管理局安全保卫工作在局党组的正确领导下，在北京市公安局的悉心指导下，深入贯彻落实十八大、十八届三中、四中全会和习近平总书记系列重要讲话精神，坚持"预防为主、单位负责、突出重点、保障安全"的原则，认真履职，敢于担当，切实做好各项工作，确保了局机关及各直属单位的安全稳定。

一是加强组织领导，落实领导责任制。局领导从讲政治和讲大局的高度充分认识新形势下安全保卫工作的重要性和紧迫性，层层落实工作责任。局领导多次在各类会议上强调要把安全保卫工作抓实、抓

细、抓小。局机关及各直属单位各级领导均签署了内部安全责任书，对重点要害部门做到定岗、定人、定责任。中国中医科学院与二级院所进一步细化目标责任，在目标责任书中包含了13项具体目标、20条具体责任和3条处罚条款。

二是细化各项制度和应急预案，完善安全保卫体系。国家中医药管理局及各直属单位涉及行政、科研、教学、医疗等多个方面工作，制定覆盖面广、操作性强的刚性制度，有利于维护正常的工作秩序和人员、财物安全。印发《国家中医药管理局关于进一步加强安全保卫有关工作的通知》，明确部门分工和职责范围，提出安保要求。国家中医药管理局及各直属单位制定了涉及安全、保密、消防、交通安全等方面的50余项规章制度。对重点部门、要害部位，如燃气锅炉房、食堂、涉密机房、化学危险品仓库、学生宿舍等均制定了实施细则。

三是做好国家重大活动和重要节假日期间的安全保卫工作。在建国65周年、党的十八届四中全会和APEC会议等国家重大活动和"五一""十一"、春节等重要节假日前夕，局领导亲自过问，指示一定要层层分解工作任务，加大人力、物力、财力支持力度，排查工作突出重点，加强重点要害部门的应急管理，确保机关内部安全稳定、和谐有序。提前制订工作方案，明确目标、任务、时间节点和步骤，强调整改落实和信息反馈。组织召开专题会议传达中央综治办和北京市公安局文件精神，分析安全形势，研究部署对策。采取各部门、各单位全面自查和局办公室抽查的方式排查、消除安全隐患。局机关各部门及各直属单位安保部门严格落实责任，安排专人推动工作开展，结合各单位工作实际，有针对性地排查安全隐患，及时上报自查结果和整改落实情况。

四是扎实做好内部治安防控、消防等基础性工作。做好消防安全管理，把消防安全检查作为安全自查的必备项目，同时严格落实建筑物"六个必查"。积极配合各职能部门做好消防专项检查，开展了冬春季火灾防控专项行动、国庆65周年及APEC会议期间专项整治活动、施工现场防火安全专项整治活动和烟火爆竹燃放安全管理专项行动。做好内部治安防控、防灾减灾、流动人口管理等工作。在出租房屋管理上按照"谁出租、谁负责"的原则，开展了出租房屋和地下空间的安全隐患排查，摸清房屋租用基本情况，与承租方签订安全协议。在流动人口管理上实行安全归口管理和逐级负责制，严格按照公安等部门要求管理流动人口，配合公安、安全等部门开展人员排查。做好少数民族工作人员的服务工作，及时了解生活工作情况，协助解决孩子入学等困难。在防灾减灾工作中，充分利用防灾减灾日和宣传周，协调局机关及各直属单位开展主题宣传活动，张贴防灾减灾宣传标语和宣传画，培训工作人员掌握安全用火、用电、用气、用油的常识和逃生自救知识。在内部治安防控工作中，加大技术防范力度。国家中医药管理局机关启用办公楼门禁系统，安装地下车库自动升降门，升级改造监控系统，实现办公区域24小时全覆盖。各直属单位均落实门卫制度和24小时巡查制度，确保办公场所安全。

五是创新工作方式，提高宣传成效。采取多种方式宣传综合治理工作的重要性和紧迫性，增强工作人员责任意识和忧患意识。各部门、各单位均建立宣传教育台账，邀请有关职能部门及专家举办专题讲座，提高全体工作人员安保能力水平。定期召开专题会议，组织各部门、各单位安保干部集体学习中央和职能部门文件精神，研究讨论近期重点工作，交流心得体会和工作经验。除了传统的利用机关宣传栏、电子屏宣传安全科普知识外，2014年动员全体工作人员安装使用动漫急救APP。此款软件用动漫形式传播心肺复苏、踩踏自保、烟花爆竹安全等知识，受到广大职工欢迎，取得了良好的学习效果。

(肖国栋)

【2014年"两会"建议提案答复办理工作】　国家中医药管理局认真贯彻落实李克强总理在2014年2月7日国务院常务会议上的重要指示，按照全国人大常委会办公厅《关于交办十二届全国人大二次会议代表建议的通知》、政协全国委员会办公厅《关于办理全国政协十二届二次会议提案的实施意见》要求，明确责任、规范程序、狠抓落实，完成2014年建议提案的答复工作。

2014年国家中医药管理局承办十二届全国人大二次会议代表建议65件，其中主办42件、协办21件、参阅2件；承办全国政协十二届二次会议委员提案49件，其中主办38件、协办11件。与上一年度比较，在数量上，增加5件；在内容上，范围更广。代表委员们紧紧围绕我国中医药事业发展的实际，分别从中医药事业发展战略、中医药产业综合试验区建设、中医药健康服务业、中医药海外发展等多个方面提出很好的建议和意见；在质量上，进一步提高，很多建议提案都是由代表委员多方调研、反复论证而成，既发现、提出问题，也思考解决问题的办法和措施。经过努力，国家中医药管理局在全国人大常委会办公厅、政协全国委员会办公厅的规定时间内完成了建议提案的办理工作。从反馈情况来看，满意率在98%以上。2014年全国人大将"关于将甘肃列为国家中医药产业发展综合试验区的建议"确定为重点建议之一，交由国家中医药管理局承办。国家中医药管理局对此高度重视，多次召开会议专题研究，会同国家发展改革委、科技部、工业和信息化部、商务部和国家食品药品监管总局等协办单位制订了工作方案，成立了协调小组，建立了协商机制，并与甘肃相关部门进行了多次沟通协调。同时，国家中医药管理局会同全国人大常委会办公厅、全国人大教科文卫委员会和各协办单位组成调研组，赴甘肃就中医药产业发展开展调查研究。国家中医药管理局仍将继续协调全国人大常委会办公厅、全国人大教科文卫委员会及各协办单位，按照职责分工，研究推动将甘肃列为国家中医药产业发展综合试验区的报批程序等相关事宜，制定并完善扶持甘肃中医药发展的相关配套政策措施。

在办理流程方面，国家中医药管理局明确"两会"建议提案办理责任部门，建议提案办理的各个环节提出明确要求。各承办部门按照要求，建立健全办理责任制度，实行主管领导和具体承办人员分级负责制，明确工作任务，严格办理程序，提高办理质量；建立工作台账，将建议提案答复落实到具体承办人，所有答复件都由部门主要负责同志审签并由主管局领导签发，有效保证了建议提案答复的质量。采取有效措施，对各承办部门的办理工作进行督办，确保办理进度；各承办部门在答复前通过电话、信函、调研、走访和召开座谈会等方式，主动与代表委员沟通，了解代表委员的想法，充分交换意见，以便更好地进行答复。对代表委员提出的问题，进行深入细致地分析，找出原因，做好沟通协调工作，提高办理力度，使建议提案得到全面、准确的答复。按照全国人大常委会办公厅、全国政协委员会办公厅的要求，认真做好建议提案答复的主动公开工作，其中建议复文同意主动对外公开24件，提案复文同意公开20件。组织编印了《政协第十二届全国委员会第二次会议有关卫生计生与中医药内容的发言摘编》，供各相关部门参考。

（李尚青）

十三、其他

【我国首设中医神志病学博士后科研工作站】 2014年黑龙江神志医院设中医神志病学博士后科研工作站。

首届入站的首都医科大学附属北京安定医院尹冬青、黑龙江中医药大学张浩做了题为《双向情感障碍中医证候分型诊断技术的规范化研究》《基于"痰瘀交互"理论的愈癫汤及其拆方对精神分裂症大鼠不同脑区氧化应激损伤及ERK信号转导机制影响的研究》的博士后课题汇报。

黑龙江神志医院是专门从事中医药防治精神、心理疾病的三级甲等中医专科医疗及科研机构，在全国率先开展中医神志病学学科、专科及重点研究室建设，牵头组织制定了国家级行业标准《中医神志病临床诊疗指南》及专业系列教材的编写。

中医神志病学博士后科研工作站的设立，成为我国首个面向中医药防治重大精神、心理疾病研究领域而搭建的博士后高级人才培养基地。

（衣晓峰）

【中医药推广列入惠侨计划】 2014年6月6日，第七届世界华侨华人社团联谊大会在北京举行。国务院侨办主任裘援平在开幕式讲话中表示，国务院侨办和中国海外交流协会将采取一系列惠侨举措，其中涉及推广中华传统医药及繁荣发展中餐等内容。现在中医药在海外的发展面临的首要问题是合法化。解决合法化问题，首先要重视示范的作用。

（国 文）

【《全国中草药汇编》第三版发布】 2014年4月11日，《全国中草药汇编》第三版在北京发布。本次修订历时6年，收载中草药3880种，每味中药新增了道地产区、归经、用药警戒等7项内容，由人民卫生出版社出版。

中国中医科学院副院长兼中药资源中心主任、《全国中草药汇编》第三版副主编黄璐琦介绍，修订版全面配合第四次全国中药资源普查工作，增加100多品种，涵盖了《中国药典》等几乎主要中草药品种，补充了药材性状、道地与产区、炮制、饮片性状、归经、用法用量、用药警戒等7项内容。"不仅能满足广大基层中医药人员对中草药知识的需求，提高他们的医疗知识水平，而且可为国家相关部门在制定有关中药资源保护、可持续利用政策及标准制定等提供科学依据，其意义重大而深远。"

作为现代本草代表著作之一，《全国中草药汇编》第一版诞生于全国大搞中草药群众运动的20世纪，出版后深受中医药界普遍欢迎，1978年曾获全国科学大会奖励。为了体现最新科学认识，补充国家标准的不足，第三版修订任务由国家中医药管理局课题管理，于2008年启动。

本次修订工作由国家卫生计生委副主任、国家中医药管理局局长王国强主持并担任主编，组织了全国58家科研院所、高等院校、企事业单位的专家、学者400余人参加，是历时近6年完成的一项巨大工程。

（马 骏）

【中国中医科学院成立中医药数据中心】 2014年12月29日，中国中医科学院中医药数据中心成立，旨在构建数字化、信息化、网络化的中医药数据支撑平台与管理服务共享体系，全面提升中医医疗与学术水平。国家中医药管理局副局长、中国中医科学院党委书记王志勇与中国中医科学院院长张伯礼院士为中心揭牌。

全民健康保障信息化工程中医药项目办公室同时成立，国家卫生计生委副主任、国家中医药管理局局长王国强任项目领导小组组长，由中国中医科学院负责日常事务。

该中心将以国家中医临床研究基地为主要数据来源，承担中医药临床科研数据及其产品的收集、处理、存储、检索和服务；全面采集长期积累的临床科研数据，实现临床科研数据的持续积累、有效集成与应用；制定不同的数据发布策略，根据不同临床科研的研究需求，向国内外提供各类数据及其产品的共享服务，实现数据共享；研究制定中医药临床数据共享管理办法，开展中医药临床数据研究与应用的技术指导与培训工作等。

（樊 丹）

【中国中医科学院广东分院成立】

2014 年 12 月 5 日，中国中医科学院广东分院在广东省中医药科学院成立。这是中国中医科学院按照"面向需求、推倒围墙、整合资源、和合共进"发展理念，搭建国家中医药研究平台以来成立的第二家分院。中医临床研究、中医药标准化、岭南中医学术流派研究及南药资源研究等将成为分院重点研究方向。

该分院的成立，旨在以机制创新为先导，以科研合作、学术交流为抓手，以人才培养为基石，整合广东省内有关高校、科研院所、中药企业和医疗卫生机构资源，全面提升中医药整体创新能力和临床服务水平。对广东分院建设，国家卫生计生委副主任、国家中医药管理局局长王国强提出，整合优势资源，构建协同创新体系，创立开放共享、优势互补、合作共赢的产、学、研、用、金一体化中医药科技创新平台。坚持需求导向，突出两个优先方向，即在健康服务方面，与广东省中医院、国家中医临床研究基地紧密结合，以提高服务效果为核心，加快优势病种和其他重大疾病的联合攻关，在诊疗技术、疗效评价、中药新药和仪器设备的研发、预防保健技术与产品等方面形成突破；在产业发展方面，充分发挥市场导向作用，把技术需求和创新攻关结合起来，把市场拉动和技术驱动协调起来，加快科研成果的转移和转化，形成现实的生产力，不断提高中医药科技创新在转变经济发展方式，促进广东省经济发展中的贡献率。

当天还举行了创建国家中医药研究平台学术交流大会。广东省副省长林少春，国家中医药管理局副局长、中国中医科学院党委书记王志勇，中国中医科学院院长张伯礼院士，国医大师陈可冀，国家中医药管理局规划财务司司长苏钢强、医政司司长蒋健等出席。

（赵维婷）

直属单位篇

【国家中医药管理局机关服务中心 2014年工作概况】

一、行风建设

（一）从加强学习型党组织建设入手，不断提高团队的整体素质

中心始终把加强党员干部政治理论学习摆在首要位置，不断强化职工的政治意识、大局意识、服务意识和责任意识。一是组织大家认真学习贯彻党的十八大和十八届三中、四中全会精神，认真研读《习近平总书记系列重要讲话读本》，切实把政治学习和理论武装融入日常工作中。二是建立了全体党员每周集中学习制度，开展专题学习研讨，增强学习的"内动力"。三是组织学习《中国共产党党员领导干部廉洁从政若干准则》等文件，绷紧防腐拒变这根弦，始终保持共产党人清正廉洁的政治本色。四是紧紧抓住党的群众路线教育实践活动这一主旨，加强学习型党支部建设，不断提高党性修养。

（二）积极组织参加培训学习，加强自身能力建设

中心高度重视领导班子和党员干部自身能力建设，积极组织各种业务学习和培训。不断开拓党员干部的视野，拓展大家的工作思路。支持青年干部参加局人教司举办的中医药管理专业研究生课程班，积极安排职工参加国管局组织的各项业务工作培训和学习，通过不同单位的交流学习，吸收一些好的经验方法，不断提高自身工作能力和工作水平。

二、深化教育实践活动

（一）坚持高标准严要求，不断把教育实践活动引向深入

中心党支部在群众路线教育实践活动工作中，始终坚持高标准严要求，不断把教育实践活动引向深入。一是领导班子调整后，党支部及时调整成员，明确分工和职责，并成立了"整改落实工作小组"，有力地推进了党的群众路线教育实践活动整改落实工作扎实开展。二是党支部积极采取"台账"式方法，按照局党组和活动办"两方案一计划"的总体整改要求，对中心的

"两方案一计划"逐项逐件进行落实，务求实效。

（二）建章立制出成果，整改落实见成效

中心领导班子深知教育实践活动必须要依靠制度作保障，用制度来管人、管钱、管物，使各项工作有章可循、有规可依。2014年4月，中心完成了"三重一大"重要事项决策制度的修订；重新修订了中心岗位设置、年度考核、聘用人员管理等人事管理制度；完善了主任办公会议等制度共40余项。配合局办公室进行公务用车改革，规范公务用车各项管理，车改后，局机关保留车辆10辆，服务中心保留2辆。积极落实整改活动中涉及中心的34项工作任务，中心分工负责的工作任务已全部完成。

三、转变思路，创新管理

（一）改进管理方式，推进服务社会化

为落实中央统一部署，进一步推进机关后勤机构改革，中心引入社会服务机构提供办公楼物业、餐饮等服务，持续提升后勤服务保障水平。一是积极引导管理岗同志从干后勤向管后勤转变，从亲力亲为向监督管理转变，从具体管理向制

度管理、合同管理、标准管理、成本管理等转变。二是强化监督管理，严格执行国家有关规定，加强对物业公司监管，规范工作流程。三是严把岗前培训和上岗资质关，特殊专业岗位和专业技术人员必须持专业证书上岗。四是加大财务和人事工作的公开透明度，主动接受干部群众监督。

（二）创建首都文明单位，加强自身文化建设

领导班子高度重视"首都文明单位"创建工作，成立了"首都文明单位创建工作领导小组"，以创建首都文明单位为目标，领导重视，积极落实，形成了主任全面抓、分管领导具体抓、各部门处长负责、全员参与创建的落实机制。一是开展"五个一"活动，即"一堂"（道德讲堂）、"一队"（学雷锋志愿服务队）、"一牌"（文明提示牌）"一桌"（文明餐桌）、"一传播"（QQ、微信传播）。二是在机关办公大楼九层为广大干部职工提供健身场所。中心申请首都文明单位名单已公示，顺利进入首都文明单位候选名单。

（三）开展"党员到社区报到"活动，加强服务型党组织建设

中心党支部作为国家中医药管

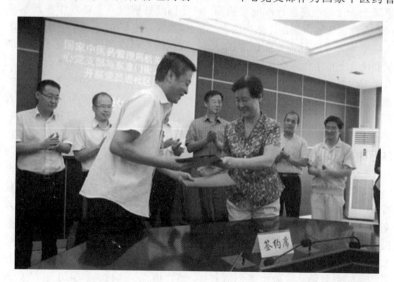

2014年8月27日，国家中医药管理局直属机关党委常务副书记张为佳、局机关服务中心党支部书记张秀英等20余名党员干部前往东直门街道党工委参加"党员到社区报到"启动仪式。局机关服务中心党支部与东直门街道党工委签订协议书，并向东直门街道捐赠中医药健康科普书籍

理局"党员到社区报到"试点党支部之一，认真贯彻落实《国家中医药管理局"党员到社区报到"试点工作的实施方案》的文件精神，进一步加强局机关与东直门街道举办的共驻共建活动。通过为东直门街道提供中医养生与保健知识讲座、为社区图书室提供健康科普类图书等一系列活动，切实为社区建设做贡献。自开展活动以来，中心党支部不仅邀请东直门街道参加国家中医药管理局组织的活动，还开展了中医药健康知识讲座，参加东直门街道志愿者服务活动。

（四）以建设"五型机关"为契机，积极开展节约型机关创建活动

国家中医药管理局作为国管局指定的中央国家机关创建节约型机关的试点单位，中心以建设"五型机关"为契机，严格按照国管局要求，狠抓日常节约、节能管理，提高节约意识，落实节约措施，积极推进节约型机关建设。一是制定了用水、用电制度，细化了水、电、汽、油和办公用品节约措施，提高了节约效率。二是积极开展节能宣传周活动，引导大家牢固树立"厉行勤俭节约，反对铺张浪费"的思想理念。三是严格执行政府采购和国有资产报废年限规定，减少浪费。四是坚持每月进行各项能源能耗计量和统计上报工作，建立统计台账，及时掌握办公楼各类能源用量和消耗数据分析，发现问题及时整改。

（黄铮）

【中国中医科学院2014年工作概况】

一、体制、机制改革

调结构，搭建新平台，适应新需求，推动事业发展。江苏分院成立来，以转化医学综合楼建设为契机，争取到江苏省2亿元资金支持，加快了条件建设，组建了区域医教研产协同创新中心；新建2个国家中医药管理局重点研究室、5个国家名医工作室；通过与总院的科研协作和学术交流提高分院整体科研能力，以协作打造品牌学科为重点提升医疗服务水平；医疗业务、收入、

科研立项均以10%的比例增长，发表SCI论文72篇，申请专利22项，获得科研经费1740万元，均创历史新高。在国家中医药管理局和广东省中医药局的大力支持下，2014年12月5日挂牌成立了中国中医科学院广东分院。中药资源中心稳步推进第四次全国中药资源普查，指导了全国31个省、922个县的中医药资源普查工作，收集近1.3万种药用资源种类及分布信息，存储标本实物10万多份，形成7项填补空白的行业规范和标准草案；制定中药首个ISO标准（人参种子种苗）；发现新属1个及新物种11个；发表SCI论文33篇；申请到纵向经费6300余万元、横向经费1260余万元，并荣获国家科技进步二等奖；与吉尔吉斯共和国国家科学院共同建设了药用植物资源联合实验室。中医药数据中心2014年5月成立，已完成了18.8万条标准术语及5.6万条病种术语的存储工作；构建了数字化、信息化、网络化的中医药数据支撑平台与管理服务共享体系；承担了中医药临床科研数据及其产品的收集、处理、存储、检索和服务任务；实现了临床科研数据的持续积累、有效集成与应用；制定了不同的数据发布策略和中医药临床数据共享办法；开展了中医药临床数据研究与应用的技术指导与培训工作。广安门医院南区奉行一院二址、统一管理、独立核算、合作发展的宗旨，各项业务参数都持续大幅提升。

建机制，内生驱动，增活力，内涵发展。中药所改革量化考核制度的改革，加大论文论著、专利申请、课题立项、新药研发、成果获奖等科研产出在绩效工资和职称评审中的比例，体现"多做科研、多出成果、多出人才"的政策导向，年获批纵向课题1.17亿，创历史新高；横向合同额逾6410万；发表SCI论文140篇，IF≥5的论文有13篇。中医基础理论研究所与北京市第一中西医结合医院、北京丰台区中西医结合医院、江苏分院共同启动"基础-临床院所协同创新行动"，探索建

立中医理论研究临床基地，强化实践观和应用朝向，打通"临床问题到理论研究再回到临床应用促进理论创新"的双向转化路径，开创了中医理论研究与临床实践紧密结合的新尝试。信息所采取区分科研岗和服务岗分类管理和考核的方式，改革所属3家杂志的管理模式，实行统一管理、量化考核，杂志出版质量和效益明显提升。改革基本科研业务费选题与招标方式，以解决中医药发展重大问题为导向，将百年中医发展史、穴位本态研究、青蒿素的再次开发利用、院史研究、名医名家传承研究等作为重点进行立项支持。

二、科研工作

面向国家战略需求和中医药发展的热点、难点问题，凝练中医药重点突破的新领域，组织策划具有战略引领意义的重大项目群，在基础与中药研究领域，牵头组织策划了中药安全检测技术及标准平台、符合中药特点的安全用药风险评控关键技术、源于中药的I类新药研发与释药系统研究、基于病证结合的气血相关理论研究以及从肠道湿热探讨糖尿病中药干预机制等重点领域研究项目，分别获得重大新药创制专项、"973"牵头项目及国家自然科学基金重点项目资助。在临床和应用研究领域，以国家科技支撑计划、行业专项、院级自主选题为依托，牵头开展中医药治疗艾滋病、多种重大疑难病及慢性病临床疗效研究、中医药保健技术与产品研究、中医特色护理研究。组织申报各级各类科技项目1111项，中标511项，其中国家自然科学基金项目89项，创历史新高。新增国家重大科技任务25项，包括重大新药创制项目3项、"973"计划项目牵头1项及课题3项、科技支撑计划项目7项、国家自然科学基金重点项目1项、科技基础性工作重点项目2项、中医药行业科研专项11项，合同（预算）总额超过3亿元。承担国家重大科技项目102项，同比增长16%；在研课题1362项。

科研成果取得新突破。38项成果获得奖励，其中5项成果获得国

家科学技术奖，包括以第一完成单位获得二等奖2项，以合作单位获得一等奖2项、二等奖1项；6项成果获得国家一级学会一等奖，刷新了相应奖项的年度记录；1项成果获得北京市科学技术一等奖。牵头制定并已发布了《ISO/TS17938：2014中医药学语言系统语义网络框架》《ISO/TS17948：2014中医药文献元数据》标准和《ISO17217-1：2014人参种子种苗国际标准——第一部分：人参》。在《ISO17218：2014一次性使用无菌针灸针》国际标准的制定中发挥了重要作用；牵头组织实施的6项针灸国家标准、12项行业组织标准发布施行。标准化工作的牵头人王永炎院士被中国标准化协会授予"标准化终身成就奖"。

"十二五"重点工作进展。重大新药创制：完成金柴抗病毒胶囊III期临床试验及双氢青蒿素片临床前研究；5类新药金草片及其原料通过国家药审中心评审；开展了12个中药注射剂上市后临床安全性监测研究，制定了《中药临床安全性监测总结报告规范》。重大传染病研究：中医药防治甲型H1N1流感、手足口病与流行性乙型脑炎的临床方案与诊疗规律研究，形成中医救治方案、中医临床诊疗指南及辨证体系，完成了甲型H1N1流感系列方药、制剂的筛选与研发。中医药艾滋病防治研究已完成全部病例入组及相应时点的临床访视和指标检测；新发突发传染病中西医结合临床救治平台研究，制定了新发突发传染病相应病种诊疗及应急预案。"973""863"及国家自然科学基金重点项目："以量-效关系为主的经典名方相关基础研究"，阐明了方药的多样性、复杂性量效关系；"从障碍性贫血探讨'肾生髓'理论的研究"，揭示了"肾髓系统"学说指导下补肾治疗疗效产生的内在规律；"穴位敏化特性与效应研究"，借助表观遗传学、蛋白组学和代谢组学等手段，首次揭示了病理状态下穴位功能活动明显强于生理状态的动态过程；"经脉体表特异性联系的生物学机制及针刺手法量效关系的研究"，率先

在针灸经络领域开展"证伪"研究，促进了国际同行对既往研究偏差的修正；"数字化中医药信息系统研究"，研发构建了临床科研一体化的中医药数据采集、管理与分析挖掘系统，并成功应用于全国20余家示范医院。临床研究重点项目：针灸治疗多中心临床评价研究、中医药防治代谢综合征和糖尿病、冠心病、慢性胃炎及延缓骨与关节退行性病变等临床研究项目，基本完成病例观察，部分进入数据统计分析阶段。研究形成的《冠心病及急性心肌梗死中医临床辨证标准及防治指南》《糖尿病中医防治标准》等诊疗方案、防治指南和专利产品，已在社区和基层推广应用，形成不同规模的示范社区和多机构、多层次融合的中医药防治网络，为基础研究到临床和社区的转化应用构建了成功的模式。初步构建了真实世界临床研究方法学框架，启动了"以数据为导向"的回顾性研究及以"临床问题为驱动"的肺癌、冠心病、糖尿病前瞻性研究。中医古籍数字化系列研究："中医古籍数字图书馆""中医古籍知识库"和"中医诊疗决策支持系统"上线运行，并向公众开放了相关知识服务。牵头的科技基础性工作专项"中医药基础学科名词术语规范研究""中医精神医学与心理学名词规范的制定""中医临床诊疗术语症状体征部分"全部完成研究工作，部分研究成果已由全国科学技术名词审定委员会审定颁布，并通过网络、微信等途径向全社会无偿开放。中药饮片规格及其质量评价标准研究，以传统的饮片分级方法为基础，借鉴现代科学方法，制定了30种饮片共75个级别的分级质量评价标准，为饮片质量评定提供了科学依据和技术支撑。参照国际规则开发建立的中医药传统知识保护名录数据库，先期入库3万余首方剂名录，填补了我国在传统知识保护中的空白。

全院共发表学术论文2767篇，SCI收录420篇，同比增长18%，其中影响因子大于9者高达8篇，最高影响因子11.21，创历史新高。出

版专著141部，获得专利42项，申报新药3项，同比均有提升。

参加科技部、国家卫计委、国家中医药管理局、国家食品药品监督管理总局、北京市以及中国工程院等部门有关中医药发展战略的研究，形成了10余项重要研究报告，为政府决策提供参考。望京医院首个自主研发的院内制剂"宣痹洗剂"获得医疗机构制剂注册批件。陈士林课题组建立的以ITS2为主的中药材DNA条形码鉴定体系，仝小林课题组揭示的中药复方"葛根芩连汤"降低空腹血糖和糖化血红蛋白的疗效及其与肠道菌群结构变化的密切关系，广安门医院呼吸科运用流行病学研究方法对慢性阻塞性肺疾病、慢性难治性咳嗽诊断、发病因素、中药和针灸干预等所开展的深入研究及其成果，分别发表在《生物学评论》《生物技术前沿》《国际微生物生态学会会刊》及《美国呼吸道与危重症监护医学杂志》等国际知名刊物上。举办各类学术活动274次，其中组织承办了第十三届中药全球化联盟大会，与美国针刺研究学会联合举办的2014国际针灸研讨会，与世界针联在美国休斯敦主办了"世界针灸大会"。《中医杂志》（中文版）入选"百强科技期刊"，并荣获第三届新闻出版政府奖期刊奖提名奖，《中医杂志》（英文版）获评2014中国最具国际影响力学术期刊；《中国针灸》获评2014中国国际影响力优秀学术期刊和第三届中国精品科技期刊。

对外提供服务的大型仪器设备总值达到3.47亿元，为64家高校、院所和53家企业，提供了4551万元的有偿服务，发挥了该院科技平台的作用。全院共对外提供技术转让和技术服务234项，服务合同总额9125万元。中药所GLP中心年内签订技术服务合同12项，实施急毒、长毒GLP项目23项，合同总额515万元。

三、医疗工作

2014年全院医疗单位门（急）诊总量达到860.66万人次，同比增长6.7%；出院人数66240人次，同

比增长 6.05%，医疗业务总收入46.69 亿元，同比增长 13.83%。

参与公立医院改革，探索创新办院模式。主办了以"传承、创新、发展"为主题的首届中国中医医院院长论坛，180 名院长共同探讨了中医院改革的方向与经验。发布了《关于促进院属医疗机构间医师多点执业的通知》，鼓励和引导不断创新办院模式。西苑医院促进研究型医院建设，在行业内率先成立了多学科合作、一体化诊疗的肿瘤诊疗部（中心），检验科接受了 IS015189 认证。广安门医院以内涵建设为主、外延拓展为辅，提高核心竞争力，成为首批中医药服务贸易"先行先试"骨干单位；继续按照"统一管理、单独核算"方式，执行四同原则，深入推进医院本部与南区的实质性融合，南区针灸科、呼吸科列入北京市中医重点专科，新建了睡眠中心等科室。望京医院新增设肛肠科和血管外科。眼科医院借助"京津冀"一体化契机，结合远程会诊平台，辐射周边省市，与河北、山东、河南等十余家医院签订协同发展战略协议，探索中医诊疗新模式。

突出中医特色，提升医院内涵建设。加大中医特色优势考核权重，开展中医基本功检查与医护药岗位技能竞赛，引导各医院进一步重视内涵建设，突出中医药特色，深入持久开展"三好一满意"活动，贯彻落实医疗行风"九不准"，规范医疗秩序，保障医疗安全，全面提升中医药医疗服务能力。西苑医院大幅改善门诊就诊环境，优化门急诊收费挂号和药房调配自助查询系统，在行业内率先成立了多学科合作、一体化诊疗的肿瘤诊疗部（中心），检验科接受了 IS015189 认证。广安门医院成为首批北京市"医嘱信息全市共享"试点机构；承办了由中央保健委员会办公室主办的中医常见慢性病防治与养生保健培训班。望京医院建成面积 600 平方米的特色诊疗中心，与"治未病"中心共同构成融体质辨识、健康指导、中医特色疗法为一体的"治未病"体系。

对口支援工作。做好中医药服务百姓健康工作，派出两支国家中医医疗队分赴河南、江西，参加了"服务百姓健康行动"义诊活动周，开展义诊、健康讲座等活动。继续推进陕西府谷县中医院、延安市中医院等对口支援工作。落实国家中医药管理局"一带一路"中医药发展工作部署，成立了对口支援工作领导小组，拟定了 2015 年对口支援新疆工作计划，持续开展了对新疆、西藏的对口支援工作。望京医院在云南省昭通市鲁甸县地震中治疗地震伤员 200 余人次，会诊重症伤员30 余人次，发挥了中医药在突发公共卫生事件中的救治能力。

中医护理工作。设立了"中医护理学"二级学科（硕士点），解决了护理高层次人才学位教育的短板；举办了首期面向全国的中医护理管理高级培训班；开展了中医特色护理技术视频竞赛，护理工作量化考核有序开展。

四、中医药传承创新工程

持续推进中医药传承创新工程。《百年中医史研究》完成早期（1912～1949）、中期（1949～1977）70 万字的初稿和审查，整理有关中医史料，梳理中医发展脉络，探究废医案、中医政策、西学中、赤脚医生等重大事件的真相及其根源，总结百年中医发展的历史经验和教训，以史为鉴，举办"百年中医史研究"项目国际学术研讨会暨国家级继续教育项目"问题导向的近现代中医史研究学习班"。继续加强名医名家传承项目研究，做好名医名家学术经验的抢救挖掘工作。在完成名医名家第一批传承项目的结题验收工作的基础上，启动"名医名家传承"新增项目 23 项，滚动支持37 项。策划出版《中国中医科学院名医名家传薪集》系列丛书。全院20 名第五批全国名老中医指导老师和 40 名继承人形成诊疗方案 140种，发表名老中医药专家学术思想、临床经验论文 469 篇。15 家传承工作室建设期满通过评估验收。院史编修及院史陈列馆建设，完成《辉煌成就——中国中医科学院院史》

第二稿（110 万字）、《影像记忆——中国中医科学院图史》第二稿（1200 张照片）的编撰工作，院史陈列馆已开始预展。

五、教育工作

继续推进继续教育工作。在建立健全全院继续教育工作制度的基础上，开展继续教育学分电子档案登记、审验试运行工作，加强 77 项国家级和 403 项院级中医药继续教育项目管理，营造继续教育学习氛围，发挥中医药继续教育基地的示范作用。继续开展与天津中医药大学联合培养成人护理专升本教学工作，累计就读学员 166 人。通过国家中医药管理局遴选，组织申报国家中医药优势特色教育培训基地5 个。

深化研究生教育改革。录取硕士生 127 人、博士生 52 人，其中接收 7 名硕士推免生，批准 2 名硕博连读研究生；落实研究生投入机制改革，优化学业奖学金、国家奖学金评审程序，构建研究生奖励新体系；注重研究生培养过程管理，开展博士生中期考核，9 位博士生获得"萌芽计划"创新人才培养基金项目资助；与培养单位开展教研室共建，首批验收的 11 个基础类教研室挂牌并获得资助；继续实施青年教师培训"园丁计划"，优秀研究生访学"春蕾计划"。严查学术不端行为，严把学位授予质量，全部博士学位论文盲评，所有学位论文进行文字复制比检测；严把学位授予质量，2014 年授予 45 人医学博士学位、103 人医学硕士学位、11 人临床医学博士专业学位、36 人临床医学硕士专业学位、2 人管理学硕士学位。完成 180 名研究生导师年度培训计划。导师"两年增选，四年认定"的工作方案获得院学位委员会批准；优化学科结构，完成自主设置中医护理学二级学科的同行专家评议和教育部平台备案工作。

六、人才队伍建设

2014 年，陈可冀、刘志明当选第二届"国医大师"；朴炳奎、田从豁、林兰、薛伯寿、余瀛鳌、翁维良、周霭祥、许建中当选第二届首都国医名师；黄璐琦、王阶、陈士林当选欧亚科学院院士；陈可冀院士当选第五届"全国杰出专业技术人才"。推荐"国家卫生计生委有突出贡献中青年专家"候选人13名；推荐"享受政府特殊津贴"候选人16名；推荐"青年拔尖人才支持计划"候选人10名；推荐"国家百千万人才工程人选"候选人14名。黄璐琦入选"万人计划"第一批百千万工程领军人才，徐浩入选"万人计划"第一批科技创新领军人才，郭兰萍入选国家百千万人才工程人才。"基于扶正培本治则的中医肿瘤研究团队"入选科技部"重点领域创新团队"。

建立以品德、能力和业绩为导向的人才评价机制，引进专业人才38人，其中博士后9人、副高以上专业技术职务16人、留学归国人员5人；接收应届毕业生100人、军转干部1人；聘用79位同志为专业技术正高三、四级岗位。提升博士后流动站管理水平，将其作为该院引进高层次人才的主渠道，有在站博士后共计358人，其中项目博士后226人，传承博士后132人，全年获得博士后科学资助金239万元，完善并制定全国传承博士后在站工作指导性文件与措施9项。

选派8名干部开展援疆工作，选派2名干部参加博士服务团赴青海、陕西挂职锻炼。承办2期全国中医医院职业化管理高级研修班，共培训160余名中医医院院长，提高全国中医医院职业化管理水平。推动"中医管理学"硕士点建设，加强交叉和弱势学科建设，完成北京西学中高级研究班、中医临床数据管理与分析课程进修班等五类课程学习班的教学与培养工作。

七、国际合作与交流

深化国际合作，不断拓展合作领域，接待来访外宾1000余人次，其中部级及以上代表团5批次；主办、承办了2014APEC中医药防控空气传播传染病的应用研讨会、2014中韩传统医学研讨会、中俄传统医学实践问题第五次会议、中澳中医药国际联合研究中心揭牌仪式

等中医药国际科技合作会议16次；履行WHO传统医学合作中心职责；与11个国家和地区新签署了26项中医药合作协议，继续落实已签署的中奥、中韩、中日、中澳、中坦等合作协议，推进合作项目取得实质性进展；获批国际合作与交流项目18项，获批7项；依托国际科技合作基地开展了国际科技合作项目11项；与坦桑尼亚卫生部和莫西比利医院商谈中医药第九阶段合作；组织土库曼斯坦甘草种植基地开发项目可行性研究工作，在科技部援外备选项目的支持下，建立"中国中医科学院中药资源中心-吉尔吉斯共和国国家科学院植物高新技术中心共建药用植物资源联合实验室"。选派25人分赴4个国家进行短期培训和进修，完善海外访问学者、博士后及外籍客座研究员管理制度。

八、中医药文化建设

加强中医药文化建设，推动中医药科学普及。在国家级新闻媒体刊发稿件988篇，其中中央电视台报道35次。深化主流媒体的战略合作，以满足人民群众日益增长的健康知识需求，在中央电视台《中华医药》播出节目18期，《健康之路》播出节目57期，在北京电视台《养生堂》栏目播出节目35期。

九、产业与基本建设

继续推进实验药厂、华神制药药厂的资源整合工作，加强统一管理，强化制度建设，两个药厂通过GMP延期认证，产业单位业务总收入较去年增长10%，净资产同比增长8.3%。

科研综合楼已经全部投入使用，图书馆楼加层项目已完工；院内雨污水管线改造和综合管网可视化智能管控建设项目除部分路面外基本完工；加快了4家医疗单位基本建设工作，广安门医院门诊楼项目主体工程已经封顶，西苑医院三期建设及眼科医院、望京医院新建项目全面推进；推进大兴生物医药产业基地中药科技园的前期规划，编制项目可行性研究报告。

十、信息化建设

东直门大院网络核心设备升级

和新建科研综合楼网络建设已经完成；信息所、数据中心在完成信息软硬件设备购置、更新换代，正在整合东直门大院信息资源；开展了协同办公系统二期建设；院科研项目管理系统和财务内控系统建设已完成，临床单位加大了信息化建设的投入与管理。

（李爱军）

【中华中医药学会2014年工作概况】

一、教育实践活动

在局教育实践活动领导小组的领导和第二督导组的指导下，学会秘书处机关认真开展了群众路线教育实践活动，制订了中华中医药学会党支部党的群众路线教育实践活动整改落实方案、"四风"突出问题专项整治方案和制度建设计划，建立了各项任务台账并进行了认真整改，取得了显著成绩。同时认真执行"三重一大"民主决策制度，切实加强对权利的民主监督与制约，实现了决策的科学化、民主化，提高了领导班子廉洁自律能力。

二、学术建设工作

2014年，召开了75个学术会议，参会人员17391余人，交流论文3297篇。特别是着力打造学术品牌，成功召开了以"彰显特色优势，促进全民健康"为主题的第二届岐黄论坛、齐聚5位诺贝尔奖获得者以及陈可冀等7位中美院士的诺贝尔奖获得者·院士医学峰会、第十届国际络病学大会、大健康文化与产业发展高峰论坛、"新形势、新机遇、新模式"——资本与中医健康产业发展论坛、2014广州国际中医药大健康服务业博览会暨高峰论坛、第二届医圣仲景南阳国际论坛、长白山健康文化养生论坛等品牌会议，就学术传承创新、共融发展、健康产业等多个主题进行了交流与研讨，共有40位院士以及11000多位专家、学者出席，学术影响力进一步提升，品牌影响力进一步显现。

首次对中医药学科的形成、构建过程进行了梳理，编写出版了《中国中医药学学科史》；组织编写

了《2012～2013年度中医药学科发展报告》，为引领学术进步和学科发展发挥了促进作用。

召开了海派著名中医药学家石筱山学术传承研讨会、北京四大名医之一孔伯华先生诞辰130周年纪念会及学术思想研讨会、国医大师颜正华名医工作室建设座谈会。同时，针对中医典籍与语言文化研究领域人才匮乏的现状，首次实施了师承培养计划，为钱超尘等6位指导老师举行了收徒仪式。

增设期刊管理办公室，期刊管理工作得到加强。一是完成了《中医药期刊编排规范（试行稿）》，并陆续在学会主办、主管的34种期刊中试行；二是受国家中医药管理局委托开展了对局主管期刊的年度集中审读、局主管出版物2014年质量专项检查等工作；三是重视期刊质量管理，在主办的系列期刊发表的40余篇学术论文入选"领跑者5000——中国精品科技期刊顶尖学术论文"，《中医杂志》英文版入选"2014中国最具国际影响力学术期刊"，《中华中医药杂志》《中医杂志》等荣获"百种中国杰出学术期刊"称号。

三、组织建设工作

先后召开了理事会、常务理事会和秘书长工作会议，其中理事会2次（均为通讯方式）、常务理事会3次（2次为通讯方式）。

成功召开了中华中医药学会第六次会员代表大会，选举产生了第六届理事会，选举王国强为第六届理事会会长，选举马建中、王阶、王辰、王新陆、刘维忠、闫希军、李俊德、李清杰、杨殿兴、吴以岭、吴勉华、张伯礼、陈达灿、陈凯先、徐安龙、萧伟、曹正逵、屠志涛为第六届理事会副会长，选举曹正逵为第六届理事会秘书长（兼）；审议通过了《中华中医药学会章程》修改草案、《中华中医药学会调整会费收缴标准的决定》等重要文件。

对64个分支机构进行了评估，成绩"优秀"的有12个（占18.75%），"良好"的有20个（占31.25%），"合格"的有27个（占42.19%），"不合格"的有5个（占

7.81%），并将评估结果作为对分支机构进行奖惩的依据。同时，制定并下发了《关于进一步加强分会评比达标表彰工作管理的通知》《关于加强分会财务管理有关事项的通知》。

完成了疼痛学分会、针刀医学分会等11个分会的换届改选工作。成立了血液病分会、生殖医学分会、中药毒理与安全性研究分会3个分会。审议通过组建中华中医药学会中药制药工程分会、中华中医药学会健康促进工作委员会，并完成筹备工作。

设立会员服务部，强化会员主体地位与分类管理，依托分支机构、地方学会、会员单位设立了20个会员联络站，探索以点带面，联动促进的会员发展与服务工作新模式。

四、科普继教工作

完成了国家级继续教育项目66项，完成率为98%，培训人员26000余人次。

开展高层次中医科普活动，协办了2014中国科协热点问题学术报告会，学会常务理事、首都医科大学附属北京中医医院院长刘清泉教授作了《中医药学在重大传染病防控中的应用》专题讲座，学会提供中医药科普展板7块，扩大了中医药学的社会影响力。

联合北京中医药大学、步长制

药集团等十多家单位，制作了10款中成药合理使用宣传海报；联合科学出版社完成了15本《科普骨干培训教材》的选题工作；联合北京新闻出版集团完成了《十万个为什么系列丛书》——中医药防治老年病分册的编写；积极开展科普骨干培训活动，分别在北京、青岛、天津、浙江等地开展了8场科普骨干培训活动，参与培训人员达4000余人。

建立继续教育网络平台及证书查询系统，该系统于2014年12月5日正式上线，截至2014年底，已上传20000多条学员信息。

五、科技评价与人才推荐工作

完成2014年度中华中医药学会科学技术奖（73项）、李时珍医药创新奖（4项）推荐、评审，并对8项中华中医药学会科学技术奖一等奖、24项二等奖、41项三等奖以及4项李时珍医药创新奖进行了表彰。

首次设立并评选出了"中医药政策研究奖"2项、中青年创新人才6位、优秀管理人才5位。

2项直推成果荣获国家科学技术奖二等奖，经学会推荐的2项学会科学技术奖一等奖成果荣获2014年度国家科学技术进步奖二等奖。

推选的北京中医药大学张冰教授等4人荣获第六届全国优秀科技工作者称号。此外，还向最高人民法院推荐副会长张伯礼院士和吴以

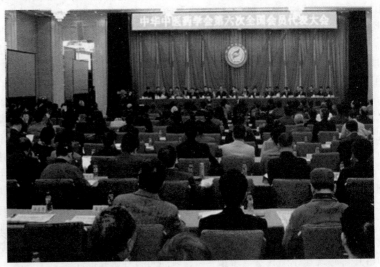

2014年11月22日，中华中医药学会第六次全国会员代表大会在北京召开

岭院士作为咨询专家，向人力资源和社会保障部推荐王琦、高月等作为评审专家。

六、中医标准化工作

完成了《中医药多媒体信息资源分类与标注规范》等7项标准的立项工作；审查通过了《中医药行业标准编制通则》《中医临床诊疗指南编制通则》；完成了对《中医药标准立项管理细则》《中医药行业标准和行业组织标准通告实施细则》《中医病证分类和代码》的意见征求工作，上报国家中医药管理局法监司。

组织各专科分会申报国家中医药管理局中医药标准化制、修订项目，成立了中医诊疗指南专家指导组。

在国家标准化管理委员会的支持下，参与社会团体标准编制及管理示范项目的试点工作。

七、对外合作与交流工作

以经络、五运六气、中医养生等为主题举办了第五届国际五运六气学术研讨会等11个国际学术研讨会，为中医药的学术创新和文化交流搭建国际交流平台。

组织中医药专家赴马来西亚、泰国、意大利、瑞士、加拿大、西班牙进行学术交流，促进了中医药的国际交流与发展。

八、承接政府转移职能与项目工作

（一）积极承接政府转移职能

一是承接了科技部国家科技奖励推荐、国家标准化委员会社会团体标准研制、国家中医药管理局中央部门预算中医医院项目预算专家论证评审3项政府转移职能试点工作。由于工作成效显著，学会受邀参加了有中央政治局委员、国家副主席李源潮，中共中央书记处书记、国务委员、国务院秘书长杨晶等领导出席的承接政府转移职能试点工作座谈会，并作为两家典型代表学会之一做了专题汇报，得到了李源潮等与会领导的充分肯定。

二是完成了国家中医药管理局人事教育司委托的全国名老中医药专家传承工作室建设项目评估验收及第五批师承经验检查督导工作。

（二）实施能力提升专项

圆满完成中国科协学会能力提升专项第一、二、三年度的工作任务，学会在学术引领、品牌建设、协同创新、服务社会、服务政府和服务会员等方面取得了显著进步，学会的学术影响力、社会公信力、会员凝聚力、自我发展能力得到了有效提升。

（三）参与中国科协助力地方发展工程

积极参与中国科协组织的"实施创新驱动发展战略，建设创新型河北"——助力保定经济创新发展工程，并与河北金木集团签订了合作协议。

九、服务政府和企业的能力提升

组织召开了"贯彻十八届三中全会精神　推动中医药事业发展"专家座谈会、医保目录遴选（中成药部分）重点问题专家研讨会，及时将专家的意见和建议进行梳理汇总，并报送国家中医药管理局等相关部门参阅。

开展了"构建和谐医患关系的中医模式探讨与研究""中药大品种培育策略与路径研究""中药上市后重点品种遴选原则与监测规范研究"等多项研究，凝聚共识，为企业发展提供技术支持，为政府决策提供智力支撑。

由学会上报的中医营养医师、中医康复医师、中医全科医师、中医护士4个职业，经国家职业分类大典修订工作专家委员会批准，纳入《中华人民共和国国家职业分类大典名录》中。同时，组织专家对原99版大典中已有的职业和新增的4个职业的职业描述信息建议表进行了修订。

与北京同仁堂集团、康缘药业等多家企业开展合作，实现了资源共享，促进了协同创新。如与亚宝药业共同举办的"春播行动"系列培训班，已覆盖全国20多个省、市、地区，培训场次120期，使近3万名基层医生熟练掌握了中药透皮技术的临床应用。此外，还成立了"春播行动"专家组（分技术培训专家组和临床研究专家组），组织专家撰写了春播行动培训的规范教材，举办了规模约3600余人的"春播行动"研讨会，启动了"春播行动"吉林省站活动。

十、学会机关建设

调整内设机构，增设了研究与评价办公室、会员服务部和期刊管理办公室，并经严格选拔，4位正处级干部、4位副处级干部均已到位。

制修订并实施了《中华中医药学会秘书处工作规则》等41项管理办法与制度，形成了"以制度管人、制度管事、制度管钱"的科学化、规范化、精细化、人文化管理新机制。

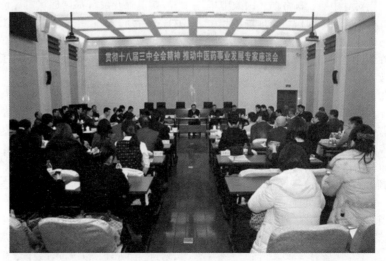

2014年1月25日，"贯彻十八届三中全会精神　推动中医药事业发展"专家座谈会在北京召开

完善学习制度，多形式培养干部，分别选派中青年干部职工赴卫计委党校、中国科协、国家中医药局、天津武清中医院学习锻炼。

完成了中国科协学会党建研究会资助的基层中医药工作者"中国梦"调查研究课题，通过对来自全国29个省、直辖市、自治区2338份问卷的分析，形成了有重要参考价值的调研报告；开展了"党建强会入基层，适宜技术惠民生"项目，对加强学会机关及基层学会组织党建工作发挥了重要促进作用。

（庄乾竹）

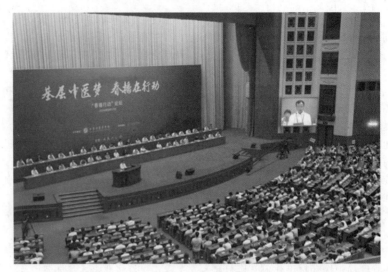

2014年8月17日，"基层中医梦　春播在行动""春播行动"论坛在北京召开

【中国中医药报社2014年工作概况】

2014年，中国中医药报社在国家中医药管理局的领导和支持下，领导班子团结带领全社职工，顺利回迁改扩建后的办公楼，制定并实施2014～2018年中国中医药报社五年发展规划，在攻坚克难中，各项工作顺利开展，报社逐渐步入良性发展轨道。

一、报纸创新，提升报道水平，打造传媒影响力

报社重组采编部门，合并原记者部与原新闻编辑部，成立新闻部，人员采编合一更利于协同和管理。坚持每周轮替的新闻策划制度和评报制度，营造钻研业务的良好氛围。报纸整体质量有大幅提升。

（一）坚持"围绕中心，服务大局"，要闻报道做"强"

对党中央、国务院、国家卫生计生委、国家中医药管理局的相关方针政策、重要会议、重要活动，在版面上突出条位，采写上深入解读，评论上打出声势，以求形成舆论之"势"。

如2014年中医药工作会议报道张弛有度，形式多样；两会报道重点策划，从国家战略、中国式医改、推进中医药立法等主题入手，亮点频出；第二届国医大师评选表彰，一二三版强势呈现，并推出系列报道第二届国医大师列传，在宣传上形成气势。

（二）坚持"立足行业，服务需求"，行业报道做"足"

对行业发展的难点、焦点、热点和亮点，强调"接地气"。精心策划系列报道，以求行业困惑有答案，改革探索有借鉴，焦点、热点有回应，唱响符合中央精神和行业需求的主流价值。同时，理论观点类文章更聚焦重大问题，学术临床类文章更注重临床实用。

如一版"中医药·医改进行时"栏目着力于中医院积极参与医改的典型报道，新开设"走进县级中医院"栏目，发掘县级公立中医院改革中的典型经验等；二版开设"探秘镇院之宝"栏目，以其服务性、独特性和权威性，广受好评；三版的中医大讲堂已成品牌栏目，刊发名家文章，在业内引起共鸣。

学术版开设首都国医名师、清宫医案等新栏目，并就中医药防治埃博拉等热点事件进行学术追踪。很多学术文章在报社微信平台居于阅读前列。

逐步结构性改版，陆续创立行业细分类周刊。2014年9月推出首个周刊"中药产业周刊"，聚焦中药产业，办提供深度报道和专业评论的新闻性周刊。

（三）坚持"面向社会，服务大众"，服务报道做"活"

对社会公众于中医药服务和养生保健的需求，强调"用户需求"，从策划到版面处理，以求读者爱读、乐读、有用，使中医药文化科普有实效。

加强养生保健版和中医文化版的策划和设计，如推出"跟国医大师学养生""中医广告史话"等栏目，既满足读者需求，又丰富了版面，体现了中医人文情怀。

做好行业典型引路，推出"桃李不言·首届国医大师这五年"系列报道。面向中医药院校，策划"毕业季"系列报道。

（四）评论写作有效引导舆论，做到重大事件不失语、不缺位

第四届中医药发展大会召开及国医大师表彰等重大活动，本报及时配发社论，表明立场、阐发观点，引领公众正确认知。

针对一些新闻事件、社会热点事件，引领思潮的时评、短小精当的一得录、短评等也频频见报。

（五）强化版面设计，适应全媒体条件下的"悦读"要求

如报社创刊25周年纪念日，推出专版策划，让本报采编人员台前亮相，叙述与中医药事业共成长的感悟，深受好评。春节最后一期迎新春，创新版面，25年来首次在一版制作春联，以"中医人，马年愿"为主题，让基层中医药人员述说中医愿望。节后第一期，推出新春走基层系列报道等。

二、建设新媒体，启动网站，改刊杂志，打造全媒体条件下的传播链

（一）微信影响力初显

受国家中医药管理局新闻办委

托，2014 年 5 月开通并负责维护国家局官方微信"中国中医"，订阅用户 4.1 万人，单条最高阅读量 3.2 万人。

"中国中医药报"微信号订阅用户 5.7 万人，相比去年同期 1.9 万人，增长 200%；单条微信最高阅读量 3.7 万人。"养生中国"微信号订阅用户 2.5 万人，相比去年同期 0.38 万人，增长 568%；单条微信最高阅读量 7.4 万人。

从影响力来看，养生中国微信号的单条平均阅读量跟 15 万粉丝的大号相当，已超过健康报微信；中国中医药报微信已成为行业群里了解中医药新闻信息、学术信息的第一微信号；中国中医以其官方背景，吸引很多人关注。

（二）微博粉丝增加

全年在新浪、腾讯微博共计发送微博 2000 余条，部分热门微博阅读量高达百万人次，转发超万次，评论过 3000 次。平均单条微博阅读量也在二三万。

新浪微博粉丝由年初 2.24 万人涨到 3.5 万人，增加 1.26 万人；腾讯微博粉丝由年初的 10.4 万人增至 17.3 万，增加约 7 万人。两微博合计粉丝达 21 万。

（三）网站启动

筹备建设中国中医药网，制订中国中医药网建设方案和规划框架，开始技术搭建。预期 2015 年 1 月上线。

对原先电子报系统全新升级改造，提供用户注册登录阅读功能，开通支付宝，实现网上购买订阅电子报。

完成国家中医药管理局中医药舆情分析与应对项目，承担中医药舆情分析应对和网络监测等工作，就突发和热点事件撰写 3 篇舆情专题分析应对报告，并在本报发表文章以引导舆论。

（四）养生杂志创刊

收回《中外健康文摘》杂志，改刊为《中医健康养生》杂志，已组建编辑部，办妥法人变更、营业执照等手续，将于 2015 年 1 月面世。

（五）发行逆势增长

加大全媒体转型力度，报纸权威性加强，影响力逐渐上升，虽在互联网强势冲击、纸媒全面萎缩情况下，中国中医药报发行却实现逆势增长。

2014 年 1 月报纸发行数 3.6 万份，比 2013 年同期增长 5.5%。2014 年 11 月报纸发行数（邮局订数）是 3.9 万份，比 2014 年 1 月增长 8.4%。

三、推动转企改制，着力市场运营，打造活力报社

2014 年，根据报社五年规划制定的目标，报社健全各项规章制度，引进使用方正全媒体采编系统、全媒体资源库、采编考核系统、办公自动化系统等信息化平台，为实现报社全媒体数字化转型奠定了良好基础。

（一）转企改制接近尾声

转企改制的清产核资报告已上报财政部等有关部门，如能顺利批复，意味着转企进入收尾阶段。转企将从体制、机制上为报社未来发展打下坚实基础，市场运营上赢得广阔空间。

在国家局规财司和办公室的支持帮助下，报社成功申请财政部文化产业专项资金项目"中国中医药新闻资讯数字化传播暨文化产业创新平台建设项目"，专项资金 1000 万元已经拨付到位，这是报社历史上申请到的最大金额项目，将为报社未来发展提供基础软硬件的有力支撑。

（二）探索市场化运行新体制

2014 年是新一轮广告经营独家代理首年，报社与代理公司中邑复观合作顺畅，在当前纸媒衰退情形下，确保了报社发展的经济基础。

2014 年 8 月，以"国家战略与路径选择"为年度主题，成功举办第四届中国中医药发展大会，提升了报社在行业内外的影响力，也获得了较好的经济收益，实现社会、经济效益双赢。

报社理事会启动全国中医医院院长管理经验系列交流或研习班，形成报社搭桥、企业支持、医院受益的可持续性发展模式。

（三）加强人才队伍建设

2014 年以引进新人和提升能力为重点。2014 年招录 13 人。新人入职，集中安排教育培训，并根据其专业特长重点培养。同时，开设中国中医药报社北沙滩讲坛，每两周邀请社外专家、学者举办一次讲座，开展系列学习培训活动，全社逐渐形成良好的学习氛围。

（四）深入开展教育实践活动

根据教育实践活动关于做好整改落实、建章立制工作的要求，党总支对照报社制订的整改方案，着重从整改落实、突出问题专项整治和制度建设三方面逐一落实，并将落实情况在全社公示。

对照报社制订的整改方案，将教育实践活动中查摆出的 13 项问题研究综合为 8 项，除因报社正在转企改制过程中，部分制度需待转企后建立完善外，其他均已基本完成。"四风"突出问题整治方面 4 项，基本完成。制度建设方面，梳理已有制度 44 个，根据"废、改、立"原则，初步确定 28 项，完成 23 项，部分制度待转企后完善。

（孙 浩）

【中国中医药出版社 2014 年工作概况】

一、学习贯彻党的十八届三中全会精神和习近平总书记系列重要讲话精神，以严格的责任制抓好整改方案的落实，把作风建设引向深入，继续巩固好发展好教育实践活动的成果

（一）学习贯彻十八届三中全会精神，推动出版社改革与发展

社领导班子成员发挥示范带头作用，精心组织党员干部学习十八届三中全会精神，研读习近平总书记系列重要讲话，进一步深化认识、统一思想、坚定信心，深刻理解中医药事业面临的机遇和全国文化体制改革的大势，牢牢抓住影响和制约中国中医药出版社发展的突出问题，深化改革，开拓进取。清醒地认识当前中国中医药出版社发展面临难得的新的战略机遇，必须乘势而上，顺势而为。继续加强作风建设，继续坚持严的标准、严的措施、严的纪律，把作风建设不断引向深入，以优良作风为中医药出版工作的全面深化改革提供有力保证。

（二）落实好领导班子整改方案和专项整治方案，建立整改台账，确保整改措施得到真正落实

一是加强组织领导，落实整改工作责任制，拧紧"螺丝扣"，加大推动力，高标准、高质量地推进整改落实工作，按照分工抓好落实。二是责任部门切实负责，拿出具体落实的办法，明确整改责任、进度时限和标准要求，做到步步有推进、件件能落实。三是建立整改台账，抓好各项整改任务的督促落实工作，完成一项销号一项，确保整改措施得到真正落实。四是坚持开门搞整改，整改内容向全社公布，整改过程接受群众监督，整改进展情况和成果及时通报，并采取适当方式听取群众对整改工作的评价，把群众满意作为评价整改成效的根本标准。

（三）加强制度建设，形成作风建设长效机制

一是加强流程梳理和内部机制改革，中国中医药出版社重点通过云因信息平台升级的辅助管理，对出版社关键管理事项的职权配置进行自上而下的梳理，通过业务内控和权力运行，防范运营风险与腐败风险，切实"把权利关进制度的笼子"。二是认真落实党风廉政建设责任制。落实党风廉政建设主体责任制，认真落实反腐倡廉各项任务，抓好廉政风险点的防范工作。严格执行"三重一大"制度和民主集中制，认真执行关于党员领导干部个人有关重大事项报告制度，严格执行有关党内监督各项制度，完善监督机制，加强对重点部门、重点岗位的监督，促使领导干部正确行使权力，促进党风廉政建设各项规定的贯彻落实。

二、强化管理，积极探索，各项业务工作稳步发展

2014年，中国中医药出版社顺利完成了年初制定的各项任务，全年共出版新书451种，实现发行码洋1.6亿元。

（一）编辑部门工作

在编辑部门同志的共同努力下，2014年顺利完成了既定任务。在完成既定任务的同时，编辑部门不断强化管理，积极学习出版行业先进的管理经验，着眼出版社未来的发展，努力筹划编辑出版流程的改进，解决制约中国中医药出版社出版规模发展的关键性问题。

1. 教材建设工作

2014年，中国中医药出版社紧紧围绕中医药人才培养，继续扎实推进教材建设工作。在局人教司的领导下，在全国各中医药院校及专家的支持下，第二批高等教育"十二五"行业规划教材及中医药行业职业教育规划教材的编写工作全面启动，两套行业规划教材已经进入收稿阶段，2015年8月可全部出版，由此将基本完成"十二五"期间的教材出版工作。

为了适应中医药事业发展对人才培养的需要，做好"十三五"期间的中医药教材建设工作，中国中医药出版社在原教材编辑室的基础上成立了教材中心，在充实编辑人员的基础上，优化工作流程及管理体制机制，强化项目的管理。教材中心已经全面开展中医药行业"十三五"教材建设的启动工作。

2. 考试类图书

在国家中医药管理局中医师资格认证中心与中国中医药出版社的密切配合下，对中医类执业医师考试大纲配套的考试细则与习题集进行了修订并顺利出版，为全国广大考生应试提供了最权威的参考书。医学考试编辑室在系统调研的基础上，明确了中国中医药出版社医学考试类图书的五大产品板块，即执业医师考试、执业药师考试、执业护士考试、专业技术资格考试及研究生入学考试，并明确了产品细化定位，为构建中国中医药出版社考试类图书产品体系打下了坚实的基础。

同时，中国中医药出版社还积极与中华中医药学会联系，利用第二届国医大师评选的契机，共同策划《国医大师医学传承丛书》出版项目。结合第二届国医大师评选，医学考试编辑室在较短时间内加工完成了《国医大师印象》，为表彰大会的顺利进行提供了重要的宣传资料。

3. 学术类图书

2014年，中国中医药出版社在中医药学术类图书的出版方面保持了良好的增长态势，在全社总体业务中所占的比例逐年升高，有力地促进了中医临床研究以及科研成果的传播。全体编辑共同努力，配合

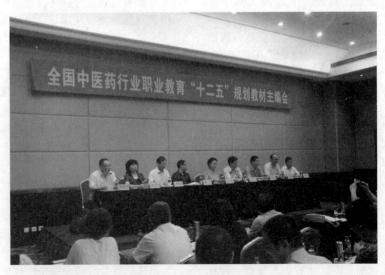

2014年5月22日，全国中医药行业职业教育"十二五"规划教材主编会在北京召开

国家中医药管理局落实"中医药古籍保护与利用能力建设"项目顺利推进，全年出版100种古医籍，为下一年度完成项目任务奠定了坚实的基础。另外，实用中医辞典系列丛书以及国家出版基金项目图书的出版工作进展顺利。

4. 科普图书

虽然近几年全国健康科普类图书市场逐渐下滑，但中医药科普类图书的市场潜力仍然巨大，广大老百姓对于健康知识的需求依然热度不减，开发中医药科普图书市场始终是中国中医药出版社重点发展的方向。为此，中国中医药出版社新成立科普编辑室，逐步打造中医药科普图书市场的专业团队，并开始策划相关选题，积极拓展相关市场。同时，在科普图书国家评奖方面，中国中医药出版社在2014年取得收获，《大道至简——有尊严地活过一百岁》入选科技部"2014年全国科普优秀作品"，同时被国家新闻出版广电总局、全国老龄委列为"首届向全国老年人推荐优秀出版物"。

5. 杂志编辑部工作

2014年，《中国民间疗法》杂志编辑部圆满地完成了全年的出版任务，在定价提高的情况下订阅量有所增加，杂志稿源充足，出版质量逐步提高。同时，杂志编辑部负责的《中国中医药年鉴（行政卷）》也按计划出版。

（二）出版部工作

全年出版图书1153种，印制图书438万册，总印制码洋1.9亿元。

全年按规定完成了新闻出版广电总局图书司、版本图书馆、国家图书馆以及国家中医药管理局资料室的样书缴送任务，并收到国家图书馆的感谢函。

出版部始终以提高出版质量为工作重点，不断优化工作流程，严格执行各项生产制度，做到认真负责、严格把关、考虑周全、忙而不乱。通过年初召开各排、印、装生产厂家会议，强调并落实印刷质量，全年图书印制质量有了进一步提高。

在保证质量的前提下，出版部着力研究，不断降低成本，通过全年及时了解纸张的市场行情，合理安排纸张的采购计划，最大限度节约了生产成本。

（三）发行工作

全年发行工作突出了管理的精细化，通过与编辑部、出版部保持密切的联系与沟通，做到新书发货品种不遗漏、数量不盲目，不断提高发货过程的精细化；通过要求书库收退货清楚、清点及时、转帐及时、处理退货差错及时，做到了退货过程的精细化；通过制定对账、销账的细节要求，提高了对账、销账的精细化程度；通过加强业务员的聘用合同管理，对经销商的经销合同的退货指标管理，以及加强物流环节的合同管理，实现了发行环节合同管理的精细化。

同时，发行部以年度任务为导向，以提高图书市场占有率为核心，不断加强图书宣传，在重视新书发货的同时，大力开拓重印书的销售渠道。通过业务员主动做基层店的工作、积极参加馆配会、举办中国中医药出版社成立25周年图书买赠活动等措施，有力地促进了中国中医药出版社的图书销售；通过组织西南三省以及陕西、广东、广西、山东的中职教材调研，为中职教材发行打下了良好的基础。

全科中西医药书店继续从对外大力宣传、推销中国中医药出版社图书，对内积极反馈、提供图书市场信息两方面入手，努力发挥"窗口"的宣传作用。

（四）全媒体事业部工作

为了顺利推进中国中医药出版社数字出版转型升级项目，充分发挥全媒体在图书宣传、品牌推广方面的作用，中国中医药出版社在原市场部基础上进行了改革，成立全媒体事业部。在出版社品牌宣传方面，全媒体事业部组织了首届中医药社杯悦读中医校园之星评选活动，在全国25所高等中医药院校掀起了"学中医""读经典"的读书热潮；开通并运营官方微信平台（服务号、悦读中医、中医出版、养生正道），并将4个微信的二维码固化体现在中国中医药出版社所有图书的封底，起到了良好的品牌宣传作用，其中3个订阅号的粉丝量均超过5000，提前达到了既定的目标；同时，将中国中医药出版社图书在传统媒体及网络媒体上进行了大量宣传，有力地促进了图书销售。在数字出版方面，2014年积极推进数字出版转型升级项目的实施，已经完成软硬件的建设任务，初步完成社内近两年出版新书与450种精品图书的资源整理工作，新加工图书140种，并完成资源加工调研和论证工作。

（五）其他部门工作

计财处继续用好和执行财政部

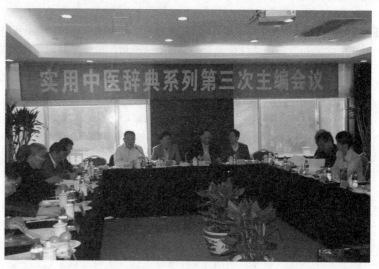

2014年4月11日，中国中医药出版社召开实用中医辞典系列第三次主编会议

及国家税务总局为转制企业减免税赋的若干税收政策，2014年减免企业所得税334万元；配合其他部门认真做好开具发票的工作，对收到的现金、支票、汇款及时入账，勤跑银行取回单，及时通知销账；按照企业会计准则的规定计算营业利润，保证出版社国有资本保值增值，并做到资金周转更加顺畅；在提高资金使用效率的同时，加强了现金管理，不仅对原始票据审核力度加大，对图书印制成本、应付账款的核算以及管理费用的支出也加大了审核力度；工行和中行网上银行的全面开通和使用为网银汇款和查询到款提供了很大方便，极大地提高了工作效率。

社办认真履行协调和管理职能，为社内各项业务工作的顺利开展提供了坚实的保障。在做好各项日常服务和行政管理工作的同时，按照社领导的部署，重点进行了薪酬制度以及绩效考核制度的实施等出版社管理体制改革的落实工作；同时，在尽量不影响工作正常开展的情况下，实施了全社办公环境的整体改造，使全社办公面貌焕然一新。

（罗会斌）

【中国中医药科技开发交流中心2014年工作概况】

一、深入落实整改方案，推动各项工作有序进行

在整改落实方面：通过精简文件，切实提高文件的质量和实效性，改变重复发文、以文件落实文件的现象，中心全年发文数量减少了1/3；通过强化政治理论和业务知识学习，使中心干部职工提高了思想认识，更多地掌握了中医药科技推广交流工作所需的业务知识，增长了才干，提高了工作能力；不断改进工作作风，完善并坚持"三重一大"制度，妥善解决群众反映比较突出的问题，在中心内形成风清气正、共谋发展的良好氛围；不断加强党员干部思想建设和廉政建设，全面梳理并明确了中心的权力，编

制权力运行流程图，建立健全了监控机制促进；坚决反对奢靡之风，中心党员干部做表率，开展了"节约一张纸、一度电"活动，引导大家养成"人走灯灭、双面打印、绿色出行"等勤俭节约习惯，各项办公费用支出同比减少了近2万元。

在专项整治方面：由中心领导牵头，设立了"信息公开领导小组及办公室"，建立了信息公开机制，制定了网络信息公开审查制度，保障了信息公开的规范性、及时性、顺畅性；制定出台了《中国中医药科技开发交流中心科技成果推广项目管理办法》等对外业务规范，清理整顿各项对外合作事项。

在制度建设方面：修订完善了中心《分支（派出）机构管理办法（试行）》《合同管理办法（试行）》《信息化建设工作方案（试行）》《科研经费管理办法（试行）》《会议制度》以及"三重一大"相关制度等文件，进一步提高了中心管理的规范化水平。

二、协调推进处室业务，完成各项工作任务

（一）组织、参与有关科研项目的研究和管理工作

完成"面向农村的5种常见病中医药成果集成转化研究与平台建设"项目的第一次监察工作。到2014年3月底，各项目协作单位已按计划完成了既定乡镇研究人员的培训，并已开始成果包的临床推广研究工作。为保证项目的如期进展和研究质量，项目办公室组织专家于2014年5月4～27日分赴山东、河北、四川等7个省、区，对山东中医药大学附属医院等7个省级项目协作单位以及参与临床推广研究的10个乡镇卫生院，采取座谈、现场观摩等形式进行评价和监查。

设立了科技成果登记办公室，顺利完成了2013年度接收的中医药科技成果登记和备案工作。共有17个省级中医药管理部门及中国中医科学院上报科技成果1628项，在此基础上建立了科技成果数据库，经审核共有563项成果符合登记条件，予以登记并发放了"科学技术成果

登记证书"。成果办还建立了国家中医药科技成果网（www. satcm. cn），制定了《国家中医药科技成果网管理办法》，通过网络平台开展中医药科技成果宣传交流活动，促进中医药科技成果的推广转化。

组织召开了国家公共卫生专项资金"民族医药文献整理及适宜技术筛选推广"项目中民族医药特色技术课件的评审工作。根据前4次项目专家组对140项技术课件的评审意见，对其中68项技术在补充、修改、完善的基础上进行了评审。

承担了北京中医药大学课题"基层医疗机构中西医适宜技术集成与规范研究"的分课题研究，2014年组织专家完成了在山西、沈阳、大连等地的基层医疗机构的前期基线调查研究工作，根据调查研究结果，梳理中风病和肛肠疾病两种疾病的中医药科技成果，完成了成果打包研究工作。

（二）开展重点专科建设项目、医疗技术协作组等的组织、实施和日常管理工作

继续推进2014年度重点专科建设项目的各项工作任务。包括：组织开展全部304个中医优势病种临床路径和诊疗方案调查工作，形成调查数据统计报告；启动中医重点专科监测工作和中医优势病种临床路径和诊疗方案疗效监测工作；组织相关专家召开会议6次，讨论中医重点监测指标体系、监测工作流程等文件；继续完善重点专科平台工作及中医远程会诊工作安排。

较好地完成中医医疗技术协作组的工作，2014年5月和6月分别召开两次技术操作方案审核会，对29项技术进行了筛选、修改，拟在下半年汇总定稿并发文通告；2014年5月23～24日，中心与泰州市卫生局共同主办了中医适宜技术项目推广培训班，共有200余人参加了培训。

为贯彻落实《国家卫生计生委关于在卫生计生工作中进一步加强中医药工作的意见》，发挥中医药在妇女保健、儿童保健方面具有独特优势，加强中医药在妇幼健康领域的应用，中心配合国家卫计委妇幼

司及国家中医药管理局医政司承办了第一届中国妇幼健康与中医药发展大会，会议还发起成立了"中国妇幼健康与中医药发展联盟"。

三、创新驱动谋划发展，经济效益稳步增长

充分发挥专家、信息、技术等行业资源优势，深入基层服务百姓，为地方中药产业发展加油助力。2014年6月11日，中心与湖南省农业厅、湖南省怀化市人民政府在长沙共同主办了中国靖州茯苓产业发展推介会，有力地宣传和推介了靖州及其茯苓品牌。中心已与靖州县委县政府达成协议，为靖州茯苓产业发展及特色产业园建设提供规划设计，帮助当地尽快实现"以科技创新带动茯苓产业转型升级"的目标。

为做好中医药科技成果推广工作，提高基层医疗机构服务能力，实现农村医疗卫生发展目标，中心联合有关机构组织实施面向基层中医院的"中医特色专科建设项目"。在2013年工作的基础上，2014年3月又启动了大连庄河市中医院肿瘤科建设工作。2014年6月，中心还联合共青团中央中国光华科技基金会发起设立了"'中医特色专科建设项目'公益支持计划"，旨在倡导社会力量，公益支持中医特色专科建设项目。

为弘扬中医药文化，促进中医药知识的传播，中心不断加强和完善网络信息手段。2014年7月，与百度在线签订合作协议，共建"百度百科"中医药领域词条，主动利用网络信息手段，传递正面信息，净化网络环境，为中医药文化发展提供有序的网络信息环境。围绕协议内容，双方成立了工作小组，开展词条的收集、整理以及发布工作。2014年12月，在既有工作基础上，中心向局科技司申报了"中医药名词术语成果转化与规范推广"专项。

不断加强中医药科技创新，推进中医药诊疗技术、设备的系统研究，推动中医数字化医疗产品和适用于个人及家庭的健康检测、监测产品的研发。为促进量子技术在中医药健康服务领域的应用，中心于2014年6月14~16日在北京组织召开了量子技术在中医药领域的研究与应用专家座谈会暨技术培训班，就量子技术的现代研究与应用、量子技术在医学领域的研究与应用、量子技术在中医药领域的研究与应用、中医量子诊疗系统的研究与开发等议题进行了深入讨论，确定了近两年的量子技术在中医药领域研究与应用的方向与任务，为量子技术在中医药领域应用搭建了平台。

（刘　穗）

【国家中医药管理局传统医药国际交流中心2014年工作概况】

一、认真抓好党的群众路线教育实践活动

按照局党组的工作部署，中心党支部组织中心全体党员学习习总书记系列讲话，贯彻党的十八大、十八届三中及四中全会精神，学习《党章》和中央关于严格党内生活的有关规定，以"整体思维、三观互动"的理念为指导，不断加强党性修养，切实做到在思想上、政治上、组织上与党中央保持一致。

组织学习优秀共产党员和先进基层党组织的先进事迹。以中组部推荐的"支部工作法"为指导，走近基层、走近科研生产一线，与以岭药业北京公司支部共建，交流支部工作的体会和经验，宣讲国家中医药管理局发展中医药事业的政策和规划，听取基层单位对中医药发展的建议。积极做好组织发展工作，将两名非党积极分子列为培养对象、一名发展对象发展为预备党员。

二、认真做好纪检监察工作

坚持"标本兼治、综合治理、惩防并举、注重预防"的工作方针，按照"严格要求、严格教育、严格管理、严格监督"的目标，把构建惩治和预防腐败体系建设贯穿于中心工作始终，认真落实党风廉政建设责任制，扎实开展党风廉政建设和反腐败工作，促进了中心各项工作顺利开展。

三、完善内部管理制度

制定和修订了中心下属企业管理办法、中心财务报销管理办法、医药费报销办法、绩效考核方案等多项规章制度。上述规章制度的制定和实施，规范了中心行为。

中心微博、微信公众平台和中心官方网站完成上线，拥有了全频道的宣传平台。

中心被评为2013年度《中国中医药年鉴（行政卷）》优秀单位。

做好工会、妇女、共青团工作。组织青年同志参加"根在基层·情系民生"2014年中央国家机关青年

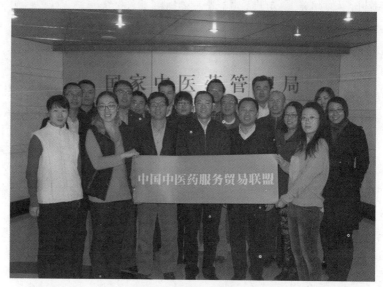

2014年，国家中医药管理局传统医药国际交流合作中心组建的中国中医药服务贸易联盟正式成立

干部调研实践活动。为 4 名符合医保条件而长期未参保的职工投保，解决了职工的后顾之忧。

四、大力推进中医药国际交流合作

继续巩固与瑞士 Mediqi AG 集团、雅库特共和国泰山中医中心、俄罗斯莫斯科诊疗中心、俄罗斯国立圣彼得堡第四十医院的医疗合作。有 15 名医生执行境外医疗任务，诊所运营状况良好，医生工作、生活状态良好。

2014 年，中心新开辟 3 个国家医疗合作项目：与捷克 G. E. Cmax group s. r. o. 公司合作，共同在布拉格市设立中医诊疗中心；与 KINA MEDIKA 公司合作，在黑山共和国共同设立中国中医院；与德国王子山公司合作，在采乐菲尔德市共同设立中国中医诊疗中心。该中心占地 500 亩，建筑面积 2 万余平方米。

加强中国-马来西亚传统医药多渠道、多层次、多方面合作。促成北京中医药大学与马来西亚开放大学远程网络教育合作项目。为北京同仁堂马来西亚 3 家分店推荐中医坐堂医。参加 2014 马来西亚世界中华自然医学高峰论坛。

与泰国合作向深度发展。2014年，中心派团出访泰国，同时邀请泰国医疗机构来华访问，双方在医疗水平提升、人才培养、派遣药剂师、适宜技术推广等方面达成合作意向。应邀参加泰国第十一届全国草药大会。

参加国家中医药管理局中澳中医药合作组，继续开展与澳大利亚康平医疗中心的合作。

应全国侨联邀请，参加中法交流年活动，设立中国中医药文化展区，宣传中医药，取得良好效果。

与欧洲中华医药同盟会建立了友好伙伴关系。

与美国新世界传媒有限公司建立联系并保持着良好沟通。

五、全力推动中医药服务贸易工作

承办第三届京交会中医药服务贸易板块活动。参展单位 68 家，接待 41 个国家和地区的国际友人及国内人士约 4.5 万人次，较上届增加 18.4%。发放资料 6.4 万份，接受中医药服务体验 7000 余人次，较上届增长 40%。进行合作洽谈 93 场次，签订合同 33 项，签约额 2.8 亿元人民币，较上届增长 33.3%。

举办了首批中医药服务贸易培训班。19 家中医药服务贸易先行先试骨干企业（机构）和 8 个中医药服务贸易先行先试重点区域建设单位参加了培训。

组建了中国中医药服务贸易联盟。

组建了中医药服务贸易集团，启动了相关业务。

筹备第八届中国（香港）国际服务贸易洽谈会中医药与健康服务研讨会。

参与了商务部中医药服务贸易国际市场拓展项目的招标工作，为丰富我国对外文化贸易内容、更好地开展中医药文化贸易提供支持。

组建了国家中医药创新投资基金，总额 2.5 亿元。这支基金的设立，将会对社会资本投资中医药领域起到一定的引导作用。

（万楚楚）

【国家中医药管理局对台港澳中医药交流合作中心 2014 年工作概况】

一、狠抓党风廉政建设，巩固教育实践活动成果

（一）加强理论武装思想，提高干部队伍的思想政治素质

为进一步加强干部队伍的思想政治教育，中心党支部坚持"三会一课"制度，建立学习教育的长效管理机制。一是组织理论学习，认真学习贯彻党的十八大、十八届三中、四中全会精神，让每一个党员干部和群众，认清形势，转变观念；二是关心和支持党员干部成长，通过党员干部个人自学、撰写心得体会、讨论交流、知识竞赛等形式，进一步增强学习效果；三是组织丰富多彩的党员活动，通过观看大型交响清唱剧《江姐》、组织依法治国相关知识竞赛、健步走等多种形式，以共产党人的人格力量影响和带动群众，做到本色做人、角色做事。

（二）加强党的作风建设，提高领导干部的拒腐防变能力

一是严格执行中央八项规定，落实党风廉政建设责任制，深入开展反腐倡廉经常性教育，定期上报落实情况；二是健全党内民主生活会制度，开展谈心谈话活动，广泛征求意见，开展批评与自我批评，使每个党员都受到深刻的党性教育；三是推进中心"五型"单位建设，认真开展干部考核，把对处级以上干部个人有关事项的报告作为推动作风建设、效能提高和廉政建设的重要内容，抓好"两方案一计划"的落实；四是严格按照上级要求，

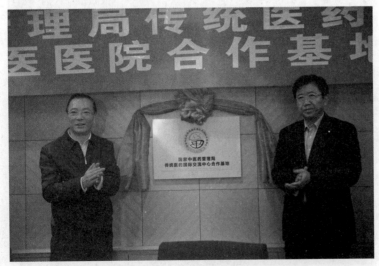

2014 年 11 月 29 日，国家中医药管理局传统医药国际交流中心泰安市中医医院合作基地举行揭牌仪式

做好上级机关文件（含"三密件"）或密件材料的分发、传阅、管理和归档工作。

二、强化内部机制建设，促进中心事业和谐发展

（一）完善新进人员选用机制

一是中心按照局人教司批复的指标数量，依据工作及发展需要，明确了招聘专业范围、招聘条件，通过网络招聘、参加专场招聘会等形式，做到公开透明；二是及时组织笔试、面试、试工及技能考核，通过综合考生个人素质、工作态度、专业知识、工作能力及实习试工等方面进行考评，做到择优录取；三是按照新人新办法，及时与4名职工签订劳动合同，并建立和缴纳"五险一金"，做到不留后患。

（二）建立健全干部管理机制

一是完善各处室的岗位设置。根据工作责任轻重、所需能力要求、工作复杂程序，科学合理地进行职位配置，做到按任务设岗；二是完善选拔任用机制。坚持民主集中制原则，严格干部任用程序，认真把握好公开招聘、民主测评、组织考察、讨论决定等关键环节，认真完成了中心正处级干部的聘用工作，做到能上能下；三是完成了处级以上干部2013年度个人有关事项报告及网上录入工作，加强了干部践行承诺的监督和落实，做到干部档案管理"数字化和客观化"。

（三）健全"三重一大"工作机制

一是中心内部加强对事务公开、党务公开的监督力度，做到民主决策，管办分开；二是按照廉政风险防控工作的要求，制定中心权力明晰表，做到"三重一大"事项集体讨论，职责分明；三是做好各种会议纪要及重要事项上报工作，做到有案可查。

（四）做好绩效考核评价机制

一是规范中心人员工资标准，实现成本核算，绩效考核，体现多劳多得，补发2014年无房职工房屋补贴及退休人员补贴，使所

有职工的待遇都有一定的增长；二是广安中医门诊部实行目标责任制管理，聘用主任，对职工试用岗位系数动态管理；三是广安医药联合中心克服各种困难，抓好库房二次搬迁和验证工作，根据业务量和实际效益，进行成本核算，量效齐升。

（五）强化财务风险防控机制

一是加强财务人员日常管理，提高识别财务风险的能力，注重预算管理，建立并健全了财务管理制度；二是严肃财经纪律，加强资金合理使用，认真开展"小金库"的自查工作，通过自查未发现违纪违规现象。

三、突出中医中药特色，加强两岸四地交流合作

（一）服务台湾，加快合作进程

保定论坛。在局国合司的统一安排下，中心参与承办了2014年5月11~12日在河北省保定市举行的两岸四地中医药创新与发展论坛，论坛以"把握中医药发展趋势，聚焦中医药前沿技术，促进两岸四地互利共赢"为主题，以中医药服务、科技创新为切入点，探讨实现中药资源和科研成果的产业转化。在国家中医药管理局及香港、澳门、台湾领导、专家的见证下，中心与香港、台湾、安国签订了四方中医药框架战略协议，进一步推动两岸四

地中医药事业的稳步发展。

厦门会议。2014年6月14~16日，中心务实高效地承办了国家中医药管理局和厦门市人民政府共同主办的第九届海峡两岸中医药发展与合作研讨会。研讨会以中华中医药学会的糖尿病年会和中国针灸学会的砭石刮痧年会为依托，来自海峡两岸的中医药专家、学者等400多人共商两岸中医药发展大计。会上，王国强副主任、吴以岭院士作了主题发言，举行了项目签约、中医临床实用技术、技能及特色疗法演示活动。同时，召开了"中医中药台湾行"工作协调会，为在台湾举行的中医药大型科普活动做好了前期筹备。

中医中药台湾行。2014年7月11~22日，在台湾的高雄、宜兰举办了为期12天的"中医中药台湾行"暨两岸中医药文化与养生保健交流大会。活动通过高层互动、中医药健康讲座，开展中医宣教咨询活动，普及中医药科学知识，传播中医药优秀传统文化，提高民众养生保健理念，扩大中药企业和保健产品宣传和影响的展览展示等方式，为民众送去健康，让台湾南部2000余民众受益，给台湾宝岛带去最纯正的中医药科普盛宴。

搭桥专案。为了积极回应台湾方面的"搭桥专案"活动及落实

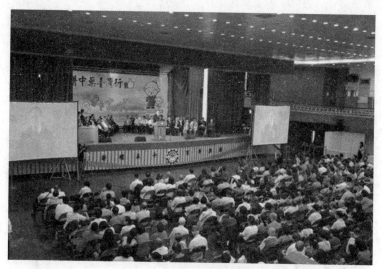

2014年7月11~22日，"中医中药台湾行"暨两岸中医药文化与养生交流大会在台湾举办

《两岸医药卫生合作协议》相关内容，2014年9月1~5日，中心主任杨金生随中医药代表团赴台进行了为期5天的交流考察，在台湾得到了中医药界的热情接待。通过参会、参访、座谈等活动，双方在科研、医疗、产业等方面顺利达成了合作与对接的项目及意向。

医管培训。2014年12月15~21日，中心组织大陆50名医疗护理人员赴台参加"养老与健康服务提高能力培训班"活动，代表团在台湾长庚纪念医院林口分院、桃园分院、中国医药大学附设医院、台中慈济医院及秀川医院进行了相关培训、交流和参访。通过了解台湾医院管理理念、护理先进经验及中医科室运行模式等方面，有力地推动了两岸中医医疗人员的沟通与了解，加强了医疗机构对企业化管理的认识。

（二）服务港澳，加强交流力度

香港中医药展。2014年8月14~16日，中心与香港贸易发展局、香港现代化中医药国际协会共同主办了2014年香港第十三届国际现代化中医药及健康产品展览会暨会议。国家中医药管理局副局长于文明出席开幕式并参观了中医药展览，参加了"日行万步，健康走起"无限极启动仪式。展会汇聚了132家中医药参展商，通过商品展示、促销及贸易洽谈，为两岸四地及世界各

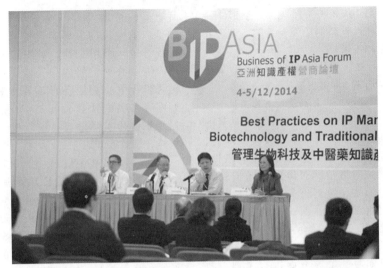

2014年12月3~5日，香港知识产权营商论坛——中医药分论坛在香港举办

地的中医药经贸交流与合作提供了重要的贸易平台。

澳门中医药展。2014年10月23~26日，受商务部和国家中医药管理局港澳台办的委托，在澳门投资贸易促进局的大力支持下，第19届澳门国际贸易投资展览会（MIF）首次开设中医药展区。中心组织了中医医疗服务、中医医疗器械、中药饮片、中医药保健品、传统养生文化、科技创新发明等10家单位参加中医药展览，成为本届展会上一大亮点，突出了健康养生、传统文化、科技创新的三大特点，为中医药走向国际迈出了新的步伐。2014年12月19~20日，为庆祝澳

门回归15周年，中心与澳门国际中医药科技协会在澳门联合举办了"走进澳门——中医药文化养生保健展"。

香港知识产权营商论坛——中医药分论坛。2014年12月3~5日，由香港特区政府贸易发展局和香港设计中心联合主办的第四届亚洲知识产权营商论坛在香港举行，香港特首梁振英出席开幕式致辞。应香港主办方的邀请，开设中医药分论坛。中心主任杨金生作为3个特邀嘉宾之一出席论坛并发表了有关建立中医药知识产权发展战略的主题演讲，受到与会代表欢迎。

（三）服务两岸企业，落实项目合作

一是落实与台胞出资的吉林省抚松县参龙药业有限公司的合作协议，协助其参加国内产业博览会，提高台胞企业在大陆的知名度；二是2014年5月13~19日，协助江苏康缘集团有限责任公司程凡副总经理一行5人对台湾相关养老及健康服务机构进行参访调研，为康源集团中华健康服务园项目的开展奠定了基础，该项目已进入实施阶段；三是与安徽亳州中药饮片企业洽谈，协助完成台湾明通化学制药股份有限公司进口大陆中药饮片的合作项目，首批交易进口已于2014年底前顺利实施。

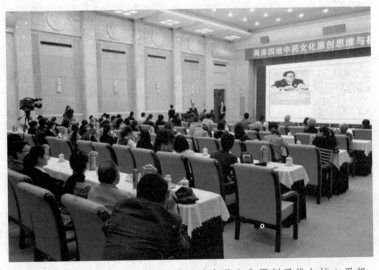

2014年4月26~27日，两岸四地中药文化原创思维与核心思想研讨会在湖南长沙召开

（四）扩大文化交流，做好接待服务

一是首次举办继续教育项目交流，在长沙、三亚、南宁分别举办两岸四地中药文化原创思维与核心思想研讨会班、全国医院管理交流培训班，圆满地完成继续教育项目培训任务；二是做好接待服务，广交朋友。截至2014年底，中心全年共接待台湾远东生物科技集团、香港泰山公德会、澳门国际中医药科技协会等参访团体20余家。接待人次150余人，通过热情接待，深入沟通，广交朋友，为两岸四地中医药交流合作工作打下了坚实基础。

四、办好两个服务实体，为中心的发展保驾护航

（一）加强广安中医门诊部特色化经营，拓展医疗服务

一是坚持门诊部内部建设。建立门诊部例会制度，加强各项规章制度及劳动纪律的监管，注重医生业务的学习和经营意识、运作的培训，做到常抓不懈。二是外部装修及内部药房改建。从体现中国文化的古朴门楼，传承中国传统文化氛围的中医诊室到开放式的中药房，突显门诊部的特有内涵及中医特色。三是聘请新专家，调整专家挂号费。设普通号及特需号两级多层次的挂号标准，为门诊部留住和吸引更多更好的专家出诊奠定了基础。四是加强门诊部的对外宣传工作。建立网站和门诊部微信公众信息服务平台，专人负责，更新信息，在线答疑，及时推送门诊部的最新消息。五是组织专家赴台参加学术交流及周边郊区一日游活动，做好专家服务工作，进一步调动专家工作的积极性。六是内设"台胞健康服务北京中心"，外聘台籍专家，提供特殊服务。

（二）加强广安医药联合中心经营管理，创新增长模式

一是彻底理顺了中心与西城区公安局的合作关系，明确药批的产权归属，完成产权登记和法人变更。二是以新修订的GSP为抓手，通过借款融资和签约销售的方式，重新

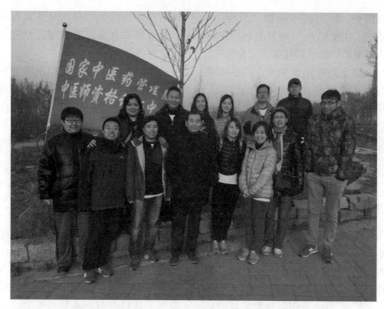

国家中医药管理局认证中心组织员工参加国家中医药管理局工会组织的健步走比赛活动，并取得了组织奖和比赛二等奖两项殊荣

租赁装修库房，实现全程数字化管理，按照新版GSP和5个附录的要求，2014年1月通过验收换证，提高了药品流通监管能力和监管效能。三是修订管理制度、职责、操作规程，设立规定要求的岗位和人员，定编定岗，增加设施和设备。四是在采购上对所购进的药品进行认真仔细的检查，严把药品进货质量关。五是积极主动与厂家联系，通过各种渠道找品种，利用各种关系开发医院，做到对客户主动热情周到、对供应商诚实守信。六是积极协调与中国中医科学院的合作，扩大业务能力。

（张　博）

【国家中医药管理局中医师资格认证中心2014年工作概况】

一、落实教育活动整改方案，切实改进工作作风

持续做好教育活动整改工作，对群众反映的突出问题立行立改，坚决落实中央八项规定、局三十条实施细则和卫计委"九不准"要求，不断巩固教育实践活动成果。推动建章立制和落实工作，强化财务监督管理，加强人事档案管理，加强中医药考试调查研究工作等，改进工作作风取得实效。

二、落实党支部主体责任，加强纪检监察工作

按照机关党委、纪委的工作部署，贯彻中央和国家中医药管理局系列重要文件精神和要求，中心坚持业务工作和纪检监察工作"两手抓、两手都要硬"。着力加强监督检查，严明党的政治、组织纪律等。严格党员干部个人事项申报工作。建立健全"三重一大"会议制度，并严格执行。推进中心惩防体系建设，健全廉政风险防控制度，明晰和落实廉政主体责任和监督责任，中心对"权力运行流程图"作了修改完善，工作取得了实效。

三、强化安全保密教育，保密工作取得新成果

保密教育工作。邀请局保密办领导指导和支持中心保密工作。中心保密工作领导小组制订全年安全保密工作计划。与各部门及员工签订年度保密承诺书。组织员工学习《保守秘密法及其实施条例》《医师资格考试违规违纪处理规定》等。主要负责人讲保密专题党课。开展工作机保密大检查。对员工开展保密"三合一"技防设备和主机监控与审计系统使用方法培训。

保密技防建设。购置使用手机

屏蔽柜、保密技术防护"三合一"系统、主机监控与审计系统，进一步提高考试命审题技防能力和水平。

健全完善保密制度。广泛听取局主管部门及医考中心专家意见，开展调研工作，健全完善保密规程及保密制度，使之更其可操作性，在鉴定工作制度上下工夫，并在实际工作中认真整改。

四、2014 年考试工作

（一）医师考试工作

2014 年中医类考生 156816 人，实践技能考试通过 105890 人，通过率为 72.48%，综合笔试考生 103418 人，通过人数 47379 人，通过率 45.81%，总通过率 32.85%。

完成 2014 年医师技能笔试的命审题组卷工作。启动实践技能大纲修订及大纲细则编写工作。完成哈萨克医考试大纲审核及报批、民族医综合笔试试题报送与接收、民族医综合笔试现代医学及综合知识部分试题的命制工作。

加强考务管理工作，考区考点考官培训由每年一次培训会改为两次。完善相关制度，加大对技能考试的督导与基地评估力度。试行考试基地管理办法，组织编写技能考试管理办法。

在国家卫计委领导和医考委的领导下，妥善处理了云南考区昭通考点 500 多名考生答题卡被误烧的事件，涉及中医考生 200 多人，顺利完成云南考区昭通考点的补考工作。

（二）职称考试工作

2014 年职称考试报名 67206 人，实考 63085 人，通过 29031 人，通过率 46.02%。中心首次将职称考试组卷、终审会以及后期的形式审核工作移至更安全的监狱印厂进行，与监狱印刷厂签订保密协议，进一步提高了 2014 年试题质量和安全。

（三）加强和规范鉴定工作

认真落实国家中医药管理局对鉴定整改工作要求，按照管理权限，责成鉴定站进行自查和整改。同时，中心也加快自我健全，完善相关鉴定管理办法，加大规范鉴定管理工作力度，并在实行工作认真整改。继续推进国家职业大典修订有关工作。

（四）乡村医生（一技之长人员）资格水平考试

2014 年已完成甘肃、黑龙江、江西、贵州等省的考试服务工作，共计 1500 余人，取得了良好的社会效应。组织专家编写了一技之长人员考试指南。完成了全国中医知识技能大赛工作考试技术支持工作。完成了第一届全国中医知识技能大赛预赛的命审题和技术服务等工作，受到了承办方的好评。

（五）信息统计工作

根据中心统计工作的需要，对相关功能模块继续修改完善。对职称考试数据统计系统进行了升级，实现了对职称考试数据的年度统计分析等。

五、完善工会组织，加强文化建设，构建和谐团队

中心严格按照中国工会章程，选举产生了中心工会，从组织上保证了工会工作的开展。研究解决职工反映的问题，开展丰富多彩的工会活动，通过文化建设，关心员工成长，构建和谐团队。

（高 靖）

中药

篇

中医篇

【国家卫生计生委公布 101 种药食同源品种】 2014 年，国家卫生计生委发布《按照传统既是食品又是中药材物质目录管理办法》征求意见稿，在之前被列入《既是食品又是药品的物品名单》的 86 种药食同源目录基础上，新增人参、山银花、当归、夏枯草等 15 种药食同源品种。

目录显示，此次新增加的 15 种药食同源品种包括人参、山银花、芫荽、玫瑰花、松花粉（包括马尾松和油松）、粉葛、布渣叶、夏枯草、当归、山柰、西红花、草果、姜黄、荜茇。

按照传统既是食品又是中药材的物质，是指具有传统食用习惯，且列入国家中药材标准（包括《中华人民共和国药典》及相关中药材标准）中的动物和植物可使用部分（包括食品原料、香辛料和调味品）。

（丁 洋）

【工信部重点扶持 27 个中药材基地】 2014 年，工业和信息化部印发《2014 年度中药材生产扶持项目申报指南》，明确 2014 年度中药材扶持资金重点支持的范围，主要为中药材生产公共服务平台、基地建设重大项目和基地建设项目 3 大类，重点扶持 27 个中药材品种的基地建设。

中药材生产公共服务平台类项目主要解决道地优质中药材生产、加工、质检、仓储和供应等各环节技术难题。包括技术服务平台、信息服务平台和供应保障服务平台。

《指南》指出，要构建集全国性平台、20 个区域平台、100 个工作站于一体的生产技术服务体系；构建集全国信息收集处理中心、1000 个信息站点于一体的中药材产销信息服务体系；构建覆盖 100 种以上常用大宗品种、服务 200 家以上中药工业企业的中药材供应保障体系。

基地建设重大项目类旨在引导中药材生产进一步向适宜地区集中；引导发达地区资本、技术、市场等优势与中药材产区自然禀赋、劳动力等优势有机结合，形成以工促农、工农互惠的新型中药工农业关系；引导和鼓励中药工业与中药农业骨干企业强强联合，共建跨省区跨企业规范化、规模化、产业化中药材生产基地，实现中药材大宗品种以及濒危稀缺品种的规模化持续稳定生产供应；依托道地优质中药材产区的独特资源优势，引导中药工业向产区延伸，形成产业集聚效应。

《指南》明确，中药材生产扶持项目以"定向择优"与"公开择优"相结合，以"一次性补助"与"滚动支持"相结合安排扶持资金，并以"后补助"方式根据项目绩效评价结果拨付资金。中药材生产公共服务平台类项目采取"定向择优"方式自上而下择优选定，基地建设重大项目类和基地建设项目类采取"公开择优"的方式自下而上申报。

《指南》要求，基地类项目申报主体须是具有独立法人资格的医药企业、中药材专业种植养殖企业，特别鼓励中药（含中药饮片）百强企业建设原料基地；基地建设项目依据《医药工业"十二五"发展规划》，2014 年重点扶持荆芥等 27 个中药材品种的基地建设。

《指南》还明确了建设目标、建设内容及建设期、技术支撑等方面要求。

2014 年度扶持中药材生产基地品种及适宜区域

序 号	品 种	适 宜 区 域
1	荆芥	河北、河南、安徽
2	枳壳（枳实）	江西、湖南、重庆
3	苦参	山西、河北、内蒙古、辽宁
4	黄精	福建、重庆、四川、云南、贵州
5	灵芝	不分省份
6	百合	湖南、甘肃、河南
7	（广）藿香	广东、海南、四川、江苏、湖南
8	陈皮（橘红、橘络）	广东、广西、福建、湖南、江西、重庆、四川、浙江
9	何首乌	广东、广西、重庆、贵州、四川
10	川芎	四川
11	天麻	四川、陕西、甘肃
12	木通	四川、湖北、湖南、广西、江西
13	蜈蚣	不分省份
14	头花蓼	贵州
15	灯盏细辛	云南
16	美洲大蠊	不分省份
17	赤芍	内蒙古、辽宁、河北
18	哈士蟆	吉林、黑龙江、辽宁
19	龙脑樟	湖南、江西、贵州

（续表）

序　号	品　　种	适　宜　区　域
20	降香	海南
21	鸡血藤	广东、广西、云南、福建、江西
22	独活	青海、四川、湖北、陕西、浙江
23	胡黄连	西藏、青海、云南、甘肃
24	蛤蚧	广西、海南、云南、贵州、广东
25	穿山甲	不分省份
26	羚羊角	不分省份
27	金钱白花蛇	不分省份

注：1～16为大宗品种，17～27为濒危品种。

（柴　玉）

【中药提取委托加工审批暂停】
2014年，国家食品药品监管总局印发《关于加强中药生产中提取和提取物监督管理的通知》，要求加强中药生产中提取和提取物监管。《通知》指出，自印发之日起，各省（区、市）食品药品监督管理局一律停止中药提取委托加工的审批，已经批准的可延续至2015年12月31日。自2016年1月1日起，凡不具备中药提取能力的中成药生产企业，一律停止相应品种的生产。

《通知》指出，中药提取是中成药生产和质量管理的关键环节，生产企业必须具备与其生产品种和规模相适应的提取能力。药品生产企业可以异地设立前处理和提取车间，也可与集团内部具有控股关系的药品生产企业共用前处理和提取车间。中成药生产企业需要异地设立前处理或提取车间的，需经企业所在地省（区、市）食品药品监督管理局批准。跨省（区、市）设立异地车间的，还应经车间所在地省（区、市）食品药品监督管理局审查同意，中成药生产企业《药品生产许可证》上应注明异地车间的生产地址。

《通知》强调，中药材前处理是中药生产的重要工序，中药生产企业和中药提取物生产企业应当具备与所生产品种相适应的中药材前处理设施、设备，制定相应的前处理工艺规程，对中药材进行炮制和加工。外购中药饮片投料生产的，必须从具备合法资质的中药饮片生产经营企业购买。

（黄　心）

【国家卫生计生委基层医疗机构药品配备使用管理工作意见提出挖掘推广中药验方】　2014年，国家卫生计生委印发了《关于进一步加强基层医疗卫生机构药品配备使用管理工作的意见》（简称《意见》），明确坚持中西药并重，挖掘当地中药验方加以推广。

《意见》指出，积极发挥中医药的作用和优势，鼓励广泛使用中医药，深入挖掘和总结当地用于防治常见病、多发病、慢性病的中药验方，经过充分论证和安全性评价后加以推广。加强对医务人员中医药知识和技能的培训，开展中医药特色服务。国家卫生计生委已在河南、甘肃等省份开展中药验方试点工作，使基层医务人员经过系统培训能够比较熟练掌握基层常见疾病的中药验方应用，逐步推广。

此外，《意见》还指出鼓励优先使用基本药物，坚持基本药物在基层主导地位的前提下，可从医保（新农合）药品报销目录中，配备使用一定数量或比例的药品，满足患者用药需求。基层医疗卫生机构使用的基本药物和其他药品，都要通过省级平台网上集中采购、集中支付并零差率销售，严禁网下采购。

（丁　洋）

【财政部、商务部支持中药材流通追溯体系建设】　根据《中共中央、国务院关于全面深化农村改革加快推进农业现代化的若干意见》《国务院关于促进市场公平竞争维护市场正常秩序的若干意见》要求，财政

部办公厅、商务部办公厅决定2014年继续支持在山西、内蒙古、辽宁、山东、湖北、贵州、西藏、宁夏、青海省开展肉类蔬菜及中药材流通追溯体系建设。

此次体系建设以肉类、蔬菜、中药材为重点品种，支持部分省、市建设覆盖各类流通节点和经营主体，并延伸到部分种植养殖、加工和消费环节的信息化追溯体系，逐步实现对肉类、蔬菜、中药材产、运、批、零的全链条信息化管理，促进诚信经营，提高流通环节食品药品安全保障能力，提升流通运行和监管的信息化水平，并在工作中综合运用经济、法律、行政等手段，调动社会各方面资源投入，形成稳定的多元化投入与保障机制，保证追溯体系长期可持续运行。

（杨　柳）

【加快推进中药材现代物流体系建设指导意见印发】　2014年，商务部办公厅印发《关于加快推进中药材现代物流体系建设指导意见的通知》（商办秩函〔2014〕809号）。通知要求各地商务主管部门推动建立中药材现代物流体系，促进中药材流通现代化，提升中药材质量安全保障能力。通知明确了到2020年初步形成采收、产地加工、包装、仓储和运输一体化的中药材现代物流体系的总体目标，提出6项主要任务：一是建设中药材产业加工基地；二是规范中药材包装；三是建设集中仓储配送网络；四是推广应用现代物流管理与技术；五是完善中药材

专业市场的配套物流服务功能；六是做强做大中药材仓储物流企业。

【中药配方颗粒产业技术研究院成立】 2014年，中药配方颗粒产业技术研究院在南京中医药大学成立，该研究院由江苏省江阴市高新区管理委员会、南京中医药大学与江阴天江药业有限公司三方共建。

此次共建，江阴高新区管理委员会将院校的技术优势和企业的资金、市场优势结合起来，为校企联合加强合作创新、推动产业转型、实现互利共赢提供高效平台，为研究院的组建运行提供了支持。

江阴天江药业是国家高新技术企业，长期以来重视产、学、研合作，其中药配方颗粒技术产业化应用获国家科技进步二等奖。

（吴娇娜）

【片仔癀维持治疗转移性结直肠癌研究获进展】 2014年，知名中成药片仔癀维持治疗转移性结直肠癌临床试验中期研讨会在福建漳州召开。研究表明，片仔癀治疗大肠癌具有"多靶点、多途径"的特点，片仔癀维持治疗转移性结直肠癌临床研究进展顺利。

片仔癀抗癌研究被列入国家"863"计划和"十一五"国家科技支撑计划，漳州片仔癀药业与中国科学院院士陈可冀合作开展了片仔癀抑癌作用的分子机制及作用靶点研究。2011年漳州片仔癀药业股份有限公司与中国中医科学院研究生院流动站联合开展了"片仔癀抑癌作用的分子机制及作用靶点研究"，该研究于2012年获得"中国博士后科学基金资助"。该研究揭示了片仔癀抑癌作用的分子机制和作用靶点，结果表明片仔癀治疗大肠癌具有"多靶点、多途径"的特点，片仔癀通过调控STAT3等多条细胞信号通路来调节Bcl-2等多个癌基因和抑癌基因的表达，从而诱导大肠癌细胞凋亡、抑制肿瘤细胞增殖、抗肿瘤血管新生。

片仔癀是漳州片仔癀药业股份有限公司独家生产的国家一级中药

保护品种，至今已有近500年的历史，被列为国家级非物质文化遗产。

（张东风）

【全军中药研究所建立"成分敲出敲入"新法】 2014年，世界著名杂志《自然》出版社旗下开放性获取期刊《科学报告》在线发表了解放军302医院全军中药研究所提出并建立的中药药效物质辨识与质量评控新方法——"成分敲出敲入（component knock-out & knock-in）"。研究表明，该方法有助于快捷地发现中药的主要药效成分，还可甄别中药中起协同或拮抗作用的化学成分，而且有助于制定客观科学的中药成分含量标准范围，同时该方法也是研制现代组分中药的重要途径和方法。

生物活性示踪的中药药效物质筛选主要是基于还原分析方式，往往容易出现组分分离越细，药效作用越弱，或者说中药整体有效，但单体成分无效。而成分含量质控标准范围往往只有下限，没有上限，并且含量标准的上限和下限与安全性、有效性关联性不大。

为了建立"关联药效、标而又准"的中药成分含量质控标准，近年来该所以黄连、牛黄等为代表，采用成分敲出（component knock-out）的方式筛选和确定中药的主要有效成分和可能的协同或拮抗成分；采用成分敲入（component knock-in）的方式，摸查和确定最低有效剂量和可能的最大安全剂量。研究发现，在自然平均含量条件下，黄连药材发挥抑菌（痢疾杆菌）作用的主要活性成分为小檗碱、黄连碱，活性贡献度累计达93%；在建立小檗碱、黄连碱适宜含量范围的基础上，发现二者之间存在显著的协同作用，而其他巴马汀、药根碱、表小檗碱等生物碱对二者的抑菌活性无明显影响，多糖等非生物碱部分对黄连其抑菌活性存在拮抗作用。以牛黄抗真菌活性为例，研究发现牛黄抗真菌主要活性成分不是某一个组分，而是多个胆汁酸类成分的协同作用，尤其是去氧胆酸和猪去氧胆酸的协

同作用提高活性达33倍；研究发现了牛磺胆酸、去氧胆酸等8个组分的适宜含量范围及最佳比例，按最佳比例配制的组分牛黄活性比牛黄原始样品提高92%。该研究为科学制定黄连和牛黄化学评价检测指标及限量标准以及组分中药的研制提供了参考依据和方法学实例。

上述研究成果分别发表在《科学报告》（2014年）、J Chromatogr B（2011年）等刊物上。研究工作得到国家自然科学基金资助。

（任 壮、戴 欣）

【道地药材标准研制纳入科技基础性专项】 2014年，科技部启动科技基础性工作专项2015年度项目申报工作。专项包括3大类35项，"常用道地药材及其产区的特征、标准及数字化"作为"标准物质与科学规范研制"的7个专项之一。

该专项申报要求是：选择大宗、道地性显著的中药药材，确定其药材品种基源及道地产区，建立道地药材实物及图谱数据库、特征数据库，制定道地药材标准和产区生态标准，构建道地药材生态-遗传-成分-药效数据库，为道地药材标准、等级划分、区划种植等提供技术支持，满足中医药产业发展的需求。

另外，还包括科技资料整编与科学典籍志书图集编研项目10项、科学考察与调查项目18项。科技资料整编与科学典籍志书图集编研中有《中国植被志》编研、《中国动物志》II期、植物园迁地保育植物数据库构建及专科专属志书编撰等。

科技基础性工作专项重点支持科学考察与调查、科技资料整编和科学典籍志书图籍编研、标准物质与科学规范研制，以及其他对经济社会发展及科技进步具有重要支撑作用的基础性工作。

（任 壮）

【中医药鉴定迈入规范化标准化基因鉴定时代】 2014年11月22日，由中国中医药学院中药研究所陈士林科研团队历经近十年的研究完成

的"中草药 DNA 条形码生物鉴定体系",荣获 2014 年度中华中医药学会科学技术奖一等奖。该成果完成了 8000 余种中草药及其混伪品的 DNA 条形码研究,创建了中草药 DNA 条形码生物鉴证体系,为中药材建立了"基因身份证",从基因层面解决中草药与混伪品的物种识别问题。构建了全世界最全的中草药 DNA 条形码鉴定数据库,含 100 余万条草药及其易混伪品 DNA 条形码序列,包括中国、美国、日本、欧盟、韩国和印度等国药典收载的 95% 草药品种。从而使中药材鉴定迈入了规模化、标准化基因鉴定时代。

（高 欣）

【25 个中药材产业项目入围"科技富民强县专项行动计划"】 2014 年科技富民强县专项行动计划项目经科技部、财政部组织专家论证评审,295 个县区项目立项,包括"山西省闻喜县中药材规范化生产技术示范与推广"等 25 个县区中药材产业项目。

立项中药材产业项目除山东外,均分布在我国中西部省份,涉及山西、安徽、江西、河南、湖南、广西、重庆、四川、贵州、云南、西藏、甘肃、青海、宁夏 14 个省份。

科技富民强县专项行动计划于 2005 年由财政部、科技部共同启动,旨在把"科教兴国"战略落实到基层,依靠科技促进农民增收致富和壮大县乡财政实力。计划重点在中西部地区和东部欠发达地区,每年启动一批试点县（市）,实施一批重点科技项目,培育、壮大一批县域特色支柱产业,带动农民致富、财政增收,促进县域经济健康持续发展。

2014 年科技富民强县专项行动计划 25 个县区中药材产业项目名单

省份	县、区	项目名称
山西	闻喜县	中药材规范化生产技术示范与推广
安徽	旌德县	灵芝产业转型升级关键技术集成与示范
江西	抚州市临川区	临川区中药材关键技术集成示范及产业化
山东	淄博市博山区	博山区优质出口桔梗产业基地示范工程
	平邑县	平邑金银花特色产业配套技术集成与示范
河南	南召县	辛夷标准化种植技术示范与产业化开发
	武陟县	四大怀药产业化技术集成及示范开发
	方城县	裕丹参、木瓜标准化种植及产业化开发
湖南	邵东县	特色中药材玉竹规范化栽培技术推广及产业化
广西	德保县	八角低产改造示范和深加工技术开发
	融安县	特色中药材产业开发与示范
重庆	荣昌县	荣昌县生物医药原料基地建设、产品开发与示范
	南川区	南川区玄参 GAP 规范化种植技术推广应用及加工技术集成示范
四川	茂县	川产道地药材大黄的规范化种植科技示范及推广
	青川县	青川县柴胡现代化科技产业基地建设
贵州	安龙县	姬松茸高效栽培示范推广与产业化开发
	晴隆县	糯薏仁米标准化种植与精深加工集成示范
	道真县	道真县玄参规范化种植、推广及加工
云南	永德县	永德县 5 万亩滇龙胆规范化基地建设及示范推广
	沾益县	高优银杏培育及精深加工产业化示范
西藏	类乌齐县	类乌齐县藏药材育苗及种植基地建设与示范
甘肃	西和县	西和县半夏标准化种植技术集成及产业化
	文县	文县纹党参标准化生产技术集成与示范推广
青海	都兰县	枸杞节水增效产业示范
宁夏	中宁县	中宁枸杞现代生产技术示范与推广

（任 壮）

【云南首批野生中药资源保护抚育基地设立】 2014 年开展的"同心·共铸中国心迪庆行"大型公益活动期间,中国中医科学院中药资源中心与迪庆州政府共建的中国野生中药资源保护抚育基地在云南迪庆揭牌成立。首批基地设在维西县巴珠村,面积 8600 公顷。

迪庆野生中药材资源约 2000 多种。近年来由于过度采挖,严重制约了中药材产业发展。为从"质"和"量"上保护迪庆中药材,国家中医药管理局科技司副司长、中国中医科学院副院长黄璐琦与迪庆州政府代表签订"迪庆州野生中药材资源保护与产业开发战略合作协议"。

今后 20 年,双方将在中药资源普查、中药材基地考察与指导、保护抚育项目的推进等方面开展合作。中国中医科学院中药资源中心将负责帮助迪庆州建立珍稀濒危野生中药材保护与人工种植、种苗繁育基地；筛查珍稀濒危的野生中药材种类和品种，提出抢救性保护策略；组织专家提供技术指导，提升当地药材品质。

（樊丹）

【四省联手倡建连翘产业联盟】

2014年8月10日，由山西振东集团发起、晋冀陕豫4省共同倡导的环太行山连翘产业协同创新联盟在山西太原成立。今后，4省将共同促进连翘资源的保护、开发和利用，推动连翘产业科学合理化发展。

连翘是我国40种大宗中药材之一，有"疮家圣药"之美誉，山西、河北、陕西、河南等环太行山区域连翘占全国蕴藏量80%以上。近年来，连翘需求量每年以3%左右的速度增长，但作为资源依赖型产业，连翘产业的快速发展带来的过度开发和无序利用导致连翘野生资源锐减，而布局不合理、缺乏技术标准、价格波动及质量参差不齐等现象也常有发生。

环太行山连翘产业协同创新联盟成员包括山西振东制药、山西中医学院、石家庄以岭药业、澳大利亚阿德莱德大学等国内外高校及制药企业。联盟成立后，将致力于探索和推动连翘产业规范化发展，加强连翘生产企业与专家、市场间对接，促进行业自律，引导连翘产业健康、稳步、可持续发展。

（刘翔）

【我国部分中药标准列入美国药典】

2014年8月7日，国家卫计委召开卫生计生科技教育工作进展为主题的例行新闻发布会，中国中医科学院院长张伯礼在会上表示，我国部分中药标准已经列入美国药典，仍有几十种药物由美国药典委员会审查，预计近几年也会陆续被收入。

丹参是我国第一个列入美国药典的中药。中国药材的标准纳入了美国药典，为我国更多的药材进入美国提供了基础。

此外，我国科技重大专项也非常关注关于中药新药研发和中药国际化研究工作，特别是支持在欧美国家进行中药新药的注册研究，按照欧美国家的标准进行中药临床评价。地奥心血康已经完成了注册工作，还有几个药物正在进行中，预计近一两年内也会注册成功。

至2014年，在美国已有7种中药在进行临床研究。其中，复方丹参滴丸、血脂康、扶正化瘀胶囊3种药物已经完成了临床二期研究，步入临床三期研究及准备开展临床三期研究，桂枝茯苓丸正在进行临床二期研究。

（丁洋）

【中国中药协会组建儿童中药评价研究学组】

2014年，中国中药协会临床评价研究专业委员会在天津宣告组建"儿童中药评价研究学组"。

该学组由全国30家中西医院儿科主任、同仁堂等20家儿童药品生产企业和多位药学基础研究专家组成，旨在整合儿童中药药品研发、完善儿童中药用药信息。天津中医药大学第一附属医院院长马融任组长。

中国中药协会儿童用药评价方法学术研讨暨落实六部委《关于保障儿童用药若干意见》文件要求座谈研讨会同期召开。

与会代表就"如何完善儿童药品说明书、如何开发院内制剂、提升我国儿童新药研发水平"等达成共识：搭建政府、企业、临床科研相结合的儿童中药研究平台；选择以国家基本药物目录产品为主的临床应用较多的产品进行探索研究；选取临床应用广泛、疗效确切、安全性较好的产品展开探索性标准的再评价研究工作，以获得国家主管部门认可并修订完善儿童药品说明书；以院内制剂开发为主，加强儿童新药研发，建议简化审批流程，建立申报审批专门通道，并建议在放宽临床研究单位标准、药品定价、药品招标、专利保护等方面给予政策扶持；建议组织专家、行业力量开展研究，制定并完善相关临床评价标准，用以指导企业和科研单位开展相关工作。

（任壮）

【中国现代藏药产业技术创新战略联盟成立】

2014年11月15日，以"协同创新：制造到创造、速度到质量、产品到品牌"为主题的第八届中国产学研合作创新大会在广东深圳召开。全国人大常委会原副委员长、中国产学研合作促进会会长路甬祥，全国政协副主席、科技部部长万钢，工信部副部长毛伟明，深圳市市长许勤出席会议。

会议由中国产学研合作促进会和深圳市人民政府联合举办。会上，中国现代藏药产业技术创新战略联盟、中国产学研标准与质量认证战略联盟等22家技术创新战略联盟宣告成立。

中国现代藏药产业技术创新战略联盟由藏诺药业、青海民族大学等12家单位联合发起成立，藏诺药业为理事长单位，藏医药学专家桑吉群佩（王智森）教授担任联盟理事长。联盟旨在集聚整合全国藏药产业优质资源，探索藏药领域产学研创新发展新模式，以平台优势提供产业化技术支持和共享合作，协同创新，坚持产学研密切结合，提升藏药产业领域自主创新能力和水平。

（任会娟）

【中国百泉药交会举办】

2014年4月8日，2014年中国百泉药交会在河南辉县举办，来自全国各地的600余家药商与会参展。

百泉药交会已有600余年历史，与河北安国、江西樟树齐名，并与安徽亳州、广州清平等并称全国十大药市。2008年百泉药交会被国务院列为国家级非物质文化遗产，2009年1月被国家有关部门批准为"中国中药材基地暨常年展"。

辉县市地处太行山脉，中药材资源极其丰富，共有中药材品种1017种，柴胡、丹参、桔梗、连翘、山楂、黄芩等药材产量丰富，是全国五大山楂生产基地之一和连翘、丹参GAP药材种植基地，素有"天然药库"之称。全市中药材种植专业村有30余个，从事药材种植的药农有上万人，药材经纪人2000余人。

该市充分利用百泉药交会的品牌优势和中药材资源优势，加强与国内外医药企业和大专院校、科研院所的合作，通过举办高峰论坛、学术讲座、项目推介会和新技术新产品说明会等，打造了我国医药产业发展的学术盛会和现代药贸的交易平台。辉县拥有九势制药、百泉制药等一批先进医药企业和科研力量，国内6家大型企业在此建立了药源基地，全国800多家中药饮片企业与辉县建立了合作关系，药贸市场发展前景广阔。

（薛书增）

【2014年国际（亳州）中医药博览会暨第30届全国（亳州）中药材交易会举办】　2014年9月9～10日，安徽亳州举办2014年国际（亳州）中医药博览会暨第30届全国（亳州）中药材交易会。本届药博会以"中医药，让人类更健康"为主题，包括华佗诞辰1887周年祭祀、中医药科普宣传、义诊、药材药品交易洽谈会签约、中医药展暨酒类产品展及全国现代医药发展论坛等7项活动。

近200家企业参加了药材药品交易洽谈会签约仪式，现场签订21个投资协议，签约金额达23亿元。中医药展暨酒类产品展则吸引了来自31个省的企业，1.2万平方米的展厅共有展位450多个。

亳州全市中药材种植面积105.9万亩，主要品种为白芍、白术、桔梗等，现有饮片加工企业88家。2013年，亳州中药进出口总额1.9亿美元，占全市进出口总额的44.6%，被授予"全国中药饮片出口城市第一名"。2014年1～6月，亳州规模以上医药制造业实现产值86.58亿元，同比增长19.0%。

（王娟）

【人参种子种苗国际标准颁布】
2014年5月4日，中国中医科学院中药资源中心主办人参国际标准座谈会，由中国中医科学院中药资源中心、中国农业科学院特产研究所、北京理工大学生命学院共同承担制定的中药第一个ISO国际标准"人参种子种苗国际标准"于2014年4月22日正式颁布，人参相关国际标准制定工作进入新阶段。

与会代表回顾了5年来标准从立项到颁布的过程，提出未来要重点选择具有共同兴趣、易达成共识、能够打破壁垒、促进民族企业发展的项目申报国际标准。

为促进我国人参产业提高国际竞争力，由中国中医科学院中药资源中心牵头，联合与人参相关的生产企业、科研教育等机构，成立了人参国际标准科技联盟，致力于推动国内人参相关标准的完善，积极推动人参相关国际标准制定。并将建立人参国际标准化基地，跟踪研究国内外人参市场发展和标准技术趋势动态，组织开展中药企业人才、技术和有关专业培训。

国家中医药管理局原副局长、中国中医科学院中药资源中心名誉主任李大宁提出，要以人参种子种苗国际标准颁布为突破口，建立健全产研学结合工作机制，发挥企业主体作用，继续推进人参国际标准制定；加强与国际标准化组织及海外机构和专家的沟通合作；调研评估人参地方和行业标准，制定战略规划，特别要适应我国人参道地产区和骨干企业发展需求。

会上推举李大宁担任该联盟理事长，推举中国中医科学院副院长、中药资源中心主任黄璐琦为常务副理事长。来自国家中医药管理局政策法规与监督司、国际合作司，中国农业科学院，北京大学，北京理工大学，吉林益盛药业，吉林紫鑫药业等机构的领导、专家和学者出席了座谈会。

（任壮）

【竹溪黄连获国家地标产品保护】
2014年，国家质检总局发布2014年第55号公告，批准对湖北省竹溪县"竹溪黄连"实行地理标志产品保护。

竹溪县林间黄连种植历史悠久，早在明清年间就出口东南亚。竹溪所产的味连、川连、佛手连等优质黄连，医药界俗称北岸连，具有清热燥湿、泻火解毒等功效。竹溪外观金黄色，截面菊花形，小檗碱含量高，经药检机构认定，质量居国内8种黄连之首，被医药专家列为正品。

近年来，竹溪县在上级财政扶持下，积极化解林连矛盾，开展竹溪黄连规范化种植示范、林连间作和退耕还林的幼林隙地仿生态栽培科研，提高了黄连产量和品质，森林资源得到保护，黄连基地面积已达上万亩。该县制药企业加工生产的竹溪黄连，已被评为"湖北名牌产品"。

（邹蔚烈）

【新荷花川芎生产基地通过国家GAP认证】　2014年，在国家食药监管总局发布的中药材GAP检查公告中，四川新荷花中药饮片股份有限公司川芎生产基地榜上有名。

新荷花川芎生产基地位于川芎道地产区四川省彭州市葛仙山的镇群柏村和百顺村，共1200余亩，年产优质川芎300余吨。通过10多项田间试验研究，新荷花对川芎种植过程中的良种选育、苓种质量标准、栽种期和栽种密度等各技术关键点进行了研究，确保了基地川芎种植的科学化和规范化。加上此前通过认证的阿坝州川贝母基地、三台麦冬基地、江油附子基地和甘肃西和半夏基地，新荷花已有5个品种的药材种植基地通过国家中药材GAP认证，居全国中药行业前列。同时，新荷花研究建立的瓦布贝母标准作为川贝母新增来源被纳入2010年版《中国药典》，"川贝母人工栽培技术"获2011年度四川省科技进步二等奖和华夏科技奖一等奖。

作为国家发展和改革委员会"中药饮片炮制国家工程研究中心"单位，新荷花坚持"人品如荷，药质似金"的经营理念，在全国中药饮片行业率先实现生产规模化、检测现代化和工艺规范化。新荷花立足于川产道地药材的资源优势，先后建设有川贝母、麦冬、附子、川芎、半夏、大黄、赶黄草等多个优质无公害中药材种植基地，制定严格的标准和规范，对基地的土壤、环境、气候条件把关；对药材的基原、指纹图谱、有效成分含量、重金属、农药残留等多项指标进行规定，并建立档案，确保生产的每一味药材都是名副其实的道地好药材；实现了基地按片区统一管理、统一培训指导、统一种苗（种子）质量标准、统一田间管理、统一采收加工及统一药材质量标准的"六统一"，确保基地药材质量"优质、稳定、可控"。

（柴　玉）

【重庆 5 个中药材品种通过 GAP 认证】

2014 年，重庆市南川区种植的玄参通过国家 GAP（中药材生产质量管理规范）认证。该市共有黄连、青蒿、款冬花、山银花、玄参 5 个中药材品种通过 GAP 认证。

南川玄参种植基地启动建设以来，依托于重庆市中药研究院，开展了大量玄参产地适宜性、规范化种植技术、良种繁育技术、病虫害防治等研究。从 2008 年起启动建设玄参种植 GAP 示范基地，累计培训规范化种植技术人员及药农 4000 人次。通过技术培训和推广，南川玄参规范化种植面积每年将达到 2 万亩以上，玄参产业也成为南川特色产业之一。

（董存良）

【河北发现国家珍稀濒危野生长裂太行菊】

全国第四次中药资源普查河北省第 16 普查小组在野外普查时，首次在河北涉县合漳乡、偏城镇等地发现国家珍稀濒危野生中药材——长裂太行菊。长裂太行菊为菊科太行菊属植物，多年生草本，枝叶具浓香气，为中国特有植物，仅分布于南太行山少数地区，且生长环境十分恶劣，多生长在悬崖峭壁裸露岩石的缝隙中，具有清肝明目，清热润喉之功效。该品种在涉县的首次发现增添了涉县野生药物资源品种，也对河北省及冀南辖域野生药物资源分布及区域环境的研究具有重要意义。

（张爱兵、王丽芳）

【藏药"仁青常觉"配伍公布】

2014 年 1 月 13 日，青海省藏医院组织知名藏医药专家，首次对藏药"仁青常觉"配方内所有药材和炮制品进行逐一鉴别和确认并公布。"仁青常觉"已列入首批国家非物质文化遗产名录，被称为"百病克星""藏药之王"。

"仁青常觉"收载于《中国药典》（一部），其配伍中选用生长在青藏高原特殊生态环境下的天然、珍贵、稀有藏药材 160 余种，配伍过程中运用藏医秘传列入"国家非物质文化遗产"的"佐太"技术，也是藏药成方中配伍药材最多、炮制工艺复杂、保密程度最高的品种。

（丁　洋）

【国家食药监总局规定生首乌日用量不超 1.5 克】

2014 年 7 月 16 日，国家食品药品监督管理总局在其网站上发布《药品不良反应信息通报》，提示关注口服何首乌及其成方制剂可能有引起肝损伤的风险。2014 年 7 月 9 日，国家食药监总局发布《关于加强含何首乌保健食品监管有关规定的通知》，规定保健食品中生何首乌每日用量不得超过 1.5 克，制何首乌每日用量不得超过 3.0 克。

该局提示，医务人员在使用前，应充分了解其用药风险，详细了解患者疾病史及用药史，注意用药量和疗程，避免同时使用其他可导致肝损伤的药品；患者应按说明书用法用量服用，或在医生指导下用药，避免长期用药。患者在服药过程中如发现肝生化指标异常或发生可疑不良反应，应立即停药并就医。

该局已组织对养血生发胶囊、首乌丸（片）、首乌延寿片（颗粒）及白蚀丸等风险较高的含何首乌成方制剂品种的说明书进行了修改。

该局要求，2014 年 9 月 1 日后生产的含何首乌保健食品，标签标识中不适宜人群增加"肝功能不全者、肝病家族史者"，注意事项增加"本品含何首乌，不宜长期超量服用，避免与肝毒性药物同时使用，注意监测肝功能"；保健食品生产企业要加强原料管理；各省（市、区）食品药品监督管理局加大监督检查力度，加强对含何首乌保健食品的安全性审查。

（柴　玉）

【中药约占省级药店联盟总销售额四成】

中国医药物资协会公布《2014 中国省级药店联盟发展状况蓝皮书》《2014 中国单体药店发展状况蓝皮书》和《2014 中国医药互联网发展报告蓝皮书》等，对我国药品零售事业发展状况及相关政策进行解读。数据显示，2014 年，19 家省级药店联盟共覆盖全国 23 个省、自治区、直辖市，共有成员单位 624 家，占全国连锁药店总数的 17.48%，连锁成员数比 2013 年度增长 130 家。平均化学药品种数为 2323 种，中成药 2221 种，保健品 921 种，药材类 1055 种，器械类 610 种。19 家联盟成员中，已有 52 家获得网上药店运营资格证书，占全国获证药店的 19.12%，全年共实现网络零售 15 亿元。

（樊　丹）

【2014 年中药出口总额达 32 亿美元】

2014 年我国植物提取物继续领跑中药产品出口，中成药国际化障碍重重。2014 年 1～11 月，我国中药类产品出口总额达 32 亿美元，中药类产品进口总额首现下降。

据中国医药保健品进出口商会发布的数据，2014 年 1～11 月，中药类产品出口总额 30.04 亿美元，同比增长 13.55%。其中，植物提取物出口额 15.92 亿美元，同比增长 24.56%。出口排名靠前的大宗品种大多以食品类或者膳食补充剂成分为主，如甜叶菊、银杏叶、绿茶等规模品种。中药材及饮片出口额 11.42 亿美元，保健品出口额 2.43 亿美元。中成药出口额 2.27 亿美元，同比下降 3.96%。由于受欧盟植物药审批及其延续性条款（英国于 2014 年 5 月 1 日禁止在本国销售未经注册的传统药）的限制，欧盟市场尤其是英国市场继续下滑，我国中成药出口欧盟市场1010万美元，同比下降4.51%。

中药类产品进口额9.23亿美元，同比下降4.26%。主要原因是香精香料用的植物提取物进口量下降。

（张东风）

【2013中国中药饮片产业发展分析报告（2014年发布）】　医疗卫生事业是关乎国计民生和社会和谐的重要事业，是提高国家长期竞争力的重要保障。随着经济的发展和健康意识的增强，与人们生活质量密切相关的医药行业得到了迅速发展。

中药饮片业是我国中药产业乃至医药产业的重要组成部分，也是我国医药行业拥有自主知识产权的产业之一。近年来，随着我国不断重视中药产业的保护和中药传统文化的发扬，中药饮片及其炮制技术作为中医药文化的精髓得到了国家政策的大力支持。

一、中药饮片行业简介

1. 中药饮片相关概念

中药饮片是指在中医药理论的指导下，根据辨证施治和调剂、制剂的需要，对"中药材"进行特殊加工炮制的制成品。中药饮片可直接作为药剂配方服用或直接服用，或进一步加工为中成药产品。中药饮片种类繁多，按照炮制前中药材是否具有毒性，中药饮片可划分为普通饮片和毒性饮片两类。

与中药饮片相关的另外一个概念是"炮制"。炮制是我国传统、特有的制药技术，是指根据中医药理论，依照施治用药的需要和药物的自身性质，以及调剂、制剂的不同要求，所使用的一系列制药加工技术。

2. 中药饮片的地位及产业链构成

传统意义上的中药产业包括了中药材、中药饮片和中成药三大部分，这3个部分构成了中药产业的三大支柱。中药饮片处于中药产业的中间环节。根据我国2010年版《药典》规定，中成药的生产须以中药饮片作为原料，由此看来，中药饮片相当于"中药材炮制品"和"中成药原材料"，在中药产业中起了承上启下的作用。

中药饮片行业已经形成了较为完善的产业链。（见图1）

基本可以概括为：从中药材种植、养殖或采集业中取得中药材，进而对中药材进行炮制加工，形成中药饮片，用于进一步加工和终端消费。即中药饮片的产业链上游为种植、养殖和采集后的中药材；产业链下游包括中成药制造业、医院（门诊）、药店，以及饮品、食品、保健品等制造业。通过这些渠道，中药饮片以饮片处方、中成药品、保健品、食品等形式被消费者服用，此外，还有一部分中药饮片可直接作为保健品、食品进入商场或超市，以及作为药膳进入普通家庭或餐饮业。

二、中药饮片行业的发展现状

1. 我国医药行业高速发展

我国人口总量持续增长，老龄化进程加快，城市化、工业化引发环境污染、职业卫生和意外伤害等一系列社会问题，加之国家经济向小康社会前进、国民健康意识增强，使得我国国民对卫生服务需求不断提高，同时也为医药行业带来了新的机遇。

近年来，我国医药制造业行业收入不断攀升，2013年达17083.26亿元，较上年增长19.79%，虽然增长率有所下降，但从整体上来看，医药制造业行业收入在近10年中保持了相当高的增长率，2003～2013年的复合增长率为22.5%，远高于GDP的增长。

2. 中药饮片行业发展迅速，且市场地位不断提高

医药制造业的各个子行业均取得了不同程度的发展，其中，中药饮片行业无疑是一枝独秀。从2004年以来，中药饮片行业就一致保持了强劲的增长势头，同比增长最快的年份2011年增长率高达56.11%，虽然在2009年和2012年有所回落，但整体增长率保持在30%以上，大大地超过了医药加工行业的平均增长速度。

另外，从中药饮片行业主营业务收入占医药制造业主营业务收入的比重来看，最近几年基本上保持了逐年上升的趋势，表明中药饮片行业在医药制造业中的市场地位在不断地加强。

2013年，中药饮片行业有规模以上企业777家，同比增长17.37%，根据对全国777家企业的统计数据显示：盈利企业744家，同比增长16.43%，占企业总数的95.75%，亏损企业个数33家，同比增长43.48%，占全部企业总数的4.25%。（见图2）

2013年，规模以上中药饮片企业实现销售收入1259亿元，比2012

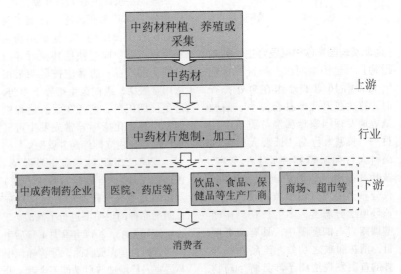

图1　中药饮片行业产业链构成情况

图2 2007~2013年规模中药饮片企业数量分析

年份	行业销售收入（亿元）	行业销售收入同比增长
2007 年	241.69	27.06%
2008 年	329.17	36.19%
2009 年	430.72	30.85%
2010 年	614.58	42.69%
2011 年	853.72	38.91%
2012 年	990.29	16.00%
2013 年	1259.30	27.16%

年同比增长27.16%，高于医药行业平均增速。表明中药饮片行业近年来销售收入实现了稳步增长，同比增长在2012年有较大幅度下滑的形势下，逆势实现了快速增长，保持了近五年平均增长态势30%左右的速度。

3. 中药饮片出口快速增长

2013年，全球经济仍旧行进在缓慢复苏的道路上。中药材及饮片是我国中药出口中增长幅度最大的一个子行业。2013年，我国中药材及饮片出口额为12.11亿美元，同比增长41.24%；出口量基本与上年持平，出口均价平均同比上涨40.37%。

中国香港、日本、韩国、中国台湾和东盟依然是传统中药材及饮片的主要出口市场，对这5个市场的出口额占整个中药材及饮片出口额的85.3%。

香港：2013年内地对香港出口量为94009232千克，同比增长0.94%，出口额为5.3亿美元，同比增长122.19%，香港转口贸易的优势有所扩大。内地对香港出口的中药材产品主要有田七、党参、杜仲、白术、菊花、川芎、白芍、人参和地黄，出口额同比都呈大幅增长。

日本：2013年，我国中药材及饮片对日本出口数量为19759226千克，同比下降3.09%，出口额为2.18亿美元，同比下降2.72%，这主要是一些不可抗拒的因素造成双边贸易不畅而致。值得关注的是，一些日本企业为了保证货源的充足和稳定，开始在越南和南美等地区试种部分药材品种。我国对日本出口的药材及饮片主要是半夏、人参、茯苓、甘草、白芍和田七。

民营企业是推动中药材及饮片出口的主要力量，2013年，有出口业务的企业为642家，出口金额为8.45亿美元，占比高达69.8%；三资出口企业为120家，出口额为1.9亿美元，出口金额占比15.81%；国有企业出口金额占比为14.38%。值得关注的是，在民营企业中，私人企业的出口量占了66.86%。

过去，我国中药饮片主要的出口省份大都有明确的市场定位。2011年以前，我国药材出口的两大省份——广东和广西主要是借助区位优势。广东省毗邻香港、台湾及东南亚等中药材及饮片的主要出口目的地，产品主要是人参、黄芪、地黄和党参等品种，2013年广东的药材出口量同比下降较大，幅度高达84.8%，主要是原先通过广东地区代理出口的外省企业改为直接出口所致，如重庆市，2013年对香港的药材出口量达到了18663913千克，同比增长了4869.79%。广西则是因为靠近越南的地理位置优势，大部分中药材饮片通过边境贸易出口到越南。

4. 新型饮片增长迅猛

中药配方颗粒保留了中药饮片的全部特征，同时又具有不需煎煮、直接冲服、疗效确切、携带方便等许多优点，迅速获得饮片消费者的认可；由于满足中医辨证论治、随症加减的需要，药性强、药效高，对中成药也有部分替代。2013年配方颗粒的市场规模不到饮片的5%，不到中成药的1%，但增速远超饮片和中成药，一部分饮片和中成药消费者正在向配方颗粒转移。

2013年中药配方颗粒的市场规模达到50亿元，2006~2013年CAGR高达55%，同期中药行业CAGR约30%。2013年全国共有6家试点企业，预计未来仍可保持40%以上的增速。

此外，在传统饮片快速发展的带动下，精致饮片、小包装饮片、贵细饮片等新型中药饮片形式也得到快速发展，市场前景广阔。

5. 中药饮片企业排行榜

2013年，根据企业销售额、总资产、品牌知名度等情况分析，国内主要代表性中药饮片企业如下：①康美药业股份有限公司；②佛山宝资林药业集团有限公司；③四川新绿色药业科技发展股份有限公司；④四川新荷花中药饮片股份有限公司；⑤江西樟树天齐堂中药饮片有限公司；⑥广州采芝林药业有限公司；⑦江苏江阴天江药业有限公司；⑧上海康桥中药饮片有限公司；⑨南京海源中药饮片有限公司；⑩安徽沪谯中药饮片有限公司。

三、中药饮片行业发展形势分析

1. 中药饮片行业发展的有利因素

（1）悠久的中医药文化基础

中药饮片作为我国传统中药产业的重要组成部分，历经数千年的发展，形成了悠久的中医药传统文化，在我国广大群众中拥有着极其深厚的文化基础。中药饮片作为我国国粹，无不体现着古老中医的精髓，是中医药传统文化的智慧结晶和载体，悠久的中医药理论与文化优势为我国中药产业的发展奠定了良好的基础，也为中药走向世界提供了坚实的保障。

（2）国家产业政策大力支持

从2003年出台的《关于加强中药饮片包装监督管理的通知》开始，国家出台了系列以《关于在深化医药卫生体制改革工作中进一步发挥中医药作用的意见》为代表的系列产业政策，提出了中西医并重的方针，使得此前一直受到挤压的中医药行业发展速度呈加快趋势。

（3）健康意识的提升加大了对中药产品的需求

医疗保健作为人类一种基本需求，具有一定的刚性特征，医疗保健支出往往随着收入的增长较先得到满足。随着收入的增加，人民生活水平相应提高，会直接引导居民保健意识提升，医疗保健需求上升，从而拉动药品支出。

2. 中药饮片行业发展的不利因素

（1）行业总体规范化程度有待提高

现阶段，行业内还存在数量较多的小规模、生产不规范的小企业，我国中药饮片市场的规范化程度有待进一步提高，中药饮片行业炮制的规范、统一仍然是一个较长的过程。

（2）企业规模偏小，综合竞争力有待进一步提高

我国大多数中药饮片生产企业规模偏小，行业市场集中度低。行业龙头企业虽然发展迅速，但由于市场规模巨大、参与者众多，单一生产企业市场份额仍然较低。总体来看，我国中药饮片企业生产规模偏小，综合竞争能力有待进一步提高。

四、中药饮片行业的竞争格局

1. 行业市场化程度较高

中药饮片行业市场空间巨大，市场需求旺盛。一方面，我国医疗卫生事业长期没有跟上经济发展步伐的历史遗留问题逐步得到了改善，国家加大了对医疗卫生事业的持续投入，并出台了一系列有利于中药饮片行业发展的产业政策；另一方面，随着人们财富的日益增长，城

市化进程的不断发展及人口老龄化趋势，强化了人们对医疗卫生的需求。政府投入的加大，政策环境的宽松和市场需求的扩大为中药饮片行业打造了一个巨大的蛋糕。

中药饮片产品价格的相对透明，进一步加深了行业的市场化程度。在中药饮片市场，竞争参与者均可以通过不同渠道，从公开市场获取不同时间、不同地区、不同种类的中药饮片价格信息。我国已有两个较为权威的国家级中药材价格指数，分别是商务部授权发布的中国·成都中药材价格指数和国家发改委授权发布的康美·中国中药材价格指数；再加上部分专业信息平台形成了专业化的中药价格指数，都为本行业产品的综合价格变化情况提供了参考，使得中药饮片市场的价格更加透明。

总的来说，从市场规模，政策环境以及市场运行的情况来看，中药饮片行业的市场化程度相对较高。

2. 行业集中度较低

中药饮片行业虽历经数千年发展，但是，其真正开始规范化和产业化的时间并不长，以致没形成一家独大或几家独大的局面，行业中有大量企业存在。中药饮片行业自身存在的特点，诸如行业发展不规范，产业化时间较短，注重药材的产地，产品种类多样化，禁止外资进入等决定了中药饮片行业集中度较低。

根据国家食品药品监督管理总局的统计数据，截至2013年12月，我国取得中药饮片GMP资格认证的企业有1580家。国家统计局统计数据显示，截至2013年12月，纳入统计范围的中药饮片加工企业有662家，大多是规模不大的中小企业。此外，根据公开披露的资料，康美药业作为本行业规模最大的企业，其2013年整个中药产品的营业收入占中药饮片行业营业总收入的比重仅为8%，如果刨除康美药业中药材及中成药部分的收入，比重将会更低。

总体来看，我国中药饮片行业集中度较低，但随着行业的不断发

展，资源将会不断向优势企业集中。

3. 产业政策和市场环境更有利于优势企业发展

近年来，我国积极采取各种措施，出台多项政策，鼓励中药企业优势资源整合，建设现代中药产业制造基地、物流基地，打造一批知名中药生产、流通企业，尤其是通过鼓励和引导行业内优质企业的壮大，进而带动整个中药饮片行业的规范化健康发展，实现中药产业现代化。除此之外，随着行业的不断规范，部分小规模企业将逐渐被淘汰，行业的集中度将逐渐提升，也为中药饮片优势企业的不断壮大创造了空间。我国的产业政策导向有利于大型优势企业建立竞争优势，实现可持续发展。

中药饮片行业的市场空间大、发展迅速，加之大型企业往往具有相对独立、稳定的销售渠道，且饮片产品具有一定的地理区域性特征，因此，行业内优势企业之间的直接竞争程度较低。中药饮片行业的大型企业之间多致力于维系技术交流、建立良好的沟通关系，一方面是为了自身的迅速壮大，另一方面也是为了引导行业向规范化、标准化的道路上发展。

总的来看，无论是产业政策还是市场环境都有利于优势中药饮片企业的发展，有利于整个行业生产效率和生产质量的提高。

五、中药饮片行业的市场空间和未来发展趋势

1. 行业发展空间广阔

随着产业政策环境的不断改善和市场需求空间的不断扩大，中药饮片行业未来发展空间将非常广阔。

从整个医药行业发展看。正如前文所分析，近年来我国医药行业发展十分迅猛，而且这个发展势头还将持续，主要受益于人口老龄化、城镇化等。

（1）老龄化助推医药需求的增加

2011年全国65岁及以上老年人口达1.23亿人，同比净增长394万人，占总人口比重的9.12%。据预测，到2020年，中国的老年人口将

达到 2.48 亿人，老龄化水平将达到 17.17%。到 2050 年，中国的老年人口总量将超过 4 亿人，老龄化水平将超过 30%。老年人口生理功能衰退，罹患各类疾病的概率更高，医药的消费需求也更大。老年人口的药品消费已占药品总消费的 50% 以上，随着社会高龄化速度逐渐加快，对老年人疾病用药及医疗保健需求将进一步提高。

（2）城镇化进程加快也将助推医药消费需求的快速释放

十六大以来，我国城镇化发展迅速，2002 年至 2011 年，我国城镇化率以平均每年 1.35 个百分点的速度发展，城镇人口平均每年增长 2096 万人。2011 年，城镇人口比重达到 51.27%，比 2002 年上升了 12.18 个百分点，城镇人口为 69079 万人，比 2002 年增加了 18867 万人。《"十二五"规划纲要》预计 2015 年城市化率达到 51.5%。根据历史经验来看，城镇居民卫生费用支出是农村居民的 3～4 倍，城镇化进程有助于扩大城镇人口卫生需求的规模，未来将会是一个可观的市场。

从中药饮片行业自身来看。GMP 认证的强制化、饮片包装管理的逐步推行、国家炮制标准的逐步完善等措施的实施，加上行业整体的发展不断规范，逐步改善的市场环境、国家产业政策的支持，为中药饮片业创造了良好的发展环境。2009 年公布的国家基本药物目录中，中药饮片首次位列其中，2010 年版的《药典》也重点大幅提高了中药饮片的收录数量及标准；并且，随着我国医疗制度改革的不断推进，中药饮片的报销比例也在持续提高，这些因素都对中药饮片行业的发展产生积极作用。此外，伴随着人们健康理念的深化、中药文化的传播以及中医理论的全球化推广，中药饮片行业的市场地位将持续提升，未来前景广阔。

2008 年至 2013 年，我国中药饮片企业销售总收入从 349.97 亿元增加到 1259 亿元，复合增长率为 30%。保守估计，如果每年以 25% 的速度增长，到 2017 年中药饮片的市场容量将达到 3049.90 亿元。

2. 行业发展趋势

根据中药饮片行业发展的状况，行业监管体系和市场环境的不断变化，中药饮片行业未来发展将会朝行业管理全面规划，质量控制日趋严格、市场集中度进一步提高、优势企业向中药材种植上游拓展、小包装、全球化等方向发展。

（中国医药物资协会中药饮片及生产设备协同创新联盟）

地方篇

【北京市 2014 年中医药工作概况】

2014 年北京中医药工作取得新进展：一是充分认识中医药服务经济社会大局和医改全局的重要意义。坚持将中医药工作融入经济社会发展大局和医改工作的全局，坚持将办事业、管行业、兴产业"三业联动"，不断拓宽服务领域，主动作为。二是充分发挥改革创新对中医药发展的驱动作用。将深化改革作为加快事业发展的机遇和动力，坚持问题导向，全面启动和推进医改，着力破解影响和制约中医药发展的关键问题。三是充分调动区县政府支持中医药工作的主动性。结合市情、区情，在首都功能新定位和区域功能定位的引领下，开启了区县中医药多元化发展模式。四是充分挖掘中医药发展的内在潜力。尊重基层首创精神，加强总结提炼，及时固化和加以推广，切实加强战略研究、统筹谋划，认真做好首都中医药发展规划的制定，推动了首都中医药健康发展。

一、党风廉政建设

认真开展教育实践活动整改落实、建章立制工作。按照时间节点完成了规定内容，取得了明显成效。制修订了工作规则、会议制度、请销假制度、廉政风险防范管理工作制度等，建立机关工作作风建设的长效机制。制定并实施了《关于创建学习型党支部的意见》，将课堂授课与实地参观考察相结合，强化党员的思想政治教育，定期举办"党员大讲堂"活动，组织党员结合自身岗位为全局干部授课，创建机关图书室，开展读书活动，创建学习型党支部。

二、中医医政工作

基层中医流动医院工作总结会议。2014 年 1 月 15 日，北京市中医管理局召开房山区、昌平区、门头沟区、密云县、延庆县、平谷区、怀柔区中医流动医院院长工作总结会议。各区县对流动医院运行情况进行总结和汇报，流动医院精心部署，派出不同专科专家，抽调精干力量，深入乡村，推广适宜技术，举办健康讲座，切实服务百姓，解

决他们看病难、看病贵的问题。会议对 2014 年中医流动医院工作进行部署。

北京市中医药预防保健及康复能力建设项目。2014 年 3 月 6 日，北京市中医管理局召开了中医药预防保健及康复能力建设项目会议。会议对项目建设及评估细则进行详细解读，每个项目单位汇报了项目实施方案及工作总结，并请专家进行点评反馈和工作建议，要求各单位要高度重视，严格把关，按照要求进行整改。2014 年 3 月 14 日，组织朝阳区、平谷区、房山区、门头沟区、怀柔区卫生局及中医医院参加国家中医药管理局预防保健及康复能力建设备选单位项目现场评估会。项目提高了"治未病"科室及康复科室建设，深入基层开展中医药预防保健及康复能力服务，培养了专业人才队伍，推动了北京中医药预防保健及康复体系建设。

综合医院示范中医工作建设单位验收。2014 年 4 月 14～25 日，北京市中医管理局医政处组织军地专家共同组成评估验收组，分别对北京肿瘤医院、北京大学第三医院、北京博爱医院、北京市大兴区红星医院、延庆县医院、北京市门头沟区医院、北京市第六医院、北京市垂杨柳医院、北京市平谷区医院、北京市西城区展览路医院、北京市普仁医院、首都医科大学附属复兴医院 12 个第四批综合医院示范中医建设单位进行了实地评估验收。经过专家实地评估、集中审定，北京肿瘤医院等 11 个单位的建设项目，完成了建设计划书的各项建设任务，达到了建设要求。

北京市基本公共卫生服务项目考核。2014 年 5 月中下旬，北京市中医管理局医政处对北京市 16 个区县 2013 年度基本公共卫生服务项目中医部分进行了考核。各区县都能较为认真地贯彻落实北京市基本公共卫生服务项目中医部分要求，强化一老一小的中医健康服务工作。

中医护理专科培训基地建设研讨会。2014 年 5 月 22 日，北京市中医管理局组织北京市中医护理质控

中心及北京市中医护理专科培训基地建设单位召开了中医护理专科培训基地工作研讨会。会议听取了各专科培训基地一年来工作进展情况，各医院就下一步工作计划和存在问题进行了研讨并建议。

中医护理技能竞赛活动。2014 年 6 月 14～15 日，为了提高中医、中西医结合、民族医医疗机构护理人员的临床护理水平，北京市中医管理局组织开展了中医护理技能竞赛活动。北京市二级以上中医、中西医结合、民族医医院积极响应，在医院内开展了护理人员临床技能全员岗位练兵活动。

打击非法行医专项行动工作部署会。2014 年 7 月 31 日，北京市卫生计生委、北京市中医管理局、北京市公安局、北京市民政局、北京市工商行政管理局等部门召开了"北京市打击非法行医专项行动"联合部署会，会议着重强调了下半年打击非法行医专项行动的重点是打击"黑诊所""以中医药研究机构名义非法开展诊疗活动"，强调了工作要求。会议要求各区县要高度重视此次打非专项行动，要把专项行动作为践行党的群众路线、落实中央巡视组整改意见的重要内容；要加强组织领导，信息沟通、相互配合；要强化政策研究，完善行刑衔接、加大惩处力度；要加强市区联动和部门联动，上下一体、联排联打；要标本兼治，注重长远，做好事前防范、事中监管和事后查出，确保打非专项行动常抓不懈。

第二届北京中医药专家宁夏行活动。2014 年 7 月 7～11 日，由北京市中医管理局与宁夏回族自治区卫生计生委共同举办的第二届北京中医药专家宁夏行活动在银川、固原两地及区内 6 家地市以上中医医院全面启动实施。活动组织开展了京宁百名中医专家服务百姓大型义诊活动、拜师仪式，以及全区中医医院管理论坛、京宁回医药学术交流论坛等业务活动，还开展了点对点京宁 6 家中医医院业务交流、专家会诊、义诊等活动。宁夏区近 5000 余名群众接受了"送医、送

药、送健康"免费义诊服务，6家宁夏地市以上中医医院得到了一次高水平中医药业务指导。第二届北京中医药专家宁夏行活动顺利成功举办，标志着京宁中医药对口协作已经进入长效化、品牌化发展阶段。下一步将通过京宁双方共同努力，进一步做实京宁中医药对口支援协作关系，深化京宁中医药人才培养双向合作，巩固宁夏6家中医院与北京6家中医院点对点支援协作机制，搭建弘扬中医文化、服务百姓健康宣传平台，全面提升宁夏中医药服务能力和管理水平，造福宁夏全区百姓健康。

"三伏贴"进社区工作。2014年7月23日，为了缓解大型中医医院开展"冬病夏治穴位贴敷"工作的拥挤状况和供需矛盾，更好地满足人民群众的中医预防保健服务需求，北京市中医管理局继续开展"三伏贴"进社区活动，在群众身边的社区卫生服务机构向广大群众宣传科学、规范的中医"治未病"预防保健服务的方法，提供优质的"冬病夏治穴位贴敷"等中医"治未病"预防保健服务，让中医走到百姓身边。为了给广大群众提供优质、高效、便捷的"三伏贴"服务，北京市要求：一是采取多种形式公布信息；二是开展"冬病夏治基层统一行动"的社区卫生服务机构设置预约通道；三是"冬病夏治基层统一行动"的卫生服务机构以专线电话、社区"健康通"手机、互联网等形式开展预约活动，具体信息登录北京中医药信息化网的通知公告栏进行社区预约服务查询；四是针对天气炎热等因素，要求各服务网点提供消暑等措施，尽最大努力为百姓提供舒心服务。

北京市基层中医药服务能力提升督导评估部署暨中医药基本公共卫生服务项目研讨会议。2014年7月15日，北京市中医管理局召开北京市基层中医药服务能力提升督导评估部署暨中医药基本公共卫生服务项目研讨会议。会议回顾总结了上半年北京市中医基层卫生工作并做基层能力提升工程评估工作部署，

会议要求以此次评估为抓手，以评促建，注重顶层设计，更好地发展北京市中医事业。来自各区县卫生局主管领导、中医管理科科长、社管中心主管主任、区属中医医院主管院长及各区县推荐提升工程评估专家、区内社区卫生机构儿童保健科医师、中医医师共计300余人参加会议。

北京中医药全力做好埃博拉出血热疫情防范和应对准备工作。2014年8月13日，根据国家中医药管理局要求，北京市中医管理局选派了19名援非医疗队的中医药人员，随时赴非参加埃博拉出血热医疗救治工作。2014年8月22日，按照北京市卫生计生委要求，北京市中医管理局印发《关于做好埃博拉出血热疫情防范和应对准备工作的通知》，要求各中医医疗机构增强防范意识和风险管理意识，完善中医防控相关预案和工作方案。加强与相关部门的密切沟通合作，强化组织领导、疫情研判和督导检查工作，确保防控工作执行到位。2014年8月27日，北京市中医管理局组织中医医疗机构主管院长、急诊科和感染科主任以及19名援非人员参加了国家中医药管理局医政司举办的中医药防治埃博拉出血热专家指导意见视频培训会议。2014年10月30

日，北京市中医管理局按照市卫计委要求开展了中医药人员的防控培训，认真转发落实上级有关要求，开展了"三查"活动，组织中医药防控专家组实施了中医药物资储备，做好舆论宣传准备工作。做好了疫情来临准备，选派中医药专家到定点医院开展中医药救治工作，对高危人群采取预防干预措施。启动中国中医科学院、北京中医药大学科研机制，展开埃博拉预防治疗的相关系列研究。

三、科教工作

中医类别全科医生规范化培训基层实践基地师资培训班。为加快北京市社区卫生服务系统中医全科医学人才培养，充分发挥中医药在社区建设中的特色优势，北京市中医类别全科医生规范化培训基层实践基地师资培训于2013年12月24日至2014年1月17日举办。此次培训共分为6个模块，培训学员达190人次，来自各区县的17家基层实践基地，均是有着丰富社区卫生实践经验的中级及以上职称的中医师。

国家中医药管理局重点研究室年度考核。2014年1月26～27日，按照国家中医药管理局关于重点研究室建设项目年度考核的要求，北京市中医管理局组织专家到北京中医医院和宣武中医医院对脾胃病调

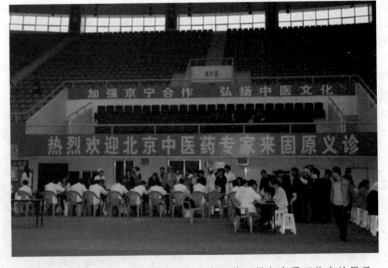

2014年7月7～11日，由北京市中医管理局与宁夏回族自治区卫生计生委共同举办的第二届北京中医药专家宁夏行活动在银川、固原两地及区内6家地市以上中医医院全面启动实施

肝理脾重点研究室、疮疡生肌理论及应用重点研究、肠胃病辛开苦降法重点研究室进行了实地考核。专家一致认为各重点研究室完成了2013年度建设的各项任务，实施情况良好，阶段成果明确，并分别从专业角度和管理角度对研究室工作提出了意见和建议。

第三届"京交会"协调会。为落实《商务部等十四个部门关于促进中医药服务贸易发展的若干意见》等文件精神，促进中医药服务贸易发展，借助"京交会"国家级、国际性、综合性的服务贸易交易平台，体现中医药有服务贸易高附加值、全产业链的特色，提高中医药服务对于健康服务业的贡献，2014年1月27日，北京市中医管理局和国家中医药管理局科技交流中心在北京市中医管理局会议室，召开了第三届"京交会"协调会。

第二批基层中医药学科团队基地建设工作。2014年3月，北京市启动了第二批基层中医药学科团队基地建设申报工作，经过申报和实地评审，最终立项建设成熟类项目2个、扶持类2个、培育类项目1个。

第三批全国优秀中医临床人才研修项目年度考核工作。按照国家中医药管理局要求，北京市于2014年3月对该市第三批全国优秀中医临床人才研修项目学员进行了年度考核。为做到考核客观公正，北京市中医管理局从中国中医科学院、北京中医药大学聘请了3名管理专家作为此次考核工作的考官，分别从理论学习、临床实践、科研能力、医疗水平及社会评价等方面对30名学员进行了严格打分并做了评价。

北京市首届中医药服务贸易管理干部培训班。为配合第三届中国（北京）国际服务贸易交易会（以下简称"京交会"）的召开，2014年3月21日，北京市中医管理局、北京市商务委员会联合主办北京市首届中医药服务贸易管理干部培训班。培训班邀请了国家商务部、北京市商务委员会、世界中医药学会联合会、中国中医科学院、北京中医药大学、中国医学科学院以及在

中医药国际交流方面具有特色的民营医院的专家授课。来自北京市各区县卫生局、中医医院等相关机构负责人及代表共80名学员参加了培训。

调研北京市中医药旅游。根据国家旅游局与国家中医药管理局签署的《国家旅游局和国家中医药管理局关于推进中医药健康旅游发展的合作协议》，北京市旅游发展委员会和北京市中医管理局2014年4月9日、10日联合组织北京市中医药旅游专题调研。此次调研由北京市旅游发展委员会王粤副主任和北京市中医管理局罗增刚副局长带队。北京市旅游发展委员会高端旅游发展处、城市形象与市场推介处、北京市中医管理局科教处负责人参加。为期两天的专题调研期间，调研组实地考察了8家中医药元素和内涵突出的中医药企业、中医医院和提倡中医思想的养老院。

全国名老中医药专家传承工作室中期督导考核工作。2014年4～5月，北京市中医管理局组织专家到北京市鼓楼中医医院等11个单位的35个传承工作室建设单位进行了实地督导考核。参照国家中医药管理局全国名老中医专家传承工作室评估验收工作方案（征求意见稿），各工作室负责人采用PPT形式对工作室建设情况和存在问题进行了汇报，

专家组审阅了相关资料，结合考核指标进行了质询，对工作室进行了实地检查，并分别从专业角度和管理角度，针对管理制度、人才培养、传承内涵、信息系统建设等方面提出了意见和建议。

第二批北京市中医类别全科医生规范化培训临床培训基地现场评审工作。为贯彻落实《国务院关于建立全科医生制度的指导意见》，进一步推进北京市中医类别全科医生规范化培训体系建设，北京市中医管理局开展了第二批中医类别全科医生规范化培训基地现场评审工作。参加此次现场评审的共有7家单位，均为三级甲等中医或中西医结合医院。评审专家组由中医全科专科委员会委员和第一批临床培训基地管理专家组成，评审采取听取医院汇报、查阅自评报告和相关原始材料、实地检查的形式进行。

第七届北京中医药文化宣传周暨第六届地坛中医药健康文化节。由北京市中医管理局、北京市东城区人民政府共同主办，东城区卫生局、东城区园林绿化局、北京中医药学会、北京中西医结合学会、北京中医药养生保健协会联合承办，北京市卫生和计划生育委员会、北京市食品药品监督管理局、北京市科学技术协会支持，北京电视台、北京医生有限责任公司协办的第七

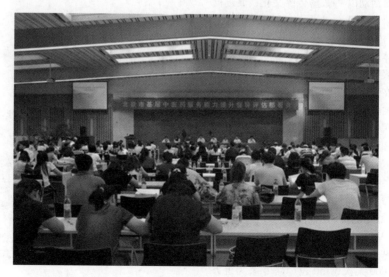

2014年7月15日，北京市中医管理局召开北京市基层中医药服务能力提升督导评估部署暨中医药基本公共卫生服务项目研讨会议

届北京中医药文化宣传周暨第六届地坛中医药健康文化节于 2014 年 5 月 9～11 日在北京地坛公园举办。活动开幕式于 2014 年 5 月 9 日举行，国家卫生计生委副主任、国家中医药管理局局长王国强，国家中医药管理局办公室副主任赵明，北京市人民政府副秘书长侯玉兰，解放军总后卫生部医疗管理局局长刘名华，中国中医科学院常务副院长刘保延，北京中医药大学副院长靳琦，北京市中医管理局局长屠志涛，北京市卫生计生委副主任巡视员、爱国卫生运动委员会专职副主任张建枢，北京市食品药品监督管理局药品安全总监梁洪，北京市科学技术协会副主席田文，北京医药卫生文化协会会长史炳忠，北京中医协会会长谢阳谷，东城区区委书记杨柳荫，区委副书记、区长张家明，区委常委、宣传部部长宋甘澍，区委常委、区委办主任毛炯，副区长颜华，以及外交部相关处室领导，北京市相关委办局领导、东城卫生局领导、首都医科大学领导、首都体育学院领导、北京医生网领导及来自河南南阳兄弟省市的领导；中央电视台、北京电视台、新华社北京分社、中国中医药报等媒体，来自埃及、苏丹等 10 位非洲国家的记者朋友；中医医疗机构、中医药企业、群众代表等共 200 余人参加了开幕式。本次活动以"弘扬传统文化，促进健康服务"为主题，通过义诊服务、科普讲座、文化宣传、家庭式中医体验等多种形式，践行"传播文化、服务百姓、促进健康"的活动宗旨。在地坛公园的方泽坛内分中医中药文创展示区，国医国学阅读区，中医名家大讲堂等文化传播区和人参知识普及与鉴赏区，道地药材博览区，中医适宜技术体验区，名院、名科、名医义诊咨询区，老幼妇专题预防保健区，家庭式生活中医体验区等服务体验区；方泽坛外分为中医药科普知识长廊。此次文化节共举办科普专家讲座 10 场，听众 2000 人次；150 位中医专家为近万人次进行了义诊咨询；参与适宜技术及中医药现代诊疗仪器体验约

8000 人次；参观中药展区、图书展区均 6000 余人次；参观中医药文化养生园 2000 人次；发放中医药文化宣传手册 40000 多册。

北京市中医药科技项目年度结题验收。2014 年 5 月 18 日，北京市中医管理局召开北京市中医药科技项目结题验收评审会。此次评审会采用现场评审答辩方式，对 2010 年社区示范项目、2011 年青年研究项目、2010 年局基金项目、2011 年局基金项目、部分首发基金项目等共计 217 个科技项目进行了结题验收。经过行内知名专家对项目执行情况、研究方法、创新点、科学价值、推广应用前景等进行严格审评，共有 211 个项目通过验收，6 个项目未通过验收，并从 211 个验收合格项目中推选出示范项目 17 项。

西班牙加泰罗尼亚代表团来京考察。2014 年 5 月 28 日，加泰罗尼亚地区政府教育医疗外事部高级主管 Montse Gaban 女士一行 4 人代表团，来京进行实地考察。代表团在京期间，参观了北京中医药大学、东直门医院国际部、同仁堂（亦庄）、北京中医医院（针灸中心、特需门诊、中药房、煎药室），听取了相关单位的基本介绍，并就中医医生在西班牙的行医资质、学历认可、院内制剂等法律和政策性问题，进行了深入的交流和探讨。在第三届

"京交会"期间，代表团与北京市中医管理局签订了《关于在西班牙巴塞罗那筹建欧洲中医药发展与促进中心的合作谅解备忘录》，并听取了"中医双语养生讲座"，参加了"中外嘉宾及公众中医药体验"。

首届民族医药科学技术奖推荐工作。2014 年 6 月 10 日，按照主办方中国民族医药学会和中国民族医药协会要求，将中国中医科学院中国医史文献研究所、中国藏学研究中心、北京藏医院、河北省石家庄藏诺生物股份有限公司共 4 个单位申报的 5 个项目进行推荐上报，最终北京市中医管理局获得首届民族医药科学技术奖组织贡献奖一等奖。

中医药社区科普团队经验交流会。2014 年 6 月 20 日，在北京金台饭店召开了北京市中医药社区科普团队经验交流会。会议介绍了北京市中医药社区科普团队项目开展情况，并为第二批北京市中医药社区科普团队代表授旗。各区县卫生局主管领导及第一、二批北京市中医药社区科普团队负责人、骨干等 100 余人参加了此次交流会。

第二届"首都国医名师"表彰暨中医药传承工作会。2014 年 6 月 30 日，第二届"首都国医名师"表彰暨中医药传承工作会在北京国际会议中心召开。国家卫计委副主任、国家中医药管理局局长王国强出席

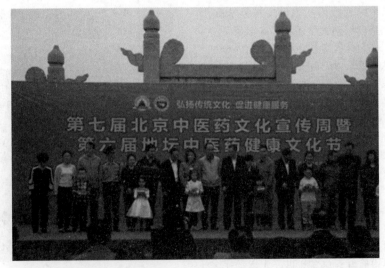

2014 年 5 月 9 日，第七届北京中医药文化宣传周暨第六届地坛中医药健康文化节在北京地坛公园举办

了会议，来自总后卫生部医疗管理局、北京市医院管理局、各区县卫生局、医学院校、医疗机构管理人员和中医药传承人员等近300人参加了此次会次。27位首都国医名师接受了表彰，授予了证书和奖章。

中医类别全科医生转岗培训。2014年7月1日，2014年度北京市中医类别全科医生转岗培训启动仪式在北京中医药大学举行，96名来自北京市16个区县各社区卫生服务中心的中医师将开展为期1年的中医全科转岗培训。

中药资源普查平谷试点启动会。2014年7月11日，中药资源普查平谷试点启动会的平谷区卫生局召开，北京市中医管理局科教处处长厉将斌、平谷区卫生局局长金大庆、首都医科大学中医药学院书记王秀娟等领导参加了此次会议。

薪火传承"3+3"工程第五批两室一站建设项目。2014年7月22日，北京市中医管理局召开北京中医药"薪火传承3+3工程"两室一站审评验收会，对第五批建设到期的两室一站共计5个建设项目进行了验收。经过3年建设，室站均取得一定的建设成果，通过验收，其中郭维琴等3个室站成绩突出，获得优秀。

开展第四批北京市级老中医药专家学术经验继承工作实绩督查。为做好第四批北京市级老中医药专家学术经验继承工作，北京市中医管理局于2014年7月24~25日统一组织专家组对继承人进行继承工作实绩督查，督查以原始材料为依据，按照北京市中医管理局统一印制的《第四批北京市级老中医药专家学术经验继承工作实绩考核表》规定的内容和要求，逐项进行监督检查。本次督查工作共计督查继承工作单位43家，北京中医药大学、北京卫生学校因暑假推迟督查，北京市朝阳区中医医院因学生转至北京中医药大学跟师学习故未进行督查。本次督查工作共计应督查师承学员231人，实际督查199人。

基层中医药学科团队基地建设年中考核暨集中培训会。2014年7月29日，由北京市中医管理局举办、中国中医科学院西苑医院承办的基层中医药学科团队基地建设年中考核暨集中培训会在锡华商务酒店召开。来自各基层医院的领导、科教管理部门负责人及基层学科团队成员近80人参加了此次会次。

北京中药新药与中药制剂研发研讨班。2014年8月3日，北京市中医管理局组织二、三级中医医院、中西医结合医院、中西医结合研究所、名老中医工作室等相关人员近200人，举办了北京中药新药与中药制剂研发研讨班。

北京市政府发布北京中医养生文化旅游产品。2014年8月6日，北京市政府发布北京中医养生文化旅游产品。国旅、中旅、中青旅、康辉、恺撒、携程等共推出了7条中医养生文化旅游产品。这7条线路是北京市旅游委与北京市中医管理局联合组织相关旅行社经过实地考察后精心设计的产品线路。与此同时，《北京中医药文化旅游精品线路》中英文双语手册出版发行。当日新闻发布会前，北京市旅游委和北京市中医管理局签署了《关于推进中医药健康旅游发展的合作协议》。

市科委绿色通道项目获立项。2014年8月7日，北京市中医管理局结合《北京技术创新行动计划（2014~2017年)》和《北京中医药事业发展"十二五"规划》，围绕首都市民健康需求和威胁居民健康的重大疾病，将北京朝阳医院和北京中医医院2个研究项目推荐至北京市科委。2014年12月17日，北京中医医院"北京地区流感病证特征监测及中医预警体系建设"获得立项，资助经费为299.9717万元。

北京中医药"十病十药"第六批项目专家审评会。2014年8月25日，北京市中医管理局召开北京中医药"十病十药"第六批项目专家审评会议。此次评审项目，包括首都医科大学附属北京安定医院的贾竑晓博士治疗抑郁症、焦虑症的百合宁神颗粒在内的10个品种。经答辩和评审，共有6品种入选北京中医药"十病十药"第六批项目。

中医基层针灸推拿学临床科研规范培训班。2014年9月20~21日，由北京市中医管理局举办、北京中医医院针灸中心承办的中医基层针灸推拿学临床科研规范培训班召开，来自16个区县的基层医师近70人参加了此次培训。

中医住院医师规范化培训招录工作。2014年北京市中医住院医师规范化招收录取工作于2014年10月15日顺利完成，各基地陆续迎来前来报到的新学员。据统计，此次招录正式录取学员458人，其中中

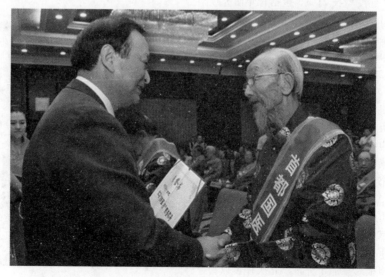

2014年6月30日，第二届"首都国医名师"表彰暨中医药传承工作会在北京国际会议中心召开

医内科 222 人，中医外科 27 人，中医妇科 14 人，中医儿科 14 人，针灸推拿科 69 人，中医骨伤科 30 人，中医五官科 9 人，中医全科 73 人。此次招录工作按照报名、报名资格现场审核、录取、报到与签订协议、培训年限现场复核等程序进行，时间跨度长，步骤复杂，采取统一笔试、分散面试的形式。

全国名老中医药专家传承工作室建设项目评估验收及第五批全国老中医药专家学术经验继承中期检查督导工作。2014 年 10 月 22 ~ 23 日，国家中医药管理局组织专家组对 2010 年度全国名老中医药专家传承工作室建设项目进行了评估验收，同时对第五批全国老中医药专家学术经验继承工作进行了中期检查督导。通过此次评估检查，专家组对 9 个工作室建设成果给予了充分肯定，并对部分工作室存在的问题提出了意见与建议。

中医药科技发展资金项目年度申报与立项。2014 年 9 月 30 日，北京市中医管理局发布《2014 年北京市中医药科技发展资金项目申报指南》，重点资助领域有医疗护理、中药器械、政策管理等 12 个方向，申报类别有年度规划和青年研究项目 2 大类别，申报单位首次向民营机构开放。截至 2014 年 11 月 30 日，共收到 289 个申报项目，申报数量比上年度增长 21%，包括青年研究项目 74 项，年度规划项目 215 项。申报单位有中央单位 35 项，北京市属单位 254 项，包括三级医院 157 项，二级医院 82 项，社区卫生服务中心 7 项，院校和科研院所 32 项，民营机构 9 项，其他 2 项。专业覆盖针灸、骨科、外科等 30 个学科。此次申报相比上年度更为踊跃，内容更紧密结合临床，基层单位项目申报书质量也有所提升。

2014 年 11 月 15 ~ 16 日，北京市中医管理局组织召开 2014 年度北京中医药科技发展资金项目立项评审会，共有 94 家单位的 289 位课题申报人参加了评审。此次评审以会议答辩方式进行，按学科分为 16 个评审组，由 53 位行业专家分别进行评价。专家共推荐出符合推荐比例和预算要求的 96 个项目，达到预期目标。

2014 年 11 月 21 ~ 27 日，北京市中医管理局对 2014 年度北京市中医药科技发展资金项目拟立项课题共计 96 个项目进行了公示，最终对有 95 个项目于 2014 年 12 月签订了项目合同书、任务书并启动了项目研究。包括青年研究项目 24 项，学术创新项目 27 项，推广应用项目 20 项，自筹资金项目 24 项；其中二级及以上中医医疗机构 46 项，二级及以上综合、专科医院 35 项，院校和科研院所 9 项，社区卫生服务中心 1 项，企业 2 项，学会 2 项。

首届西学中高级研究班举行结业答辩会。北京首届西学中高级研究班工作自 2010 年 12 月实施，已按期完成了各项教学及临床学习任务，2014 年 12 月 16 日，北京市中医管理局组织召开了结业论文答辩会。共计 50 余人参加了答辩会，27 位学员全部顺利通过结业答辩。

中医代表团出访巴塞罗那。2014 年 11 月 17 ~ 21 日，由北京市中医管理局副局长罗增刚为团长，由北京商务委员会、北京中医药大学、北京中医医院、中国同仁堂集团等组成的中医代表团一行 9 人出访西班牙加泰罗尼亚大区，就在巴塞罗那市建设欧洲中医药发展促进中心事宜开展商谈。在出访期间，中方代表团先后与加泰罗尼亚政府知识经济部部长 Andreu Mas-Colell、商务与劳动部部长 Felip Puig 以及巴塞罗那市主管城市的副市长 Antoni Vives 和主管经济就业的副市长 Sonia Recasens 进行了会谈。并访问了巴塞罗那大学医学院、西班牙超级计算机中心等 3 个高等院校和科研院所，参观了巴塞罗那大学临床医院等 4 个医院和欧洲中医基金会、草药店等传统医药服务场所。另外，还拜访了中国驻巴塞罗那总领事馆和萨马兰奇基金会。针对中心建设和政策准入事宜，代表团重点与加泰罗尼亚政府各部门组成的工作小组进行了工作会商，就中医药发展促进中心建立的相关医疗、就业、学历认可、土地、中药准入、税收等政策问题进行了细致的磋商。西班牙原则上同意在免费提供土地的基础上，对原有限制中医药的部分政策做出变通，以满足开办中医药发展促进中心的需要，并商定下一步双方将就中药使用和学历认定成立两个专门工作小组，尽快组成并开展实质性技术磋商。

北京市中医药服务贸易座谈会。为贯彻落实商务部、国家中医药管理局等 14 部委联合发布《关于促进中医药服务贸易发展的若干意见》精神，做好北京市中医药服务贸易

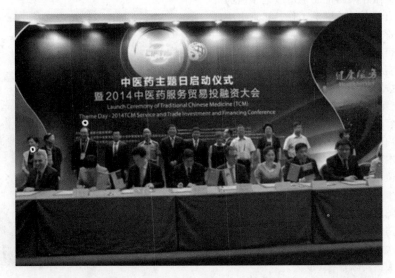

2014 年 5 月 28 日 ~ 6 月 1 日，北京市中医管理局组织参加第三届"京交会"中医药板块展览展示活动，并签订合作协议 18 项

先行先试重点区域建设工作，北京市中医管理局于 2014 年 12 月 25 日邀请来自国家卫计委发展中心、国家中医药管理局国合司、国家局国际交流中心、世界中医药学会联合会、北京市卫计委、北京市商务委员会、北京市旅游委员会、广安门医院的相关领导、专家 20 余人举办了北京市中医药服务贸易座谈会，与会专家针对北京市实际情况，结合自身工作经验，为北京市开展中医药服务贸易工作建言献策。

薪火传承"3＋3"工程室站建设工作培训会。2014 年 12 月 26 日，北京市中医管理局召开薪火传承"3＋3"工程基层老中医传承工作室培训会议，来自 64 个基层老中医传承工作室的负责人及主要成员近 100 人参加了培训。

北京中医服务百姓健康宣传周启动仪式。2014 年 12 月 29 日～2015 年 1 月 4 日，开展"北京中医服务百姓健康宣传周"活动。2014 年 12 月 29 日，在丰台区新村街道怡海社区举办了由北京市中医管理局主办，北京市丰台区卫生和计划生育委员会、北京市丰台区政府、北京中医药学会、北京中西医结合学会承办，中国药膳研究会、北京中医药养生保健协会协办的启动仪式。北京市中医管理局副局长罗增刚、丰台区副区长张婕等领导参加了启动仪式。北京市已依托社区卫生服务中心建成了北京市中医药社区科普团队 60 个，覆盖 16 个区县的 60 个街道共约 300 万市民，成为市民身边永不落幕的宣传队、守护人。此次活动要求北京市 60 个社区科普团队在所管辖服务街道、乡村范围开展以"学习中医、自我保健、防控慢病"为主题的"宣传周"活动，鼓励各社区科普团队以机关、企业、养老机构等功能社区为重点，积极开展专家义诊、体质辨识、现场讲座、文化展示、发放宣传资料等活动，提升百姓健康意识、解答保健误区、纠正不良生活习惯，建立中医药慢病防控长效机制，并进一步提升中医在慢病防控中的作用和地位。同时，还将与北京市社工委、社会办合作，联合对 3000 名社区工作者开展自我保健技能和心理健康的培训试点工作，主要针对失眠、临界高血压、颈椎病几种慢病，教会"一按一茶一食"的自我保健方法。培训工作委托北京中医心理研究所、北京市社区中医心理培训中心和北京市中医推拿特色诊疗中心联合承担，培训结束在每个街道遴选少数人员志愿成为协助中医药社区宣传推广的组织员。启动仪式还邀请了首都群众喜爱的中青年名中医和丰台区名中医为百姓义诊；也邀请了膏方专家、中药学专家、药膳专家、经络养生专家现场讲座，此外，还有八段锦功法专家现场教授八段锦等功法。

四、中医对外交流与合作

协助举办"中医药国际传播学"研讨会。2014 年 5 月 30 日，北京市中医管理局协助北京中医药大学举办了"中医药国际传播学"研讨会。北京中医药大学、南京中医药大学等 5 所院校和北京地区中医医疗机构 100 余人参加了研讨会。

联合举办中医护理国际化推进会——国际科研交流。2014 年 6 月 7～8 日，北京市中医管理局与中国中医科学院广安门医院联合举办中医护理国际化推进会——国际科研交流。本届推进会以中医与护理、关注夜班护士健康为主题，旨在与国内外护理专家探讨如何减轻倒班对护士健康的影响，优化护士排班制度；学习和应用循证科研成果，在护理临床中，科学地制定倒班工作的对策和工具；寻求具有中医特色的国际合作科研机会，促进中医护理国际交流与合作。来自美国、加拿大、澳大利亚、马来西亚及汤加等国家的 35 名境外代表参会。

2014 北京国际针灸与神经病学研讨会。2014 年 6 月 12 日，北京市中医管理局与首都医科大学附属北京中医医院、北京针灸学会，共同举办了 2014 北京国际针灸与神经病学研讨会，邀请来自包括美国、奥地利、日本等多位国内外知名专家与会，利用这次会议，中外双方建立了"国际中医与神经病学合作联盟"。

全国高等医学中医药英语教学研讨会。2014 年 7 月 5 日，北京市中医管理局首次与北京中医药大学人文学院共同举办全国高等医学中医药英语教学研讨会。来自国内 17 所高等医学院校的百名医学英语专家、学者和外宾参加了研讨会。

华裔大学生文化参访团——金辉北京营。2014 年 8 月 1～2 日，北京市中医管理局首次承办了"2014 优秀华裔大学生文化参访团——金辉北京营"中医药主题日活动。来自美国哈佛大学、美国哥伦比亚大学、美国麻省理工学院、加拿大英属哥伦比亚大学、葡萄牙波尔图大学、西班牙马德里理工大学等世界知名高校的华裔大学生和北京大学、中国人民大学、北京航空航天大学等国内高校的优秀大学生与教师代表 50 名参加了此次活动。

中医药外事管理人员培训班。2014 年 9 月 17 日，北京市中医管理局举办 2014 年北京地区中医药外事管理人员培训班。以"沟通的艺术"为主题，旨在切实提高一线外事人员在实际工作中的沟通能力，提高涉外工作的沟通效率及效果。北京市各级各类中医医院和部分中医药企业外事干部 60 余名学员参加了培训。

参加第八届"北京-意大利"科技经贸周活动。2014 年 10 月 12～17 日，北京市中医管理局应邀赴意参加第八届"北京-意大利"科技经贸周活动，进一步加深与意大利 IDIS 基金会、意大利科学城及意大利相关高校之间的沟通，促成双方合作。在前期积极沟通联络的基础上，与意大利中小企业联合会、意大利对外贸易商业协会、达成合作意向。了解并参与市科协开展的企业创新服务工作，有针对性地到当地有代表性的高新园区进行考察，了解并学习先进的工作理念，并与当地工作人员交流工作模式及有关经验。

第六届海峡两岸中医药发展论坛。2014 年 10 月 27 日至 11 月 2 日，北京市中医管理局与北京中医药学会共同组织了参加第六届海峡两岸中医药发展论坛的52人赴台活动,首次由政府、卫生事业单位、专业协会、民营医疗企业人员共同组团。

(屠志涛、高 彬、于千裕、王 欣、祝 静、赵玉海、牧 童、江 南、刘骅萱、祁秋菊、孟 娟、厉 将斌)

【天津市2014年中医药工作概况】

一、政策法规

中医药"十三五"规划编制调研工作有序开展,根据国家中医药管理局及卫生计生委要求,天津市中医药管理局为天津市中医药事业发展"十三五"规划的编制开展了前期调研,初拟了天津市中医药事业"十三五"规范框架体系。

二、医政工作

(一)积极落实医改重点任务

鼓励综合医院中医药服务提供和使用。天津市出台了《关于贯彻落实加强综合医院中医药工作的通知》。要求县级以上综合医院应设置中医(中西医结合)科、中药房,建立中医综合治疗室;各综合医院要制订并落实发展中医药工作的方案、考核制度、分配制度和中医师到西医科室查房制度等,并将中医药科室设置和中医药服务提供纳入对各综合医院的绩效考核。印发《天津市卫生计生委关于继续开展全国综合医院中医药工作示范单位创建活动的通知》,利用先进单位的引领作用鼓励和带动综合医院中医药工作不断深化。通过对4家申报单位的评估,最终将北辰医院、静海县医院确定为2014年度天津市综合医院中医药工作示范单位,并推荐申报国家示范单位。

鼓励基层医疗机构发展中医药服务。继续推进基层中医药服务能力提升工程深入开展,发挥中医药在基层的作用和优势,缓解大医院看病难、看病贵。2014年天津市重点督导社区卫生服务站和村卫生室服务能力建设,提出各区县完成80%以上的社区卫生服务站和村卫生室具备一名以上能够提供中医药服务的医师或乡医、能够开展2项

以上中医药适宜技术的目标。通过中医诊疗设备购置、中医药适宜技术培训等一系列措施,到2014年底,天津市90.5%的社区卫生服务站和94.4%的村卫生室具备了中医药服务提供能力。

(二)基层中医药服务能力和水平进一步提升

开展示范"国医堂"创建工作,促进"国医堂"内涵提升。2014年,天津市继续开展示范"国医堂"创建工作,明确了示范"国医堂"标准、考核内容,并鼓励开展一站式的中医药服务提供模式建设,鼓励基层"国医堂"走内涵发展之路。2014年新增达标的示范"国医堂"15家,示范"国医堂"总数达30家。

推广中医药适宜技术。2014年,天津市在每个区县建设一个区级适宜技术培训基地,并为每个基地拨付3万元培训经费,中医药适宜技术推广网络更为健全。2014年全市共举办中医药适宜技术推广培训班90余次、500余学时,向基层医疗机构推广中医药适宜技术如艾灸、刮痧、温灸、拔罐等7项,参加培训医师达6000余人。

(三)中医药公共卫生服务全面落实

下发了《2014年度中医药健康管理服务项目实施方案》《中医药健康管理服务项目实施指南》和《中医药健康管理服务项目培训实施方案》,举办了中医药健康管理服务培训班,并通过经验交流形式促进各区县互相学习先进经验和有效举措。2014年,天津市完成了对65岁以上老年人体质辨识和0~3岁儿童中医药健康知识宣教两项工作内容的目标任务,目标人群覆盖率达到30%。

(四)中医医疗机构内涵建设进一步深化,管理能力和水平进一步提升

加强持续改进工作,推动临床路径规范使用。举办了中医临床路径培训班,明确了对中医医院应用临床路径的要求,即开设病房的科室,每科室实行中医临床路径管理的病种数不少于2种,或每个医院

不少于30种。2014年各中医重点专科均有2个以上病种开展了临床路径工作。

重点专科(专病)临床诊疗水平进一步提升。举办了中医专科培训班;对天津市首批中医专科(专病)验收情况进行了通报,并对第二批专科建设进行了部署。组织专家制定了国家临床重点专科(中医专业)检查评估标准,并对天津市13个国家临床重点专科开展了年度审核。

加强中医药事管理,推动示范中药房建设。2014年相继举办了中药煎药人员、饮片入库验收和调剂人员上岗培训,受训人员近千人。为推动示范中药房建设,对建设单位开展了中期检查,各建设单位针对检查中发现的问题进行了整改。市中药质控中心对各中医医院、基层"国医堂"和部分民营医院开展了饮片处方的抽查,对检查中发现的不合理饮片处方所在单位管理部门及辖区卫生局进行了现场反馈。

规范中医护理标准,提高中医护理质量。为全面落实天津市《关于加强中医护理工作的意见》,组织了中医护理工作专题研讨会,形成了中医护理质量标准。召开了中医护理方案交流会,指导天津市中医护理方案深入落实。根据国家中医药管理局中医医院持续改进检查评估工作的安排,中医护理质控中心对二级以上中医医院进行护理质量检查。

组织了天津市第三届"岗位练兵、技术比武"活动中医和中药专业的技术竞赛。全市共有52个单位参加比赛。

(五)综合医院中医药工作稳步推进

对获得全国综合医院中医药工作示范单位称号满3年的医院进行了年度检查。通过检查,5家医院几年来中医(中西医结合)科门诊量、病床使用率等指标稳定增长,医院申请中医会诊次数达到6次/月,西医科室申请中医会诊占会诊总数的80%以上。天津市第一中心医院将中医药业务开展情况纳入各临床科

室年底工作考核指标，3 年来承担"973"子课题 1 项，国家自然基金 1 项发表论文 40 余篇。

（六）中医药防治传染病网络建设进一步完善

天津市两家中医药防治传染病重点研究室按计划完成年度建设目标并与国家中医药管理局、天津市疾控中心密切配合，做好随时参与突发公共卫生事件救治准备。举办了中医医院防治埃博拉出血热培训，会上对国家卫生计生委《关于印发埃博拉出血热相关病例诊断和处置路径》和国家中医药管理局《关于印发中医药治疗埃博拉出血热专家指导意见（第一版）》进行了解读，二级以上中医医院业务院长、医政科长、院感科主任及急诊科主任参加了学习班。

三、科研工作

天津中医药大学第一附属医院国家中医临床研究基地业务建设稳步推进。2014 年基地重点病种新增科研项目 7 项，其中国家级 4 项，省部级 2 项，厅局级 1 项，获科研经费 599 万元。发布《慢性心力衰竭中医诊疗专家共识》，"醒脑开窍"针刺法被列入科技部、财政部科技惠民计划推广成果库。

6 家重点研究室在各主要研究方向上进行了纵深研究，天津中医药大学"中成药二次开发核心技术体系创研及其产业化"项目获得 2014 年度国家科技进步一等奖。

对 2011 年度立项课题开展了结题验收并对拖欠课题进行了清理。2014 年共完成中医、中西医结合科研课题结题/成果认定 57 项，其中包括清理延期课题 9 项。

完成天津市中医药传统知识调查。根据国家中医药管理局的统一部署，依托天津市中医药研究院附属医院，以行政和技术相结合的方式开展了中医药传统知识调查研究和建档工作。项目启动以来，调查人员深入各医疗机构、中药制剂厂家、中医世家开展调查，2014 年共收集传统知识项目 124 项。

依托天津市标准化研究推广基地，2014 年共举办了 5 期中医药标准化培训班，内容涉及针灸技术操作规范及中医临床各科常见病诊疗指南，培训人员 1595 人次。完成了对 IgA 肾病和白塞病两个病种的中医临床诊疗指南评价并提出了修订建议。2014 年又获批 24 个标准制修订项目，获资助 600 万元。

完成中药资源普查工作。由天津市卫生计生委、天津中医药大学及各中医医院共同组建了天津市中药资源普查队，对普查试点蓟县开展了野生中药资源普查工作，包括 5 个自然植被代表区域，36 个样地，1080 个样方。2014 年底，野外普查作业已基本完成，共收集原植物标本 500 余份，其中蜡叶标本 208 份，浸制标本 200 份，药材 100 份，编著《中国中药资源大典天津卷》《天津中药资源分布地图集》并建立天津蓟县中药资源数据库，基本掌握了天津市野生中药资源分布情况。

四、教育工作

加强毕业后教育。组织中医住院医师、全科医生规范化培训（培养）基地申报，经国家中医药管理局的审批，天津市共获批中医住院医师规范化培训基地 4 个，中医类别全科医生规范化培养基地 8 个，其中临床培养基地 4 个，基层培养基地 4 个。完成国家中医药管理局中药特色技术人才培养项目培养对象的选拔。完成 2014 年度住院医师规范化培训学员招录工作，并召开规范化培训学员座谈会。

加强传承工作室建设。配合国家中医药管理局启用全国名老中医药专家传承工作室信息网络平台，组织传承工作室按照要求上传有关资料。为了加强对天津市中医传承工作室建设项目的管理，评估传承工作室的建设成果，组织专家对建设期满的 7 个国家级名老中医药传承工作和 12 个天津市中医传承工作室开展了验收工作，各工作室均完成了建设任务。

完成第二届国医大师评选推荐工作，推荐人选阮士怡、张大宁、石学敏全部当选。2014 年 10 月 30 日在人民大会堂隆重召开表彰大会。天津市先后共 4 人获得国医大师荣誉称号。

五、文化建设

下发了《关于开展 2014 年中医药文化与科普巡讲工作的通知》，在天津市各区县开展中医药科普知识讲座。共举办科普讲座 52 场，受益人群 2000 余人。组织拍摄了《中医药治疗失眠》《0～3 岁儿童中医药保健知识》《中药知多少》和《冬病夏治》4 部科普宣传片，在各中医医疗机构及基层"国医堂"中播放。天津市中医药管理局与天津电视台、天津医药集团合作，启动"第二届天津名医在身边暨国家级名老中医

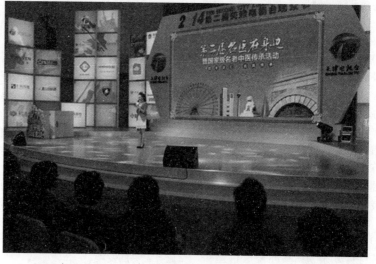

2014 年 5 月 17 日，天津市举办了第二届名医在身边暨国家级名老中医传承活动启动仪式

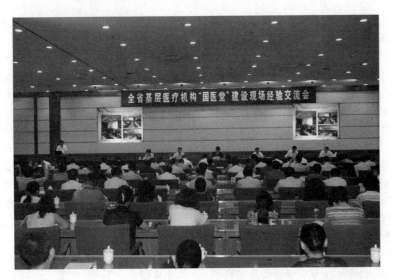

2014年6月26日，河北省基层医疗机构国医堂建设现场经验交流会在河北石家庄召开

传承活动"。请名中医及其传承人做客《百医百顺》节目，讲解中医药养生保健及治疗知识，提升居民中医健康素养，并在全市组织大型义诊咨询公益活动。

六、推进健康服务业发展

出台落实意见。为贯彻落实《国务院关于促进健康服务业发展的若干意见》（国发〔2013〕40号），通过调研，天津市印发了《关于促进中医药健康服务业发展的意见》，提出加强中医健康服务能力建设、促进中医药进入养老机构等8条建议。

推进"治未病"工作，提高中医药预防保健服务水平。中医药预防保健及康复服务能力建设项目成果初显。2014年，天津市对承担2013年度中医药预防保健及康复服务能力建设项目的4家单位及其辖区卫生局，进行了项目检查评估。各项目单位制定了高血压、冠心病等常见病中医预防保健服务技术指南；开展了针灸、推拿、体质辨识等多种健康干预服务；中医预防保健专家小组多次深入社区、基层开展义诊和健康教育讲座，普及中医"治未病"理念和养生保健知识。2013年度共发放健康教育等各类宣传材料万余份，举办健康讲座48期。通过项目建设加强了各项目单位"治未病"科和康复科建设，提

升了中医药预防保健及康复服务的整体水平，初步形成了区域中医药预防保健及康复服务能力建设模式。2014年，天津市共6家单位继续承担国家中医药管理局中医药预防保健及康复服务能力建设工作，根据《天津市中医"治未病"与防治重大疑难疾病能力建设项目工作实施方案》，继续深化"治未病"服务能力。"治未病"管理工作逐步推进。通过召开现场会、组织外出学习调研等方式，提升了"治未病"管理人员能力和水平。修订了天津市中医"治未病"科建设标准。举办150余人参加的"治未病"技术培训，规范了"三伏贴"技术临床应用。

组建了天津市干部保健中医专家库，46名中医专家入选。

发展中医药服务贸易。天津中医药大学及天士力控股集团有限公司被国家中医药管理局及商务部纳入中医药服务贸易先行先试骨干企业（机构）建设名录。借此契机，天津市卫生计生委会同天津市商务委共同印发了《关于促进天津市中医药服务贸易发展工作方案》，提出了加大财政支持力度、落实税收优惠政策、加强金融支持和推进通关便利化等政策措施，以推动中医药服务贸易的发展。

（马　杰）

【河北省2014年中医药工作概况】

一、医政工作

基层中医药服务能力提升工程。河北省卫生计生委、发展改革委、中医药管理局等7部门联合开展了基层中医药服务能力提升工程中期评估活动，共抽查了县（市、区）53个、县级中医医院42家、社区卫生服务中心和社区卫生服务站各44家、乡镇卫生院和村卫生室各212家，覆盖率达30.11%，有效督促了基层中医药政策的实施。2014年年底前，全省90.64%的社区卫生服务中心、83.52%的乡镇卫生院、86.79%的社区卫生服务站和62.76%的村卫生室能够提供中医药服务，圆满实现了年度目标任务。

基层医疗机构国医堂建设。河北省卫生计生委、河北省中医药管理局联合召开基层医疗机构国医堂建设现场经验交流会议，印发了《基层医疗机构国医堂建设三年行动计划》，提出要用3年的时间，在河北省创建1000个乡镇卫生院和社区卫生服务中心国医堂、10000个中医药特色示范村卫生室和300个中医药特色示范社区卫生服务站。会议代表还实地参观了元氏县殷村中心卫生院、石家庄桥西区西里社区卫生服务中心等9个单位。石家庄市政府、内丘县政府、迁安市兴安社区卫生服务中心、邯郸市复兴区卫生局和隆化县张三营镇卫生院分别介绍了经验。河北省政府特邀咨询孙士彬作重要讲话，河北省卫生计生委主任杨新建主持会议，河北省卫生计生委巡视员于素伟作工作报告，河北省卫生计生委副主任朱会宾、河北省中医药管理局局长段云波出席会议。

中医医院建设与管理。河北省中医院以综合病房楼即将完工为契机，启动了河北省中医院发展3年倍增计划，力争3年内实现医院规模、服务总量、业务收入"3个倍增"，5年后建成国内知名的现代化中医院。国家发展改革委投资2.88亿元，支持河北省18个县级中医医院基础设施建设项目。开展了中医医院评审和持续改进活动，43所医

院被评为二级甲等中医医院。召开了县级中医医院建设现场会，命名表彰了26所具有标杆作用的标准化县级中医医院，并对下一步建设任务进行了全面部署。

县级公立中医医院综合改革。河北省政府办公厅《关于全面推进县级公立医院综合改革的实施意见》明确了中医药有关政策，即：中药饮片仍然执行不超过25%的加成率政策；及时将符合条件的院内中药制剂品种纳入城镇职工和城镇居民医保用药范围，并按乙类药品支付；将县级公立中医医院纳入院前急救体系，发挥中医药在危急重症、慢性病、传染病和中医"治未病"方面的优势和特色。在县级公立医院综合改革试点工作中始终将中医医院与综合医院同部署、同推进、同考核，全省130家县级中医医院纳入试点范围，并将中医药作为医改试点考核评估的重要内容。

二、科技工作

开展中医药科研项目评审工作，共下达河北省中医药管理局科研课题387项，其中130项为资助经费课题，257项为自筹经费课题。评出省科技进步三等奖3项、技术发明奖1项，河北省中医药学会科学技术奖一等奖58项、二等奖134项、三等奖64项。在高等院校和综合医院开展了第三批中医药重点研究室建设项目遴选工作，确定河北中医学院"河北省刺灸法效应特异性重点研究室"等16个研究室为河北省第三批中医药重点研究室建设项目单位。2014年，河北省中医药管理局被评为全省科技工作先进单位。

三、教育工作

河北中医学院建设。2014年10月15日，河北省政府与国家中医药管理局在石家庄市签署《共建河北中医学院的协议》，河北省政府将河北中医学院列入省属骨干大学，从8个方面给予了政策支持，国家中医药局也提出了7条支持措施。省长张庆伟和国家卫生计生委副主任、国家中医药管理局局长王国强分别代表双方签字并讲话。河北省政府特邀咨询孙士彬出席签字仪式，副省长许宁主持

签字仪式。按照《独立设置河北中医学院后续工作方案》，将邯郸市中医院等河北医科大学所属21个中医类临床教学基地划归河北中医学院管理，作为其临床教学基地。

国医大师和河北省名中医评选。李士懋教授被授予国医大师荣誉称号，并受到国务院副总理刘延东亲切接见。河北省卫生计生委、人力资源社会保障厅、中医药管理局联合开展了第二届河北省名中医评选工作，2014年年底前完成了推荐材料的形式审查工作。

中医药人才培养。狠抓优秀中医临床人才研修和老中医药专家学术经验继承项目，邀请16位国家级名老中医对221名项目学员进行了专门培训；统一组织64名项目学员赴京拜师，集中开展了为期2个月的跟师学习。新建立了6个全国名老中医传承工作室、8个省级名老中医传承工作室，首批7个建设期满的全国名老中医传承工作室通过国家验收。继续实施"杏林千人培养工程"、中医类别全科医师转岗培训、乡村医生中医药知识与技能培训，培养了253名中医临床技术骨干、540名乡村医生和100名中医全科医师。810名具有一技之长的中医药人员纳入了乡村医生管理，124名师承和确有专长人员取得参加执业医师考试的资格。

四、文化建设工作

中医药文化宣传教育基地建设。石家庄市中医院、内丘扁鹊庙文化园被评为全国中医药文化宣传教育基地。河北省已先后建成保定刘守贞祠、安国药王庙文化景区、石家庄市中医院、内丘扁鹊庙文化园4个全国中医药文化宣传教育基地，河北中医学院成为全国中医药文化宣传教育基地建设单位。

中医药文化建设示范医院建设。启动了中医药文化建设示范医院创建活动，印发了《河北省中医药文化建设示范医院创建活动实施方案》，重点支持12所中医医院围绕核心价值、行为规范、环境形象三体系开展中医药文化建设。

百院千场健康大讲堂活动。以

50名国家和省级中医药文化科普巡讲专家为骨干，以中医药特色疗法、中医药养生保健方法、常见病多发病中医药防治为讲授重点，在全省开展了百院千场健康大讲堂活动。其中，河北省中医院重点面向省直机关、驻石部队和高等院校，组织现场巡讲活动不少于30场；各设区市中医院重点面向社区、市直机关和驻地企业，组织现场巡讲活动不少于20场；各县（市）中医院重点面向农村、革命老区，借助集市、庙会、民俗活动等节日和庆典，组织现场巡讲活动不少于5场，共计1000余场。

五、中药产业发展

河北省政府将中医药产业确定为河北省重点扶持发展的12大产业之一，并明确由省长张庆伟亲自分管。《关于促进河北省中医药产业加快发展的实施方案》正在抓紧研究制订。

安国中药都建设。融中药材仓储、物流、电子商务、期货交易等功能为一体的仓储物流商贸区开工建设；绿色循环工业区的聚集效应显现，北京同仁堂、神威药业等一批知名中药企业进驻安国，28个入园项目集中开工奠基。加快实施安国市全国中药材种子种苗繁育基地建设，建成了中药材秧苗繁育核心基地、种子生产车间和保存库。配合安国中药都建设，保定市政府举办了高规格的两岸四地中医药创新与发展论坛，推介安国中药都建设项目，进一步扩大了河北省中药产业影响力。

中药材种植示范园建设。河北省农业厅、卫生计生委、财政厅、中医药管理局在全省道地药材优势产区和主产、特色区域，以大宗道地药材和特色药材为重点，启动了第二批100个中药材种植示范园建设。牵头起草了燕山中药材经济核心示范区建设方案，积极打造"升级版"中药材种植示范园。

中药资源普查。河北省40个项目县共调查样地1208个，样方套数量5685个，标本2.8万余份，完成率95.3%，调查进度和质量在全国

名列前茅。

六、京津冀中医药协同发展扎实推进

推动国家中医药管理局召开了京津冀中医药协同发展座谈会，河北省启动了协同发展规划研究，逐步理清总体思路和各自功能定位。邀请北京市中医管理局，分别与廊坊、保定和承德市开展合作。本着以点带面的工作思路，组织地市级以上中医医院和部分县级中医医院赴北京、天津进行了对接。河北省近60所中医医院与京津知名中医医院建立了合作关系，其中，河北省中医院等医院与东直门医院、滦平县中医院等医院与北京市中医医院分别签署了合作协议，廊坊市中医院与西苑医院、沧州中西医结合医院与望京医院、石家庄市中医院与北京市中医医院分别在血液病、骨伤病、皮肤病方面进行了深层次技术协作。

七、河北省中医药管理局机构改革

2014年5月18日，河北省人民政府办公厅印发《河北省中医药管理局主要职责内设机构和人员编制规定》，将河北省中医药管理局升格组建为由省卫生计生委管理的副厅级行政机构，设综合处、中医处、中药处3个正处级内设机构；机关行政编制为20名，其中，局长1名（副厅级），副局长2名（正处级），内设机构处级领导职数7名（3正4副）。2014年11月10日，河北省委批复同意河北省中医药管理局设立分党组。

（王艳波）

【山西省2014年中医药工作概况】

一、中医药事业发展政策和机制建设

山西省长治市、大同市先后以市政府名义出台《关于扶持和促进中医药事业发展的实施意见》。长治市设立中医药发展专项经费并提出：到2020年，全市80%以上县（市、区）达到全国基层中医药工作先进单位建设标准。从2014年起，市级财政每年预算安排100万元的中医药事业发展专项经费，重点用于基层中医药服务能力提升工程、名老中医工作室建设、重点专科建设、中医药人才培养等。各县（市、区）级财政每年安排不低于30万元中医药事业发展专项经费。随着财政增长，逐步增加投入。大同市明确要求各县区卫生局要设立中医管理机构，配备专门人员负责中医药工作。

进一步落实国家卫生计生委、国家中医药管理局联合印发的《关于在卫生计生工作中进一步加强中医药工作的意见》，通过下发文件、现场督导等方式，指导各市卫生计生行政部门完善中医药管理体制，明确要求地市级卫生计生行政部门在机构改革中设立中医科。

在充分调研征求意见的基础上，出台《山西省中医类别执业医师执业范围的暂行规定（试行）》和《山西省临床类别执业医师从事中医药服务暂行规定（试行）》，对全省中医师执业范围、西医师从事中医药服务进行规范。

二、中医药参与医药体制改革

落实中医药参与医改相关政策，建立科学补偿机制。规定在县级公立医院综合改革中，中药饮片不取消加成，已取消加成的，要足额补偿。全省66个国家级综合改革试点县中医院，29个未取消，37个取消的基本补偿到位。

开展中医医疗服务价格补偿研究工作。开展"山西省深化医改中有利于发挥中医药特色优势医保政策和服务价格调整机制研究"课题研究；确定太原市中医院等3所中医院为中医医疗服务价格改革试点单位，探索中医服务价格补偿机制；落实中医院投入倾斜政策。积极协调财政部门将县级中医院纳入医改资金补助范围。

三、医政工作

组建中医医疗集团。分别以山西省中医院和山西中医学院附属医院为核心，在全省范围内遴选曲沃县中医院等18所县级中医院，成立2个医疗集团。通过开展重点专科建设、强化人才培养、开展科研协作、构建统一质量管理与控制体系等方面的合作，帮助县中医院提升服务能力，同时积极探索形成上下联动、分级诊疗、双向转诊、分工协作的医疗联合体运行模式。

开展三级中医院持续改进工作和继续开展二级中医院评审工作。按照要求开展三级医院持续改进自查工作。寿阳县中医院等5所县中医院通过二甲中医院评审。

调整县级中医专科特色强化建

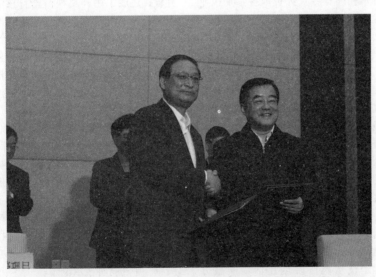

2014年10月15日，河北省政府和国家中医药管理局共建河北中医学院协议签字仪式在河北石家庄举行。河北省人民政府省长张庆伟，国家卫生计生委副主任、国家中医药管理局局长王国强分别代表双方签字

设项目和对口支援项目。山西省中医院等5所省级中医院组建8个中医专科协作组，团队帮扶24所县级中医院建设重点专科和特色专科。山西省中医院等10所三级医院对口支援51所贫困县中医院建设。

推动县级名中医评选，建设县级名医堂。2014年，山西省已有97个县完成评选工作，评选完成县数超过80%，新增24个县级"名医堂"。

执行全国中医医疗管理统计报表制度，召开全省监测员培训会，完成数据采集、审核、上报工作。

进一步加强中医医疗质量管理与控制工作，完善病案管理，建立和完善公立医院运行评价工作模式，顺利展开医疗机构服务能力评估工作，组织专家，结合山西实际，对现有中医住院病案首页内容进行补充。在保持国家中医药管理局住院病案首页格式及内容不变的前提下，结合医院医疗质量管理与控制工作的要求，在中医病案首页增加有关指标共20个项目并开始施行。

四、基层中医药工作

深入推进基层中医药服务能力提升工程。山西省卫计委联合人社、药监部门深入36个县开展提升工程中期评估工作。全省90.3%的社区卫生服务中心、85%的乡镇卫生院、76%的社区卫生服务站和70.8%的村卫生室能够提供中医药服务。

深化"创先"活动。先后启动基层中医药工作先进单位、综合医院中医药工作先进单位创建活动，中医药特色乡镇卫生院、社区卫生服务中心创建活动。推动落实中医药科室建设、设备配置、人员配备、绩效考核、医保报销等方面政策措施。曲沃、万荣、运城市盐湖区、晋中市榆次区通过全国基层中医药工作先进单位验收，山西大医院、太原市中心医院、万荣县人民医院、平顺县人民医院通过全国综合医院中医药工作示范单位验收，新增万荣县人民医院、临猗县人民医院、蒲县人民医院、平遥县人民医院、平顺县人民医院、中化二建集团医院、西山煤电总医院、阳泉市第二

人民医院成为省级综合医院示范单位，18个县级中医院获批国家级特色专科，14个县级中医院获批基层中医药适宜技术推广基地建设项目单位。22个社区卫生服务中心、130个乡镇卫生院创建成为省级中医药特色基层医疗机构。

开展中医药适宜技术培训。一方面，依托国家及省的有关项目，在全省范围内开展中医药适宜技术培训工作。中医药适宜技术培训项目与农卫处相结合，培训县数覆盖率达100%。培训过的乡镇卫生院（社区服务中心）掌握6项以上适宜技术，村卫生室都有1名能中会西的乡村医生。另一方面，着手建立中医药适宜技术推广视频平台，在乡镇卫生院和社区卫生服务中心建立适宜技术推广站，并建立视频连接点，建设省、县、乡镇（社区）三级互联共通的一体化适宜技术推广网络，对县和乡镇（社区）开展长期培训。已具备开通近500个乡镇卫生院（社区卫生服务中心）视频通道的能力。

基本公共卫生服务和预防保健。一方面加强中医药基本公共卫生服务专项督导。老年人体质辨识和0～3岁儿童中医药健康调理纳入国家基本公共卫生服务以来，已经基本完成既定国家要求的任务。长治市探索将体质辨识全面融入全市基本公共卫生服务管理信息系统，实现与其他基本公共卫生服务的全方位对接，统一管理。启动小儿推拿技术培训工作，为全省乡镇卫生院（社区卫生服务中心）培训1000名小儿推拿技术人员。另一方面，对太原市等8个地区的中医药预防保健及康复服务能力建设项目进行督导，各项目市所在市卫生局都按要求出台实施方案，阳泉市按要照1∶1要求落实配套资金，项目单位都能按要求完善"治未病"和康复科建设。晋中、长治、太原市万柏林区新增为中医预防保健及康复能力建设项目试点地区。

五、人才培养

（一）国家层面

山西中医学院第三中医院吕景

山教授被评为第二届国医大师，实现山西零的突破。山西省卫计委联合省人社厅印发《关于开展向国医大师吕景山同志学习的决定》，号召全省卫生系统向吕景山教授学习，召开国医大师吕景山先进事迹暨学术思想报告会，张建欣副省长出席大会并作重要讲话。

第五批全国师承工作通过中期评估，10名全国"优才"通过结业考核理论考试。2010年获批的5个名老中医工作室通过国家验收评估，成功申报6个全国名老中医药工作室，全省达到26个。依托山西省中西医结合医院成立10个民间医药传承工作。15名中药人员被国家中医药管理局确定为全国中医药特色技术传承人才。20名护士被确认为全国中医护理骨干人才。

启动中医住院医师规范化培训工作。山西省中医院等4所省级中医院获批国家中医药管理局住院医师规范化培训基地。

（二）省级层面

深化"晋京战略合作"，启动第二批中医药领军人才培养项目，聘请首都名老中医药专家在晋带徒，遴选20名中青年骨干跟师学习。

推动全省103个县完成评选工作，完成率接近90%。

完成150名县级中医临床骨干、102名中医类别全科医师、470名乡村医生培训工作。187名具有中医药一技之长人员纳入乡村医生管理。继续开展传统医学师承和确有专长工作，200余人取得合格证。

（三）县级层面

一是组织150名县级中医临床骨干和102名基层医疗卫生机构中医类别医师，完成理论培训，开展临床进修。二是推动具有中医药一技之长人员纳入乡村医生管理，完成报名、临床考核、农民评议、理论水平考试等工作，187人考试合格。三是启动2014年传统医学师承人员出师考核工作，9人合格。推动各市卫生局开展确有专长人员考核工作，大同、临汾200余人取得合格证。

六、科技工作

启动中医药科研专项，15项中

医药课题立项。

完成中药材种子种苗繁育基地建设方案并通过国家中医药管理局答辩。通过国家中医药管理局中药资源普查试点工作检查评估，受到好评。

启动中医药传统知识调查项目，在全省119个县（市、区）开展调查工作。

完成中药资源普查年度目标任务。初步调查出全省中药植物类资源品种1658种，比全国第三次中药资源普查增加728种。启动国家中药资源原料质量监测与信息服务中心山西省省级工作站建设，并分别在浑源、襄汾、绛县建设3个中药资源动态监测分站，从2015年1月进入试运营阶段。启动中药材种子种苗繁育基地建设工作。在五寨等8个县分别建设药用植物种子种苗繁育基地。

七、文化建设与科学普及

配合国家中医药管理局办公室，组织国家层面媒体来晋开展中医药文化、中医药科普教育基地和中医药非物质文化遗产等项目的宣传工作。

中医药文化基地建设再添新兵。山西中医学院附属医院和山西黄河中药有限公司成功申报国家级中医药文化科普教育基地。

中医药文化科普宣传又增新成员。山西省中医院郭俊杰、山西省中西医结合医院彭涛、山西中医学院附属医院贾跃进成为第五批国家中医药管理局文化科普巡讲团成员。各级中医药机构扎实开展"中医药服务百姓健康推进行动"，不断深化中医药"进乡村·进社区·进家庭"活动。

（赵红娟、侯建树）

【内蒙古自治区2014年蒙中医药工作概况】

一、蒙中医药管理体系逐步完善

在2014年度的卫生、计生机构改革中，自治区出台《内蒙古自治区人民政府办公厅关于印发内蒙古自治区卫生和计划生育委员会主要职责内设机构和人员编制规定的通知》（内政办发〔2014〕81号），自治区蒙中医药管理局设置了3个处室，任命了3位副局长、2位处长及2位副处长。全区12个盟市中的7个设立了蒙中医药管理局，不少旗县卫生局设置了蒙中医药管理股，安排专人管理蒙中医药工作，全区蒙中医药管理体系不断完善，管理能力得到进一步加强。

二、蒙中医药政策法规贯彻落实进一步推进

为落实《国务院关于扶持和促进中医药事业发展的若干意见》《内蒙古自治区人民政府关于扶持和促进蒙医药中医药事业发展的决定》和《内蒙古自治区蒙医药中医药条例》各项要求，2014年，自治区卫计委副主任乌兰带队分别赴巴彦淖尔市、呼和浩特市、锡林郭勒盟、鄂尔多斯市等地对蒙中医药政策法规的贯彻落实情况进行了督导调研。同时按照自治区人大的要求，在全区各盟市对《内蒙古自治区蒙医药中医药条例》执行情况进行了立法评估，以持续推动蒙中医药各项事业健康发展。

三、继续加大对蒙中医药发展投入力度

自治区中医医院病房综合大楼工程进展顺利，国际蒙医医院二期工程建设项目获得立项。2014年，继续加大对蒙中医药的投入力度，全年投入12000多万元专项资金，用于支持10所蒙医中医医院制剂能力建设、7所蒙医中医重点专科（专病）建设、118位名老蒙中医药专家学术经验继承工作、38个贫困旗县蒙医中医医院服务能力建设以及蒙药标准化研究和蒙药临床科研。

四、开展蒙医中医医疗联合体试点

2014年2月，成立了以内蒙古国际蒙医医院、内蒙古中医医院和内蒙古民族大学附属医院为龙头的自治区蒙医中医医院联合体，制定了联合体章程，印发了《关于加强蒙医中医医院联合体管理工作的通知》，完善了组织制度和工作机制，截止到2014年10月，全区已有38所蒙医中医医院纳入联合体。

五、开展蒙医中医县乡村一体化管理试点

以鄂尔多斯市乌审旗为试点地区，开展蒙中医药县乡村一体化管理，实现旗县蒙医医院向乡镇卫生院、嘎查村卫生室投入资金，派出管理人员及专业技术人员，配置必要的蒙药和蒙医诊疗设备，从优化管理、更新设备、提升人员素质和技术水平等方面全面帮扶基层医疗卫生机构的蒙中医药服务，试点健全以乌审旗蒙医医院为龙头、苏木镇卫生院为网络、嘎查村卫生室为网底的三级蒙医药服务体系。

六、调整蒙医医疗服务项目和服务价格

为进一步客观、公正、公平地体现蒙医中医临床专业技术人员医疗服务水平和服务价值，发挥蒙医药在自治区医药卫生体制改革中的重要作用，制定印发了《内蒙古自治区蒙医医疗服务项目价格》，印发了《内蒙古自治区发展和改革委员会卫生厅关于规范蒙医医疗服务项目价格的通知》（内发改费字〔2014〕1063号），自2014年8月1日起正式施行。蒙医医疗服务项目增加至387项，并调整了服务价格。在国家中医药管理局的统一组织下，筛选了5所蒙医中医医院作为中医医疗服务价格动态研究试点单位，进行中医医疗服务价格动态研究，探索蒙医中医医疗服务价格形成机制。

七、做好基本公共卫生服务蒙中医药项目

按照基本公共卫生服务要求，继续对65岁以上老年人和0～36个月儿童开展蒙中医药健康管理服务，参照基本公共卫生服务中医药服务规范制定印发了基本公共卫生服务蒙医药健康管理规范，扩大了蒙中医药基本公共卫生服务的覆盖面，进一步推动蒙中医药发挥作用。

八、推进基层蒙中医药服务能力提升工程

2014年2月，组织召开了全区蒙中医药服务能力提升工作汇报会，各盟市就蒙中医药服务能力提升工

程进展情况进行了详细汇报，自治区卫生计生委蒙中医药管理局对基层蒙中医药服务能力提升工程2014年度工作进行了部署，重点加强12所旗县级蒙医中医医院常见病、多发病的蒙中医药服务能力建设，21个旗县级蒙中医医疗机构特色优势重点专科建设及76个苏木乡镇卫生院和社区卫生服务中心，1380个嘎查村卫生室和社区卫生服务站的蒙中医药适宜技术服务能力建设。通过配备蒙医中医诊疗设备、完善蒙中医药适宜技术推广网络、开展基层蒙中医药人员培训等措施，进一步改善基层医疗机构的蒙医中医诊疗环境，提升基层蒙医中医诊疗服务水平。2014年7~9月，开展了全区基层蒙中医药服务能力提升工程及项目任务落实情况进行了专项督查，各项工作顺利推进。

九、全国中医民族医院医院等级评审进展

截止到2014年底，全区14所蒙医中医医院通过国家中医药管理局三级民族医中医等级医院评审。受国家中医药管理局委托，54所蒙医中医医院二级民族医中医医院通过了二级医院等级评审。

十、蒙中医药人才队伍建设加强

委托国际蒙医医院、内蒙古中医医院、内蒙古医科大学、内蒙古民族大学附属医院以及盟市级蒙医中医医院完成了对全区165名旗县级蒙医中医临床技术骨干培训、100名全区蒙医中医全科医师转岗培训、200名乡村医生蒙医药知识和技能培训、100名蒙医中医医院非中医类别医师蒙中医药知识和技能培训以及200名蒙医中医医院财务骨干培训。第三批优秀中医临床研修人才研修工作进展顺利。5名蒙药中药特色传承人才培养、200名蒙医中医护理骨干培训获得国家支持。

十一、蒙医中医住院医师规范化培训启动

启动了全区蒙医中医住院医师规范化培训，国际蒙医医院、内蒙古中医医院、内蒙古民族大学附属医院、包头市蒙医中医医院以及锡林郭勒盟蒙医医院被国家中医药管理局确定为首批中医住院医师、全科医生规范化培训（培养）基地，即将开展培训工作。

十二、名老蒙中医药专家学术经验继承取得成效

组织召开了全国第五批师承工作带教单位内蒙古国际蒙医医院与内蒙古医科大学学位教学有关工作座谈会。第五批全国老蒙中医药专家学术经验继承工作召开学位开题报告会，19个继承人完成学位申请开题。自治区老蒙中医药专家学术经验继承进行了中期评估。内蒙古国际蒙医医院其格琪图、内蒙古中医医院米子良、呼和浩特市蒙医中医医院赵震生3位老蒙中医药专家传承工作室建设获得国家支持。蒙医药学术流派工作室建设进展顺利。自治区第二批名老蒙中医药专家学术经验继承工作启动。

十三、吉格木德荣获"国医大师"称号

内蒙古国际蒙医医院特聘教授吉格木德荣获全国第二届"国医大师"荣誉称号，在人民大会堂受到国务院副总理刘延东的接见。吉格木德是继苏荣扎布老师之后第二位获此殊荣的蒙医药专家，也是内蒙古自治区第二位"国医大师"。

十四、蒙中医药科研创新成效显著

开展自治区科技重大专项——蒙医震脑术标准化研究、蒙医整骨术四部疗法现代研究以及蒙药新药研发，加强蒙医药科研项目组织管理和绩效评估，加强蒙中医药科技成果管理和转化推广，加强蒙中医科技工作的管理和指导。推动蒙中医药专业临床教学基地建设，做好蒙中医药继续教育工作。做好2014年国家级蒙中医药继续教育项目。

十五、蒙中药材资源普查取得阶段性成绩

全区6个盟市、34个旗县开展的蒙中药材资源普查工作，大体摸清了自治区蒙中药材的资源和分布情况，通过了中期评估，取得良好成绩。

十六、蒙医药标准化工作进展顺利

自治区第二轮蒙医药标准化项目《蒙医护理常规技术操作规程》已正式出版。《蒙医针刺穴位体表定位标准》等11个标准的制定工作进展顺利，在全国中医药标准化工作会以及民族医药工作会上，就蒙医药标准化工作进行经验介绍。《中华医学百科全书·蒙医学卷》完成编写工作。

民族医药适宜技术推广项目和文献整理项目完成了阶段性考核，全区有20个文献整理项目，20个适宜技术项目得到推进。完成蒙医治疗萨病和心刺痛2个病证的蒙医临床诊疗指南的评价，牛皮癣和过敏性紫癜2个病症的蒙医诊疗指南的评价工作进展顺利。

十七、蒙中医药文化建设取得成效

内蒙古国际蒙医医院和锡林郭勒盟蒙医医院被国家中医药管理局确定为蒙医中医文化宣传教育基地，并获得基地建设专项支持。充分发挥国家级蒙中医药文化宣传教育基地宣教作用，深化蒙中医药文化理论研究，加强蒙中医药文化和科普知识的宣传普及；探索构建蒙中医药文化传承体系。2014年7月，在第十一届中国内蒙古草原文化节期间，组织召开了蒙医药分组研讨会暨全区蒙医药学会蒙医药文化及科普分会成立大会，蒙医药专家进行了学术讲座，开展了学术交流。

十八、蒙中医药学术活动和对外交流活跃

内蒙古蒙医药学会和内蒙古中医药学会各分会组织了丰富多彩的学术活动，营造出良好的学术氛围。

国际蒙医医院被国家中医药管理局和商务部评为中医药（民族医药）服务贸易先行先试骨干机构。充分发挥内蒙古国际蒙医医院对外窗口作用，加强对蒙深度合作，继续加强蒙中医药国际化战略与策略研究，积极发展蒙中医药服务贸易，推动蒙中医药文化国际传播，加强蒙中医药对外交流与合作能力建设。组织参加了第三届京交会中医药板

块主题日启动仪式暨2014中医药服务贸易投融资大会。国际蒙医医院与蒙古国传统医学科技与生产集团签署了蒙医药医疗合作与交流协议书。内蒙古自治区承办了第三届京交会——民族医药医疗与预防保健项目推介会，蒙医、藏医、维医、回医、瑶医等民族医药领域的知名专家100余人参加了会议。

（岳红娟）

【辽宁省2014年中医药工作概况】

一、政策机制研究

以问题为导向，着力开展中医药事业发展研究。形成了《关于在深化医疗卫生体制改革中加速辽宁省中医药事业发展的建议》，辽宁省委以"重要情况报告"印发，得到了李希省长的重要批示。完成了《辽宁省公立中医院经济管理与财务分析》的调研报告，对提高全省公立中医院的运行质量和管理水平具有积极指导意义。在促进中医药事业发展上，沈阳、大连出台了促进中医药事业发展的实施意见，锦州成立了以主管副市长任组长中医药工作领导小组。开展了全省中医药产业发展现状调查，现已完成《辽宁省中医药健康服务业现状研究报告》和《加快辽宁省中医药健康服务业发展建议》，完成了辽宁省中医药卫生资源空间配置与利用不均衡性及其影响因素研究报告。

积极探索中医药健康服务与旅游业、养老业相结合的模式，选择"二种模式、三个地区"开展工作。营口市设置了以中医药为主的温泉旅游保健中心。辽宁中医药大学附属四院开设了"健康中心"，凤城市中医院开设了东汤温泉疗养院，开展中医"治未病"及养生保健方面的服务。委托何氏医学院研究制订辽宁省中医药服务体系建设规划，召开了论证会，形成了初步框架。

二、医政工作

（一）积极参与医改，着力发挥中医药在医改中的作用

组织县级公立中医医疗机构综合改革价格调整测算工作。印发《进一步做好县级公立中医院综合改革工作的通知》。海城市、清原县、本溪县、凤城市、东港市、大石桥市、北票市、凌源市、建平县的县级中医院与县医院同步取消了药品加成。庄河市中医医院率先在庄河地区推行了"先诊疗后结算"的服务模式。推荐辽宁中医药大学附属医院、沈阳市中医院、庄河市中医院为中医医疗服务价格调整试点单位。探索建立中医药分级诊疗的新模式。召开"中医药参与医改，探索建立分级诊疗新模式"座谈会，安排辽宁省中医院、丹东市中医院做"治未病、治已病、康复一体化连续诊疗"服务模式试点工作；安排辽宁中医药大学附属二院、沈阳市骨科医院、沈阳市中西医结合医院做"以中医优势病种为核心的中医及中西医综合诊疗"服务模式试点工作；安排北票市、苏家屯区做"以县级中医院为龙头的县乡村一体化诊疗"服务模式试点工作。推动中医医疗机构建设步伐。庄河市中医院、海城市中医院、清原县中医院、东港市中医院、凤城市中医院、北票市中医院、凌源市中医院被国家中医药管理局确定为全面提升县级医院综合能力第一阶段中医医院。成立了全省首家中医医院管理集团营口市中医医院管理集团。2014年该省基层医疗卫生服务体系建设项目备选库共入选9家县级公立中医院，占所有入选医院的69%。继续执行中医医疗管理统计报表制度，将执行情况纳入年度考核评价体系中。

（二）加强服务体系建设，着力提升基层中医药服务能力

加强基层中医药工作先进单位的组织申报工作。完善辽宁省基层中医药工作先进单位的创建标准及创建程序，新增了创建"辽宁省中医药服务示范乡镇卫生院（社区卫生服务中心）"的内容。完成全省基层中医药服务能力提升工程的省级督导工作。共抽查了300个基层医疗卫生机构，访谈了800名县（市、区）政府领导及相关部门负责人、1000名中医药医疗机构负责人和中医药服务人员、1400名群众。全省93.1%的社区卫生服务中心、81.9%的乡镇卫生院、77%的社区服务站、60.2%的村卫生室能够提供中医药服务，较2013年均有所提高。锦州、阜新两市关键指标提升幅度较大，成效较为突出。通过省级督查评估，决定命名沈阳市沈北新区等9个县（市、区）为"辽宁省基层中医药工作先进单位"，命名沈阳市和平区南站社区卫生服务中心等40家单位为"辽宁省中医药服务示范社区卫生服务中心（乡镇卫生院）"。推荐7个优秀县（区）参加国家基层中医药工作先进单位的评审，均已经通过国家现场评审。加强基层中医药项目工作的管理，对项目落实情况进行督导检查。沈阳市、大连市全国基层中医药先进单位的县（市、区）超过70%。

（三）加强中医内涵建设，着力提高医疗质量和技术水平

按照国家中医药管理局"以评促建、以评促改、评建并举、重在内涵"的原则，分步有序推进全省等级中医医院的评审工作，提升全省中医医院的综合服务能力和水平。共组织330余名专家，历时4个月，评定了28所中医医院为第一批二级中医医院。继续实施"名医、名科、名院"战略。对"辽宁省名中医"评选管理办法进行了修订。启动了国家中医临床重点专科（专病）建设项目省级中期评估工作。增选辽宁中医药大学附属第四医院中西医结合老年病科等5个专科为辽宁省"十二五"中医（中西医结合）重点专科。推动"治未病"科建设，对该省二级以上中医医院"治未病"工作进展情况进行调查分析。启动新一轮的三级中医医院持续改进检查评估工作。继续开展"三好一满意"活动，通过临床科室和重点专科建设、规范诊疗行为、开展中医临床路径管理试点等，促进中医临床疗效不断提高。推进中医医疗机构应急能力以及中医药防治突发传染病应急体系建设。确定了辽宁中医药大学附属医院、大连市中医医院、丹东市中医院、北票市中医院为辽宁省人感染H7N9定点收治中医医院。

（四）坚持协同发展，着力推动综合医院及民族医医院的中医药工作

加强综合医院中医药工作，实现中西医优势互补。制订了推进辽宁省综合医院中医药工作的实施方案，开展综合医院中医药工作示范单位的创建活动，推动综合医院（妇幼保健机构）的中医药工作。沈阳市红十字会医院被国家中医药管理局评为全国综合医院中医药工作示范单位。沈阳市胸科医院申报全国综合医院中医药工作示范单位，参加了国家评估检查。开展 10 项举措助力蒙医药事业发展。批准阜新县蒙医院增挂辽宁省蒙医院牌匾，保持原隶属关系不变，并在财政资金、人才培养等各方面给予支持，擦亮民族医药品牌。该做法在中国中医药报及国家中医药管理局网站上均给予了报道。辽宁省蒙医院与喀左蒙古族自治县蒙医院建立技术协作关系，带动了喀左地区蒙医药事业发展。

2014 年全省中医医疗机构门诊量为 1185.2 万人，急诊量为 116.5 万人，住院人数 66.1 万人次，总收入 69.5 亿元，同比提高 3.9%，中药收入 15.9 亿，同比提高 5.3%，平均每床装备 10.3 万，同比提高 5.1%，平均住院日为 12 天，同比缩短 0.9 天。

三、科研工作

注重与临床结合，着力提高中医药科研创新能力。加强国家中医临床基地建设，积极发挥行业引领作用，引导基地单位（辽宁中医药大学附属医院）围绕重点病种优势，积极整合资源，促进全省中医药科技创新能力提升，积极打造基地临床科研一体化平台。争取国家中医药科研项目，获批中医药行业科研专项——辽宁中医药大学附属医院的"儿童肾病中医证治方案研究与信息库研发"，获批全国名老中医药专家传承工作室 8 个，共获资助资金 950 万元。提高中药科研项目执行质量，完成国家中医药管理局 4 个中医药重点研究室年度考核、13

个重点学科建设项目评估、22 个名老中医药专家传承工作室自查自评工作，梳理了项目取得的成果，得到国家专家组的高度评价。

四、教育工作

加强人才队伍建设，着力开展系统的学习培训工作。注重高端人才培养。完成国家师承、优才 91 名学员的日常考核、集中评审和三期"四大经典"培训班；组织 10 名国家中药人才和 17 名护理人才的遴选工作，得到国家的充分肯定；建立中医药人才培养跟踪评价机制，对 55 名 1～3 批全国优才学员开展了跟踪调查，系统全面掌握了优才项目开展以来取得的成效和研修成果，建立了较为健全的优才数据库。加强基层人员队伍培训。组织完成了中医类别全科医师师资培训、基层中医药适宜技术师资培训、基层医疗机构中医专科骨干培训班，累计培训学员 500 余人；组织完成农村基层医疗机构中医专业成人高等学历教育招生工作；组织完成新疆塔城 20 名中医药人员为时 3 个月的培训。启动中医住院医师规范化培训试点工作，已完成 50 名中医住院医师规范化培训学员的招生、审核、进基地入岗培训。推进中医药继续教育，核准、审批中医药继续医学教育项目 162 项，培训学员 19882 人。

五、文化建设

加强中医药文化传承，着力扩

大中医药的社会影响力。建立了中医药文化宣传平台和载体。辽宁中医药大学博物馆获批为该省首个国家级中医药文化宣传教育基地。建立了中医药文化宣传长效机制，"中医中药中国行——进乡村·进社区·进家庭"活动月、中医药文化科普知识巡讲活动月、"服务百姓健康行动"大型义诊周活动，成为该省每年中医药文化宣传的常态工作。全省举办科普知识巡讲、义诊咨询等各类活动 649 场，免费发放宣传品 347267 件。活动覆盖了 100 个县（区）的 1004 个村，机关、企事业单位等 222 家，受众近 15 万人。促进了中医药文化宣传时效性和针对性。完成了公民中医养生保健素养调查，涉及省内 8 个调查点，调查人数 640 人次，为中医药文化宣传更具有针对性提供了信息。

六、其他工作

（一）启动中药资源普查试点工作

联合政府相关部门成立了省和试点县普查试点领导小组，依托省内外科研院校、试点县中医医疗机构，组建了 11 支中药资源普查队。15 个试点县共完成调查样地 329 个，样方套 1598 个，统计调查种类数近 800 种，重点品种数近 90 种；收集并制作蜡叶标本材料 12768 份、活体植株 27 份、药材 744 份、种子种

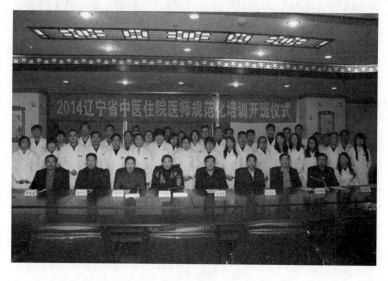

2014 年辽宁省中医住院医师规范化培训开班仪式

苗205份，完成市场调查262份，采集视频文件2000余份；对30余种重点药用植物种质资源以及生态型进行了收集归圃。正在建设中药资源实体标本库和数据库、辽宁省中药原料质量监测技术服务中心和清原、桓仁2个县级监测站。正在筹备编写《辽宁省中药资源》和《辽宁药用植物彩色图谱》。

（二）开展中医药传统知识调查工作，首次建立了辽宁省中医药传统知识档案

依托辽宁中医药大学和县区中医医疗机构，对全省100个县（市、区）基层民间中医药传统知识进行抢救性调查、挖掘和整理，通过现场采集、专家论证、持有人答辩等精心筛选，初步为132项中医药传统知识建立档案，推荐入选国家中医药传统知识保护名录和数据库，为该省中医药传统知识保护利用和惠益分享提供基础。

（三）运用现代技术手段，加强中医药标准化和信息化建设

组织中医药标准化培训工作，组织开展了中医临床诊疗指南制修订项目建议和中医"治未病"标准制修订项目建议的征集工作，共有6项中医临床指南制修订项目建议和14项中医"治未病"标准制修订项目建议获国家中医药管理局批准立项。开展中医医疗机构信息化建设情况摸底

调查和需求分析。调查分析了71所中医医疗机构现有信息系统的功能、资金投入、存在的问题及需求和建议等，有针对性地分析中医"治未病-治已病-康复"一体化平台、依托现有医院信息平台建设中医医院管理平台、中医电子病历平台、中医远程医疗平台等需求，为制定"十三五"中医信息化规划奠定基础。研发了全国首个省级中医药传承项目管理平台——"辽宁名老中医经验传承网"网络平台，为总结名老中医学术思想和学术经验提供信息支撑。

（四）加强中医药专项资金绩效评估，确保项目资金安全和社会效益

首次对2012～2013年全国中医药公共卫生服务补助资金23个项目执行单位、12大类、78个子项目的2711万元资金使用情况和取得的效益进行评估。组建了由中医药管理人员、财务人员及审计人员组成的省级绩效考核专家队伍。通过项目执行单位自查自评、省级集中评估、重点项目现场督查，掌握了项目执行进度、资金使用情况、取得的业务成果以及存在的问题，并指导项目单位完成了整改，为该省探索建立中医药专项资金绩效评估长效机制积累了经验。

（五）加强日常工作管理，完成各项事务性工作

开展传统医学医术确有专长人

员和传统医学师承人员的考核认定工作。加强了中医医疗广告审查，共受理中医医疗广告37件，其中不合格中医医疗广告3件，对虚假违法中医医疗广告转办、处理。完成2014年中医医师资格考试工作，审核4836人，资格考试雷同率连续两年稳步下降，得到了国家中医药管理局中医师资格认证中心的表扬。开展了中医类别高级职称的评审工作，共报评183人，通过129人。开展了中医药一技之长人员纳入乡村医生管理工作，共报名25人，通过8人。执行中医医疗管理统计报表制度。

（张宏逊）

【吉林省2014年中医药工作概况】
2014年，吉林省拥有县级以上公立中医医院、中西医结合医院、民族医院70所，共开放床位1.2万张，中医药从业人员已达1.6万余人。在卫生与计生机构改革中，既进一步明确了中医药在卫生计生工作中的地位和作用，强化了委局工作关系，理顺了工作机制。同时，在全省9个市州卫生计生部门继续加挂中医药管理局牌子，全部成立了独立的处科室，配备专人管理中医药工作，全省60个县（市、区）全部加挂了中医药管理局牌子。强化了中医药参与深化医改力度，探索了健康与养老服务相结合模式。基层中医药服务能力得到全面提升，全省77.3%的社区卫生服务中心、55.6%的乡镇卫生院、19.7%的社区卫生服务站、22.3%的村卫生室能够提供中医药服务。县级中医药适宜技术网络推广平台覆盖面达100%，逐步形成了县、乡、村基层中医药适宜技术推广网络。中医预防保健服务持续推进，各地区基层医疗卫生机构对65岁以上老年人开展中医体质辨识和对0～36个月儿童开展中医调养服务，完成了目标人群覆盖率分别是39%和66.3%。

一、政策和机制建设
一是加强中医药深化改革的顶层设计，吉林省成立局深化改革领导小组，确定了2014年工作方案。

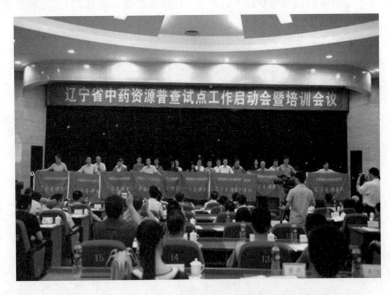

2014年，辽宁省召开中药资源普查试点工作启动会暨培训会议

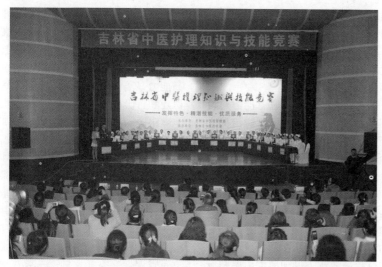

2015年11月5日，由吉林省中医药管理局主办，吉林省中医药学会、长春中医药大学护理学院承办的吉林省中医护理知识与技能竞赛举办

二是协调省发改委在吉林省出台的《关于促进健康服务业发展的实施意见》中将提高中医医疗保健服务水平，推进中药产业发展列为重要内容，要求全省各级政府予以积极推进。同时，还积极推动健康服务与养老服务相结合模式，吉林中西医结合医院、乾安县中西医结合医院探索将中医药养生、中医健康管理与养老相结合的综合养老服务模式。三是深化中医药改革发展理论和实践问题研究。启动局2014年中医药政策课题招标工作，共收到申报课题53个，确定第一批中标课题13项。组织开展"十二五"总结评估，启动"十三五"规划编制工作。四是推动完善中医药管理机制建设，吉林省卫生计生委党组高度重视中医药工作，与吉林省中医药管理局联合印发了《关于在卫生计生工作中进一步加强中医药工作的实施意见》《省卫生和计划生育委员会和省中医药管理局工作关系细则》，进一步明确了中医药在卫生计生工作中的地位和作用，强化了委局工作关系，理顺了工作机制，推动了中医药在卫生计生工作中发挥更大作用。各市州也不断加强中医药工作的组织领导，在这次机构改革中，9个市州卫生计生部门继续加挂了中医药管理局牌子，全部成立了独立的处科室，配备专人管理中医药工作。

全省60个县（市、区）全部加挂了中医药管理局牌子。长春市为市卫生计生委中医处配备了4名公务员，辽源市卫生计生委领导班子全部被任命为市中医药管理局领导，进一步强化了对中医药工作的组织领导。五是推动通化市中医药综合改革试验区建设。按照国家中医药管理局的有关部署，按照注重区域统筹、主题统筹、职责统筹的做法，启动实施该项工作。六是推动全省中医药对外交流合作，利用吉林省延边州的区位优势，以项目带动的形式，推动延吉中医院、珲春中医院、延边朝医医院等中医医疗单位发挥中医药特色优势，更广泛地为俄罗斯、韩国、朝鲜等往来人员提供中医药服务。七是继续实施年度工作重点目标责任制管理，将目标管理工作常态化、制度化，通过下发目标责任制，强化日常督导，实施年终考评等方式，保障了年度中医药重点工作目标和任务的完成。启动实施了中医药专项资金动态监控平台建设，开展了中医药专项资金使用督查工作。

二、提升工程持续推进

提升工程作为"十二五"期间国务院深化医改的主要任务，吉林省政府将其纳入了2013年和2014年重点工作目标责任制。争取国家和省级专项经费1628万元，用于全省107个乡镇卫生院（社区卫生服务中心）、1580个村卫生室中医药服务能力建设和7个县级中医药适宜技术基地建设。安排专项经费250万元，完成了50个乡镇卫生院便民中医馆建设，此项工作被纳入2014年省政府民生实事。截至2014年年末，全省中医馆建筑面积累计达到7351平方米，中医馆年门诊量达到286754人次，比2013年提高14%，有效提升了基层中医药服务能力。开展中医医院对口支援基层医疗卫生机构工作，全省县级及以上中医医疗机构、省级及以上重点专科建设项目单位全面开展对口支援基层医疗卫生机构的中医药服务。争取国家专项经费650万元，用于加强13个农村医疗机构中医特色专科建设。磐石等7个县级中医医院获得国家经费支持，开展了基础设施建设，共获得经费11900万元。长春、通化、松原等地安排了财政专项资金用于实施提升工程，有效推动了各项工作任务的落实。

三、中药资源普查

中药资源普查试点取得重要成果。作为东北片区牵头省份，吉林省组织开展的中医药传统知识调查工作进展顺利，提前超额完成年度任务；吉林省共收集中医药传统知识478份，完成审核上报185份，为中医药传统知识的保护、研究、开发、利用奠定重要的基础。3年来，吉林省中医药资源普查组织、督导、管理、协作、建站等"吉林模式"得到业界认可和国家肯定，获得了所有类别项目和国家5060万元专项资金支持。长春中医药大学、吉林中西医结合医院承担的国家中药材种子种苗繁育基地和种子资源库建设，通化县、抚松县承担的国家基本药物中药原料资源动态监测与信息服务站工作取得进展。

四、深度参与医药改革

在公立中医医院改革中坚持同步推进。坚持"同部署、同启动、同推进、同落实"的原则，在第一批4个试点县市的基础上，在吉林省启动第二批县级公立医院综合改革时，将21个试点县的20家县级中医院纳入同步改革中。

在公立医院改革中注重发挥中医药特色优势。吉林省中医药管理局会同吉林省相关部门共同研究制定了《县级公立医院综合改革实施意见》和7个配套文件，充分体现中医药特点和实际。在新农合和医保补偿方面，确保一定数量的中医优势病种纳入单病种付费试点范围，新农合住院患者中医药报销比例提高5个百分点；在价格调整方面，普通中医诊察（查）类项目价格提高235%，中医服务类项目价格提高30%；在编制方面，要求中医医院中医类医师占医师总人数比例不低于60%；在药品加成方面，保留了中药饮片加成政策。吉林省在公立医院改革中坚持中西医同步的做法得到了国务院医改办调研组的认可。

在公立医院改革中注重政策理论培训。在全省县级公立医院综合改革培训会议上，对中医药政策进行了专题解读；召开公立中医医院改革试点培训会，邀请国家中医药管理局和省医改办有关领导，对全省有关单位60人进行了专题培训。

五、基本公共卫生服务中医药服务项目

基本公共卫生服务中医药服务项目扎实推进。将中医药服务项目纳入基本公共卫生服务年度绩效考核范围，中医药管理部门积极与卫生计生部门沟通协调，做到了同部署、同落实、同督导、同考核。各地区基层医疗卫生机构对65岁以上老年人开展中医体质辨识和对0～36个月儿童开展中医调养服务，完成了目标人群覆盖率分别是39%和66.3%。

六、医政工作

医院等级评审和持续改进活动取得成效。吉林省中医药管理局坚持以评促建、以评促改，全省60家中医院通过等级评审，其中三级中医医院9家，二级中医医院51家。在三级中医医院开展了"以病人为中心　发挥中医药特色优势　提高临床疗效"为主题的持续改进活动，强化了中医医院质量、安全和服务管理，巩固了医院评审成果。开展全省中医医疗机构的中医护理管理培训班和中医护理知识竞赛活动，四平市、长春中医药大学附属医院、辽源市获得了前三名的好成绩，强化了中医护理工作内涵，提升了护理服务能力和水平。

重大疾病防治和应急能力建设不断加强。艾滋病中医药防治深入开展，试点单位不断探索和总结经验，177例艾滋病患者治疗效果得到肯定。加强中医药应急体系建设，积极参与区域突发公共事件医疗救治。依托长春中医药大学附属医院，建立了由56位专家组成的中医药骨伤特色应急救治队伍，开展了中医应急救治演练，得到国家中医药管理局有关领导的高度认可和评价，提高了救治队伍应对突发事件的救治能力和水平。

中西医结合和民族医药工作继续推进。开展了全省中医医疗机构的西医人员培训工作，举办"西学中（朝）"培训班，共培训学员279人。成立中国民族医药学会朝医药分会，组织召开了民族医药工作座谈会。完成了吉林省民族医医院基本情况调查，开展了省级民族医重点专科建设工作。

中医医师准入管理工作取得实效。对全省中医类别考点进行合并，确定长春、吉林、四平3个考点承担中医类别医师考试任务，颁发了"吉林省中医类别实践技能考试基地"牌匾。通过规范考试流程中每个环节，实现了"一升两降"的预期工作目标，实践技能考试通过率68.6%，比2013年下降5.5个百分点；综合笔试雷同率2.82%，较2013年下降1.9个百分点；综合笔试通过率46.3%，比2013年上升8.1个百分点。

七、科研管理

国家中医临床研究基地建设成效显著。长春中医药大学附属医院作为国家基地建设单位，2014年共投入建设经费2158.5万元，继续承担的中风病、冠心病两个病种研究在全国具有领先地位；基地临床服务能力显著提升，日均门诊患者同比增长13.46%，入院患者较上一年度同期增长8.3%，有13项科研成果荣获吉林省科技进步奖，承担重点病种相关科研课题22项，通过普及重点病种诊疗方案、推广适宜技术、建设服务网络，科技研发及创新能力显著增强，带动了全省中医医疗和科研水平的整体提升。

中医药科研水平明显提高。加强中医药科研人才培养和队伍建设，提高全行业科研意识和能力；编印了《吉林省十年中医药科研成果集（2004～2013）》；做好2010年以来立项课题结题验收和成果鉴定，共有343项课题通过结题验收、176项课题通过科技成果鉴定。2014年设立重点课题、委托课题、一般资助课题和自筹经费课题四大项，共立项课题285项，资助科研经费279万元，充分调动了全省各层面中医药科研人员的积极性。组织开展国家中医药管理局2015年度行业科研专项申报工作，其中长春中医药大学承担的"名贵珍稀动物药及混伪品鉴定技术及规范应用研究项目"获国家科研经费820万元。吉林省中医药科学院"吉林省中药标准提升与建立"被确立为省科技厅双十重大科技攻关项目，获得专项资金300万元。2014年全行业共获得国家自然科学基金课题11项，省科技进步二等奖10项、三等奖8项，省自然科学成果二等奖1项、三等奖1项。全省中医药科研能力和水平进一步提高，中医药科研服务临床、促进经济社会发展作用凸显。

科研平台建设成绩突出。全省中医药科研体系日益完善，各级中医药重点研究室、实验室基本覆盖各项中医药科研领域；科研协作机制初步建立。重大疑难疾病中医药防治中心及推广应用单位建设工作较好地完成了年度任务，获得国家经费520万；协助国家中医药管理局完成国家中医药重点研究室2013年度考核工作；完成对35个省中医药管理局重点研究室的检查；组织新一轮评审，重新确定了71个二级实验室和76个研究室；组织编印了《吉林省科技平台简介》，展示科研平台取得的成果。吉林省人参科学研究院、创新医药公共服务平台、现代中药产业技术创新战略联盟等综合平台运行良好，跨学科、跨专业、跨领域科研协作能力得到提升。

中医药传统医药挖掘整理取得进展。完成了国家民族医药文献整理及适宜技术筛选推广项目10部书稿的审核及校对工作；整理出版了《吉林省中医药适宜技术汇编》及光盘，实现了中医药科研成果的有效转化。

八、教育工作

传承创新和高端人才培养取得新成果。继首批国医大师任继学之后，刘柏龄教授在第二批国医大师评选中被授予"国医大师"称号。吉林省中医药管理局与吉林省人社厅和吉林省卫生计生委联合开展了全省第三批名中医评选工作，共评出30名省名中医，吉林省名中医已达116名。推进名老中医工作室建设，吉林省共有25个国家名老中医药专家传承工作室，其中6个通过了国家考核验收。委托吉林省中医药学会举办了全省中医药管理干部培训班，140多名全省各级中医药管理干部、中医医院院长参加了培训。开展五批师承中期督导工作，通过国家中医药管理局组织的中期评估。

毕业后教育和特色人才培养模式不断创新。启动了2014年吉林省中医住院医师规范化培训招生工作，录取了100名新学员，2014届有58人结业。启动"中药特色技术传承人才培训项目"，在全省范围内遴选出10名高水平的中药人才参加该项目。组织12名全国第三批优才学员按要求参加国家级培训。遴选20名优秀护理人员，参加全国中医护理骨干人才培养项目。

基层人才培养扎实开展。继续实施全省基层卫生人员中医药知识与技能培训项目，第一期2500人完成了培训，2000人纳入了2014年第二期培训计划。启动了全省基层中医药师承教育项目，遴选100名指导老师和200名继承人，开展为期两年的师带徒工作。完成了100名学员参加的全科医师转岗培训和90名学员参加的县级临床骨干医师培

训。举办了中医医院财务人员培训班，培训150名骨干学员。

院校中医药人才培养不断进步。2014年，为进一步推进中医药院校教育改革，培养应用型中医药人才，吉林省中医药管理局同意长春中医药大学增设中药制药（本科）、针灸推拿（专科）和中药（专科）3个专业设置。为促进民族医药事业发展，同意延边大学增设朝医学专业，并将相关专业申请报送教育行政主管部门。吉林省中医药管理局会同吉林省教育厅在长春中医药大学开展了"卓越医生"培养改革工作，启动专业学位研究生参加中医住院医师规范化培训试点工作。王国强副主任给长春中医药大学学生的回信，在全国中医药院校中引起了热烈反响。

九、政策法规

监督管理和审批工作得到加强。举办全省中医医疗机构监督管理培训班，培训中医监督执法人员、中医医疗机构管理人员220余人。以理顺中医监督管理机制、规范中医服务秩序为目标，开展中医审批、监督工作监督检查，实地抽查长春、吉林、白山等地区，共抽查中医医疗机构50余所，卫生技术人员263人，抽查行政许可材料77份、校验材料47份，针对督导检查中存在的问题，要求各地及时进行整改，有

效推动了中医医疗机构依法依规开展中医诊疗服务。白山市创新监管模式，对中医医疗机构监管实行了"四统一"管理，取得了一定成效。国家"一法四规"督查组对吉林省《中医药条例》落实情况给予充分了肯定。

法制化和标准化建设进一步推进。承办了全国中医药行业依法行政培训班，并先后两次组织由局机关全体公务员参加的法制培训班。会同省法制办承接国务院法制办中医药立法调研，为《中医药法（草案）》修订完善提出意见和建议。做好清理权力建立权力清单工作，确定局机关职权138项，包括行政许可2项、行政奖励1项和行政处罚135项。举办了3次中医药标准化培训班，共培训1100余人次。举办了朝医药标准化培训班，培训朝医药标准化人员40余人。

十、文化建设

中医药文化建设、科普宣传深入开展。培养了100名文化科普宣讲骨干，长春中医药大学被确定为全国中医药文化宣传教育基地建设单位。在全省范围内开展了"中医药文化科普宣传周"活动，共举办文化科普宣传活动162场，受益群众3万余人；吉林省中医药管理局、吉林省科协"中医药科普惠民走基层"活动继续开展，共走进6个地

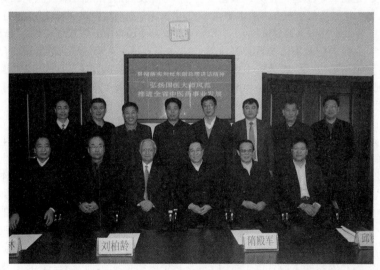

2014年11月7日，吉林省中医药管理局就刘柏龄被授予"第二届国医大师"称号组织专题座谈会

区，面向城乡居民发放了近 15 万元药品和免费体检卡；吉林省中医药学会与长春电视台创办《活到 100 岁》中医药宣讲栏目，深得观众喜爱。吉林省中医药管理局与吉林省卫生计生委联合开展了吉林省公民中医养生素养调查工作，全面了解全省城乡居民中医养生保健需求状况。开展了"践行群众路线、谋划发展大局"主题系列宣传活动，全面总结和宣传了吉林省中医药管理局副厅级建制 10 周年来，全省中医药事业发展的各种变化。"走基层——看乡村·看社区·看家庭"持续开展，通过驻站记者下基层采访和调动通讯员采写等方式，全年共采写稿件 150 余篇，分别刊发到中国中医药报、省政府网站、局网站、吉林医药信息杂志等，其中 80 余篇整理编辑成《"一走三看"稿件合辑》。

十一、中医"治未病"健康工程有效推进

中医药预防保健及康复能力建设项目被纳入 2014 年省政府重点工作目标责任制，长春、吉林、延边、四平、辽源、松原 6 个项目单位扎实开展工作，各项目单位深入基层开展义诊和健康咨询服务，受益群众近 4.5 万人次，发放中医药预防保健知识宣传资料 12 万份，培训社会养生保健机构从业人员 700 余人次，完成了年度建设任务，强化了区域中医预防保健服务体系建设。

十二、党政廉政建设

为促进勤政廉政建设，巩固教育实践活动成果，吉林省中医药管理局修改完善了局机关各项规章制度，编制了《机关权力明晰表》，绘制《机关权力运行流程图》，下发了《关于开展省中医药管理局领导干部联系点工作的通知》和《局机关开展调查研究工作的通知》，制订了《省中医药管理局干部交流工作实施方案》《关于进一步贯彻落实"三重一大"事项集体决定制定的意见》等，对局领导工作进行调整，重点岗位的处级领导干部进行了轮岗交流。召开了局机关保密宣传培训会和安全四防培训班。继续按照五型

机关建设要求，以坚持群众路线和为民、务实、清廉为基本原则，大力推进机关作风建设和反腐倡廉建设。以精神文明建设为依托，积极推进和谐机关建设。

（任丛飞）

【黑龙江省 2014 年中医药工作概况】

一、政策法规

一是进一步完善了地市级中医药管理机构建设。2014 年，黑龙江省卫生计生委制定了《关于市县两级卫生和计划生育行政部门职能转变及机构改革的指导意见》，意见中要求注重加强对中医药机构的管理职能和机构设置。到 2014 年底，各地市卫生计生部门基本恢复建立或重新建立了中医科，齐齐哈尔、大庆、鸡西、鹤岗和佳木斯等地市进一步充实了中医科工作人员，满足了中医药管理工作的需要。

二是进一步形成了促进中医药事业发展的联动机制。2014 年黑龙江省卫生计生委、中医药管理局会同省人社厅、食药监局联合开展了对基层中医药服务能力提升工程的督导检查；黑龙江省中医药管理局与省教育厅、人社厅、发改委和财政厅等部门联合制订了《中医住院医师规范化培训方案》；黑龙江省中医药管理局与黑龙江省财政厅、体育局、住建厅等 12 个部门联合制定了《促进健康服务业发展的若干措施》；黑龙江省中医药管理局与省旅游局联合制定了贯彻落实国家中医药管理局和旅游局《关于推进中医药健康旅游发展的合作协议》的实施办法；黑龙江省中医药管理局与农工党省委联合开展了中医药服务贸易调研。

三是进一步强化了对中医药工作的组织领导。黑龙江省卫生计生委党组制定并出台了《关于在卫生计生工作中进一步加强中医药工作的实施意见》，要求各级卫生行政部门要加强对中医药工作的领导，把中西医摆在同等重要位置，完善政策机制，统筹规划，强化扶持，促进中医药事业全面发展。医改、规划财务、卫生应急、新农合管理、人事、基层卫生管理、疾病控制等

各部门在研究部署分管工作时要充分考虑发挥中医药的作用。

二、医政工作

（一）基层中医药服务能力提升工程

2013 年，黑龙江省正式启动了基层中医药服务能力提升工程。到 2014 年底，黑龙江省已有 755 所乡镇卫生院和 409 所社区卫生服务中心设置了中医科或中医药综合服务区，分别占总数的 79.98% 和 92.53%。全省已有 93% 的社区卫生服务中心、82.3% 的乡镇卫生院、66.7% 的社区卫生服务站、88.3% 的村卫生室能够为基层群众提供中医药服务。超额完成了年度目标，分别比 2012 年工程启动前提升了 35%、30%、32%、55%，其中村卫生室中医药服务能力建设以超额 35% 的优异成绩完成了总体工作目标。2014 年全省农村、社区卫生医疗机构共为 975287 名 65 岁以上老年人提供了中医药健康指导，为 357973 名 0～36 个月儿童提供了中医药健康指导。全省中医药健康管理服务项目的覆盖率达到 40%。

为了加强县级中医医院的能力建设，黑龙江省中医药管理局全面开展了二级中医医院评审工作，在黑龙江省中医药科学院，黑龙江中医药大学附属一、二院与哈尔滨、齐齐哈尔、大庆、鸡西市以及部分县中医医院的大力支持下，先后抽调 50 多名专家，组建了 6 个专家组，对全省申报的 58 家二级中医医院进行了评审。通过以评促建，提高了基层中医医疗机构的管理水平和服务水平。

（二）中医"治未病"服务体系建设

截至 2014 年末，全省县区级以上中医医院已有 80 所建立了"治未病"科（"治未病"中心），三甲中医医院基本建立了"治未病"中心。全省中医"治未病"科平均专职人员 6.8 人，三级医疗机构平均 16.6 名，二级医疗机构平均 5.2 人。

黑龙江中医药大学附属第一医院、齐齐哈尔市中医医院、大庆市中医医院和鸡西市中医医院作为国

家中医药管理局"治未病"重点专科和项目建设单位，发挥"治未病"中心技术和指导功能，在基层医疗机构开展中医健康教育、体质辨识与健康评估、中医健康干预和中医康复治疗服务等工作；并组织开展区域内医疗机构中医预防保健服务人员业务培训和社会性独立养生保健服务机构从业人员培训工作。培养和提高了中医"治未病"服务专业技术人员的能力和素质，区域内人民群众保健意识得到提高，扩大了中医药服务的覆盖面和可及性，推进了项目单位所在区域中医药服务能力的提升。2014年，哈尔滨、佳木斯和牡丹江市中医医院"治未病"中心被列入国家局项目建设单位。

（三）中医药对口支援工作

2014年，黑龙江省中医药管理局组织10所三级甲等中医院对省内37所县级中医院开展了对口支援工作，一年来共派出91名专家到帮扶单位出诊341人次，诊治患者10802人次，疑难病例会诊77例，专题培训85次，实地授课128学时，教学查房270次，参加培训医师422人，培养专科医生13人，免费接收42名进修人员，指导县级中医院开展新技术和新项目15项，捐赠设备32万元，推广2个优势病种诊疗方案和临床路径方案，推广中医护理路径12个。受援的县级中医院已经基本确立了重点专科的发展目标和发展规划，并逐步形成有梯次的人员队伍。所有受援医院均成功晋升二级甲等中医医院，所有受援医院均建立了1~2个达到省级重点专科水准的龙头科室。

（四）全省县级中医医院执业医师培训工程

对黑龙江省全部县级中医医院骨干执业医师进行以提高临床水平为目标的系统培训，2014年共举办全省县级中医院执业医师培训班7期，培训的人员达489人次。黑龙江省中医药科学院及黑龙江中医药大学附属第一、二医院选派20多名中医药专家为学员授课，获得了学员普遍的赞誉。

（五）充实了乡镇卫生院中医药专业技术人员

2014年，黑龙江省开展了乡镇卫生院招聘大学毕业生工作，计划利用3年的时间为全省乡镇卫生院补充3000名大学毕业生，其中要求有三分之一是中医药院校毕业生。2014年，全省共为乡镇卫生院补充中医药院校毕业生388名，并对全省招聘的1155名大学毕业生进行了基本公共卫生服务和中医药适宜技术应用及推广培训。

（六）中医药参与医药卫生体制改革

一是加大了中医药参与医改的推进力度。根据黑龙江省卫生计生委党组的意见，在黑龙江省医改工作中，将基层中医药服务能力提升工程、公共卫生服务中的中医药健康管理项目、中医药适宜技术推广应用和中药材种植产业等，列入黑龙江省医改考核、问询目标，要求在医改中发挥中医药特色优势，做到与卫生计生工作同部署、同推进、同检查、同落实、同考核，黑龙江省中医药管理局还下发了深化医改中医药重点工作任务清单，各级政府都把中医药参与医改工作摆上了重要位置。

二是完善了发挥中医药特色优势的政策措施。根据国家和省卫生计生委的总体部署，2014年黑龙江省有41个县的中医医院与县人民医院同步实施公立医院综合改革。为鼓励应用中医药服务，在《黑龙江省县级公立医院综合改革实施方案》中保留了鼓励使用中药饮片的政策措施，在《黑龙江省县级试点公立医院医药价格改革方案》中提高了中医及民族医诊疗服务价格。

三是开展了中医医联体建设。根据委党组的统一部署，黑龙江省中医药科学院、黑龙江中医药大学附属一院与附属二院、哈尔滨市中医医院分别与14家社区卫生服务中心组建了医疗联合体，促进了优质中医药服务资源向基层流动和基层医疗机构中医药服务能力的提高。

三、中医药教育工作

2014年，黑龙江省有6个老中

医药专家学术经验传承工作室通过了考核验收。第五批师承工作全部指导老师和学员都通过了中期考核。启动了县级中医临床技术传承骨干培训项目，在全省遴选了70名指导教师，并在县级中医医院中为其选拔配备了70名继承人；启动了全国中药特色技术传承人才培训项目，通过考录选拔了10名中药特色技术传承人参加国家局统一组织的为期3年的高层次人才培训。

2014年全省各级学会及中医药机构共组织省级以上中医药学术活动107场次，共有19275人次参加了学习。其中，黑龙江省中西医结合学会举办学术活动20场，黑龙江中医药大学举办承办会议18场，龙江医派研究会举办11场，黑龙江省中医药学会举办学术活动6场，黑龙江省针灸学会承办学术活动1场，黑龙江省中医药科学院举办7场，黑龙江中医药大学附属第一医院举办承办7场，黑龙江中医药大学附属二院举办承办12场，哈尔滨市中医医院举办10场，齐齐哈尔市中医医院举办承办5场，牡丹江市中医医院举办承办3场，大庆市中医医院举办承办7场。

利用国家专项开展了系列基层中医药专业技术人员培训，包括县级中医临床骨干培训、中医类别全科医生培训、乡村医生中医药知识技能培训等，年培训规模达到400人。

四、中医药科技工作

2014年，黑龙江省有4个国家中医药管理局重点研究室和4项"中医药防治重大疑难疾病临床服务能力建设"项目通过国家局验收。黑龙江中医药大学附属第一医院吴效科教授的"多囊卵巢综合征病症结合的研究和应用"科研成果获2014年度国家科技进步二等奖，同时有31项中医药科研成果获省政府科技奖，其中一等奖1项，二等奖19项，三等奖11项，包括自然类奖励7项，进步类奖励24项。

五、医药文化建设工作

继续深入开展了"中医中药中国行——中医药进乡村·进社区·

进家庭"活动。2014年全年中医药系统组织中医药养生保健知识巡讲611场，受益人数14万人。编印发放中医药健康宣传材料98万份。创作发表中医药科普文章499篇，出版中医科普书籍12种。中医药大学基础医学院参加了《健康龙江行动·全民健康指导手册》中医"治未病"章节的编写工作。

加强了中医药文化知识传播平台建设。全省有40个中医药单位利用广播电视开展了中医药文化知识宣传普及，通过设置专栏节目和不定期播出中医药讲座等形式宣传中医养生保健知识。特别是在健康龙江行动工作中，根据委党组的安排，遴选了46名中医药专家，参加了省卫生计生委和省电视台联合开办的"健康龙江直播室"节目的制作和播出，已有15名中医药专家在"健康龙江直播室"节目中做了讲座，已有285万人次收看了讲座。黑龙江中医药大学附属第二医院王有朋副院长和黑龙江省中医药科学院王顺院长分别创造了"健康龙江直播室"节目收视率第一和咨询电话第一的纪录。

六、中药资源普查工作与中药材种植产业

继续开展了中药资源普查工作。到2014年末，黑龙江省已启动中药资源普查工作的试点县达28个，黑龙江省大兴安岭加格达奇林业局寒温带道地药材种子种苗繁育基地通过国家中医药管理局验收，被确定为国家级中药材种子种苗繁育基地。

推动了中药材种植产业发展。黑龙江省卫生计生委和黑龙江省中医药管理局连续两年召开了中药材种植产业发展经验交流和企业产销对接会，为中药材种植企业和中药材生产加工企业搭建了交流平台；2014年成立了中药材种植产业协会，发挥行业协会作用，开展了系列药材种植培训，培训种植户达到800人次。黑龙江省中药材种植产业发展势头良好，全省中药材种植和野生药材抚育面积达152万亩、55个品种，其中种植面积在10万亩以上的有6个品种。

七、中医药对外合作交流工作

一是中医药服务贸易取得新进展。黑龙江省工人疗养院通过国家中医药管理局的评审，被确定为对外服务贸易骨干机构。该机构全年接待俄罗斯患者15773人。在第三届京交会上，黑龙江省人民政府在黑龙江省综合展区推介了省工人疗养院等6家对俄中医药服务特色突出和成绩显著的中医药机构。

二是中医药对外学术交流取得新进展。2014年，黑龙江省举办了世中联中药鉴定专业委员会成立大会暨第一届学术年会、世中联美容专业委员会第九届学术大会、世中联生殖医学专业委员会成立大会暨第一届学术年会、第十一届中俄生物医药论坛暨首届中俄传统医药科技文化交流节和世针联人类非物质文化遗产中医针灸传承工作委员会成立大会暨首届国际传承班5个国际中医药学术会议。新增世界中医药联合会中药鉴定委员会、世界中医药联合会生殖医学专业委员会两个主任委员。黑龙江省中医药科学院被世界针灸学会联合会确定为人类非物质文化遗产中医针灸传承基地。

（曲　峰）

【上海市2014年中医药工作概况】
2014年，上海中医药工作认真实施《上海市中医药事业发展"十二五"规划》。为持续保持和发展第一轮中医药事业发展三年行动计划开创的新局面，上海市人民政府办公厅转发了上海市卫生和计划生育委员会、上海市中医药发展办公室制订的《上海市进一步加快中医药事业发展三年行动计划（2014～2016年）》。第二轮三年行动计划确定了2014年至2016年上海第二轮中医药发展三年行动计划的主要发展目标、任务和要求。据此，制定了《中医药事业发展三年行动计划项目招标指南》，确定中医药临床能力平台建设、中医药服务模式创新体系、中医药专门人才培养计划等7大类共484个建设项目。

2014年，全市有26所中医医院。中医医院实际开放床位9224张，中医医院病床使用率95.05%，中医医院诊疗人次2168.45万人次，占医院诊疗人次比重为14.59%，中医医院出院人数29.63万人，占医院出院人数的比重为9.23%。卫生机构中医类别执业（助理）医师8226人，中药师（士）2276人。

一、政策法规

出台《上海市进一步加快中医药事业发展三年行动计划（2014～2016年）》。为持续推进上海中医药事业的发展，2014年1月30日经上海市人民政府研究同意，印发了《上海市人民政府办公厅关于转发市卫生计生委市、中医药发展办公室制订的〈上海市进一步加快中医药事业发展三年行动计划（2014～2016年）〉的通知》（沪府办〔2014〕9号），确定第二轮中医药三年行动计划的指导思想、基本原则和总体目标，并明确2014年至2016年的7个方面的主要任务（进一步完善中医医疗服务体系，提升能力；进一步加强基层中医药工作；提高传承创新能力，加强中医药内涵建设；持续加强人才培养，打造中医药人才高地；围绕国家文化大发展战略，进一步繁荣中医药文化；继续加强中医药国际化、标准化能力建设，促进对外合作与交流；建立综合评价体系，加强中医药服务监管）和24项工作。为推进各项任务的完成，文件提出进一步加强组织领导、完善投入机制和落实中医药扶持政策等保障措施。

为贯彻落实《中共中央关于全面深化改革若干重大问题的决定》中关于完善中医药事业发展政策和机制，在卫生计生工作中进一步加强中医药工作的要求，根据国家卫生计生委、国家中医药管理局印发的《关于在卫生计生工作中进一步加强中医药工作的意见》，上海市卫生计生委、上海市中医药发展办公室印发《关于贯彻落实国家卫生计生委、国家中医药管理局〈关于在卫生计生工作中进一步加强中医药工作的意见〉的通知》，提出结合《上海市人民政府关于进一步加快上海中医药事业发展的意见》《上海市进一步加快中医药事业发展三年行动计划（2014～2016年）》等文件精神，认真贯彻落实；进一步提高对中医药工作重要性的认识，加强中医药工作领导，各级卫生计生委主要负责同志要切实履行加强中医药发展的主要职责，把中医药工作摆上重要议事日程，定期讨论研究中医药工作，推动解决本区域（单位）中医药改革发展的重要问题；加强和完善区县中医药管理机制建设，在机构改革中，建立相应的组织管理体系，切实落实和充实专人管理区域内中医药工作；坚持中西医并重，加强统筹协调。在推进深化医药卫生体制改革、编制卫生计生发展规划、实施卫生计生重点计划、制定有关政策文件等方面，要统筹兼顾，充分发挥中医药的作用，扶持中医药事业发展；进一步加强沟通协调，将中医药工作融入卫生计生工作中，及时反映中医药改革发展的意见和建议。

制订并印发《上海市中医医院中医药服务综合评价指标体系（2014版）》。为完善中医医院综合管理评价指标体系，实现常态化、实时化、全程化的监管，统筹开展评价工作，2014年7月22日，上海市卫生计生委、上海市中医药发展办公室联合印发《关于下发〈上海市中医医院中医药服务综合评价指标体系（2014版）〉的通知》，以引导中医院坚持以中医药的办院方向，体现中医特色优势发挥和中医药服务能力提高的核心要求，从计划措施与人才管理、中医服务利用、临床科室建设等方面，完善中医质控标准和规范，推进中医药服务监管的标准化、客观化和科学化。

为加强中药饮片使用环节的质量管理，发挥中医临床治疗特色优势、保证中医临床疗效和保障人民群众用药安全，2014年8月26日，上海市卫生和计划生育委员会、上海市中医药发展办公室、上海市食品药品监督管理局印发《关于进一步加强医疗机构中药饮片煎药管理的通知》，要求各医疗机构采取有效措施，建立健全各项规章制度，加

强相关工作考核，严格按照《处方管理办法》《医院中药饮片管理规范》《医疗机构中药煎药室管理规范》等文件要求，切实加强中药饮片煎药服务各环节的管理。在自身煎药服务能力相对不足的情况下，医疗机构可委托本市有相应资质的单位提供煎药服务。上海中药行业协会受上海市卫生计生委、上海市中医药发展办公室和上海市食品药品监督管理局委托，对中药饮片代煎服务相关企业进行质量规范管理。

印发《关于设立中药煎药和膏方制备规范化建设项目的通知》。针对中药煎药和膏方制备流程与管理存在形式多样、标准不一的现象，为进一步规范医疗机构中药煎药和膏方制备流程，上海市卫生计生委、上海市中医药发展办公室印发《关于设立中药煎药和膏方制备规范化建设项目的通知》，决定设立中药煎药和膏方制备规范化建设项目，探索建立适合该市实际、适宜推广的中药煎药和膏方制备规范化管理路径。确定中药煎药规范化建设项目由上海中医药大学附属曙光医院、嘉定区中医医院承担；膏方制备规范化建设项目由上海中医药大学附属龙华医院、岳阳中西医结合医院承担。要求探索符合上海实际情况、适合在全市范围推广的医疗机构中药煎药和膏方制备模式，并形成相关管理制度和流程规范。

为进一步整顿医疗秩序，打击非法行医，维护人民群众健康利益，由上海市卫生计生委、上海市中医药发展办公室、上海市公安局、上海市食品药品监督管理局联合印发《关于做好本市进一步整顿医疗秩序打击非法行医专项行动深入巩固阶段工作的通知》，在总结前阶段整治工作情况，分析面临的形势，梳理存在的突出问题和薄弱环节，加大工作力度，确保巩固的效果。重点打击非法医疗美容、非医学需要的胎儿性别鉴定和选择性别的人工终止妊娠行为、以养生保健为名非法开展诊疗活动等活动。通知同时要求加强对中医门诊部、中医诊所依法执业监督检查，规范中医养生保健服务行为，并将打击以养生

保健为名开展的非法诊疗活动作为专项行动的重点之一。

二、医政工作

（一）基层中医药服务能力提升工程

自上海市实施基层中医药服务能力提升工程以来，全市99%社区卫生服务中心能够提供6种以上中医药服务项目。2014年1～6月，全市社区卫生服务中心中医科门诊服务人次647.7万人次，占社区卫生服务中心门诊总人次的17.9%，比实施基层中医药服务能力提升工程前的2012年提高了近6个百分点。全市社区卫生服务中心注册的中医类别医师1984人，占医师总数的19.83%；中医类别执业医师注册"全科医学"的有1054人，占注册"全科医学"医师总数的19.36%，比2012年底均提高5个百分点。中医类别全科医师占中医类别执业医师比例为53.12%。2014年，全市开展0～3岁儿童中医健康调养11.76万人，占0～3岁儿童健康管理人数的53%；开展65岁以上老年人体质辨识56.79万人，占65岁以上老年人健康管理数的52%。2014年启动实施"斑秃中医药特色治疗研究"等50项社区中医药服务特色项目；开展中医专家社区师带徒项目，确定50名指导老师和98名学员；对第一批2500余名基层非中医人员开展中医药知识与技能规范化培训；成立了上海市中医药临床培训中心，初步建成全市基层中医药适宜技术推广与应用网络；完成40家中医药特色示范社区卫生服务中心验收，确定崇明县等18个上海市社区中医药服务达标点（第七批）；新申报黄浦、金山区和崇明县创建全国基层中医药工作先进单位，评审结果经国家中医药管理局审核后，全市所有17个区县将全部成为全国基层中医药工作先进单位；探索将中医药工作融入基本公共卫生服务的一体化管理新模式并开展试点；加强各区县实施基层中医药服务能力提升工程的督导，有效推进基层中医药服务能力建设工作的实施和落实，在满足群众对中医药服务需

求等方面，获得良好进展。

加强"治未病"预防保健服务体系建设，成立上海市"治未病"工作指导委员会。2014 年，长宁、闸北、浦东、嘉定、宝山、奉贤区 6 个区和曙光医院、岳阳医院完成 2013 年度国家中医预防保健与康复能力的建设项目，其中，长宁、闸北、浦东、嘉定和宝山区作为"扶优"单位，虹口、普陀、松江、黄浦区作为"新增"单位，进入 2014 年度国家中医药预防保健服务建设项目。长宁区"区域中医预防保健服务示范基地建设项目"通过专家验收。

（二）中医医院和中医药服务行业的建设和管理

完成本轮次中医、中西医结合医院等级评审工作，并开展中医、中西医结合医院的持续改进活动。至 2014 年底，该市有三级甲等中医（中西医结合）医院 8 所，二级甲等中医（中西医结合）医院 14 所。全面实施中医医院综合评价，印发《上海市中医医院中医药服务综合评价指标体系（2014 版）》，引导中医院办院方向，体现中医特色优势发挥和中医药服务能力提高的核心要求，从计划措施与人才管理、中医服务利用、临床科室建设等方面，完善中医质控标准和规范，探索中医药服务监管的标准化、客观化和科学化。加强中医药质控组织建设，成立上海市中医医疗质量管理与控制工作指导委员会，增设中医肛肠、骨伤、针灸推拿、综合医院中医药 4 个专业质控组。加强中医临床重点专科建设管理，完成市级以上建设项目中期督导，组织实施国家中医重点专科中期检查评估。完成全市 22 所中医医院传统医学示范中心建设项目评估验收。进一步加强中药药事管理，出台《关于进一步加强医疗机构中药饮片煎药管理的通知》《关于开展本市中医医院药事规范化建设工作的通知》《关于设立中药煎药和膏方制备规范化建设项目的通知》等文件，并积极推进中药企业加强中药煎药管理工作。推动综合医院中医药工作，组织开展"全国综合医院中医药工作示范单位"申报工作，推荐新华医院等 5 家单位作为建设单位。对 2012 年上海市中医护理工作达标建设项目，进行建设期满专家评估验收，22 所中医、中西医结合医院经验收合格，确定为上海市中医护理工作达标单位。2014 年社会办中医医疗机构有了较大发展，有中医坐堂医诊所 30 余所，中医坐堂医、柜台方纳入医保支付范围，9 所社会办中医医疗机构纳入医保定点单位。

三、科研工作

在基本完成龙华国家中医临床研究基地、曙光研究型中医院、浦东国家中医药综合改革试验区建设的基础上，为进一步搭建一个面向全市全行业的中医药研究创新平台，充分利用上海市中医药研究院理顺管理体制的契机，确定上海市中医药研究院与上海市教委合作共建方案，制订并实施《上海中医药创新研究体系基本方案》。积极推动国家中医药管理局批准在上海市中医药研究院成立"上海中医健康服务协同创新中心"，作为上海市浦东国家中医药发展综合改革试验区的重点支撑机构，同时批准在上海市建设中医药健康服务模式与应用重点研究室，进一步完善和整合上海中医药创新体系，强化中医药科技创新服务平台建设。

为推进中医药传承创新，发挥中医药特色优势、优化中医药诊疗技术、增强中医药服务能力、培养中医药科研人才和提高中医药学术水平，制定了《上海市卫生和计划生育委员会中医药科研基金 2014～2015 年度课题招标指南》，开展了两年一次的中医药科研招标工作，共收到申报课题 553 项，经形式审核及专家评审，确定"以降低术后复发转移和延长晚期生存期为目标优化大肠癌中医诊疗方案的研究""麝香保心丸差异性调控动脉粥样硬化斑块和缺血心肌中血管新生的机制研究""解毒通络生津方治疗原发性干燥综合征的随机双盲对照研究"等 162 项课题列入研究计划，其中重点类课题 5 项、普通类课题 120 项、青年类课题 37 项。2014 年通过上海市科学技术奖 11 项，获中华医学科学技术奖、中华中医药科学技术奖 12 项。

四、教育工作

加强中医药临床人才队伍建设，以"重实践、重临床、重人文"为重点，培养新一代临床中医大师为目的，继续不断探索中医药领军人才和传统型中医药人才培养模式，做好 30 名上海市中医药领军人才建设项目——海上名医传承高级研修班培养计划的实施。进一步实施 60 名上海市"杏林新星"培养计划，努力打造一支新的优秀青年中医人才骨干队伍，培育德才兼备的中医学后备专家。根据国家中医药管理局《关于组织开展全国名老中医药专家传承工作室建设项目评估验收及第五批全国老中医药专家学术经验继承中期检查督导工作的通知》，认真开展全国名老中医药专家传承工作室和第五批全国老中医药专家学术经验继承工作验收评分和中期检查。加强对 22 名第三批全国优秀中医临床人才项目的管理，做好结业考核前的准备。2014 年上海有 20 名护理人员列入全国中医护理骨干人才培养项目、10 名中药人员列入全国中药特色技术传承人才培养项目。继续开展中西医结合和基层中医药人才培养，2014 年经两年系统学习，有 185 名西医学习中医人员学习期满，经考核合格后结业；88 名基层中医参加上海市中医类别全科医师岗位培训，通过理论学习、临床轮转、社区实践 3 个阶段培训，考核合格后结业。

稳步推进中医住院医师规范化培训及中医专科医师培养工作。调整和充实上海市中医住院医师规范化培训工作指导委员会，增设中医住院医师和中医全科医师规范化培训基地，经国家中医药管理局考核，首批确定上海 6 家单位为中医住院医师规范化培训基地、7 家单位为中医类别全科医师规范化培养临床培养基地、30 家单位为中医类别全科医师规范化培养基层培养基地。在完善中医住院医师规范化培训工作基础上，启动中医专科医师规范化培训工作，制订中医专科医师培养的基本方案，完成培训基地的遴选工作，及时调整中医住院医师规培的招录和培训方案。2014年共招录337名中医住院医师纳入规范化培训（其中中医209人、中医全科128人），2014年经培训考核出站276人（其中中医185人、中医全科91人）。

上海市名中医、石氏伤科传人、黄浦区中心医院石仰山医生荣获第二届"国医大师"称号；新增5名全国名老中医药专家为传承工作室建设项目专家。增聘32名中医专家为上海市中医文献馆员，聘任中国中医科学院余瀛鳌教授等3名专家为上海市中医文献馆名誉馆员，由德高望重、学识渊博的知名中医组成的馆员，在中医药学术理论、文献研究、临床、文化、医史、中西医结合等领域有较深造诣，承担着弘扬中医、传承学术、建言献策的职责，积极参政资政、调研咨询，为推动中医药发展、体现落实党的中医政策及统战政策、团结凝聚行业力量发挥积极作用。

上海中医药大学附属曙光医院、上海中医药大学附属龙华医院确定为国家中医药优势特色教育培训基地（护理）；上海中医药大学附属曙光医院确定为国家中医药优势特色教育基地（中药）。

2014年11月29日举办了2014年度国家中医药继续教育项目——上海市中医医院中医药服务综合评价暨中医医院院长管理培训班，就上海医改工作、上海中医药事业"十三五"发展战略思考、中医药传承与创新、中医药服务综合评价等进行专题讲座和探讨。各级中医医院（中西医结合医院）医院书记、院办、医务处（科）负责人，区县卫生计生委、中医药管理部门负责人参加了培训。

五、中医药发展改革试验区建设

2014年，浦东国家中医药改革试点区建设重中医药发展体制机制建设，围绕中医药医疗、预防、科研、教育、产业、文化、国际交流

与合作"七位一体"工作，不断改革创新，全面推进发展。

通过实施"补项目、补重点、补特色"的中医药特色服务专项补助，医疗机构的中药饮片处方数逐年增长。2012年较2011年同比增长55.8%，2013年较2012年同比增长13.8%，2014年较2013年同比增长23.57%；中医非药物治疗项目工作量2012年较2010年同比增长22.9%，2013年较2012年同比增长9.4%，2014年较2013年同比增长16.0%。此项举措有力促进了中医药特色服务优势的发挥。

利用和发挥现有公共卫生服务模式，形成了"浦东新区卫生计生委-防病专业机构中医预防保健科-各医疗机构中医预防保健网底"三位一体的组织管理架构和服务网络，开展社区居民的体质辨识、保健指导等中医"治未病"服务；依托家庭全科医生制度，全面实施中西医结合的预防保健健康管理；完成1784名以社区为重点的公卫医师、西医全科医师、乡村医生的"西学中"培训，并允许考核合格者开展中医预防保健服务；开发中医健康档案与西医档案融合，实现了中医预防保健服务的全覆盖，将中医预防保健纳入基本公共卫生服务项目。2012年全区中医公共卫生服务共服务28.8万人次，2013年共服务34.6万人次，2014年1～9月就服务43.9万人次，效果评估中，各服务项目成效显著。

开展中医适宜技术推广应用，截至2014年底共培训推广40项中医适宜技术，培训1951人次，在一线临床推广应用94226例。在2013年编写出版的《常用中医诊疗技术使用指南》（包括138项中医诊疗服务项目的操作规范）的基础上，2014年编写《常用中医诊疗技术使用指南》第二版，内容涵盖375项常用中医诊疗技术规范。

制订了《浦东新区中医养生保健服务机构准入试点工作实施方案》和《浦东新区中医养生保健服务机构设置标准和服务项目列表》，开展了2批从业人员培训工作；出台了

《浦东新区中医药协会中医养生保健会员单位管理办法》。已有27家养生保健服务机构成为中医养生保健专业委员会会员单位，实施星级评审制度，建立各养生机构会员单位的准入、退出、校验机制，完善入会的支撑体系、配套扶持政策与质控体系。实施2014年度上海市社会管理和公共服务综合标准化试点工作——"艾灸中医康健服务标准化试点项目"。初步形成以行业管理为主，会员准入为门槛，标准化建设为基础，星级评审为手段，政策扶持为激励的养生保健机构规范化管理模式。

探索多领域发展中医药健康服务业。初步制订了《浦东新区中医药健康服务业发展建设方案》，先行试点，逐步推广在中医医疗产业、中医保健产业、健康产品研发、中医文化教育旅游产业等服务项目，不断满足人民群众多层次、多样化的中医药健康服务需求。

开展立体化中医药学科人才培养，在突出高端的同时兼顾基层与社区，重视中医师带徒的传统传承方式，注重人才培养的梯度建设，注重各医疗机构的内部培育机制，从而形成可持续的阶梯状学科人才培养发展模式。

加强中医药科技创新。2014年，出台了《上海市张江高科技园区中医药发展扶持办法》，加大对中药研究开发、产业发展、创新体系建设等方面的投入，在政策和经费上为中医药产业化发展提供保障。第一轮扶持项目已正式立项，包括"中药产业化专项""中医诊疗器械产业化专项""中医药产业研究创新建设专项"3个大项16个子项目，总预算资助经费1190万元。新区已完成《浦东新区创建国家中医药管理局科技成果转化基地建设方案》的制订，建立了成果供需方信息库，建设并开展"浦东新区中医药科技成果转化服务平台"网站，从科技成果创造、成果转化中介服务、成果转化技术支持、成果推广与产业化等方面为科技成果转化提供全方位的系统服务。进一步加快中药院内制剂

区内流通和中药研制步伐。

为推进中医药改革与发展，根据委市合作工作计划，由国家中医药管理局主办、上海市人民政府支持、上海市卫生和计划生育委员会和上海市中医药发展办公室承办的第三届国家中医药改革发展上海论坛于2014年12月22日在上海举行。论坛主题为"创新模式改革发展"，就面向未来的中医药服务模式创新及相关制度安排进行研讨。国家中医药管理局医政司介绍了医疗服务模式创新试点的整体工作情况，相关单位和个人从不同角度进行交流和专题发言，为中医药在未来服务模式创新发展，从战略上、前瞻性上理清思路，加快探索和推进步伐。国家卫生计生委副主任、国家中医药管理局局长王国强出席会议并做了开幕讲话和总结讲话。参加论坛的有国家中医药管理局中医药改革发展专家咨询委员会全体委员，全国各省（区、市）中医药管理部门领导等共100余人。

六、中医药国际标准化建设

充分发挥国际标准化组织/中医药技术委员会（ISO/TC249）秘书处作用，推动国际标准化组织（ISO）正式出版《ISO17218：2014一次性使用无菌针灸针》《ISO17217：2014人参种子种苗第一部分：亚洲人参》2个国际标准，这是首个在世界传统医药领域内发布的首批ISO国际标准。充分利用参与ICD-11传统医学部分章节研究和制定的机会，培养中医药国际化人才，迄今为止已先后派遣7名志愿者赴WHO工作，形成一支既具备中医药国际标准制定工作经验又熟悉WHO工作程序的年轻专家团队，为进一步开展中医药国际合作和研究奠定了良好的工作基础。

上海中医药大学附属曙光医院"标准非经济效益"研究成果报告在ISO官方网站向全球发布，标志着国际标准化专业机构对医院标准化管理的认可，也是对医院管理水平的肯定。该院申报的"上海市中医诊疗公共服务标准化试点"顺利入选国家标准化管理委员会"第一批社会管理和公共服务综合标准化试点项目"，是上海卫生系统唯一入选项目。

围绕世界卫生组织加强传统医学发展战略的目标，充分发挥我国在传统医学应用、评价的优势，上海中医药大学成立了传统医学国际疾病分类研究与服务评价中心，为上海中医药大学WHO传统医学合作中心的下设独立业务研究机构。负责与世界卫生组织合作开展传统医学国际疾病分类和服务评价领域的研究。中心已成为中国世界卫生组织国际分类家族合作中心成员之一，将承担传统医学在国内乃至国际的相关协调实施工作，WHO传统医学司已与中心签署合作备忘录。

世界中医药学会联合会标准化建设委员会换届大会暨第二届中医药国际标准化研讨会于2014年12月12～13日在上海举行，共有120余名代表（其中境外代表15人）出席了会议。大会选举国际标准化组织/中医药技术委员会（ISO/TC249）秘书长、上海市中医药标准化技术委员会主任沈远东教授为新一任会长，选举上海中医药大学附属曙光医院院长周华教授为秘书长。世界中医药学会联合会副主席兼秘书长李振吉教授、国际标准化组织/中医药技术委员会（ISO/TC249）主席David Gra-ham博士和中国中医科学院黄璐琦教授等分别作了发言，世界中医药学会联合会标准化建设委员会会长沈远东教授就聚焦中医药国际标准化发展前沿、发挥委员会作用、加强国际合作与交流、积极参与中医药标准化建设等作了报告。

七、中医药服务贸易和中医药健康服务业

推进上海中医药服务贸易试点区建设，在商务部、国家中医药管理局发布的"中医药服务贸易先行先试重点区域建设名录"和"中医药服务贸易先行先试骨干企业（机构）建设名录"中，上海市被纳入中医药服务贸易先行先试重点区域建设名录，上海中医药大学和上海中医药国际服务贸易促进中心被纳入中医药服务贸易先行先试骨干企业（机构）建设名录。探索破解发展中医药服务贸易的体制机制性问题，开展中医药服务贸易标准体系和统计体系建设，积极培育中医药服务贸易知名品牌，以形成示范效应。

不断完善中医药健康服务业体系建设，将"上海中医药国际服务贸易平台"打造成上海中医药健康服务业综合协调机构，逐步建设由市场主导、围绕境内外需求、推动经济发展的重要服务产业。成立"上海市服务贸易（中医药服务）示范基地建设工作推进小组"，发挥市级服务贸易跨部门联系机制和行业管理部门作用，加强宏观规划和指导，更好地培育和建设一批集聚高端中医药服务的服务贸易示范基地建设。确定了发展重点领域，包括中医药健康服务平台建设、完善中医药健康服务业体系、积极推进具有中国特色健康养老服务和加强传统养生保健服务等。

八、文化建设

基于上海近代特殊的历史轨迹，形成了独特的"海纳百川，兼容并蓄"的海派文化。海派中医是海派文化中的一支，该市2014年开拍《海派中医》纪实片，保留了历史资料，展现了海派中医风采。《海派中医》纪实片的拍摄主旨是将海派中医的核心价值通过海派名医群体的国学功底、医学实践、医德医风加以呈现，并以此提升精神，加以传承和发扬。

积极推动中医药文化进入社区，中医药科普宣传深入每家每户。在2013年上海市爱卫会、上海市中医药发展办公室组织编写中医药养生保健手册，由上海市人民政府向全市所有700万户家庭免费发放并取得良好效果的基础上，2014年上海市人民政府再次向全市所有家庭发放简易穴位按压器，同时配合市民健康应知应会手册中中医保健穴位按摩技术进行推广和使用。上海市"治未病"发展研究中心设立"上工治未病"微信，向手机用户，特别是都市职业人群开展中医药知识

宣传。各区县也都根据自身特点，结合社区卫生服务中心宣传平台，开展中医药文化宣传，组织中医药义诊服务、健康教育、膳食指导等多种形式的活动，满足社区居民对中医药医疗、预防、保健、养生等方面知识的需求，让中医药文化深入社区，渗入每家每户。由上海市嘉定区卫生计生委、上海市中医药发展办公室、上海曙光中医药研究发展基金会和嘉定区中医医院共同举办2014年中医药科普宣传日暨"中医中药嘉城行"大型医疗咨询活动，"海派中医 耀行申城"中医药文化宣传荟萃巡展嘉定站活动于2014年10月19日在嘉定举行，石氏伤科、魏氏伤科、陆氏针灸传人及沪上名医为嘉定百姓送上健康大餐。为配合上海世博会，加强中医药知识宣传而编撰的《中医药，让我们更健康——迎世博健康手册》，获得2014年上海市科技进步三等奖。

为进一步普及科学、准确、通俗易懂的中医药健康理念，推进中医药文化普及的深入，2014年12月，上海市卫生计生委和上海市中医药发展办公室委托上海曙光中医药研究发展基金会举办首期中医药文化科普巡讲专家培训班，对中医药文化科普宗旨、内容、要领，中医药文化科普的公众语言表达、演讲技巧训练和对《中国公民中医养生保健素养》解读等方面进行培训，以形成一批中医药文化科普巡讲专家的骨干队伍。

(戴宝冬)

【江苏省2014年中医药工作概况】

一、基层中医药服务能力提升工程

一是加大工作推进和组织力度。制订印发了《2014年江苏省实施基层中医药服务能力提升工程计划》，认真组织评估督查工作。二是大力推广基层中医药适宜技术。制订下发了《江苏省基层中医药适宜技术推广项目实施方案》，将"大力推广中医药适宜技术"列入医改目标任务和年度考核中，加大推广力度和深度。三是开展省中医药特色社区卫生服务中心和乡镇卫生院示范中医科创建工作。新确定40个省乡镇卫生院示范中医科建设单位。四是创建国家和省基层中医药工作先进单位。2014年，又有9个地区接受了全国基层中医药工作先进单位创建验收，另有5个地区即将接受全国基层中医药工作先进单位复核评估。五是推动中医医疗机构之间加强合作，建立上下联动、分工协作机制。鼓励市、县中医医院通过领办、构建联合体、技术合作等形式，与基层医疗卫生机构建立长期稳定协作关系。截至2014年底，全省95.16%的社区卫生服务中心、90.42%乡镇卫生院及84.91%的社区卫生服务站、86.31%村卫生室能够提供中医药服务。2013年基层医疗卫生机构中医门诊量较2012年增长22.24%，约占基层医疗卫生机构总门诊量的22.87%，基层中医药服务能力与效果全面显现。

二、中医"治未病"健康工程

一是加强中医预防保健服务平台建设。全省二级以上中医医院都建立了中医预防保健科或"治未病"中心，广泛开展中医体质辨识、健康功能检测、健康调养咨询指导、冬病夏治、小儿敷贴、膏方等中医药特色服务项目。二是实施中医药预防保健及康复服务能力建设项目。组织对11个全国中医药预防保健及康复服务能力建设项目单位进行评估，并组织新一批项目的申报工作。有5个地市被列入国家建设计划，4个地区获得强化建设项目。

三、中医机构基础设施建设

组织实施第二批三级中医院设备标准化建设项目，按照填平补齐原则，对2013年通过三级中医院评审的8家中医院进行设备标准化建设，完善基本医疗设备，提高综合诊疗能力和水平。江苏省中医药局配合省发改委完成2014年基层医疗卫生服务体系和地市级医院建设项目中央预算内投资计划申报工作，有3家地市级中医院获得全科医生临床培养基地建设项目投资计划、6家县级中医院获得县级医院建设项目投资计划。组织开展中医机构信息化建设调研，完成调研报告。

四、中医药人才队伍建设

一是有2位专家入选第二届国医大师，分别是江苏省中医院干祖望教授、夏桂成教授。截至2014年底，江苏已拥有5位国医大师。二是争取国家级中医药人才培养平台，入选首批国家中医药管理局中医类别住院医师规培基地18个，全科医师规范化培养基地19个，基层培养基地44个。三是抓好重点临床人才培养工作。第三批全国优秀中医临床人才、省第二批中青年中医临床人才研修项目进展顺利。启动第二批省农村优秀中医临床人才培养工程，遴选100名基层中医药人员进行重点培养。四是强化中医药学科建设。进一步做好国家中医药管理局"十一五""十二五"重点学科和江苏省中医药重点学科建设工作，组织申报国家中医药优势特色教育培训基地6所。五是启动优质中医护理人才培养工作。首批遴选20名培养对象，开展为期一年的集中培训。六是加强中医院管理干部培训和中医药信息宣传人才培养，举办2014年中医院院长培训班、中医药信息宣传员培训班，提高中医药信息宣传工作水平。

五、中医药学术传承

一是继续实施3个国医大师学术经验传承研究室二期建设，开展名老中医传承工作室和中医学术流派传承工作室建设。10个国家级工作室通过省级评估工作。2014年新增国家级工作室8个，总数达到47个。二是做好老中医药学术经验继承工作。第五批全国老中医药专家学术经验继承工作通过中期评估。启动第二批省老中医药专家学术经验继承工作，筛选确定指导老师54名、继承人96名。

六、中医药健康服务

积极开展中医药健康养老服务试点，将开展中医医养结合试点、推进中医药参与老年病和慢性病防治工作列为2014年卫生重点任务，鼓励各地充分发挥中医药特色优势，探索中医药与养老服务结合的有效途径。连云港、泰州、邳州、睢宁、昆山、如东、灌云、滨海、涟水等地尝试探索不同形式的中医养老服务模式，适合老年人健康需求的中药足浴、针灸、推拿、刮痧、拔罐、功能锻炼等中医药特色服务得到积极应用，中医药健康服务领域和功能进一步拓展，取得了较好的社会反响。

七、江苏创造的中医一体化综合诊疗服务模式在全国推广应用

江苏省首先推出的中医多专业一体化综合诊疗服务模式在2014年全国中医药工作会议上介绍经验后，国家卫生计生委副主任、国家中医药管理局局长王国强批示在全国推广江苏省中医多专业一体化综合诊疗服务模式。2014年，江苏省总结中医多专业一体化诊疗服务实施经验和典型做法，建立动态管理和持续改进机制。江苏省69.32%的乡镇卫生院、66.97%的社区卫生服务中心建立了中医综合服务区，80家县及县以上中医院建有中医综合治疗区，三级中医院近80%的临床科室、二级中医院超过50%的临床科室设有中医综合治疗室，开设多专业一体化诊疗服务平台119个，涉及病种208种，肛肠、脑病、创伤、骨伤等诊疗中心已初具规模。

八、中医药科技创新

进一步加强中医药科技创新平台建设。中国中医科学院江苏分院建设取得新进展，举办协同创新大会，与高校、科研院所、医院、企业建立了更密切、更广泛的合作，创建协同创新研究中心。国家中医临床研究基地第二阶段建设进展顺利，江苏省中医院加快研究型医院建设。8个国家中医药重点研究室顺利通过国家中医药管理局年度考核，新增1个国家中医药管理局重点研究室，总数继续保持在全国前列。江苏省科技厅临床医学中心（中医消化病）正式立项，实现全省中医系统零的突破。进一步实施好各级各类科技项目。成功申报国家中医药管理局中医药行业专项3项。

九、中医药参与H7N9禽流感疫情救治、昆山"8·2"特大事故伤员救治工作

江苏中医药参与治疗H7N9禽流感工作得到国家领导和主管部门的高度肯定，国务院副总理刘延东和国家卫生计生委主任李斌，国家卫生计生委副主任、国家中医药管理局王国强局长先后批示。无锡市中西医结合医院在昆山"8·2"特大事故伤员救治中，反应迅速，措施有力，发挥多专业一体化综合诊疗的优势，遵循中医药整体观进行救治治疗。该院是全省收治伤员最多的医院，在此次事件中发挥了重要作用，救治工作受到了国家卫生计生委、省市多位领导的高度肯定。

十、中医药积极参与"一带一路"建设项目

江苏省与"21世纪海上丝绸之路"沿线的韩国、泰国加强中医药领域的合作与交流，与泰国传统医疗协会签订《关于加强中医药服务合作的备忘录》，推动江苏省与东盟地区在中医药服务方面的合作与交流。

十一、中医药文化科普宣传

广泛开展公益性中医药文化科普服务。江苏省第四届"中医药就在你身边"中医药文化科普巡讲和第三届中医药科普宣传周活动取得了实实在在的惠民成效，全省共开展巡讲1461场次，超额完成原定计划的46.1%。派出中医药专业人员4019人次，发放宣传资料44.32万份，直接受益群众36.96万人次。平均每派出1名中医药专业人员，能让92人直接获得中医药文化科普服务。

（张小凡）

【浙江省2014年中医药工作概况】

一、贯彻落实中医药政策

2014年初，浙江省人大教科文卫委员会将审议中医药事业发展情况作为重要工作内容之一，督查浙江省人大常委会关于中医药发展审议意见的落实情况，分别赴湖州、温州、衢州等地进行了调研，地方各级人民政府将发展中医事业纳入了卫生事业发展规划，将中医医疗机构建设纳入区域卫生规划、医疗机构设置规划和城市建设总体规划，

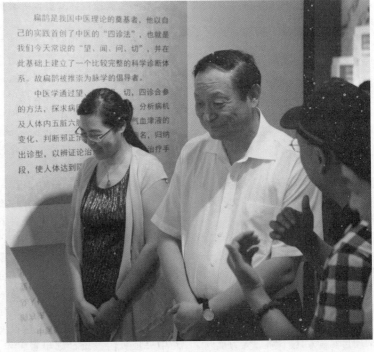

2014年8月16日，国家卫生计生委副主任、国家中医药管理局局长王国强在浙江桐庐县调研中医药健康服务业发展

充分发挥当地中医药的传统优势，积极扶持和举办中医特色专科医疗机构，县级以上综合医院、绝大多数中心卫生院设置了中医科和中药房，乡村医生掌握了中医基本知识和中医诊疗技术。积极设置中医管理机构，杭州市、温州市、嘉兴市等卫生计生（卫生）部门已设立了中医处，海盐县、长兴县、新昌县等卫生计生（卫生）部门设立了中医管理科，许多县级以上政府设立了发展中医专项经费，中医事业费达到或高于卫生事业费10%。

二、中医药参与医药卫生体制改革

省级中医院是浙江省中医药服务的龙头单位，也是公立医院改革的重要组成部分。2014年4月1日，浙江省省级中医院与其他省级医院同步启动以药品零差率为核心的综合改革。浙江省中医院通过积极控制成本、加强收支管理等各项措施，医院管理费用明显下降；浙江省中山医院通过完善内部分配和激励机制，医护人员的积极性明显提高。各地纷纷开展惠民便民措施，如诸暨市中医院、平湖市中医院等开展"银医自助服务"，患者可以通过自助服务开展挂号、预约、结算、取报告等，减少排队等候的次数和时间，方便患者就医。

强化中药饮片使用管理和费用控制，严格执行"中药饮片处方帖均费用不超过40元，每帖味数不超过20味"的双控政策。在中药饮片价格持续上涨的情况下，浙江省各级医疗机构中药处方饮片帖均味数和费用均呈下降趋势，浙江省中山医院、浙江医院、浙江省肿瘤医院、浙江省立同德医院下降幅度均超过10%。2014年，公立医院中药饮片每帖费用平均在30元左右，杭州市主城区民营中医诊所每帖费用从100元左右下降到了45元左右，有效控制了医药费用不合理增长，降低了群众的医疗负担。

积极推进优质资源下沉工程。4家省级中医院和13家市级中医院分别与32家县级医院建立了紧密型的全面托管模式，浙江省中医院与松阳县人民医院和中医院的紧密型合作，取得多赢效果；浙江省立同德医院全面托管海盐县中医院，建立无障碍双向转诊通道；杭州市中医院通过与建德市第三人民医院、余杭区第五人民医院合作办医，将2家医院转型为中西医结合医院。有助于优质医疗资源下沉，提高了基层医院的技术和管理水平，促进了学科建设和业务发展，受援单位业务量普遍增长25%以上。此外，温州和温岭分别组建了中医医疗集团，开展法人治理结构改革探索，既带动了优质医疗资源下沉，也有利于分级诊疗制度的建立。

三、中医药健康服务业发展

中医药作为我国独特的民族医药产业资源和特有的医疗保健服务资源，是我国健康服务业独具特色的重要组成部分。2014年，浙江省卫生计生委联合省发改委等出台了《关于促进中医药健康服务业发展的实施意见》，明确了发展目标、工作任务和保障措施。中医药发展列入省政府战略。桐庐县、天台县、杭州市拱墅区、浙江寿仙谷医药股份有限公司成为浙江省首批中医药健康服务示范基地。积极实施中医"治未病"健康工程。组织浙江省各级中医院开展了以"治未病"为主题的"中医药健康体验"活动，充分运用中医情志调摄、饮食调养、生活起居、经络按摩、运动保健等方法，控制或减少各类疾病尤其慢病的发生。积极倡导医养结合、医疗与预防康复结合，把中医药服务由单一的医疗服务延伸到中医保健、养生养老、中医康复等服务领域。丽水市中医院等6家医院加快了中医药预防保健及康复服务提供平台建设，绍兴市中医院等成为第二批全国中医药预防保健及康复服务能力建设单位。针对0~3岁儿童和65岁以上老人，分别开展经络穴位按摩和中医体质辨识、中医药保健指导服务，目标人群覆盖率已达到30%，开发完成浙江省基本公共卫生中医药服务项目网络服务平台。

四、基层中医药服务能力提升工程

按照"中医基层化、基层中医化"的要求，积极开展基层中医药服务能力提升工程并组织督查评估，以查促建。浙江省92.75%的社区卫生服务中心、80%的乡镇卫生院、66.48%的社区卫生服务站和村卫生室能提供中医药服务，达到了提升工程年度目标要求，其中嘉兴、湖州、义乌100%的社区卫生服务中心和乡镇卫生院均已设置了中医科和中药房。

各地政府把创建全国基层中医药工作先进单位作为民生工程来抓，德清县、南浔区、新昌县通过了全国基层中医药工作先进单位的现场验收评审，浙江省40个县（市、区）成为全国基层中医药工作先进单位，杭州、绍兴、湖州为全国基层中医药工作先进市。

不断加强中医院内涵建设。进一步完善中医医院护理、院感、病历等质量管理，在县级中医院确立了23个基层中医药优势病种建设项目，大力推进县级中医院标准化建设。浙江省87%的县（市）中医院达到二级甲等以上水平，其中诸暨、温岭、萧山、义乌、上虞、新昌6家县级中医院及富阳中医骨伤医院达到了国家三级甲等中医院水平。

五、中医药继承与创新

加强中医药应急救治和传染病防治能力建设。加快推进浙江省新华医院国家级中医药应急救治基地建设，加强浙江省中西医结合医院等4家国家中医药防治传染病临床基地建设，参与中医药防治埃博拉出血热，制订《埃博拉出血热中医药诊疗建议方案》。

做好国家中医临床研究基地建设，持续推进34个国家中医药重点学科和59个浙江省中医药创新类、继承类、服务类、基层优势类学科建设。增设了中医药科技计划舟山专项，支持舟山群岛新区中医药能力建设。中医药防治肿瘤等8项重大疾病攻关项目研究有了新进展。2014年浙江省中医药科技计划立项328项，其中重点项目10项，青年基金28项，全年争取国家、省部级以上项目200余项。10项中医药成果获浙江省科学技术奖，78项成果获浙江省中医药科学技术奖。加强中医药适宜技术推广，由市级中医医院牵头，联合辖区内具有推广应用能力的县（市、区）医疗机构，建立了12个基层中医药适宜技术示范基地。

开展了浙江省中药资源普查工作。普查工作领导小组由郑继伟副省长担任，21个县中药资源普查推进顺利。

六、中医药人才队伍培养

名中医是中医事业发展的基石。以"偏重临床、注重医德"为导向，开展了第六批浙江省省级名中医评选工作，省级名中医共有146名。启动第二批浙江省基层名中医培养项目，来自基层的60名中医临床骨干成为培养对象。继续做好国家级名老中医药专家传承工作室、国家级学术流派传承工作室和省级名老中医药专家传承工作室建设，浙江省现有全国名老中医药专家传承工作室40个，中医学术流派传承工作室4个，省级名中医工作室45个。加强第五批全国名老中医药专家学术经验继承人和第三批全国优秀中医临床人才项目学员的管理。

重视中医住院医师规范化培训，出台了《关于进一步加强浙江省中医住院医师规范化培训基地管理的补充通知》和《浙江省中医住院医师规范化培训考核方案（试行）》，新增首批国家中医住院医师规范化培训基地和中医类别全科医生规范化培养基地各14家。组织开展浙江省第二批中医住院医师规范化培训基地评审工作，落实硕士研究生培养与中医住院医师规范化培训接轨试点工作。做好中医药继续教育项目的管理工作，争取国家中医继续教育项目89项。开展中医类别全科医生转岗培训，260名来自基层一线的临床医生进入临床培训基地进行为期一年的全科实践和理论培训。

七、中医药文化建设

加强中医药文化知识的宣传普及。制作0~3岁儿童穴位按揉宣传片和公益广告，通过电视传播儿童中医调养科普知识，开展公民中医养生保健素养调查，以查促普，为制定中医药科普有关政策提供科学依据；举办第四届之江中医药论坛，发表了《桐庐宣言》，普及太极拳、八段锦、五禽戏等传统功法，开展养生、健身功法的研究和规范。各地还开展了多种形式的中医药文化宣传活动，如举办中医药养生旅游节、中医药科普讲座等，促进了中医药文化知识"进社区、进农村、进学校、进家庭"。积极响应国家"一带一路"战略构想，为浙江省与沿线各国开展中医药国际合作发展奠定基础，同时也提供良好的发展机遇。

重视传统中医药知识和技术的保护。开展中医药传统知识调查，并建立相应名录，武义寿仙谷中药炮制技艺列入第四批国家级非物质文化遗产代表性项目名录。开展畲族医药理论、学术、药物的发掘、整理和总结工作。

（施　翔）

【安徽省2014年中医药工作概况】

一、中医药深化改革

探索中医药服务分类补偿机制。该项任务列入安徽省省委全面深化改革任务、省政府工作报告和省政府2014年重点工作，列入国家中医药管理局医改政策研究性课题项目。在芜湖市、马鞍山市开展了试点。同时，委托安徽医科大学卫生管理学院开展中医药分类补偿和购买中医药服务的专题研究。

积极开展公立中医医院集团化和托管试点工作。安徽省卫生计生委批准组建了太和中医药集团，总投资2.5亿元的太和中医药集团界首中医院项目已经开工建设，占地66亩、建筑面积16062平方米、设置床位1000张的太和中医药集团太和医养院项目已经投入使用。

开展中医临床路径试点。指导天长市、太和县、庐江县中医院创建临床路径管理示范县中医院，3所试点中医院已经制定了69个县级中医院实施性临床路径。同时，继续在全省其他中医院开展中医临床路径试点工作，全省共有21个重点专科、90个病种协作组、74所中医院在积极开展临床路径工作，参与率86%，2014年共完成临床路径19947例，较2013年增加9095例。

继续理顺中医医疗服务价格。在2013年调整67项推拿服务价格的基础上，2014年调整了69项针灸类中医医疗服务价格。

二、"三名"（名院、名科、名医）工程

重视发挥名中医的典型示范作用。安徽省中医院徐经世先生荣获第二届"国医大师"荣誉称号，受到中央政治局委员、国务院副总理刘延东的亲切接见，安徽省卫生计生委专门下发了通知，在全省卫生计生系统开展向国医大师徐经世学习活动。安徽省名中医评选活动圆满结束，共评选出安徽省名中医189人，其中"安徽省国医名师"20人、"安徽省名中医"76人、"安徽省基层名中医"93人。随后，启动了安徽省名中医学术经验继承工作，为87个安徽省名中医配备了176名继承人。开展了安徽省百名名中医下基层活动，分7批到基层开展义诊咨询和健康讲座活动，受益群众万余人。举办了全省名老中医学术经验讲习班，邀请安徽省国医名师和名中医授课。新增8个全国名老中医工作室，使安徽省全国名老中医工作室达到29个；新增省级名老中医工作室18个，使省级名老中医工作室达到80个。

加强中医特色专科建设。根据国家中医药管理局统一部署，对全省16所医疗机构的54个国家中医重点专科（其中国家临床重点专科13个）进行了中期检查评估，通过评估，总结经验，查摆问题，加强交流，促进发展。批准成立了第一批5个中医专科质控中心，并组织制订了《安徽省中医专科医疗质量控制中心建设实施方案》，以进一步完善中医医院医疗质量控制体系，促进中医专科医疗质量标准化、规范化管理。

积极推进中医名院建设。安徽省政府批准组建安徽省中西医结合医院，筹建工作正在有序进行中。2014年，安徽省有9所中医院列入中央财政农村卫生服务体系基本建设项目，获得1.53亿元的资金支持。利用省财政资金对滁州市、利辛县、宿松县、泾县、庐江县5所中医院进行重点建设。

三、基层中医药服务能力建设

开展基层中医药服务能力提升工程专项督导活动。2014年8月，安徽省卫生计生委会同省人社厅、食药监局分4个组对16个市、43个县（市、区）、62个县级医院、350余所基层医疗卫生机构进行了实地督导，并将督导情况通报全省。2014年12月，召开了基层中医药服务能力提升工程推进会，总结经验，查找问题，部署下一步工作。

重点加强乡镇卫生院和村卫生室中医药服务能力建设。利用国家和省专项资金对123所乡镇卫生院和1560个村卫生室中医服务条件进行了改善。

大力培养基层实用型人才。2014年，为基层培养县级中医临床骨干80名、中医全科医生150名，农村订单定向医学生免费培养项目招生75名中医类医学生；实施农村中医一技之长人员纳入乡村医生管理工作。434人通过各市临床技能考核和全省统一理论测试。

开展全国综合医院中医药工作示范单位创建活动。淮北市人民医院等4个综合医院被国家卫生计生委、国家中医药管理局、总后勤部卫生部命名为全国综合医院中医药工作示范单位，同时对安徽省妇幼保健院、合肥市第二人民医院等创建工作组织了验收。

四、中医医疗机构和人员管理

开展等级中医院评审工作。2014年度完成10所二级中医医院的评审工作，并确定了相应等级。

加强中医医疗质量管理。对全省开展三类医疗技术的中医医院进行了临床应用能力技术审核，2014年共完成了34所开展血液净化技术中医院的检查验收，对9所消毒供应室和6所中医医院的内镜室进行了现场检查验收。

继续做好中医类别执业医师考试、考核管理工作，规范中医医院和中医执业医师诊疗行为，完成医疗机构校验20个，变更登记23个。

开展师承和确有专长人员考核考试工作。2014年度师承23人申请出师考核，172名确有专长人员申请考核，其中15人通过师承出师考核，130人通过确有专长人员考核。

五、中医药科技和人才培养工作

持续深化国家中医临床研究基地建设。基地大楼建设稳步推进，已经完成内部装饰工程，即将投入使用。组织对基地8个科研专项的检查工作，课题研究进展顺利。继续深化重点病种研究，切实加强糖尿病前期和肝豆状核变性两个国家级重大疑难疾病临床防治中心建设，充分发挥基地的平台作用，切实提高中医药防治重大疑难疾病的临床能力。继续收集整理糖尿病中医文献资料，特别是本省当代名医的诊疗经验，不断优化完善诊疗方案。由安徽省牵头起草的糖尿病前期中医防治标准得到行业专家认可，成为行业标准。制订消渴病（2型糖尿病）中医护理方案及临床路径，由国家中医药管理局发布，在全国推广应用。

大力组织开展中医药科学研究。开展2014年度安徽省卫生计生委中医药科研课题申报与评审工作，评出立项课题108项。2014年安徽省获得2015年国家中医药行业科研专项2项，2014年国家自然基金项目20项。荣获2014中华中医药学会科学技术奖、安徽省科学技术奖二等奖各1项、三等奖各2项。

启动中医住院医师和全科医生规范化培训工作。安徽省中医院等14个单位被国家中医药管理局确定为中医住院医师及全科医生规范化培训（培养）基地。启动中医住院医师规范化培训工作，全省首批招录125人，分别在安徽省中医院和芜湖市中医院进行培训。对2011年招收的54名中医专业订单定向培养专科毕业生进行中医类别全科医生规范化培养。

抓好特色人才培养工作。开展第五批国家级师承工作50名继承人年度考核和中期督导评估工作，组织其中的13名攻读博士人员和19名攻读硕士人员按要求参加南京中医药大学和安徽中医药大学学习；督促三批优才学员完成规定的研修内容，组织参加国家级培训班；组织实施中药特色技术人才培训项目，选拔中药特色技术人才10名。

六、中医药传统知识保护和中药资源普查试点工作

华东片区中医药传统知识保护技术研究项目启动，省内部分已完成省直及16个市的分类培训，协调江西等4省1市启动项目工作。

中药资源普查10个新增试点县的野外普查工作进展顺利。截至2014年底，10个试点县共实地调查330块样地，完成样方套1650套，共采集药用植物蜡叶标本8900余份，药材标本450份，种质资源220份。累计完成7500余种野生及栽培药用植物的调查工作，拍摄照片25万余张，走访调查20家药材收购站，访问当地民间中医15位，获得民间传统知识110项。在安徽中医药大学建立安徽省中药资源动态监测中心，金寨县及亳州谯城区中药资源普查动态监测站已动工建设，种子种苗繁育基地建设工作有序进行，种子种苗研究平台及安徽野生药用植物种子种苗保存库正在建设中。

七、其他工作

切实加强中医药宣传工作。重视发挥报纸、网络等新闻媒体的作用，宣传安徽中医药改革与发展的成效。举办了全省中医药宣传骨干培训班，对各中医医院的宣传骨干进行了系统培训。在2014年10月22日全省中医宣传日，在全省组织了系列宣传活动，安徽省中医药管理局在合肥市区组织了大型义诊咨询活动。

完成安徽省中医药学会换届改选工作。在省科协、省民政厅的支

持下，召开了安徽省中医药学会第五次会员代表大会，选举产生了新一届学会领导机构。

开展中医健康素养促进工作。举办了全省中医健康素养现场调查员培训班，在全省8个县（市、区）开展中医健康素养调查，每个调查点各完成调查问卷80份，全省共调查640人。

（王继学）

【福建省2014年中医药工作概况】

一、概况

截至2014年底，福建省有各级各类中医、中西医结合、民族医医院89家，其中中医医院78家、中西医结合医院9家、民族医医院2家。全省中医类医院中，政府办公立医院71家（省级4家、设区市级11家、县市区级56家，县市区级医院中有专科医院1家、民族医医院1家）。89家中医类医院中，达到二级以上标准的有60家，占67.4%，其中三级甲等12家、三级乙等2家、二级甲等35家、二级乙等11家。56家政府办公立县级中医医院中，达到二级甲等以上的有35家，占62.5%。据2014年统计，福建省中医类医院实有床位数19745张，与2013年相比增加1461张；中医执业（含助理）医师数11939人，与2013年相比增加457人。

二、政策法规

结合贯彻落实《福建省人民政府关于扶持和促进中医药事业发展的实施意见》《福建省中医药事业发展"十二五"规划》和《国家卫生计生委、国家中医药管理局关于在卫生计生工作中进一步加强中医药工作的意见》中的相关政策与发展目标，2014年7月出台了《福建省卫生计生委关于在卫生计生工作中进一步加强中医药工作的实施意见》，对各级卫生计生行政部门工作中如何加强中医药工作提出明确要求，并制定了多项具体措施，保证全省中医药事业的健康发展。

根据《医师执业注册暂行办法》《卫生部、国家中医药管理局关于下发〈关于医师执业注册中执业范围的暂行规定〉的通知》精神，以及国家中医药管理局对中医、中西医结合医师执业的相关规定，在充分研讨论证的基础上，2014年6月出台《福建省中医、中西医结合医师执业范围暂行规定》（以下简称《规定》），使中医、中西医结合医师执业范围更加规范、明确，有利于规范中医、中西医结合医师执业行为，引导和促进中医、中西医结合医师到基层服务。2014年7月，国家中医药管理局转发福建省的《规定》，为全国各省中医药管理部门规范管理执业医师提供政策参考。

三、医政工作

（一）落实政策，积极参与深化医改

2014年7月，福建省卫生计生委联合物价、人社部门出台《关于公立医院医药价格改革工作的指导意见》，提出"理顺医疗服务项目比价关系，疏导价格矛盾，提高诊疗、手术、护理、床位、中医特色以及其他体现医务人员技术劳务价值的医疗服务项目价格"以及"中医及民族医诊疗项目按不超过30%幅度调整"，在全省各地的医改调价方案中，中医类诊疗项目均按照30%的幅度上调。厦门市、三明市采用提高中医辨证论证费的方式，根据医师级别，比西医诊察费提高15～36（厦门）、10～28（三明）个百分

点，补偿中药饮片实行零差率的损失。

（二）加强中医药服务能力建设

促进中医医疗服务质量和服务水平持续提升。2014年，福建省继续组织对8家二级中医医院和1家三级中医医院开展评审。继续开展以"以病人为中心，发挥中医药特色优势，提高临床疗效"为主题的持续改进活动及"三好一满意""三改二推一评议"活动。2014年11月，根据持续改进活动、"三好一满意""三改二推一评议"活动的有关要求，福建省印发了《2014年中医、中西医结合医院评价方案》，组织专家对当年未参加评审的医院开展评价。

加强中医重点专科建设。2014年福建省新立项第六批省级中医重点专科建设项目23个，第四批省级农村医疗机构中医特色专科51个，并分别安排省级专项经费每个专科30万元、20万元予以资助。2014年6月印发实施方案，安排1050万元补助10个国家中医重点专科及建设项目。根据国家中医药管理局的部署，结合医院评价工作，开展国家中医重点专科中期评估。

加强基层中医药服务能力建设。2014年9月，福建省卫生计生委会同财政、发改、人社、药监等部门组成督导组，抽查评估27个县

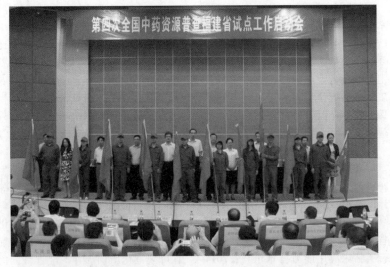

2014年9月，第四次全国中药资源普查福建省试点工作启动会召开

（市、区）基层中医药服务能力提升工程实施情况，对各地贯彻《福建省人民政府关于扶持和促进中医药事业发展的实施意见》《福建省中医药事业发展"十二五"规划》等中医药政策及重点项目任务的落实情况开展督导。全省约90%的社区卫生服务中心、70%的乡镇卫生院、65%的社区卫生服务站、50%的村卫生室能够提供中医药服务，全省基层医疗卫生机构中医药服务量达到总服务量的21%，同比增长3个百分点。全省已建成基层中医药工作先进单位国家级8个、省级13个，基层中医药服务能力得到进一步加强。

加强中医药在应急突发事件和公共卫生领域作用。在2014年人感染H7N9禽流感防控工作中，福建省及时调整充实省级中医药救治专家组，并修订福建省人感染H7N9禽流感中医药防治方案。遴选确定了一所中医医院为人感染H7N9禽流感患者定点收治医院。福建省级财政实际投入6777.53万元，完成全省63所公立中医医院急诊科标准化建设项目设备采购。国家中医药管理局给予福建省中医药骨伤特色救治能力建设项目600万元，支持福建省成立中医应急救治队伍。中医院急诊急救水平、应对公共卫生突发事件能力和中医药在公共卫生的作用得到进一步强化。

加强中医院信息化建设。福建省级财政实际投入2342.47万元，完成全省50个县级中医医院信息系统硬件设备采购，推进中医医院管理向信息化、规范化、精细化转变。福建省已成功开发具有自主知识产权的医院管理信息化系统，免费提供给全省超过20家中医医疗机构推广使用，系统运转正常、反映良好。福建省2014年还获得国家专款资助10万元开展以中医电子病历为核心医院信息系统的方案设计。2014年9月，召开福建省试点医院信息化建设工作协调会，交流经验推进试点工作。2014年11月挂靠泉州市正骨医院成立福建省中医医院信息系统支持中心。

（三）推动综合医院中医药发展

2014年继续遴选推荐1家综合医院申报全国综合医院中医药工作示范单位。安排省级财政项目资金170万元，用于支持福建省5批17家先后获得"全国综合医院中医药工作示范单位"称号的综合医院，其中省级3家，地市级14家，每家10万元。

四、科研工作

启动中药资源普查试点工作。2014年福建省中药资源普查试点工作共开展试点县15个。2014年6月，福建省成立中药资源普查试点工作领导小组及技术专家组。2014年7月，福建中医药大学、福建中医药研究院、福建省农业科学院及福建省生物工程技术职业学院等单位开始外业调查，2014年9月启动仪式及动员大会在福建中医药大学召开，福建省政府、国家中医药管理局及福建省卫生计生委领导参加会议。截至2014年12月，共完成样线160多条，样地220多个，样方6000多个，采集蜡叶标本10000多份，拍摄数码照片10万多张，完成外业调查工作的40%左右。全年共组织培训2次，培训人员120多人次；开展中期交流2次，召开普查技术专家组会议2次，参加全国范围中期汇报2次。

启动中医药传统知识保护技术研究项目。2014年6月，福建省中医药传统知识保护技术研究领导小组和专家组成立，依托福建省中医药研究院组织实施。召开项目启动及培训会，全省各设区市180人参加了会议，调查工作全面展开。截至2014年12月31日，福建省各设区市卫生局，已申报中医药传统知识项目91项，其中传统诊疗技术有25项、单验方51项、养生方法4项、传统制剂方法5项、中药炮制技艺2项、其他4项；按照纳入标准进行筛选，已有68项通过初审。通过项目实施摸清福建省中医药传统知识的存续情况，为有代表性的中医药传统知识建立档案，建立中医药传统知识保护名录和数据库，实现对中医药传统知识的防御性保护。

加强立项项目过程管理。福建省3个国家中医药管理局重点研究室顺利通过了2013年度工作考核。起草《福建省中医药科技项目管理办法》，继续投入中医科研专项基金150万元资助2014年度福建省中医药科研项目。

五、教育工作

（一）做好高层次优秀中医临床人才培养工作

2014年，新建设8个全国名老中医药专家传承工作室，完成第五

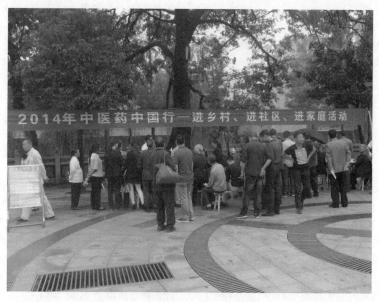

2014年9月26日，"中医中药中国行——进乡村·进社区·进家庭"在福建周宁开展系列活动

批全国和第三批省级继承人 2013 年度考核和中期考核工作。第五批全国师承继承人 44 人年度考核全部合格、43 人中期考核通过（1 人因病去世）；第三批省级继承人 70 人有 69 人通过年度考核，新增 1 人为第三批省级继承人。

（二）做好基层中医药人才培养工作

开展中医药一技之长人员纳入乡村医生管理工作。依据《福建省开展中医药一技之长人员纳入乡村医生管理工作实施方案》部署推进工作，全年共 145 人通过考试。

开展基层老中医药专家师承带徒工作。2014 年 5 月印发《福建省基层老中医药专家师承带徒工作实施方案》，开展基层老中医药专家师承带徒指导老师遴选工作。

根据《福建省传统医学出师考核和确有专长考核工作方案》，组织开展 2014 年师承人员集中培训和确有专长人员考核报名工作，全年全省共有 75 人报名。

中医住院医师规范化培训工作。国家中医药管理局批准福建省 7 个中医住院医师规范化培训基地、7 个中医类别全科医生规范化培养基地（临床培养基地）、8 个中医类别全科医生规范化培养基地（基层培养基地），开展省级基地推荐申报工作。

开展中医类别全科医师转岗培训工作，举办福建省中医类别全科医师提高班，共计培训 104 人。

开展福建省中医医院财务骨干人员培训，2014 年共培训 115 人，培养一批专业能力强的会计人才；开展省级监控平台操作人员培训，强化监控平台技术保障维护，健全中央转移支付中医药项目预算执行动态监控机制。

推广中医药适宜技术。根据《2013 年基层中医药适宜技术服务能力建设项目实施方案》，2014 年国家投入 1211 万元，在福建省确定 11 个县级中医院、27 个乡镇卫生院及社区卫生服务中心和 1210 个村卫生所（室）、社区卫生服务站开展建设。举办中医药适宜技术推广基地师资培训班，培训 300 多名县级以上医院中医、中西医结合临床医生，为基层适宜技术的推广培养了师资力量。

六、文化建设

继续推进中医药文化科普知识宣传，建设全国中医药文化宣传教育基地。依据《全国中医药文化宣传教育基地建设标准》要求，万好药博园被确定为福建省级中医药文化宣传教育基地，2014 年 6 月，通过国家评估被确定为全国中医药文化宣传教育基地。福建省已建成 4 个省级和 1 个全国中医药文化宣传教育基地。

2014 年安排省级专项资金 64.7 万元用于中医药知识宣传普及项目。2014 年 9 月在全省范围内组织各级中医医疗机构开展了以"中医中药中国行——进乡村·进社区·进家庭"为主要内容的"中医药服务百姓健康推进活动"。活动参与的各级中医医疗机构共有 129 家，其中三级医院 15 家、二级医院 63 家、其他医疗机构 51 家；参加义诊医师人数共有 997 人，其中主任医师 162 人、副主任医师 236 人、主治医师 351 人、住院医师 248 人；参加义诊中药师共有 82 人、护士 414 人；参加大讲堂 22486 人次，义诊共接诊群众 41624 人次，发放宣传材料 109440 份，收住患者入院 167 人，为住院患者手术 39 台次。

七、党风廉政建设

深入开展第二批党的群众路线教育实践活动，把群众路线教育和医德医风教育结合起来，福建省卫生计生委开展全省二级以上医院满意度调查及医疗系统政风行风专项督查。

2014 年 1 月，福建省卫生计生委专门印发了《关于在全省二级以上医院开展满意度问卷调查的通知》，委托第三方调查评价机构，采取电话回访的方式，对全省 203 所二级以上医院开展满意度问卷调查。问卷调查样本从省居民健康信息系统中随机抽取各医院 2013 年 1~4 月的出院病人（抽取样本量为问卷调查数的 3 倍以上），部分医院出院病人样本不足的延伸到 2013 年 7 月或采取上报样本的方式，上半年抽取的样本量达 92000 多个。上半年电话回访有答复的出院病人 20157 人次（每所医院 100 人次），个别医院由于样本量不足，回访人数达不到 100 人次。问卷调查内容包括服务态度、服务流程、服务质量、服务环境、治理收受红包回扣措施共 5 项，分为很满意、比较满意、一般、不太满意、很不满意 5 个档次和不了解。调查结果从整体上看，总体满意度 78 分，接近"比较满意"水平；从分类情况看，综合性医院的满意度为 76.90 分，妇幼保健院 76.35 分，中医院（包括中西结合医院）79.95 分，其他专科医院 83.83 分。调查结果显示，中医院满意度超过总体水平，且排名较为靠前。

八、其他

（一）抓好中医药健康服务管理

中医药健康指导工作在公共卫生服务过程中得到有效落实。大多数乡镇卫生院、社区服务中心积极开辟中医体质辨识服务，印制了老年人、高血压、糖尿病、孕妇、0~6 岁儿童的中医药保健指导记录表，在对高血压、糖尿病、老年人开展慢病随访和健康体检过程中，结合中医药服务规范要求，进行个性化和集中式的健康教育指导和健康教育讲座培训，指导和授课内容中都有中医药保健内容相结合，提高了中医药指导率。截至 2014 年年底，中医药基本公共卫生服务项目目标人群覆盖率达到了 40%。

发挥中医药特色，促进健康服务业发展。鼓励和支持福建中医药大学和省属中医院发挥中医药特色优势，参与健康服务业，分批推进建设以健康、养生、旅游为一体的"福建中医药大学附属康复医院武夷山康复中心"。

（二）强化中医执业准入和行业监管工作

福建省卫生计生委加强各考点指导和考试基地建设，加大考官和考务人员培训，完成 2014 年中医类别执业医师考试工作。全年福建省共有 3287 名考生报名参加考试，通

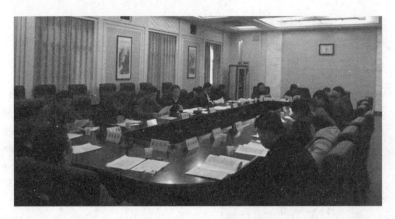

2014 年 12 月 30 日，江西省中医药工作厅际协调小组会议在江西省卫生计生委召开

过资格审核的考生 2744 人。实际参加实践技能考试的人数 2478 人，考试通过 1885 人，通过率约为76.07%，同比上升 0.53%。综合笔试应考人数 1885 人，缺考人数 4 人。

加强中医医疗广告准入管理。全年通过审查、颁发中医医疗广告证明 8 件。福建省卫生计生委加大医疗广告的监督力度，重点加强民营医疗机构和个体诊所医疗广告监管。根据国家中医药管理局监测通报，全国虚假违法广告 650 条次，福建省 2 条次，占总数的 3.08‰，全国违法发布医疗广告机构数 114 家，福建省 1 家，占总数的 8.77‰，实现了福建省中医医疗广告违法现象连续多年处于全国较低水平的目标。

加强行业监督，做好简政放权，清理或下放行政处罚共 8 项，实行属地管理 2 项；下放行政监督 1 项，实行属地管理 1 项；部分下放权限的公共服务事项 1 项，进一步规范行政审批和公共服务行为。

（吴彦彦）

【江西省 2014 年中医药工作概况】

一、深化改革

一是开展"中国梦·国医情·健康行"活动。2014 年 4 月 28 日，下发《江西省"中国梦·国医情·健康行"活动实施方案》，围绕深化改革、围绕完善政策、建立机制、营造氛围，推出了 20 条具体举措，开展了征文、院歌比赛等系列活动，活动分为动员部署、组织实施、总结表彰 3 个阶段。

二是开展中医药强省战略课题研究。2014 年 4～6 月，江西省卫生计生委联合江西省政府发展研究中心、江西中医药大学赴省内宜春、赣州、抚州、鹰潭、樟树和省外黑龙江、吉林、云南、贵州等地开展了"加快中医药产业发展，推动中医药强省建设"课题调研，形成了 1 份总体调研报告和 5 份专项调研报告。

三是出台在卫生计生工作中加强中医药工作的实施意见。2014 年 6 月 4 日，印发了《江西省卫生计生委关于在卫生计生工作中进一步加强中医药工作的实施意见》，规定每年至少组织召开 1 次党组（党委）会议专题研究中医药工作；建立委（局）内中医药工作联席会议制度，推动建立中医药工作跨部门协调机制；市县级卫生计生部门设置独立的中医处（科、股）和配备中医专干；建立健全中医药规划统筹机制，完善中医医疗服务体系；注重在基层卫生、公共卫生、卫生应急、人才队伍建设中发挥中医药优势和作用。

四是调整中医药厅际协调小组。2014 年 10 月 24 日，印发了《关于调整江西省中医药工作厅际协调小组组成人员的通知》，并制定了厅际协调小组成员单位责任分工和联席会议制度。

五是组建中医康复（热敏灸）联盟。2014 年 5 月 16 日，召开了联盟启动会，江西省中医院与武宁等市县的 10 家中医院签订了合作意向书，于 2014 年 7 月 2 日正式签订了医疗合作协议书，明确了"8＋1"合作模式，即统一组织领导、统一品牌形象、统一文化理念、统一技术标准、统一服务质量、统一培训管理、统一人员调配、统一财务结算、共享发展成果，标志着江西省省、市、县热敏灸技术联合体正式成立。

六是推进县级公立中医医院综合改革试点工作。2014 年 3 月 6 日，召开了第一批公立中医医院改革座谈会，同步研究推进第二批县级公立中医医院综合改革试点，积极引导医疗机构开展成本相对较低、疗效相对较好的中医药诊疗服务。

二、中医药基层提升工程

一是召开提升工程现场会。2014 年 2 月 26 日，在安福县召开了

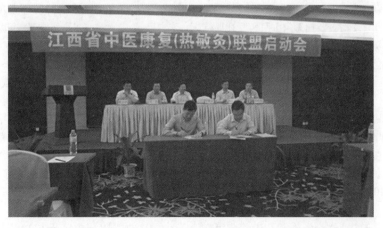

2014 年 5 月 16 日，江西省中医康复（热敏灸）联盟启动会在南昌召开

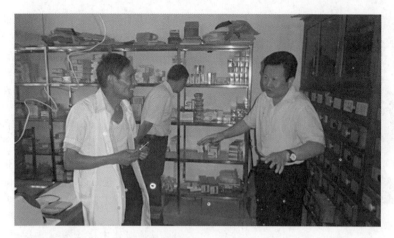

2014 年 6 月 12 日，江西省卫生计生委副主任程关华深入村卫生室调研基层中医药工作

基层中医药服务能力提升工程现场会，总结推广安福县经验做法。

二是新增提升工程联系点。在 2013 年 13 个基层中医药服务能力提升工程联系点的基础上，2014 年又确定了 20 个县（市、区）作为第二批联系点。

三是开展提升工程督导。2014 年 4 月，采取循环交叉督导的方式，以设区市卫生局为单位的 11 个督导组分赴 11 个设区市开展基层中医药服务能力提升工程督导，共抽查了 11 个区、24 个县（市）。2014 年 5 月 16 日，召开了提升工程督导汇报省会。2014 年 8 月中下旬，江西省卫生计生委再次联合人力资源社会保障和食品药品监管部门进行督导，抽查了 36 个县（市、区）、288 个基层医疗卫生机构，检查覆盖率达 36%。2014 年 9 月 16 日，召开了提升工程督导反馈会。据国家中医药管理局监测数据显示，江西省基层中医药服务能力在全国排位提前到 16 位。

三、中医内涵建设

一是遴选全省中医优势病种区域治疗中心。2014 年 11 月 6 日，召开了全省中医优势病种区域治疗中心评审会。评审采取打擂演讲、专家评审、组织研究等方式，确定了 10 个中医优势病种区域治疗中心。

二是加强中医重点（特色）专科建设。在全省确定了 10 个省级临床重点专科和 30 个基层特色专科建设项目。完成对全省 33 个国家中医

重点专科中期评估工作。

三是积极实施预防保健试点项目。经国家中医药管理局考核，宜春市中西医结合医院、新余市中医院、九江市中医院、赣州市中医院被列为扶优项目建设单位，景德镇市中医院、鹰潭市中医院、吉安市中医院、抚州市中医院、萍乡市中医院被列为新增项目建设单位。截至 2014 年底，江西省为国家中医"治未病"服务能力建设项目地市全覆盖的唯一省份。2014 年 3 月，3 个专家评估组赴南昌等 6 个项目地区开展了中医药预防保健及康复服务能力建设项目评估。2014 年 11 月 7 日，召开了全省中医"治未病"服务能力建设项目启动会，总结第一批项目经验做法，部署第二批项目建设工作。

四是进一步加强中医医院管理。继续深入开展二级中医医院评审工作，已完成 95% 的县级中医医院评审。

四、中医科教工作

一是国医大师实现零突破。2014 年 10 月 30 日，人力资源社会保障部、国家卫生计生委和国家中医药管理局共同在人民大会堂隆重召开第二届国医大师表彰大会，江西省洪广祥教授获得了"国医大师"荣誉称号，也是江西省首位获此殊荣的中医专家。

二是加强基层中医药人才培养。完成 100 名中医类别全科医生转岗培训，100 名中西医结合人才培训 2

个学期的学习和考核；完成 118 名县级中医临床技术骨干培训的理论学习和 355 名乡村医生中医药知识与技能提升培训；制订下发了《江西省中医药一技之长人员纳入乡村医生管理工作实施方案》，全省受理 1000 多人报名，504 人经临床考核合格并参加中等专业水平考试，288 人纳入乡村医生管理。

三是实施中医药人才能力建设项目。对 8 个全国名老中医药专家传承工作室验收和第五批全国名老中医药专家学术继承工作开展中期检查；开展江西省全国优秀中医临床人才研修项目研修学员现状调查和年度考核；8 个名老中医药专家传承工作室获得国家中医药管理局立项；10 名中药技术骨干被确定为全国中药特色传承技术人才培训项目培养对象；江西省中医管理局会同省卫生计生委科教处联合制定下发《江西省住院医师规范化培训实施意见》，9 家单位被确定为首批国家中医住院医师、全科医生规范化培训（培养）基地。

四是组织科技项目申报和成果鉴定。组织开展了 2014 年中医药科研课题申报工作，共计申报中医药科研计划 363 项，评选确定了 10 项重点课题、187 项普通课题。2014 年 7 月 3 日，组织专家对江西省中医药研究院等单位完成的科技项目"复方溃疡宁'湿润一步法'治疗慢性下肢溃疡临床新方法研究"进行了科技成果鉴定，经鉴定，该项目具有创新性、实用性，达到国内领先水平。

五、中医药传统知识调查

一是印发调查文件。2014 年 3 月 3 日印发《关于做好全省中医药传统知识调查工作的通知》（赣中医药字〔2014〕9 号），2014 年 4 月 14 日印发《关于成立江西省中医药传统知识调查工作领导小组及专家顾问小组的通知》（赣卫中医字〔2014〕10 号）和《关于印发江西省中医药传统知识调查工作实施方案的通知》（赣卫中医字〔2014〕11 号）。

二是开展调查培训。2014 年 4 月 25 日，在江西南昌召开全省中医

药传统知识调查工作启动会暨调查人员培训会，11 个设区市及各县（市、区）中医管理机构负责人、调查队的中医药专家共 213 人参加了会议。会议下发《中医药传统知识调查工作手册》500 册。

三是组织实施调查。全省各地共组建 350 余人调查队伍，并建立"赣中医药传统知识调查"QQ 群，采取发放"致中医药传统知识持有人的一封信"和"中医药传统知识项目基本情况调查表"等方式开展中医药传统知识调查。截至 2014 年年底，全省有 52 个县、市、区上报了调查基本情况 260 项，通过工作平台上传调查项目 162 项。

六、中药资源普查

一是野外调查基本完成。江西中医药大学、江西省药物研究所、江西省中医药研究院 3 家省级技术依托单位和 7 个县级普查队分春、夏、秋、冬共 4 次进行了野外资源调查。全省 35 个普查试点县共完成 1285 个样地、6749 个样方套、739 个重点品种、5268 种药用植物的普查工作，采集标本 47400 份，拍摄照片 215895 张。

二是繁育基地建设全面推进。10 家单位的 15 个药材基地的育种育苗工作稳步推进，繁育总面积达 2280 亩，并以此为龙头申报全国中药材种子种苗示范基地。

三是樟树监测站正式投入使用。2014 年 4 月 1 日，江西省现代中药资源动态监测信息和技术服务中心樟树站建成并正式运营，具体负责区域为樟树、新干、资溪、余江、贵溪、铅山、玉山、德兴、婺源、乐平、鄱阳、彭泽、都昌、庐山区、瑞昌、武宁、靖安、湾里区、武宁、修水、铜鼓、宜丰共计 22 个县、市、区。

四是省级监测中心启动建设。

五是举办专题培训班。举办普查技术、药用植物摄影、毒蛇防治、标本制作等专题培训班，培养了一批中药资源普查技术人员。

六是开展普查科研工作。《江西省中药资源普查植物分类资料及图片管理软件的整理整合研究》及《江西中药资源普查药用植物新类群及新纪录整理》列为江西省卫生计生委课题。同时开展中药资源普查专著编写工作。

（郑林华）

【山东省 2014 年中医药工作概况】

一、中医药参与医药卫生体制改革

公立医院改革中医药政策不断完善。在《山东省人民政府办公厅关于推进县级公立医院综合改革的实施意见》（鲁政办发〔2014〕30 号）中，将"发挥中医药特色优势"作为一部分单独列出，明确保留中药饮片加成，并在调整医疗服务价格中，提高中医技术服务价格。在制订补偿方案时，对中医医院单独测算，并在财政补偿上适当倾斜。将中医诊疗技术项目、中药饮片和治疗性医院中药制剂纳入基本医疗保险、工伤保险、生育保险支付范围，中医药费用报销比例提高 10%。印发了《关于在县级公立医院综合改革中充分发挥中医药特色优势的通知》（鲁卫中业务发〔2014〕4 号），进一步明确了鼓励使用中药饮片、调整中医医疗服务价格、发挥医疗保险鼓励使用中医药服务的作用、协调落实好政府对中医医院投入倾斜和扶持政策、深化中医优势病种收费方式改革以及提升县域中医药服务能力等政策措施。

中医优势病种收费方式改革取得初步成效。确定济宁、威海两市为试点市，细化实施方案，指导两市完善政策措施。录制了试点病种中医技术视频教材，组织 2 期试点病种培训班。试点市相关配套政策措施已逐步出台，改革试点正在稳步推进，取得初步成效。一是人民群众得到实惠。在济宁，7 个病种总费用较同期综合医院相同病种费用平均低 46%。二是医疗机构得到发展。通过价格调整、临床路径管理等综合改革举措，使医院成本控制趋于规范，医院靠技术实现的纯利润费用增加。济宁市试点医院纯利润平均增加 28.35%，威海市试点病种应用中医技术纯收入比西医治疗方式每个病例高 1800 元左右。三是中医优势病种诊疗技术得到推广和普及。威海市 7 个优势病种应用中医诊疗技术同比增加 22%。四是医保（新农合）基金安全得到保障。采取中医骨折疗法大幅降低了患者的医疗费用，医保负担也随之明显下降。试点工作开展以来，济宁、威海市二级以上医疗机构医保基金节约支出共 870 余万元。

二、贯彻落实《关于在卫生计生工作中进一步加强中医药工作的意见》

国家卫生计生委、中医药管理局《关于在卫生计生工作中进一步加强中医药工作的意见》（国卫办发〔2014〕18 号）印发后，山东省中医管理局高度重视，将做好该意见的贯彻落实作为当前和今后一个时

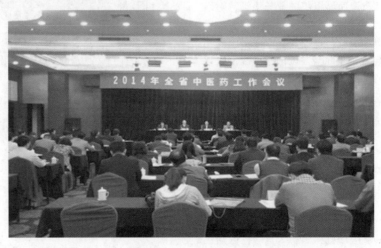

2014 年 3 月 25 日，2014 年山东省中医药工作会议在济南召开

期的重点任务来抓。一是迅速组织召开了全体人员参加的局务会，集体学习文件精神，将文件精神吃透、吃准。二是及时向卫生计生委党组和委主任办公会作全面汇报，引起领导重视。三是向各市卫生计生委和省卫生计生委机关各处室转发了该意见，并结合山东省实际提出了具体的工作要求。该意见的印发对于在卫生计生机构改革中推动中医药管理体系建设发挥了重要作用。17个市级中医药管理局局长由卫生计生委主任兼任，山东省大部分市级卫生计生部门均设立了副处级的中（医）药管理局。

三、其他中医药重点工作

重点推进中医药文化宣传活动。一是开展了2014年"中医中药中国行——进乡村·进社区·进家庭暨中医养生保健知识巡讲活动"，涉及全省17市、34个县（市、区），组织省级专家赴活动举办地进行基层中医药人员培训、义诊和乡村医生调研等活动，历时一个月，举办基层中医药人员培训34场，义诊人群10000余人，免费发放培训材料和科普宣传材料20000余份。二是加强中医药宣传平台建设，利用山东中医药网、健康山东、中国中医药报等媒体及时发布工作信息，加大对国医大师、省名中医药专家等中医药人才的宣传力度，在《健康报》和《中国中医药报》上发表新闻报道300余篇。三是首次开展了中医养生保健素养调查，参加了国家中医药管理局组织的业务培训，对纳入试点的8个县进行动员培训，组织专家对调查设计、调查实施和调查结果进行全方位的质量控制，以确保调查数据质量，为领导决策提供可靠依据。

基层中医药服务能力提升工程。一是扎实推进基层中医药服务能力提升工程。开展了提升工程督查评估，对53所县级院、108个社区卫生服务中心、316个乡镇卫生院和212个社区卫生服务站、村卫生室进行抽样调查，访谈政府分管领导、基层医疗机构医护人员、社区居民等2000余人。大力推进基层医疗机

构国医堂建设，召开现场推进会，推广先进地区经验做法，积极引导各地加大国医堂建设力度，全省1560个社区卫生服务中心和乡镇卫生院设立了国医堂，占该类机构总数的72%。山东省能够提供中医药服务的社区卫生服务中心、乡镇卫生院、社区卫生服务站和村卫生室分别达到山东省相应机构总数的95.05%、94.55%、73.16%和65.22%。二是积极创建基层中医药工作先进单位。遴选12个县（市、区）开展全省基层中医药工作先进单位创建工作，齐河、禹城等5个县（市、区）均顺利通过国家专家组的现场评审。开展了全省中医药特色基层医疗机构创建工作。

中医药特色优势建设。一是着力提升中医医院综合服务能力。完成88家二级中医医院评审，组织开展了三级中医医院持续改进活动，不断提升中医医院中医药及综合服务能力。二是加强重点专科建设。组织专家对73个国家中医重点专科开展了中期评估，山东省中医药管理局联合山东省财政厅完成2013年度中医药服务能力提升工程重点专科项目建设绩效评价工作，下拨建设经费2477万元。三是做好中医药预防保健工作。加强中医医院"治未病"科室建设，全省124所二级以上中医医疗机构设置"治未病"科室，平均专职人员11.5

名，开展服务项目6.74项，推广中医技术7.86种。指导有关单位完成全国中医药预防保健及康复与临床服务能力建设项目建设任务，争取2014年国家"治未病"服务能力建设项目9个，获得建设经费900万元。创建2014年度山东省中医药预防保健服务中心20个，启动2014年全省中医药服务百姓健康中医养生膏方推广活动，普及中医膏方知识，推广中医特色治疗手段。四是加强中医医院应急急救能力建设。制定印发《山东省卫生计生委关于加强全省中医医院应急急救能力建设的意见》，指导全省中医医院充分发挥中医药特色优势，建立完善中医医院应急工作机制，切实提高医院急诊急救能力。五是推进综合医院和妇幼保健机构中医药工作。联合济南军区联勤部卫生部共同印发《山东省综合医院和妇幼保健机构中医药工作专项推进行动实施方案》，明确行动目标任务，推动开展中西医协作，进一步提升综合医院和妇幼保健机构的中医药服务能力。六是不断提升中医护理技术水平。在全省中医药系统开展中医护理岗位技能练兵，成功举办了全省中医药系统中医护理岗位技能竞赛，有效彰显了中医护理特色优势，丰富了"优质护理服务示范工程"内涵。七是积极参与重大疾病防控。完善山东省H7N9禽流感中

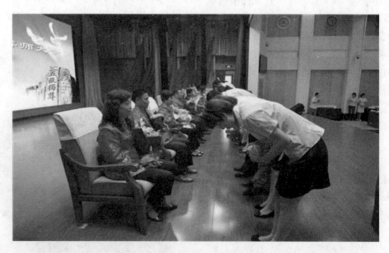

2014年6月4日，山东省中医药传承拜师大会在济南召开。图为第一批省市级继承人向指导老师拜师

医药防治预案，组织中医专家参与山东省H7N9禽流感确诊患者救治。组织制订山东省埃博拉出血热中医药防治方案，举办了全省埃博拉出血热中医药防治培训班。

其他中医药业务工作。一是加强人员准入管理。完成全省农村中医药一技之长人员纳入乡村医生管理及2013～2014年传统医学确有专长考核工作，分别有784人、509人考核合格，取得乡村医生从业资质及确有专长考核合格证书。二是加强药事管理。山东省中医药管理局联合省卫生计生委共同制定印发《关于进一步加强医疗机构药事管理促进临床合理用药的通知》，加强中医医院药事和处方管理，规范临床用药。山东省中医药管理局会同山东省食品药品监督管理局遴选确定50种中医药院内制剂，纳入全省第二批可调剂使用品种目录，在全省范围调剂使用，不断满足基层中医医疗机构和群众对院内制剂的需求。三是完成2013年基本公共服务中医药健康管理项目的总结分析工作。全省65岁以上老年人接受中医体质辨识的人数达325.49万人，占目标人群的35.4%；0～36个月儿童接受中医调养服务的人数达107.18万人，占目标人群的34.75%，两项目均超额完成国家要求的覆盖率。四是组织全省中医药系统开展2014年"服务百姓健康行动"大型义诊活动周，全省共有132家中医疗机构派出3289名医务人员参加义诊活动，共接受义诊患者65966人次，义诊收住入院患者1117人，义诊手术204台，健康教育大讲堂参与群众15334人次，发放健康宣传材料122657份，共为患者减免医疗费用68万元。

中医药人才培养。一是扎实开展全省五级中医药师承教育项目。对第一批师承工作进行了年度考核，举办了管理培训班，反馈了项目年度检查情况，交流了带教学习经验。遴选公布了第二批214名指导老师和428名继承人。山东省中医药管理局会同省人力资源社会保障厅、财政厅修订了项目管理办法，启动了第三批师承项目遴选工作。二是深入开展名医工程。山东中医药大学尚德俊教授被评为第二届国医大师。山东省中医药管理局会同省人力资源社会保障厅评选并公布10名山东名老中医和200名基层名中医。三是中医药传承项目特色突出。2014年新增12个全国名老中医药专家传承工作室，齐鲁内科时病流派传承工作室与齐鲁伤寒流派传承工作室正式挂牌成立。顺利通过国家中医药管理局全国名老中医药专家传承工作室建设项目评估验收及第五批全国老中医药专家学术经验继承中期检查督导。四是认真开展"西医学习中医"培训工作。对第一期普及班进行了结业考试，2213名学员经结业考试合格准予毕业。在全面总结第一期工作的基础上，启动开展了全省第二批"西医学习中医"培训工作。制定了西学中教育基地建设标准，积极推进基地的规范化建设。五是启动了全省中医住院医师规范化培训工作。对全省中医住院医师规范化培训需求情况进行了摸底测算。按照国家要求，结合调查需求，对全省中医住院医师规范化培训工作进行了全面部署安排。潍坊市、泰安市中医院等14家单位被评为首批国家级中医住院医师规范化培训

基地，其中5家单位承担了国家年度下达的300名学员的培训任务。

中医药科研能力建设。一是山东中医药大学附属医院的国家高血压中医临床研究基地建设项目进展顺利。基地业务建设科研专项的11项课题顺利通过中期检查，迎接了国家对基地业务建设的2014年检查评估。山东中医药大学附属医院杨传华承担的"提高中医降压质量的关键技术及转化应用"课题依托高血压国家中医临床研究基地建设项目，获得了2014年省科技进步一等奖，彰显了山东省中医药科技创新能力不断提升。在章丘和陵县开展中医药适宜技术防控高血压研究的基础上，将高血压中医药防控列为2014年全省公共卫生服务项目，制定并下发了《山东省基层医疗卫生机构高血压中医健康管理适宜技术操作规范》。二是启动实施中医药传统知识保护技术研究项目。牵头组织华北片区7个省、市、自治区的中医药传统知识保护技术研究项目。召开了项目启动会，对相关技术人员进行了培训。三是开展了中医药标准化项目培训。分两期针对外科、儿科、妇科、内科和针灸科的省、市、县（市区）三级中医医疗机构约700人中医技术骨干进行了标准化培训。

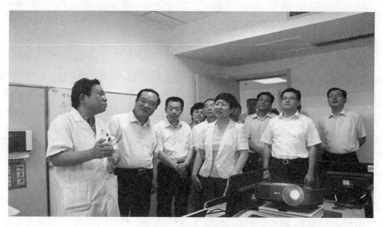

2014年6月18日，山东省中医药管理局局长武继彪陪同山东省副省长、九三学社山东省主任委员王随莲到菏泽市中医医院调研中医药工作

中药行业管理。一是开展了全省第四次中药资源普查试点工作，争取国家专项财政资金 941 万元，利用两年时间对全省 19 个试点县（市、区）进行中药资源普查。成立了由省科技厅、农业厅、林业厅等多部门参与的山东省中药资源普查工作领导小组，召开了项目启动会，对普查工作进行了统一部署，对普查大队队员进行了业务培训。不定期调度了解中药资源普查试点工作进展情况，帮助分析研究问题；按照国家要求，启动了省级中药原料质量监测技术服务中心建设。二是开创性地开展了全省中药饮片质量评价控制工作。委托山东省中医药研究院，组织专家，在全省 121 家中医医院随机抽取 1200 份中药饮片，开展了中药饮片的性状鉴别和有效成分分析，摸清全省中医医院的中药饮片质量状况。

四、行风建设

一是强化宗旨意识，提高机关干部思想认识。组织机关党员干部深入学习党的十八大、十八届三中全会精神及中央有关材料，深刻领会习近平总书记系列重要讲话和指示精神，提高了思想认识，更加自觉地在思想上、政治上、行动上与以习近平同志为总书记的党中央保持高度一致。二是进一步转变工作作风。把加强作风建设摆在更加突出的位置，领导班子以身作则，带头学习提高、听取意见，带头查摆问题、开展批评，带头制定措施、抓好整改，"四风"突出问题得到逐步解决。按要求清理了办公用房，纳入清退会员卡范围的机关干部全部上交会员卡零持有报告，领导干部协会兼职问题已全部清理完成。三是坚持密切联系群众。制定完善了机关党员干部联系群众制度、基层联系点制度，推动联系服务群众工作的常态化、长效化，坚持从群众最需要的地方做起，从群众最不满意的地方改起，进一步密切了党群干群关系。针对基层群众反映的看病就医不方便、不放心等问题，在全省开展了"中医中药中国行"大型义诊和"三增一禁"便民整风

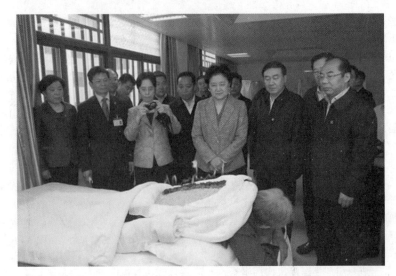

2014 年 4 月 10 日，国务院副总理刘延东在河南省开封市中医院调研时观看长蛇灸

活动，取得了良好的成效。

（刘　超）

【河南省 2014 年中医药工作概况】

一、基础设施和重大项目建设

财政支持力度进一步加大。2014 年中央和省级财政共投入 6.5 亿元，其中省级财政投入 2.3 亿元，省本级预算中医专款首次突破 7000 万元。积极争取中央投资项目。14 家县级中医院、河南省中医院儿科诊疗中心、河南省洛阳正骨医院全科医师培训基地列入 2014 年中央投资建设项目，总投资 8.59 亿元，其中中央投资 3.29 亿元。中央投资服务能力建设项目资金达到 8732 万元。

中医重大建设项目进展顺利。河南中医学院一附院国家中医临床研究基地大楼即将竣工；河南省洛阳正骨医院郑州院区一期工程投入使用；河南省中医院全科医生培训基地暨儿科诊疗中心进入收尾阶段。县级中医院建设已争取中央投资项目 57 个，规划建筑面积 139 万平方米，总投资 27 亿元。西平、睢县、项城、尉氏、中牟等 33 家县级中医院迁址新建，划拨建设用地 2554 亩。中医项目管理进一步规范。制定印发《县级中医医院基础设施建设指导意见》，举办全省中医机构基础设施建设培训班，成立河南省中

医基础设施建设规划设计专家咨询小组。

二、人才队伍建设

高层次人才培养成效显著：唐祖宣同志荣获第二届"国医大师"称号。王心东等 50 名主任医师被评为第二届"河南省名中医"。35 名省重点中医学科（专科）学术带头人通过遴选进岗学习，第五批全国老中医药专家学术经验继承工作顺利通过国家中期检查。新建 12 个国家名老中医工作室，首批 7 个国家名老中医工作室通过验收。基层中医药人才培养不断加强。

县级中医临床骨干、西医学习中医、中医全科医师转岗培训共完成 700 人次，培养 159 名基层中医药适宜技术推广县级师资，完成 600 名乡村医生中医药知识技能培训。招收 50 名农村订单定向中医专业医学生，安阳、洛阳中医药学校招收中医中专生 1000 名。

推进学习型行业建设。河南省中医管理局联合河南省总工会教科文卫体工会开展全省中医医院感染管理岗位技能竞赛，2 名同志获得"河南省五一劳动奖章"。印发《关于进一步加强中医药继续教育项目管理工作的通知》，实施国家级继续教育项目 41 项，省级继续教育项目 216 项。

三、中医药继承和创新

印发《河南省中医临床学科领

军人才培育对象及核心团队管理办法》和《河南省中医药科学研究专项课题管理办法（试行）》，编制完成《领军人才培育计划项目任务书》。65项成果获省中医药科技成果奖，17项成果获省部级以上科研成果奖。"慢性阻塞性肺疾病病证结合诊疗技术建立及应用"获河南省科技进步一等奖。科研平台支撑能力不断增强。河南中医学院一附院顺利通过国家中医临床研究基地业务建设年度检查。完成《河南省中医骨科临床研究基地业务建设方案》编制，获批设置河南省洛阳正骨进修学院。河南中医学院一附院肺病、艾滋病学科入选河南省科技创新团队。河南省中医院联合军事医学科学院设立分子诊断技术转化医学中心，郑州市中医院依托王永炎院士工作站建成三级网络会诊中心。科研立项取得新成绩，104项课题获得省部级以上科研专项。河南省洛阳正骨医院"可吸收镁合金骨植入系列产品开发与产业化"获得省重大科技专项立项资助。传统学术经验得到继承和保护，完成前四批中医师承学术经验收集整理。中医药传统知识保护技术研究工作全面开展。中药资源普查试点全面完成计划任务。中医药治疗艾滋病成效显著。在临床救治、项目管理和科学研究领域取得阶段性成果，河南省经验得到了人民日报、新华社等主流媒体的关注和国家卫生计生委、国家中医药管理局的肯定，并在全国中医药防治艾滋病工作会议上进行交流。

四、中医药服务能力建设

医院内涵建设不断丰富。5家三级医院和20家二级医院通过专家咨询和评审。全面调整专科建设思路，举办全省中医专科建设研讨班，印发《关于进一步提升中医专科建设水平的指导意见》，新遴选命名15个河南省特色中医专科，完成65个国家中医药管理局重点专科、国家临床重点专科中期评估。

高风险诊疗技术管理不断规范。全省49家中医医院取得人工关节置换、脑血管介入技术应用资质。完成73家医院省级内镜技术应用能力评估，对45家血液透析室实施质控复核。制定4项技术准入质控验收标准，筹建人工关节置换、介入技术质控评估和人员培训机构。

医疗要素准入进一步完善。完成158家医院校验和执业登记变更，对22家中医医院消毒供应室进行了专项评估。5200名中医考生通过考试取得执业资格，116名考生通过师承和确有专长考核取得证书，启动中医药一技之长人员纳入乡村医生管理试点。

基层中医药服务能力不断增强。加快基层中医药服务能力提升工程进度，河南省中医管理局联合河南省卫生计生委、食品药品监督管理局开展专项督导；13个县（市、区）通过全国基层中医药工作先进单位省级评审和复审。3家西医综合医院通过了国家综合医院中医药服务示范单位评审。经省政府同意，设置"河南省基层中医药工作先进单位"评选项目。完成65家乡镇卫生院和社区卫生服务中心、2860家村卫生室中医诊疗设备配备。周口市将乡镇卫生院中医药综合服务站建设列入卫生工作服务民生十大工程。安阳市对70家乡镇卫生院中医科进行标准化建设。南阳市在47家综合医院、卫生院和社区卫生服务中心开展仲景苑、中医堂建设。郑

州市乡镇卫生院和城市社区卫生服务机构中医综合服务区设置基本全覆盖。截至2014年底，全省共有中医医院392家，实际开放床位5.73万张。据不完全统计，全省县级以上中医院年门急诊量突破3000万人次，出院病人突破150万人次，总收入约120亿元，其中30所医院业务收入超亿元，业务运行效率和中医特色指标明显改善，两个效益不断提升。

五、管理和文化建设

中医管理机构得到加强。河南省中医管理局机关由原来2个处12名编制，增加为办公室（财务处）、医政处、科教处3个处室23个编制，充分体现了省委、省政府对中医工作的重视和支持。

宏观管理政策研究制定进一步深化。委托河南省社会科学院开展的《河南省中医药发展战略研究》基本完成。开展中医药健康服务业等多项专题调研，为省政府政策的出台提供依据。《河南省人民政府关于推进县级公立医院综合改革的实施意见》明确中药饮片暂不实行药品零差价，市、县医保、新农合不得在国家规定之外人为限制中医药服务的提供和应用等5条刚性要求。平顶山市中医管理局积极协调，将针灸、艾灸等25种中医非药物疗法纳入县乡两级新农合门诊报销范畴。

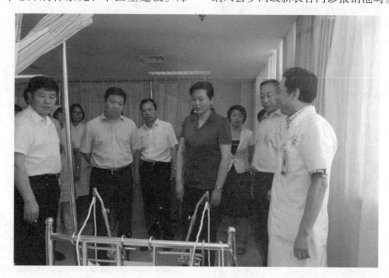

2014年7月17日，河南省人民政府副省长王艳玲到河南省洛阳正骨医院调研中医药工作

中医特色管理制度体系初步形成。制定《省级中医医院设置规划原则》《中医医疗机构执业登记评审细则》和《中医医疗机构校验评审细则》，进一步充实了中医管理制度体系，河南省中医医政管理制度建设经验在全国中医药工作会议上作典型发言，反响强烈，不少规范性文件被国家中医药管理局转发全国参照执行。

中医信息化建设稳步推进。参与制定《河南省数字化医院建设指南（2014版）》，完成了26家贫困县中医院信息化项目的软件招标，筹资780万元补助项目建设，完成系统调试并顺利投入使用。

中医药文化建设组建省级中医药专家宣讲团。开展全省中医药文化科普成果展览和经验交流，完成中医养生保健素养抽样调查。河南中医药博物馆建设稳步推进，大宋中医药文化博物馆、河南省洛阳正骨医院等省级中医药文化宣传教育基地通过中期评估。

河南省中医管理局按照省委的统一部署，认真落实党的群众路线教育实践活动持续整改阶段各项任务，完成领导班子"四抓"和领导干部"三件事"、中央巡视组反馈意见、省直单位"上下联动"整改事项54项。认真落实中央"八项规定"和省委、省政府"20条意见"，结合实际，按照"三严三实"要求，加强行业和机关作风建设，增强依法行政和服务群众意识，规范行政行为，提升行政效率。

河南中医事业的发展离不开各级领导的关注和支持。刘延东副总理视察开封市中医院时，高度评价了该院的建设发展思路和做法，要求广大中医药工作者弘扬中医药文化，发挥中医药优势，让中医药在医改中发挥重要作用，为人民群众健康再立新功。王艳玲副省长在河南省洛阳正骨医院调研时强调：要明确定位，继承创新，发扬光大洛阳正骨品牌，满足更多群众健康需求。省政协副主席靳克文到南阳调研和指导中医药健康服务业发展，省政协副主席高体健到周口参加"中医同行计划暨第26届中国国际

科学与和平周"中医药科普知识宣传活动，为河南中医事业的持续健康发展提供了有力的支撑。

（宋军伟）

【湖北省2015年中医药工作概况】

一、2014年湖北中医药资源和服务情况

截至2014年底，全省政府举办中医医院共91家（其中，三级中医医院25家，二级中医医院66家），实际开放床位数34753张，增长9.66%；人员总数37918人，增长13.35%；其中中医类别执业（助理）医师增加1486人。全省公立中医医院2014年总诊疗人次2000万人次，增长11.42%；出院人数117万人，增长11.40%。仙桃市、咸安区、保康县中医医院的诊疗人次增长幅度超过50%。全省公立中医医院2014年业务收入100亿元，增长18.73%。2014年全省公立中医医院的中药饮片收入达9.2亿元，增长21.93%，中药制剂收入2亿元，增长19.57%，中成药收入7.7亿元，增长3.90%。

二、2014年湖北中医药工作概况

（一）中医药参与医药卫生体制改革

全省两批33家县级公立中医医院全部纳入县级公立医院改革试点范围，实现中医医院和综合医院同步改革，调整了中医药诊疗项目和

服务价格。全面实施公共卫生服务项目，将儿童和老人中医药健康干预纳入考核范围，宜城市、宜都市和保康县积极开展县乡村一体化管理试点。健康管理在武汉市黄陂区开展试点。实施新一轮中医医院对口支援工作，22所三级甲等中医医院对口支援34所县级中医医院。

（二）中医医院基础设施建设

2013年获得国家农村卫生服务体系基础设施建设项目的9家县级中医医院已经全部开工建设，2014年又新批9家中医医院。全省共有45家县级中医医院获得了国家项目支持，项目总投资16.1亿元，其中，中央投资8.1亿元，地方配套8亿元。湖北省中医院、武汉市中医医院、宜昌市中医医院、襄阳市中医医院、荆州市中医医院5家单位被国家中医药管理局批准为中医住院医师规范化培训基地。

（三）中医医院重点专科建设

完成国家中医药管理局中医重点专科评估工作，组织专家对湖北省16个国家临床重点专科（中医类别）、19个国家中医药管理局"十一五"重点专科和31个"十二五"重点专科进行了现场评估。组织开展了首届湖北省民营中医医院重点专科申报评审工作，经各地申报推荐，专家评审，确定了6家医院7个专科（专病）为湖北省首届民营中医医院重点专科。

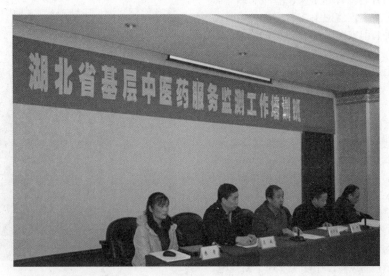

2014年1月10日，湖北省基层中医药服务监测工作培训班在湖北武汉举办

（四）基层中医药工作

全省组织开展了基层中医药服务能力提升工程中期督导检查，各地涌现出很多好的经验和做法。武汉市黄陂区和襄阳市保康县实现了乡镇卫生院"国医堂"的全覆盖，天门市举办了全市中医药服务能力提升工程培训竞赛活动，增强了基层中医药专业技术人员学习中医、应用中医的热情，提高了服务水平。当阳市中医医院编印《基层中医药提升工程培训教材》，用3年时间分5批次为乡镇卫生院和村卫生室培养中医药实用人才。

2014年共建设222个国医堂，9个名医堂，9个中医养生堂和39个知名中医工作室。2014年，全省共创建命名国医堂873个，名医堂84个，中医养生堂81个，知名中医工作室208个。武汉市江夏区、蔡甸区、东西湖区和十堰市茅箭区通过了国家基层中医药工作先进单位评审。

（五）中医药预防保健工作

武汉、宜昌、黄冈、襄阳、恩施州和神农架建立6个中医预防保健技术推广中心，每个中心投入200万元，推进区域性中医药预防保健中心建设。所有县级以上中医医院都建设了"治未病"科和中医养生堂，积极开展中医"治未病"服务。全省所有中医医院和大部分综合医院、专科医院和妇幼保健机构都积极向社会提供"冬病夏治"、"冬季进补"、穴位贴敷等中医药特色服务。武汉市中医院创制的"汉派膏滋"，成为全国继"海派膏方"和"金宁膏方"之后又一知名的膏方品牌，每年提供膏方1万多料。开展了湖北省公民中医养生保健素养调查，已经在8个试点县进行了抽样调查。

（六）中医药科研教育工作

国家中医临床研究基地综合大楼已经完工，基地建立了研究型门诊和研究型病房，其重点病种临床研究方案已经在全国15家单位开展多中心的临床研究，临床研究基地的业务建设方案已经通过国家中医药管理局的中期评估。2014年全省

中医医院共完成中医药科研课题262项（其中国家级课题14项、省部级课题55项），已通过鉴定114项，获奖79项，发表论文3226篇。根据国家中医药管理局关于开展全国名老中医药专家传承工作室建设项目评估验收的要求，2014年10月，湖北省组织专家对24个工作室进行了省级验收评估，通过了国家中医药管理局专家组的考核，对湖北省2010年全国名老中医传承工作室进行了验收考核，其中优秀6个、良好1个。通过组织申报，湖北省确定2014年全国名老中医工作室传承工作室10个。

举办了中医药标准临床应用骨干，针灸技术操作规范系列国家标准实施推广和中医药标准实施推广多形式培训，全省培训各级各类学员2000余人。确定中医住院医师规范化培训基地14个，中医类别全科医生规范化培养基地14个，中医类别全科医生规范化培养基地（基层培养基地）12个。委托湖北中医药大学牵头开展中医药传统知识调查工作，组织各地开展收集整理民间中医药单方验方和适宜技术。通过组织考试，遴选全国中药特色技术传承人才培训10人，遴选中医护理骨干人才20人，遴选县级中医药临床技术骨干70人，基层中医药指导老师70人。完成了100名中医类别

全科医师、100名中西医结合人才和690名乡村医生中医药技能的培训任务。完成了湖北中医药大学招收的50名农村订单定向免费医学生培养工作。

随州、大冶、浠水和巴东4个试点项目共接受中医药免费治疗艾滋病患者累计327人，正在接受治疗者193人，通过中医药治疗，患者的病情明显改善，生命质量明显提高，取得较好的临床疗效。

（七）中医药文化建设

全省各级各类中医医疗机构在加强基础设施建设的同时，都注重从外观设计和内部装饰上体现中医药文化特色。在推进"三堂一室"建设中，乡镇卫生院和社区卫生服务中心"国医堂"都进行了中式风格的装饰，具有鲜明的中国传统文化风格和浓郁的中医药文化特色。各地积极开展"膏方节"和"冬病夏治"等活动，举办各类中医药科普知识讲座，广泛宣传中医药知识。鄂州市积极开展"中医中药中国行——进农村·进社区·进家庭"活动，举办义诊18次，参加专家100余人次，免费发放中医药科普宣传资料1万余份。恩施州举办首届方剂知识大赛，提升全州中医师中医理论功底。红安县、黄梅县、麻城市中医医院定期通过新闻媒体开展中医讲堂，宣传中医药知识。浠

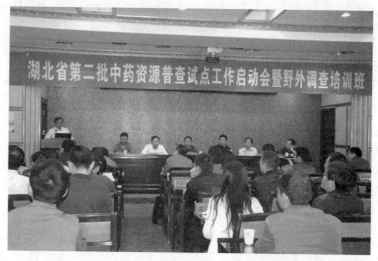

2014年5月13～14日，湖北省第二批中药资源普查试点工作启动会暨野外调查培训班在湖北十堰房县举办

水县中医医院邀请县楹联学会、书法学会等文化界知名人士书写中医药楹联和励志牌匾，宣传庞安时和新时代优秀中医药医务工作者的先进事迹。黄冈市中医医院顺利通过专家评审，成为湖北省第二家国家中医药文化宣传教育基地。十堰市中医医院与湖北武当山旅游开发有限公司合作开办武当山康复养生专科医院，将养生旅游相结合，进行了有益尝试。随州市印发了《随州市中医中药神农行实施方案》，开展了形式多样的中医药文化宣传活动。

（八）中药资源普查试点工作

全面启动湖北省第二批中药资源普查试点工作，湖北省组织专家对第二批10个试点地区60余名中药资源普查技术骨干进行了野外调查培训。完善了湖北省第一批中药资源普查试点工作相关数据、标本和相关的物种鉴定。对湖北省第二批中药资源普查试点地区进行了专项督导，全省完成品种数3292种，完成样方2313套，完成重点品种371个，全省共采集标本79789份，已上报国家中医药管理局7365份，其余保存在湖北中医药大学和各试点地区。在新类群发现方面，发现新属1个、新种6个，向国家中医药管理局申报药用植物新类群研究课题2个，发表学术论文4篇。同时，湖北省开展了中药资源普查试点工作相关研究成果的挖掘和整理工作，正在积极编纂《中国中药资源大典》（湖北卷和神农架专题卷）。

（芦 妤）

【湖南省2014年中医药工作概况】

一、强化省级中医药管理职能

2014年，湖南省新一轮政府机构改革全面启动。这次改革以转变职能为核心，严格控制行政机构限额和行政编制总额。根据省委、省政府印发的《关于湖南省人民政府职能转变和机构改革方案的实施意见》，湖南省中医药管理局调整为卫生计生委部门管理的副厅级单位，正式进入省政府机构序列，在促进中医药和民族医药发展、继承和发展中医药文化、加强中医药人才培

养方面进一步强化了行政职能。根据《省政府办公厅关于印发湖南省中医药管理局主要职责内设机构和人员编制规定的通知》，湖南省中医药管理局内设规划综合、医政医管、科技教育3个处室，列行政编制15名。机构改革完成后，为更好地履行职能，制定了省卫生计生委与省中医药管理局工作关系细则，进一步理顺二者之间工作关系。根据省政府要求，在规划综合处设立了局机要室，开通了与省政府办公厅的通讯专线，建立了省中医药管理局与省政府的直接工作联系。

二、公立中医医院综合改革试点

构建了公益导向的补偿机制，试点的12家中医医院均取消了药品加成，实行零差率销售（中药饮片除外），建立了三方共担的补偿机制，其中调整医疗服务价格弥补了83.79%，政府加大投入弥补了12.03%，医院内部消化了4.18%；调整了医院收入结构，各试点中医院均降低了大型设备检查价格，提高了诊疗费、护理费、手术费以及中医药特色服务等医疗服务项目价格，医院收入结构得到优化，药品收入同比下降了6%，医疗服务收入提高了5%，医务人员的劳动价值得到了进一步体现；控制了医药费用不合理增长，炎陵县实行总额包干和单病种费用包干综合结算、冷水江市推行单病种限额管理、祁阳县对56个病种实行按服务单元付费等形式，在医保控费方面进行尝试，门急诊次均费用和住院次均费用增长都低于其他非试点医院的平均水平。

三、落实中医药扶持政策

以县级公立医院综合改革为契机，协调原省卫生厅出台了《关于完善新农合医疗保障相关工作的通知》，适当提高符合条件的各类中医诊疗项目和中药新农合报销比例；把治疗性的中医药适宜技术项目纳入新农合补偿范围；允许各地中医药和民族医药诊疗费用报销比例在相应基础上提高5～10个百分点；适当提高中医类项目服务价格和名老中医门诊诊疗费，其中省级名中

医挂号费调整到200元，有力地促进了中医药特色优势的发挥；各地还十分注重中医药人才的引进和招聘，永州的宁远、江华、道县等地对新进中医药人才优先入编，且不受当地编制限制。

四、基层中医药工作

一是加强基层中医药基础条件建设。长沙、双峰、龙山、道县、汉寿、永兴、衡东7家县级中医医院被列为国家标准化建设项目，项目总数达43家，建设工作正按项目要求积极推进。争取了中央和省级财政3700多万元，在315个社区卫生服务中心和乡镇卫生院、4190个社区卫生服务站和村卫生室开展中医药服务能力建设。专列1100多万元，在县级中医医院开展急诊急救能力建设、信息化建设和中医药综合治疗室建设。二是开展基层中医药适宜技术规范化培训。选择长沙、常德等市作为基层中医药适宜技术规范化培训试点，由长沙市卫生局与湖南中医药大学、长沙市中医院合作，采取理论教育、实践技能操作培训相结合等形式，为全市的乡镇卫生院、社区卫生服务中心培养中医药适宜技术人才，根本解决基层医疗机构中医药人员缺乏问题。三是开展基层中医药工作先进单位创建。常德津市、汉寿，岳阳的岳阳楼区、岳阳县、湘阴县、汨罗市等地成功创建全省基层中医药先进单位，湘潭市岳塘区、郴州市桂阳县、永州市宁远县、江华县顺利通过了国家中医药管理局组织的创建全国基层中医药工作先进单位现场评估验收。通过创建带动，进一步了提升基层中医药工作水平。四是开展中医药对口支援工作。按照五部委的要求，继续实施"大手牵小手"工程，湖南省中医药管理局会同湖南省卫生计生委印发了《2014～2015年万名医师支援农村卫生工程》和《关于进一步加强城市临床医生下基层服务工作的通知》，组织长沙市、株洲市和衡阳市等城市的三级中医医院对怀化市、湘西州和永州市等地的基层医疗机构进行对口扶持，并配合国家卫生计生

委开展了对口支援专项督导考核。五是组织实施全省基层中医药服务能力提升工程，按照国家四部委要求，湖南省中医药管理局会同湖南省卫生计生委、人社厅、食品药品监督管理局进行中期督查评估，对全省46个县（市、区）、446个基层医疗卫生机构进行了实地考核督查，督查率为37.1%。根据综合评估，至2014年底，全省88%社区卫生服务中心、83%乡镇卫生院、77%社区卫生服务站、60%的村卫生室能够提供中医药服务，全省基层医疗卫生机构中医药服务量占比为25.45%，部分社区卫生服务中心和乡镇卫生院中医药服务量占比达到60%以上，基本完成提升工程确定的年度目标。常德市提出了"三馆两室（中医药综合服务区）"建设，全市建立5个以上名老中医工作室，有100余个乡镇卫生院和社区卫生服务中心建成了中医馆，并且参与了市城区"完美社区"建设中新建社区卫生服务中心中医馆的规划、设计相关工作。

五、中医药服务能力建设

一是加强中医药专科（专病）建设。争取国家资金3000万元，支持湖南中医药大学第一附属医院心病科等6个临床科室创建国家临床重点专科、25个县级中医医院临床科室创建农村特色专科，扶持4个省级中医医院、15个市级中医医院、14个县级中医医院加强中医综合治疗室建设，提升中医药服务能力。二是加强综合医院和妇幼保健机构中医药工作。协调相关部门制定下发了《湖南省中医药工作专项推进行动》。继续开展综合医院中医药工作示范单位创建工作，推荐4家医院申请创建全国综合医院中医药工作示范单位。三是加强了湖南中医药大学第一附属医院中医药综合服务模式试点和湘乡市县乡一体化服务模式试点的工作指导。支持湖南中医药大学第一附属医院和湖南省人民医院分别牵头组建"湘中医"医疗联盟、全省中西医急诊急救联盟，发挥省级医院对基层医院的对口扶持作用，提升县级中医医院的

中医药服务能力和急危重症急诊急救能力，建立健全了医院间的沟通协作机制，畅通转诊绿色通道。四是开展基本公共卫生服务中医药健康管理服务。按照《中医药健康管理技术规范》，组织专家摄制中医体质辨识和儿童中医调养视频示教片，对全省各基层医疗卫生机构相关人员进行强化培训。将全省基本公共卫生服务信息管理系统进行升级，加入中医体质辨识和儿童中医调养等中医药健康管理功能模块，实现与其他基本公共卫生服务项目工作同部署、同管理、同考核、同落实。截至2014年9月30日，0～3岁儿童中医调养覆盖率38.4%，65岁老年中医体质辨识覆盖率34.6%，已顺利完成中医药健康服务覆盖率30%的年度目标。

六、中医医院内涵建设

一是强化中医医院医疗质量管理。加强中医医院医疗质量控制与管理体系建设，先后成立了心病科、肛肠科等15个专业的省级中医医院医疗质量控制中心，依托质控中心制定质控标准，开展人员培训，强化考核检查，进一步规范诊疗行为，提升服务能力。二是继续推进中医医院等级评审。坚持以评促改、以评促建，开展了对14家县级中医医院的二级中医医院评审，对2013年

评审通过的三级医院开展了持续改进活动，进一步规范医院管理，促进医院发展。三是加强中医护理和医院感染管理工作。按照国家相关标准和要求，对全省新建的中医医院手术室、供应室进行了审批备案。举办了全省中医护理骨干培训班和医院感染管理培训班，并借助开展医院评审和持续改进活动加强了对部分医院的督导检查。

七、中医药防治重大疾病

转发了《国家中医药管理局人感染H7N9禽流感中医医疗救治专家共识（2014版）的通知》，湖南省中医药管理局会同湖南省卫计委组织开展了培训；选派了3名中医药骨干参加援非医疗队，并组织相关人员参加了国家中医药管理局开展的中医药防治埃博拉出血热专家指导意见视频培训；认真做好中医药防治艾滋病工作，制订了2014年中医药治疗艾滋病项目工作计划，在完成好国家资助的400例艾滋病监测和中医药治疗任务基础上，争取省级财政支持完成了103例的中医药治疗，改善了症状，提高了生活质量，取得了较好的治疗效果。

八、中医药专长绝技收集整理

湖南省成立全省中医药专长绝技收集整理领导小组和专家组，制订下发工作方案并纳入绩效考核，

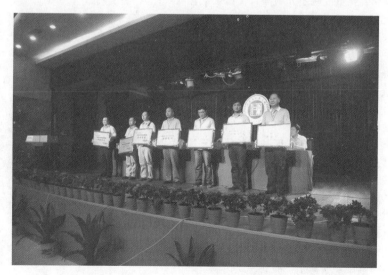

2014年7月4日，湖南省中西医急诊急救联盟成立大会暨市县急诊骨干培训班举办。会上对联盟理事长单位及首批28家联盟常务理事、理事单位进行了授牌

召开专门中医药专长绝技收集整理电视电话会议，对省、市、县卫生局、中医医院相关专家和工作人员近千人开展系统培训。通过专家层层筛选，已完成南詹正骨手法、刘氏小儿推拿、中医药特色治疗蛇伤、烧烫伤和土家医、苗医、侗医等中医药专长绝技收集整理。争取将特色验方、特色诊法编辑成著，将各特色针法、灸法、各种外治法等制成影像视频，将临床疗效确切、使用安全的技术、方法纳入中医药适宜技术进行应用推广。

九、名老中医药传承工作室建设

在做好原有28个全国名老中医药专家传承工作室建设的基础上，又新获国家8个传承工作室建设单位，总数达36个。认真做好4个中医学术流派传承工作室建设，国家中医药管理局对湖南4个学术流派建设单位各追加项目资金100万元。

十、中医药科研和信息平台建设

对湖南省3个中医药防治重大疑难疾病研究室和湖南中医药大学中医护理特色技术重点研究室、推拿特色技术重点研究室进行中期督导，新立项湖南省妇幼保健院妇产科学中医药综合治疗重点研究室和湖南省儿童医院小儿脑瘫针灸推拿康复临床重点研究室。在湖南省中医药研究院建立了中医药科研信息平台，为实现中医药科技资源共享，提升湖南省中医药科技服务水平创造了条件。

十一、国家中医临床研究基地建设

2014年，临床研究基地科研大楼基本完工，内部装修进入扫尾阶段。湖南中医药大学将东塘校区5918.8平方米的国有划拨地使用权以划拨方式配置给基地作为科研大楼保障性用地，落实了800万元作为肝病专项经费。截止到2014年底，临床基地初步核准新增院内制剂批文22个；研究450例肝病病例的入组和8周的治疗观察，完成了256例病例的随访观察；已经建立了

能实时更新的重型肝炎中医药防治技术资源库和中医药防治重型肝炎的慢病管理体系即临床研究和随访平台（CR-LF）；已完成了1196例患者（其中重型肝炎患者614例）临床信息的采集与录入，初步建立了区域内中医药防治重型肝炎的临床数据支撑平台和管理服务共享的中医药防治管理体系。

十二、老中医药学术经验继承工作

对国家第五批、省级第三批师承工作的80名继承人进行为期10天集中理论培训，国家第五批师承工作顺利通过国家中医药管理局中期督导检查；全面开展基层老中医药专家学术经验继承工作，省财政连续3年每年专列100万元用于开展基层师承工作。湖南省中医药管理局制订了《湖南省基层老中医药专家学术经验继承工作实施方案》，在全省基层医院遴选50名"农村名中医"为指导老师，每位专家对应指导1名继承人，对50名继承人进行集中理论培训和临床跟师学习；实施县级中医临床技术传承骨干培训项目，组织制订实施方案，在全省基层医院遴选70名老中医药专家为指导老师，为每位指导老师选配1名传承骨干，通过指导传承方式，为基层培养骨干人才。

十三、各类中医药人才培养

开展中医类别全科医生规范化培养及转岗培训，全省培养骨干师资40名、中医类别的全科医生86名，在做好上批95名中医专业人员培训的同时，启动新一批100名中医类别全科医生培训和50名中医全科医学师资培训；开展中医住院医师规范化培训，对全省中医医疗机构和省直综合医院的培训需求进行摸底调查，200名培训任务已分配到4家省级培训基地；开展县级中医临床技术骨干培训，130名学员完成中医理论基础培训和临床实践并顺利结业；开展中西医结合人才培训，制订培训方案，明确学员待遇及优惠政策，对160余名培训学员进行了集中理论培训；开展乡村医生中医药知识与技能培训工作，共培训400余名乡村医生；开展优秀中医临床人才培养项目工作，组织湖南省20名国家第三批优秀中医临床人才参加国家中医药管理局集中理论培训并按要求进行了年度检查；分别举办中医药治疗妇科疾病和儿科疾病中医药特色疗法2个高级研修班，参加培训中医骨干人员240余名；开展中药特色技术传承人才和中医护理骨干人才培训，15名学员成为中药特色技术传承人才培养对象，在三级中医医院选拔20名中医护理

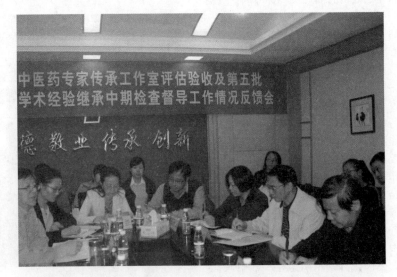

2014年10月27～29日，国家中医药管理局专家组对湖南省全国名老中医药专家传承工作室进行评估验收，对第五批全国老中医药学术经验继承工作进行中期检查督导

骨干人才进行培训。

十四、中医药继续教育项目

全省共公布国家级、省级中医药继续教育项目80项，举办中医药继续教育学习培训班50多个，参加学习人员达万余多人次。项目内容涵盖中医和中西医结合的内科、外科、妇科、儿科、骨伤、肛肠、皮肤、耳鼻喉、针灸推拿、中药、护理、医学影像、民族医学和管理等。

十五、中医药学校教育监管指导

2014年，完成50名农村免费订单定向大学本科招生计划，顺利签订免费订单定向就业协议；经与国家中医药管理局、省教育部门协调，通过严格审查，安排全省中专学历中药专业招生计划1135人，中专中医康复保健专业招生计划246人，中专中医护理专业招生计划660人。经组织评审同意长沙卫生职业学院开设大专层次中药专业。

十六、中医药文化建设

一是实施中医药文化建设项目。在湖南中医药高等专科学校和7家中医医院开展中医文化建设，着重从环境文化建设、行为文化建设、文化载体建设、文化传播普及建设等方面入手，进一步彰显学校和医院中医药文化特色，普及中医药价值理念；二是做好中医药文献出版工作。拨专款对新中国成立以来湖南省名老中医医案进行系统整理，编辑出版《湖湘名医医案精华》系列丛书，已有50名知名度较高的名老中医入选，其中10位名老中医的医案集已经人民卫生出版社出版发行。《中医药典故精选》已由湖南科技出版社出版发行，该书通过讲故事的方式向青少年普及中医药知识，在全省范围内免费印发10万册，并作为中小学图书馆上架书。《湖南民间经方验方大全》已完成编辑工作。三是各地积极开展中医药科普宣传活动，怀化、邵阳、张家界等地通过组织大型义诊、下乡为群众开展中医药服务等方式广泛宣传中医药知识。湘潭市举办"秋冬养生膏方节"，采取发放科普宣传资料、由医务人员讲解

如何辨别真伪中药、中医药知识有奖猜谜、专家义诊咨询等形式开展科普宣传活动。常德在市电视台新闻频道每周六晚间黄金档开辟了"常德中医说健康"专栏，由全市知名中医药专家根据24节气进行养生专题讲座，在《常德晚报》开办了"中医与养生"的专栏，对中医药知识进行了系统宣传报道。

十七、中医药国际交流与合作

组织由6名专家组成的中医药代表团赴德国、法国和意大利进行康复技术交流与合作，了解和学习欧洲国家现代康复最新理念和最新技术，与意大利米兰TCIO整骨学校和德国德生堂签订了合作协议。积极开展民族医药国际交流与合作，湖南省中医药管理局成功申请为中国民族医药学会国际交流与合作分会副会长单位，组织推荐有特色的中医（民族医）医师为外国政要提供中医药（民族医药）服务，进一步扩大湖湘中医影响，传播湖湘中医药文化。

十八、党风廉政建设

继续聚焦"四风"抓整改，严格执行中央"八项规定"、省委"九项规定"、湖南省卫生计生委"十七项规定"、中央《党政机关厉行节约反对浪费条例》等规定，作风建设做到了常抓长效。2014年全局"三公"经费在上年大幅压缩的基础上做到了与往年持平；文件简

报在2013年大幅精简的情况下再精简10%；会议召开数量与2013年持平。同时，继续加强本单位项目资金监督管理，严格按项目要求组织实施，加强对重点环节的监督管理，将省级中医药专项经费全部实行项目管理，每个项目都制定了相应的项目管理办法，将项目和资金落实到局各处室负责，规定由各处室提出使用方案，交分管局长审议后，由规划综合处汇总提交局长办公会集体讨论。加强中医药项目的预算评估、项目实施的指导和绩效评估，提高项目立项、申请、评审和经费安排使用的公正性和透明度，使项目管理工作更加规范有序，使资金发挥更大的效益。同时，加强对相关直属中医药单位廉政建设指导和督促，要求干部职工认真学习中央、省里主要领导反腐倡廉的讲话精神，加强自我教育，落实中央和省里廉政建设的若干规定，尤其是要求领导班子及成员继续对照"四风"方面存在的突出问题认真查摆和整改，切实解决群众反映强烈的突出问题。并要求下属单位建立健全廉政建设长效管理机制，定期或不定期召开廉政建设学习会、研讨会，做到多渠道、多形式强化党风廉政教育。

十九、刘祖贻荣获"国医大师"称号

人社部、国家卫生计生委、国

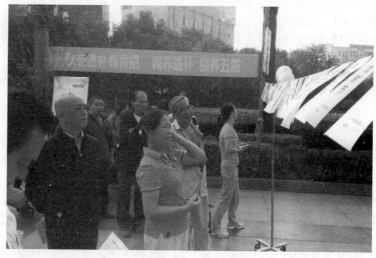

2014年10月26日，湖南湘潭举办第二届"秋冬养生膏方节"。图为群众参加中医药知识有奖猜谜活动

家中医药管理局联合启动第二届国医大师评选工作，分配给湖南省推荐名额2名。湖南省委、省政府高度重视国医大师评选工作，成立了推荐评选领导小组，召开专题会议研究部署该项工作，湖南省中医药管理局与省人社厅、卫生计生委联合下发通知，在全省范围内组织层层推荐、知名专家投票，最后确定了2位推荐人选。在国家组织的评选中，湖南省中医药研究院刘祖贻教授高票当选第二届国医大师，实现了湖南省国医大师零的突破。

二十、第三批省名中医评选

自1998年起，湖南开展了省名中医的评选工作，并要求每5年举行一次。继1998年评选首批省名中医50名、2006年评选出第二批省名中医28名后，2014年又评选出第三批省名中医，他们是：湖南中医药大学第一附属医院的王小娟、王爱华、刘克丽、李元聪、旷惠桃、张健、陈俊军、陈新宇、欧正武、胡国恒、谭兰香，湖南中医药大学第二附属医院的王建湘、龙铁牛、田心义、陈金莲，湖南省中医药研究院附属医院的仇湘中、周慎、柏正平、胡学军、蒋益兰、解发良，湖南中医药高等专科学校的申玉华，衡阳市中心医院的申锦林，湘潭市中心医院的朱湘生，湖南中医药大学的李凡成、赵国荣、黄政德，中南大学湘雅医院的梁清华，中南大学湘雅二医院的何明大，长沙市中医医院蔡进，岳阳市中医医院的张正元，湖南省妇幼保健院的陈淑琼、钱平，常德市第一中医院的邵先舫，郴州市中医医院的欧阳新、曹芳洪，湖南中医药高等专科学校附属第一医院的晏建立、谭兰香等38名湖南省名中医，并在全省中医药工作会议上进行了表彰。

二十一、中药资源普查

2014年3月，第二批中药资源普查工作启动会在长沙召开，遴选茶陵县、岳阳县、永顺县等10个县（市、区）为第二批普查项目县，对各项目县普查队员进行了培训。截止到2014年底，全省共调查样地480个、样方2400个；调查到药用植物品种9800种，采集蜡叶标本13000号、药材样品800余份、种质资源600余份；拍摄各类图片9万幅、视频资料200份。

二十二、中医药传统知识调查

按照国家中医药管理局科技司的统一部署和要求，湖南组建了以湖南省中医药研究院为技术依托主体的省级专家调查组和100多个县（市、区）的县级调查队，在全省范围内开展对分布在基层、民间的中医药传统知识调查、建档和保护名录建设工作。截至2014年底，全省已有23个县（市、区）提交了项目，项目总数达100余个。省级专家调查组于2014年9月召开了第一次项目评审会，对已上报的项目内容进行了仔细查阅并提出了修改意见，最终有54个项目通过了初审。

（熊士敏）

【广东省2014年中医药工作概况】

2014年广东省中医药系统深入贯彻落实党的十八大和十八届三中、四中全会精神，以及广东省委十一届三次全会和全国中医药工作会议精神，在国家中医药管理局的大力指导、支持下，紧紧围绕王国强同志希望广东在充分发挥中医药强省建设联席会议的联动机制作用、当好省委省政府参谋助手、完善中医药管理体系、深度参与医改解决医改难题、促进中医药健康服务发展

和加强自身建设5方面提升显示度的指示精神，高举中医药强省建设大旗，深入贯彻落实《广东省推进中医药强省建设行动纲要（2014～2018年）》，以"四有五抓一提升"（即中医药工作在社会上有影响、讲台上有声音、杂志上有文章、学术上有成果；通过抓医疗与保健、抓学科与人才、抓科研与产业、抓文化与交流、抓管理与服务和大力提升中医药服务能力，推动中医药"七位一体"科学发展）为总体工作思路，群策群力、真抓实干，在中医药强省建设政策支持、财力保障，中医药服务质量与服务领域、队伍素质与学科建设、科技创新与成果转化、文化传播与社会影响、体制建设与行政效率、基层中医药服务能力提升、行业作风建设等9个方面均取得新突破。至2014年末，全省中医机构达2675个，比上年末增长7.3%；中医机构卫生技术人员5.6万人，增长7.6%；中医机构执业（助理）医师2.1万人，增长9.1%；中医机构床位数4.1万张，增长9.5%；中医机构出院人次128.97万，增长9.8%；全省医疗机构中医诊疗人次16428.5万人次，增长7.8%；中医机构诊疗人次13893.7万，增长8.3%。

一、政策法规

《广东省推进中医药强省建设行动纲要（2014～2018年）》于2014

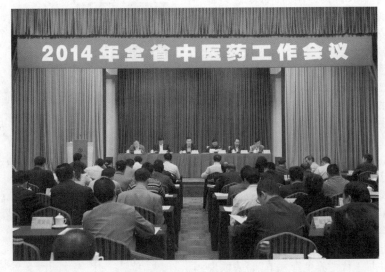

2014年，广东省2014年全省中医药工作会议在广州召开

年3月正式出台。该纲要明确了广东省推进中医药强省建设的工作目标、主要任务和保障措施，奠定了推进中医药强省建设的政策基础。广东省中医药局研究制定了《广东省传统医学师承和确有专长人员医师资格考核考试实施办法》和《广东省中医药一技之长人员纳入乡村医生管理工作实施方案》，经省法制办审核后正式公布，基层原来没有行医资格但又得到当地群众认可的"土郎中"，有望按照有关要求和程序，通过考核，"持证上岗"。广东省中医药局与广东省卫生计生委联合印发了《关于进一步加强广东省综合医院中医药工作的意见》，要求切实加强中医药行政管理机构建设，切实加强综合医院中医药工作，提升综合医院中医药服务能力，明确提出中医床位数不低于医院标准床位数的5%，中医药服务量达到所在综合医院总服务量的10%；切实加强中医药信息化建设，将中医药信息化纳入卫生计生信息大平台中，全面提高中医药信息化水平。

二、财政投入

广东省中医药局积极争取协调，落实了2014年中医药强省建设专项资金2亿元。与广东省财政厅联合印发了《广东省省级中医药相关专项资金管理办法》，明确了中医药强省建设专项资金扶持范围。编报制订了《广东省地市级中医医院建设项目实施方案》《广东省县级中医医院建设项目实施方案》《广东省中医临床重点专科建设方案》《广东省医院中药制剂开发项目实施方案》《广东省中医优势病种突破项目实施方案》等11个相关配套项目实施方案，组织各类项目的申报、遴选和立项工作。发挥省级中医药财政专项资金的引导作用，推动中医药强省建设。

三、医政工作

加强中医医院内涵建设。按照国家中医药管理局的统一部署，完成了南方医科大学中西医结合医院等9家中医医院的三级中医医院评审、68家县级中医医院的二级中医医院评审工作。实施中医临床重点专科建设项目，充分发挥中医药的

特色优势，促进中医临床专科能力建设、临床技术创新性研究和成果转化，提高中医专科临床服务能力，打造一批中医特色突出、优势明显、疗效显著、管理科学等方面具有示范带动作用的中医名科。2014年省财政资助74个中医重点专科，每个项目100万元，共计7400万元。

完善中医"治未病"预防保健体系。实施中医"治未病"预防保健服务示范单位建设项目，加强医疗机构中医"治未病"科建设，培养和提高中医药预防保健专业技术人员的能力和素质，建立规范的服务平台、技术方案、服务流程和评价体系，扎实推进中医"治未病"预防保健服务网络构建。2014年省财政在全省范围内扶持15个中医"治未病"预防保健服务项目建设。其中地市级项目5个，每个扶持200万元，县（市、区）级项目10个，每个扶持100万元，共计2000万元；中央财政安排专项资金600万元支持广东省开展"治未病"能力建设工作。中山市市、镇（区）医院均设立"治未病"中心，初步建立覆盖全市的中医"治未病"预防保健网络。

加强综合医院中医药工作。开展综合医院中医药工作专项推进行动，深入贯彻落实《关于切实加强综合医院中医药工作的意见》的各项工作部署，加强综合医院和妇幼

保健机构中医科、中药房规范化建设，开展中西医协作，丰富服务手段，拓展服务领域，提高队伍素质，在全省范围内开展综合医院中医药工作示范单位创建活动。2014年推荐的东莞市人民医院等7家综合医院被确定为2013年全国综合医院中医药工作示范单位。

推进中医药深度参与医药卫生体制改革。积极协调将县级公立中医院纳入全省县级公立医院综合改革试点工作中同部署、同推进、同落实，保留中药饮片加成，探索创新中医医院服务模式，在推进县级公立医院综合改革中充分体现中医药特点和实际。积极推进中医"平价医院、平价诊室和平价药包"服务，东莞市积极开展平价医疗服务工作，全市共有39所公立医院设立了平价诊室，其中中医平价诊室36个。湛江市徐闻县探索建立县镇村中医药服务一体化建设；深圳市、惠州市放开对举办中医类的门诊和诊所的规划限制，深圳市中医坐堂医诊所设置覆盖面广，受到群众欢迎；中医药基本公共卫生服务项目全面实施，开展65岁以上老年人和0~36个月儿童中医药健康管理，目标人群覆盖率超过30%。

加强传染病中医药防治工作。成立了人感染H7N9禽流感中医药防控工作领导小组、中医药临床专

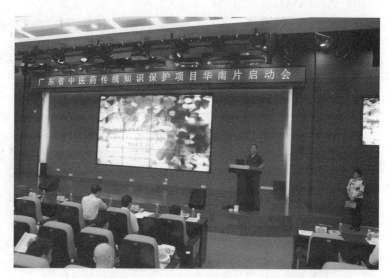

2014年5月27日，广东省中医药传统知识保护项目华南片区启动会在广东省中医院举行

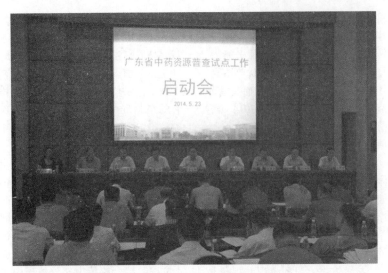

2014年5月23日，广东省中药资源普查试点工作在广州启动

家组和中医药防控专家组，组织召开了广东省人感染H7N9禽流感中医药防治工作座谈会、人感染H7N9禽流感中医医疗救治视频培训会，指导各单位做好《人感染H7N9禽流感中医医疗救治专家共识（2014版）》的解读和学习掌握疫情防护知识和救治技能。经国家中医药管理局批准，广东省中医院被确定为该省人感染H7N9禽流感定点收治中医医院。广东省登革热疫情发生以来，广东省中医药局积极组织有关医疗单位开展登革热的中医药救治工作。

四、科研工作

实施中医优势病种突破提升项目，2014年省财政资助12个中医优势病种，每个项目300万元，共计3600万元，进一步形成并推广优势病种中医、中西医结合诊疗规范，提高中医药防治重大疾病、疑难疾病、常见病和多发病能力与水平，加大中医药科研支持力度。2014年广东省财政安排250万元支持310个中医药科研专项开展研究。国家级中医药科技创新平台——中国中医科学院广东分院正式成立，进一步促进了广东省中医药科技创新资源的整合利用和开放共享。按照国家中医药管理局关于中药资源普查试点工作的相关要求，建立了广东省中药资源普查试点工作联席会议制度，广东省中药资源普查试点工作技术专家委员会正式成立，实施

中药原料质量监测体系建设项目。启动了广东省中医药传统知识保护调查项目，广东省中医药科学院承担了华南片区的组织协调工作。广东药学院的"中药数字化质量评价技术重点研究室"和中山市中智药业有限公司的"中药破壁饮片技术与应用重点研究室"被列入国家中医药管理局建设项目，落户广东的中医药重点研究室达至13家。成功承办了国家中医药发展论坛（珠江论坛）第十三、十四、十五、十六届学术研讨会，就"创新技术方法，深化经络研究"和"中药炮制技术传承与创新"进行了研讨。发挥广东省中医药特色技术和方药筛选评

价中心的作用，开展民间献方受理、筛选和评价等工作，进一步挖掘、弘扬岭南中医药，提高中医药服务能力和水平。2014年，广东中医药系统获国家科技进步二等奖1项，省级一等奖1项、二等奖1项、三等奖3项。

五、教育工作

广东省财政共投入1600万元支持中医药人才培养工作。实施了省名中医师承项目，制订了《广东省名中医专家师承工作实施方案》，遴选150位名中医带徒；制订了《广东省中医类别全科医生转岗培训项目实施方案》，培养420名县级中医临床技术骨干，推进中医类别全科医生转岗培训，培训400名粤东、西、北地区基层中医药人员；实施订单定向培养农村中医药人才项目，广州中医药大学招收了47名本科、36名专科中医药专业人才。开展中医住院医师培训、中医药传承工作室建设和高层次中医药人才培养工作。做好国家中医药管理局第五批全国老中医药专家学术经验继承工作，第三批全国优秀中医临床人才研修项目的管理工作；抓好49个名中医工作室、3个岭南学术流派传承工作室建设。抓好国家中医药管理局41个中医药重点学科建设的过程管理工作，促进其在承担高层次人才培养、教学改革、学术梯队建设、

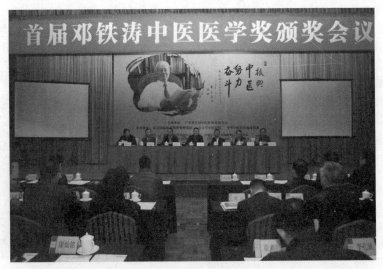

首届邓铁涛中医医学奖颁奖会议在广州召开，广东首个中医医学个人奖项——邓铁涛中医医学奖在会上揭晓

科学研究、提高临床疗效、服务中药产业发展、开展国内外学术交流合作等方面发挥示范作用，为中医药人才培养和学术水平的提高提供有力支撑。打造中医药品牌人物，广东省中医院禤国维教授荣获第二届国医大师称号；广东省发展中医药事业基金会开展首届邓铁涛中医医学奖评选，该省临床一线的5位知名中医、中西医结合专家获此殊荣。

六、文化建设

加强中医药信息传播平台建设，广东省中医药局官方网站、广东中医药微信公众号正式开通，更好地传递了中医药政策信息，报道了全省中医药发展工作动态，普及了中医药知识。中国中医药报广东记者站于2014年7月挂牌，举办全省中医药信息宣传员高级培训班，提高了中医药宣传工作的水平。广东省委宣传部、广东省新闻出版广电局、广东省中医药局、广州中医药大学、广东电视台等多部门联合筹备拍摄《岭南中医药》纪录片。实施中医健康素养促进项目，开展形式多样的中医药文化宣传工作。中山市中医院被评为国家级中医药文化宣传教育基地。江门市开通了微信平台，开展登革热、埃博拉、出血热、手足口病等中医药防控知识宣传。广州中医药大学第一附属医院出版了《邓铁涛新医话（2000~2013）》，与《广州日报》联手，举办名医大讲堂。广东省中医院开展以"感恩心待人，责任心做事"为主题的"感动故事会"、"微电影"创作大赛、"与信仰对话，与青春同行"的医院杰出贡献奖人物访谈活动，青年职工在访谈中向前辈学习，在学习中加深了对中医药文化的理解。

七、党政廉政建设

认真抓好党的群众路线教育实践活动整改落实，建立广东省中医药局机关联系基层、服务基层制度，为基层群众办好事实事；进一步完善规章制度，规范行业管理。召开广东省中医药局直属机关第二次代表大会，进一步加强机关党建工作。贯彻落实行风建设"九不准"规定，扎实开展医疗卫生系统行业作风建设专项治理工作，行业作风明显改进，实现作风建设规范化、常态化。

八、管理机构建设

在机构改革中，加强中医药管理机构建设。独立设置中医药管理机构的地市有13个，县、市、区有17个，部分缓解了中医药管理"高位截瘫"现象，使中医药政策顺利实施。肇庆市提出要成立地级市的中医药管理局，有5个县成立了中医股；阳江市市、县两级都设置了中医科（股）。中医药信息化已纳入省卫生计生信息化大平台建设，完善了中医药综合统计信息系统。依托互联网建立全省适宜技术推广网络，实现会议、培训的网络视频化。开设启用网上办事大厅，提高办事效率。强化依法行政，加强中医药监督工作。

九、基层中医药服务能力提升工程

积极开展"基层中医药服务能力提升年"活动，广东省基层中医药服务能力提升工程领导小组成员单位协同开展省级专项督导评估工作。统筹城乡医院对口帮扶，组织省属中医医院积极开展援疆工作，该省29家三级中医院帮扶带动县级中医院建设。开展全国基层中医药工作先进单位期满复审及申报评审工作，广州市番禺、增城、从化区和深圳市盐田区顺利通过"全国基层中医药工作先进单位"期满复审，深圳市南山、福田、宝安和光明新区的省级评审顺利完成。省级中医药专项资金安排2000万元扶持10个创建全国基层中医药工作先进单位项目，安排2300万元扶持3个省级、50个县级中医药适宜技术推广基地建设，中医药适宜技术推广力度不断加大。云浮市、罗定市建起从市中医院覆盖至305个村卫生站的中医药网络，中医药工作深入人心，有效改善了民众生活。肇庆市组织110个社区卫生服务中心和乡镇卫生院的中医药人员分期分批到市、区中医医院进行适宜技术培训，基层中医药服务能力大幅提升。

十、对外交流

广东省第二中医院与密克罗尼西亚就医疗科研及中药产业等多方面达成初步合作意向。广东省中医院与丹麦奥尔堡大学就康复医学、中欧联合项目等方面签订战略合作协议；与和睦家集团签约联手组建中西医国际医院，共同推动中医药国际化研究；与美国麻省总医院、珠海横琴国联康华医疗投资有限公司在珠海横琴新区签订合作框架协议，将在横琴新区建立美国麻省总医院中国医院。广州中医药大学科技产业园与柬埔寨国家传统医药中心签署合作备忘录，就柬埔寨特色药用植物的研究与开发深度合作；与马拉维卫生部签署有关复方青蒿素清除马拉维示范项目和传统医药合作的框架协议。第四代复方青蒿素抗疟新药"粤特快"在国际上产生重要影响，已在18个疟疾流行国家上市销售，成为抗疟药市场的主要药品之一。

（郑凯军）

【广西壮族自治区2014年中医药民族医药工作概况】

一、加强发展中医药民族医药政策和机制研究

一是研究中医药壮瑶医药"三名"战略重点突破思路。2014年，自治区副主席李康在广西南宁主持召开2014年全区中医药壮瑶医药"三名"战略重点突破座谈会，围绕广西实施中医药壮瑶医药"三名"战略面临的瓶颈制约、主要问题及对策进行了讨论。在充分梳理意见和建议的基础上，提出了中医药壮瑶医药"三名"战略重点突破的工作思路。二是在机构改革中加强中医药管理体系建设。在新一轮机构改革中，自治区卫生计生委加挂了自治区中医药管理局，成立了两个业务处室，并增加了人员编制和管理职能；完成机构改革的8个设区市卫生计生委均加挂中医药管理局，12个设立中医科；60个县卫生计生行政部门成立了中医股或有专人负责中医工作。指导各地建立和完善中医药管理体系。三是制定下发《在卫生计生工作中进一步加强中医药民族医药工作的实施意见》。全面落实各项扶持促进中医药事业发展

的政策措施，切实加强对中医药民族医药工作的组织领导，加大中医药民族医药改革发展的统筹协调力度，充分发挥中医药民族医药在深化医改和建立基本卫生制度中的作用。四是开展专题研究，促进中医药壮瑶医药事业发展。协助自治区出台《关于支持玉林加快打造"南方药都"的若干意见》。完成了桂港中医药壮瑶医药合作战略研究、自治区中医药民族医药发展十大重点工程中期评估等工作；参与论证和起草的《广西壮族自治区药用野生植物资源保护办法》获自治区人民政府颁布实施。配合国家中医药管理局开展完善中医药发展政策和机制专题调研，国家中医药管理局《中医药工作简报》第23期刊登《广西统筹谋划多措并举完善机制加快推进中医药壮瑶医药事业发展》，对广西的中医药壮瑶医药工作给予了充分肯定。重视中医药健康服务业发展的规划，抓紧落实自治区彭清华书记和自治区政府有关领导对国家卫生计生委副主任、国家中医药管理局局长王国强建议广西加强中医药健康服务业发展的函信的重要批示（国家批准广西成为全国中医药服务贸易先行试点重点区域）的精神。

二、中医药民族医药参与医改

一是继续推进县级公立医院综合改革试点工作。全区35家县级中医医院和辖区综合医院同步开展县级公立医院综合改革试点，在确保中医医院全面参与综合改革各项试点工作的同时，在理顺医疗服务价格方面，出台的《自治区物价局卫生计生委人力资源社会保障厅关于广西县级公立医院医药价格和医保支付改革政策的通知》（桂价医〔2014〕106号）明确提出：提高普通针刺、灸法、颈椎病和肩周炎推拿治疗4项中医服务项目价格100%。二是不断提高基本公共卫生中医药健康服务水平。2014年，全区人均基本公共卫生服务经费标准从2013年的30元提高到35元，各项服务项目工作进一步规范。认真按照国家印发的《老年人和儿童中医药健康管理服务技术规范》，指导

各地开展中医药健康管理技术服务。按照《国家基本公共卫生服务中医药服务项目培训指导方案》，指导各地规范开展中医药健康管理服务培训。截至2014年底，为全区180万老年人和114万0~36个月龄儿童提供服务，管理率为40%以上。

三、中医药民族医药服务体系建设

一是积极指导开展全国基层中医药工作先进单位创建和复评工作。在全区遴选了212个社区卫生服务中心和乡镇卫生院开展中医民族医科建设。二是指导12个国家基本公共卫生服务中医药服务试点、中医药预防保健及康复服务能力的项目建设。三是启动了"十二五"中医肿瘤重点专科项目和培育项目。扎实推进第二批基层中医民族医重点（扶持）专科第二年建设工作，组织开展项目中期评估工作，进一步提升了全区中医药防治肿瘤的能力和基层中医专科水平。四是扎实推进基层中医药壮瑶医药服务能力提升工程。制订下发了《广西基层中医药民族医药服务能力提升工程督查评估工作方案》，由中医药民族医药发展领导小组办公室统一组织自治区发改委、财政厅、人社厅、卫生计生委和食药局组成7个专家组，对全区14个市、46个县（市、区）的230个基层医疗卫生机构进行了

督查评估，本次督查也是自治区中医药民族医药发展领导小组成立以来首次多部门联合开展的中医药民族医药工作的督查评估工作。2014年，全区97.8%的社区卫生服务中心、91.6%的乡镇卫生院、89.1%的社区卫生服务站、64.4%的村卫生室能够提供中医药民族医药服务。五是中医药壮瑶医药应急能力建设和综合医院中医药壮瑶医药工作也取得积极进展。全区中医药防治艾滋病和传统医药"一带一路"交流合作等两项工作得到国家中医药管理局的充分肯定，并安排在全国专题会议上进行大会交流。

四、中医药民族医药科研工作

积极组织申报中医药民族医药专项课题461项。经过筛选、评审，立项课题139项（其中软科学研究类课题7项、临床研究类课题50项、标准化研究类课题21项、适宜技术研究推广类课题13项、制剂及健康产品研发类课题20项、重点专科优势病种研究类课题28项），资助经费520万元。加强国家级中医药重点研究室的管理和指导工作，完成4个重点研究室的建设周期年度考核工作。

五、中医药民族医药人才队伍建设

参与制定了《广西医药卫生人才中长期发展规划（2013~2020年）》。

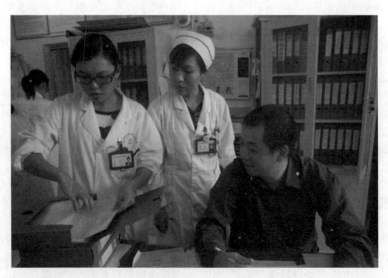

2014年11月，广西启动第二批基层中医民族医重点（扶持）专科建设项目评估

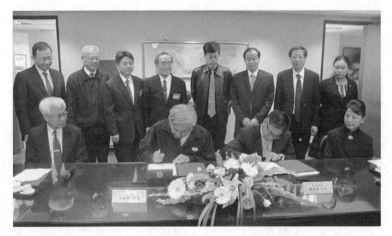

2014 年 2 月 25 日，广西药用植物园与慈济大学签订合作协议

组织做好第二届"国医大师"评选的推荐工作。广西中医药大学附属瑞康医院黄英儒教授、广西壮族自治区南宁市第七人民医院韦立富主任医师，通过了第二届"国医大师"推荐人选初审，并推荐参加国家最终评审。开展了第三批全国优秀中医临床人才研修项目、450 名基层中医民族医师承人员培养、150 名第二批中（壮瑶）医优秀临床人才研修、西学中人才培养以及县级中医临床技术骨干等项目的实施。与中国人民大学合作举办 2014 年全区中医医院院长高级研修班。完成了中医住院医师、中医类别全科医生规范化培训工作需求情况的调查摸底工作，积极争取中央支持广西中医住院医师、中医类别全科医生规范化培训（培养）基地建设。

六、世界级广西药用植物园建设

世界级药用植物园 25 项核心指标已基本完成，国家重大项目植物园升级改造工程基本完成，西南濒危药材资源开发国家工程实验室通过验收，第四次全国广西中药资源普查工作 4 项任务指标的完成率均名列全国前茅，广西药用植物园的整体实力已经进入全国的先进行列。

七、中医药对外交流合作

巩固桂台的交流合作成果、拓宽合作领域，开展了 2014 桂台医药卫生文化交流活动，桂台两地医药卫生界的学者和相关大学的师生们进行了广泛的交流，广西中医药大学、广西药用植物园与台湾花莲慈济大学签订了合作协议 1 份、备忘录 1 份，达到了预期效果。加强中国-东盟传统医药交流合作中心建设，重点推进了广西中医药大学国际教育培训 2 个基地建设。组织申报亚洲区域合作专项资金研究项目 1 项。

八、其他工作

积极参与承办第六届中国（玉林）中医药博览会，配合国家中医药管理局中药资源普查试点工作办公室举办了以"中药资源与中医药产业发展"为主题的南方药都论坛，全国中药材种子种苗技术研讨暨中药材种子种苗繁育基地科技联盟成立大会，中药材种植技术与信息交流讲座等一系列活动。积极打造中医药国际品牌展会，做大做强中医药服务贸易，促成参会各方在产品贸易、技术交流、合作洽谈和学术研讨等方面取得了丰硕的成果，全力打造玉林市成为华南地区重要的中医药生产、加工、研发、销售基地。2014 年 10 月 14 日，国家旅游局和国家中医药管理局在广西南宁共同召开中医药健康旅游工作座谈会。国家中医药管理局副局长于文明、国家旅游局规划财务司司长彭德成和国医大师孙光荣出席会议并讲话。会后，于文明一行到广西巴马瑶族自治县进行了专题调研，对如何做好整体规划和统筹谋划提出了具体的指导意见。

（刘　畅）

【海南省 2014 年中医药工作概述】

一、中医药事业发展政策和机制建设

根据《国务院关于扶持和促进中医药事业发展的若干意见》（国发〔2009〕22 号）和《海南省人民政府关于扶持和促进中医药事业发展的意见》（琼府〔2010〕67 号）文件精神，逐步完善中医药事业发展政策和机制。一是加强中医药管理体系建设。为健全省级中医药管理机构，加快海南省中医药事业发展，经海南省委、省政府同意，成立了海南省中医药管理局。二是将中医药工作纳入省政府重点工作事项。继 2013 年海南省政府将基层中医药服务能力提升工程纳入省政府重点工作后，2014 省政府又将提升工程和"推进海口、三亚中医疗养国际旅游示范区建设"一并纳入了省政府重点工作，集全省之力推动中医工作开展。三是认真贯彻落实各项中医药扶持政策。落实国家和省政府对中医药事业的扶持政策：在财政政策方面，2014 年协调财政部门提升了中医药项目投入，在省县级公立医院财政补助指导意见中专门强调落实政府对公立中医医疗机构的补偿机制，制定有利于促进公立中医医疗机构发挥中医药特色医疗服务的补偿办法；在医保政策方面，制定鼓励中医药服务的医疗保障政策，全省城镇职工和居民医保以及新农合均提高了中医药服务报销比例10% 以上。通过这些政策措施落实，充分调动广大群众信中医、用中医的积极性和主动性，支持中医药事业持续健康发展。四是建立中医药发展的督导和考核机制。2014 年，推动省政府和各市县政府签订了基层中医药工作目标责任书，联合多部门对基层中医药工作开展了省级联合督导检查，成功将中医药工作再次纳入市县社会和经济发展考核指标。

二、基层中医药服务能力提升工程

为加强基层中医药服务能力建设，改变海南基层中医药工作在全国的落后现状。2014 年基层中医药服务能力提升工程在省政府和省卫生计生委的高度重视和强力推进下，作为省政府重点工作来抓，取得了显著成效。一是向国家中医药管理局和省政府报告了2013年海南提升工程实施情况，并得到省政府领导批示，以省政府名义召开了提升工程工作推进会议，省卫生计生委又针对该项工作召开了专题会议，全体委领导和全省卫生局负责人参加会议，再次动员和部署提升工程的实施工作。二是加强基层医疗机构中医药服务网络建设，2014年全省投入1046万元启动了基层医疗机构中医药综合服务区建设项目。在全省确定了21家基层医疗机构中医药综合服务区示范项目建设单位和39家基层医疗机构中医药综合服务区新建项目建设单位，项目覆盖了全省20%的基层医疗机构。拟在全省建成一批中医药特色鲜明、临床疗效显著、服务手段多样、队伍结构合理的基层医疗机构示范性中医药综合服务区。各市县合计投入1401万元用于乡村两级中医药服务能力建设。三是开展中医药适宜技术筛选和推广培训工作。从2010年起，在全省范围内公开征集49项已在临床大量应用，适宜于在海南省基层进行推广的中医药适宜技术，经过3年的临床研究、筛选、病例观察，以及专家组三次评审，2014年公布了第一批10项安全有效的中医药适宜技术。2014年10月，委托海南省中医药适宜技术推广基地，分两期为每个市、县至少培训5名适宜技术培训师资，全面开展基层中医药适宜技术培训，提高中医药服务的覆盖率。四是加强提升工程督导工作。2014年5月～8月，组织各市、县开展了提升工程自评工作。2014年8月，省提升工程领导小组成员单位抽调相关专家和工作人员14人成立了由省卫生计生委副主任、省中医药管理局局长吴明任组长的督查工作小组，由省财政厅和省人社厅各带领一组评估专家对全省18个市县提升工程进行了督查评估。本次督查显示，全省基层中医药服务能力有了较大提升，全省268家乡镇卫生院中，有143家能够提供中医药服务，占比53%，比2013年底调研结果提升了35个百分点；32家社区卫生服务中心中，30家能够提供中医药服务，占比94%，较2013年提高了40个百分点；146家社区卫生服务站中有90家能够提供中医药服务，占比62%，比2013年底调研结果提升了13个百分点；2521家村卫生室中1152家能够提供中医药服务，占比45%，比2013年底调研结果提高了35个百分点。

三、公立中医医院改革试点工作

海南省卫生计生委协调省医药卫生体制改革领导小组办公室，积极推进中医医院参与公立医院改革，三亚市、琼海市中医院同时纳入城市公立医院改革试点，并重点以定安县中医院为试点，积极探索公立中医医院发展和改革。一是加强组织领导，成立了海南省卫生计生委"推进定安县中医院综合改革工作组"，成员由海南省卫生计生委领导和相关处室负责人、定安县政府领导和相关职能部门负责人以及省中医院领导组成，负责组织协调定安县中医院的发展建设工作。二是深入调研海南省卫生计生委就定安县中医院改革多次通过现场调研、召开座谈会等形式专门探讨了定安县中医院的改革发展问题。原卫生厅中医处还组织定安县分管副县长、编办、卫生等部门负责人赴江苏省昆山市中医院和安徽省太和县中医院两家全国示范性中医医院考察学习县级中医院改革和发展先进经验。三是落实对口帮扶工作。从2014年1月15日起，海南省中医院每天不间断派遣临床、医技和管理各专业专家到定安县中医院开展帮扶工作，定安县中医院派医护人员到海南省中医院进修学习。在海南省中医院帮扶下，定安县中医院医院财务管理已基本理顺，放射科等医技科室重新开始运转，内科、推拿科等临床科室业务能力得到了较大提升。经过一年的改革试点，试点单位定安县中医院学科体系进一步健全，专科特色进一步明显，业务能力进一步提升。医院职工由60人增至105人，床位由30张增至120张，日均门诊量由60人次增至200人次，住院病人由月均30人次增至160人次，业务收入增大了7倍多。

四、中医药健康服务业发展

结合海南国际旅游岛建设，在省委、省政府重视下，统筹推进中医药健康服务业发展。一是抓好海口、三亚中医疗养国际旅游示范区建设，认真贯彻落实国家卫生计生委主任李斌在海南调研时提出的建设海口、三亚中医疗养旅游示范区的指示，抓好海口、三亚中医疗养国际旅游示范区建设。海南省卫计委专门召开党组扩大会议，对该项工作分析研究，明确分工，落实责任，吴明副主任带领中医药管理局、海南省中医院，邀请省发改委赴三亚市调研中医疗养国际旅游示范区建设基础情况，指导三亚市做好中医疗养国际旅游示范区建设规划。二是组织编制《海南省中医疗养国际旅游示范区建设规划（2014～2020）》（征求意见稿）、《海南省中医药健康服务发展规划（2014～2020）》（征求意见稿），广泛征求了国家中医药管理局科技开发交流中心、广州中医药大学、上海康程医院管理咨询有限公司的有关专家、本省各相关厅局及各市县人民政府、省卫计委内部各处室意见；2014年10月21～23日，组织邀请广州中医药大学校长王省良、副校长陈蔚文等专家在海口召开了论证会。

五、中医医疗管理

一是加强中医医院管理。按照国家中医药管理局统一部署，在中医医院开展"以病人为中心，发挥中医药特色优势提高中医临床疗效"为主题的持续改进活动，印发活动方案，有效促进了中医药特色专科建设，全面推动、完善了各市县中医医院的行政管理体系、医疗质量体系、技术服务体系、后勤保障体系及教学科研等体系建设。

二是加强中医护理质量管理。组织实施全国中医护理骨干培训项目，在全省中医医院选择10名中级职称以上护理骨干参加为期1年的专业培训。

三是加强专科（专病）建设。对全省 17 家中医医院开展"治未病"科建设情况调研，并向国家中医药管理局报送海南省《中医医院"治未病"科建设与管理指南（修订版）》实施情况。与各相关部门沟通协商，同意海南省中医院利用社会资源建立改良中药制剂中心。

六、中医药人才队伍建设

一是开展各类中医药岗位培训。实施中医类别全科医师转岗培训和县级中医临床技术骨干培训项目。在全省市县乡镇卫生院、社区卫生服务中心、社区卫生服务站工作招收 30 名在岗中医医师进行全科医师转岗培训；在市县中医院招收 10 名中医临床骨干在海南省中医院进行 1 年的理论和临床培训。在全省选送 42 名中医财务骨干到南京中医药大学参加中医财务知识培训，选送 60 名乡村医生在海南医学院进行中医药知识和技能培训。二是大力推进西医临床人员学习中医工作，在全省招收了 130 名中医医疗机构临床医师，委托海南医学院中医学院开展培训，培养一批掌握中医药基础理论和诊疗方法、能熟练运用中西医两种方法的中西医结合人才。三是加强中医管理人才培养。推荐海南省中医院、琼海市中医院两位院长参加学制 6～7 个月的国家第二期中医医院职业化管理高级研修班。四是举办中医药继续教育项目。申请获批并完成 3 项国家级继续教育项目，审定通过省级 I 类中医药继续教育项目 20 项，当年全部组织完成，培训 3500 人次中医药人员。

七、中医药师承教育工作

做好国家第五批师承和老中医药专家传承工作室项目管理工作，促进了海南省老中医药专家学术思想和临床经验的传承，并广泛运用于临床，提高疗效。在省政府支持下，引进了全国多名国内知名中医药专家，并成立了全国著名针灸专家符文彬教授工作室和推拿专家吴山工作室。

2014 年 4 月 25 日，全国著名针灸专家符文彬教授工作室揭牌暨带徒拜师仪式在海南省中医院举行，中国工程院院士石学敏教授等一批国家著名针灸专家出席仪式。符文彬工作室是海南省首个省级名老中医药专家学术经验继承工作室建设项目，此次带徒拜师仪式共在全省遴选了 9 位继承人；2014 年 10 月 22 日，全国著名推拿专家吴山教授工作室揭牌暨带徒拜师仪式在海南省中医院举行，全省共遴选了 13 位继承人，广州中医药大学校长王省良一行专家参加了仪式。

八、中药资源普查和中药材种苗基地建设项目

经 10 支野外普查队伍两年多的努力，海南省中药资源野外重点品种的普查工作已基本完成，普查范围覆盖全省 18 个市、县所有乡镇。本次普查中，其中调查样地共 652 个、样方 19560 个，拍摄影像资料共 175411 份，采集蜡叶标本 21509 份、药材样品 1341 份。根据部分整理资料显示，本次普查成果亮点突出，初步统计发现中国新记录种 1 个、海南新记录属种 3 个；申报国家专利 1 项。抓好两个中药材种苗繁殖基地项目和种质资源库建设项目管理工作。2014 下半年，接受了国家中医药管理局科技司组织的专家组督导，该项工作得到专家组肯定。

九、中医药对外交流合作与服务工作

大力发展中医药服务贸易，海南省卫生计生委联合省商务厅以海南省为单位申报全国中医药服务贸易重点区域建设项目。2014 年 6 月，海南省被批准纳入《首批中医药服务贸易先行先试重点区域建设目录》开展建设，三亚市中医院被批准纳入《首批中医药服务贸易先行先试骨干企业（机构）建设目录》开展建设。2014 年 10 月 14 日，海南省卫生计生委参加了国家旅游局、国家中医药管理局在广西南宁联合召开的中医药健康旅游工作座谈会，交流了中医药旅游工作经验，探讨中医药健康旅游发展前景、模式、措施和政策等问题，并讨论中医药健康旅游指导意见、示范区建设等文件。2014 年 11 月 10～14 日，参加国家中医药管理局组织的赴新加坡执行卫生管理培训任务，重点考察新加坡国际医疗服务的政策与法规，为建设海南中医药服务贸易先行先试重点区域、发展中医药健康旅游提供借鉴。

（邢伯茹）

【重庆市 2014 年中医药工作概况】
一、优化中医药事业发展环境
国家卫生计生委副主任、中医

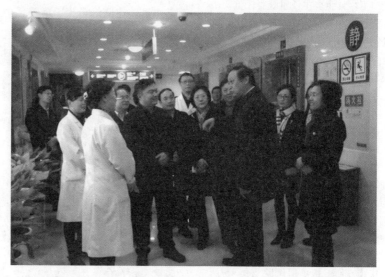

2014 年 2 月 26 日～3 月 1 日，国家卫生计生委副主任、国家中医药管理局局长王国强率国家中医药管理局政策法规司司长查德忠等一行 4 人到重庆市调研

管理局局长王国强出席重庆市中医工作，调研检查重庆市中医工作。市政府副市长刘伟出席全市中医工作会议，看望慰问国医大师郑新并号召全市中医工作者向郑新学习，在研究工作中多次强调要给予中医药政策支持和倾斜。

中医药优惠政策。2014年，重庆市级中医专项经费1810万元，较上年增长39.8%；重庆市人社局印发《关于将部分定点医院中药自制制剂纳入医疗保险支付的通知》，确定了首批纳入报销目录的156个制剂品种，建立中药制剂纳入城镇职工、居民医保和新农合报销目录的常态管理程序；重庆市物价局出台中医药医疗服务价格优惠政策，确定将医疗机构普遍开展的、价位偏低的35个中医医疗服务项目和23个由于价格低临床极少开展的中医医疗服务项目，分别在治疗类项目价格普涨13%的基础上增调12%和22%；在医改政策中，规定中药饮片不实行零差率销售，同时还享受收取药事服务费和财政补助政策，在区县公立医院综合改革控制药品收入占比中，中医医院药占比控制数高出综合医院3个百分点。

健全中医药管理体系。重庆市在市级机构改革中，组建重庆市卫计委的同时挂重庆市中医管理局牌子，重庆市卫生计生委主任屈谦兼任重庆市中医管理局局长，下设2个中医业务处室。38个区县卫生计生委中，设置中医管理科的有31个，其中独立设置的区、县有12个。

二、中医药参与医改工作

公立中医医院改革。确定18所中医医院参与区县公立医院综合改革试点，2014年，重庆市财政对参与改革的中医医院给予510万专款补助。各参与试点的中医医院执行药品零差率政策，严格药品器械采购使用程序，推行临床路径和单病种付费，控制医药费用不合理增长。

开展中医医院对口支援工作。重庆市6所三级中医医院支援15所县中医医院，并与10所区县公立医院建立了对口帮扶关系，2014年，6家三级中医院共派驻副高以上专家150人，在受援单位开展坐诊、教学查房等活动，举办学术讲座并帮助指导受援医院开展各类新技术。

完成基本公共卫生服务中医药项目任务。2014年，重庆市36.79%的65岁以上老年人接受中医体质辨识，35.21%的0～36个月儿童接受了中医调养服务。

国家中医药发展综合改革试验工作。重庆市垫江县继续开展在中医药综合改革实验工作，完善管理和医疗体系、加大事业经费投入、创新发展政策机制、突出中医药产业对全县生态涵养发展的引领作用，连续3年县域90%的病员在县内救治。《人民日报》等中央主流媒体对其综合改革成效进行了专题宣传报道。

三、中医药服务体系建设

市级中医龙头机构建设。重庆市中医院完成道门口院部改扩建工程，医院业务用房面积达12.4万平方米，开放床位2158张，设置一级科室22个，固定资产6.13亿元，医疗设备值达2.76亿元，2014年门诊量175万人次，出院病人5.92万人次。

区县中医医院建设。4个区县级中医院启动了改扩建项目，获得1个亿中央资金支持。万州区争取中央资金600万元，将打造具有中医药服务特色的医疗与养老中心。潼南县中医院住院综合楼、涪陵区中医院李渡新院建成使用，忠县中医院增加业务用房九千余平方米。

综合医院和乡镇社区中医科建设。新增1家综合医院中医科示范单位。各区县统一打造基层医疗单位"中医馆"，开展乡村医生中医药知识培训。重庆市81.63%的社区和72.18%的乡镇建成了中医药综合服务区，78.13%的村卫生室能够提供中医药服务。

四、中医药服务能力建设

中医医院内涵建设。重庆市组织开展了等级医院评审和复评工作，规范医院管理、提高医疗和护理质量、严格医疗技术准入，8所中医院通过二甲复评。开展"以病人为中心，以发挥中医药特色优势、提高中医临床疗效的持续改进活动"。严格医疗技术准入，批准巫山县中医院等7所医院3类技术。

中医药"治未病"建设。各区县为"治未病"科配齐人员和诊疗设备，建立起三级服务协作体系，开设多项中医特色疗法。实施中医"治未病"服务能力建设项目，确定5个项目试点区县、4个扶优单位、4个新增单位，开展现场咨询和讲座300余次，培训基层医疗机构中医药人员3000余人次，社会独立养生保健机构从业人员1000余人次。

中医药特色优势建设。2014年，重庆市新增4个国家重点专科、3个

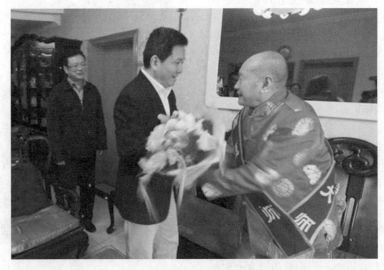

2014年11月4日，重庆市副市长刘伟专程慰问89岁高龄的国医大师郑新

市级重点专科。16 个国家"十二五"中医重点专科年诊疗人次同比增长 47.07%，出院人次同比增长 71.61%，业务收入同比增长 54.24%，收治疑难危重病人同比上升了 19.8%。开展 3 个国家局"十二五"重点学科建设情况总结，2 个 2010 年度全国名老中医药专家传承工作室建设通过验收，新增 6 个传承工作室、5 个市级"十二五"中医药重点学科。

五、中医药人才队伍建设

高层次人才培养。重庆市中医院郑新荣获第二届"国医大师"称号。继续实施全国第三批优才项目。完成第一批市级高级人才培养工作，启动第二批培训任务。开展国家第五批和市级第二批老中医药专家、学术经验工作中期督导。选拔出 10 名中药人才和 20 名护理人才参加国家级人才培训项目。

完成万人培训等继续医学教育任务。举办中医医院院长、临床科室主任等多个培训班，培训人次达万人。举办国家级中医药继教项目 15 个、市级项目 200 余个，举办"国医名师大讲堂" 2 期，培训中医药人员 2.5 万余人次。启动区县级"师带徒"工作，在全市遴选了 372 名指导老师和 614 名继承人。

医教协同推进临床中医人才培养。重庆市中医院等 6 家中医院建设成为中医住院（全科）医师规范化培训基地，新招录 93 名规培学员，98 名中医全科医生转岗培训学员已完成理论培训。

六、中医药科技创新

获得多项高层次科研项目。2014 年，重庆市共获得国家和省部级科研项目 60 余项，获科研经费 1500 余万元。承担了世界卫生组织西部卫生行动专项研究项目，完成石柱县等 8 个区、县基层中医药服务水平现状调查，建立基层中医药服务能力评估指标体系。《重庆道地药材白术良种选育及种植质量控制技术研究》被列为 2015 年度国家中医药管理局行业科研专项，获资助经费 130 万元。实施国家局中医药传统知识保护研究项目，对 300 余项传统知识进行调查，建立了重庆市中医药传统知识保护名录。

局级科研项目管理。召开专项工作会，对科研项目结题工作进行督导，暂停 3 家项目完成情况较差医院的申报资格，撤销 20 余项逾期未结题项目。2014 年，批准 60 个局级科研项目，资助研究经费 200 余万元。全年结题 110 项，终止研究 15 项，结题率达 94.45%。

科研成果。获得市级科技成果二等奖 1 项、三等奖 5 项。重庆市药物种植研究所"濒危药用植物八角莲的繁殖技术研究"等 17 个项目获局级科技成果奖。提炼中药资源普查试点成果，完成《重庆中药志》初稿，建立 1 个中药资源动态监测信息中心和 2 个服务监测站，建成中国中医科学院中药资源研究中心重庆分中心。完成"代偿期肝硬化"等 4 个中医药治疗优势病种研究，形成临床诊疗方案 1 个，申报院内制剂 3 个。

七、中医药文化宣传工作

中医"三进"活动。2014 年，在 20 余个区、县开展义诊 39 场，出诊专家 270 余人次，开展科普巡讲 36 次，免费发放中医药科普宣传资料 57000 余份，惠及群众 48000 余人次。2014 年末，该市中医药文化科普巡讲活动及中医药健康教育已覆盖辖区 95% 以上的社区、90% 以上的乡村。

中医健康素养促进项目。开展 2014 年重庆市中医养生保健素养调查工作。在 8 个区、县开展了为期 3 个月的调查工作，完成有效问卷 643 份。

中医药文化宣传教育基地建设。建成重庆市级中医药文化宣传教育基地两个，即重庆市药物种植研究所和重庆市北碚区中医院。

组建市、区两级中医药文化宣讲队伍。成立市级中医药文化科普宣讲团，成员中包括 7 名国家级巡讲专家。34 个区、县成立了当地中医巡讲团，成员达 307 人。同时，进行人员培训，聘请市内外专家开展科普宣讲培训，累计培训 300 余人次。

利用各种媒体宣传中医药。

2014 年，重庆记者站在《中国中医药报》见报 276 篇，位居全国第三，连续 4 年被报社评为优秀记者站。与重庆市电视台合作在"健康重庆大讲坛""健康第一""魅力女人"和"科技频道"等栏目开展了中医药文化普及讲堂。在《健康人报》开辟"中医养生"专栏。重庆医科大学《中医药文化》课程被教育部列为"精品视频公开课"，在"爱课程"网、中国网络电视台等 3 个网站以"中国大学视频公开课"形式免费向社会开放。

（田　波）

【四川省 2014 年中医药工作概况】

一、作风建设

全省中医药系统深入学习领会党的十八大、十八届三中、四中全会和习近平总书记系列重要讲话精神，自觉将中央、省委、省政府决策部署贯彻落实到中医药实际工作中去。进一步统一思想，树立大局观念，强化职责意识，确保重点工作有序推进，党风廉政建设持续加强。紧密围绕省委"两个意见""一个决定"以及中央巡视组反馈意见，结合机关尤其是领导班子在工作作风、组织纪律、党风廉政建设等方面存在的问题，认真进行整改。严格按照省委关于落实党风廉政建设党委主体责任和纪委监督责任的意见的总体要求，进一步加强和改进党委、纪委工作。印发了《党风廉政建设和反腐败工作责任分工》《四川省中医药管理局治理"庸懒散浮拖"问责暂行办法》等 19 项规章制度。狠抓局直属单位贯彻落实党风廉政建设"两个责任"，认真落实"四风"突出问题专项整治。局机关 2014 年全年同比上年度压缩发文 26%、压缩会议 13%、压缩"三公"经费 35%、取消和下放行政审批事项 3 个。

二、中医药发展政策

一是继续抓好《四川省人民政府关于扶持和促进中医药事业发展的实施意见》贯彻落实。南充等 10 个市（州）先后出台了结合本地特点的实施意见。二是四川省中医药管理局会同四川省卫计委转发了《关于在卫生计生工作中进一步加强中医药工作的意见的通知》，要求各地卫生计生部门不断加强和完善中医药工作，推动中医药管理"四到位"。三是启动《四川省中医药事业"十三五"发展规划》编制工作，总结"十二五"以及振兴中医以来的发展经验，认真梳理存在的问题和薄弱环节。四是督促全省县级公立中医医院取消药品加成，将饮片使用量纳入中医医院评价体系，积极争取将符合条件的中医诊疗项目、中药和院内制剂纳入医保报销范围，并确保提高5%～10%的报销比例。

三、深化医改中医药重点工作

一是制订了《四川省深化医药卫生体制改革2014年主要工作任务分工实施方案》（中医药部分）。明确职责分工，建立工作台账，积极推进工作。二是认真落实分级诊疗制度。会同相关部门印发了《关于建立完善分级诊疗制度的意见》，同步要求各级中医医院落实各项措施，推进分级诊疗。局属中医医疗机构均制定了双向转诊工作制度和流程，全省中医医疗机构采取多种形式积极宣传，引导患者首选基层医疗机构就医。三是进一步推进县级公立中医医院改革。在管理体制、补偿机制、人事分配、药品供应、价格机制等方面进行综合改革。四是结合"三好一满意"活动，各级中医医院广泛开展了公开承诺和挂牌上岗活动，主动接受社会监督，二级甲等及以上中医医院均开展了预约诊疗服务和便民门诊服务。27所三级中医医院对口支援了老少边穷地区51所县级中医医院，18所二级甲等中医医院支援民族地区中心卫生院。五是积极争取国家中医药管理局县、乡中医药人员一体化管理试点。新都区、屏山、叙永县"县、乡中医药人员一体化管理"稳步推进。"新都模式"得到国家中医药管理局肯定，为开展试验区建设打下了坚实的基础。

四、中医药健康服务业发展

一是加强中医"治未病"服务体系建设。加强省级中医医疗机构"治未病"中心建设，指导四川省中医医院、四川省骨科医院等单位建设四川省"治未病"中心，依托市（州）级中医医院建立市级中医"治未病"基地。投入资金1600万元支持160所县级以上公立中医医院设立"治未病"科室。推进基层医疗机构打造中医馆，按每万服务人口配备0.5～1名专兼职"治未病"专业技术人员。二是继续开展基本公共卫生服务中医药健康管理项目，将中医药健康管理项目纳入基本公共卫生项目同部署、同考核。先后培训县级师资600余名，培训1133名社区卫生服务机构管理人员、中医药健康管理人员约7万余名。2014年中医药健康管理情况为：0～36个月儿童153万余人，覆盖率52.34%；65岁以上老人485万余人，覆盖率49.85%，名列全国前茅。完成《中医药健康服务业发展规划（2015～2020）》（讨论稿）。三是四川省中医药管理局会同四川省卫计委下发了《关于鼓励有条件的社会资本开办中医诊所的通知》，鼓励社会资本举办中医医疗机构，扩大中医药服务的可及性，同时积极推进中医类别执业医师多点执业工作。

五、基层中医药服务能力提升工作

实施基层中医药服务能力提升工程，全面推进各项工作落实。一是对74个县（市、区）实施基层中医药服务能力提升工程情况组织了省级评估，全省基层中医药服务量达41%。绵阳市已提前完成了提升工程目标承诺书中的29项指标，达州市2014年17项重点指标全部完成。二是组织培训省级适宜技术师资284人次，培训基层医疗机构适宜技术人员4万余人次。全省乡镇卫生院、社区卫生服务中心平均开展中医药适宜技术项目分别达到9项和10项，村卫生室、社区卫生服务站平均开展中医药适宜技术项目分别为5项和6项。大力推进国家、省级基层中医药工作先进单位建设，申报国家基层中医药工作先进单位13个，建成省级基层中医药工作先进单位25个。

六、中医医院服务能力建设

一是10所县级中医医院列入2014年中央预算内投资项目，中央和地方资金投入达2.7228亿元。划拨资金900万元，支持凉山州越西等老九县中彝医院建设，改写了凉山州彝族聚居区群众不能就近获得规范中医药服务的历史。投入5250万元，对50家市、县级中医医院开展中医数字化诊疗平台建设。二是大力推进民族地区中医（民族医）医院规范化建设。23所中、藏医院达到国家二级医院水平，综合服务能力得到提升。三是积极推动全省综合医院中医药服务能力建设，全省综合医院中医科设置比例达到了98%。四是强化监督，提升服务。重点对全省中医"治未病"服务能力、三级中医医院持续改进、国家局重点专科和省重点中医专科实施了检查、评估，确保各项重点项目

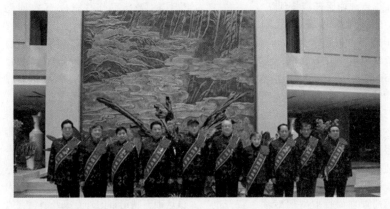

四川省中医药管理局在2014年四川省中医工作会议上对第二届四川省名中医进行表彰

得到推进。2014 年，全省公立中医医疗机构门诊人次为 2837.13 万人次，比上年增加 8.22%；出院人次 160.43 万人次，比上年增加 7.87%；人均门诊费用为 140.2 元，比公立综合医院 203.85 元减少 63.7 元，住院病人人均住院费用 5686.83 元，比公立综合医院 7490.03 元减少 1809.2 元。

七、中医药科技创新

一是加强中医药创新平台建设。深化国家中医临床研究（糖尿病）基地建设。继续加强国家重点研究室、中医药科研实验室、局重点研究机构的建设。2014 年，承担国家"973"计划、"十三五"支撑计划、国家自然基金等国家级课题约 60 项、部级课题约 70 项、厅局级课题 300 多项，共争取国家科研经费近亿元。二是继续推进中药资源普查试点工作。新增 11 个县试点，至此已覆盖了全省 21 个市（州），累计采集植物标本 77000 多份，制作种植标本 45000 多份，采集标本数居全国前列。三是认真贯彻落实东明书记对在中江县集凤镇石垭子村发展特色产业的重要指示精神，组织全省中医药医疗、种植栽培等方面的专家，先后 10 余次深入中江县调研并制订出科学可行的实施方案。四是完成《川派中医药源流与发展》和 57 名川派名老中医学术思想及临床经验的整理编写，完成 10 部民族医药文献资料收集整理。五是开展2014~2015 年度局中医药科技专项项目招标工作，立项 147 项。完成 2014 年度四川省科技进步奖推荐评审工作，中医药科技成果获得省科技进步奖一等奖 2 项、二等奖 1 项、三等奖 2 项。

八、中医药人才队伍建设

一是"四大片区"88 个县级卫生事业单位考核招聘中医类人员学历降低到大专层次（西医为本科）；新增 3 个中医临床急需短缺专业为考核招聘专业；在新出台的《全省卫生事业单位公开招聘卫生专业人员卫生公共基本知识考试大纲》中增加中医药学相关考核内容。上述 3 项政策较好地拓展了中医药人员服务群众的能力和范围，在一定程度上缓解了群众对中医药服务需求的压力。二是破瓶颈、建机制、搭平台，激发中医药专家自信心和凝聚力，为广大中医药工作者营造想干事、能干事、干成事的业态氛围。先后推出由人力资源社会保障部、国家卫生计生委、国家中医药管理局表彰的国医大师刘敏如，由省政府表彰的艾儒棣等 10 名四川省名中医，由人社厅、卫计委、成都军区联勤部卫生部及四川省中医药管理局联合遴选的 49 名四川省拔尖中青年中医师及四川省中医药管理局选拔的 50 名局学术技术带头人及 62 名学术技术带头人后备人选。三是充分发挥引领示范作用，革除与中医药实际相抵触的陈规，将注重实践能力、工作绩效和职业素养作为职称评定和人才举荐的核心指标。2014 年共有 511 名中医药人员获得高级职务任职资格。有 48 名专家分别荣获国家百千万人才工程人选、省学术和技术带头人及后备人选、享受政府特殊津贴人员以及省有突出贡献的优秀专家称号。四是完善中医药继续教育管理和中医药师承工作。实施中医药继续教育项目 161 项。培养国家级、省级传承项目继承人 323 名，42 个全国名老中医传承工作室和 3 个全国学术流派工作室建设进展顺利。五是抓好各类骨干与基层中医药培训。培训 800 名县级中医临床技术骨干和专科（专病）骨干。培训"全省基层中医药讲师团"师资 200 名，自贡、宜宾等市组织讲师团培训本地基层中医药人员 4100 名。攀枝花、内江等 4 个市开展了 415 名基层卫生人员"西学中"培训项目。成都双流县中医医院建成全国首家县级中医医院"全国中药优势特色教育培养基地"。六是大力推进中医类别规培工作。2014 年新增中医住院医师规培人员 607 人，中医规培人员数达到 1650 人；培训中医类别全科医生 520 人。七是会同省委统战部首次举办了四川藏区寺庙僧尼藏医药培训班，56 名来自藏传佛教寺庙具有执业（助理）藏医师资格的僧众学员参加了培训。首次承办了全国中医药职业技能大赛，得到了与会领导和参会代表的好评。

九、中医药"走基层""进军营"活动

按照省委关于"走基层"以及"双联"工作的统一部署和要求，积极发挥职能优势，认真抓好落实。一是由局领导带队，先后 8 次组织省、市级专家赴"双联"工作联系点威远县、"4·20"地震灾区雅安市芦山县指导中医药工作。先后开展了 3 次大型中医药义诊活动，诊治当地患者共 1800 人次。二是组织专家赴威远县进行中药材、经济作物种植考察，开展中医药适宜技术培训，培训当地基层医务人员 200 余名。四川省副省长文华对四川省中医药管理局中医药"走基层"活动简报作出批示："中医局结合群众路线教育实践活动走基层，为民解困，很好！"三是持续开展"中医中药进军营"活动。会同成都军区联勤部卫生部、四川省中医药学会，组织军地中医药专家深入基层部队和干休所，开展"中医中药进军营"活动，为 1000 余名部队官兵、军队离退休干部进行中医诊疗服务，举办中医科普知识讲座等，深受部队官兵欢迎。

（刘晓蓉）

【贵州省 2014 年中医药工作概况】

中医药管理机构建设。在机构改革中所有单位编制减少的情况下，贵州省中医药管理局由 2 个正处级处增加到 3 个正处级处（中医综合处、中医医政处、中医科教处），设副局长 2 名，全局工作人员由原来的 5 人增加到 9 人，局长由贵州省卫生计生委党组成员、副主任杨洪兼任。印发《贵州省中医药管理局内设处主要职责》，进一步明确职责，规范工作。指导各地在卫生计生机构改革中加强中医药管理体系建设，8 个市、州卫生计生部门设置中医药科（处），14 个县级卫生计生部门设置中医药科（股）。

国医大师评选相关工作。按照

国医大师评选要求，推荐贵阳中医一附院刘尚义同志为候选人，认真准备推荐材料，完成候选人初审、公示、上报，以及评选专家推荐等工作。通过评选，刘尚义同志荣获第二届"国医大师"荣誉称号，成为贵州省获此殊荣第一人，贵州省在此项中医药最高荣誉上也实现了零的突破。省委、省政府主要领导在省卫生计生委上呈的专报上批示，要充分发挥贵州省中医药资源优势和健康养生产业发展优势，推进中医药事业加快发展，努力办好人民满意的医疗卫生事业。省委书记赵克志专门接见刘尚义同志时，对此项工作给予充分肯定，并对推进全省中医药事业发展作了重要讲话。组织召开刘尚义同志获得国医大师称号座谈会，何力副省长出席并讲话。

出台政策。贵州省卫生计委联合相关部门印发《贵州省中医和临床类别医师执业活动有关问题的暂行规定》的通知（黔中医药发〔2014〕7号），进一步规范全省中医及临床类别执业医师执业活动。做好中医药一技之长人员纳入乡村医生管理相关工作，制定下发了《关于做好中医药一技之长人员纳入乡村医生管理工作的通知》，149名一技之长人员参加中等中医专业水平考试，进一步完善中医从业人员准入制度，解决具有一技之长并有实际本领的中医药从业人员执业资格问题。

强化中医医院建设。对13家中医医院开展复核评审工作，11家中医医院被评定为二级甲等中医医院，1家中医医院被评定为二级乙等中医医院；1家中医院被评定为三级乙等中医医院。开展省级中医重点专科建设项目，印发《关于开展2014年度省级中医重点专科（专病）建设项目申报工作的通知》，共收到37个单位申报的41个专科项目申报书，组织专家评审评出24个2014年度省级中医重点专科（专病）建设项目。开展中医临床路径试点工作、以电子病历为核心内容的中医医院信息化建设、"优质护理服务"和便民服务活动、预约诊疗服务等

工作，进一步提升中医医院服务水平，方便群众就医。在二级以上公立中医医院开展患者回访工作，进一步加强医患沟通，和谐医患关系，提高群众对公立医院满意度。

深化省际间中医药合作。落实2013年江苏省与贵州省中医药管理局签署的《加强中医药战略合作框架协议》，推动两省省级中医医疗机构建立合作发展机制，江苏省中医院、江苏省中医药研究院分别与贵州省中医院、贵州省中西医结合医院签署合作协议，结成战略合作医院，促进共同发展。合作医院双方在中医专科（专病）建设、科研、人才培养、医院管理、中医药文化等方面加强互动交流，逐步构建高效的合作平台。2014年7月29～31日，贵州省中医药管理局组织全省77名中医医院院长，赴江苏南京参加江苏省中医药局举办的中医院院长培训班，并实地考察江苏省中医院和江宁中医院。

提升基层中医药服务能力。组织开展全省基层中医药服务能力提升工程检查评估工作，制订《贵州省基层中医药服务能力提升工程检查评估方案》和《贵州省基层中医药服务能力提升工程督查评估细则》，贵州省中医药管理局联合贵州省医改办、人力资源和社会保障厅、食品药品监督管理局等单位组成9个评估组，在全省范围内开展检查评估工作。采取中医院托管乡镇卫生院、建立一体化区域性医联体等方式，探索县乡中医药服务一体化管理。绥阳县中医院先后托管旺草镇中心卫生院和茅垭镇卫生院；仁怀市中医院托管三河镇卫生院；大方县中医医院与理化乡卫生院建立一体化区域医疗联合体，切实提高了乡镇卫生院中医药服务能力，更好地满足了基层群众中医药服务需求。截至2014年底，全省147家社区卫生服务中心中有118家能够提供中医药服务，占比80.82%；全省1430家乡镇卫生院中有831家能够提供中医药服务，占比58.11%；全省421家社区服务站中有253家能够提供中医药服务，占比60.09%；

全省17568家村卫生室中有7439家能够提供中医药服务，占比42.34%；基层医疗卫生机构中医药服务量比例22.68%。

中药资源普查工作。2014年3月，召开贵州省中药资源普查试点工作推进会在贵州乌当区，会上通报了全省中药资源普查工作推进情况，进行经验交流，与各县签订《贵州省中药资源普查责任书》并对下一步工作进行安排部署。33个试点县已按计划，严格遵照国家中医药管理局制定的现代化普查工作规范，全部开始中药资源的野外调查工作，全省33个试点县共完成816个样地24504个样方的调查，采集标本约11300份，照片约15万张，并发现几个疑似新种；同时，33个试点县还开展药材市场的初步调查，已完成对30多家公司的情况调查，调查品种有734种。启动2个中药资源监测站、33个监测点建设。启动2个国家级种质种苗繁育基地建设，基地建成后将对天麻、丹参、黄精、太子参、何首乌、半夏、三七7个品种进行繁育，能对中药资源普查中收集的种子种苗进行有效的保存。

中医药人才培养工作。启动中医住院医师规范化培训工作，印发《关于建立贵州省住院医师规范化培训制度的实施方案》，解决社会人员培训期间社会保险费缴纳和培训时间计算为连续工龄的问题。开展第五批全国老中医药专家学术经验继承和2名博士后中医药传承培养工作，推进2012年以来12个全国名老中医工作室建设。开展全省中医药标准化培训，共培训815人。开展全省基层中医类别全科医生转岗培训，共培训206人。开展乡村医生中医药知识与技能培训，共培训180人。启动县级骨干医师培训，参训人员106人。完成农村免费订单定向医学生（中医专业）免费培养项目，为基层招录免费订单定向中医学生140名。

科研工作。组织专家对中医一附院"中医药防治重大疑难疾病临床服务能力建设"推广项目实施完

成情况进行考核并按规定上报国家中医药管理局。组织 2015 年度中医药行业科研专项项目的申报工作，经国家中医药管理局组织专家初评和复评等评审程序，贵阳中医学院课题（白及品种选育与高产栽培技术熟化提升及应用示范）获得 2015 年中医药行业科研专项项目。评选出 95 项中医药民族医药专项科研课题，安排省级中医药经费 120 万元给予资助。

中医药其他工作。组织省内相关专家对全省 2014 年中医药预防保健及康复服务能力建设项目单位（贵阳中医学院第一附属医院、毕节市卫生局及中医院、黔东南州卫生局及民族医药研究院附属苗医医院）项目进展情况开展评估，并督促项目单位及其所属的卫生行政管理部门做好相关协调工作。积极组织 2014 年中医药预防保健及康复服务能力建设项目后备单位申报工作，遵义市中医院、黔南州中医医院争取到 2014 年"治未病"服务能力建设项目。做好保健用品审批、管理工作，26 家生产企业的 35 个产品评审合格，颁发了保健用品卫生许可证；与卫生监督局联合执法，对贵阳市保健用品生产企业的产品进行一年一度的抽检工作，指导生产企业建立一户一档。做好中医医疗广告的审查监管工作，审查合格出具《医疗广告审查证明》8 份。

（吕兴政）

【云南省 2014 年中医药工作概况】

一、完善政策扶持措施

云南省中医药管理局代省政府拟订了《云南省加快中医药发展行动计划（2014～2020 年）》（以下简称《行动计划》），并由省政府印发全省实施。确定了到 2020 年全省中医药的发展目标、重点任务和保障措施，明确了各级政府的职能职责，就每项重点任务进行了细化分工，指定了具体的牵头部门和协助部门。同时，筹备省政府即将召开的全省发展中医药大会，2014 年省级中医药专项资金达到 5000 万元，较 2013 年增加了 1150 万元，增长率为 30%。

进一步加强中医药服务体系建设。争取国家和省级发改部门支持，昭通市中医院和 14 所县中医院建设纳入国家 2014 年建设计划，下达中央投资计划 2.92 亿元。支持、指导部分地区将 3 所农垦系统医院、综合医院转建为县级中医医院，县级中医院达到 90 所，进一步完善了县级中医药服务网络。

深入开展中医药服务百姓健康推进行动。一是通过继续在全省三级中医医院开展"患者说了算"服务，二级以上中医医院开展挂号交费取药叫号等 7 项具体行动，进一步加强中医院内涵建设，改进服务流程，强化为人民群众提供安全、有效、方便、价廉的中医医疗服务，构建和谐医患关系，推进中医药服务百姓健康。二是云南省中医管理局与国家中医药管理局联合组织国家级和省级中医药医疗队专家 60 名，在禄劝县、寻甸县，开展"服务百姓健康行动"大型义诊活动。同时，组织全省 105 所中医医疗机构、2061 名医师、298 名药师、2798 名护士开展义诊活动，共义诊 16752 人次，发放宣传材料 86625 份，义诊收住院 2672 人，共计减免患者费用 42 万元。三是邀请上海名医传承高级研修班的 30 位中医专家赴云南省保山市、腾冲县开展为期一周的服务百姓健康实践活动，开展了临床带教工作，为当地 300 多名群众进行了义诊咨询，为 150 多名县、乡医务人员开展专题培训讲座 5 场。另外，上海曙光中医药研究发展基金会向保山市、腾冲县卫生计生委捐赠了诊疗箱 100 个，装配给基层医疗机构。

积极参与医改工作。对部分县级公立中医医院改革试点单位进行调研，配合有关部门制定县级公立医院改革中医药扶持政策，明确 2014 年医改中医药工作主要任务目标；认真开展基本公共卫生中医药健康管理服务项目工作，对 2013 年全省基本公共卫生中医药健康管理服务项目实施情况进行了督导考核和通报，针对存在问题，下发《关于进一步做好基本公共卫生服务中医药健康管理服务项目工作的通知》，将中医药健康管理服务项目纳入全省基本公共卫生服务项目网络直报系统，适时对各地进展情况进行跟踪督促；组织实施城市三级中医医院对口支援县级中医院工作，加大对县级中医医疗机构的技术指导；将中医药工作纳入县、乡、村一体化管理试点，选择部分县中医院整体托管乡镇卫生院，取得了明显成效。组建中医医疗服务价格调整专家咨询小组，确定云南省中医医院、昆明市中医院和凤庆县中医院为国家中医管理理局医疗价格调整试点单位，并给予每个试点单位 10 万元的经费扶持，开展中医医疗服务价格调整论证工作，为新一轮医疗卫生服务价格调整提供了依据。

鼓励支持民营中医医院建设。新增设置云南黄家医圈中医肿瘤医院、云南福林堂中医医院 2 所民营中医医院，批准筹建云南中医胃肠病医院。

二、医政工作

加强县中医院服务能力建设。组织全省各级中医医院开展等级评审持续改进工作，举办了 2 期 700 余人参加的等级评审持续改进活动培训班；继续组织实施二级医院评审工作，组织完成第二批 21 所二级中医、民族医院的等级评审工作，加上 2013 年评审通过的 61 所二级中医院，全省已完成 82 所二级中医、民族医院的评审任务，共评选了 71 所二级甲等中医院和 11 二级乙等中医院，实现了以评促建、强化特色优势、完善医院管理的目标。

加强中医药专科（专病）建设和服务能力提升。进一步加强国家级和省级中医重点专科建设，加快项目执行进度。督促指导云南省中医院风湿科、西双版纳州傣医院傣医风湿科、昆明市中医院肺病科 3 个国家临床重点专科（中医专业）建设，组织开展了 31 个国家中医管理局中医重点专科中期评估工作，并督促指导 2013 年省级财政资金 2500 万元支持的 15 个州市级以上中医院重点专科建设，重点做好诊疗方案制修订、人才团队培养、科研和设备配置工作；云南省中医管理局会同省级财政部门完成2014年省级重点专科的申报评选工作，下达专项资金2500万元支持25个县级中医院重点专科建设任务；争取到中央资金550万元，支持11个县中医医院中医特色专科建设。

组织实施基层中医药服务能力提升工程。2014年8月，云南省卫生计生委会同省发改委、财政厅、人社厅、食药监管局及相关中医药专家联合组成8个督查组，对全省16个州、市56个县的459个医疗机构基层中医药服务能力工作进行了中期督查评估，城乡基层中医药服务能力提升工程进展顺利。据统计：208个社区卫生服务中心，有178个设立了中医科、中药房和中医综合服务示范区，占85.57%（较提升工程实施前增长了2.57%）；中医类别医师比例达到20%以上的社区卫生服务中心有68个，能够开展6种以上中医药服务的社区卫生服务中心有156个。461个社区卫生服务站，有318个能够提供中医药服务，占68.98%（较提升工程实施前增长了0.98%）。1379个乡镇卫生院，有938个设立了中医科、中药房和中医综合服务示范区，占68.02%（较提升工程实施前增长了18.02%）；全省乡镇卫生院中医类别医师比例达到20%以上的乡镇卫生院有336个，能够开展6种以上中医药服务的乡镇卫生院有893个。全省13317个村卫生室，有5429个能够提供中医药服务，占40.76%（较提升工程实施前增长了10.76%）。云南省基层医疗机构的中医药服务能力有了明显提升，各地中医药服务量占比均不同程度的增加，其中比例占到15%以上的州市有3个，10%~15%的有3个，10%以下的还有10个。2014年中央和省级财政下达资金3086万元，支持173个乡镇卫生院和社区卫生服务中心建设中医科、中药房和中医药综合服务区，为1260个村卫生室配备了中医药基本设备。

做好"治未病"能力建设项目工作。争取中央财政资金600万元支持昭通市中医医院、文山州中医医院和昆明市中医医院、大理州中医医院开展中医药预防保健服务能力建设。开展中医"治未病"平台建设和中医预防保健服务人员技术培训工作，拓展了云南省发挥中医药技术在防治常见病、多发病中优势和作用的试点基地。

强化适宜技术推广平台建设。进一步加强州（市）、县级中医医院常见病、多发病中医药服务能力建设，扩大州、市和县级中医医院开展防治常见病、多发病适宜技术推广与应用。争取到中央财政资金500万元，支持文山州中医医院、蒙自县中医医院等10所中医医院建设中医药适宜技术推广平台建设，向基层推广中医药适宜技术，提高基层医疗机构中医药服务能力和水平。

三、中医药人才培养工作

一是加强高层次中医药人才培养。继续组织实施省级中医药领军人才和学科带头人培养及中医临床人才研修项目。借助沪滇合作项目，选派50名高层次中医药人才培养对象和技术骨干赴上海学习。组织9名研修人员参加了国家中医管理局组织的3期培训班；继续实施国家中医药管理局中医医院职业化管理高级研修项目，组织推荐3名中医医院院长作为第二期研修班学员。

二是认真开展中医药师带徒工作。加强对第五批国家级和第三批省级中医药师带徒工作的管理，配合国家中医药管理局督导组完成第五批全国老中医药专家学术经验继承工作中期督查工作，组织开展第三批省级中医药师带徒工作年度考核；鼓励各地开展多层次的师带徒工作，培养实用型中医药人才。继续做好全国、全省名老中医药专家传承工作室建设项目工作，加强对25个国家级和省级名老中医药专家传承工作室建设项目及3个中医学术流派传承工作室建设项目的监督管理，2010年的4个国家级传承工作室顺利通过国家中医药管理局督导组的评估验收。

三是加强中医药继续医学教育。确定了28项国家级、85项省级中医药继续医学教育项目，完成了10000余人次的继续医学教育培训任务。完成中医医疗机构卫生专业技术人员学分验证及发放合格证10600余份。

四是加强基层中医药人才培养。组织实施100名中医类别全科医师转岗培训和230名中医临床技术骨干培训，完成了两个项目的理论培训。继续实施农村订单定向医学生免费培养项目，完成国家及省级共200名农村订单定向中医本科生的招生任务。组织实施两期中医药标准化培训班，共完成1000余人次的培训任务；启动乡村医生能西会中人才培养项目，完成5000余名乡村医生的培训工作。

五是认真落实卫生部52号令和一技之长人员纳入乡村医生管理工作要求。在全省开展了针对各类人员进行了摸底调查，为开展传统医学师承出师和确有专长人员考核、农村一技之长中医药人员纳入乡村医生管理工作做了前期准备。

四、中医药文化建设

利用新媒体平台，传播中医药文化。2014年9月22日，由云南省中医管理局注册，授权省中医药学会及专业委员会、国医在线发展中心共同负责运营的"云南中医"微信公众服务平台正式开通，截至2014年12月31日，"云南中医"订阅人数已达1.9万人，编辑发布中医药新闻动态、政策、养生科普文章共206条。据微信官方统计数据显示，受众量达到60万人次，有效提升了公众对中医药的认知度和信任度。

培养和建设专业的中医药宣传队伍。支持云南省中医药学会成立了中医药文化与信息化建设专业委员会，在中国中医药报社的大力支持和下，举办了第一期全省中医药新闻宣传通讯员培训班暨云南省中医药学会中医药文化与信息化建设专业委员会成立大会。中国中医药报社社长兼主编王淑军，云南省卫计委副主任、云南省中医管理局局长郑进，云南中医学院院长李玛琳等领导出席成立大会并作重要讲话，全省中医药机构的领导以及参加培训的通讯员200余人，共同见证了"云南中医"微信公众服务平台的开通仪式。

开展2014年云南省中医药文化科普宣传周活动。2014年10月22日，云南省卫生计生委联合滇中产业新区、安宁市政府在安宁市中医医院举行2014年云南省中医药文化科普宣传周启动仪式，并深入开展了为期一周的宣传活动。启动仪式现场，组织了40余位中医药专家开展义诊咨询活动，义诊1500人次；发放宣传资料8000份。2014年10月22~28日，云南省卫生计生委组织中医药文化科普专家在昆明连续7天，每天举办一场中医药文化科普知识讲座和基层中医药知识培训；组织国家级和省级中医药文化科普巡讲专家12人组成3支巡讲小组，赴红河、临沧和大理3州、市开展为科普知识巡讲、乡村医生适宜技术培训和义诊咨询活动。按云南省统一部署，每年组织开展不少于3场的中医药文化科普巡讲活动，深入基层传播中医药文化科普和养生保健知识。各州市、县级中医医院开展了义诊、健康咨询和中医药知识讲座等丰富多彩的中医药文化科普宣传活动。据统计，义诊咨询2万余人，发放中医药宣传资料3万余份。

加大对外宣传，助推云南中医药发展。云南省中医局与中国中医药报社合作，2014年11月10日中国中医药报"云南中医月刊"第一期在全国正式发行，云南省政府副省长高峰就"云南将中医药融入全局谋划"作了深度宣传，全面展示了云南省委、省政府对中医药工作的高度重视以及未来发展的希望。

五、其他工作

一是做好中药资源普查试点工作。2011年，国家中医药管理局牵头组织实施了第四次中药资源普查试点工作，云南作为全国第一批6个试点省份之一，在全省11个州（市）25个试点县启动实施了中药资源普查试点工作。云南省成立了由省政府高峰副省长任组长的中药资源普查试点工作领导小组，成员包括省发展改革委、科技厅等政府相关部门及州市政府领导组成，明确了云南省卫生计生委（云南省中医管理局）为普查试点工作的组织实施部门，中国医学科学院药用植物研究所云南分所和云南省农业技术科学院药用植物研究所为项目技术依托单位。截至2014年上半年，顺利完成了全省第一批普查试点工作任务，基本查清了25个试点县中药资源本底情况，积累了经验，培养了人才，创新了管理模式。通过普查，完成了268个代表区域、950个样地、4728套样方的野外调查工作。调查到4481种药用植物，发现疑似新种8个，采集药用植物标本21478号，采集药材样品1791份，采集种子1010份，拍摄照片271761张；访问民族民间医生351名，调查中医药传统知识1263条，开展市场调查159次，走访药企47家；出版《云南重要中药图鉴》，每个试点县完成了《县级中药资源普查成果资料汇编》；建成了文山市、昆明市官渡区2个中药资源动态监测站，彝良县监测站正在筹建之中。启动实施了三七、阳春砂仁、铁皮石斛、重楼、金铁锁、灯盏花6种中药材种子种苗繁育基地和省级中药原料质量监测技术服务中心等建设项目。2014年，国家中医药管理局安排云南省15个第二批中药资源普查试点县。至此，云南省中药资源普查试点县已达40个，覆盖全省16个州（市），其中文山州、西双版纳州的所有县均已开展了中药资源普查试点工作。

二是举办第十六届中国科协年会藏医藏药暨西部民族医药发展论坛，邀请23名国内知名藏医药民族医药专家分别在会上做了主题报告和专题报告，来自西藏、四川、贵州、青海、内蒙古、广西等全国中西部11个省、自治区，共140多名代表参加会议。

三是加强对17个中医药重点学科建设单位的日常管理和监督，组织专家对省级中医临床研究基地建设项目进行了验收。组织专家对中医药防治重大疑难疾病临床服务能力建设项目进行考核。继续开展省级民族药院内制剂研发及文献整理项目工作，确定了5部民族医药文献整理及18项制剂研发任务。

四是认真组织开展艾滋病中医药治疗工作，加强项目督导检查，强化信息收集管理，设立了以奖代补资金。制定下发了《关于进一步加强和规范中医药治疗艾滋病试点项目工作的通知》，不断规范艾滋病试点项目工作。完成了2013年度中医药防治艾滋病试点项目考核，组织举办了两期中医药防治艾滋病培训班，培训专业技术人员209人。截至2014年10月底，全省累计治疗艾滋病病人及艾滋病病毒感染者10935例，正在接受治疗5734例，超额完成国家下达的任务。

五是组织开展中医药传统知识调查工作。云南省于2014年3月组建了"云南省中医药传统知识保护调查研究"项目组，项目组由云南省中医管理局柴本福副处长作为行政负责，云南中医学院基础医学院院长淤泽溥教授作为技术负责，项目组成员由全省省级及各州市、县卫生计生部门组成，共计156人。项目组在国家中医药管理局中医药传统知识保护中心和贵阳分中心的指导下，对149名调查员进行了培训，向调查员发放《中医药传统知识保护调查员手册》。截至2014年底，各州市调查员共填写"中医药传统知识调查表"116份。经组织专家对照纳入标准和排除标准进行筛选，共筛选出合格的调查表95份，涉及云南省众多少数民族的传统医药学内容，并已录入云南省的中医药传统知识保护工作平台，顺利地完成了工作进度确定的调查任务。

六是积极参与各种突发事件、传染性疾病的应急救治工作，加强各级中医医药的应急救治演练，较好地参与并完成了"8·3"鲁甸地震、"10·7"景谷地震的灾后救治任务。

（张旭芳）

【西藏自治区2014年藏医药工作概况】

一、西藏藏医药发展大会

2014年11月3日，由西藏自治区政府主办、西藏自治区卫生计生委承办的西藏藏医药发展大会在拉萨召开，会议号召，要在"强基础、重普及，强产业、惠民生，强科研、促创新"上下工夫，以大思路、大战略、大决心整体推进藏医药事业跨越式发展。会前精心制作了《发展中的西藏藏医藏药》电视专题片、画册展版，以藏医药发展大会为契机全面介绍和展示西藏和平解放以来藏医药事业所取得的辉煌成就以及西藏作为藏医药的发源地在推进藏医药的继承创新、突出特色优势、维护群众健康等方面取得的显著成绩和做出的突出贡献。会议表彰了第二届"国医大师"西藏自治区藏医院专家占堆同志；授予扎加等20位同志为"西藏自治区名藏医"称号并进行了表彰。国家卫生计生委副主任、国家中医药管理局局长王国强亲临会议指出，大力发展藏医药，不仅有利于提高各族人民健康水平、繁荣发展民族文化、提升民族地区自主创新能力、促进民族特色经济发展、保护民族地区生态环境，还有利于增进各民族团结和谐，是一项重大的民生工程和民心工程，具有十分重要的意义，并从中医药和藏医药的"五大资源"做了深刻阐述，对藏医药事业今后的发展起到了很好的指导作用。西藏自治区党委副书记、自治区主席洛桑江村出席会议并作重要讲话，一要抓住民生这个根本，健全藏医医疗服务体系。确保"十三五"时期实现所有县（区）、乡（镇）、村（居）藏医药服务全覆盖。努力打造藏医院国家临床研究基地、全国藏医医疗中心、全国藏医药研究中心，突出藏医药在医改中的重要作用。二要抓住藏医药专业技术人才队伍建设这个基础，促进藏医药传承大发展。要加强藏医药高等教育，弘扬藏医药师徒传承，加大专项职业培训，大力弘扬藏医药优良的医德医风。三要抓住科研这个关键，促进藏医药创新发展。认真开展藏医药资源普查和保护，加快促进藏医药科研成果转化为现实生产力。四要抓住市场这个动力，推进藏药产业大发展。做好产业科学发展规划，调整优化藏药产业布局，推动藏医药资源优势转化为经济优势、发展优势。五要抓住文化这个内涵，加强藏医药交流合作。一方面要加强藏医药非物质文化遗产保护、藏医药文化典籍整理保护和藏医药文物、实物、文献、古迹保护，另一方面要加强与国内外交流合作，主动掌握藏医药话语权，扩大藏医药传播力、影响力。六要抓住保障这个环节，为藏医药发展创造良好环境。站在战略全局高度，研究制定加快藏医药事业发展规划，加大资金、编制向基层、一线的倾斜力度，切实发挥行业主管作用，促进藏医药事业健康快速发展。会上还签订了国家中医药管理局和西藏自治区卫生计生委援藏工作协议。

二、基层藏医药服务能力提升工程

为切实做好基层中医药服务能力提升工程，以自治区财政安排的400万元专项资金和中医药公共卫生专项资金项目为支撑，以全面实施《西藏自治区基层藏医药服务能力提升工程》为抓手，全面推进藏医药基层服务能力建设各项工作，取得了显著成绩。为全面贯彻落实国家中医药管理局、国家卫生计生委、人力资源社会保障部、国家食品药品监管总局《关于开展基层中医药服务能力提升工程督查评估工作的通知》要求，根据自治区实际制订了《西藏自治区基层藏医药服务能力提升工程督导评估方案》和《西藏自治区基层藏医药服务能力提升工程督导评估细则》，自治区的方法是中藏医药管理局与区财政厅、人力资源和社会保障厅及食品药品监督管理局等部门共同组成督查评估小组，分别赴山南地区、日喀则地区、拉萨市和阿里地区开展基层藏医药服务能力提升工程督查评估工作，分别对12个县藏医院（藏医部）、21个乡镇卫生院、3个社区卫生服务中心、1所藏医学校和3家村卫生室进行了实地督查，详细了解县、乡、村三级藏医药机构设置、藏医师比例、藏医诊疗设备和藏药品种配备、藏药采购渠道、常见病及多发病基本医疗和预防保健服务、适宜技术开展、人员培训和农牧民家庭账户医保政策等

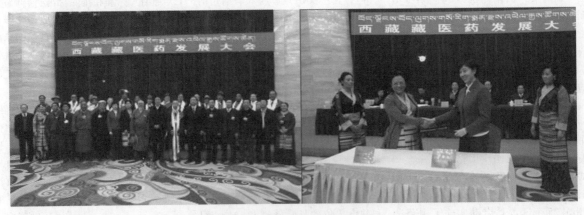

2014年11月3日，西藏自治区藏医药发展大会召开

方面的情况，对基层的总体状况有了最直观的了解。组织地市卫生局召开了 4 次专题座谈会，听取各地市基层藏医药服务能力提升工作情况及自查评估情况汇报。根据国家督查指标指定的自治区 50 项具体指标，对 4 个地（市）的基层服务能力工程实施情况进行了逐项评估打分，并按照国家要求形成了督查评估报告。

三、藏药资源普查及藏药保护和发展工作

自治区藏医药资源普查试点工作基本完成，国家中医药管理局督导组武东副司长、黄璐琦副院长等一行于 2014 年 9 月 1～6 日赴自治区开展了中（藏）药材资源普查工作督导。

根据中共中央政治局常委、全国政协主席俞正声、西藏自治区党委书记陈全国等领导对建立藏药材保护机制文件的相关重要批示，按照自治区政府专题会议的要求，西藏自治区中藏医药管理局与相关部门沟通，为加大藏药资源的保护力度，制定了长效机制，成立了领导小组，起草了西藏自治区《关于进一步加强藏药材资源保护和发展的意见和管理办法》，并提交领导小组审定。

为继承藏医固有的自采、自制、自用藏药材习俗和每年藏历 7 月开展野外藏药材认药、采药实践活动，2014 年 8 月组织开展了全区第五届藏药材辨认大赛。

四、中医药管理

制订了《西藏自治区 2013 年中医药部门公共卫生专项资金藏医药项目实施方案》，全面实施 2013 年中医药部门公共卫生专项资金项目。2014 年 3 月组织相关专家对 2013 年度西藏自治区藏医药预防保健及康复能力建设项目的 2 个项目单位进行了评估。2014 年 10 月组织专家对国家"十二五"重点专科自治区藏医院脾胃专科进行了评估。

根据国家医院等级评审的要求，安排部署全区 4 家三级藏医院持续改进工作，2015 年 5 月底前完成省级检查评估工作。按照国家民族医院二级评审标准，组织专家对阿里地区藏医院创建二级甲等藏医院复审工作进行了督导、检查和前期内评工作，客观求实的进行评估打分，并针对督导检查提出的问题和建议，要求其上报整改报告，并将再次组织专家对阿里藏医院创二级甲等藏医院复审工作进行评审。

根据国家发展改革委社会发展司、国家卫生计生委规划信息司、国家中医药管理局规财司下发的《关于请抓紧编报 2014 年卫生项目中央投资计划建设方案的通知》，西藏自治区中藏医药管理局组织编报了 5 个县藏医院的建设方案。

五、藏医药规范、标准制定

开展藏医药标准化、规范化建设，逐步建立规范、统一和科学的藏医药标准体系。参照中医药健康管理服务技术规范，邀请藏医药专家牵头，根据藏医药理论体系制定了《藏医药健康管理服务技术规范》，为了使该技术规范在基层实施过程中更具有操作性、使用性、通俗性，通过信函、召开座谈会、专家论证会等多种方式广泛征求了各级专家和基层一线专业人员的意见，并将形成的技术规范发放到各地市展开层层培训。完成藏医俄乃赤久病等 5 个病种的临床指南的编制、修订工作，为藏医临床诊疗指南的实施推广和进一步修订提供依据。在拉萨、山南、日喀则、那曲和林芝 5 个地市开展标准化培训工作，共培训临床一线医务人员 154 名。

六、人才培养和传承工作

继续开展第五批全国名老中医药专家学术经验继承工作及继承人攻读学位相关工作。对第五批师承工作在管理制度的建立、平时考核、继承教学、年度考核等方面进行了总结，对资金使用、取得的成效、存在的问题及下一步计划进行了梳理。按照国家中医药管理局的要求，经过精心筛选，推荐 3 个全国名老中医药专家传承工作室，丹增扎西等 3 个传承工作室项目已获国家立项，正在建设当中。

2014 年 10 月，开展了建设期满的强巴赤列传承工作室项目省级评估验收和第五批全国老中医药专家学术经验继承中期检查督导工作，并顺利通过国家级专家组的评估验收和检查督导。

制订 2013 年度、2014 年度医药卫生体制改革基层藏医全科医师（转岗）培训实施方案，并分别于 2014 年 4 月 28 日及 2014 年 10 月 19 日开班，全区基层 145 名藏医参加了培训。

开展了西藏藏医医疗质量监测培训，来自区、地、县藏医院负责监测工作的人员共计 29 人参加了培训，完成了 7 个地市级、22 个县级藏医医院医疗质量监测工作及监测数据的上传工作。

为充分发挥民间老藏医药人员在城市社区和农牧区基层卫生服务中的一技之长作用，根据国家卫计委、国家中医药管理局《关于做好中医药一技之长人员纳入乡村医生管理工作的通知》精神，结合西藏实际、开展了自治区一技之长藏医卫技人员纳入乡村医生管理工作。经审核，对 126 名符合条件的一技之长人员进行了理论及实践技能考试考核工作。

组织开展了全国藏医类别医师资格考试实践技能考试工作。组织开展了全国藏医类别医师资格考试实践技能考试考务工作。完成了 2014 年度全区藏医师承人员出师考核考试工作。

七、藏医药对外交流合作

2014 年 4 月，为做好藏医药的对外宣传工作，西藏自治区中藏医药管理局积极配合西藏自治区人民政府新闻办公室，以"西藏藏医药发展情况"为主题，召开新闻发布会并就相关问题答记者问，西藏日报、西藏电视台、西藏人民广播电台等 20 余家媒体参加，充分显示了对自治区藏医药发展的关注和重视。发布会取得圆满成功，得到局新闻办的高度评价。

2014 年 5 月，西藏自治区藏医药管理局局长白玛央珍带领西藏自治区藏医院、西藏甘露制药股份有限公司为代表的藏医药团队，参加了在第三届中国（北京）国际服务

贸易交易会。在京交会期间举办的中医药及民族医药养生项目推介会上，白玛央珍局长等4人分别作了以西藏藏医药事业的发展、藏药的安全性、藏医的特色疗法、甘露藏药的发展前景展望为题的报告。

2014年11月10～14日，按照国家中医药管理局安排，自治区卫计委常务副主任王寿碧和自治区藏医院扎西随国家中医药管理局组团前往新加坡执行中新中医药合作协议任务。

（刘伟伟）

【陕西省2014年中医药工作概况】

一、中医药参与深化医药体制改革

医药卫生体制改革以来，陕西省积极发挥中医药特色优势，陆续出台了提高中医药报销比例、提高中医药服务价格、实行县级中医医院全额预算等一系列的扶持政策和措施，中医药事业取得长足进步。2014年6月20日，陕西省政府出台《关于深化县级公立医院综合改革的实施意见》，明确从管理体制、补偿机制、价格机制及人事编制等方面全方位推进改革，县级中医医院和综合医院继续同步推进。

各级政府积极落实《实施意见》中明确的中医医院基本工资纳入财政预算、医院历史债务由县级政府偿还、按比例核定县级中医医院人员编制总量等扶持政策。全省近60家县级中医医院实行基本工资全额预算等政策，彬县、志丹等地实行了中医经费单列；西安阎良、长安、高陵区和延安子长县、榆林榆阳区等政府已将中医医院几千万元的历史外债打包消化；西安市为县（区）中医医院新增了1228个编制，中医体质辨识、中药膏方加工费已获得物价部门批准；汉中市通过降低县级中医医院报销起付线50～100元引导群众看中医、用中药；西安高陵县将中医药适宜技术项目、自采自种中药全部纳入报销范围。

2015年，陕西省启动1市10县医改综合试点。白河县积极探索中医药服务新模式，将中医医院与

湖北十堰市人民医院组建了"秦楚医疗联合体"，快速有效提升了该县中医医院的医疗服务能力和服务水平，门诊、出院病人和业务收入成倍增长，缓解了当地群众看病难问题。

铜川市为加快现代中医药产业发展和经济转型，铜川市中医药发展局、财政局等8部门联合下发了《铜川市中医药产业发展奖励办法》，从招商引资、企业扶植、药材种植、科研创新4个方面进行奖励，对中医药产业以直接补助和以奖代补的方式进行扶持。

二、基层服务能力提升工程

提升工程实施以来，陕西省将"提升工程"纳入对地市的卫生工作考核内容，开展了"提升工程"专项调研和督查评估、重大建设项目巡回检查等，有力地推进了各项工作的落实。同时，陕西省中医药管理局继续加强与省级相关部门的沟通，与省政协医卫体委员会开展基层中医药服务能力专题调研，形成专题调研报告上报省委、省政府，并按照省领导有关批示，与省发改委、财政厅等有关部门进一步论证，提出了加强本省基层中医药服务能力的项目方案。

2014年，各地继续把提升工程作为年度重点工作，采取加大资金投入等多项措施积极推进。西安所

有社区建立起国医馆或中医馆；宝鸡陈仓区投入220余万元为所有的乡镇卫生院建立国医馆；咸阳、渭南、商洛市开展了规范的中医药综合服务区建设；延安志丹县投入4600余万元进行标准化建设；铜川市启动孙思邈中医堂建设，将中医科、中药房在全市医疗机构进行覆盖；汉中、安康、韩城市通过分批建设等措施，乡镇卫生院、村卫生室基本达到"提升工程"目标要求。据2014年省级评估数据显示：陕西省85%的社区卫生服务中心、76%的乡镇卫生院设置了规范的中医科和中药房，并配备了中医药设备，81%的社区卫生服务站、55%的村卫生室能够提供中医药服务，基层中医药服务量达到了总量的23.8%。

三、健全完善中医药服务体系

在各级政府的大力支持下，继续加强省、市、县中医医院基础设施建设，增添医院发展动力，就诊看病环境得到极大改善。陕西省中医药临床研究基地建设稳步推进，投资3.95亿元的省级重点项目陕西省中医医院住院综合楼已投入使用；陕西省中医学院附属医院整体环境得到改善，汇集国医大师、名老中医的名医馆建成使用，并获国家儿童医疗服务体系建设项目；陕西省中医学院第二附属医院自筹9000万元新建中西医协同创新大楼，与西

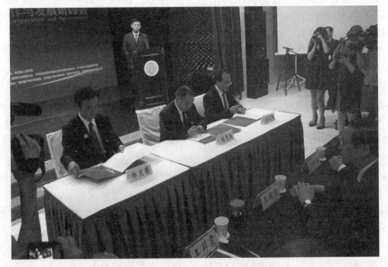

2014年9月5日，首届海峡两岸孙思邈中医药合作与发展研讨会在陕西铜川召开，会上签订了"铜川共识"

咸新区合作共建西咸新区中心医院。

西安市中医医院实现了整体搬迁，医院整体就诊条件和环境得到改善；铜川市新区中医医院新建大楼已主体封顶，进入后期装修阶段；延安市占地146亩的新区中医医院已经进入施工阶段；榆林市为榆林市中医医院提供了1500万元和1亿元贴息贷款用于医院发展和建设；汉中市中医医院启动改建工程；安康市中医医院新建康复楼，改建了手术室，并购置了300余万的诊疗设施设备。

加强县级中医医院标准化建设，紫阳、横山等13所县级中医医院进入2014年国家建设项目；延川等县自筹建设资金，对条件较差的中医医院进行整体迁建，新评定9所二级甲等中医医院、2所二级乙等中医医院。

四、提升中医药综合服务能力

强化中医医疗质量安全管理，开展了三级中医（中西医结合）医院医疗质量持续改进活动，启动综合医院中医药工作推进行动。大力推广中医诊疗方案和临床路径，印发了25个专业、304个病种中医诊疗方案及临床路径。从省级中医专项经费中列支300万元，重点推动省级中医医院信息化建设水平，3家省级中医医疗机构建立起以电子病历、医生工作站、护士工作站、PACS系统、LIS系统为核心应用的临床信息系统。

以中医医院等级评审为抓手，提升县级中医医院综合服务能力，完成74家二级甲等和12家二级乙等中医医院评审工作，全省二级甲等中医医院达到80%以上。以重点学科专科为引领，加强临床重点科室建设，遴选确定20个省级中医重点专科、50个农村特色专科、10个中医护理重点专科、25个"治未病"预防保健服务项目。积极发展非公中医医疗机构，陕西省中医药管理局联合陕西省卫生计生委出台了加快发展社会办医的实施意见，积极鼓励中医专家在城区药品连锁店或超市试点中医坐堂服务，方便群众看中医、吃中药。

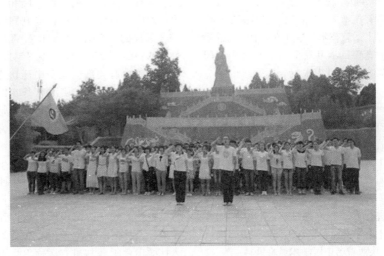

陕西省首届中医临床医学生"大医精诚"培训班在铜川药王孙思邈故里中医药文化宣传教育基地举办，图为中医临床医学生宣誓现场

积极发展中医药健康服务业，鼓励二级以上中医医院设立"治未病"中心和康复科，开办养生保健机构，开设老年病科和老年病房、康复病区。加强中医药预防保健及康复能力项目管理，做好中医药公共卫生服务项目的实施。西安、宝鸡中医医院积极发展中医药优势，实施中药处方奖励政策，住院病人中药饮片使用率达75%，中医药收入占比明显增加。

五、中医药科研

按照"特色树形象，结合攻难关"的思路，开展了中西医结合、中医药重大病种创新试点，争取省财政专项资金500万元，选取10个中医药治疗有突出特色和疗效的重大疾病或慢性病病种，由3家省级中医医院牵头与中国中医科学院、省内外高等院校、三级甲等医院进行联合攻关，各项目组完成前期文献资料查询、协作单位确定、临床诊疗方案优化等工作。

完成第四次中药材资源普查试点工作。

陕西省中医医院、陕西省中医学院附属医院分别获批"省慢性肾病医学临床研究中心""省博士后创新基地"，陕西省中医学院第二附属医院新建"医学转化中心"。铜川市与北京中医药大学签署战略合作协议，共建孙思邈学院、孙思邈博物馆和孙思邈中医医院，为铜川培养中医药人才，促进大学科研成果优先在铜川转化。2014年，全省共获得国家自然科学基金和科技部（省）中医药行业专项、国家中医药管理局（省）科技专项等科研项目300余个，获奖100余个。

六、中医药人才队伍建设

郭诚杰教授获得第二届"国医大师"荣誉称号。推荐全国第一批中医药传承博士后3人，遴选确定全省首批优秀中医临床人才研修培养对象26人。加强第五批全国、第四批全省师承的管理工作，确定第五批全省师承指导老师58名、师承弟子100名。省级中医医院外聘3名中国中医科学院等国内知名专家，引进硕士以上学历人员100余名，外送学习、研修参与中组部"西部之光"访问学者、在职读博人员、医护骨干等66人。

加强基层中医药人才的引进和培养，2014年为县及县级以下招聘了346名中医类本科毕业生，传统医学出师考核和确有专长考核合格人数104人（合格率47.5%）。开展全省基层传统医学师承大专学历教育工作，遴选确定99位培养对象。组织780余人次的临床专科骨干、基层中医临床技术传承骨干、农村订单定向中医类专业、中西医结合骨干、中医住院医师培训。在178个乡镇卫生院和 2440 个村卫生室开展基层中医药适宜技术推广，村医普遍掌握了 6 项以上适宜技术。举办各类中医药继续教育项目学习班 57 个，培训中医药人员近 5000 人次。

七、中医药文化

召开学习宣传"国医大师"事迹暨名（老）中医座谈会，广泛开展学习宣传"国医大师"，并为推进中医药事业发展建言献策。启动"陕西省名老中医大讲堂"，邀请张学文、郭诚杰等国医大师、名（老）中医进行了 35 场专题讲座。开展名（老）中医学术经验整理工作，拟编辑出版《陕西省名中医学术经验集》。

加强中医药文化宣传教育基地建设，组织药王山孙思邈故里、陕西医史博物馆、陕西中医学院附院名医馆、安康市中医医院 4 家省级基地申报全国中医药文化宣教基地。在安康召开全省中医医院文化建设交流培训会，并举办了 2 期全省中医药文化建设培训班，累计培训省、市、县级中医医院院领导、有关负责同志 350 余人。

深入推进"中医药服务百姓健康行动"，全省累计开展中医药科普宣传活动 464 次，免费发放药品 9.56 万元，发放各类中医药宣传图册（单）9.8 万份，直接受益群众 7.1 万余人。组织开展公民中医养生保健素养调查，对 8 个调查县区项目负责人和调查员进行了培训，就各调查点情况进行了督查或复核，全省共调查 642 份问卷，经复核后上报北京中医药大学进行全国数据的统计分析。

铜川市举办首届海峡两岸孙思邈中医药合作与发展研讨会，进一步拓展了中医药及孙思邈在海内外的影响力。在药王山孙思邈故里举行了首届中医临床医学生"大医精诚"培训班，陕西中医学院 2010 级中医系 326 名本科生接受了"大医精诚"医德医风专题教育培训。

（余　晴）

【甘肃省 2014 年中医药工作概况】

一、中医药参与医药体制改革

一是落实既定的中医药扶持政策。全省 90% 以上的中医医院和综合医院中医科床位补助提高到同级综合医院的 1.5 倍。各级医疗机构使用的中药饮片不实行零差率销售，仍按省政府有关部门关于中药饮片定价、采购、配送、使用和基本医疗保险给付等政策规定执行。二是出台《甘肃省分级诊疗工作实施方案》，明确县级医疗机构 100 个分级诊疗病种和乡镇卫生院（社区卫生服务中心）50 个分级诊疗病种中西医同病同价，在新农合报销上实行定额补偿。三是改革中医药职称评定条件，甘肃省卫生计生委联合省人社厅出台了《甘肃省医疗卫生事业单位岐黄中医药技术系列内部等级岗位任职条件（试行）》，这项工作正在实施过程中。

二、中医药先进县（区）和示范县创建工作

按照省政府中医药工作先进和示范创建方案，狠抓落实，整体推进基层中医药工作。一是对建设期满的市、县、区进行命名验收。经过 2013 年组织专家评审验收，2014 年报请甘肃省政府同意，命名兰州市城关区等 5 个县、区为全省中医药工作先进县（区），酒泉市、敦煌市等 7 个县、区为全省中医药工作示范县（市、区）。2014 年组织专家对永登县、玛曲县等 6 县、区创建全省中医药工作先进县（区）期满者进行了验收，对张掖市甘州区等 5 个县、区创建全省中医药工作示范县（区）进行了验收，待报请省政府同意后命名。截至 2014 年年末，共有 16 个县（市、区）被甘肃省人民政府命名为甘肃省中医药工作先进和示范县（市、区）。二是积极支持市、县、区的创建工作。2014 年报请省政府同意，批复武威市为全省中医药先进市建设单位，这是全省第一个获批的市州级建设单位。批复金塔县等 9 个县、区为全省中医药工作先进县（市）建设单位，兰州市城关区等 6 个县、区为全省中医药工作示范县区建设单位。截至 2014 年底，甘肃省中医药管理局共有 76 个县（市、区）申请创建，占全省县（市、区）总数的

88.4%。甘肃省中医药管理局联合甘肃省财政厅，下达庆阳市镇原县、天水市武山县等 10 个县、区共计 500 万的中医药工作先进和示范县（市、区）建设经费。还对申请创建全国基层中医药工作先进单位的泾川县等 5 个县、区进行了预评审，对建设期满的敦煌市等 6 个县、市、区进行了复核。

三、基层中医药服务能力提升工程督查评估

甘肃省中医药管理局联合省人社厅、食品药品监督管理局制订了《甘肃省基层中医药服务能力提升工程督查评估实施方案和实施细则》，2014 年 8 月 15 日至 9 月 12 日，组成 4 个督查评估组，对全省 14 个市州的 38 个县（市、区）从组织领导、落实政策、突出特色、人才培养、预防保健、文化建设等方面实施基层中医药服务能力提升工程进行了全面督查评估，从评估情况看，全省基层中医药服务能力正在逐年得到提升。

四、县（市、区）级中医医院基础设施建设

甘肃省中医药管理局配合省发改委，争取国家立项支持华池县中医医院、凉州区中医医院等 10 家县（市、区）级中医医院的基础设施建设，建设项目已经获批，10 家医院中央财政补贴资金 32198 万元。

五、中医医院内涵建设

一是全面完成二级中医医院等级评审工作。在 2013 年评审工作的基础上，组织专家对陇南市成县中医医院等 9 家中（藏）医医院进行了等级评审。2014 年末，已完成全省 72 家二级中医医院（含中西医结合、民族医医院）的等级评审工作。二是加大中医药重点专科建设力度。制定了《甘肃省中医重点专科建设要求（2014 年版）》《甘肃省中医药重点专科管理办法》和《甘肃省中医药重点专科项目申报书》，从制度层面进一步完善了中医药重点专科的管理。组织申报、评审并公布了第六批省级中医药重点专科，协调省财政对第六批省级中医药重点专科的建设经费进行了下拨。截至

2014年底，全省共列建（包括建设单位）了126个省级中医药重点专科。三是开展全省中医医院微生物检验骨干培训和院感骨干培训。结合全省二级中医医院等级评审工作中存在的突出问题，甘肃省卫生计生委投入一定的培训经费，委托兰州大学第一附院对全省中医医院的微生物检验骨干进行了为期半年的两期培训，共培训微生物骨干38人，重点推进中医护理工作。四是认真贯彻国家中医药管理局《关于加强中医护理工作的意见》，在全省遴选、建设了5个中医护理重点专科，探索开展中医综合治疗区建设新模式；依托省级中医护理培训基地，加强综合医院护理人员的中医药知识与技能培训，提高中医护理服务能力与水平；落实了国家中医药管理局印发的《促脉证（阵发性心房颤动）等20个病种的中医护理方案（试行）》。

六、综合医院和妇幼保健机构中医药工作

一是制订了《甘肃省综合医院中医药工作专项推进行动实施方案》，明确要求全省综合医院设置中医管理科，配备专人负责医院的中医药工作。医院住院部中医病床数不低于医院标准床位数的5%，至少60%的西医临床科室设置中医综合

治疗室，提供中医药适宜技术服务。二是制定了《甘肃省妇幼保健机构中医药服务基本标准（试行）》，明确要求全省各级妇幼保健机构设立中医科，各妇幼保健机构门诊、病房等诊疗工作中能够开展中药饮片、中成药、针灸、推拿等不少于4种中医药服务，鼓励在妇幼保健机构广泛开展各种中医适宜技术。三是实施妇幼保健中医药服务能力提升工程，下发了《关于实施妇幼保健中医药服务能力提升工程的通知》，要求全省各市县妇幼保健机构各选派1名从事妇女保健和1名从事儿童保健的工作人员，系统开展中医药医疗保健知识和技能的培训。同时，针对妇女儿童常见病、多发病和不同年龄阶段保健需求，组织制定妇女、儿童常见病、多发病中医临床路径，规范中医临床诊疗。四是启动甘肃省中医药特色妇幼保健机构创建工作。2014年，甘肃省财政投入100万，在全省列建了5个中医药特色妇幼保健机构。

七、基层医疗机构中医药服务能力建设

中央财政支持400万元对成县中医医院等8个县级中医医院开展基层中医药适宜技术服务能力建设；在全省遴选119个乡镇卫生院和社区卫生服务中心为项目实施单位，

在其下辖的1590个村卫生室和社区卫生服务站开展基层中医药适宜技术服务能力建设，该项目获得中央财政支持2539万元、省级财政配套1000万元，经费已下拨到位，建设工作已全部完成。

八、中医药人员教育培训

继续开展"西医学中医、中医学经典"活动。委托甘肃中医学院年内举办一期为期3个月的"西医学中医"普通班，举办一期为期半年的"中医学经典"普通班，共培养中医药实用人才100名；委托省级中医护理培训基地——甘肃省中医院举办3期"西医学中医"护理培训班，为全省各级医疗机构培养中医护理骨干150人；全省12个市、州举办为期3个月的"西医学中医"培训班，培训中医药人才700余人。

完成了首批全省五级中医药师承教育工作，3097名继承人结业考核合格，顺利出师。启动了第二批全省五级中医药师承教育工作，遴选确定959名指导老师、2822名继承人，并拨付第一年带教津贴474万元。在庆阳、兰州、武威、平凉各举办了一场中医药师承教育拜师大会。加强中医药人才培训项目管理工作，委托甘肃中医学院为全省培养150名中西医结合人才，委托张掖医专、平凉医专和甘南州卫校为全省培养130名中医临床技术骨干；委托甘肃省中医院、甘肃中医学院附属医院对基层的150名中医执业医师进行中医全科医师转岗培训；委托甘肃省中医学校对210名已注册的乡村医生进行中医药基本知识与技能的培训。同时，加强继续教育项目管理工作，2014年，甘肃共组织申报了16项国家级、89项省级中医药继续教育项目。继续开展了民间中医资格准入考试工作。继续组织开展了民间中医资格准入考试工作，共有815名民间中医参加考试，其中289人通过理论考试和实践技能考核。

九、民族医药工作

积极推广藏医药诊疗服务特色诊疗技术，下发了《关于鼓励综合

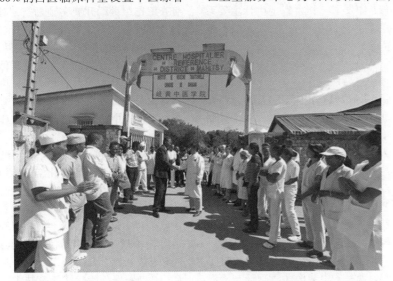

2014年12月29日，甘肃省岐黄中医学院暨标准化中医诊室在马达加斯加首都塔那那利佛马义奇医院正式挂牌成立。这是继甘肃省在乌克兰、吉尔吉斯斯坦之后挂牌成立的第三家海外岐黄中医学院

医院、中医医院探索开展藏医药诊疗服务的通知》《甘南州及天祝县对口支援全省省、市（州）级医院藏医药专科建设工作方案》，将省级中医医疗机构开展藏医诊疗服务工作纳入省卫生计生委床位补助以奖代补考核工作。截至2014年，甘肃省人民医院、甘肃省中医院、甘肃省二院、中医学院附属医院、兰州市七里河区人民医院、天祝县人民医院、永昌县中医院成立了藏医科，开设有藏药浴治疗中心。敦煌市建成了藏医专科医院，占地6000平方米，床位120张。委托青海省藏医医院对该省的藏医药人员进行分期分批培训，选派的10名藏医骨干已全部完成第一批赴青海省藏医医院的进修培训。

十、中医药科研工作

甘肃省中医药管理局与中国中医科学院一起完成全省14名第五批全国老中医药专家学术经验继承人博士学位论文开题工作。开展了2014年甘肃省中医药管理局科研立项课题和皇甫谧中医药科技奖申报工作，受理推荐课题131项、中医药科技成果46项，评选了26项甘肃省皇甫谧中医药科技奖授奖项目，确定了83项课题为2014年甘肃省中医药科研立项课题。积极组织甘肃省5项中医药科技成果参评2014年度中华中医药学会科学技术奖。

十一、中医药产业

积极争取创建国家中医药产业发展综合试验区，甘肃省中医药管理局与中国生产力学会联合完成创建综合试验区调研工作，完成《甘肃创建国家中医药产业发展综合试验区的研究报告》，编制了《甘肃省国家中医药产业发展综合试验区建设总体规划纲要（2014～2020年）》，并向全国人大、国家卫生计生委、国家中医药管理局进行了专题汇报。甘肃省多个厅局联合印发了《关于在小流域综合治理中加强中药材种植工作的通知》，以此推动小流域治理和中药材种植产业良性发展。争取国家支持，康县等25个县、市、区被列为全国中药资源普查县。进一步推动质量稳定、疗效

确切的院内中药制剂在全省范围内使用，下发了《关于推荐全省第四批调剂使用院内中药制剂的通知》，共有13家医疗机构推荐上报的74个院内制剂通过专家评审，甘肃省卫生计生委联合甘肃省食药监局发文公布，在全省范围内调剂使用。

十二、中医药服务贸易和养生保健旅游工作

商务部、国家中医药管理局确定甘肃为全国首批中医药服务贸易先行先试重点区域，确定兰州佛慈制药股份有限公司为全国首批中医药服务贸易先行先试骨干企业。甘肃与乌克兰、吉尔吉斯斯坦、摩尔多瓦等国开展中医药合作项目。在乌克兰、吉尔吉斯斯坦、马达加斯加挂牌成立"岐黄中医学院"。甘肃省内有关药品和医疗器械企业启动了相关产品在吉尔吉斯斯坦等国家的注册工作。甘肃省卫生计生委联合省旅游局出台了《甘肃·陇东南国家中医药养生保健旅游创新区建设总体规划》。经积极申报，国家中医药管理局批复皇甫谧文化园、岐伯文化园为全国中医药文化宣传教育基地，这是甘肃首次获得全国中医药文化宣传教育基地的荣誉称号。组织起草了《甘肃省关于促进健康服务业发展的实施意见》（代拟稿），召开了促进健康服务业发展视频会议，印发了《甘肃省卫生计生委系统促进健康服务业发展工作实施方案》。

（郭　泰）

【青海省2014年中藏医药工作概况】

医改工作。在实施分级诊疗制度工作中，州县级中藏医医院住院人次不断上升，三级中藏医医院住院人次下降，基层首诊、分级诊疗、双向转诊、理性就医取得明显成效。基本药物遴选增补时对中藏（蒙）药给予适当倾斜，基层医疗卫生机构中藏药配备率、使用率明显提高。

基层中藏医药服务能力提升工程。青海省中藏医药管理局与青海省人力资源社会保障厅、食品药品监督管理局联合实施全省中藏医药服务能力提升工程，中藏医药服务

的整体水平不断提高。积极推广中藏医药适宜技术，基层医疗卫生机构中藏医药服务普及率逐步提高，全省所有的社区卫生服务中心都能够提供中藏医药服务。

中藏医药临床科研工作。全省各级中藏医医院及科研机构共申报课题71项，立项科研课题23项，进一步提高了中藏医药工作者的研究水平，中藏医药防治疾病的能力得到提升。

中医药健康服务体系。推动医疗机构开展中藏医医疗预防保健服务，青海省中医院设立中医综合治疗区，扩大针灸、按摩、康复等中医传统疗法的规模，新扩建"治未病"中心，开展体质辨识、健康养生、保健及中医特色治疗等健康服务；青海省藏医院设立养生保健科，占地5500平方米，充分发挥藏医药在预防、保健、养生、康复方面的优势作用。

中藏医医院信息化建设。青海省藏医院作为国家中医药管理局信息化示范单位，全力构建医院数字影像存储中心、医院心电数据中心和心电诊断中心，实现电生理检查设备数字化连接；实现无纸化移动查房及执行医嘱，工作效率和医疗质量进一步提高。

中藏药资源调查和监测项目。普查工作组继续开展实地勘察，对18个试点县的野生中藏药材进行普查监测，普查工作取得阶段性成果。对在工作中涌现出的3个先进集体和7名先进个人予以表彰。国家中药资源普查督导组赴青海省进行督导，对该省中药资源普查试点工作中的成绩予以充分肯定。

发挥藏医药学会学术优势作用。为深层次挖掘藏医药文化宝藏，加强藏医药文化方面的研究，使藏医药文化更加发扬光大，青海省成立了藏医药文化专业委员会，并召开全国首届藏医药文化学术研讨会；同时，成立首个藏医外治专业委员会，举办藏医外治疗法诊疗技术培训会。

行风建设。贯彻执行中央"八项规定"和青海省委"21条措施"，

严格规章制度管理，不断提高行政执行力。积极开展"五型机关"建设活动，创建优质服务、群众满意的机关。不断推进政务公开，所有主动公开和工作信息全部在省卫生计生委网站公布，公开率达到100%。坚决按照法律法规和有关工作纪律办事，年内未发生违法违纪事件。

（华丹诺尔桑）

【宁夏回族自治区2014年中医药工作概况】

一、积极出台和落实中回医药发展政策

一是协调自治区医保管理部门，将22种中回药医院制剂纳入医保报销范围。二是主动争取自治区财政加大对中回医药事业的投入，2014年中回医药专项经费增至900万元。三是鼓励和支持多元化办医格局。全年审批设置2所民营中回医医院。出台了鼓励有资质的中医专业技术人员，特别是自治区级名中医在药品零售店开设中医坐堂诊室的政策。

二、回医药优先发展战略有效实施

一是加强回医药基础理论体系建设，编撰出版了《回医药基础理论》《回医诊断学》等12部回医药专著和教材。二是制定印发了《回医科建设标准》，加快自治区回医药服务体系规范化建设。全区78%的公立中回医医院设立了回医科门诊或回医病区，共设床位394张，占全区中回医病床数10%。三是协同举办了第二届中国（宁夏）民族医药博览会暨中国民族医药国际交流论坛。组织区内回医药产业机构参加京交会、北京回医药学术论坛，展示了自治区近年来在回医药发展成就。四是全年培训回医技术骨干150人次，38种回医药诊疗技术得到推广应用。

三、紧抓项目，基层中医药服务能力全面提升

一是自治区卫计委会同自治区财政厅开展了2012～2014年中央中医药专项资金项目绩效考核工作。对全区4大类、11小类、14个项目、37个项目执行单位进展情况进行了考核评估，进一步推动了项目的任务完成和效果落实，大大提高了项目的绩效管理水平。二是完成了银川市西夏区创建全国基层中医药工作先进单位的区级评估和2所综合医院创建全国综合医院中医药工作示范单位评估。三是自治区卫计委会同自治区人社、发改、财政厅、药监部门开展基层中医药服务能力提升工程中期督查评估，4项关键指标已接近达标年目标要求。四是中药资源普查项目圆满完成。自治区中药资源普查试点项目进展顺利，质量控制良好，资金使用规范，摸清了自治区中药材资源本底情况，为制定全区中医药"十三五"规划提供了依据。五是组织实施中央和自治区中回医药专项资金项目，落实项目资金共3409万元。自治区级优势重点专科、国家农村医疗机构中医特色优势专科、基层中医药适宜技术能力建设、中医药预防保健康复等项目顺利实施。六是印发了《全区中医医院对口支援基层中医药工作实施方案》，建立了三级中医医院对口支援县级中医医院机制，提升了基层中医药服务能力。

四、夯实基础，中回医药人才培养成绩斐然

一是完成了国家级和自治区级师承及优才项目、10个名中医传承工作室、1个学术流派传承工作室年度工作任务。选拔确定了自治区级优才第三批28名、第四批20名项目人员赴京跟师进修。二是完成全科医师转岗培训、县级中医临床技术骨干培训、乡村医生中医药知识与技能培训、中西医结合人才培训、回医药人才培训、全区中医药标准化培训等共计1350人次。三是启动沪宁中医药对口支援合作工作，遴选人员赴沪进修。闽宁中医药合作机制也已初步建立。四是成功举办第二届北京中医药专家宁夏行活动。在银川和固原两地开展了京宁百名中医专家服务百姓大型义诊活动和拜师仪式，举办了全区中医医院管理论坛等一系列学术活动，全区近5000余名群众接受了"送医、送药、送健康"免费义诊服务。

五、狠抓落实，各项重点工作全面推进

一是完成第三批4所二级中医医院等级评审，宁夏秦杨中医医院成为自治区首家通过评审的民营二级甲等中医医院。自治区通过评审的三级中（回）医医院共4所，二级中医医院共14所。二是大力推广中医"双十"服务，广泛开展中医药基本公共卫生服务。截至2014年底，65岁以上老年人、0～3岁儿童中医药健康管理覆盖率达到40%。三是自治区卫计委与自治区总工会、人社厅联合举办了以"学经典、强技能、扬国粹、促发展"为主题的第二届中医药知识与技能竞赛，92名个人和12个团体通过历时2天的

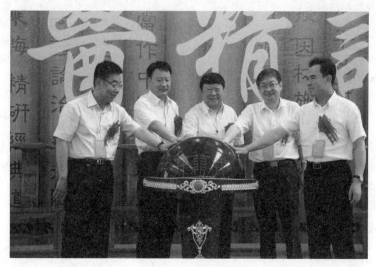

2014年8月，第二届"北京中医药专家宁夏行"活动启动

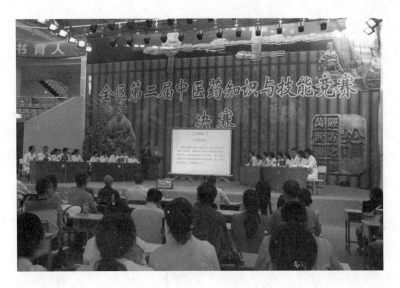

2014年9月，宁夏举办了全区第二届中医药知识与技能竞赛

激烈角逐，决出了6个团体奖和26个个人奖，锻炼了全区中医药专业技术人员队伍，营造了全系统读中医经典、用特色技术的学习氛围。四是开展三级中医医院持续改进活动和全区中医医院医疗质量巡查，巩固了中医医院等级评审成果，进一步规范了医院执业行为，确保了医疗安全，中医医院管理和医疗服务质量逐步提高。五是组织编纂《宁夏城乡居民中医药健康手册》，并向普通群众发放，宣传中医养生保健理念。六是深入推进"中医中药中国行——进乡村·进社区·进家庭"活动，组织自治区中医药科普巡讲专家到乡镇卫生院对基层医疗卫生人员和普通患者进行中医药科普知识推广培训，提高了中医药知识知晓率。

(沙利荣)

【新疆维吾尔自治区2014年中医民族医药工作概况】

一、政策法规

为进一步完善自治区中医民族医药工作跨部门协调机制，自治区人民政府调整了自治区发展中医民族医药工作领导小组。《新疆维吾尔自治区中医民族医药发展条例》列入自治区立法调研论证项目目录，自治区人大、法制办及中医民族医药管理局等部门开展了调研论证工作。根据调研情况，结合实际，新疆维吾尔自治区中医民族医药管理局草拟了《新疆维吾尔自治区中医民族医药发展条例》(征求意见稿)，经过多次征求意见和修改，原自治区卫生厅政策法规处已递交自治区人民政府法制办。

在自治区主管领导的协调下，新疆维吾尔自治区中医民族医药管理局与自治区发改委、财政厅、人社厅配合，有计划地将条件成熟的民族医药相关技术纳入城镇医疗保险诊疗项目目录，2014年5月帕雪雅等18种维吾尔医诊疗项目首批被批准纳入自治区城镇基本医疗保险诊疗项目目录。

中央《关于进一步维护新疆社会稳定和实现长治久安的意见》(中发〔2014〕5号)文件颁布后，按照自治区人民政府统一要求，自治区从实施中医民族医医院基础设施标准化建设、综合医院中医民族医药服务能力建设、民族药纳入国家基本药物目录、专病(专科)建设、住院医师规范化培训基地建设、组建自治区新药科研创新平台等方面提出了12项细化措施。同时，草拟了《新疆维吾尔自治区中药民族药资源保护与产业发展规划》《中国·新疆丝绸之路经济带医疗中心——中医民族医药发展规划》，已进入二次征求意见阶段。

为进一步加强中医民族医医院标准化建设力度，改善中医民族医医院的基本条件，经积极争取，2014年自治区17个县级中医民族医医院共计得到国家建设项目资金2.21亿元。昌吉州中医医院获得全科医师培养基地建设项目，国家给予1370万元的支持。

二、医政工作

(一)进一步加强对基层中医民族医药服务能力提升工程的指导，抓紧落实实施方案的目标任务

为加快提升工程的工作进度，完成目标任务，结合自治区提升工程工作实际，2014年2月27日自治区召开了推进基层中医民族医药服务能力建设工作会议。截至2014年3月，全区75.94%社区卫生服务中心、54.91%的乡镇卫生院、51.30%社区卫生服务站和32.07%的村卫生室能够提供中医民族医药服务，较2011年分别上升28.54%、34.71%、32.5%和24.87%，其中博州、昌吉州、喀什地区100%社区卫生服务中心能够提供中医民族医药服务；全区社区卫生服务中心和乡镇卫生院中医类别医师占本机构医师总数的比例分别为21.8%和14.2%，较2011年分别上升8.7%和9.7%。基层医疗机构中医类别全科医师分别基层占全科医师和基层中医类别医师的14.31%和28.11%；所有社区卫生服中心、乡镇卫生院、社区卫生服务站、村卫生室均配备了中成药和民族药；80.45%的社区卫生服务中心、61.07%的乡镇卫生院、55.48%的社区卫生服务站和23.09%的村卫生室配备了中医民族医诊疗设备；69.92%的社区卫生服务中心和39.38%的乡镇卫生院建立了中医民族医综合服务区。同时根据国家中医药管理局等四部委的安排部署，组织相关专家，分两组完成14个地(州、市)、29个县(市、区)的提升工程督查评估工作，实地抽查基层医疗卫生机构116所，地(州、市)覆盖率达100%，县(市、区)覆盖率达到31%。完成《新疆维吾尔自治区基层中医民族医药服务能力提升工程督查评估报告》的报备工作。

在原自治区卫生厅的大力支持

下，自治区基层中医民族医药服务能力建设工作已纳入自治区乡镇卫生院和村卫生室标准化建设的整体规划当中。自治区人民政府办公厅2014年6月颁布的《自治区乡镇卫生院和村卫生室标准化建设实施方案》（新政办发〔2014〕68号）计划从2014年起，利用3年的时间完成乡镇卫生院和村卫生室标准化建设工作。在实施方案中明确了乡镇卫生院基本功能包括能够开展中医（民族医）药服务；在业务科室设置及区划方面鼓励设置中医（民族医）诊室和中医（民族医）康复治疗室，同时明确中医（民族医）可集中设置综合服务区；在临床科室基本功能方面明确了应该提供的基本中医（民族医）药诊疗服务的内容；在建设标准中明确了中医（民族医）科设置基本标准。

为切实推动基层中医民族医药进社区、进农村、进家庭工作，充分发挥典型示范带头作用，根据国家中医药管理局《关于做好2014年全国基层中医药工作先进单位申报评审工作的通知》《关于创建2014~2015年全国基层中医药工作先进单位的通知》要求，自治区在全区范围开展全国基层中医民族医药工作先进单位创建申报和复评活动，经过论证、筛选、初评，推荐昌吉州昌吉市为全国基层中医民族医药工作先进单位。同时对乌鲁木齐市米东区、乌鲁木齐市新市区、乌鲁木齐水磨沟区3个全国社区中医民族医药工作先进单位进行复审工作。

（二）进一步加强中医民族医院特色服务能力建设

根据《关于开展2014年二级中医民族医院评审工作的通知》（新中民医药医函〔2014〕40号）的要求，新疆维吾尔自治区中医民族医药管理局组织专家对克州维吾尔医医院等7所申请参加等级医院评审的二级中医民族医院进行了实地评审，并经国家中医药管理局审核批准，6所民族医院被评为二级甲等民族医院，1所中医医院被评为二级甲等中医医院。同时，根据国家中

医药管理局办公室《关于做好三级中医医院持续改进检查评估工作的通知》（国中医药办医政发〔2014〕25号）和《中医医院以"以病人为中心，发挥中医药特色优势并提高中医临床疗效"为主题的持续改进活动方案》的要求，制订了《自治区三级中医医院、维吾尔医医院持续改进检查评估实施方案》，要求7所三级中医民族医医院组织开展自查自评工作。

（三）进一步做好县级中医、维吾尔医重点专病建设工作

2014年，新疆维吾尔自治区中医民族医药管理局通过申报、推荐、书面审核和专家评审，确定了伊宁县中医医院肛痈等10个中医专病和伊宁市维吾尔医医院混合痔等7个维吾尔医专病作为建设项目，自治区从中医民族医药事业专项经费中给予每个建设项目10万元经费，计划通过2年的人员培养、经验整理等项目建设工作，提高县级中医民族医医院特色服务能力和水平。

（四）规范电子病历

根据国家中医药管理局《中医病历书写基本规范》和《中医电子病历基本规范》的要求，在自治区财政的支持下，自治区从2014年自治区发展中医民族医药事业专项补助经费中安排专项经费给予支持，组织专家制定了《维吾尔医病历书写基本规范》《维吾尔医电子病历基本规范》并进行了翻译、修改、打印、排版、校对和专家论证，待印刷下发。

（五）推荐全面提升县级医院综合能力第一阶段候选医院

按照国家卫生和计划生育委员会办公厅、国家中医药管理局办公室《关于推荐全面提升县级医院综合能力第一阶段候选医院的通知》（国卫办医函〔2014〕793号），新疆维吾尔自治区中医民族医药管理局从国家级和自治区级、县级公立医院综合改革试点县中选取符合条件的库车县维吾尔医医院等23所二级甲等中医民族医医院，推荐为全面提升县级中医民族医医院综合能力第一阶段候选医院。

（六）做好2014年国家医师资格考试中医类别维吾尔医、哈医医师资格考试及传统医学师承人员出师考核相关工作

组织召开了2014年哈萨克医师资格考试（试点）大纲审定及考前培训工作会议；配合国家局医政司和中医医师资格认证中心完成阿勒泰地区哈萨克医医师资格考试实践技能考试基地的评估验收工作。

组织专家按时完成维吾尔医、哈萨克医医师资格考试命题、组卷、报备工作。顺利完成了自治区医师资格考试实践技能考试、医学综合笔试考试的巡考工作。

按时完成中医、维吾尔医出师考核相关工作。报名参加出师考核人员共110名，其中报名材料审核通过的78名（其中：中医32名，维吾尔医46名），考试合格并取得传统医学师承证书的共50名（中医16名，维吾尔医34名）。

三、科研工作

（一）新疆地产中药民族药研发项目取得新突破

一是根据《中华人民共和国药品管理法》，经国家食品药品监督管理总局审批，2014年7月，比那甫西颗粒已获得药物临床试验批件（批件号：2014L01342）。二是继续推进一至五批已启动的新药品种研发进度。第一、二批剩余8个维吾尔药制剂的新药已获得新药注册受理通知书；第三、四批10个维吾尔药制剂正在进行药学、药效学和毒理学研究。第五批14个品种研发方向及方案已基本确立。三是中药有1个品种已获得药品注册受理通知书；中药医院制剂有6个品种获得注册批准文号；3个品种研发方向及方案已基本确立。四是哈药医院制剂有3个品种获得注册批准文号，2个品种研发方向及方案已基本确立。

（二）维吾尔药新药临床试验服务平台建设取得新成效

按照药物临床试验质量管理规范和机构资格认定的办法的要求，新疆维吾尔自治区中医民族医药管理局积极组织和田地区维吾尔医医院、喀什地区维吾尔医医院和墨玉

县维吾尔医医院3家医院开展国家药物临床试验机构（GCP）资格的认定工作，组织编写申报材料，并赴申报单位进行现场指导。

2014年4月和10月，国家食品药品监督管理总局认证管理中心的专家组分别对和田地区维吾尔医医院申报的维吾尔医心血管内科等6个专业、喀什地区维吾尔医医院申报的维吾尔医皮肤科等5个专业进行现场检查。和田地区维吾尔医医院已经通过药物临床试验机构资格认定。喀什地区维吾尔医医院对部分存在的问题正在进行整改。

（三）自治区科研机构联合新建项目取得新进展

2014年6月30日，自治区党委常委哈尼巴提·沙布开，自治区党委常委、自治区副主席艾尔肯·吐尼亚孜率相关部门负责人对自治区药物研究所（含自治区哈萨克医药研究所）、自治区维吾尔医药研究所、自治区中药民族药研究所3所医药科研机构异地搬迁新建项目进行实地调研并召开专题会议。会议明确3所联合新建项目的建设原则，要求与乌鲁木齐高新区（新市区）管委会重新签订框架协议，并就项目原规划设计提出修改意见。框架协议已经重影签订，项目建设资金方案已提交自治区人民政府和相关部门。

四、教育工作

完成2013年中央补助地方中医民族医药人才培养项目。组织启动了县级中医民族医临床技术骨干培训项目、中（维）西医结合人才培训项目、中医维吾尔医类别全科医师转岗培训项目和乡村医生中医药知识与技能培训项目。培训医种分中医学、维医学、哈医学和蒙医学，培训专业涉及医师、药剂、医学检验等。2014年11月，按照实施方案要求，新疆维吾尔自治区中医民族医药管理局顺利完成培训工作任务，累计培训人员达600人，完成国家安排培训人数的80.54%，学员平均满意度达96%。2014年6月，依托自治区中医医院、自治区维吾尔医医院完成2013年中医补助地方中医

维吾尔医药标准化培训项目，第一期培训班参训学员共计420名，其中中医类别200名，维吾尔医类别师资培训220名。

组织实施中医类别规范化培训项目。制订培训方案和培训大纲，以自治区中医医院、昌吉州中医医院、伊犁州中医医院3家医院为培训基地，指导医院开展培训工作，共有83名学员接受培训。2014年12月，启动了国家安排的首批中医住院医师规范化培训项目，计划培训75人。该项目的实施，实现了自治区中医住院医师规范化培训零的突破。

积极申报自治区2014年中医和维吾尔医农村订单定向免费医学生培养招生计划。经过积极申请，2014年农村订单定向免费中医和维吾尔医医学生培养本科招生计划共100人，其中中医学50人、维吾尔医学50人。

申报认定中医住院医师、全科医生规范化培训基地，加强培训基地能力建设。根据国家中医药管理局《关于开展首批中医药管理局中医住院医师、全科医生规范化培训（培养）基地申报认定工作的通知》（国中医药人教教育便函〔2013〕260号）要求，经新疆维吾尔自治区中医民族医药管理局积极组织申报，国家中医药管理局局确定自治区自治区中医医院、自治区维吾尔

医医院、乌鲁木齐市中医医院为中医住院医师规范化培训基地和中医类别全科医生规范化培训临床培养基地，乌鲁木齐市天山区幸福路街道社区卫生服务中心、乌鲁木齐市米东区东路社区卫生服务中心和昌吉市北京南路社区卫生服务中心认定为中医类别全科医生规范化培训基层培养基地积极申报国家级中医药继续教育项目。经过组织各地州市卫生局及相关医疗机构积极申请2014年度国家级中医药继续教育项目，62项中医药继续教育项目通过国家中医药管理局审定。正在组织开展2015年度全区继续教育项目申报工作。

组织参加专题研修培训，提升中医医院管理能力。根据《关于举办国家中医药管理局第二期"中医医院职业化管理高级研修班"的通知》要求，为进一步加强中医药人才队伍建设，推进中医医院院长职业化，提高中医医院管理水平，经新疆维吾尔自治区中医民族医药管理局推荐、国家中医药管理局人事教育司批准，昌吉州中医医院和乌鲁木齐市中医医院各1名院长参加第二期中医医院职业化管理高级研修班。两期培训班已组织5名三级医院院长参加职业化管理高级研修班。

为进一步提升自治区中医民族医从业人员科研能力，提高科技课

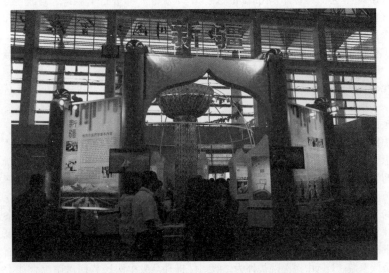

2014年8月，中国宁夏民族医药博览会上的新疆展台

题申报和撰写水平，新疆维吾尔自治区中医民族医药管理局委托新疆维吾尔自治区中西医结合学会于2014年5月在乌鲁木齐、伊犁和阿克苏举办3期自治区中医民族医药技术人员科研能力提升培训班，累计共有750名学员参加培训。

为帮助基层更好地掌握和运用传统推拿技术和方法，由新疆维吾尔自治区中医民族医药管理局主办，伊犁州卫生局、乌鲁木齐市卫生局、昌吉州卫生局分别承办了3期中医实用推拿技术专题培训班，来自县级中医医院和社区卫生服务中心的专业技术人员约170人参加了免费培训。

五、文化建设

随着"中医中药中国行"活动的深入持续开展，各地开展了形式多样的中医民族医药文化宣传活动。

向国内外大力推介中医民族医药。2013年和2014年自治区连续两次参加中国（宁夏）民族医药博览会，由自治区人民政府副秘书长姚晓君带队，自治区经信委、食品药品监督管理局、中医民族医药管理局以及10多家新疆民族药企业参展。展会期间就维吾尔药进入宁夏回族自治区药品目录与宁夏人社厅、卫生计生委、中医药管理局进行了磋商。

组织开展大型义诊活动。根据国家卫生计生委办公厅、国家中医药管理局办公室、中国人民解放军总后勤部卫生部医疗管理局《关于开展2014年"服务百姓健康活动"全国大型义诊活动周的通知》（国卫办医函〔2014〕790号），新疆维吾尔自治区中医民族医药管理局联合自治区卫生计生委，制定下发了《关于开展2014年"服务百姓健康活动"自治区大型义诊活动周的通知》（新卫医发〔2014〕82号），组织辖区内二级以上中医民族医医院结合《国家中医药管理局中医药服务百姓健康推进行动方案》（国中医药机党发〔2014〕43号）开展义诊工作。自治区共有52所中医民族医医院参加了此次大型义诊活动。其中主任医师59名、副主任医师82名、主治医师103名、住院医师167名，共309名，药师46名、护士190名，义诊14200人次，参加大讲堂12423人次，发放宣传材料30629份，义诊患者收住院458人次，住院患者义诊手术10台次，减免患者医疗费用75918.15元。

人力资源和社会保障部、国家卫生计生委、国家中医药管理局联合组织开展第二届国医大师评选工作。按照评选条件及程序要求，自治区推荐的自治区维吾尔医医院巴黑·玉素甫主任医师被追授为第二届全国"国医大师"荣誉称号。

举办首届中国-哈萨克斯坦哈萨克医药国际化发展论坛。2014年9月3日，在第四届"中国-亚欧"博览会期间，以"弘扬传统医药，加强国际交流"为主题的中国-哈萨克斯坦哈萨克医药国际化发展论坛在乌鲁木齐召开。论坛上，新疆哈萨克药物研究所与哈萨克斯坦国立欧亚大学签订了战略合作协议，将在合作建厂、人才培养、药物研发等方面进行合作。同时，新疆奇帕格尔生物工程有限公司与新疆萨达凯特生物科技开发有限公司共同投资创建哈萨克医药示范基地项目也进行了签约。

组织专家编写《中医传统疗法百问解答》《实用推拿手册》和《中医成药治疗内科常见病》等科普图书。启动新疆维吾尔自治区2014年中医养生保健素养调查工作。

六、党风廉政建设

根据自治区人民政府关于推进绩效管理工作一系列安排部署和原卫生厅2014年绩效考核方案，新疆维吾尔自治区中医民族医药管理局在工作中继续加强局机关党风廉政建设、法治政府建设、精神文明建设和自治区改进作风"十项规定"建设等，不断提高局机关工作质量和效率。完成了行政许可审批梳理和廉洁风险防控区域信息平台职权目录修改工作。重新梳理职权范围的行政许可项目，并进一步规范和完善行政许可工作流程，完善简化办事流程并对公众公示；结合工作实际，对卫生计生委廉洁风险防控区域信息平台职权目录进行修改，建议调整职权15项，取消2项，完善6项。

七、其他工作

（一）中药资源普查情况

新疆的第四次全国中药资源普查试点工作重点是数据整理与总结经验，截至2014年12月，召开数据上传培训会3次，资料总结汇总会议4次；完成30193份标本的鉴定、归档与数字化，上交99科、1323种、3344份材料；完成3980套、20340个样方、22211张图片的录入、整理与上传；完成20个试点县66份资源调查与重点品种调查报告；编撰出版了《新疆药用植物名

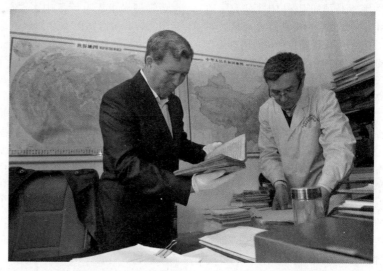

2014年，新疆维吾尔自治区哈尼巴提·沙布开常委调研自治区维吾尔医药研究所

录》；"新疆重点药用植物资源调查的遥感技术应用研究"通过了自治区科技厅成果鉴定；建立了省级资源信息管理平台，"新疆药用植物标本管理系统（2014SR081602）"取得计算机软件著作权。

（二）中医民族医药传统理论继承及传统医药知识调查工作

根据国家中医药管理局《全国老中医药专家学术经验继承工作实施方案》和北京中医药大学《第五批全国老中医药专家学术经验继承工作申请临床医学（中医师承）专业学位管理办法》的要求，2014年5月，组织完成第五批全国老中医药专家学术经验继承工作继承人学位论文开题答辩工作，共有8名博士学位申请人、1名硕士学位申请人参加此次开题答辩。

国家中医药管理局于2014年9月组织了2010年度全国名老中医药专家传承工作室验收，自治区4个工作室顺利通过验收工作。积极组织申报2014年度全国名老中医药专家传承工作室建设项目，经遴选，推荐自治区中医医院刘红霞工作室等4个工作室作为2014年全国老中医民族医药专家传承工作室建设项目。

组织专家对16部民族医药古籍文献整理进行终审。

依托国家中医药行业科研专项"中医药传统知识保护技术研究"项目，根据国家中医药管理局科技司《关于做好中医药传统知识调查工作的通知》（国中医药科技中药便函〔2014〕13号）和国家中医药管理局中医药传统知识保护研究中心《关于进一步加强中医药传统知识调查工作的通知》（传统知识中心发〔2014〕3号）的要求，新疆维吾尔自治区中医民族医药管理局委托自治区中医医院于2014年7月11日举办新疆维吾尔自治区中医民族医药传统知识调查工作培训班，中国中医科学院中国医史文献研究所所长柳长华一行5位专家亲临授课。

（三）开展各级干部深入基层"访民情、惠民生、聚民心"活动

根据自治区党委《关于开展各级干部深入基层"访民情、惠民生、聚民心"活动的意见》（新党发〔2014〕4号），自治区原卫生厅副厅长、中医民族医药管理局局长帕尔哈提·克力木和新疆维吾尔自治区中医民族医药管理局办公室副主任艾合买提·买买提、医政处处长熊成副、办公室古副调研员丽娜·伊明成为首批原卫生厅"访民情、惠民生、聚民心"工作队队员，并于2014年3月5日分别随工作组入住阿合奇县阿合奇镇佳朗奇村等6个村镇。驻村工作以来，工作队进入每一户农牧民家中进行入户调查，了解农牧民的生活状况、经济状况和存在的困难等，并向农牧民宣传介绍国家和自治区的相关惠民政策。2014年4月11日，由自治区原卫生厅"访民情、惠民生、聚民心"工作队倡议、策划并资助5000元启动资金的佳朗奇村柯尔克孜民族风情"牧家乐"正式开始营业。2014年4月12日，在阿合奇县卫生局的支持帮助下，自治区原卫生厅"访惠聚"工作队的6名医生在阿合奇县开展"巴扎日医疗义诊"活动，工作组"巴扎日医疗义诊"已经成为当地巴扎日的一道独特的风景。工作队还帮助村委会做好文化宣传展示的创建工作。

为配合工作队开展各级干部深入基层"访民情、惠民生、聚民心"活动，新疆维吾尔自治区中医民族医药管理局组织自治区中医医院、自治区维吾尔医院专家开展了巡回义诊活动，共接诊2000余人，免费发放药品8万余元。

（四）中医民族医药参与重大突发事件

按照《卫生部、国家中医药管理局关于在卫生应急工作中充分发挥中医药作用的通知》（国中医药发〔2009〕11号）要求，以自治区中医医院为牵头单位，组织实施2014年中医民族医药骨伤特色救治能力建设。

新疆维吾尔自治区中医医院近年来参加了多起突发事件的救治工作，特别是在2014年发生"4·30""5·22"暴恐事件中体现了该院参与应急处置的能力。自治区中医医院，并第一时间启动了医院突发事件应急处置预案。医院的第一应急队和第二应急队迅速到位，通过采取有序救治措施，使伤者得到及时有效安置，并通过强化危重伤者救治诊疗措施、挽救危重患者的生命。医院在突发事件发生后，采取有序的善后保障措施，积极进行心理干预，伤者及家属的情绪得到及时疏解。医院组织心理医护人员开展心理疏导受伤患者及其家属600余人次，对医院参加一线救治的医护人员开展心理干预150余人次。通过临床心理疏导干预，使住院伤者及其家属和一线救治的医护人员的心理得到了抚慰。

（殷学静）

【新疆生产建设兵团2014年中医药工作概况】

一、组织制定医疗机构设置规划

根据《医疗机构管理条例》和《关于印发新疆生产建设兵团卫生资源配置标准的通知》（新兵办发〔2003〕2号）精神，2014年初组织制定了《新疆生产建设兵团医疗机构设置规划指导意见》，指导各师制定医疗机构设置规划，并对各师医疗机构设置规划进行审核。同时，根据各师上报的医疗机构设置规划，组织制定了《新疆生产建设兵团医疗机构设置规划（2014～2020年）》并下发各师，合理确定了公立医院数量、规模、结构等，确定二级综合医院设置中医科，一级综合医院设置中医门诊，并大力发挥中医药在疾病预防控制、应对突发公共卫生事件、医疗服务中的作用。

二、中医药服务能力建设

认真执行中央补助地方中医药项目，加强中医药服务能力建设。投资16万元，在3个团场医院开展中医科室建设，配备必要的中医诊疗设备，改善中医药诊疗环境。投资55万元，为110个连队和社区卫生服务站购置针灸器具、刮痧板、罐具、艾条等中医治疗设备。投资50万元，加强七师奎屯中医院中医药适宜技术推广平台建设，使中医医院能够开展45项适宜技术，并向基层推广实施。投资50万元，开展农村医疗机构中医特色优势重点专科建设项目，重点培育和建设十三师红星医院中医特色明显、临床疗效较为显著、管理科学规范和具有辐射作用的中医特色专科建设。

兵团卫生局分管中医工作的何红副局长到和田十四师一牧场三连参加"访惠聚"活动一年中，将中医药适宜技术带到了最边远的基层牧区，举办了十四师基层中医适宜技术培训班，并配备相应器具引领基层医院和连队卫生室开展中医适宜技术；同期，七师卫生局举办了为期1个月的"跨经调气"针法师资培训班。这两次培训共对兵团6个师的96名基层卫生人员进行了经络学、针灸、刮痧、拔罐、穴位注射、艾灸、"冬病夏治"、推拿按摩等简便易行的中医适宜技术培训。培训期间共义诊治疗患者近3000人次，赢得了很好的口碑称赞，为基层职工群众提供了简、便、验、廉的医疗服务，为中医适宜技术在兵团及职工群众中广泛推广奠定了基础。

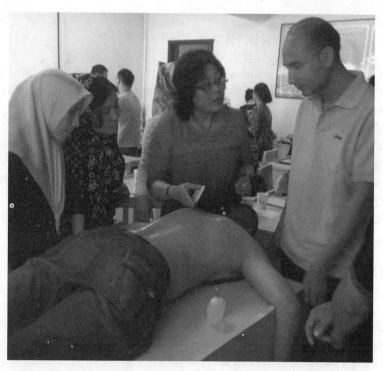

2014年6月，中医老师在新疆和田十四师基层中医适宜技术培训班上为少数民族学员授课

三、中医药人才队伍建设

认真做好兵团全国第三批优秀中医药临床人才研修项目培养工作。为提高兵团中医药服务能力，利用中医药人才能力培训项目资金106万元，委托兵团医院和石河子大学医学院一附院举办中医药人才能力培训班，用于中医临床技术骨干及优秀人才培训、中医药标准化及文化科普宣传人才培训、基层医生中医药知识及技能培训，培训为期2个月，培训中医临床骨干和优秀人才102人。

依托国家临床重点专科石河子大学医学院一附院中医心内科和传染病科，加强人才培养力度，包括师承培养、研究生培养等措施，优化人才梯队、不断提升专科整体医疗及学术水平；已分批次派出8人赴内地及疆内高水平医院进修学习（进修时间为3~8个月），派出32人次参加国内短期学术交流、培训。

四、国医大师及名老中医专家传承工作室推荐工作

为加快中医药学科带头人和中医技术骨干培养，组织开展中医"树名医、建名科、创名院"工作，联合兵团人力资源和社会保障局组织开展第二届"国医大师"及"名老中医药专家传承工作室"评选推荐工作，袁今奇教授申报的名老中医专家传承工作室获国家中医药管理局批准。

五、中医药重点专科建设工作

依托2个国家临床重点专科石河子大学医学院一附院中医心内科和传染病科，积极开展中医药重点专科建设工作，通过重点专科的建设，专科在医疗服务能力及质量、医疗质量管理、人才队伍建设、专科先进技术发展和扩大科室辐射作用等方面不断加强，专科的综合实力不断提升，初步形成新疆兵团有鲜明中医特色的医、教、研中心。

六、中医药科普宣传工作

一是按国家要求结合兵团实际在兵团范围内开展了"服务百姓健康行动"大型义诊活动，组织辖区内二级及以上医院的特色专科专家，对常见病、慢性病的咨询、初步筛查、诊断和一般治疗进行了义诊，并普及中医药知识在维护生命与健康、防治疾病、养身保健与康复等方面的基本理论、方法和作用，为中医药的推广和发展营造良好氛围。二是开展中医药"进团场、进连队、进家庭"活动。组织中医医师在团场、社区、连队开展健康知识讲座，全年共举办讲座38次，受益2700余人。

七、基层中医药服务能力提升工程督查评估

为切实做好基层中医药服务能力提升工程督导评估工作，兵团卫生局结合兵团中医药资源现状，制定下发了《关于做好基层中医药服务能力提升工程督查评估工作的通知》（兵卫医发〔2014〕9号）、《兵团基层中医药服务能力提升工程督查评估表》。根据要求，各师也制订了督查评估方案，认真组织开展了中医药服务能力提升工程督查自查工作，兵团卫生局对5个师、18个团进行了抽查。

在评估自查过程中各师抽取了30%~50%的团场医院作为本次督查评估对象。兵团卫生局在各师自查评估基础上采取现场核实、听取、查看资料等进行了抽查。总体综合

评估结论为85分。

八、加强中医中药监督管理

以医疗机构等级医院复审为抓手，加强医疗卫生机构中医药行业标准和技术规范执行力度，强化中医监督管理。进一步推进医院护士岗位管理工作，大力开展优质护理服务，提升护理服务质量。组织开展医疗卫生系统"三好一满意"活动，加强医疗卫生机构内部管理和行风建设，提升医疗卫生服务水平，改进医疗卫生服务质量。

（田　霞）

【大连市2014年中医药工作概况】

一、体制机制建设

根据国务院关于中医药发展的若干意见和省政府实施意见精神，拟草了《大连市人民政府关于扶持和促进中医药事业发展的实施意见》（征求意见稿），并发至市卫生计生委内相关处室、委直相关单位和各区市县卫生局，广泛征求意见；深入金州新区、旅顺口区、普兰店市、瓦房店市和庄河市召开了5个座谈会进行研讨，修改并完善了实施意见，2014年4月，10个相关部门会签。从完善服务体系、发挥特色优势、推进继承与创新、提高科研能力和水平、加强人才队伍建设、支持中药产业发展、加强文化建设与国际交流及切实加强对中医药工作的领导等方面对全市中医药事业的发展进行了全面部署。

为了深化医药卫生体制改革，贯彻医疗惠民政策，改进医疗服务模式，优化服务流程，方便群众就医，构建和谐的医患关系。2014年3月20日起，庄河市中医医院率先在庄河地区推行"先诊疗、后结算"服务模式。

大连市卫生计生委与大连市编办联合下发了《关于在基层机构改革中加强卫生计生工作的指导意见》（大卫发〔2014〕164号），文件要求在区（市、县）卫生计生部门设立中医药工作管理机构，配备专职干部。

组织县级公立中医医院开展综合改革价格测算工作，为进一步做好县级公立中医医院综合改革工作做好前期准备。

二、医政工作

继续开展中医医院等级评审工作。按照国家中医药管理局总体部署及要求，在全市二级中医医院范围内开展二级晋升三级和二级中医医院等级评审工作，旅顺口区中医院和普兰店市中医院被评为二级甲等中医医院，大连开发区黄海路中医医院被评为二级中医医院。

巩固等级医院评审成果。已获批准的2所三级甲等中医医院和2所三级中医医疗机构以《中医医院以"以病人为中心　发挥中医药特色优势　提高中医临床疗效"为主题的持续改进活动实施细则》为指导，继续查找不足、持续改进，不断加强医院内涵建设，提高医院管理水平，提升医疗服务质量，规范医疗服务行为，为百姓提供优质的中医医疗服务。

大连市中医医院和庄河市中医医院探索建立了以三级甲等中医医院为核心，由市、区县两级中医疗机构以及社区卫生服务中心组成的中医医疗联合体模式，采取纵向帮扶的方式，加强了县中医医疗机构建设，促进了中医药服务水平的提高。庄河市中医医院还被国家中医药管理局确定为全面提升县级医院综合能力第一阶段中医医院。

继续加强中医专科（专病）建设。加强对国家中医药管理局及省级中医重点专科项目建设的日常管理，推进专科病种中医临床路径的推广和应用。制订了《大连市中医（中西医结合）重点专科建设实施方案》，按照《大连市中医（中西医结合）重点专科建设项目评分细则（试行）》，对全市各医疗机构申报的专科逐一进行了认真全面考核和综合评审。

推进中医医疗机构应急能力及中医药防治突发传染病应急体系建设，大连市中医医院被确定为辽宁省人感染H7N9定点收治中医医院。

继续在各级综合医院中推广《综合医院中医临床科室基本标准》《医院中药设置基本要求》和《医疗机构中药室管理规范》，将上述要求纳入卫生行政部门年度考核目标之中，大力推进了综合医院中医药工作的开展。

三、基层中医药服务能力提升工程

根据《辽宁省基层中医药服务能力提升工程实施方案》，在全市范围内开展了基层中医药服务能力提升工程，经过省专家组的督导检查，各迎检区、市、县均取得了优异的成绩，受到省中医药管理局领导的表扬，代表辽宁省接受国家专家组的督导检查。

以创建全国基层中医药工作先进单位为抓手，推进全市基层中医药工作快速发展。在旅顺口区、普兰店市和瓦房店市继续开展全国基层中医药工作先进单位创建工作，经过两年多的建设和准备，已达到国家相关要求，经辽宁省中医药管理局初审推荐，接受了国家中医药管理局专家组的验收，取得了好成绩，待国家中医药管理局正式命名。庄河市经过省级专家组的复审验收。已通过全国基层中医药工作先进单位复审。全市有全国基层中医药工作先进单位的区（市、县）超过80%。

不断完善基层中医药服务网络建设。评选出10个中医药服务示范卫生院（社区卫生服务中心），社区卫生服务中心和乡镇卫生院中医科设置率分别达到100%和86%。

根据《关于印发中医药健康管理服务规范的通知》的精神和要求，在全市社区卫生服务中心和乡镇卫生院贯彻落实了老年人中医药健康管理服务和0～36个月儿童中医药健康管理服务内容。经过年底考核，全市各区、市、县均达到完成目标人群30%的基本公共卫生考核要求。

四、中医药人才队伍建设

注重高端人才培养。继续实施国家"五批师承"和"三批优才"的日常管理和年度考核工作，并且顺利通过了辽宁省中医药管理局的中期评估。加强了名老中医药专家传承工作室的建设工作，在原有李

寿山名老中医工作室的基础上，又申请到白长川名老中医工作室项目。通过遴选推荐和考试，1人入围全国中医护理骨干人才培训项目。对39名1～5批全国师承继承人和5名1～3批全国优才学员开展了跟踪调查，系统全面掌握了项目开展以来取得的成效和研修成果，建立了较为健全的数据库。

完成了第一批大连市省名中医学术经验继承的出师考核工作，表彰了优秀继承人和指导老师。第一批大连市省名中医学术经验继承工作圆满结束，28名继承人除1人外调河北省外，均已顺利出师，组织实施了第二批大连市省名中医学术经验继承工作。第二批继承工作正在进行中，30名继承人都已顺利通过年度考核。

继续组织开展针对基层卫生人员的培训工作。组织实施了2014年度大连市基层常见病、多发病中医药适宜技术推广项目、2014年度农村基层人员中医专业成人高等学历教育项目和2014年度基层医疗机构中医骨干培训项目，总计培训2000余人。

五、中医药文化建设及中医药服务贸易

在全市范围内开展了全国中医药传统知识调查工作，经过采集上报、论证筛选和现场答辩等程序，全市共有9个项目入选国家中医药传统知识保护名录和数据库。为进一步保护和利用全市的中医药传统知识和民间中医药人员，起草了《大连市民间中医诊疗技术认定及管理办法》，现正在征求意见中。

建立了中医文化宣传长效机制。"中医中药中国行——进乡村·进社区·进家庭"活动月、中医药文化科普知识巡讲活动月、"服务百姓健康行动"大型义诊周活动，成为全市每年中医药文化宣传的常态工作。全市举办科普知识巡讲、义诊咨询等各类活动30余场，免费发放宣传品2万余份，活动覆盖了全市范围。完成了公民中医养生保健素养抽点调查，为中医药文化宣传更具有针对性提供信息。

落实《关于促进中医药服务贸易发展的若干意见》精神，利用和周边国家的历史渊源和地理优势，积极创造对俄罗斯、日本、韩国等周边国家的交流与合作，探索发展具有大连特色的中医药服务贸易，从科研、培训、医疗、康复和养生等多方面挖掘中医药市场潜力。近年来，俄罗斯、日本、韩国等外籍人士来连进行中医诊疗的人数逐渐增多，但是提供此项服务的医疗机构水平参差不齐，有的甚至是非法行医，有损大连市中医的国际形象，为规范全市涉外中医诊疗机构的管理，起草了《大连市涉外中医诊疗机构认定及管理办法》，现正在征求意见中。

六、加强中医药专项资金绩效评估，完成各项事务性工作

对2012～2013年全国中医药公共卫生服务补助资金7个项目执行单位、4大类项目的98.1万元资金使用情况和取得的效益进行评估。通过项目执行单位自查自评、省级集中评估，掌握了项目执行进度、资金使用情况、取得的业务成果以及存在的问题，并指导项目单位完成了整改，为全市探索建立中医药专项资金绩效评估长效机制积累了经验。

圆满完成2014年省市政府卫生计生工作目标责任书中中医部分6项考核目标，1分未失。顺利完成了全市2014年全国中医执业医师考试报名、审核、送审、实践技能考核和理论笔试工作，受理考生475人。组织实施了大连市确有专长人员考核的报名、审核和考试工作，受理考生61人。开展了中医药一技之长人员纳入乡村医生管理工作，共受理31人。完成了辖区内中医执业医师和医疗机构中医相关部分的行政审批工作。执行了中医医疗管理统计报表制度。

（王金玉）

【青岛市2014年中医药工作概况】

一、概述

2014年，青岛市中医药工作坚持以党的十八大、十八届三中和四中全会精神为指导，以科学发展观为统揽，认真贯彻落实全国、山东省中医药工作会议、青岛市卫生暨中医药工作会议精神，紧紧围绕青岛市卫生计生中心工作，以全面提升中医药服务能力和水平为总目标，团结带领全市中医药从业人员，抓住关键环节，突出特色优势，进一步贯彻落实扶持和促进中医药事业发展的有关政策，扎实推进各项工作任务，中医药工作取得了全面的进步和可喜的成绩。一是建成35个

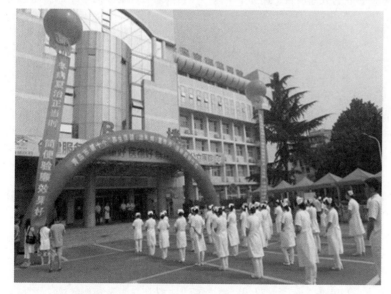

2014年7月17日～8月16日，青岛市举办第十个"养生保健宣传月"活动，2014年活动的主题是"治未病与冬病夏治"

国医馆,推广20项适宜技术,使基层中医药服务能力明显提升;二是创新政策环境,在全国率先试行门诊中医治疗优势病种纳入统筹支付并按单病种(或日间病房)管理,在全国中医药工作座谈会上,山东省卫生计生委领导介绍了青岛市的经验做法;三是开展"治未病"服务试点,青岛市被列入全国82个扶优项目之一,承办了全国2014年中医"治未病"服务能力建设项目工作会议。

二、政策法规

进一步贯彻落实国家、省市扶持中医药发展的政策、措施。以深化医改、推进公立医院改革为契机,协调有关部门调整了中医医疗服务价格,选择面瘫等7个门诊中医优势病种先行试点纳入统筹支付范围并按病种收费,选择灼口综合征等3个口腔类门诊中医优势病种试点纳入日间病房管理,报销比例约为2/3。2014年,有145例纳入门诊单病种结算,88例纳入日间病房管理,为病人节约费用42万元。

在总结2013年名中医专家存案试行情况的基础上,广泛征求有关方面意见,在全国率先推行特聘中医专家存案制度,鼓励青岛市有关医疗机构根据中医药人才引进与培养的实际需要,在不改变人事关系的情况下,经青岛市卫生计生委存案后,柔性引进本单位急需的优秀中医(中西医结合)专家。引进的特聘专家可在聘用单位开展包括带教应诊、教学查房、手术指导、学术交流、科学研究及相关学术传承工作,以弥补青岛市中医(中西医结合)学术带头人、中医继承工作指导老师等高端智力资源的匮乏。青岛市已柔性引进26名中医专家。

三、医政工作

大力实施基层中医药服务能力提升工程,完成了中期督导和阶段总结,在社区卫生服务中心、镇卫生院和部分医院完成了首批30个国医馆建设任务(建设中医临床科室集中设置、多种中医药方法和手段综合使用、中医药文化氛围浓郁并相对独立的中医药综合服务区,配备5种以上中医特色诊疗设备,提供6种以上中医药服务,配备国家和省规定的基本目录中的中成药和300种中药饮片)。在新遴选的第二批30个国医馆建设项目单位中,验收通过了5个。启动中医药服务百姓健康"20+20"推进行动,重点为不能提供中医药服务的基层医疗机构培养了160名掌握20项中医药适宜技术、10个中药方剂、10个保健穴位的基层医疗人员,争取中央专项经费40万,为其中的20家社区卫生服务中心、镇卫生院配备6种中医特色诊疗设备,为193家社区卫生服务站配备4种中医器材。青岛市95%的镇卫生院、社区卫生服务中心、85.2%的社区卫生服务站、58.9%的村卫生室能够提供中医药服务。实现了基层中医药服务"广覆盖"。该项工作被评为2014年青岛市直机关10项创新性成果之一。

支持民营中医医疗机构发展,给予项目扶持,新增二级中医医院2所、一级中医医院3所,新增中医床位360张。

四、科研工作

实施学科(专科)建设"五标"升级法,对第四批10个省级中医重点专科进行了绩效评价。启动了新一轮重点学科(中医综合诊疗中心)、优秀人才项目,遴选了中医类重点学科5个,学科带头人、优秀青年人才培训对象共21人,并安排375.2万元专项经费予以支持。

完善中医(中西医结合)医疗质量监测考评控制体系建设,对25所中医、中西医结合医院进行了医疗质量监测考评,将各单位本年度质量指标向社会发布,调整了部分中医医院医疗质量信誉等级,引起社会的广泛关注。

稳步实施中医药预防保健及康复服务能力建设项目,争取中央资金163万元,重点支持"治未病"服务试点单位统一推进"治未病"服务体系建设,形成了青岛市新的服务特色。新建两处"治未病"中心,举办第十个"养生保健宣传月"活动,推出10个"治未病"服务项目,举办211场中医养生大讲堂活动,推出7个中医药文化宣传基地,居民中医科普知识知晓率提升了5.2%。全国完善卫生政策法规促进健康服务业发展研讨会和2014年中医"治未病"服务能力建设项目工作会议在青岛市召开,与会代表参观了青岛市的"治未病"机构和中医药文化宣传基地,给予了高度评价。

五、教育工作

实施中医药人才培养阶梯计划。积极开展各层级的名中医药专家师

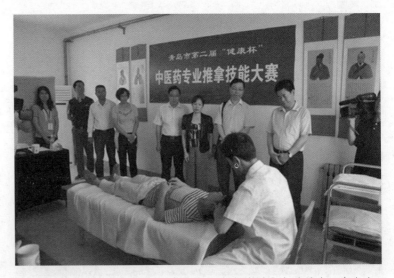

2014年6月26~27日,青岛市卫生和计划生育委员会、青岛市人力资源和社会保障局、青岛市总工会、青岛市团市委和青岛市妇联联合主办了青岛市第二届"健康杯"中医药专业推拿技能大赛

承工作，重点培养71名学术传人，为第二批省五级师承师徒组织了拜师仪式。对第三批全国优秀中医临床人才研修项目、山东省第三批高层次优秀中医临床人才培养项目和五级师承项目进行了阶段考核，60人全部合格。组织"西医学习中医"普及班结业考试，有222名学员合格。新培养101名考试合格的养生保健指导医师。2所中医医院被确定为国家中医住院医师规范化培训基地，1所入选国家中医药优势特色教育培训基地（中医护理）。开展全市卫生系统优秀中医药学术论文、中医病历和中医护理文书评选活动，切实提高中医药学术水平和服务能力。

六、文化建设

加强中医药文化建设。成立了中医药文化建设办公室，设专干1人。恢复了中国中医药报社青岛记者站。大力弘扬中医界"淡泊名利、济世救人、大医精诚、谦虚谨慎"的传统美德，树立"爱岗敬业、精益求精、开拓创新、无私奉献"的职业风尚，及时报道宣传中医工作中的新成果、新事迹、新人物、新团队。开展中医药文化宣传教育基地遴选建设，启动传统中医药知识保护研究项目和中药资源普查试点项目，举办了2014年青岛市中医护理岗位技能大赛、青岛市第二届"健康杯"中医药专业推拿技能大赛、"名师论坛"等系列活动，在有关媒体开辟了中医文化科普专栏，深化群众对中医药的理解和认识，形成了更加有利于中医药事业发展的社会氛围。

七、党政廉政建设

加强行风建设。积极开展"三增一禁"（增设无节假日门诊、增设错时门诊、增设夏季夜间门诊、严禁医院工作人员带熟人插队加塞、挂人情号）活动和养生保健"三进"（进社区、进农村、进家庭）工程，从群众最关心、最直接、最现实的问题入手，采取多项措施，进一步提升中医药服务质量和水平，为广大群众提供更加方便周到的中医药服务。严格执行中央八项规定，

改进调查研究，深入基层和一线，认真听取基层单位和群众对中医药工作的意见和建议，积极帮助其解决面临的实际困难和问题。

八、组织建设

在新一轮的机构改革中，青岛市认真贯彻国家卫生计生委、国家中医药管理局《关于在卫生计生工作中进一步加强中医药工作的意见》要求，积极争取市党政领导支持，协调有关部门，确定了"三定"方案。经批准，青岛市将原正处级的青岛市中医管理局提升为副厅级的青岛市中医药管理局，局长由卫生计生委主要领导兼任，另外新配备专职副局长1名（副局级），下设中医药处，加强了领导力度。同时，青岛市明确中医医院药事管理、中药资源普查等工作由中医药处负责，增强了管理职能。

（范存亮）

【宁波市2014年中医药工作概况】

一、概况

2014年，宁波市中医药工作在市委、市政府的正确领导下，按照《浙江省卫生强市、卫生强县、卫生强区考核细则》和《宁波市"十二五"期间深化医药卫生体制改革实施方案》所确定的发展目标，以服务全市人民群众为宗旨，以贯彻落实市政府《关于扶持和促进中医药事业发展的意见》为己任，通过召开2014年全市中医工作会议，全面部署推进中医药重点工作：明确以深化中医医院改革为主线，完善公立中医医院经济运行机制，合理控制中医医院均次门诊费用和住院费用增长幅度，加强综合管理，改善医疗服务，全面提高中医医院综合实力；强调全面推进基层中医药服务能力提升工程，以保持发挥中医药特色优势为着力点，加强医疗质量与准入监管；普及弘扬中医药文化，为人民群众提供更加优质、高效、便捷的中医药服务。

2014年，加快推进公立中医医院改革，积极探索建立县级公立医院经济运行新机制。县级公立医院综合改革阶段评估结果显示实施药

品零差率销售所减少的纯收入部分与调整医疗劳务收费价格后所增加的纯收入部分基本平衡，全市6家县级中医医院平均补偿率为103.67%，且药品收入占医疗总收入比例的平均值较改革前下降了8.3个百分点；同时，在医疗服务量明显增长的情况下，门诊均次药费和出院均次药费均明显下降，以药养医的现象逐渐得到改变。

2014年，加大对各中医院迁建、新建等项目支持力度。中医医院标准化建设和中医药基层服务能力提升工程分别列入了市政府"全市重点改革任务""三年行动计划"和"全市卫生重点工作"，予以重点建设。宁波市中医院、余姚市中医院、慈溪市中医院、奉化市中医院、宁海县中医院以及象山县中医院等新（改）扩建项目正在积极推进中，总投资额高达24.9亿元。其中，宁波市中医院扩建（二期）项目，经市发改委批准立项，并列入宁波市经济社会转型发展三年行动计划。该项目扩建床位500张，总建筑面积6.3567万平方米，项目总投资2.8亿元，已完成了概念性设计方案项目代建招标的比选，着手进行项目可行性研究报告的编制，预计2015年下半年开工。项目建成后，将极大地改善病人就诊、住院的硬件设施与诊疗环境，更好地满足当地群众的中医药服务需求。

2014年，继续督促市、县两级财政对中医专项补助的落实。按照2010年市政府《关于扶持和促进中医药事业发展的意见》文件要求，对综合医院和中医医院按每中医门诊人次8元、每中医住院床日15元的标准给予补助。据不完全统计，2014年全市中医类补助约1.68亿元，较2013年同比增长23%，其中，中医服务专项补助约4213万元。通过中医服务专项补助，使患者能得到更多"简、便、验、廉"的中医药服务，极大地推进了中医事业的发展。

二、医政工作

以中医"名院、名科、名医"建设为重点，通过坚持发挥中医药

特色优势，以中医药文化来丰富医院管理内涵，创新中医医疗质量管理和控制，规范中医医疗服务行为，完善中医医疗服务功能，提升中医药服务质量和效益。

一是深入推进三级医院持续改进活动。组织实施"以病人为中心，发挥中医药特色优势提高中医临床疗效"为主题的三级医院持续改进检查评估，要求全市各级中医医院总结分析国家中医医院等级评审中发现的问题，积极改进，进一步加强了急诊、院感、透析、麻醉、病理、中药饮片等薄弱环节的监管，提高医疗质量，推进医院可持续健康发展。

二是积极抓好中医药重点学科建设，组织召开全市重点学科建设专题研讨会，督促国家中医药"十二五"重点专科和国家临床重点专科做好建设工作，指导制订相关建设方案，并配合国家中医药管理局开展中期检查评估工作。

三是扎实开展"三好一满意"活动，深化"人民满意医院"创建评议活动。各中医医院将改善人民群众看病就医感受作为加强医疗服务工作的创新点和突破点，坚持开展"医改惠民、公益先行"承诺活动，努力提高医疗质量，优化服务流程。启用宁波市医疗专家预约挂号平台，推进中医医院预约诊疗服务。2014年平台累计提供中医预约挂号服务256434人次，比2013年增加了22.8%。同时，采用网上预约、诊间预约、电话预约、自助服务机预约和一站式服务台预约等多种预约挂号方式逐步缓解了"挂号难"问题。此外，还积极开设社区医生工作站，指导和帮助社区居民预约中医院专家门诊，实现社区与中医医院同步挂号，解决了老年人不会使用互联网、电话预约挂号的难题。

四是继续深入实施基层中医药服务能力提升工程。2014年组织了两次专项督查，对推动中医药政策在基层贯彻落实、健全基层中医药服务网络、加强中医药人才培养和队伍建设、重视中医药特色优势建设、推广基层常见病多发病中医药

适宜技术、推动基层医疗卫生机构开展中医预防保健服务等建设目标提出了进一步要求。截至2014年底，全市已设置标准化社区卫生服务中心（卫生院）152家，其中设置中医科室151家（98.34%），拥有中药房151家（98.34%）。全市98.02%（149家）的社区卫生服务中心（卫生院）能开展中医药适宜技术服务，95.85%（740家）的社区卫生服务站能提供4种以上中医药适宜技术服务。

三、科研工作

全市重视科研工作，积极举办科研培训教育，提升科研素养；鼓励科研与临床相结合，提高临床水平；加强科技成果管理，增强转化能力。继续严格项目过程管理，着力提升医学科研水平。各项科研课题经费按时足额到位，各项监管措施落实，科研计划实施进展顺利，取得了可喜成绩。2014年全年组织申报各级中医科技计划项目86项，获省级以上科技计划项目达14项，获省中医药科学技术奖三等奖2项。此外，2014年共举办省级以上中医药继续教育项目7项，包括国家级5项。

四、教育工作

各地、各单位高度重视中医药人才队伍建设，按照"人才下沉优结构、规范培训强基础、特色培养抓骨干"的思路，不断充实中医药服务队伍，提升服务能力和水平。

一是人才下沉优结构。充实基层中医药服务队伍，提升服务能力和水平。2014年初，按照全省引导和鼓励医学类大学生到基层工作的总体部署，宁波市选派了10余名中医住院医师规范化培训合格人员安排到基层服务锻炼，缓解基层中医药人才的短缺问题。

二是规范培训强基础。组织开展了第二批中医住院医师规范化培训基地申报工作。经专家实地考察评审，宁波市确定新增1家临床培训基地、3家后备临床培训基地、1家社区实践基地，并对部分原有基地的联合关系进行了调整，以保证基地培训质量。此外，全市选派40

余名中高级职称的中医骨干参加省级住院医师规范化师资培训，进一步提高各培训基地中医带教水平。截至2014年底，全市各培训基地共接收240名中医专业学员参加培训，其中，中医全科人员32名。共有71名学员参加年度考核，43名学员参加阶段考核，31名学员参加结业考核，通过率分别为100%、97.6%、96.7%。全市另有70多名基层中医类人员按照"统筹规划、分步实施、确保质量"的原则，进行中医全科医生转岗培训任务。

三是特色培养抓骨干。2014年新增省级名中医4名，省基层名中医7名。宁波市共有国家名老中医专家学术经验指导老师5名，省级名中医18名，市级名中医10名，省基层名中医15名。重点抓好高层次人才、中青年临床骨干培养，先后2次组织专家对第五批全国老中医药专家学术经验继承工作进行现场督导，并对项目建设经费使用情况进行专项检查。2014年6月组织开展了市名中医专家学术经验继承工作中期督导；2014年12月组织召开了全市名老中医药专家学术经验传承工作室经验交流会。

五、文化建设

推进中医文化传承及挖掘。经多方努力，宁波"董氏儿科"中医诊疗法项目成功入选第四批国家级非物质文化遗产代表性项目名录。营造良好的中医药文化氛围。各地充分利用群众普遍信任中医药的良好基础和有利条件，积极推进中医药"进乡村·进社区·进家庭"活动，多形式、多途径开展中医药科普宣传，普及基本的中医药预防保健技能，满足群众在中医药预防保健以及食疗、药补、健身等养生方面的需求，增强群众自我健康管理能力。全市举办多期中医名家大讲堂、中医药学术培训和科普讲座等各类学术讲座与沙龙，参与群众达千余人，取得了积极的社会反响。

六、党政廉政建设

开展坚持党的群众路线教育实践活动。围绕"为民、务实、清廉"的总要求，各级中医医院以支部党

员大会的形式纷纷组织党员干部进一步深入学习对照中央八项规定、省委"28条办法"、市委"20条措施"、市委活动办印发的党员干部"四风"方面的20条具体表现和局党委《关于改进作风密切联系群众的实施细则》，对一些问题、倾向的苗头，及时发现，及时遏止，有效巩固了"照镜对标、作风体检"活动的成果。

常态化落实正风肃纪规定。抓好"十项规定"及"四条禁令"、中央"八项规定"、省委"六个严禁"等的执行落实情况。市局进一步加强督促检查，规定从多个方面长期地、不定期地组织监督检查。督查过程中发现，各级中医医院在注重夯实思想基础，重视加强制度建设，在机关党风廉政建设和作风效能、卫生行风建设等方面，取得了较好效果。

（王 涌）

【深圳市2014年中医药工作概况】

一、中医医疗服务发展

（一）服务机构数量大幅上升

截至2014年末，深圳市有中医医疗机构484个，占全市医疗机构（3082个）的15.7%，比2013年（398个）增加21.6%，其中中医、中西医结合医院9个，中医门诊部12个，中医诊所335个，中医馆72个，中医坐堂医诊所56个。

（二）中医服务能力提升显著

全市中医执业医师（含助理执业中医师）3172人，占全市执业医师（26858人）的11.8%，比2013年（3195人）下降0.7%。

全市中医医疗机构床位数2174张，占全市床位数（31042张）的7.0%，比2013年（1815张）增长19.8%。

中医医疗机构年总诊疗人次1028.00万人次，占全市总诊疗人次（8852.63万人次）的11.6%，比2013年（1010.02万人次）增长1.8%；出院人数66417人次，占全市出院人数（1193257人）的5.6%，比2013年（59546人次）增长11.5%；业务收入23.33亿元，

比2013年（20.12亿元）增长15.9%，综合实力跃上新的台阶。

5家中医院（深圳市中医院、罗湖区中医院、福田区中医院、宝安区中医院、龙岗区中医院）2014年总诊疗人次589.51万人次，占全市中医医疗机构总诊疗人次的58.2%；出院人数54622人次，占全市中医医疗机构出院人数的82.2%。5家中医院2012~2014年的出院人数年平均增长率为12.3%，比全市医疗机构的年平均增长率（6.6%）高5.7个百分点。

二、中医药发展规划

为进一步深化医药卫生体制改革，充分发挥中医药在医改中的优势和作用，推进深圳市中医药事业持续健康快速发展，更好地满足人民群众对中医药服务的需求，在全面总结2005年以来深圳市中医药事业发展的基本情况，深圳市卫计委制定并印发了《深圳市中医药事业发展规划（2013年~2020年）》，明确了深圳市中医药事业发展的指导思想、基本原则、发展目标和主要任务，明确了深圳市中医药发展蓝图，以规划促进深圳市中医事业的科学发展。

三、"名院、名科、名医"工程

名院建设方面，以深圳市中医院为龙头，带动区级中医院、社会办医疗机构的全面协调发展。一是推动深圳市中医院光明新院址选定、门诊开业；深圳市中医院受市政府委托，与广州中医药大学、皇家墨尔本理工大学签署合作办学框架协，创建国际生命健康工程学院，深圳市中医院将逐渐发展成为医、教、研全面发展的中医龙头医院。二是巩固宝安区中医院三级甲等中医院的创建成果，指导医院加强内涵建设，提高服务水平。三是深圳平乐骨伤科医院罗湖院区创建为三级甲等中医医院。全市三级甲等中医院增加至3家。四是福田区、罗湖区中医院以高分通过二级甲等中医院复评；龙岗区中医院开业两年，业务运行平稳，中医特色突出。五是南山区人民医院、宝安区沙井人民医院顺利通过全国综合医院中医

药工作示范单位评审，深圳市全国综合医院中医药工作示范单位达到6家。

名科建设方面，深圳市中医院肝病专科获得广东省中医药强省建设专项资金中医优势病种突破项目立项，宝安区中医院骨伤科等6个专科获得广东省中医药强省中医临床重点专科建设专项资金。2014年11月，委托深圳市中医药学会对深圳市58个中医特色专科（专病）进行2014年度督导评估工作，并根据评估结果下拨了专项经费，进一步促进了中医特色专科（专病）学科的发展。

名医建设方面，深圳市中医院、宝安区中医院、龙岗区中医院采取柔性方式引进石学敏、张学文、禤国维等省内外名老中医，建立中医院士工作站、国医大师工作室、全国名老中医专家传承工作室、中医流派传承工作室。通过引进名老中医，既能以中医"师承"的方式培养深圳中医高端人才；又通过国医大师不定期来深圳查房出诊，让市民在家门口也能问诊中医泰斗，方便群众就医。

四、基层中医药服务能力提升工程

基层服务能力提升工程是促进中医药在深化医改中发挥作用的重要抓手，深圳市把它作为医改工作的一项重点任务继续加以推进。结合创建全国基层中医药工作先进单位活动，督促各区以创建活动为契机，加强社康中医药人员、设备的配备，加强中医药适宜技术的推广与应用，提升社区中医药服务覆盖率和服务水平。2014年7月对全市基层中医药服务能力进行了督查评估，并对10个区（新区）的基层中医药服务能力进行了排序。龙岗区、坪山新区启动了创建全国基层中医药工作先进单位活动。2014年12月，盐田区、宝安区、南山区、福田区、光明新区顺利通过全国基层中医药工作先进单位国家级检查评审。至此，深圳市已有6个区先后创建为全国基层中医药工作先进单位。基层中医药服务能力提升工程

实施以来，全市配备中医师的社康比例由创建前的53%增加到64.9%，配备中药房的社康比例由35%增加到57%，各区社康中医师总数由553人增加到696人；年社康中医门诊人次由279.6万人次增加到783.3万人次。与此同时，社康中心百人抗菌药物使用率、百人静脉输液率、次均医疗费用却出现了明显下降。

五、中医药健康管理服务工程

将中医药健康管理服务纳入基本公共卫生服务项目范围，开展老年人中医体质辨识和儿童中医调养服务。一是制订实施方案。对医药健康管理服务目标人群的数量、基层中医药服务能力等情况进行调查研究，并在此基础上科学制订实施方案。二是强化人员培训。在完成管理人员培训的基础上，对项目实施人员共1069人进行了相关技术规范的培训。三是协调有关单位将中医药健康管理服务项目、服务内容，形成模块添加到社区健康服务信息系统和妇幼保健信息系统，方便工作人员记录。四是指导深圳市中医院制作中医药健康管理服务光碟，下发到每个服务点，便于技术操作人员更好地掌握、实施。经检查评估，深圳市中医药健康管理服务实现了"覆盖率要达到30%"的目标要求。

六、中医药标准化建设项目

一是中医药ISO标准独占国际鳌头。深圳市卫计委牵头申报的中医药国际标准获得立项6项，其中，3项标准进入工作组草案阶段；2项标准启动NP投票。二是中医药国家标准实现零的突破。深圳市卫计委申报的《中药饮片编码规则及编码》等8项国家推荐性标准已完成专家函审工作，预计将于2015年初出版。这将起到衔接深圳市地方标准与国际标准的桥梁作用，使深圳市中医药国家标准实现零的突破。三是中药地方标准全面升格。2014年4月，深圳市颁布了《中药在供应链管理中的编码与表示》等6项地方标准，其中新制定标准、修订标准各3项，促使深圳市地方标准全面升格，使之与国家标准、ISO标准同步。四是中药标准应用得到进一步落实。开发了"深圳市中药规范化管理信息系统"，并进入试点应用阶段。

七、中医"治未病"工作

一是印发了《深圳市中医"治未病"服务体系建设实施方案》，明确了深圳市中医"治未病"服务体系总体架构、政策支持、建设目标、机构及其功能。二是开展了"治未病"情况调查，摸清了各中医院"治未病"科（中心）的科室、人员、设备配置情况，业务开展情况，为进一步中医"治未病"工作打下了良好的基础。三是在尚未创建为基层中医药先进单位的龙岗区和坪山、大鹏、龙华新区举办4期中医"治未病"暨适宜技术培训班，为中医药健康服务项目的开展打下了扎实的基础。四是深圳市卫计委申报的"深圳市中医'治未病'服务体系建设"获得广东省中医药强省建设专项立项，获项目资金200万元。

八、中医社会办医

根据中医药自身客观发展规律和老百姓的就医需求，深圳市在全国率先引入纯中医诊疗模式的"中医坐堂医诊所""中医馆"的准入标准，并取消了数量和距离的限制。中医馆、中医坐堂医诊所成为深圳市数量增长最快的医疗机构。而以深圳和顺堂为代表的企业也开创了"名医、名药、名馆、名厂"的中医药连锁经营模式。2014年7月，和顺堂（国际）香港总部及中央本草尚药房开业，创新性采用"中央药房+地铁沿线诊点+APP预约"经营模式，提供预约、门诊、开药、煎药及按病人指定时间送药到地铁沿线分店的一站式服务，开创了中医药诊疗服务新模式，满足了患者的多元化的诊疗需求。和顺堂已成为深圳市中医医疗机构品牌化发展、集团化发展的典范，也是国内规模最大、最具影响力的连锁中医医疗机构之一。

（武肇玲）

【厦门市2014年中医药工作概况】

一、中医医改

着力推动社会力量举办中医医疗机构。厦门市在区域卫生规划中确定了健全和完善以公立三级中医医院、二级中医医院及镇卫生院、社区医疗卫生服务机构为主，以社会力量举办的中医医疗机构为辅的中医医疗服务体系的基本方针。2014年，各区出台了鼓励社会资本在基层开办中医医疗机构的相关政策，明确规定在医疗机构设置规划中，设置中医诊所和中医门诊部可不受规划距离限制，名老中医在基层开设中医诊所可不受规划限制。2014年，厦门市共新增8家民营中医门诊部，42家民营中医诊所，共计民营中医门诊部24家、民营中医诊所162所（占比27.2%）。民营独资厦门齐安中医院，床位500张，规划红线图已经确认。海沧国有企业海旅集团全资投入500万元，创建慈济保生堂中医门诊部。

积极争取有利于中医药特色优势发挥的投入补偿机制。2013年3月1日，厦门市实行医药分开，全面取消药品加成改革政策。通过充分的调研，制定并出台相关中医药补助政策。2014年，在工作量补助经费中，给予中医医院较大的倾斜，如普通门诊中医院补9元/人次，综合医院补7元/人次；急诊中医院补40元/人次，综合医院补38元/人次；住院部分中医院补385元/人次，综合医院补300元/人次。

2014年7月，厦门市卫生计生委联合市人社局医保中心将符合基本需求的322种中药饮片纳入厦门市国家基本药物社会统筹医疗基金支付范围。同时积极争取与市发改委、人社局协调在基层医疗卫生机构增设"中医辨证论治费"。通过上述调整，达到"老百姓得实惠，愿意选择中医药服务；医疗机构不亏损，积极提供中医药服务"的目标。

二、医院建设

2014年，厦门市着力于中医医院服务能力建设，市财政共投入7515万元专项业务经费，支持市、区中医院建设。

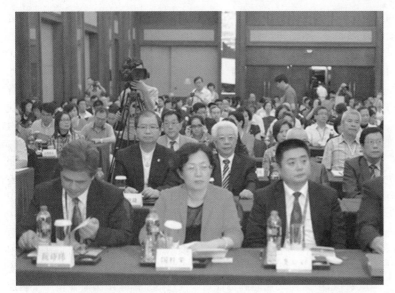

2014 年 6 月 15 日，第六届海峡论坛·第九届海峡中医药发展与合作研讨会在厦门召开

2014 年，厦门市中医院、同安区中医院各项业务皆有稳步增长：厦门市中医院全年门诊病人达 215 万人次，其中急诊数 2.9 万人次（同比增长 10.91%），住院病人达 3.9 万人次（同比增长 3%），业务收入 8.8 亿元（同比增长 10.15%），平均住院天数控制到 12.88 天。同安区中医院全年门诊人次数 29 万人次，收住院人数 5755 人次，业务收入 7383 万元，平均住院天数 9 天。

三、基层中医药工作

根据新版的《全国基层中医药工作先进单位建设工作管理办法》具体要求，各区积极投入"创先"工作。海沧区率先于 2014 年 12 月通过国家中医药管理局组织的专家评审。集美区亦于 2014 年 11 月顺利通过了福建省卫生计生委组织的评审验收。

加大对基层中医药服务能力提升工程相关投入。厦门市财政 2014 年安排 618.11 万元、区财政投入 270.20 万元，共计 888.31 万元用于采购提升厦门市社区卫生服务中心、乡镇卫生院、卫生服务站及村卫生所中医药服务能力方面所需配置的医疗设备；投入 200 万元用于慢病一体化管理；另有 50 万元用于基层中医药专项建设，50 万元用于中医适宜技术推广，30 万元用于建设乡镇卫生院、社区卫生服务中心的中

医科中药房建设项目等。

加强对基层中医药服务能力提升工程建设的督导力度。2014 年 6 月，厦门市卫生计生委联合市人社、药监局等部门，对照目标责任书内容，在全市范围内开展基层中医药服务能力提升工程督查工作，共督查了 9 个目标责任单位，现场检查 25 家基层卫生医疗机构。2014 年 8 月，福建省卫生计生委组织督查组再次对厦门市各区提升中医药服务能力工作进行了督查，整体工作得到了好评。全市 92% 的社区卫生服务中心能够提供中医药服务、100% 的乡镇卫生院设有中医科、77% 的社区卫生服务站能够运用中医药适宜技术开展基层医疗和预防保健服务，皆达到或超过国家要求的年度目标。但仅有 52% 的村卫生室能够提供中医药服务，随着对中药饮片的补偿机制的到位，最终能够完成预定的目标。

进一步加强市级医院中医专家进社区工作。2013 年 6 月，启动了市级中医专家进社区试点工作，这项工作旨在通过市级中医专家进社区定期坐诊，发挥中医药在社区卫生服务中的作用，同时培养基层中医药人才，推广中医药社区适宜技术，深入指导社区开展"预防、保健、医疗"工作，为发展厦门市具有中医特色的社区卫生保健服务体

系提供经验和模式。开展试点工作以来共有约 2 万多人次的居民在家门口享受到了中医专家服务。2014 年 6 月在首批 6 个社区 11 名专家的基础上将进社区扩大到 9 个社区 15 名专家入驻开展此项工作。

四、人才建设

2014 年完成康良石名老中医工作室的验收工作，并对涂福音名老中医工作室、卢太坤名老中医工作室以及厦门市第五批全国老中医药专家学术经验继承工作进行中期检查督导。

2014 年，厦门市卫生计生委首次遴选出 7 名国家级、省级中医药继承指导老师成立了"厦门市第一批名老中医工作室"，整理并推广名老中医学术思想、临床经验，探索名老中医诊疗疾病经验和学术思想传承的有效方法和创新模式，逐步建立名老中医典型医案共享平台。

2014 年，厦门市加大高层次中医药人才的引进力度，制定三级医院柔性引进高级人才实行"双主任制"政策，厦门市中医院聘请了北京阜外医院、全国著名的心血管介入专家吴永健任医院心血管科主任，指导参与科室的医教研工作。在厦门市"海纳百川"人才计划的支持下，厦门市中医院建立有院士工作站，聘请了中科院院士陈可冀为工作站导师。

注重基层中医药人员的管理培训工作。认真做好传统医学出师考核和确有专长考核工作与中医药一技之长人员纳入乡村医生管理工作。2014 年全市共备案 14 名传统医学出师考核人员，有 8 名具有一技之长人员通过申请考核，充实厦门市乡村医生的中医药队伍。

五、科技教育工作

2014 年中医医院科研工作有了长足的发展与进步，受上级经费资助总额有稳步增长，高水平论文发表数目有明显增长。如 2014 年厦门市中医院共发表论文 78 篇，其中 SCI 源论文 6 篇，Medline 收录论文 3 篇，获准国家级立项 1 项、省部级立项 2 项、厅市级立项 8 项，获得科研经费资助 133 万元。

厦门市中医院成为国家中医药管理局首批中医住院医师规范化培训基地、首批中医全科规范化培训及临床培训基地，禾山街道社区卫生中心成为国家中医药管理局首批中医类别全科医学社区培训基地。2014年组织开展全市16名中医学员参加全科医师规范化培训、10名中医学员参加全科医师转岗培训（中医），分别组织医务人员参加全科医生师资培训（21人）、中医全科医生提高班（17人）。

六、中医药预防保健工作

厦门市中医院"治未病"中心积极开展中医体质辨识及健康调养咨询等服务，2014年累计共为1500多人次提供中医体质辨识服务，并为600多人建立了中医体质健康档案，提供"治未病"健康指导1.6万多人次，为1万多人次提供三伏贴、三九贴服务。同安区大同社区卫生服务中心于2013年底通过了省级示范社区卫生服务中心的考核验收，列入了全国基层医疗机构"治未病"协作组成员单位。

中医健康管理服务：2014年厦门市65岁以上老人接受中医体质辨识人数72152人次，目标人群覆盖率35.7%；0～36个月儿童接受中医调养人数95727人次，目标人群覆盖率54.7%，完成了国家要求的目标值。

七、中医药文化建设、中医药合作与交流

成功举办2014海峡两岸中医药发展与合作研讨会。由国家中医药管理局、厦门市人民政府共同主办的第九届海峡两岸中医药发展与合作研讨会再次纳入2014年海峡论坛，于2014年6月14～16日在厦门举办。研讨会以"发挥中医药特色，关注糖尿病防治"为主题，配套举办中医中药台湾行组委会及两岸专家工作组协调会、第十五次中医糖尿病大会暨糖尿病分会换届改选会议、中国针灸学会砭石与刮痧专业委员会年会、中医临床实用技术/技能及特色疗法演示活动、对台适宜技术培训班5个活动。450多位两岸中医药主管部门官员、专家、学者

和中医爱好者参会，其中来自台湾的嘉宾157位。本届研讨会收到两岸学者交流论文198篇。研讨会上国家中医药管理局对台港澳交流中心和台湾中华医道产业集团进行了项目签约，该项目投资超过1亿元人民币，将在大陆建立中医药种植、研发和销售示范基地。

举办中医药科普文化周宣传活动。2014年10月厦门市中医药学会、中西医结合学会、针灸学会联合举办了"中医中药中国行·文化科普宣传周"活动，开展有专家义诊、现场咨询、科普进社区讲座、中医药展板等中医药文化科普宣传。

积极打造中医药文化品牌苏颂文化、慈济保生文化。

（陈学勤）

【沈阳市2014年中医药工作概况】

一、贯彻落实政策措施

全力推进《沈阳市人民政府关于扶持和促进中医药事业发展的实施意见》中各项政策落实工作。沈阳市中医院按照每门诊补助15元优惠政策，财政年度拨付专项经费385万元。2014年康平县和法库县得到国家县级中医院建设项目立项，分别争取到中央及省、市配套资金2250万元和2100万元，两项目建设已经进入实施阶段。

二、基层中医药工作

以创建全国基层中医药工作先进市为抓手，积极推进基层中医药先进单位（先进区、先进县）创建工作。2014年9月和平区通过了国家中医药管理局专家评估组复评，2014年12月沈北新区顺利通过了国家中医药管理局专家评估组的评审，等待国家中医药管理局批文。截至2014年底，沈阳市全国基层中医药工作先进区比率将超过70%，符合国家中医药管理局相关文件要求，已于2014年12月向辽宁省卫生计生委提出申请参加全国基层中医药工作先进市评审。

三、中医药服务网络建设

继续开展"中医适宜技术推广年"活动。为了提升基层中医药服务能力，沈阳市利用市财政中医专

项经费，为基层卫生服务单位（社区卫生服务中心、乡镇卫生院、社区卫生服务站和村卫生室）配备了特定电磁波谱治疗器。在国家组织的基层中医药服务能力提升工程评估工作中，和平区和康平县代表沈阳市接受了省专家组对沈阳市中医药服务能力提升工程工作的考核，和平区卫生局在全省基层中医药服务能力提升工程推进会上向全省介绍了经验。沈北新区虎石台社区卫生服务中心等6所社区卫生服务中心（乡镇卫生院）获得辽宁省中医药示范社区卫生服务中心（乡镇卫生院）称号。沈阳市胸科医院一次性通过了国家中医药管理局全国综合医院中医药工作示范单位的评审。

四、中医医院等级评审工作

2014年，沈阳市共有7所中医机构（皇姑区中医院、沈河二中医、苏家中西医结合医院、新民市中医院、康平县中医院、中环中医院、西城中医院）通过了专家组评审，进入了国家二级甲等中医院行列。

五、中医药人才培养工作

举办了基层中医药适宜技术推广培训班，筛选安全、简便、有效的中医适宜技术，面向全市各区、县（市）开展培训，2014年沈阳市共培训2000余人次，发放培训教材3000册，光盘3000张。提高了全市基层卫生医疗机构医生，特别是社区卫生服务机构、乡镇卫生院及村卫生室卫生服务人员的中医药理论和适宜技术水平。

六、中医药文化建设

在全市范围内开展了沈阳市中医药文化"进乡村·进社区·进家庭"活动和中医药文化宣传周。分别于2014年5月和9月开展两次大型义诊活动，市内17所中医医疗机构的140余名中医医护人员参加了义诊活动，各义诊单位以提供诊疗检查、发放健康宣传资料、免费发放药品、提供健康指导咨询等多种形式为群众进行义诊，切实为群众提供方便实惠的中医药服务。活动期间，市内多所中医医疗机构的

40余名专家深入建业社区、创意社区等20个社区为群众提供中医药义诊咨询服务。各区、县（市）卫生局也积极组织本辖区内的中医医疗机构，深入乡村、社区、家庭，举办形式多样、群众喜闻乐见的中医药文化科普宣传活动，活动期间累计组织市内33家中医医疗机构，出动约400名医护人员，义诊22000余人次，发放宣传资料24000余份。通过此次活动，让百姓真正感受到中医药健康服务"简、便、验、廉"的特色和优势，树立了全市中医医疗系统的良好形象。

（张 悦）

【长春市2014年中医药工作概况】

为贯彻落实全国、吉林省中医工作会议和长春市卫生工作会议精神，2014年初召开了长春市中医工作会议，总结了2013年长春市中医工作，分析了当前形式及面临的主要问题，部署了2014年重点工作，同时下发了《长春市2014年中医工作要点》。

一、政策法规

积极参与公立医院改革。2014年9月，长春市所有的县级公立中医院都参加了县级医院综合改革。在实施中，一方面完成改革的"规定动作"，另一方面又区别体现中医院的差异性，鼓励使用中医药服务，争取有利于中医药作用发挥的倾斜政策。一是中药饮片和院内制剂不实行零差率销售；二是将符合条件的中医诊疗项目纳入医保、新农合支付范围；三是将中医药诊疗费用新农合报销比例提高5个百分点；四是增加中医辨证论治费，提高部分传统中医医疗服务项目价格；五是突出中医药特色优势，深入开展中医多专业一体化诊疗，强化中医综合诊疗服务，提高中医疗效，创新中医诊疗模式，全面加强中医药服务能力建设。

加强中医医疗机构规范化管理。为了强化依法执业意识，提高管理水平，提升医疗服务质量，2014年，长春市中医药管理局对长春市19家中医（中西医结合）医院进行了年度医疗机构执业许可校验及变更审

核。针对在校验检查过程中的问题，要求各医院限期整改，并提交整改报告。18家中医（中西医结合）医院通过了现场审核，对1家医院给予了暂缓校验6个月整改的处理。

继续开展虚假违法中医医疗广告监测工作。按照国家和吉林省中医药管理局要求，长春市中医药管理局对2014年国家和吉林省中医药管理局监测到的虚假违法中医医疗广告移交长春市卫生局卫生监督所进行了查处，同时，长春市中医药管理局利用有限资源对虚假违法中医医疗广告进行监测，每个季度对虚假违法中医医疗广告监测情况进行通报，并要求被通报的单位和个人上交整改报告。通过此项工作的开展，规范了中医医疗秩序。

开展"整顿医疗秩序打击非法行医活动"。长春市中医药管理局联合长春市卫生局、长春市公安局、长春市人口和计划生育委员会、长春市食品药品监督管理局印发了《关于进一步做好整顿医疗秩序打击非法行医专项行动落实工作的通知》，重点对非法中医坐堂医行为进行严厉打击。

二、医政工作

（一）基层中医药工作

一是扎实推进基层中医药服务能力提升工程。长春市各县（市）区将基层中医药服务能力提升工程

纳入卫生工作目标，实行目标管理。2014年7月，长春市中医药管理局组建专家组对全市基层中医药服务能力进行了督查评估，共督查了10个目标责任单位，现场检查30家基层卫生医疗机构，初步结果显示长春市的基层中医药服务能力提升工程工作达到了年度建设目标。长春市社区卫生服务中心标准化中医科建设达标率为91%（城区达到100%），乡镇卫生院标准化中医科建设达标率为82%，100%的社区卫生服务站、75%以上的村卫生室能够提供中医药服务，中医药服务量达到基层医疗机构总服务量的30%以上的目标，并纳入各县（市）区卫生工作绩效考核。

二是通过实施基层中医药服务能力提升工程，长春市各县（市）区政府加大了对基层中医药服务的经费投入。长春市南关区财政投入4300万元（免费划拨地皮），异地新建长春市南关区中医院，现已投入使用；德惠市财政投入2800万元（免费划拨地皮），异地新建德惠市中医院；长春市双阳区财政投入4985万元，在原址新建长春市双阳区中医院。2014年，长春市各级财政共投入12363.45万元用于基层医疗机构开展中医药服务。

三是按照吉林省中医药管理局乡镇卫生院中医馆建设标准及给予

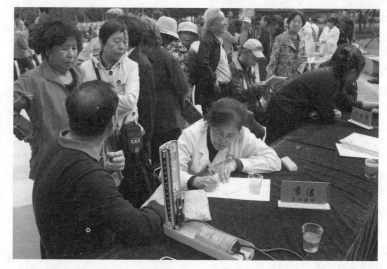

2014年9月27日，长春市举办了2014年中医药文化宣传及大型义诊活动

配套资金的要求，长春市的12个省级中医馆建设项目均已全部竣工，并投入使用。

四是推进城乡医院对口支援工作。加大城市三级医院对口支援县级医院、社区卫生服务中心和县级医院对口支援乡镇卫生院的力度，推动优质医疗资源下沉，2014年初长春市中医药管理局重新梳理了对口支援关系，明确了当前及今后一个时期对口支援的工作模式及路径，长春市13家中医医院与46家县级中医院、社区卫生服务中心、乡镇卫生院签订了对口支援协议。

五是全力争创"全国基层中医药工作先进单位"。在长春市9个县（市）区和长春市被评为"全国基层中医药工作先进单位"的基础上，长春市二道区也积极开展了创建申报工作，2014年末通过了国家专家组"全国基层中医药工作先进单位"的评审验收。

（二）中医药预防保健服务体系和能力建设

一是继续深入开展国家中医药预防保健及康复服务能力建设项目。2014年，长春市中医药管理局与长春市发改委、长春市财政局、长春市工商局制订并印发了《长春市中医药预防保健服务项目试点工作实施方案》，并成立了长春市工作领导小组，成立了长春市中医预防保健及康复服务工作专家组，争取到财政配套资金200万元。按照有关标准进行平台建设和深入基层开展相关服务。通过项目的实施，加强了各医疗机构中医"治未病"科和康复科的建设，培养和提高了中医预防保健及康复服务专业技术人员的能力和素质，扩大了中医药服务的覆盖面和可及性，一定程度满足了城乡居民对中医药预防保健服务的需求，达到了预期目的。

二是基本公共卫生中医药服务项目。2014年，长春市有282822名65岁以上老年人接受了中医体质辨识服务，占覆盖人群的47.26%；有94609名0~36个月龄儿童接受了中医药健康指导，占覆盖人群的52.35%。为了做好此项工作，长春

市中医药管理局编印了《长春市基本公共卫生服务中医药服务项目指导手册》5000本，并组织专家分批到各县（市）区对基层医疗机构从事公共卫生中医药服务项目人员进行中医体质辨识理论和应用方法培训，稳步提高重点人群和慢病患者中医健康管理率。

（三）中医、中西医结合类别执业医师考试工作

2014年，白城市、松原市的中医、中西医结合类别的考试工作在长春市进行。考试报名现场审核的考生1527人，参加实践技能考试1357人，860人通过考试，合格率63.38%。参加综合理论笔试848人，顺利地完成了考试工作。

三、科研工作

开展传统中医药知识调查工作。按照国家和吉林省中医药管理局要求，开展了传统中医药知识调查工作，长春市中医药管理局印发了工作方案，成立了领导小组，组建了调查人员队伍，召开了专项工作会议，对各地、各单位部署了具体调查工作，长春市共申报144人份调查表。

组织完成吉林省局科研课题结题工作。长春市共有14项2012~2014年度吉林省中医药管理局科技课题申请结题，11项课题申请成果鉴定，长春市中医药管理局抽调专人对课题完成情况进行市级审核。通过省级结题14项，通过成果鉴定10项，取得了预期效果。

组织、指导长春地区各中医院申报吉林省中医药管理局中医临床研究室工作。长春市中医药管理局组织长春地区各中医院申报吉林省中医药管理局中医临床研究室工作11个，经过评审确定8个。其中有两个中医临床研究室完成了3项吉林省中医药管理局课题立项。

组织并指导市、县、区级中医院申报省局科研课题工作。长春市中医药管理局组织、指导并初审市、县、区级中医院申报吉林省中医药管理局科研课题20项，经过评审，确定科研课题14项。

举办长春市中医药科研知识培训班，培训市、县、区级中医院学员100余人。邀请长春中医药大学附属医院专家讲授了中医临床科研思路、科研项目申请书填写等科研基础知识。

四、教育工作

开展基层卫生服务人员中医药知识与技能两期的培训任务。第一期培训500人，长春地区榆树市、德惠市、九台市、农安县、双阳区各培训100人。按照长春市的培训方案，各地制订了本地区的培训方案、教学计划、课程安排，组建了师资队伍等。2014年10月，各地均组织了结业考试，完成了第一期培训工作。同时开始了第二期200人的培训，长春市朝阳区、二道区、宽城区分别承担市区的4个区和5个开发区基层卫生服务人员的培训任务。

组织举办西学中培训班。长春

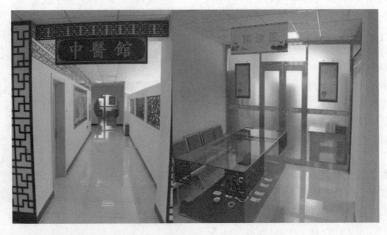

长春市高新区奋进医院中医馆

市中医药管理局在九台市、农安县举办了2个吉林省第三期"西学中"培训班，共有122人参加了为期一年的中医药专业知识培训。

组织开展了为期两年的基层中医药师承教育项目工作。长春市中医药管理局在全市县及以下公立医疗机构遴选了35名中医药师承指导老师和70名继承人。

强化中医药适宜技术的培训和推广应用。依托基层中医药服务能力提升工程，要求长春地区各县（市）区中医药适宜技术培训基地，加强对社区卫生服务中心、乡镇卫生院、社区卫生服务站、村卫生室的医务人员进行中医药适宜技术的培训，培养基层能西会中的医务人员，以逐步壮大中医药人才队伍。

六、文化建设

按照吉林省中医药管理局《2014年吉林省中医药文化科普宣传周活动方案》要求，长春市中医药管理局于2014年9月23～27日集中开展了科普宣传系列活动。印发《长春市2014年中医药文化科普宣传周活动方案》，组织长春市15个县（市）区、开发区、省属、市属中医医院，部分民营中医医院集中开展科普宣传活动。各单位深入机关、社区、乡村、学校，集中举办展览展示、健康讲座、文艺表演、技能培训、义诊咨询等活动共计109场次，受益人群达到128315人次，发放各类中医药科普文化宣传单20余万份。让广大群众掌握基本的健康生活常识和专科防病知识，赢得了现场群众的一致好评。

2014年9月27日，长春市中医药管理局组织驻长的省、市、区级中医（民族）医院和部分民营中医医院、长春市健康教育中心11家单位在长春公园集中开展了2014年长春市中医药文化宣传及大型义诊活动，各医院派出专家50余名、工作人员100余人，展示中医药知识展板10块，发放宣传单5000余份，受益人群达到3000余人次。活动期间，还组织长春生修堂中医院表演队向百姓展示八段锦、易筋经、太极拳，深受百姓喜爱。

在吉林省中医药管理局开展的中医药文化摄影、书画大赛及"我是中医药受益人"征文活动中，长春市中医药管理局组织征集摄影作品152件、书画作品32件，征稿42篇。

深入开展中医药"进乡村·进社区·进家庭"活动。长春市将此项活动列入长春市基层中医药服务能力提升工程目标，要求每个基层医疗卫生机构要积极开展中医药文化宣传活动，每年提供不少于12种有中医药内容的文字资料，至少开展6次公众健康中医药咨询活动，至少举办6场中医药健康知识讲座，更换4次以上有中医药健康教育内容的宣传栏等。2014年，长春市中医药系统组织中医药知识科普巡讲274场、义诊323场；编印发放中医药科普宣传材料710329份，在吉林电视台、长春电视台等媒体进行不定期举办中医药知识讲座200余次。全年在《中国中医药报》《吉林日报》《长春日报》《长春晚报》等报刊等刊登文章报道20余篇。

（何勇健）

【哈尔滨市2014年中医药工作概况】

一、基层中医药服务能力提升工程

2013年，黑龙江省政府启动了基层中医药工作提升工程，2014年是三年目标建设的关键年。2014年8月，黑龙江省中医药管理局对哈尔滨市目标完成情况进行了中期评估，对工程进展情况给予了充分肯定。在省评估结束后针对乡村医生中医药服务能力不足等薄弱环节，哈尔滨市进行了重点推进，依靠全国中医药适宜技术视频网络和县级中医医院基层指导科，大力推广中医药适宜技术，有效提高乡村医生的中医药服务能力。主城四大区提前1年达到最终目标要求。为加强基层服务能力建设，积极争取到国家投入336.7万元，用于社区卫生服务中心、乡镇卫生院和村卫生室的基础建设。争取到省中医局设备购置经费约200万元，为全市20所区县级中医院和中西医结合医院配备基础诊疗设备，改善了基层中医服务条件。

二、哈尔滨市朝鲜民族医医院转型

在国家中医药管理局的关怀指导下，经过3年多的不懈努力，哈尔滨市朝鲜民族医医院成功转变执业类别，2014年6月20日获得国家中医药管理局批准，成为全国第一所非民族地区民族医医院。医院重新定位，确定了以朝医为主的特色发展方向，制定了打造全省乃至全国闻名的民族医医院的目标。2014年8月26日，医院成功通过二级甲等民族医医院等级评审。

三、全市中医医院等级评审工作

12所中医医院、1所中西医结合医院和1所民族医医院完成二级中医医院等级评审工作。哈尔滨市是全省首个全面完成这项工作的地市。

四、全国基层中医药工作先进单位创建工作

在省级中医药工作先进单位的基础上，2014年黑龙江省中医管理局对哈尔滨市五常县、延寿县、依兰县、方正县创建全国基层中医药工作先进单位工作进行了评审，4个县全部通过，已达到国家级建设标准，全部评审材料已上报国家中医药管理局，国家局将择期抽查。哈尔滨市18个区县已有15个区县完成全国或全省中医药工作先进单位建设工作，为哈尔滨市建设国家级先进城市奠定了基础。

五、中医药参与基本公共卫生服务

中医药参与基本公共卫生服务有了良好的开端。2014年，一方面认真实施0～36个月儿童中医药健康指导和65岁以上老人中医体质辨识，要求目标人群覆盖率要达到35%以上；另一方面继续扩大中医药参与其他公卫服务项目，在慢病人群的中医药健康调养、孕产妇的中医药保健等方面继续扩大试点范围，逐步实现中医药公共卫生服务全覆盖。

六、中医药"治未病"工作

重点推进哈尔滨市中医医院

"治未病"中心建设，积极争取到国家200万项目资金支持，重点改善中心设备配置和队伍建设。加强对基层单位技术指导工作。通过医院等级评审，哈尔滨市所有二级中医医院都建立了"治未病"科室，乡镇卫生院和社区卫生服务中心建立了以"治未病"为主要服务功能的中医综合治疗室，成为哈尔滨市中医"治未病"工作发展的基础。

七、重点专科建设

为进一步端正中医医院办院方向，突出中医药服务特色优势，巩固医院管理年、等级评审等工作成果，2014年在中医医院持续改进工作中，努力抓好重点专科（专病）建设，实施"1331"战略计划，即每一个中医院要重点建设好3个市级以上重点专科，每个重点专科要确定1名优秀学科带头人和3个中医药疗效确切的优势病种，形成区域性的治疗优势。现阶段每个中医医院已筛选出3~4个优势专科进行培植。

八、人才培养和科研发展

开展"名中医大讲堂"活动，每月一讲，发挥名中医带头作用；24名中医医院西医人员参加为期两年的西学中培训班，开辟中医院西医人员学习中医途径；40名基层中医参加为期一年的全省乡镇中医骨干和社区全科医师转岗培训，有效提高了基层中医人员业务素质；全市12所中医医院派出内科、皮肤科、针灸科、骨伤科、儿科等人员参加全省中医临床技术骨干业务轮训，已完成业务轮训84人；组织实施1796人参考的中医类执业医师资格考试工作；完成第6期传统医学确有专长考试考核工作；组织开展首期师承教育，累计报名人数110人。中医科研取得新成绩，哈尔滨市中医医院、哈尔滨市第一医院、哈尔滨市第四医院共获得7个省科委和省中医局中医药中青年科技攻关奖项。

九、哈尔滨市传染病医院创建全国综合医院和大型专科医院中医药服务示范单位

哈尔滨市传染病院在中医治疗肝病和中医治疗艾滋病等方面有着显著的中医特色，积极探索中西医结合治疗方式，中医药使用率不断提高，具备创建综合医院中医药服务示范单位的基础，2014年12月8日通过国家中医药管理局验收。

十、其他重点工作

中医优质护理服务工作广泛开展，二级以上中医医院80%以上的临床科室开展优质护理服务；广泛开展中医药养生知识巡讲活动，二级以上中医医院每季度至少能开展一次巡讲活动；重申基层医疗机构中药饮片处方书写规范并研究制定中药饮片处方技术管理规范，进一步规范中药饮片临床应用，避免中药大处方出现；完成全市中医药传统知识调查工作，超额完成了52个调查指标；开展中医文化建设活动，举办大型中医文艺汇演和中医药知识竞赛活动各一次。召开哈尔滨市中西医结合学会第五次会员代表大会，选举产生了新一届理事会；正式出版《哈尔滨市民间中医——中医世家》一书。

（刘世斌）

【南京市2014年中医药工作概况】

一、医政工作

市、区卫生行政部门围绕进一步深化南京市医药卫生体制改革，加强部门沟通协调，争取扶持政策，把中医药改革全面纳入卫生改革总体目标，做到同规划、同布置、同考核。区级公立医院综合改革平稳运行，初步建立了适合中医院的投入补偿机制，提高传统中医药医疗服务项目价格，保留了中药饮片加成，取得初步成效。

基层中医药服务能力和水平进一步提升，基本完成了基层中医药服务能力提升工程阶段性的目标任务。一是大力推进基层中医药服务能力提升工程，多部门联合并将提升工程指标分解到年度进行考核，以确保各项目标任务能落实到位。二是积极推进校府合作（南京中医药大学）、院府合作（江苏省中医院和秦淮区政府、江苏省中西医结合医院和栖霞区政府）新型的发展模式，引入专家走进社区，开展中医药服务项目，加速中医药人员培养，提升中医药服务水平。三是探索省、市中医医院通过对口帮扶、技术合作等形式，与二级中医医院建立长期稳定的上下联动、分工协作机制。通过协作帮扶，带动二级中医医院内部管理、医疗质量、服务能力等工作的全面提升。四是继续大力推广中医药适宜技术，各区建立了中医药适宜技术培训基地，有计划地对基层卫生技术人员进行分层次、分类别的中医药适宜技术培训，全面提高基层医疗卫生人员中医药知识和技能。五是积极参与"医养融合"试点，将中医药服务项目融入养老服务之中。六是继续加强基层医疗卫生机构中医科室标准化建设，开展中医药特色社区卫生服务中心（乡镇卫生院）创建工作，通过项目和示范的带动，进一步推进基层医疗卫生机构中医药特色建设，提升中医药服务水平。2014年新增省乡镇卫生院示范中医科2个、省中医药特色社区卫生服务中心3个。七是基层中医药服务覆盖面进一步扩大，全市90%的社区卫生服务中心（镇卫生院）设置了中医科、中药房，并配备了中医药的诊疗设备，84%的社区卫生服务站和49%的村卫生室能够提供中医药服务。全面实施中医药基本公共卫生服务项目，完成9.15万65岁以上老年人和近13万0~36个月儿童中医药健康管理，覆盖率分别达到44.73%和73.89%。2014年调查10个社区卫生服务中心，中医药服务量逐年稳步提高，达到服务总量30%~50%。

二、中医药健康服务体系

（一）中医"治未病"

组织实施中医药预防保健及康复服务能力建设项目，深入实施"治未病"健康工程。积极组织中医药适宜技术培训与推广，以各区二级中医院、中医药特色的社区卫生服务中心为依托，全市11个适宜技术培训基地2014年共组织中医药适宜技术培训168次，培训医务人员5512人次。进一步完善"治未病"科的设置，全市二级以上中医医院

均设有"治未病"科，每家医院配有专职人员推进中医药参与常见病和多发病防治工作。积极开展中医药参与养老服务试点，秦淮区等区充分发挥区内中医药网络、人才优势，积极探索中医药参与"医养融合"的有效途径。组织实施三级中医院（中西医结合医院）设备标准化建设任务，确保中央预算内投资计划项目顺利实施。

（二）坚持中医药特色优势，服务能力稳步提升

继续开展"以病人为中心，发挥中医药特色优势，提高中医临床疗效"为主题的持续改进活动，二级以上中医院对在等级医院评审中专家反馈的问题进行逐项细化、逐条整改，进一步巩固了评审成果，强化了内涵建设。完成了国家中医重点专科中期考核和省中医重点专科期满复核工作。新增1个省中医重点专科建设单位（南京市中西医结合医院脾胃科）。继续开展中医多专业一体化综合诊疗服务，通过多专业一体化平台的建设，不同科室人员的参与，不同技术方法的融合，实现诊断、治疗、康复、随访、健康教育等全程一体化运作。完善中医综合治疗室建设，积极推广中医综合服务模式。2014年，全市二级以上中医院总诊疗人次319.5万，出院人次7.63万，同比分别增长10.4%、15.8%；中医非药物疗法人次43.48万，同比增长15.56%；中药饮片销售额同比增长24.9%。

三、中医药队伍建设与科技创新

哈尔滨市中医院金黑鹰等4人顺利通过省"十二五"中医药领军人才年度考核评估，高淳区魏多华等6人入选省第二批农村优秀中医临床人才培养工程，南京市中医院王业皇等3位老师和王小峰等5位青年医师入选省第二批老中医药专家学术经验继承工作。南京市中医丁泽民工作室、谢昌仁工作室通过建设，顺利通过国家局组织的全国名老中医传承工作的验收。南京市中医院和南京市中西医结合医院被列入全国省批中医医师规范化培训基地和全国中医全科医生规范化培养基地，玄武区兰园等10个社区卫生服务中心被列入全国中医全科医生规范化基层培养基地。继续做好中医类别住院医师规范化培训考试考核工作，深入推进"青苗培养工程"。110名年青中医师通过住院医师规范化培训考试（其中第一阶段规范化培训89人，第二阶段规范化培训21人）。

基层中医药人员不断增长，全市各区（社区卫生服务中心和镇街卫生院）有执业医师总数2958人，其中中医类别医师数829人，占28.0%；全科医师数1669人，其中中医类别全科医师数335人，占20.0%；中医类别全科医师数占中医类别医师数的40.4%。

通过单位申报，资格审查，专家评审等规定程序，评选姜华等19名第五批南京市名中医。

科研项目获得南京市科委立项5项，省部级以上立项3项，全市发表中医药论文520篇，SCI收录7篇，获专利授权7项。

四、中医药文化建设

组织开展南京市第四届"中医药就在你身边"中医药文化科普巡讲活动，全市举办大型中医药养身巡讲和中医药文化惠民活动264场次，参与巡讲和中医药文化惠民活动的中医药医务人员471人次，发放中医药文化宣传资料数13403份，直接受益群众十余万人次。丁氏痔科医术入选第四批国家级非物质文化遗产项目名录。

（陈 霞）

【杭州市2014年中医药工作概况】

一、中医药参与医药体制改革工作

组织开展市级公立中医医院的补偿政策和有关中医药服务项目收费标准的专题研究，制定和优化中医单病种病例诊疗规范，严格落实单病种病例诊疗规范，推进公立医院按病种付费、总额预付、按人头付费等支付方式改革，探索建立符合中医医院特点和发展要求的长效补偿机制。落实中医非药物治疗和中医特色诊疗服务项目收费标准提升、申请设立中医药专项工作经费、提高中医药服务项目在医保报销中的比例等3项政策。

二、基层中医药服务能力建设

通过"强龙头、固网底、促下沉"等措施，巩固地市级"全国基层中医药工作先进单位"创建成果，推进基层中医药服务能力提升工程。

一是基层医疗机构中医药服务区域标准化建设。在社区卫生服务中心和乡镇卫生院建设标准化中医药综合服务区和标准化中医科、中药房；为社区卫生服务站和村卫生室配备适宜的中医诊疗设备；在项目绩效考核时，将中医药科室达标情况作为基层医疗卫生机构是否达标的关键指标之一。截至2014年底，杭州市100%的社区卫生服务中

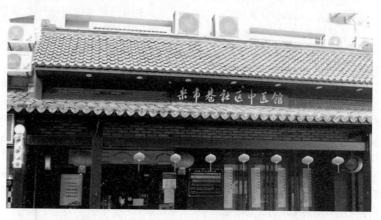

杭州市社区卫生服务中心建设标准化中医药综合服务区，图为米市巷社区卫生服务中心

心、乡镇卫生院设置中医科、中药房、煎药室、非药物治疗室。

二是中医药适宜技术推广应用。根据《杭州市卫生局关于进一步做好基层中医药适宜技术推广应用的通知》，依托现有中医药人才资源，市、县两级累计投入600万元，为13个县（市、区）新建1个县级基层常见病、多发病中医药适宜技术推广基地；制定中医一般医疗和预防保健适宜技术目录、基层适宜配备的中药饮片目录和经过临床验证、疗效可靠的中医单方、验方，供各地推广选用；对杭州市社区卫生服务中心、乡镇卫生院、卫生服务站、卫生服务室的中医从业人员进行中医药适宜技术培训。截至2014年底，杭州市100%的社区卫生服务中心、乡镇卫生院能提供10种以上中医药服务，75%以上的社区卫生服务站、70%以上村卫生室能提供4种以上中医药服务。

三是基层医疗机构中医重点（特色）专科（专病）建设。为每个县级中医医院培育和建设1个市级以上中医重点（特色）专科，为有条件的社区卫生服务中心、乡镇卫生院培育1个以上的特色专科（专病）。

四是县级中医医院信息化建设。建立和完善以中医电子病历为核心的医院信息系统，促进信息交换与业务协同；建设中医医院综合统计管理信息系统，提高县级中医医院信息数据分析和应用水平；开展远程医疗信息系统建设，实现远程会诊、远程咨询、远程教育等功能。

五是巩固扩大"全国基层中医药工作先进单位"成果。2014年，拱墅区顺利通过"全国基层中医药工作先进单位"复评。杭州全国基层中医药工作先进单位已达到13家，实现了区（市）100%的覆盖率。

六是对基层中医药服务能力建设开展督查与评估。根据浙江省五部委联合发布的《关于印发基层中医药提升工程督查评估方案的通知》（浙卫发〔2014〕42号）文件要求，抽调专家组成了专项督查组，于2014年7月对杭州市13个区、县（市）进行了全面评估。经过评估，评估结果优秀有9家单位，依次为拱墅区、下城区、余杭区、富阳市、上城区、西湖区、桐庐县、江干区、滨江区。

三、中医药人才队伍建设

注重名医培育。依据《浙江省名中医管理办法》《杭州市名中医管理办法》，开展省级、市级名中医评选活动。2014年4月，杭州市向浙江省卫生计生委、浙江省人力资源和社会保障厅推荐6名省级名中医候选人，有4名中医师被命名为浙江省名中医。完成浙江省第二批基层名中医人选的选拔和推荐工作，最终有7位同志被列为浙江省第二批基层名中医培养对象。杭州市省级名中医的人数扩展至23人，位列全省第一。

抓好名医师带徒工作。通过建章立制要求每位省、市级名中医在授予称号前承诺，按要求完成师带徒任务，杭州市卫计委定期或不定期跟踪考核，对不按要求完成任务的，实行名中医退出机制。2014年上半年，杭州市卫计委专家对19家医院的32名市级名中医的师带徒情况进行结业考核。

继续开办西学中培训班，累计举办12期学制两年的培训班，本期学员有520名。

开展"学经典　做临床"活动。先后举办两期"四大经典"理论培训班，聘请北京、上海、浙江中医药大学的教授亲临授课，累计400多名在职中医师参加培训。

名老中医药专家传承工作室建设。杭州市共有国家级传承工作室6个、省级传承工作室8个。整理出版学术经验专著2部。

建立以杭州市中医院为牵头单位，余杭区中医院等14家单位为协作单位的浙江省中医适宜技术培训基地。由杭州市卫计委委托基地举办了2期中医适宜技术师资培训班，共有200人参加了培训，其中180人取得了师资证书，20人取得了助理证书。

完成中医类别医师资格考试报名资格复核和终审，最终审核合格823人，为历年来最多。完成中医类别医师资格考试实践技能考官推荐和培训工作，并完成杭州市中医类别医师资格考试工作。

配合浙江省中医药管理局做好2014年传统医学师承和确有专长人员考核报名工作。

四、中医药行业监管能力建设

继续开展中药饮片使用专项治理整顿行动。落实《浙江省卫生厅、浙江省人力资源和社会保障厅关于加强中药饮片使用管理的通知》要求，成立中药饮片处方管理专项整治行动领导小组，制订专项整治方案，形成长效管理机制。

首先，强化预警管理，要求各级中医医院把好使用关，将关口前移，设置预警指标，对一些用量异常，处方不合理的药品开展调查和处置，早发现、早预防。其次是强化责任追究。一是落实处方点评制度。对市属医疗机构的中药饮片处方进行实时网上监控和定期、不定期组织专家实地检查相结合，对出现超常处方3次以上且无正当理由的医师提出警告，限制其处方权；对限制处方权后，仍连续2次以上出现超常处方且无正当理由的，取消其处方权。二是建立督导通报制度。严格按季对定点医疗机构中药饮片贴均费用进行排序，将贴均费用最后高的10家定点医疗机构进行通报，对连续2个季度贴均费用排名都在前10位的定点医疗机构，予以通报批评、督促整改或暂停服务协议，情节恶劣的取消医保定点资格。2014年对20家群众举报较多、中药饮片费用高的医保定点医疗机构开展专项检查。根据违规情节轻重程度，对5名中医师给予暂停1年执业活动的处分；对3家违规严重的中医门诊部取消基本医疗保险定点单位资格；对5家医疗机构责令进行深刻检查，限制全面整顿；对13家医疗机构进行通报批评。实施措施取得明显成效，2013年杭州市级医疗机构中药饮片均帖费用平均38.65元，2014年均贴费用39.30元，均低于省厅要求不超过50元的标准。杭州市本级医疗机构中药饮片处方"双控"指标均符合要求。

五、中医医疗预防保健服务能力建设

一是建立杭州市中医"治未病"预防保健服务中心。以推进中医医改为契机，构建以杭州市中医院、杭州市红十字会医院为依托的杭州市中医"治未病"预防保健服务中心，开展中医健康教育、中医慢病管理、中医适宜技术的推广培训、中医"治未病"预防保健项目的质量监控、宣传中医防病治病科普知识，指导全市的中医"治未病"预防保健工作。

二是建立中医药预防保健服务机构、人员的准入制度，完善服务规范和技术标准，建立中医药预防保健服务评价体系。

三是开发中医"治未病"体质辨识系统，探索社区建立中医特色居民健康档案，用中医方法进行社区流行病学调查，对危害健康主要因素采用中医药方法进行干预。

四是开展中医预防保健人员培训。委托中西医结合学会集中举办4期中医预防保健人员培训班，共有200人参加培训，之后各区相继开展辖区内中医预防保健技术培训工作，社区中医"治未病"预防保健能力明显提升。

五是推进中医药参与基本公共卫生服务项目。贯彻落实《国家中医药管理局关于做好中医药健康管理服务项目实施工作的通知》要求，将中医药健康管理服务项目纳入以居民健康档案为核心的基层医疗卫生机构信息管理系统和区域卫生平台。各区、县（市）65岁以上老人和0～36个月儿童中医药健康管理服务覆盖率达到40%，并全部纳入电子健康档案管理。

六、中医药文化建设

在杭州市范围内组织开展中医药服务百姓、科普宣传活动、膏方节等活动，并组织当地中医医疗机构进行义诊，开展中医药健康讲座等。开展中医药文化宣传进农村、进社区活动，在全市组织开展了"中医药文化宣传月"活动，由杭州市卫计委组织的中医药专家宣讲团分赴各个县（市）区，针对社区居民、离退休老干部、专业技术人员、中医文化爱好者开展康复保健，常见病、多发病、老年病的防治，社区和农村适宜技术推广、中医特色诊疗方法讲解和中医药文化探究等活动，受到基层普遍欢迎和好评。

（袁北方）

【济南市2014年中医药工作概况】

一、中医药参与医药体制改革

在卫生计生机构改革中加强中医药管理机构和职能建设。济南市市级卫生计生机构改革已经完成，济南市卫生计生委加挂济南市中医药管理局的牌子，升格为正局级，设一名专职副局长（副局级），下设中医药管理处。已有3个县级单位进行了机构改革，其中1个县增设了中医药管理局，还有3个县区呈报的三定方案拟设置中医管理局，有5个县区增设了中医管理科。

中医医院调整收入结构，转变发展思路，破"以药补医"困局。济南市现有4家中医院纳入公立医院改革，实行药品零差价。为应对由此带来的收入减少，同时促进特色优势发挥，采取了增加中医药服务项目、提高中医药服务质量、以中医药服务代替西医疗法等措施，如购置适宜的中医设备、广泛开展中医护理服务等，并通过完善绩效分配机制，调动广大医护人员应用中医药的积极性。重视中药饮片使用，特别是特色制剂的开发使用。鼓励提高饮片和制剂的使用比例，并纳入考核。

按照国务院《关于进一步鼓励和引导社会资本举办医疗机构意见的通知》和济南市提出的"三年突破平阴，卫生工作先行"号召，平阴县政府与山东新华医疗器械股份有限公司签订了投资合作协议，共同成立"济南新华医院投资管理有限公司"，成立董事会和监事会，新建中医院。该合作项目对方投资1.6亿元，新中医院占地面积138亩，核定床位610张，建设4层门诊医技楼，10层综合病房楼总建筑面积6万平方米，配套水、电、暖及院内道路工程，现主体工程已完工，内部装饰及设施安装已基本完成，预计2015年5月交付使用。一是实行法人治理结构，县人民政府提出院长推荐人选，董事会聘任院长，院长聘任副院长；二是在政策方面仍然保持非营利性质不变、公益性不变；三是原有医院和职工的身份不变。

二、基层中医药服务能力提升工作

开展中期检查评估促提升。按照山东省中医管理局的要求，对照各项指标，济南市进行了专项调查督导，并迎接了省级检查，通过检查评估，济南市达到了100%的社区卫生服务中心、92%的卫生院设置了中医科、85%的社区卫生服务站和56%的村卫生室能够提供中医药服务，达到了提升工程的中期发展目标。

加大培训力度，着力提高卫生室的中医药能力。在2013年开展1500余名乡村医生中医适宜技术培训的基础上，2014年又开展了600名培训工作，资助18万元用于培训，合格者发放了中医适宜技术证书，两年共计培训了2100余名乡村医生，有力地促进了卫生室中医适宜技术的普及和应用。

为基层配备中医药设备，国家下拨70万元基层公共中医药经费，配置了中药橱11套、煎药机27台和神灯197架等诊疗设施设备，惠及9个县（市）区的65个乡镇卫生院和社区卫生机构。2014年11月，在章丘市召开设备发放仪式，进一步提高了各县区对提升基层中医药工作的重视程度。

完善验收奖补措施，开展"示范性国医堂"建设。在2013年进行的35个乡镇卫生院、社区卫生服务中心普遍开展建设"国医堂"工作。2014年济南市中医药管理局联合济南市财政局开展了"示范性国医堂"建设工作，提高建设标准。"示范性"就是要求在建设规模和服务能力上都能够在本区域具有示范和标杆作用，下发了"示范性国医堂"建设评估验收办法，制订了评估细

则。财政每年拿出 100 万元，从 2014 年开始合格一批、验收一批、资助一批，每个国医堂按等次分别给予 10 万元左右的补助。连续 3 年，争取每个县区建成 3～5 个示范性强、标准高的国医堂，以提升和促进基层中医药服务设施和能力。

三、医政工作

中医医院开展以"以病人为中心，发挥中医药特色优势，提高中医临床疗效"为主题的持续改进活动。2014 年，全市各中医院进行等级评审后，就如何保持发挥中医药特色，使中医院能够健康持续发展，以解决当前部分中医医院特色优势发挥不明显、发展不平衡、中医药人员占比例偏低、综合服务功能不强、管理水平不高等问题，提出并强化在中医院开展持续改进活动，下发方案，制定标准。三级中医院开展了 2014 年度的自查自纠工作。

进一步提高医院重点中医专科建设。各医院切实增强了做好重点专科项目工作的责任感，按照项目建设要求，增加了专科床位，培训了中医药人才，添置了设备。经过各单位自查，市卫生和财政部门进行了项目建设初评。山东省卫生、中医药和财政部门联合对济南市的 13 个重点中医专科进行了检查评估，建设单位全部达到要求。山东省财政部门对确定的重点中医专科资助 235 万元，市级财政匹配了 215 万元，有力地支持了中医重点专科的发展。

中医医院加大规模扩张，实现又一轮的跨越发展。济南市 7 家中医院中的 5 家正在进行规模基础建设，总面积达 20 余万平方米，投资近 13 亿。济南市中医院的规划建设用地也已完成审批手续。

四、人才培养工作

开展第二批济南市"231"薪火传承工程的遴选和管理培训工作。组织开展了第二批济南市名中医薪火传承工程报名、遴选和认定工作，确定名中医 21 人、传承人 38 人。对第一批 33 名薪火传承人员组织进行了为期 8 天的培训，加强经典著作和临床科目的学习。为提高传承

人的写作总结能力，确保传承学习成效，向传承人员推荐了名老中医刘炳范先生所著的《学医"五字经"》一文，并要求学习人员提交学习总结和心得体会，汇编成《泉城杏林传承之路》一书。

组织参加省五级师承第三批报名工作，通过再次申报省五级师承，济南市申报市级名中医 14 人、县级名中医 6 人、传承人共 40 人。组织人员参加山东省五级中医药师承第二批师承工作拜师大会，济南市确定的五级师承第二批指导老师和继承人分别有 30 名老师、60 名学生参加了拜师活动。济南市争取市级财政支持，按 1:1 比例进行了资助，市每年补助配套资金 36.2 万元，以鼓励基层中医药服务能力提升和中医药传承工作。组织开展医疗机构"西医学习中医"培训工作，第一期济南市研究生班有 15 人结业，普及班有 84 人结业，第二期报名的学历班有 7 人参加，普及班有 113 人参加。

五、中医"治未病"工作

2014 年，济南市中医药预防保健项目列入国家 2014 年中医"治未病"新增建设项目，主要开展了在全市养生保健机构的摸底调查工作，对社会性各类养生保健机构的培训工作，成立了由市政府主管领导为组长的多部门共同参与的领导小组，制定了社会性质中医养生保健服务机构规范管理办法。国家补助资金 100 万元，其中 30 万元用于济南市中医"治未病"的管理和指导工作。

（韩秀香）

【武汉市 2014 年中医药工作概况】

一、绩效管理考核指标完成情况

积极开展国家农村中医药工作先进单位（区）创建和国家社区中医药先进单位复核工作。江夏区、蔡甸区、东西湖区创建国家农村中医药工作先进单位（区）通过国家中医药管理局现场评审并进入社会公示程序，洪山区、青山区通过省中医药管理局现场评审。

大力开展基层中医药服务能力提

升工程，社区卫生服务中心、乡镇卫生院标准化中医科建设达标率分别为 99.10%、88.24%，能够提供中医药服务的社区卫生服务站和村卫生室分别达到 75.25%、69.17%，落实医改相关的年度工作任务。

实施区域性中医预防保健服务体系建设，老年人体质辨识、儿童中医调养服务目标人群覆盖率分别达到 39.0%、34.6%。

完成创建国家卫生城市年度工作、全国文明城市创建工作、年度文明单位创建工作。

落实国家医疗卫生服务中心建设中医类各级重点专科评审创建、人才评选培养等年度任务职责内工作。

对二级以上中医医疗机构医疗安全暨医疗质量进行二次综合考评。

委门户网站和武汉卫生计生信息采用信息 33 条；圆满完成议案、提案办理；65 件投诉信访及督办、交办议案按时、依法依规办结。

完成神农架林区中医医院对口帮扶工作。

督促三级中医医院完成合理用药电子预警平台建设，做好民评民议优化发展环境第三方评估，开展医疗卫生机构违规收费专项整治工作。

落实党风廉政建设责任制和治庸问责工作责任制；深化"三好一满意"活动，落实"九不准"规定。

二、基层中医药服务能力提升工程

明确目标，全力推进。武汉市卫生计生委、发展和改革委、人力资源和社会保障局、食品药品监管局联合制订了《武汉市基层 中医药服务能力提升工程实施方案》（武卫计〔2014〕5 号），各区将基层中医药服务能力提升工程纳入卫生工作目标，签订责任状，实行目标管理，纳入绩效考核。召开各区卫生计生委分管主任、中医工作负责人专题工作会，全力推进基层中医药服务能力提升工程。

加强督导，全市通报。根据国家中医药管理局、国家卫生计生委、人力资源社会保障部、国家食品药

品监管总局《关于开展基层中医药服务能力提升工程督查评估工作的通知》（国中医药医政发〔2014〕17号）的要求，武汉市卫生计生委、人力资源和社会保障局、食品药品监管局联合制定了《关于开展基层中医药服务能力提升工程督查评估工作的通知》（武卫生计生〔2014〕38号），组织专家对全市13个行政区开展了基层中医药服务能力提升工程督查评估工作。并联合召开了2014年全市中医药服务能力提升工程督查评估情况通报暨协调工作会，下发了《关于印发基层中医药服务能力提升工程中期督查评估情况通报的通知》（武卫生计生办〔2014〕174号）。

省级督查成效显著。截至2014年12月，全市99.10%社区卫生服务中心和88.24%乡镇卫生院标准化中医科建设达标、75.25%社区卫生服务站、69.17%村卫生室能够提供中医药服务，中医药服务量达到基层医疗机构总服务量的28.5%。根据《湖北省卫生计生委关于基层中医药服务能力提升工程督查评估情况的通报》（鄂卫生计生通报〔2014〕81号），武汉市被评为全省基层中医药服务能力提升工程中期评估先进单位。

三、区域性中医预防保健服务体系建设

认真部署，制订方案。将深入开展中医药服务百姓健康推进行动、积极探索中医预防保健服务体系和服务能力建设纳入《武汉市2014年中医工作要点》，在2014年全市中医工作会议总体部署，并作为2014年中医重点工作全力推进。根据《区域中医预防保健服务工作指南（试用稿）》（国中医药办医政函〔2013〕128号），武汉市卫生计生委会同市发改委、科技局、财政局、人社局、文新广局、工商局、物价局联合制定下发了《关于印发武汉市中医预防保健服务工作方案的通知》（武卫生计生〔2014〕16号）。

明确目标，加强培训。《武汉市中医预防保健服务工作方案》总体目标为：到2015年，初步建立满足人民群众不同层次需求的中医预防保健服务体系，形成多元化的中医预防保健服务格局，为广大人民群众提供安全、有效、方便的中医预防保健服务。工作措施包括中医预防保健服务提供平台建设、中医预防保健服务人才队伍建设、中医预防保健服务主要内容与方法、中医健康文化传播与推广及中医预防保健服务工作绩效评价。为了做好全市预防保健服务工作，武汉市卫生计生委举办了全市中医预防保健服务工作培训班。对关于国家及省、市中医预防保健服务工作相关政策、社区卫生服务机构中医预防保健服务体系建设、区级医疗机构中医预防保健服务体系建设及武汉市中医医院中医预防保健服务体系建设等4个专题进行了政策解读。全市16个区卫生计生委分管负责人、中医科和医政科科长、社区卫生服务中心负责人、乡镇卫生院主要负责人和各级中医医院、中西医结合医院分管领导、职能科室负责人共计140余人参加了培训班。

加强指导，开展科研。武汉市卫计委召开全市中医重点工作推进会，下发《武汉市中医预防保健服务工作资料汇编》，要求各区卫计委按照汇编文件精神及要求，推动本区的中医预防保健服务工作。为了实施《武汉市中医预防保健服务工作方案》，根据国家中医药管理局《区域中医预防保健服务工作指南（试用稿）》（国中医药办医政函〔2013〕128号）和《常见疾病高危人群中医预防保健服务技术指南》的要求，武汉市卫计委组织专家制定了《武汉市7种人群中医预防保健服务技术指南（征求意见稿）》。《中医医疗预防保健服务的组织方式及其服务体系建设研究》已申请纳入湖北省高校人文社会科学重点研究基地项目。

加强调研，成效初显。国家中医药管理局医政司、国家卫生计生委基层卫生司联合赴武汉市开展基本公共卫生服务均等化项目中医药健康管理工作实施情况调研。国家中医药管理局医政司、国家卫生计生委基层卫生司分别到江汉区前进街、万松街社区卫生服务中心，调研了基本公共卫生服务均等化项目中医药健康管理工作的组织管理、实施方案制订、工作机制建立、人员培训、项目宣传、督导考核和目标任务完成等情况。截至2014年12月，65岁以上老年人体质辨识覆盖率达到39%、0～36个月儿童中医调养服务目标人群覆盖率达到34.6%。

四、全国农村中医药工作先进单位（区）创建工作

召开全市中医重点工作推进会，部署有关中医药工作先进单位申报评审工作。邀请国家中医药管理局医政司基层服务管理处领导到江夏区、蔡甸区、东西湖区专题调研武汉市全国基层中医药工作先进单位创建工作。武汉市卫生计生委召开江夏区、蔡甸区、东西湖区、洪山区、青山区分管负责人迎检工作会议，分发《全国基层中医药工作先进单位评审专家手册》，部署评审相关事宜，要求各区做好迎检工作。在全市7个中心城区被评为国家中医药社区先进单位，黄陂区、汉南区、新洲区被评为国家农村中医药工作先进单位，武汉市被评为国家社区中医药先进单位（市）的基础上，江夏区、蔡甸区、东西湖区创建国家农村中医药工作先进单位（区）通过国家中医药管理局现场评审并进入社会公示程序，洪山区、青山区通过省中医药管理局现场复核合格。

五、全省"十县百镇千村中医药服务示范单位"创建工作

为提升基层中医药服务能力，促进中医药事业的科学发展，根据《湖北省农村中医药工作十强县评选办法（试行）》（鄂卫办法〔2013〕52号）文件精神，各区认真组织，积极创建，成效显著，黄陂区被省卫生计生委授予"湖北省农村中医药工作十强县（市、区）"荣誉称号（鄂卫生计生通〔2014〕50号）；东西湖区将军路街卫生院等7个单位和新洲区潘塘街罗杨村卫生室等57个单位被省卫生计生委授予"全省百镇千村中医药服务示范单位"（鄂卫生计生通〔2014〕38号）。按照《湖北省卫生计生委办公室关于开展2014年全省百镇千村中医药服务示范单位申报评审工作的通知》（鄂卫生计生办通〔2014〕303号）文件精神，积极组织全市各区卫生计生委申报2014年全省百镇千村中医药服务示范单位。经复核，将评审合格的单位向省卫生计生委申报。

六、申报湖北省中医药"三堂一室"创建工作

为推动基层医疗机构的中医药水平，提升基层中医药服务能力。根据《湖北省卫生计生委关于开展湖北省中医药"三堂一室"申报和评审工作的通知》的文件精神，积极组织全市各区卫生计生委申报"三堂一室"创建工作。根据《湖北省卫生厅关于命名公布第一批湖北省中医药"三堂一室"的通知》（鄂卫办发〔2013〕24号）、《关于命名公布第二批湖北省中医药"三堂一室"的通知》（鄂卫生计生办通〔2014〕39号）和《关于命名公布第三批湖北省中医药"三堂一室"的通知》（鄂卫生计生办通〔2014〕39号），武汉市已命名公布的社区卫生服务中心和乡镇卫生院国医堂有183个，占现有总数的93.85%。

七、医药传承创新人才工程

打造名医，树立典范。以开展武汉中医大师遴选为引导，组织实施武汉市中医药高层次中医药人才遴选和培养工程，全面落实培养名医、创建名科、建设名院中医"三名"战略。制定《武汉中医大师遴选及名师名医培养计划实施办法的通知》（武卫计〔2013〕38号），开展武汉中医名师名医师承培养工作（武卫计办〔2013〕151号），经公示，确定2013年武汉中医大师10名，中医名师28名，中青年中医名医40名，基层中医名医40名。制定《武汉市卫生计生委关于表彰2013年武汉中医大师、武汉中医名师、武汉中青年中医名医和武汉基层中医名医的决定》（武卫计〔2013〕54号）。在《长江日报》刊登武汉中医大师等特色介绍，正式

出版《武汉中医大师名师传》。根据《关于表彰第二届湖北中医大师和湖北中医名师的决定》（鄂人社奖〔2014〕47号），李恩宽等3位医师被评为第二届"湖北中医大师"，万远铁等8位医师被评为第二届"湖北中医名师"。按照《湖北省卫生计生委关于开展首届湖北省中青年知名中医评选工作的通知》（鄂卫生计生通〔2014〕122号）的文件精神，武汉市卫生计生委组织开展了湖北省中青年知名中医申报评审工作，全市共有24人申报湖北省中青年知名中医，经组织专家评审，委办公会通过，遴选拟定湖北省中青年知名中医23名上报。17人入选首届湖北省中青年知名中医候选人名单。

加强培养，传承人才。为贯彻落实国家中医药管理局及省卫生计生委《关于开展中药特色技术人才培训项目培养对象选拔工作的通知》，全市共申报传承人才13名。根据国家中医药管理局及省卫生计生委《关于开展2014年县级中医临床技术传承骨干培训的通知》（国中医药人教教育便函〔2014〕161号），全市共申报指导老师及培养对象各7人。为贯彻落实国家中医药管理局和省卫生计生委《关于印发全国中医护理骨干人才培训项目实施方案的通知》精神，通过推荐筛选，申报2名护理骨干为全国中医护理骨干人才培训项目培养对象。

八、中医医院能力提升工作

在黄陂区中医医院被评为三甲中医医院，江夏区中医医院、蔡甸区中医医院、新洲区中医医院、武汉黄浦中西医结合医院被评为二级甲等中西医医院，洪山区中医医院被评为二级甲等中医医院的基础上，支持新洲区骨伤医院、汉南区中医院二级医院评审工作。新洲区骨伤医院、汉南区中医院已分别被湖北省卫生计生委评为第二批二级甲等中医医院、二级乙等中医医院。

九、医疗质量专项督导检查

根据国家中医药管理局《关于印发中医医院以"以病人为中心，发挥中医药特色优势，提高中医临床疗效"为主题的持续改进活动方

案的通知》（国中医药医政发〔2013〕5号）的要求，2014年6月和10月分别对武汉市中医医院、中西医结合医院、中医专科医院开展"以病人为中心，发挥中医药特色优势，提高中医临床疗效"为主题的持续改进活动情况暨医疗质量进行专项督导检查。为深入贯彻落实国家卫计委《医疗机构临床实验室管理办法》，进一步加强全市中医医疗机构临床实验室的质量管理，保障医疗安全，持续改进临床实验室检验质量，组织专家对全市10家二级以上的中医医疗机构进行了临床实验室专项督导检查。

十、民营中医医疗机构发展

全市现有社会办中医医疗机构798家，其中医院42家（中西医结合医院15家，中医院27家），门诊部148家（中西医结合门诊部15家，中医门诊部133），诊所608家（中西医结合诊所67家，中医诊所541家）。对非公立中医医疗机构在医保定点、科研立项、职称评定和继续教育等方面与公立中医医疗机构享受同等待遇，对其在服务准入、监督管理等方面一视同仁。武汉黄浦中西医结合医院被评为二级甲等中医医院。为贯彻落实《湖北省卫生计生委办公室关于开展民营中医医院重点专科项目申报工作的通知》（鄂卫生计生办通〔2014〕86号），共有5家单位申报6项重点专科。武汉道一堂中医医院痛风专科、武汉张鸿民骨伤专科医院中西医结合颈肩腰腿痛专科被评为湖北省首批民营中医医院重点专科（专病）。

十一、中医药参与医药体制改革

制定政策，实施倾斜。将中药饮片、中成药、中药制剂及中医药诊疗项目纳入新农合报销范围，享受提高5%~10%的报销比例。将符合定点条件的医疗机构针灸及治疗性推拿等中医非药物诊疗技术纳入新型农村合作医疗报销范围。出台《武汉市新型农村合作医疗报销药物增补目录》，扩大了中成药等专科用药范围。将符合条件的中医社区医疗机构纳入医保定点范畴，执行湖

北省医保药品和诊疗项目目录，将中成药、中草药、中医诊疗项目纳入医保支付范围。

完善制度，体现特点。按照基本药物制度的要求，在基层医疗卫生机构配备中药饮片和中成药；中药饮片的基本药物管理按有关部门关于中药饮片定价、采购、配送、使用和基本医疗保险给付等政策规定执行；提高中医药服务可及性。支持医疗机构中药制剂进社区、进农村。

十二、中医药人员培训

举办了全市中医预防保健服务工作培训班，全市 16 个区卫生计生委分管负责人、中医科和医政科科长、社区卫生服务中心负责人、乡镇卫生院主要负责人和各级中医医院、中西医结合医院分管领导、职能科室负责人共计 140 余人参加了培训班。2014 年 4 月 25～27 日，在武汉市江城大酒店举办了全市中医药标准化培训班。由湖北省中医管理学会、武汉市中医医院（湖北省中医药膏方人员培训基地）主办的湖北省第二届中医药膏方交流会暨国家级中药炮制方法与实践培训班在汉召开，来自全省中医机构的负责人、专业技术人员和北京、天津、山东、河南、四川、新疆等部分省市的代表共计 300 多名膏方、炮制专家和学员参加。

十三、对口支援工作

根据《湖北省卫生计生委关于开展新一轮中医医院对口支援工作的通知》（鄂卫生计生通〔2014〕123 号）精神，武汉市中西医结合医院对口支援神农架林区中医医院。按照唐良智市长"行动要快、措施要实，逐步完善机制，务必取得实效"的指示精神，赴神农架林区现场考察卫生工作。针对林区医疗技术水平低下、医疗应急能力相对薄弱、专业技术人员严重缺乏、基本设备和设施投入不足及中医特色不鲜明等问题，参照十堰市太和医院全面托管神农架林区人民医院模式，武汉市中西医结合医院将全面托管神农架林区中医医院。神农架林区卫生计生委与武汉市中西医结合医

院已商定托管合作协议书，并经神农架林区政府审定。神农架林区政府于 2014 年 6 月 3 日在木鱼镇召开了武汉市中西医结合医院托管神农架林区中医院暨院长任命会议。2014 年 10 月 10 日，武汉市中西医结合医院托管神农架林区中医院合作协议签订、揭牌仪式暨大型义诊活动在神农架林区中医院举行。

十四、中医药科研工作

为进一步推动武汉市中医医学科技的发展，继续开展市级科研课题申报工作。印发了《武汉市卫计委关于关于申报 2014～2015 年度中医类医学科研项目的通知》，要求全市各级中医及综合医院、专科医院积极申报。经市医科所查新，组织省级专家对全市 2014 年度申报的 117 项课题进行了评审，其中 62 项确定为 2014～2015 年度市中医药科研立项项目，共计自助经费 67.5 万元。

十五、创建国家卫生城市社区及窗口单位卫生和创全国文明城市专项整治工作

按照要求制定了《关于紧急开展窗口单位卫生整治十个一活动的通知》（武卫生计生创办〔2014〕28 号），按照"市区联动、辖区为主、市级抽查"的原则，督导各区卫生计生委和相关医疗机构，严格按照《社区及窗口单位卫生评分表》，对全市 74 家社区及窗口单位进行了 9 轮 624 家次专项督查，并组织专班每轮对其中不少于 30% 社区及窗口单位进行了 363 家次抽查，全力推进创建国家卫生城市社区及窗口单位卫生专项整治，成效明显。按照《关于印发武汉市卫生计生系统全国文明城市创建工作实施方案的通知》（武卫生计生发〔2014〕40 号）精神，实行医疗机构专项督导和包片包区进行督导检查。

十六、中医类执业医师实践技能考试

2014 年，武汉地区全国中医类执业医师资格实践技能考试在汉口医院举行。武汉地区共计 1008 名考生参加本年度的中医类执业医师资格实践技能考试。湖北省卫生计生

委副主任姚云、湖北省中医药管理局局长刘学安在武汉市卫生计生委主任朱宏斌、副主任张红星的陪同下巡视了考场。汉口医院考场环境舒适、紧张有序，未发现违纪现象，得到省卫计委领导的肯定。

十七、议案、提案办理工作

按照要求，认真办理市政协第十二届三次会议提案。政协委员均对《武汉市卫生计生委关于市政协第十二届三次会议第 20140252 号提案关于实施武汉市中医预防保健服务体系建设办理情况的回复》《武汉市卫生计生委关于市政协十二届三次会议第 20140192 号提案关于兴建武汉市中医药博物馆办理情况的回复》表示满意。

十八、卫生计生信息采用信息

截至 2014 年 12 月底，武汉市卫计委门户网站采用中医处信息 33 条，超额完成绩效考核要求。

十九、投诉信访件、督办件、交办件按时、依法依规办结

2014 年，共受理投诉信访、督办、交办件 65 件，均按时依法依规办结。

（罗时珍）

【广州市 2014 年中医药工作概况】

2014 年 2 月 28 日，广州市脑科医院郁病中西医结合诊疗进展学习班被国家中医药管理局中医药继续教育项目委员会确定为 2014 年度国家级中医药继续教育重点项目，广州市中医医院火针临床应用新进展学习班等 4 项中医药继续教育项目被国家中医药管理局中医药继续教育项目委员会确定为 2014 年度国家级中医药继续教育普通项目。

2014 年 3 月 7 日，广州市脑科医院、广州医科大学附属第二医院和广州医科大学附属肿瘤医院被国家中医药管理局命名为全国综合医院中医药示范单位。至 2014 年底，广州市共有 9 所全国综合医院中医药工作示范单位。

2014 年 3 月 31 日，广州市中医医院"女性生殖道炎性疾病的中西医结合治疗"等 19 项中医药继续教育项目被广东省中医药局确定为

2014年度广东省中医药继续教育项目。

2014年4月1日，广州市卫生局完成2014年中医药、中西医结合科研课题的申报、评审工作，确定30项市级中医药、中西医结合科研课题立项资助课题，30项市级中医药、中西医结合科研课题立项不资助课题。

2014年4月8～26日，由广东省中医药局组织的二级中医医院评审专家组第1、2、3组分别对广州市正骨医院、越秀区中医医院、从化市中医医院、荔湾区中医医院、荔湾区骨伤科医院、天河区中医医院、黄埔区中医医院和南沙区中医医院8开展二级中医医院评审工作。

2014年5月27日，广州市中西医结合医院被国家中医药管理局确定为中医住院医师规范化培训基地；广州市荔湾区华林街社区卫生服务中心、广州市天河区石牌街社区卫生服务中心、广州市海珠区沙园街社区卫生服务中心、广州市海珠区滨江街社区卫生服务中心和广州市海珠区瑞宝街社区卫生服务中心被国家中医药管理局确定为中医类别全科医生规范化培训基地（基层培养基地）。

2014年6月3日，广州市卫生局印发《关于加强基层中医药服务能力提升工程建设的通知》（穗卫中〔2014〕4号），深入开展全市基层中医药服务能力提升工程，广州市财政分两年投入1176万元，补助全市147间基层医疗卫生机构开展中医科、中药房标准化建设，配备中医诊疗设备，其中2014年下拨首批专项经费508万元至各区（县级市）。

2014年6月17～20日，由广东省中医药局组织的二级中医医院评审专家组第28组对广州市白云区中医医院和萝岗区中医医院开展二级中医医院评审工作。

2014年6月27日，广州市中医医院、广州市番禺区中医院和广州市中西医结合医院被广东省中医药局确定为广东省中医住院医师规范化培训基地；广州市中医医院、广

州市番禺区中医院被广东省中医药局确定为广东省中医类别全科医生规范化培训基地（临床培养基地）；广州市荔湾区龙津街社区卫生服务中心、广州市荔湾区华林街社区卫生服务中心、广州市天河区石牌街社区卫生服务中心、广州市海珠区沙园街社区卫生服务中心、广州市海珠区滨江街社区卫生服务中心、广州市海珠区瑞宝街社区卫生服务中心和白云区同和街社区卫生服务中心被广东省中医药局确定为广东省中医类别全科医生规范化培训基地（基层培养基地）。

2014年7～12月，广州市农村中医药知识和技能培训基地等共开办火针临床应用技术推广、火针治疗基层常见病推广、呼吸系统疾病中医药治疗特色和优势等22期中医药适宜技术培训班，培训基层中医药人员约3300人次；2014年广州市财政投入45万元，用于支持广州市农村中医药知识和技能培训基地、花都区卫生局、番禺区卫生局开展中医药适宜技术培训，推广中医药适宜技术。

2014年8月，广州市卫生局开展中医药特色优势项目补偿试点工作，广州市财政下拨200万元专项经费用于补偿广州市中医医院、海珠区中医医院、白云区中医医院、增城市中医医院和从化市中医医院5间试点中医医院因开展针灸、推拿等中医非药物疗法造成的政策性亏损，鼓励中医医院积极发挥中医药特色优势开展中医非药物疗法服务项目。

2014年8月19～21日，广州市卫生局联合广州市发展改革委、广州市人力资源和社会保障局、广州市食品药品监督管理局对全市12个区（县级市）的基层中医药服务能力提升工程实施情况开展了联合督查评估，越秀区、荔湾区、天河区、海珠区和增城市5个区（县级市）评定等次为优秀，其余7个区（县级市）评定等次为良好。

2014年8月27～31日，广州市在广东省中医药局组织的广东省基层中医药服务能力提升工程省级督

查评估中获得优秀等次。

2014年8月29～31日，由广东省中医药局组织的专家组对广州市番禺区、从化市、增城市开展全国基层中医药工作先进单位复审，番禺区、从化市、增城市通过了全国基层中医药工作先进单位期满复审。

2014年11月，广州市卫生局完成了广州市"十二五"中医重点专科（专病）项目中期评估和中医急救能力建设单位评估验收工作。

2014年12月11日，广州市、区属医疗机构获得广东省中医药局2014年建设中医药强省立项资助科研课题30项，立项不资助科研课题14项，师承项目科研课题2项。

2014年12月11日，经广东省中医药局评审、社会公示并报国家中医药管理局审核同意备案，批准增城市中医医院、越秀区中医医院、从化市中医医院、荔湾区中医医院、天河区中医医院、黄埔区中医医院、南沙区中医医院、白云区中医医院、萝岗区中医医院为二级甲等中医医院，广州市正骨医院、荔湾区骨伤科医院为二级甲等中医专科医院。

（杨克彬、蒙嘉平）

【成都市2014年中医药工作概况】

一、概况

2014年，成都市有中医、中西医结合医疗机构71所，其中中医医院36所、中西医结合医院7所、中医门诊部15个、市属中西医结合门诊部13个，共有床位13025张。成都市属中医医疗机构38家，其中等级医院25家，包括三级甲等中西医结合医院1家，三级乙等中医医院（中医专科医院）6家，二级甲等中医医疗机构16家，二级乙等中医医疗机构3家。中医药从业人员12005人，其中，执业（助理）医师10305人，中药师（士）1700人。

2014年，成都市按照深化医改的部署和要求，以提升中医药服务能力为重点，在"强基层"上下工夫，着力完善发展中医药事业的政策和机制，推动中医工作重心下沉，努力为群众提供安全、有效、便捷的中医医疗保健服务。全年中医医院门诊

6164460 人次，出院 242411 人次，床位使用率为 98.20%；中西医结合医院门诊 1832201 人次，出院 80542 人次，床位使用率为 115.18%。

二、完善中医药服务政策和机制

2014 年 8 月，成都市卫生局、中医管理局与医改办继 2013 年后再次联合印发《关于在全市推广中医专家到基层服务试点工作的通知》，鼓励副主任医师以上人员通过多点执业的形式到基层医疗机构开展中医药服务，包括已退休的在蓉医学院校及附属医院的专家、教授和取得国家、省、市名中医称号人员。中医专家在基层服务的诊查费可按其在原单位的标准收取，扩大了名中医到基层服务的试点范围。2014 年，不少县中医医院、社区卫生服务中心和镇卫生院聘请成都中医药大学附属医院、四川省中医药科学院、四川省第二中医医院、市级医院的中医专家坐诊、查房、培养人才、帮助建设专科（专病），中医药服务能力明显提高，服务量不断增加。

成都市中医管理局与成都市医疗保险管理局通过调研和论证，共同制定《成都市医疗保险基金支付中药饮片贴数与剂量标准》（试行），根据中医药治疗的实际需求确定医保基金对中药饮片使用的支付计量，对原有医保基金支付中药饮片的剂量与帖数标准进行了合理调整，为规范全市医疗保险基金对中药饮片使用剂量的支付确定了理论基础。

成都市卫生局与财政局制定《成都市城乡基层医疗卫生机构基本公共卫生服务项目（2013 版）》，将全市人均基本公共卫生服务经费标准由 35 元提高至 40 元，新增经费主要用于 65 岁以上老年人中医体质辨识、0～36 个月婴幼儿中医健康管理服务和中医药健康教育等项目，进一步扩大了基层中医药服务覆盖面。

成都市卫生局、中医管理局制定了《成都市妇幼保健院中医科基本标准（试行）》，编印了《中医药参与孕产妇保健工作手册》，为中医药参与妇幼保健工作提供了依据和参考。

成都市中医管理局印发了《关于支持在职医务人员参加中医药继续教育确保教学质量工作的通知》，要求医疗机构支持和鼓励在职医务人员参加各类中医药培训，并报销学员学习期间的食宿费、交通费及公杂费。

三、医政工作

2014 年，成都市中西医结合医院通过国家三甲中医院持续改进检查评估。该院注重发挥中西医结合优势，制定规范中西医结合单病种 63 个，实施中医临床路径 15 个，对住院病人广泛采用中西医结合治疗；制定中医护理操作标准，开展中医护理技术操作培训和中医护理辨证施护；通过打造提升"成都中医名医馆"、承建省级中医"治未病"中心、开展有特色的中医（中西医结合）专科（专病）门诊等服务。市级综合医院和妇幼保健机构都设置有中医科、中药房，开展了中医药服务。

推进县级中医医院标准化建设，全市 14 家郊区（市）县级中医医院中，有 9 家进行了基础设施建设（其中迁建 5 家，扩建 4 家）；中央、四川省专项支持的 5 家县级中医医疗机构开展了"医疗机构中医特色优势重点专科建设"、3 家中医医疗机构开展"中医医院制剂室能力建设"。全市 14 所县级中医医院中，5 家建成三级乙等中医医院，8 家建成二级甲等中医医疗机构，有 1 家中医专科医院建成三级乙等医院。中央专项支持成都市 21 个区（市）县开展基层中医药适宜技术服务能力建设；市政府继续投入专项 544 万元为 136 个乡镇卫生院和社区卫生服务中心配备颈腰椎牵引、中药熏蒸、中药粉碎机、中药煎药机等共计 347 台（件），使基层医疗卫生机构中医药服务能力得到提升。2014 年，全市 100% 的社区卫生服务中心和 99.08% 的乡镇卫生院设置了中医科、中药房，配备中医、中药药剂人员和中医诊疗设备，能运用中药饮片等 6 种以上中医药实用技术方法，开展常见病、多发病基本医疗和预防保健服务。

市政府拨付专项经费，重点支持 7 个县级综合医院和 7 个县级妇保院打造中医集中诊疗区。全市共有 19 个县级综合医院、13 个县级妇保院建成中医科、中药房。

2014 年，全市有坐堂医诊所 300 多家，较 2013 年增加 150 余家；中医坐堂医中医师达到 350 名，其中，121 名中医师通过"多点执业"到药房或医馆坐诊。

四、中医"治未病"工作

全市所有市、县级中医医疗机构都开展了中医"治未病"中心（科室）建设，26 家市、县级中医医疗机构中有 6 家医院建成"治未病"中心，提供具有中医特色的膏方、针刺、灸法、火罐等 20 余项中医预防保健服务。

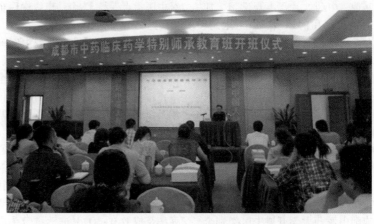

2014 年 5 月 8 日，成都市中药临床药学特别师承教育班开班

加大医药健康管理在基本公共卫生服务中的力度，在2013年基础上，提高65岁以上老年人中医体质辨识率，新增0~36个月婴幼儿中医健康管理内容，细化中医药健康教育内容，并将该项工作纳入成都市城乡基层医疗卫生机构基本公共卫生服务项目绩效考核。

2011年，青羊区、双流县被列为国家基本公共卫生服务中医药服务项目试点区。2012年在郫县、都江堰市开展国家级中医"治未病"试点，积极探索中医"治未病"服务路径和经验。2014年通过国家中医药管理局和四川省中医药管理局组织的验收，并得到好评。

武侯区簇锦社区卫生服务中心对武侯区铁佛养老院进行托管，温江区柳城街道社区卫生服中心对管辖范围内全托的空巢、行动不便并有需求的老年人增加健康咨询和指导服务，龙泉驿区黄再军医院开办养老院并提供中医药诊疗服务等，对中医药参与养老服务工作形式和途径进行了探索。

五、中医药人才培养

继续抓好成都市中医特别师承教育工作，全年为111名学术继承人集中授课10次，由指导老师进行了21个专题讲座。继承人坚持临床跟师学习和独立从事临床或实际操作，理论水平和业务能力明显提高，不少人已成为医院的业务骨干。在全国率先开办成都市中药临床药学特别师承教育，聘请药学专家、教授上课，指导实践活动，到药材种植基地、中药饮片厂参观学习，加深对中药饮片的原料、加工炮制、贮存、质量控制的感性认识。对临床中药师培训的重点是中药质量鉴别、院内制剂加工和中药处方审核，邀请相关专家授课并指导实践。编印《中医药师承特别教育培训教材》7辑共1.4万册，供中医药继承人自学，并发放给各级医疗机构的中医药人员。

开展基层中医药项目培训。一是中医类别全科医师岗位培训，依托成都中医药大学开展中医类别全科医师岗位培训，全市参加中医类别全科医生培训人数占基层全科医生的30.45%。二是在新都区、彭州市、都江堰市、金堂县、蒲江县开展四川省乡村医生培训。三是举办基层中医药人才培训4期，邀请省、成都市名老医药专家授课，并编印《中医药特色技术培训教材》9辑，共900册，850余人参训。四是在郫县中医医院举办2014年成都市基层中药膏丹丸散临方炮制加工培训班。2014年还开展了住院医师规范化培训、"西学中"培训、中药临床用药培训。双流县中医医院成功申报成为"四川省全国中药优势特色教育培训基地"，并举办首期培训班等相关项目。

组织全市2829人参加四川省中医药管理局组织的四部经典《黄帝内经》考试。

六、中医药特色优势建设

成都市中西医结合医院建设的4个国家级重点专科、9个省级中医重点专科，在2014年国家、省中医重点专科建设中期评估中取得优秀成绩，获得省科技进步三等奖1项、市科技进步三等奖2项、省中医药科技奖2项。成都肛肠医院承建的国家级重点专科肛肠科以及市级重点专病锁肛痔病的建设，突出中医特色，用中医及中西医结合手段治疗肛肠病变，取得良好的临床疗效。

2014年，全市中医医疗机构新增市级中医重点专科23个。全市建成或在建中医重点专科（专病）共138个（国家级7个、省级45个、市级86个）。其中县级医疗机构省级中医重点专科37个、市级中医重点专科78个。

2014年，第五批全国老中医药专家临床经验及学术继承带徒3人，中期评估均获得90分以上成绩。全市还建设了一批名老中医药专家传承工作室及中医药学术流派传承基地（工作室）。

成都市公共卫生临床医疗中心积极推进"国家中医药防治传染病重点研究室"和"国家级重点学科中西医结合传染病科"建设，主要做法及成效有：①引进学科带头人和高端人才，增添设施设备和病床，制订新突发传染病、肝病、结核、艾滋病4个方向的17个中医/中西医结合诊疗预案、应急预案、诊疗规范和指导意见，部分被政府采纳并公布。②获得四川省医学会三等奖1项、国家发明专利1项、发表中医学术论文26篇、出版专著两部。③开展中医（中西医结合）继续教育和老中医药专家学术经验继承工作，带动了成都地区及四川省的传染病防治工作。④开展门诊和病房中医诊疗工作，实施中医特色技术和疗法6种，获批院内制剂"双香草合剂"1个，瞄准新突发传染病和重大传染病，在流感、手足口病、重型肝炎、肺结核、艾滋病等方面取得较好的疗效。⑤整合国内6个不同地区、有地域代表性、实力较强的传染病医院或综合性医院，成功构建国内发热伴呼吸道症候群新突发传染病救治平台，在全国中医药防治传染病防控工作中发挥了示范作用。

信息化建设助力发挥中医药特色：①在全市基层卫生信息化升级改造项目中，将中医药健康管理（65岁老年人中医体质辨识、0~3岁婴幼儿中医健康管理）纳入全市基层卫生信息化标准体系，并应用于基层中医药服务。②全市已有10家中医医疗机构正在实施"四川省中医药管理局中医医疗机构数字化诊疗平台建设"项目（其中2013年4家，2014年6家）。③启动"成都市药品供应链信息体系"建设，构建成都市公立医院（包括县级公立医院）采购供应管理新模式，实现对药品、耗材采购过程的全程监管。④启动基于市级卫生信息化平台的中医药综合管理平台项目建设，建立区域卫生信息化平台的中医药综合应用系统，以实现全市中医药管理和运用的信息共享。

七、中医药文化建设

通过基层中医集中诊疗区中医药文化和健康知识宣传、义诊咨询、专题讲座和发放中医健康教育处方等方式方法，让广大群众进一步了解中医药、信任中医药、接受中医药服务。2014年，成都市中医管理局和成都中医药学会编印了《中医刮痧术的临床应用》《千金十要穴与马丹阳的天星十二穴临床要法》《常见病多发病的中医药防治手册》《临床灸学》《杵针法要》《虫类药的临床应用》《冬病夏治三伏九敷贴治疗慢性呼吸系统疾患》《外科要略》《天真按摩入门》等辅导资料近 5 万册，免费发放给各区（市）县基层医疗机构和中医药人员，扩大中医适宜技术的推广和应用。组织中医专家进军营的活动，把中医药养生保健资料送到军营，运用推拿理筋、按摩刮痧、针刺拔罐等中医药适宜技术为部队官兵诊治疾病，并针对军营和官兵们实际情况提出相关的康复理疗建议。

2014 年，全市中医药文化知识普及到 96.63% 的行政村、93.6% 的社区和 94.75% 以上家庭。

八、县乡一体化中医药服务工作

2013 年 8 月，成都市新都区被列为全国首批 10 个"中医药城乡一体化管理"试点地区之一。该区结合实际，积极探索实践帮扶式体系托管县乡中医药服务一体化管理新模式，取得显著成效。新都区中医医院托管镇卫生院（社区卫生服务中心）中医科、中药房和村（社区）卫生站的中医药工作，对被托管在组织管理、政策保障、人才队伍、信息支撑、考核监督 5 大体系建设上进行帮扶，实行区、镇、村一体化统一管理。

帮扶体系建设的主要内容是实施"3681"工程，即健全"三有"（有中医科、中药房、中医药人员）、坚持六不变（公益性质、人员身份、职责、资产权属关系、政府投入、隶属关系均不变）、推行"八统一"（统一建设标准、管理制度、质量控制、人员培训、特色疗法、标识标牌、信息管理、绩效考核）、实现"一目标"（建立可持续提升基层中医药服务能力的长效机制，着力缓解老百姓"看病难、看病贵"的突出问题）。构建起以区中医医院为龙头，13 个镇（街道）乡镇卫生院、2 个社区卫生服务中心为骨干，30

个村（社区）卫生室为基础帮扶体系。

该体系的特点是帮扶与被帮扶机构之间自主经营、独立核算、不涉及财产和经营权的变化，托管方式便于实施和推广。强化"区管乡用"的帮扶力量，着力解决基层中医药人员匮乏、队伍不稳、积极性不高的问题。新都区政府特别批准 30 个编制，专门用于解决中医药专业技术人员紧缺问题，已有 21 名"区管乡用"中医药人员充实到镇卫生院和社区卫生服务中心，对基层中医药人员进行培训和指导，共集中培训和现场指导 76 次，培训中医药人员 6319 人次。新都区中医医院开展面向基层的中医药适宜技术推广，为每个村（社区）卫生室培养 1 名"能中会西"的乡村医师，配备适宜的中医药诊疗设备。提升"龙头医院"的帮扶水平，新都区中医医院已建成三级乙等中医医院，在建国家级农村医疗机构中医特色优势重点专科 1 个（中医骨科），拥有省级重点专科 4 个（其中建成 2 个，在建 2 个）、市级重点专科 6 个；建成全国首批中医类别全科医师临床培养基地、四川省中医住院医师规范化培训基地、成都中医药大学及成都医学院教学医院；建成全国中医适宜技术视频网络中心新都分中心，向全区乡村医生发放网络学习卡，举办网络视频教学 36 次。

2014 年，新都区中医医院中医药人员增加 23.30%，镇卫生院（社区卫生服务中心）增加 34.92%；新都区中医医院门诊人次增加 22.59%，镇卫生院（社区卫生服务中心）增加 46.11%；新都区中医医院业务收入增加 44.32%，镇卫生院（社区卫生服务中心）增加 37.00%。

2014 年末，区委、区政府投资 2.3 亿元启动区中医医院扩建项目，打造中医"治未病"、中医医疗、中医康复、中医药培新指导"四个中心"，修建 1 个中医药博览馆和 1 个中医药文化广场。

2014 年 12 月 8 日，中共四川省委全面深化改革领导小组办公室

《四川改革动态》（第 56 期）刊载《新都区县乡中医药一体化管理试点取得明显成效》。10 名全国政协委员向全国政协提出推行"新都模式"的提案。

九、常见肛肠疾病中医药治疗与适宜技术推广

2012 年底，成都肛肠病专科医院的"常见肛肠疾病中医药治疗与适宜技术"，被四川省卫生计生委科技成果推广办公室列为向全省推广的项目。该院对此十分重视，抽调责任心强、技术水平高的业务骨干组成帮扶团队，开展送适宜技术到基层，帮助基层卫生人员提高对常见肛肠疾病的认识能力和诊治水平的帮扶活动。

2013～2014 年，该院出动近 300 人次，到省内各市、县综合医院、中医医院、镇卫生院、社区卫生服务中心（站）和村卫生站，向群众宣传肛肠病防治知识，开展义诊咨询活动，举办学术讲座，手术示范，不仅为患者解除疾苦，而且帮助基层培养人才，建设专科（专病）。帮扶团队先后到甘孜、凉山、北川等少数民族州、县和市属区（市）县近 50 余处，有的地方还去了两三次。有的医院成为该院的协作单位，有的联合建设中医肛肠病科，有的达成了双向转诊协议，有的调剂使用院内制剂（中医肛肠病名家黄济川的验方）。还有不少医院主邀请该院去帮扶，甚至要排班等候。

据统计，该院帮扶团队共发放宣传资料 207000 份，义诊 9230 人次，手术 954 人次，办专科培训 32 次，培训 2611 人次。28 个单位与该院达成协作建设协议。

（肖泽国）

【西安市 2014 年中医药工作概况】

2014 年，西安市围绕"保基本、强基层、建机制"医改基本原则，以提升中医药服务能力为目标，以建立完善基层中医药服务网络为重点，不断加大政策扶持力度、增加资金投入，全市中医药工作有了新进展。全市 99% 和 87% 的社区卫生服务中心和乡镇卫生院设置了中医

科、中药房。所有基层卫生机构至少可提供 4～10 项中医药适宜技术服务。习近平总书记在陕西调研期间对西安市社区中医馆模式表示肯定和赞许。西安市中医院完成北迁工程。区县中医院新建省级重点专科 2 个、国家特色专科 3 个、省级特色专科 4 个、市级特色专科 8 个。为 8 位省级名中医配备了 13 名学术经验继承人，确定中医优秀人才研修项目学员 2 人、中药特色技术传承人 4 名、县级中医临床技术传承骨干 14 名。西安市中医医院被确定为首批全国中医住院医师培训基地、全科医师临床培养基地和优势特色教育中药培训基地；碑林区中医院被确定为全科医师基层培养基地。承担中医继续教育项目国家级 5 项、省级 6 项、市级 12 项。雁塔区中医医院通过二级甲等中医医院评审，户县通过全国农村中医药工作先进单位复审验收。

一、医政工作

全市所有县区级中医医院实行全额预算，7 个远郊区县完成了医疗服务价格调整，将中医服务项目价格全面上调 30%，区县中医院非药物疗法收入增加 46.8%。完成了各区县中医院医院负债、财政补助政策等方面的摸底调研，高陵、阎良、长安 3 个区县中医医院债务已偿还完毕。蓝田县、阎良区、灞桥区等积极探索实施医院理事会和法人治理结构。西安市首家中医医联体由西安市中医院与雁塔区中医院签约成立。

完善医疗机构设置规划，鼓励社会资本办医。结合西安市城市规划，重点发展"五区一港两基地"和北客站附近新的城市区域的医疗机构。市政府投入 6.7 亿元，实施的西安市中医医院整体迁建项目，建筑面积 9.8 万平方米，床位 1001 张，已完成搬迁并投入使用，极大地改善了病人就诊、住院的硬件设施与诊疗环境。同时，认真贯彻落实《西安市民办医疗机构促进与管理办法》，鼓励名老中医在基层开设中医诊所，鼓励有条件的药品零售企业在基层开办中医坐堂医诊所。

2014 年，市区两级新批准设置医疗机构 240 所，中医机构占 22%。

《西安市加强基层中医药工作五年规划》和《西安市基层中医药服务能力提升工程实施方案》都明确规定，将符合条件的中药品种、院内中药制剂、针灸和治疗性推拿等中医诊疗项目纳入新农合、基本医疗保险报销范围。西安市两次调整新农合中医药报销比例，在原基础上提高 10%；中医药住院补偿比例按各级医疗机构最高补偿比例执行，一、二、三级医疗机构补偿比例分别为 90%、80%、60%。各区县在执行市农合报销政策的同时积极探索，高陵县大胆尝试，将中医药适宜技术项目、自采自种中药全部纳入报销范围。进一步把中医药使用、报销放在优先位置，引导和鼓励城乡居民主动接受中医药服务。开展支付方式改革和重大疾病医疗保障试点工作，全市各区县全面开展门诊统筹诊次总额预付制，阎良区探索开展住院总额预付制试点工作。高陵县、阎良区在乡镇卫生院实行了"住院零预交、出院再结算"，农民看病就医更加方便。

全面推行基本药物制度，各区县在落实取消药品加成后的财政足额补偿政策基础上，均保留了中药饮片的加成，基本药物目录中有中成药 203 种。中药饮片的管理严格按照国家有关饮片采购、配送、使用等政策规定执行。

公共卫生服务均等化中医药健康管理项目扎实开展。制定并下发了《西安市卫生局关于规范基本公共卫生服务中医药健康管理项目相关工作的通知》和《公共卫生中医药健康管理项目考核细则》，进一步明确了服务的具体要求和内容，规范了工作流程，优化了考核细则，确保基层中医药健康管理服务规范、有序开展。针对基层中医药力量薄弱的现状，确定西安市中医医院为指导、培训基地，组建了市级专家指导团队，开展区县师资培养，2014 年，组织专家和技术骨干对区县开展《中医药健康管理服务规范》和《中医药健康管理服务技术规范》

培训 10 余次，培训人员 700 余人。2014 年，全市共计有 296669 名 65 岁以上老年人和 139048 名 0～36 个月儿童接受了中医药健康管理服务，占目标人群比例分别为 47.96% 和 59.6%。

二、基层中医药服务能力提升工程

贯彻落实《西安市加强基层中医药工作五年规划》，扎实推进基层中医药服务能力提升工程。将区县中医医院内涵建设、基层中医药服务网络建设、中医药健康管理服务、中医药适宜技术推广等提升工程重点指标纳入区县目标考核。围绕《西安市基层中医药服务能力提升工程实施方案》和目标承诺书的相关内容，制定了《西安市基层中医药服务能力提升工程考核细则》，量化考核指标，强化考核任务。并会同发改、人社、财政、药监等相关部门对各区县实施情况进行了阶段性检查，召开了座谈会，交流经验，对存在的问题进行梳理，明确了下一步工作方向和任务。为动态掌握基层中医药工作开展情况，对全市3600 个基层医疗机构建立了中医药工作台账。全市 10 所区县中医医院被确定为二级甲等中医医院，占76%。有 106 个乡镇卫生院和 84 个社区卫生中心设置了中医科、中药房，分别占 87% 和 99%；全市中医类别执业医师占执业医师总数为20.5%，社区卫生服务中心、乡镇卫生院的中医药人员比例分别达到31.8% 和 27.2%。全市基层医疗机构中医处方量占处方总量比例达到30%。在全省基层中医药服务能力提升工程督导检查中名列前茅。

三、中医药预防保健及康复服务能力建设

市、区、县中医医院全部开设有"治未病"科。完成西安市中医医院"治未病"科和针灸康复科的标准化建设，配置更新设备 138 余万元。先后 3 次邀请省、市物价部门到西安市中医医院调研、座谈，分别就中医体质辨识费、中华钩活术、膏方加工费、中医辨证施治费、知名中医诊查费等项目进行反复沟

通。膏方加工费已在全省首家获得批准，中医辨证施治费按照物价部门的要求，正在进行成本论证，中华钩活术项目正在向主管部门申报，争取列入新版收费项目。充分发挥西安市中医院地区中医技术指导中心功能，深入基层开展形式多样的中医药预防保健服务。培训中医药科普宣传员44名。在省、市电视台开办《健康有道》《健康好生活》《健康播报》等中医专题节目46期，宣讲《中医药健康管理服务技术规范》，指导基层规范开展中医药健康管理服务，深入社区开展"健康大讲堂"等活动。举办各种讲座、培训72次，下乡义诊、健康普查与咨询8次，受到群众普遍好评。与全市13家区县中医院建立了协作关系，先后派出30余位专家指导区县级中医医院"治未病"科建设，分批派遣17人次对口支援区县中医医院，接待省内18家区县医院参观学习，起到了区域内中医共同发展引领的作用。

（刘智敏）

军
队
篇

【军队 2014 年中医药工作概况】

2014 年，军队中医药工作始终着眼强军目标，紧扣现代后勤"三大建设任务"，按照全军卫生工作总体部署，以提升平战时中医药服务保障能力为核心，着力强化为军服务宗旨、突出质量内涵建设、提高基层部队保障效益，在总后勤部卫生部、国家中医药管理局的坚强领导下，经过全军中医药工作者的积极努力，有效完成了各项任务。

一、坚持以法规制度为依据，注重发挥激励约束作用，着力建强军队中医药服务保障体系

2014 年，军队医院认真贯彻落实《关于加强军队中医药工作的意见》和《军队医院中医临床科室建设标准》，积极协调落实中医专业床位、人员编制等规定，着力扩大军队中医药服务保障的覆盖面和可及性。全军中医药主系列人员达 3100 余名，参与或从事中西医结合等相关专业人员 1200 余名。后方医院有中医临床科室近 100 个，展开床位总数 2300 余张。多数疗养院、机关院校门诊部和师医院设有中医、针灸、骨伤、推拿、肛肠等中医药相关科室。军队大部分医院药剂科和有关院校、科研单位开展了中药研制工作，并广泛应用于临床。由军医大学、军医进修学院、军事医学科学院等院校和部分军队医院构成的多层次、多专业中医药人才培养体系基本形成。充实完善了专兼职相结合的中医药管理体制，进一步明确了各级卫生部门和医疗机构中医药管理职责，全面落实了中医药专（兼）职管理人员。

二、坚持以重点学科为依托，注重发挥辐射带动作用，着力构建发展军队中医药学科体系

2014 年，总后卫生部投入 560 余万元，大力加强军队中医药重点学科、重点专科（专病）、"治未病"预防保健服务试点单位建设，经费主要用于设备维护、试剂、标准品、耗材等购买以及设备更新配套、学术技术交流和图书资料补充。全军现有教育部重点学科 1 个，国家中医药管理局重点中西医结合医院 1 所、全国综合医院中医药工作示范单位 15 个、重点学科 15 个、重点实验室 5 个、重点专科（专病）建设单位 35 个、全军中医药专科中心（研究所）11 个。初步形成了以重点学科为龙头，重点专科（专病）为骨干，普通中医药科室为基础的中医药学科建设体系。

三、坚持以转化医学为路径，注重发挥成果转化效益，着力加强军队中医药科技创新能力

2014 年，军队卫生部门和医院坚持以转化医学为导向，通过构建中医药临床科研平台、承担国家重大研究课题、建立成果催生和转化机制，较好地解决中医药研究和临床脱节、效率低下、缺乏连贯性等问题，推进了中医药科技创新发展。由军事医学科学院放射与辐射医学研究所高月研究员牵头完成的"中药安全性关键技术研究与应用"荣获国家科学技术进步一等奖，入选十大新闻。该项目通过对中药毒性的系列研究，率先在全国建立系统的中药安全性研究实验方法和技术平台，揭示中药配伍的科学本质，丰富和发展了中药配伍理论，一定程度上解决了军队特需药品等不便进行临床安全试验的问题，具有重要的军事和社会价值。同时，该成果也是军队中医药领域首个荣获国家科学技术进步一等奖的项目。

四、坚持以服务基层为重点，注重普及适用中医技术，着力增强基层部队官兵中医服务保障能力

2014 年，总后卫生部投入 200 万元（3 年共计投入 620 万元），着力加强 2 个全军中医药技能培训基地和 16 个全军中医药技能培训中心建设。在此基础上，组织在沈阳、北京、济南军区和海军、第二炮兵各 1 个基层连队，试点应用穴位按压快速止痛疗法、耳穴贴敷防晕疗法、揿针贴压抗疲劳疗法、拔罐走罐松解抗痉挛疗法 4 种中医非药物疗法。筹备期间，组织编印《中医非药物疗法培训手册》，定制中医非药物疗法诊疗包。培训期间，在每个连队随机抽选 3 个班人员进行现场培训，共培训 162 名基层官兵，发放 200 份培训手册和 60 套诊疗包。试点期间，专家定期进行电话指导，及时解答基层官兵问题。根据基层部队战备训练和军事作业实际，研究改进相关中医器具和操作方法，增强耳豆板和揿针的防水防脱落功能，将玻璃火罐改为便携式橡皮罐，增加中医非药物疗法在不同气候条件、场地情况和训练强度下的适用性。试点结束后，组织指导专家座谈，总结交流经验做法，梳理分析问题不足，研究解决对策措施。总体认为，4 种中医非药物疗法简便易学、疗效明显、安全可靠，适用于基层官兵在各种军事作业条件下的训练前预防、训练中应急、训练后康复等。通过现场培训、试点应用和跟踪指导，宣传普及了中医知识，研究改进了技术方法，探索积累了经验做法，基本达到了预期目的。

五、坚持以军民融合为依托，注重发挥军地资源优势，协同推进能力有效增强

2014 年，总后卫生部会同国家中医药管理局、国家卫生计生委联合发文，部署开展综合医院中医药工作专项推进行动。要求军地各级卫生部门和综合医院，自 2014 年 5 月至 12 月，围绕加强中医临床科室建设、中药房建设、中医药人才队伍建设、中西医临床协作、中医药科学研究和中医药文化建设 6 个方面重点工作，分任务部署、推动落实、联合督导和总结推广 4 个阶段组织实施。通过专项行动，将有效推动军地综合医院进一步拓展中医药服务领域，提升中医药服务能力，使广大官兵和人民群众在综合医院也可享有安全、有效、及时、便捷的中医药服务。

（唐　彦）

医疗机构篇

【2014 年中医医疗机构一览表】

机构名称	地址	法人代表（单位负责人）	政府办卫生机构隶属关系	级别	等级	编制床位（张）	实有床位（张）	编制人数	在岗职工数
中国中医科学院广安门医院	北京市西城区北线阁5号	王 阶	中央属	三级	甲等	614	614	1035	1443
中国中医科学院西苑医院	北京市海淀区西苑操场1号	唐旭东	中央属	三级	甲等	525	588	1011	1462
中国中医科学院望京医院	北京市朝阳区望京中环南路6号	朱立国	中央属	三级	甲等	1100	734	580	1184
中国中医科学院眼科医院	北京市石景山区鲁谷路33号	范吉平	中央属	三级	甲等	800	300	190	468
北京中医药大学东直门医院	北京市东城区海运仓5号	王耀献	中央属	三级	甲等	574	585	819	1321
北京中医药大学东方医院	北京市丰台区方庄小区芳星园一区六号	张允岭	中央属	三级	甲等	600	730	0	1398
北京按摩医院	北京市西城区宝产胡同7号	赖 伟	中央属	二级	甲等	56	44	80	303
首都医科大学附属北京中医医院	北京市东城区美术馆后街23号	刘清泉	省（自治区、直辖市）属	三级	甲等	565	602	1350	1379
天津中医药大学第一附属医院	天津市南开区鞍山西道314号	马 融	省（自治区、直辖市）属	三级	甲等	1300	1525	2865	2244
天津市中西医结合医院	天津市南开区长江道6号	王西墨	省（自治区、直辖市）属	三级	甲等	1000	1000	986	1482
天津中医药大学第二附属医院	天津市河北区真理道816号	孙增涛	省（自治区、直辖市）属	三级	甲等	504	504	1024	1004
天津市中医药研究院附属医院	天津市红桥区北马路354号	范玉强	省（自治区、直辖市）属	三级	甲等	600	460	1218	970
河北省中医院	河北省石家庄市中山东路389号	孙士江	省（自治区、直辖市）属	三级	甲等	810	810	825	856
山西中医学院第三中医院（山西省针灸研究所）	太原市小店区平阳路北园街2号	雷 鸣	省（自治区、直辖市）属	三级	甲等	300	350	247	363
山西省中医药研究院（山西省中医院）	太原市迎泽区并州西街46号	王晞星	省（自治区、直辖市）属	三级	甲等	1058	1005	1403	858
山西省活血化瘀研究所（山西省中医结合妇科医院）	山西省太原市解放南路85号	肖传实	省（自治区、直辖市）属	二级	甲等	40	40	59	51
山西职工医学院附属医院（山西省肛肠医院）	山西省太原市双塔寺22号	杨优帅	省（自治区、直辖市）属	二级	甲等	350	202	130	208
山西中医学院中西医结合医院（太原铁路中心医院）	山西省太原市杏花岭区府东街13号	赵建平	省（自治区、直辖市）属	三级	甲等	1000	1379	1106	1339

卫生技术人员	执业医师	执业医师(中医类别)	执业助理医师	执业助理医师(中医类别)	药师(士)	西药师(士)	中药师(士)	房屋建筑面积(平方米)	万元以上设备台数	总收入	总支出	总资产	总诊疗人次数	入院人数	出院人数
1 257	473	415	0	0	184	44	140	71 633	1 397	1 705 580	1 627 607	1 731 205	2 848 715	16 147	16 217
1 120	396	306	0	0	198	36	162	63 803	1 751	1 397 562	1 257 586	1 540 259	2 406 311	16 163	16 144
933	332	222	1	1	63	20	43	67 705	1 398	896 495	804 530	869 118	1 370 302	16 400	16 404
374	136	76	2	1	38	12	26	18 500	485	272 586	262 327	248 827	332 269	7 480	7 520
1 054	406	303	5	3	81	19	62	77 570	1 100	1 253 171	1 225 499	893 596	1 842 265	16 750	16 797
1 145	389	282	0	0	89	27	62	87 454	1 888	1 227 122	1 220 585	912 307	1 919 054	18 802	18 783
231	142	133	2	2	4	1	3	2 926	304	91 125	85 340	99 864	760 699	938	945
1 166	435	377	0	0	146	29	117	48 519	2 083	1 400 203	1 325 957	1 223 906	2 209 043	17 479	17 458
1 940	573	489	5	3	158	38	120	177 049	1 062	1 881 442	1 842 758	2 668 165	2 914 677	41 695	41 766
1 252	409	111	0	0	55	38	17	117 921	1 540	879 635	858 304	1 665 381	834 434	29 079	29 079
875	335	258	0	0	80	13	67	24 860	611	952 040	597 362	822 185	1 545 738	13 596	13 593
695	217	135	4	2	128	38	90	75 700	798	613 084	566 473	364 295	1 354 703	10 206	10 133
701	343	250	4	2	44	19	25	62 073	656	521 082	481 597	873 788	587 796	17 332	17 009
321	123	82	8	6	22	14	8	12 630	251	84 651	73 663	68 434	105 245	5 997	6 101
741	368	252	0	0	92	24	68	90 952	937	796 926	771 605	572 628	756 190	22 322	22 041
42	18	4	0	0	4	4	0	1 361	35	6 164	5 730	3 781	7 251	989	989
162	38	17	0	0	13	9	4	17 486	108	42 177	38 747	134 273	9 718	2 523	2 536
1 190	381	101	6	0	59	40	19	51 267	138	572 395	501 165	558 884	320 724	28 639	28 551

机构名称	地址	法人代表（单位负责人）	政府办卫生机构隶属关系	级别	等级	编制床位（张）	实有床位（张）	编制人数	在岗职工数
山西中医学院附属医院	山西省太原市晋祠路一段75号	李廷荃	省（自治区、直辖市）属	三级	甲等	500	473	638	850
内蒙古自治区中医医院	内蒙古自治区呼和浩特市健康街15号	杨广源	省（自治区、直辖市）属	三级	甲等	700	400	668	652
内蒙古国际蒙医医院	内蒙古自治区呼和浩特市赛罕区大学东街	乌 兰	省（自治区、直辖市）属	三级	甲等	800	1073	1033	518
辽宁中医药大学附属第三医院	辽宁省沈阳市和平区十一纬路35号	张 燚	省（自治区、直辖市）属	三级	甲等	200	228	322	229
辽宁中医药大学附属医院	辽宁省沈阳市皇姑区北陵大街33号	关雪峰	省（自治区、直辖市）属	三级	甲等	1600	2000	2929	2440
辽宁中医药大学附属第二医院	辽宁省沈阳市皇姑区黄河北大街60号	李国信	省（自治区、直辖市）属	三级	甲等	650	800	915	565
辽宁中医药大学附属第四医院	辽宁省沈阳市苏家屯区雪松路9号	许斌	省（自治区、直辖市）属	三级	甲等	410	392	704	391
长春中医药大学附属医院	吉林省长春工农大路1478号	冷向阳	省（自治区、直辖市）属	三级	甲等	1340	1635	872	1438
吉林省中医药科学院第一临床医院	吉林省长春市朝阳区工农大路1745号	陈心智	省（自治区、直辖市）属	三级	甲等	548	548	495	392
黑龙江中医药大学附属第二医院	黑龙江省哈尔滨市南岗区果戈里大街411号	张晓峰	省（自治区、直辖市）属	三级	甲等	800	1233	544	887
黑龙江省中医药科学院	黑龙江省哈尔滨市香坊区三辅街142号	王 顺	省（自治区、直辖市）属	三级	甲等	1658	1615	654	1482
黑龙江中医药大学附属第一医院	黑龙江省哈尔滨市香坊区和平路26号	孙忠人	省（自治区、直辖市）属	三级	甲等	1500	1505	1037	1288
黑龙江省中医药学校附属医院	黑龙江省兰西县兰西镇	王兰清	省（自治区、直辖市）属	二级	乙等	50	50	57	48
上海中医药大学附属曙光医院	上海市普安路185号	周 华	省（自治区、直辖市）属	三级	甲等	1200	1153	1680	1884
上海中医药大学附属龙华医院	上海市宛平南路725号	肖 臻	省（自治区、直辖市）属	三级	甲等	1250	1293	1422	1753
上海市中医医院	上海市芷江中路274号	徐 建	省（自治区、直辖市）属	三级	甲等	450	530	765	975
上海中医药大学附属岳阳中西医结合医院	上海市甘河路110号	房 敏	省（自治区、直辖市）属	三级	甲等	900	878	1268	1326
江苏省中医院	江苏省南京市汉中路155号	方祝元	省（自治区、直辖市）属	三级	甲等	2500	2405	1840	2757

（续表）

卫生技术人员	执业医师	执业医师（中医类别）	执业助理医师	执业助理医师（中医类别）	药师（士）	西药师（士）	中药师（士）	房屋建筑面积（平方米）	万元以上设备台数	总收入	总支出	总资产	总诊疗人次数	入院人数	出院人数
751	272	195	7	6	55	13	42	46 500	443	250 316	210 348	365 823	342 042	11 208	11 326
524	188	154	0	0	45	3	42	18 065	291	204 676	221 503	184 352	257 934	10 669	10 708
448	314	214	3	1	40	16	24	55 396	1 061	590 584	567 072	558 510	494 913	22 076	22 192
167	64	40	0	0	15	1	14	8 614	11	53 858	52 617	74 685	29 989	5 286	5 259
2 100	715	608	1	0	159	36	123	129 188	1 414	1 007 930	972 980	1 304 599	1 512 132	47 610	47 563
444	257	224	0	0	35	10	25	34 007	486	241 466	237 279	243 492	223 967	17 340	17 371
331	127	36	5	1	26	22	4	19 744	50	103 071	113 633	76 857	134 313	9 811	9 782
1 223	510	427	0	0	96	19	77	131 373	1 329	905 607	876 334	1 061 009	2 172 497	38 234	38 357
311	140	118	3	3	80	1	79	38 026	51	216 597	196 360	190 824	292 552	8 590	8 849
759	310	275	0	0	68	16	52	44 134	111	356 025	354 978	493 690	391 503	23 740	23 782
1 147	367	317	8	6	105	34	71	97 972	1 482	606 831	563 769	640 092	603 586	29 588	29 598
1 049	462	326	0	0	75	16	59	183 675	332	796 688	794 902	942 458	976 319	34 759	34 464
40	21	6	2	1	3	2	1	802	7	4 985	0	598	50 000	1 311	1 311
1 591	510	299	0	0	153	46	107	137 973	1 762	1 974 141	1 918 762	1 155 666	3 094 344	61 286	61 337
1 469	485	374	0	0	197	61	136	147 322	1561	1 669 172	1 636 097	1 456 597	3 065 483	41 082	40 907
812	305	255	3	3	98	35	63	43 960	934	812 498	778 649	390 890	1 854 279	16 100	16 134
1 066	378	252	0	0	117	39	78	63 302	1 525	1 288 921	1 213 015	1 157 624	2 393 150	29 419	29 477
2 469	725	428	1	0	190	59	131	200 000	3 428	2 453 889	2 412 989	2 435 292	4 482 515	60 267	60 286

机构名称	地址	法人代表（单位负责人）	政府办卫生机构隶属关系	级别	等级	编制床位（张）	实有床位（张）	编制人数	在岗职工数
江苏省第二中医院	江苏省南京市建邺区南湖路23号	于勇	省（自治区、直辖市）属	三级	甲等	600	508	190	568
江苏省中西医结合医院	江苏省南京市迈皋桥十字街	王小宁	省（自治区、直辖市）属	三级	甲等	720	705	810	1256
浙江省中医院	浙江省杭州市上城区邮电路54号	吕宾	省（自治区、直辖市）属	三级	甲等	1500	1537	1374	2203
浙江省新华医院	浙江省杭州市潮王路318号	蔡宛如	省（自治区、直辖市）属	三级	甲等	1200	915	514	1033
浙江省立同德医院	浙江省杭州市西湖区古翠路234号	柴可群	省（自治区、直辖市）属	三级	甲等	1600	1408	866	1856
浙江中医药大学附属第三医院	浙江省杭州市莫干山路219号	姚新苗	省（自治区、直辖市）属	三级	甲等	460	450	218	770
安徽中医药大学第二附属医院	安徽省合肥市寿春路300号	侯勇	省（自治区、直辖市）属	三级	甲等	800	800	371	724
安徽中医学院第一附属医院	安徽省合肥市梅山路117号	杨骏	省（自治区、直辖市）属	三级	甲等	1000	1360	1709	1504
福建中医药大学附属康复医院	福建省福州市鼓楼区五四路282号	刘建忠	省（自治区、直辖市）属	三级	甲等	750	306	400	404
福建中医药大学附属第二人民医院	福建省福州市鼓楼区湖东支路13号	卢明忠	省（自治区、直辖市）属	三级	甲等	582	701	777	1571
福建中医药大学附属人民医院	福建省福州市台江区八一七中路602号	刘建忠	省（自治区、直辖市）属	三级	甲等	1200	941	1476	1696
福建中医药大学附属第三人民医院	福州市闽侯县上街国宾大道363号	陈建洪	省（自治区、直辖市）属	三级	未评级	300	100	400	125
江西中医药大学附属医院	江西省南昌市八一大道445号	左铮云	省（自治区、直辖市）属	三级	甲等	1617	1617	672	1385
山东中医药大学附属医院	山东省济南市历下区文化西路42号	杨传华	省（自治区、直辖市）属	三级	甲等	1600	1567	1518	1237
山东中医药大学第二附属医院	山东省济南市经八路1号	葛明	省（自治区、直辖市）属	三级	甲等	601	1052	1023	1650
河南省中医药研究院附属医院	河南省郑州市城北路7号	韩颖萍	省（自治区、直辖市）属	三级	甲等	600	550	120	517
河南中医学院第二附属医院	河南省郑州市金水区东风路6号	韩丽华	省（自治区、直辖市）属	三级	甲等	2000	1440	800	1638
河南中医学院第一附属医院	河南省郑州市金水区人民路19号	朱明军	省（自治区、直辖市）属	三级	甲等	1500	2108	896	2569

（续表）

卫生技术人员	执业医师	执业医师（中医类别）	执业助理医师	执业助理医师（中医类别）	药师（士）	西药师（士）	中药师（士）	房屋建筑面积（平方米）	万元以上设备台数	总收入	总支出	总资产	总诊疗人次数	入院人数	出院人数
497	172	98	0	0	35	10	25	51 338	437	230 285	232 259	323 242	454 616	10 190	10 505
1 025	311	134	1	0	66	20	46	85 595	1 874	656 149	626 562	603 390	945 447	24 813	24 797
1 859	747	348	3	2	166	93	73	107 034	2 675	1 755 336	1 659 707	1 799 113	2 583 556	56 023	55 861
890	344	113	0	0	65	49	16	61 000	873	612 236	624 440	502 927	813 306	19 298	19 317
1 585	528	155	1	0	142	99	43	128 484	1 899	1 066 587	1 027 485	1 049 011	1 503 591	30 215	30 086
600	248	157	0	0	65	31	34	26 149	564	347 273	330 318	362 415	655 205	9 080	9 067
645	205	189	0	0	33	15	18	54 227	92	258 446	242 235	419 024	180 927	15 069	15 027
1 314	477	306	0	0	113	53	60	64 727	1 884	892 126	889 043	1 093 861	1 364 954	35 301	35 279
343	157	119	1	1	20	10	10	21 743	237	108 087	101 349	76 329	153 467	4 214	4 306
1 350	517	285	0	0	150	71	79	56 905	997	826 765	783 068	652 156	1 673 341	21 017	20 931
1 479	518	311	3	3	91	36	55	81 122	1 497	763 707	753 209	681 918	1 357 078	30 843	30 867
91	37	23	0	0	13	7	6	22 012	74	14 815	19 989	111 162	91 476	417	405
1 073	411	331	1	1	95	41	54	70 943	1 254	686 908	723 538	760 783	860 993	34 934	34 675
1 054	590	479	0	0	131	17	114	114 076	2 544	1 361 166	1 386 213	1 690 514	1 657 458	32 515	32 586
1 490	425	115	19	1	105	82	23	81 314	187	544 082	512 206	569 737	710 249	17 125	17 078
439	171	150	1	0	32	5	27	34 756	235	168 933	172 296	253 061	185 784	6 726	6 766
1 565	535	358	9	6	48	18	30	189 000	1 195	1 010 989	825 775	1 269 555	1 598 036	40 514	40 465
2 087	775	562	15	9	191	62	129	154 112	1 773	1 240 038	1 194 294	1 314 610	1 715 819	51 225	51 147

（续表）

机构名称	地址	法人代表（单位负责人）	政府办卫生机构隶属关系	级别	等级	编制床位（张）	实有床位（张）	编制人数	在岗职工数
河南省洛阳正骨医院	河南省洛阳市启明南路1号	杜天信	省（自治区、直辖市）属	三级	甲等	1150	1269	500	1733
湖北省中医医院	湖北省武汉市武昌区花园山四号	邓小川	省（自治区、直辖市）属	三级	甲等	750	837	1450	1316
湖北省中医院（光谷院区）	湖北省珞瑜路	邓小川	省（自治区、直辖市）属	三级	甲等	1250	517	600	692
湖南省中医药研究院附属医院	湖南省长沙市麓山路58号	柏正平	省（自治区、直辖市）属	三级	甲等	650	540	810	609
湖南中医药大学第二附属医院	湖南省长沙市蔡锷北路233号	熊 辉	省（自治区、直辖市）属	三级	甲等	1100	606	710	878
湖南中医药大学第一附属医院	湖南省长沙市韶山中路95号	谭元生	省（自治区、直辖市）属	三级	甲等	1800	1015	1385	1542
广东省第二中医院	广东省广州市恒福路60号	曹礼忠	省（自治区、直辖市）属	三级	甲等	1000	1119	361	1051
广东省中医院	广东省广州市大德路111号	陈达灿	省（自治区、直辖市）属	三级	甲等	2631	2397	3815	4111
广州中医药大学附属骨伤科医院	广东省江南西路青竹大街17号	谢华民	省（自治区、直辖市）属	三级	未评级	151	151	320	514
广州中医药大学第一附属医院	广东省广州市三元里机场路	冼绍祥	省（自治区、直辖市）属	三级	甲等	1313	1313	1804	2214
广东省中医院珠海医院	广东省珠海市吉大景乐路	吕玉波	省（自治区、直辖市）属	三级	甲等	405	408	418	635
广西中医药大学附属瑞康医院	广西南宁市华东路10号	梁 健	省（自治区、直辖市）属	三级	甲等	1140	1288	738	2299
广西骨伤医院	广西南宁市新民路32号	杨 渊	省（自治区、直辖市）属	三级	甲等	303	306	190	353
广西中医学院第一附属医院	广西南宁市东葛路89-9号	黄贵华	省（自治区、直辖市）属	三级	甲等	1316	1381	895	2648
海南省中医院	海南省海口市和平北路47号	陈少仕	省（自治区、直辖市）属	三级	甲等	900	658	745	940
重庆市中医院	重庆市江北区盘溪七支路6号	左国庆	省（自治区、直辖市）属	三级	甲等	1800	2027	1427	2444
四川省第二中医医院	四川省成都市青羊区四道街20号	池雷霆	省（自治区、直辖市）属	三级	甲等	800	420	270	467
成都中医药大学附属医院	四川省成都市十二桥路39-41号	钟 森	省（自治区、直辖市）属	三级	甲等	2000	1856	1200	2077

（续表）

卫生技术人员	执业医师	执业医师（中医类别）	执业助理医师	执业助理医师（中医类别）	药师（士）	西药师（士）	中药师（士）	房屋建筑面积（平方米）	万元以上设备台数	总收入	总支出	总资产	总诊疗人次数	入院人数	出院人数
1 473	466	285	7	4	149	46	103	95 318	1 899	701 645	834 274	1 290 053	249 661	28 122	28 576
1 044	398	251	22	17	110	30	80	129 099	4 219	724 468	757 597	800 575	932 858	28 786	28 795
586	162	119	1	1	37	18	19	53 750	2 379	404 762	345 091	353 937	703 690	18 331	18 285
511	181	111	0	0	62	23	39	31 000	400	303 238	281 403	252 853	400 140	15 399	15 139
696	289	274	0	0	60	27	33	30 336	521	331 936	329 102	511 205	280 933	17 729	18 062
1 243	466	335	1	1	104	26	78	124 634	1 394	1 013 538	964 731	1 297 533	1 109 316	41 454	41 559
971	327	244	7	5	91	28	63	30 227	881	653 882	592 749	623 470	1 100 621	27 314	27 307
3 820	1 331	1 022	0	0	471	209	262	309 514	7 339	3 611 938	3 618 197	3 779 917	6 652 530	91 292	91 411
412	101	73	2	1	37	14	23	5 906	271	184 542	171 484	346 347	352 744	4 553	4 568
1 849	670	280	2	1	229	95	134	155 488	2 843	1 748 406	1 686 130	1 543 246	3 074 727	50 003	50 097
578	218	138	2	2	37	5	32	22 000	364	344 314	421 181	217 466	857 893	15 246	15 288
1 773	643	273	4	3	97	58	39	107 213	1 209	743 693	767 668	1 099 878	685 708	31 859	32 028
290	77	36	5	4	19	13	6	21 465	2 355	113 907	112 158	100 776	240 997	5 739	5 754
2 207	668	435	16	8	151	58	93	161 920	1 718	1 153 542	1 083 091	1 179 659	1 564 946	45 331	45 595
820	314	208	0	0	69	39	30	51 958	869	364 936	348 727	517 519	466 777	15 376	15 611
2 213	658	214	5	4	158	61	97	120 124	1 748	1 535 925	1 383 762	1 231 433	1 723 897	59 238	59 235
371	147	122	0	0	52	20	32	26 396	48	148 168	135 449	154 395	151 405	7 254	7 200
1 547	484	341	0	0	141	48	93	129 788	1 894	1 309 831	1 276 852	1 425 570	1 642 374	44 411	44 450

机构名称	地址	法人代表（单位负责人）	政府办卫生机构隶属关系	级别	等级	编制床位（张）	实有床位（张）	编制人数	在岗职工数
四川省中西医结合医院	四川省成都市人民南路四段51号	王　超	省（自治区、直辖市）属	三级	甲等	800	542	223	553
四川省骨科医院	四川省成都市武侯区一环路西一段132号	虞亚明	省（自治区、直辖市）属	三级	甲等	600	600	181	629
泸州医学院附属中医医院	四川省龙马潭区春晖路16号	杨思进	省（自治区、直辖市）属	三级	甲等	2000	1139	672	1283
贵阳中医学院第一附属医院	贵州省贵阳市云岩区宝山北路171号	孙　波	省（自治区、直辖市）属	三级	甲等	1000	1041	1500	1306
贵阳中医学院第二附属医院	贵州省贵阳市云岩区飞山街32号	张　帆	省（自治区、直辖市）属	三级	甲等	1200	1027	1800	1129
云南省中医医院	云南省昆明市光华街120号	温伟波	省（自治区、直辖市）属	三级	甲等	742	742	840	1153
云南省中西医结合医院（金江路社区卫生服务中心）	云南省昆明市万华路239号	周树云	省（自治区、直辖市）属	二级	甲等	130	130	320	264
西藏自治区藏医院	西藏拉萨市娘热路	占　堆	省（自治区、直辖市）属	三级	甲等	300	289	517	471
陕西省中医医院	陕西省西安市莲湖区西华门2号	刘勤社	省（自治区、直辖市）属	三级	甲等	800	700	800	1190
陕西中医学院附属医院	陕西省咸阳市秦都区渭阳西路副2号	贺丰杰	省（自治区、直辖市）属	三级	甲等	1200	1538	663	1458
陕西中医学院第二附属医院	陕西省秦都区渭阳西路5号	董昌虎	省（自治区、直辖市）属	三级	甲等	656	666	423	1082
甘肃中医学院附属医院	甘肃省兰州市城关区嘉峪关西路732号	李应东	省（自治区、直辖市）属	三级	甲等	660	600	450	790
甘肃省中医院	甘肃省兰州市七里河区瓜州路418号	李盛华	省（自治区、直辖市）属	三级	甲等	1150	1393	990	913
青海省藏医院	青海省西宁市南山路97号	艾措千	省（自治区、直辖市）属	三级	甲等	800	610	200	532
青海省中医院	青海省西宁市七一路338号	陈卫国	省（自治区、直辖市）属	三级	甲等	606	606	539	804
宁夏回族自治区中医医院	宁夏银川市西夏区北京西路114号	李　明	省（自治区、直辖市）属	三级	乙等	475	508	275	611
新疆维吾尔自治区维吾尔医院	新疆乌鲁木齐市延安路776号	玉苏甫·买提努尔	省（自治区、直辖市）属	三级	甲等	500	527	287	627
新疆维吾尔自治区中医医院	新疆乌鲁木齐市黄河路116号	卢　勇	省（自治区、直辖市）属	三级	甲等	2600	2600	1236	1090

（续表）

卫生技术人员	执业医师	执业医师（中医类别）	执业助理医师	执业助理医师（中医类别）	药师（士）	西药师（士）	中药师（士）	房屋建筑面积（平方米）	万元以上设备台数	总收入	总支出	总资产	总诊疗人次数	入院人数	出院人数
497	233	152	1	0	31	14	17	22 513	200	211 644	187 666	232 188	330 104	12 182	12 099
500	197	129	1	0	25	9	16	54 865	458	377 488	309 334	560 594	419 908	15 656	15 695
1 128	417	256	4	1	86	36	50	87 710	1 344	783 797	718 148	731 912	719 703	43 525	43 665
1 076	348	245	1	1	58	15	43	56 350	1 117	638 369	530 655	790 902	599 238	33 663	33 644
933	275	170	4	2	67	36	31	49 326	863	520 992	465 019	648 713	512 627	26 140	26 037
977	348	239	1	1	82	39	43	44 345	1 022	512 707	512 820	588 005	1 201 994	23 417	23 464
213	77	24	3	0	18	12	6	20 618	136	57 897	53 058	118 234	178 426	4 227	4 126
364	195	25	12	3	49	12	37	43 093	24	198 761	175 660	203 654	311 212	5 373	5 352
902	323	266	4	2	64	9	55	23 691	494	392 677	351 795	497 085	672 964	21 793	21 860
1 246	270	150	4	3	69	32	37	104 535	1 254	601 043	578 016	606 766	395 553	40 413	40 246
870	299	52	6	0	34	22	12	54 476	807	331 302	286 600	405 242	369 992	31 584	31 856
681	218	138	2	2	65	22	43	40 616	0	251 741	227 545	382 916	340 374	16 858	16 844
788	439	317	6	5	72	28	44	185 551	1 692	657 016	676 655	1 208 303	660 028	38 459	38 679
375	156	129	7	2	46	10	36	60 000	37	127 408	137 669	292 914	97 730	9 250	9 261
690	237	161	3	0	92	35	57	44 658	863	315 451	278 754	274 088	443 005	17 874	17 980
520	160	105	0	0	41	29	12	31 173	684	180 622	161 563	197 327	421 653	11 544	11 867
497	136	42	12	10	98	33	65	73 194	149	157 841	155 198	202 593	192 201	12 251	12 064
905	476	467	0	0	75	30	45	174 889	2 847	1 864 232	1 668 324	2 350 314	1 628 696	100 206	100 458

科研机构篇

【2014 年中医药科研机构一览表】

机构名称	地址	邮编	电话	传真	主管单位	内设国家（重点/工程）实验室个数	内设国家工程（研究/技术研究）中心个数
北京市中医研究所	北京市东城区美术馆后街 23 号	100010	010 - 52176951	010 - 52176849	北京市卫生局	0	0
北京市卫生局临床药学研究所	北京市西城区新街口水车胡同 13 号	100035	010 - 83284514	010 - 83227052	北京市卫生局	0	0
中国中医科学院第二临床医药研究所	北京市宣武区北线阁 5 号	100053	010 - 88001471	010 - 63014195	中国中医科学院	0	0
中国中医科学院第一临床医药研究所	北京市海淀区西苑操场 1 号	100091	010 - 62835035	010 - 62879814	中国中医科学院	0	0
中国中医科学院针灸研究所	北京市东城区东直门内南小街 16 号	100700	010 - 64089307	010 - 64060868	中国中医科学院	0	0
中国中医科学院中医临床基础医学研究所	北京市东城区东直门内南小街 16 号	100700	010 - 64014411 - 3307	010 - 84032881	中国中医科学院	0	0
中国中医科学院中药研究所	北京市东城区东直门内南小街 16 号	100700	010 - 64032656	010 - 64013996	中国中医科学院	0	0
中国中医科学院医学实验中心	北京市东城区东直门内南小街 16 号	100700	010 - 64089570	010 - 64020477	中国中医科学院	0	0
中国中医科学院（院部）	北京市东城区东直门南小街 16 号	100700	010 - 64013948	010 - 64013948	国家中医药管理局	0	0
中国中医科学院中医基础理论研究所	北京市东城区东直门内南小街 16 号	100700	010 - 64014411 - 2578	010 - 64013896	中国中医科学院	0	0
中国医学科学院药用植物研究所	北京市海淀区马连洼北路 151 号	100193	010 - 57833020	010 - 57833020	中国医学科学院	1	0
张家口市中医研究所	河北省张家口市桥东区东河沿 56 号	075000	0313 - 2566088	/	张家口市卫生局	0	0
河北省中医药研究院	河北省石家庄市建华南大街 209 号	050031	0311 - 89293899	0311 - 8536398	河北省教育厅	0	0
山西省医药与生命科学研究院	山西省太原市小店区平阳路 61 号	030006	0351 - 7235529	0351 - 7241446	山西省食品药品监督管理局	0	0
山西省中医药研究院	山西省太原市并州西街 46 号	030012	0351 - 4668162	0351 - 4668200	山西省卫生和计划生育委员会	3	0
山西省活血化瘀研究所	山西省太原市解放南路 85 号	030001	0351 - 4639136	0351 - 4639137	山西省卫生和计划生育委员会	0	0

从业人员（包括招聘人员）	从事科技活动人员	其中：女性	其中：科技管理人员	课题活动人员	科技服务人员	从事生产经营活动人员	其他人员（医疗、工程设计、教学培训、后勤服务等人员）	外聘的流动学者（编制在其他单位）	招收的非本单位在读研究生	离退休人员	从事科技活动人员	其中：博士毕业	硕士毕业	本科毕业	大专毕业	其中：高级职称	中级职称	负责人
36	24	20	2	20	2	0	12	0	5	37	24	10	10	2	2	8	10	刘清泉
43	38	26	13	25	0	0	5	0	0	23	38	3	7	25	3	10	7	王大仟
1 443	621	389	6	555	60	0	822	0	73	516	621	188	200	146	63	282	199	王阶
862	263	132	5	187	71	0	599	0	54	531	263	83	72	78	30	65	62	唐旭东
159	154	96	10	80	64	0	5	0	0	235	154	38	40	31	30	73	54	喻晓春
83	79	45	8	66	5	0	4	6	8	0	79	46	26	7	0	37	25	谢雁鸣
206	154	92	19	125	10	0	52	11	58	193	154	79	28	30	13	80	62	陈士林
63	63	38	1	54	8	0	2	10	0	0	63	30	19	12	2	31	25	于友华
169	137	78	137	0	0	0	32	0	0	0	137	21	43	53	16	42	50	张伯礼
87	85	46	16	60	9	0	2	0	0	115	85	39	10	24	12	47	30	胡镜清
260	260	133	43	174	43	0	0	0	180	233	260	137	32	39	19	104	101	孙晓波
1	1	0	1	0	0	0	0	0	0	12	1	0	0	1	0	1	0	王韶军
85	71	45	11	49	11	0	14	0	1	35	71	1	28	18	19	20	24	裴 林
85	65	29	8	52	5	14	6	0	2	42	65	4	15	35	5	23	38	王建功
131	86	29	14	66	6	27	18	3	11	0	86	3	13	42	20	28	27	王晔星
18	17	10	7	9	1	0	1	0	0	15	17	0	3	11	3	5	3	/

机构名称	地址	邮编	电话	传真	主管单位	内设国家（重点/工程）实验室个数	内设国家工程（研究/技术研究）中心个数
山西省针灸研究所	山西省太原市平阳路北园街2号	030006	0351－7236352	0351－7236352	山西省卫生和计划生育委员会	0	0
内蒙古自治区医药工业研究所有限责任公司	内蒙古呼和浩特市大学东街99号	010010	13948519670	0471－2336777	无	0	0
内蒙古自治区中医药研究所	内蒙古呼和浩特市建康街15号	010020	0471－6920987	0471－6929047	内蒙古自治区卫生和计划生育委员会	0	0
内蒙古锡林郭勒盟蒙医研究所	内蒙古锡林郭勒盟锡林浩特市	026000	0479－8105123	0479－8279739	内蒙古锡林郭勒盟卫生和计划生育委员会	0	0
内蒙古阿拉善盟蒙医药研究所	内蒙古阿拉善左旗巴彦浩特镇	750306	18604834747	/	内蒙古阿拉善盟卫生和计划生育委员会	0	0
内蒙古通辽市蒙医研究所	内蒙古通辽市和平路北段	028000	0475－6388624	0475－8835373	内蒙古通辽市卫生和计划生育委员会	0	0
内蒙古鄂尔多斯市蒙医研究所	内蒙古鄂尔多斯市康巴什新区康惠路乐康街交汇南侧	017000	0477－8390357	0477－833523	内蒙古鄂尔多斯市卫生和计划生育委员会	0	0
内蒙古呼和浩特市中蒙医研究所	内蒙古呼和浩特市回民区文化宫街29号	010030	0471－6672809	0471－6935635	内蒙古呼和浩特市卫生和计划生育委员会	0	0
辽宁省中医药研究院	辽宁省沈阳市皇姑区黄河北大街60号	110034	024－86803001	024－86803005	辽宁省卫生和计划生育委员会	0	0
沈阳市中医研究所	辽宁省沈阳市和平区三好街23号	110004	024－23891067	024－23893338	沈阳市卫生和计划生育委员会	0	0
辽阳市中医中药研究所	辽宁省辽阳市白塔区东六道街40号	111000	0419－3232576	0419－3228063	辽阳市卫生和计划生育委员会	0	0
铁岭市中医研究所	辽宁省铁岭市银州区体育馆路23号	112000	024－72818084	024－72882085	铁岭市卫生和计划生育委员会	0	0
吉林省中医药科学院	吉林省长春市工农大路1745号	130021	0431－86058605	0431－8595768	吉林省卫生和计划生育委员会	0	0
吉林人参研究院	吉林省通化市龙泉路666号	134001	0435－3269806	0435－3269806	吉林省工业和信息化厅	0	1
黑龙江省黑河市医药科学研究所	黑龙江省黑河市海兰街187号	164300	0456－8223306	/	黑河市工信委	0	0

科 研 机 构 篇　505

（续表）

从业人员（包括招聘人员）	从事科技活动人员	其中：女性	其中：科技管理人员	课题活动人员	科技服务人员	从事生产经营活动人员	其他人员（医疗、工程设计、教学培训、后勤服务等人员）	外聘的流动学者（编制在其他单位）	招收的非本单位在读研究生	离退休人员	从事科技活动人员	其中：博士毕业	硕士毕业	本科毕业	大专毕业	其中：高级职称	中级职称	负责人
168	53	23	29	10	14	110	5	0	2	70	53	2	10	4	2	25	20	雷鸣
16	10	3	2	4	4	4	2	0	0	0	10	0	2	6	2	4	6	杜瑞林
60	49	25	3	39	7	0	11	0	15	24	49	3	20	24	2	28	20	杨广源
663	596	327	119	435	42	57	10	5	0	98	596	0	32	224	279	77	163	斯琴巴特尔
15	15	8	5	8	2	0	0	0	0	0	15	0	1	14	0	10	5	杨巴嘎纳
66	53	29	4	42	7	0	13	1	0	41	53	1	2	21	25	30	11	齐双山
272	221	136	22	21	178	0	51	0	0	55	221	2	11	106	83	40	34	布仁
435	242	205	12	123	107	0	193	0	0	88	242	1	60	98	83	37	59	莎仁格日勒
200	200	114	18	106	76	0	0	0	0	286	200	2	54	76	68	71	96	李国信
125	120	77	6	59	55	0	5	0	0	0	120	5	19	71	20	54	36	李丹
2	2	0	1	1	0	0	0	0	0	7	2	0	1	1	0	1	0	耿巍
15	15	9	2	0	13	0	0	0	0	5	15	0	0	10	4	5	6	宋友梅
706	385	263	6	121	258	0	321	0	0	269	385	20	65	188	85	120	182	陈心智
61	56	13	4	41	11	0	5	0	0	26	56	1	5	29	18	11	18	蔡树群
17	9	5	3	4	2	0	8	0	0	28	9	0	0	2	7	1	5	孙宇芳

机构名称	地址	邮编	电话	传真	主管单位	内设国家（重点/工程）实验室个数	内设国家工程（研究/技术研究）中心个数
黑龙江中医药大学中医基本理论研究所	黑龙江省哈尔滨市香坊区和平路24号	150040	0451 – 87266836	0451 – 87266988	黑龙江省教育厅	0	0
黑龙江省中医药科学院	黑龙江省哈尔滨市香坊区香顺街41号	150036	0451 – 55653086	045155654578	黑龙江省中医药管理局	5	0
上海市针灸经络研究所	上海市徐汇区宛平南路650号	200030	021 – 64381106	021 – 64390339	上海市卫生和计划生育委员会	0	0
上海市气功研究所	上海市徐汇区宛平南路650号	200030	021 – 64394141	021 – 64383936	上海市卫生和计划生育委员会	0	0
苏州市吴门医派研究院	江苏省苏州市沧浪新城杨素路18号	215009	0512 – 67872506	051267872506	苏州市卫生和计划生育委员会	0	0
江苏省中医药研究院	江苏省南京市红山路十字街100号	210028	025 – 85637817	025 – 85502829	江苏省科技厅	0	2
浙江省中药研究所	浙江省杭州市西溪路553号	310023	0571 – 85241075	057185241901	浙江省科技厅	0	0
浙江省中医药研究院	浙江省杭州天目山路132号	310007	0571 – 89972026	0571 – 8885319	浙江省卫生和计划生育委员会	0	0
安徽省医学科学研究院	安徽省合肥市永红路15号	230061	0551 – 62836393	0551 – 6282269	安徽省卫生和计划生育委员会	0	0
黄山市新安医学研究中心	安徽省黄山市屯溪区黄山中路28号	245000	0559 – 2512249	0559 – 2512249	黄山市卫生和计划生育委员会	0	0
莆田市中医药研究所	福建省莆田市学园路科技中试大楼	351100	0594 – 2692460	/	莆田市科学技术局	0	0
福建省宁德市医药研究所	福建省宁德市署前路7号	352100	0593 – 2512050	/	福建省宁德市卫生和计划生育委员会	0	0
福建省中医药研究院	福建省福州市五四路282号	350003	0591 – 83570943	0591 – 83570943	福建中医药大学	0	1
泉州市医药研究所	福建省泉州市鲤城区县后街米仓巷	362000	0595 – 22783045	0595 – 2277357	泉州市卫生和计划生育委员会	0	0
江西省中医药研究院	江西省南昌市文教路529号	330046	0791 – 88511741	0791 – 8851192	江西省卫生和计划生育委员会	0	0
山东省中医药研究院	山东省济南市燕子山西路7号	250014	0531 – 82949803	0531 – 8296847	山东省卫生和计划生育委员会	0	0

（续表）

从业人员（包括招聘人员）	从事科技活动人员	其中：女性	其中：科技管理人员	课题活动人员	科技服务人员	从事生产、经营活动人员	其他人员（医疗、工程设计、教学培训、后勤服务等人员）	外聘的流动学者（编制在其他单位）	招收的非本单位在读研究生	离退休人员	从事科技活动人员	其中：博士毕业	硕士毕业	本科毕业	大专毕业	其中：高级职称	中级职称	负责人
60	54	30	5	45	4	4	2	86	12	32	54	10	15	24	3	32	18	/
1 471	1 297	1 003	130	846	321	0	174	4	160	357	1 297	42	269	591	363	251	253	王 顺
69	59	48	6	46	7	0	10	15	20	1	59	22	18	13	6	19	28	房 敏
46	23	11	8	12	3	0	23	0	7	70	23	4	7	9	3	4	15	李 洁
67	67	21	6	61	0	0	0	0	12	0	67	11	10	43	3	62	2	葛惠男
1 266	683	353	56	469	158	0	583	0	121	129	683	49	296	276	49	205	179	王小宁
53	42	17	8	34	0	0	11	2	6	4	42	1	15	24	2	20	8	王志安
107	86	42	5	67	14	0	21	3	27	103	86	8	33	22	10	33	18	柴可群
58	49	25	7	37	5	0	9	0	0	63	49	2	23	17	4	13	26	李筱青
23	15	10	2	5	8	3	5	0	0	13	15	0	0	0	0	3	6	江国庆
2	2	1	1	1	0	0	0	0	0	0	2	0	0	0	1	0	2	林力强
13	9	8	2	7	0	0	4	0	0	7	9	0	0	4	2	0	4	章楚缨
108	79	43	23	37	19	3	26	0	23	107	79	7	28	36	1	23	32	周美兰
10	10	4	2	6	2	0	0	0	0	13	10	0	4	2	2	2	5	苏 齐
95	82	41	15	45	22	0	13	0	3	52	82	0	10	50	15	34	21	/
145	78	48	14	58	6	35	32	0	0	60	78	9	27	31	5	32	35	赵渤年

机构名称	地址	邮编	电话	传真	主管单位	内设国家（重点/工程）实验室个数	内设国家工程（研究/技术研究）中心个数
青岛市中西医结合研究所	山东省青岛市市南区嘉祥路3号	266002	0532－82619172	0532－82612230	青岛市科技局	0	0
青岛市中医研究所	山东省青岛市人民路4号	266033	0532－83777061	0532－83777551	青岛市中医管理局	0	0
南阳市中医中药研究所	河南省南阳市工农南路52号	473000	0377－63229775	0377－63252052	南阳市卫生和计划生育委员会	0	0
河南省中医药研究院	河南省郑州市城北路7号	450004	0371－66310698	0371－66317058	河南省中医管理局	0	0
河南省正骨研究院	河南省洛阳市厘河区启明南路82号	471002	0379－63546882	0379－6355210	河南省中医管理局	0	0
湖北省农业科学院中药材研究所	湖北省恩施市学院路253号	445000	0718－8410985	0718－8410985	湖北省农业科学院	0	0
湖南省中医药研究院	湖南省长沙市河西麓山路58号	410006	0731－88854257	0731－8885425	湖南省科技厅	1	0
广东省潮州市医药研究所	广东省潮州市城新西路吉怡路中段	521011	0768－2296231	0768－2296231	潮州市卫生和计划生育局	0	0
广西壮族自治区药用植物园	广西南宁市长堽路189号	530023	0771－5602461	0771－5602461	广西壮族自治区卫生和计划生育委员会	1	0
广西壮族自治区民族医药研究院	广西南宁市明秀东路234号	530001	0771－3137645	0771－3132303	广西壮族自治区卫生和计划生育委员会	0	0
广西壮族自治区中医骨伤科研究所	广西南宁市新民路32号	530012	0771－2809369	0771－2809369	广西壮族自治区卫生和计划生育委员会	0	0
广西壮族自治区中医药研究院	广西壮族自治区南宁市东葛路20－1号	530022	0771－5877473	0771－5867737	广西壮族自治区卫生和计划生育委员会	0	0
南宁市针灸研究所	广西南宁市共和路209号	530012	0771－2621753	0771－2621753	南宁市卫生和计划生育委员会	0	0
中国医学科学院药用植物研究所海南分所	海南省万宁市兴隆	571533	0898－31589000	0898－62552046	中国医学科学院药用植物研究所	0	0
重庆市药物种植研究所	重庆市南川区三泉镇三泉居委	408435	023－71480053	023－71480128	重庆市科学技术委员会	0	0

（续表）

从业人员（包括招聘人员）	从事科技活动人员	其中：女性	其中：科技管理人员	课题活动人员	科技服务人员	从事生产经营活动人员	其他人员（医疗工程设计、教学培训、后勤服务等人员）	外聘的流动学者（编制在其他单位）	招收的非本单位在读研究生	离退休人员	从事科技活动人员	其中：博士毕业	硕士毕业	本科毕业	大专毕业	其中：高级职称	中级职称	负责人
72	65	24	3	59	3	0	7	0	0	3	65	1	20	42	2	15	29	丁文龙
123	123	63	3	110	10	0	0	0	72	10	123	15	68	40	0	35	50	刘宏
11	11	7	1	8	2	0	0	3	0	8	11	0	0	5	6	2	9	廖俊旭
62	57	31	9	38	10	0	5	0	15	101	57	5	7	43	2	40	14	韩颖萍
20	20	4	3	15	2	0	0	0	0	15	20	6	5	9	0	16	4	杜天信
22	18	5	2	16	0	0	4	2	0	6	18	1	8	7	2	4	11	郭汉玖
699	539	309	80	406	53	20	140	0	48	229	539	19	138	230	93	148	134	秦裕辉
18	18	6	6	4	8	0	0	0	0	18	18	0	0	7	10	0	3	陈涛
463	214	108	22	109	83	89	160	35	9	233	214	26	58	43	28	38	65	缪剑华
231	46	24	15	28	3	163	22	0	0	73	46	1	15	19	5	22	12	韦英才
353	226	82	7	141	78	82	45	2	10	130	226	0	43	106	77	48	50	杨渊
121	102	41	9	93	0	0	19	0	0	138	102	1	19	60	22	18	38	钟鸣
300	33	18	15	10	8	242	25	0	0	99	33	0	7	22	4	20	13	黄科
47	34	9	8	26	0	13	0	0	0	36	34	4	17	8	3	15	12	魏建和
135	110	32	20	59	31	0	25	0	0	92	110	1	21	41	20	22	30	钱齐妮

机构名称	地址	邮编	电话	传真	主管单位	内设国家（重点/工程）实验室个数	内设国家工程（研究/技术研究）中心个数
重庆市中医研究院	重庆市江北区盘溪七支路6号	400021	023－67776180	023－67063760	重庆市卫生与计划生育委员会	1	0
重庆市中药研究院	重庆市南岸区黄桷垭南山路34号	400065	023－89029012	023－89029008	重庆市科学技术委员会	0	0
甘孜藏族自治州藏医药研究所	四川省甘孜藏族自治州康定县炉城南路23号	626000	0836－6889774	0836－2838503	甘孜藏族自治州卫生局	0	0
绵阳市中医药研究所	四川省绵阳市涪城路14号	621000	18781643285	0816－2242452	四川省绵阳市卫生和计划生育委员会	0	0
成都市中医药研究所	四川省成都市高新南区繁雄大道万象北路18号	610041	028－85315215	028－85313722	成都市中医管理局	0	0
四川省中医药科学院中医研究所	四川省成都市四道街20号	610031	028－68890138	028－86634673	四川省中医药管理局	0	0
成都市中草药研究所	四川省成都市新都区新繁镇正西街130号	610501	028－82726171	028－82722252	成都市卫生与计划生育委员会	0	0
四川省中医药科学院	四川省成都市人民南路四段51号	610041	028－85237056	028－85237056	四川省中医药管理局	1	0
黔东南苗族侗族自治州民族医药研究院	贵州省凯里市金井路6号	556000	0855－8218793	0855－8218898	黔东南州卫生和计划生育委员会	0	0
贵阳药用植物园	贵州省贵阳市沙冲南路202号	550007	0851－3804323	0851－3832053	贵阳市科技局	0	0
毕节市中药药产业发展办公室（毕节市中药研究所）	贵州省毕节市桂花路8号	551700	15338577017	/	毕节市科技局	0	0
云南省中医中药研究院	云南省昆明市五华区莲花池学府路139号	650223	0871－65128102	0871－5111569	云南省卫生和计划生育委员会	0	0
新疆维吾尔医药研究所	新疆乌鲁木齐市延安路776号附1号	830049	0991－2565663	0991－2557730	新疆维吾尔自治区卫生和计划生育委员会	0	0
新疆中药民族药研究所	新疆乌鲁木齐市新民路九号	830002	09912633131	09918820158	新疆维吾尔自治区卫生和计划生育委员会	0	0
新疆中医药研究院	新疆乌鲁木齐市黄河路116号	830000	0991－5564396	0991－5848747	新疆维吾尔自治区科技厅	0	0

（续表）

从业人员（包括招聘人员）	从事科技活动人员	其中：女性	其中：科技管理人员	课题活动人员	科技服务人员	从事生产经营活动人员	其他人员（医疗、工程设计、教学培训、后勤服务等人员）	外聘的流动学者（编制在其他单位）	招收的非本单位在读研究生	离退休人员	从事科技活动人员	其中：博士毕业	硕士毕业	本科毕业	大专毕业	其中：高级职称	中级职称	负责人
2 444	533	295	26	472	35	0	1 911	51	1	1 016	533	42	154	280	37	117	156	左国庆
79	65	48	6	54	5	0	14	1	1	47	65	1	14	45	5	21	29	/
31	26	5	1	25	0	0	5	0	0	0	26	0	2	24	0	9	12	杨国卉
50	36	14	9	22	5	9	5	0	0	52	36	5	16	13	2	10	23	马小军
242	157	99	44	98	15	0	85	0	0	61	157	0	0	90	59	21	38	王肖飞
26	26	9	11	15	0	0	0	0	0	11	26	0	1	14	11	8	4	付开聪
137	80	41	21	45	14	19	38	1	0	110	80	0	1	39	28	13	28	/
1 190	1 067	742	100	954	13	0	123	0	0	449	1 067	29	192	313	417	197	153	刘勤社
68	37	17	6	30	1	0	31	1	0	1	37	6	14	13	2	12	20	谢兴文
27	8	4	3	2	3	7	12	0	0	1	8	0	0	3	5	3	5	朵德祥
121	101	69	8	57	36	7	13	0	0	29	101	2	2	53	40	23	42	杨宏权
615	176	84	32	119	25	0	439	0	3	42	176	4	36	126	10	91	47	李　明
28	28	10	9	19	0	0	0	1	0	2	28	2	8	15	3	7	18	斯拉甫·艾
30	28	13	2	22	4	0	2	0	0	28	28	0	7	20	1	14	10	贾晓光
100	100	36	10	0	90	0	0	0	12	8	100	25	28	40	5	92	8	卢　勇

院

校

篇

【北京中医药大学】

党委书记：吴建伟
校　　长：徐安龙
党委副书记：靳　琦、林志华
副 校 长：谷晓红、乔延江、
　　　　　邬国强、翟双庆、
　　　　　王　伟
纪委书记：林志华
基础医学院院长：刘建平
中药学院院长：林瑞超
针灸推拿学院院长：赵百孝
管理学院院长：赵　静
护理学院院长：郝玉芳

人文学院院长：（暂无）
国际学院院长：唐民科
台港澳中医学部主任：于永杰
第一临床医学院（东直门医院）
　　　　　院长：王耀献
第二临床医学院（东方医院）
　　　　　院长：张允岭
第三附属医院院长：刘金民
继续教育学院院长：傅延龄
远程教育学院院长：谷晓红（兼）
地　　址：北京市朝阳区北三环东
　　　　　路11号（西校区）
　　　　　北京市朝阳区北四环东

路望京中环南路6号
（东校区）
邮　　编：100029（西校区）/
　　　　　100102（东校区）
电　　话：010-64286426
传　　真：010-64213817
电子信箱：xiaoban@bucm.edu.cn
网　　址：www.bucm.edu.cn

专业统计

　　2014年，学校职工人数1252人。专任教师612人，其中正教授167人，副教授224人，讲师180人，助教24人。

专业设置	学制（年）	2014年毕业生数	2014年招生数	在校生数
中医学（五年制）	5	101	171	736
中医学（卓越）	5+3	0	260	729
中医学（岐黄）	5+4	0	40	173
中医学（七年制）	7	276	0	362
中医学（台港澳）	5	51	73	301
中药学	4	57	158	629
制药工程学	4	60	0	171
中药制药	4	0	58	117
针灸推拿学（台港澳）	5	0	5	10
针灸推拿学	5	77	89	430
公共事业管理学	4	38	64	236
公共事业管理学	5	120	0	0
药学	4	0	30	58
工商管理学	4	54	40	165
护理学	4	72	125	500
英语（医学）	5	49	44	224
法学（医药卫生）	4	29	38	172
中医学（留学生本科）	4	151	69	488
护理学（专科）	3	144	110	381
中药学（专科）	3	0	36	103
合　计	/	**1279**	**1410**	**5985**

注：以上统计数据为本专科学生数。

研究生教育

　　在校硕士研究生2827人，2014年招收硕士研究生1089人，毕业898人。（其中：留学生在校硕士研究生74人，2014年招收留学生硕士研究生25人，毕业17人）

　　在校博士研究生661人，2014年招收博士研究生206人，毕业206人。（其中：留学生在校博士研究生27人，2014年招收留学生博士研究生4人，留学生毕业10人）

　　硕士学位专业设置：中医基础理论、中医临床基础、中医医史文献、方剂学、中医诊断学、中医内科学、中医外科学、中医骨伤科学、中医妇科学、中医儿科学、中医五官科学、针灸推拿学、民族医学、中医体质学、中医临床药学、中医皮肤性病学、医药卫生法学、中医药外语、中医药管理、中医养生康复学、中医文化学、健康管理学、中西医结合基础、中西医结合临床、中西医结合内科学、中西医结合外科学、中西医结合骨科学、中西医结合妇科学、中西医结合五官科学、中西医结合肿瘤学、中西医结合循证医学、中西医结合药理学、中西医结合护理学、药物分析学、微生物与生化药学、中药资源学、中药炮制学、中药鉴定学、中药化学、中药分析学、中药药理学、中药药剂学、临床中药学、民族药学、社会医学与卫生事业管理

　　博士学位专业设置：中医基础理论、中医临床基础、中医医史文献、方剂学、中医诊断学、中医内

科学、中医外科学、中医骨伤科学、中医妇科学、中医儿科学、中医五官科学、针灸推拿学、民族医学、中医体质学、中医临床药学、中医皮肤性病学、医药卫生法学、中医药外语、中医药管理、中医养生康复学、中医文化学、中西医结合基础、中西医结合临床、中西医结合内科学、中西医结合外科学、中西医结合骨科学、中西医结合妇科学、中西医结合五官科学、中西医结合肿瘤学、中西医结合循证医学、中西医结合药理学、中西医结合护理学、中药资源学、中药炮制学、中药鉴定学、中药化学、中药分析学、中药药理学、中药药剂学、临床中药学、民族药学

重点学科及学科带头人

国家重点学科

一级学科国家重点学科

　　中医学（暂缺）

　　中药学（暂缺）

二级学科国家重点学科

　　中医基础理论：王　琦

　　中医诊断学：陈家旭

　　中西医结合基础：牛建昭

　　方剂学：谢　鸣

　　中医内科学：姜良铎

　　中医临床基础：王庆国

　　中医医史文献（暂缺）

　　针灸推拿学（暂缺）

　　中医外科学（暂缺）

　　中医妇科学（暂缺）

　　中医骨伤科学（暂缺）

　　中医儿科学（暂缺）

　　中医五官科学（暂缺）

　　民族医药（暂缺）

　　中药学：乔延江

国家中医药管理局重点学科

　　伤寒学：李宇航

　　中医基础理论：高思华

　　中医脑病学（东直门医院）：高　颖

　　中西医结合基础：刘建平

　　中药化学：石任兵

　　中药分析学：乔延江

　　临床中药学：张　冰

　　中医诊断学：陈家旭

　　中药鉴定学：刘春生

　　中药药理学：孙建宁

针灸学：赵百孝

中西医结合临床（东方医院）：林　谦

　　中医肝胆病学：叶永安

　　中医妇科学：金　哲

　　中医全科医学：唐启盛

　　中医肺病学：苏惠萍

　　中医内分泌病学：赵进喜

　　中医老年病学：田金洲

　　中医急诊学：刘清泉

　　中医骨伤科学：王庆普

　　中医血液病学：李冬云

　　内经学：翟双庆

　　金匮要略：贾春华

　　古汉语与医古文：王育林

　　中医脑病学（东方医院）：张允岭

　　中医痹病学：朱跃兰

　　中医肛肠病学：刘仍海

　　中医乳腺病学：裴晓华

　　中医周围血管病学：庞　鹤

　　中医男科学：李海松

　　中医儿科学：王素梅

　　中医眼科学：周　剑

　　中医耳鼻喉科学：刘大新

　　中医护理学：郝玉芳

　　推拿学：于天源

　　中西医结合基础：王　伟

　　中西医结合临床（东直门医院）：王　显

　　中医药信息学：乔延江

　　中医文化学：张其成

　　中医神志病学：曲　淼

　　中医循证医学：刘建平

　　中医体质学：王　琦

　　中医药英语：吴　青

　　中医国际传播学：张立平

　　中医药管理学：程　薇

　　医药卫生法学：王梅红

　　航天中医药学：郑虎占

　　航海中医药学：李　峰

北京市重点学科

一级学科北京市重点学科

　　中西医结合（暂缺）

　　护理学：郝玉芳

二级学科北京市重点学科

　　中医临床基础：王庆国

　　中医医史文献：严季澜

　　中医外科学：李曰庆

　　中医药管理学：房耘耘

　　中西医结合临床：李乃卿

　　中医人文学：张其成

　　中西医结合基础：刘建平

　　护理学：郝玉芳

重点实验室及负责人

教育部工程研究中心

　　中药制药与新药开发关键技术工程研究中心：乔延江

　　中药材规范化生产工程研究中心：林瑞超

教育部重点实验室

　　中医内科学实验室：田金洲

　　中医养生学实验室：刘铜华

　　证候与方剂基础研究实验室：王庆国

北京市教委重点实验室

　　中药基础与新药研究实验室：乔延江

　　中医内科学实验室：田金洲

北京市科委重点实验室

　　证候与方剂基础研究实验室：王庆国

　　中医养生学实验室：刘铜华

北京市教委工程研究中心

　　中药质量控制技术工程研究中心：石任兵

国家中医药管理局三级实验室

　　细胞生物化学实验室：郭顺根

　　神经免疫实验室：王天芳

　　细胞分子生物学实验室：华　茜

　　微生物与免疫实验室：顾立刚

　　中药鉴定实验室：刘春生

　　中药药理实验室：孙建宁

　　中药制剂实验室：倪　健

　　中药分析实验室：马长华

　　中药化学实验室：石任兵

　　针灸生物学实验室：张露芬

　　中药药理学实验室（东直门医院）：王蓬文

　　神经细胞分子生物学实验室（东直门医院）：高　颖

　　细胞分子技术实验室（东方医院）：张允岭

科研、教学服务机构及负责人

　　科研实验中心（原中医药科技发展中心）：卢建秋

　　教育技术中心：靳振洋

　　图书馆：梁永宣

　　中医药博物馆：卢颖

　　信息中心：刘仁权

（王丹凤）

【天津中医药大学】

党委书记：李庆和
校　　长：张伯礼
常务副校长：高秀梅
党委副书记：刘红军
纪委书记：李永强
副校长：于　越、周桂桐
中医学院院长：孟静岩
中药学院院长：邱　峰
针灸推拿学院院长：郭　义

护理学院副院长（主持工作）：
　　　　刘彦慧
管理学院院长：何　强
语言文化学院副院长（主持工作）：
　　　　曹立娅
体育健康学院院长：刘俊荣
研究生院院长：王　怡
国际教育学院院长：应森林
继续教育学院院长：王慧生
中西医结合学院院长：吕文光
地　　址：天津市南开区鞍山西道

312 号
邮　　编：300193
电　　话：022-59596111
传　　真：022-59596110
电子信箱：tcmoffice@163.com
网　　址：www.tjutcm.edu.cn

专业统计

2014 年，学校教职工 1256 人。专任教师 845 人，其中教授 189 人，副教授 269 人，讲师 347 人，助教 40 人。

专业设置	学制（年）	2014 年毕业生数	2014 年招生数	在校生数
社会体育指导与管理	4	0	29	58
汉语言	4	27	32	111
汉语国际教育	4	29	31	115
应用心理学	4	50	50	219
制药工程	4	0	50	199
中药学	4	143	99	369
中药资源与开发	4	79	46	192
中药制药	4	0	0	143
中医学	5	134	130	696
中医学	7	293	320	1661
针灸推拿学	5	46	60	265
中西医临床医学	5	37	39	198
药学	4	0	48	206
药物制剂	4	95	51	305
临床药学	5	56	52	155
康复治疗学	4	0	79	248
护理学专业	4	286	427	1712
护理学专业	5	101	0	100
市场营销	4	108	112	470
公共事业管理	4	48	50	211
劳动与社会保障	4	48	51	217
合　计	/	1580	1756	7850

注：以上统计数据为本专科学生数。

研究生教育

在校硕士研究生 2373 人，2014 年招收硕士研究生 653 人，毕业 691 人。

在校博士研究生 225 人，2014 年招收博士研究生 74 人，毕业 59 人。

硕士学位专业设置（含自主设置专业）：中医基础理论、中医临床基础、中医医史文献、方剂学、中医诊断学、中医内科学、中医外科学、中医骨伤科学、中医妇科学、中医儿科学、中医五官科学、针灸推拿学、民族医学、中医预防医学、临床评价、病理学与病理生理学、人体解剖与组织胚胎学、免疫学、病原生物学、放射医学、老年医学、神经病学、影像医学与核医学、肿瘤学、中西医结合基础、中西医结合临床、康复医学、中西医结合护理学、中药学、中药制药工程学、生药学、药物分析学、药理学、药物化学、药剂学、微生物学与生化药学、食品药学、护理学、护理教育学、临床护理学、中国古典文献学、管理科学与工程、医疗安全与风险管理、医药产业战略、健康管理、医院管理、生物医学工程、中医工程学、诊疗仪器

博士学位专业设置：中医基础理论、中医临床基础、中医医史文献、方剂学、中医诊断学、中医内科学、中医外科学、中医骨伤科学、中医妇科学、中医儿科学、中医五官科学、针灸推拿学、民族医学、中医预防医学、临床评价、中

西医结合基础、中西医结合临床、中医工程学、康复医学、中西医结合护理学、中药学、中药制药工程学

重点学科及学科带头人

教育部重点学科

针灸推拿学：石学敏

中医内科学：张伯礼

国家中医药管理局重点学科

中医妇科学：宋殿荣

针灸学：王　舒

方剂学：高秀梅

中医心病学：毛静远

中医肺病学：孙增涛

中医肾病学：杨洪涛

中医疮疡病学：张朝晖

中医儿科学：马　融

中药药理学：张艳军

中西医结合基础：张军平

中医药工程学：王益民

温病学：王秀莲

中医各家学说：秦玉龙

中医心病学：杜武勋

中医痹病学：刘　维

中医血液病学：史哲新

中医疮疡病学：王　军

中医护理学：王维宁

推拿病学：王金贵

临床中药学：王保和

中医预防学：王泓午

中医"治未病"学：王德惠

中医神志病学：颜　红

天津市重点学科

针灸推拿学：石学敏

中医内科学：张伯礼

中药学：高秀梅

中医基础理论：孟静岩

中西医结合基础：范英昌

重点实验室及负责人

省部共建国家重点实验室培育基地

天津市现代中药实验室：朱　彦

国家级国际联合研究中心

中意中医药联合实验室：张伯礼

教育部重点实验室

方剂学：高秀梅

教育部工程研究中心

现代中药发现与制剂技术教育部工程研究中心：高秀梅

教育部创新团队

组分中药基础与应用研究：何新

针刺治疗脑病：王　舒

中医药防治心血管疾病研究：毛静远

科技部创新人才推进计划重点领域创新团队

复方中药研究创新团队：高秀梅

天津市技术工程中心

天津市组分中药技术工程中心：程翼宇

天津市中药外用药技术工程中心：张伯礼

天津市中医工程及医学虚拟技术工程中心：陆小左

国家中医药管理局中医药科研三级实验室

中药药理实验室：王　怡

分子生物学实验室：于建春

细胞生物学实验室：王　虹

病理实验室：范英昌

医用化学传感器实验室：郭　义

呼吸功能实验室：孙增涛

中药制剂实验室：崔元璐

中药毒理实验室：胡利民

中药化学实验室：王　涛

中药制剂实验室：李　进

针刺量效关系实验室：樊小农

认知和运动分析实验室：于　涛

肾脏组织生物学实验室：杨洪涛

推拿手法生物效应实验室：王金贵

国家中医药管理局重点研究室

针刺效应重点研究室：王　舒

方剂配伍重点研究室：高秀梅

天津市重点实验室

中药药理重点实验室：胡利民

针灸学重点实验室：王　舒

中药化学与分析重点实验室：王　涛

天津市卫生计生委重点研究室

针刺效应重点研究室：王　舒

方剂配伍重点研究室：高秀梅

心系疾病证治重点研究室：张军平

肺科"治未病"重点研究室：孙增涛

中医药儿科脑病重点研究室：马　融

中医药生殖健康重点研究室：宋殿荣

中药药性重点研究室：张德芹

中医药研究方法与应用重点研究室：王泓午

附属机构及负责人

天津中医药大学第一附属医院：马　融

天津中医药大学第二附属医院：孙增涛

天津中医药大学附属保康医院：郭利平

天津中医药大学附属武清中医院：刁殿军

天津中医药大学附属北辰中医院：马国海

天津中医药大学附属南开中医院：李学军

（张志国、张　杰）

【河北中医学院】

党委书记：王　洪

党委副书记、院长：孔祥骊

党委副书记：刘超颖

纪委书记：赵同安

党委常委、副院长：高维娟、张祥竞

基础医学院院长：董尚朴

中西医结合学院院长：杜惠兰

针灸推拿学院院长：贾春生

药学院院长：楚　立

护理学院院长：（暂　缺）

继续教育学院院长：魏　民

国际教育学院院长：房家毅

研究生学院院长：高维娟

地　　址：河北省石家庄市鹿泉区杏苑路3号

邮　　编：050200

电　　话：0311-89926000

传　　真：0311-89926666

电子信箱：hbzyxydzb@126.com

网　　址：www.hebtcm.edu.cn

专业统计

2014年，学校职工人数672人。专任教师382人，其中教授80人，副教授92人，讲师123人，助教23人。

专业设置	学制（年）	2014年毕业生数	2014年招生数	在校生数
中医学	5	181	300	1062
中医学（中医骨伤方向）	5	42	0	74
针灸推拿学	5	44	107	390
针灸推拿学（康复方向）	5	48	0	72
中药学	4	31	101	272
中西医临床学	5	149	284	944
护理学	4	46	188	364
康复治疗学	4	0	60	60
中药资源与开发	4	0	55	55
医学影像技术	4	0	48	48
中医学（专科起点本科）	3	0	19	19
针灸推拿学（专科起点本科）	3	0	36	36
中西医临床医学（专科起点本科）	3	0	5	5
护理学（专科起点本科）	3	173	37	158
护理	3	737	391	1665
针灸推拿	3	122	167	456
临床医学	3	297	0	195
药学	3	0	89	89
医学影像技术	3	0	49	49
医学检验技术	3	0	49	49
合 计	/	1870	1985	6062

注：以上统计数据为本专科学生数。

研究生教育

在校硕士研究生229人，2014年招收硕士研究生71人，毕业75人。

在校博士研究生27人，2014年招收博士研究生7人，毕业9人。

硕士学位专业设置：中医基础理论、中医临床基础、中医医史文献、方剂学、中医诊断学、中医内科学、中医外科学、中医骨伤科学、中医儿科学、中医五官学、中医妇科学、针灸推拿学、中西医结合基础、中西医结合临床（内、外、妇产、儿、眼、骨伤等）

博士学位专业设置：中医诊断学

重点学科及学科带头人

国家级重点学科

中西医结合基础：杜惠兰

省部级重点学科

中西医结合基础：杜惠兰

中医诊断学：方朝义

针灸学：贾春生

校级重点学科

中医基础理论：王四平

中医诊断学：周俊琴

国家中医药管理局重点学科建设单位

中医脾胃病学：李佃贵

中医肾病学：陈志强

中医肛肠病学：李静君

中医急诊学：梅建强

中医护理学：陈秀荣

中医眼科学：白世森

重点实验室及负责人

省级重点实验室

中药药理实验室：王鑫国

浊毒证实验室：裴 林

刺灸法效应特异性研究室：贾春生

国家中医药管理局重点研究室建设项目

慢性胃炎浊毒证重点研究室：李佃贵

河北省中医药管理局重点研究室建设项目

慢性肝病浊毒证重点研究室：王彦刚

溃疡性结肠炎浊毒证重点研究室：刘启泉

附属机构及负责人

河北省中医院院长：孙士江

河北省中医药科学院院长：裴 林

（刘锡林）

【山西中医学院】

党委书记：张俊龙

院 长：周 然

党委副书记、常务副校长（正校级）：马存根

党委副书记：冯 海

党委委员、纪委书记：郭文平

党委委员、副院长：冯前进

副 院 长：周晓明、张永德、冀来喜、王晞星

基础医学院副院长（主持工作）：牛晓军

中医临床学院院长：李廷荃

针灸推拿学院院长：燕 平

中西医结合临床学院院长：门九章

中药学院院长：裴妙荣

护理学院院长：马淑丽

医药管理学院院长：李安平

傅山学院院长（兼）：王晞星

人文学院院长：李 俊

制药与食品工程学院负责人：张朔生

继续教育学院（职业技术学院）副院长（主持工作）：张红丽

地　　址：山西省高校园区大学街 121号（晋中校区）
山西省太原市晋祠路一段89号（太原校区）

邮　　编：030619（晋中校区）/

电　　话：0351-3179818/3179817
传　　真：0351-3179962
电子信箱：zyxyyb@163.com
网　　址：www.sxtcm.com

030024（太原校区）

专业统计

　　2014年，学校职工人数603人。专任教师444人，其中教授74人，副教授144人，讲师158人，助教68人。

专业设置	学制（年）	2014年毕业生数	2014年招生数	在校生数
普通专科				
高中起点专科	/	457	0	0
医学营销	3	29	0	0
针灸推拿学	3	108	0	0
中医骨伤	3	38	0	0
护理学	3	213	0	0
中药学	3	69	0	0
对口招生中职生	/	78	176	688
针灸推拿	3	78	72	265
中医骨伤	3	0	51	91
护理学	3	0	53	255
中药学	3	0	0	77
小计	/	535	176	688
普通本科				
高中起点本科	/	1217	2310	6858
生物技术	4	0	46	46
应用心理学	4	0	47	96
制药工程	4	0	286	470
食品科学与工程	4	0	139	139
植物保护	4	0	0	34
中医学	5	236	190	998
针灸推拿学	5	159	129	684
中西医临床医学	5	298	262	978
药学	4	0	97	230
中药学	4	183	294	941
康复治疗学	4	0	96	149
护理学	4	341	343	1298
信息管理与信息系统	4	0	183	342
市场营销	4	0	198	453
专科起点本科	/	122	109	249
中医学	3	25	0	27
针灸推拿学	3	16	20	56
中西医临床医学	3	19	0	10
中药学	2	24	21	56
护理学	2	38	68	100
小计	/	1339	2419	7107
成人专科				
函授	/	178	110	418
高中起点专科	/	178	110	418
临床医学类	3	63	19	100
护理学	3	84	70	263
中药学	3	31	21	55

（续表）

专业设置	学制（年）	2014年毕业生数	2014年招生数	在校生数
业余	/	57	28	88
高中起点专科	/	57	28	88
临床医学类	3	44	28	70
中医学	3	0	0	0
针灸推拿学	3	13	0	18
小计	/	235	138	506
成人本科				
函授	/	71	0	0
专科起点本科	/	71	0	0
中药学	3	71	0	0
业余	/	514	422	1649
专科起点本科	/	514	422	1649
中医学	3	112	106	330
针灸推拿学	3	81	20	130
中西医临床医学	3	34	47	176
中药学	3	0	44	164
护理学	3	287	205	849
小计	/	585	422	1649

注：以上统计数据为本专科学生数。

研究生教育

在校硕士研究生371人，2014年招收硕士研究生154人，毕业64人。

硕士学位专业设置：中医学、中药学

重点学科及学科带头人

国家中医药管理局重点学科

中医文献学：陶功定

方剂学：周 然

针灸学：冀来喜

中西医结合临床：门九章

中医肾病学：高继宁

中医基础理论：郭 蕾

中医脾胃病学：任顺平

中西医结合基础：关建红

中医儿科学：秦艳虹

中医康复学：郝重耀

中医药信息学：赵建平

中医治疗技术工程学：张俊龙

省级重点学科

中医学：张俊龙

中西医结合基础：冯前进

中药化学：裴妙荣

中医内科学：赵莉娟

中医肺病学：白 丽

中医脑病学：张 捷

重点实验室及负责人

国家中医药管理局三级重点实验室

中药化学实验室：裴妙荣

针灸针法实验室：燕 平

国家中医药科研二级重点实验室

中医临床基础实验室：贾丽丽

中医药基因表达调节技术实验室：冯前进

省级重点实验室

中医学基础实验室：裴妙荣

针灸学实验室：燕 平

中药分析实验室：王 瑞

中药生物化学实验室：薛慧清

脑藏象学实验室：张俊龙

附属机构及负责人

山西中医学院附属医院（山西中医学院第二中医院）：李廷荃

山西中医学院第三中医院（山西省针灸研究所、山西省针灸医院）：雷 鸣

山西中医学院中西医结合医院

（山西省中西医结合医院）：赵建平

（肖亚春、郭宏鹏）

【内蒙古医科大学】

党委书记：包红亮

校 长：杜茂林

党委副书记：李建

中医学院院长：董秋梅

蒙医药学院副院长（主持工作）：陈英松

蒙医药研究院院长：白长喜

地 址：内蒙古呼和浩特市金山开发区

邮 编：010110

电 话：0471-6653034

传 真：0471-6653094

电子信箱：nmgykdx@ immu.edu.cn

网 址：www.immu.edu.cn

专业统计

2014年学校教职工人数1355人，专任教师905人，其中教授180人，副教授236人，讲师200人，助教260人。

专业设置	学制（年）	2014年毕业生数	2014年招生数	在校生数
中药学	4	34	47	164
中药资源与开发	4	0	40	76

（续表）

专业设置	学制（年）	2014 年毕业生数	2014 年招生数	在校生数
蒙药学	4	38	39	153
中医学	5	78	204	1045
中医学（中西医结合方向）	5	80	0	0
中医学（养生康复方向）	5	23	0	0
针灸推拿学	5	92	82	371
蒙医学	5	77	204	920
蒙医学（专科起点本科）	3	2	2	6
蒙医学（高中起点专科）	3	36	17	92
蒙医学（五年制高职转入）	2	0	0	2
合　计	/	460	635	2829

注：以上统计数据为本专科学生数。

研究生教育

在校硕士研究生 1428 人，2014 年招收研究生 489 人，毕业 427 人。

硕士学位专业设置：药学（蒙药学）、中药学、中医基础理论、中医临床基础、中医医史文献、方剂学、中医诊断学、中医内科学、中医外科学、中医骨伤科学、中医五官科学、针灸推拿学、民族医学（含藏医学、蒙医学等）、民族医学（含藏医学、蒙医学等）、针灸推拿学、中医内科学、方剂学、中医临床基础、康复医学与理疗学、老年医学、中医外科学、中医内科学、民族医学

重点学科及学科带头人

伤寒学：麻春杰

蒙药学：那生桑

蒙医学：阿古拉

蒙医脾胃病科：图门乌力吉

中医学（蒙医学）：阿古拉

民族医学（蒙医学）：阿古拉

重点实验室及负责人

自治区重点实验室

中蒙药重点实验室：鞠爱华、那生桑

自治区高等学校重点实验室

　　蒙药重点实验室：那生桑

自治区基础及预防医学重点实验室

　　蒙药学实验室：那生桑

　　蒙医疗术学实验室：阿古拉

附属机构及负责人

附属蒙中医院：孟根杜希

（张锡民）

【辽宁中医药大学】

党委书记：贺　伟

校　　长：杨关林

党委副书记：初　杰

副 校 长：苏　杰、石　岩、康廷国、张立德、吕晓东

基础医学院：谷　松

药学院：谢　明

针灸推拿学院：陈以国

护理学院：于　睿

经济管理学院：景　浩

信息工程学院：刘建平

外国语学院：曹玉麟

研究生学院：刘春英

国际教育学院：刘景峰

继续教育学院：李海权

医学检验学院：陈　雷

第一临床学院：吕晓东

第二临床学院：李国信

第三临床学院：张　燚

第四临床学院：许　斌

杏林学院：肖景东

创新学院：石　岩（兼）

地　　址：辽宁省沈阳市皇姑区崇山东路 79 号

邮　　编：110847

电　　话：024-31207108

传　　真：024-31207133

电子信箱：office@lnutcm.edu.cn

网　　址：www.lnutcm.edu.cn

专业统计

2014 年，学校职工人数 841 人。专任教师 404 人，其中教授 85 人，副教授 141 人，讲师 146 人，助教 32 人。

专业设置	学制（年）	2014 年毕业生数	2014 年招生数	在校生数
中医学（本硕连读）	7	31	180	504
中医学（本硕连读英语班）	7	29	0	29
中医学（本硕连读中西医结合方向）	7	91	0	184
中医学（本硕连读实验班）	7	0	0	116
中医学（英语班）	6	56	0	174
中医学	5	92	178	674
中医学（骨伤方向）	5	53	0	64
中西医临床医学	5	96	90	514
中医学（本硕连读针灸方向）	7	29	0	59
针灸推拿学（英语班）	6	60	0	169

（续表）

专业设置	学制（年）	2014年毕业生数	2014年招生数	在校生数
针灸推拿学	5	30	148	445
针灸推拿学（养生康复方向）	5	26	0	61
康复治疗学	5	0	30	60
针灸推拿学（运动医学方向）	5	32	0	59
中药学（英语班）	5	84	30	279
中药学	4	107	109	514
中药学（药物分析方向）	4	30	0	27
药物制剂	4	153	59	319
制药工程	4	91	119	500
药学	4	93	89	359
食品科学与工程	4	28	29	144
食品质量与安全	4	0	26	53
中草药栽培与鉴定	4	0	29	29
护理学	4	131	120	391
护理学（英语班）	4	116	30	277
护理学（日语班）	4	0	30	118
中专升护理学	4	0	333	778
市场营销	4	52	29	150
公共事业管理	4	27	29	120
物流管理	4	27	27	113
英语	4	30	27	109
信息管理与信息系统	4	23	29	105
医学信息工程	4	0	27	104
医学检验学	4	0	30	58
中药学（专升本）	2	30	30	60
护理学（高级护理专升本）	3	28	29	83
市场营销（中药方向专升本）	2	30	31	60
合　计	／	**1705**	**1917**	**7862**

注：以上统计数据为本专科学生数。

研究生教育

在校硕士研究生1532人，2014年招收硕士研究生612人，毕业581人。

在校博士研究生164人，2014年招收博士研究生56人，毕业39人。

硕士学位专业设置：思想政治教育、中医基础理论、中医临床基础、中医医史文献、方剂学、中医诊断学、中医内科学、中医外科学、中医骨伤科学、中医妇科学、中医儿科学、中医五官科学、针灸推拿学、中西医结合基础、中西医结合临床、生药学、药理学、中药学、全科医学、中西医结合护理、护理、公共管理

博士学位专业设置：中医基础理论、中医临床基础、中医医史文献、方剂学、中医诊断学、中医内科学、中医外科学、中医骨伤科学、中医妇科学、中医儿科学、中医五官科学、针灸推拿学、中西医结合基础、中西医结合临床、生药学、中药学

重点学科及学科带头人

教育部重点学科

中医基础理论：郑洪新

国家中医药管理局重点学科

中医基础理论：郑洪新

方剂学：范　颖

伤寒学：谷　松

中医神志病学：任　路

中药鉴定学：康廷国

中药炮制学：贾天柱

中西医结合基础：关洪全

中西医结合临床（附属医院）：杨关林

中医儿科学（附属医院）：王雪峰

中医脾胃病学（附属医院）：王垂杰

中医内分泌病学（附属医院）：于世家

中医心病学（附属医院）：王凤荣

中医肾病学（附属医院）：何学红

中医痹病学（附属医院）：高明利

中医血液病学（附属医院）：刘宝文

中医老年病学（附属医院）：陈　民

中医耳鼻喉科学（附属医院）：孙海波

中医络病学（附属医院）：吕晓东

中医传染病学（附属医院）：卢秉久

中医预防医学（附属医院）：马晓燕

中医临床药理学（附属医院）：王文萍

中医肺病学（附属二院）：吕晓东

中医预防医学（附属二院）：董波

临床中药学（附属二院）：李国信

中医肛肠病学（附属三院）：田振国

中医皮肤病学（附属三院）：张毅

辽宁省教育厅重点学科

中医学：石　岩

方剂学：范　颖

中西医结合临床：杨关林

中药学：康廷国

中西医结合：杨关林

生药学：康廷国

中医基础理论：郑洪新

中医内科学：于世家

针灸推拿学：陈以国

辽宁省中医药管理局重点学科

中医基础理论：郑洪新

方剂学：范　颖

内经学：鞠宝兆

针灸推拿学：陈以国

中药鉴定学：翟延君

中药炮制学：贾天柱

中西医结合基础：关洪全

中西医结合临床（附属医院）：杨关林

中医儿科学（附属医院）：王雪峰

中医心病学（附属医院）：王凤荣

中医脑病学（附属医院）：王　健

中医脾胃病学（附属医院）：王垂杰

中医肺病学（附属医院）：吕晓东

中医内分泌学（附属医院）：于世家

中医肿瘤病学（附属医院）：殷东风

中医疮疡病学（附属医院）：吕延伟

中医骨伤科学（附属医院）：侯德才

中医耳鼻喉科学（附属医院）：孙海波

中医肺病学（附属二院）：乔世举

临床中药学（附属二院）：李国信

中医肛肠病学（附属三院）：田振国

重点实验室及负责人

教育部重点实验室

中医脏象理论及应用实验室：杨关林

国家中医药管理局中医药科研三级实验室

病毒实验室：王雪峰

中药质量分析实验室：康廷国

针灸电生理实验室：陈以国

中药药理实验室：张　宏

分子生物实验室：才丽平

中药分析实验室：尤献民

中药临床药理实验室：李国信

生理实验室：王德山

临床药代动力学实验室：王文萍

分子免疫实验室：杨关林

中药制剂实验室：贾天柱

国家中医药管理局中医药科研二级实验室

形态学实验室：刘春英

生理实验室：王德山

中药药理实验室：程嘉艺

中药制药实验室：程　岚

中药分析实验室：娄志华

中药药理实验室：陈颖平

分子生物学实验：殷东风

标记免疫实验室：于世家

免疫化学实验室：王垂杰

中药分析实验室：尤献民

中药药剂学实验室：王月敏

病理实验室：田振国

分子生物学实验室：贺动芒

药理实验室：王学亚

免疫实验室：张　健

病理实验室：朱天义

药物制剂实验室：邓铁宏

免疫实验室：关洪全

中药临床药理实验室：李国信

中药药代动力学实验室：王文萍

辽宁省教育厅重点实验室

辽宁中医药现代研究实验室：康廷国

中医分子生物重点实验室：郑洪新

针灸生物学重点实验室：陈以国

病毒重点实验室：王雪峰

辽宁省科技厅重点实验室

辽宁省中药临床药代动力学重点实验室：王文萍

辽宁省现代中药制剂重点实验室：李国信

辽宁省中药鉴定与品质评价重点实验室：康廷国

辽宁省中医分子免疫学重点实验室：杨关林

辽宁省中医临床验方系统评价重点实验室：梁茂新

辽宁省中药活性筛选重点实验室：张　宏

辽宁省中医分子生物学重点实验室：郑洪新

辽宁省中医肺病重点实验室：吕晓东

辽宁省中药炮制重点实验室：贾天柱

辽宁省中药有效复方再评价重点实验室：张立德

辽宁临床中药重点实验室：李国信

辽宁省中医风湿免疫诊断重点实验室：牛广华

沈阳市科技局重点实验室

沈阳市中药复方研究重点实验室：孙科峰

沈阳市中医药分子生物学重点实验室：张立德

附属机构及负责人

辽宁中医药大学附属医院（辽宁省中医院）：关雪峰

辽宁中医药大学附属二院（辽宁省中医药研究院）：李国信

辽宁中医药大学附属三院（辽宁省肛肠医院）：张　毅

辽宁中医药大学附属四院（辽宁省中西医结合医院）：许　斌

（李　睿）

【长春中医药大学】

党委书记：陈海英（2014 年 10 月 26 日离职）

秦　磊（2014 年 10 月 26 日上任）

校　　长：王之虹（2014 年 8 月 12 日离职）

宋柏林（2014 年 8 月 12 日上任）

党委副书记：周　立

副 校 长：曲晓波、刘宏岩　　研究生学院院长：王洪峰　　传　真：0431-86172345
纪委书记：周　进　　　　　国际教育学院院长：刘　淼　　电子信箱：ccutcm@163.com
副 校 长：姜彤伟　　　　　继续教育学院院长：曹世奎　　网　址：www.ccucm.edu.cn
基础医学院院长：苏　颖
第一临床学院院长：冷向阳　地　址：吉林省长春净月国家高
药学院院长：邱智东　　　　　　　　　新技术产业开发区博硕
针灸推拿学院院长：王富春　　　　　　路1035号
护理学院院长：刘兴山　　　邮　编：130117
人文管理学院院长：都晓春　电　话：0431-86172513

专业统计

2014年，学校职工人数990人。专任教师611人，其中教授106人，副教授187人，讲师209人，助教106人。（此数据不包含附属医院）

专业设置	学制（年）	2014年毕业生数	2014年招生数	在校生数
英语	4	42	35	123
日语	4	42	0	53
生物技术（生物制药）	4	58	0	1
制药工程	4	130	120	456
生物制药	4	0	41	156
临床医学	5	106	101	573
中医学	5	193	310	1356
中医学（中西医结合）	5	172	0	336
中医学（中医骨伤科学）	5	95	0	194
中医学（健康医学）	5	0	0	77
中医学（全科医学）	5	0	0	55
针灸推拿学	5	123	336	1291
针灸推拿学（全科医师）	5	112	0	210
针灸推拿学（英语强化）	5	56	0	117
针灸推拿学（康复治疗）	5	103	0	197
中西医临床医学	5	0	101	260
护理学	4	181	193	719
护理学（英语）	4	64	45	184
药学	4	80	113	372
药学（临床药学）	4	60	33	139
中药资源与开发	4	0	0	32
中药学	4	97	113	374
中药学（保健食品）	4	41	0	72
中药制药	4	0	49	47
药物制剂	4	80	53	192
市场营销（药品营销）	4	123	85	297
药事管理	4	0	53	84
公共事业管理（卫生事业管理）	4	45	57	159
公共事业管理（药事管理）	4	52	0	80
公共事业管理（卫生监督）	4	52	50	165
康复治疗学	4	0	59	57
合　计	/	1889	2107	8434

注：以上统计数据为本专科学生数。

研究生教育

在校硕士研究生人，2014年招收硕士研究生447人，毕业343人。

在校博士研究生人，2014年招收博士研究生19人，毕业17人。

硕士学位专业设置：中医学一级学科、中西医结合一级学科、药学一级学科、中药学一级学科、护理学二级学科。

博士学位专业设置：中医学一级学科、中药学一级学科

重点学科及学科带头人

国家中医药管理局重点学科

中医脑病学：赵建军

中医心病学：邓　悦

中医肺病学：王　檀
中医骨伤科学：赵文海
针灸学：王富春
推拿学：王之虹
药用动物学：张　辉
中药药理学：曲晓波
内经学：苏　颖
中医护理学：刘兴山
中医络病学：朴春丽
中医康复学：宋柏林
中医神志病学：王　健
中医眼病学：魏丽娟
中西医结合临床：王中男
中医全科医学：张守琳
中医预防医学：赵为民
中医耳鼻喉科学：韩梅
中医儿科学：原晓风

吉林省中医药管理局重点学科
方剂学：王迪
中药分析学：贡济宇
中医康复学：丛德毓
中西医结合临床：冷向阳
中医儿科学：原晓风
中医内分泌病学：朴春丽
中西医结合基础：张永和
中医肛肠病学：周建华
中医眼科学：魏丽娟
中医护理学：刘兴山
古汉语与医古文：崔　为
中药药剂学：邱智东
中药化学：陈　新
中药鉴定学：姜大成
中医肾病学：张守琳
中医妇科学：李春光
中医养生学：赵为民
中医痹病学：王成武
中医皮肤病学：刘　颖

吉林省教育厅"十二五"优势特色学科
中医学：王之虹
中西医结合：王中男
中药学：曲晓波

重点实验室及负责人
科技部重点实验室
　　国际科技合作基地：高其品
省部共建重点实验室
　　中药有效成分教育部重点实验室：高其品
国家发改委重点实验室
　　长白山道地药材产业技术国家

地方联合工程研究中心：曲晓波
　　长春国家生物产业基地医药中试平台：邱智东
国家中医药管理局重点实验室
　　国家中医临床研究基地：宋柏林
　　药用动物可持续利用重点研究室：张　辉
　　中风病破血化瘀重点研究室：赵建军
国家食品药品监督管理总局重点实验室
　　国家药物临床实验机构：冷向阳
国家中医药管理局中医药科研三级实验室
　　中药动物药实验室：张　辉
　　中药药理实验室：张大方
　　中药药理实验室：张永和
　　中药药物分析实验室：贡济宇
　　中药化学实验室：高其品
国家中医药管理局名老中医药专家传承工作室
　　国医大师任继学传承工作室：任喜杰
　　刘柏龄名老中医药专家传承工作室：李成刚
　　杨宗孟名老中医药专家传承工作室：凌　霞
　　王烈名老中医药传承工作室：孙丽平
　　胡永盛名老中医药专家传承工作室：王　檀
　　黄永生名老中医药专家传承工作室：姜丽红
　　阎洪臣名老中医药传承工作室：王　健
　　南征名老中医药传承工作室：朴春丽
　　邓名鲁教授中药三级资源研究工作室：张　辉
　　陈向明名老中医药专家传承工作室：齐万里
国家中医药管理局重点流派传承工作室
　　天池伤科流派传承工作室：赵文海
　　长白山通经调脏手法流派传承工作室：王之虹
省级重点实验室
　　吉林省人参科学研究院：刘淑莹
　　吉林省中药生物大分子重点实验室：高其品

中药有效成分研究国际科技合作基地：高其品
　　中韩传统医药研发国际科技合作基地：陈心智
　　吉林省人参化学与药理重点实验室：刘淑莹
　　吉林省现代中药研究院：赵大庆
　　医药中试工程技术研究中心：邱智东
　　吉林省现代化中药工程研究中心：高其品
　　吉林省北药产业化关键技术工程实验室：林　喆
　　吉林省中药生物转化关键技术工程实验室：邱智东
　　吉林省中药组学工程实验室：赵　雨
　　长白山道地药材关键技术工程中心：曲晓波
　　吉林省高等学校人参高端科技创新平台：赵大庆
　　吉林省高等学校长白山道地药材高端科技创新平台：曲晓波
　　中药有效成分重点实验室：高其品
　　药用动物可持续利用重点实验：张　辉
　　长白山现代中药产业重大需求协同创新中心：曲晓波
　　省级人文社科重点研究基地中医药政策与发展研究中心：都晓春
　　中药化学实验室：张　辉
　　心血管病实验室：黄永生
　　护理医学实验室：吕淑琴
　　吉林省中药药理学重点实验室：张大方
　　中药化学重点实验室单元：刘永强
吉林省中医药管理局二级实验室
　　组织胚胎与病理实验室：朴松兰
　　药理实验室：刘　智
　　生理实验室：王冰梅
　　生物化学实验室：孙　聪
　　微生物与免疫实验室：周　宏
　　中药炮制实验室：王　沛
　　中药品种质量鉴定实验室：张啸环
　　中药药剂实验室：张炜煜
　　中药方剂实验室：张文风
　　分子生物实验室：张莲珠
　　风湿病免疫检测实验室：王成武
　　推拿实验室：丛德毓
　　中药分析实验室：于秀华

神经电生理实验室：赵德喜

中西医结合临床基础实验室：王中男

针灸效应基础实验室：王富春

中药有效成分合成与设计实验室：胡冬华

中药毒性研究实验室：李丽静

活性天然产物合成与结构修饰实验室：李艳杰

中药保健食品研发实验室：李宜平

医药信息处理实验室：李秀昌

鼻功能检测实验室：韩梅

药代动力学分析实验室：杨海淼

肾病实验室：张守琳

长白山道地中药血清药物化学研究室：孙佳明

大肠肛肠疾病研究室：周建华

代谢性疾病手法治疗研究室：刘明军

儿科哮喘病研究室：孙丽平

肝病中医下法研究室：冷炎

骨筋伤研究室：李新建

颈椎病手法治疗研究室：齐伟

慢性阻塞性肺疾病外治研究室：王檀

心病痰瘀同治研究室：陈颖

眼病中医特色疗法研究室：魏丽娟

中药临床用药规律研究室：黄晓巍

中药炮制与药剂研究室：董金香

中药天然药物活性分析研究室：王淑敏

中药新药药效评价研究室：张永和

中医辨证施护研究室：梁伍今

中医方证理论研究室：王迪

中医妇科研究室：李春光

中医急症研究室：房莉

中医免疫研究室：王志宏

中医药古籍文献情报研究室：赵宏岩

中医药政策与发展研究室：都晓春

中药动物药重点研究室：张辉

中医内科脑病重点研究室：赵建军

中医骨伤疾病重点研究室：赵文海

中药资源学重点研究室：林喆

中医基础理论重点研究室：苏颖

中医内科心血管病重点研究室：邓悦

中医药临床药理重点研究室：杨海淼

神志病疏肝理气调神重点研究室：王健

针灸基础重点研究室：王洪峰

虚损性肾病益肾通络研究室：张守琳

内分泌重点研究室：朴春丽

中医治疗腺样体疾病重点研究室：韩梅

小儿紫癜病重点研究室：冯晓纯

中药制剂与新型给药系统重点研究室：邱智东

中药心脑血管药理重点研究室：张大方

中药品质资源重点研究室：姜大成

中药活性与质量分析重点研究室：贡济宇

长白山道地药材提取物及综合应用开发重点研究室：陈新

长春中医药大学重点实验室

中医基础研究所：刘宏岩

中医临床研究所：宋柏林

中医手法研究所：王之虹

中药研究所：曲晓波

社会科学与卫生发展研究所：陈海英

附属机构及负责人

长春中医药大学第一附属医院：冷向阳

（田巍）

【黑龙江中医药大学】

党委书记：袁纲

党委副书记、校长：匡海学

党委副书记：陈亚平、姚凤祯

党委常委、副校长：程伟、王喜军

副校长：田振坤、李冀

党委常委、副校长：孙忠人

工会主席：柳鸣

基础医学院院长：姜德友

药学院院长：杨炳友

临床医学院院长：孙忠人

针灸推拿学院暨康复医学院院长：张晓峰

佳木斯学院院长：李建民

成人教育学院院长：梁华

国际教育学院院长：王爱萍

研究生院院长：陈晶

人文与管理学院院长：左军

马克思主义学院院长：周苏娅

地址：黑龙江省哈尔滨市香坊区和平路24号

邮编：150040

电话/传真：0451-82110652

网址：www.hljucm.net

专业统计

2014年，学校职工人数1505人。专任教师979人，其中教授207人，副教授327人，讲师356人，助教74人。

专业设置	学制（年）	2014年毕业生数	2014年招生数	在校生数
中医学	7	107	153	895
中医学	5	78	197	642
中西医临床医学	5	515	409	2790
护理学	4	258	223	949
针灸推拿学	5	114	188	793
康复治疗学	4	38	193	367
中药学	4	76	109	356
药物制剂	4	192	87	552
制药工程	4	166	44	513
中药资源与开发	4	41	45	162
生物技术	4	115	44	402

（续表）

专业设置	学制（年）	2014 年毕业生数	2014 年招生数	在校生数
药学	4	90	80	272
食品科学与工程	4	37	34	134
中药制药	4	0	139	241
药物分析	4	0	36	36
公共事业管理（卫生）	4	39	26	131
应用心理学	4	42	36	145
古典文献	4	0	24	48
市场营销	4	40	23	105
社会工作	4	0	0	35
医学美容技术	4	43	63	209
中药制药技术	3	67	17	100
中医学	3	297	267	912
针灸推拿	3	144	93	353
护理	3	219	260	681
中药	3	35	24	84
康复治疗技术	3	52	73	183
医疗美容技术	3	94	66	239
合　计	/	2899	2844	11536

注：以上统计数据为本专科学生数。

研究生教育

在校硕士研究生 1594 人，2014 年招收硕士研究生 531 人，毕业 485 人。

在校博士研究生 262 人，2014 年招收博士研究生 82 人，毕业 104 人。

硕士学位专业设置：人体解剖与组织胚胎学、康复医学与理疗学、中医基础理论、中医临床基础、中医医史文献、方剂学、中医诊断学、中医内科学、中医外科学、中医骨伤科学、中医妇科学、中医儿科学、中医五官科学、针灸推拿学、民族医学（含：藏医学、蒙医学等）、中医心理学、中医伦理学、中医康复学、中西医结合基础、中西医结合临床、中西医结合重症医学、中西医结合影像学、药物化学、药剂学、生药学、药物分析学、微生物与生化药学、药理学、中药化学、中药药剂学、中药药理学、中药炮制学、临床中药学、中药资源学、护理学、社会医学与卫生事业管理

博士学位专业设置：中医基础理论、中医临床基础、中医医史文献、方剂学、中医诊断学、中医内科学、中医外科学、中医骨伤科学、中医妇科学、中医儿科学、中医五官科学、针灸推拿学、民族医学（含：藏医学、蒙医学等）、中医康复学、中西医结合基础、中西医结合临床、药物化学、药剂学、生药学、药物分析学、微生物与生化药学、药理学、中药化学、中药药剂学、中药药理学、中药炮制学、临床中药学、中药资源学

重点学科及学科带头人

国家重点学科

中药学：匡海学、王喜军

方剂学：李　冀

中医妇科学：吴效科

中医内科学：周亚滨

黑龙江省重点学科

中药创新药物：匡海学

中药学：匡海学

中医学：李　冀

中西医结合临床：邹　伟

中药学：王喜军

中医内科学：周亚滨

中医外科学：王玉玺

中医妇科学：吴效科

中医骨伤科学：张晓峰

针灸推拿学：孙忠人

康复医学及理疗学：唐　强

中医基础理论：谢　宁

中医临床基础：姜德友

中医医史文献：常存库、程　伟

方剂学：段富津、李　冀

国家中医药管理局重点学科

中医基础理论：谢　宁

金匮要略：姜德友

中医史学：常存库

方剂学：李　冀

中医心病学：周亚滨

中医内分泌学：马　健

中医血液病学：孙　凤

中医老年病学：金　泽

中医皮肤病学：杨素清

中医妇科学：吴效科

中医眼科学：孙　河

中医康复学：唐　强

针灸学：孙忠人

推拿学：李同军

中西医结合临床：邹　伟

中药化学：杨炳友

中药炮制学：王秋红

中药鉴定学：王喜军

临床中药学：刘树民

中医预防医学（培育）：郭文海

中医药工程学（培育）：李永吉

黑龙江省领军人才梯队

中医基础理论：曹洪欣、谢　宁

中医临床基础：姜德友
中医医史文献：常存库
方剂学：段富津、李　冀
中医内科学：周亚滨
中医妇科学：侯丽辉、丛慧芳
中医骨伤科学：张晓峰
针灸推拿学：孙忠人
中医康复学：唐强
中西医结合基础：周忠光
中西医结合临床：邹　伟
药剂学：李永吉
生药学：王喜军
中药学：匡海学
中医脾胃病学：谢晶日

校级重点学科
中药化学：匡海学
药剂学：李永吉
中药鉴定学：都晓伟
中药药理学：李廷利
药物分析学：孙　晖
临床中药学：赵文静
药理学：苏云明
中医诊断学：刘华生
生物化学与分子生物学：于英君
中西医结合临床神经内科学：
邹　伟
中药资源学：王振月
中西医结合临床骨伤科学：张晓峰
康复医学与理疗学：唐　强
中医外科学：杨素清
马克思主义理论与思想政治教
育：佟子林
伤寒论：张友堂
人体解剖组织胚胎学：姜国华
病理学与病理生理学：贾　彦
医学英语：刘　明
药物化学：马英丽
医学影像与核医学：尹志伟
中医护理学：穆　欣
中医络病学：陈　波
中医文化学：袁　纲
中医心理学：关晓光

中医教育学：杨天仁
中医文献学：韩延华、霍丽丽
中医儿科学：王有鹏、张　伟

重点实验室及负责人

教育部重点实验室
北药基础与应用研究重点实验室：匡海学
国家中医药管理局中医药科研三级实验室
方药分析实验室：李　冀
分子生物学实验室：周亚滨
中药药理（妇科）实验室：吴效科
中药质量评价与血清药物化学实验室：王喜军
中药化学实验室：匡海学
中药材质量控制实验室：孙　晖
中药药理（行为）实验室：李廷利
中药制剂实验室：李永吉
细胞分子生物学实验室：姜德友
中药毒理实验室：刘树民
国家中医药管理局重点研究室
中药血清药物化学重点研究室：王喜军
方剂配伍重点研究室：李　冀
不孕症痰瘀证治重点研究室：吴效科
黑龙江省科技厅重点研究室
天然药物药效物质基础研究实验室：匡海学
中药血清药物化学重点实验室：王喜军
针灸临床神经生物学重点实验室：孙忠人
黑龙江省教育厅高校重点实验室
北药基础与应用研究重点实验室：匡海学
中药学实验室：王　栋
针灸临床神经生物学重点实验室：孙忠人
中药材规范化生产及质量标准实验室：孙海峰
中医药基础研究实验室：姜德友

附属机构及负责人

附属第一医院：孙忠人
附属第二医院：张晓峰
教学实验中心：肖洪彬
图书馆：李宝琴
档案馆：翟　煜
中医药研究院：阎雪莹
杂志社：尤延军
高教研究与评价中心：张　洋
现代教育技术与信息中心：毕克滨
药物安全性评价中心：刘树民
后勤服务中心：薛　勇
（李和伟、王　杰）

【上海中医药大学】

上海中医药大学党委书记：张智强
上海中医药大学校长、上海市中医药研究院院长：徐建光
上海市中医药研究院党委副书记、工会主席：何星海
上海中医药大学党委副书记、纪委书记：朱惠蓉
上海中医药大学副校长、上海市中医药研究院副院长：施建蓉、胡鸿毅、张　瑾、季　光
基础医学院院长：陈　晓
中药学院院长：徐宏喜
针推学院院长：沈雪勇
护理学院院长：林　勋
公共健康学院院长：王秀兰
康复学院书记：周强峰
地　　址：上海浦东蔡伦路 1200 号
邮　　编：201315
电　　话：010-51322001
传　　真：010-51322000
电子信件：zyd. xb@ 163. com
网　　址：www. shutcm. edu. cn

专业统计

2014 年，学校职工人数 1214 人。专任教师 759 人，其中教授 121 人，副教授 212 人，讲师 374 人，助教 39 人。

专业设置	学制（年）	2014 年毕业生生数	2014 年招生数	在校生数
中药制药技术	3	47	0	89
医学营养	3	31	0	35
医疗美容技术	3	44	0	73

（续表）

专业设置	学制（年）	2014 年毕业生数	2014 年招生数	在校生数
护理	3	61	61	198
康复治疗技术	3	46	0	63
公共事业管理	4	3	30	111
护理学	4	153	149	677
中西医临床医学	5	76	57	324
药学	4	55	41	235
康复治疗学	4	61	99	366
中药学	4	123	123	543
食品卫生与营养学	4	30	41	172
中医学	5	250	170	984
针灸推拿学	5	33	30	161
专科起点本科	0	58	74	133
针灸推拿学	3	6	4	13
中医学	3	11	4	15
食品卫生与营养学	2	16	11	21
中药学	2	16	13	28
康复治疗学	2	9	14	28
护理学	2	0	28	28
合　计	/	**1129**	**949**	**4297**

注：以上统计数据为本专科学生数。

研究生教育

在校硕士研究生 1736 人，2014 年招收硕士研究生 671 人，毕业 534 人。

在校博士研究生 483 人，2014 年招收博士研究生 148 人，毕业 142 人。

硕士学位专业设置：中医基础理论、中医临床基础、中医医史文献、方剂学、中医诊断学、中医内科学、中医外科学、中医骨伤科学、中医妇科学、中医儿科学、中医五官科学、针灸推拿学、中医外语、中医保健体育、中医工程学、中医伦理学、中药学、中西医结合基础、中西医结合临床、药剂学、生药学、药理学、中药制药工程、全科医学

博士学位专业设置：中医基础理论、中医临床基础、中医医史文献、方剂学、中医诊断学、中医内科学、中医外科学、中医骨伤科学、中医妇科学、中医儿科学、中医五官科学、针灸推拿学、中西医结合基础、中西医结合临床、中药学

重点学科及学科带头人

国家重点学科

　中医内科学

　中医外科学

中医骨伤科学

中药学

国家重点（培育）学科

　针灸推拿学

　中医医史文献

上海高校Ⅰ类高峰学科

　中药学：王峥涛

上海高校Ⅱ类高峰学科

　中医学：刘　平

上海高校Ⅰ类高原学科

　中西医结合：柯尊记

　科学技术史（申报中）：严世芸

国家中医药管理局重点学科

　中医各家学说：朱邦贤

　中医诊断学：王忆勤

　中医肝胆病学：胡义扬

　中医肾病学：何立群

　中医肿瘤病学：许　玲

　中医肛肠病学：曹永清

　中医骨伤科学：王拥军

　针灸学：沈雪勇

　推拿学：房　敏

　药用植物学：王峥涛

　中医药工程学：杨华元

　中医传染病学：陈建杰

　中西医结合临床：张　腾

　中医基础理论：方肇勤

内经学：陈　晓

中医史学：陈丽云

中医文献学：张如青

古汉语与医古文：刘庆宇

中医痹病学：苏　励

中医血液病学：周永明

中医皮肤病学：李　斌

中医疮疡病学：阙华发

中医乳腺病学：刘　胜

中医儿科学：虞坚尔

中医急诊学：方邦江

中医养生学：周英豪

中医康复学：张　宏

中医护理学：周文琴、张雅丽

中医全科医学：彭　文

中西医结合基础：施建蓉

中西医结合临床：李　琦、周　嘉

中医药信息学：周　华

中医"治未病"学：张振贤

中医文化学：李其忠

中医神志病学：徐　建

中医复杂科学：苏式兵

重点实验室及负责人

国家中医药管理局重点研究室

　传统医药法律保护：宋晓亭

　中医医疗服务评估：沈远东

　慢性肝病虚损：徐列明

脊柱退变肾骨相关：王拥军

中药新资源与品质评价：王峥涛

针灸免疫效应：吴焕淦

中医传染病学：陈建杰

中医药健康服务模式与应用：张 磊

教育部重点实验室

中药标准化：王峥涛

肝肾疾病病证：刘 平

筋骨理论与治法：王拥军

教育部工程研究中心

中药现代制剂技术：冯 怡

上海市重点实验室

复方中药：王峥涛

中医临床：刘成海

健康辨识与评估：王忆勤

上海高校研究基地

中医内科学 E-研究院：刘 平

上海高校中西医结合防治心脑疾病重点实验室：吕 嵘

上海高校中药创新药物研发工程研究中心：徐宏喜

上海高校针灸推拿诊疗技术工程研究中心：沈雪勇

医学科技史研究中心（上海高校人文社科基地）：陈丽云

上海高校中药药效物质 E-研究院：李医明

中医药文化研究与传播中心（上海高校人文社科基地）：严世芸

附属机构及负责人

上海中药标准化研究中心：王峥涛

上海市气功研究所：李 洁

上海市中医老年医学研究所：陈 川

上海市针灸经络研究所：吴焕淦

上海中医药大学中医文献研究所：梁尚华

上海中医药大学附属龙华医院：肖 臻

上海中医药大学附属曙光医院：周 华

上海中医药大学附属岳阳中西医结合医院：房 敏

（康 萍）

【南京中医药大学】

党委常委、书记：陈涤平

党委常委、校长：胡 刚

党委常委、副书记、副校长：王长青

党委常委、副书记、纪委书记：张策华

党委常委、副校长：段金廒、黄桂成

党委常委、副校长、第一附属医院院长：方祝元

党委常委、第一附属医院党委书记：翟玉祥

党委常委、副校长：程海波、程 革、徐桂华、孙志广

副 校 长：曾 莉

正校级调研员：吴勉华

副校级调研员：马家忠

基础医学院院长：马 健

第一临床医学院院长：汪 悦

第二临床医学院院长：顾一煌

药学院院长：吴启南

经贸管理学院院长：田 侃

护理学院院长：徐桂华

外国语学院院长：姚 欣

信息技术学院院长：胡孔法

心理学院院长：李荐中

翰林学院院长：沈大庆

地 址：江苏省南京市栖霞区仙林大道 138 号

邮 编：210023

电 话：025-85811001

传 真：025-85811006

电子信箱：xzbox@ njutcm. edu. cn

网 址：www. njutcm. edu. cn

专业统计

学校教职工数 1345 人。专任教师 856 人，其中教授 145 人，副教授 229 人，讲师 379 人，助教 103 人。

专业设置	学制（年）	2014 年毕业生数	2014 年招生数	在校生数
计算机科学与技术	4	126	50	309
软件工程	4	0	57	58
国际经济与贸易	4	80	89	371
英语	4	67	87	330
食品质量与安全	4	0	117	217
制药工程	4	88	44	223
生物制药	4	59	117	543
中药学	4	97	128	421
中药资源与开发	4	65	54	260
中药制药	4	0	50	226
食品卫生与营养学	4	0	62	161
中医学	5	256	266	1217
中医学	5	171	197	1156
针灸推拿学	5	42	55	386
中西医临床医学	5	283	75	1195
药学	4	115	60	348
药物制剂	4	63	55	222
药事管理	4	0	58	167
眼视光学	4	38	38	96
康复治疗学	4	50	122	390
护理学	4	295	377	1312

（续表）

专业设置	学制（年）	2014 年毕业生数	2014 年招生数	在校生数
护理学类专业	5	59	0	157
信息管理与信息系统	4	69	57	210
市场营销	4	72	85	333
公共事业管理	4	190	230	802
电子商务	4	199	63	293
应用心理学	4	72	45	216
康复治疗技术	3	21	18	71
中医学	3	78	0	44
合　计	/	2655	2656	11734

注：以上统计数据为本专科学生数。

研究生教育

在校硕士研究生 2453 人，2014 年招收硕士研究生 672 人，毕业 769 人。

在校博士研究生 528 人，2014 年招收博士研究生 123 人，毕业 121 人。

硕士学位专业设置：护理学、康复医学与理疗学、社会医学与卫生事业管理、中医学、中医基础理论、中医临床基础、中医医史文献、方剂学、中医诊断学、中医内科学、中医外科学、中医骨伤科学、中医妇科学、中医儿科学、中医五官科学、针灸推拿学、中医学外语、中医康复学、中西医结合基础、中西医结合临床、中西医结合护理、药剂学、生药学、药理学、药物化学、药物分析学、生物与生化药、中药学、中西医结合内科学、中西医结合外科学

博士学位专业设置：中医基础理论、中医临床基础、中医医史文献、方剂学、中医诊断学、中医内科学、中医外科学、中医骨伤科学、中医妇科学、中医儿科学、中医五官科学、针灸推拿学、中医康复学、中西医结合基础、中西医结合临床、中药学、中药炮制学、中药药理学、中药药剂学、中药资源与鉴定、中药化学与分析

重点学科及学科带头人

国家重点学科

中药学（一级学科）：蔡宝昌

中医医史文献：王旭东

中医儿科学：汪受传

国家重点（培育）学科

中医学（一级学科）：吴勉华

中医内科学：薛博瑜

江苏高校优势学科建设工程二期项目

中医学（一级学科）：吴勉华

中药学（一级学科）：段金廒

中西医结合（一级学科）：方祝元

护理学（一级学科）：徐桂华

江苏省重点学科

中医学（一级学科）：吴勉华

中医临床基础：马　健

方剂学：孙世发

中医诊断学：吴承玉

中医内科学：薛博瑜

中医外科学：潘立群

中医妇科学：谈　勇

针灸推拿学：王玲玲

国家中医药管理局重点学科

方剂学：樊巧玲

温病学：马　健

中医儿科学：韩新民

中医妇科学：谈　勇

中医肝胆病学：薛博瑜

针灸学：徐　斌

药用植物学：吴启南

中药药理学：陆　茵

中药炮制学：吴　皓

中医文献学：王旭东

中医护理学：徐桂华

中医脾胃病学：沈　洪

中医肾病学：孙　伟

中医肛肠病学：金黑鹰

伤寒学：周春祥

中医诊断学：吴承玉

临床中药学：唐德才

中西医结合基础：詹　臻

中医痹病学：周学平

中医肿瘤病学：吴勉华

中医骨伤科学：黄桂成

中医耳鼻喉科学：严道南

中医养生学：陈涤平

推拿学：顾一煌

中药药剂学：狄留庆

中药化学：李　祥

中药资源化学：段金廒

中医药信息学：虞　舜

中医文化学：张宗明

中医药管理学：申俊龙

中医皮肤病学：闵仲生

中西医结合临床：刘沈林

中医心病学：陈晓虎

江苏省中医药局"十二五"重点学科

中医肛肠病学：谷云飞

中医肺病学：周贤梅

中医急诊学：芮庆林

中医眼科学：魏　伟

中医肿瘤病学：王瑞平

针灸学：倪光夏

中医全科医学：顾　勤

中药分析学：张　丽

校级重点学科

中医眼科学：高卫萍

康复医学与理疗学：王　磊

医学神经生物学：唐宗湘

药学：李　伟

工商管理：汤少梁

医药经济与管理：熊季霞

思想教育政治：张宗明

应用心理学：李荐中

中医教育学：文　庠

计算机科学与技术：胡孔法

中医全科医学：潘　涛

本草：曹　宜

中医脑病学：盛　蕾

软件工程：王　珍

营养学：施洪飞

外国语言学与应用语言学:姚 欣
重点实验室及带头人
国家发改委重点实验室
中药资源产业化与方剂创新药物国家地方联合工程研究中心:段金廒
教育部
中药炮制规范化及标准化教育部工程研究中心:蔡宝昌
省级工程研究中心、工程实验室
理血方剂创新药物工程中心:段金廒
中药高效给药系统工程技术研究中心:狄留庆
植物药深加工工程研究中心:郭立玮
中医药健康养生技术工程实验室:陈涤平
抗肿瘤验方研究与产业化工程实验室:程海波
省级重点研究机构
中医药研究与新药创制中心
中药资源产业化过程协同创新中心
中医药防治肿瘤协同创新中心(培育)海洋药物研究开发中心
省部共建重点实验室
针药结合重点实验室:王玲玲
国家中医药管理局重点研究室
中医瘀热病机重点研究室:吴勉华
中药炮制标准重点研究室:蔡宝昌
名医验方评价与转化重点研究室:程海波
江苏省重点实验室
方剂高技术研究重点实验室
中药药效与安全性评价重点实验室:陆 茵
江苏高校重点实验室
中药炮制重点实验室:蔡宝昌
针灸学重点实验室:王玲玲

方剂研究重点实验室:段金廒
儿童呼吸疾病(中医药)重点实验室:赵 霞
国家中医药管理局中医药科研三级实验室
中药制剂实验室:郭立玮
中药质量标准实验室:吴 皓
针灸生物医学实验室:王中越
分子生物学(温病)实验室:马 健
中药炮制实验室:蔡宝昌
中药化学实验室:丁安伟
分子生物学(儿科)实验室:赵智强
中药药理实验室:陆 茵
国家中医药管理局中医药科研二级实验室
中医肝病药效评价实验室:薛博瑜
南京市工程技术研究中心
中药微丸产业化工程技术研究中心:狄留庆
中医药健康养生工程技术研究中心:陈涤平
校级重点实验室
中医脑病研究重点实验室:吴灏昕
中药复方分离重点实验室:郭立玮
附属机构及负责人
研究生院:张 旭
继续教育学院:王普霞
国家教育学院(台港澳教育中心):王中越
人文与政治教育学院:张宗明
中医药文献研究所:陈仁寿
图书馆:曾 莉
体育部:殷 明
校医院:严 娟
现代教育技术中心网络中心:

鲍剑洋
江苏省中医药博物馆:(未定)
(樊广花)

【浙江中医药大学】
党委书记:孙秋华
党委副书记:范永升、熊耀康、陈 刚
纪委书记:茹惠祥
校 长:范永升
副 校 长:李俊伟、张光霁、方剑乔
第一临床医学院院长:吕 宾
第二临床医学院院长:蔡宛如
第三临床医学院院长:姚新苗
基础医学院院长:郑红斌
口腔医学院副院长(主持工作):卢海平
药学院院长:李范珠
护理学院副院长(主持工作):何桂娟
医学技术学院院长:应 航
生命科学学院院长:朱君华
人文社会科学学院院长:杨 华
继续教育学院(成人教育学院)院长:黄建波
国际教育学院副院长(主持工作):王 颖
滨江学院院长:李俊伟(兼)
地 址:浙江省杭州市滨江区滨文路 548 号
邮 编:310053
电 话:0571-86633177/86613501
传 真:0571-86613500
电子信箱:xiaoban@ zcmu. edu. cn
网 址:www. zcmu. edu. cn
专业统计
2014 年,学校职工人数 1210 人。专任教师 886 人,其中教授 179 人,副教授 283 人,讲师 345 人,助教 90 人。

专业设置	学制(年)	2014 年毕业生数	2014 年招生数	在校生数
英语	4	137	124	509
生物科学	4	50	60	117
生物技术	4	41	57	194
计算机科学与技术	4	106	104	454
制药工程	4	57	64	103
食品科学与工程	4	48	31	137
生物工程	4	46	63	255
临床医学	5	162	269	1247

（续表）

专业设置	学制（年）	2014 年毕业生数	2014 年招生数	在校生数
医学检验	4	0	93	185
医学检验	5	66	0	243
医学检验（卫生检验）	5	0	30	123
康复治疗学	4	47	53	209
听力学	4	66	0	235
听力与言语康复学	4	0	117	235
口腔医学	5	59	71	370
中医学	5	132	179	608
中医学	7	88	105	501
中医学（七年制）（针灸推拿）	7	0	0	50
针灸推拿学	5	122	95	552
中西医临床医学	5	0	0	0
护理学	4	212	350	1230
药学类	4	0	0	0
药学	4	132	143	520
中药学	4	91	97	473
药物制剂	4	15	30	132
市场营销	4	103	129	508
公共事业管理	4	111	101	293
公共事业管理（健康管理）	4	0	0	68
临床医学（医学影像）	5	0	0	116
预防医学	5	0	54	116
中草药栽培与鉴定	4	0	29	110
医学信息工程	4	0	59	115
计算机科学与技术（专升本）	2	27	54	112
临床医学（专升本）	3	22	0	12
药学（专升本）	2	68	67	132
市场营销（专升本）	2	74	78	150
合　计	/	2082	2706	10585

注：以上统计数据为本专科学生数。

研究生教育

在校硕士研究生 1643 人，2014 年招收硕士研究生 624 人，毕业 501 人。

在校博士研究生 171 人，2014 年招收博士研究生 51 人，毕业 46 人。

硕士学位专业设置：中医基础理论、中医临床基础、中医医史文献、方剂学、中医诊断学、中医内科学、中医外科学、中医骨伤科学、中医妇科学、中医儿科学、中医五官科学、针灸推拿学、民族医学、中医药卫生事业管理（目录外）、中医药信息学（目录外）、中西医结合基础、中西医结合临床、中药学、中医药市场营销（目录外）、内科学、儿科学、老年病学、神经病学、精神病与精神卫生学、皮肤病与性病学、影像医学与核医学、临床检验诊断学、外科学、妇产科学、眼科学、耳鼻咽喉科学、肿瘤学、康复医学与理疗学、运动医学、麻醉学、急诊医学、全科医学、听力学（目录外）、口腔修复重建医学（目录外）、药物化学、药剂学、生药学、药物分析学、微生物与生化药学、药理学、中医药生物工程学（目录外）、实验动物与比较药理（目录外）、护理学、生物化工、临床医学、护理学、口腔医学、公共管理

博士学位专业设置：中医基础理论、中医临床基础、中医医史文献、方剂学、中医诊断学、中医内科学、中医外科学、中医骨伤科学、中医妇科学、中医儿科学、中医五官科学、针灸推拿学、中西医结合临床、中药学、中医学

重点学科及学科带头人

国家级重点学科

中医临床基础：范永升

省重中之重学科

中医学：范永升

中药学：李大鹏

中西医结合：吕　宾

部局级重点学科

中医基础理论：张光霁

中医护理学：孙秋华

中药药理学：吕圭源

中医药信息学：江依法

中医药工程学：万海同

中医实验动物学：陈民利

中医药生物技术学：丁志山

中医"治未病"学：沈敏鹤

中医皮肤病学：曹　毅

中医外治学：宣丽华

中西医结合临床：吕　宾

中医预防医学：史晓林

中医全科医学：蔡宛如

中医康复学：姚新苗

推拿学：范炳华

金匮要略：范永升

中医诊断学：徐　珊

中医脾胃病学：吕　宾

中医肺病学：王　真

中医痹病学：温成平

中医肿瘤病学：郭　勇

中医血液病学：周郁鸿

中医药剂学：李范珠

省级重点学科

动物学：陈民利

精神病与精神卫生学：陶　明

影像医学与核医学：许茂盛

妇产科学：吕　玲

口腔基础医学：谷志远

微生物和生化药物：丁志山

护理学：孙秋华

浙江省中医药重点学科

中药药效毒理学：李昌煜

中药药物代谢动力学：万海同

中西医结合比较心血管病学：

毛　威

中西医结合整合胃肠病学：孟立娜

中医肿瘤维持治疗学：沈敏鹤

中医代谢病学：倪海祥

中西医结合医学影像：许茂盛

中西医结合重症医学：江荣林

中西医结合血液免疫学：沈建平

中西医结合急诊内科学：黄小民

中西医结合男科学：吕伯东

中西医结合慢病防治学：黄抒伟

中医老年骨伤学：姚新苗

中西医结合全科医学：李俊伟

中医药信息管理学：熊耀康

中医临床评价方法学：陈　健

重点实验室及负责人

浙江省重点实验室建设单位

浙江省中医风湿免疫病省级重点实验室：范永升

浙江省中药治疗高血压及相关疾病药理研究重点实验室：吕圭源

浙江省骨关节疾病中医药干预技术研究重点实验室：童培建

浙江省消化道疾病病理生理研究重点实验室：吕　宾

国家中医药管理局重点研究室：

风湿脏痹证治研究室：范永升

骨痹研究室：肖鲁伟

再生障碍性贫血益气养血研究室：高瑞兰

国家局级中医药科研三级实验室

免疫实验室：范永升

脂代谢实验室：窦晓兵

血液细胞分子生物学实验室：高瑞兰

骨重建技术实验室：童培建

临床病理实验室：吕宾

中药药理实验室：吕圭源

实验动物实验室：陈民利

中药炮制实验室：葛卫红

中药制剂实验室：李范珠

神经生物学（针灸）实验室：刘　喆

附属机构及负责人

附属第一医院院长：吕　宾

附属第二医院院长：蔡宛如

附属第三医院院长：姚新苗

（朱宇峰）

【安徽中医药大学】

党委书记：王大鹏

党委副书记、校长：王　键

党委委员、副校长：彭代银、
　　　　　　　　　李泽庚、张永群

党委委员、纪委书记：曹　玉

督导员：雷广宁

中医临床学院：王　茎

针灸骨伤临床学院：胡　玲

药学院：戴　敏

中西医结合临床学院：黄金玲

护理学院：方正清

医药经济管理学院：魏　骅

医药信息工程学院：王卫星

人文学院：周亚东

国际教育交流学院：韩　茹

继续教育学院：李瑞洲

地　　址：安徽省合肥市前江路1
　　　　　号（少荃湖校区）
　　　　　安徽省合肥市梅山路
　　　　　103号（梅山路校区）
　　　　　安徽省合肥市史河路45
　　　　　号（史河路校区）

邮　　编：230012（少荃湖校区）
　　　　　230038（梅山路校区）
　　　　　230031（史河路校区）

电　　话：0551-68129004/68129026

传　　真：0551-68129028

电子信箱：ahtcm10369@126.com

网　　址：www.ahtcm.edu.cn

专业统计

学校教职工人数（不含附属医院）1080人。专任教师750人，其中教授164人，副教授268人，讲师249人，助教69人。

专业设置	学制（年）	2014年毕业生数	2014年招生数	在校生数
中医学	5	249	359	1560
针灸推拿学	5	174	195	855
中西医临床医学	5	300	325	1484
护理学	4	323	399	1600
药学	4	128	59	301
中药学	4	106	58	283
中药资源与开发	4	0	58	58
药物制剂	4	62	118	449
制药工程	4	63	60	305
信息管理与信息系统	4	43	57	205

（续表）

专业设置	学制（年）	2014年毕业生数	2014年招生数	在校生数
人力资源管理	4	50	64	237
公共事业管理	4	42	63	207
国际经济与贸易	4	60	127	480
应用心理学	4	55	64	233
计算机科学与技术	4	144	233	770
医疗器械工程	4	0	0	57
生物医学工程	4	0	64	124
康复治疗学	4	56	128	451
食品质量与安全	4	0	58	58
对外汉语	4	34	40	146
保险学	4	0	65	120
中西医临床（专升本）	3	78	60	209
药学（专升本）	2	173	98	199
中药学（专升本）	2	0	58	58
医药营销（专）	3	48	52	152
针灸推拿学（专）	3	48	45	141
护理学（专）	3	112	111	327
药学（专）	3	54	53	155
合　计	/	2402	3130	11353

注：以上统计数据为本专科学生数。

研究生教育

在校硕士研究生979人，2014年招收硕士研究生360人，毕业硕士研究生276人。

在校博士研究生6人，2014年招收博士研究生6人。

硕士学位专业设置：中医基础理论、中医临床基础、中医医史文献、方剂学、中医诊断学、中医内科学、中医外科学、中医骨伤科学、中医妇科学、中医儿科学、中医五官科学、针灸推拿学、中西医结合基础、中西医结合临床、药物化学、药剂学、生药学、中药学、药物分析、微生物与生化药学、药理学、中医护理学、中医文化学、中医药信息学、药物代谢动力学

博士学位专业设置（一级学科）：中医学、中药学

重点学科及学科带头人

国家中医药管理局重点学科

中医基础理论：王　键

中医肺病学：李泽庚

中医痹病学：刘　健

中医内分泌病学：方朝晖

针灸学：杨　骏

药用植物学：彭代银

中医文化学：王　键

中医疮疡病学：于庆生

中西医结合临床：杨文明

中医老年病学：张念志

中药化学：王　刚

临床中药学：夏伦祝

中医传染病学：张国梁

中医史学：陆翔

中医养生学：牛淑平

中医"治未病"学：肖　伟

中医药信息学：阚红星

省级学科建设重大项目

中医学：王　键

中药学：彭代银

省级B类重点学科

中医基础理论：王　键

中医内科学：刘　健

中药学：戴　敏

针灸推拿学：胡　玲

中西医结合临床：杨文明

中西医结合基础：申国明

中医妇科学：李伟莉

中医诊断学：李泽庚

中医外科学：于庆生

方剂学：方向明

药剂学：桂双英

中药药理学：汪　宁

重点实验室及负责人

国家级重点实验室

国家中医临床研究基地：安徽中医药大学第一附属医院

国家中药药理临床研究基地：安徽中医药大学第一附属医院

国家中医药现代化（安徽）基地：安徽中医药大学

国家药物临床研究基地：安徽中医药大学第一附属医院

国家中医药国际合作基地：安徽中医药大学第一附属医院

国家局级重点实验室

慢性阻塞性肺疾病肺气虚证重点研究室：李泽庚

细胞分子生物学（脑病）三级实验室：王　键

神经生物学（针灸）三级实验室：胡　玲

免疫学三级实验室：刘　健

中药药剂三级实验室：夏伦祝

数字化影像技术三级实验室：李传富

省部级重点实验室

省部共建教育部新安医学重点实验室：王　键

安徽省中药研究与开发重点实验室：王　键

安徽道地中药材品质提升协同创新中心：彭代银

现代中药安徽省重点实验室：王德群

针灸基础与技术安徽省重点实

验室培育基地：胡　玲

现代中药安徽省工程技术研究中心：彭代银

现代中医内科应用基础与开发研究安徽省实验室：刘　健

安徽省中药临床试验研发服务能力建设科技公共服务平台：李泽庚

安徽省中药制剂工程技术研究中心：桂双英

附属机构及负责人

安徽中医药大学一附院：杨　骏

安徽中医药大学二附院：侯　勇

新安医学研究中心：王　键

安徽中医药大学门诊部（国医堂）：何光远

安徽中医药大学中西医结合医院：何光远

安徽省中医药科学院中医基础理论研究所：王　莶

安徽省中医药科学院医史文献研究所：陆　翔

安徽省中医药科学院中医养生康复研究所：唐　巍

安徽省中医药科学院针灸经络研究所：胡　玲

安徽省中医药科学院中西医结合研究所：黄金玲

安徽省中医药科学院药物化学研究所：李家明

安徽省中医药科学院中药药效

与安全评价研究所：汪　宁

安徽省中医药科学院中药资源保护与开发研究所：彭代银

安徽省中医药科学院安徽省计算机中医应用研究所：阚红星

安徽省中医药科学院中医药糖尿病防治研究所：方朝辉

安徽省中医药科学院中医脑病防治研究所：杨文明

安徽省中医药科学院神经病学研究所：王　训

安徽省中医药科学院药物制剂研究所：桂双英

安徽省中医药科学院中医药文化研究所：周亚东

安徽省中医药科学院中医呼吸病防治研究所：李泽庚

安徽省中医药科学院中医外科研究所：于庆生

安徽省中医药科学院中医风湿病防治研究所：刘　健

安徽省中医药科学院针灸临床研究所：储浩然

安徽省中医药科学院亳州中医药研究所：方成武

（秦　瑜）

【福建中医药大学】

党委书记：黄有霖

校　　长：陈立典

党委副书记：谭卫星、陈兴炎

副校长：李灿东、刘献祥、郑　健、林　羽

纪委书记：叶　虹

海外教育学院院长：张文光

成人教育学院院长：陈　莘

研究生院院长：林丹红

中医学院院长：纪立金

中西医结合学院院长：施　红

药学院院长：褚克丹

骨伤学院院长：张　俐

针灸学院院长：林燕萍

管理学院院长：王建忠

护理学院院长：赵红佳

康复医学院院长：陶　静

地　　址：福建省福州市闽侯上街邱阳路1号（旗山校区）福建省福州市五四路282号（屏山校区）

邮　　编：350122（旗山校区）/350003（屏山校区）

电　　话：0591-22861989

传　　真：0591-22861989

电子信箱：yzbgs@ fjtcm. edu. cn

网　　址：www. fjtcm. edu. cn

专业统计

2014年，学校职工人数1393人。专任教师982人，其中教授159人，副教授244人，讲师400人，助教160人。

专业设置	学制（年）	2014年毕业生数	2014年招生数	在校生数
生物医学工程	4	59	0	55
制药工程	4	58	0	114
食品科学与工程	4	56	42	186
临床医学	5	175	586	1673
临床医学（放疗方向）	5	0	0	57
临床医学（骨伤科学方向）	5	0	40	422
临床医学（康复医学方向）	5	120	21	458
临床医学（生物工程方向）	5	59	0	0
医学影像学	4	61	0	103
七年制中医学	7	58	199	813
七年制中医学（修园班）	7	0	30	130
七年制中医学（针灸推拿方向）	7	0	39	225
七年制中医学（中医骨伤方向）	7	26	113	403
中医学（临床心理学方向）	5	54	0	137
中医学（文科）	5	78	0	0
中医学（英语方向）	5	29	0	0
中医学	5	175	197	971
中医学（中医骨伤方向）	5	4	40	220
针灸推拿学	5	62	140	545
针灸推拿学（康复医学方向）	5	5	0	0
针灸推拿学（中医美容方向）	5	63	13	159

（续表）

专业设置	学制（年）	2014 年毕业生数	2014 年招生数	在校生数
中西医临床医学	5	119	60	296
中西医临床医学（骨伤科学方向）	5	59	0	62
护理学	4	280	346	1026
药学	4	118	119	464
中药学	4	49	59	237
药物制剂	4	51	58	171
信息管理与信息系统	4	0	55	131
市场营销（药品营销方向）	4	55	53	195
公共事业管理（健康保险方向）	4	51	0	52
公共事业管理（卫生管理方向）	4	55	50	161
公共事业管理（信息管理方向）	4	49	0	0
公共事业管理（医事法律方向）	5	53	58	241
医学实验技术	4	0	59	75
医学影像技术	4	0	50	102
康复治疗学	4	0	0	110
康复治疗学（物理治疗方向）	4	0	86	259
康复治疗学（作业治疗方向）	4	0	57	173
临床医学（专升本）	3	128	89	255
中西医结合（成人业余专科）	3	42	0	31
护理（成人业余专科）	4	322	0	405
药学（成人业余专科）	3	26	0	19
中药（成人业余专科）	3	32	0	28
医学影像学（成人业余专升本）	3	0	0	0
临床医学（成人业余专升本）	3	20	19	54
中医学（成人业余专升本）	3	10	41	96
针灸推拿学（成人业余专升本）	3	30	34	80
中西医临床医学（成人业余专升本）	3	35	36	130
护理学（成人业余专升本）	3	192	142	445
药学（成人业余专升本）	3	66	135	305
中药学（成人业余专升本）	3	103	287	563
合　计	/	**3087**	**3353**	**12837**

注：以上统计数据为本专科学生数。

研究生教育

在校硕士研究生 1272 人，2014 年招收硕士研究生 365 人，毕业 400 人。

在校博士研究生 87 人，2014 年招收博士研究生 21 人，毕业 19 人。

硕士学位专业设置：药剂学、生药学、方剂学、药理学、中药学、护理学、内科学、肿瘤学、儿科学、眼科学、麻醉学、外科学、妇产科学、神经病学、急诊医学、老年医学、运动医学、药物化学、药物分析学、中医内科学、中医外科学、中医妇科学、中医儿科学、中医五官科学、针灸推拿学、中医诊断学、中医基础理论、中医临床基础、中医医史文献、中医骨伤科学、耳鼻咽喉科学、中西医结合基础、中西医结合临床、皮肤病与性病学、临床检验诊断学、影像医学与核医学、微生物与生化药学、康复医学与理疗学、病理学与病理生理学、精神病与精神卫生学、中医康复学、中西医结合康复学、中西医结合护理学、社会发展与药事管理学、临床医学、神经病学、妇产科学、急诊医学、中医骨伤科学、全科医学、药剂学、生药学、药理学、护理学、微生物与生化药学

博士学位专业设置：中医基础理论、中医临床基础、中医医史文献、方剂学、中医诊断学、中医内科学、中医外科学、中医骨伤科学、中医妇科学、中医儿科学、中医五官科学、针灸推拿学、中西医结合基础、中西医结合临床、中医康复学、中西医结合康复学、中西医结合护理学

重点学科及学科带头人

国家中医药管理局重点学科

中医诊断学：李灿东

方剂学：阮时宝

伤寒学：张喜奎

中医文献学：肖林榕

中医骨伤科学：张　俐

中医康复学：王诗忠

中医脾胃病学：纪立金

中医护理学：陈锦秀

针灸学：吴　强

中药化学：吴锦忠

中西医结合临床：刘献祥

内经学：纪立金

中医急诊学：文 丹

中医养生学：林慧光

推拿学：苏友新

中药分析学：陈 丹

临床中药学：邱颂平

中西医结合基础：施 红

中医心理学：蔡建鹰

中医预防医学：黄守清

福建省重点学科

中西医结合、护理学、康复医学、临床医学、药学、中药学、中医学（2012 年福建省公布省级重点学科及省特色重点学科名单，名单仅公布一级学科名称，并未涉及具体学科带头人）

福建省特色重点学科

中西医结合、临床医学（康复医学方向）（2012 年福建省公布省级重点学科及省特色重点学科名单，名单仅公布一级学科名称，并未涉及具体学科带头人）

福建省高校优势学科创新平台培育项目

康复技术与药物研发创新平台：陈立典

重点实验室及负责人

国家中医药管理局中医药科研三级实验室

病理生理学实验室：黄秀榕

针灸生理实验室：许金森

骨重建生物力学实验室：张 俐

中医康复技术实验室：洪振丰

分子生物学实验室：施 红

中药药理（细胞结构与功能）实验室：陈文列

中药生药学实验室：吴锦忠

细胞生物学实验室：林久茂

教育部省部共建重点实验室

骨伤及运动康复实验室：张 俐

国家中医药管理局科研中心

文献检索中心：蔡鸿新

康复研究中心：陈立典

省级重点实验室、中心、基地

高校中西医结合基础重点实验室：林久茂

高校中药学重点实验室：褚克丹

闽台中医文化文献研究中心：蔡鸿新

中药研究开发工程实验室：吴水生

中药研发科技平台：褚克丹

中药产业技术开发基地：吴水生

中西医结合老年性疾病重点实验室：刘献祥

兔类实验动物技术服务基地：王训立

运动功能康复重点实验室：陈立典

高校中医证研究重点实验室：李灿东

中医药科研合作基地：陈立典

中药学重点实验室：褚克丹

中医健康辨识重点实验室：李灿东

中西医结合肾脏病重点实验室：郑 健

省级工程技术研究中心

中药临床前研究与质量控制工程技术研究中心：胡 娟

中药制剂与质量控制工程技术研究中心：陈 丹

康复技术工程研究中心：陈立典

省级重点研究室

健康状态辨识重点研究室：李灿东

康复重点研究室：陈立典

感传重点研究室：许金森

福建省卫生厅中医药科研二级实验室

药理毒理实验室：黄 枚

舌苔脱落细胞实验室：高碧珍

四诊资料标准化采集实验室：林雪娟

证素辨证与数据挖掘技术实验室：甘慧娟

中西医结合基础综合实验室：何才姑

中药制剂与质量控制实验室：陈 丹

方药分析实验室：马少丹

福建省卫生厅中医药科研一级实验室

电生理实验室：纪 峰

附属机构及负责人

福建省中医药研究院：周美兰

福建中医药大学附属人民医院：刘建忠

福建中医药大学附属第二人民医院：卢明忠

福建中医药大学附属第三人民医院：陈建洪

福建中医药大学附属康复医院：刘建忠（兼）

福建中医药大学附属厦门中医院：陈进春

福建中医药大学附属厦门第三医院：叶惠龙

福建中医药大学附属三明第二医院：陈少华

福建中医药大学附属三明中西医结合医院：林从全

福建中医药大学附属漳州中医院：陈鲁峰

福建中医药大学附属泉州中医院：刘宪俊

福建中医药大学附属宁德中医院：陈闽瑾

福建中医药大学附属福州中医院：张峻芳

福建中医药大学附属南平人民医院：余天泰

福建中医药大学附属龙岩中医院：陈志强

福建中医药大学附属福鼎医院：李桂心

福建中医药大学附属晋江中医院：庄耀东

福建中医药大学附属福州神经精神病防治院：张 忠

福建中医药大学附属泉州正骨医院：徐福东

（郑新兴）

【江西中医药大学】

党委书记：刘红宁

党委副书记、校长：陈明人

党委副书记：徐兰宾

党委委员、副校长兼附属医院院长：左铮云

党委委员、副校长：朱卫丰

党委委员、副校长兼药学院院长：杨 明

党委委员、纪委书记：刘 青

党委委员、副校长：简 晖、章德林、彭映梅

临床医学院院长：刁军成

基础医学院院长兼生命科学学院院长：章文春

计算机学院院长：杜建强

经济与管理学院院长：姚东明　　国际教育学院院长：刘新亚　　电子信箱：jzyb@ jxtcmi.com

人文学院院长：余亚微　　科技学院院长：乐毅敏　　网　址：www. jxutcm.edu.cn

护理学院院长：刘建军　　地　址：江西省南昌市湾里区兴　　**专业统计**

针灸学院院长：陈日新　　　　　湾大道818号　　　　学校职工人数1044人。专任教

研究生院院长：章新友　　邮　编：330004　　　师814人，其中教授142人，副教

岐黄国医书院院长：姚梅龄　　电　话：0791-87118800　　授213人，讲师332人，助教74人。

继续教育学院院长：游卫平　　传　真：0791-87118800

专业设置	学制（年）	2014年毕业生数	2014年招生数	在校生数
中医学（含国际交流方向、骨伤方向、维吾尔医学方向）	5	448	422	2312
中西医临床医学	5	324	140	1277
护理学	4	99	139	443
护理学类（中外合作办学）	4	0	0	260
针灸推拿学（含康复方向）	5	166	230	1033
中药学（含国际交流方向、维吾尔药学方向）	4	177	191	731
制药工程	4	102	84	344
生物工程（含生物制药方向）	4	83	83	307
环境科学	4	29	0	37
中药资源与开发	4	0	46	124
药学（含医药营销方向）	4	380	356	1375
药物制剂	4	97	82	304
保险（含健康保险方向）	4	121	71	271
公共事业管理（含法学方向、卫生管理方向）	4	74	58	248
计算机科学与技术（含医药软件开发方向、医药信息方向）	4	38	81	241
生物医学工程（含医疗电子方向）	4	75	136	432
英语	4	20	38	123
应用心理学	4	39	46	147
应用化学	4	51	62	138
音乐学（音乐治疗方向）	4	33	46	149
市场营销	4	35	44	156
中药制药	4	0	69	268
中药（专科）	3	56	47	131
医药营销（专科）	3	32	45	84
护理（专科）	3	94	109	326
药物制剂技术（专科）	3	55	43	150
药学（专科）	3	75	53	183
医疗美容技术（专科）	3	50	0	88
针灸推拿（专科）	3	55	54	187
合　计	/	2808	2775	11869

注：以上统计数据为本专科学生数。

研究生教育

在校硕士研究生1082人，2014年招收硕士研究生397人，毕业314人。在校博士研究生10人，2014年招收博士研究生10人。

硕士学位专业设置：计算机应用技术、中医药信息学、中医基础理论、中医临床基础、中医医史文献、方剂学、中医诊断学、中医内科学、中医外科学、中医骨伤科学、中医妇科学、

中医儿科学、中医五官科学、针灸推拿学、中医耳鼻喉科学、中医肛肠病学、中医养生学、中西医结合基础、中西医结合临床、药物化学、药剂学、生药学、药物分析学、药理学、中药

药剂学、临床中药学、中药炮制学、中药资源学、中药化学、中药药理学、中药分析学、中药鉴定学、药事管理学、社会医学与卫生事业管理

博士学位专业设置：中医学、中药学

重点学科及学科带头人

国家中医药管理局重点学科

中药炮制学：龚千锋

中药药剂学：罗晓健

中西医结合基础：汪建民

中医肺病学：薛汉荣

中医骨伤科学：万小明

针灸学：康明非

伤寒学：蒋小敏

中医诊断学：丁成华

中医心病学：刘中勇

中医疮疡病学：王万春

中医养生学：蒋力生

中医康复学：余 航

中医全科医学：廖为民

药用植物学：罗光明

中药化学：罗永明

中药分析学：饶 毅

中医药信息学：杜建强

中医心理学：刘红宁

省级重点学科

中药学：刘红宁

中医学：陈日新

药学：杨世林

公共管理：王素珍

中西医结合：汪建民

重点实验室及负责人

国家级重点实验室

中药固体制剂制造技术国家工程研究中心：杨世林

中蒙药丸剂关键技术及工艺国家地方联合工程研究中心：杨 明

省部级重点实验室

现代中药制剂教育部重点实验室：杨 明

江西省实验清洁级大小鼠生产基地：徐 彭

江西省中药种质资源工程技术研究中心：罗光明

江西省现代中药制剂及质量控制重点实验室：饶 毅

江西省中药制药工艺与装备工程技术研究中心：杨 明

江中国家工程研究中心博士后工作站：杨世林

国家药物临床试验机构：陈明人

江西省制药工程技术产学研合作示范（培育）基地：王跃生

江西中药产业技术创新战略联盟：刘红宁

艾灸学重点研究室：陈日新

江西创新药物与高效节能制药设备协同创新中心：杨世林

江西省中药药理学重点实验室：余日跃

江西省传统中药炮制重点实验室：龚千锋

江西民族传统药现代科技与产业发展协同中心：刘红宁

灸疗研究与临床转化协同创新中心：陈日新

江西省中医病因生物学重点实验室：刘红宁

江西省健康服务业发展软科学研究基地：刘红宁

国家中医药管理局中医药科研三级实验室

中药质量控制实验室：刘荣华

中药制剂实验室：廖正根

中药制剂实验室：罗晓健

中药资源评价实验室：罗光明

腧穴热敏实验室：康明非

中药质量控制中药制剂实验室：饶 毅

附属机构及负责人

江西中医药大学附属医院（江西省中医院）：左铮云

江西中医药大学第二附属医院（南钢医院）：甘 淳

江西中医药大学附属中西医结合医院（南昌市中西医结合医院）：魏友平

江西中医药大学附属鹰潭中医院：宋卫国

江西中医药大学附属丰城中医院：胡国龙

江西中医药大学附属宜春中医院：周亚林

江西中医药大学附属九江中医院：徐江祥

江西中医药大学附属玉山中医院：王 设

江西中医药大学附属新余中医院：宋禄林

江西中医药大学附属赣州中医院：马仲华

江西江中医药包装厂：谢伏明

江西江中安可科技有限公司：谢伏明

［以上数据未包括江西中医药大学科技学院（独立学院）数据］

（王海燕）

【山东中医药大学】

党委书记：于富华

校 长：欧阳兵

党委副书记：姜少华

副 校 长：高 毅

纪委书记：邢桂强

副 校 长：高树中、田立新、张成博

基础医学院院长：石作荣

药学院院长：田景振

针灸推拿学院院长：韩 涛

护理学院院长：陈莉军

信息管理学院院长：王振国

人文社科学院院长：崔瑞兰

外国语学院院长：杨继国

理工学院院长：曹 慧

体育艺术学院院长：于华荣

第一临床学院院长：杨传华

第二临床学院院长：葛 明

附属眼科医院：毕宏生

地 址：山东省济南市长清大学科技园

邮 编：250355

电 话：0531-89628012

传 真：0531-89628015

网 址：www.sdutcm.edu.cn

专业统计

2014年，学校职工人数924人。专任教师687人，其中教授114人，副教授234人，讲师305人，助教34人。

专业设置	学制（年）	2014年毕业生数	2014年招生数	在校生数
法学	4	88	118	392

（续表）

专业设置	学制（年）	2014 年毕业生数	2014 年招生数	在校生数
社会体育	4	50	119	456
运动人体科学	4	.154	53	175
英语	4	62	118	410
应用心理学	4	104	120	442
计算机科学与技术	4	70	114	405
生物医学工程	4	52	58	233
制药工程	4	331	238	1072
营养学	4	59	0	118
眼视光学	4	48	60	206
康复治疗学	4	58	121	367
中医学	7	340	400	2065
中医学	5	182	286	1502
针灸推拿学	5	149	293	1437
中西医临床医学	5	388	299	1855
护理学	5	252	0	1205
护理学	4	0	371	699
药学	4	121	120	504
中药学	4	340	234	1045
中草药栽培与鉴定	4	43	54	186
信息管理与信息系统	4	48	62	222
市场营销	4	109	129	572
公共事业管理	4	0	119	323
合　计	/	3048	3486	15891

注：以上统计数据为本专科学生数。

研究生教育

在校硕士研究生 2291 人，2014 年招收硕士研究生 929 人，毕业 851 人。

在校博士研究生 229 人，2014 年招收博士研究生 71 人，毕业 64 人。

硕士学位专业设置：马克思主义中国化研究、应用心理学、生物医学工程、影像医学与核医学、眼科学、中医基础理论、中医临床基础、中医医史文献、方剂学、中医诊断学、中医内科学、中医外科学、中医骨伤科学、中医妇科学、中医儿科学、中医五官科学、针灸推拿学、中西医结合基础、中西医结合临床、药物化学、药剂学、生药学、药物分析学、微生物与生化药学、药理学、中药学、护理学、内科学、老年医学、妇产科学、外科学、临床医学、工程管理

博士学位专业设置：中医基础理论、中医临床基础、中医医史文献、方剂学、中医诊断学、中医内科学、中医外科学、中医骨伤科学、中医妇科学、中医儿科学、中医五官科学、针灸推拿学、中西医结合

基础、中西医结合临床、中药学

重点学科及学科带头人

国家中医药管理局重点学科

中医基础理论：乔明琦

中医医史文献：王振国

中医基础理论：乔明琦

内经学：王小平

金匮要略：吕翠霞

中医各家学说：张成博

中医文献学：王振国

中医心病学：杨传华

中医肝胆病学：李　勇

中医脑病学：齐向华

中医肿瘤病学：齐元富

中医外治学：高树中

中医妇科学：王东梅

中医男科学：孙　伟

中医儿科学：李燕宁

中医眼科学：马晓华

中医康复学：商庆新

中医护理学：李　平

中医全科医学：姜建国

针灸学：吴富东

中药药剂学：田景振

中西医结基础：王世军

中西医结合临床：毕宏生

中西医结合临床：张　伟

中医心理学：张伯华

中医预防医学：高　毅

中医预防医学：冯建华

中医文化学：欧阳兵

中医健康管理学：张思超

中医教育学：石作荣

中医情志学：张甦颖

重点实验室及负责人

省部级重点实验室名称

中医药经典理论实验室：张惠云

中药质量分析实验室：张惠云

微循环实验室：王世军

细胞生物学实验室：赵启韬

中药制剂实验室：杨培民

视觉分析实验室：毕宏生

辅助生殖技术实验室：孙伟

中西医结合眼病防治技术:毕宏生

中药资源学：张永清

中西医结合肿瘤防治：王世军

中医心血管病：李运伦

天然药物：石俊英

中药制剂：杨培民

中医文献与文化研究中心:王振国

山东省中医经方工程技术研究中心：乔明琦

山东省中药炮制工程技术研究中心：田景振

山东省中药材良种选育工程技术研究中心：张永清

中医药基础研究重点实验室：张惠云

附属机构及负责人

第一附属医院院长：杨传华

第二附属医院院长：葛　明

附属眼科医院：毕宏生

（杨春涛）

【河南中医学院】

党委书记：孙建中

院长、党委副书记：郑玉玲

党委副书记：段荣章、郭海波、张丽霞

副院长：李建生、刘文第、郭德欣、许二平、付　强

第一临床医学院（第一附属医院）院长：朱明军

第二临床医学院（第二附属医院）院长：韩丽华

第三临床医学院（第三附属医院）院长：田　力

基础医学院院长：詹向红

药学院院长：冯卫生

人文学院院长：张丽青

外语学院院长：郭先英

信息技术学院（软件职业技术学院）院长：张佩江

国际教育学院院长：路　玫

继续教育学院院长：翟立武

思想政治理论教研部：饶　洪

体育教研部：孙再玲

地　　址：河南省郑州市郑东新区龙子湖高校区河南中医学院

邮　　编：450046

电　　话：0371-65945879

传　　真：0371-65944307

网　　址：www.hactcm.edu.cn

专业统计

2014 年，学院（校本部，不含 3 个附属医院）职工人数 1415 人。专任教师 997 人，其中教授 170 人，副教授 346 人，讲师 323 人，助教 61 人。

专业设置	学制（年）	2014 年毕业生数	2014 年招生数	在校生数
计算机科学与技术（注：可授工学或理学学士学位）	4	71	56	346
针灸推拿学	5	299	125	1455
汉语国际教育	4	0	53	197
英语	4	79	72	369
制药工程	4	161	73	356
生物工程	4	0	37	102
中药资源与开发（注：授予理学学士学位）	4	0	62	204
中药制药（注：可授理学或工学学士学位）	4	0	76	340
中药学类专业	4	123	38	309
预防医学	5	59	49	340
中医学类专业	5	408	228	2186
中西医结合类专业	5	1012	151	2647
药学（注：授予理学学士学位）	4	115	60	414
药物制剂（注：授予理学学士学位）	4	80	37	280
医学检验技术（注：授予理学学士学位）	4	0	38	97
医学影像技术（注：授予理学学士学位）	4	0	35	98
康复治疗学（注：授予理学学士学位）	4	0	44	190
护理学类专业	4	378	116	1380
信息管理与信息系统（注：可授管理学或工学学士学位）	4	107	252	700
市场营销	4	197	278	720
文化产业管理（注：可授管理学或艺术学学士学位）	4	0	109	356
公共管理类专业	4	243	113	691
应用心理学（注：可授理学或教育学学士学位）	4	0	38	172
专科起点本科				
针灸推拿学	3	201	124	397
计算机科学与技术（注：可授工学或理学学士学位）	2	37	8	44
中医学	3	74	49	263
中药学（注：授予理学学士学位）	2	180	46	145
第二学士学位				
应用心理学（注：可授理学或教育学学士学位）	2	0	9	16
普通专科				
护理	3	0	57	202
计算机应用技术	2	0	11	36
计算机网络技术	2	0	5	27

（续表）

专业设置		学制（年）	2014年毕业生数	2014年招生数	在校生数
计算机信息管理	2	40	22	48	
软件技术	2	0	5	22	
图形图像制作	2	0	13	39	
针灸推拿	3	0	94	350	
对口招收中职生					
康复治疗技术		2	9	0	0
中药制药技术		2	81	0	0
药物制剂技术		2	163	0	0
针灸推拿		2	128	0	0
五年制高职转入					
康复治疗技术		2	13	0	0
针灸推拿		2	50	0	0
普通本专科合计		/	**4308**	**2583**	**15538**
成教本科	中药学（注：授予理学学士学位）	5	0	63	158
	药学（注：授予理学学士学位）	5	0	111	171
	药学（注：授予理学学士学位）	3	40	36	100
	药物制剂（注：授予理学学士学位）	3	0	15	15
	市场营销	3	0	2	2
	公共事业管理	3	0	4	4
	中药学（注：授予理学学士学位）	3	47	51	173
	计算机科学与技术（注：可授工学或理学学士学位）	3	0	3	3
	制药工程	3	0	2	2
	护理学（注：授予理学学士学位）	5	37	26	176
	中西医临床医学	5	65	176	565
	中医学	5	0	48	48
	中医学	3	101	233	607
	针灸推拿学	3	83	224	463
	预防医学	3	0	12	12
	中医学类专业	3	28	0	97
	中西医临床医学	3	249	243	669
	护理学（注：授予理学学士学位）	3	64	132	354
	康复治疗学（注：授予理学学士学位）	3	0	129	129
成教专科	药学	3	31	13	41
	中药	3	50	67	132
	药物制剂技术	3	0	22	22
	制药工程技术	3	0	1	1
	市场营销	3	0	8	8
	业余专科	0	386	210	928
	其中：女	0	233	158	600
	高中起点专科	0	386	210	928
	医学检验技术	3	0	4	4
	中医学	3	67	31	139
	针灸推拿	3	18	40	104
	中医骨伤	3	7	10	39
	临床医学类专业	3	142	75	365
	护理	3	152	42	269
	医学影像技术	3	0	4	4
	康复治疗技术	3	0	4	4
成教本专科合计		/	**1181**	**1831**	**4880**

注：以上统计数据为本专科学生数。

研究生教育

在校硕士研究生 1292 人，2014 年招收硕士研究生 407 人，毕业 405 人。

在校博士研究生 6 人，2014 年招收博士研究生 6 人。

硕士学位专业设置：中医学、中药学、中西医结合、药学、基础医学、临床医学、马克思主义理论等 7 个硕士学位授权一级学科，涵盖 55 个硕士学位授权学科、专业（含 2 个自主设置二级学科）；有临床医学、中药学、护理、工程（制药工程）、翻译 5 个硕士专业学位授权点，涵盖医学、理学、工学、文学、法学 5 个学科门类

博士学位专业设置：博士学位授权一级学科有 2 个。中医学：涵盖 13 个二级学科（中医基础理论、中医临床基础、中医医史文献、方剂学、中医诊断学、中医内科学、中医外科学、中医骨伤科学、中医妇科学、中医五官科学、中医儿科学、针灸推拿学、民族医学）。中药学：不设二级学科

重点学科及学科带头人

国家中医药管理局重点学科

中医基础理论：司富春

方剂学：许二平

伤寒学：梁华龙

中医各家学说：徐江雁

中医预防医学：申　杰

中药化学：冯卫生

中药鉴定学：陈随清

中药药理学：苗明三

中医儿科学：丁　樱

中医肝胆病学：赵文霞

中医肺病学：李建生

临床中药：李学林

中医传染病学：李真

中医脑病学：王新志

中医康复学：冯晓东

专医护理学：秦元梅

中医心病学：韩丽华

中医全科医学：孟　毅

中医妇科学：傅金英

中医养生学：侯江红

中医男科学：孙自学

针灸学：高希言

推拿学：王华兰

中医文化学：郭德欣

省级重点学科

中医基础理论：司富春

中医临床基础：王振亮

中医医史文献：李成文

方剂学：王　付

中医诊断学：谢文英

中西医结合基础：杨丽萍

基础医学：朱艳琴

病理与病理生理学：李瑞琴

人体解剖与组织胚胎学：游言文

病原生物学：张小莉

中药学：冯卫生

药学：苗明三

药剂学：贾永艳

药物分析：白　雁

药理学：苗明三

中药资源学：董诚明

中药鉴定学：陈随清

中药化学：冯卫生

临床中药学：崔　瑛

中药炮制学：张振凌

无机化学：杨怀霞

中医学：李建生

中医内科学：赵文霞

中医外科学：刘佃温

中医儿科学：丁　樱

中医五官科学：李　莹

中医骨伤科学：李慧英

康复医学与理疗学：冯晓东

中西医结合：朱明军

中西医结合临床：张　耒

临床医学：关怀敏

护理学：秦元梅

中医内科学：王振涛

中医妇科学：傅金英

中医外科学：席作武

中医五官科学：张凤梅

中医骨伤科学：杨　豪

中医儿科学：侯江红

临床检验诊断学：李永伟

针灸推拿学：高希言

中医内科学：周立华

中医骨伤科学：李　康

公共管理：谢世平

社会医学与卫生事业管理：谢世平

高等教育管理：贾成祥

思想政治教育：李　艳

运动医学：翟向阳

校级重点学科

生物化学与分子生物学：郑晓珂

生理学：高剑峰

有机化学：武雪芬

制药工程：王宪龄

数学：崔红新

中药药剂学：贾永艳

临床检验诊断学：卢依平

中医急诊学：崔应麟

西医外科学：王世东

中医护理学：刘　静

工商管理：李君茹

心理学：潘　玲

中医哲学：张玉清

计算机应用技术：王晓鹏

成人教育学：谢有良

民族传统体育：孙再玲

英语语言文学：王玖炜

重点实验室及负责人

省部级重点实验室

科技部国际科技合作基地——河南中医学院：李　真

国家中医临床研究基地——河南中医学院第一附属医院：李　真

国家中医药管理局中医药国际合作基地——河南中医学院第一附属医院：李　真

国家中医药管理局重点研究室——中医药防治艾滋病研究室：郭会军

国家中医药管理局重点研究室——中医心血管病研究室：郭会军

国家中医药管理局中医药科研三级实验室——艾滋病检测实验室：郭会军

国家中医药管理局中医药科研三级实验室——中药制剂实验室：王又红

国家中医药管理局中医药科研三级实验室——病理（肾脏）实验室：丁　樱

国家中医药管理局中医药科研三级实验室——中药药理（呼吸）实验室：李素云

国家中医药管理局中医药科研三级实验室——中药质量分析实验室：刘　伟

国家中医药管理局中医药科研

三级实验室——中药药理实验室：白 明

河南省中医药防治感染病重点实验室：李 真

河南省中药资源与中药化学重点实验室：陈随清

河南省中药材开发工程技术研究中心：冯卫生

河南省中药质量控制与评价工程技术研究中心：白 雁

河南省道地药材深加工工程技术研究中心：苗明三

道地药材深加工河南省工程实验室：苗明三

博士后科研流动站——河南中医学院第一附属医院：李 真

河南省高校人文社科重点研究基地——中医药与经济社会发展研究中心：郭德欣

河南省全科医生培养基地——河南中医学院第二附属医院：韩丽华

世界针灸联合会教育基地：路 玫

医学基础实验教学中心：司富春

临床技能实验教学中心：宰军华

中药学实验教学中心：冯卫生

计算机实验教学中心：张佩江

护理学实验教学中心：宰军华

药学实验教学中心：陈随清

临床技能虚拟仿真实训中心：张大伟

地厅级重点实验室

河南省高校中医药防治老年病重点实验室培育基地：李建生

教育部重点实验室培育基地中药药效评价与中药深加工重点实验室：苗明三

河南省重点实验室培育基地中医方证信号传导实验室：司富春

河南省高校中医内科学重点学科开放实验室：李建生

河南省高校中药学重点学科开放实验室：冯卫生

河南省高校药效评价开放实验室：苗明三

河南省高校中药材开发工程技术研究中心：冯卫生

河南省高校中药质量控制与评价工程技术研究中心：白 雁

河南省高校药效评价工程技术研究中心：苗明三

河南省非物质文化遗产研究基地——河南中医学院：徐江雁

郑州市组分中药重点实验室：白 明

郑州市针灸临床重点实验室：王民集

郑州市中医药转化医学重点实验室：苗艳艳

校级重点实验室

应用心理学研究所：徐玉芳

卫生管理研究所：张丽青

文献信息研究所：蔡永敏

中医药外语研究所：刘 伟

中医药文献研究所：许敬生

互联网应用技术研究所：刘文第

中医药信息化研究所：张佩江

中药药剂研究所：刘雅敏

本草研究所：崔 瑛

药物研究所：苗明三

中药饮片炮制研究所：张振凌

中药制药工程设计研究所：王宪龄

中药研究所：陈随清

配位化学研究所：杨怀霞

肝病研究所：禄保平

艾滋病研究所：郭会军

预防医学研究与评价中心：申杰

经方研究所：王 付

热病研究所：郭选贤

黄帝内经研究所：周发祥

中医"治未病"理论与应用研究所：洪素兰

中医理论与临床应用研究所：崔应珉

中医诊断研究所：王国斌

中原医学研究中心：徐江雁

中医基础研究所：司富春

仲景医药研究所：王振亮

中西医结合帕金森病研究所：马云枝

呼吸病研究所：李素云

急诊医学研究所：李连章

脑血管病研究所：王新志

消化病研究所：赵文霞

糖尿病研究所：李 真

中西医结合心血管研究所：杜挺海

中西医结合研究所：朱明军

中医外科研究所：刘佃温

眩晕病研究所：张怀亮

儿科研究所：丁 樱

神经脱髓鞘疾病及变性疾病（痿症）研究所：王宝亮

老年医学研究所：李建生

心血管病研究所：韩丽华

中西医结合生殖医学研究所：卫爱武

关节外科研究所：孙永强

脊柱病研究所：黄俊卿

皮肤性病研究所：刘爱民

中医风湿病研究所：郭会卿

中医生殖研究所：孙自学

中医骨伤研究所：李 沛

中医妇科研究所：傅金英

名医学术思想传承研究所：张文学

推拿研究所：王华兰

李振华学术思想研究所：李郑生

邵经明学术思想研究所：邵素菊

中医药民间疗法研究所：侯士良

张磊学术经验研究所：孙玉信

肿瘤研究所：王祥麒

针灸基础研究所：王民集

冠心病研究所：李庆海

高血压病研究所：周立华

流式细胞技术临床应用研究中心：刘文第

中医药养生研究所：许东升

亚健康研究所：杨英豪

少林手法研究所：周运峰

茶膳研究中心：侯江红

通识教育研究中心：郑玉玲

附属机构及负责人

河南中医学院第一附属医院：朱明军

河南中医学院第二附属医院：韩丽华

河南中医学院第三附属医院：田 力

（刘 杰）

【湖北中医药大学】

党委书记：王祚桥

校 长：王 华

党委副书记：张良玉、李水清

纪委书记：陈建华
副校长：王　平、黄必胜、
　　　　　陈运中
正校级干部：尹　舲
中医临床学院院长：李家庚
管理学院院长：官翠玲
临床医学院常务副院长：向　楠
人文学院院长：胡　真
针灸骨伤学院院长：章汉平
国际教育学院院长：陈长虹
药学院院长：郑国华

外国语学院院长：刘殿刚
基础医学院院长：邹小娟
体育部主任：于　勇
检验学院院长：宁　勇
职业技术学院副院长：尹少华
护理学院院长：胡　慧
继续教育学院院长：蒋冠斌
信息工程学院院长：赵　臻
地　址：湖北省武汉市洪山区黄
　　　　家湖西路 1 号

邮　编：430065
电　话：027-68890088
传　真：027-68890017
电子信箱：Webmaster@ hbtcm. edu. cn
网　址：www. hbtcm. edu. cn

专业统计

　　2014 年，学校职工人数 1206
人。专任教师 894 人，其中教授 97
人，副教授 259 人，讲师 435 人，
助教 20 人。

专业设置	学制（年）	2014 年毕业生数	2014 年招生数	在校生数
高中起点本科				
英语	4	107	91	429
生物技术	4	50	58	214
应用心理学	4	67	63	304
医学信息工程	4	118	88	370
制药工程	4	80	109	498
卫生检验	4	48	62	230
医学检验	4	144	117	589
中医学	7	31	31	164
中医学（中西医结合）	7	43	57	240
中医学（针灸推拿学）	7	31	0	134
中医学（中医骨伤方向）	7	0	39	66
中医学	5	218	250	1316
中医学（中医骨伤方向）	5	127	112	612
中医学（美容康复方向）	5	86	57	387
针灸推拿学	5	128	136	730
针灸推拿学（针刀医学方向）	5	70	52	240
针灸推拿学（涉外方向）	5	113	54	381
中西医临床医学	5	400	164	1382
中西医临床医学（全科医学方向）	5	0	96	338
护理学	4	174	284	1168
护理学（涉外方向）	5	99	0	107
药学	4	237	237	954
中药学	4	175	207	785
药物制剂	4	163	98	423
中药资源与开发	4	96	128	416
信息管理与信息系统	4	83	55	241
市场营销	4	171	118	419
市场营销（医药国际贸易方向）	4	0	59	241
市场营销（物流方向）	4	53	0	108
公共事业管理	4	70	129	510
公共事业管理（医疗保险方向）	4	46	65	300
公共事业管理（医事法学方向）	4	61	59	277
食品质量与安全	4	0	51	95
物流管理	4	0	61	133
运动康复	4	0	52	52

（续表）

专业设置	学制（年）	2014 年毕业生数	2014 年招生数	在校生数
小　计	/	3289	3239	14853
专科起点本科				
医学检验	2	74	75	151
中医学	3	24	40	104
针灸推拿学	3	58	52	177
护理学	2	26	30	57
药学	2	59	75	148
中药学	2	10	10	22
市场营销	2	24	30	66
小　计	/	275	312	725
专　科				
中药制药技术	3	39	0	115
食品营养与检测	3	41	21	30
医药营销	3	81	0	103
针灸推拿	3	102	0	157
护理	3	251	0	170
药学	3	187	60	272
医学检验技术	3	113	0	148
医疗美容技术	3	91	0	36
小　计	/	905	81	1031
合　计	/	**4469**	**3632**	**16609**

注：以上统计数据为本专科学生数。

研究生教育

在校硕士研究生 940 人，2014 年招收硕士研究生 279 人，毕业 358 人。

在校博士研究生 185 人，2014 年招收博士研究生 48 人，毕业 46 人。

学术型学位

硕士学位专业设置：中医基础理论、中医临床基础、中医医史文献、方剂学、中医诊断学、中医内科学、中医外科学、中医骨伤科学、中医妇科学、中医儿科学、针灸推拿学、中医五官科学、中西医结合基础、中西医结合临床、药物化学、药剂学、生药学、药物分析学、药理学、微生物与生化药学、中药学、临床检验、诊断学、管理科学与工程

博士学位专业设置：中医基础理论、中医临床基础、中医医史文献、方剂学、中医诊断学、中医内科学、中医外科学、中医骨伤科学、中医妇科学、中医儿科学、针灸推拿学、中医五官科学、中药学

专业学位

临床医学一级学科博士专业学位授予点，临床医学、中药学、护理学 3 个一级学科硕士专业学位授权点。

重点学科及学科带头人

国家中医药管理局重点学科

针灸学：王　华
内经学：王　平
伤寒学：李家庚
中医肝胆病学：盛国光
中医肾病学：王小琴
中医脑病学：丁砚兵
中医药信息学：赵　臻
中医诊断学：邹小娟
临床中药学：周祯祥
中药炮制学：刘艳菊
药用矿物学：黄必胜
中医文化学：胡　真
中医护理学：胡　慧
中医传染病学：陈盛铎
中医老年病学：甘爱萍

省级重点优势学科

中医学：王　华

省级重点特色学科

中药学：郑国华

省级重点培育学科

护理学：胡　慧

校级重点学科

金匮要略：李云海
温病学：刘　林
中医眼科学：李杜军
中医男科学：高文喜
中医儿科学：向希雄
中西医结合临床：李晓东
中医内分泌病学：向　楠
中医骨伤科学：章汉平
推拿学：齐凤军
中西医结合基础：陈泽斌
方剂学：吴建红
中药化学：千国平
中药鉴定学：张秀桥
临床检验诊断学：宁　勇
中医药管理学：黄明安
临床护理学：王再超
管理科学与工程：赵　臻
马克思主义理论：胡　真
中医国际传播学：刘殿刚

民族传统体育学：于　勇

重点实验室及负责人

教育部重点实验室

　　中药资源与中药复方重点实验室：郑国华

国家中医药管理局中医药科研三级实验室

　　中药药理科研实验室：谌章和

　　中药化学实验室：郑国华

国家中医药管理局重点研究室

　　老年性痴呆醒脑益智重点研究室：王　平

国家中医药管理局重点实验室

　　中医药优势学科中医药信息学继续教育基地：赵　臻

　　国家中医药标准化技术培训与研究中心：赵　臻

湖北省重点实验室及工程技术研究中心

　　针灸"治未病"湖北省协同创新中心：王　华

　　老年病中药新产品湖北省协同创新中心：王　平

　　道地药材与创新中药新产品研发技术创新基地：郑国华

　　湖北省中药资源与中药化学重点研究室：刘焱文

　　湖北中小企业共性技术中药工程研发推广中心：刘焱文

　　湖北省中药标准化工程技术研究中心：郑国华

　　湖北省中药保健食品工程技术研究中心：陈运中

　　湖北省中药炮制工程技术研究中心：刘艳菊

湖北省人文基地

　　中医药发展研究中心：黄明安

武汉市科技局重点实验室

　　武汉市中药创新与规范化工程技术研究中心：刘焱文

　　武汉市中药现代化共性关键技术中试平台：刘焱文

校企合作实验室

　　湖北省药用植物校企共建研发中心：卢金清

　　共建中药新药研究室：刘焱文

（陈　军）

【湖南中医药大学】

党委书记、研究院党委书记：黄惠勇

党委副书记、校长：廖端芳

党委副书记、副校长、研究院副院长：黄政德

党委副书记、研究院党委副书记：秦裕辉

党委委员、副校长、研究院副院长：周小青

党委委员、纪委书记：肖小芹

副　校　长：何清湖

党委委员、副校长：葛金文、谭元生、彭清华、柏正平

中医学院书记：刘富林

中医学院院长：喻　嵘

药学院院长：陈乃宏

中西医结合学院书记：肖子曾

中西医结合学院院长：邓奕辉

针灸推拿学院院长：李铁浪

医学院书记：张秋雁

医学院院长：邓常青

护理学院书记、院长：陈　燕

人文社科学院院长：毛新志

管理与信息工程学院院长：周良荣

湘杏学院书记：王云辉

湘杏学院院长：李木清

继续教育学院书记：蒋文明

继续教育学院院长：陈革新

体育艺术部书记、主任：汪利人

研究生院书记、院长：阳仁达

国际教育学院书记、院长：李江山

第一中医临床学院书记：易刚强

副校长、第一中医临床学院院长：谭元生

第二中医临床学院书记：伍一文

校长助理、第二中医临床学院院长：熊　辉

临床医学院书记：龚跃平

临床医学院院长：谭李红

地　　　址：湖南长沙市岳麓区含浦科教园学士路 300 号（含浦校区）
湖南省长沙市韶山中路113 号（东塘校区）

邮　　　编：410208（含浦校区）/410007（东塘校区）

电　　　话：0731-88458000

传　　　真：0731-88458111

电子信箱：hnutcm@163.com

网　　　址：www.hnctcm.edu.cn

专业统计

2014 年，学校职工人数 1759 人。专任教师 1066 人，其中教授 205 人，副教授 277 人，讲师 341 人，助教 130 人。

专业设置	学制（年）	2014 年毕业生数	2014 年招生数	在校生数
医学信息工程	4	0	45	45
计算机科学与技术	4	46	53	181
英语	4	50	94	247
食品科学与工程	4	41	48	176
制药工程	4	61	59	215
应用心理学	4	59	84	267
生物工程	4	50	51	174
中药学	4	155	111	455
中药资源与开发	4	38	47	172
中医学	5	256	398	1893
中医学	7	194	458	1665
针灸推拿学	5	109	200	808
临床医学	5	215	282	1365

（续表）

专业设置	学制（年）	2014年毕业生数	2014年招生数	在校生数
医学影像学	5	103	160	736
口腔医学	5	85	73	449
中西医临床医学	5	157	178	967
药学	4	228	123	608
药物制剂	4	55	55	210
医学检验技术	4	60	62	286
康复治疗学	4	43	75	253
护理学	4	263	312	1014
信息管理与信息系统	4	0	46	46
市场营销	4	68	100	295
公共事业管理	4	34	39	163
针灸推拿（专科）	3	41	0	87
护理（专科）	3	118	0	200
中药（专科）	3	41	0	83
湘杏学院制药工程	4	17	25	98
湘杏学院应用心理学	4	24	26	110
湘杏学院生物工程	4	8	9	40
湘杏学院中药学	4	21	40	107
湘杏学院中医学	5	172	101	1209
湘杏学院针灸推拿学	5	60	84	471
湘杏学院医学影像学	5	70	0	0
湘杏学院中西医临床医学	5	636	120	1543
湘杏学院药学	4	109	127	404
湘杏学院药物制剂	4	10	13	46
湘杏学院康复治疗学	4	0	35	79
湘杏学院护理学	4	342	292	1143
湘杏学院市场营销	4	0	21	53
合　计	/	**4039**	**4046**	**18363**

注：以上统计数据为本专科学生数。

研究生教育

在校硕士研究生1494人，2014年招收硕士研究生601人，毕业495人。

在校博士研究生235人，2014年招收博士研究生74人，毕业43人。

硕士学位专业设置：中医基础理论、中医临床基础、中医医史文献、方剂学、中医诊断学、中医内科学、中医外科学、中医骨伤科学、中医妇科学、中医儿科学、中医五官科学、针灸推拿学、民族医学、中西医结合基础、中西医结合临床、药理学、药物分析学、药物化学、药剂学、生药学、微生物与生化药学、全科医学、马克思主义中国化、

医药经济与管理、中药制药工程、中药生物工程、中西医结合精神病学、中西医结合护理学、中西医结合影像医学、中西医结合康复医学、中药保健食品研究与开发、中医亚健康、中医肿瘤、中医药膳学、中医药信息学、中医心理学、临床中药、中医学、中西医结合、中药学、护理学、口腔医学

博士学位专业设置：中医基础理论、中医临床基础、中医医史文献、方剂学、中医诊断学、中医内科学、中医外科学、中医骨伤科学、中医妇科学、中医儿科学、中医五官科学、针灸推拿学、民族医学、中西医结合临床、中医亚健康、中医肿瘤、中医药膳学、中医药信息

学、中医心理学、临床中药。中医学、中西医结合

重点学科及学科带头人

国家级重点学科

　　中医诊断学：周小青

国家中医药管理局重点学科

　　中医诊断学：周小青

　　药用植物学：李顺祥

　　中药药剂学：夏新华

　　中西医结合临床（心脑疾病）：葛金文

　　针灸学：常小荣

　　方剂学：贺又舜

　　中医肝胆病学：孙克伟

　　中医妇科学：雷　磊

　　中医肿瘤病学：蒋益兰

　　中医皮肤病学：杨志波

中医眼科学：彭清华

中医各家学说：黄政德

中药炮制学：蒋孟良

中医药信息学：晏峻峰

中医儿科学：王孟清

中医耳鼻喉科学：朱镇华

中医肛肠病学：何永恒

中医康复学：张　泓

中医男科学：何清湖

推拿学：常小荣

中医肾病学：黄新艳

中医老年病学：卜献春

中医骨伤科学：仇湘中

省级重点学科

中医诊断学（优势特色重点学科）：周小青

中医内科学（优势特色重点学科）：蔡光先、黄政德

药学：廖端芳

中西医结合基础：葛金文

中药学：李顺祥、郭建生

针灸推拿学：常小荣

中西医结合临床：何清湖

中医外科学：杨志波

中医五官科学：田道法

方剂学：贺又舜

校级重点学科

人体解剖学与组织胚胎学：陈安

病原生物学：卢芳国

病理学与病理生理学：张　熙

中医基础理论：谭达全

中医临床基础：赵国荣

药物分析学：刘向前

生物工程：鲁耀邦

推拿学：李江山

护理学：陈　燕

马克思主义中国化：叶利军

中医心理学：谢静涛

社会医学与卫生事业管理：宁德斌

中医药信息学：晏峻峰

中医儿科学：王孟清

口腔医学：谭　劲

中西医结合临床（骨伤科学）：卢　敏

中医骨伤科学：肖四旺

肿瘤学：徐基平

中医哲学：毛新志

医药经济与管理：周良荣

重点实验室及负责人

国家级重点实验室

科技部重点实验室、省部共建国家重点实验室培育基地湖南省中药粉体与创新药物重点实验室：蔡光先

国家发改委重点研究室中药粉体关键技术及装备国家地方联合工程实验室：蔡光先

国家发改委重点研究室国家中医（肝病）临床研究基地：谭元生

教育部重点实验室

省部共建中医内科学重点实验室：蔡光先

医药粉体技术工程研究中心：张水寒

国家中医药管理局重点研究室

中药粉体技术重点研究室：张水寒

经穴-脏腑相关重点研究室：常小荣

国家中医药管理局中医药科研三级实验室

中药药性与药效实验室：鲁耀邦

中药鉴定与资源实验室：刘塔斯

中药药理（心血管）实验室：谭元生

肝脏病理实验室：孙克伟

针灸生物信息实验室：岳增辉

皮肤免疫病理实验室：杨志波

分子病理实验室：雷　磊

病理生理实验室：顾　星

血管生物学实验室：严　杰

中药药理实验室：郑　冰

中药制剂实验室：王实强

国家中医药管理局中医药科研二级实验室

显微形态学实验室：熊艾君

分子生物学实验室：刘群良

病原免疫实验室：伍参荣

骨伤治疗技术实验室：田心义

中药化学实验室：王实强

干细胞中药调控与应用实验室：廖端芳

湖南省科技厅重点实验室

中医诊断学重点实验室：周小青

中药新药研究与开发重点实验室：张水寒

湖南省中药有毒有害物质快速检测及脱除工程技术研究中心：廖端芳

中药超微技术工程中心：蔡光先

中西医结合心脑疾病防治重点实验室：成绍武

湖南省中药活性物质筛选工程技术研究中心：李顺祥

湖南省特色中药制剂创新服务平台：谭元生

湖南省发改委重点实验室

中药有毒物质防控技术湖南省工程实验室：廖端芳

特色中药制剂湖南省工程实验室：谭元生

湖南省宣传部研究基地

湖南省中医药文化研究基地：陈　弘

湖南省思想政治工作研究基地：陈　弘

湖南省教育厅重点实验室

中医病证实验室：蔡　雄

中药现代化研究实验室：郭建生

中医内科学实验室：蔡光先

针灸生物信息分析实验室：顾　星

细胞生物学与分子技术实验室：邓奕辉

数字中医药协同创新中心：周小青

中医方证研究转化医学实验室：黄政德

湖南省中医药管理局重点研究室

重型肝炎证治研究室：孙克伟

中医皮肤性病特色疗法研究室：杨志波

肿瘤研究室：蒋益兰

推拿特色技术重点研究室：李铁浪

中医护理特色技术重点研究室：陈　燕

附属机构及负责人

湖南中医药大学第一附属医院（直属）党委书记易刚强、院长谭元生

湖南中医药大学第二附属医院（直属）党委书记伍一文、院长熊辉

湖南中医药大学附属中西医结合医院（直属）党委书记朱克俭、院长柏正平

湖南中医药大学附属（人民）医院（非直属）党委书记龚跃平、院长谭李红

湖南中医药大学附属衡阳医院（非直属）党委书记龙双才、院长王诚喜

湖南中医药大学附属常德医院（非直属）院长邵先舫、党委副书记

刘志军

湖南中医药大学附属洛阳正骨医院（非直属）党委书记高书图、院长杜天信

湖南中医药大学附属宁乡人民医院（非直属）党委书记文大志、院长刘俊东

湖南中医药大学附属岳阳中医院（非直属）党委书记邓寅风、院长向明波

湖南中医药大学附属第二中西医结合医院（非直属）党委书记盛志新、院长周平

湖南中医药大学附属垫江医院（非直属）党委书记兼院长：刘明怀

湖南中医药大学附属福田中医院（非直属）党委书记罗建良、院长张天奉

湖南中医药大学附属长沙市中医医院（非直属）党委书记邓雄飞、院长漆晓坚

湖南中医药大学附属邵阳医院（非直属）党委书记黎孝坚、院长雷庆良

湖南中医药大学附属正大邵阳骨伤医院（非直属）党委书记刘长琪、院长廖怀章

（孟瑛）

【广州中医药大学】

党委书记：黄斌
校　　长：王省良
党委副书记：王省良、陈英华、张建华

副校长：孙晓生、陈蔚文、刘晟、刘小虹、许能贵、潘华峰

第一临床医学院院长：樊粤光（任至 2014 年 4 月），冼绍祥（2014 年 5 月始任）

第二临床医学院（广东省中医院）院长：陈达灿

第三临床医学院院长：谢华民

研究生院院长：邝卫红

国际学院院长：王洪琦（任至 2014 年 10 月），游江（2014 年 11 月始任）

基础医学院院长：郑洪

中药学院院长：赖小平

针灸康复临床医学院（原针灸推拿学院）院长：李素荷

护理学院院长：李伊为

经济与管理学院院长：邱鸿钟

医学信息工程学院（原信息技术学院）院长：张洪来（2014 年 7 月始任）

职业技术学院、继续教育学院院长：黄水清

思想政治学院院长：李悦书（2014 年 11 月始任）

外国语学院院长：苏红（2014 年 11 月始任）

体育健康学院院长：潘华山

脾胃研究所所长：陈蔚文（任至 2014 年 10 月），胡玲（2014 年 11 月始任）

热带医学研究所所长：符林春

临床药理研究所所长：王奇

高等教育研究所（中医药发展研究中心）所长、主任：陈建南

中药资源科学与工程研究中心主任：陈蔚文（任至 2014 年 10 月），詹若挺（2014 年 11 月始任）

国际中医药转化医学研究所所长：刘中秋

实验动物中心主任：王萧

广东中医药博物馆馆长：蓝韶清

图书馆馆长：张正

地　　址：广东省广州市番禺区广州大学城外环东路 232 号（主校区）
广东省广州市白云区机场路 12 号（三元里校区）

邮　　编：510006（主校区）/510405（三元里校区）

电　　话：020-39358190

传　　真：020-39359999

电子信箱：xwgk@ gzucm. edu. cn

网　　址：www. gzucm. edu. cn

专业统计

2014 年，学校本部教职工人数 1051 人。专任教师 667 人，其中教授 149 人，副教授 221 人，讲师 213 人，助教 84 人。

专业设置	学制（年）	2014 年毕业生数	2014 年招生数	在校生数
保险学（健康保险）	4	0	38	73
国际经济与贸易	4	174	103	637
体育教育	4	108	129	526
英语	4	126	108	455
应用心理学	4	91	79	354
医学信息工程	4	0	58	163
计算机科学与技术	4	152	101	493
制药工程（中药）	4	205	59	387
中医学	5	538	875	3908
中医学（中西医结合方向）	7	139	88	442
中医学	7	81	60	293
中医学（针灸方向）	7	79	59	297
针灸推拿学	5	114	141	708
中西医临床医学	5	185	138	826
药学	4	104	134	539

（续表）

专业设置	学制（年）	2014年毕业生数	2014年招生数	在校生数
药物制剂	4	81	108	384
中药学	4	289	193	1022
中药资源与开发	4	57	43	199
中药制药	4	0	67	226
康复治疗学	4	56	56	265
护理学	4	176	130	681
公共事业管理（卫生）	4	122	71	391
生物技术	4	0	36	36
医学检验技术	4	0	39	39
市场营销	4	0	40	40
针灸推拿	3	87	94	279
护理	3	85	149	304
中药	3	49	0	105
医疗美容技术	3	54	32	133
合　计	/	3152	3228	14205

说明：七年制只统计前五年本科阶段，后两年计入硕士研究生。

研究生教育

在校硕士研究生3301人，2014年招收硕士研究生1057人，毕业1245人。

在校博士研究生794人，2014年招收博士研究生226人，毕业256人。

硕士学位专业设置：中医妇科学、中医内科学、中医临床基础、针灸推拿学、中医基础理论、中西医结合基础、中西医结合临床、中医骨伤科学、中药学、中医诊断学、中医医史文献、中医五官科学、方剂学、中医儿科学、中医外科学、科学技术哲学、药剂学、社会医学与卫生事业管理、生药学、药物分析学、影像医学与核医学、麻醉学、临床检验诊断学、思想政治教育、内科学、儿科学、老年医学、神经病学、精神病与精神卫生学、皮肤病学与性病学、护理学、外科学、妇产科学、眼科学、耳鼻喉科学、肿瘤学、康复医学与理疗学、运动医学、急诊医学、药物化学、微生物与生化药学、药理学、全科医学（中医学）、中医心理学、中医药信息学、病理诊断学

博士学位专业设置：中医妇科学、中医内科学、中医临床基础、针灸推拿学、中医基础理论、中西医结合临床、中西医结合基础、中医骨伤科学、中药学、中医诊断学、中医医史文献、中医五官科学、方剂学、中医儿科学、中医外科学、中医心理学、中医肿瘤学、中医养生学、中医康复学

重点学科及学科带头人

国家级重点学科

中医学（一级学科）：徐志伟

国家中医药管理局重点学科

伤寒学（第一附属医院）：李赛美

中医妇科学（第一附属医院）：罗颂平

中医骨伤科学（第一附属医院）：樊粤光

中医脾胃病学（第一附属医院）：刘凤斌

金匮要略（第一附属医院）：林昌松

温病学（第一附属医院）：吴智兵

中医儿科学（第一附属医院）：许华

中医预防医学（第一附属医院）：陈瑞芳

中医心病学（省中医院）：阮新民

中医脑病学（省中医院）：黄燕

中医皮肤病学（省中医院）：范瑞强

中医急诊学（省中医院）：邹旭

中医肛肠病学（第二附属医院）：罗湛滨

中医耳鼻喉科学（第二附属医院）：李云英

中医传染病学（第二附属医院）：张忠德

中医预防医学（第二附属医院）：林嬿钊

中医神志病学（第二附属医院）：李艳

中医养生学（第二附属医院）：杨志敏

中药药剂学（校本部）：刘中秋

中药药理学（校本部）：陈蔚文

中医护理学（校本部）：陈佩仪

中医养生学（校本部）：刘焕兰

中医心理学（校本部）：邱鸿钟

临床中药学（校本部）：吴庆光

中医药信息学（校本部）：张洪来

省级重点学科

中医学（一级学科）：徐志伟

中药学（一级学科）：陈蔚文

中西医结合（一级学科）：祝晨蔯

重点实验室及负责人

国家级重点实验室

国家中药现代化工程技术研究中心（合作）：赖小平

科技部重点实验室

新药（中药）安全评价研究重点实验室：王宁生

国家新药（中药）临床试验研究中心：赖世隆

国家中药材种植栽培示范化研究示范基地（GAP）：徐鸿华

国家中药现代化科技产业（广

东）基地：王宁生
教育部重点实验室
　　教育部现代中成药工程研究中心：陈英华
　　岭南中药资源教育部重点实验室：陈蔚文
国家中医药管理局中医药科研三级实验室
　　中药药理实验室：郑广娟
　　中药药理（消化）实验室：陈蔚文
　　原虫与病毒实验室：符林春
　　中药制剂实验室：丘小惠
　　分子生物学实验室：韩凌
　　细胞生物学实验室：方永奇
　　免疫实验室：王培训
　　中药化学实验室：赖小平
　　中药药理（药效评价）实验室：吴清和
　　中药药代动力学实验室：曾星
国家食品药品监督管理总局重点实验室
　　国家药品临床研究基地（一院）：张惠臣
　　国家药品临床研究基地（二院）：赖世隆
　　国家药品临床研究基地（粤海医院）：符林春
　　国家食品药品监督管理总局药品临床研究培训中心：赖世隆
广东省科技厅重点实验室
　　广东省中医治法与中药创制研究重点实验室：徐志伟
　　广东省中医针灸重点实验室：许能贵
　　广东省代谢性疾病中医药防治重点实验室：郭姣
　　广东省中医证候临床研究重点实验室：罗云坚
　　新药非临床安全评价中心:王宁生
　　新药临床实验研究中心：赖世隆
　　广东省中医急症研究重点实验室：黄培新
　　广东省海洋药物重点实验室GLP药理毒理实验室（合作）：王宁生
　　广东省新药筛选重点实验室：赖小平
　　遗传工程小鼠资源库技术平台（合作）：邹移海
　　广东省中药新药研发重点实验

室（省市共建）：赖小平
广东省教育厅重点实验室
　　中医疑难病证重点实验室:林培政
　　岭南中药资源省部共建重点实验室：陈蔚文
　　中药有效性与安全性研究重点实验室：王宁生
　　中医病机与治法研究重点实验室：徐志伟
　　中医女性生殖调节与安全性研究：罗颂平
广州市科技局重点实验室
　　中药新药研发重点实验室:赖小平
附属机构及负责人
　　第一附属医院：冼绍祥
　　第二附属医院（广东省中医院）：陈达灿
　　第三附属医院：谢华民
　　附属粤海医院：王炳南
　　附属深圳市中医院：李顺民
　　附属中山市中医院：林棉
　　附属广州市中医院：黄德弘
　　附属佛山市中医院：刘效仿
　　附属广东省第二中医院：曹礼忠
　　附属南海区妇产儿童医院:易锦发
　　附属茂名市中医院：黎治荣
　　附属湛江市第一中医院：蔡柏
　　附属湛江市第二中医院：肖波
　　附属台山市中医院：黄长联
　　附属广州市中西医结合中医院：刘瑞华
　　附属东莞市中医院：郑志文
　　附属新会区中医院：陈小龙
　　附属广东省中西医结合医院：谢兵
　　附属汕头市中医院：林创坚
　　附属顺德区中医院：宋小宁
　　附属海南省中医院：陈少仕
　　附属重庆北碚中医院：尹平
　　附属清远市中医院：冯伟勋
　　附属三亚中医院：陈小勇
　　附属深圳市宝安区中医院:朱美玲
　　附属海口市中医院：方立
　　附属深圳市平乐骨伤科医院：翟明玉
　　附属陕西安康中医院：陈文乾
　　附属内蒙古国际蒙医医院：乌兰
　　附属内蒙古中医院：杨广源
　　　　　　（林辉、任长报）

【广西中医药大学】
党委书记：朱华
校　　长：唐农
党委副书记：董塔健
党委副书记、纪委书记：杨连招
副 校 长：罗伟生、吴琪俊、庞宇舟、
　　　　　冷静、戴铭
财务总监：何刚亮
副厅级调研员：李培春
基础医学院：龚名师、林江
药学院：王勤、陈勇
壮医药学院：林辰
瑶医药学院：李彤
骨伤学院：周红海
针灸推拿学院：蒋闽义、范郁山
研究生学院：吴林、姜建萍
人文社科学院：李怀泽、韦兆钧
成人教育学院：蒋林、韦艾凌
高等职业技术学院：邓远美
国际合作与交流学院：蒋基昌
护理学院：冼锦华、吴彬
第一临床医学院：李敏智、黄贵华
瑞康临床医学院：唐友明、梁健
第三临床医学院（柳州）：蓝宁生、
　　　　　　　　　杨建青
桂林临床医学院：刘朝晖、杨斌
第五临床医学院（玉林）：李飞鹏、
　　　　　　　　　谭跃
第六临床医学院（梧州）：罗世东、
　　　　　　　　　甘秀天
制药工程系：何天富、朱智德
地　　址：广西壮族自治区南宁市
　　　　　西乡塘区明秀东路179
　　　　　号（明秀校区）
　　　　　广西壮族自治区南宁市
　　　　　青秀区五合大道13号
　　　　　（仙葫校区）
邮　　编：530001（明秀校区）/
　　　　　530200（仙葫校区）
电　　话：0771-3137577（校办）
传　　真：0771-3137517（校办）
电子信箱：zyd3137577@163.com
　　　　　（校办）
网　　址:www.gxtcmu.edu.cn
专业统计
　　2014年，全校职工人数为5518人（含附属单位）。专任教师924人，其中教授151人，副教授453人，讲师379人，助教103人。

专业名称	学制（年）	2014 年毕业生数	2014 年招生数	在校生数
本 科				
普通本科生	/	1159	2018	7359
其中：女	/	800	1222	5145
高中起点本科	/	1122	1971	7228
信息管理与信息系统（注：可授管理学或工学学士学位）	4	25	0	51
市场营销（医药营销方向）	4	85	53	210
公共事业管理	4	41	37	186
中药资源与开发	4	34	0	100
食品卫生与营养学	4	0	0	35
中医学（传统中医方向）	5	31	0	61
中医学（香港传统班）	5	12	22	89
中医学	5	105	318	853
中医学（定向班）	5	0	0	200
中医学（对外中医方向）	6	44	0	145
中医学（骨伤科学方向）	5	41	0	127
中医学（桂派杏林师承班）	5	0	0	72
中医学（运动医学方向）	5	32	0	49
中医学（壮医学方向）	5	61	0	50
针灸推拿学	5	85	120	435
针灸推拿学（桂派杏林师承班）	5	0	0	67
针灸推拿学（中职升本）	5	0	23	23
食品质量与安全	4	0	54	54
制药工程	4	36	0	163
应用心理学（医学心理学）	4	0	39	76
应用心理学（医学心理学）	5	0	0	24
中药学（注：授予理学学士学位）	4	78	117	355
壮医学	5	0	57	210
壮医学（桂派杏林师承班）	5	0	0	11
临床医学	5	0	269	747
口腔医学	5	0	29	162
中西医临床医学	5	135	0	416
药学（注：授予理学学士学位）	4	82	205	445
药学（中职升本）	4	0	66	66
生物医学工程	4	0	0	20
食品科学与工程	4	29	0	126
药物制剂	4	1	0	160
临床药学	4	0	46	46
医学检验技术	4	0	48	158
医学检验技术（中职升本）	5	0	0	28
康复治疗学	4	0	58	183
护理学（英语方向）	5	70	0	265
护理学	4	95	201	475
护理学（中职升本）	4	0	209	285
专科起点本科	/	37	47	131
公共事业管理（卫生方向）	2	0	1	2
市场营销	2	4	2	5

（续表）

专业名称	学制（年）	2014年毕业生数	2014年招生数	在校生数
护理学	2	11	3	11
康复治疗学	2	0	2	2
药物制剂	2	0	1	1
食品科学与工程	2	1	0	0
药学	2	8	5	14
口腔医学	3	0	9	25
中药学	2	2	11	19
针灸推拿学	3	11	13	52
专　　科				
普通专科生	/	982	1226	3326
其中：女	/	785	1017	2689
高中起点专科	/	982	952	2842
康复治疗技术	3	0	41	78
药学	3	100	186	443
中药	3	63	132	251
医学检验技术	3	0	0	50
药物制剂技术	3	0	0	49
医药营销	3	49	33	150
医疗美容技术	3	114	114	323
口腔医学	3	196	54	310
针灸推拿	3	163	114	409
中医骨伤	3	0	30	102
护理（口腔护理方向）	3	27	0	18
护理	3	270	248	659
五年制高职转入	/	0	274	484
药学	3	0	0	131
护理	3	0	208	247
针灸推拿	3	0	66	106

注：以上统计数据为本专科学生数。数据统计截止时间为2014年10月31日。

研究生教育

在校硕士研究生1184人，2014年招收硕士研究生410人，毕业353人。

硕士学位专业设置：中医基础理论、中医临床基础、中医医史文献、方剂学、中医诊断学、中医内科学、中医外科学、中医骨伤科学、中医妇科学、中医儿科学、中医五官科学、针灸推拿学、民族医学、中西医结合基础、中西医结合临床、内科学、儿科学、老年病学、神经病学、精神病与精神卫生学、皮肤病与性病学、影像医学与核医学、临床检验诊断学、外科学、妇产科学、眼科学、耳鼻咽喉科学、肿瘤学、康复医学与理疗学、运动医学、麻醉学、急诊医学、全科医学、药物化学、药剂学、生药学、药物分析学、微生物与生化药学、药理学、中药学

重点学科及学科带头人

国家中医药管理局重点学科

中医各家学说：戴　铭

中药药理学：郑作文

临床中药学：秦华珍

推拿学：庞　军

中医骨伤科学：陈　锋

民族医学（壮医学）：庞宇舟

中西医结合临床（第一临床医学院）：唐　农

中西医结合临床（瑞康临床医学院）：梁　健

中医皮肤病学：周　萌

中医儿科学：王力宁

中医耳鼻喉科学：张　勉

中医急诊学：卢健棋

中医老年病学：莫云秋

中医全科医学：张　春

中医传染病学（第一临床医学院）：毛德文

中医传染病学（瑞康临床医学院）：邓　鑫

中医预防医学：农泽宁

海洋中药学：邓家刚

广西优势特色重点学科

　　中医内科学：唐　农

　　中药学：邓家刚

　　壮医学：庞宇舟

　　中西医结合临床：梁　健

广西重点学科

　　壮药学：朱　华

　　中医医史文献：戴　铭

　　中医骨伤科学：陈　锋

　　针灸推拿学：范郁山

　　护理学：杨连招

　　中西医结合基础：罗伟生

广西中医药大学重点学科

　　免疫学：冷　静

　　中药分析学：陈　勇

　　中药化学：卢汝梅

　　中医脾胃病学：黄贵华

　　中医脑病学：胡跃强

　　中医肾病学：黄国东

广西中医药大学重点培育学科

　　生理学：赵铁建

　　中药药剂学：王志萍

　　妇产科学：林　忠

　　中医痹病学：庞学丰

重点实验室及负责人

国家中医药管理局中医药科研三级实验室

　　中（壮）药化学与质量分析实验室：覃洁萍

　　中药药理实验室：邓家刚

　　医学分子生物学实验室瑞康临床医学院：周倍伊

　　广西中医药科学实验中心：唐　农

自治区金源单位

　　广西中医药大学中药药效筛选研究中心：邓家刚

自治区省级重点实验室

　　广西中药药效研究重点实验室：邓家刚

　　广西中医基础研究重点实验室：唐　农

　　广西壮瑶药重点实验室：朱　华

广西高校重点实验室

　　中医临床研究重点实验室：唐　农

　　中药提取纯化与质量分析重点实验室：覃洁萍

　　中药药理重点实验室：郑作文

　　壮医方药基础与应用研究重点实验室：庞宇舟

　　广西高发传染病中西医结合转化医学重点实验室：梁　健

　　中药制剂共性技术研发重点实验室：王志萍

　　广西特色实验动物病证模型重点实验室：冷　静

　　中医药防治肥胖症重点实验室培育基地：唐红珍

国家中医药管理局中医药科研二级实验室

　　神经行为学实验室：陈贵海

　　分子生物学实验室（基础医学院）：王　坤

　　中药药效筛选研究实验室：邓家刚

　　中药药理学实验室：郑作文

　　中药提取纯化与质量分析实验室：覃洁萍

　　中药生药学实验室：辛　宁

　　分子生物医学实验室（第一临床医学院）：韦艾凌

　　肝病分子生物学实验室：毛德文

　　脑病免疫生化实验室：刘　泰

　　细胞分子生物医学实验室：梁　健

　　消化内镜与病理实验室：林寿宁

　　骨伤生物力学实验室：崔　伟

广西"2011协同创新中心"

　　壮瑶药协同创新中心：朱　华

　　中医药与养老产业发展研究协同创新中心（培育建设单位）：唐　农

　　农作物废弃物功能成分研究协同创新中心（培育建设单位）：邓家刚

附属机构及负责人

广西中医药大学第一附属医院：黄贵华、李敏智

　　广西中医药大学附属瑞康医院：梁　健、唐友明

　　广西中医药大学第三附属医院：杨建青、蓝宁生

　　广西中医药大学附属桂林医院：杨　斌、刘朝晖

　　广西中医药大学第五附属医院：谭　跃、李飞鹏

　　广西中医药大学第六附属医院：甘秀天、罗世东

　　广西中医药大学附属骨伤医院：杨　渊、韦浩明

　　广西中医药大学附属贺州医院：贝光明、张　飚

　　广西中医药大学附属防城港医院：徐　奎

　　广西中医药大学附属北海市中医医院：唐继华、徐辉才

　　广西中医药大学制药厂：何天富、朱智德

　　广西中医药大学附设中医学校：吴　彬、冼锦华

（蓝开宝）

【成都中医药大学】

党委书记：马跃荣

校　　长：梁繁荣

副书记、副校长：沈　涛

副　校　长：安　劬、余曙光、彭　成、
　　　　　　徐　廉、刘旭光

基础医学院院长：高永翔

临床医学院院长：钟　森

药学院院长：傅超美

针灸推拿学院院长：李　瑛

民族医药学院院长：张　艺

第二临床医学院院长：陆　华

公共卫生学院院长：陈大义

医学技术学院院长：李　燕

护理学院院长：张先庚

医学信息工程学院院长：温川飙

管理学院院长：李　胜

马克思主义学院院长：刘东梅

体育学院院长：邬建卫

外语学院院长：唐小云

继续教育学院院长：聂万里

地　　址：四川省成都市温江区柳
　　　　　台大道1166号

邮　　编：611137

电　　话：028-61800000

传　　真：028-61800013

电子信箱：xb@cdutcm.edu.cn

网　　址：www.cdutcm.edu.cn

专业统计

　　2014年，学校教职工人数1762人。专任教师1410人，其中教授242人，副教授402人，讲师478人，助教288人。

专业设置	学制（年）	2014年毕业生数	2014年招生数	在校生数
本　科	4/5	3345	4086	16562
专　科	3	1624	1273	3418
合　计	/	**4969**	**5359**	**19980**

研究生教育

在校硕士研究生2082人，2014年招收硕士研究生803人，毕业688人。

在校博士研究生308人，2014年招收博士研究生92人，毕业87人。

硕士学位专业设置：中医基础理论、中医临床基础、中医医史文献、方剂学、中医诊断、中医内科学、中医外科学、中医骨伤科学、中医妇科学、中医儿科学、中医五官科学、针灸推拿学、民族医学（含：藏医学、蒙医学等）、中西医结合基础、中西医结合临床、中药学、药物化学、药剂学、生药学、药理学、药物分析学、微生物与生化药学、人体解剖与组织胚胎学、免疫学、病原生物学、病理学与病理生理学、法医学、射医学、航空航天与航海医学、内科学（含：心血管病、血液病、呼吸系病、消化系病、内分泌与代谢病、肾病、风湿病、传染病）、儿科学、老年医学、神经病学、精神病与精神卫生学、皮肤病与性病学、影像医学与核医学、临床检验诊断学、外科学（含：普外、骨外、泌尿外、胸心外、神外、整形、烧伤、野战外）、妇产科学、眼科学、耳鼻咽喉科学、肿瘤学、康复医学与理疗学、运动医、麻醉学、急诊医学、社会医学与卫生事业管理学、马克思主义中国化、护理学

博士学位专业设置：中医基础理论、中医临床基础、中医医史文献、方剂学、中医诊断学、中医内科学、中医外科学、中医骨伤科学、中医妇科学、中医儿科学、中医五官科学、针灸推拿学、民族医学（含：藏医学、蒙医学等）、中西医结合基础、中西医结合临床、临床中药学、中药药理学、中药资源学、中药化学、中药药剂学、中药药事

运营管理

重点学科及带头人

教育部重点学科

中药学：彭　成

中医五官科学：段俊国

针灸推拿学：梁繁荣

中医妇科学：陆　华

国家中医药管理局重点学科

临床中药学：（暂缺）

中医眼科学：（暂缺）

中医妇科学：（暂缺）

方剂学：（暂缺）

中医肝胆病学：（暂缺）

中医内分泌病学：（暂缺）

中医急诊学：（暂缺）

针灸学：（暂缺）

温病学：（暂缺）

金匮要略：张　琦

中西医结合基础：高永翔

中医养生学：马烈光

中西医结合临床：钟　森

中医耳鼻喉科学：田　理

中医老年病学：王　飞

中医肛肠病学：黄德铨

中医护理学：张先庚

推拿学：彭德忠

民族药学：张　艺

中药炮制学：胡昌江

中医神志病学（培育）：杨东东

中药毒理学（培育）：彭　成

中医药信息学（培育）：曹小玉

四川省重点学科

中医内科：（暂缺）

中西医结合基础：（暂缺）

中西医结合临床：（暂缺）

中医外科学：（暂缺）

方剂学：（暂缺）

生药学：（暂缺）

民族医学：（暂缺）

中医学：（暂缺）

中西医结合：（暂缺）

药学：（暂缺）

药理学：（暂缺）

药物化学：（暂缺）

中医临床基础：（暂缺）

中医骨伤科学：（暂缺）

中医基础理论：（暂缺）

中医医史文献：（暂缺）

中医诊断学：（暂缺）

中医儿科学：（暂缺）

药剂学：（暂缺）

药物分析学：（暂缺）

微生物与生化药学：（暂缺）

四川省重点学科建设项目

中医内科学：（暂缺）

生药学：（暂缺）

方剂学：（暂缺）

四川省医学重点学科（实验室）

内分泌科：陈　秋

血管外科：何春水

眼科：郑燕林

病理科：马跃荣

成都市医学重点学科

病理学与病理生理学：汪圣贤

中医脾胃病科：冯培民

病理学：马跃荣

成都中医药大学重点学科

马克思主义中国化研究：刘东梅

社会医学与卫生事业管理：景　琳

护理学：张先庚

康复医学与理疗学：金荣疆

外科学（泌尿外科）：常德贵

免疫学：高永翔

影像医学与核医学：侯　建

内科学（心血管病）：许　勇

卫生毒理学：（暂缺）

临床检验诊断学：（暂缺）

医学信息学：（暂缺）

体育教育运动训练学：（暂缺）

中医药英语：（暂缺）

（情况说明：截至2014年底，学校新一轮学科带头人遴选工作还未结束，部分学科带头人正在遴选过程中）

重点实验室及负责人

省部共建国家级重点实验室培育基地

四川省中药资源系统研究与开发利用重点实验室——省部共建国

家重点实验室培育基地：彭　成

国家发改委工程研究中心

中药饮片炮制国家地方联合工程研究中心：江　云

国家级实验教学示范中心

中药学实验教学示范中心：彭成

中医学实验教学示范中心：田理

国家级虚拟仿真实验教学示范中心

中医药虚拟仿真实验教学示范中心：丁维俊

教育部工程研究中心

西部中药材综合开发利用教育部工程研究中心：彭　成

教育部重点实验室

中药材标准化教育部重点实验室：彭　成

财政部、国家中医药管理局重点实验室

国家中药种质资源库（四川）：彭　成

国家中医药管理局重点研究室

中医药视功能保护重点研究室：段俊国

经穴效应临床基础重点研究室：梁繁荣

中药药性与效用重点研究室：彭　成

中医药养生健康产业发展：范昕建

国家中医药管理局中医药科研实验室

中药药理学实验室：曾　南

中药药剂学实验室：傅超美

视觉生理实验室：段俊国

中药鉴定实验室：严铸云

时间生物学实验室：刘旭光

病理生理实验室：郭蓉晓

病理学实验室：黄秀深

分子生物学实验室：丁维俊

中药化学实验室：董小萍

中药炮制实验室：吴纯洁

民族药资源评价实验室：张　艺

四川省重点实验室

中药资源与综合开发利用四川省重点实验室：彭　成

针灸与时间生物学四川省重点实验室：刘旭光

中医药眼病防治与视功能保护四川省重点实验室：段俊国

财政部中央与地方共建实验室

中药品种质量鉴定实验室：卫莹芳

视听生理实验室：段俊国

中医药与病毒实验室：马　萍

针灸与细胞分子生物学实验室：宋开源

中西医临床模拟实验室：罗才贵

针灸与系统生物学实验室：余曙光

中药学实验室：彭　成

中医眼科与视觉功能保护实验室：段俊国

中医诊断技能实验室：陈　钢

西部民族医药实验室：张　艺

中药炮制制剂实验室：董小萍

针灸推拿技能训练实验室：刘旭光

中药复方与细胞工程实验室：黄秀深

中医临床模拟教学中心实验室：罗才贵

中医证候分子生物学实验室：张天娥

中药安全性控制实验室：吴纯洁

中医气血机能实验室：张三印

中医脏腑病证实验室：谢春光

中药 GMP 实训实验室：付超美

中药安全性评价实验室：孟宪丽

四川省高校重点实验室

中药学科中心实验室：李祖伦

眼科实验室：段俊国

针灸学实验室：梁繁荣

中药品质资源研究与开发实验室：严铸云

中药药剂实验室：傅超美

中药药效物质基础系统研究及评价实验室：董小萍

中药药理实验室：黄国均

民族医药资源与新药开发实验室：张　艺

中医证候实验室：黄秀深

中医藏象生物学基础研究实验室：高永翔

中医实验诊断实验室：罗　萍

中药炮制：胡昌江

中西医结合特色护理：张先庚

中医脏腑病证：王飞

中医药养生健康：范昕建

四川中医药文化协同发展研究中心：张忠元

四川省高校实验教学示范中心

形态学实验教学示范中心：黄秀深

中药学教学实验中心：刘友平

中医临床技能实验教学中心：陆　华

针灸学实验教学中心：刘旭光

中医药虚拟仿真实验教学中心：丁维俊

四川省医学重点实验室

医学分子检测实验室：罗　萍

（陈学先）

【海南医学院中医学院】

院　　长：杨世忠

书　　记：冯　钊

副 院 长：王家辉、郝宪恩、冯志成

地　　址：海南省海口市学院路 3 号

邮　　编：571199

电　　话：010-66890539

传　　真：0898-66976083

电子信箱：hnzy88888@163.com.

网　　址：http://www.hainmc.edu.cn/webapps/zyxy/

专业统计

2014 年，学校职工人数 64 人。专职教师 58 人，其中教授 12 人，副教授 21 人，讲师 25 人。

专业设置	学制（年）	2014 年毕业生数	2014 年招生数	在校生数
中医学本科	5	69	93	491
中西医临床医学本科	5	63	59	312
针灸推拿学本科	5	40	51	328
合　计	/	**172**	**203**	**1131**

注：以上统计数据为本专科学生数。

重点学科及学科带头人

国家中医药管理局重点学科

中医肝胆病学：杨世忠

（尹德辉）

【重庆医科大学中医药学院】

院　　长：曹文富

党总支书记：江杨岗

副院长：王建伟、李　进

地　　址：重庆市沙坪坝区大学城

中路61号

邮　　编：401331

电　　话：023-65712064/65712062

传　　真：023-65712061

电子信箱：zhongyixy@163.com

网　　址：http：//202.202.128.

32/php/zyy/

专业统计

2014年，学校职工数51人。专职教师46人，其中教授10人，副教授21人，讲师15人，助教1人。

专业设置	学制（年）	2014年毕业生数	2014年招生数	在校生数
中医学	5	60	160	813
针灸推拿学	5	59	100	506
中药学	4	26	60	282
中医学（康复治疗方向）	5	53	0	176
中医学（中医骨伤方向）	5	41	0	208
中药学（中药制药方向）	4	22	0	22
合　计	/	**261**	**320**	**2007**

注：以上统计数据为本专科学生数，成人教育501人未计。

研究生教育

在校硕士研究生58人，2014年招收硕士研究生18人，毕业11人，其中留学研究生4人。

硕士学位专业设置：中医基础理论、中医临床基础、中医内科学、中医骨伤科学、针灸推拿学、中西医结合基础、中西医结合临床

重点学科及学科带头人

国家中医药管理局重点学科

中西医结合临床：曹文富

重庆市教委重点学科

中医学：曹文富

中西医结合：罗　勇

重庆市卫生计生委重点学科

中医内科：曹文富

重点实验室及负责人

省级重点实验室

重庆医科大学中医药实验教学中心（中医实验室、中药实验室）

校级重点实验室

重庆医科大学中医药研究室

（黎祖敏）

【贵阳中医学院】

党委书记：方仕平

党委副书记、院长：杨　柱

党委副书记、纪委书记：袁黔华

党委委员、副院长：滕　红

党委副书记：王念屏

党委委员、副院长：刘　文

党委副书记：朱洪波

党委委员、副院长：崔　瑾、于　浩

基础医学院院长：庄畋田

药学院院长：杜　江

护理学院副院长（主持）：肖政华

骨伤学院院长：陈久毅

针灸推拿学院院长：杨孝芳

医学人文学院院长：陈　瑶

第一临床医学院院长：孙　波

第二临床医学院院长：黄礼明

继续教育学院院长：何　甦

地　　址：贵州省贵阳市贵安新区栋青南路贵阳中医学院

邮　　编：550025

电　　话：0851-88233016/88233017

传　　真：0851-88233019

电子信箱：GYZYXYYB@163.com

网　　址：http://www.gyctcm.edu.cn/index.htm

专业统计

2014年，学校职工人数757人。专任教师499人，其中教授87人，副教授196人，讲师126人，助教37人。

专业设置	学制（年）	2014年毕业生数	2014年招生数
劳动与社会保障	4	0	60
应用心理学（注：可授理学或教育学学士学位）	4	0	63
中西医临床医学	5	219	237
中西医临床医学	6	60	0
药学（注：授予理学学士学位）	4	0	61
药物制剂（注：授予理学学士学位）	4	55	82
康复治疗学（注：授予理学学士学位）	4	0	62
护理学（注：授予理学学士学位）	4	147	188
护理学（注：授予理学学士学位）	5	74	61

（续表）

专业名称	学制（年）	2014 年毕业生数	2014 年招生数
法学	4	61	58
生物工程类专业	4	56	66
中药学（注：授予理学学士学位）	4	169	340
中药制药（注：可授予理学或工学学士学位）	4	0	55
中草药栽培与鉴定（注：授予理学学士学位）	4	0	50
中医学	5	284	492
针灸推拿学	5	83	155
专科起点本科	/	17	126
护理学（注：授予理学学士学位）	2	5	68
药物制剂（注：授予理学学士学位）	2	5	0
中医学	3	0	21
中医学（注：授予理学学士学位）	2	17	22
针灸推拿学	3	0	15
第二学士学位	/	53	40
应用心理学（注：可授理学或教育学学士学位）	2	53	40
中药制药技术	3	0	0
食品药品管理类专业	3	0	0
护理	3	78	0

注：以上统计数据为本专科学生数（不含成人教育）。

研究生教育

在校硕士研究生 690 人，2014 年招收硕士研究生 251 人，毕业 202 人

硕士学位专业设置：中医学、中西医结合、药学、中药学、临床医学

重点学科及科带头人

国家中医药管理局重点学科

中医脑病学：朱广旗

中医内分泌病学：孔德明

中医血液病学：马武开

中医肛肠病学：曹 波

中医眼科普：肖家祥

中医耳鼻喉科学：张燕平

中医护理学：段亚平

针灸学：崔 瑾

药用植物学：何顺志

中药药剂学：张永萍

中药化学：梁光义

民族医学（苗医学）：熊芳丽

民族药学（苗学）：杜 江

中西医结合临床：张 帆

中医络病学：杨孝芳

中医心理学：胡 捷

中医预防医学：欧江琴

中医药英语：林 雅

重点实验室及负责人

国家级重点实验室

苗医苗药治疗慢性疼痛重点研究室：光 旗

省部级重点实验室

贵州省中药制剂研究开发中心：张永萍

贵州省生药重点实验室：梁光义

贵州省民族药经皮给药制剂工程技术研究中心：张永萍

国家中医药管理局中药分析实验室：靳凤云

国家中医药管理局中药制剂实验室：张永萍

国家药物临床试验基地：贺祝英

贵州省中药民族药制剂研究开发中心：张永萍

贵州省中药民族药炮制与制剂工程技术研究中心：张永萍

中医证候实质研究实验室：赵 博

中药、民族药产地加工与炮制技术工程中心：张永萍

贵州分子生药学特色重点实验室：周 涛

贵州省现代民族药（苗药）协同创新中心：杨 柱

中医药（民族医药）产业发展研究中心：朱洪波

贵州省中药民族药院士工作站：杨 柱

附属机构及负责人

贵阳中医学院第一附属医院党委书记张培琴、院长孙波

贵阳中医学院第二附属医院党委书记王乾宇、院长张帆

（张敬杰、林 静）

【云南中医学院】

党委书记：杨建军

校 长：李玛琳

党委副书记：王翠岗

副 校 长：李 莹、陆炜谊、熊 磊

纪委书记：杨中梁

副 校 长：李世辉

基础医学院院长：淤泽溥

药学院院长：饶高雄

中药学院院长：张庆芝

临床医学院院长：秦国政

民族医药学院院长：张 超

护理学院副院长：邰先桃　　　　信息技术学院院长：吕　峰　　　　电子信箱：yzbgs@ynutcm.edu.cn
针灸推拿学院院长：陈祖琨　　　　体育部主任：彭利民　　　　　　　网　　址：www.ynutcm.edu.cn
人文与管理学院院长：杨鹤清　　　地　　址：云南省昆明市呈贡区雨　　**专业统计**
国际教育学院院长：周　青　　　　　　　　　　花路1076号　　　　　　　2014年，学校职工人数656人。
继续教育学院、职业技术学院院长：　邮　　编：650500　　　　　　　专任教师551人，其中教授64人，
　　　卞　瑶　　　　　　　　　　　电　　话：0871-65919000/65919009　副教授139人，讲师259人，助教
思政课教学研究部主任：熊光旭　　　传　　真：0871-65919009　　　　74人。

专业名称	学制（年）	2014年毕业生数	2014年招生数	在校生数
应用心理学	4	0	42	157
计算机科学与技术	4	0	42	84
制药工程	4	90	57	357
食品科学与工程	4	40	46	138
中医学	5	156	387	1213
针灸推拿学	5	113	276	1066
中西医临床医学	5	155	496	1524
药学	4	48	115	533
药物制剂	4	37	58	259
中药学	4	166	177	735
中药资源与开发	4	0	46	185
中草药栽培与鉴定	4	0	40	196
医学实验技术	4	0	44	44
康复治疗学	4	0	116	182
护理学	5	95	0	0
护理学	4	147	215	886
市场营销	4	70	55	324
公共事业管理	4	47	47	190
中医学	2	111	71	156
针灸推拿学	2	0	93	93
中医学	3	50	0	120
针灸推拿学	3	117	0	67
合　计	/	**1442**	**2423**	**8509**

注：以上统计数据为本专科学生数。

研究生教育

在校硕士研究生591人，2014年招收硕士研究生235人，毕业138人。

硕士学位专业设置：中医基础理论、中医临床基础、中医医史文献、方剂学、中医诊断学、中医内科学、中医外科学、中医骨伤科学、中医妇科学、中医儿科学、中医五官科学、针灸推拿学、民族医学（含：藏医学院、蒙医学等）、中西医结合基础、中西医结合临床（国家未设二级学科）、药物化学、药剂学、生药学、药物分析学、微生物与生化药学、药理学、全科医学（国家未设二级学科）

重点学科及学科带头人

国家中医药管理局重点学科

中医男科学：秦国政

中医痹病学：彭江云
中医肾病学：吉　勤
临床中药学：照日格图
傣医学：张　超
中医老年病学：万启南
中医儿科学：熊　磊
推拿学：王春林
彝药学：李玛琳
中医耳鼻喉科学：周家璇
傣药学：冯德强
中医心理学：秦　竹
中医管理学——中医药对外合作管理学：周　青
中医文化学：王　寅
中医药微生态学：陈文慧
中医人类学：贺　霆
中医预防医学：何渝煦

云南省重点学科

中医学：秦国政
中药学：钱子刚
中西医结合：彭江云、陈文慧
药学：饶高雄
中西医结合基础：袁嘉丽
民族医学：郑　进
针灸学：王建明
中医内科学：彭江云
中医基础理论：王志红
临床中药学：照日格图
实用中药学：钱子刚

校级重点学科

基础医学：郑　梅
食品科学与工程：赵声兰
汉语国际教育：周　青
公共管理：熊官旭

应用心理学：秦　竹
护理学：陈祖琨
临床医学：包　可
医学技术：李　云
体育：彭利民
图书情报：刘　虹
中医外科学：张春和
中药药理学：林　青
中医诊断学：杨　梅
中西医结合基础：袁嘉丽
民族医学：郑　进
思想政治教育：张　丽

重点实验室及负责人

国家中医药管理局中医药科研三级实验室

中药药理实验室：林　青

中药药理（免疫）实验室：包照日格图

云南省高校重点实验室

云南省高校民族药现代研究重点实验室：淤泽溥

云南省高校中医药分子生物学重点实验室：袁嘉丽

云南省高校工程研究中心

云南省高校中药材优良种苗繁育工程研究中心：钱子刚

云南省高校重点实验室

云南省高校天然药物活性成分与功能重点实验室：饶高雄

云南省高校中医药临床科研重点实验室培育基地：秦国政

分子生物学实验室：段为钢

中药材优良种苗繁育中心：杨耀文

附属机构及负责人

云南中医学院第一附属医院：秦国政

（蔡云海）

【西藏藏医学院】

党委书记、副院长：赤列旺杰
党委副书记、院长：尼玛次仁
党委委员、副院长：拉巴次仁、普琼、米　玛
党委委员、纪委书记：王衍彪
党委委员、副院长（援藏）：陶晓华
地　　址：西藏自治区拉萨市城关区当热路10号
邮　　编：850000
电　　话：0891-6387272
传　　真：0891-6389296
电子信箱：zyxymsk123@sina.com
网　　址：www.ttmc.edu.cn

专业设置

2014年，学院职工人数187人。专任教师87人，其中教授4人，副教授36人，讲师27人，助教14人。

专业设置	学制（年）	2014年毕业生数	2014年招生数	在校生数
藏医学	5年制（本）	80	90	565
藏医学（国培）	/	0	30	0
藏医学（高护方向）	3年制（专）	54	0	0
藏医学（高护）	5年制（本）	0	37	107
藏药学	5年制（本）	79	0	0
藏医学（临床藏药方向）	5年制（本）	0	81	352
藏药市场营销方向	5年制（本）	0	29	35
合　计	/	213	267	1059

注：以上统计数据为本专科学生数。

研究生教育

在校硕士研究生75人，2014年招收硕士研究生26人。

在校博士研究生13人，2014年招收博士研究生4人。

硕士学位专业设置：藏医学

博士学位专业设置：民族医学（藏医学）

重点学科及带头人

国家中医药管理局重点学科

藏药学（生药学）：尼玛次仁
藏药学（方剂学）：多　吉
藏药药理学：尼玛次仁
藏医预防保健学：米　玛
藏医药史学：央　嘎
藏药基础理论学：尼玛次仁
藏医护理学：次　仁
藏医诊断学：贡嘎郎杰

西藏自治区重点学科

民族医药学（藏医基础理论）

中药学（藏药学）

重点实验室及负责人

藏医药与高原生物重点实验室（科技部）：尼玛次仁

藏医药重点实验室（教育部）：尼玛次仁

传统藏药炮制及质量控制国家三级实验室（国家中医药管理局）：尼玛次仁

附属机构及负责人

西藏藏医学院附属医院：德　吉

（达娃次仁）

【陕西中医学院】

党委书记：王秉琦
院　　长：周永学
党委副书记：蔡国良、康亚国
副 院 长：刘　力、王瑞辉、刘智斌、郑　刚
纪委书记：第五太卓

社会科学部主任：张雪玲
体育部主任：马学文
基础医学院院长：张　红
中医系主任：崔晓萍
中西医临床医学系主任：李联社
临床医学系主任：刘继华
药学院院长：王昌利
针灸推拿学院主任：李永峰
护理学院主任：王瑞莉
医学技术学院主任：权志博
外语学院主任：李永安
人文管理学院主任：李亚军
公共卫生学院主任：史传道
继续教育学院院长：聂亚飞
第一临床医学院院长：贺丰杰
第二临床医学院院长：董昌虎
地　　址：陕西省西咸新区世纪大道中段
邮　　编：712046
电　　话：029-38185000

传　　真：38185333
电子信箱：yb38185000@126.com
网　　址：www.sntcm.edu.cn

专业统计

2014 年，学校职工人数 2501

人。专任教师 739 人，副高以上职
称 426 人。

专业设置	学制（年）	2014 年毕业生数	2014 年招生数	在校生数
公共事业管理（卫生事业管理）	4	51	0	152
公共事业管理	4	0	56	51
汉语言文学（对外汉语）	4	53	0	150
汉语言文学	4	0	56	52
护理学	4	50	250	388
护理学（涉外护理）	4	55	0	157
康复治疗学	5	49	0	153
康复治疗学	4	0	57	52
临床医学	5	240	512	1718
生物技术	4	0	56	162
市场营销	4	32	60	184
药物制剂	4	54	54	218
医学检验	5	58	0	532
医学检验技术	4	58	114	0
医学影像学	5	49	122	492
英语（中医药对外交流）	5	0	0	305
英语	5	58	133	97
应用心理学（医学心理学）	5	0	0	271
应用心理学	4	46	130	109
预防医学	5	57	114	313
针灸推拿学	5	60	179	674
针灸推拿学（国际交流）	5	58	0	255
制药工程（中药制药）	4	0	0	284
制药工程	4	125	118	111
中西医临床医学	5	53	363	1123
中药学	4	0	116	218
中药学	4	123	0	174
中医学	5	0	450	1045
中医学	5	67	0	183
中医学（中医骨伤科学）	5	68	0	360
护理	3	68	100	203
康复治疗技术	3	55	0	119
药品经营与管理	3	63	0	129
中药制药技术	3	134	0	152
中医学	3	30	0	310
护理学（专科起点本科）	2	31	26	64
康复治疗学（专科起点本科）	3	0	25	64
临床医学（专科起点本科）	3	18	0	0
针灸推拿学（专科起点本科）	3	60	0	18
中西医临床医学（专科起点本科）	3	25	0	127
中药学（专科起点本科）	2	0	15	35
中医学（专科起点本科）	3	51	65	58
合　计	/	**1700**	**3171**	**11262**

注：以上统计数据为本专科学生数。

研究生教育

在校硕士研究生 922 人，2014 年招生硕士研究生 365 人，毕业 246 人。

硕士学位专业设置：中医基础理论、中医临床基础、中医医史文献、方剂学、中医诊断学、中医内科学、中医外科学、中医骨伤学、中医妇科学、中医儿科学、中医五官科学、针灸推拿学、中西医结合基础、中西医结合临床、中药学、内科学、外科学、妇产科学、神经病学、麻醉学、影像医学与核医学、临床检验诊断学、全科医学外科学

重点学科及学科带头人

国家中医药管理局重点学科

中医脑病学：闫咏梅

中医脾胃病学：沈舒文

中医妇科学：贺丰杰

中医基础理论：邢玉瑞

中医诊断学：殷 鑫

临床中药学：卫培峰

中药药理学：张恩户

内经学：孙理军

中医康复学：王瑞辉

中药化学：宋小妹

中西医结合基础：张 红

中医文化学：李亚军

中医疮疡病学：马拴全

中医耳鼻喉科学：张 雄

中西医结合临床：赵晓平

中医血液病学：董昌虎

中西医结合临床：郑 刚

陕西省教育厅重点学科

中医临床基础（伤寒论）：李小会

中医基础理论：邢玉瑞

中医骨伤学：杨利学

中医药特色文化的传承与发展研究：李亚军

陕西省中医药管理局重点学科

中西医结合骨伤学科（附院学科）：刘德玉

中医心病学科（附院学科）：赵明君

中医脑病学科（附院学科）：闫咏梅

中医消化内科（附院学科）：汶明琦

针灸学（附院学科）：刘智斌

中医肿瘤学：王希胜

中医康复学：王瑞辉

中医肺病学：高 洁

中医脾胃病学：吴捷琼

方剂学：周永学

陕西中医学院重点学科

诊断学科：闫平慧

马列主义：张雪玲

中西结合妇科：贺丰杰

中药生药：胡本祥

中药化学：宋小妹

中医人文学科：李亚军

针灸推拿学科：张卫华

免疫学：施京红

中医内科学科：闫咏梅

温病学科：孙守才

方剂学科：许爱英

重点实验室及负责人

陕西省重点实验室

中药基础与新药研究重点实验室：王昌利

中医体质与疾病防治重点实验室：孙理军

中药饮片工程技术研究中心：王昌利

秦岭中草药应用开发工程技术研究中心：王昌利

国家中医药管理局中医药科研三级实验室

中药药理实验室：张恩户

中药制剂实验室：王昌利

分子生物学实验室：王小平

国家中医药管理局中医药科研二级实验室

中药鉴定学实验室：胡本祥

中药制剂实验室：王昌利

中药药理学实验室：张恩户

分子病理学实验室：王小平

中医分子生物实验室：张 红

中西医结合免疫实验室：席孝贤

针灸推拿实验室：牛文民

血管神经生理学实验室：张 琪

中药化学实验室：宋小妹

藏象分子免疫学实验室：李翠娟

血证诊断实验室：何春玲

中医骨病理与生物力学实验室：杨利学

中医脾胃病分子免疫学实验室：

杜晓泉

附属机构及负责人

陕西中医学院附属医院院长：贺丰杰

陕西中医学院第二附属医院院长：董昌虎

（史新阳）

【甘肃中医学院】

党委书记：王海燕

校 长：李金田

党委常委、纪委书记：范 康

党委常委、副校长：王安平（2014 年 8 月 16 日退休）

党委常委、副校长兼附属医院院长：李应东

党委常委、副校长：郑贵森、史正刚、刘铜华（2014 年 10 月 31 日挂职）

中医临床学院院长：宋 敏

药学院院长：李成义

针灸推拿学院院长：李沛清

中西医结合学院院长：戴恩来

临床医学院院长：刘 丽

护理学院副院长：李荣科（主持工作）

基础医学院副院长：李长天

公共卫生学院院长：金 华

医学技术学院院长：陈 彻

经贸与管理学院院长：云立新

信息工程学院院长：张晓河

人文与社会科学学院院长：陈利民

藏医学院院长：赵苏静

理科教学部主任：王世钦

外语教学部主任：吴玉泓

体育艺术课部副主任：马玉德（主持工作）

继续教育学院院长：万忠兴

地 址：甘肃省兰州市定西东路 35 号

邮 编：730000

电 话：0931-8765555

传 真：0931-8627950

电子信箱：yb@ gszy. edu. cn

网 址：www. gszy. edu. cn

专业统计

2014 年，学校职工人数 765 人。专任教师 629 人，其中教授 109 人，副教授 294 人，讲师 226 人。

专业设置	学制（年）	2014 年毕业生数	2014 年招生数	在校生数
中医学（骨伤科学方向）	5	145	119	650
中医学	5	162	180	898
藏医学	5	69	77	404
藏药学	4	0	40	79
针灸推拿学	5	84	126	600
康复治疗学	4	0	46	136
中西医临床医学	5	214	217	1093
中西医临床医学	2	0	27	27
临床医学	5	235	356	1679
临床医学	2	38	42	98
医学影像学	5	100	103	521
医学检验技术	4	0	55	156
预防医学	5	0	48	186
中药学	4	61	58	224
药物制剂	4	68	57	220
中草药栽培与鉴定	4	58	50	198
中药资源与开发	4	0	36	81
护理学	4	156	183	729
护理学	2	38	29	51
应用心理学	4	0	47	86
公共事业管理	4	56	56	216
国际经济与贸易	4	55	50	191
医学信息工程	4	0	41	120
少数民族预科班	1	0	94	94
合　计	/	**1539**	**2137**	**8737**

注：以上统计数据为本专科学生数。

研究生教育

在校硕士研究生 563 人，2014 年招收硕士研究生 220 人，毕业 135 人。

在校博士研究生 10 人，2014 年招收博士研究生 10 人。

硕士学位专业设置：中医基础理论、中医临床基础、中医医史文献、方剂学、中医诊断学、中医内科学、中医外科学、中医骨伤科学、中医妇科学、中医儿科学、中医五官科学、针灸推拿学、民族医学、中药学、中西医结合临床、中西医结合基础、老年医学、神经病学、精神病与精神卫生学、皮肤病与性病学、影像医学与核医学、临床检验诊断学、外科学、妇产科学、眼科学、耳鼻咽喉科学、肿瘤学、康复医学与理疗学、运动医学、麻醉学、急诊医学、儿科学、内科学

博士学位专业设置：中医学、中药学、中西医结合

重点学科及学科带头人

国家中医药管理局重点学科

伤寒学：李金田

中药鉴定学：李成义

中药化学：郭　玫

中医老年病学：吴红彦

民族医学（敦煌医学）：李应存

中西医结合基础：刘永琦

中医痹病学：王海东

中医血液病学：王兰英

中医骨伤科学：李盛华

针灸学：何天有

临床中药学：刘效栓

甘肃省高校省级重点学科

中医学：李金田

中西医结合临床：李应东

中药学：郭　玫

精神病与精神卫生学：石洲宝

方剂学：吴红彦

中西医结合基础：刘永琦

中医内科学：金智生

重点实验室及负责人

省部共建教育部重点实验室

敦煌医学与转化实验室：李金田

省级重点实验室

甘肃省中药药理与毒理学重点实验室：任　远

甘肃省中医方药挖掘与创新转化重点实验室（培育基地）：吴红彦

甘肃省中医药防治慢性疾病重点实验室（培育基地）第二附属医院：李应东

国家中医药管理局中医药科研三级实验室

中药生药实验室：李成义

中药药理实验室：马　骏

中药化学实验室：赵　磊

甘肃省高校重点实验室

中（藏）药化学与质量研究重点实验室：赵　磊

重大疾病分子医学与中医药防治研究实验室：刘永琦

省级工程实验室

甘肃省中药新产品创制工程实验室：吴红彦

甘肃省中医药科研二级实验室

生物化学实验室：夏 琦

中药免疫与分子生物学实验室：雒 军

中药制剂实验室：景 明

中药制药实验室：魏舒畅

中西医结合基础实验室：刘永琦

附属机构及负责人

附属第一医院（甘肃省中医院）：李盛华

附属第二医院（甘肃中医学院附属医院）：李应东

（李孟霏）

【青海大学藏医学院】

院　　长：李先加

地　　址：青海省西宁市昆仑路16号

邮　　编：810001

专业设置

2014年，学校职工人数26人。专任教师23人，其中教授4人，副教授13人，讲师5人，助教1人。

专业设置	学制（年）	2014年毕业生数	2014年招生数	在校生数
藏医学	5	0	0	196
藏药学	4	56	0	58
藏西医	5	51	41	242
藏医护理	5	0	35	70
藏医药管理	4	0	0	0
藏医全科	5	0	50	0
合　计	/	**107**	**126**	**581**

注：以上统计数据为本专科学生数。

研究生教育

在校硕士研究生26人，2014年招收硕士研究生10人，毕业8人。

在校博士研究生10人，2014年招收博士研究生3人，毕业3人。

硕士学位专业设置：藏医学

博士学位专业设置：藏医学

重点学科及学科带头人

省级藏医药学重点学科：李先加

国家中医药管理局重点学科藏医文化学：端 智

重点实验室及负责人

藏医学综合实验室：子 巴

（切羊让忠）

【宁夏医科大学中医学院】

党总支书记：周建辅

院　　长：全　年

党总支副书记：钱月慧

副 院 长：徐武清、马玉宝、马英锋

地　　址：宁夏银川市兴庆区胜利街1160号（宁夏医科大学中医学院）

邮　　编：750004

电　　话：0951-6880501

传　　真：0951-6880501

电子信箱：450657995@qq.com

网　　址：www.zyxy.nxmu.edu.cn

专业统计

2014年，学校职工人数58人。专任教师47人，其中教授18人，副教授15人，讲师12人，助教2人。

专业设置	学制（年）	2014年毕业生数	2014年招生数	在校生数
中医学	5	42	30	229
中西医临床医学	5	43	45	208
针灸推拿学	5	44	32	185
中医学（全科定向）	5	0	40	100
合　计	/	**129**	**147**	**722**

注：以上统计数据为本专科学生数。

研究生教育

在校硕士研究生84人，2014年招收硕士研究生33人，毕业24人。

硕士学位专业设置：中医学

重点学科及学科带头人

国家中医药管理局重点学科

中医脾胃病：朱西杰

温病学：牛 阳

中医诊断学：梁 岩

推拿学：马惠昇

回医学：牛 阳、蔡少青

重点实验室及负责人

省部级重点研究室回药现代化省部共建教育部重点实验室：牛 阳

附属机构及负责人

宁夏医科大学附属回医中医医院：牛 阳

（刘 英）

【新疆医科大学中医学院】

党委书记：毛新民

院　　长：安冬青

党委副书记：胡瓦提·阿提汗诺夫

副 院 长：曾斌芳

挂职副院长：裴晓华

地　　址：新疆乌鲁木齐新市区新医路393号

邮　　编：830054

电　　话：0991-4363310

传　　真：0991-4363310
电子信箱：ChineseCollege@ mail. xjmu. edu. cn
网　　址：http://www.xjmu.edu.cn

/zyzy/index.asp
专业统计
　　2014年，学校职工人数74人。

专任教师60人，其中教授16人，副教授20人，讲师19人，助教4人。

专业设置	学制（年）	2014年毕业生数	2014年招生数	在校生数
中医学	5	63	60	327
中西医临床医学	5	52	40	344
针灸推拿学	5	49	40	271
中医学（运动康复与健康）	5	36	0	60
中药学	4	47人	20	174
中医学（免费医学生）	5	0	51	198
合　计	/	**247人**	**211人**	**1374**

注：以上统计数据为本专科学生数。

研究生教育
　　在校硕士研究生338人，2014年招收硕士研究生139人，毕业88人。
　　在校博士研究生4人，2014年博士研究生毕业1人。
　　硕士学位专业设置：中医学、中西医结合、中药学
　　博士学位专业设置：中医内科学、中西医结合临床、中医骨伤科学

重点学科及学科带头人
国家中医药管理局重点学科
　　中医各家学说：张星平
　　中医皮肤病学：刘红霞
　　中医骨伤科学：卢　勇
　　中医老年病学：胡晓灵

临床中药学：聂继红
民族医学：哈木拉提·吾甫尔
中医络病学：刘远新
中医文化学：卢　勇
自治区高校重点学科项目
中西医结合临床：哈木拉提·吾甫尔
方剂学：吕光耀
大学学科建设项目重点特色学科
中（维）西医结合临床：哈木拉提·吾甫尔
中医内科学：安冬青
中药化学：田树革

重点实验室及负责人
　　自治区级重点实验室新疆名医名方与特色方剂学实验室：安冬青
（高　静）

【新疆医科大学维吾尔医学院】
党委书记、副院长：黎　瑛
院长、副书记：努尔买买提·艾买提
党委副书记：李　斌
通讯地址：新疆乌鲁木齐新医路393号
邮　编：830011
电话、传真：0991-4366551
网　址：http://www.xjmu.edu.cn/wyx/index.html

专业统计
　　2014年，学校职工人数29人。专任教师18人，其中教授2人，副教授5人，讲师3人，助教8人。

专业设置	学制（年）	2014年毕业生数	2014年招生数	在校生数
维医学	5	77	78	353
合　计	/	**77**	**78**	**353**

注：以上统计数据为本专科学生数。

研究生教育
　　在校硕士研究生46人，2014年招收硕士研究生18人。
　　硕士学位专业设置：民族医学（含维医学、蒙医学、藏医学等）

重点学科及学科带头人

国家级重点学科中维西结合：哈木拉提·吾甫尔
自治区重点学科中维西结合：哈木拉提·吾甫尔
校级重点特色学科中维西结合：哈木拉提·吾甫尔

重点实验室及负责人
　　乌鲁木齐市重点实验室神经退行性病变维医维药防治重点实验室：努尔买买提·艾买提
（于　洋）

社 会 组 织 篇

一、全国性社会组织

【中华中医药学会】

秘 书 长：曹正逵
副秘书长：谢　钟、洪　净（女）
地　　址：北京市朝阳区樱花园东
　　　　　街甲4号
邮　　编：100029
电　　话：010-64218316
传　　真：010-64297983
电子信箱：cacmbgs@163.com
网　　址：www.cacm.org.cn
内设机构：办公室（期刊管理办公
　　　　　室）、学术部、继续教育
　　　　　与科学普及部、国际交
　　　　　流部、科技评审部、推
　　　　　广发展部（研究与评价
　　　　　办公室）、信息部、会员
　　　　　服务部和后勤保卫部
机构概况：中华中医药学会现有编
　　　　　制数27人，是我国成立
　　　　　最早、规模最大的中医
　　　　　药学术团体。中华中医
　　　　　药学会接受业务主管部
　　　　　门中国科学技术协会和
　　　　　登记管理机关民政部的
　　　　　业务指导与监督管理。
　　　　　学会办事机构是国家中
　　　　　医药管理局直属事业单
　　　　　位。中华中医药学会是
　　　　　全国中医药科学技术工
　　　　　作者和管理工作者及中
　　　　　医药医疗、教育、科研、
　　　　　预防、康复、保健、生
　　　　　产、经营等单位自愿结
　　　　　成并依法登记成立的全
　　　　　国性、学术性、非营利
　　　　　性法人社会团体，是党
　　　　　和政府联系中医药科学
　　　　　技术工作者的纽带，是
　　　　　中国科学技术协会的组
　　　　　成部分，是发展我国中
　　　　　医药科技事业的重要社
　　　　　会力量。

2014年学会工作概况
　　见直属单位篇。

【中国中西医结合学会】

会　　长：陈凯先
常务副会长：陈香美
副 会 长：王　阶、王文健、吕爱平、
　　　　　许树强、吴　刚、吴以岭、
　　　　　吴伟康、张伯礼、李显筑、
　　　　　凌昌全、高思华、曹洪欣、
　　　　　黄光英
秘 书 长：穆大伟
副秘书长：王文健、马晓昌、张京春、
　　　　　魏日胞
地　　址：北京市东城区东直门内
　　　　　南小街16号
邮　　编：100700
电　　话：010-64010688/64025672
传　　真：010-64010688/84035154
网　　址：www.caim.org.cn
电子信箱：caim@caim.org.cn
常设机构：中国中西医结合学会秘
　　　　　书处
业务范围：学术交流、科学普及、
　　　　　继续教育、编辑出版、
　　　　　成果推广、咨询服务
期　　刊：《中国中西医结合杂志》
　　　　　《中国中西医结合外科杂
　　　　　志》《中国骨伤》《中国
　　　　　中西医结合急救杂志》
　　　　　《中国中西医结合肾病杂
　　　　　志》《中国中西医结合皮
　　　　　肤性病杂志》《中国中西
　　　　　医结合耳鼻咽喉科杂志》
　　　　　《中国中西医结合影像学
　　　　　杂志》《中西医结合心脑
　　　　　血管病杂志》《中国结合
　　　　　医学杂志》（英文）

【中国针灸学会】

会　　长：刘保延
副 会 长：方剑乔、王　华、王麟鹏、
　　　　　王　舒、王之虹、刘智斌、
　　　　　朱　兵、许能贵、吴富东、
　　　　　张　仁、沈志祥、陈立典、
　　　　　梁繁荣
秘 书 长：杨金生
副秘书长：贾晓健、刘炜宏、刘清国、
　　　　　文碧玲
地　　址：北京东直门内南小街16号
邮　　编：100700
电　　话：010-64030959/64030611
网　　址：www.caam.cn
电子信箱：zhenjiuwuda@sohu.com
常设机构：本会设有专职办事机构：

办公室、学术部、咨询
培训部
业务范围：中国针灸学会围绕本学
　　　　　科组织学术交流和研究，
　　　　　编辑出版针灸期刊，进
　　　　　行针灸科普宣传，对在
　　　　　职专业人员进行培训，
　　　　　向有关部门推荐科技人
　　　　　才及学术成果，组织进
　　　　　行有关标准制定、科技
　　　　　咨询、国际交流与合作
　　　　　等工作。
期　　刊：《中国针灸》《针刺研究》
　　　　　《世界针灸杂志》

2014年学会工作概况
　　2014年，中国针灸学会新发展
个人会员2872人，比上年提高了
70%。召开了1次理事会、3次常务
理事会、1次全国秘书长工作会。总
会及所属分支机构共组织召开全国
性和国际性学术交流活动14项，其
中国内高端前沿学术会议12次，境
内国际会议1次，境外国际会议1
次。参会总人数1921人，境外参会
代表191人。共编印论文集6册，
会议学术交流论文1214篇。举行高
水平的专题学术报告145人次。组
织开展各类培训班和国家级继续教
育培训班共31期，培训人员1147
人次。

　　修订印发了新的《中国针灸学
会分支机构管理办法》。按照程序批
准成立的针灸医学影像专业委员会、
学术流派研究与传承专业委员会完
成了第一届委员会的组建工作，并
按期对循证针灸学专业委员会、刺
络与拔罐专业委员会、耳穴诊治专
业委员会、微创针刀专业委员会、
针灸教育专业委员会进行了换届。

　　全方位开展科普活动，推进中
医针灸知识的普及。总会及所属分
支机构共开展科普活动112次，其
中科普报告会84次，科普义诊50
次，直接受众人群达万余名。与广
播电台、电视台、出版社合作，制
作节目19项，播出时长约600分
钟；与出版社合作，主编出版科普
书籍11册，参编2册；与音像出版
社合作，编制针灸技术操作光盘
2种。

《针刺研究》影响因子0.978,学科排名第一;《中国针灸》影响因子为0.917,学科排名第二。《中国针灸》杂志综合评价总分为78.7分,在1989种中英文核心期刊中排名67位,再次被评为"中国精品科技期刊"。《世界针灸杂志》组织举办了"中医药在罗马"大型学术交流活动。

学会网站全年发布各类新闻、继续教育、学术交流信息二百余条。借助中国科协网络优势,搭建了学术会议网络注册管理系统,2014年成功利用本系统组织了2014中美国际研讨会,共有134人通过此平台注册并安排住宿。

2014年承担中国科协下达的继续教育与培训、科学普及、分支机构管理、科研管理、标准化、企会协作等各类项目8项。

一、国内主要学术会议

2014年3月23日,中华中医药学会、中国医师协会、中国针灸学会联合主办的2014·诺贝尔奖获得者医学峰会暨院士医学论坛在北京召开。全国人大常委会副委员长陈竺、国家卫生计生委副主任、国家中医药管理局局长王国强,阿龙·切哈诺沃等5位诺贝尔奖获得者以及9位来自中美两国的医学院士,千余名代表出席会议。

2014年5月30日,中国针灸学会和美国针刺研究会(SAR)2014国际针灸研讨会在北京召开。国家中医药管理局副局长于文明、中国工程院院士石学敏、中国科学院院士韩济生出席会议。来自中国、美国、澳大利亚、意大利、瑞典、挪威、巴西等国家的会议代表331人参加了会议,其中国外代表95人。此次会议收到来稿325篇,其中主题发言12篇,大会交流16篇,POSTER张贴304篇。8家企业和2家杂志进行了产品展示。会议期间举办了3个会前培训。本次大会特授予韩济生教授美国针刺研究学会终身成就奖,这是SAR历史上首个终身成就奖。

2014年8月9日,中国针灸学会针灸临床服务模式经验研讨暨第十一届全国中青年针灸推拿学术交流会在天津召开。会议围绕服务医疗体制改革,创新针灸服务模式的主题,特邀专家石学敏院士、吕建明、徐斌等专家分别介绍了各单位临床服务模式的做法和经验,分析了针灸临床服务的现状和问题,提出了尽快启动由主管部门主导的大规模调研、组织各相关领域专家开展深层次研讨的建议。国家中医药管理局、天津市科协、天津市卫生计生委、天津中医药大学第一附属医院的有关领导以及来自全国各地的医疗卫生系统医政管理人员,医疗机构院长、针灸科主任、临床专业人员等共160人参加了本次会议。

二、国际主要学术会议

2014世界针灸学会联合会针灸及结合医学大会于2014年11月1~4日在美国休敦顿举办,本次大会由世界针灸学会联合会、中国中医科学院共同主办,美国华美中医学院承办,美国休斯敦市政府、中国针灸学会、中国中药协会和中国保健协会协办。本届大会联合主席、中国中医科学院院长张伯礼院士、世界针灸学会联合会主席刘保延教授、中国国家中医药管理局国际合作司王笑频司长出席了大会开幕式并致辞,原中国国家中医药管理局副局长、中国中药协会会长房书亭教授到会祝贺,美国休斯敦市市长帕克·阿尼斯到会并致辞。来自40多个国家和地区的900多名代表参加了会议。会议共收到260多篇学术论文。

三、全国针灸技能大赛

2014年9月20~21日,2014年皇甫谧杯全国中医药院校针灸推拿临床技能大赛在甘肃兰州成功举办。本次活动得到国家中医药管理局、甘肃省卫生计生委、甘肃省中医药管理局的大力支持,来自内地、香港特区中医药院校共计30支代表队、219名选手参加了比赛。本次大赛充分体现了公平性、知识性、观赏性,经过各院校层层选拔,全国半决赛和决赛的公平竞争和激烈角逐,共产生个人单项奖120个、全能奖27个、优秀奖115个,并颁发了团体奖、特别贡献奖、优秀组织奖等若干奖项。

四、表彰举荐科技人才

根据《人力资源社会保障部、国家卫生计生委、国家中医药管理局关于评选第二届国医大师的通知》要求,经地方学会推荐、常务理事会讨论通过、网站公示等程序,推荐第二届国医大师人选5人,最终学会推荐的石学敏、郭诚杰教授荣获国医大师称号。

根据中国科协《关于开展第六届全国优秀科技工作者推荐评选工作的通知》要求,学会推荐上报的王华、方剑乔、杨金生同志荣获第六届全国优秀科技工作者。

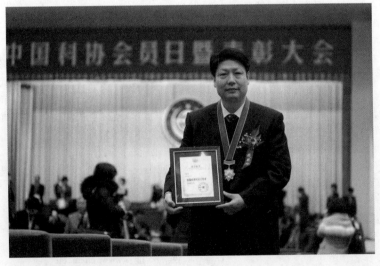

2014年12月15日,中国针灸学会推荐的王华、方剑乔、杨金生同志荣获第六届全国优秀科技工作者称号

五、针灸标准化工作

由中国针灸学会提出，中国针灸学会标准化工作委员会承担的《循证针灸临床实践指南》系列行业组织标准中，有 13 项已被推进至出版阶段，7 项进入最后审定阶段。会同全国针灸标准化技术委员会召开针灸标准新闻发布会，对已经正式发布的《腧穴主治》等 6 项国家标准和《循证针灸临床实践指南带状疱疹》《针刀基本技术操作规范》和《针灸临床研究管理规范》等 12 项行业组织标准进行了大力宣贯。开展了《针灸标准化工作手册》与《针灸标准项目工作实践指南》两部针灸标准化培训教材的编撰工作。全面改版了全国针灸标准化技术委员会网站。广泛征集 2015 年针灸行业组织标准、国家标准、国际标准研制项目，并提出下一步针灸行业标准编制计划。

六、科普工作

2014 年，学会推荐的 6 位专家被中国科协聘为学科首席科学传播专家，即程海英（全国针灸脑病首席科学传播专家）、程凯（全国针灸穴位保健首席科学传播专家）、常小荣（全国针灸经络养生首席科学传播专家）、何金森（全国针灸传统养生首席科学传播专家）、刘炜宏（全国针灸医学首席科学传播专家）、杨金生（全国针灸家庭保健首席科学传播专家）。中国针灸学会首批科普教育基地在北京大诚中医针灸医院有限公司、长春生修堂中医院、重庆市针灸学会、黑龙江省中医药科学院、上海素问实业投资有限公司、浙江省针灸学会 6 家机构建成。按照中国科协 2014 年度全国科普日活动要求，2014 年 9 月 23 日，学会组织 2014 皇甫谧杯全国中医药院校针灸推拿临床技能大赛。参赛师生代表和部分专家、学者专程到甘肃省灵台县举行拜谒针灸鼻祖皇甫谧大典，同时在当地举办了中国针灸学会中医针灸适宜技术培训班。

七、"中医针灸"申遗和保护工作

由国家中医药管理局对台港澳中医药交流合作中心、中华中医药学会、中国针灸学会联合台湾中药商业同业公会全联会、高雄市中药商业同业公会、高雄县中药商业同业公会、高雄市中医师公会等单位共同主办的"中医中药台湾行"暨两岸中医药文化与养生保健交流大会于 2014 年 7 月 13 日在台湾高雄市召开，国家卫生计生委副主任、国家中医药管理局局长、中华中医药学会会长王国强出席大会并讲话。

在中医针灸入选"人类非物质文化遗产代表作名录"4 周年之际，2014 年 11 月 16 日，中国针灸学会学术流派研究与传承专业委员会在江苏南京成立。专业委员会的成立有力地促进了中医针灸这一世界文化遗产更好的传承与保护，为下一步开展工作打下了坚实的基础。会后中国针灸学会会长、世界针灸学会联合会主席刘保延，中国针灸学会秘书长、文化部非物质文化遗产"中医针灸"保护项目课题组负责人杨金生分别以"擦亮针灸这块中医金字招牌""针灸流派传承有五个关键"为题目在中国中医药报进行了专版报道。

（董晓佳）

【中国中药协会】

会 长：房书亭

副 会 长：李光甫、王 瑛、李怀荣、梅 群、闫希军、郝非非、李振江、李秀林、修涞贵、刘 巍、陈保华、许锦柏、徐镜人、王守柏、李大鹏、胡季强、冯根生、熊和平、孙耀志、余克建、马兴田、杨荣明、邱华伟、邹节明、石才金、郭家学、雷菊芳

秘 书 长：王桂华

常设机构：办公室、会员部、信息部、政策研究与对外宣传部、科技部、分支机构管理部

地 址：北京市东城区夕照寺东玖大厦 B 座 3 层

邮 编：100061

（中国中药协会）

【中国民族医药学会】

会 长：许志仁

副 会 长：（按姓氏笔画排列）

马秀珍（女）、王庆国、牛 民、乌兰（女、蒙）、尹 强、甘 霖、占 堆（藏）、田丰年、田华咏（土家）、刘峻杰、刘凯列、杜 江、杨龙会、汪 洋、张 群、昂青才旦（藏）、郑 进、黄 磊、黄汉儒（壮）、曹洪欣、梁 峻、喜 乐（藏）、董润生

秘 书 长：梁 峻

副秘书长：赵文华

地 址：北京市东直门内南小街 16 号

邮 编：100700

电 话：010-64073102

网 址：www. cmam. org. cn

电子信箱：syfzb2012@ 163. com

常设机构：学会秘书处设综合办公室（联络服务部）、学术培训部、分会会员部、事业发展部。分支机构有藏医药养生保健分会、教育分会、毛发健康专业委员会、疑难病专业委员会、芳香医药分会、国际交流与合作分会、蛇伤医药分会、畲医药分会、诊疗设备分会、侗医药分会、朝医药分会、苗医药分会、医史文化分会、医药企业分会、医院管理分会、眼科分会、顺势疗法分会、瑶医药分会、土家医药分会、傣医药分会、回医药分会、筹建待审批的分支机构有蒙医药分会、维医药分会、壮医药分会等。正在筹建的有藏医药分会、彝医药分会、哈萨克医药分会、妇科分会等

业务范围：组织各民族医药相关课题的研究和考察活动；组织开展多种形式和内容的各民族医药学术交流；经政府有关部门批准，组织开展各民族医药学术评价、成果评审

奖励、表彰优秀科技人才和为学会发展做出贡献的管理工作者，协助政府考核、认定民族医药从业人员资质；组织编辑出版发行民族医药期刊、图书资料和音像制品；牵头制定民族医药学会标准、技术规范和政府决策的咨询论证，向有关部门建言献策，组织开展产品研发、成果转化、适宜技术推广、成就和产品展览；开展各民族医药继续教育、专业培训、咨询服务与科普宣传，提高会员学术水平，发现培养人才；密切同国内外相关单位、社团的联系，围绕人类生存环境、健康问题搭建双边或多边平台，开展国际性项目合作、科技交流和文化创意等活动；向党和政府如实反映民族医药工作者的意见和诉求，依法维护会员的合法权益，承办政府部门委托的工作任务。

期　　刊：《亚太传统医药杂志》《民族医药报》《中国民族医药杂志》《中国民族民间医药杂志》

2014年学会工作概况

中国民族医药学会，英文名：China Medical Association of Minorities，缩写：CMAM，成立于1994年2月18日，2012年被民政部评估并公布为3A等级，颁发了证书和牌匾。

组织开展各民族医药多种内容的学术交流和培训为该学会的业务之一。2014年度在学术活动方面，学会主办召开企业产品咨询、分管领导座谈、期刊报社宣传、医院专科建设，以及由分支机构成立并举办的蛇伤医药、回医药、畲医药、诊疗设备、侗医药、哈萨克医药、朝医药、苗医药、国际交流合作、医史文化、医药企业、医院管理、眼科、顺势疗法、瑶医药、芳香医药、土家医药、傣医药等学术交流或继续教育培训。学术成果评审奖励是学会的基本职能。作为牵头单位，学会和中国民族医药协会共同主办了"首届民族医药科学技术奖励"，与此同时，学会还主办了首届中国民族医药学会学术著作奖、终身成就奖和突出贡献奖评选。在有600多人参加的2014中国民族医药大会上，对涉及16个民族医药的96项研究成果、76部学术著作、2名终身成就奖和8名突出贡献奖得主颁发了奖杯和证书，获奖代表作了专题报告。本着民族的就是世界的理念，学会正式成立国际交流与合作分会，原外交部部长李肇星、国医大师颜正华担任名誉会长，中国原驻瑞典大使陈明明担任会长，原驻古巴、津巴布韦等10多个国家的大使和10多个省、市、自治区分管民族医药工作的厅局长担任副会长，杨凯担任秘书长。会上，李肇星、王笑频向分会授予"中医外交"旗帜，许志仁会长宣布"感知中医世界行"活动正式启动。国家中医药管理局医政司、法监司等部门立项并资助的民族医药工作专项和民族医药标准体系构建等项目正在实施过程之中。2014年5月，中国民族医药学会召开二届七次常务理事和理事会议，通过了分支机构增建名单和理事增补等事项。2014年11月23日召开二届八次常务理事会和分支机构负责人工作会议，审议通过民族医药获奖成果、获奖著作名单以及增补事项，另就分支机构建设相关要求和存在问题进行了讨论。2014年11月25日，召开二届八次理事会议，审议通过学会工作报告、秘书长述职报告以及分支机构和理事等增补事项。许志仁会长主持会议并就今后工作作了安排。

2015年，学会将围绕"基础""推广""提高"为主题，推动分支机构建设，继续加大为会员服务的力度，启动百种民族药培育工程、民族医专科带动工程，加强学术交流和继续教育培训，稳步推进民族医药标准制修订和审定发布工作，继续开展民族医药调研和技术推广工作，群策群力，为国家制定"十三五"民族医药发展规划出谋献策。

（刘颂阳、侯玉杰）

【中国医学气功学会】

会　　长：王　伟
副 会 长：刘天君、陈炳旗、刘亚非、王淑军、章文春、黄孝宽
秘 书 长：刘天君
副秘书长：赵百孝、黄　健、张海波
地　　址：北京市北三环东路11号北京中医药大学32甲信箱
邮　　编：100029
电　　话：010-64286906
网　　址：www.cmqg.cn
电子信箱：cmqg99@163.com

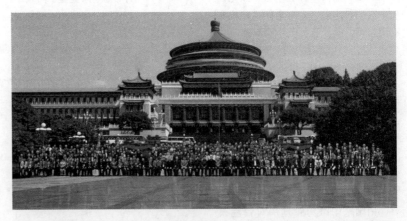

2014年11月23～25日，中国民族医药学会在重庆市召开2014中国民族医药大会，对首届民族医药科学技术奖、首届中国民族医药学会学术著作奖、终身成就奖、突出贡献奖进行表彰并颁奖

常设机构：学会办公室

业务范围：理论研究、学术交流、专业培训、书刊编辑、国际合作、咨询服务

2014 年学会工作概况

2014 年 9 月 19～22 日，由中国医学气功学会主办、河北省医疗气功医院承办的中国医学气功学会第五次会员代表大会暨 2014 学术年会在河北北戴河召开。

会议进行了换届选举并确定了新一届的领导班子。北京中医药大学副校长王伟当选会长，北京中医药大学教授刘天君任常务副会长兼秘书长，浙江中医药大学教授陈炳旗、河北省医疗气功医院副院长刘亚非、中国中医药报社社长兼总编辑王淑军、江西中医药大学基础医学院及生命科学院院长章文春、中国人民解放军总医院健康医学中心主任医师黄孝宽任副会长。

来自全国各地的 163 位会员代表参加会议。首届国医大师路志正、国家中医药管理局直属机关党委常务副书记张为佳、人事教育司副司长金二澄、医政司主任科员王瑾、中国中医药报社社长王淑军、北京中医药大学原校长龙致贤、北京中医药大学副校长王伟、河北省医疗气功医院院长王培芝、国家体育总局健身气功管理中心科研宣传部主任崔永胜等出席大会开幕式。

2014 年学术年会共收到学术论文 105 篇，论文集收录了其中 88 篇，20 余篇论文做了大会交流，并组织了近 10 种功法的演示。

（马 琦）

【中国药膳研究会】

会　　长：沙凤桐

副 会 长：高 普、高思华、杨 锐、罗增刚、李 浩

秘 书 长：高 普（兼任）

副秘书长：李宝华、焦明耀、赵国新、祖绍先、王北婴、赵子鹤

地　　址：北京市海淀区西苑操场 1 号中国中医科学院西苑医院院内

邮　　编：100091

电　　话：010-62876295

网　　址：www.chinayaoshan.com.cn

电子信箱：jschen201@sina.com

常设机构：中国药膳研究会办公室

业务范围：开展药膳理论研究，组织药膳产品开发，进行药膳国内、外学术交流以及专业展览、咨询服务等

2014 年学会工作概况

一、机构建设

2014 年，中国药膳研究会领导班子多次组织学习贯彻十八大以来的重要文件精神，学习习近平总书记一系列重要讲话和中央经济工作会议精神，结合学会实际，研究部署全年工作任务，在此基础上，领导班子成员进行了调整，重新分工，加强了集体领导下的分工负责制，调动了各方面的积极性，提高了工作效率。

充分发挥了二级专业委员会的作用。2014 年，各个二级专业委员会都分别召开了不同会议，进行了工作部署。药膳技术制作专业委员会设立了专门办公地点，吸纳专业知识好、工作责任心强、热爱药膳事业的中青年同志担任重要工作岗位，进入二级学会的领导班子，提高了工作效率。

二、加强落实中医药膳标准化的工作

以中国药膳研究会牵头的中医药膳技术标准化项目，自 2013 年立项以来，组织全国 40 多位专家，成立了 8 个标准起草小组，在文献调查、专家访谈的基础上，形成《常见特色中医药膳技术指南（第一批）》草案初稿，形成指南初稿后，先后召开了专家论证会 4 次，课题组修订会 6 次，最后形成专家讨论稿，其中包括 17 项特色中医药膳技术指南。该指南适应人民群众对中医药膳产品的健康需求，适应中医"治未病"学术发展的需要，为促进中医预防、调理、保健、养生的标准化、规范化建设工作具有重要的现实意义。

2014 年 12 月 11 日，中国药膳研究会组织召开了《常用特色中医药膳技术指南（第一批）》专家评审验收会。该指南的起草过程严格按照标准编制的有关程序，体例格式符合标准编制的有关规定，内容翔实可靠，实用性强，基本达到了有关要求。

三、积极推动药膳师职业化发展

2014 年，在国家中医药管理局职业技能鉴定指导中心指导下，积极与国家人力资源和社会保障部联系，学会主要领导积极主动参加了人社部召开的专业会议，研究探讨了关于药膳师职业、职称定性的征求意见方案，方案已报人社部审批。这项工作如果得以落实，药膳师就能够进入国家正规职业范畴，将进一步加快推动中国药膳事业向社会化、职业化发展。

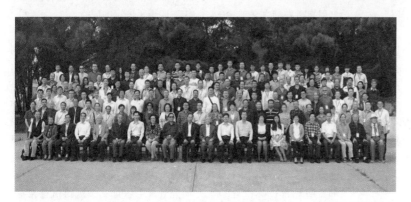

2014 年 9 月 19～22 日，由中国医学气功学会主办、河北省医疗气功医院承办的中国医学气功学会第五次会员代表大会暨 2014 学术年会在河北北戴河召开

四、成功举办药膳烹饪大赛，推动药膳技术制作普及发展

为更好地促进药膳的普及与传播，推动药膳制作技术的发展，在中国药膳研究会、北京中医药养生保健协会、北京市旅游行业协会3家主办单位、4家承办单位的精心筹备下，2014年11月28～30日，成功举办了第八届"同福碗粥杯"中国药膳养生技术制作（烹饪）大赛暨中医药养生膳用药材食材展示与技术交流活动。本届大赛以"药膳·食材·养生·健康"为主题，以创新药膳为参赛内容，以"药膳服务餐饮经营进社区、进家庭，普及大众药膳，为民健康"为重点，首次将烹饪与药材、食材展示交流于一体。来自浙江、四川、湖北、江苏、台湾等地的27支代表队参加团体比赛，300多人参加个人赛，澳大利亚、韩国、印度等国代表也参赛交流。与往届大赛不同，本次参赛单位层次明显提升，40多家星级宾馆比拼观摩。参赛作品在中医养生理论和现代营养学指导下，以"四季五补""辨证施膳""科学烹调""合理配伍"等为原则，烹制美味可口的现代药膳，大赛规定每道菜须标明主要食材的药膳功效、适合食用的人群和时令。为适应当今市场需求，丰富药膳烹制原料，开拓膳用药材、食材新思路、新技术，大赛期间，中国药膳研究会、北京中医药养生保健协会和北京市旅游行业协会还联合举办中医药养生膳用药材食材展示与技术交流活动。有40多家参展企业展出了优质膳用药材、食材、调味品、养生保健食品以及特色厨具、餐具企业，并进行了现场评比，也促进了供需双方的沟通洽谈。本次大赛共评出团体钻石奖1名、特金奖16名、金奖8名、清真特别奖2个；个人水晶五星奖3名、特金奖165名、金奖84名，其中3人荣获全能特金奖奖励。23个参展企业的产品分别获得优秀膳用药材食材奖和十佳膳用药材食材奖，10篇论文获得优秀论文奖。

五、加强药膳学术国际交流

中国药膳研究会在立足国内发展的同时，加强与国外药膳组织的联系，积极开展与日本、韩国、美国及我国港澳台地区的国际学术交流。

2014年6月16日，中国药膳研究会和日本本草药膳学院在北京颐和园听鹂馆召开中日药膳学术研讨会。

六、完善网站建设

为了提高药膳养生知识的宣传、普及工作，逐步完善中国药膳研究会网站的管理，重新组建了网站领导班子，吸收专业知识好、工作责任心强的年轻人对网站进行了升级改造，重新制作了新的网页，丰富了网页内容，扩大了宣传力度。根据新的形势和任务的要求，重新印制了中国药膳研究会简介，加强宣传介绍，扩大了中国药膳研究会的影响和宣传力度。

（陈建生）

【中国中医药研究促进会】

会　　长：张大宁
副 会 长：王　琦、王福根、鸟日图、
　　　　　史宇广、许有玲、李佩文、
　　　　　杨世林、张相玉、罗景虹、
　　　　　莫用元、高　翔、黄泰康、
　　　　　董志昌
秘 书 长：岳　路
常设机构：办公室、会员组织部、
　　　　　学术教务部、国际交流
　　　　　部、项目部、医院与特
　　　　　诊部、器药与养生部、
　　　　　院校与研发部
地　　址：北京市东城区安定门外
　　　　　大街55号
邮　　编：100009
　　　　　（中国中医药研究促进会）

【中国民间中医医药研究开发协会】

会　　长：沈志祥
副 会 长：吴英萍、孙光周、张晓彤、
　　　　　郑伟达、黄克勤、尹远平、
　　　　　陈珞珈、于更生、陈　浩
秘 书 长：李秀媛
常设机构：学术部、培训部、咨询
　　　　　开发部、国际部、会员
　　　　　部、期刊部、标准建设
　　　　　部、继续教育部、网络
　　　　　部、合作部
地　　址：北京市东城区东中街22

号西总布胡同9号
邮　　编：100005
　　　　　（中国民间中医医药研究开发协会）

【中国中医药信息研究会】

会　　长：吴　刚
副 会 长：曹洪欣、孟　群、徐皖生、
　　　　　陈珞珈、杨殿兴、郑　锦、
　　　　　张重刚、吕玉波、李宗友
秘 书 长：陈珞珈
副秘书长：朱佳卿、陈　伟、胡建平
地　　址：北京东直门内南小街16
　　　　　号中国中医科学院院内
邮　　编：100700
电　　话：010-64006157/
　　　　　64014411-3069
网　　址：www.ciatcm.org
电子信箱：xxyjh1996@163.com
常设机构：秘书处
业务范围：学术交流、业务培训、
　　　　　专业展览、书刊编辑、
　　　　　国际合作、咨询服务

2014年学会工作概况

中国中医药信息研究会于2013年12月8日举行了第三届理事会换届大会，选举了以国家中医药管理局副局长吴刚为会长的新一届理事会。换届以来，在国家中医药管理局社团管理部门的管理和指导下，紧紧围绕国家中医药"十二五"信息化建设发展规划提出的工作目标和工作任务，充分发挥在中医药行业中的智力优势，充分发挥研究会分支机构的作用，调动中医药信息化人才的积极性，为我国中医药信息化建设及中医药事业改革与发展做了一些有益的工作，取得了一定的成绩。

学会坚持以服务学术发展为第一要务，积极搭建不同形式、不同层次的学术交流平台，开展形式多样的学术交流活动。研究会及各分支机构举办了一系列学术研讨及学术交流活动。如举办了中医药健康信息服务、大数据时代中医药信息学发展、中医医疗服务体系资源配置与医疗服务发展规划、中药创新研究开发与咨询、中医药信息教育、药用植物信息论坛、第一届中国中医药信息大会等9场学术交流大会，参会人员1500余人。

学会还开展了一系列社会公益活动。如以促进城乡居民健康事业的快速发展为目的，发挥中医药在健康管理与促进中的重要作用，学会医院信息系统专业委员会联合健康管理与促进专业委员会联合编辑了《中医健康管理手册》，在全国开展了"百县千乡万村健康促进帮扶项目"，受到试点省相关部门的大力支持，老百姓得到真正的健康信息服务。

学会一贯坚持民主办会，充分发挥理事会、常务理事会对学会重大事项的决策领导作用，利用现场会议、通讯会议、邮箱咨询等形式，广泛征求对开展学术活动计划、分支机构建设、秘书处工作等的意见和建议。同时加强分支机构建设，加强指导和管理，严格遵守民政部社团管理部门的相关规定，认真履行相关程序；对申请成立的分支机构组织专家反复论证，广泛征求常务理事、理事的意见，认真指导筹备单位或部门，完善成立分支机构的相关申报材料，在条件成熟的申请单位中，审核批准成立了中医药信息教育专业委员会、健康管理与促进专业委员会、养生分会和海峡两岸中医药交流合作分会4个分支机构。

此外，学会在新一届理事会的正确领导下，进一步建立和完善了研究会的各项工作制度和管理制度。根据第三届一次常务理事会会议精神，经过认真的调研、考察，借鉴

兄弟学会的内部管理经验，调整了研究会内设机构及相关人员，并积极引入竞争机制，鼓励各分支机构加强内部机制建设，按照研究会的整体工作部署，完成好全年工作计划。为了增强研究会的凝聚力、影响力，学会还完成门户网站的升级改造，及时发布研究会及各分支机构最新工作动态，为会员搭建起了学习和交流的平台。

（朱佳卿）

【中和亚健康服务中心】

主　　　任：孙　涛

常务副主任：朱　嵘

副　主　任：吴浩恺、彭　为

常设机构：办公室、财务室、学术部、培训部、项目部、咨询部、编辑部、会展部、国际部、信息技术部、技术开发部

地　　　址：北京市朝阳区三里屯幸福一村55号国家中医药管理局机关服务局402室

邮　　　编：100027

电　　　话：010-64168672/64132645/64130958

传　　　真：010-64130087

电子信箱：zhsh009@126.com

网　　　址：www.zhsh.org.cn

常设机构：办公室

（中和亚健康服务中心）

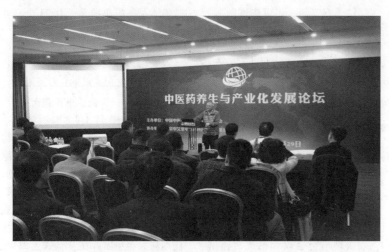

2014年11月，中国中医药信息研究会养生分会成立大会暨中医药养生与产业化发展论坛在北京举办

【中卫中医药发展研究中心】

地　　　址：北京市朝阳区樱花东街甲4号

邮　　　编：100029

内设机构：综合业务部、研究开发部、技术推广部、肥胖研究部、药膳研究部、中医美容研究部

（中卫中医药发展研究中心）

【世针针灸交流中心】

主　　　任：邓良月、邓爱英

地　　　址：北京市东城区夕照寺东玖大厦B座701

邮　　　编：100061

（世针针灸交流中心）

【当代中医药发展研究中心】

名誉理事长：顾秀莲

名誉主任：佘　靖

理　事　长：张镜源

副理事长：邓铁涛、路志正、姚振华、徐建中

秘　书　长：徐建中

理　　　事：（按姓氏笔画为序）

王　阶、王孝涛、王　琦、邓铁涛、邓耀华、叶永安、孙光荣、朱良春、许润三、刘志明、刘彦龙、张镜源、张代钊、李功韬、李经纬、陆广莘、陈士奎、陈彤云、吴咸中、何伟诚、孟宪民、姚振华、费开扬、施宝华、胡佩珍、郑仁瑞、赵思亮、赵世界、赵　勇、唐由之、徐建中、高思华、郭新志、曹洪欣、谢秉臻、董栋华、路志正

监　事　长：房书亭

监　　　事：程培佳、党翔知

主　　　任：张镜源

副　主　任：（按姓氏笔画为序）

邓耀华、孙光荣、刘彦龙、李功韬、何伟诚、姚振华、孟宪民、郑仁瑞、赵思亮、高思华、徐建中、谢秉臻、董栋华

地　　　址：北京市西城区鼓楼西大街75号

邮　　　编：100009

电　　话：010-68427983
传　　真：010-68427893
　　　　（当代中医药发展研究中心）

【中域药物经济学发展应用中心】
办公室：刘　平
地　　址：北京市东城区安定门外
　　　　　大街55号
邮　　编：100009
　　　　（中域药物经济学发展应用中心）

【现代中药资源动态监测信息和技术服务中心】
主　　任：黄璐琦
副 主 任：龙兴超
地　　址：北京市东城区东直门内
　　　　　南小街16号
邮　　编：100700
电　　话：010-84027175（传真）
电子信箱：zyzypc@126.com
常设机构：信息服务部、技术服务
　　　　　部、办公室
业务范围：信息收集、监测分析、
　　　　　人才培训、宣传推广、
　　　　　技术服务、咨询服务
　　　　　　　　　　　　（张小波）

二、总部设在中国的中医药国际组织

【世界中医药学会联合会】
主　　席：佘　靖
副 主 席：李振吉（中国）、房书亭
　　　　　（中国）、邓良月（中
　　　　　国）、林子强（澳大利
　　　　　亚）、董志林（荷兰）、
　　　　　赵英杰（新加坡）、屠英
　　　　　（美国）、田小明（美
　　　　　国）、麦克（美国）、屠
　　　　　英（美国）、王超群（加
　　　　　拿大）、乔万那尔弟（意
　　　　　大利）、蔡宝德（葡萄
　　　　　牙）、沈惠军（英国）、
　　　　　卢加宁（俄罗斯）、麦克
　　　　　（美国）、孙庆涪（南
　　　　　非）、江永生（莫桑比
　　　　　克）

秘 书 长：李振吉
副秘书长：姜再增、黄建银、徐春
　　　　　波、陈立新
地　　址：北京市朝阳区小营路19
　　　　　号财富嘉园A座5-3层
邮　　编：100101
电　　话：010-58239006/58650036
网　　址：www.wfcms.org
电子信箱：wfcms.zhbgs@gmail.com
常设机构：世界中联秘书处
业务范围：制定与中医药有关的国
　　　　　际组织标准，开展标准
　　　　　推广及相关认证工作，
　　　　　推动中医药在世界各国
　　　　　健康有序发展；开展各
　　　　　类学术活动，促进世界
　　　　　各国和地区中医药团体
　　　　　之间的交流与合作，提
　　　　　高中医药学术水平；构
　　　　　建中医药国际交流平台，
　　　　　促进中医药、保健品和
　　　　　医疗器械的产品交流；
　　　　　组织开展各类、各级中
　　　　　医药从业人员的资格
　　　　　（水平）考试，提高中
　　　　　医药从业人员的素质；
　　　　　开展各类、各级中医药
　　　　　医疗、技能、保健培训，
　　　　　提高中医药医疗、保健
　　　　　人员的业务能力；提供
　　　　　人才交流服务、保障中
　　　　　医药团体的人才需求，
　　　　　促进中医药团体的发展；
　　　　　建立门户网站，开展信
　　　　　息交流，提供咨询服务、
　　　　　远程培训和网上办公；
　　　　　出版发行学术刊物，宣
　　　　　传中医药特色和优势等。
期　　刊：《世界中医药》

2014年学会工作概况

一、组织建设

会员发展。截至2014年底，世界中联已拥有65个国家和地区的团体会员239个，已批准成立了93个专业委员会。

理事会会议。2014年10月2日，在俄罗斯圣彼得堡召开了第三届第六次理事会会议和第五次监事会会议。会议听取并讨论了佘靖主席所作的《世界中联秘书处年度工作报告》和部分理事的专题报告；审议并通过了《中医基本名词术语中俄对照国际标准》《中医药学科体系类目》《国际中医医师测试与评审规范》3个文件；讨论了第三届理事会成员增补及章程修订事宜等。

专业（工作）委员会会长级会议。2014年2月23日，世界中联2014年专业（工作）委员会会长级会议在北京召开。来自各专业（工作）委员会的会长、副会长、秘书长等170余人参加了此次会议。中国国家中医药管理局副局长于文明，世界中联副主席兼秘书长李振吉，中国中医科学院院长、中国工程院院士张伯礼，国家中医药管理局人事教育司司长卢国慧、国际合作司副司长吴振斗，民间组织管理局涉外办罗军等领导出席会议。李振吉秘书长传达了2014年中国全国中医药工作会议精神；姜再增副秘书长作了《世界中联秘书处2013年工作报告》，并通报了2014年10月将在俄罗斯圣彼得堡召开第十一届世界中医药大会的筹备情况；黄建银副秘书长介绍了世界中联关于国际联盟建设的意见及其意义；徐春波副秘书长报告了《中医药国际标准化工作进展》；秦树坤主任介绍了世界中联网络平台建设等。各专业（工作）委员会的代表进行了经验交流。本次大会上，共有43个专业委员会发布了2014年学术述评报告。会议上颁发了2012~2013年专业（工作）委员会综合先进集体及各类单项奖，有23个专业（工作）委员会受到表彰。

二、巩固和扩大三级学术交流平台

（一）举办世界性大型学术会议

1. 第十一届世界中医药大会

2014年10月1~2日，第十一届世界中医药大会在俄罗斯圣彼得堡召开。大会以"东方西方文化融合，共创未来医学模式"为主题，吸引了来自世界各地的中医药专家、学者及企事业机构的1000多位代表参加了大会。世界中联主席佘靖担任本届大会主席并在开幕式上致辞。大会执行主席、世界中联副主席兼秘书长李振吉和世界中联副主席、李维斯特公司总裁卢加宁主持开幕式。俄罗斯联邦国家杜马委员会科学和高技术主席切列示涅夫·瓦列里，俄罗斯联邦科学院院士、世界中联教育指导委员会副会长弗拉基米尔·科兹洛夫，圣彼得堡卫生部代表、卫生保健署负责人卡布什娜·雅娜·斯坦尼拉沃芙娜，世界中联主席团执委、韩国正统针灸学会会长金南洙，中国医药物资协会副会长兼秘书长刘忠良等出席大会并致辞。世界卫生组织传统和补充医学项目部张奇向大会发来贺信。学术交流是世界中医药大会的重要内容，在"东方西方文化融合，共创未来医学模式"的主题下，与会专家、学者和代表进行了广泛而深入的学术研讨和交流。俄罗斯联邦国际高等教育科学院院士希林斯基·瓦列里·斯捷潘诺维奇博士、中国工程院院士张伯礼、中国名老中医王琦、俄罗斯李维斯特公司总裁卢加宁等作了大会主题演讲。大会设立了10余个学术报告分会场，共有140余位专家、学者作了专题学术报告。为展示和推广中医实用技术，大会设立了专家工作坊，由来自法国、韩国、美国和中国的5位专家分别演示了"时空针灸""无极保养灸"等实用技术操作。会议还设立了第六届中医药产品与服务贸易展览会，来自法国、俄罗斯、中国的十多家医疗机构和中药企业参加了此次展览，展示了产品和服务，推出了新技术新成果。

2. 国际区域性会议

第二届中非中医药国际合作与发展论坛。2014年3月14～16日，由世界中联主办、南非西开普大学和南非中医针灸学会承办的第二届中非中医药国际合作与发展论坛在毛里求斯路易港和南非开普敦举办。来自毛里求斯、南非、美国、英国、中国等国家的200多位专家、学者出席了会议。会议的主题为"加强中非中医药交流合作，推动中医药服务非洲人民健康"。毛里求斯卫生部官员多玛、中国驻毛里求斯大使馆参赞于江、毛里求斯天虹太极武术协会会长管文煌等出席研讨会并

讲话。大会宣读了世界中联副主席兼秘书长李振吉致毛里求斯研讨会的贺信。参会者就流感的中医药治疗以及对于传统文化和对中医药的认识进行了交流研讨。南非联合卫生委员会中医药专业委员 Dr. Saaiman Anette、南非中医针灸学会会长 Dr Mahomed Ebrahim、美国纽约州执照针灸医师联合公会副会长陈静博士等出席南非开普敦论坛并分别致辞。大会宣读了世界中联副主席兼秘书长李振吉的贺信。西开普大学医学生物系主任 Ralf Henkel、南非当地卫生委员会注册官员 Dr Louis Mullinder 和来自中国的专家作了学术报告，与代表们分享科研成果，并就中医药在南非的发展等多个议题展开研讨。

第三届中医药亚太国际合作与发展论坛。2014年5月19～23日，由世界中联主办的第三届中医药亚太国际合作与发展论坛在韩国济州岛召开，来自中国、美国和韩国本地的近百名专家、学者和从业者参加了会议。世界中联副主席兼秘书长李振吉出席了会议并致辞。会议围绕着各种灸法和传统医药的非物质文化遗产保护等进行了学术研讨。

专业委员会会议。世界中联各

专业委员会依托人才优势和专业优势，积极开展国际性学术交流活动，发挥学术引领作用，推动学科发展。各专业委员会全年共召开学术会议和学术年会55次，其中在境外召开的学术会议6次。

三、积极推进国际标准化工作

1. 国际标准的研制与发布

继续推进标准的研制与发布。《中医基本名词术语中俄对照国际标准》《国际中医医师水平测评标准》《中医药多学科分类标准》3项标准草案已经世界中联第三届第六次理事会审议通过；《中医基本名词术语中英对照国际标准》（第2版）正在修订；《中医基本名词术语中德对照国际标准》正在研制。

指导和推动专业委员会参与世界中联标准化工作。由世界中联专业委员会承担的11项专业技术标准中，有4项已经世界中联理事会批准发布试行，7项正在研制中。

2. 承担国际标准化组织/中医药技术委员会（ISO/TC249）工作，推进世界中联2项标准提案

认真履行 ISO/TC249 的 A 级联络组织职能。2014年5月26日，李振吉秘书长率团参加了在日本京都召开的 ISO/TC 249 第五

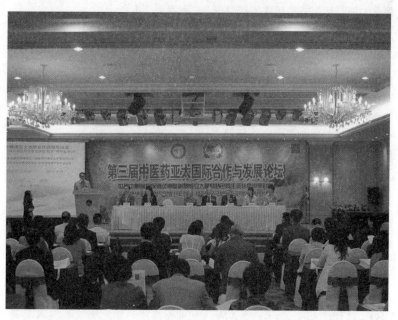

2014年5月19～23日，由世界中医药学会联合会主办的第三届中医药亚太国际合作与发展论坛在韩国济州岛召开

次全体大会。向大会提交了 A 级联络组织工作报告，并对 ISO/TC249 的工作范围的扩大提出了正式的建议书。

举办中医药标准化高级人才培训班。2014 年 5 月 10 日，世界中联在北京举办了 2014 年中医药标准化高级人才培训班，近 200 名学员参加了此次培训。培训主要针对全国各省、市、的中医药标准研究推广基地（试点）建设单位相关管理人员，中医药标准研究技术骨干等。李振吉秘书长、徐春波副秘书长、国家中医药管理局政策法规与监督司桑滨生司长、国家标准化管理委员会李东方等专家进行了授课。通过对中医药领域高层次标准化技术人员的系统培训，力争在"十二五"期间培养一批具有深厚中医药背景和标准化知识，熟悉中医药标准化规则和程序，掌握标准化相关技能，在国家、行业标准制定、学科建设和参与中医药国际标准化活动中发挥核心作用的领军型人才，以及中医药标准制修订团队带头人，团队骨干和审定专家。

四、科研工作

承担国家"十二五""名老中医临床经验、学术思想传承研究"项目。承担国家中医药管理局"中医药重大项目组织管理模式"项目研究。承担国家中医药管理局"973"计划中医理论专题管理改革及成果总结研究项目研究。承担国家中医药管理局"中医药研究伦理审查体系建设与审查技术研究"行业专项课题研究。承担"北京市社区中医药服务发展的影响因素研究"课题研究。

五、举办国内、国际培训项目

举办西班牙中医学员临床见习培训班。举办巴西学员特色中医诊疗培训班。组织实施 19 项国家一类继续教育培训项目。

六、期刊出版发行工作

《世界中医药》杂志。全年出版 12 期。2014 年继续推进多语种出版发行，已有日文版、马来西亚文版、意大利文版、墨西哥文版出版发行。《世界中医药》英文刊于 2014 年 7 月创刊，建立了英文网站，可实现在线阅读、在线投稿。

创办《世界睡眠医学》杂志。经过积极筹备，学会主办的《世界睡眠医学》杂志于 2014 年经国家新闻出版广电总局批准出版发行。

七、出版论著

世界中联秘书处组织相关专家开展"中医药服务贸易实务研究"并取得成果，由世界中联李振吉秘书长任主编、副秘书长黄建银任执行主编的《中医药国际服务贸易实务》一书于 2014 年由人民卫生出版社出版发行。

八、加强网络信息化建设，构建以世界中联官网为核心，9 个专题网互为补充的网络集群

世界中联把加速网络信息化建设作为 2014 年的重点工作。2014 年英文网正式上线运行，"世界中医药网""世界中医药大会网""世界中医药科技信息专题服务网""中医药伦理审查评估网""名老中医综合信息网""世界中医药杂志网""'973'计划中医理论基础研究网""中国中医名医名院名科网""御方堂中医门诊部网"9 个定位不同、服务功能各有侧重的专题网站相互协作，互为补充，共同为推动中医药国际交流、传播与发展提供支撑和服务。

（杨抒宁、赵欣怡）

【世界针灸学会联合会】

主　　席：刘保延
秘 书 长：沈志祥
司　　库：杨金生
副秘书长：麻　颖、陈　浩、陈振荣、宋　莉、王宏才、杨宇洋
地　　址：北京东直门内南小街 16 号
邮　　编：100700
电　　话：010-64011210/87194973
网　　址：www.wfas.org.cn
电子信箱：wfas1987@foxmail.com
常设机构：办公室、学术部、信息部、项目部、财务部
业务范围：理论研究、学术交流、业务培训、书刊编辑、国际合作、咨询服务

期　　刊：《世界针灸杂志》（英文版，季刊）（意大利文版，季刊）（葡文版，季刊）

2014 年学会工作概况

组织机构调整建设工作。2014 年，秘书处部门调整为办公室、学术部、信息部、项目部和财务部 5 个部门，进一步明确了每个部门的工作任务和工作职责。

联络与发展会员团体。2014 年，共收到来自俄罗斯、意大利、委内瑞拉、澳大利亚等 10 个学会及学术机构入会申请，经资格审查委员会审查及执委会以通讯形式表决批准通过。截至 2014 年 11 月，世界针联会员团体总数增加为 174 个，分布在 53 个国家和地区。

召开学术会议。2014 年 10 月 31 日，世界针联第八届执委会第二次会议在美国休斯敦举行。2014 年 11 月 1～2 日，世界针灸与结合医学大会召开，共有来自 36 个国家的 902 名代表参会。会议收到 260 多篇学术论文，约有 40 篇壁报展示，参展商 27 家，涵盖中药企业、健康机构、医院、大学及中医认证机构等。

为推动中医药对外交流提供服务。世界针联观察员应邀参加第 67 届世界卫生大会和第 135 届执委会会议、西太区第 66 届会议和欧洲区第 65 届会议。2014 年 5 月，派代表参加日本京都 ISO/TC249 中医药技术委员会第五次全体大会。2014 年 5 月，应邀参加第三届中国（北京）国际服务贸易交易会，签约四家单位。2014 年 5 月，"针灸治疗网球肘国际多中心临床研究项目"中期总结，参与单位有香港浸会大学、悉尼科技大学、长春中医药大学、意大利帕拉塞尔苏斯针灸研究所 4 个中心。历时两年完成中国中医科学院第五批自主选题"国际针灸调查与分析"课题。2014 年 6 月，世界针联成立人类非物质文化遗产中医针灸传承工作委员会，并设立黑龙江传承基地。开通世界针联官方微信平台和 Facebook 账号，为会员及公众提供更好的服务。由世界针联

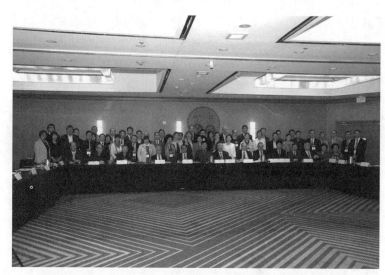

2014 年 11 月，世界针灸学会联合会在美国休斯敦召开第八届执委会第二次会议

主办的《世界针灸杂志》（葡萄牙文版）出版发行。落实第八届执委会一次会议有关"国际针灸临床病例注册登记研究"的提案。支持团体会员举办学术会议。2014 年 6 月，由世界针联、联合国社区可持续性发展教育组织、国际健康与环境组织、团体会员英国 SHEN 基金会共同举办的"人类健康大会"在苏格兰阿维莫尔高地顺利召开。2014 年 9 月，确立甘肃省灵台县皇甫谧文化园为世界针灸学会联合会针灸拜祖基地。

加强秘书处日常工作，为会员提供服务。继续加强与各国会员团体的联系，在总部共接待了来自美国、法国、西班牙、挪威、俄罗斯、日本等国家以及我国台湾的来访者。开展国际针灸师水平考试。2014 年，学会分别在比利时、伊朗、北京、河南、山东、广西、深圳、香港、台湾等地区举办 32 期国际针灸师水平考试，共计 450 余人次参试，期间与当地学者还进行相关领域学术交流。组织国际国内培训。总部培训中心共组织安排了来自巴西、智利、西班牙、法国、伊朗、俄罗斯等国内中医针灸培训班 46 个，培训学员近 700 人次。信息和网络工作：向中国中医科学院院报投稿 21 篇，网站发布中英文秘书处工作跟踪报道等 500 余篇。全年网站浏览量约 25 万人次。

（杨宇洋）

【世界医学气功学会】

主　　席：高鹤亭
副 主 席：龙致贤（中国）、吴道霖（意大利）、带津良一（日本）、王超群（加拿大）、马克思·本卡特（瑞典）、加斯伯尔·戈西亚·洛伯兹（西班牙）、王汉鼎（加拿大）、李启端（德国）、黄志伟（美国）、林菁（香港）、杨武财（台湾）、林中鹏（中国）、林建（中国）、许明堂（美国）、早岛妙聴（日本）、罗悠真（中国）、青岛大明（日本）、艾伦·凯尔森（澳大利亚）、伯纳德·沙农（美国）
秘 书 长：暂缺
常务副秘书长：华源（中国）
副秘书长：植松捷之（日本）、王雷（中国）、万苏建（中国）、托马斯·沙娜汉（爱尔兰）、钟清（阿根廷）、路世才（中国）、阿尔伯特·洛曼底（奥地利）、西蒙陈科文（美国）、陈新华（中国）、严蔚冰（中国）
地　　址：北京朝阳区北三环东路 11 号
邮　　编：100029
电　　话：010-64286909/64286908
网　　址：http：//www. bucm. edu. cn/qgxh
电子信箱：wasmq89@163. com
常设机构：学会秘书处
业务范围：①组织各会员国参加世界医学气功学术交流大会和专题讨论会。②促进国际医学气功界之间的友好往来和国际合作，协助各会员国开展各种医学气功学术活动。③

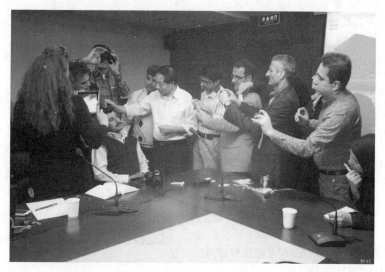

2014 年 12 月，吴中朝教授为学习团演示针灸技法

加强理论研究，宣传和推广医学气功科学，增强人民大众的自我保健意识，丰富广大气功爱好者的医学气功科学知识，促进医学气功的进步与发展。④进行理论研究和医学气功临床的实验研究。⑤采取多种形式开展医学气功的继续教育，举办培训班，组织本会会员以及医学气功的从业人员学习中医基础理论和提高会员及医学气功从业人员的理论水平和科学技术技能。⑥提供技术咨询和服务，在现有条件下，办好本会简讯。

期　　刊：《世界医学气功学会通讯》（两年刊）

2014年学会工作概况

2014年6月16~18日，世界医学气功学会在北京召开第五届理事会第二次会议暨第八届学术交流会议。出席这次会议有16个国家和地区代表共163人。其中国内代表68人，国外代表95人。

2014年6月17日，第五届理事会第二次会议如期举行，常务副秘书长华源女士主持会议。学会主席高鹤亭作工作报告，并从5个方面阐述了今后学会的重点工作。二是新增了副主席两名（Bernard Shannon美国、Allan Kelson澳大利亚）、副秘书长3名（陈科文、陈新华、严蔚冰）、常务理事9名、理事8名。三是学会副主席林中鹏、Marcus Bongart、罗悠真分别介绍了，《中华古导引学》一书、下届会议举办地瑞典以及"气文化家园"的设想，并进行了详细的说明。

大会共收到论文60篇，59篇录入论文集，有41篇在大会演讲。2014年6月16~18日进行了学术交流和功法演示。

（华　源）

【国际标准化组织/中医药技术委员会（ISO/TC249）】

会　　长（主席）：David Graham

秘 书 长：沈远东

地　　址：上海市普安路189号曙光大厦7楼C座

邮　　编：200021

电　　话：021-53821365

电子信箱：mscsh2009@ gmail. com

网　　址：http://www. iso. org/iso/home/standards_development/list_of_iso_technical_committees/iso_technical_committee. htm? commid =598435

（黄虞枫）

三、地方性社会组织

1. 北京市

【北京中医药学会】

会　　长：赵　静

副 会 长：边宝生、许树强、齐　昉、李俊德、杨明会、陈　譞、周德安、姜在旸、高思华、曹洪欣、梅　群、谢阳谷、王　阶、唐旭东、朱立国、范吉平、王耀献、张允岭、唐启盛、刘清泉、信　彬、潘苏彦、杨晋翔、陈　勇、黄璐琦

秘 书 长：邓　娟

副秘书长：王春生、林　谦、李秀惠、王永清

地　　址：北京市东城区东单三条甲七号

邮　　编：100005

电　　话：010 – 65223477

网　　址：www. bjacm. org

电子信箱：bjzyyxh@ sohu. com

（韩玉洋）

【北京中西医结合学会】

会　　长：王莒生

副 会 长：王　阶、王　辰、王笑民、王晓民、吴红金、张澍田、杨明会、杨晋翔、赵　静、唐旭东、史载祥、李　林

副会长兼秘书长：赵锡银

常务副秘书长：刘　刚

副秘书长：于晓刚、李　萍

地　　址：北京市东城区东单三条甲七号121室

邮　　编：100005

电　　话：010-65250460

网　　址：www. bjatw. com

电子信箱：bjzxyjhxh@ 126. com

（董彦菊）

【北京中医协会】

会　　长：谢阳谷

副 会 长：马谊平、刘　迎、刘保延、李　宁、李俊德、杨明会、陈　譞、高思华、屠志涛、曹洪欣

秘 书 长：朱桂荣

副秘书长：见国繁、林　谦、金　玫、莫用元、殷　青、黄　毅、康　佳、程治馨

地　　址：北京市朝阳区小关北里218号）

邮　　编：100029

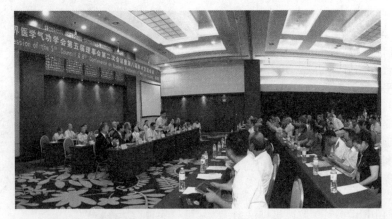

2014年6月16~18日，世界医学气功学会在北京成功召开了第五届理事会第二次会议暨第八届学术交流会议

电　　话：010-64007339

网　　址：www.bjtcm.gov.cn/bjtcma

电子信箱：czx522@163.com

（程治馨、朱桂荣）

2. 天津市

【天津市中医药学会】

会　　长：张大宁

副 会 长：张伯礼、马　融、范玉强、孙增涛、李　平、陈宝贵、汤立达、王生田、苗富来、李金元

秘 书 长：苗富来（兼）

副秘书长：李树茂

地　　址：天津市和平区南京路98号

邮　　编：300040

电　　话：022-23032602

电子信箱：tjzyyxh@126.com

（苗富来）

【天津市中西医结合学会】

会　　长：张伯礼

副 会 长：崔乃强、范玉强、马信龙、张玉环、张军平、白人骁、李志军、朱广丽

秘 书 长：马　薇

地　　址：天津市和平区南京路98号

邮　　编：300040

电　　话：022-23032635

电子信箱：zxjhxh@126.com

（马　薇）

【天津市针灸学会】

会　　长：石学敏

副 会 长：李　平、张智龙、刁殿军、张玉莲、韩景献、熊　杰

秘 书 长：丁惠玲

副秘书长：卞金玲　李　岩

地　　址：天津市和平区南京路98号301

邮　　编：300040

电　　话：022-23120580

电子信箱：tjzj0580@163.com

（丁惠玲）

3. 河北省

【河北省中医药学会】

会　　长：孙万珍

副 会 长：马玉琛、王亚利、王彦田、王振邦、田振华、刘玉洁、刘亚娴、刘增祥、张　锐、张书臣、张国恩、张明柱、张树峰、李佃贵、陈振山、周海平、武　智、段云波、耿束华、高社光、董尚朴、解庆凡、裴　林

秘 书 长：武　智（兼）

副秘书长：陈振山（兼）、王彦刚

地　　址：河北省石家庄市槐安东路97号

邮　　编：050021

电　　话：0311-85804846

电子信箱：hbzyyxh@163.com

（于　清）

【河北省中西医结合学会】

会　　长：李佃贵

副 会 长：赵文清、孔祥骊、郭登洲、王艳君、杜惠兰、李　琦、陈志强、石仲仁、王立新、吕佩源、杨淑莲、李炳茂、贾振华、胡书芬、胡万宁

秘 书 长：武　智

常务副秘书长：戴明启

副秘书长：韩同彪、高长玉、赵玉斌

地　　址：河北省石家庄市槐安东路97号

邮　　编：050021

电　　话：0311-85804846

电子信箱：hbzyyxh@163.com

（刘桂香）

【河北省针灸学会】

会　　长：康锁彬

常务副会长：贾春生

副 会 长：于　岩、王艳君、王盛增、白志杰、李永方、李桂林、袁　军、崔林华

秘 书 长：武　智（专职）

副秘书长：张　彬

地　　址：河北省石家庄市槐安东路97号

邮　　编：050021

电　　话：0311-85804846

电子信箱：hbzyyxh@163.com

（刘桂香）

4. 山西省

【山西省中医药学会】

地　　址：山西省太原市东华门23号

邮　　编：030013

电　　话：0351-3580330

电子信箱：lj-1973@163.com

（赵红娟）

【山西省中西医结合学会】

地　　址：山西省太原市并州西街46号

邮　　编：030012

电　　话：0351-4091118

（宋明锁）

【山西省针灸学会】

地　　址：山西省太原市并州西街46号

邮　　编：030006

电　　话：0351-7240217

（郝重耀）

5. 内蒙古自治区

【内蒙古自治区蒙医药学会】

会　　长：乌　兰

副 会 长：王玉杰、乌力吉特古斯、毛洪海、巴图得力根、巴根那、巴雅尔、布仁巴图、布仁达来、布仁特古斯、毕力格、毕力格（呼伦贝尔）、伊乐泰、马玲、刘洁晶、刘院君、刘成赋、李少锋、沙丽萍、张黎明、张英军、陈洁、阿古拉、金文忠、金额尔敦朝鲁、宝音图、杭盖巴特尔、胡达来、相林扎布、赵玉莲、黄永明、黄志刚、斯庆格、斯琴巴特尔、斯琴德力格尔、韩巴根那、奥·乌力吉、毅和

秘 书 长：杭盖巴特尔

副秘书长：巴雅尔、布仁达来

地　　址：内蒙古呼和浩特市新华大街63号8号楼

邮　　编：010055

电　　话：0471-6944929

电子信箱：xinrong0913@sohu.com

（高欣荣）

【内蒙古自治区中医药学会】
会　　长：乌　兰
副会长：于连云、王　滨、云文
　　　　清、毛洪海、白玉昊、
　　　　马　玲、刘成赋、刘洁
　　　　晶、刘院君、苏根元、
　　　　李　林、李少锋、沙丽
　　　　萍、张黎明、张英军、
　　　　张景玲、陈玉华、陈
　　　　洁、杨广源、周保国、
　　　　相邻扎布、黄永明、赵
　　　　玉莲、赵清树、董秋梅、
　　　　斯琴德力格尔、赛西娅
秘书长：于连云
副秘书长：赵清树、陈玉华
地　　址：内蒙古呼和浩特市新华
　　　　大街63号8号楼
邮　　编：010055
电　　话：0471-6944929
电子信箱：xinrong0913@sohu.com
（高欣荣）

6. 辽宁省
【辽宁省中医药学会】
会　　长：丛丹江
副会长：曹建波、吕晓东、赵　午
秘书长：曹建波
副秘书长：温家祥
地　　址：辽宁省沈阳市和平区集
　　　　贤街79号407室
邮　　编：110005
电　　话：024-23397508
网　　址：www. lnzyy. org
电子信箱：LZH23397508@163. com
（王卫祖）

7. 吉林省
【吉林省中医药学会】
会　　长：邱德亮
常务副会长：王之虹
副会长：宋柏林、王　龙、周建民、
　　　　冷向阳、相世和、田洪赋、
　　　　全弘奎、李　平、程海涛、
　　　　鲁沿坪、李一奎、高　陆、
　　　　于江波、陈心智
副会长兼秘书长：朱桂祯
地　　址：吉林省长春市净月经济

开发区博硕路1035号，
长春中医药大学办公楼
122室
邮　　编：130117
电　　话：0431-81703249
电子信箱：jlszyyxh2006@sina. com
（吉林省中医药学会）

8. 黑龙江省
【黑龙江省中医药学会】
会　　长：索天仁
秘书长：于黎明
地　　址：黑龙江省哈尔滨市香安
　　　　街72号黑龙江省中医药
　　　　科学院
电　　话：0451-55651561
（曲峰）

【黑龙江省中西医结合学会】
会　　长：李显筑
秘书长：靳万庆
地　　址：黑龙江省哈尔滨市哈药
　　　　路99号
电　　话：0451-84513382
（曲　峰）

【黑龙江省针灸学会】
会　　长：孙忠人
秘书长：王　顺
地　　址：黑龙江省哈尔滨市香安
　　　　街72号黑龙江省中医药
　　　　科学院
电　　话：13633635455
（曲　峰）

【黑龙江省中药材种植产业协会】
会　　长：马长春
秘书长：燕新洪
地　　址：黑龙江省绥化农垦管理
　　　　局中药办
电　　话：0455-8763111
（曲　峰）

9. 上海市
【上海市中医药学会】
会　　长：谢建群
副会长：郑　锦、沈远东、花根才、
　　　　陆金根、肖　臻、周　华、
　　　　房敏、徐　建、彭　文、

凌昌全、杨　弘、陈军力
秘书长：陆金根
常务副秘书长：谈美蓉
地　　址：上海市静安区北京西路
　　　　1623号
邮　　编：200040
电　　话：021-62532271
网　　址：www. shatcm. org
电子信箱：shatcm@ sina. cn
（谈美蓉）

【上海市中西医结合学会】
会　　长：王文健
副会长：刘　平、朱玉陵、吴佩颖、
　　　　李永忠、陆金根、周　华、
　　　　房　敏、郑　锦、凌昌全、
　　　　虞坚尔
秘书长：张友根
副秘书长：李文伟、向延卫
地　　址：上海市静安区北京西路
　　　　1623号402室
邮　　编：200040
电　　话：021-62581714
网　　址：www. shcim. org
电子信箱：aliceyu3399@ 126. com
（熊　一）

【上海市针灸学会】
会　　长：吴焕淦
副会长：丁光宏、沈雪勇、东贵荣、
　　　　王文清
秘书长：刘慧荣
副秘书长：祁妙国
地　　址：上海市静安区北京西路
　　　　1623号
邮　　编：200040
电　　话：021-62678864/64644238
电子信箱：lhr_ tcm@ 139. com
（刘慧荣）

【上海中药行业协会】
会　　长：杨　弘
副会长：陈军力、卞化石、卢国生、
　　　　刘宜善、许振光、吴佩颖、
　　　　沈朝维、张翔华、陈维荣、
　　　　周俊杰、沈天珉、柏巧明、
　　　　唐德辉、徐震午、曹小勤、
　　　　吕松涛、蔡　斌、刘登峰
秘书长：陈怡霞
副秘书长：陈正辉

地　　址：上海市黄浦区福州路 107
　　　　　号 234 室
邮　　编：200002
电　　话：021-63234074
网　　址：www. stcma. cn
电子信箱：scda228@ vip. 163. com
（赵　婷）

10. 江苏省

【江苏省中医药学会】

会　　长：陈亦江
副 会 长：吴勉华、刘沈林、黄亚博、
　　　　　曾庆琪、葛惠男、陈延年、
　　　　　王心力、萧　伟
秘 书 长：黄亚博（兼）
地　　址：江苏省南京汉中路 282 号
邮　　编：210029
电　　话：025-86617283（兼传真）
网　　址：www. jstcm. com
　　　　　（江苏中医药信息网）
电子信箱：zyxh@ jswst. gov. cn
（陈　宁）

【江苏省中西医结合学会】

会　　长：陈亦江
副 会 长：张前德、蔡宝昌、黄亚博、
　　　　　王小宁、王　水、赵　伟、
　　　　　张　琪、唐仁茂
秘 书 长：黄亚博（兼）
地　　址：江苏省南京汉中路 282 号
邮　　编：210029
电　　话：025-86617283（兼传真）
网　　址：www. jstcm. com
　　　　　（江苏中医药信息网）
电子信箱：zyxh@ jswst. gov. cn
（陈　宁）

【江苏省针灸学会】

会　　长：陈亦江
副 会 长：夏有兵、黄亚博、于　勇、
　　　　　施振东、孙建华、仲远明
秘 书 长：黄亚博（兼）
地　　址：江苏省南京汉中路 282 号
邮　　编：210029
电　　话：025-86617283（兼传真）
网　　址：www. jstcm. com
　　　　　（江苏中医药信息网）
电子信箱：zyxh@ jswst. gov. cn
（陈　宁）

11. 浙江省

【浙江省中医药学会】

会　　长：肖鲁伟
副 会 长：王坤根、王　晖、孙秋华、
　　　　　吕圭源、宋　康、沈敏鹤、
　　　　　杨　勇、范永升、陈学奇、
　　　　　柴可群、程锦国、魏　明
秘 书 长：沈敏鹤
副秘书长：王晓鸣、何琦环
地　　址：浙江省杭州市武林广场 8
　　　　　号浙江省科协大楼十
　　　　　楼 1006
邮　　编：310003
电　　话：0571-85166805
网　　址：www. zjszyyxh. com
电子信箱：zjszyyxh@ 126. com
（朱泓雨）

【浙江省中西医结合学会】

会　　长：吴章穆
副 会 长：江南艳、孙秋华、吕　宾、
　　　　　何　革、何　超、严　敏、
　　　　　陈勇毅、柴可群、裘云庆、
　　　　　蔡宛如
秘 书 长：陈勇毅（兼）
副秘书长：张文娟
地　　址：浙江省杭州市古翠路
　　　　　234 号
邮　　编：310012
电　　话：0571-88849116
网　　址：www. zjtcmwm. com
电子信箱：zjszxyxh@ 163. com
（张文娟）

【浙江省针灸学会】

会　　长：方剑乔
副 会 长：宣丽华、金肖青、阮步青、
　　　　　姚新苗、陈华德
秘 书 长：陈华德（兼）
副秘书长：林咸明
地　　址：浙江省杭州市西湖区武
　　　　　林巷 1 号易盛大厦 5 楼
邮　　编：310005
电　　话：0571-87238255
网　　址：www. zjszjxh. com
电子信箱：zjszjxh@ 163. com
（陈　勤）

12. 安徽省

【安徽省中医药学会】

理 事 长：王　键
副理事长：彭代银、李泽庚、赵国胜、
　　　　　龚艳玲（女）、杨　骏、
　　　　　侯　勇、肖　锋、李道昌、
　　　　　彭俊宇、刘家珍（女）、
　　　　　朱月信
秘 书 长：肖　锋（兼）
副秘书长：徐经凤、王纪常、刘　健、
　　　　　黄学勇、周美启、何光远
地　　址：安徽省合肥市长江西路
　　　　　329 号安徽省卫生计生
　　　　　委青阳路办公区 516 室
邮　　编：230051
电　　话：0551-62998560
（王继学）

【安徽省针灸学会】

理 事 长：杨　骏
副理事长：胡　玲（常务）、储浩然、
　　　　　沈德凯、杜荣昶、彭长林
秘 书 长：储浩然（兼）
副秘书长：彭长林、李鹏飞、沈晓明
地　　址：安徽省合肥市六安路 205
　　　　　号（寿春路 300 号）
邮　　编：230061
电　　话：0551-62665105
（王继学）

13. 福建省

【福建省中医药学会】

会　　长：阮诗玮
副 会 长：杜　建、陈立典、陈扬荣、
　　　　　李灿东、方　群、赵向华、
　　　　　薛金发、杨叔禹、林秀明
秘 书 长：林秀明
副秘书长：吴宽裕
地　　址：福建省福州市鼓屏路
　　　　　61 号
邮　　编：350003
电　　话：0591-87818827
电子信箱：fjszyyxh@ 163. com
（黄晶晶）

【福建省中西医结合学会】

会　　长：吴和木
副 会 长：王和鸣、陈美华、谢金森、

陈端生、郑　健、徐国兴、
杨叔禹
秘书长：崔晓榕
副秘书长：郭双燕、林颖欣
地　　址：福建省福州市鼓楼区鼓
屏路61号
邮　　编：350003
电　　话：0591-87824528
电子信箱：zxyjhxh@163.com
（郭双燕）

【福建省针灸学会】
会　　长：吴强
副会长：苏稼夫、周然宓、许金森、
郑美凤
秘书长：姚志芳
副秘书长：吴明霞、林　源、周文强、
郑君圣
地　　址：福建省福州市鼓楼区鼓
屏路61号
邮　　编：350003
电　　话：0591-87824528
电子信箱：fjszjxh@163.com
（姚志芳）

【福建省中医药研究促进会】
会　　长：刘献祥
副会长：赖应辉（常务）、万文蓉、
叶国维、朱　琪、李　晔、
吴培增、陈　慧、林贤旺、
郑东海、郑美凤、郑振财、
郭为汀、郭东宇、黄文渊、
黄河清、潘丽贞
秘书长：赖应辉（兼）
副秘书长：林　强、俞鼎芬、黄国先、
黄　海
地　　址：福建省福州市鼓楼区湖
东路276号同心楼10层
邮　　编：350003
电　　话：0591-88016552
电子信箱：f88016552@126.com
（陈庆禄）

14. 江西省
【江西省中医药学会】
会　　长：曹　麒
副会长：熊墨年、刘红宁、陈明人、
程兆盛、魏国华、谢建祥
秘书长：熊墨年

副秘书长：刘希伟、傅华荣、余　炅
地　　址：江西省南昌市文教路
529号
邮　　编：330046
电　　话：0791-88515485
网　　址：www.jxzyyxh.cn
电子信箱：zyxhjx221@21cn.com
（郑林华）

【江西省中西医结合学会】
会　　长：曹　麒
副会长：徐炽度、汤益明、龚琼模、
程兆盛、李国贤、江长波、
陈明人、左铮云、李志刚
秘书长：李志刚（兼）
副秘书长：伊　凡、吴跃进
地　　址：江西省南昌市文教路
529号
邮　　编：330046
电　　话：0791-88511741
电子信箱：wyjin09@126.com
（郑林华）

【江西省针灸学会】
会　　长：陈日新
副会长：康明非、洪恩四、伊　凡、
宋南昌、廖道发、涂国卿
秘书长：康明非
副秘书长：迟振海
地　　址：江西省南昌市八一大道
445号
邮　　编：330006
电　　话：0791-88526872
电子信箱：348916661@qq.com
（郑林华）

15. 山东省
【山东中医药学会】
会　　长：武继彪
副会长：贾青顺、欧阳兵、田景振、
杨传华、吉中强、赵渤年、
齐元富、毕宏生、司国民、
张立祥、耿　杰、刘晓玲
秘书长：贾青顺（兼）
副秘书长：韩　莉
地　　址：山东省济南市燕东新路
9-1号
邮　　编：250014
电　　话：0531-67873166

网　　址：www.sdtcm.gov.cn
电子信箱：sdtcma@126.com
（韩　莉）

【山东中西医结合学会】
会　　长：王新陆
副会长：武继彪、刘绍绪、曹晓岚、
高　毅、李长华、赵家军、
冯建华、高海青、吉中强、
王者令
秘书长：曹晓岚
地　　址：山东省济南市燕东新路
9-1号
邮　　编：250014
电　　话：0531-67873166
网　　址：www.sdtcm.gov.cn
电子信箱：sdtcma@126.com
（韩　莉）

【山东针灸学会】
会　　长：高树中
副会长：亓蔚国、谭奇纹、刘立安、
陈少宗、马其江、杜广中、
马　胜
秘书长：陈少宗
地　　址：山东省济南市燕东新路
9-1号
邮　　编：250014
电　　话：0531-67873166
网　　址：www.sdtcm.gov.cn
电子信箱：sdtcma@126.com
（韩　莉）

16. 河南省
【河南省中医药学会】
会　　长：夏祖昌
副会长：张重刚、韩新峰、郑玉玲、
孙耀志、张玉新、王　力、
方家选
秘书长：王端权
副秘书长：田元生
地　　址：河南省郑州市银通路
18号
邮　　编：450004
电　　话：0371-66353785
网　　址：www.hnacm.org.cn
电子信箱：hnszyyxh@sina.com
（高　纯）

17. 湖北省

【湖北省中医管理学会】

会　　长：姚　云

副 会 长：刘学安、赵映前、王　华、
　　　　　张荒生、朱宏斌、吕文亮

秘 书 长：刘学安

地　　址：湖北省武汉市洪山区珞
　　　　　瑜路856号（湖北省中
　　　　　医院光谷院区）

邮　　编：430074

电　　话：027-87172165/
　　　　　87172190（传真）

电子信箱：hbzygl@126.com

（杨明武）

【湖北省中医药学会】

会　　长：王　华

副 会 长：赵映前、刘学安、胡永年、
　　　　　王胜利、金建年、张荒生、
　　　　　朱宏斌

秘 书 长：胡永年

副秘书长：程桃英、费兰波、薛　莎、
　　　　　黄金元

地　　址：湖北省武汉市武昌区县华
　　　　　林特一号综合楼307室

邮　　编：430061

电　　话：027-68889152（传真）

网　　址：www.hbzyy.org.cn

（刘俊峰）

18. 湖南省

【湖南省中医药学会】

会　　长：邵湘宁

副 会 长：蔡光先、郭子华、谭元生、
　　　　　肖四旺、袁长津、廖端芳、
　　　　　郭争鸣、柏正平

秘 书 长：刘祖贞

副秘书长：陈栋材

地　　址：湖南省长沙市湘雅路
　　　　　30号

邮　　编：410008

电话/传真：0731-84822174

网　　址：www.ws120.org

电子信箱：hnzyyxh@126.com

（胡细庭、刘振宇）

【湖南省中西医结合学会】

会　　长：邵湘宁

副 会 长：尤昭玲、卢岳华、李国忠、
　　　　　梁清华、秦裕辉、陈建龙、
　　　　　黄政德、钟　飞

秘 书 长：刘祖贞

副秘书长：葛金文

地　　址：湖南省长沙市湘雅路30号

邮　　编：410008

电话/传真：0731-84822174

网　　址：www.ws120.org

电子信箱：hnzyyxh@126.com

（胡细庭、陆　灵）

19. 广东省

【广东省中医药学会】

会　　长：吕玉波

副 会 长：（以姓氏笔画为序）
　　　　　吕志平、许冬瑾、李楚源、
　　　　　陈达灿、金世明、徐志伟、
　　　　　郭　姣、樊粤光

秘 书 长：金世明（兼）

常务副秘书长：何羿婷

地　　址：广东省广州市淘金北路
　　　　　77号（麓湖阁南塔）
　　　　　404室

邮　　编：510095

电　　话：020-83600105/83600103

网　　址：www.gdszyyxh.org

电子信箱：gdzyyxh@163.com

（金世明）

【广东省中西医结合学会】

会　　长：吴伟康

常务副会长：郭　姣

副 会 长：（以姓氏笔画为序）
　　　　　老昌辉、吕志平、刘小虹、
　　　　　余细勇、张荣华、林培政、
　　　　　罗荣城、郑学宝、姚　红

秘 书 长：金世明

常务副秘书长：杨建新

副秘书长：张诗军

地　　址：广东省广州市淘金北路
　　　　　77号（麓湖阁南塔）
　　　　　404室

邮　　编：510095

电　　话：020-83600105/83600103

网　　址：www.gdszxyjhxh.org

电子信箱：gdszxyjhxh@163.com

（金世明）

【广东省针灸学会】

会　　长：符文彬

副 会 长：许能贵、杨卓欣、赖新生、
　　　　　老锦雄、李素荷、江钢辉、
　　　　　王升旭

秘 书 长：刘健华

副秘书长：于　涛、孙　健、谢长才

地　　址：广东省广州市越秀区大
　　　　　德路111号广东省中医
　　　　　院针灸科

邮　　编：510120

电　　话：020-81887233 转 34230
　　　　　或34229

网　　址：http://gdszjxh.blog.163.
　　　　　com/

电子信箱：gdszjxh@163.com

（于　涛）

20. 广西壮族自治区

【广西中医药学会】

会　　长：甘　霖

执行会长：唐　农

副 会 长：邓家刚、罗伟生、庞　军、
　　　　　黄贵华、庞宇舟、韦葵葵、
　　　　　刘华钢、黄岑汉、许淑清、
　　　　　张　茵、陈　洋、陈小刚、
　　　　　陈宇龄、缪剑华、庞声航、
　　　　　郑　进、钟　鸣、唐友明、
　　　　　覃迅云、戴　铭、韦浩明

秘 书 长：黄波夫

常务副秘书长：李　方、梁启成、
　　　　　吴胜华

地　　址：广西南宁市桃源路35号
　　　　　广西卫生计生委内

邮　　编：530021

电　　话：0771-2802519

电子信箱：lifang8888@163.com

（黄波夫）

【广西中西医结合学会】

会　　长：唐　农

常务副会长：梁　健

副 会 长：赵劲民、罗伟生、唐乾利、
　　　　　曾志羽、周元明、杨建荣、
　　　　　杨　渊、庞声航、岳　进、
　　　　　杨建青、蔡　葵、甘秀天、
　　　　　官英勇、谭　跃、杨　斌、
　　　　　贝光明、谭勇明、唐继华、
　　　　　徐　奎、赵开亮、韦思尊、

黄波夫、谢　胜、陈永斌、
李荣祝、黎忠文、李　方

秘书长：李　方（兼）

副秘书长：桂雄斌、邓　鑫、黄李平

地　　址：广西南宁市桃源路 35 号
广西卫生计生委内

邮　　编：530021

电　　话：0771-2802519

电子信箱：lifang8888@163.com

（李　方）

【广西针灸学会】

会　　长：范郁山

副 会 长：庞　勇、岳　进、李　方、
唐华生、赵彩娇、杜　艳、
吴新贵、郑建宇

秘 书 长：赵彩娇

副秘书长：吴健文、胡艳影、潘小霞、
罗燕、何列涛、黄卫强、
王希琳、徐　辉、陈　勇、
杨镇升

地　　址：广西南宁市明秀东路
179 号

邮　　编：530001

电　　话：0771-3137370

电子信箱：gxzjxh2011@126.com

（罗　燕）

21. 海南省

【海南省中医药学会】

会　　长：陈少仕

常务副会长：张永杰

副 会 长：周文雄、方　立、陈小勇、
李　丽、冯　钊、林炽明、
羊金灵、黎运琪、杨少林、
吴坤科、阎　彬、程　班、
蔡　敏

秘 书 长：蔡　敏（兼）

副秘书长：张爱建

地　　址：海南省海口市和平北路
47 号海南省中医院

邮　　编：570203

电　　话：0898-66110218

电子信箱：zaj66110218@163.com

（张爱建）

【海南省针灸学会】

会　　长：辜孔进

副 会 长：孙　畅、罗和平

秘 书 长：李健强

副秘书长：黄健琳

地　　址：海南省海口市龙华路 33
号海南医学院附属医院
针灸科

邮　　编：570102

电　　话：0898-66774471/
13006029228（李健强）

电子信箱：lijianqiang667@163.com

（李健强）

【海南省中西医结合学会】

会　　长：刘　巧

副 会 长：羊秩驹、蔡　毅、韩　平、
武　伟、洪江游、林炽明、
郑南生、方　立、陈小勇

地　　址：海南省海口市琼山区龙
昆南路 49 号（王玲收）

邮　　编：570206

电　　话：13976614368（王玲）

电子信箱：Wling03@163.com

（王　玲）

22. 重庆市

【重庆市中医药学会】

会　　长：周天寒

副 会 长：曾定伦、王辉武、张渝生、
向明成、杨国汉、叶秀英、
曹文富、李延萍、毛得宏、
杨隆奎、杨大坚

秘 书 长：杨国汉（兼）

副秘书长：漆　敏、李　进、王　俊、
张安富、吴朝华

地　　址：重庆市江北区盘溪七支
路 6 号

邮　　编：400021

电　　话：023-67063895

网　　址：934405879@qq.com

电子信箱：www.cqacm.org

（漆　敏）

【重庆市中西医结合学会】

会　　长：高　丹

副 会 长：罗长坤、史若飞、吴志刚、
曹文富、李荣亨

秘 书 长：马　力

副秘书长：何丽芳、罗　勇

地　　址：重庆市渝中区道门口40号

邮　　编：400011

电　　话：023-63815494

网　　址：wukuan117@126.com

（吴　宽）

【重庆市针灸学会】

会　　长：廖惠萍

副 会 长：郭剑华（常务副会长）、
王毅刚、王竹行、温木生、
唐成林、虞乐华、刘明怀、
张康战

秘 书 长：余晓阳

副秘书长：何文先、林贤梅、马善治、
杨进廉

地　　址：重庆市江北区盘溪七支
路 6 号

邮　　编：400021

电　　话：023-67063895

电子信箱：cqzjxh@126.com

（何文先）

【重庆市中医药行业协会】

会　　长：左国庆

常务副会长：李延萍

副 会 长：尹　平、毛得宏、陈　犁、
王　华、陈苔青、赵　毅、
曹文富、徐晓玉、李　洪、
唐维礼、刘明怀、杨大坚、
游洪涛、杨金兵、陈　涛、
尤　聪、周静波、万　讯、
冯　坤

秘 书 长：曾定伦

地　　址：重庆市江北区盘溪七路 6
号（重庆市中医院综合
楼 3 楼）

邮　　编：400021

电　　话：023-63715737/67064066

传　　真：023-63715737

电子信箱：406048941@qq.com

（刘四新）

23. 贵州省

【贵州省中医药学会】

名誉会长：贺志光

会　　长：赵　松

副 会 长：董湘玉（常务）、刘尚
义、沈冯君、邱德文、
凌湘力

秘 书 长：凌湘力

副秘书长：唐仕勇、徐学义、刘学义、

周　茜、张光富、庄畋畋
地　　址：贵州省贵阳市贵医街28号贵阳医学院附属医院中医科
邮　　编：550004
电　　话：0851-86750715
电子信箱：gzszyxh@126.com

（凌湘力）

【贵州省针灸学会】
会　　长：朱广旗
副 会 长：崔　瑾、冯玲媚、王光义、李丽红、陈学农、周佐涛、何顺峰、米曙光
秘 书 长：李丽红（兼）
副秘书长：张　军、付有春、吴远华
地　　址：贵州省贵阳市市北路11号
邮　　编：550004
电　　话：0851-86827446
网　　址：www.zgzjxh.cn
电子信箱：gzlilihong@163.com

（李丽红）

【贵州省中西医结合学会】
会　　长：孔德明
副 会 长：杨　柱、石承先、江　超、张　帆、孙　波、舒　涛
秘 书 长：李志伟
副秘书长：李忠礼、李　燕、郑曙光、黄礼明
地　　址：贵阳省贵阳市市东路50号贵阳中医学院内
邮　　编：550002
网　　址：www.gzaim.com
电子信箱：343057076@qq.com

（李志伟）

【贵州省民族医药学会】
会　　长：杜　江
副 会 长：黄维中、张永萍、黄　炯、姚厂发、文明昌、郭伟伟
秘 书 长：胡成刚
副秘书长：云雪林、李志伟
地　　址：贵阳省贵阳市市东路50号贵阳中医学院内
邮　　编：550002
电子信箱：hu_chenggang@yeah.net

（胡成刚）

【贵州省中医多学科研究会】
会　　长：杨　柱
副 会 长：吴元黔
秘 书 长：吴元黔（兼）
副秘书长：冯　泳
地　　址：贵阳省贵阳市市东路50号贵阳中医学院内
邮　　编：550002
电　　话：0851-85652638
电子信箱：gzszydxkyjh@sina.com

（冯　泳）

24. 云南省

【云南省中医药学会】
会　　长：郑　进
副 会 长：秦国政、李世辉、赵　勇、朱兆云、许勇刚、彭江云、陈　钢、葛元靖
秘 书 长：葛元靖（兼）
副秘书长：苏贵强、李兆福
地　　址：云南省昆明市光华街120号
邮　　编：650021
电　　话：63613387
电子信箱：ynszyyxh@qq.com

（葛元靖）

【云南省中西医结合学会】
会　　长：熊　磊
副 会 长：宁亚功、李树清、倪　昆、韦　嘉、谭　晶、包　可、叶建州、李　雷、周树云
秘 书 长：葛元靖
副秘书长：吕　琳、李帆冰
地　　址：云南省昆明市光华街120号
邮　　编：650021
电　　话：63613387
电子信箱：ynszyyxh@qq.com

（葛元靖）

【云南省针灸学会】
会　　长：黄禾生
副 会 长：管遵惠、李　琦、柴本福、姜云武、韩励兵、林忆平
秘 书 长：葛元靖
副秘书长：李绍荣、施　静
地　　址：云南省昆明市光华街120号
邮　　编：650021
电　　话：63613387

电子信箱：ynszyyxh@qq.com

（葛元靖）

25. 西藏自治区

【西藏自治区藏医药学会】
会　　长：占　堆
副 会 长：尼玛次仁、巴　桑、扎西次仁、丹增平措、米玛、贡嘎罗布
秘 书 长：扎　桑
地　　址：西藏拉萨娘热路26号区藏医院
邮　　编：850000
电　　话：0891-6322621/6322351
传　　真：0891-6322621

（刘伟伟）

【西藏自治区藏医药产业发展协会】
会　　长：占　堆
副 会 长：顿　珠、贡嘎罗布、格桑平措、雷菊芳
秘 书 长：顿　珠
副秘书长：巴　桑、王志强、贡嘎罗布
地　　址：西藏拉萨市北京西路25号
邮　　编：850001
电　　话：0891-6289583
电子信箱：zyyglj@163.com

（刘伟伟）

26. 陕西省

【陕西省中医药学会】
会　　长：范　兵
副 会 长：唐俊琪、刘华为、周永学、米烈汉、张德兴、刘顺智、田惠民、李联社
秘 书 长：张德兴
副秘书长：袁瑞华、许建秦
地　　址：陕西省西安市西华门2号
邮　　编：710003
电　　话：029-87250672/87275672
电子信箱：sxszyyxh@126.com

（张德兴、张玉茜）

【陕西省针灸学会】
会　　长：苏荣彪
副 会 长：周志杰、吴锡强、贾成文、王长海、刘智斌、黄琳娜、毕宇峰

秘 书 长：张德兴
副秘书长：张卫华
地　　址：陕西省西安市西华门2号
邮　　编：710003
电　　话：029-87250672/87275672
电子信箱：sxszyyxh@126.com
　　　　　　（张德兴、张玉茜）

【陕西省中西医结合学会】
会　　长：刘绍国
副 会 长：魏少阳、刘勤社、王静怡、
　　　　　王宗仁、王建华、赵步长、
　　　　　董协良
秘 书 长：张德兴
副秘书长：蒋宏伟
地　　址：陕西省西安市西华门2号
邮　　编：710003
电　　话：029-87250672/87275672
电子信箱：sxszyyxh@126.com
　　　　　　（张德兴、张玉茜）

27. 甘肃省

【甘肃省中医药学会】
会　　长：侯志民
副 会 长：王自立、张士卿、李金田、
　　　　　李盛华、郑贵森、鄢卫东、
　　　　　崔庆荣、毛春燕、舒 劲、
　　　　　薛开华、潘 文、李顺保、
　　　　　赵 斌、赵文鼎、闵云山、
　　　　　毛照海、张晓刚、许 筠、
　　　　　贡布东智
秘 书 长：崔庆荣
副秘书长：潘 文、史正刚、王 颖、
　　　　　王凤丽、毛 臻
地　　址：甘肃中医学院
邮　　编：730030
电　　话：15002557335（刘福文）
网　　址：www.gstcm.com
电子信箱：116545026@qq.com
　　　　　　（刘福文）

【甘肃省针灸学会】
会　　长：李 强
常务副会长：何天有
副 会 长：李盛华、杨继良、谢君国、
　　　　　郑 宁、姜德民、杨 兰、
　　　　　张志明、李 军、毛春燕、
　　　　　邱连利、张洪涛、魏玉香、
　　　　　雒成林、方晓丽、孙其斌、
　　　　　魏清琳

秘 书 长：邱连利
副秘书长：肖 红、王海东、王凤丽、
　　　　　陈国廉、李 军、秦晓光、
　　　　　杨才德
地　　址：甘肃省中医院
邮　　编：730050
电　　话：13893227909
　　　　　　（肖　红）

【甘肃省中西医结合学会】
会　　长：刘延祯
常务副会长：李应东
副 会 长：李 强、郭天康、李盛华、
　　　　　郑贵森、蒲朝晖、刘国安、
　　　　　戴恩来、张有成、余 勤、
　　　　　李妍怡、雷鹏举、李维义、
　　　　　邱玉梅、程卫东、刘保健
秘 书 长：刘保健
副秘书长：邢喜平
地　　址：甘肃中医学院附属医院
邮　　编：730030
电　　话：13893139305
网　　址：http：//www.zyxyfy.com/
　　　　　Category_ 860/Index.aspx
　　　　　　（邢喜平）

28. 青海省

【青海省藏医药学会】
会　　长：艾措千
副 会 长：久美多杰、昂青才旦、
　　　　　李先加（学院）、多杰、
　　　　　李先加（医院）、孙泰
　　　　　俊、端智
秘 书 长：昂青才旦
副秘书长：李先加（学院）、多 杰、
　　　　　华旦诺尔桑、斗本加
地　　址：青海省西宁市南上东路
　　　　　97号
邮　　编：820007
电　　话：0971-8204657
网　　址：www.tmst.org.cn
电子信箱：qhszyyxh@qq.com
　　　　　　（斗本加）

【青海省中医学会】
名誉会长：王晓勤
会　　长：陈卫国
副 会 长：江 华、黄立成、张雪飞、
　　　　　顾 群、高春江、燕小霞、
　　　　　李 杰

秘 书 长：李军茹
副秘书长：靳晓红、刘春香、余 静
地　　址：青海省西宁市七一路338
　　　　　号
邮　　编：810000
电　　话：8456222-6690
电子信箱：qhszyyxh@126.com
　　　　　　（李军茹）

29. 宁夏回族自治区

【宁夏中医药学会】
会　　长：王忠和
副 会 长：牛 阳、高如宏、张 武、
　　　　　刘本臣
秘 书 长：高如宏
副秘书长：刘 瑛、钱月慧
地　　址：宁夏银川市西夏区北京
　　　　　西路114号
邮　　编：750021
电　　话：0951-2024646
电子信箱：gaoruhongnx@163.com
　　　　　　（高如宏）

【宁夏中西医结合学会】
会　　长：马秀珍
副 会 长：黄 涌（常务）、俞大
　　　　　鸿、童安荣、王凤莲、
　　　　　谢振华
秘 书 长：童安荣（兼）
副秘书长：李晓龙、赵 军
地　　址：宁夏银川市西夏区北京
　　　　　西路114号
邮　　编：750021
电　　话：0951-2024733
电子信箱：tar72578@163.com
　　　　　　（童安荣）

【宁夏针灸学会】
会　　长：李遇春
副 会 长：牛 阳、张 武、高如宏、
　　　　　胡雨华
秘 书 长：牛 阳（兼）
副秘书长：杨丽美、王宇国、刘 瑛
地　　址：宁夏银川市兴庆区胜利
　　　　　街1160号（宁夏医科大
　　　　　学中医学院）
邮　　编：750004
电　　话：0951-6880501/6880507
电子信箱：niuyang0227@163.com/

yanglm1987@ sohu. com

（杨丽美）

【中国民族医药学会回医药分会】
会　　长：田丰年
副 会 长：王　斌、井树礼、牛　阳、
　　　　　朱　光、安红梅、张力新、
　　　　　张建青、陈卫川、郑怀林、
　　　　　段云波
秘 书 长：高如宏
副秘书长：俞大鸿、陈　堃、谭启龙
地　　址：宁夏银川市西夏区北京
　　　　　西路 114 号
邮　　编：750021
电　　话：0951-2024646
网　　址：www. huimri. com
电子信箱：nxhzyyyjs@ 126. com

（高如宏）

30. 新疆维吾尔自治区
【新疆维吾尔自治区中医药学会】
会　　长：周铭心
副 会 长：耿　直、卢　勇、王　杰、
　　　　　张永平、王北疆
秘 书 长：王　杰（兼）
副秘书长：柯　岗、冯　东、孟庆才、
　　　　　李崇瑞、安冬青
地　　址：新疆乌鲁木齐市天山区
　　　　　龙泉街 191 号
邮　　编：830004
电　　话：0991-8561035
电子信箱：xjzyybjb@ 163. com

（柯　岗）

【新疆维吾尔自治区民族医药学会】
会　　长：哈木拉提·吾甫尔
副 会 长：博拉提、吐尔洪·艾买尔、
　　　　　阿日甫·买提尼亚孜、斯
　　　　　拉甫·艾白、阿布都热依
　　　　　木·卡德尔、茹仙古丽·
　　　　　沙吾尔、贡明格布、肖盖
　　　　　提、伊河山·伊明
秘 书 长：伊河山·伊明（兼）
副秘书长：亚尔买买提·斯拉义、
　　　　　阿不都热依木·玉苏
　　　　　甫、卡德尔江
地　　址：新疆乌鲁木齐市延安路
　　　　　776 号
邮　　编：830049

电　　话：0991-2565663
电子信箱：xjmzyyxh@ 163. com

（伊河山·伊明、巴合沙拉）

31. 长春市
【长春市中医学会】
理 事 长：于乃博
副理事长：曲　生、陈明强、李玉泉、
　　　　　孙艳静、孟晓东
秘 书 长：何艳华
副秘书长：付　强
地　　址：吉林省长春市西安大路
　　　　　4197 号
邮　　编：130062
电　　话：0431-82773567
电子信箱：fuqiang04551@ 163. com

（付　强）

32. 哈尔滨市
【哈尔滨市中医学会】
会　　长：刘　楠
副 会 长：刘世斌
秘 书 长：刘世斌（兼）
副秘书长：张淑清
地　　址：黑龙江省哈尔滨市道里
　　　　　区友谊路 346 号
邮　　编：150021
电　　话：0451-84664507
电子信箱：hrbzhongyichu@ 126. com

（刘世斌）

【哈尔滨市中西医结合学会】
会　　长：张淑请
秘 书 长：赵金坤
地　　址：黑龙江省哈尔滨市道里
　　　　　区建国街副 270 号
邮　　编：150076
电子信箱：zyykjk@ 126. com

（赵金坤）

33. 南京市
【南京中医药学会】
会　　长：刘玉成
副 会 长：李　俭、张　骠、张钟爱、
　　　　　单兆伟、王旭东、操海明
秘 书 长：黄　洁
副秘书长：赵小寅
地　　址：江苏省南京市金陵路
　　　　　1 号

邮　　编：210001
电　　话：025-52276531
网　　址：www. njzyyxh. cn

（黄　洁、赵小寅）

【南京中西医结合学会】
理 事 长：丁义江
副理事长：杨大锁、申俊龙、王佩娟、
　　　　　彭宇竹、林　建、王连生、
　　　　　龙明智
秘 书 长：冷丽丽
副秘书长：童　华、郑艳辉
地　　址：江苏省南京市孝陵卫
　　　　　179 号
邮　　编：210014
电　　话：025-84432495

（杨　蹼）

【南京针灸学会】
理 事 长：王玲玲
副理事长：李　俭、仲远明、陆　瑾、
　　　　　周华龙
秘 书 长：何青谷
副秘书长：陈朝明
地　　址：江苏省南京市金陵路
　　　　　1 号
邮　　编：210001
电　　话：025-52276119

（何青谷）

34. 杭州市
【杭州市中医药协会】
会　　长：杨　勇（兼法人）
副 会 长：李自明、郭怡彪、邵征洋、
　　　　　傅华洲、朱彩凤、张永华、
　　　　　徐　红
秘 书 长：徐　红（兼）
地　　址：浙江省杭州市体育场路
　　　　　453 号
邮　　编：310007
电　　话：0571-85827937
网　　址：www. zghzzyy. com
电子信箱：hzszyyxh@ yahoo. com. cn

（徐　红）

【杭州市中西医结合学会】
名誉理事长：傅学铨
理事长（兼法人）：何　革
副理事长：高　炎、张延祥、杨　勇、

邵征洋、张永华、李自明

秘 书 长：虞玉凤

副秘书长：傅志泉、王　竣

地　　址：浙江省杭州市环城东路
208 号

邮　　编：310003

电子信箱：hzyyf@ hz. cn

（虞玉凤）

【杭州市针灸推拿学会】

会　　长：詹　强（兼法人）

副 会 长：朱月伟（常务副会长）、冯
伟民、金亚蓓、周志华

秘 书 长：王　健

副秘书长：倪克锋、孙占玲

地　　址：浙江省杭州市新华路
86 号

邮　　编：310003

电　　话：0571-87036591

网　　址：www. hzztxh. net

电子信箱：hzztxh@ 126. com

（王　健）

35. 武汉市

【武汉市中医药学会】

会　　长：金建年

副 会 长：朱宏斌、薛　莎、陈国华、
张荒生、崔金涛、郑　云、
胡永年、王　平、巴元明、
邓小川、林幸华、陆付耳、
鄢素琪、纪青松、沈　霖

秘 书 长：崔金涛

副秘书长：黄金元、谢沛霖、姜　明

地　　址：湖北省武汉市胜利街
155 号

邮　　编：430014

电　　话：027 - 82835616

电子信箱：344652151@ qq. com

（邹伟玲）

36. 广州市

【广州市中医药学会】

会　　长：林鹏翔

副 会 长：吴维城、祝维峰、冯崇廉、
郝建军

秘 书 长：祝维峰（兼）

地　　址：广东省广州市文德南路
厂后街 14 号 2-3 楼

邮　　编：510115

通讯地址：广东省广州市珠玑路16号
广州市中医医院科教科

邮　　编：510130

电　　话：020-81226220

电子信箱：zysgz@ 163. com

37. 成都市

【成都中医药学会】

会　　长：赵　文

副 会 长：余曙光、虞亚明、张　毅、
王　超、陆　华、谢春光、
陈天然、呼永河、徐荣华、
肖泽国、杨向东、陈小维

秘 书 长：龚怀宇

地　　址：四川省成都市青羊区贝
森南路 18 号

邮　　编：610091

电　　话：028-81710269

电子信箱：1060849847@ qq. com

（王忠洪）

38. 宁波市

【宁波市中医药学会】

会　　长：王　晖

副 会 长：洪善贻、叶　海、黄志强、
陈学达、王明如、沈树恩、
王建康、高　巍、沈晓敏、
崔　云、董幼祺、项志秋

秘 书 长：沈树恩（兼）

副秘书长：崔　云（兼）、柯春海、沈
力、余　静、张可可

地　　址：浙江省宁波市丽园北路
819 号

邮　　编：315010

电　　话：0574-87242750

电子信箱：nbszyy@ yahoo. cn

（张可可）

【宁波市中西医结合学会】

会　　长：周文华

副 会 长：陈晓敏、陆传统、徐海东、
胡耀仁、叶　孟、史尧胜、
周江瑾、钟光辉

秘 书 长：陆传统

副秘书长：朱　波

地　　址：浙江省宁波市海曙区西
北街 42 号

邮　　编：315010

电　　话：0574-87345976

电子信箱：chenchen19741@ 126. com

（朱　波）

【宁波市针灸学会】

会　　长：沈晓敏

副 会 长：曹秀娟、陈　雷、张　奕、
张　艺

秘 书 长：陈　雷（兼）

地　　址：浙江省宁波市丽园北路
819 号

邮　　编：315010

电　　话：0574-87242750

（陈　雷）

39. 厦门市

【厦门市中西医结合学会】

会　　长：杨叔禹

副 会 长：王效民、刘祖国、姜　燕、
耿学斯

秘 书 长：陈国源

副秘书长：谢永丹、陈　健、白新胜、
黄腾蛟

地　　址：福建省厦门市思明区同
安路 2 号 B 幢 401 室

邮　　编：361003

电　　话：0592 - 2058094

电子信箱：y2058094@ 126. com

（陈学勤、郑惠新）

【厦门市中医药学会】

会　　长：陈进春

副 会 长：高树彬、陈国良、伍德娜、
林钦钦、王彦晖

副秘书长：黄木林、张瑞良、陈少玫

地　　址：福建省厦门市思明区同
安路 2 号 B 幢 401 室

邮　　编：361003

电　　话：0592 - 2058094

电子信箱：y2058094@ 126. com

（陈学勤、郑惠新）

【厦门市针灸学会】

会　　长：周然宓

副 会 长：谢俊杰、赵银龙、万文蓉、
钱小燕、李　月

秘 书 长：张　卫

副秘书长：郑君圣、洪文新、林松青

地　　址：福建省厦门市思明区同
安路 2 号 B 幢 401 室

邮　编：361003
电　话：0592 - 2058094
电子信箱：y2058094@ 126. com
　　　　（陈学勤、郑惠新）

40. 青岛市
【青岛市中医药学会】
会　　长：张　华
副 会 长：吉中强、王者令、赵国磊、
　　　　丁文龙、于俊生、李富玉、
　　　　赵振爱、谢旭善
秘 书 长：赵国磊（兼）
副秘书长：唐　明、汪运富、朱维平、
　　　　范存亮、王　莉、毕元兑
地　　址：山东省青岛市闽江路 7 号
邮　编：266071
电　话：0532-85912536
网　　址：http：//qdzyy. qingdao.
　　　　gov. cn/qdzyy/index. html
电子信箱：qingdaozhongyichu@ 163.
　　　　com
　　　　　　　　（范存亮）

【青岛市中西医结合学会】
会　　长：吉中强
副 会 长：刘　宏、王者令、赵国磊、
　　　　丁文龙、王万春、唐　明、
　　　　王晓光
秘 书 长：王　莉
地　　址：山东省青岛市人民路 4 号
　　　　（青岛市海慈医疗集团）
邮　编：266033
电　话：0532-83777576
电子信箱：wangli70@ 126. com
　　　　　　　　（吴桂芝）
【青岛市针灸学会】
会　　长：刘　宏

副 会 长：孙顺昌、刘立安、汪运富、
　　　　裴海涛、刘红石、祝明浩
秘 书 长：刘立安（兼）
副秘书长：戚其华
地　　址：山东省青岛市人民路 4
　　　　号（青岛市海慈医疗集
　　　　团）
邮　编：266033
电　话：0532-83777576
电子信箱：wangli70@ 126. com
　　　　　　　　（吴桂芝）

【青岛市药膳研究会】
会　　长：于俊生
副 会 长：赵振爱、郭旭先、孙金芳、
　　　　王国忠、王静凤、宋　扬
秘 书 长：杨　红
副秘书长：魏陵博、刘玉娟
地　　址：山东省青岛市人民路 4 号
　　　　（青岛市海慈医疗集团）
邮　编：266033
电　话：0532-83777123
电子信箱：yanghong916@ 163. com
　　　　　　　　（杨　红）

41. 深圳市
【深圳市中医药学会】
会　　长：李顺民
副 会 长：朱美玲、张天奉、李惠林、
　　　　胡世平、曾庆明、翟明玉、
　　　　廖利平、周大桥、黄剑虹
秘 书 长：李惠林
副秘书长：彭立生、皮　敏、刘若缨
地　　址：深圳市福华路 1 号深圳
　　　　市中医院学会办公室
邮　编：0755-518033
电　话：88359666 转 3336

网　　址：www. szzyyxh. cn
电子信箱：szzyyxh@ 126. com
　　　　　　　　（刘若缨）

【深圳市针灸学会】
会　　长：杨卓欣
副 会 长：孙外主、史鉴欧、骆仲达、
　　　　金远林、陈少辉、廖澍华、
　　　　骆钧梵、朱进贵
秘 书 长：于海波
副秘书长：皮　敏、罗　燕
地　　址：深圳市福华路 1 号深圳
　　　　市中医院内
邮　编：518033
电　话：0755-88359666-3336
网　　址：http：//www. szzyyxh. cn/
　　　　ctma
电子信箱：szzjxh@ 163. com
　　　　　　　　（皮　敏）

【深圳市中西医结合学会】
会　　长：蔡志明
副 会 长：王　雄、叶秀峰、孙　伟、
　　　　刘立昌、杨大国、李佑生、
　　　　肖　平、吴其恺、吴正治、
　　　　汪和平、易铁钢、姚吉龙、
　　　　黄　彬、武肇玲、翟明玉
秘 书 长：刘立昌
副秘书长：朱　炎、邓旭光、张永锋、
　　　　贾秀琴、金　宇
地　　址：深圳市振华东路"深圳
　　　　市第二人民医院中西医
　　　　结合分院"内
邮　编：518031
电　话：0755-83243036/13823166819
电子信箱：szzxyfy@ 163. com
　　　　　　　　（朱　炎）

大事记篇

大辛亥篇

【2014 年中医药大事记】

1 月 11 日　中国知识产权法学研究会传统医药专业委员会筹备暨学术会议在北京召开。委员会旨在整合传统医药官、产、学、研资源，搭建国家级优秀传统医药项目汇交、应用平台，建立传统医药法律体系，为传统医药的传承、发展、推广保驾护航。

1 月 12 日　第一期全国中医医院职业化管理高级研修班结业。研修班由国家中医药管理局主办，中国中医科学院承办，于 2013 年 7 月开班，历时 7 月，每月集中授课 1 次，共计 23 天。研修班基本形成了可复制推广的"中医医院职业化管理"理论引导、方法借鉴和模式参考。研修班学员接受职业化管理培训的情况将被纳入下一轮三级中医医院等级评审指标体系。结业仪式由国家中医药管理局副局长马建中主持。国家卫生计生委副主任、国家中医药管理局局长王国强出席结业仪式并讲话。

1 月 16 日　2014 年全国中医药工作会议在北京开幕。会议的主要任务是：深入贯彻党的十八大、十八届二中、三中全会和中央经济工作会议精神，总结 2013 年中医药工作，分析中医药改革发展面临的形势和任务，部署 2014 年中医药重点工作，以改革的精神、创新的思维，牢固树立进取意识、机遇意识、责任意识、求真务实、奋发有为，全面推进中医药事业科学发展。会议为期一天半，进行全体会议、大会交流、分组讨论、专题报告等议程。重庆市中医管理局、甘肃省中医药管理局、上海市浦东新区卫生局、石家庄市人民政府、江苏省中医药局、内蒙古蒙中医药管理局进行了交流发言。国家卫生计生委主任李斌，国家卫生计生委副主任、国家中医药管理局局长王国强出席并讲话。国家中医药管理局副局长吴刚、于文明、马建中、王志勇，总后卫生部副部长方国思出席会议。

1 月 21 ～ 22 日　国家中医药发展论坛（"珠江论坛"）第十三届学术研讨会在广州举行。论坛以"创

新技术方法深化经络研究"为主题，集中探讨了经络研究的成果与经验、各种新技术和方法在经络研究中的应用、经络研究的进展与方向 3 个议题。来自各高校和研究机构的 30 余名代表围绕 3 个议题展开深入研讨。中国工程院石学敏院士、中国科学院陈凯先院士、强伯勤院士，世界中联李振吉教授，中国中医科学院刘保延研究员，广州中医药大学许能贵教授担任执行主席。科技部社会发展司、基础司，国家中医药管理局科技司负责同志出席会议。

1 月 23 日　国家中医药管理局党的群众路线教育实践活动总结大会召开。国家卫生计生委副主任、国家中医药管理局党组书记、局长王国强出席并讲话。中央第 23 督导组组长张玉台、副组长苏泽林等到会。会议由国家中医药管理局党组成员、副局长马建中主持。国家中医药管理局党组成员、副局长吴刚、王志勇，副局长于文明出席。

2 月 3 日　国际标准化组织（ISO）发布信息：由中国专家担任项目提案人制定的《一次性使用无菌针灸针》国际标准正式出版，成为国际标准化组织中医药技术委员会（暂定名）（ISO/TC249）首个发布的中医药国际标准。

2 月 12 日　在中国国务院总理李克强和匈牙利总理欧尔班的见证下，国家卫生计生委副主任、国家中医药管理局局长王国强与匈牙利人力资源部部长佐尔丹·鲍洛格在北京人民大会堂签署了《中华人民共和国国家中医药管理局与匈牙利人力资源部中医药领域合作意向书》。

2 月 21 日　国家旅游局局长邵琪伟与国家卫生计生委副主任、国家中医药管理局局长王国强在北京代表双方签署了《国家旅游局和国家中医药管理局关于推进中医药健康旅游发展的合作协议》。根据协议，两局将发挥各自优势，建立合作机制，开展紧密协作，推动各级旅游机构与中医药的全面合作，共同推进中医药健康旅游建设发展。国家中医药管理局副局长于文明，

两局相关业务司主要负责人参加签约仪式。

2 月 21 ～ 23 日　第十届国际络病学大会在北京召开。国家卫生计生委副主任、国家中医药管理局局长、中华中医药学会会长王国强出席大会开幕式并讲话。本届大会由中国工程院医药卫生学部、中华中医药学会、中国中西医结合学会、世界中医药学会联合会、中国医师学会、中国农村卫生协会联合主办。美国、英国、加拿大、韩国、新加坡等国家和地区 3000 多位专家、学者参会。国家中医药管理局副局长于文明，中国工程院副院长樊代明及钟南山、陈灏珠、陈可冀、张伯礼、陈凯先等 20 位两院院士参加了学术交流。

2 月 22 日　全国中医特色疗法中医药名家学术传承报告会在国家卫生计生委报告厅举办。大会围绕中医特色疗法及中医药名家学术传承发展等问题交流探讨。国家中医药管理局副局长吴刚等出席会议。

2 月 24 日　国家中医药管理局第一期中医药改革发展讲坛在北京举行。中国工程院副院长樊代明院士作了题为《整合医学初探》的报告，国家中医药管理局副局长马建中主持会议。

2 月 27 日　中国民族卫生协会培训部与中国民间中医医药研究开发协会中医养生康复医疗专委会签署合作协议，将面向全国各民族地区开展基层中医预防保健人才培训。

3 月 20 日　2014 年全国中医医政工作视频会议举行。国家卫生计生委副主任、国家中医药管理局局长王国强在会上强调，深化改革，创新中医药优势，发挥政策机制。国家中医药管理局副局长马建中主持会议。

3 月 21 ～ 22 日　"973"计划中医理论专题 2013 年度交流会在北京召开。会议由科技部基础司和国家中医药管理局科技司主办，中国中医科学院和"973"计划中医理论专题办公室承办。

3 月 23 日　以"现代医学·中医药学·共融发展"为主题的 2014·

诺贝尔奖获得者医学峰会暨院士医学论坛在北京举行。全国人大常委会副委员长、中华医学会会长陈竺，国家卫生计生委副主任、国家中医药管理局局长、中华中医药学会会长王国强出席会议并讲话。会议由中华中医药学会、中国医师协会、中国针灸学会共同主办。

3 月 28 日　经中国国家汉办批准，上海中医药大学与美国佐治亚瑞金斯大学合作举办的中医孔子学院正式开办。这是在美洲的第一所中医孔子学院，也是全球由汉办支持的第四所中医孔子学院。

4 月 3 日　中华中医药学会第五届常务理事会第八次会议在北京召开，国家卫生计生委副主任、国家中医药管理局局长、中华中医药学会会长王国强出席并讲话。国家中医药管理局副局长、中华中医药学会副会长马建中主持会议，中华中医药学会副会长张伯礼、张大宁、王新陆等出席会议。

4 月 8 日　国家工商行政管理总局、中宣部、国家互联网信息办、工业和信息化部、国家卫生计生委、国家新闻出版广电总局、国家食品药品监管总局、国家中医药管理局召开电视电话会议，决定从 2014 年 4 月 10 日至 8 月 31 日，联合开展整治互联网重点领域广告专项行动。

4 月 13 日　全国中医药行业会计领军（后备）人才培养工程在北京启动，国家卫生计生委副主任、国家中医药管理局局长王国强出席第一期培训班开班式并讲话。国家中医药管理局副局长吴刚出席会议。本期培训班由国家中医药管理局主办、北京国家会计学院承办，35 名学员均从全国 1.4 万名中医药会计从业人员中经层层选拔、考核后脱颖而出。

4 月 14 日　由中国民族医药学会、中国民族医药协会共同主办的首届民族医药科学技术奖启动仪式在北京举行，这是我国民族医药科学技术领域唯一奖项，是首次针对民族医药医疗、教学、科研、产业等科学研究成果的一次整理和科学性评估与总结。

4 月 22 日　世界卫生组织驻华代表施贺德受邀到访世界中医药学会联合会秘书处，双方沟通了现阶段该学会对申请确认正式关系的相关工作情况，并就下一步加强合作进行交流。世界中联主席佘靖、副主席兼秘书长李振吉出席。

4 月 23 日　2014 年国家中医临床研究基地业务建设工作会议在江苏南京召开。国家中医药管理局副局长王志勇出席并讲话。

4 月 25 日　由国家中医药管理局新闻办公室和中央国家机关工委老龄办公室主办的 2014 全国中医药文化科普巡讲中央国家机关专场第二场在北京开讲。中国中医科学院望京医院骨科主任医师赵勇作了题为"腰椎病的中医药防治"的讲座。

4 月 28 日　第一届中国妇幼健康与中医药发展大会在北京召开。会议由国家卫生计生委妇幼司、国家中医药管理局医政司共同主办，全国妇幼健康研究会、中国中医药科技开发交流中心共同承办。国家卫生计生委副主任、国家中医药管理局局长王国强出席会议并讲话，国家卫生计生委妇幼司司长张世琨、国家中医药管理局医政司副司长杨龙会出席会议。来自全国各省、自治区、直辖市卫生计生委妇幼处相关负责同志，省级和部分地市级妇幼保健院负责人及从事中医药工作的相关专家共 130 余人参加会议。

4 月 29 日　国家中医药管理局官方微信公众账号"中国中医"正式开通，并推送首期内容。

4 月 30 日　国家中医药管理局直属机关团委举办"共享成长　青春筑梦"青年讲坛活动，"根在基层　情系民生"青年调研实践活动同期启动。国家中医药管理局副局长马建中出席并讲话。

5 月 5 日　国家中医药管理局学习贯彻习近平总书记系列讲话精神培训班在北京开班。国家卫生计生委副主任、国家中医药管理局局长王国强作开班动员讲话，并作主题为"以习近平总书记系列讲话精神指导推动中医药事业发展"报告。

5 月 8 日　2014 年第五届全国中医青年发展论坛在广西中医药大学举行。来自全国 24 所高等中医药院校的青年教师和学生代表 400 多人出席论坛。论坛由全国高等中医药院校青年研究会主办、广西中医药大学承办。

5 月 10 日　由中国医师协会、中华中医药学会、中国药学会和中华预防医学会联合主办，天士力控股集团承办的 2014 大健康文化与产业发展高峰论坛在天津举行。中国药学会理事长桑国卫，国家卫生计生委副主任、国家中医药管理局局长王国强，天津市副市长王宏广出席，王陇德、樊代明、张伯礼、姚新生、陈凯先等院士和著名文化学者余秋雨等专家、学者 1200 余人出席会议。

5 月 9～11 日　由国家中医药管理局批准的第二届中国国际中药植物药博览会在上海举办，博览会主题为"科学提升传统，交流促进发展"，博览会由中国中药协会、华侨传媒主办。

5 月 11～12 日　两岸四地中医药创新与发展论坛在河北保定举行。国家卫生计生委副主任、国家中医药管理局局长王国强出席并讲话。论坛由两岸四地中医药科技合作中心（澳门）承办，以"把握中医药发展趋势，聚焦中医药前沿技术，促进两岸四地互利共赢"为主题，邀请了两岸四地知名专家、学者与会，以研讨中医药服务、科技创新为切入点，探讨实现中药资源和科研成果的产业转化。国家中医药管理局副局长于文明、河北省政府特邀咨询孙士彬、香港卫生署副署长黎洁廉、世界中联副主席兼秘书长李振吉、中国中药协会会长房书亭等出席。

5 月 14 日　中医药服务贸易工作座谈会在北京召开。国家中医药管理局副局长于文明出席会议并作重要讲话。商务部服务贸易和商贸服务业司，各相关地区省局、中医药机构和国家中医药管理局国际合作司的代表参加了会议。

5 月 19 日　第 67 届世界卫生大

会在瑞士日内瓦召开。国家卫生计生委副主任、国家中医药管理局局长王国强率中国代表团出席会议，并在"气候与健康之间的联系"为主题的大会一般性辩论中发言。他指出，发挥中医药优势，提升应对气候异常变化和促进人类健康的能力。

5月19～20日　世界中医药学会联合会主办的第三届中医药亚太国际合作与发展论坛在韩国济州岛举行，首个技术推广联盟——世界中联无极保养灸国际联盟同时宣告成立。来自中国、韩国和美国等国家和地区的中医针灸专家、学者参加论坛，围绕特色灸法以及传统医学非物质文化遗产研究展开了研讨和交流。

5月26～29日　ISO/TC249第五次全体会议在日本京都召开，来自中国、澳大利亚、加拿大、德国、日本、韩国等12个成员国的213名代表参加了本次会议。

5月30日　第三届京交会中医药主题日启动仪式暨中医药服务贸易投融资大会在北京国家会议中心举行。19家机构被纳入中医药服务贸易先行先试骨干企业（机构）建设名录，18项服务贸易项目现场签约。国家中医药管理局副局长于文明出席开幕式并讲话。

5月30日　国家卫生计生委、国家发展改革委、工信部、人社部、国家食药监管总局、国家中医药管理局联合召开媒体通气会，宣传解读经国务院同意联合印发的《关于保障儿童用药的若干意见》。

5月30日～6月1日　由中国针灸学会和美国针刺研究会主办的2014国际针灸研讨会在北京召开。大会以"针刺对21世纪全球医疗的影响"为主题，来自20多个国家的300多位针灸专家、学者从实用针灸临床试验新方向和针刺的神经影像学相关讨论等方面进行了交流，标志着针灸研究已进入多国家、多学科合作时代。

6月10日　第三届云台会主题活动之一、云台中医合作与开发产业对接会在云南昆明举行，首次将云南和台湾两地中医药合作开发纳入对接范围。两地13家中医药、生物科技企业在此次对接会上进行了推介。云台两地中医行业专家、学者、医药师、药业企业代表、台湾在滇医科学生代表共百余人参加了本次对接会。

6月15日　第九届海峡两岸中医药发展与合作研讨会在福建厦门召开。国家卫生计生委副主任、国家中医药管理局局长王国强出席并讲话。来自海峡两岸的中医药界专家、学者等400多人参会。

6月19日　资本与中医健康产业发展论坛在广东广州召开，国家卫生计生委副主任、国家中医药管理局局长王国强出席并讲话。会议由中华中医药学会主办，广东省中医院、固生堂中医养生健康科技股份有限公司、广东省中医药学会共同承办。

6月20～21日　以"中药炮制技术传承与创新"为主题的国家中医药发展论坛（"珠江论坛"）第十四届学术研讨会在广东广州召开。国家卫生计生委副主任、国家中医药管理局局长王国强以学者身份参会。会上，专家、学者围绕传统炮制技术传承、炮制技术规范与标准、炮制技术创新与发展议题展开讨论，并提议，构筑传统中药炮制传承平台和传统中药炮制传承人才专项工程两个载体。论坛由科技部、国家中医药管理局和广东省政府主办，广东省科学技术厅、广东省中医药局、广东省中医药科学院和广东省中医院承办。江西中医药大学党委书记刘红宁、南京中医药大学教授、产学研基地海昌集团董事长蔡宝昌，中国中医科学院副院长、中药研究所所长黄璐琦担任执行主席。

6月24日　中国共产党国家中医药管理局直属机关第三次代表大会在北京召开。大会表决通过了《关于中国共产党国家中医药管理局第二届委员会工作报告的决议》和《关于中国共产党国家中医药管理局第二届纪律检查委员会工作报告的决议》，选举产生局直属机关第三届党委会和纪律检查委员会。国家卫生计生委党组成员、副主任，国家中医药管理局党组书记、局长王国强出席并讲话。国家中医药管理局党组成员、副局长吴刚，国家卫生计生委直属机关临时纪委书记郭伟华出席，民主党派代表苏钢强、杨金生列席。

6月25日　国家中医药管理局第二期中医医院职业化管理高级研修班在北京开班。国家中医药管理局副局长马建中，中国工程院院士、中国中医科学院院长张伯礼出席，仪式由国家中医药管理局副局长、中国中医科学院党委书记王志勇主持。85名全国三级甲等中医医院院长参加开班仪式。

7月2日　国家卫生计生委副主任、国家中医药管理局局长王国强在北京会见了世界卫生组织总干事陈冯富珍一行。国家中医药管理局副局长于文明等陪同出席会见。

7月3～4日　国家中医药管理局2014年暑期办公会议暨第二次局务（扩大）会议召开，集中讨论7项重点专题并部署2014年下半年重点工作任务。国家卫生计生委副主任、国家中医药管理局局长王国强出席并讲话。

7月10日　基层中医药服务能力提升工程领导小组召开提升工程推进工作会议，提升工程领导小组常务副组长、国家卫生计生委副主任、国家中医药管理局局长王国强出席会议并作重要讲话，会议由提升工程领导小组副组长兼办公室主任、国家中医药管理局副局长马建中主持。国家卫生计生委基层卫生司副司长诸宏明、国家食品药品监管总局药品化妆品监管司副巡视员刘小平到会并讲话；提升工程领导小组办公室副主任、总后卫生部医疗管理局局长刘名华，提升工程领导小组办公室副主任、国家中医药管理局医政司司长蒋健，人力资源社会保障部医疗保险司副司长颜清辉出席会议。

7月13日　"中医中药台湾行"暨两岸中医药文化与养生保健交流大会在台湾高雄召开。国家卫生计生委副主任、国家中医药管理局局长、中华中医药学会会长王国强出席并讲话。活动由国家中医药管理局对台港澳中医药交流合作中心、中华中医药学会、中国针灸学会联合台湾中药商业同业公会全联会、高雄市中药商业同业公会、高雄县中药商业同业公会、高雄市中医师公会等单位共同主办。台湾各地民众1500余人参加活动。

7月19日 全国深化医改中医药工作会议在安徽芜湖召开。国家卫生计生委副主任、国家中医药管理局局长王国强出席并讲话。国家中医药管理局副局长吴刚、于文明、马建中、王志勇，安徽省卫生计生委主任于德志，全国各省（区、市），新疆建设兵团卫生计生委主管中医药工作的主任、中医药局局长以及中医处、医政处处长，各副省级城市、计划单列市主管中医药工作的主任、中医处处长，局机关副司级以上干部参加会议。

7月20~21日 2014年全国中医药工作厅局长座谈会暨中医药发展专项规划论证会在安徽芜湖召开，国家卫生计生委副主任、国家中医药管理局局长王国强出席并讲话。中医药管理局副局长吴刚、于文明、马建中、王志勇出席。局各司、直属单位相关负责同志及各省、区、市主管领导参加会议。

7月28日~8月1日 中央国家机关青年干部"根在基层·情系民生"调研实践活动第140团在广东省中医院开展调研工作。国家中医药管理局、国家卫生计生委等11个单位的18名青年干部与医院职工同吃同住，同工同勤，感受医院日常工作状况，思考医患关系，体验中医疗法特色，并就医院管理模式、医改政策落实、基层医院困难需求等方面深入研讨。

8月10日 2014年中加传统医药国际论坛在加拿大万锦市举行，加拿大联邦总理Harper、安省省长Kathleen及加拿大联邦自由党主席Justin分别向大会发来贺信，来自海内外的450余名中医药针灸专家参会。论坛由中华中医药学会、辽宁中医药大学和全加中医药针灸协会

共同主办，北京市华夏中医药发展基金会和加拿大中医学院等组织协办。全加中医药针灸协会成立20周年庆典同期举办。

8月14~16日 第十三届国际现代化中医药及健康产品展览会在香港举办。国家中医药管理局副局长于文明出席并并讲话。展览会由香港贸易发展局和现代化中医药国际协会联合举办，132家参展商全面展示了中药材、中成药、饮片、中医药器械等产品。

8月14日 国家卫生计生委副主任、国家中医药管理局局长王国强在北京会见了马来西亚卫生部部长苏布拉马尼亚姆一行，就加快落实《中华人民共和国政府和马来西亚政府关于传统医学领域合作的谅解备忘录》，推进中马在传统医学领域，特别是中医药领域合作交流进行深入探讨。

8月16~17日 第二届"中医药社杯"全国高等中医药院校教师发展论坛暨青年教师教学基本功竞赛在云南中医学院呈贡校区举办，全国24所中医药院校以及开办中医学专业的9所院校的领导、专家、教师及学生300余人参加。

8月22~24日 第十一届中国中医药（民族药）博览会在四川绵阳举办。博览会共吸引来自全国各地的中药材种植加工企业、医药商业企业、中医诊疗设备研发生产企业等408家，共设置展位612个，展出面积达1.2万平方米，展品涵盖中成药、民族药、中药饮片、中药材、保健品、中医诊疗设备及医疗器械等，达成合作意向协议总额约20亿元，参展人数达2万余人次。

8月28日 北京广安中医门诊部举行"台胞健康服务北京中心"挂牌仪式及义诊活动。国家卫生计生委副主任、国家中医药管理局局长王国强出席。

8月30~31日 第四届中国中医药发展大会在河北石家庄召开，会议以"国家战略与路径选择"为主题，围绕完善顶层设计、解决突出问题、创新体制机制等开展深入

交流研讨。全国政协副主席马飚，国家卫生计生委副主任、国家中医药管理局局长王国强出席大会开幕式并发表重要讲话，河北省政府特邀咨询孙士彬、河北省政协副主席段惠军出席。会议由国家中医药管理局指导、中国中医药报社主办、神威药业集团协办。中国中医科学院、中华中医药学会、中国中医药科技开发交流中心、国家中医药管理局传统医药国际交流中心、中国中药协会、中国中西医结合学会、中国针灸学会、中国民族医药学会、中国中医药研究促进会、北京中医药大学、河北中医学院、河北省中医院、石家庄市中医院、中央电视台、人民网、健康界、天津中新药业集团股份有限公司、北京康仁堂药业有限公司、北京同仁堂（亳州）饮片有限责任公司、步长制药、广东一方制药有限公司、广誉远中药股份有限公司支持。

9月4日 以"弘扬孙思邈文化思想，促进两岸中医药发展"为主题的首届海峡两岸孙思邈中医药合作与发展研讨会在陕西省铜川市举行，国家卫生计生委副主任、国家中医药管理局局长王国强出席并讲话。会议由国台办、海协会、国家中医药管理局和陕西省人民政府主办，铜川市人民政府承办。会议期间，台湾中华海峡两岸中医药合作发展交流协会、中华中医药王孙思邈研究院、陕西孙思邈研究会共同签署了扩大合作交流、共享合作交流成果、定期举办研讨会的"铜川共识"。国台办主任助理龙明彪、陕西省副省长王莉霞、台湾亲民党荣誉主席钟荣吉出席会议并致辞。陕西省卫计委、台办、商务厅、贸促会有关负责人，国医大师张学文、孙光荣、郭诚杰，中国中医科学院、陕西中医研究院、陕西中医学院及国内著名学者、专家，云南白药、以岭药业、步长制药等企业代表共150余人参加了研讨会。

9月12~14日 2014广州国际中医药大健康服务业博览会暨高峰论坛在广东广州举行，国家中医药管理局副局长吴刚出席并讲话。本

届博览会由中华中医药学会、中国保健协会和广州中医药大学联合主办，分中华名医药馆和养生大健康馆，共设中华名医、名药药材、养老保健、养生旅游等6个展区，200余家中医药企业和医疗教育机构参展，参展面积达2万余平方米，2万余名广州市民参观体验了中医药健康服务。广东省政协副主席陈蔚文、中国保健协会理事长张凤楼、广州中医药大学校长王省良等出席。

9月14日 第二届国际灸法大会暨世界中医药学会联合会艾灸保健推广委员会成立大会在北京举行，世界中医药学会联合会副主席李振吉出席大会。

9月14日 2014年"服务百姓健康行动"全国大型义诊活动周总启动仪式在革命老区、长征出发地——江西省于都县举行。国家卫生计生委主任李斌、江西省委常委史文清、副省长谢茹，国家中医药管理局副局长马建中、解放军总后勤部卫生部副部长李清杰等出席。国家中医药管理局高度重视此次义诊活动，特别组建了由20余名副主任医师以上中医专家组成的国家中医医疗队，由副局长于文明、马建中、王志勇分别带队，到云南省禄劝县和寻甸县、江西省于都县以及河南省兰考县和太康县开展义诊工作。3位副局长在出席启动仪式后，亲切看望义诊专家，并到当地中医机构调研。

9月15日 由中国中医药研究促进会主办的首届中医药科技推广工作先进集体和先进个人评比表彰大会在全国人大会议中心召开，60名获奖个人和60个获奖集体代表接受表彰。全国政协副主席、农工民主党中央常务副主席刘晓峰、国家中医药管理局副局长吴刚、国家食品药品监督管理总局副局长吴浈出席并讲话。

9月15~17日 第二届世界卫生组织西太地区传统医药数据改进技术磋商会在湖南长沙召开，此次会议由世界卫生组织西太地区办公室（WPRO）、国家中医药管理局主办，湖南中医药大学承办。来自韩国、日本、澳大利亚、蒙古、越南等国家和我国香港的近30名专家、学者参加，旨在落实世卫组织西太区传统医学战略，加强成员国之间传统医药数据的信息分享与交流，促进传统医药对全民健康覆盖的贡献。

9月16日 国家中医药管理局组织开展了2014年全国中医药公共卫生服务补助资金绩效管理和考核督导工作。

9月18日 由国家中医药管理局组织的第五期全国中医药文化科普巡讲专家培训班在北京举办。国家中医药管理局副局长吴刚出席开班仪式并讲话。

9月18日 中法卫生战略合作研讨会在法国巴黎召开，刘延东副总理出席研讨会开幕式并致辞。国家卫生计生委副主任、国家中医药管理局局长王国强陪同刘延东副总理参加研讨会，并就中法中医药合作做专题报告。驻法大使翟隽，法国社会事务卫生和妇女权益部部长杜函娜、副部长德波普、瓦雷以及梅里埃基金会主席阿兰·梅里埃等中法双方代表共80余人出席了此次会议。会议围绕国家卫生战略、中医药、卫生监督和新发传染病防控等问题进行了深入探讨。

9月19~21日 2014年度"皇甫谧杯"全国中医药院校针灸推拿临床技能大赛在甘肃兰州举行。北京中医药大学、香港大学等30支全国各中医药院校代表队共216名队员参赛。大赛由国家中医药管理局、甘肃省卫生计生委、甘肃省中医药管理局支持，中国针灸学会、全国中医药高等教育学会主办，甘肃省中医院、甘肃中医学院针灸推拿学院承办，中国针灸学会针灸教育专业委员会、《中国针灸》杂志、世界针灸学会联合会协办。大赛评选出团体奖30个，优秀组织奖12个，个人单项奖21名。

9月20~21日 由中华中医药学会主办、天津中医药学会协办、天津中医药大学武清中医院承办的第三届国际中西医学汇通学术研讨会暨中医医院文化建设现场会议在天津武清举行。国家中医药管理局副局长吴刚出席，200余名专家参会。

9月26日 由国家中医药管理局国际合作司主办、局传统医药国际交流中心承办的首届中医药服务贸易培训班在北京举办。商务部服务贸易和商贸服务业司、国家中医药管理局国际合作司、商务部国际贸易经济合作研究院国际服务贸易研究、中国标准化研究院服务标准化研究所及首批中医药服务贸易先行先试重点区域、骨干企业（机构）的代表出席了培训班。

9月28~29日 第七届国际中医特色诊疗技术大会暨海峡两岸中医药学术交流会在台湾台北举行，来自两岸三地以及马来西亚、新加坡等11个国家和地区的专家、学者围绕中医特色诊疗相关问题进行了研讨。会议由世界中医药学会联合会中医特色诊疗研究专业委员会主办，中国医药研究发展基金会（台湾）等承办。

10月1~2日 主题为"东方西方文化融合，共创未来医学模式"第十一届世界中医药大会在俄罗斯圣彼得堡举行。大会主席、世界中医药学会联合会主席佘靖，俄联邦国家杜马委员会科学和高技术主席切列示涅夫·瓦列里出席，大会执行主席、世界中联副主席兼秘书长李振吉主持开幕式。世界各地中医药专家、学者等近千名代表参会。

10月10日 国家中医药管理局办公室与国家卫生计生委宣传司在北京启动中国公民中医养生保健素养调查工作，这是我国首次开展此类调查。

10月14日 国家中医药管理局与国家旅游局在广西南宁共同召开中医药健康旅游工作座谈会。会议由广西壮族自治区旅游发展委员会、广西中医药管理局承办，国家中医药管理局副局长于文明、国家旅游局规划财务司司长彭德成、国家中医药管理局国际合作司司长王笑频、广西区政府副秘书长黄武海等领导出席了座谈会。

10月15日 第五届全国藏医药高级研修班在北京藏医院开班。来自全国7省、区62个藏医医疗机构的137名学员进行了为期7天的培训，特聘西藏自治区那曲地区索县藏医院院长旦松扎巴讲授《藏医"泻"疗法》。

10月17日 由中国中医科学院、中国中医科学院西苑医院联合主办的2014APEC"中医药防控空气传播传染病的应用"研讨会在北京召开，北京市中医管理局局长屠志涛，世界卫生组织驻华代表施贺德，中国工程院院士、中国中医科学院院长张伯礼，中国工程院院士、河北省中西医结合医药研究院院长吴以岭及来自7个经济体的中医药卫生行业专家参会。

10月18～19日 以"中医药与生态文明——文化、健康、自然"为主题的第二届中医养生论坛在成都召开，论坛由中国文化院、北京师范大学人文宗教高等研究院和中国中医药信息研究会共同主办，四川省中医药学会、四川成都中医药大学、四川省成都市成华区人民政府支持，四川浩福实业有限公司和浩福中医药文化产业园（筹）承办。

10月18～19日 全国中医药职业教育技能大赛——2014针灸推拿技能大赛在成都中医药大学附属医院针灸学校举行，全国21个中医药类院校的84名选手参加了画经点穴技术等5个项目的角逐。国家中医药管理局副局长王志勇出席。比赛为期2天，全国7个中医药中职类院校、14个中医药高职院校的84名选手累计参加了画经点穴技术、针灸操作技术、常用推拿手法、保健按摩操作技术、健身功法5个项目，共产生一等奖40名、二等奖78名、三等奖114名、优秀指导教师56名。

10月22～23日 第二届仲景论坛在河南南阳开讲。开幕式上，全国政协原副主席厉无畏、河南省政协副主席李英杰为南阳市张仲景国医院麦格里食方食疗研究中心揭牌。中国工程院院士、国医大师石学敏，国医大师孙光荣、吕景山、李士懋、金世元、唐祖宣被聘请为仲景论坛

永久顾问。国家中医药管理局副局长吴刚出席并讲话。论坛由中华中医药学会、中国中药协会、中国保健协会主办，河南南阳市中医药学会、南阳市张仲景研究所承办。

10月23日 首届中医药发展战略高峰论坛暨侯占元中医优势论学术研讨会在四川成都举行。国家中医药管理局政策法规与监督司司长桑滨生等出席。论坛由成都中医药大学、中国中医药报社主办，成都中医药大学北京校友会协办。

10月24～25日 2014年中国医师协会中西医结合医师大会在西安举行，中国医师协会副会长齐学进、中国科学院院士陈可冀和中国工程院院士秦伯益、陈香美及25家协作医院院长和全国1000多名中西医结合专家、学者出席会议。会议由中国医师协会中西医结合医师分会主办，陕西省中医药研究院协办，并选举出以陕西省中医药研究院、中医医院院长刘勤社为首届主任的陕西省中西医结合学会脑心同治专业委员会。

10月25～26日 纪念著名中医学家、临床家、教育家石筱山先生诞辰110周年大会暨2014年中医骨伤流派与非物质文化遗产传承高层论坛在上海龙华医院举行。会议由上海中医药大学、中华中医药学会主办。来自全国各地的石筱山弟子门人及中医骨伤科主要学术流派代表，包括石仰山国医大师等，共300余人参会，开展了学术交流。

10月29日 由中华中医药学会主办、北京中医医院承办的登革热中医药应对实录和埃博拉防控论坛在北京召开。

10月30日 人力资源和社会保障部、国家卫生计生委、国家中医药管理局共同在人民大会堂隆重举行第二届国医大师表彰大会，表彰为中医药事业发展做出突出贡献、德艺双馨的老中医药专家，授予干祖望等29人"国医大师"荣誉称号，享受省部级先进工作者和劳动模范待遇，追授巴黑·玉素甫（已逝）"国医大师"荣誉称号。

10月31日～11月1日 首期

主题为"创建品牌，树立口碑"的全国中医院院长管理经验交流会在湖北襄阳召开。

11月1日 由世界针灸学会联合会、中国中医科学院共同主办，由美国华美中医学院承办，美国休斯敦市政府、中国中药协会和中国保健协会协办的世界针灸学会联合会针灸与结合医学大会在美国休斯敦召开，共有来自40多个国家和地区的800多名代表参加。本届大会联合主席中国中医科学院院长张伯礼、世界针灸学会联合会主席刘保延、中国国家中医药管理局国际合作司司长王笑频、美国休斯敦市市长帕克·阿尼斯（Annise Paker）出席了大会开幕式并致辞，原中国国家中医药管理局副局长、中国中药协会会长房书亭到会祝贺。世界卫生组织卫生系统管理与服务运行司传统医学处主任张奇和美国国会议员、德克萨斯州州长瑞奇·佩利（Rick Perry）发来贺信，休斯敦市旅游局局长佐治·弗兰兹（Franz Jorge）代表前任市长功萨雷斯向大会道贺。

11月3日 西藏自治区藏医药发展大会在西藏拉萨召开。大会对第二届国医大师占堆进行表彰，并授予扎加等20位藏医"西藏自治区名藏医"荣誉称号。会上，国家卫生计生委副主任、国家中医药管理局局长王国强代表国家中医药管理局与西藏自治区卫生计生委签订援藏工作协议。

11月3日 中国中医科学院肿瘤研究所国际交流中心、中国中医科学院肿瘤研究所-振东集团美国协作办公室在美国华盛顿正式启动。中国中医科学院院长张伯礼院士、国家中医药管理局国际合作司司长王笑频、美国国家癌症研究所补充与替代医学办公室怀特教授等嘉宾出席了启动仪式。

11月13日 太湖世界文化论坛2014年中医药文化发展高级别会议在澳门举行。此次会议以"创新发展传统医学，迈向生态文明新时代"为主题，全国人大常委会副委员长陈竺、柬埔寨副首相贡桑奥、澳门

特区行政长官崔世安出席开幕式，来自世界近20个国家和地区的传统医学界的专家、学者、企业代表近千人与会，就传统医学的传承与弘扬、融汇与创新等议题展开高层次研讨。国家卫生计生委副主任、国家中医药管理局局长王国强出席会议开幕式并作主题发言。

11月14日 中法中医药合作委员会第六次会议在云南昆明召开。国家卫生计生委副主任、国家中医药管理局局长王国强和云南省副省长高峰出席会议并讲话。中国科技部、国家食品药品监督管理总局，法国工程院、科学院和驻华大使馆等50多名代表参加了会议。

11月15～16日 2014年全国中药炮制学术年会暨中药饮片创新发展论坛及协同创新联盟会议在江苏南京新开幕，中国工程院、科技部、国家中医药管理局、国家药典委院士、领导、学会、协会领导、专家、中药炮制知名专家、学者、中药中药饮片生产、临床、设备、分析专家和企业家等在内的代表逾300人参加会议。本次会议由中华中医药学会、中国医药物资协会、中国医药保健品进出口商会联合主办，南京中医药大学、中国医药物资协会中药饮片及生产设备协同创新联盟承办。

11月17日 在国家主席习近平与澳大利亚总理阿博特的共同见证下，北京中医药大学校长徐安龙和西悉尼大学校长格罗夫代表双方所在机构，在澳大利亚首都堪培拉国会大厦签署了在澳洲建立中医中心的合作协议。

11月18～20日 全国高等中医药院校党建和思想政治工作研究会七届一次理事会暨第23次年会在广东广州召开，国家中医药管理局副局长王志勇出席并讲话。会议由广州中医药大学承办，来自全国28所高等中医药院校和民族医药院校的党委书记、副书记等近百名代表参加大会。

11月22日 中华中医药学会在北京召开第六次全国会员代表大会，国家卫生计生委副主任、国家中医药管理局局长王国强当选中华中医药学会第六届理事会会长。会议由中国中医药信息研究会海峡两岸中医药交流合作分会、北京中医药大学联合主办。

11月22日 首届海峡两岸中医药名家高峰论坛暨中国中医药信息研究会海峡两岸中医药交流合作分会成立大会在北京召开，国家中医药管理局副局长、中国中医药信息研究会会长吴刚出席。海峡两岸代表200余人，就海峡两岸中医药交流合作进行了深入研讨。

11月23日 由农工党中央和国家中医药管理局共同主办的首届中医科学大会在北京召开。全国人大常委会副委员长、农工党中央主席陈竺在大会主旨演讲中强调：东西方两种认知的交汇，为现代医学提供了更多的选择和更广的视野。国家卫生计生委副主任、国家中医药管理局局长王国强发表主旨演讲。

11月24日 首届民族医药科学技术奖颁奖大会在重庆召开，来自各地的藏、蒙、回等20多个少数民族的获奖项目负责人、获奖个人和企业代表600多人参加了颁奖大会。该科学技术奖设自然科学奖、技术发明奖、科学技术进步奖等6个奖项，奖励在民族医药科学技术领域有突出贡献的个人和集体，调动广大民族医药科技工作者的积极性和创造性。

11月27日 教育部、国家卫生计生委、国家中医药管理局在北京联合召开医教协同深化临床医学人才培养改革工作推进会。教育部部长袁贵仁、国家卫生计生委主任李斌、副主任刘谦，教育部副部长杜占元，国家中医药管理局副局长王志勇，教育部部长助理林蕙青等出席会议。

11月29日 第一届中国中医药信息大会在北京召开。国家卫计委副主任、国家中医药管理局局长王国强出席并讲话。中国工程院院士倪光南、国医大师孙光荣等中医药与信息界的专家、学者约600人参加会议。中国中医药信息研究会健康管理与促进专委会、中医药信息

教育专委会、养生分会、海峡两岸中医药交流合作分会4个机构授牌仪式同时举行。

12月5日 中国中医科学院广东分院在广东省中医药科学院成立。这是中国中医科学院按照"面向需求、推倒围墙、整合资源、和合共进"发展理念，搭建国家中医药研究平台以来成立的第二家分院。

12月6日 由广东省中医药学会、中国医药生物技术协会组织生物样本库分会主办，广东省中医院（广州中医药大学第二临床医学院）、生物芯片上海国家工程研究中心与上海分子医学工程技术研究中心等单位承办的首届中国中西医交融高峰论坛在广州召开。论坛的主题为"中西医交融"，国家卫生计生委副主任、国家中医药管理局局长王国强出席并讲话。

12月8日 全国中医药治疗艾滋病工作会议在北京召开。国家卫生计生委副主任、国家中医药管理局局长王国强到会并讲话，国家中医药管理局副局长马建中、王志勇，国家卫生计生委疾控局局长于竞进出席。会议期间，河南、广西、四川省（区）中医药局、北京地坛医院、河北永清县中医医院等7家单位作经验交流发言。

12月15日 配合国家"一带一路"建设构想，深化中医药国际交流与合作，国家中医药管理局在新疆乌鲁木齐召开了"一带一路"中医药发展研讨会。国家卫生计生委副主任、国家中医药管理局局长王国强和新疆维吾尔自治区党委常委、人民政府副主席艾尔肯·吐尼亚孜出席会议并讲话。外交部、商务部、有关省（市、自治区）卫生计生委和中医药管理部门、中医药高校、中国医药保健品进出口商会、海外及澳门中医药专家，以及世界中医药学会联合会、世界针灸学会联合会等100多名代表参加了会议。

12月16日 国家中医药综合改革试验区建设工作经验交流会在河北石家庄召开。国家中医药管理局副局长马建中出席并讲话。

12月16～17日 全国中医院长

管理经验交流会（第三期）在江西南昌召开。会议以"中医药特色立院"为主题，旨在整合各方面资源，为全国中医医院院长搭建学习与交流的平台。来自全国各地的百余名中医医院院长围绕如何发挥中医药特色优势能中不西、着力提高中医药临床疗效、强化重点专科学科建设等主题进行了研讨。会议由中国中医药报社主办、江西中医药大学附属医院承办、广东一方制药有限公司协办。

12 月 18 日　国家中医药发展会议暨"珠江会议"第十六届学术研讨会在广东广州召开本次会议就工程实施的成果、问题，以及如何完善"治未病"理论体系，规范运行机制等展开热烈讨论。

12 月 18 日　对澳中医药合作协作组会议在山西太原召开。来自中国中医科学院、广东省中医院、北京中医药大学等 12 家机构的代表参加了会议。

12 月 21 日　国家中医药管理局中医药改革发展专家咨询委员会在上海成立并召开第一次全体会议。会议举行了专家咨询委员会成员聘任仪式，通报了近期中医药改革发展情况，并就中医药发展战略规划向专家咨询委员会开展专题咨询。

12 月 22 日　第三届国家中医药改革发展上海论坛针对面向未来的中医药服务模式创新和相关制度构建进行了深入研讨。国家卫生计生委副主任、国家中医药管理局局长王国强出席并讲话。第十一届全国人大法律委员会副主任委员洪虎，第十二届全国政协常委程津培，国家中医药管理局副局长马建中、规财司司长苏钢强、法监司司长桑滨生、医政司司长蒋健、科技司司长曹洪欣、国合司司长王笑频等出席论坛。

12 月 27 日　来自全国各地的 79 位中医医院院长完成 2014 年 6 月启动的第二期中医医院职业化管理高级研修。国家卫生计生委副主任、国家中医药管理局局长王国强出席结业仪式并讲话。

12 月 28 日　天津中医药大学第一附属医院举办 2014 医院改革与发展论坛，国家卫生计生委副主任、国家中医药管理局局长王国强出席并指出：要探索建立融医疗、预防、保健、养生、康复于一体、全链条的医院发展模式；涵盖医院、社区、家庭的延伸服务模式，多专业联合诊疗服务模式，多种方法并用的综合治疗模式，体现中医药文化和大医精诚理念的服务模式。

12 月 29 日　中国中医科学院中医药数据中心成立，旨在构建数字化、信息化、网络化的中医药数据支撑平台与管理服务共享体系，全面提升中医医疗与学术水平。国家中医药管理局副局长、中国中医科学院党委书记王志勇与中国中医科学院院长张伯礼院士为中心揭牌。

数据篇

一、中医资源

2014 年全国卫生机构、中医机构的机构、人员情况

	机构数（个）	职工总数（个）	其中：				
			卫生技术人员	内：			
				中医执业医师	中医执业助理医师	中药师（士）	见习中医师
全国卫生机构	981 432	10 224 213	7 579 790	354 973	63 600	111 991	14 686
其中：中医机构	43 635	966 786	819 636	154 510	10 558	40 044	7 531
中医机构/全国卫生机构（%）	4.45	9.46	10.81	43.53	16.6	35.76	51.28
卫生部门卫生机构	144 477	6 735 162	5 485 887	224 257	35 781	82 713	11 369
其中：中医机构	2 573	785 229	662 680	105 840	5 730	29 072	6 457
中医机构/卫生部门卫生机构（%）	1.78	11.66	12.08	47.2	16.01	35.15	56.79

注：全国中医药人员总数为 545 250 人，占全国卫生技术人员总数的 7.19%；全国中医（类别）机构中中医药人员总数为 212 643 人，占全国中医药人员总数的 39.00%；中医机构包含中医、中西医结合、民族医三类机构。

2014 年按类别分全国诊所、卫生所、医务室基本情况

	机构数（个）	在岗职工数（人）	其中：	
			中医执业医师	中医执业助理医师
总计	198 992	571 200	30 981	3 251
其中：普遍	86 814	200 065	–	–
中医	30 795	56 674	26 666	2 687
中西医结合	7 116	17 752	4 033	530
民族医	475	727	282	34
口腔	24 271	59 271	–	–
其他	37 491	95 689	–	–

2014 年全国村卫生室机构、人员情况

	机构数（个）	执业（助理）医师（人）	乡村医生数（人）		卫生员（人）
			总人数	其中：以中医、中西医结合或民族医为主的人数	
总计	645 470	139 787	985 692	93 084	72 490
按行医方式分					
西医为主	425 443	89 495	648 501	33 483	48 742
中医为主	23 694	5 965	28 629	7 193	2 503
中西医结合	195 939	44 327	308 562	52 408	21 245

2014 年全国村卫生室收支、服务情况

	总收入（千元）	总支出（千元）	诊疗人次数（人次）	其中：出诊人次数
总计	**41 843 254**	**37 958 052**	**1 986 286 887**	**185 833 900**
按行医方式分				
西医为主	27 548 890	24 992 930	1 319 037 828	121 620 565
中医为主	1 125 440	1 012 838	56 484 755	5 955 321
中西医结合	13 168 923	11 952 284	610 764 304	58 258 014

2014 年全国卫生机构中医药人员增减情况

单位：人

	2013 年	2014 年	增减数	增减（%）
全国卫生机构卫技人员数	**7 200 578**	**7 579 790**	**379 212**	**5. 27**
其中：中医药人员数	505 917	545 250	39 333	7. 77
内：中医执业医师	328 998	354 973	25 975	7. 90
中医执业助理医师	52 684	63 600	10 916	20. 72
见习中医师	13 992	14 686	694	4. 96
中药师（士）	110 243	111 991	1 748	1. 59

2014 年全国中医机构中医药人员增减情况

单位：人

	2013 年	2014 年	增减数	增减（%）
全国中医机构卫技人员数	**757 712**	**817 624**	**59 912**	**7. 91**
其中：中医药人员数	200 443	211 534	11 091	5. 53
内：中医执业医师	144 771	153 746	8 975	6. 20
中医执业助理医师	10 686	10 543	− 143	− 1. 34
见习中医师	6 828	7 531	703	10. 30
中药师（士）	38 158	39 714	1 556	4. 08

全国中医、中药人员历年基本情况

单位：人

	2007 年	2008 年	2009 年	2010 年	2011 年	2012 年	2013 年	2014 年
全国卫生技术人员数	**4 787 610**	**5 030 038**	**5 396 941**	**5 866 158**	**6 192 858**	**6 668 549**	**7 200 578**	**7 579 790**
其中：中医执业（助理）医师数	241 933	253 233	272 579	294 104	309 272	356 779	381 682	418 573
见习中医师	9 351	10 790	11 958	13 168	10 941	12 473	13 992	14 686
中药师（士）	82 494	88 673	93 178	97 100	100 116	107 630	110 243	111 991

2014 年全国中医医疗机构的机构、床位、人员数

	机构数（个）	实有床位数（张）	在岗职工数（人）	其中：卫生技术人员数
总计	**43 586**	**755 786**	**963 464**	**817 624**
中医类医院	3 732	755 050	869 714	729 749
中医类门诊部	1 468	736	18 597	14 981
中医类诊所	38 386	0	75 153	72 894

2014 年全国中医医疗机构卫生技术人员数（一）

单位：人

	卫生技术人员	执业医师	其中：中医类别	执业助理医师	其中：中医类别
总计	**817 624**	**289 716**	**153 746**	**28 374**	**10 543**
中医类医院	729 749	239 919	117 001	22 465	6 945
中医类门诊部	14 981	7 800	5 764	604	347
中医类诊所	72 894	41 997	30 981	5 305	3 251

2014 年全国中医医疗机构卫生技术人员数（二）

单位：人

	注册护士	其中：助产士	药师（士）	其中：	
				西药师（士）	中药师（士）
总计	**317 876**	**5 919**	**67 603**	**27 889**	**39 714**
中医类医院	301 936	5 820	57 983	26 246	31 737
中医类门诊部	3 139	15	1 817	441	1 376
中医类诊所	12 801	84	7 803	1 202	6 601

2014 年全国中医医疗机构卫生技术人员数（三）

单位：人

	检验技师（士）	影像技师（士）	其他卫生技术人员	其中：	
				见习医师	内：中医
总计	**25 047**	**14 277**	**74 731**	**27 925**	**7 531**
中医类医院	24 489	14 070	68 887	26 836	7 174
中医类门诊部	444	152	1 025	235	111
中医类诊所	114	55	4 819	854	246

2014 年全国中医医疗机构收入支出情况

	总收入（千元）	总支出（千元）	收入支出差额（千元）	收入收益率（%）
总计	**286 913 171**	**273 513 461**	**13 399 710**	**4. 67**
中医类医院	278 876 592	266 488 006	12 388 586	4. 44
中医类门诊部	7 584 844	6 939 226	645 618	8. 51
中医类诊所	3 792 422	3 469 613	322 809	8. 51

2014 年分市、县中医类医院机构、床位数

	机构数（个）	编制床位（张）	实有床位（张）	其中：	
				特需服务床位	负压病房床位
总计	**3 732**	**752 167**	**755 050**	**5 336**	**1 396**
市	2 041	469 062	470 925	3 967	913
县	1 691	283 105	284 125	1 369	483

2014 年分市、县中医类医院人员数

单位：人

	在岗职工数	其中：卫生技术人员	其他技术人员	管理人员	工勤技能人员
总计	869 714	729 749	34 973	37 149	67 843
市	571 781	478 680	23 633	26 073	43 395
县	297 933	251 069	11 340	11 076	24 448

2014 年分市、县中医类医院卫生技术人员数（一）

单位：人

	卫生技术人员	执业医师	其中：中医类别	执业助理医师	其中：中医类别
总计	729 749	239 919	117 001	22 465	6 945
市	478 680	164 404	85 103	9 616	3 287
县	251 069	75 515	31 898	12 849	3 658

2014 年分市、县中医类医院卫生技术人员数（二）

单位：人

	注册护士	其中：助产士	药师（士）	其中：西药师（士）	中药师（士）
总计	301 936	5 820	57 983	26 246	31 737
市	202 841	3 166	38 635	17 015	21 620
县	99 095	2 654	19 348	9 231	10 117

2014 年分市、县中医类医院卫生技术人员数（三）

单位：人

	检验技师（士）	影像技师（士）	其他卫生技术人员	其中：见习医师	内：中医
总计	24 489	14 070	68 887	26 836	7 174
市	15 570	8 085	39 529	15 441	4 458
县	8 919	5 985	29 358	11 395	2 716

2014 年分市、县中医类医院年内培训情况

单位：人

	参加政府举办的岗位培训人次数	接受继续医学教育人数	进修半年以上人数
总计	241 809	520 566	20 844
市	177 796	372 970	13 873
县	64 013	147 596	6 971

2014 年分市、县中医类医院机构、床位增减情况

	机构数（个）				床位数（张）			
	2013 年	2014 年	增减数	增减（%）	2013 年	2014 年	增减数	增减（%）
总计	3 590	3 732	142	3.96	686 793	755 050	68 257	9.94
市	1 961	2 041	80	4.08	427 491	470 925	43 434	10.16
县	1 629	1 691	62	3.81	259 302	284 125	24 823	9.57

2014 年分市、县中医类医院人员增减情况

单位：人

	2013 年	2014 年	增减数	增减（%）
总计	801 417	869 714	68 297	8.52
市	527 476	571 781	44 305	8.40
县	273 941	297 933	23 992	8.76

2014 年分市、县中医类医院房屋建筑面积情况

	年末房屋建筑面积（m²）	其中：业务用房面积	业务用房中危房面积（m²）	年末租房面积（m²）	其中：业务用房面积（m²）	本年房屋租金（万元）
总计	49 488 229	40 696 181	693 239	2 855 207	2 281 865	2 719 287
市	33 135 448	26 949 047	317 332	2 251 297	1 793 067	2 230 075
县	16 352 781	13 747 134	375 907	603 910	488 798	489 212

2014 年分市、县中医类医院年内基本建设投资情况（一）

	本年批准基建项目（个）	批准基建项目建筑面积（m²）	本年完成实际投资额（万元）	财政性投资	单位自有资金	银行贷款
总计	463	8 783 365	19 907 384	18 545 889	390 609	492 526
市	275	4 058 699	4 940 728	4 298 423	237 430	196 693
县	188	4 724 666	14 966 656	14 247 466	153 179	295 833

2014 年分市、县中医类医院年内基本建设投资情况（二）

	本年房屋竣工面积（m²）	本年新增固定资产（万元）	本年因新扩建增加床位（张）
总计	2 554 446	1 003 793	20 834
市	1 482 343	694 502	13 471
县	1 072 103	309 291	7 363

2014 年分市、县中医类医院万元以上设备拥有情况

	万元以上设备总价值（万元）	合计	10~<50 万元	50~<100 万元	100 万元以上
总计	8 161 887	499 747	91 599	14 032	12 013
市	6 043 022	359 559	66 627	9 968	8 737
县	2 118 865	140 188	24 972	4 064	3 276

2014 年分市、县中医类医院收入与费用情况

	总收入（千元）	总费用/支出（千元）	收入支出差额（千元）	收入收益率（%）
总计	278 876 592	266 488 006	12 388 586	4.44
市	213 630 152	204 345 124	9 285 028	4.35
县	65 246 440	62 142 882	3 103 558	4.76

2014 年分市、县中医类医院收入情况

单位：千元

	总收入	医疗收入	财政补助收入	科教项目收入	其他收入
总计	278 876 592	248 079 938	25 071 418	1 035 841	4 689 395
市	213 630 152	191 199 973	17 866 085	1 010 019	3 554 075
县	65 246 440	56 879 965	7 205 333	25 822	1 135 320

2014 年分市、县中医类医院总收入中保险收入情况

单位：千元

	城镇职工基本医疗保险	城镇居民基本医疗保险	新型农村合作医疗补偿收入
总计	**45 768 818**	**10 811 877**	**21 801 432**
市	40 944 250	8 539 359	9 477 519
县	4 824 568	2 272 518	12 323 913

2014 年分市、县中医类医院总费用情况

单位：千元

	总费用/支出	其中：				
		医疗业务成本	财政项目补助支出	科教项目支出	管理费用	其他支出
总计	**266 488 006**	**217 815 532**	**10 806 644**	**802 115**	**32 910 748**	**4 152 967**
市	204 345 124	167 628 321	8 210 976	744 747	24 821 742	2 939 338
县	62 142 882	50 187 211	2 595 668	57 368	8 089 006	1 213 629

2014 年分市、县中医类医院资产情况

单位：千元

	总资产	流动资产	非流动资产	其中：		
				固定资产	在建工程	无形资产
总计	**309 835 545**	**134 311 604**	**175 523 941**	**118 517 489**	**47 994 396**	**3 923 985**
市	230 566 336	102 979 458	127 586 878	84 810 578	36 281 119	2 886 121
县	79 269 209	31 332 146	47 937 063	33 706 911	11 713 277	1 037 864

2014 年分市、县中医类医院负债与净资产情况

单位：千元

	负债	流动负债	非流动负债	净资产	其中：	
					事业基金	专用基金
总计	**150 815 554**	**110 269 751**	**40 545 803**	**159 019 991**	**84 633 812**	**15 664 267**
市	110 001 656	82 146 383	27 855 273	120 564 680	65 145 326	11 928 447
县	40 813 898	28 123 368	12 690 530	38 455 311	19 488 486	3 735 820

2014 年全国中医类医院机构、床位数

	机构数（个）	编制床位（张）	实有床位（张）	其中：	
				特需服务床位	负压病房床位
总计	**3 732**	**752 167**	**755 050**	**5 336**	**1 396**
中医医院	3 115	666 408	665 005	4 524	1 284
中西医结合医院	384	62 613	67 277	537	21
民族医医院	233	23 146	22 768	275	91

2014 年全国中医类医院人员数

单位：人

	在岗职工数	其中：			
		卫生技术人员	其他技术人员	管理人员	工勤技能人员
总计	**869 714**	**729 749**	**34 973**	**37 149**	**67 843**
中医医院	769 166	646 152	30 555	32 224	60 235
中西医结合医院	81 144	67 589	3 335	4 033	6 187
民族医医院	19 404	16 008	1 083	892	1 421

2014 年全国中医类医院卫生技术人员数（一）

单位：人

	卫生技术人员	执业医师	其中： 中医类别	执业 助理医师	其中： 中医类别
总计	729 749	239 919	117 001	22 465	6 945
中医医院	646 152	211 859	106 617	19 626	5 801
中西医结合医院	67 589	22 644	7 103	1 688	426
民族医医院	16 008	5 416	3 281	1 151	718

2014 年全国中医类医院卫生技术人员数（二）

单位：人

	注册护士	其中：助产士	药师（士）	其中：	
				西药师（士）	中药师（士）
总计	301 936	5 820	57 983	26 246	31 737
中医医院	267 493	4 978	52 028	23 169	28 859
中西医结合医院	29 732	707	4 282	2 604	1 678
民族医医院	4 711	135	1 673	473	1 200

2014 年全国中医类医院卫生技术人员数（三）

单位：人

	检验技师（士）	影像技师（士）	其他卫生技术人员	其中：	
				见习医师	内：中医
总计	24 489	14 070	68 887	26 836	7 174
中医医院	21 653	12 581	60 912	24 234	6 615
中西医结合医院	2 350	1 164	5 729	1 904	307
民族医医院	486	325	2 246	698	252

2014 年全国中医类医院年内培训情况

单位：人

	参加政府举办的岗位培训人次数	接受继续医学教育人数	进修半年以上人数
总计	241 809	520 566	20 844
中医医院	210 110	454 259	19 141
中西医结合医院	29 333	58 533	863
民族医医院	2 366	7 774	840

2014 年全国中医类医院的机构、床位增减情况

	机构数（个）				床位数（张）			
	2014 年	2014 年	增减数	增减（%）	2014 年	2014 年	增减数	增减（%）
总计	3 590	3 732	142	3.96	686 793	755 050	68 257	9.94
中医医院	3 015	3 115	100	3.32	608 843	665 005	56 162	9.22
中西医结合医院	358	384	26	7.26	58 774	67 277	8 503	14.47
民族医医院	217	233	16	7.37	19 176	22 768	3 592	18.73

2014 年全国中医类医院人员增减情况

单位：人

	2014 年	2014 年	增减数	增减（%）
总计	**801 408**	**869 714**	**68 306**	**8.52**
中医医院	713 816	769 166	55 350	7.75
中西医结合医院	70 886	81 144	10 258	14.47
民族医医院	16 706	19 404	2 698	16.15

2014 年全国中医类医院房屋建筑面积情况

	年末房屋建筑面积（m²）	其中：业务用房面积(m²)	业务用房中危房面积（m²）	年末租房面积（m²）	其中：业务用房面积(m²)	本年房屋租金（万元）
总计	**49 488 229**	**40 696 181**	**693 239**	**2 855 207**	**2 281 865**	**2 719 287**
中医医院	43 384 696	35 759 296	639 804	2 122 074	1 663 924	1 963 451
中西医结合医院	4 517 085	3 717 070	21 993	669 661	576 604	755 020
民族医医院	1 586 448	1 219 815	31 442	63 472	41 337	816

2014 年全国中医类医院年内基本建设投资情况（一）

	本年批准基建项目（个）	批准基建项目建筑面积（m²）	本年实际完成投资额（万元）	其中：财政性投资	单位自有资金	银行贷款
总计	**463**	**8 783 365**	**19 907 384**	**18 545 889**	**390 609**	**492 526**
中医医院	351	8 081 502	19 712 268	18 480 861	343 356	452 487
中西医结合医院	30	406 813	125 074	39 110	39 769	39 587
民族医医院	82	295 050	70 042	25 918	7 484	452

2014 年全国中医类医院年内基本建设投资情况（二）

	本年房屋竣工面积（m²）	本年新增固定资产（万元）	本年因新扩建增加床位（张）
总计	**2 554 446**	**1 003 793**	**20 834**
中医医院	2 276 744	877 810	17 847
中西医结合医院	170 096	111 925	2 144
民族医医院	107 606	14 058	843

2014 年全国中医类医院万元以上设备拥有情况

	万元以上设备总价值（万元）	万元以上设备台数（台/套）			
		合计	10 万元 ~ <50 万元	50 万元 ~ <100 万元	100 万元以上
总计	**8 161 887**	**499 747**	**91 599**	**14 032**	**12 013**
中医医院	7 076 248	442 501	80 219	12 225	10 655
中西医结合医院	928 434	49 355	9 741	1 494	1 150
民族医医院	157 205	7 891	1 639	313	208

2014 年全国中医类医院收入与费用情况

	总收入（千元）	总费用/支出（千元）	收入支出差额（千元）	收入收益率（%）
总计	**278 876 592**	**266 488 006**	**12 388 586**	**4.44**
中医医院	243 954 681	233 231 047	10 723 634	4.40
中西医结合医院	30 169 309	28 825 516	1 343 793	4.45
民族医医院	4 752 602	4 431 443	321 159	6.76

2014 年全国中医类医院收入情况

单位：千元

	总收入	其中：			
		医疗收入	财政补助收入	科教项目收入	其他收入
总计	278 876 592	248 079 938	25 071 418	1 035 841	4 689 395
中医医院	243 954 681	217 801 711	21 170 826	881 888	4 100 256
中西医结合医院	30 169 309	27 238 970	2 318 668	130 453	481 218
民族医医院	4 752 602	3 039 257	1 581 924	23 500	107 921

2014 年全国中医类医院总收入中保险补偿情况

单位：千元

	城镇职工基本医疗保险	城镇居民基本医疗保险	新型农村合作医疗补偿收入
总计	45 768 818	10 811 877	21 801 432
中医医院	41 163 198	10 064 642	20 705 954
中西医结合医院	4 310 608	677 316	748 332
民族医医院	295 012	69 919	347 146

2014 年全国中医类医院总费用情况

单位：千元

	总费用/支出	其中：				
		医疗业务成本	财政项目补助支出	科教项目支出	管理费用	其他支出
总计	266 488 006	217 815 532	10 806 644	802 115	32 910 748	4 152 967
中医医院	233 231 047	191 510 206	9 214 267	684 929	28 696 220	3 125 425
中西医结合医院	28 825 516	23 450 281	1 047 680	77 513	3 472 534	777 508
民族医医院	4 431 443	2 855 045	544 697	39 673	741 994	250 034

2014 年全国中医类医院资产情况

单位：千元

	总资产	流动资产	非流动资产	其中：		
				固定资产	在建工程	无形资产
总计	309 835 545	134 311 604	175 523 941	118 517 489	47 994 396	3 923 985
中医医院	271 509 773	117 490 191	154 019 582	104 263 250	41 908 914	3 608 238
中西医结合医院	31 723 308	14 623 507	17 099 801	10 958 312	5 294 172	277 284
民族医医院	6 602 464	2 197 906	4 404 558	3 295 927	791 310	38 463

2014 年全国中医类医院负债与净资产情况

单位：千元

	负债	流动负债	非流动负债	净资产	其中：	
					事业基金	专用基金
总计	150 815 554	110 269 751	40 545 803	159 019 991	84 633 812	15 664 267
中医医院	134 346 435	96 929 245	37 417 190	137 163 338	74 368 038	13 882 572
中西医结合医院	14 406 989	11 656 152	2 750 837	17 316 319	8 982 755	1 408 875
民族医医院	2 062 130	1 684 354	377 776	4 540 334	1 283 019	372 820

2014 年全国中医医院机构、床位数

	机构数（个）	编制床位（张）	实有床位（张）	其中：	
				特需服务床位	负压病房床位
总计	3 115	666 408	665 005	4 524	1 284
中医综合医院	2 649	631 107	628 787	4 101	1 186
中医专科医院	466	35 301	36 218	423	98
肛肠医院	57	3 846	3 621	69	0
骨伤医院	186	18 306	20 128	134	28
针灸医院	13	1 474	1 429	5	0
按摩医院	25	1 505	1 332	20	0
其他中医专科医院	185	10 170	9 708	195	70

2014 年全国中医医院人员数

单位：人

	在岗职工数	其中：			
		卫生技术人员	其他技术人员	管理人员	工勤技能人员
总计	769 166	646 152	30 555	32 224	60 235
中医综合医院	733 007	617 513	28 734	29 897	56 863
中医专科医院	36 159	28 639	1 821	2 327	3 372
肛肠医院	3 242	2 503	231	247	261
骨伤医院	19 832	16 025	820	1 116	1 871
针灸医院	1 591	1 306	71	108	106
按摩医院	1 707	1 151	234	139	183
其他中医专科医院	9 787	7 654	465	717	951

2014 年全国中医医院卫生技术人员数（一）

单位：人

	卫生技术人员	执业医师	其中：中医类别	执业助理医师	其中：中医类别
总计	646 152	211 859	106 617	19 626	5 801
中医综合医院	617 513	202 695	101 563	18 266	5 244
中医专科医院	28 639	9 164	5 054	1 360	557
肛肠医院	2 503	772	312	121	32
骨伤医院	16 025	4 896	2 575	728	266
针灸医院	1 306	483	384	17	16
按摩医院	1 151	440	331	70	45
其他中医专科医院	7 654	2 573	1 452	424	198

2014 年全国中医医院卫生技术人员数（二）

单位：人

	注册护士	其中：助产士	药师（士）	其中：	
				西药师（士）	中药师（士）
总计	267 493	4 978	52 028	23 169	28 859
中医综合医院	256 210	4 941	49 955	22 229	27 726
中医专科医院	11 283	37	2 073	940	1 133
肛肠医院	1 128	0	169	84	85
骨伤医院	6 597	5	1 117	532	585
针灸医院	581	0	106	40	66
按摩医院	259	12	43	22	21
其他中医专科医院	2 718	20	638	262	376

2014 年全国中医医院卫生技术人员数（三）

单位：人

	检验技师（士）	影像技师（士）	其他卫生技术人员	其中：	
				见习医师	内：中医
总计	21 653	12 581	60 912	24 234	6 615
中医综合医院	20 737	11 831	57 819	23 256	6 344
中医专科医院	916	750	3 093	978	271
肛肠医院	112	48	153	66	13
骨伤医院	441	466	1 780	550	130
针灸医院	28	16	75	56	10
按摩医院	22	16	301	37	30
其他中医专科医院	313	204	784	269	88

2014 年全国中医医院年内培训情况

单位：人

	参加政府举办的岗位培训人次数	接受继续医学教育人数	进修半年以上人数
总计	210 110	454 259	19 141
中医综合医院	193 696	440 792	18 796
中医专科医院	16 414	13 467	345
肛肠医院	418	1 120	35
骨伤医院	2 482	8 093	122
针灸医院	12 162	1 152	23
按摩医院	168	479	4
其他中医专科医院	1 184	2 623	161

2014 年全国中医医院的机构、床位增减情况

	机构数（个）				床位数（张）			
	2013 年	2014 年	增减数	增减（%）	2013 年	2014 年	增减数	增减（%）
总计	3 015	3 115	100	3.32	608 843	665 005	56 162	9.22
中医综合医院	2 574	2 649	75	2.91	576 501	628 787	52 286	9.07
中医专科医院	441	466	25	5.67	32 342	36 218	3 876	11.98
肛肠医院	58	57	−1	−1.72	3 199	3 621	422	13.19
骨伤医院	172	186	14	8.14	17 529	20 128	2 599	14.83
针灸医院	14	13	−1	−7.14	1 220	1 429	209	17.13
按摩医院	27	25	−2	−7.41	1 438	1 332	−106	−7.37
其他中医专科医院	170	185	15	8.82	8 956	9 708	752	8.40

2014 年全国中医医院人员增减情况

单位：人

	2013 年	2014 年	增减数	增减（%）
总计	713 816	805 325	91 509	12.82
中医综合医院	681 462	733 007	51 545	7.56
中医专科医院	32 354	36 159	3 805	11.76
肛肠医院	2 985	3 242	257	8.61
骨伤医院	17 129	19 832	2 703	15.78
针灸医院	1 552	1 591	39	2.51
按摩医院	1 827	1 707	−120	−6.57
其他中医专科医院	8 861	9 787	926	10.45

2014 年全国中医医院房屋建筑面积情况

	年末房屋建筑面积（m²）	其中：业务用房面积（m²）	业务用房中危房面积（m²）	年末租房面积（m²）	其中：业务用房面积（m²）	本年房屋租金（万元）
总计	43 384 696	35 759 296	639 804	2 122 074	1 663 924	1 963 451
中医综合医院	41 019 655	33 883 632	624 493	1 739 419	1 351 964	734 479
中医专科医院	2 365 041	1 875 664	15 311	382 655	311 960	1 228 972
肛肠医院	168 154	145 880	0	60 653	50 649	601 490
骨伤医院	1 313 596	1 008 898	14 249	117 405	92 566	403 369
针灸医院	79 108	68 016	0	13 833	11 932	128 601
按摩医院	135 397	106 328	0	8 312	6 657	34
其他中医专科医院	668 786	546 542	1 062	182 452	150 156	95 478

2014 年全国中医医院年内基本建设投资情况（一）

	本年批准基建项目（个）	批准基建项目建筑面积（m²）	本年实际完成投资额（万元）	其中：财政性投资	单位自有资金	银行贷款
总计	351	8 081 502	19 712 268	18 480 861	343 356	452 487
中医综合医院	339	7 926 648	19 692 806	18 478 921	331 156	448 064
中医专科医院	12	154 854	19 462	1 940	12 200	4 423
肛肠医院	0	0	321	8	228	0
骨伤医院	8	84 546	11 386	832	9 474	1 030
针灸医院	0	0	818	0	0	818
按摩医院	1	39 000	620	620	0	0
其他中医专科医院	3	31 308	6 317	480	2 498	2 575

2014 年全国中医医院年内基本建设投资情况（二）

	本年房屋竣工面积（m²）	本年新增固定资产（万元）	本年因新扩建增加床位（张）
总计	2 276 744	877 810	17 847
中医综合医院	2 259 886	848 657	17 027
中医专科医院	16 858	29 153	820
肛肠医院	0	323	206
骨伤医院	3 235	20 122	254
针灸医院	0	3 925	200
按摩医院	0	1 739	0
其他中医专科医院	13 623	3 044	160

2014 年全国中医医院万元以上设备拥有情况

	万元以上设备总价值（万元）	万元以上设备台数（台/套）			
		合计	10 万元～<50 万元	50 万元～<100 万元	100 万元以上
总计	7 076 248	442 501	80 219	12 225	10 655
中医综合医院	6 810 092	421 706	76 933	11 698	10 260
中医专科医院	266 156	20 795	3 286	527	395
肛肠医院	12 659	1 185	182	21	11
骨伤医院	183 009	14 307	2 101	348	284
针灸医院	12 657	895	133	13	25
按摩医院	8 200	706	155	14	8
其他中医专科医院	49 631	3 702	715	131	67

2014 年全国中医医院收入与费用情况

	总收入（千元）	总费用/支出（千元）	收入支出差额（千元）	收入收益率（%）
总计	243 954 681	233 231 047	10 723 634	4.40
中医综合医院	233 918 969	223 725 868	10 193 101	4.36
中医专科医院	10 035 712	9 505 179	530 533	5.29
肛肠医院	615 043	572 210	42 833	6.96
骨伤医院	6 354 614	6 021 845	332 769	5.24
针灸医院	784 982	749 739	35 243	4.49
按摩医院	324 258	287 689	36 569	11.28
其他中医专科医院	1 956 815	1 873 696	83 119	4.25

2014 年全国中医医院收入情况

单位：千元

	总收入	其中：医疗收入	财政补助收入	科教项目收入	其他收入
总计	243 954 681	217 801 711	21 170 826	881 888	4 100 256
中医综合医院	233 918 969	208 542 520	20 646 713	865 966	3 863 770
中医专科医院	10 035 712	9 259 191	524 113	15 922	236 486
肛肠医院	615 043	561 166	44 160	184	9 533
骨伤医院	6 354 614	5 943 140	213 929	4 813	192 732
针灸医院	784 982	689 630	90 443	2 423	2 486
按摩医院	324 258	229 208	87 399	160	7 491
其他中医专科医院	1 956 815	1 836 047	88 182	8 342	24 244

2014 年全国中医医院总收入中保险补偿情况

单位：千元

	城镇职工基本医疗保险	城镇居民基本医疗保险	新型农村合作医疗补偿收入
总计	41 163 198	10 064 642	20 705 954
中医综合医院	39 936 551	9 814 246	20 317 961
中医专科医院	1 226 647	250 396	387 993
肛肠医院	109 253	20 830	39 307
骨伤医院	681 677	192 927	272 806
针灸医院	245 237	2 655	1 041
按摩医院	16 550	720	3 137
其他中医专科医院	173 930	33 264	71 702

2014 年全国中医医院总费用情况

单位：千元

	总费用/支出	其中：医疗业务成本	财政项目补助支出	科教项目支出	管理费用	其他支出
总计	233 231 047	191 510 206	9 214 267	684 929	28 696 220	3 125 425
中医综合医院	223 725 868	184 253 154	8 991 839	675 510	27 237 062	2 568 303
中医专科医院	9 505 179	7 257 052	222 428	9 419	1 459 158	557 122
肛肠医院	572 210	388 141	13 622	161	110 127	60 159
骨伤医院	6 021 845	4 768 468	106 549	4 381	907 977	234 470
针灸医院	749 739	599 095	33 451	902	109 611	6 680
按摩医院	287 689	158 326	37 667	246	50 420	41 030
其他中医专科医院	1 873 696	1 343 022	31 139	3 729	281 023	214 783

2014 年全国中医医院资产情况

单位：千元

	总资产	流动资产	非流动资产	其中：		
				固定资产	在建工程	无形资产
总计	271 509 773	117 490 191	154 019 582	104 263 250	41 908 914	3 608 238
中医综合医院	259 647 459	112 111 299	147 536 160	100 037 596	40 468 074	3 141 565
中医专科医院	11 862 314	5 378 892	6 483 422	4 225 654	1 440 840	466 673
肛肠医院	667 219	227 686	439 533	273 611	119 780	3 716
骨伤医院	7 907 711	3 681 199	4 226 512	2 864 122	983 814	216 280
针灸医院	609 913	305 962	303 951	80 481	219 156	2 038
按摩医院	260 302	151 575	108 727	95 440	469	1 044
其他中医专科医院	2 417 169	1 012 470	1 404 699	912 000	117 621	243 595

2014 年全国中医医院负债与净资产情况

单位：千元

	负债	流动负债	非流动负债	净资产	其中：	
					事业基金	专用基金
总计	134 346 435	96 929 245	37 417 190	137 163 338	74 368 038	13 882 572
中医综合医院	129 395 952	93 148 963	36 246 989	130 251 507	71 167 276	13 231 070
中医专科医院	4 950 483	3 780 282	1 170 201	6 911 831	3 200 762	651 502
肛肠医院	326 230	273 684	52 546	340 989	140 474	25 134
骨伤医院	3 370 744	2 581 716	789 028	4 536 967	2 506 966	469 774
针灸医院	294 080	181 968	112 112	315 833	135 720	52 386
按摩医院	53 640	46 291	7 349	206 662	53 701	25 501
其他中医专科医院	905 789	696 623	209 166	1 511 380	363 901	78 707

2014 年民族医医院机构、床位数

	机构数（个）	编制床位（张）	实有床位（张）	其中：	
				特需服务床位(张)	负压病房床位（张）
总计	233	23 146	22 768	275	91
蒙医医院	66	7 829	6 962	85	20
藏医医院	88	6 316	5 438	96	44
维医医院	40	5 884	7 293	89	27
傣医医院	1	300	222	0	0
其他民族医医院	38	2 817	2 853	5	0

2014 年民族医医院人员数

单位：人

	在岗职工数	其中：			
		卫生技术人员	其他技术人员	管理人员	工勤技能人员
总计	19 404	16 008	1 083	892	1 421
蒙医医院	6 473	5 498	311	321	343
藏医医院	4 618	3 643	262	245	468
维医医院	5 678	4 716	379	143	440
傣医医院	158	125	4	22	7
其他民族医医院	2 477	2 026	127	161	163

2014 年民族医医院卫生技术人员数（一）

单位：人

	卫生技术人员	执业医师	其中：中医类别	执业助理医师	其中：中医类别
总计	**16 008**	**5 416**	**3 281**	**1 151**	**718**
蒙医医院	5 498	2 207	1 448	210	135
藏医医院	3 643	1 529	976	317	213
维医医院	4 716	1 076	618	513	330
傣医医院	125	43	30	5	4
其他民族医医院	2 026	561	209	106	36

2014 年民族医医院卫生技术人员数（二）

单位：人

	注册护士	其中：助产士	药师（士）	其中：西药师（士）	其中：中药师（士）
总计	**4 711**	**135**	**1 673**	**473**	**1 200**
蒙医医院	1 636	44	550	124	426
藏医医院	827	13	324	71	253
维医医院	1 468	43	613	165	448
傣医医院	34	0	8	4	4
其他民族医医院	746	35	178	109	69

2014 年民族医医院卫生技术人员数（三）

单位：人

	检验技师（士）	影像技师（士）	其他卫生技术人员	其中：见习医师	其中：内：中医
总计	**486**	**325**	**2 246**	**698**	**252**
蒙医医院	167	99	629	207	91
藏医医院	97	69	480	157	32
维医医院	156	102	788	184	83
傣医医院	2	5	28	10	9
其他民族医医院	64	50	321	140	37

2014 年民族医医院年内培训情况

单位：人

	参加政府举办的岗位培训人次数	接受继续医学教育人数	进修半年以上人数
总计	**2 366**	**7 774**	**840**
蒙医医院	1 047	4 303	295
藏医医院	702	739	172
维医医院	376	1 927	291
傣医医院	3	139	5
其他民族医医院	238	666	77

2014 年民族医医院机构、床位增减情况

	机构数（个）				床位数（张）			
	2013 年	2014 年	增减数	增减（%）	2013 年	2014 年	增减数	增减（%）
总计	**217**	**233**	**16**	**7.37**	**19 176**	**22 768**	**3 592**	**18.73**
蒙医医院	59	66	7	11.86	5 671	6 962	1 291	22.76
藏医医院	79	88	9	11.39	4 059	5 438	1 379	33.97
维医医院	41	40	-1	-2.44	6 813	7 293	480	7.05
傣医医院	1	1	0	0.00	174	222	48	27.59
其他民族医医院	37	38	1	2.70	2 459	2 853	394	16.02

2014 年民族医医院人员增减情况

单位：人

	2013 年	2014 年	增减数	增减（%）
总计	16 706	19 404	2 698	16.15
蒙医医院	5 193	6 473	1 280	24.65
藏医医院	4 118	4 618	500	12.14
维医医院	5 004	5 678	674	13.47
傣医医院	161	158	-3	-1.86
其他民族医医院	2 230	2 477	247	11.08

2014 年民族医医院房屋建筑面积情况

	年末房屋建筑面积（m²）	其中：业务用房面积(m²)	业务用房中危房面积（m²）	年末租房面积（m²）	其中：业务用房面积(m²)	本年房屋租金（万元）
总计	1 586 448	1 219 815	31 442	63 472	41 337	816
蒙医医院	480 199	395 089	4 057	21 805	16 612	287
藏医医院	582 226	425 778	23 398	11 667	3 972	81
维医医院	404 974	295 853	3 977	6 992	3 449	3
傣医医院	4 938	4 938	0	0	0	0
其他民族医医院	114 111	98 157	10	23 008	17 304	445

2014 年民族医医院年内基本建设投资情况 （一）

	本年批准基建项目（个）	批准基建项目建筑面积（m²）	本年完成实际投资额（万元）	其中：财政性投资	单位自有资金	银行贷款
总计	82	295 050	70 042	25 918	7 484	452
蒙医医院	6	134 984	29 833	22 143	5 350	0
藏医医院	10	19 347	36 568	3 054	664	2
维医医院	64	35 880	1 173	173	0	0
傣医医院	0	0	0	0	0	0
其他民族医医院	2	104 839	2 468	548	1 470	450

2014 年民族医医院年内基本建设投资情况 （二）

	本年房屋竣工面积（m²）	本年新增固定资产（万元）	本年因新扩建增加床位（张）
总计	107 606	14 058	843
蒙医医院	19 095	3 986	60
藏医医院	53 734	3 227	404
维医医院	33 577	5 074	274
傣医医院	0	0	0
其他民族医医院	1 200	1 771	105

2014 年民族医医院万元以上设备拥有情况

单位：台（套）

	万元以上设备总价值（万元）	万元以上设备台数			
		合计	10 万元 - <50 万元	50 万元 - <100 万元	100 万元以上
总计	157 205	7 891	1 639	313	208
蒙医医院	73 358	3 637	678	112	101
藏医医院	35 960	1 550	417	89	41
维医医院	28 930	1 415	314	70	34
傣医医院	2 056	170	19	3	4
其他民族医医院	16 901	1 119	211	39	28

2014 年民族医医院收入与费用情况

	总收入（千元）	总费用/支出（千元）	收入支出差额（千元）	收入收益率（%）
总计	4 752 602	4 431 443	321 159	6.76
蒙医医院	1 976 892	1 884 419	92 473	4.68
藏医医院	1 127 904	1 001 461	126 443	11.21
维医医院	1 174 627	1 124 619	50 008	4.26
傣医医院	58 586	50 038	8 548	14.59
其他民族医医院	414 593	370 906	43 687	10.54

2014 年民族医医院收入情况

单位：千元

	总收入	其中：			
		医疗收入	财政补助收入	科教项目收入	其他收入
总计	4 752 602	3 039 257	1 581 924	23 500	107 921
蒙医医院	1 976 892	1 221 412	714 662	4 213	36 605
藏医医院	1 127 904	661 115	422 845	9 953	33 991
维医医院	1 174 627	783 318	356 488	3 479	31 342
傣医医院	58 586	40 815	14 186	2 236	1 349
其他民族医医院	414 593	332 597	73 743	3 619	4 634

2014 年民族医医院总收入中保险补偿情况

单位：千元

	城镇职工基本医疗保险	城镇居民基本医疗保险	新型农村合作医疗补偿收入
总计	295 012	69 919	347 146
蒙医医院	135 711	25 633	121 204
藏医医院	29 055	14 176	18 044
维医医院	71 248	21 434	93 473
傣医医院	13 980	1 043	43 563
其他民族医医院	45 018	7 633	70 862

2014 年民族医医院总费用情况

单位：千元

	总费用/支出	其中：				
		医疗业务成本	财政项目补助支出	科教项目支出	管理费用	其他支出
总计	4 431 443	2 855 045	544 697	39 673	741 994	250 034
蒙医医院	1 884 419	1 218 165	343 728	2 638	280 376	39 512
藏医医院	1 001 461	618 195	78 581	9 254	184 651	110 780
维医医院	1 124 619	755 332	85 942	23 539	188 570	71 236
傣医医院	50 038	36 118	4 216	772	7 717	1 215
其他民族医医院	370 906	227 235	32 230	3 470	80 680	27 291

2014 年民族医医院资产情况

单位：千元

	总资产	流动资产	非流动资产	其中：		
				固定资产	在建工程	无形资产
总计	6 602 464	2 197 906	4 404 558	3 295 927	791 310	38 463
蒙医医院	2 656 732	739 778	1 916 954	1 328 806	504 381	13 036
藏医医院	1 835 841	760 844	1 074 997	886 900	137 358	17 174
维医医院	1 576 288	500 769	1 075 519	839 956	109 193	5 374
傣医医院	41 940	21 235	20 705	20 705	0	0
其他民族医医院	491 663	175 280	316 383	219 560	40 378	2 879

2014 年民族医医院负债与净资产情况

单位：千元

	负债	流动负债	非流动负债	净资产	其中：	
					事业基金	专用基金
总计	2 062 130	1 684 354	377 776	4 540 334	1 283 019	372 820
蒙医医院	815 214	658 310	156 904	1 841 518	365 410	166 335
藏医医院	551 375	422 322	129 053	1 284 466	466 038	131 646
维医医院	440 537	374 359	66 178	1 135 751	385 721	58 848
傣医医院	11 905	11 905	0	30 035	11 545	3 084
其他民族医医院	243 099	217 458	25 641	248 564	54 305	12 907

2014 年各地区中医类医院机构、床位数

	机构数（个）	编制床位（张）	实有床位（张）	其中：	
				特需服务床位	负压病房床位
全国总计	3 732	752 167	755 050	5 336	1 396
北京市	165	19 176	18 780	155	1
天津市	44	7 118	7 496	188	0
河北省	210	30 370	35 365	77	27
山西省	202	18 301	16 873	301	95
内蒙古自治区	147	18 570	17 283	106	297
辽宁省	115	22 975	23 548	952	352
吉林省	80	13 728	14 127	51	231
黑龙江省	144	20 590	20 596	760	15
上海市	26	9 030	9 224	143	21
江苏省	125	42 448	45 050	195	66
浙江省	158	38 045	35 335	384	31
安徽省	111	28 391	27 235	91	1
福建省	89	19 763	19 745	131	0
江西省	108	23 851	23 650	110	14
山东省	197	47 999	52 851	158	36
河南省	249	64 444	52 774	393	19
湖北省	119	39 245	34 857	67	9
湖南省	156	43 824	44 085	151	76
广东省	159	44 292	40 801	71	7
广西壮族自治区	104	19 789	24 698	77	1
海南省	21	4 169	3 685	0	0
重庆市	57	16 018	18 510	39	0
四川省	234	52 831	53 102	182	7
贵州省	108	16 934	19 448	39	1
云南省	155	21 491	23 970	15	0
西藏自治区	21	1 265	1 348	29	33
陕西省	152	22 855	25 018	118	2
甘肃省	98	21 128	19 723	156	10
青海省	50	5 138	5 099	59	11
宁夏回族自治区	24	3 790	4 068	15	1
新疆维吾尔自治区	104	14 599	16 706	123	32

2014 年各地区中医类医院人员数

单位：人

	在岗职工数	其中：			
		卫生技术人员	其他技术人员	管理人员	工勤技能人员
全国总计	**869 714**	**729 749**	**34 973**	**37 149**	**67 843**
北 京 市	32 042	25 359	1 500	1 940	3 243
天 津 市	12 148	10 073	278	1 004	793
河 北 省	40 047	33 280	2 122	1 573	3 072
山 西 省	17 954	15 136	871	733	1 214
内蒙古自治区	18 996	16 040	1 004	776	1 176
辽 宁 省	23 958	19 547	1 061	1 252	2 098
吉 林 省	18 101	14 571	680	1 277	1 573
黑 龙 江 省	24 167	19 587	992	1 500	2 088
上 海 市	14 854	12 364	962	665	863
江 苏 省	55 744	47 802	1 837	2 064	4 041
浙 江 省	49 289	41 794	2 226	1 547	3 722
安 徽 省	29 138	24 903	1 329	990	1 916
福 建 省	24 011	20 560	831	664	1 956
江 西 省	25 582	22 220	765	852	1 745
山 东 省	61 907	53 448	3 432	1 656	3 371
河 南 省	61 710	50 428	2 888	2 516	5 878
湖 北 省	36 592	31 670	1 258	1 713	1 951
湖 南 省	47 352	39 733	1 899	2 091	3 629
广 东 省	59 716	49 852	1 749	2 430	5 685
广西壮族自治区	34 285	28 428	869	1 508	3 480
海 南 省	4 906	4 113	149	220	424
重 庆 市	18 898	15 786	510	851	1 751
四 川 省	54 148	45 154	1 902	2 630	4 462
贵 州 省	17 773	15 112	889	749	1 023
云 南 省	20 250	17 324	839	661	1 426
西藏自治区	1 359	1 078	29	83	169
陕 西 省	30 029	25 286	373	2 036	2 334
甘 肃 省	12 881	11 014	388	374	1 105
青 海 省	3 841	3 268	217	106	250
宁夏回族自治区	3 740	3 219	137	128	256
新疆维吾尔自治区	14 296	11 600	987	560	1 149

2014 年各地区中医类医院卫生技术人员数（一）

单位：人

	卫生技术人员	执业医师	其中：中医类别	执业助理医师	其中：中医类别
全国总计	**729 749**	**239 919**	**117 001**	**22 465**	**6 945**
北 京 市	25 359	9 884	6 154	365	165
天 津 市	10 073	3 726	2 216	135	35
河 北 省	33 280	12 071	5 126	1 961	527
山 西 省	15 136	5 844	2 826	709	247
内蒙古自治区	16 040	5 664	2 861	630	219
辽 宁 省	19 547	7 371	3 681	593	166
吉 林 省	14 571	5 380	2 886	436	110
黑 龙 江 省	19 587	6 972	3 295	763	220
上 海 市	12 364	4 428	2 337	43	16
江 苏 省	47 802	16 347	6 911	488	72
浙 江 省	41 794	14 604	6 202	609	139
安 徽 省	24 903	8 005	3 986	663	183
福 建 省	20 560	6 667	3 543	393	131
江 西 省	22 220	7 368	3 323	539	165
山 东 省	53 448	18 628	7 557	1 632	455
河 南 省	50 428	15 265	8 163	3 175	987
湖 北 省	31 670	9 759	4 446	958	289
湖 南 省	39 733	11 504	5 936	1 561	461
广 东 省	49 852	15 550	7 991	1 267	345
广西壮族自治区	28 428	8 187	4 214	626	217
海 南 省	4 113	1 216	646	85	16
重 庆 市	15 786	4 648	2 043	415	144
四 川 省	45 154	14 729	7 269	948	370
贵 州 省	15 112	4 049	2 045	598	225
云 南 省	17 324	5 492	2 644	584	162
西 藏 自 治 区	1 078	546	293	61	28
陕 西 省	25 286	6 217	2 677	788	139
甘 肃 省	11 014	4 343	2 434	469	182
青 海 省	3 268	1 064	628	171	103
宁夏回族自治区	3 219	1 015	548	82	22
新疆维吾尔自治区	11 600	3 376	2 120	718	405

2014 年各地区中医类医院卫生技术人员数（二）

单位：人

	注册护士	其中：助产士	药师（士）	其中：西药师（士）	中药师（士）
全国总计	301 936	5 820	57 983	26 246	31 737
北京市	9 829	48	2 276	772	1 504
天津市	3 531	21	867	333	534
河北省	11 786	424	2 120	1 037	1 083
山西省	5 418	148	1 172	482	690
内蒙古自治区	5 646	85	1 411	465	946
辽宁省	7 455	85	1 733	620	1 113
吉林省	5 285	28	1 163	487	676
黑龙江省	6 764	61	1 860	761	1 099
上海市	5 431	34	1 174	495	679
江苏省	21 616	298	3 541	1 776	1 765
浙江省	17 478	406	3 655	1 937	1 718
安徽省	11 193	221	1 743	840	903
福建省	8 988	687	1 713	873	840
江西省	9 562	320	1 962	980	982
山东省	22 543	379	3 661	1 625	2 036
河南省	20 120	346	3 734	1 564	2 170
湖北省	14 397	217	2 685	1 096	1 589
湖南省	18 314	363	3 434	1 354	2 080
广东省	20 568	220	4 810	2 382	2 428
广西壮族自治区	12 595	318	2 078	1 160	918
海南省	1 829	89	342	211	131
重庆市	7 178	60	1 094	538	556
四川省	20 334	248	3 110	1 587	1 523
贵州省	6 547	249	932	448	484
云南省	6 738	110	1 165	566	599
西藏自治区	218	0	127	22	105
陕西省	10 410	143	1 806	777	1 029
甘肃省	3 682	85	773	331	442
青海省	1 107	17	343	124	219
宁夏回族自治区	1 185	22	321	170	151
新疆维吾尔自治区	4 189	88	1 178	433	745

2014 年各地区中医类医院卫生技术人员数（三）

单位：人

	检验技师（士）	影像技师（士）	其他卫生技术人员	其中：	
				见习医师	内：中医
全 国 总 计	24 489	14 070	68 887	26 836	7 174
北 京 市	810	415	1 780	616	406
天 津 市	347	113	1 354	559	317
河 北 省	1 183	748	3 411	885	244
山 西 省	584	335	1 074	259	107
内蒙古自治区	548	363	1 778	710	233
辽 宁 省	714	343	1 338	433	124
吉 林 省	446	304	1 557	559	94
黑 龙 江 省	743	417	2 068	623	138
上 海 市	483	238	567	36	4
江 苏 省	1 509	541	3 760	2 091	340
浙 江 省	1 474	522	3 452	1 495	364
安 徽 省	814	506	1 979	903	223
福 建 省	685	352	1 762	700	187
江 西 省	881	536	1 372	507	162
山 东 省	1 527	899	4 558	1 510	267
河 南 省	1 592	1 482	5 060	1 938	523
湖 北 省	1 110	610	2 151	1 032	211
湖 南 省	1 361	1 069	2 490	850	277
广 东 省	1 545	687	5 425	1 684	243
广西壮族自治区	975	438	3 529	1 538	572
海 南 省	136	65	440	240	87
重 庆 市	472	220	1 759	627	128
四 川 省	1 527	749	3 757	1 637	516
贵 州 省	493	347	2 146	1 338	477
云 南 省	550	321	2 474	1 033	332
西藏自治区	19	20	87	29	3
陕 西 省	969	773	4 323	1 814	184
甘 肃 省	346	275	1 126	429	158
青 海 省	130	77	376	165	25
宁夏回族自治区	106	65	445	157	68
新疆维吾尔自治区	410	240	1 489	439	160

2014 年各地区中医类医院的机构、床位增减情况

	机构数（个）				床位数（张）			
	2013 年	2014 年	增减数	增减（%）	2013 年	2014 年	增减数	增减（%）
全 国 总 计	3 590	3 732	142	3.96	686 793	755 050	68 257	9.94
北 京 市	152	165	13	8.55	17 265	18 780	1 515	8.77
天 津 市	43	44	1	2.33	7 385	7 496	111	1.50
河 北 省	211	210	−1	−0.47	32 572	35 365	2 793	8.57
山 西 省	205	202	−3	−1.46	16 456	16 873	417	2.53
内蒙古自治区	127	147	20	15.75	15 254	17 283	2 029	13.30
辽 宁 省	113	115	2	1.77	21 486	23 548	2 062	9.60
吉 林 省	81	80	−1	−1.23	14 060	14 127	67	0.48
黑 龙 江 省	142	144	2	1.41	18 167	20 596	2 429	13.37
上 海 市	26	26	0	0.00	8 675	9 224	549	6.33
江 苏 省	117	125	8	6.84	40 685	45 050	4 365	10.73
浙 江 省	150	158	8	5.33	32 301	35 335	3 034	9.39
安 徽 省	106	111	5	4.72	24 450	27 235	2 785	11.39
福 建 省	86	89	3	3.49	18 284	19 745	1 461	7.99
江 西 省	105	108	3	2.86	20 955	23 650	2 695	12.86
山 东 省	187	197	10	5.35	49 381	52 851	3 470	7.03
河 南 省	235	249	14	5.96	47 864	52 774	4 910	10.26
湖 北 省	114	119	5	4.39	31 334	34 857	3 523	11.24
湖 南 省	152	156	4	2.63	40 102	44 085	3 983	9.93
广 东 省	153	159	6	3.92	37 430	40 801	3 371	9.01
广西壮族自治区	102	104	2	1.96	22 318	24 698	2 380	10.66
海 南 省	22	21	−1	−4.55	3 360	3 685	325	9.67
重 庆 市	54	57	3	5.56	16 181	18 510	2 329	14.39
四 川 省	227	234	7	3.08	47 053	53 102	6 049	12.86
贵 州 省	102	108	6	5.88	16 938	19 448	2 510	14.82
云 南 省	147	155	8	5.44	22 178	23 970	1 792	8.08
西藏自治区	19	21	2	10.53	1 109	1 348	239	21.55
陕 西 省	151	152	1	0.66	23 105	25 018	1 913	8.28
甘 肃 省	92	98	6	6.52	17 625	19 723	2 098	11.90
青 海 省	43	50	7	16.28	4 052	5 099	1 047	25.84
宁夏回族自治区	25	24	−1	−4.00	3 893	4 068	175	4.50
新疆维吾尔自治区	101	104	3	2.97	14 965	16 706	1 741	11.63

2014 年各地区中医类医院人员增减情况

单位：人

	2013 年	2014 年	增减数	增减（%）
全 国 总 计	**801 408**	**869 714**	**68 306**	**8. 52**
北 京 市	28 535	32 042	3 507	12. 29
天 津 市	11 925	12 148	223	1. 87
河 北 省	37 522	40 047	2 525	6. 73
山 西 省	17 466	17 954	488	2. 79
内蒙古自治区	16 018	18 996	2 978	18. 59
辽 宁 省	22 866	23 958	1 092	4. 78
吉 林 省	17 597	18 101	504	2. 86
黑 龙 江 省	23 067	24 167	1 100	4. 77
上 海 市	13 730	14 854	1 124	8. 19
江 苏 省	50 759	55 744	4 985	9. 82
浙 江 省	44 687	49 289	4 602	10. 30
安 徽 省	27 086	29 138	2 052	7. 58
福 建 省	21 927	24 011	2 084	9. 50
江 西 省	23 709	25 582	1 873	7. 90
山 东 省	58 396	61 907	3 511	6. 01
河 南 省	56 272	61 710	5 438	9. 66
湖 北 省	34 072	36 592	2 520	7. 40
湖 南 省	44 927	47 352	2 425	5. 40
广 东 省	55 881	59 716	3 835	6. 86
广西壮族自治区	31 496	34 285	2 789	8. 86
海 南 省	4 668	4 906	238	5. 10
重 庆 市	15 347	18 898	3 551	23. 14
四 川 省	48 786	54 148	5 362	10. 99
贵 州 省	15 554	17 773	2 219	14. 27
云 南 省	18 266	20 250	1 984	10. 86
西 藏 自 治 区	1 300	1 359	59	4. 54
陕 西 省	27 779	30 029	2 250	8. 10
甘 肃 省	11 723	12 881	1 158	9. 88
青 海 省	3 509	3 841	332	9. 46
宁夏回族自治区	3 606	3 740	134	3. 72
新疆维吾尔自治区	12 932	14 296	1 364	10. 55

2014 年各地区中医医院机构、床位数

	机构数（个）	编制床位（张）	实有床位（张）	其中：	
				特需服务床位（张）	负压病房床位(张)
全国总计	3 115	666 408	665 005	4 524	1 284
北 京 市	144	13 453	13 150	127	1
天 津 市	40	5 318	5 836	188	0
河 北 省	179	26 398	30 105	77	27
山 西 省	188	16 734	14 914	281	95
内蒙古自治区	79	10 729	10 319	33	275
辽 宁 省	106	21 237	21 848	934	352
吉 林 省	73	12 260	12 540	51	231
黑 龙 江 省	130	19 437	19 476	760	15
上 海 市	18	5 708	5 829	31	20
江 苏 省	102	37 541	39 247	181	66
浙 江 省	132	32 440	30 594	258	31
安 徽 省	96	27 046	25 653	79	1
福 建 省	78	17 373	16 872	92	0
江 西 省	100	22 862	22 692	110	14
山 东 省	179	46 010	49 907	156	36
河 南 省	233	63 042	51 264	373	9
湖 北 省	102	35 418	31 217	67	9
湖 南 省	135	42 211	42 403	120	76
广 东 省	148	41 827	38 816	69	6
广西壮族自治区	90	16 681	21 450	54	1
海 南 省	16	3 764	3 325	0	0
重 庆 市	48	14 497	17 028	37	0
四 川 省	189	45 269	45 478	119	2
贵 州 省	83	15 367	17 490	39	1
云 南 省	120	19 352	21 694	14	0
西藏自治区	0	0	0	0	0
陕 西 省	144	21 714	23 702	96	0
甘 肃 省	76	19 252	17 661	134	10
青 海 省	13	2 085	2 302	0	0
宁夏回族自治区	19	3 555	3 825	10	1
新疆维吾尔自治区	55	7 828	8 368	34	5

2014 年各地区中医医院人员数

单位：人

	在岗职工数	其中：			
		卫生技术人员	其他技术人员	管理人员	工勤技能人员
全国总计	769 166	646 152	30 555	32 224	60 235
北京市	24 984	19 696	1 090	1 631	2 567
天津市	9 634	8 094	189	782	569
河北省	33 936	28 051	1 812	1 376	2 697
山西省	15 876	13 334	824	624	1 094
内蒙古自治区	12 428	10 433	675	486	834
辽宁省	22 327	18 220	1 002	1 153	1 952
吉林省	16 228	13 049	589	1 129	1 461
黑龙江省	23 296	18 835	936	1 468	2 057
上海市	9 488	7 829	607	404	648
江苏省	48 201	41 520	1 561	1 747	3 373
浙江省	43 355	36 731	1 893	1 323	3 408
安徽省	27 550	23 572	1 274	876	1 828
福建省	20 657	17 660	743	553	1 701
江西省	24 150	21 071	719	742	1 618
山东省	58 328	50 382	3 261	1 524	3 161
河南省	60 192	49 205	2 830	2 436	5 721
湖北省	32 531	28 142	1 219	1 425	1 745
湖南省	45 702	38 395	1 772	2 019	3 516
广东省	55 990	46 821	1 611	2 303	5 255
广西壮族自治区	28 847	24 124	753	1 153	2 817
海南省	4 313	3 656	107	182	368
重庆市	17 394	14 662	447	744	1 541
四川省	46 310	38 530	1 643	2 241	3 896
贵州省	16 187	13 798	797	651	941
云南省	18 100	15 551	722	551	1 276
西藏自治区	0	0	0	0	0
陕西省	28 604	24 123	320	1 904	2 257
甘肃省	11 355	9 691	337	302	1 025
青海省	2 041	1 814	102	38	87
宁夏回族自治区	3 527	3 045	131	114	237
新疆维吾尔自治区	7 635	6 118	589	343	585

2014 年各地区中医医院卫生技术人员数 (一)

单位：人

	卫生技术人员	执业医师	其中：中医类别	执业助理医师	其中：中医类别
全国总计	646 152	211 859	106 617	19 626	5 801
北 京 市	19 696	7 792	5 370	261	129
天 津 市	8 094	3 088	1 959	129	32
河 北 省	28 051	10 117	4 414	1 784	469
山 西 省	13 334	5 265	2 676	671	238
内蒙古自治区	10 433	3 458	1 492	392	92
辽 宁 省	18 220	6 852	3 492	551	151
吉 林 省	13 049	4 834	2 616	418	106
黑 龙 江 省	18 835	6 649	3 237	708	214
上 海 市	7 829	2 821	1 756	24	16
江 苏 省	41 520	14 257	6 478	367	67
浙 江 省	36 731	12 838	5 733	534	130
安 徽 省	23 572	7 508	3 788	634	168
福 建 省	17 660	5 731	3 285	338	118
江 西 省	21 071	6 964	3 209	504	161
山 东 省	50 382	17 732	7 305	1 548	433
河 南 省	49 205	14 874	7 982	2 986	916
湖 北 省	28 142	8 572	4 144	915	279
湖 南 省	38 395	11 144	5 802	1 416	433
广 东 省	46 821	14 573	7 649	1 215	326
广西壮族自治区	24 124	6 774	3 674	553	184
海 南 省	3 656	1 104	632	70	14
重 庆 市	14 662	4 323	1 940	378	130
四 川 省	38 530	12 508	6 462	798	303
贵 州 省	13 798	3 739	1 955	512	201
云 南 省	15 551	4 940	2 504	517	145
西藏自治区	0	0	0	0	0
陕 西 省	24 123	5 850	2 609	762	135
甘 肃 省	9 691	3 857	2 232	373	121
青 海 省	1 814	586	256	48	11
宁夏回族自治区	3 045	967	536	74	21
新疆维吾尔自治区	6 118	2 142	1 430	146	58

2014 年各地区中医医院卫生技术人员数 （二）

单位：人

	注册护士	其中：助产士	药师（士）	其中：西药师（士）	中药师（士）
全国总计	267 493	4 978	52 028	23 169	28 859
北京市	7 402	13	1 943	595	1 348
天津市	2 772	21	680	255	425
河北省	9 841	377	1 860	867	993
山西省	4 640	118	1 078	419	659
内蒙古自治区	3 949	39	856	316	540
辽宁省	6 915	77	1 618	561	1 057
吉林省	4 698	25	993	437	556
黑龙江省	6 544	60	1 818	742	1 076
上海市	3 294	15	826	313	513
江苏省	18 732	260	3 159	1 525	1 634
浙江省	15 264	314	3 294	1 684	1 610
安徽省	10 605	202	1 680	806	874
福建省	7 585	598	1 539	752	787
江西省	9 032	280	1 876	924	952
山东省	21 216	357	3 431	1 456	1 975
河南省	19 732	338	3 674	1 531	2 143
湖北省	12 554	199	2 505	975	1 530
湖南省	17 794	352	3 347	1 304	2 043
广东省	19 251	191	4 569	2 230	2 339
广西壮族自治区	10 646	245	1 804	976	828
海南省	1 634	77	311	185	126
重庆市	6 666	58	1 036	503	533
四川省	17 195	193	2 767	1 404	1 363
贵州省	6 035	223	852	403	449
云南省	6 082	95	1 068	493	575
西藏自治区	0	0	0	0	0
陕西省	9 862	122	1 749	737	1 012
甘肃省	3 298	57	680	279	401
青海省	710	10	191	93	98
宁夏回族自治区	1 124	19	305	161	144
新疆维吾尔自治区	2 421	43	519	243	276

2014 年各地区中医医院卫生技术人员数（三）

单位：人

	检验技师（士）	影像技师（士）	其他卫生技术人员	其中：见习医师	内：中医
全国总计	**21 653**	**12 581**	**60 912**	**24 234**	**6 615**
北京市	633	341	1 324	441	333
天津市	271	88	1 066	544	317
河北省	1 014	626	2 809	774	227
山西省	504	305	871	236	97
内蒙古自治区	381	255	1 142	514	160
辽宁省	660	314	1 310	433	124
吉林省	403	278	1 425	487	88
黑龙江省	712	403	2 001	607	136
上海市	294	140	430	21	4
江苏省	1 278	450	3 277	1 827	296
浙江省	1 316	457	3 028	1 427	355
安徽省	770	485	1 890	867	213
福建省	598	318	1 551	566	166
江西省	836	515	1 344	505	162
山东省	1 437	870	4 148	1 450	266
河南省	1 551	1 451	4 937	1 906	523
湖北省	975	555	2 066	1 008	209
湖南省	1 313	1 023	2 358	801	262
广东省	1 443	622	5 148	1 549	236
广西壮族自治区	819	374	3 154	1 373	541
海南省	118	52	367	209	87
重庆市	435	208	1 616	561	113
四川省	1 302	642	3 318	1 438	473
贵州省	453	312	1 895	1 216	453
云南省	491	280	2 173	950	320
西藏自治区	0	0	0	0	0
陕西省	927	747	4 226	1 774	184
甘肃省	304	241	938	367	151
青海省	82	48	149	52	4
宁夏回族自治区	99	60	416	152	68
新疆维吾尔自治区	234	121	535	179	47

2014 年各地区中医医院的机构、床位增减情况

	机构数（个）				床位数（张）			
	2013 年	2014 年	增减数	增减（%）	2013 年	2014 年	增减数	增减（%）
全 国 总 计	**3 015**	**3 115**	**100**	**3. 32**	**608 843**	**665 005**	**56 162**	**9. 22**
北 京 市	134	144	10	7. 46	12 276	13 150	874	7. 12
天 津 市	37	40	3	8. 11	5 685	5 836	151	2. 66
河 北 省	177	179	2	1. 13	27 495	30 105	2 610	9. 49
山 西 省	191	188	− 3	− 1. 57	14 851	14 914	63	0. 42
内蒙古自治区	68	79	11	16. 18	9 295	10 319	1 024	11. 02
辽 宁 省	106	106	0	0. 00	20 396	21 848	1 452	7. 12
吉 林 省	71	73	2	2. 82	12 272	12 540	268	2. 18
黑 龙 江 省	128	130	2	1. 56	17 331	19 476	2 145	12. 38
上 海 市	18	18	0	0. 00	5 356	5 829	473	8. 83
江 苏 省	97	102	5	5. 15	36 410	39 247	2 837	7. 79
浙 江 省	129	132	3	2. 33	29 058	30 594	1 536	5. 29
安 徽 省	92	96	4	4. 35	22 994	25 653	2 659	11. 56
福 建 省	77	78	1	1. 30	15 621	16 872	1 251	8. 01
江 西 省	98	100	2	2. 04	20 037	22 692	2 655	13. 25
山 东 省	169	179	10	5. 92	46 411	49 907	3 496	7. 53
河 南 省	220	233	13	5. 91	46 479	51 264	4 785	10. 29
湖 北 省	98	102	4	4. 08	28 259	31 217	2 958	10. 47
湖 南 省	133	135	2	1. 50	38 656	42 403	3 747	9. 69
广 东 省	142	148	6	4. 23	35 458	38 816	3 358	9. 47
广西壮族自治区	88	90	2	2. 27	19 137	21 450	2 313	12. 09
海 南 省	17	16	− 1	− 5. 88	3 000	3 325	325	10. 83
重 庆 市	46	48	2	4. 35	15 143	17 028	1 885	12. 45
四 川 省	184	189	5	2. 72	41 065	45 478	4 413	10. 75
贵 州 省	82	83	1	1. 22	15 145	17 490	2 345	15. 48
云 南 省	112	120	8	7. 14	20 101	21 694	1 593	7. 92
西藏自治区	0	0	0	—	0	0	0	—
陕 西 省	145	144	− 1	− 0. 69	22062	23 702	23 440	7. 43
甘 肃 省	73	76	3	4. 11	15 936	17 661	1 725	10. 82
青 海 省	13	13	0	0. 00	2 145	2 302	157	7. 32
宁夏回族自治区	19	19	0	0. 00	3 599	3 825	226	6. 28
新疆维吾尔自治区	51	55	4	7. 84	7 170	8 368	1 198	16. 71

2014 年各地区中医医院人员增减情况

	2013 年	2014 年	增减数	增减（%）
全 国 总 计	713 816	769 166	55 350	7.75
北 京 市	23 284	24 984	1 700	7.30
天 津 市	9 135	9 634	499	5.46
河 北 省	31 881	33 936	2 055	6.45
山 西 省	15 468	15 876	408	2.64
内蒙古自治区	10 510	12 428	1 918	18.25
辽 宁 省	22 019	22 327	308	1.40
吉 林 省	15 505	16 228	723	4.66
黑 龙 江 省	22 406	23 296	890	3.97
上 海 市	8 651	9 488	837	9.68
江 苏 省	44 402	48 201	3 799	8.56
浙 江 省	40 625	43 355	2 730	6.72
安 徽 省	25 629	27 550	1 921	7.50
福 建 省	19 022	20 657	1 635	8.60
江 西 省	22 299	24 150	1 851	8.30
山 东 省	55 303	58 328	3 025	5.47
河 南 省	54 945	60 192	5 247	9.55
湖 北 省	30 304	32 531	2 227	7.35
湖 南 省	43 510	45 702	2 192	5.04
广 东 省	52 434	55 990	3 556	6.78
广西壮族自治区	26 187	28 847	2 660	10.16
海 南 省	4 075	4 313	238	5.84
重 庆 市	14 087	17 394	3 307	23.48
四 川 省	42 327	46 310	3 983	9.41
贵 州 省	14 270	16 187	1 917	13.43
云 南 省	16 114	18 100	1 986	12.32
西 藏 自 治 区	0	0	0	—
陕 西 省	26 524	28 604	2 080	7.84
甘 肃 省	10 464	11 355	891	8.51
青 海 省	2 068	2 041	−27	−1.31
宁夏回族自治区	3 372	3 527	155	4.60
新疆维吾尔自治区	6 996	7 635	639	9.13

2014 年各地区中西医结合医院机构、床位数

	机构数（个）	编制床位（张）	实有床位（张）	其中：	
				特需服务床位（张）	负压病房床位（张）
全国总计	384	62 613	67 277	537	21
北京市	18	5 523	5 453	28	0
天津市	4	1 800	1 660	0	0
河北省	31	3 972	5 260	0	0
山西省	14	1 567	1 959	20	0
内蒙古自治区	13	1 064	1 066	8	2
辽宁省	8	1 438	1 400	2	0
吉林省	5	1 328	1 505	0	0
黑龙江省	9	876	848	0	0
上海市	8	3 322	3 395	112	1
江苏省	23	4 907	5 803	14	0
浙江省	26	5 605	4 741	126	0
安徽省	15	1 345	1 582	12	0
福建省	9	2 290	2 793	39	0
江西省	8	989	958	0	0
山东省	15	1 805	2 745	2	0
河南省	16	1 402	1 510	20	10
湖北省	14	2 987	2 771	0	0
湖南省	18	1 496	1 576	31	0
广东省	11	2 465	1 985	2	1
广西壮族自治区	10	2 816	2 893	23	0
海南省	5	405	360	0	0
重庆市	9	1 521	1 482	2	0
四川省	22	6 061	6 846	61	5
贵州省	16	1 010	1 437	0	0
云南省	32	1 739	1 914	1	0
西藏自治区	1	50	50	10	0
陕西省	8	1 141	1 316	22	2
甘肃省	9	1 084	1 244	2	0
青海省	1	30	30	0	0
宁夏回族自治区	2	120	128	0	0
新疆维吾尔自治区	4	455	567	0	0

2014 年各地区中西医结合医院人员数

单位：人

	在岗职工数	其中：			
		卫生技术人员	其他技术人员	管理人员	工勤技能人员
全国总计	81 144	67 589	3 335	4 033	6 187
北京市	6 595	5 393	338	277	587
天津市	2 514	1 979	89	222	224
河北省	6 111	5 229	310	197	375
山西省	2 078	1 802	47	109	120
内蒙古自治区	851	723	43	38	47
辽宁省	1 478	1 216	58	61	143
吉林省	1 734	1 404	83	135	112
黑龙江省	675	595	47	20	13
上海市	5 366	4 535	355	261	215
江苏省	7 543	6 282	276	317	668
浙江省	5 934	5 063	333	224	314
安徽省	1 331	497	55	114	88
福建省	3 273	2 831	87	106	249
江西省	1 432	1 149	46	110	127
山东省	3 452	2 974	168	112	198
河南省	1 518	1 223	58	80	157
湖北省	3 523	3 094	21	242	166
湖南省	1 582	1 290	115	68	109
广东省	3 726	3 031	138	127	430
广西壮族自治区	4 909	3 855	95	334	625
海南省	593	457	42	38	56
重庆市	1 504	1 124	63	107	210
四川省	7 139	6 041	229	343	526
贵州省	1 043	882	34	71	56
云南省	1 567	463	111	87	129
西藏自治区	12	12	0	0	0
陕西省	1 425	1 163	53	132	77
甘肃省	877	748	34	43	52
青海省	33	30	1	1	1
宁夏回族自治区	157	126	4	11	16
新疆维吾尔自治区	585	440	2	46	97

2014 年各地区中西医结合医院卫生技术人员数（一）

单位：人

	卫生技术人员	执业医师	其中：中医类别	执业助理医师	其中：中医类别
全 国 总 计	**67 589**	**22 644**	**7 103**	**1 688**	**426**
北 京 市	5 393	1 997	740	94	33
天 津 市	1 979	638	257	6	3
河 北 省	5 229	1 954	712	177	58
山 西 省	1 802	579	150	38	9
内蒙古自治区	723	207	54	63	9
辽 宁 省	1 216	470	146	36	11
吉 林 省	1 404	498	233	17	4
黑 龙 江 省	595	263	47	42	5
上 海 市	4 535	1 607	581	19	0
江 苏 省	6 282	2 090	433	121	5
浙 江 省	5 063	1 766	469	75	9
安 徽 省	1 331	497	198	29	15
福 建 省	2 831	917	255	50	13
江 西 省	1 149	404	114	35	4
山 东 省	2 974	852	244	81	22
河 南 省	1 223	391	181	189	71
湖 北 省	3 094	1 061	283	24	7
湖 南 省	1 290	344	129	142	26
广 东 省	3 031	977	342	52	19
广西壮族自治区	3 855	1 299	478	36	11
海 南 省	457	112	14	15	2
重 庆 市	1 124	325	103	37	14
四 川 省	6 041	1 956	643	79	25
贵 州 省	882	235	57	71	21
云 南 省	1 567	463	87	54	11
西藏自治区	12	5	2	1	0
陕 西 省	1 163	367	68	26	4
甘 肃 省	748	259	52	31	7
青 海 省	30	9	4	4	1
宁夏回族自治区	126	30	5	7	0
新疆维吾尔自治区	440	72	22	37	7

2014 年各地区中西医结合医院卫生技术人员数（二）

单位：人

	注册护士	其中：助产士	药师（士）	其中：	
				西药师（士）	中药师（士）
全国总计	29 732	707	4 282	2 604	1 678
北京市	2 319	35	318	170	148
天津市	759	0	187	78	109
河北省	1 945	47	260	170	90
山西省	778	30	94	63	31
内蒙古自治区	243	4	69	40	29
辽宁省	525	8	86	54	32
吉林省	548	3	149	35	114
黑龙江省	166	1	31	12	19
上海市	2 137	19	348	182	166
江苏省	2 884	38	382	251	131
浙江省	2 214	92	361	253	108
安徽省	588	19	63	34	29
福建省	1 379	84	168	117	51
江西省	530	40	86	56	30
山东省	1 301	22	218	162	56
河南省	388	8	60	33	27
湖北省	1 645	7	155	108	47
湖南省	510	11	79	48	31
广东省	1 317	29	241	152	89
广西壮族自治区	1 801	67	228	149	79
海南省	195	12	31	26	5
重庆市	512	2	58	35	23
四川省	3 043	55	316	176	140
贵州省	350	24	51	31	20
云南省	602	15	88	68	20
西藏自治区	3	0	0	0	0
陕西省	548	21	57	40	17
甘肃省	265	12	62	38	24
青海省	9	0	4	1	3
宁夏回族自治区	46	2	8	5	3
新疆维吾尔自治区	182	0	24	17	7

2014 年各地区中西医结合医院卫生技术人员数（三）

单位：人

	检验技师（士）	影像技师（士）	其他卫生技术人员	其中： 见习医师	内：中医
全国总计	2 350	1 164	5 729	1 904	307
北京市	167	67	431	172	72
天津市	76	25	288	15	0
河北省	169	122	602	111	17
山西省	80	30	203	23	10
内蒙古自治区	26	22	93	15	5
辽宁省	49	26	24	0	0
吉林省	42	26	124	64	4
黑龙江省	23	10	60	16	2
上海市	189	98	137	15	0
江苏省	231	91	483	264	44
浙江省	158	65	424	68	9
安徽省	44	21	89	36	10
福建省	84	31	202	134	21
江西省	45	21	28	2	0
山东省	84	28	410	60	1
河南省	41	31	123	32	0
湖北省	119	41	49	5	2
湖南省	46	46	123	46	15
广东省	102	65	277	135	7
广西壮族自治区	138	54	299	119	16
海南省	18	13	73	31	0
重庆市	37	12	143	66	15
四川省	205	94	348	190	35
贵州省	33	28	114	71	8
云南省	56	35	269	73	3
西藏自治区	1	1	1	0	0
陕西省	42	26	97	40	0
甘肃省	30	21	80	41	4
青海省	1	1	2	2	0
宁夏回族自治区	5	2	28	5	0
新疆维吾尔自治区	9	11	105	53	7

2014 年各地区中西医结合医院的机构、床位增减情况

	机构数（个）				床位数（张）			
	2013 年	2014 年	增减数	增减（%）	2013 年	2014 年	增减数	增减（%）
全国总计	358	384	26	7.26	58 774	67 277	8 503	14.47
北京市	15	18	3	20.00	4 868	5 453	585	12.02
天津市	6	4	-2	-33.33	1 700	1 660	-40	-2.35
河北省	34	31	-3	-8.82	5 077	5 260	183	3.60
山西省	14	14	0	0.00	1 605	1 959	354	22.06
内蒙古自治区	11	13	2	18.18	1 270	1 066	-204	-16.06
辽宁省	6	8	2	33.33	790	1 400	610	77.22
吉林省	8	5	-3	-37.50	1 706	1 505	-201	-11.78
黑龙江省	8	9	1	12.50	479	848	369	77.04
上海市	8	8	0	0.00	3 319	3 395	76	2.29
江苏省	20	23	3	15.00	4 275	5 803	1 528	35.74
浙江省	21	26	5	23.81	3 243	4 741	1 498	46.19
安徽省	14	15	1	7.14	1 456	1 582	126	8.65
福建省	7	9	2	28.57	2 563	2 793	230	8.97
江西省	7	8	1	14.29	918	958	40	4.36
山东省	15	15	0	0.00	2 771	2 745	-26	-0.94
河南省	15	16	1	6.67	1 385	1 510	125	9.03
湖北省	13	14	1	7.69	2 632	2 771	139	5.28
湖南省	16	18	2	12.50	1 373	1 576	203	14.79
广东省	11	11	0	0.00	1 972	1 985	13	0.66
广西壮族自治区	10	10	0	0.00	2 860	2 893	33	1.15
海南省	5	5	0	0.00	360	360	0	0.00
重庆市	8	9	1	12.50	1 038	1 482	444	42.77
四川省	20	22	2	10.00	5 412	6 846	1 434	26.50
贵州省	13	16	3	23.08	1 236	1 437	201	16.26
云南省	32	32	0	0.00	1 800	1 914	114	6.33
西藏自治区	0	1	-	-	0	50	50	-
陕西省	6	8	2	33.33	953	1 316	363	38.09
甘肃省	7	9	2	28.57	973	1 244	271	27.85
青海省	1	1	0	0.00	30	30	0	0.00
宁夏回族自治区	3	2	-1	-33.33	168	128	-40	-23.81
新疆维吾尔自治区	4	4	0	0.00	542	567	25	4.61

2014 年各地区中西医结合医院人员增减情况

单位：人

	2013 年	2014 年	增减数	增减（%）
全国总计	70 886	81 144	9 674	14.47
北 京 市	4 816	6 595	1 779	36.94
天 津 市	2 790	2 514	−276	−9.89
河 北 省	5 641	6 111	470	8.33
山 西 省	1 998	2 078	80	4.00
内蒙古自治区	1 023	851	−172	−16.81
辽 宁 省	691	1 478	787	113.89
吉 林 省	1 937	1 734	−203	−10.48
黑 龙 江 省	401	675	274	68.33
上 海 市	5 079	5 366	287	5.65
江 苏 省	6 357	7 543	1 186	18.66
浙 江 省	4 062	5 934	1 872	46.09
安 徽 省	1 457	1 331	−126	−8.65
福 建 省	2 824	3 273	449	15.90
江 西 省	1 410	1 432	22	1.56
山 东 省	2 970	3 452	482	16.23
河 南 省	1 327	1 518	191	14.39
湖 北 省	3 299	3 523	224	6.79
湖 南 省	1 358	1 582	224	16.49
广 东 省	3 447	3 726	279	8.09
广西壮族自治区	4 819	4 909	90	1.87
海 南 省	593	593	0	0.00
重 庆 市	1 260	1 504	244	19.37
四 川 省	5 835	7 139	1 304	22.35
贵 州 省	928	1 043	115	12.39
云 南 省	1 884	1 567	−317	−16.83
西藏自治区	0	12	12	－
陕 西 省	1 255	1 425	170	13.55
甘 肃 省	634	877	243	38.33
青 海 省	33	33	0	0.00
宁夏回族自治区	178	157	−21	−11.80
新疆维吾尔自治区	580	585	5	0.86

2014 年各地区民族医医院机构、床位数

	机构数（个）	编制床位（张）	实有床位（张）	其中：	
				特需服务床位（张）	负压病房床位（张）
全 国 总 计	233	23 146	22 768	275	91
北 京 市	3	200	177	0	0
内蒙古自治区	55	6 777	5 898	65	20
辽 宁 省	1	300	300	16	0
吉 林 省	2	140	82	0	0
黑 龙 江 省	5	277	272	0	0
福 建 省	2	100	80	0	0
山 东 省	3	184	199	0	0
湖 北 省	3	840	869	0	0
湖 南 省	3	117	106	0	0
广西壮族自治区	4	292	355	0	0
四 川 省	23	1 501	778	2	0
贵 州 省	9	557	521	0	0
云 南 省	3	400	362	0	0
西 藏 自 治 区	20	1 215	1 298	19	33
甘 肃 省	13	792	818	20	0
青 海 省	36	3 023	2 767	59	11
宁夏回族自治区	3	115	115	5	0
新疆维吾尔自治区	45	6 316	7 771	89	27

2014 年各地区民族医医院人员数

单位：人

	在岗职工数	其中：			
		卫生技术人员	其他技术人员	管理人员	工勤技能人员
全 国 总 计	19 404	16 008	1 083	892	1 421
北 京 市	463	270	72	32	89
内蒙古自治区	5 717	4 884	286	252	295
辽 宁 省	153	111	1	38	3
吉 林 省	139	118	8	13	0
黑 龙 江 省	196	157	9	12	18
福 建 省	81	69	1	5	6
山 东 省	127	92	3	20	12
湖 北 省	538	434	18	46	40
湖 南 省	68	48	12	4	4
广西壮族自治区	529	449	21	21	38
四 川 省	699	583	30	46	40
贵 州 省	543	432	58	27	26
云 南 省	256	206	6	23	21
西 藏 自 治 区	1 347	1 066	29	83	169
甘 肃 省	649	575	17	29	28
青 海 省	1 767	1 424	114	67	162
宁夏回族自治区	56	48	2	3	3
新疆维吾尔自治区	6 076	5 042	396	171	467

2014 年各地区民族医医院卫生技术人员数（一）

单位：人

	卫生技术人员	执业医师	其中：中医类别	执业助理医师	其中：中医类别
全国总计	**16 008**	**5 416**	**3 281**	**1 151**	**718**
北京市	270	95	44	10	3
内蒙古自治区	4 884	1 999	1 315	175	118
辽宁省	111	49	43	6	4
吉林省	118	48	37	1	0
黑龙江省	157	60	11	13	1
福建省	69	19	3	5	0
山东省	92	44	8	3	0
湖北省	434	126	19	19	3
湖南省	48	16	5	3	2
广西壮族自治区	449	114	62	37	22
四川省	583	265	164	71	42
贵州省	432	75	33	15	3
云南省	206	89	53	13	6
西藏自治区	1 066	541	291	60	28
甘肃省	575	227	150	65	54
青海省	1 424	469	368	119	91
宁夏回族自治区	48	18	7	1	1
新疆维吾尔自治区	5 042	1 162	668	535	340

2014 年各地区民族医医院卫生技术人员数（二）

单位：人

	注册护士	其中：助产士	药师（士）	其中：	
				西药师（士）	中药师（士）
全国总计	**4 711**	**135**	**1 673**	**473**	**1 200**
北京市	108	0	15	7	8
内蒙古自治区	1 454	42	486	109	377
辽宁省	15	0	29	5	24
吉林省	39	0	21	15	6
黑龙江省	54	0	11	7	4
福建省	24	5	6	4	2
山东省	26	0	12	7	5
湖北省	198	11	25	13	12
湖南省	10	0	8	2	6
广西壮族自治区	148	6	46	35	11
四川省	96	0	27	7	20
贵州省	162	2	29	14	15
云南省	54	0	9	5	4
西藏自治区	215	0	127	22	105
甘肃省	119	16	31	14	17
青海省	388	7	148	30	118
宁夏回族自治区	15	1	8	4	4
新疆维吾尔自治区	1 586	45	635	173	462

2014 年各地区民族医医院卫生技术人员数（三）

单位：人

	检验技师（士）	影像技师（士）	其他卫生技术人员	其中：	
				见习医师	内：中医
全国总计	**486**	**325**	**2246**	**698**	**252**
北京市	10	7	25	3	1
内蒙古自治区	141	86	543	181	68
辽宁省	5	3	4	0	0
吉林省	1	0	8	8	2
黑龙江省	8	4	7	0	0
福建省	3	3	9	0	0
山东省	6	1	0	0	0
湖北省	16	14	36	19	0
湖南省	2	0	9	3	0
广西壮族自治区	18	10	76	46	15
四川省	20	13	91	9	8
贵州省	7	7	137	51	16
云南省	3	6	32	10	9
西藏自治区	18	19	86	29	3
甘肃省	12	13	108	21	3
青海省	47	28	225	111	21
宁夏回族自治区	2	3	1	0	0
新疆维吾尔自治区	167	108	849	207	106

2014 年各地区民族医医院的机构、床位增减情况

	机构数（个）				床位数（张）			
	2013 年	2014 年	增减数	增减（%）	2013 年	2014 年	增减数	增减（%）
全国总计	**217**	**233**	**16**	**7.37**	**19 176**	**22 768**	**3 592**	**18.73**
北京市	3	3	0	0.00	121	177	56	46.28
内蒙古自治区	48	55	7	14.58	4 689	5 898	1 209	25.78
辽宁省	1	1	0	0.00	300	300	0	0.00
吉林省	2	2	0	0.00	82	82	0	0.00
黑龙江省	6	5	−1	−16.67	357	272	−85	−23.81
福建省	2	2	0	0.00	100	80	−20	−20.00
山东省	3	3	0	0.00	199	199	0	0.00
湖北省	3	3	0	0.00	443	869	426	96.16
湖南省	3	3	0	0.00	73	106	33	45.21
广西壮族自治区	4	4	0	0.00	321	355	34	10.59
四川省	23	23	0	0.00	576	778	202	35.07
贵州省	7	9	2	28.57	557	521	−36	−6.46
云南省	3	3	0	0.00	277	362	85	30.69
西藏自治区	19	20	1	5.26	1 109	1 298	189	17.04
甘肃省	12	13	1	8.33	716	818	102	14.25
青海省	29	36	7	24.14	1 877	2 767	890	47.42
宁夏回族自治区	3	3	0	0.00	126	115	−11	−8.73
新疆维吾尔自治区	46	45	−1	−2.17	7 253	7 771	518	7.14

2014 年各地区民族医医院人员增减情况

单位：人

	2013 年	2014 年	增减数	增减（％）
全 国 总 计	16 706	19 404	2 698	16. 15
北 京 市	435	463	28	6. 44
内蒙古自治区	4 485	5 717	1 232	27. 47
辽 宁 省	156	153	-3	-1. 92
吉 林 省	155	139	-16	-10. 32
黑 龙 江 省	260	196	-64	-24. 62
福 建 省	81	81	0	0. 00
山 东 省	123	127	4	3. 25
湖 北 省	469	538	69	14. 71
湖 南 省	59	68	9	15. 25
广西壮族自治区	490	529	39	7. 96
四 川 省	624	699	75	12. 02
贵 州 省	356	543	187	52. 53
云 南 省	268	256	-12	-4. 48
西藏自治区	1 300	1 347	47	3. 62
甘 肃 省	625	649	24	3. 84
青 海 省	1 408	1 767	359	25. 50
宁夏回族自治区	56	56	0	0. 00
新疆维吾尔自治区	5 356	6 076	720	13. 44

2014 年按床位数分组的中医类医院数情况

单位：个

	总计	0～49 张	50～99 张	100～199 张	200～299 张
总计	3 732	942	650	830	481
中医医院	3 115	703	503	713	446
中西医结合医院	384	143	91	60	26
民族医医院	233	96	56	57	9

续表

	300～399 张	400～499 张	500～799 张	800 张及以上
总计	241	226	242	120
中医医院	222	205	220	103
中西医结合医院	11	20	17	16
民族医医院	8	1	5	1

2014 年按等级分组的中医类医院数情况

单位：个

	合计	中医医院	中西医结合医院	民族医医院
总计	3 732	3 115	384	233
三级	425	368	47	10
三级甲等	336	287	42	7
三级乙等	76	71	2	3
三级丙等	2	1	1	0
未评等次	11	9	2	0
二级	1 791	1 629	70	92
二级甲等	1 234	1 150	37	47
二级乙等	354	310	16	28
二级丙等	9	5	1	3
未评等次	194	164	16	14
一级	537	400	100	37
一级甲等	81	60	14	7
一级乙等	34	20	10	4
一级丙等	46	41	3	2
未评等次	376	279	73	24
其他	979	718	167	94

2014 年中医医院等级情况

单位：个

	合计	中医综合医院	中医专科医院	其中：肛肠医院	骨伤医院	针灸医院	按摩医院	其他中医专科医院
总计	3 115	2 649	466	57	186	13	25	185
三级	368	348	20	4	11	2	0	3
三级甲等	287	269	18	3	10	2	0	3
三级乙等	71	70	1	1	0	0	0	0
三级丙等	1	1	0	0	0	0	0	0
未评等次	9	8	1	0	1	0	0	0
二级	1 629	1 564	65	11	32	0	4	18
二级甲等	1 150	1 116	34	6	17	0	3	8
二级乙等	310	299	11	1	7	0	1	2
二级丙等	5	3	2	0	0	0	0	2
未评等次	164	146	18	4	8	0	0	6
一级	400	277	123	23	56	4	5	35
一级甲等	60	44	16	3	9	0	1	3
一级乙等	20	14	6	2	4	0	0	0
一级丙等	41	31	10	1	7	1	0	1
未评等次	279	188	91	17	36	3	4	31
其他	718	460	258	19	87	7	16	129

2014 年民族医医院等级情况

单位：个

	合计	蒙医医院	藏医医院	维医医院	傣医医院	其他民族医医院
总计	233	66	88	40	1	38
三级	10	6	3	1	0	0
三级甲等	7	4	2	1	0	0
三级乙等	3	2	1	0	0	0
三级丙等	0	0	0	0	0	0
未评等次	0	0	0	0	0	0
二级	92	35	25	22	0	9
二级甲等	47	14	17	9	1	6
二级乙等	28	16	5	5	0	2
二级丙等	3	2	1	0	0	0
未评等次	14	3	2	8	0	1
一级	37	12	2	13	0	10
一级甲等	7	3	1	2	0	1
一级乙等	4	0	0	1	0	3
一级丙等	2	0	0	0	0	2
未评等次	24	9	1	10	0	4
其他	94	13	58	4	1	19

2014 年各地区万人口中医类医院床位数及万人口全国中医执业（助理）医师数

地 区	人口（万人）	床位数（张）	床位数/万人口（张）	全国位次	中医执业（助理）医师数（人）	中医执业（助理）医师数/万人口（人）	全国位次
全国总计	136 782	755 050	5.52	—	418 573	3.06	—
北京市	2 152	18 780	8.73	2	14 652	6.81	1
天津市	1 517	7 496	4.94	24	5 977	3.94	7
河北省	7 384	35 365	4.79	25	22 476	3.04	13
山西省	3 648	16 873	4.63	26	13 986	3.83	8
内蒙古自治区	2 505	17 283	6.90	5	11 474	4.58	3
辽宁省	4 391	23 548	5.36	18	11 666	2.66	22
吉林省	2 752	14 127	5.13	22	8 402	3.05	12
黑龙江省	3 833	20 596	5.37	17	9 683	2.53	24
上海市	2 426	9 224	3.80	31	7 118	2.93	16
江苏省	7 960	45 050	5.66	13	20 038	2.52	25
浙江省	5 508	35 335	6.42	9	20 321	3.69	9
安徽省	6 083	27 235	4.48	27	11 468	1.89	31

（续表）

地 区	人口（万人）	床位数（张）	床位数/万人口（张）	全国位次	中医执业（助理）医师数（人）	中医执业（助理）医师数/万人口（人）	全国位次
福 建 省	3 806	19 745	5.19	21	12 349	3.24	10
江 西 省	4 542	23 650	5.21	19	10 547	2.32	27
山 东 省	9 789	52 851	5.40	16	28 393	2.90	17
河 南 省	9 436	52 774	5.59	14	27 852	2.95	15
湖 北 省	5 816	34 857	5.99	12	14 708	2.53	23
湖 南 省	6 737	44 085	6.54	7	18 604	2.76	20
广 东 省	10 724	40 801	3.80	30	30 903	2.88	18
广西壮族自治区	4 754	24 698	5.20	20	11 883	2.50	26
海 南 省	903	3 685	4.08	29	1 724	1.91	30
重 庆 市	2 991	18 510	6.19	10	12 046	4.03	5
四 川 省	8 140	53 102	6.52	8	41 444	5.09	2
贵 州 省	3 508	19 448	5.54	15	7 528	2.15	28
云 南 省	4 714	23 970	5.08	23	9 382	1.99	29
西藏自治区	318	1 348	4.24	28	998	3.14	11
陕 西 省	3 775	25 018	6.63	6	11 182	2.96	14
甘 肃 省	2 591	19 723	7.61	3	11 352	4.38	4
青 海 省	583	5 099	8.75	1	2 309	3.96	6
宁夏回族自治区	662	4 068	6.15	11	1 838	2.78	19
新疆维吾尔自治区	2 298	16 706	7.27	4	6 270	2.73	21

2014 年中医类医疗机构资源及服务占全国医疗资源及服务的比例

	中医类机构		中医执业（助理）医师		实有床位		诊疗量		出院人数	
	机构数（个）	占比（%）	人员数（人）	占比（%）	床位数（张）	占比（%）	人数（万人次）	占比（%）	人数（万人）	占比（%）
中医类医院	3 732	14.43	123 946	7.82	755 050	15.22	53 058.1	17.85	2 227.1	14.54
中医类门诊部	1 492	12.40	6 111	10.20	736	8.86	1 525.5	17.36	1.4	6.74
中医类诊所	39 174	25.24	34 262	16.74	—	—	11 342.0	24.42	—	—

注：占比系中医类医院、门诊部、诊所分别占全国医院、门诊部、诊所的资源量及服务量的比例。

二、中医医疗机构运营与服务

2014 年医疗卫生机构分科床位、门急诊人次及出院人数

科室名称	实有床位（张）	门急诊人次（人次）	出院人数（人）	构成（%）		
				实有床位	门急诊人次	出院人数
总计	**6 601 214**	**4 822 378 887**	**203 657 291**	**100.00**	**100.00**	**100.00**
中医合计	869 257	735 216 364	25 209 048	13.17	15.25	12.38
中医科	764 251	667 047 922	22 481 431	11.58	13.83	11.04
民族医学科	20 277	7 358 136	455 829	0.31	0.15	0.22
中西医结合科	84 729	60 810 306	2 271 788	1.28	1.26	1.12

2014 年全国医院、中医类医院门诊服务情况（一）

	机构数（个）	总诊疗人次数（人次）					家庭卫生服务人次数
		总计	其中：门急诊人次数				
			合计	门诊人次数	急诊人次数		
					小计	死亡数	
医院	**25 860**	**2 972 069 922**	**2 902 939 060**	**2 645 078 385**	**257 860 675**	**207 973**	**4 955 828**
中医类医院	**3 732**	**530 580 678**	**51 5234 227**	**481 088 112**	**34 146 115**	**21 290**	**1 193 380**
中医医院	3 115	471 641 676	458261 556	428 495 038	29 766 518	18 121	710 511
中西医结合医院	384	51 013 480	49 490 855	45 420 286	4 070 569	3 046	390 324
民族医医院	233	7 925 522	7 481 816	7 172 788	309 028	123	92 545

2014 年全国医院、中医类医院门诊服务情况（二）

	观察室留观病例		健康检查人次数（人次）	总诊疗人次中：预约诊疗人次数（人次）	急诊死亡率（%）	观察室病死率（%）	预约诊疗人次占总诊疗人次百分比（%）
	例数（例）	死亡人数（人）					
医院	**32 700 528**	**34 652**	**153 550 321**	**217 768 899**	**0.08**	**0.11**	**7.33**
中医类医院	**4 656 170**	**3 878**	**20 803 686**	**32 012 611**	**0.06**	**0.08**	**6.03**
中医医院	4 142 001	3 728	18 194 731	28 281 567	0.06	0.09	6.00
中西医结合医院	486 467	141	2 409 392	3 666 752	0.07	0.03	7.19
民族医医院	27 702	9	199 563	64 292	0.04	0.03	0.81

2014 年全国医院、中医类医院住院服务情况（一）

单位：人

	入院人数	出院人数		转往基层医疗卫生机构
		总计	死亡人数	
医院	**153 751 386**	**153 190 733**	**696 862**	**428 387**
中医类医院	**22 376 806**	**22 271 102**	**86 023**	**61 188**
中医医院	20 105 654	20 015 393	72 571	58 417
中西医结合医院	1 778 587	1 769 930	12 711	1 414
民族医医院	492 565	485 779	741	1 357

2014 年全国医院、中医类医院住院服务情况（二）

	住院病人手术人次数（人次）	每百门急诊的入院人数（人）	死亡率（%）	医院向基层医疗卫生机构转诊率（%）
医院	41 121 043	5.30	0.45	0.28
中医类医院	4 809 437	4.34	0.38	0.27
中医医院	4 249 150	4.39	0.36	0.29
中西医结合医院	522 329	3.59	0.72	0.08
民族医医院	37 958	6.58	0.15	0.28

2014 年全国医院、中医类医院处方使用情况

	门诊处方（张）				
	总计	使用抗菌药物处方		中医处方数	
		小计	比例（%）	小计	比例（%）
医院	-	-	15.23	-	18.61
中医类医院	495 411 671	56 198 507	11.34	237 822 116	48.00
中医医院	442 134 288	49 384 739	11.17	217 463 365	49.18
中西医结合医院	47 627 402	6 351 983	13.34	17 087 156	35.88
民族医医院	5 649 981	461 735	8.17	3 271 595	57.90

2014 年全国医院、中医类医院病床使用情况（一）

	实有床位数（张）	实际开放总床日数（日）	平均开放病床数（张）	实际占用总床日数（日）	出院者占用总床日数（日）
医院	4 961 161	1 733 694 710	4 749 849	1 526 514 223	1 477 812 208
中医类医院	755 050	263 899 413	723 012	228 562 450	223 553 591
中医医院	665 005	233 137 282	638 712	203 625 793	199 594 163
中西医结合医院	67 277	23 243 356	63 680	19 573 442	18 736 424
民族医医院	22 768	7 518 775	20 599	5 363 215	5 223 004

2014 年全国医院、中医类医院病床使用情况（二）

	观察床数（张）	全年开设家庭病床总数（张）	病床周转次数（次）	病床工作日（日）	病床使用率（%）	出院者平均住院日（日）
医院	301 608	518 114	32.25	321.38	88.05	9.65
中医类医院	53 341	135 318	30.80	316.13	86.61	10.04
中医医院	49 456	110 901	31.34	318.80	87.34	9.97
中西医结合医院	2 852	8 747	27.79	307.37	84.21	10.59
民族医医院	1 033	15 670	23.58	260.36	71.33	10.75

2014 年全国医院、中医类医院医师工作效率

	医师人均全年担负		医师人均每日担负		医师人均年业务收入（元）
	诊疗人次（人次）	住院床日（日）	诊疗人次（人次）	住院床日（日）	
医院	1 877.09	964.11	7.51	2.64	1 195 411.30
中医类医院	2 022.15	871.10	8.06	2.39	963 499.72
中医医院	2 037.46	879.65	8.12	2.41	958 763.46
中西医结合医院	2 096.56	804.43	8.35	2.20	1 139 248.23
民族医医院	1 206.87	816.69	4.81	2.24	479 241.36

2014 年分市、县中医类医院门诊服务情况（一）

	机构数（个）	总诊疗人次数（人次）						家庭卫生服务人次数
		总计	其中：门急诊人次数					
			合计	门诊人次数	急诊人次数			
					小计	死亡数		
总计	3 732	530 580 678	515 234 227	481 088 112	34 146 115	21 290	1 193 380	
市	2 041	385 963 904	375 013 700	350 385 479	24 628 221	16 067	909 323	
县	1 691	144 616 774	140 220 527	130 702 633	9 517 894	5 223	284 057	

2014 年分市、县中医类医院门诊服务情况（二）

	门急诊人次占总诊疗人次（%）	观察室		观察室病死率（%）	健康检查人数（人）	其中：职业健康检查人次数
		留观病例数	死亡人数			
总计	7.24	4 656 064	3 722	0.08	19 594 226	26 035 746
市	97.28	2 980 935	2 902	0.10	13 541 992	24 719 613
县	97.15	1 675 129	820	0.05	6 052 234	1 316 133

2014 年分市、县中医类医院住院服务情况

	入院人数（人）	出院人数（人）				住院病人手术人次数（人次）	每百门急诊的入院人数（人）
		总计	转往基层医疗卫生机构	死亡	病死率（%）		
总计	22 376 806	22 271 102	61 188	86 023	0.39	4 809 437	4.34
市	12 896 146	12 845 553	40 475	67 131	0.52	3 149 767	3.44
县	9 480 660	9 425 549	20 713	18 892	0.20	1 659 670	6.76

2014 年分市、县中医类医院处方使用情况

	门诊处方（张）					
	总计	使用抗菌药物处方数		中医处方数		
		小计	比例（%）	小计	比例（%）	
总计	495 411 671	56 213 647	11.35	237 822 116	48.00	
市	376 473 527	36 497 602	9.69	188 890 252	50.17	
县	118 938 144	19 700 905	16.56	48 931 864	41.14	

2014 年分市、县中医类医院病床使用情况（一）

	编制床位（张）	实有床位数（张）	其中：		实际开放总床日数（床日）	平均开放病床数（张）
			特需服务床位	负压病房床位		
总计	752 047	754 930	5 334	1396	263 892 113	722 992
市	469 042	470 905	3 965	913	164 449 433	450 546
县	283 005	284 025	1 369	483	99 442 680	272 446

2014 年分市、县中医类医院病床使用情况（二）

	实际占用总床日数（床日）	出院者占用总床日数（床日）	观察床数（张）	全年开设家庭病床总数（张）
总计	**228 562 450**	**223 553 591**	**53 341**	**135 318**
市	146 959 893	144 044 481	20 083	52 880
县	81 602 557	79 509 110	33 258	82 438

2014 年分市、县中医类医院病床使用情况（三）

	病床周转次数（次）	病床工作日（日）	病床使用率（%）	出院者平均住院日（日）
总计	**30.80**	**316.13**	**86.61**	**10.04**
市	28.51	326.17	89.36	11.21
县	34.60	299.52	82.06	8.44

2014 年分市、县中医类医院医师工作效率

	医师人均全年担负		医师人均每日担负	
	诊疗人次（人次）	住院床日（日）	诊疗人次（人次）	住院床日（日）
总计	**2 022.15**	**871.10**	**8.06**	**2.39**
市	2 217.93	844.50	8.84	2.31
县	1 636.60	923.48	6.52	2.53

2014 年全国卫生计生部门综合医院、政府办中医综合医院院均总收支情况

	机构数（个）	总收入（千元）	总支出（千元）
综合医院合计	**4 676**	**273 411.33**	**260 655.79**
部属	27	3 281 586.96	3 098 086.96
省属	223	1 299 317.61	1 242 902.30
地级市属	938	461 781.10	439 335.22
县级市属	1 561	160 561.81	154 571.95
县属	1 927	112 264.16	106 189.76
中医综合医院合计	**2 146**	**105 568.36**	**101 053.17**
部属	5	1 295 986.00	1 227 161.40
省属	57	836 018.02	797 580.39
地级市属	302	211 633.62	202 815.75
县级市属	563	89 880.31	86 679.24
县属	1 219	47 498.59	45 292.40

2014 年全国卫生计生部门综合医院、政府办中医综合医院院均总收入情况

单位：千元

	总收入	其中：			
		医疗收入	财政补助收入	科教项目收入	其他收入
综合医院合计	**273 411. 33**	**248 605. 71**	**19 110. 19**	**1 043. 22**	**4 652. 21**
部属	3 281 586. 96	2 964 838. 59	173 325. 96	66 012. 22	77 410. 19
省属	1 299 317. 61	1 191 097. 72	741 92. 85	9 445. 53	24 581. 50
地级市属	461 781. 10	420 914. 17	33 279. 90	807. 78	6 779. 25
县级市属	160 561. 81	145 361. 11	12 074. 44	119. 77	3 006. 50
县属	112 264. 16	101 239. 59	9 377. 11	23. 23	1 624. 23
中医综合医院合计	**105 568. 36**	**93 823. 14**	**9 585. 02**	**403. 16**	**1 757. 04**
部属	1 295 986. 00	1 190 251. 40	55 984. 60	31 798. 60	17 951. 40
省属	836 018. 02	746 742. 26	66 719. 32	9 536. 77	13 019. 67
地级市属	211 633. 62	188 064. 59	19 706. 78	353. 45	3 508. 80
县级市属	89 880. 31	80 506. 53	7 728. 12	72. 06	1 573. 59
县属	47 498. 59	41 598. 20	5 073. 13	12. 53	814. 72

2014 年全国卫生计生部门综合医院、政府办中医综合医院院均医疗收入情况

单位：千元

	医疗收入	其中：	
		门诊收入	住院收入
综合医院合计	**248 605. 71**	**81 239. 19**	**167 366. 52**
部属	2 964 838. 59	1 065 671. 00	1 899 167. 59
省属	1 191 097. 72	371 918. 54	371 918. 54
地级市属	420 914. 17	134 631. 71	286 282. 46
县级市属	145 361. 11	52 016. 88	93 344. 24
县属	101 239. 59	31 489. 68	69 749. 91
中医综合医院合计	**93 823. 14**	**39 681. 80**	**54 141. 34**
部属	1 190 251. 40	861 502. 00	328 749. 40
省属	746 742. 26	361 544. 26	385 198. 00
地级市属	188 064. 59	79 583. 09	108 481. 50
县级市属	80 506. 53	32 854. 66	47 651. 88
县属	41 598. 20	14 528. 59	27 069. 61

2014 年全国卫生计生部门综合医院、政府办中医综合医院院均门诊收入情况 （一）

单位：千元

	门诊收入	内：			
		挂号收入	诊察收入	检查收入	化验收入
综合医院合计	**81 239. 19**	**595. 93**	**1 852. 12**	**17 193. 39**	**8 741. 08**
部属	1 065 671. 00	11 632. 44	21 217. 33	172 232. 41	121 133. 52
省属	371 918. 54	3 261. 91	8 923. 86	67 740. 42	39 028. 74
地级市属	134 631. 71	808. 84	2 599. 64	28 078. 28	14 265. 14
县级市属	52 016. 88	322. 17	1 432. 25	11 516. 09	5 837. 42
县属	31 489. 68	250. 91	738. 67	8 472. 16	3 324. 54
中医综合医院合计	**39 681. 80**	**399. 63**	**910. 11**	**5 757. 80**	**2 756. 11**
部属	861 502. 00	10 468. 60	15 908. 40	54 419. 60	47 617. 60
省属	361 544. 26	5 713. 19	7 265. 42	33 259. 09	23 564. 84
地级市属	79 583. 09	672. 00	1 727. 00	10 692. 48	5 411. 92
县级市属	32 854. 66	242. 84	906. 10	5 581. 67	2 423. 90
县属	14 528. 59	114. 81	350. 89	3 131. 05	1 094. 56

2014 年全国卫生计生部门综合医院、政府办中医综合医院院均门诊收入情况 （二）

单位：千元

	内：				
	治疗收入	手术收入	卫生材料收入	药品收入	药事服务费收入
综合医院合计	**7 411. 35**	**1 511. 42**	**2 428. 02**	**38 168. 58**	**69. 02**
部属	87 541. 41	21 114. 04	34 447. 26	567 489. 19	0. 00
省属	33 706. 02	8 533. 11	10 993. 93	183 915. 55	15. 61
地级市属	12 290. 79	2 344. 90	3 986. 32	65 127. 52	95. 62
县级市属	5 013. 48	898. 57	1 599. 04	22 969. 17	58. 34
县属	2 812. 97	514. 91	901. 10	13 075. 47	71. 87
中医综合医院合计	**3 805. 65**	**419. 54**	**679. 70**	**23 667. 12**	**59. 97**
部属	41 403. 20	2 895. 20	13 059. 20	666 569. 00	0. 00
省属	31 023. 11	2 427. 58	4 164. 32	245 895. 44	329. 47
地级市属	8 408. 06	766. 68	1 414. 23	48 014. 57	70. 77
县级市属	3 661. 17	441. 60	662. 55	17 458. 08	90. 29
县属	1 305. 26	219. 29	291. 94	7 474. 53	30. 94

2014 年全国卫生计生部门综合医院、政府办中医综合医院院均住院收入情况（一）

单位：千元

	住院收入	内：				
		床位收入	诊察收入	检查收入	化验收入	治疗收入
综合医院合计	**167 366.52**	**6 100.43**	**1 345.90**	**14 048.06**	**17 390.45**	**19 768.57**
部属	1 899 167.59	56 828.63	7 346.00	128 968.15	151 096.56	170 472.33
省属	371 918.54	23 778.17	4 280.61	65 358.76	74 082.44	80 009.86
地级市属	286 282.46	9 849.50	1 834.83	25 848.06	30 466.26	34 914.06
县级市属	93 344.24	4 105.77	1 067.26	7 926.37	10 789.30	11 795.65
县属	69 749.91	3 134.82	909.93	5 715.13	7 938.93	9 771.93
中医综合医院合计	**54 141.34**	**2 374.21**	**615.69**	**4 142.82**	**5 410.15**	**8 851.23**
部属	328 749.40	9 191.40	1 609.40	28 391.00	38 237.80	27 449.60
省属	385 198.00	14 254.58	2 160.37	30 508.23	40 337.40	64 106.02
地级市属	108 481.50	4 882.61	949.49	8 432.61	10 826.41	19 144.43
县级市属	47 651.88	2 174.87	621.15	3 602.36	4 778.00	7 269.18
县属	27 069.61	1 261.35	454.16	1 997.37	2 592.43	4 371.86

2014 年全国卫生计生部门综合医院、政府办中医综合医院院均住院收入情况（二）

单位：千元

	内：				
	手术收入	护理收入	卫生材料收入	药品收入	药事服务费收入
综合医院合计	**10 389.88**	**3 614.24**	**27 561.54**	**63 709.89**	**72.77**
部属	127 381.30	20 026.22	511 224.67	704 826.07	0.00
省属	49 173.56	11 327.04	185 941.74	307 664.74	18.48
地级市属	16 626.35	5 508.34	46 264.68	109 719.93	135.16
县级市属	6 261.47	2 514.12	11 294.32	35 616.99	37.95
县属	4 571.04	2 460.92	6 529.83	26 856.50	77.91
中医综合医院合计	**3 037.67**	**1 327.73**	**5 058.78**	**22 090.61**	**77.36**
部属	6 353.80	1 802.00	68 830.00	141 250.00	0.00
省属	14 083.70	5 034.51	40 289.98	166 077.32	185.84
地级市属	5 403.87	2 021.34	11 680.84	42 963.68	153.45
县级市属	3 172.45	1 342.43	4 330.19	19 143.85	68.56
县属	1 859.10	973.83	1 845.73	11 058.88	57.82

2014 年全国卫生计生部门综合医院、政府办中医综合医院院均药品收入情况（一）

单位：千元

	药品收入合计	门诊收入中的药品收入	其中：		
			西药收入	中草药收入	中成药收入
综合医院合计	**101 878.50**	**38 168.58**	**29 806.48**	**1 729.35**	**6 632.75**
部属	1 272 315.00	567 489.19	449 614.11	19 343.26	98 531.81
省属	491 580.30	183 915.55	144 571.99	5 204.24	34 139.32
地级市属	174 847.50	65 127.52	49 655.25	3 013.49	12 458.77
县级市属	58 586.16	22 969.17	18 451.73	1 383.67	3 133.77
县属	39 931.97	13 075.47	10 179.66	735.38	2 160.44
中医综合医院合计	**45 757.73**	**23 667.12**	**9 089.99**	**8 221.19**	**6 355.94**
部属	807 819.00	666 569.00	166 808.20	274 582.20	225 178.60
省属	411 972.75	245 895.44	75 814.30	96 322.72	73 758.42
地级市属	90 978.25	48 014.57	17 740.20	16 828.82	13 445.55
县级市属	36 601.93	17 458.08	8 217.72	5 231.57	4 008.79
县属	18 533.41	7 474.53	3 582.90	2 257.34	1 634.30

2014 年全国卫生计生部门综合医院、政府办中医综合医院院均药品收入情况（二）

单位：千元

	住院收入中的药品收入	其中：			门诊和住院药品收入中：基本药物收入
		西药收入	中草药收入	中成药收入	
综合医院合计	**63 709.89**	**59 819.38**	**446.21**	**3 444.30**	**27 508.74**
部属	704 826.07	663 684.00	2 357.59	38 784.48	84 837.37
省属	307 664.74	290 987.77	1 351.78	15 325.18	56 984.68
地级市属	109 719.93	102 173.26	904.24	6 642.43	52 911.24
县级市属	35 616.99	33 442.16	316.14	1 858.69	19 941.67
县属	26 856.50	25 357.51	197.05	1 301.94	17 059.15
中医综合医院合计	**22 090.61**	**16 868.85**	**1 688.48**	**3 533.28**	**14 458.36**
部属	141 250.00	105 585.80	9 191.00	26 473.20	212 358.60
省属	166 077.32	123 980.60	13 952.26	28 144.46	64 564.33
地级市属	42 963.68	31 614.15	3 554.95	7 794.58	27 851.01
县级市属	19 143.85	15 163.90	1 248.10	2 731.85	12 579.04
县属	11 058.88	8 630.83	825.23	1 602.81	8 853.71

2014 年全国卫生计生部门综合医院、政府办中医综合医院院均财政补助收入情况

单位：千元

| | 财政补助收入 | 其中： | | |
| | | 基本支出 | 项目支出 | |
			小计	基本建设资金
综合医院合计	**19 110.19**	**10 974.66**	**8 135.53**	**2 355.43**
部属	173 325.96	75 035.07	98 290.89	17 615.93
省属	74 192.85	36 210.52	37 982.33	7 098.66
地级市属	33 279.90	17 117.79	16 162.11	5 824.72
县级市属	12 074.44	7 738.63	4 335.81	1 134.41
县属	9 377.11	6 787.82	2 589.29	893.09
中医综合医院合计	**9 585.02**	**4 999.55**	**4 585.47**	**1 389.93**
部属	55 984.60	28 342.00	27 642.60	8 472.00
省属	66 719.32	24 524.74	42 194.58	7 841.33
地级市属	19 706.78	10 042.77	9 664.01	2 710.70
县级市属	7 728.12	4 547.67	3 180.45	1 020.59
县属	5 073.13	2 950.10	2 123.04	902.58

2014 年全国卫生计生部门综合医院、政府办中医综合医院院均总支出情况（一）

单位：千元

| | 总费用/支出 | 其中： | | | | |
		医疗业务成本	财政项目补助支出	科教项目支出	管理费用	其他支出
综合医院合计	**260 655.79**	**220 342.53**	**7 606.97**	**786.78**	**29 664.94**	**2 254.57**
部属	3 098 086.96	2 650 557.63	85 690.56	46 134.07	291 021.11	24 683.59
省属	1 242 902.30	1 070 430.26	38 050.20	6 592.21	116 925.85	10 903.78
地级市属	439 335.22	370 870.15	14 353.06	783.65	50 425.87	2 902.49
县级市属	154 571.95	130 097.99	4 012.48	82.31	18 828.57	1 550.59
县属	106 189.76	87 748.58	2 617.89	51.75	14 577.25	1 194.28
中医综合医院合计	**101 053.17**	**83 509.59**	**4 180.83**	**310.22**	**12 142.48**	**910.06**
部属	1 227 161.40	1 080 208.60	27 868.60	25 649.20	89 076.00	4 359.00
省属	797 580.39	662 026.53	39 327.93	7 105.63	81 500.14	7 620.16
地级市属	202 815.75	167 066.99	8 813.70	281.43	25 516.21	1 137.42
县级市属	86 679.24	72 243.65	2 897.08	46.40	10 764.92	727.20
县属	45 292.40	36 872.53	1 885.34	17.51	5 906.75	610.27

2014 年全国卫生计生部门综合医院、政府办中医综合医院院均总支出情况（二）

单位：千元

	总费用/支出	总费用/支出中：		药品费	
		人员经费	卫生材料费	小计	基本药物支出
综合医院合计	**260 655.79**	**73 514.66**	**42 933.87**	**90 521.77**	**16 175.07**
部属	3 098 086.96	800 922.22	640 465.67	1 105 930.07	75 455.26
省属	1 242 902.30	327 969.67	244 787.48	435 883.43	48 935.86
地级市属	439 335.22	123 194.95	73 377.26	153 567.60	25 991.58
县级市属	154 571.95	46 936.30	21 942.43	53 291.50	12 058.96
县属	106 189.76	31 223.65	13 387.95	35 798.26	10 109.23
中医综合医院合计	**101 053.17**	**29 562.42**	**10 603.84**	**38 918.18**	**8 429.10**
部属	1 227 161.40	263 684.80	128 977.60	682 455.00	139 021.80
省属	797 580.39	206 672.33	85 682.79	346 853.91	51 704.51
地级市属	202 815.75	60 582.94	22 435.61	75 166.40	12 731.50
县级市属	86 679.24	26 590.12	9 506.10	32 056.93	7 379.47
县属	45 292.40	14 008.13	4 183.39	16 068.23	5 288.78

2014 年全国卫生计生部门综合医院、政府办中医综合医院门诊患者负担情况

单位：元

	平均每诊疗人次医疗费	内：			
		挂号费	药费	检查费	治疗费
综合医院合计	**224.87**	**1.65**	**105.65**	**47.59**	**20.51**
部属	409.42	4.47	218.03	66.17	33.63
省属	316.94	2.78	156.73	57.73	28.72
地级市属	233.89	1.41	113.14	48.78	21.35
县级市属	183.27	1.14	80.93	40.57	17.66
县属	162.08	1.29	67.30	43.61	14.48
中医综合医院合计	**195.60**	**1.97**	**116.66**	**28.38**	**18.76**
部属	414.72	5.04	320.88	26.20	19.93
省属	289.82	4.58	197.12	26.66	24.87
地级市属	204.06	1.72	123.12	27.42	21.56
县级市属	171.77	1.27	91.27	29.18	19.14
县属	137.93	1.09	70.96	29.72	12.39

2014 年全国卫生计生部门综合医院、政府办中医综合医院住院患者负担情况

单位：元

	出院者人均医疗费	内：					出院者平均每日住院医疗费
		床位费	药费	检查费	治疗费	手术费	
综合医院合计	**8 397.30**	**306.10**	**3 196.50**	**704.80**	**991.80**	**521.30**	**937.30**
部属	20 535.50	614.50	7 621.20	1 394.50	1 843.30	1 377.40	2 212.80
省属	15 948.50	462.90	5 989.90	1 272.50	1 557.70	957.40	1 582.50
地级市属	10 409.50	358.10	3 989.50	939.90	1 269.50	604.60	1 009.60
县级市属	6 359.90	279.70	2 426.70	540.10	803.70	426.60	735.50
县属	4 401.30	197.80	1 694.70	360.60	616.60	288.40	578.50
中医综合医院合计	**6 234.95**	**273.42**	**2 543.97**	**477.09**	**1 019.31**	**349.82**	**629.39**
部属	19 488.38	544.87	8 373.35	1 683.03	1 627.22	376.66	1 440.93
省属	12 746.53	471.70	5 495.64	1 009.54	2 121.32	466.04	986.25
地级市属	8 384.29	377.37	3 320.57	651.74	1 479.63	417.65	687.58
县级市属	5 852.23	267.10	2 351.10	442.41	892.74	389.62	612.93
县属	3 958.36	184.45	1 617.13	292.07	639.29	271.86	472.87

2014 年全国卫生计生部门综合医院、政府办中医综合医院医师工作效率

	医师人均全年担负		医师人均每日担负		医师人均年业务收入（元）
	诊疗人次（人次）	住院床日（日）	诊疗人次（人次）	住院床日（日）	
综合医院合计	**1 991.34**	**998.49**	**7.97**	**2.74**	**1 370 298.39**
部属	2 753.80	920.96	11.02	2.52	3 136 780.64
省属	2 185.73	971.11	8.74	2.66	2 218 559.29
地级市属	1 963.98	980.08	7.86	2.69	1 436 117.74
县级市属	2 048.63	929.06	8.19	2.55	1 049 211.13
县属	1 766.74	1 118.05	7.07	3.06	920 616.15
中医综合医院合计	**2 071.57**	**894.05**	**8.25**	**2.45**	**975 994.83**
部属	5 188.14	573.93	20.67	1.57	3 017 489.51
省属	3 090.05	973.61	12.31	2.67	1 881 988.18
地级市属	2 247.13	919.90	8.95	2.52	1 103 832.31
县级市属	1 952.35	810.29	7.78	2.22	837 810.43
县属	1 655.19	920.80	6.59	2.52	666 452.13

2014 年中医类医院分科床位、门急诊人次、出院人数

科室名称	实有床位（张）	门急诊人次（人次）	出院人数（人）	构成（%）		
				实有床位	门急诊人次	出院人数
总计	**755 050**	**515 234 227**	**22 271 102**	**100.00**	**100.00**	**100.00**
预防保健科	869	4 203 148	9 686	0.12	0.82	0.04
内科	250 373	162 789 609	7 659 676	33.16	31.60	34.39
外科	114 234	34 492 364	3 255 229	15.13	6.69	14.62
儿科	34 545	36 746 309	1 527 412	4.58	7.13	6.86
妇产科	61 737	46 268 093	2 487 580	8.18	8.98	11.17
眼科	9 214	10 418 344	348 455	1.22	2.02	1.56
耳鼻咽喉科	8 436	12 282 370	278 144	1.12	2.38	1.25
口腔科	1 130	10 811 721	24 191	0.15	2.10	0.11
皮肤科	5 930	21 236 221	133 728	0.79	4.12	0.60
肿瘤科	20 338	5 032 851	500 378	2.69	0.98	2.25
急诊医学科	9 849	28 524 144	334 087	1.30	5.54	1.50
康复医学科	23 133	7 435 499	459 637	3.06	1.44	2.06
骨伤科	104 833	37 902 700	2 647 210	13.88	7.36	11.89
肛肠科	24 466	5 991 213	642 103	3.24	1.16	2.88
针灸科	32 516	23 597 028	788 364	4.31	4.58	3.54
推拿科	9 990	10 048 863	220 829	1.32	1.95	0.99
蒙医学科	1 826	929 789	35 586	0.24	0.18	0.16
藏医学科	1 218	558 548	22 855	0.16	0.11	0.1
维吾尔医学科	1 168	111 101	18 096	0.15	0.02	0.08
傣医学科	29	3 045	809	0	0	0
彝医学科	0	12 228	0	0	0	0
其他民族医学科	2 241	1 491 450	40 226	0.3	0.29	0.18
中西医结合科	12 357	12 137 594	277 126	1.64	2.36	1.24
老年病科	9 104	3 247 653	212 564	1.21	0.63	0.95
其他	15 514	38 962 342	347 131	2.05	7.56	1.56

2014 年中医医院分科床位、门急诊人次、出院人数

科室名称	实有床位（张）	门急诊人次（人次）	出院人数（人）	构成（%）		
				实有床位	门急诊人次	出院人数
总计	**665 005**	**458 261 556**	**20 015 393**	**100.00**	**100.00**	**100.00**
预防保健科	613	3 581 716	5 238	0.09	0.78	0.03
内科	221 096	146 332 508	6 898 345	33.25	31.93	34.47
外科	99 191	29 570 073	2 891 062	14.92	6.45	14.44
儿科	31 768	33 349 857	1 422 021	4.78	7.28	7.1
妇产科	53 587	41 273 659	2 207 954	8.06	9.01	11.03
眼科	8 233	9 187 497	310 179	1.24	2	1.55
耳鼻咽喉科	7 401	11 080 983	247 643	1.11	2.42	1.24
口腔科	968	9 391 926	20 627	0.15	2.05	0.1
皮肤科	4 414	18 253 698	100 271	0.66	3.98	0.5
肿瘤科	17 958	4 715 683	446 829	2.7	1.03	2.23
急诊医学科	8 806	26 317 218	305 155	1.32	5.74	1.52
康复医学科	20 323	6 540 661	408 550	3.06	1.43	2.04
骨伤科	97 668	35 420 843	2 472 054	14.69	7.73	12.35
肛肠科	22 717	5 473 323	591 767	3.42	1.19	2.96
针灸科	31 084	22 463 113	763 027	4.67	4.9	3.81
推拿科	9 421	9 507 924	212 528	1.42	2.07	1.06
蒙医学科	212	116 575	3 428	0.03	0.03	0.02
藏医学科	22	13 242	271	0	0	0
维吾尔医学科	36	17 775	1 025	0.01	0	0.01
傣医学科	0	100	0	0	0	0
彝医学科	0	12 228	0	0	0	0
其他民族医学科	1 195	843 064	25 079	0.18	0.18	0.13
中西医结合科	9 752	9 380 927	227 665	1.47	2.05	1.14
老年病科	7 848	2 977 247	196 071	1.18	0.65	0.98
其他	10 692	32 439 716	258 604	1.61	7.08	1.29

2014 年中西医结合医院分科床位、门急诊人次、出院人数

科室名称	实有床位（张）	门急诊人次（人次）	出院人数（人）	构成（%）		
				实有床位	门急诊人次	出院人数
总计	**67 277**	**49 490 855**	**1 769 930**	**100.00**	**100.00**	**100.00**
预防保健科	166	521 102	3 840	0.25	1.05	0.22
内科	22 758	14 055 830	606 564	33.83	28.4	34.27
外科	12 141	4 382 260	302 075	18.05	8.85	17.07
儿科	2 393	3 268 897	99 942	3.56	6.61	5.65
妇产科	5 704	4 469 104	212 047	8.48	9.03	11.98
眼科	887	1 146 484	36 250	1.32	2.32	2.05
耳鼻咽喉科	944	1 163 095	28 451	1.4	2.35	1.61
口腔科	137	1 306 033	3 546	0.2	2.64	0.2
皮肤科	500	2 769 475	12 551	0.74	5.6	0.71
肿瘤科	2 238	281 641	50 356	3.33	0.57	2.85
急诊医学科	534	1 983 922	17 936	0.79	4.01	1.01
康复医学科	2 141	789 951	31 820	3.18	1.6	1.8
骨伤科	6 217	2 214 223	157 572	9.24	4.47	8.9
肛肠科	1 528	469 362	45 952	2.27	0.95	2.6
针灸科	890	924 356	16 193	1.32	1.87	0.91
推拿科	348	449 090	6 305	0.52	0.91	0.36
蒙医学科	0	56	0	0	0	0
藏医学科	0	58 799	0	0	0.12	0
维吾尔医学科	0	0	0	0	0	0
傣医学科	0	0	0	0	0	0
彝医学科	0	0	0	0	0	0
其他民族医学科	65	163 174	1 253	0.1	0.33	0.07
中西医结合科	2 258	2 659 901	46 022	3.36	5.37	2.6
老年病科	1 154	251 731	14 587	1.72	0.51	0.82
其他	4 274	6 162 369	76 668	6.35	12.45	4.33

2014 年民族医医院分科床位、门急诊人次、出院人数

科室名称	实有床位（张）	门急诊人次（人次）	出院人数（人）	构成（%）		
				实有床位	门急诊人次	出院人数
总计	**22 768**	**7 481 816**	**485 779**	**100.00**	**100.00**	**100.00**
预防保健科	90	100 330	608	0.40	1.34	0.13
内科	6 519	2 401 271	154 767	28.63	32.09	31.86
外科	2 902	540 031	62 092	12.75	7.22	12.78
儿科	384	127 555	67 579	1.69	1.70	13.91
妇产科	2 446	525 330	5 449	10.74	7.02	1.12
眼科	94	84 363	2 026	0.41	1.13	0.42
耳鼻咽喉科	91	38 292	2 050	0.40	0.51	0.42
口腔科	25	113 762	18	0.11	1.52	0.00
皮肤科	1 016	213 048	20 906	4.46	2.85	4.30
肿瘤科	142	35 527	3 193	0.62	0.47	0.66
急诊医学科	509	223 004	10 996	2.24	2.98	2.26
康复医学科	669	104 887	19 267	2.94	1.40	3.97
骨伤科	948	267 634	17 584	4.16	3.58	3.62
肛肠科	221	48 528	4 384	0.97	0.65	0.90
针灸科	542	209 559	9 144	2.38	2.80	1.88
推拿科	221	91 849	1 996	0.97	1.23	0.41
蒙医学科	1 614	813 158	32 158	7.09	10.87	6.62
藏医学科	1 196	486 507	22 584	5.25	6.50	4.65
维吾尔医学科	1 132	93 326	17 071	4.97	1.25	3.51
傣医学科	29	2 945	809	0.13	0.04	0.17
彝医学科	0	0	0	0.00	0.00	0.00
其他民族医学科	981	485 212	13 894	4.31	6.49	2.86
中西医结合科	347	96 766	3 439	1.52	1.29	0.71
老年病科	102	18 675	1 906	0.45	0.25	0.39
其他	548	360 257	11 859	2.41	4.82	2.44

2014 年政府办中医类医院按地区分院均总收支情况

地 区	机构数（个）	总收入（千元）	总支出（千元）
全国总计	2 531	104 144.60	99 653.31
北 京 市	31	515 123.45	496 915.81
天 津 市	19	340 363.05	311 975.53
河 北 省	148	58 221.18	55 711.50
山 西 省	123	31 866.58	29 516.85
内蒙古自治区	108	43 465.49	41 578.91
辽 宁 省	73	77 028.22	75 088.08
吉 林 省	62	66 697.74	63 777.27
黑 龙 江 省	93	58 756.76	56 942.01
上 海 市	22	492 935.00	477 816.86
江 苏 省	85	267 457.47	258 938.74
浙 江 省	90	234 638.33	225 640.34
安 徽 省	81	92 750.84	88 028.77
福 建 省	69	105 807.72	97 697.61
江 西 省	98	68 065.81	66 059.83
山 东 省	123	133 036.02	128 348.07
河 南 省	151	79 906.93	77 586.94
湖 北 省	87	114 162.49	109 000.06
湖 南 省	118	96 332.45	93 158.15
广 东 省	122	196 286.64	192 659.12
广西壮族自治区	90	92 355.13	89 287.94
海 南 省	17	78 140.76	79 583.00
重 庆 市	44	145 523.11	136 365.41
四 川 省	173	91 274.41	84 715.79
贵 州 省	71	63 827.73	58 527.56
云 南 省	99	57 067.93	51 902.72
西 藏 自 治 区	18	21 019.28	18 340.78
陕 西 省	113	53 589.67	51 440.48
甘 肃 省	79	46 780.91	43 397.58
青 海 省	40	27 379.80	24 205.83
宁夏回族自治区	18	58 080.94	56 066.06
新疆维吾尔自治区	66	69 085.95	64 370.08

2014 年政府办中医类医院按地区分院均总收入情况（一）

地　　区	总收入（千元）	其中：			
		医疗收入	财政补助收入	科教项目收入	其他收入
全 国 总 计	**104 144.60**	**92 154.31**	**9 809.10**	**403.32**	**1 777.87**
北 京 市	515 123.45	455 082.45	46 463.65	6 329.65	7 247.71
天 津 市	340 363.05	286 060.63	48 055.32	2 287.63	3 959.47
河 北 省	58 221.18	53 649.32	4 020.01	40.60	511.24
山 西 省	31 866.58	25 530.35	6 070.69	22.54	243.00
内蒙古自治区	43 465.49	30 459.44	12 426.68	52.40	526.98
辽 宁 省	77 028.22	71 484.07	4 672.15	288.25	583.75
吉 林 省	66 697.74	50 753.03	14 371.00	520.02	1 053.69
黑 龙 江 省	58 756.76	49 507.61	8 619.43	160.55	469.17
上 海 市	492 935.00	409 194.32	46 049.14	14 770.27	22 921.27
江 苏 省	267 457.47	248 635.36	12 918.28	477.46	5 426.36
浙 江 省	234 638.33	209 649.64	18 706.80	315.59	5 966.30
安 徽 省	92 750.84	83 909.74	6 853.33	45.04	1 942.73
福 建 省	105 807.72	94 871.90	9 397.49	193.30	1 345.03
江 西 省	68 065.81	61 091.80	6 111.07	20.93	842.01
山 东 省	133 036.02	122 840.19	8 130.09	118.48	1 947.26
河 南 省	79 906.93	73 965.27	4 676.60	174.68	1 090.38
湖 北 省	114 162.49	102 813.02	9 089.49	55.20	2 204.78
湖 南 省	96 332.45	89 062.30	5 141.73	272.73	1 855.69
广 东 省	196 286.64	176 967.40	16 178.19	1 063.80	2 077.25
广西壮族自治区	92 355.13	82 514.69	8 313.30	119.87	1 407.28
海 南 省	78 140.76	59 436.65	17 883.59	61.35	759.18
重 庆 市	145 523.11	131 676.57	11 710.16	92.77	2 043.61
四 川 省	91 274.41	82 398.58	7 131.48	155.55	1 588.80
贵 州 省	63 827.73	55 368.52	7 317.28	19.06	1 122.87
云 南 省	57 067.93	46 277.10	9 464.83	48.30	1 277.70
西 藏 自 治 区	21 019.28	11 987.17	8 739.06	0.00	293.06
陕 西 省	53 589.67	45 636.73	7 063.04	144.05	745.85
甘 肃 省	46 780.91	38 015.38	8 357.52	33.10	374.91
青 海 省	27 379.80	18 721.35	7 591.60	21.63	1 045.23
宁夏回族自治区	58 080.94	45 299.78	12 138.39	3.94	638.83
新疆维吾尔自治区	69 085.95	57 054.58	10 391.08	136.21	1 504.09

2014 年政府办中医类医院按地区分院均总收入情况（二）

地 区	总收入（千元）	总收入中：		
		城镇职工 基本医疗保险	城镇居民 基本医疗保险	新型农村 合作医疗补偿收入
全国总计	104 144.60	17 393.37	4 122.64	8 307.18
北京市	515 123.45	191 577.16	10 379.48	5 939.32
天津市	340 363.05	81 963.32	8 333.47	0.00
河北省	58 221.18	1 318.50	205.32	4 552.28
山西省	31 866.58	1 393.42	228.24	1 926.25
内蒙古自治区	43 465.49	3 354.13	766.81	2 757.08
辽宁省	77 028.22	18 710.18	1 802.63	6 185.12
吉林省	66 697.74	4 932.87	2 569.65	5 114.47
黑龙江省	58 756.76	8 592.78	1 495.59	4 271.20
上海市	492 935.00	132 951.95	8 041.50	4 201.82
江苏省	267 457.47	49 404.02	10 700.31	16 098.78
浙江省	234 638.33	49 782.88	16 996.38	11 965.13
安徽省	92 750.84	8 291.41	2 354.67	15 176.01
福建省	105 807.72	19 130.86	2 228.49	7 099.58
江西省	68 065.81	4 053.63	1 429.83	7 013.17
山东省	133 036.02	15 183.33	4 626.97	15 374.57
河南省	79 906.93	8 359.19	1 673.60	13 590.19
湖北省	114 162.49	10 532.64	3 625.66	13 896.89
湖南省	96 332.45	12 500.00	2 963.00	11 617.70
广东省	196 286.64	46 693.52	18 239.75	6 363.25
广西壮族自治区	92 355.13	7 922.93	816.71	11 136.14
海南省	78 140.76	4 775.94	1 829.76	5 459.53
重庆市	145 523.11	37 231.82	16 056.20	3 697.20
四川省	91 274.41	14 460.31	6 459.09	10 949.23
贵州省	63 827.73	3 987.20	644.68	9 265.86
云南省	57 067.93	6 867.75	1 863.00	10 062.34
西藏自治区	21 019.28	1 034.67	546.83	364.39
陕西省	53 589.67	3 288.44	1 140.83	5 991.92
甘肃省	46 780.91	2 780.67	948.87	4 929.41
青海省	27 379.80	4 054.70	652.00	2 773.18
宁夏回族自治区	58 080.94	7 738.94	6 008.28	2 128.67
新疆维吾尔自治区	69 085.95	19 802.88	962.12	2 957.94

2014 年政府办中医类医院按地区分院均医疗收入情况

地　　　区	医疗收入（千元）	其中：		门诊和住院药品收入中：基本药物收入（千元）
		门诊收入	住院收入	
全 国 总 计	**92 154. 31**	**38 743. 12**	**53 411. 18**	**14 000. 95**
北 京 市	455 082. 45	327 716. 90	127 365. 55	88 740. 52
天 津 市	286 060. 63	174 344. 21	111 716. 42	38 697. 05
河 北 省	53 649. 32	19 397. 30	34 252. 03	11 381. 95
山 西 省	25 530. 35	9 881. 90	15 648. 45	4 484. 81
内蒙古自治区	30 459. 44	13 283. 76	17 175. 68	5 174. 88
辽 宁 省	71 484. 07	28 691. 12	42 792. 95	12 094. 29
吉 林 省	50 753. 03	24 157. 21	26 595. 82	6 037. 58
黑 龙 江 省	49 507. 61	23 057. 41	26 450. 20	3 888. 67
上 海 市	409 194. 32	256 217. 05	152 977. 27	70 515. 77
江 苏 省	248 635. 36	108 557. 42	140 077. 94	35 776. 07
浙 江 省	209 649. 64	108 132. 08	101 517. 57	30 752. 99
安 徽 省	83 909. 74	27 466. 48	56 443. 26	16 727. 95
福 建 省	94 871. 90	41 939. 59	52 932. 30	9 828. 48
江 西 省	61 091. 80	19 957. 13	41 134. 66	9 457. 38
山 东 省	122 840. 19	40 164. 76	82 675. 42	17 958. 73
河 南 省	73 965. 27	25 009. 36	48 955. 91	12 266. 21
湖 北 省	102 813. 02	38 414. 10	64 398. 92	14 947. 99
湖 南 省	89 062. 30	25 313. 95	63 748. 35	12 134. 61
广 东 省	176 967. 40	80 638. 81	96 328. 59	31 431. 59
广西壮族自治区	82 514. 69	26 584. 77	55 929. 92	9 003. 64
海 南 省	59 436. 65	21 764. 00	37 672. 65	5 283. 35
重 庆 市	131 676. 57	49 169. 41	82 507. 16	20 884. 41
四 川 省	82 398. 58	26 157. 71	56 240. 87	11 469. 23
贵 州 省	55 368. 52	17 031. 89	38 336. 63	4 325. 25
云 南 省	46 277. 10	16 135. 02	30 142. 08	5 751. 35
西藏自治区	11 987. 17	5 291. 56	6 695. 61	2 630. 56
陕 西 省	45 636. 73	15 353. 88	30 282. 85	6 333. 04
甘 肃 省	38 015. 38	11 322. 43	26 692. 95	7 588. 89
青 海 省	18 721. 35	6 273. 73	12 447. 63	2 177. 28
宁夏回族自治区	45 299. 78	20 400. 44	24 899. 33	10 520. 28
新疆维吾尔自治区	57 054. 58	17 797. 39	39 257. 18	4 082. 56

2014 年政府办中医类医院按地区分院均财政补助收入情况

地区	财政补助收入 （千元）	其中： 基本支出	项目支出	
			小计	其中：基本建设资金
全 国 总 计	**9 809.10**	**5 196.81**	**4 612.29**	**1 431.06**
北 京 市	46 463.65	28 037.81	18 425.84	2 607.42
天 津 市	48 055.32	13 049.89	35 005.42	12 394.74
河 北 省	4 020.01	1 493.36	2 526.65	445.78
山 西 省	6 070.69	3 616.20	2 454.49	582.66
内蒙古自治区	12 426.68	7 264.90	5 161.78	2 504.40
辽 宁 省	4 672.15	2 506.84	2 165.32	345.85
吉 林 省	14 371.00	9 344.73	5 026.27	360.10
黑 龙 江 省	8 619.43	6 047.78	2 571.65	656.44
上 海 市	46 049.14	25 425.45	20 623.68	4 437.59
江 苏 省	12 918.28	5 631.94	7 286.34	1 558.78
浙 江 省	18 706.80	9 010.41	9 696.39	3 451.48
安 徽 省	6 853.33	3 996.74	2 856.59	904.68
福 建 省	9 397.49	4 212.45	5 185.04	2 093.48
江 西 省	6 111.07	3 542.63	2 568.44	812.69
山 东 省	8 130.09	5 067.39	3 062.70	658.40
河 南 省	4 676.60	2 395.50	2 281.09	895.76
湖 北 省	9 089.49	4 535.37	4 554.13	894.55
湖 南 省	5 141.73	2 132.90	3 008.83	1 507.67
广 东 省	16 178.19	6 128.19	10 050.00	4 535.57
广西壮族自治区	8 313.30	3 286.78	5 026.52	1 979.68
海 南 省	17 883.59	4 561.71	13 321.88	3 837.47
重 庆 市	11 710.16	5 580.95	6 129.20	1 998.30
四 川 省	7 131.48	3 575.98	3 555.50	943.55
贵 州 省	7 317.28	5 068.28	2 249.00	320.79
云 南 省	9 464.83	5 051.21	4 413.62	1 634.04
西 藏 自 治 区	8 739.06	6 244.39	2 494.67	261.11
陕 西 省	7 063.04	5 121.90	1 941.14	503.45
甘 肃 省	8 357.52	5 397.05	2 960.47	1 143.28
青 海 省	7 591.60	5 861.83	1 729.78	517.50
宁夏回族自治区	12 138.39	8 005.89	4 132.50	83.33
新疆维吾尔自治区	10 391.08	7 237.30	3 153.77	1 095.09

2014 年政府办中医类医院按地区分院均门诊收入情况

地 区	门诊收入（千元）	内：			
		检查收入	化验收入	药品收入	药事服务费收入
全 国 总 计	**38 743.12**	**5 577.24**	**2 703.70**	**22 983.39**	**51.96**
北 京 市	327 716.90	23 613.26	19 797.26	242 244.00	0.00
天 津 市	174 344.21	9 074.74	8 384.79	125 423.00	9.26
河 北 省	19 397.30	4 304.24	1 584.94	10 393.83	5.88
山 西 省	9 881.90	1 433.00	671.57	6 148.29	35.63
内蒙古自治区	13 283.76	2 353.23	1 049.21	7 347.52	54.71
辽 宁 省	28 691.12	4 247.03	1 591.88	18 663.79	75.71
吉 林 省	24 157.21	4 301.65	1 470.92	12 880.81	2.08
黑 龙 江 省	23 057.41	3 817.71	1 365.17	14 045.11	26.43
上 海 市	256 217.05	16 017.14	19 247.91	172 548.41	0.00
江 苏 省	108 557.42	14 363.71	7 872.28	61 685.06	219.05
浙 江 省	108 132.08	10 306.54	8 800.96	66 762.83	59.10
安 徽 省	27 466.48	5 656.88	1 896.74	14 449.41	29.51
福 建 省	41 939.59	8 389.22	4 579.25	21 483.55	14.80
江 西 省	19 957.13	4 205.83	1 323.52	11 227.04	15.61
山 东 省	40 164.76	8 258.01	2 964.18	21 934.88	71.93
河 南 省	25 009.36	5 061.67	1 701.32	13 663.46	69.21
湖 北 省	38 414.10	5 327.08	2 429.56	22 571.47	13.29
湖 南 省	25 313.95	5 327.08	1 409.86	13 351.24	17.24
广 东 省	80 638.81	11 408.25	6 202.09	45 335.60	29.29
广西壮族自治区	26 584.77	4 601.93	2 001.30	14 096.27	10.08
海 南 省	21 764.00	3 673.94	1 770.41	12 387.82	107.18
重 庆 市	49 169.41	7 341.34	2 459.09	27 670.05	342.70
四 川 省	26 157.71	5 466.51	1 839.89	12 742.18	18.88
贵 州 省	17 031.89	3 448.15	955.25	7 555.51	331.27
云 南 省	16 135.02	2 510.15	1 013.25	9 621.00	42.47
西 藏 自 治 区	5 291.56	347.50	139.67	4 005.00	0.06
陕 西 省	15 353.88	2 973.34	979.44	8 323.64	11.88
甘 肃 省	11 322.43	2 060.68	600.33	6 130.05	20.70
青 海 省	6 273.73	738.40	374.98	4 130.78	43.35
宁夏回族自治区	20 400.44	2 758.78	960.72	13 095.06	176.78
新疆维吾尔自治区	17 797.39	2 657.65	1 023.30	12 164.65	6.52

2014 年政府办中医类医院按地区分院均住院收入情况

地 区	住院收入 （千元）	内：床位收入	检查收入	化验收入	手术收入	药品收入	药事服务 费收入
全 国 总 计	53 411.18	2 331.28	4 067.92	5 303.74	2 981.10	21 551.47	66.71
北 京 市	127 365.55	4 174.65	11 593.71	15 759.55	2 486.68	52 067.81	0.00
天 津 市	111 716.42	5 119.68	4 887.74	12 934.42	2 654.32	52 519.74	0.21
河 北 省	34 252.03	1 480.70	2 763.50	3 193.15	1 692.36	16 373.17	4.70
山 西 省	15 648.45	513.45	1 421.27	1 504.27	794.45	6 920.46	12.60
内蒙古自治区	17 175.68	1 109.65	1 229.94	1 370.36	583.44	8 457.78	9.45
辽 宁 省	42 792.95	1 833.88	3 889.16	5 015.29	1 938.74	18 961.16	16.47
吉 林 省	26 595.82	1 394.77	1 707.06	2 137.48	1 205.68	12 421.84	5.23
黑 龙 江 省	26 450.20	1 289.22	1 463.81	1 798.16	804.60	14 640.16	13.95
上 海 市	152 977.27	7 271.95	8 539.14	23 206.41	8 501.27	68 331.59	0.00
江 苏 省	140 077.94	6 205.84	9 663.38	14 257.14	6 853.29	61 942.14	164.06
浙 江 省	101 517.57	4 861.06	5 183.37	11 195.48	6 404.97	41 460.61	11.56
安 徽 省	56 443.26	3 026.02	3 939.05	5 164.10	3 306.79	22 834.47	13.79
福 建 省	52 932.30	2 146.48	4 527.41	5 069.36	3 668.78	19 478.17	16.74
江 西 省	41 134.66	1 695.84	2 692.68	3 566.99	3 766.23	18 923.34	41.33
山 东 省	82 675.42	3 833.37	5 710.52	6 139.59	5 397.28	35 756.54	231.56
河 南 省	48 955.91	1 886.41	3 766.96	3 968.74	3 184.50	19 808.60	43.68
湖 北 省	64 398.92	2 853.22	5 064.92	6 884.03	4 324.05	24 250.71	112.22
湖 南 省	63 748.35	2 494.42	4 947.53	6 229.78	3 847.30	26 090.47	34.49
广 东 省	96 328.59	4 722.20	8 186.30	10 059.03	6 616.45	29 301.68	15.92
广西壮族自治区	55 929.92	1 566.78	4 767.78	7 019.42	2 391.53	20 214.74	61.20
海 南 省	37 672.65	1 684.71	2 791.76	4 403.06	1 468.35	14 868.71	96.41
重 庆 市	82 507.16	3 652.50	6 906.48	7 647.16	3 365.07	34 376.68	828.48
四 川 省	56 240.87	2 405.01	5 063.28	5 362.48	3 004.54	19 666.73	18.57
贵 州 省	38 336.63	1 399.65	3 274.77	3 264.55	2 000.62	11 785.13	430.13
云 南 省	30 142.08	1 443.76	2 586.71	2 996.35	1 390.72	10 948.75	18.44
西 藏 自 治 区	6 695.61	846.22	495.11	271.56	169.67	2 979.17	0.17
陕 西 省	30 282.85	1 537.25	2 461.84	2 684.95	2 148.49	12 494.36	11.76
甘 肃 省	26 692.95	982.65	1 922.24	2 522.44	1 819.71	10 966.16	34.37
青 海 省	12 447.63	496.58	834.20	1 887.53	361.45	6 027.95	27.48
宁夏回族自治区	24 899.33	912.22	1 720.00	2 231.17	745.50	11 980.39	281.11
新疆维吾尔自治区	39 257.18	1 218.20	4 353.74	5 034.02	1 392.58	12 643.05	18.20

2014 年政府办中医类医院按地区分院均药品收入情况（一）

地　　区	门诊收入中的药品收入（千元）	其中：		
		西药收入	中草药收入	中成药收入
全 国 总 计	**22 983.39**	**9 153.74**	**7 613.45**	**6 216.20**
北 京 市	242 244.00	74 660.90	80 989.45	86 593.65
天 津 市	125 423.00	51 071.47	37 576.11	36 775.42
河 北 省	10 393.83	4 327.72	3 530.14	2 535.97
山 西 省	6 148.29	1 962.24	2 922.64	1 263.41
内蒙古自治区	7 347.52	3 062.99	2 281.35	2 003.18
辽 宁 省	18 663.79	5 146.08	6 251.64	7 266.07
吉 林 省	12 880.81	3 799.71	5 596.52	3 484.58
黑 龙 江 省	14 045.11	3 166.02	7 684.97	3 194.12
上 海 市	172 548.41	56 475.82	69 529.32	46 543.27
江 苏 省	61 685.06	28 311.94	17 086.14	16 286.98
浙 江 省	66 762.83	30 368.78	24 104.92	12 289.13
安 徽 省	14 449.41	6 725.05	4 549.01	3 175.35
福 建 省	21 483.55	12 921.39	4 302.16	4 260.00
江 西 省	11 227.04	4 791.45	3 660.58	2 775.01
山 东 省	21 934.88	9 803.23	7 121.09	5 010.56
河 南 省	13 663.46	4 406.66	4 807.28	4 449.51
湖 北 省	22 571.47	9 239.13	8 734.02	4 598.32
湖 南 省	13 351.24	4 544.24	4 864.95	3 942.05
广 东 省	45 335.60	20 770.98	11 148.72	13 415.89
广西壮族自治区	14 096.27	6 228.76	3 920.09	3 947.42
海 南 省	12 387.82	5 933.24	3 441.53	3 013.06
重 庆 市	27 670.05	12 642.80	8 382.68	6 644.57
四 川 省	12 742.18	4 698.52	4 490.42	3 553.24
贵 州 省	7 555.51	3 748.56	2 185.37	1 621.58
云 南 省	9 621.00	4 208.72	2 940.07	2 472.21
西藏自治区	4 005.00	248.72	382.33	3 373.94
陕 西 省	8 323.64	3 237.40	3 084.79	2 001.45
甘 肃 省	6 130.05	2 702.65	1 948.61	1 478.80
青 海 省	4 130.78	1 254.05	1 458.60	1 418.13
宁夏回族自治区	13 095.06	4 382.06	4 956.72	3 756.28
新疆维吾尔自治区	12 164.65	4 626.70	4 047.20	3 490.76

2014 年政府办中医类医院按地区分院均药品收入情况（二）

地 区	门诊收入中的药品收入（千元）	其中：		
		西药收入	中草药收入	中成药收入
全国总计	21 551.47	16 521.34	1 605.13	3 425.01
北京市	52 067.81	39 267.48	4 096.77	8 703.55
天津市	52 519.74	40 094.11	3 546.37	8 879.26
河北省	16 373.17	13 419.19	820.97	2 133.01
山西省	6 920.46	4 975.52	611.17	1 333.77
内蒙古自治区	8 457.78	5 946.40	705.48	1 805.90
辽宁省	18 961.16	13 259.67	1 766.92	3 934.58
吉林省	12 421.84	8 078.95	1 432.06	2 910.82
黑龙江省	14 640.16	10 618.48	1 114.76	2 906.91
上海市	68 331.59	50 603.45	3 319.91	14 408.23
江苏省	61 942.14	51 077.84	2 646.56	8 217.74
浙江省	41 460.61	36 254.74	2 378.71	2 827.16
安徽省	22 834.47	17 942.86	1 712.28	3 179.32
福建省	19 478.17	16 828.80	617.36	2 032.01
江西省	18 923.34	14 452.31	1 477.63	2 993.40
山东省	35 756.54	28 483.34	2 111.86	5 161.34
河南省	19 808.60	13 935.13	2 133.54	3 739.93
湖北省	24 250.71	19 321.29	2 294.89	2 634.54
湖南省	26 090.47	19 050.92	2 894.08	4 145.47
广东省	29 301.68	21 835.22	2 055.23	5 411.23
广西壮族自治区	20 214.74	14 321.49	2 266.01	3 627.24
海南省	14 868.71	11 576.76	875.53	2 416.41
重庆市	34 376.68	27 514.98	1 662.36	5 199.34
四川省	19 666.73	13 814.16	1 561.04	4 291.53
贵州省	11 785.13	9 550.46	1 109.28	1 125.38
云南省	10 948.75	8 134.63	785.54	2 028.59
西藏自治区	2 979.17	1 843.61	498.06	637.50
陕西省	12 494.36	10 449.65	512.47	1 532.25
甘肃省	10 966.16	8 046.49	834.81	2 084.86
青海省	6 027.95	4 014.38	495.28	1 518.30
宁夏回族自治区	11 980.39	7 744.06	1 040.78	3 195.56
新疆维吾尔自治区	12 643.05	7 140.94	2 605.45	2 896.65

2014 年政府办中医类医院按地区分院均总支出情况（一）

地 区	总费用/支出（千元）	其中：				
		医疗业务成本	财政项目补助支出	科教项目支出	管理费用	其他支出
全国总计	**99 653.31**	**82 065.63**	**4 236.02**	**308.60**	**12 048.76**	**994.29**
北京市	496 915.81	418 367.39	22 970.55	4 928.94	48 257.03	2 391.90
天津市	311 975.53	259 954.05	18 422.68	2 013.26	31 131.16	454.37
河北省	55 711.50	46 603.74	1 809.27	58.67	6 725.20	514.61
山西省	29 516.85	23 874.33	1 780.02	35.93	3 532.16	294.40
内蒙古自治区	41 578.91	30 377.34	5 030.22	39.00	5 664.30	468.05
辽 宁 省	75 088.08	63 994.32	2 231.58	139.90	8 198.90	523.38
吉 林 省	63 777.27	47 456.81	3 566.90	381.37	11 854.27	517.92
黑龙江省	56 942.01	45 666.43	1 751.74	104.71	9 134.19	284.94
上 海 市	477 816.86	401 825.82	18 047.36	8 239.91	37 953.09	11 750.68
江 苏 省	258 938.74	221 796.86	7 408.45	318.82	27 863.80	1 550.81
浙 江 省	225 640.34	193 264.10	9 236.32	307.07	20 776.82	2 056.03
安 徽 省	88 028.77	74 182.47	3 280.74	119.91	9 045.78	1 399.86
福 建 省	97 697.61	84 647.58	4 316.57	110.03	8 295.33	328.10
江 西 省	66 059.83	54 384.19	2 821.85	157.48	8 187.00	509.31
山 东 省	128 348.07	107 499.09	3 137.80	150.27	16 646.93	913.98
河 南 省	77 586.94	65 402.30	1 699.61	156.72	9 452.43	875.89
湖 北 省	109 000.06	86 975.37	5 154.56	46.60	16 199.94	623.59
湖 南 省	93 158.15	73 655.76	2 291.86	274.26	15 871.87	1 064.39
广 东 省	192 659.12	157 432.63	9 888.60	972.40	22 709.20	1 656.30
广西壮族自治区	89 287.94	70 697.60	4 569.04	14.38	13 066.78	940.14
海 南 省	79 583.00	55 803.59	15 519.47	49.59	7 778.65	431.71
重 庆 市	136 365.41	112 768.50	5 346.07	8.48	17 776.50	465.86
四 川 省	84 715.79	70 491.35	3 892.14	113.59	9 361.84	856.87
贵 州 省	58 527.56	45 643.82	1 618.03	14.38	10 572.82	678.52
云 南 省	51 902.72	41 036.22	3 490.03	26.35	6 849.55	500.57
西藏自治区	18 340.78	11 480.61	497.56	21.78	4 755.78	1 585.06
陕 西 省	51 440.48	41 747.91	1 685.39	50.98	7 145.51	810.68
甘 肃 省	43 397.58	32 823.06	3 265.56	26.51	5 862.99	1 419.47
青 海 省	24 205.83	17 816.20	1 582.55	72.23	3 327.83	1 407.03
宁夏回族自治区	56 066.06	44 007.00	3 426.22	2.56	8 001.00	629.28
新疆维吾尔自治区	64 370.08	48 509.20	2 877.23	396.92	10 650.32	1 936.41

2014 年政府办中医类医院按地区分院均总支出情况（二）

地　　区	总费用/支出（千元）	总费用/支出中：		药品费	
		人员经费	卫生材料费	小计	基本药物支出
全国总计	**99 653.31**	**29 122.86**	**10 947.60**	**37 910.54**	**8 103.75**
北京市	496 915.81	121 199.87	48 297.00	251 322.84	51 865.16
天津市	311 975.53	80 848.79	22 155.53	150 540.05	15 767.74
河北省	55 711.50	13 338.53	5 101.91	21 936.77	4 289.96
山西省	29 516.85	8 187.24	2 386.08	11 195.10	3 062.13
内蒙古自治区	41 578.91	13 239.29	2 792.75	13 127.44	2 647.07
辽宁省	75 088.08	20 975.10	7 703.60	30 799.77	6 025.04
吉林省	63 777.27	21 413.95	5 095.18	21 133.65	1 649.92
黑龙江省	56 942.01	14 825.61	3 782.09	24 161.31	2 180.65
上海市	477 816.86	144 250.14	45 010.55	204 371.27	9 308.23
江苏省	258 938.74	71 961.38	34 182.88	106 529.95	21 470.51
浙江省	225 640.34	67 683.43	26 719.63	92 949.86	21 010.48
安徽省	88 028.77	24 478.27	9 162.96	33 420.96	12 408.91
福建省	97 697.61	30 232.72	15 336.00	34 420.68	4 220.04
江西省	66 059.83	18 402.29	7 854.39	25 661.96	4 745.95
山东省	128 348.07	35 550.88	14 610.12	45 381.35	11 948.67
河南省	77 586.94	21 277.06	8 319.26	28 947.99	7 787.97
湖北省	109 000.06	33 492.34	10 393.59	39 848.18	8 851.38
湖南省	93 158.15	28 188.81	9 616.76	29 337.58	6 331.83
广东省	192 659.12	60 483.43	26 793.64	66 204.44	21 460.74
广西壮族自治区	89 287.94	28 341.14	10 731.93	30 211.91	5 692.28
海南省	79 583.00	22 112.47	6 830.18	23 636.82	2 815.00
重庆市	136 365.41	41 575.39	13 136.02	54 625.86	15 028.30
四川省	84 715.79	26 021.29	11 043.75	29 227.60	8 093.57
贵州省	58 527.56	21 219.45	6 644.87	16 726.45	2 060.72
云南省	51 902.72	16 252.05	4 325.44	18 289.12	4 408.30
西藏自治区	18 340.78	2 350.89	444.67	4 920.72	923.94
陕西省	51 440.48	16 807.27	5 049.87	18 857.00	3 403.51
甘肃省	43 397.58	12 966.23	3 767.49	14 110.58	3 739.85
青海省	24 205.83	7 403.38	2 093.38	7 853.68	620.70
宁夏回族自治区	56 066.06	17 159.22	3 857.00	22 510.50	5 353.06
新疆维吾尔自治区	64 370.08	20 687.39	7 246.91	20 430.62	1 142.61

2014 年政府办中医类医院按地区分院均总支出情况（三）

地　　区	人员经费(千元)	其中：			
		基本工资	津贴补贴	奖金	绩效工资
全国总计	**29 122.86**	**4 117.41**	**2 657.51**	**4 106.08**	**7 485.91**
北京市	121 199.87	7 110.35	10 513.94	8 923.10	43 684.06
天津市	80 848.79	7 926.37	5 080.32	2 071.16	32 681.74
河北省	13 338.53	3 883.16	1 040.14	2 069.74	2 007.25
山西省	8 187.24	1 849.55	481.53	1 237.74	2 462.44
内蒙古自治区	13 239.29	2 464.46	2 691.51	1 435.29	2 432.91
辽宁省	20 975.10	4 357.48	4 057.29	464.47	3 792.68
吉林省	21 413.95	4 932.69	2 313.05	470.65	5 564.79
黑龙江省	14 825.61	3 920.75	3 506.20	924.13	1 240.28
上海市	144 250.14	12 301.09	8 407.05	65 627.36	5 742.09
江苏省	71 961.38	7 014.91	3 924.14	8 195.40	25 798.55
浙江省	67 683.43	5 096.64	513.46	5 859.91	29 847.22
安徽省	24 478.27	4 708.37	3 604.14	5 310.63	3 713.27
福建省	30 232.72	2 991.52	3 986.81	8 269.09	2 028.32
江西省	18 402.29	2 886.97	1 475.06	2 375.48	5 173.85
山东省	35 550.88	5 698.22	6 171.91	1 394.10	6 078.05
河南省	21 277.06	6 437.02	1 580.07	2 094.52	5 037.40
湖北省	33 492.34	6 125.93	1 995.75	2 689.44	13 420.44
湖南省	28 188.81	4 931.45	2 599.27	5 193.75	6 159.25
广东省	60 483.43	4 960.43	7 000.88	12 317.39	9 253.00
广西壮族自治区	28 341.14	3 600.51	2 128.08	6 238.92	4 709.76
海南省	22 112.47	3 968.71	3 599.24	2 661.71	5 190.41
重庆市	41 575.39	3 247.23	683.45	11 389.23	10 321.11
四川省	26 021.29	3 031.72	1 073.39	4 027.26	9 995.67
贵州省	21 219.45	3 179.97	1 810.63	3 938.54	4 050.06
云南省	16 252.05	2 528.76	900.73	541.48	5 601.84
西藏自治区	2 350.89	440.28	630.44	27.83	319.56
陕西省	16 807.27	3 158.95	1 503.41	1 715.93	5 417.38
甘肃省	12 966.23	2 592.11	2 723.66	517.96	3 338.14
青海省	7 403.38	2 179.05	2 068.10	312.78	772.78
宁夏回族自治区	17 159.22	2 759.22	3 350.44	2 245.22	2 973.33
新疆维吾尔自治区	20 687.39	2 462.17	3 030.89	2 260.70	5 808.38

2014 年政府办中医类医院按地区分院均医疗业务成本及管理费用情况

地　区	医疗业务成本（千元）	其中：			管理费用（千元）	
		临床服务成本	医疗技术成本	医疗辅助成本	小计	离退休费
全国总计	**82 065.63**	**41 883.94**	**17 064.96**	**6 566.12**	**12 048.76**	**1 917.38**
北京市	418 367.39	220 438.48	85 201.58	47 226.77	48 257.03	13 473.71
天津市	259 954.05	126 049.21	58 387.63	8 571.79	31 131.16	7 149.84
河北省	46 603.74	22 915.48	5 879.98	3 360.87	6 725.20	140.31
山西省	23 874.33	4 500.32	2 009.39	1 510.13	3 532.16	702.84
内蒙古自治区	30 377.34	17 704.60	7 074.48	3 035.98	5 664.30	1 006.23
辽宁省	63 994.32	31 937.53	7 374.14	2 636.66	8 198.90	1 189.10
吉林省	47 456.81	18 476.31	6 708.39	4 076.98	11 854.27	3 525.68
黑龙江省	45 666.43	21 637.32	11 827.23	3 611.77	9 134.19	1 602.70
上海市	401 825.82	189 680.18	163 384.77	25 478.27	37 953.09	5 626.45
江苏省	221 796.86	123 328.68	50 663.05	11 149.59	27 863.80	2 734.73
浙江省	193 264.10	108 187.27	48 831.00	10 994.13	20 776.82	3 067.78
安徽省	74 182.47	40 930.33	11 773.44	6 200.79	9 045.78	1 635.27
福建省	84 647.58	39 657.54	37 739.90	3 889.93	8 295.33	1 029.29
江西省	54 384.19	26 167.19	7 591.89	4 848.11	8 187.00	1 599.52
山东省	107 499.09	58 567.17	17 939.45	8 069.84	16 646.93	1 345.75
河南省	65 402.30	25 467.44	11 731.66	6 503.51	9 452.43	1 338.23
湖北省	86 975.37	41 711.36	15 238.64	8 067.44	16 199.94	2 709.05
湖南省	73 655.76	39 671.86	15 336.50	6 510.93	15 871.87	1 901.65
广东省	157 432.63	90 274.58	23 507.88	12 924.29	22 709.20	3 863.67
广西壮族自治区	70 697.60	39 837.67	13 020.41	5 132.73	13 066.78	2 314.10
海南省	55 803.59	29 928.76	7 446.29	1 852.35	7 778.65	133.06
重庆市	112 768.50	70 085.09	17 510.34	20 761.07	17 776.50	3 468.93
四川省	70 491.35	36 032.85	19 556.54	6 466.66	9 361.84	1 817.06
贵州省	45 643.82	14 332.76	6 071.20	4 589.73	10 572.82	1 670.90
云南省	41 036.22	24 330.39	6 164.63	2 690.53	6 849.55	1 377.56
西藏自治区	11 480.61	4 816.00	3 707.33	753.28	4 755.78	1 280.83
陕西省	41 747.91	20 049.81	7 724.98	2 939.86	7 145.51	1 076.28
甘肃省	32 823.06	12 467.49	3 953.62	7 542.43	5 862.99	1 063.96
青海省	17 816.20	9 539.08	2 613.33	2 735.75	3 327.83	863.43
宁夏回族自治区	44 007.00	17 872.28	9 431.89	1 587.39	8 001.00	1 350.17
新疆维吾尔自治区	48 509.20	17 773.06	13 736.42	3 594.24	10 650.32	1 777.44

2014 年政府办中医类医院按地区分门诊患者负担情况

单位：元

地　　区	门诊病人次诊疗费	内：挂号费	药费	检查费	治疗费
全 国 总 计	**197.18**	**2.04**	**116.97**	**28.39**	**19.41**
北 京 市	355.01	2.80	262.42	25.58	23.18
天 津 市	274.42	3.60	197.42	14.28	21.01
河 北 省	171.74	1.02	92.03	38.11	13.71
山 西 省	200.89	1.09	124.99	29.13	15.01
内蒙古自治区	178.99	1.36	99.00	31.71	16.73
辽 宁 省	222.84	1.01	144.96	32.99	21.35
吉 林 省	182.09	1.79	97.09	32.42	25.44
黑 龙 江 省	232.79	1.89	141.80	38.54	23.50
上 海 市	259.94	14.48	175.06	16.25	17.74
江 苏 省	225.83	1.16	128.32	29.88	21.11
浙 江 省	198.07	1.10	122.29	18.88	14.95
安 徽 省	166.57	2.00	87.63	34.31	14.29
福 建 省	167.52	0.73	85.81	33.51	16.09
江 西 省	157.34	1.69	88.51	33.16	13.58
山 东 省	196.93	1.06	107.55	40.49	19.20
河 南 省	142.84	0.66	78.04	28.91	16.91
湖 北 省	180.13	1.07	105.84	24.98	22.90
湖 南 省	193.98	1.75	102.31	40.82	18.89
广 东 省	183.49	1.56	103.16	25.96	26.28
广西壮族自治区	139.52	0.47	73.98	24.15	19.13
海 南 省	160.81	2.58	91.53	27.15	13.87
重 庆 市	218.68	1.34	123.06	32.65	26.96
四 川 省	164.51	2.45	80.14	34.38	19.55
贵 州 省	200.75	1.39	89.06	40.64	32.91
云 南 省	121.77	0.34	72.61	18.94	14.46
西藏自治区	105.23	4.39	79.65	6.91	5.72
陕 西 省	173.39	2.12	94.00	33.58	20.43
甘 肃 省	116.29	2.74	62.96	21.17	10.59
青 海 省	165.14	1.67	108.73	19.44	13.38
宁夏回族自治区	124.92	0.76	80.19	16.89	13.14
新疆维吾尔自治区	192.27	0.84	131.42	28.71	12.93

2014 年政府办中医类医院按地区分住院患者负担情况

单位：元

地 区	住院病人人均住院费用	内：床位费	药费	检查费	治疗费	手术费	出院者日均住院费用
全国总计	6 503.34	283.86	2 624.10	495.31	1 048.32	362.98	645.95
北京市	15 101.56	494.98	6 173.61	1 374.65	2 002.01	294.84	1 023.29
天津市	11 993.85	549.65	5 638.51	524.75	1 499.73	284.97	1 056.36
河北省	5 053.96	218.48	2 415.90	407.76	688.49	249.71	571.55
山西省	6 419.95	210.65	2 839.20	583.09	1 122.81	325.93	564.22
内蒙古自治区	5 179.87	334.65	2 550.71	370.93	613.54	175.95	506.86
辽宁省	6 637.92	284.47	2 941.20	603.28	1 066.86	300.73	556.82
吉林省	5 353.37	280.75	2 500.35	343.61	979.07	242.69	485.67
黑龙江省	5 688.77	277.28	3 148.73	314.83	778.61	173.05	497.66
上海市	11 286.35	536.51	5 041.37	630.00	738.90	627.21	1 076.03
江苏省	9 136.01	404.75	4 039.92	630.25	922.35	446.98	923.74
浙江省	9 527.78	456.23	3 891.07	486.48	1 079.45	601.13	898.73
安徽省	5 319.40	285.18	2 151.99	371.23	800.80	311.64	566.11
福建省	6 423.76	260.49	2 363.83	549.44	776.93	445.24	697.67
江西省	5 160.49	212.75	2 374.00	337.81	752.17	472.49	560.04
山东省	6 840.47	317.17	2 958.45	472.48	1 024.53	446.56	677.80
河南省	5 494.02	211.70	2 223.00	422.74	981.69	357.38	521.61
湖北省	5 074.49	224.83	1 910.90	399.10	983.58	340.72	512.87
湖南省	5 391.62	210.97	2 206.64	418.45	825.46	325.39	564.55
广东省	9 546.18	467.97	2 903.80	811.26	2 112.06	655.69	985.13
广西壮族自治区	6 093.17	170.69	2 202.26	519.42	1 312.39	260.54	656.94
海南省	7 104.97	317.73	2 804.20	526.52	1 347.04	276.93	728.47
重庆市	6 341.86	280.75	2 642.34	530.86	1 169.66	258.65	638.70
四川省	6 307.09	269.71	2 205.51	567.82	1 202.40	336.94	599.87
贵州省	4 672.62	170.59	1 436.42	399.14	1 246.17	243.84	516.79
云南省	4 622.55	221.41	1 679.09	396.69	993.80	213.28	474.27
西藏自治区	4 984.94	630.02	2 218.02	368.61	611.74	126.32	369.58
陕西省	5 045.62	256.13	2 081.76	410.18	789.39	357.97	488.71
甘肃省	4 049.01	149.06	1 663.44	291.58	721.08	276.03	406.30
青海省	4 715.59	188.12	2 283.60	316.02	512.24	136.93	453.44
宁夏回族自治区	4 149.66	152.03	1 996.62	286.65	823.20	124.24	410.67
新疆维吾尔自治区	5 781.93	179.42	1 862.11	641.23	1 321.20	205.10	543.87

2014 年政府办中医类医院按地区分医院医师工作效率

地区	医师人均担负年诊疗人次（人次）	医师人均担负年住院床日（日）	医师人均每日担负诊疗人次（人次）	医师人均每日担负住院床日（日）
全国总计	2 076.90	890.79	8.27	2.44
北京市	4 101.57	578.03	16.34	1.58
天津市	3 624.93	617.87	14.44	1.69
河北省	1 319.21	721.91	5.26	1.98
山西省	1 055.18	634.32	4.20	1.74
内蒙古自治区	1 364.97	660.78	5.44	1.81
辽宁省	1 370.51	844.80	5.46	2.31
吉林省	1 478.35	628.65	5.89	1.72
黑龙江省	1 323.66	726.06	5.27	1.99
上海市	4 991.83	719.10	19.89	1.97
江苏省	2 627.61	833.98	10.47	2.28
浙江省	3 495.24	726.96	13.93	1.99
安徽省	1 644.48	1 007.27	6.55	2.76
福建省	2 645.80	781.15	10.54	2.14
江西省	1 615.42	971.52	6.44	2.66
山东省	1 343.93	806.65	5.35	2.21
河南省	1 655.33	925.19	6.59	2.53
湖北省	1 824.47	1 084.58	7.27	2.97
湖南省	1 239.55	1 104.20	4.94	3.03
广东省	3 397.02	757.21	13.53	2.07
广西壮族自治区	1 993.42	903.27	7.94	2.47
海南省	1 840.57	720.30	7.33	1.97
重庆市	2 005.15	1 187.01	7.99	3.25
四川省	1 908.39	1 142.74	7.60	3.13
贵州省	1 393.38	1 255.17	5.55	3.44
云南省	2 484.83	1 207.76	9.90	3.31
西藏自治区	1 521.24	547.52	6.06	1.50
陕西省	1 544.91	1 109.61	6.16	3.04
甘肃省	1 706.56	1 162.13	6.80	3.18
青海省	1 305.54	989.76	5.20	2.71
宁夏回族自治区	2 862.25	1 089.84	11.40	2.99
新疆维吾尔自治区	1 699.34	1 327.00	6.77	3.64

2014 年全国中医类医院中医特色指标

	机构数（个）	年内中医"治未病"服务人次数（人次）	年末开展中医医疗技术总数（个）	年末中药制剂室面积（m²）	年末中药制剂品种数（种）	年末 5000 元以上中医诊疗设备台数（台）
中医类医院	3732	16 209 256	3 425 067	787 393	55 459	121 860
中医医院	3115	14 645 739	3 244 465	605 980	35 015	110 417
中西医结合医院	384	1 061 992	62 873	39 923	8 066	7 062
民族医医院	233	501 525	117 729	141 490	12 378	4 381

2014 年全国中医类医院中医诊疗设备统计

单位：台/套

	电针治疗设备台数	中药熏洗设备台数	中医电疗设备台数	中医磁疗设备台数	中医康复训练设备台数	煎药机台（套）数
中医类医院	14 284	10 032	24 296	9 590	19 278	11 877
中医医院	12 982	8 799	21 730	8 772	17 408	10 817
中西医结合医院	607	652	1 891	492	1 318	713
民族医医院	695	581	675	326	552	347

2014 年全国中医医院中医特色指标

	机构数（个）	年内中医"治未病"服务人次数（人次）	年末开展中医医疗技术总数（个）	年末中药制剂室面积（m²）	年末中药制剂品种数（种）	年末 5000 元以上中医诊疗设备台数（台）
总计	3 115	14 645 739	3 244 465	605 980	35 015	110 417
中医综合医院	2 649	13 706 749	3 011 325	571 271	32 504	105 815
中医专科医院	466	938 990	233 140	34 709	2 511	4 602
肛肠医院	57	26 027	4 136	2 316	80	425
骨伤医院	186	457 612	64 289	23 262	496	2 279
针灸医院	13	128 685	183	207	55	400
按摩医院	25	127 076	35 592	22	31	218
其他中医专科医院	185	199 590	128 940	8 902	1 849	1 280

2014 年全国中医医院中医诊疗设备统计

单位：台/套

	电针治疗设备台数	中药熏洗设备台数	中医电疗设备台数	中医磁疗设备台数	中医康复训练设备台数	煎药机台（套）数
总计	12 982	8 799	21 730	8 772	17 408	10 817
中医综合医院	12 594	8 163	20 635	8 416	16 693	10 336
中医专科医院	388	636	1 095	356	715	481
肛肠医院	147	94	17	4	29	147
骨伤医院	266	521	193	390	168	266
针灸医院	11	81	36	66	31	11
按摩医院	21	50	23	64	6	21
其他中医专科医院	191	349	87	191	247	191

2014 年全国民族医医院中医特色指标

	机构数 （个）	年内中医 "治未病"服务 人次数（人次）	年末开展中医 医疗技术 总数（个）	年末中药 制剂室 面积（m²）	年末中药 制剂品种 数（种）	年末5000元以上 中医诊疗 设备台数（台）
总计	**233**	**501 525**	**117 729**	**141 490**	**12 378**	**4 381**
蒙医医院	66	198 173	18 490	30 830	3 503	1 424
藏医医院	88	115 206	85 336	76 849	6 500	892
维医医院	40	125 864	7 098	29 133	1 231	1 403
傣医医院	1	645	66	753	22	132
其他民族医 医院	38	61 637	6 739	3 925	1 122	530

2014 年全国民族医医院中医诊疗设备统计

单位：台/套

	电针治疗 设备台数	中药熏洗 设备台数	中医电疗 设备台数	中医磁疗 设备台数	中医康复训 练设备台数	煎药机 台（套）数
总计	**695**	**581**	**675**	**326**	**552**	**347**
蒙医医院	305	174	255	98	179	95
藏医医院	181	193	160	72	91	78
维医医院	96	149	179	84	155	119
傣医医院	9	14	8	1	4	1
其他民族医医院	104	51	73	71	123	54

2014 年全国中医类门诊部、所服务提供情况

	机构数（个）	本年诊疗人次 数（人次）	其中： 出诊人次数	年末床 位数（张）	本年出院 人数（人）
合计	**39 854**	**128 675 207**	**3 066 836**	**736**	**27 262**
中医类门诊部	**1 468**	**15 254 974**	**1 214 304**	**736**	**27 262**
中医门诊部	1 154	13 048 229	980 435	500	18 625
中西医结合门诊部	301	2 185 039	232 619	218	8 637
民族医门诊部	13	21 706	1 250	18	0
中医类诊所	**38 386**	**113 420 233**	**1 852 532**	**0**	**0**
中医诊所	30 795	88 700 539	1 295 143	0	0
中西医结合诊所	7 116	23 619 949	521 820	0	0
民族医诊所	475	1 099 745	35 569	0	0

2014 年全国中医类门诊部、所收入支出情况

单位：元

	总收入			总支出		
	总额	其中：		总额	其中：	
		医疗收入	其中：药品收入		人员经费	药品支出
合计	8 036 579	7 091 124	4 953 652	7 025 455	2 569 448	3 696 747
中医类门诊部	3 792 422	3 560 434	2 773 988	3 469 613	910 522	2 108 635
中医门诊部	3 523 934	3 334 231	2 631 609	3 216 981	806 082	2 003 643
中西医结合门诊部	263 051	221 021	138 153	248 390	103 070	102 152
民族医门诊部	5 437	5 182	4 226	4 242	1 370	2 840
中医类诊所	4 244 157	3 530 690	2 179 664	3 555 842	1 658 926	1 588 112
中医诊所	3 324 222	2 797 784	1 732 540	2 803 369	1 305 734	1 248 221
中西医结合诊所	877 130	698 334	423 791	721 889	340 694	324 086
民族医诊所	42 805	34 572	23 333	30 584	12 498	15 805

2014 年其他医疗卫生机构中医类医疗资源及服务量

	设有中医类临床科室的机构数（个）	中医类临床科室床位数（张）	中医类执业（助理）医师数（人）	中药师（士）（人）	中医类临床科室门急诊人次数（万人次）	出院人数（万人）
总计	26 815	121 469	253 696	72 161	21 505.29	307.30
综合医院	3 896	66 889	76 843	29 088	10 115.49	178.71
专科医院	162	11 681	13 335	4 241	570.02	22.87
社区卫生服务中心	2 790	5 783	24 266	7 365	4 287.76	9.65
社区卫生服务站	2 139	970	10 126	1 558	806.73	0.98
乡镇卫生院	11 091	34 963	66 059	21 856	5 191.32	93.79
专科疾病防治院（所、站）	26	166	1 034	1 582	13.79	0.30
妇幼保健院（所、站）	245	371	4 269	496	277.92	0.53
其他机构	6 466	646	57 764	5 975	242.27	0.49

注：中医类临床科室包括中医科各专业、中西医结合科、民族医学科。下表同。

2014 年其他医疗卫生机构中医类医疗资源及服务量占同类机构资源及服务量百分比

	设有中医类临床科室的机构数占比（%）*	中医类临床科室床位数占比（%）	中医类执业（助理）医师数占比（%）	中药师（士）占比（%）	中医类临床科室门急诊人次数占比（%）	出院人数占比（%）
总计	9.04	2.06	9.87	21.13	4.25	1.68
综合医院	82.25	1.91	6.64	16.90	4.64	1.51
专科医院	20.02	1.70	8.12	16.69	2.20	1.79
社区卫生服务中心	49.30	3.37	18.07	26.98	8.00	3.26
社区卫生服务站	22.84	4.02	23.69	27.24	5.41	4.21
乡镇卫生院	31.09	3.00	15.26	29.74	5.05	2.53
专科疾病防治院（所、站）	2.38	0.44	6.51	18.20	0.62	0.54
妇幼保健院（所、站）	8.40	0.20	4.32	13.32	1.20	0.06
其他机构	—	—	—	—	—	—

* 本指标综合医院、专科医院统计范围为二级以上公立医院；社区卫生服务中心、社区卫生服务站、乡镇卫生院机构数不含分支机构。

2014 年提供中医药服务基层医疗机构及人员数

	机构总数（个）	有中医类别执业（助理）医师的机构数（个）	有中医类别执业（助理）医师的机构数占比（%）	中医类执业（助理）医师数（人）	中医类执业（助理）数占比（%）	中药师（士）（人）	中药师（士）占比（%）
总计	**50 691**	**32 821**	–	**100 451**	–	**30 779**	–
社区卫生服务中心	5 659	4 709	83.21	24 266	18.07	7 365	26.98
社区卫生服务站	9 365	4 964	53.01	10 126	23.69	1 558	27.24
乡镇卫生院	35 667	23 148	64.90	66 059	15.26	21 856	29.74

注：社区卫生服务中心、社区卫生服务站、乡镇卫生院机构数不含分支机构；
　　中医类执业（助理）数占比、中药师（士）占比指占同类机构医师及药师数比例。

2014 年提供中医药服务的村卫生室及人员数

	机构数（个）	提供中医类医疗服务的村卫生室数（个）	提供中医类医疗服务的村卫生室所占比例（%）	执业（助理）医师数（人）	中医类执业（助理）数（人）	乡村医生数（人）	行医方式为中医、中西医结合或民族医的村卫生室中乡村医生数（人）	以中医为主或能中会西的乡村医生占同类机构乡村医生总数比例（%）
村卫生室	590 854	202 980	34.35	139 787	32 007	985 692	337 191	34.20

注：村卫生室数不含分支机构；
　　提供中医类医疗服务的村卫生室是指行医方式以中医、中西医结合、民族医医疗服务为主的村卫生室。

三、中医教育

2014 年全国高等中医药院校数及开设中医药专业的高等西医药院校、高等非医药院校机构数

单位：所

	高等中医药院校	设置中医药专业的高等西医药院校	设置中医药专业的高等非医药院校、研究院所
总计	42	99	128
普通高等学校	42	99	128
其中：大学	17	21	74
学院	8	23	19
独立学院	8	5	4
高等专科学校	8	26	2
高等职业学校	1	24	29

2014 年全国高等中医药院校统招研究生、本科、专科毕业、招生、在校学生数

	院校数（所）	毕业生数（人）	招生数（人）	在校学生数（人）	预计毕业生数（人）
高等中医药院校总计	–	**144 721**	**176 800**	**586 101**	**145 558**
博士生	19	1 213	1 353	4 440	1 838
硕士生	24	10 994	12 469	35 001	11 838
普通本科、专科生	42	85 743	91 171	369 430	87 003
成人本科、专科生	33	41 437	66 682	162 431	44 879
网络本科、专科生	1	5 334	5 125	147 99	–

（续表）

	院校数（所）	毕业生数（人）	招生数（人）	在校学生数（人）	预计毕业生数（人）
其中：民族医医院校	—	911	1 064	3 799	862
博士生	1	6	4	13	5
硕士生	1	18	26	75	16
普通本科、专科生	2	683	795	2 922	536
成人本科、专科生	2	204	239	789	305

2014 年全国高等中医药院校在职人员攻读硕士学位分专业（领域）学生数

单位：人

专业名称	授予学位数	招生数	在校学生数			
			合计	一年级	二年级	三年级及以上
攻读硕士学位人员	**412**	**709**	**2 918**	**727**	**1 104**	**1 087**
学术型学位	**371**	**622**	**2 563**	**640**	**912**	**1 011**
方剂学	2	7	15	7	7	1
民族医学（含：藏医学、蒙医学等）	0	0	1	0	0	1
针灸推拿学	38	85	300	90	98	112
中西医结合基础	8	9	41	9	16	16
中西医结合临床	157	133	627	137	305	185
中西医结合学科	3	21	81	21	37	23
中药学学科	34	60	332	61	102	169
中医儿科学	2	1	17	1	5	11
中医妇科学	6	7	32	7	20	5
中医骨伤科学	10	29	91	30	32	29
中医基础理论	2	5	35	11	14	10
中医临床基础	6	10	52	10	9	33
中医内科学	30	44	164	45	51	68
中医外科学	12	13	52	13	13	26
中医五官科学	3	1	5	1	1	3
中医学学科	24	24	256	24	86	146
中医医史文献	2	13	28	13	7	8
中医诊断学	4	3	15	3	3	9
病理学与病理生理学	0	0	1	0	1	0
护理学学科	9	82	162	82	19	61
老年医学	0	0	1	0	1	0
免疫学	0	2	3	2	1	0
神经病学	0	1	1	1	0	0
生物医学工程学科	0	2	3	2	0	1
生药学	3	2	7	2	4	1
药剂学	5	19	48	19	19	10
药理学	1	6	30	6	16	8
药物分析学	1	13	24	13	6	5
药物化学	0	0	4	0	1	3
药学学科	2	0	0	0	0	0
影像医学与核医学	1	14	33	14	14	5
管理科学与工程学科	0	0	1	0	1	0
社会医学与卫生事业管理	6	15	97	15	20	62
应用心理学	0	1	4	1	3	0
专业型学位	**41**	**87**	**355**	**87**	**192**	**76**
临床医学	41	87	355	87	192	76

2014 年全国高等中医药院校其他学生情况

	院校数（所）	结业生数（人）	注册学生数（人）
高等中医药院校总计	—	**12 708**	**19 328**
自考助学班	5	345	4 103
研究生课程进修班	6	837	1 557
普通预科生	5	0	594
进修及培训	11	11 526	13 074
其中：资格证书培训	8	2 528	2 551
岗位证书培训	5	5 187	5 214
其中：民族医医院校	—	42	8
进修及培训	2	42	8

2014 年全国高等西医药院校中医药专业研究生、本科、专科毕业、招生、在校学生数

	机构数（所）	毕业生数（人）	招生数（人）	在校学生数（人）	预计毕业生数（人）
设置中医药专业的高等西医药院校总计	—	**15 853**	**21 533**	**68 142**	**17 906**
博士生	9	72	77	262	96
硕士生	33	569	876	2 479	766
普通本科、专科生	89	12 573	15 855	54 591	13 958
成人本专科生	34	2 459	4 725	10 810	3 086

2014 年全国高等非医药院校中医药专业研究生、本科、专科毕业、招生、在校学生数

	机构数（所）	毕业生数（人）	招生数（人）	在校学生数（人）	预计毕业生数（人）
设置中医药专业的高等非医药院校、研究院所总计	—	**10 759**	**16 199**	**43 914**	**11 335**
博士生	16	56	80	293	125
硕士生	47	494	545	1 538	557
普通本科、专科生	98	7 201	10 503	32 623	7 683
成人本专科生	32	3 034	5 071	9 460	2 970

2014 年全国高等中医药院校攻读博士学位分专业毕业、招生、在校学生数

单位：人

专业名称	毕业生数		招生数	在校学生数	预计毕业生数
	小计	其中：授学位			
攻读博士学位人员总计	**1 213**	**1 216**	**1 353**	**4 440**	**1 838**
学术型学位	**1 048**	**1 046**	**1 147**	**3 808**	**1 618**
针灸推拿学	132	130	143	483	192
中西医结合基础	74	72	68	230	93
中西医结合临床	134	134	131	492	226
中西医结合学科	0	0	5	7	0
中药学学科	187	188	234	732	303
中医儿科学	9	9	11	36	13
中医妇科学	33	33	39	140	61
中医骨伤科学	30	29	33	101	42
中医基础理论	54	54	44	188	92
中医临床基础	60	61	69	219	86
中医内科学	166	166	169	574	257
中医外科学	22	22	18	68	29
中医五官科学	9	10	4	24	12
中医学学科	32	31	59	124	46
中医医史文献	31	32	42	139	61
中医诊断学	24	24	20	70	30
民族医学（含：藏医学、蒙医学等）	14	15	15	43	16
方剂学	32	31	34	109	48
生药学	5	5	8	24	9
药物分析学	0	0	1	5	2
专业学位博士	165	170	206	632	220
临床医学	162	167	205	622	213
中药学	3	3	1	10	7

2014 年全国高等中医药院校攻读硕士学位分专业毕业、招生、在校学生数

单位：人

专业名称	毕业生数		招生数	在校学生数	预计毕业生数
	小计	其中：授学位			
攻读硕士学位人员总计	10 994	10 912	12 469	35 001	11 838
学术型学位	5 452	5 413	5 621	15 844	5 401
针灸推拿学	602	610	407	1 360	512
中国古典文献学	1	1	2	17	3
中西医结合基础	147	146	231	632	192
中西医结合临床	352	352	312	870	257
中西医结合学科	1	1	45	80	15
中药学学科	909	909	901	2 789	969
中医儿科学	70	70	52	135	40
中医妇科学	113	110	86	257	98
中医骨伤科学	145	143	91	277	105
中医基础理论	116	117	152	456	146
中医临床基础	218	213	199	656	233
中医内科学	560	552	400	1 200	439
中医外科学	130	130	87	200	58
中医五官科学	38	38	36	94	31
中医学学科	705	682	797	1 547	624
中医医史文献	93	91	89	274	93
中医诊断学	52	52	107	259	71
民族医学（含：藏医学、蒙医学等）	25	25	38	101	23
方剂学	77	79	106	308	101
肿瘤学	2	2	9	18	5
病理学与病理生理学	4	5	5	11	1
病原生物学	0	0	4	7	0
儿科学	0	0	4	7	1
耳鼻咽喉科学	0	0	4	7	1
发展与教育心理学	0	0	2	4	0
妇产科学	0	0	16	47	14
公共管理学科	0	0	0	1	0
公共卫生与预防医学学科	0	0	0	1	1
管理科学与工程学科	0	0	11	37	9
护理学学科	80	80	175	436	120
基础医学学科	0	0	4	7	3
急诊医学	0	0	4	9	2
计算机应用技术	0	0	1	4	2
精神病与精神卫生学	0	0	1	3	1

（续表）

专业名称	毕业生数		招生数	在校学生数	预计毕业生数
	小计	其中：授学位			
康复医学与理疗学	27	26	32	96	33
科学技术哲学	4	4	3	14	6
老年医学	1	1	6	11	3
临床检验诊断学	2	2	21	51	11
临床医学学科	0	0	5	11	0
麻醉学	1	1	6	22	12
马克思主义基本原理	0	0	1	2	0
马克思主义中国化研究	6	6	10	31	11
免疫学	2	2	4	15	6
内科学	35	34	21	71	23
皮肤病与性病学	0	0	1	5	2
人体解剖与组织胚胎学	1	1	6	12	3
社会医学与卫生事业管理	86	86	106	359	132
神经病学	5	5	10	31	13
生物化工	7	6	3	18	8
生物医学工程学科	11	8	7	22	8
生药学	129	129	203	445	117
思想政治教育	18	18	12	56	24
外科学	6	6	29	87	28
微生物与生化药学	43	42	43	121	50
眼科学	3	3	5	18	11
药剂学	257	258	242	841	292
药理学	106	107	132	399	125
药物分析学	146	145	157	501	165
药物化学	106	105	129	366	112
药学学科	1	1	24	58	11
影像医学与核医学	5	5	16	53	21
应用心理学	4	4	3	6	3
运动医学	0	0	6	11	1
专业学位硕士	**5 542**	**5 499**	**6 848**	**19 157**	**6 437**
工程管理	0	0	1	3	0
临床医学	5 112	5 068	6 312	17 768	5 954
药学	11	11	27	63	19
中药学	419	420	508	1 323	464

2014 年全国高等中医药院校普通本科分专业毕业、招生、在校学生数

单位：人

专业名称	年制	毕业生数		招生数	在校学生数	预计毕业生数
		小计	其中：授学位			
本科总计	-	58 509	57 449	67 190	293 135	61 820
针灸推拿学	2	67	67	0	274	143
	3	355	355	0	945	287
	5	3 779	3 697	4 873	23 501	4 323
	6	60	60	0	169	53
中草药栽培与鉴定	4	101	98	293	850	225
中西医临床医学	2	0	0	0	27	0
	3	268	267	0	459	191
	5	6 101	5 950	5 461	29 578	5 953
	6	60	60	0	181	52
中西医结合类专业	5	1 012	1 006	151	2 647	806
中药学类专业	4	123	121	38	309	132
中药制药	4	0	0	686	1 855	247
中药学	2	382	380	0	671	326
	4	3 722	3 661	3 818	15 139	3 772
	5	84	84	30	279	80
中药资源与开发	4	510	503	843	2 782	593
中医学	2	200	200	0	359	171
	3	165	165	0	831	230
	5	9 431	9 238	12 201	59 672	10 847
	6	111	110	57	472	96
	7	1 104	1 104	1 944	8 776	1 212
中医学类专业	5	408	408	228	2 186	577
壮医学	5	0	0	57	221	0
藏药学	4	33	33	89	250	24
	5	39	39	110	387	77
藏医学	5	153	149	284	1 231	144
傣医学	5	0	0	27	27	0
公共卫生与预防医学类专业	4	48	48	62	230	46
护理学	2	350	349	0	796	376
	3	209	209	0	266	153
	4	6 016	5 969	7 637	27 277	6 049
	5	1 008	967	553	4 068	909
护理学类专业	4	664	660	543	3 352	1 148
	5	160	159	0	257	158
康复治疗学	2	34	33	0	78	34
	3	23	23	0	59	4
	4	409	404	1 796	4 919	614
	5	105	105	127	491	72

（续表）

专业名称	年制	毕业生数		招生数	在校学生数	预计毕业生数
		小计	其中：授学位			
口腔医学	3	0	0	0	25	8
	5	144	144	172	981	197
临床药学	4	0	0	46	46	0
	5	56	56	52	155	53
临床医学	2	38	38	0	98	56
	3	160	92	0	295	138
	5	1 708	1 688	2 651	12 251	1 969
食品卫生与营养学	2	16	16	0	21	10
	4	89	90	225	721	89
听力与言语康复学	4	66	65	117	457	108
卫生检验与检疫	2	3	3	0	7	4
	4	76	76	144	415	76
眼视光学	4	86	86	98	302	78
药事管理	4	0	0	155	349	0
药物分析	4	0	0	95	165	0
药物制剂	2	6	6	0	2	1
	4	1 533	1 485	1 296	5 817	1 412
药学类专业	4	60	60	0	171	116
制药工程	2	1	1	0	2	0
	4	1 940	1 900	1 807	7 349	1 960
药学	2	344	344	0	538	270
	4	2 669	2 601	3 046	11 381	2 724
医学技术类专业	2	1	1	0	2	0
	4	43	43	63	209	47
医学检验技术	2	86	86	0	173	86
	4	395	393	1 063	2 991	370
	5	112	112	116	594	118
医学实验技术	4	0	0	106	165	0
医学影像技术	4	0	0	133	248	0
	5	157	157	225	1 149	234
医学影像学	4	61	60	0	103	60
	5	173	173	160	736	146
医学信息工程	4	118	118	474	1 193	123
预防医学	2	0	0	0	4	2
	5	108	108	342	1 332	119
国际经济与贸易	2	32	29	0	54	33
	4	452	445	476	2 033	515
计算机科学与技术	2	64	63	0	156	94
	4	772	733	832	3 337	865
公共事业管理	2	3	3	0	7	4
	4	1 811	1 791	1 807	7 150	1 855
	5	173	170	58	241	45
保险学	4	154	149	196	700	116
工商管理	2	2	2	0	5	3
	4	400	399	342	1 421	427

（续表）

专业名称	年制	毕业生数		招生数	在校学生数	预计毕业生数
		小计	其中：授学位			
生物技术	2	0	0	0	2	0
	4	323	312	349	1 306	352
生物科学	2	2	2	0	2	2
	4	115	115	117	386	103
生物工程	4	222	216	243	909	226
生物工程类专业	4	56	54	66	293	54
生物医学工程	4	219	216	328	1 099	232
生物制药	4	59	58	154	699	168
食品科学与工程	2	1	1	0	0	0
	4	239	239	367	1 194	314
食品质量与安全	2	4	4	0	5	3
	4	56	56	446	796	54
市场营销	2	165	165	0	335	188
	4	1 589	1 573	1 959	6 864	1 548
电子商务	4	199	189	63	293	130
法学	4	178	178	214	756	182
公共管理类专业	4	243	242	113	691	223
古典文献学	4	0	0	24	48	24
汉语国际教育	4	118	117	182	670	113
汉语言	4	27	27	32	111	25
汉语言文学	4	58	58	56	259	98
环境科学	4	29	29	0	37	0
劳动与社会保障	4	48	48	111	321	55
人力资源管理	4	50	48	64	237	56
软件工程	4	0	0	57	58	0
日语	2	0	0	0	2	0
	4	42	42	49	203	33
社会工作	4	0	0	0	35	0
社会体育指导与管理	2	3	3	0	6	4
	4	217	206	265	923	158
体育教育	4	233	231	246	1 048	249
植物保护	4	0	0	0	34	0
文化产业管理	4	0	0	109	356	90
物流管理	4	28	27	129	287	28
信息管理与信息系统	4	496	470	841	2 500	501
音乐学	4	33	32	46	149	37
应用化学	4	51	45	62	138	38
英语	4	838	837	921	3 491	823
	5	147	146	81	639	94
运动康复	4	0	0	116	169	0
运动人体科学	4	48	48	62	203	43
应用心理学	2	53	53	49	56	7
	4	849	831	950	3 594	849
	5	65	64	114	509	61

2014 年全国高等中医药院校普通专科分专业毕业、招生、在校学生数

单位：人

专业名称	年制	毕业生数	招生数	在校学生数	预计毕业生数
专科总计	—	27 234	23 981	76 295	25 183
中草药栽培技术	3	0	0	10	0
生物制药技术	3	82	0	55	55
中药制药技术	2	126	0	127	43
	3	620	286	1 253	585
药物制剂技术	2	163	0	0	0
	3	315	351	1 186	452
药品质量检测技术	3	158	128	373	126
药品经营与管理	3	259	163	472	154
医用电子仪器与维护	3	19	17	61	21
计算机应用技术	2	0	11	36	25
计算机信息管理	2	40	22	48	26
软件技术	2	0	5	22	17
图形图像制作	2	0	13	39	26
食品营养与检测	3	41	21	30	0
营养与食品卫生	3	58	0	50	50
医疗保险实务	3	8	0	0	0
市场营销	3	109	0	277	146
医药营销	2	50	0	63	28
	3	400	228	823	387
临床医学	3	1 593	1 419	4 649	1 602
口腔医学	3	354	314	956	331
中医学	2	282	0	1 087	282
	3	2 881	3 543	9 542	2 830
藏医学	3	147	0	0	0
维医学	4	268	234	918	249
针灸推拿	2	397	0	597	317
	3	2 996	3 033	8 884	2 674
中医骨伤	3	342	516	1 391	3 68
护理	2	1 465	0	2 173	1 244
	3	7 665	6 885	21 593	7 259
	4	39	91	206	41
助产	2	0	0	122	0
	3	504	550	1 480	431
涉外护理	3	0	44	143	49

（续表）

专业名称	年制	毕业生数	招生数	在校学生数	预计毕业生数
药学	2	0	0	130	56
	3	986	1 242	3 295	963
中药	2	186	0	235	153
	3	1 340	1 164	3 421	1 135
维药学	4	79	89	368	59
医学检验技术	2	0	0	85	0
	3	566	547	1 844	611
	4	27	114	340	28
医学生物技术	3	41	0	37	37
医学影像技术	3	291	528	1 293	352
康复治疗技术	2	22	0	101	0
	3	679	891	2 400	700
	4	0	0	31	0
卫生监督	3	42	0	0	0
口腔医学技术	3	23	115	218	39
医学营养	3	130	67	256	145
医疗美容技术	3	1 139	957	2 807	897
卫生检验与检疫技术	3	60	227	347	56
卫生信息管理	3	33	0	0	0
公共卫生管理	3	14	53	80	10
旅游管理	3	45	62	175	55
社区康复	3	16	0	0	0
心理咨询	3	0	0	19	0
应用日语	3	46	0	0	0
社会体育	3	67	0	0	0
计算机网络技术	2	0	5	27	22
食品药品管理类专业	3	0	0	39	39
食品药品监督管理	3	0	39	66	0
药剂设备制造与维护	3	21	7	15	8

2014 年全国高等西医药院校攻读中医类博士学位分专业毕业、招生、在校学生数

单位：人

专业名称	毕业生数		招生数	在校学生数	预计毕业生数
	小计	其中：授学位			
攻读博士学位人员总计	72	68	77	262	96
学术型学位	72	68	77	262	96
中医诊断学	3	2	3	10	3
中西医结合基础	9	9	17	59	23
中西医结合临床	32	35	22	74	32
中西医结合学科	8	4	6	19	6
中药学学科	20	18	29	100	32

2014 年全国高等西医药院校攻读中医类硕士学位分专业毕业、招生、在校学生数

单位：人

专业名称	毕业生数		招生数	在校学生数	预计毕业生数
	小计	其中：授学位			
攻读硕士学位人员总计	569	573	876	2 479	766
学术型学位	444	451	516	1 486	454
中医基础理论	1	1	4	10	3
中医临床基础	29	28	16	64	32
中医内科学	31	31	45	131	34
中医外科学	1	1	1	5	2
中医五官科学	0	0	0	1	0
中医医史文献	3	2	3	9	3
中医诊断学	3	3	5	14	5
中医妇科学	0	0	3	5	1
针灸推拿学	26	26	29	89	28
中医骨伤科学	1	1	2	9	4
中西医结合基础	19	19	45	116	32
中西医结合临床	116	113	108	308	100
中西医结合学科	0	0	8	15	0
民族医学（含：藏医学、蒙医学等）	23	35	31	100	26
方剂学	9	9	5	14	3
中药学学科	182	182	196	572	181
药学学科	0	0	0	5	0
临床医学学科	0	0	15	19	0
专业学位	125	122	360	993	312
临床医学	39	36	69	178	68
中药学	86	86	291	815	244

2014 年全国高等西医药院校普通本科中医药专业毕业、招生、在校学生数

单位：人

专业名称	年制	毕业生数		招生数	在校学生数	预计毕业生数
		小计	其中：授学位			
本科总计	–	**5 385**	**5 237**	**6 507**	**29 031**	**6 041**
中医学	3	2	2	0	26	0
	5	1 427	1 382	1 747	8 410	1 716
中药学	2	58	58	0	103	53
	4	1 806	1 769	1 797	7 110	1 697
	5	60	59	65	310	57
中药制药	4	20	20	247	797	179
中药学类专业	4	0	0	0	40	0
中药资源与开发	4	117	115	338	911	175
针灸推拿学	2	5	3	0	20	10
	3	4	4	0	18	0
	5	503	483	737	3 082	557
中西医临床医学	3	40	40	0	72	38
	5	959	943	1 220	6 046	1 104
维医学	2	6	5	0	20	10
	5	73	58	68	394	61
蒙医学	3	2	2	0	6	2
	5	77	77	204	920	159
蒙药学	4	38	37	39	153	37
哈医学	5	0	0	0	44	0
临床医学	5	66	66	0	0	0
临床医学类专业	5	82	77	0	311	127
护理学	4	40	37	45	238	59

2014 年全国高等西医药院校普通专科中医药分专业毕业、招生、在校学生数

单位：人

专业名称	年制	毕业生数	招生数	在校学生数	预计毕业生数
专科总计	-	**7 188**	**9 348**	**25 560**	**7 917**
中医学	2	286	0	335	280
	3	1 768	2 186	5 803	1 795
中医骨伤	2	36	0	91	53
	3	316	324	962	282
中医保健康复技术	3	0	119	225	27
中药鉴定与质量检测技术	3	30	61	161	51
针灸推拿	2	48	0	40	19
	3	1 060	1 827	4 559	1 240
中药	2	238	0	548	393
	3	2 333	3 598	9 090	2 593
中药制药技术	2	194	196	390	75
	3	499	607	1 909	581
现代中药技术	3	137	210	581	212
蒙医学	2	0	0	2	2
	3	101	17	215	96
中草药栽培技术	3	0	0	72	32
医疗美容技术	3	142	203	563	186
康复治疗技术	3	0	0	14	0

2014 年全国高等非医药类院校攻读博士学位分专业毕业、招生、在校学生数

单位：人

专业名称	毕业生数		招生数	在校学生数	预计毕业生数
	小计	其中：授学位			
攻读博士学位人员总计	**56**	**50**	**80**	**293**	**125**
学术型学位	**55**	**49**	**79**	**281**	**117**
民族医学（含：藏医学、蒙医学等）	3	0	3	10	3
中西医结合基础	5	7	8	23	6
中西医结合临床	32	31	34	133	63
中西医结合学科	6	4	3	19	9
中药学学科	9	7	31	96	36
专业学位	**1**	**1**	**1**	**12**	**8**
临床医学	1	1	1	12	8

2014 年全国高等非医药类院校攻读硕士学位分专业毕业、招生、在校学生数

单位：人

专业名称	毕业生数		招生数	在校学生数	预计毕业生数
	小计	其中：授学位			
攻读硕士学位人员总计	**494**	**496**	**545**	**1 538**	**557**
学术型学位	**383**	**385**	**395**	**1 181**	**411**
中医基础理论	18	17	22	46	8
中医临床基础	0	0	1	5	1
中医内科学	6	6	10	40	12
中医骨伤科学	1	1	2	14	3
中医妇科学	0	0	2	3	1
针灸推拿学	0	0	6	21	4
民族医学（含：藏医学、蒙医学等）	27	27	18	52	18
中西医结合基础	8	9	28	58	15
中西医结合临床	70	71	79	247	93
中西医结合学科	2	1	5	6	1
中药学学科	220	222	203	625	226
中医学学科	23	23	7	34	21
方剂学	0	0	0	1	0
药学学科	8	8	12	29	8
专业学位	**111**	**111**	**150**	**357**	**146**
临床医学	22	22	37	98	30
中药学	89	89	113	259	116

2014 年全国高等非医药院校普通本科中医药专业毕业、招生、在校学生数

单位：人

专业名称	年制	毕业生数		招生数	在校学生数	预计毕业生数
		小计	其中：授学位			
本科总计	－	**3 744**	**3 679**	**4 939**	**19 311**	**3 893**
中医学	3	146	146	0	202	83
	5	757	746	1 229	5 238	971
中药学	2	14	14	0	139	46
	4	1 435	1 408	1 884	6 261	1 324
中药资源与开发	4	297	288	395	1 563	372
中草药栽培与鉴定	4	267	260	308	1 170	309
中西医临床医学	2	0	0	0	19	14
	3	5	5	0	9	9
	5	217	217	445	1 678	254
针灸推拿学	3	7	7	0	111	12
	5	233	232	288	1 207	228
蒙医学	3	0	0	0	6	0
	5	182	181	125	732	150
蒙药学	4	27	27	68	224	58
藏医学	4	48	47	0	57	0
	5	50	47	90	453	63
藏药学	4	0	0	32	57	0
护理学	4	26	21	35	70	0
护理学类专业	4	0	0	0	39	0
药学	4	33	33	40	76	0

2014 年全国高等非医药院校普通专科中医药分专业毕业、招生、在校学生数

单位：人

专业名称	年制	毕业生数	招生数	在校学生数	预计毕业生数
专科总计	−	**3 457**	**5 564**	**13 312**	**3 790**
中医学	2	10	0	0	0
	3	948	2 079	4 586	1 132
蒙医学	3	22	19	30	11
蒙药学	3	0	17	48	13
傣医学	3	31	34	89	31
针灸推拿	2	8	0	42	23
	3	712	1 207	2 424	591
中医骨伤	3	71	180	364	94
护理	3	0	11	66	21
中医保健康复技术	2	0	0	12	12
中药鉴定与质量检测技术	3	45	167	220	0
中药	2	160	70	410	194
	3	1 264	1 659	4 717	1 553
康复治疗技术	3	0	121	121	0
临床医学类专业	2	186	0	183	115

2014 年全国高等中医药院校留学生基本情况

单位：人

项目	毕（结）业生数	授予学位数	招生数	在校学生数
总计	**1 904**	**985**	**1 807**	**5 595**
其中：女	982	430	967	2 628
分层次统计：				
博士	86	86	124	402
硕士	196	204	263	804
本科	699	695	642	3 968
专科	5	0	9	23
培训	918	0	769	398
分大洲统计：				
亚洲	1 346	863	1 181	4 519
非洲	49	12	94	231
欧洲	168	41	156	334
北美洲	255	36	270	299
南美洲	51	4	56	74
大洋洲	35	29	50	138
分资助类型统计：				
国际组织资助	0	0	0	0
中国政府资助	102	65	195	500
本国政府资助	6	0	10	17
学校间交换	2	0	2	2
自费	1 794	920	1 600	5 076

2014 年全国高等中医药院校教职工数

单位：人

	教职工数								另有其他人员				
		校本部教职工					科研机构人员	校办企业职工	其他附设机构人员		其中：			
	合计	小计	专任教师	行政人员	教辅人员	工勤人员				合计	聘请校外教师	离退休人员	附属中小学幼儿园教职工	集体所有制人员
总　计	43 346	36 363	26 441	4 767	3 066	2 089	471	465	6 047	21 913	8 514	13 358	2	39
其中：女	23 194	18 812	14 200	2 313	1 810	489	246	175	3 961	11 226	3 884	7 325	2	15
聘任制	8 953	7 263	5 435	859	565	404	17	140	1 533	0	0	0	0	0
其中：女	5 036	3 815	2 883	469	344	119	14	58	1 149	0	0	0	0	0

2014 年全国高等中医药院校教职工数（分职称）

单位：人

	教职工数								
	合计	校本部教职工					科研机构人员	校办企业职工	其他附设机构人员
		小计	专任教师	行政人员	教辅人员	工勤人员			
总　计	43 346	36 363	26 441	4 767	3 066	2 089	471	465	6 047
正 高 级	5 276	4 853	4 511	249	80	13	63	11	349
副 高 级	10 111	9 252	8 194	527	467	64	104	28	727
中　级	14 311	12 220	9 279	1 626	1 236	79	182	75	1 834
初　级	7 721	5 189	3 262	1 018	827	82	77	60	2 395
无 职 称	5 927	4 849	1 195	1 347	456	1 851	45	291	742

2014 年全国高等中医药院校聘任制教职工数（分职称）

单位：人

	教职工数								
	合计	校本部教职工					科研机构人员	校办企业职工	其他附设机构人员
		小计	专任教师	行政人员	教辅人员	工勤人员			
总　计	8 953	7 263	5 435	859	565	404	17	140	1 533
正 高 级	910	910	870	29	11	0	0	0	0
副 高 级	1 513	1 511	1 435	44	31	1	1	0	1
中　级	2 211	2 128	1 810	181	132	5	0	17	66
初　级	2 649	1 483	1 005	262	209	7	13	24	1 129
无 职 称	1 670	1 231	315	343	182	391	3	99	337

2014 年全国高等中医药院校授课专任、聘请校外教师岗位分类情况

单位：人

	本年授课专任教师				本学年授课聘请校外教师			
	合计	公共课基础课	专业课		合计	公共课基础课	专业课	
			小计	其中：双师型			小计	其中：双师型
总　计	25 812	7 310	18 502	3 051	8 514	1 241	7 273	836
其中：女	13 877	4 126	9 751	1 680	3 884	632	3 252	389

（续表）

| | 本年授课专任教师 | | | | 本学年授课聘请校外教师 | | | |
| | 合计 | 公共课基础课 | 专业课 | | 合计 | 公共课基础课 | 专业课 | |
			小计	其中:双师型			小计	其中:双师型
正高级	4 458	805	3 653	680	2 576	235	2 341	341
副高级	8 060	1 961	6 099	1 178	2 981	363	2 618	353
中级	9 142	3 040	6 102	1 193	2 343	410	1 933	142
初级	3 177	1 166	2 011	0	494	164	330	0
无职称	975	338	637	0	120	69	51	0

2014 年全国高等中医药院校未授课专任教师情况

单位：人

	合计	进修	科研	病休	其他
总　计	629	151	4	22	452
其中：女	323	75	1	13	234
正高级	53	19	0	0	34
副高级	134	51	3	7	73
中级	137	64	1	5	67
初级	85	17	0	5	63
无职称	220	0	0	5	215

2014 年全国高等中医药院校专任教师学历情况

单位：人

	总计	博士研究生	硕士研究生	本科	专科及以下
专任教师	26 441	5 589	10 286	10 027	539
其中：女	14 200	2 825	5 866	5 197	312
正高级	4 511	1 527	1 009	1 910	65
副高级	8 194	2 157	2 236	3 668	133
中级	9 279	1 698	4 333	3 047	201
初级	3 262	35	1 934	1 201	92
未定职级	1 195	172	774	201	48

2014 年全国高等中医药院校聘请校外教师学历情况

单位：人

	总计	博士研究生	硕士研究生	本科	专科及以下
聘请校外教师总计	8 514	1 195	2 670	4 007	642
其中：女	3 884	494	1 203	1 776	411
正高级	2 576	541	820	1 189	26
副高级	2 981	458	912	1 338	273
中级	2 343	172	699	1 176	296
初级	494	15	165	268	46
未定职级	120	9	74	36	1
聘请校外教师中：外教	53	8	21	24	0
其他高校	1 023	247	480	267	29

2014 年全国高等中医药院校专任教师按职称分年龄情况

单位：人

	合　计	29 岁及以下	30～39 岁	40～49 岁	50～59 岁	60 岁及以上
总　　计	26 441	3 248	10 985	7 617	4 242	349
其中：女	14 200	2 177	6 347	3 687	1 881	108
正高级	4 511	0	92	1 785	2 368	266
副高级	8 194	4	2 343	4 226	1 545	76
中　级	9 279	785	6 712	1 484	291	7
初　级	3 262	1 615	1 540	78	29	0
未定职级	1 195	844	298	44	9	0

2014 年全国高等中医药院校专任教师按学历分年龄情况

单位：人

	合　计	29 岁及以下	30～39 岁	40～49 岁	50～59 岁	60 岁及以上
总　　计	26 441	3 248	10 985	7 617	4 242	349
博士研究生	5 589	252	2 518	2 111	680	28
硕士研究生	10 286	2 063	5 376	1 963	806	78
本　科	10 027	901	3 003	3 366	2 545	212
专科及以下	539	32	88	177	211	31

2014 年全国高等中医药院校专任教师所教专业情况

单位：人

	总　计	哲学	经济学	法学	教育学	文学	历史学	理学	工学	农学	医学	管理学	艺术学
总　　计	26 441	595	261	541	1 331	1 514	105	1 415	936	59	18 899	722	63
正高级	4 511	49	22	31	71	65	13	209	61	13	3 913	62	2
副高级	8 194	159	83	119	285	328	38	402	217	13	6 377	165	8
中　级	9 279	235	102	254	550	721	37	590	455	18	5 954	334	29
初　级	3 262	102	37	103	319	286	11	158	138	13	1 979	99	17
无职称	1 195	50	17	34	106	114	6	56	65	2	676	62	7

2014 年全国高等中医药院校专任教师变动情况（一）

单位：人

	上学年初报表专任教师数	本学年初报表专任教师数	减少教师数			
			合计	自然减员	调离教师岗位	其他
专任教师总计	25 149	26 441	718	473	105	140
其中：女	13 397	14 200	410	266	66	78

2014 年全国高等中医药院校专任教师变动情况（二）

单位：人

	增加教师数							
	合计	录用毕业生			外单位教师调入		校内外非教师调入	
		小计	其中：研究生		小计	其中：高校调入	小计	其中：本校调整
			小计	本校毕业				
专任教师总计	2 010	1 017	935	219	231	200	762	488
其中：女	1 213	646	600	143	113	98	454	324

2014 年全国高等中医药院校研究生指导教师情况（一）

单位：人

		合计	29 岁及以下	30~34 岁	35~39 岁	40~44 岁
总 计		**12 390**	**0**	**160**	**1 072**	**2 323**
	其中：女	4 872	0	84	503	1 061
分职称	正高级	7 012	0	5	85	554
	副高级	5 228	0	136	974	1 740
	中级	150	0	19	13	29
分指导关系	博士生导师	638	0	1	5	30
	硕士生导师	10 249	0	155	1 058	2 217
	博士生、硕士生导师	1 503	0	4	9	76

2014 年全国高等中医药院校研究生指导教师情况（二）

单位：人

		45~49 岁	50~54 岁	55~59 岁	60~64 岁	65 岁及以上
总 计		**3 183**	**3 400**	**1 539**	**483**	**230**
	其中：女	1 264	1 297	488	126	49
分职称	正高级	1 877	2 589	1 236	445	221
	副高级	1 278	760	293	38	9
	中级	28	51	10	0	0
分指导关系	博士生导师	119	218	125	83	57
	硕士生导师	2 738	2 718	1 077	224	62
	博士生、硕士生导师	326	464	337	176	111

2014 年全国高等中医药院校资产情况（一）

	占地面积（平方米）			图书（万册）		计算机数（台）	
	合计	其中：绿化用地面积	运动场地面积	合计	当年新增	合计	教学用计算机数
学校产权	25 346 262	6 252 613	1 687 357	3 163.44	158.13	100 606	72 841
非学校产权	4 402 448	442 718	154 835	65.96	0.50	714	662
1. 独立使用	4 020 450	388 960	139 835	41.80	0.00	414	362
2. 共同使用	381 998	53 758	15 000	24.16	0.50	300	300

2014 年全国高等中医药院校资产情况（二）

	教室（间）		固定资产总值（万元）				
	合计	其中：网络多媒体教室	合计	其中：教学、科研仪器设备资产		其中：信息化设备资产	
				小计	当年新增	小计	其中软件
学校产权	5 600	3 622	1 986 100.11	538 681.95	84 369.41	107 281.28	14 973.59
非学校产权	840	515	149 175.72	9 639.99	18.50	0.00	0.00
1. 独立使用	786	480	135 164.46	8 661.99	18.50	0.00	0.00
2. 共同使用	54	35	14 011.26	978.00	0.00	0.00	0.00

2014 年全国高等中医药院校信息化建设情况

	网络信息点数（个）		上网课程数（门）	电子邮件系统数（个）
	合计	其中：无线接入		
合计	265 333	9 847	7 883	54 399

续表

管理信息系统数据总量（GB）	数字资源量（GB）		信息化培训人次（人次）	信息化工作人员数（人）
	小计	其中：电子图书		
25 250.78	1 404 367.63	424 784.57	30 507	501

2014 年全国高等中医药院校房屋面积情况

单位：平方米

	学校产权建筑面积				正在施工面积	非学校产权建筑面积		
	合计	其中：				小计	独立使用	共同使用
		危房	当年新增	被外单位借用				
总　　计	11 474 450	37 025	214 458	10 889	2 068 622	1 650 298	1 360 362	289 936
一、教学科研及辅助用房	5 003 815	22 008	91 259	0	1 107 110	957 245	775 894	181 351
其中：教室	1 651 655	7 378	8 023	0	331 524	290 683	266 822	23 861
图书馆	670 061	0	30 400	0	200 766	79 535	69 535	10 000
实验室、实习场所	1 887 838	13 228	26 560	0	436 684	524 616	384 801	139 815
专用科研用房	281 603	0	0	0	77 742	27 440	24 202	3 238
体育馆	340 645	0	16 300	0	35 762	24 301	21 101	3 200
会堂	172 013	1 402	9 976	0	24 632	10 670	9 433	1 237
二、行政办公用房	763 144	7 565	16 945	0	115 271	74 251	72 251	2 000
三、生活用房	4 064 110	7 452	94 246	9 983	726 364	608 984	502 399	106 585
其中：学生宿舍（公寓）	3 138 682	0	81 043	9 983	543 179	552 662	452 238	100 424
学生食堂	406 659	0	12 516	0	91 987	42 017	35 856	6 161
教工宿舍（公寓）	173 790	2 340	420	0	47 455	5 190	5 190	0
教工食堂	17 368	0	0	0	0	630	630	0
生活福利及附属用房	327 611	5 112	267	0	43 743	8 485	8 485	0
四、教工住宅	1 262 631	0	12 008	0	109 276	0	0	0
五、其他用房	380 750	0	0	906	10 601	9 818	9 818	0

2014 年全国中等中医药院校数及开设中医药专业的中等西医药院校、中等非医药院校机构数

单位：所

	中等中医药院校	设置中医药专业的中等西医药院校	设置中医药专业的中等非医药院校
总　　计	48	118	145
其中：调整后中等职业学校	4	24	18
中等技术学校	24	66	28
成人中等专业学校	2	6	6
职业高中学校	5	7	54
附设中职班	10	15	34
其他机构	3	0	5

2014 年全国中等中医药学校按学生类别分毕业、招生、在校学生数

	学校数（所）	毕业生数(人)	招生数（人）	在校学生数（人）	预计毕业生数(人)
中等中医药学校总计	-	35 817	43 440	130 024	38 118
其中：民族医学校	3	1 212	345	1 748	857
调整后中职全日制学生	4	1 959	3 414	10 415	2 743
普通中专学生	34	32 885	38 751	116 295	34 747
成人中专全日制学生	3	258	266	790	116
成人中专非全日制学生	1	0	430	430	0
职业高中学生	6	715	579	2 094	512

2014 年全国中等中医药学校分专业毕业、招生、在校学生数

单位：人

专业名称	毕业生数	招生数	在校学生数					预计毕业生数
			小计	一年级	二年级	三年级	四年级及以上	
总　　计	35 817	43 440	130 024	43 440	44 203	39 379	3 002	38 118
藏医医疗与藏药	46	80	221	80	85	56	0	56
电子电器应用与维修	31	0	0	0	0	0	0	0
服装制作与生产管理	18	0	0	0	0	0	0	0
工艺美术	20	17	67	17	30	20	0	20
焊接技术应用	4	0	2	0	0	2	0	2
护理	15 807	17 394	55 381	17 394	19 134	17 003	1 850	16 141
化学工艺	2	0	0	0	0	0	0	0
会计	658	703	2 091	703	725	663	0	663
计算机应用	146	239	754	239	269	246	0	246
计算机与数码产品维修	32	0	46	0	0	46	0	46
康复技术	240	376	1 293	376	413	230	274	382
口腔修复工艺	80	90	254	90	83	81	0	81
美容美体	211	321	732	321	254	157	0	138
蒙医医疗与蒙药	36	0	24	0	24	0	0	0
农村医学	1 484	1 619	4 419	1 619	1 525	1 162	113	1 043
汽车运用与维修	67	0	39	0	0	39	0	39
生物技术制药	11	5	32	5	9	18	0	18

（续表）

专业名称	毕业生数	招生数	在校学生数					预计毕业生数
			小计	一年级	二年级	三年级	四年级及以上	
数控技术应用	159	259	785	259	273	253	0	253
维医医疗与维药	217	97	353	97	98	158	0	158
学前教育	395	447	1 218	447	402	369	0	369
眼视光与配镜	8	18	46	18	16	12	0	12
药剂	3 187	4 564	11 948	4 564	3 825	3 559	0	3 209
药品食品检验	15	58	175	58	63	54	0	54
医学检验技术	395	533	1 388	533	499	356	0	435
医学影像技术	212	378	1 041	378	432	231	0	239
医药卫生类专业	174	936	2 259	936	755	568	0	568
营养与保健	0	137	1 254	137	1 117	0	0	0
制药技术	0	34	192	34	67	91	0	91
中药	1 025	1 815	4 765	1 815	1 564	1 324	62	1 354
中药制药	484	366	1 148	366	379	403	0	403
中医	4 556	5 317	15 865	5 317	5 325	4 562	661	4 624
中医护理	3 424	4 069	13 221	4 069	3 933	5 219	0	5 219
中医康复保健	1 092	1 627	3 796	1 627	1 205	964	0	964
助产	1 408	1 941	5 136	1 941	1 699	1 454	42	1 212

2014 年全国中等西医药学校中医药专业按学生类别分毕业、招生、在校学生数

	学校数（所）	毕业生数（人）	招生数（人）	在校学生数（人）	预计毕业生数（人）
设置中医药专业的中等西医药学校总计	–	10 066	11 734	30 982	10 014
调整后中职全日制学生	27	2 660	2 397	7 443	2 659
调整后中职非全日制学生	3	64	21	166	58
普通中专学生	79	5 857	7 390	18 249	5 138
成人中专全日制学生	6	772	804	2 251	679
成人中专非全日制学生	3	187	386	684	665
职业高中学生	7	526	736	2 189	815

2014 年全国中等西医药学校中医药专业分专业毕业、招生、在校学生数

单位：人

专业名称	毕业生数	招生数	在校学生数					预计毕业生数
			小计	一年级	二年级	三年级	四年级及以上	
总　　计	**10 066**	**11 734**	**30 982**	**11 737**	**9 658**	**9 001**	**586**	**10 014**
中医	1 760	2 334	5 860	2 334	1 763	1 602	161	1 634
中医护理	659	1 059	3 255	1 059	1 153	1 010	33	995
中医康复保健	1 641	2 098	5 285	2 099	1 742	1 371	73	1 321
中药	4 346	4 212	12 051	4 214	4 001	3 580	256	4 513
中药制药	1 398	1 936	4 053	1 936	888	1 229	0	1 336
藏医医疗与藏药	95	0	181	0	41	86	54	91
蒙医医疗与蒙药	20	19	50	19	16	15	0	15
医药卫生类专业	147	76	247	76	54	108	9	109

2014 年全国中等非医药学校中医药专业按学生类别分毕业、招生、在校学生数

	学校数（所）	毕业生数（人）	招生数（人）	在校学生数（人）	预计毕业生数（人）
设置中医药专业的中等非医药学校总计	–	**7 388**	**8 470**	**23 600**	**7 897**
调整后中职全日制学生	21	1 059	1 048	2 519	743
调整后中职非全日制学生	2	178	0	1	1
普通中专学生	52	2 154	3 255	8 693	2 592
成人中专全日制学生	9	312	598	1 269	333
成人中专非全日制学生	5	442	679	1 655	518
职业高中学生	64	3 243	2 890	9 463	3 710

2014 年全国中等非医药学校中医药专业分专业毕业、招生、在校学生数

单位：人

专业名称	毕业生数	招生数	在校学生数					预计毕业生数
			小计	一年级	二年级	三年级	四年级及以上	
总　　计	**7 388**	**8 470**	**23 600**	**8 480**	**7 349**	**7 722**	**49**	**7 897**
中医	1 188	994	3 171	995	1 075	1 101	0	1 101
中医护理	398	531	1 366	531	502	333	0	336
中医康复保健	826	1 672	3 962	1 672	1 319	971	0	1 108
中药	1 416	2 129	4 794	2 131	1 263	1 400	0	1 431
中药制药	2 310	2 035	7 149	2 035	2 240	2 874	0	2 874
藏医医疗与藏药	1 160	782	2 713	789	875	1 000	49	1 004
蒙医医疗与蒙药	49	26	46	26	7	13	0	13
制药技术	0	191	191	191	0	0	0	0
医药卫生类专业	41	110	208	110	68	30	0	30

2014 年全国中等中医药学校培训学生情况

单位：人

	总计	其中：少数民族	一周至一个月以下	一个月至半年以下	半年以上	总计中：资格证书培训	总计中：岗位证书培训	总计中：第一产业培训	总计中：第二产业培训	总计中：第三产业培训
结业生数	18 333	787	1 705	13 738	2 890	9 858	8 475	4 630	4 295	9 408
注册学生数	20 698	1 467	1 705	18 820	173	14 708	5 990	4 630	4 295	11 773

2014 年全国中等中医药学校教职工数

单位：人

	教职工数 合计	小计	校本部教职工 专任教师	行政人员	教辅人员	工勤人员	校办企业职工	其他附设机构人员	聘请校外教师
总　　计	4 131	4 046	2 968	459	238	381	38	47	1 761
其中：女	2 024	1 996	1 572	179	117	128	7	21	871
聘任制	1 065	1 062	962	37	27	36	3	0	0
其中：女	568	565	528	13	9	15	3	0	0

2014 年全国中等中医药学校教职工数（分职称）

单位：人

	教职工数 合计	小计	校本部教职工 专任教师	行政人员	教辅人员	工勤人员	校办企业职工	其他附设机构人员	聘请校外教师
总　　计	4 131	4 046	2 968	459	238	381	38	47	1 761
正 高 级	61	61	44	12	1	4	0	0	447
副 高 级	835	835	742	77	16	0	0	0	333
中　级	1 381	1 379	1 119	161	94	5	0	2	612
初　级	1 126	1 126	887	132	90	17	0	0	348
无 职 称	728	645	176	77	37	355	38	45	21

2014 年全国中等中医药学校聘任制教职工数（分职称）

单位：人

	教职工数 合计	小计	校本部教职工 专任教师	行政人员	教辅人员	工勤人员	校办企业职工	其他附设机构人员	聘请校外教师
总　　计	1 065	1 062	962	37	27	36	3	0	0
正 高 级	5	5	5	0	0	0	0	0	0
副 高 级	272	272	269	3	0	0	0	0	0
中　级	357	357	342	7	8	0	0	0	0
初　级	292	292	264	11	17	0	0	0	0
无 职 称	139	136	82	16	2	36	3	0	0

2014 年全国中等中医药学校不同职称专任教师的学历构成

单位：%

	合计	博士	硕士	本科	专科及以下
总　　计	100.00	0.30	10.51	79.18	10.01
正 高 级	100.00	9.09	11.36	72.73	6.82
副 高 级	100.00	0.40	12.94	82.88	3.77
中　级	100.00	0.18	10.37	78.19	11.26
初　级	100.00	0.00	8.00	80.16	11.84
无 职 称	100.00	0.00	13.64	66.48	19.89
其中：实习指导课教师	100.00	0.00	7.89	88.60	3.51

2014 年全国中等中医药学校不同职称专任教师的年龄构成

单位:%

	合计	30 岁及以下	31~40 岁	41~50 岁	51~60 岁	61 岁及以上
总 计	**100.00**	**20.52**	**40.67**	**28.74**	**9.97**	**0.10**
正高级	100.00	0.00	0.00	34.09	65.91	0.00
副高级	100.00	0.00	14.56	59.43	25.88	0.13
中级	100.00	6.97	54.69	31.90	6.26	0.18
初级	100.00	44.08	51.41	3.95	0.56	0.00
无职称	100.00	79.55	17.61	2.84	0.00	0.00

2014 年全国中等中医药学校资产情况 （一）

	占地面积（平方米）			图书（册）	
	合计	其中：绿化用地面积	其中：运动场地面积	合计	当年新增
学校产权	2 167 626	484 361	315 244	2 337 454	83 725
非学校产权	912 538	175 917	46 817	130 605	18 105
1. 独立使用	147 710	63 269	22 170	12 500	0
2. 共同使用	764 828	112 648	24 647	118 105	18 105

2014 年全国中等中医药学校资产情况 （二）

	计算机数（台）		固定资产总值（万元）		
	合计	教学用	合计	其中：教学、实习仪器设备资产值小计	
				小计	当年新增
学校产权	12 963	11 464	156 676.01	26 055.62	2 554.35
非学校产权	741	730	12 904.00	525.00	120.00
1. 独立使用	109	98	12 904.00	525.00	120.00
2. 共同使用	632	632	0.00	0.00	0.00

2014 年全国中等中医药学校资产情况 （三）

	网络信息点数（个）		上网课程数（门）	数字资源量（GB）		受过信息技术相关培训的专任教师（人次）	信息化工作人员数（人）
	合计	其中：无线接入		小计	其中：电子图书		
合计	7 522	1 168	270	8 052	5 228	1 010	152

2014 年全国中等中医药学校房屋面积情况

单位：平方米

	学校产权建筑面积				正在施工面积	非学校产权建筑面积		
	合计	其中：				小计	独立使用	共同使用
		危房	当年新增	被外单位借用				
总计	1 293 841	2 489	6 703	0	1 482	214 085	107 727	106 358
一、教学及辅助用房	659 763	1 356	2 506	0	1 482	100 808	45 205	55 603
其中：教室	352 704	1 356	0	0	0	57 415	18 497	38 918
图书馆	61 408	0	0	0	0	15 251	11 010	4 241
实验室、实习场所	203 168	0	2 113	0	1 089	19 857	11 726	8 131
体育馆	27 830	0	0	0	0	7 408	3 552	3 856
会堂	14 653	0	393	0	393	877	420	457
二、行政办公用房	73 107	0	0	0	0	3 940	3 352	588
三、生活用房	468 274	1 133	3 949	0	0	101 932	51 765	50 167
其中：学生宿舍（公寓）	337 300	752	3 949	0	0	83 608	40 787	42 821
学生食堂	63 087	241	0	0	0	15 417	8 071	7 346
教工宿舍（公寓）	26 799	0	0	0	0	1 048	1 048	0
教工食堂	4 690	0	0	0	0	1 063	1 063	0
生活福利及附属用房	36 398	140	0	0	0	796	796	0
四、教工住宅	78 592	0	0	0	0	0	0	0
五、其他用房	14 105	0	248	0	0	7 405	7 405	0

四、中医药科研

1. 科学研究与技术开发机构

2014 年科学研究与技术开发机构人员情况

单位：人

	机构数（个）	从业人员	从业人员按工作性质分类			外聘的流动学者	招收的非本单位在读研究生	离退休人员总数
			从事科技活动人员	从事生产、经营活动人员	其他人员			
全国	88	20 806	12 117	1 118	7 571	243	1 034	7 678
其中：								
中医部委属科研机构	11	3 429	1 886	22	1 521	19	383	1 911
中医省属科研机构	44	13 952	7 789	629	5 534	211	563	5 114
中医地、市属科研机构	33	3 425	2 442	467	516	13	88	653

2014 年科学研究与技术开发机构从事科技活动人员情况

单位：人

	从事科技活动人员	其中：女性	其中：		
			科技管理人员	课题活动人员	科技服务人员
全国	12 117	7 268	1 467	8 337	2 313
其中：					
中医部委属科研机构	1 886	1 072	262	1 349	275
中医省属科研机构	7 789	4 644	872	5 463	1 454
中医地、市属科研机构	2 442	1 552	333	1 525	584

2014 年科学研究与技术开发机构从事科技活动人员按学历统计

单位：人

	合计	其中：			
		博士毕业	硕士毕业	本科毕业	大专毕业
全国	12 117	1 131	2 812	5 000	2 472
其中：					
中医部委属科研机构	1 886	670	503	441	190
中医省属科研机构	7 789	421	1 978	3 419	1 499
中医地、市属科研机构	2 442	40	331	1 140	783

2014 年科学研究与技术开发机构从事科技活动人员按职称统计

单位：人

	合计	其中：			
		高级职称	中级职称	初级职称	其他
全国	12 117	3 519	3 491	3 951	1 156
其中：					
中医部委属科研机构	1 886	786	643	249	208
专业技术人员分类比重（%）	100.00	41.68	34.09	13.20	11.03
中医省属科研机构	7 789	2 202	2 189	2 631	767
专业技术人员分类比重（%）	100.00	28.27	28.10	33.78	9.85
中医地、市属科研机构	2 442	531	659	1 071	181
专业技术人员分类比重（%）	100.00	21.74	26.99	43.86	7.41

2014 年科学研究与技术开发机构人员流动情况（一）

单位：人

	本年新增人员	应届高校毕业生	招聘的其他人员	招聘的其他人员主要来源						其他新增人员
				其中：						
				来自研究院所	来自企业		来自高等学校	来自国外	来自政府部门	
					人数	其中：外资或合资企业				
全国	1 361	487	444	32	51	0	173	7	6	430
其中：										
中医部委属科研机构	163	102	38	24	4	0	4	6	0	23
中医省属科研机构	954	333	259	8	47	0	78	1	6	362
中医地、市属科研机构	244	52	147	0	0	0	91	0	0	45

2014 年科学研究与技术开发机构人员流动情况（二）

单位：人

	本年减少人员	离退休人员	离开本单位的人员	离开本单位的人员中：							其他减少人员	本年不在岗人员
				流向研究院所	流向企业		流向高等学校	出国	流向政府部门			
					人数	其中：外资或合资企业						
全国	731	386	224	22	40	1	18	2	11		121	123
其中：												
中医部委属科研机构	143	70	56	7	6	0	10	1	0		17	52
中医省属科研机构	452	246	149	15	26	1	8	1	6		57	30
中医地、市属科研机构	136	70	19	0	8	0	0	0	5		47	41

2014 年科学研究与技术开发机构经常费收入情况（一）

单位：千元

	本年收入总额*	科技活动收入			生产、经营活动收入	其他收入		用于科技活动的借贷款
		合计	其中：			合计	其中：用于离退休人员的政府拨款	
			政府资金	非政府资金				
全国	9 404 541	2 053 533	1 757 919	295 614	1 006 312	6 344 696	269 284	3 150
其中：								
中医部委属科研机构	3 644 301	663 843	611 108	52 735	2 414	2 978 044	66 459	0
中医省属科研机构	5 058 912	1 175 684	935 792	239 892	880 411	3 002 817	180 555	2 850
中医地、市属科研机构	701 328	214 006	211019	2 987	123 487	363 835	22 270	300

注：不含代管经费和转拨外单位经费。

2014 年科学研究与技术开发机构经常费收入情况（二）

单位：千元

	政府资金					非政府资金合计			
	合计	其中：			全部政府资金中：来自地方政府的资金	合计	其中：		国外资金
		财政拨款	承担政府科研项目收入	其他			技术性收入		
							合计	其中：来自企业	
全国	1 757 919	1 333 836	411 060	13 023	412 089	295 614	141 892	68 515	76
其中：									
中医部委属科研机构	611 108	438 329	166 284	6 495	7 877	52 735	44 758	27 485	0
中医省属科研机构	935 792	693 215	237 795	4 782	273 943	239 892	96 433	41 030	76
中医地、市属科研机构	211 019	202 292	6 981	1 746	130 269	2 987	701	0	0

2014 年科学研究与技术开发机构经常费支出情况 （一）

单位：千元

	本年内部支出	内部支出按支出的活动性质分						其他支出*
		科技活动支出				生产经营活动支出		
		合计	其中：			合计	其中经营税金	
			人员劳务费	设备购置费	其他日常支出			
全国	8 698 414	2 728 887	1 038 475	379 234	1 311 178	473 857	424	5 495 670
其中：								
中医部委属科研机构	3 486 235	774 964	327 332	115 015	332 617	117	10	2 711 154
中医省属科研机构	4 545 726	1 573 966	504 457	232 210	837 299	363 972	376	2 607 788
中医地、市属科研机构	666 453	379 957	206 686	32 009	141 262	109 768	38	176 728

注：其他支出含医疗、工程设计、教学培训等活动支出。

2014 年科学研究与技术开发机构经常费支出情况 （二）

单位：千元

| | 本年内部支出 | 内部支出按支出的经济性质和具体用途分 | | | | 本年外部支出总额 | |
		工资福利支出	对个人和家庭补助	商品和服务支出	其他	合计	其中：科技活动经费外部支出
全国	8 698 414	1 918 879	665 511	4 439 659	1 660 311	41 176	40 452
其中：							
中医部委属科研机构	3 486 235	615 235	209 459	1 404 946	1 256 595	5 717	5 717
中医省属科研机构	4 545 726	1 038 249	389 911	2 802 661	300 851	35 409	34 685
中医地、市属科研机构	666 453	265 395	66 141	232 052	102 865	50	50

2014 年科学研究与技术开发机构基本建设情况 （一）

单位：千元

| | 基本建设投资实际完成额 | | | | |
| | 合计 | 按用途分 | | | |
		科研仪器设备	科研土建工程	生产经营土建与设备	生活土建与设备
全国	502 402	88 135	170 198	244 069	0
其中：					
中医部委属科研机构	101 529	21 576	44 153	35 800	0
中医省属科研机构	394 474	62 054	124 151	208 269	0
中医地、市属科研机构	6 399	4 505	1 894	0	0

2014 年科学研究与技术开发机构基本建设情况（二）

单位：千元

	科研基建				
	合计	按来源分			
		政府资金	企业资金	事业单位资金	其他资金
全国	258 333	118 147	0	140 017	169
其中：					
中医部委属科研机构	65 729	65 729	0	0	0
中医省属科研机构	186 205	49 831	0	136 215	159
中医地、市属科研机构	6 399	2 587	0	3 802	10

2014 年科学研究与技术开发机构固定资产情况

单位：千元

	年末固定资产原价	其中：			
		科研房屋建筑物	科研仪器设备		
			合计	其中：进口	
全国	5 854 149	1 587 971	2 235 019	801 136	
其中：					
中医部委属科研机构	2 110 489	187 595	845 693	469 006	
中医省属科研机构	2 750 460	853 877	1 082 114	319 585	
中医地、市属科研机构	993 200	546 499	307 212	12 545	

2014 年科学研究与技术开发机构在研课题情况（一）

单位：个

	课题数合计	其中：		基础研究	其中：		应用研究	其中：	
		当年开题	当年完成		当年开题	当年完成		当年开题	当年完成
全国	2 807	968	751	415	99	108	1 210	409	280
其中：									
中医部委属科研机构	807	251	190	193	33	52	332	117	56
中医省属科研机构	1 833	648	531	215	65	53	822	266	221
中医地、市属科研机构	167	69	30	7	1	3	56	26	3

2014 年科学研究与技术开发机构在研课题情况（二）

单位：个

	试验发展	其中：		研究与发展成果应用	其中：		科技服务	其中：	
		当年开题	当年完成		当年开题	当年完成		当年开题	当年完成
全国	877	334	242	144	56	54	161	70	67
其中：									
中医部委属科研机构	205	74	50	26	4	17	51	23	15
中医省属科研机构	604	229	186	102	44	34	90	44	37
中医地、市属科研机构	68	31	6	16	8	3	20	3	15

2014 年科学研究与技术开发机构课题经费内部支出情况

单位：千元

	合计	基础研究	应用研究	试验发展	研究与试验发展成果应用	科技服务
全国	**835 056**	**97 968**	**282 845**	**337 154**	**59 550**	**57 539**
其中：						
中医部委属科研机构	388 857	74 052	122 278	164 935	15 472	12 121
中医省属科研机构	393 440	23 710	151 437	139 516	36 164	42 614
中医地、市属科研机构	52 758	206	9 130	32 703	7 915	2 805

2014 年科学研究与技术开发机构课题折合工作量统计

单位：人年

	合计	基础研究	应用研究	试验发展	研究与试验发展成果应用	科技服务
全国	**5 276**	**743**	**2 054**	**1 839**	**365**	**275**
其中：						
中医部委属科研机构	1 251	328	437	385	43	60
中医省属科研机构	3 433	404	1 522	1 106	242	159
中医地、市属科研机构	592	11	95	348	80	57

2014 年科学研究与技术开发机构 R&D 课题来源

单位：个

	合计	国家科技项目	地方科技项目	企业委托科技项目	自选科技项目	国际合作科技项目	其他科技项目
全国	**2 502**	**775**	**1 414**	**30**	**77**	**6**	**200**
其中：							
中医部委属科研机构	730	486	128	4	42	4	66
中医省属科研机构	1 641	277	1 194	26	17	2	125
中医地、市属科研机构	131	12	92	0	18	0	9

2014 年科学研究与技术开发机构 R&D 人员情况

单位：人

	R&D人员合计	其中：女性	按学历分				按工作量分	
			博士毕业	硕士毕业	本科毕业	其他	R&D全时人员	R&D非全时人员
全国	**7 239**	**3 866**	**1 071**	**2 289**	**2 885**	**994**	**4 060**	**3 179**
其中：								
中医部委属科研机构	1 591	927	642	421	342	186	1 194	397
中医省属科研机构	4 856	2 544	398	1 635	2 147	676	2 402	2 454
中医地、市属科研机构	792	395	31	233	396	132	464	328

2014年科学研究与技术开发机构 R&D 工作量情况

单位：人年

	R&D人员折合全时工作量	R&D人员折合全时工作量按人员工作岗位性质分		
		研究人员	技术人员	其他辅助人员
全国	5 627	3 161	1 751	715
其中：				
中医部委属科研机构	1 307	884	320	103
中医省属科研机构	3 714	1 923	1 244	547
中医地、市属科研机构	606	354	187	65

2014年科学研究与技术开发机构 R&D 经费

单位：千元

	R&D经费内部支出			R&D经费外部支出				
	合计	R&D经常费支出	R&D基本建设费	合计	其中：对国内科研机构支出	对国内高等学校支出	对国内企业支出	对境外机构支出
全国	1 315 245	1 183 476	131 769	27 901	16 821	6 971	4 109	0
其中：								
中医部委属科研机构	549 933	525 974	23 959	5 717	5 498	219	0	0
中医省属科研机构	691 157	587 987	103 170	22 134	11 273	6 752	4 109	0
中医地、市属科研机构	74 155	69 515	4 640	50	50	0	0	0

2014年科学研究与技术开发机构 R&D 经常费支出明细（一）

单位：千元

	合计	按费用类别分			按活动类型分		
		人员费用（含工资）	设备购置费	其他	基础研究	应用研究	试验发展
全国	1 183 476	553 870	145 357	484 249	148 295	452 065	583 116
其中：							
中医部委属科研机构	525 974	207 904	72 929	245 141	93 130	172 791	260 053
中医省属科研机构	587 987	297 625	69 063	221 299	54 005	265 236	268 746
中医地、市属科研机构	69 515	48 341	3 365	17 809	1 160	14 038	54 317

2014年科学研究与技术开发机构 R&D 经常费支出明细（二）

单位：千元

	按经费来源分				
	政府资金	企业资金	事业单位资金	国外资金	其他资金
全国	936 350	61 005	141 696	344	44 081
其中：					
中医部委属科研机构	434 893	239	71 886	0	18 956
中医省属科研机构	459 034	60 766	47 390	344	20 453
中医地、市属科研机构	42 423	0	22 420		4 672

2014 年科学研究与技术开发机构 R&D 基本建设费明细

单位：千元

	合计	按费用类别分		按经费来源分				
		仪器设备费	土建费	政府资金	企业资金	事业单位资金	国外资金	其他资金
全国	131 769	58 399	73 370	50 779	0	80 831	0	159
其中：								
中医部委属科研机构	23 959	12 281	11 678	23 959	0	0	0	0
中医省属科研机构	103 170	42 356	60 814	25 982	0	77 029	0	159
中医地、市属科研机构	4 640	3 762	878	838	0	3 802	0	0

2014 年科学研究与技术开发机构科技成果情况（一）

	科技论文与科技著作		
	发表科技论文（篇）		出版科技著作（种）
	合计	其中：国外发表	
全国	6 024	693	282
其中：			
中医部委属科研机构	2 651	525	115
中医省属科研机构	2 903	154	126
中医地、市属科研机构	470	14	41

2014 年科学研究与技术开发机构科技成果情况（二）

	专利							
	专利申请受理数(件)		专利授权数（件）			有效发明专利数（件）	专利所有权转让及许可数（件）	专利所有权转让与许可收入（千元）
	件数	其中：发明专利	件数	其中：发明专利	其中：国外授权			
全国	247	215	130	108	0	631	9	800
其中：								
中医部委属科研机构	64	61	38	35	0	177	3	700
中医省属科研机构	157	138	80	71	0	431	2	100
中医地、市属科研机构	26	16	12	2	0	23	4	0

2014 年科学研究与技术开发机构科技成果情况（三）

	其他产出				
	形成国家或行业标准数（项）	集成电路布图设计登记数（件）	植物新品种权授予数（项）	软件著作权数（件）	新药证书数（件）
全国	5	0	5	12	1
其中：					
中医部委属科研机构	5	0	2	11	0
中医省属科研机构	0	0	3	1	1
中医地、市属科研机构	0	0	0	0	0

2014 年科学研究与技术开发机构对外科技服务活动情况

单位：人年

	工作量合计	科技成果的示范性推广工作	为用户提供可行性报告、技术方案、建议及进行技术论证等技术咨询工作	为社会和公众提供的测试、标准化、计量、计算、质量和专利服务	科技信息文献服务	其他科技服务活动	科技培训工作
全国	**1 744**	**226**	**155**	**151**	**145**	**416**	**639**
其中：							
中医部委属科研机构	743	16	50	16	33	118	510
中医省属科研机构	967	204	99	135	104	290	123
中医地、市属科研机构	34	6	6	0	8	8	6

2014 年科学研究与技术开发机构重点发展学科情况

单位：个

	重点学科数合计	其中：						
		基础医学其他学科	内科学	药物化学	中医学	中西医结合学	中药学	中医学与中药学其他学科
全国	**168**	**2**	**2**	**4**	**49**	**11**	**79**	**9**
其中：								
中医部委属科研机构	41	1	0	1	21	1	15	0
中医省属科研机构	120	1	2	3	22	10	64	9
中医地、市属科研机构	7	0	0	0	6	0	0	0

2. 科学技术信息和文献机构

2014 年科学技术信息和文献机构人员情况

单位：人

机构数	从业人员	从业人员按工作性质分类			外聘的流动学者	招收的非本单位在读研究生	离退休人员总数
		从事科技活动人员	从事生产、经营活动人员	其他人员			
2	139	133	0	6	13	20	125

2014 年科学技术信息和文献机构从事科技活动人员情况

单位：人

从事科技活动人员	其中：女性	其中：		
		科技管理人员	课题活动人员	科技服务人员
133	91	3	129	1

2014 年科学技术信息和文献机构从事科技活动人员按学历统计

单位：人

合计	博士毕业	硕士毕业	本科毕业	大专毕业
133	47	57	20	9

2014 年科学技术信息和文献机构从事科技活动人员专业技术职称情况

单位：人

合计	高级职称	中级职称	初级职称	其他
133	60	52	14	7

2014 年科学技术信息和文献机构人员流动情况（一）

单位：人

本年新增人员	应届高校毕业生	招聘的其他人员	招聘的其他人员主要来源							其他新增人员
			其中：							
			来自研究院所	来自企业		来自高等学校	来自国外	来自政府部门		
				人数	其中：外资或合资企业					
9	8	1	1	0	0	0	0	0		0

2014 年科学技术信息和文献机构人员流动情况（二）

单位：人

本年减少人员	离退休人员	离开本单位的人员	离开本单位的人员						其他减少人员	本年不在岗人员
			其中：							
			流向研究院所	流向企业		流向高等学校	出国	流向政府部门		
				人数	其中：外资或合资企业					
3	2	1	1	0	0	0	0	0	0	0

2014 年科学技术信息和文献机构经常费收入情况（一）

单位：千元

本年收入总额	科技活动收入			生产、经营活动收入	其他收入		用于科技活动的借贷款
	合计	其中：			合计	其中：	
		政府资金	非政府资金			用于离退休人员的政府拨款	
77 150	70 234	66 188	4 046	0	6 916	6 711	0

2014 年科学技术信息和文献机构经常费收入情况（二）

单位：千元

政府资金					非政府资金			
合计	其中：			政府资金中：来自地方政府的资金	合计	其中：		国外资金
	财政拨款	承担政府科研项目收入	其他			技术性收入		
						合计	其中：来自企业	
66 188	58 684	7 504	0	0	4 046	1 603	1 000	0

2014 年科学技术信息和文献机构经常费支出情况（一）

单位：千元

本年内部支出	内部支出按支出的活动性质分							其他活动支出
	科技活动支出				经营活动支出			
	合计	其中：			合计	其中：经营税金		
		人员费用	设备购置费	其他日常支出				
77 697	70 530	11 729	26 352	32 449	0		0	7 167

2014 年科学技术信息和文献机构经常费支出情况（二）

单位：千元

本年内部支出	内部支出按支出的经济性质和具体用途分				本年外部支出总额	
	工资福利支出	对个人和家庭补助	商品和服务支出	其他	合计	其中：科技活动经费外部支出
77 697	11 125	9 161	28 351	29 060	0	0

2014 年科学技术信息和文献机构基本建设情况

单位：千元

基本建设投资实际完成额					科研基建				
合计	按用途分				合计	按来源分			
	科研仪器设备	科研土建工程	生产经营土建与设备	生活土建与设备		政府资金	企业资金	事业单位资金	其他资金
0	0	0	0	0	0	0	0	0	0

2014 年科学技术信息和文献机构固定资产情况

单位：千元

年末固定资产原价			
合计	其中：		
	科研房屋建筑物	科研仪器设备	
		合计	其中：进口
79 766	29 087	47 624	0

2014 年科学技术信息和文献机构在研课题情况（一）

单位：个

课题数合计	其中：		基础研究	其中：		应用研究	其中：	
	当年开题	当年完成		当年开题	当年完成		当年开题	当年完成
109	40	62	2	0	2	28	4	23

2014 年科学技术信息和文献机构在研课题情况（二）

单位：个

试验发展	其中：		研究与试验发展成果应用	其中：		科技服务	其中：	
	当年开题	当年完成		当年开题	当年完成		当年开题	当年完成
29	17	8	11	3	8	39	16	21

2014 年科学技术信息和文献机构课题经费内部支出情况

单位：千元

合计	基础研究	应用研究	试验发展	研究与试验 发展成果应用	科技服务
20 111.40	1 013.90	3 560.30	9 576.70	1 375.30	4 585.20

2014 年科学技术信息和文献机构课题折合工作量统计

单位：人年

合计	基础研究	应用研究	试验发展	研究与试验 发展成果应用	科技服务
109.60	2.20	24.90	37.80	9.90	34.80

2014 年科学技术信息和文献机构 R&D 课题来源

单位：个

合计	国家科技项目	地方科技项目	企业委托 科技项目	自选 科技项目	国际合作 科技项目	其他科技项目
59	53	2	0	2	0	2

2014 年科学技术信息和文献机构 R&D 人员情况

单位：人

R&D 人员合计	其中：女性	按学历分				按工作量分	
		博士毕业	硕士毕业	本科毕业	其他	R&D 全时人员	R&D 非全时人员
125	89	45	53	15	12	65	60

2014 年科学技术信息和文献机构 R&D 工作量情况

单位：人年

R&D 人员折合全时 工作量	按工作性质分		
	研究人员	技术人员	其他辅助人员
83	65	15	3

2014 年科学技术信息和文献机构 R&D 经费

单位：千元

R&D 经费内部支出			R&D 经费外部支出				
合计	R&D 经常费支出	R&D 基本建设费	合计	其中： 对国内科研 机构支出	对国内高等 学校支出	对国内企业 支出	对境外机构 支出
28 029	28 029	0	0	0	0	0	0

2014 年科学技术信息和文献机构 R&D 经常费支出明细

单位：千元

合计	R&D 经常费支出										
	按费用类别分			按经费来源分					按活动类型分		
	人员费用	设备购 置费	其他	政府 资金	企业 资金	事业单 位资金	国外 资金	其他 资金	基础 研究	应用 研究	试验 发展
28 029	5 555	5 799	16 675	28 029	0	0	0	0	3 765	7 147	17 117

2014 年科学技术信息和文献机构 **R&D** 基本建设费明细

单位：千元

合计	按费用类别分		按经费来源分				
	仪器设备费	土建费	政府资金	企业资金	事业单位资金	国外资金	其他资金
0	0	0	0	0	0	0	0

2014 年科学技术信息和文献机构科技成果情况（一）

科技论文与科技著作		
发表科技论文（篇）		出版科技著作（种）
篇数	其中：国外发表（篇）	
140	0	12

2014 年科学技术信息和文献机构科技成果情况（二）

专利							
专利申请受理数（件）		专利授权数（件）			有效发明专利数（件）	专利所有权转让及许可数（件）	专利所有权转让与许可收入（千元）
件数	其中：发明专利	件数	其中：发明专利	其中：国外授权			
0	0	0	0	0	0	0	0

2014 年科学技术信息和文献机构科技成果情况（三）

其他产出				
形成国家或行业标准数（项）	集成电路布图设计登记数	植物新品种权授予数（项）	软件著作权数（件）	新药证书数（件）
2	0	0	13	0

2014 年科学技术信息和文献机构对外科技服务活动情况

单位：人年

科技成果的示范性推广工作	为用户提供可行性报告、技术方案、建议及进行技术论证等技术咨询工作	地形、地质和水文考察、天文、气象和地震的日常观察	为社会和公众提供的测试、标准化、计量、计算、质量和专利服务	科技信息文献服务	其他科技服务活动	科技培训工作
0	0	0	0	1	0	1

2014 年科学技术信息和文献机构馆藏累计情况

图书、资料（册）	其中：		期刊（种）	其中：	缩微制品（张）	音像制品（张）	电子期刊（种）
	外文会议记录	外文科技报告		外文原版期刊			
345 710	0	0	2 550	1 000	65	190	0

2014 年科学技术信息和文献机构引进国外数据库情况

书目文摘型			全文文献型			数值型			多媒体型		
数量（个）	数据记录量总量（万条）	数据记录量当年更新量（万条）	数量（个）	数据记录量总量（万条）	数据记录量当年更新量（万条）	数量（个）	数据记录量总量（万条）	数据记录量当年更新量（万条）	数量（个）	数据记录量总量（万条）	数据记录量当年更新量（万条）
2	0	0	5	0	0	3	0	0	0	0	0

2014 年科学技术信息和文献机构引进国内数据库情况

书目文摘型			全文文献型			数值型			多媒体型		
数量（个）	数据记录量总量（万条）	数据记录量当年更新量（万条）	数量（个）	数据记录量总量（万条）	数据记录量当年更新量（万条）	数量（个）	数据记录量总量（万条）	数据记录量当年更新量（万条）	数量（个）	数据记录量总量（万条）	数据记录量当年更新量（万条）
6	0	0	1	0	0	4	0	0	0	0	0

2014 年科学技术信息和文献机构自建数据库情况

书目文摘型			全文文献型			数值型			多媒体型		
数量（个）	数据记录量总量（万条）	数据记录量当年更新量（万条）	数量（个）	数据记录量总量（万条）	数据记录量当年更新量（万条）	数量（个）	数据记录量总量（万条）	数据记录量当年更新量（万条）	数量（个）	数据记录量总量（万条）	数据记录量当年更新量（万条）
0	0	0	4	863	114	0	0	0	1	7	3

2014 年科学技术信息和文献机构计算机有关设备情况

单位：台

计算机有关设备	其中：					复印机	摄、录像机	印刷设备
	大、中型机	小型机	微机	终端	扫描设备			
731	0	17	303	322	71	11	7	0

2014 年科学技术信息和文献机构网络情况

自建网络（个）		对外联网网上用户数（个）			
网络数	网上用户数	DIALOG	STN	OCLC	INTERNET
0	2 239	0	0	200	211

2014 年科学技术信息和文献机构信息服务情况

阅览（人次）	外借		资料复制（千页）	读者咨询（人次）	缩微制作（张）	课题检索（个）	查新（项）	专题咨询服务（次）	信息分析研究报告（篇）
	人次	册次							
1 000	1 000	1 000	0	20	0	54	179	18	10

2014 年科学技术信息和文献机构文献服务情况

文献信息加工		声像制作（部）	翻译（万字）		出版印刷			科技报告（种）
文摘（篇）	数据库数据加工（条）		中译外	外译中	图书、资料（万字）	连续出版物（万字）	其中：电子版（种）	
0	0	40	2	6	0	724	686	0

2014 年科学技术信息和文献机构电子信息利用情况

数据库检索			网络信息检索			电子期刊利用			从网上获得信息			向网上发布信息		
次数（次）	机时（小时）	信息量（兆字节）	次数（次）	机时（小时）	信息量（兆字节）	次数（次）	机时（小时）	信息量（兆字节）	次数（次）	机时（小时）	信息量（兆字节）	次数（次）	机时（小时）	信息量（兆字节）
433 688	22 032	15 084	0	0	0	0	0	0	0	0	0	0	0	0

3. R&D 活动单位

2014 年 R&D 活动单位人员概况（一）

单位：人

机构数（个）	年末从业人员数	从事科技活动人员					
		合计	其中：女性	其中：博士毕业	硕士毕业	本科毕业	其他学历
29	2 348	947	485	156	339	312	140

2014 年 R&D 活动单位人员概况（二）

单位：人

从事科技活动人员	其中：		从事生产、经营活动人员	其他人员
	高级职称	中级职称		
947	318	321	116	1 285

2014 年 R&D 活动单位经费情况（一）

单位：千元

本年总收入	其中：			用于科技活动的借贷款
	科技活动收入	生产、经营活动收入	其他收入	
1 383 545	113 044	102 050	1 168 451	63

2014 年 R&D 活动单位经费情况（二）

单位：千元

科技活动收入	其中：					其他收入	其中：用于离退休人员的政府拨款
	政府资金	内：承担政府科研项目收入	企业资金	国外资金	其他资金		
113 044	62 807	19 087	48 317	0	1 920	1 168 451	6 599

2014 年 R&D 活动单位经费支出与固定资产（一）

单位：千元

本年内部支出总额	其中人员劳动费	其中：			本年外部支出	其中：科技经费外部支出	年末固定资产原价	其中：科研仪器设备
		科技经费内部支出	生产、经营活动支出	其他支出				
1 187 254	249 470	185 573	27 448	974 233	8 790	8 790	1 072 207	55 945

2014 年 R&D 活动单位经费支出与固定资产（二）

单位：千元

科技经费内部支出	其中：科技活动经常费支出	内：		
		人员劳务费	设备购置费	其他日常支出
185 573	178 847	127 897	18 461	32 489

2014 年 R&D 活动单位经费支出与固定资产（三）

单位：千元

科技活动 基本建设费	其中1： 科研土建费	其中2： 政府资金	企业资金	国外资金	其他资金
6 726	1 189	5 320	62	0	1 344

2014 年 R&D 活动单位 R&D 活动情况（一）

单位：人

R&D 人员合计	其中1： 女性	其中2： 高中级职称	按学历分				按工作量分	
			博士毕业	硕士毕业	本科毕业	其他	R&D 全时人员	R&D 非全时人员
699	343	469	127	250	232	90	258	441

2014 年 R&D 活动单位 R&D 活动情况（二）

R&D 人员 折合全时 工作量（人年）	按人员工作岗位性质分（人年）			R&D 经费 内部支出 （千元）	其中：R&D 基本建设费 （千元）	其中：土建费 （千元）
	研究人员	技术人员	其他辅助人员			
393	233	120	40	89 965	6 600	1 189

2014 年 R&D 活动单位 R&D 活动情况（三）

单位：千元

R&D 经费内部支出按来源分					R&D 经费外部 支出	其中：			
政府 资金	企业 资金	事业单 位资金	国外 资金	其他 资金		对国外 科研机 构支出	对国内 高等学 校支出	对国内 企业 支出	对境外 机构 支出
56 515	24 884	6 137	0	2 429	5 910	3 969	521	1 420	0

2014 年 R&D 活动单位论文与专利情况（一）

科技论文与科技著作		
发表科技论文（篇）		出版科技著作（种）
篇数	其中：国外发表	
367	21	19

2014 年 R&D 活动单位论文与专利情况（二）

专利							
专利申请受理数（件）		专利授权数（件）			有效发明专利数（件）	专利所有权转让及许可数（件）	专利所有权转让与许可收入（千元）
件数	其中：发明专利	件数	其中：发明专利	其中：国外授权			
31	18	25	14	0	92	0	1 855

2014 年 R&D 活动单位论文与专利情况（三）

其他产出				
形成国家或行业标准数（项）	集成电路布图设计登记数（件）	植物新品种权授予数（项）	软件著作权数（件）	新药证书数（件）
1	0	0	0	1

4. 县属研究与开发机构

2014 年县属研究与开发机构组织工作及人员情况（一）

机构数（个）	当年举办各类技术培训班		已创办各类农村科技协作组织个数	从业人员（人）	其中：专业技术人员（人）	按工作性质分			
	班次	人次				从事科技活动人员	其中1：科技管理人员	课题活动人员	科技服务人员
17	71	4 256	6	790	668	282	47	179	56

2014 年县属研究与开发机构组织工作及人员情况（二）

单位：人

按工作性质分						从事生产、经营活动人员	其他人员（生活、后勤服务等）	离退休人员总数
其中2：				其中3：				
博士毕业	硕士毕业	本科毕业	大专毕业	高级职称	中级职称			
3	11	94	106	42	123	214	294	207

2014 年县属研究与开发机构经费收入情况（一）

单位：千元

本年总收入	科技活动收入	生产经营收入	其他收入	
			合计	其中：用于离退休人员的政府拨款
166 465	16 897	145 814	3 754	798

2014 年县属研究与开发机构经费收入情况（二）

单位：千元

科技活动收入	科技活动收入来源								用于科技活动的借贷款
	政府资金			技术性收入		国外资金	其他资金		
	合计	其中：财政拨款	其中：承担政府科研项目收入	合计	其中：来自企业				
16 897	12 610	9 150	507	3 376	2 500	100	811		0

2014 年县属研究与开发机构经费支出与固定资产情况（一）

单位：千元

本年内部支出总额	内部支出按支出的活动性质分							其他支出
	科技活动支出				经营活动支出			
	合计	其中：			合计	其中：经营税金		
		人员费用	设备购置费	其他日常支出				
148 521	24 070	18 284	1 134	4 652	102 512	0		21 939

2014 年县属研究与开发机构经费支出与固定资产情况（二）

单位：千元

本年内部支出总额	按支出的经济性质和具体用途分				本年外部支出总额		固定资产情况	
	工资福利支出	对个人和家庭补助	商品和服务支出	其他	合计	其中：科技活动经费外部支出	年末固定资产原价	
							合计	其中：科研仪器设备
148 521	54 604	5 575	74 394	13 948	30	30	116 966	19 961

2014 年县属研究与开发机构基本建设情况

单位：千元

基本建设投资实际完成额	按用途分				科研基建	按来源分			
	科研仪器设备	科研土建工程	生产经营土建与设备	生活土建与设备		政府拨款	企业资金	事业单位资金	其他资金
13 055	31	24	13 000	0	55	0	0	35	20

2014 年县属研究与开发机构课题综合情况

课题类型	课题数合计（个）	经费内部支出（千元）		课题人员折合全时工作量合计（人年）	
		合计	其中：政府资金	合计	其中：研究人员
合计	26	7 567.60	1 499.50	123.60	41.00
试验发展	21	2 439.60	465.50	67.60	23.00
研究与试验发展成果应用	2	933.00	933.00	18.00	4.00
科技服务	3	4 195.00	101.00	38.00	14.00

五、中医财政拨款

2014 年国家财政支出及卫生部门医疗卫生财政拨款情况

单位：亿元

项　　目	绝对数	占国家财政支出比重（%）
国家财政支出	151 661.50	100.00
其中：医疗卫生	10 086.20	6.65
卫生部门财政拨款	5 151.49	3.40
其中：医疗卫生	4 646.39	3.06
中医机构财政拨款	279.68	0.18
其中：医疗卫生	237.69	0.16

2014 年卫生部门财政拨款按功能分类情况

单位：万元

项　　目	医疗卫生机构财政拨款	中医机构财政拨款	中医机构所占比例（％）
合计	51 514 871.85	2 796 833.90	5.43
一般公共服务	72 474.05	5 244.43	7.24
公共安全	662.11	–	–
教育	585 784.09	53 102.37	9.07
科学技术	617 535.93	74 729.18	12.10
文化体育与传媒	10 870.43	2 803.73	25.79
社会保障和就业	2 258 649.84	193 049.35	8.55
社会保险基金支出	209 991.86	480.88	0.23
医疗卫生	46 463 947.34	2 376 900.40	5.12
城乡社区事务	328 595.62	48 677.08	14.81
其他支出	274 110.82	8 399.63	3.06

2014 年卫生部门医疗卫生财政拨款按功能分类情况

单位：万元

项　　目	医疗卫生机构财政拨款	中医机构财政拨款	中医机构所占比例（％）
医疗卫生	46 463 947.34	2 376 900.40	5.12
医疗卫生管理事务	2 535 938.54	13 203.04	0.52
公立医院	12 177 298.06	2 024 898.80	16.63
基层医疗卫生机构	9 336 533.26	34 957.10	0.37
公共卫生	10 052 071.31	93 657.58	0.93
医疗保障	2 526 208.48	36 096.52	1.43
中医药	207 620.06	110 093.54	53.03
食品和药品监督管理事务	59 537.86	10.72	0.02
其他医疗卫生支出	1 454 603.25	63 262.34	4.35

2014 年卫生部门医疗卫生财政拨款分省一览表

单位：万元

地　　区	医疗卫生机构财政拨款	中医机构财政拨款	中医机构所占比例（%）
卫生部汇总	46 463 947.34	2 376 900.40	5.12
北 京 市	1 763 254.93	85 746.37	4.86
天 津 市	807 484.94	88 076.87	10.91
河 北 省	1 958 021.41	67 634.55	3.45
山 西 省	1 392 229.93	80 506.17	5.78
内蒙古自治区	1 233 721.62	138 470.94	11.22
辽 宁 省	1 023 835.10	37 812.55	3.69
吉 林 省	1 038 934.22	88 411.95	8.51
黑 龙 江 省	1 044 814.45	68 293.39	6.54
上 海 市	1 841 029.20	72 760.81	3.95
江 苏 省	2 737 046.36	114 858.45	4.20
浙 江 省	2 509 914.58	164 957.19	6.57
安 徽 省	1 366 489.97	57 112.45	4.18
福 建 省	1 412 977.40	54 707.05	3.87
江 西 省	1 128 510.01	62 945.27	5.58
山 东 省	2 661 695.96	97 370.60	3.66
河 南 省	2 208 019.95	86 595.06	3.92
湖 北 省	1 366 342.44	74 262.37	5.44
湖 南 省	1 826 415.33	63 519.76	3.48
广 东 省	3 376 543.10	152 623.46	4.52
广西壮族自治区	1 518 068.61	79 625.07	5.25
海 南 省	440 158.58	30 459.91	6.92
重 庆 市	899 650.29	38 110.39	4.24
四 川 省	2 618 828.40	115 342.07	4.40
贵 州 省	1 510 359.66	55 078.69	3.65
云 南 省	1 384 650.44	77 174.41	5.57
西藏自治区	296 767.74	28 434.16	9.58
陕 西 省	1 392 910.29	83 971.60	6.03
甘 肃 省	1 013 799.72	66 231.97	6.53
青 海 省	339 019.19	31 629.56	9.33
宁夏回族自治区	317 650.25	19 365.14	6.10
新疆维吾尔自治区	1 225 965.03	67 385.27	5.50
新疆生产建设兵团	211 826.24	343.90	0.16
卫生部直属单位	569 929.02	0.00	0.00
国家中医药管理局	27 082.97	27 082.97	100.00

2014 年中医机构医疗卫生财政拨款按功能分类分省一览表（一）

单位：万元

地　　区	医疗卫生合计	医疗卫生管理事务	公立医院	基层医疗卫生机构	公共卫生
卫生部汇总	2 376 900.40	13 203.04	2 024 898.80	34 957.10	93 657.58
北 京 市	85 746.37	186.40	76 681.02	367.84	1 014.54
天 津 市	88 076.87	10.00	80 364.00	2 386.69	2 148.72
河 北 省	67 634.55	678.09	60 074.40	29.00	2 556.30
山 西 省	80 506.17	87.91	67 294.95	459.55	5 081.21
内蒙古自治区	138 470.94	8.92	128 783.32	658.23	5 042.48
辽 宁 省	37 812.55	102.68	30 527.10	523.11	1 135.98
吉 林 省	88 411.95	598.61	76 423.27	1 401.46	5 720.72
黑 龙 江 省	68 293.39	1.00	64 698.29	418.22	1 615.21
上 海 市	72 760.81	7.00	67 361.82	0.00	874.50
江 苏 省	114 858.45	222.05	86 485.34	4 191.34	3 303.51
浙 江 省	164 957.19	789.28	126 272.76	3 657.66	6 199.75
安 徽 省	57 112.45	18.18	51 641.28	50.54	1 554.25
福 建 省	54 707.05	520.40	42 096.00	6 297.74	1 891.56
江 西 省	62 945.27	155.78	53 811.08	496.60	5 025.26
山 东 省	97 370.60	141.27	85 956.26	646.10	5 179.12
河 南 省	86 595.06	752.86	79 316.52	184.95	3 114.45
湖 北 省	74 262.37	5.10	60 572.71	365.13	3 263.35
湖 南 省	63 519.76	798.21	55 073.27	513.73	2 950.11
广 东 省	152 623.46	883.43	127 799.06	682.32	4 085.61
广西壮族自治区	79 625.07	288.34	65 070.50	620.15	5 149.36
海 南 省	30 459.91	0.35	28 225.38	0.00	2 045.87
重 庆 市	38 110.39	583.54	26 911.10	2 654.00	2 936.63
四 川 省	115 342.07	2 690.26	85 237.89	995.33	3 219.75
贵 州 省	55 078.69	0.00	50 566.25	0.00	2 369.68
云 南 省	77 174.41	60.06	65 015.08	1 579.93	3 648.63
西 藏 自 治 区	28 434.16	0.00	22 112.36	0.00	1 572.34
陕 西 省	83 971.60	259.53	75 033.70	3 066.16	2 029.78
甘 肃 省	66 231.97	1 038.28	57 661.51	1 139.18	3 013.02
青 海 省	31 629.56	0.00	27 425.24	1 425.90	201.31
宁夏回族自治区	19 365.14	57.39	16 266.31	56.56	2 183.29
新疆维吾尔自治区	67 385.27	0.00	62 803.07	89.69	3 531.28
新疆生产建设兵团	343.90	0.00	343.90	0.00	0.00
国家中医药管理局	27 082.97	2 258.12	20 994.08	0.00	0.00

2014 年中医机构医疗卫生财政拨款按功能分类分省一览表（二）

单位：万元

地　　区	医疗保障	中医药	其中：		食品和药品监督管理事务	其他医疗卫生支出
			中医（民族医）药专项	其他中医药支出		
卫生部汇总	**36 096.52**	**110 093.54**	**90 767.23**	**19 326.31**	**10.72**	**63 262.34**
北京市	3 948.92	1 424.46	1 006.05	418.42	0.00	2 099.83
天津市	1 975.56	1 178.53	1 081.00	97.53	2.00	11.38
河北省	726.60	3 292.66	1 979.10	1 313.56	0.00	277.50
山西省	4 563.11	2 798.99	2 640.21	158.78	0.00	197.58
内蒙古自治区	1 709.65	1 745.98	1 235.58	510.40	0.00	522.36
辽宁省	148.97	868.70	768.70	100.00	0.00	4 504.72
吉林省	1 967.69	1 480.00	1 480.00	0.00	0.00	819.00
黑龙江省	927.65	633.02	633.02	0.00	0.00	0.00
上海市	565.92	3 849.10	792.08	3 057.02	0.00	102.12
江苏省	508.09	12 142.47	10 414.27	1 728.20	0.00	8 005.65
浙江省	4 076.91	9 254.71	8 650.82	603.89	0.72	14 610.26
安徽省	481.12	3 033.01	2 885.39	147.62	0.00	334.06
福建省	939.30	1 051.17	1 051.17	0.00	0.00	1 809.37
江西省	939.66	2 286.00	1 438.51	847.50	0.00	230.88
山东省	2 349.59	1 372.86	1 318.86	54.00	0.00	1 725.40
河南省	325.70	2 121.12	2 091.12	30.00	0.00	779.45
湖北省	877.34	3 368.74	1 549.19	1 819.55	0.00	5 809.99
湖南省	163.09	1 915.00	1 413.57	501.43	0.00	2 106.36
广东省	1 866.97	10 582.77	8 772.79	1 809.98	0.00	6 442.54
广西壮族自治区	548.57	7 030.89	5 367.34	1 663.55	0.00	913.69
海南省	133.14	35.00	35.00	0.00	0.00	20.18
重庆市	1 340.15	3 295.08	3 295.08	0.00		389.90
四川省	1 691.54	12 745.27	12 388.62	356.65	8.00	8 754.04
贵州省	286.44	1 207.79	1 207.79	0.00		648.52
云南省	2 161.60	4 058.64	3 786.25	272.39	0.00	650.47
西藏自治区	0.00	4 749.47	4 749.47	0.00	0.00	0.00
陕西省	28.50	3 245.87	1 702.33	1 543.54	0.00	308.06
甘肃省	92.94	2 334.82	997.50	1 337.31	0.00	763.24
青海省	157.36	2 169.11	2 169.11	0.00	0.00	250.64
宁夏回族自治区	193.39	606.54	539.32	67.22	0.00	0.00
新疆维吾尔自治区	401.06	385.00	385.00	0.00	0.00	175.17
新疆生产建设兵团	0.00	0.00	0.00	0.00	0.00	0.00
国家中医药管理局	0.00	3 830.77	2 943.00	887.77	0.00	0.00

六、中医药期刊

【中医药期刊一览表】

名称	主管单位	主办单位	编委会主任	主编/副主编	编辑部主任/社长	创刊	出刊周期	刊号 ISSN	刊号 CN
中华中医药杂志	中国科学技术协会	中华中医药学会	佘 靖	佘 靖	闫志安	1986 – 7	月刊	1673 – 1727	11 – 5334/R
中医杂志	国家中医药管理局	中华中医药学会、中国中医科学院	胡熙明	曹洪欣	李春梅	1955 – 1	半月刊	1001 – 1668	11 – 2166/R
世界中西医结合杂志	中国科学技术协会	中华中医药学会	路志正	路志正	刘润兰	2006 – 7	月刊	1673 – 6613	11 – 5511/R
中国中西医结合杂志	中国科学技术协会	中国中西医结合学会、中国中医科学院	陈可冀	陈可冀	李焕荣	1981	月刊	1003 – 5370	11 – 2787/R
中国结合医学杂志（英文版）	国家中医药管理局	中国中西医结合学会、中国中医科学院	陈可冀	陈可冀	徐 浩	1995	月刊	1672 – 0415	11 – 4928/R
中华医史杂志	中国科学技术协会	中华医学会		李经纬	王振瑞	1947 – 3	双月	0255 – 7053	11 – 2155/R
中国中药杂志	中国科学技术协会	中国药学会	李 禾	王永炎	李 禾	1955 – 7	半月刊	1001 – 5302	11 – 2272/R
中国实验方剂学杂志	国家中医药管理局	中国中医科学院中药研究所、中国中西医结合学会中药专业委员会	黄璐琦	姜廷良	蔡仲德	1995 – 10	半月刊	1005 – 9903	11 – 3495/R
中国针灸	中国科学技术协会	中国针灸学会、中国中医科学院针灸研究所	刘保延	刘保延	齐淑兰	1981	月刊	0255 – 2930	11 – 2024/R
国外医学·中医中药分册	国家卫生计生委	中国中医科学院中医药信息研究所		张志军	樊红雨	1978	双月	1001 – 1145	11 – 2382/R
中医教育	教育部	北京中医药大学		乔旺忠	李 岩	1982 – 11	双月	1003 – 305X	11 – 1349/R
中国骨伤	国家中医药管理局	中国中医科学院、中国中西医结合学会		董福慧	李为农	1987	月刊	1003 – 0034	11 – 2483/R
中国中医眼科杂志	国家中医药管理局	中国中医科学院	唐由之	唐由之	杨 薇	1991 – 11	双月	1002 – 4379	11 – 2849/R
北京中医药大学学报	教育部	北京中医药大学		王永炎	梁吉春	1959	月刊	1006 – 2157	11 – 3574/R
北京中医药	北京市中医管理局	北京中医药学会、北京中西医结合学会		赵 静	张 琨	1982	月刊	1674 – 1307	11 – 5635/R
中医药管理杂志	国家中医药管理局	国家中医药管理局		佘 靖	苏庆明	1991 – 2	双月	1007 – 9203	11 – 3070/R

单价 (元)	开本	页数	地址	邮编	E-mail	电话	传真	核心 期刊
50.0	大16开	320	北京市朝阳区和平街北口樱花路甲4号	100029	64216650@vip.163.com	010-64216650	010-64216650	是
9.8	大16开	96	北京市东直门内南小街16号	100700	jtcmcn@188.com	010-64035632	010-64050205	是
12.0	大16开	116	北京市北四环东路115号院6号楼109室	100101	sjzxyjh@126.com	010-64822253	010-64822253	是
25.0	大16开	128	北京市海淀区西苑操场1号	100091	cjim@cjim.cn	010-62877592	010-62874291	是
40.0	大16开	80	北京市海淀区西苑操场1号	100091	cjim@cjim.cn	010-62886827	010-62874291	是
10.0	大16开	64	北京市东直门内南小街16号	100700	zhonghuayishi@yahoo.com.cn	010-64014411-3217	010-84015484	/
30.0	大16开	4378 (全年)	北京市东直门内南小街16号中国中药杂志社	100700	cjcmm2006@188.com	010-64045830	010-84022522	是
35.0	大16开	208	北京市东直门内南小街16号	100700	czd@vip.sina.com	010-84076882	010-84076882	是
18.0	大16开	112	北京市东直门内南小街16号	100700	zhenjiubj@vip.sina.com	010-84014607	010-84046331	是
12.0	大16开	64	北京市东直门内南小街16号	100700	guowaiyixue@yahoo.com.cn	010-64014411-3225	无	/
10.0	大16开	88	北京市北三环东路11号《中医教育》编辑部	100029	ecm1982@sina.com.cn	010-64286602	010-64286848	否
25.0	大16开	96	北京市东直门内南小街甲16号	100700	zggszz@sina.com.cn	010-84020925	010-84036581	是
12.0	大16开	64	北京市石景山区鲁谷路33号	100040	zyophthal@163.com	010-68668940	010-68684148	是
10.0	大16开	72	北京市北三环东路11号	100029	无	010-64287405	010-64286469	是
10.0	大16开	80	北京市东单三条甲7号	100005	bjzy1589@126.com	010-65231589	010-65251589	是
8.0	大16开	64	北京市朝阳区樱花东街甲4号	100029	zyyg@chinajournal.net.cn	010-64062098	010-64285191	/

名称	主管单位	主办单位	编委会主任	主编/副主编	编辑部主任/社长	创刊	出刊周期	刊号 ISSN	刊号 CN
中国中医基础医学杂志	国家中医药管理局	中国中医科学院基础理论研究所		孟庆云	胡镜清	1995 – 1	月刊	1006 – 3250	11 – 3554/R
中国民间疗法	国家中医药管理局	中国中医药出版社、中国民间中医药研究开发协会		王国辰	芮立新	1993	月刊	1007 – 5798	11 – 3555/R
光明中医	国家中医药管理局	中华中医药学会	邓铁涛	杨建宇	范竹雯	1985 – 5	月刊	1003 – 8914	11 – 1592/R
中国医学文摘·中医	国家中医药管理局	中国中医科学院中医药信息研究所		崔蒙	魏民	1977	双月	0254 – 9042	11 – 2371/R
国际中医中药杂志	国家卫生计生委	中华医学会、中国中医科学院中医药信息研究所	崔蒙	曹洪欣	樊红雨	2009	双月	1673 – 4246	11 – 5398/R
家庭中医药	国家中医药管理局	中国中医科学院中药研究所		张瑞贤	李国坤	1983 – 10	月刊	1005 – 3743	11 – 3379/R
中国中医药图书情报杂志	国家中医药管理局	中国中医科学院中医药信息研究所	崔蒙	崔蒙	魏民	1960	双月	2095 – 5707	10 – 1113/R
中国中医药信息杂志	国家中医药管理局	中国中医科学院中医药信息研究所		叶祖光	蔡德英	1994 – 6	月刊	1005 – 5304	11 – 3519/R
针刺研究	国家中医药管理局	中国中医科学院针灸研究所、中国针灸学会		朱兵	韩焱晶	1976 – 10	双月	1000 – 0607	11 – 2274/R
世界针灸杂志	国家中医药管理局	世界针灸学会联合会、中国中医科学院针灸研究所、中国针灸学会	邓良月	黄龙翔	刘炜宏	1991	季刊	1003 – 5257	11 – 2892/R
中华养生保健	国家中医药管理局	中华中医药学会		郑守曾	龙志贤	1983	月刊	1009 – 8011	11 – 4536/R
中国现代中药	国家中医药管理局	中国中药协会、中国医药集团总公司、中国药材集团公司		李光甫	张敏国	2006	月刊	1673 – 4890	11 – 5442/R

（续表）

单价 （元）	开本	页数	地址	邮编	E – mail	电话	传真	核心 期刊
10. 0	大 16 开	120	北京市东直门内南小街 16 号	100700	zhongyijichu@ 126. com	010 – 64036232	无	是
12. 0	大 16 开	80	北京市北三环东路 28 号易亨大厦	100013	zgmjlf@ 163. com	010 – 64405732	010 – 64405719	/
10. 0	大 16 开	180	北京西城区三里河南一巷 11 号院 2 号楼 401 室（北京 105 信箱）	100036	gmzyzy@ sina. com	010 – 68580939	010 – 68580939	否
20. 0	大 16 开	88	北京市东直门内南小街 16 号	100700	lwz@ mail. cintcm. ac. cn	010 – 64014411 – 3212	010 – 64013995	/
12. 0	大 16 开	96	北京市东直门内南小街 16 号	100700	guowaiyixue@ yahoo. com. cn	010 – 64014411 – 3225	010 – 64014411 – 3225	/
10. 0	大 16 开	80	北京市东直门内南小街 16 号	100700	jtzyy@ 126. com	010 – 64052170	010 – 64014411 – 2985	否
20. 0	大 16 开	64	北京市东直门内南小街 16 号	100700	tsqb@ mail. cintcm. ac. cn	010 – 64014411 – 3212	无	否
10. 0	大 16 开	112	北京市东直门内南小街 16 号	100700	lxx@ mail. cintcm. ac. cn	010 – 64058131	010 – 64058131	/
20. 0	大 16 开	88	北京市东直门内南小街 16 号	100700	zcyj2468@ sina. com	010 – 64089344	010 – 84046331	是
20. 0	大 16 开	72	北京市东直门内南小街 16 号	100700	sjyj2468@ sina. com	13716997561	无	否
4. 6	大 16 开	56	北京市朝阳区北三环东路 11 号科研楼 116 号	100029	globalfanshion@ 163. com	010 – 64286904	010 – 64220034	/
10. 0	大 16 开	64	北京市宣武区广安门外大街 248 号机械大厦 12 层	100055	zybjb@ 163. com	010 – 63314605	010 – 63314278	/

名称	主管单位	主办单位	编委会主任	主编/副主编	编辑部主任/社长	创刊	出刊周期	刊号 ISSN	刊号 CN
中国中医药现代远程教育	国家中医药管理局	世中联（北京）远程教育科技发展中心	佘靖	杨建宇	郭明明	2003 – 5	月刊	1672 – 2779	11 – 5024/R
中国中西医结合急救杂志	中国科学技术协会	中国中西医结合学会、中国中医科学院、天津市第一中心医院、天津中医药大学	张伯礼	张伯礼	李银平	1994 – 11	双月	1008 – 9691	12 – 1312/R
中国中西医结合外科杂志	中国科学技术协会	中国中西医结合学会、天津市中西医结合急腹症研究所	吴咸中	吴咸中	屈振亮	1994	双月	1007 – 6948	12 – 1249/R
中草药	国家食品药品监督管理局	天津药物研究院、中国药学会	汤立达	汤立达	刘东博	1970 – 1	月刊	0253 – 2670	12 – 1108/R
中草药英文版（Chinese Herbal Medcine）	国家食品药品监督管理局	天津药物研究院、中国医学科学院药用植物研究所	汤立达	刘易孝	陈常青	2009	季刊	1674 – 6384	12 – 1410/R
药物评价研究	国家食品药品监督管理总局	天津药物研究院、中国药学会	刘昌孝	汤立达	汤立达	2009	双月	1674 – 6376	12 – 1409/R
现代药物与临床	国家食品药品监督管理总局	天津药物研究院、中国药学会	汤立达	邹美香	解学星	2009	月刊	1674 – 5515	12 – 1407/R
天津中医药大学学报	天津市教委	天津中医药大学	张伯礼	张伯礼	于春泉	1982 – 12	季刊	1673 – 9043	12 – 1391/R
天津中医药	天津市卫生计生委	天津中医药大学、天津中医药学会、天津中西医结合学会	张伯礼	张伯礼	于春泉	1984 – 10	月刊	1672 – 1519	12 – 1349/R
河北中医	河北省卫生计生委、河北省中医药管理局	河北省医学情报研究所、河北省中医药学会	孙万珍	李立	李立	1979 – 10	月刊	1002 – 2619	13 – 1067/R
现代中西医结合杂志	河北省科学技术协会	中国中西医结合学会、中华中医药学会		戴砚田	高亚非	1992 – 10	旬刊	1008 – 8849	13 – 1283/R
河北中医药学报	河北省教育厅	河北中医学院	孔祥骊	高维娟	王文智	1986 – 9	季刊	1007 – 5615	13 – 1214/R

（续表）

单价（元）	开本	页数	地址	邮编	E-mail	电话	传真	核心期刊
10.0	大16开	196	北京市复兴门南大街甲2号知医堂101室	100031	tougao@zyyycjy.com	010-57289308	010-87363190	否
10.0	大16开	112	天津市和平区睦南道122号	300050	cccm@em120.com	022-23306917	022-23306917	是
16.0	大16开	104	天津市南开区三纬路122号	300100	zxyjhwk@hotmail.com	022-27420471	022-27420471	是
30.0	大16开	120	天津市南开区鞍山西道308号	300193	zcy@tiprpress.com	022-27474913	022-23006821	是
30.0	大16开	80	天津市南开区鞍山西道308号	3000193	chm@tipepress.com	022-23006901	022-23006821	是
15.0	大16开	80	天津市南开区鞍山西道308号	3000193	der@tiprpress.com	022-23006822	022-23006822	否
20.0	大16开	80	天津市南开区鞍山西道308号	3000193	dc@tipepress.com	022-23006823	022-23006823	是
6.0	大16开	64	天津市南开区鞍山西道312号	300193	xuebaotxd@126.com	022-59596310	022-59596595	是
6.0	大16开	64	天津市南开区鞍山西道312号	300193	xuebaobj@126.com	022-59596310	022-59596595	是
10.0	大16开	160	河北省石家庄市和平西路299号412室	050071	hbzhy18@126.com	031-85989628	0311-85989628	是
10.0	大16开	112	河北省石家庄市北城路35号D8-1-201	050061	xdjh126@126.com	0311-87738668	0311-87738668	是
5.0	大16开	56	河北省石家庄市新石南路326号中医学院内	050091	zyxb407@hebmu.edu.cn	0311-86265053	无	是

名称	主管单位	主办单位	编委会主任	主编/副主编	编辑部主任/社长	创刊	出刊周期	刊号 ISSN	刊号 CN
现代养生	河北省卫生计生委	河北省医疗气功医院		施永筠	徐大年	2001	月刊	1671 – 0223	13 – 1305/R
中西医结合心脑血管病杂志	山西省卫生计生委	山西医科大学第一医院	陈可冀	王斌全 吕吉元	韩世范	2003	月刊	1672 – 1349	14 – 1312/R
中医外治杂志	山西省卫生计生委	山西省中医药学会		赵尚华	朱庆文	1991 – 7	双月	1006 – 978X	14 – 1195/R
山西中医	山西省卫生计生委	山西省中医药学会、山西省中医药研究院	赵震寰	王晞星	王福岗	1985	月刊	1000 – 7156	14 – 1110/R
中国民族医药杂志	国家中医药管理局	全国中医药图书情报工作委员会、内蒙古中蒙医研究所	乌 兰	苏根元	陈玉华	1995 – 5	月刊	1006 – 6810	15 – 1175/R
内蒙古中医药	内蒙古自治区卫生计生委	内蒙古自治区中医药学会、内蒙古自治区中蒙医研究所	郝 富	苏根元 塞西娅	陈玉华	1982 – 2	旬刊	1006 – 0979	15 – 1101/R
中华中医药学刊	国家中医药管理局	中华中医药学会、辽宁中医药大学	杨关林	杨关林	覃 芳	1982 – 9	月刊	1673 – 7717	21 – 1546/R
辽宁中医杂志	辽宁省卫生计生委	辽宁中医药大学、辽宁省中医药学会	杨关林	杨关林	覃 芳	1958 – 10	月刊	1000 – 1719	21 – 1128/R
辽宁中医药大学学报	辽宁省教育厅	辽宁中医药大学	杨关林	杨关林	覃 芳	1984	月刊	1673 – 842X	21 – 1543/R
吉林中医药	吉林省教育厅	长春中医药大学	宋柏林	曲晓波	阎 琪	1979	月刊	1003 – 5699	22 – 1119/R
长春中医药大学学报	吉林省教育厅	长春中医药大学	宋柏林	曲晓波	阎 琪	1985	双月	1007 – 4813	22 – 1375/R
中国中医药科技杂志	国家中医药管理局	中华中医药学会	陈可冀	陈可冀		1994 – 1	双月	1005 – 7072	23 – 1353/R
中医药学报	黑龙江省教育厅	黑龙江中医药大学、中国中医药学会中医编辑学会		匡海学		1973 – 1	双月	1002 – 2392	23 – 1193/R
中医药信息	黑龙江省教育厅	黑龙江中医药大学、中国科学技术情报学会		匡海学		1984 – 4	双月	1002 – 2406	23 – 1194/R

（续表）

单价（元）	开本	页数	地址	邮编	E-mail	电话	传真	核心期刊
8.0	大16开	64	河北省北戴河海滨东经路198号	066100	xdyszzs@ sina. com	0335 – 4041257	0335 – 4034209	/
7.0	大16开	96	山西省太原市解放南路85号	030001	zxyjhxnxgbzz@ vip. 163. com	0351 – 4639124	0351 – 4032852	/
6.0	大16开	64	山西省晋城市南大街周元巷	048000	zywzzz@ 163. net	0356 – 2630030	0356 – 2630030	/
5.0	大16开	64	山西省太原市并州西街46号	030012	sxzyj@ 163. com	0351 – 4173499	0351 – 4150230	是
8.0	大16开	80	内蒙古自治区呼和浩特市健康路11号	010020	zgmzyyzz@ 126. com	0471 – 6920167	0471 – 6933673	否
6.0	大16开	180	内蒙古自治区呼和浩特市健康路11号	010020	nmgzyyhhh@ 126. com	0471 – 6920167	0471 – 6933673	否
10.0	大16开	256	辽宁省沈阳市皇姑区崇山东路79号	110032	zhzyyxk@ vip. 163. com	024 – 31207045	024 – 31207045	是
10.0	大16开	224	辽宁省沈阳市皇姑区崇山东路79号	110032	lnzy@ vip. 163. com	024 – 31207233	024 – 31207045	是
10.0	大16开	224	辽宁省沈阳市皇姑区崇山东路79号	110847	zyxb@ vip. 163. com	024 – 31207232	024 – 31207231	是
10.0	大16开	112	吉林省长春市净月开发区博硕路1035号	130117	jlzyybjb@ 126. com	0431 – 86172608	0431 – 86172606	是
15.0	大16开	192	吉林省长春市净月开发区博硕路1035号	130117	jlzyybjb@ 126. com	0431 – 86172608	0431 – 86172606	是
10.0	大16开	80	黑龙江省哈尔滨市南岗区阿什河街122号	150001	jtcmst@ 163. com	0451 – 53671501	0451 – 85971128	是
3.0	大16开	58	黑龙江省哈尔滨市和平路24号	150040	zyyxbhl@ sina. com	0451 – 82117809	0451 – 82117809	/
3.0	大16开	66	黑龙江省哈尔滨市和平路24号	150040	zyyxbjb@ sina. com	0451 – 82117809	0451 – 82117809	/

名称	主管单位	主办单位	编委会主任	主编/副主编	编辑部主任/社长	创刊	出刊周期	刊号 ISSN	刊号 CN
针灸临床杂志	黑龙江教育厅	黑龙江中医药大学、中国针灸学会临床分会		孙申田		1984	月刊	1005–0779	23–1354/R
黑龙江中医药	黑龙江省中医管理局	黑龙江省中医研究院		王学军	王学军	1958–1	双月	1000–9906	23–1221/R
中成药	国家科委、国家新闻出版署	国家食品药品监督管理总局信息中心中成药信息站	任德权	朱立中陈勇隽		1978	月刊	1001–1528	31–1368/R
中医文献杂志	上海市卫生计生委	上海市中医文献馆、中华中医药学会	严世芸	杨悦娅	杨悦娅	1983	双月	1006–4737	31–1682/R
上海针灸杂志	上海市卫生计生委	上海市针灸经络研究所	陈汉平	黄琴峰	马晓芃	1982–1	月刊	1005–0957	31–1317/R
针灸推拿医学（英文版）	上海市卫生计生委	上海市针灸经络研究所	陈汉平	陈汉平	马晓芃	2003	双月	1672–3597	31–1908/R
中医药文化	上海市教育委员会	上海中医药大学、中华中医药学会	段逸山	张智强	华卫国	2005	双月	1673–6281	31–1971/R
上海中医药杂志	上海市教育委员会	上海中医药大学、上海市中医药学会	陈凯先	谢建群	华卫国	1955–6	月刊	1007–1334	31–1276/R
上海中医药大学学报	上海市教育委员会	上海中医药大学	陈凯先	谢建群	华卫国	1987–6	月刊	1008–861X	31–1788/R
江苏中医药	江苏省卫生计生委	江苏省中医药学会、江苏省中西医结合学会、江苏省针灸学会	张继泽	黄亚博	黄亚博	1956–10	月刊	1672–397X	32–1630/R
南京中医药大学学报	江苏省教育厅	南京中医药大学	项平	范欣生	范欣生	1959–6	月刊	1000–5005	32–1247/R
养生月刊	浙江省中医药管理局	浙江省中医药研究院	吴章穆	柴可群	陈永灿	1980–12	月刊	1671–1734	33–1265/R
浙江中医杂志	浙江省中医药管理局	浙江省中医药研究院	吴章穆	柴可群	陈永灿	1956–12	月刊	0411–8421	33–1083/R
浙江中医药大学学报	浙江省教育厅	浙江中医药大学	肖鲁伟	肖鲁伟	朱君华	1977	双月	1005–5509	33–1077/R

（续表）

单价 （元）	开本	页数	地址	邮编	E - mail	电话	传真	核心 期刊
3.6	大 16 开	54	黑龙江省哈尔滨市和平路 24 号	150040	zjlczz@ sina. com	0451 - 82117809	0451 - 82117809	/
5.0	大 16 开	64	黑龙江省哈尔滨市香坊区三辅街 142 号	150036	hljzyy@ 163. com	0451 - 55643615	0451 - 55643615	/
15.0	大 16 开	128	上海市汉口路 239 号 131 室	200002	med@ stn. sh. cn	021 - 36213275	021 - 63213363	/
12.0	大 16 开	64	上海市瑞金二路 156 号	200020	shtcmliter@ 163. com	021 - 54669083	021 - 54669086 - 8012	否
6.0	大 16 开	62	上海市宛平南路 650 号	200030	SHZJ@ chinajournal. net. cn	021 - 64382181	021 - 64382181	是
80.0	大 16 开	64	上海市宛平南路 650 号	200030	zjtnyx@ 163. com	021 - 64382181	021 - 64382181	/
6.8	大 16 开	56	上海市浦东新区蔡伦路 1200 号	201203	zyywh@ 126. com	021 - 51323038	021 - 51322541	是
8.0	大 16 开	80	上海市浦东新区蔡伦路 1200 号	201203	shzyyzz@ 126. com	021 - 51322541	021 - 51322541	是
8.0	大 16 开	92	上海市浦东新区蔡伦路 1200 号	201203	shzyyxb@ 126. com	021 - 51322540	021 - 51322541	是
8.0	大 16 开	80	江苏省南京市汉中路 282 号	210029	jstcm@ vip. 163. com	025 - 86617285	025 - 86556817	是
5.0	大 16 开	66	江苏省南京市汉中路 282 号	210029	xb@ njutcm. edu. cn	025 - 86798051	025 - 86798051	/
4.5	大 32 开	96	浙江省杭州市天目山路 132 号	310007	ysyk1980@ 163. com	0571 - 88849074	0571 - 88845196	否
8.0	大 16 开	80	浙江省杭州市天目山路 132 号	310007	zjzyzz1956@ 163. com	0571 - 88849074	0571 - 88845196	是
5.0	大 16 开	140	浙江省杭州市滨江区滨文路 548 号	310053	zjzyxb@ 163. com	0571 - 86613692	0571 - 86613717	/

名称	主管单位	主办单位	编委会主任	主编/副主编	编辑部主任/社长	创刊	出刊周期	刊号 ISSN	刊号 CN
浙江中西医结合杂志	浙江省卫生计生委	浙江省中西医结合学会、浙江省中西医结合医院	何革	何革	李晓玲	1991	月刊	1005－4561	33－1177/R
现代中药研究与实践	安徽省卫生计生委	安徽中医药高等专科学校、中华中医药学会中药鉴定委员会	赵国胜	赵国胜	王道玉	1987－1	双月	1673－6427	34－1267/R
安徽中医药大学学报	安徽省教育厅	安徽中医药大学	王键	马宗华	姚实林	1981	双月	2095－7246	34－1234/R
中医药临床杂志	安徽省卫生计生委	中华中医药学会	王键	王键	汪新安	1988	月刊	1672－7134	34－1268/R
中国中西医结合耳鼻咽喉科杂志	中国科学技术协会	中国中西医结合学会	唐有法	唐有法 迟放鲁	唐有法	1993－11	双月	1007－4856	34－1159/R
福建中医药	福建中医药大学	福建中医药大学	陈立典	李灿东	陈成东	1956－7	双月	1000－338X	35－1073/R
福建中医药大学学报	福建中医药大学	福建中医药大学	陈立典	陈立典	陈成东	1991	双月	1004－5627	35－1308/R
江西中医药	江西省新闻出版局	江西中医学院、江西省中医药学会	刘红宁	刘红宁	薛铁瑛	1951－4	月刊	0411－9584	36－1095/R
江西中医学院学报	江西省新闻出版局	江西中医学院	刘红宁	刘红宁	薛铁瑛	1988－10	双月	1005－9431	36－1192/R
山东中医药大学学报	山东省教育厅	山东中医药大学	邹积隆	皋永利	皋永利	1977－2	双月	1007－659X	37－1279/R
山东中医杂志	山东省卫生计生委	山东中医药学会、山东中医药大学	王新陆	皋永利	皋永利	1981－10	月刊	0257－358X	37－1164/R
中医研究	河南省卫生计生委	中华中医药学会、河南省中医药研究院		石鹤峰	宋红湘	1988－1	月刊	1001－6910	41－1124/R
国医论坛	河南省中医管理局	中华中医药学会、南阳医学高等专科学校	李俊德 夏祖昌	方家选	赵体浩	1986－1	双月	1002－1078	41－1110/R
中医正骨	国家中医药管理局	河南省正骨研究院、中华中医药学会	郭维淮	郭维淮	王智勇	1989－12	月刊	1001－6015	41－1162/R
河南中医	河南中医学院	中国中医药学会河南分会、河南中医学院	李振华	郑玉玲	蒋士卿	1976－6	月刊	1003－5028	41－1114/R

（续表）

单价（元）	开本	页数	地址	邮编	E-mail	电话	传真	核心期刊
8.0	大16开	74	浙江省杭州市环城东路208号	310003	zj85186890@126.com	0571-85186890	0571-85186890	否
10.0	大16开	88	安徽省芜湖市乌霞山西路18号	241002	jzzy@chinajournal.net.cn	0553-4836136	0553-4836136	是
10.0	大16开	80	安徽省合肥市梅山路103号安徽中医药大学华佗楼433、435室	230038	yaoshilin140@sina.com	0551-5169048	无	是
6.0	大16开	96	安徽省合肥市永红路15号	230061	cjtcm@163.com	0551-62821750	0551-62821570	是
12.0	大16开	80	安徽省安庆市孝肃路42号	246004	ent93@163.com	0556-5519852	0556-5545966	是
4.5	大16开	64	福建省福州市闽侯上街华佗路1号	350122	xbbjb@fjtcm.edu.cn	0591-22861612	0591-22861612	否
5.0	大16开	72	福建省福州市闽侯上街华佗路1号	350122	xbbjb@fjtcm.edu.cn	0591-22861612	0591-22861612	否
4.8	大16开	80	江西省南昌市阳明路56号	330006	jxzybjb@vip.sina.com	0791-7119831	0791-7119829	/
5.0	大16开	100	江西省南昌市阳明路56号	330006	jxzybjb@vip.sina.com	0791-7119831	0791-7119829	/
5.0	大16开	80	山东省济南市长清大学科技园山东中医药大学	250355	xuebao@sdutcm.edu.cn	0531-89628059	0531-89628060	是
4.5	大16开	72	山东省济南市长清大学科技园山东中医药大学	250355	zazhi@sdutcm.edu.cn	0531-89628059	0531-89628060	是
6.0	大16开	80	河南省郑州市城北路7号	450004	zgzyyj@yahoo.com.cn	0371-66322705	0371-66331608	/
6.0	大16开	72	河南省南阳市卧龙路1439号（南阳医专院内）	473061	gylt1986@126.com	0377-63529058	0377-63529598	否
8.0	大16开	80	河南省洛阳市启明南路82号	471002	zyzg1989@126.com	0379-63551943	0379-63552102	是
6.0	大16开	128	河南省郑州市金水路1号	450008	hnzy@hactcm.edu.cn	0371-65676805 0371-65676877	0371-65962977	是

名称	主管单位	主办单位	编委会主任	主编/副主编	编辑部主任/社长	创刊	出刊周期	刊号 ISSN	刊号 CN
中医学报	中国科学技术协会	中华中医药学会、河南中医学院	李俊德	郑玉玲	蒋士卿	1994	月刊	1674－8999	41－1411/R
中西医结合肝病杂志	湖北省教育厅	中国中西医结合学会、湖北中医药大学	王伯祥	王伯祥	黄育华	1991－6	双月	1005－0264	42－1322/R
中国中西医结合消化杂志	教育部	华中科技大学同济医学院、中国中西医结合学会消化系统疾病专业委员会、中华中医药学会脾胃病分会		危北海	张豫	1993－10	月刊	1671－038X	42－1612/R
时珍国医国药	湖北省黄石市卫生计生委	时珍国医国药杂志社	肖培根 梅全喜	朱保华	尚璜	1990	月刊	1008－0805	42－1436/R
中国中医骨伤科杂志	中国科学技术协会	中华中医药学会、湖北中医药研究院	孙树椿	李同生	方苏亭	1993－2	月刊	1005－0205	42－1340/R
湖北民族学院学报·医学版	湖北省教委	湖北民族学院		谭志松	雷翔	1982	季刊	1008－8164	42－1590/R
湖北中医杂志	湖北省教育厅	湖北中医药大学	王华	冀振华	任婕	1979－7	月刊	1000－0704	42－1189/R
湖北中医药大学学报	湖北省教育厅	湖北中医药大学	王华	冀振华	熊斌	1979－7	双月	1008－987X	42－1844R
湖南中医杂志	湖南省卫生计生委	湖南省中医药研究院	黄惠勇	谭达全	张尚华	1985	双月	1003－7705	43－1105/R
中医药导报	湖南省卫生计生委	湖南省中医药学会、湖南中医管理局	周绍明	袁长津	郭子华	1994－4	月刊	1672－951X	43－1446/R
湖南中医药大学学报	湖南省教育厅	湖南中医药大学	黄惠勇	黄惠勇	蒋俊和	1994－4	月刊	1674－070X	43－1472/R
东方药膳	湖南中医药大学	湖南中医药大学	黄惠勇	谭兴贵	周小青	1995	月刊	1671－3591	43－1461/R
新中医	国家中医药管理局	广州中医药大学、中华中医药学会	王省良	郭桃美	郭桃美	1969－12	月刊	0256－7415	44－1231/R
中药新药与临床药理	国家食品药品监督管理局	广州中医药大学	王宁生	王宁生	邓响潮	1990－6	双月	1003－9783	44－1308/R

（续表）

单价（元）	开本	页数	地址	邮编	E－mail	电话	传真	核心期刊
10.0	大16开	128	河南省郑州市金水路1号	450008	ctcm@ hactcm. edu. cn	0371－65676818	0371－65962977	是
8.0	大16开	64	湖北省武汉市花园山4号	430061	zxygbzz@ 163. com	027－88854726	027－88854726	是
10.0	大16开	64	湖北省武汉市解放大道1277号协和医院杂志社	430022	zxyjhxhzz@ qq. com	027－8572988	027－8572988	是
15.0	大16开	256	湖北省黄石市黄石大道874号	435000	shizhenchina@ 163. com	0714－6247076	0714－6224836	是
12.0	大16开	72	湖北省武汉市洪山区珞瑜路856号	430074	zgzygszz@ 163. com	027－87409653	027－87409641	是
6.0	大16开	64	湖北省恩施市	445000	e3myxbbjb@ public. es. hb. cn、fbmz@ china-journal. net. cn	0718－8430535	0718－8431581	/
8.0	大16开	80	湖北省武汉市洪山区黄家湖西路1号	430065	hbtcm@ vip. 163. com	027－68890234	无	否
10.0	大16开	128	湖北省武汉市洪山区黄家湖西路1号	430065	hbzy@ vip. 163. com	027－68890234	无	是
8.0	大16开	128	湖南省长沙市麓山路58号	410006	hnzy188@ sohu. com	0731－8888572	0731－8888572	否
6.0	大16开	114	湖南省长沙市湘雅路30号	410008	hnzyydb@ 163. net	0731－4365506	0731－4828502	/
10.0	大16开	112	湖南省长沙市韶山中路113号	410007	xuebaotcm@ 126. com	0731－88458947	/	是
6.0	大16开	72	湖南省长沙市韶山中路113号	410007	dfx0845@ 163. com	0731－85546807	0731－85540052	否
18.0	大16开	200	广东省广州市机场路12号大院广州中医药大学三元里期刊楼	510405	139002863@ qq. com	020－36585485	020－36586831	否
10.0	大16开	80	广东省广州市机场路12号大院	510405	zz@ adr. com. cn	020－36585613	020－36590367	/

名称	主管单位	主办单位	编委会主任	主编/副主编	编辑部主任/社长	创刊	出刊周期	刊号 ISSN	刊号 CN
广州中医药大学学报	广东省教育厅	广州中医药大学	徐志伟	陈蔚文	陈彩英	1984	双月	1007－3213	44－1425/R
中药材	国家食品药品监督管理总局	国家食品药品监督管理总局中药材信息中心站	任德全	元四辉	元四辉	1978－1	月刊	1001－4454	44－1286/R
按摩与康复医学	广东省中医药局	广东省第二中医院		孙冬梅	杜建平	1985	月刊	1008－1879	44－1667/R
深圳中西医结合杂志	深圳市卫生计生委	深圳市中西医结合临床研究所	王成友	吴正治	李晓萍	1991	双月	1007－0893	44－1419/R
广西中医药	广西中医药大学	广西中医药学会、广西中医药大学	朱华	唐农	蓝毓营	1978－8	双月	1003－0719	45－1123/R
广西中医药大学学报	广西中医药大学	广西中医药大学	朱华	唐农	蓝毓营	1998	季刊	2095－4441	45－1391/R
中国中医急症	国家中医药管理局	中华中医药学会		晁恩祥	江洪	1977－8	月刊	1004－745X	50－1102/R
实用中医药杂志	重庆市教育委员会	重庆医科大学中医药学院	刘路明	吴昌培	罗荣汉	1978－3	月刊	1004－2814	50－1056/R
中药药理与临床	四川省中医药管理局	中国药理学会	王建华	邓文龙	邓文龙	1985－10	双月	1001－859X	51－1188/R
成都中医药大学学报	四川省教育厅	成都中医药大学	梁繁荣	梁繁荣	薛红	1985	季刊	1004－0668	51－1501/R
四川中医	四川省卫生计生委	四川省中医学会		方连举	方连举	1982－10	月刊	1000－3649	51－1186/R
贵阳中医学院学报	贵阳中医学院	贵阳中医学院	梁光义	梁光义	李良栋	1979－7	双月	1002－1108	52－5011/G2
中国民族民间医药	云南省科协技术协会	云南省民族民间医药研究会	郑进 黄传贵	郑进 黄传贵	黄传贵	1992－8	半月	1007－8517	53－1102/R
云南中医学院学报	云南省教育厅	云南中医学院	熊磊	吴永贵	徐建平	1978－3	双月	1000－2723	53－1048/R
云南中医中药杂志	云南省卫生计生委	云南省中医药研究所、云南省中医药学会、云南省针灸学会、云南省中西医结合学会		詹文涛	曹惠芬	1980－2	双月	1007－2349	53－1120/R

（续表）

单价 （元）	开本	页数	地址	邮编	E－mail	电话	传真	核心 期刊
8.0	大16开	99	广东省广州市机场路12号大院	510405	gzzyxb@ gzhtcm. edu. cn	020－36585268	020－36585697	是
25.0	大16开	200－240	广东省广州市中山二路24号中粤大厦10楼	510080	81888465@ 163. com	020－87665465	020－87665465	是
20.0	大16开	256	广东省广州市恒福路60号	510095	let@ vip. 163. com	186464639554	无	否
8.0	大16开	64	深圳市笋岗西路深圳市第二人民医院内	518035	szzxyjhzz@ yahoo. com. cn	0755－83228956	0755－83228956	是
4.5	大16开	82	广西壮族自治区南宁市明秀东路179号广西中医药大学内	530001	Gxzy@ chinajournal. net. cn	0771－3137545	无	否
6.0	大16开	128	广西壮族自治区南宁市明秀东路179号广西中医药大学内	530001	gszb@ chinajournal. net. cn	0771－3137545	无	否
10.0	大16开	184	重庆市江北区盘溪七支路6号	400021	zgzyjz@ yahoo. com. cn	023－67064128	023－63521390	是
4.0	大16开	64	重庆市渝中区山城巷82号	400010	ZYAO@ chinajournal. net. cn	023－63846413	023－63846413	/
8.0	大16开	64	四川省成都市人民南路四段51号	610041	zyyl707@ 163. com	028－85234707	028－85234707	/
5.0	大16开	128	四川省成都市十二桥路37号	610075	CDZY－xb@ 163. net	028－87779907	028－87763471	是
5.0	大16开	112	四川省成都市文庙西街80号	610041	schzhy@ sina. com	028－86159421	028－86159421	
5.0	大16开	120	贵州省贵阳市市东路50号	550002	gyzyxyxb@ 126. com	0851－5652096	0851－5652096	是
16.0	大16开	168/198	云南省昆明市关通路57号黄家医大楼5号	650200	zgyy1992@ 163. com	0871－5349183	0871－5339255	/
10.0	大16开	100	云南省昆明市呈贡区雨花路1076号	650500	ynzyxyxb@ 126. com	0871－65918211	0871－65918211	否
5.0	大16开	64	云南省昆明市学府路139号	650223	yzyy@ chinajournal. net. cn	0871－5183005	0871－5183005	/

名称	主管单位	主办单位	编委会主任	主编/副主编	编辑部主任/社长	创刊	出刊周期	刊号 ISSN	刊号 CN
陕西中医学院学报	陕西省教育厅	陕西中医学院	周永学	张喜德	邢玉瑞	1978 - 1	双月	1002 - 168X	61 - 1083/R
现代中医药	陕西省教育厅	陕西中医学院	周永学	张喜德	邢玉瑞	2002 - 3	双月	1672 - 0571	61 - 1397/R
陕西中医	陕西省中医管理局	陕西省中医药学会	杨世兴	杨世兴	张德兴	1980	月刊	1000 - 7369	61 - 1105/R
中医儿科杂志	甘肃省教育厅	甘肃中医学院、中华中医药学会	李金田	张士卿	高慧琴	2005 - 8	双月	1673 - 4297	61 - 1176/R
甘肃中医学院学报	甘肃省教育厅	甘肃中医学院	李金田	李金田	高慧琴	1984 - 7	双月	1003 - 8450	62 - 1062/R
甘肃中医	甘肃省卫生计生委	甘肃省中医药研究院	王自立	潘 文	潘 文	1988	月刊	1004 - 6852	62 - 1089/R
新疆中医药	新疆维吾尔自治区卫生计生委	新疆维吾尔自治区中医药学会	牟全胜	牟全胜	柯岗	1981 - 1	双月	1009 - 3931	65 - 1067/R

（续表）

单价（元）	开本	页数	地址	邮编	E - mail	电话	传真	核心期刊
5.0	大 16 开	80	陕西省咸阳市世纪大道中段	712046	shxzhzs@ 163. com	029 - 38185250	029 - 38185238	否
5.0	大 16 开	80	陕西省咸阳市世纪大道中段	712046	shxzhzs@ 163. com	029 - 38185250	029 - 38185238	否
7.0	大 16 开	128	陕西省西安市西华门 2 号	710003	shanxizi@ sohu. com	029 - 87257807	029 - 87250672	/
5.0	大 16 开	64	甘肃省兰州市定西东路 35 号	730000	zyekzz@ 163. com	0931 - 8765573	0931 - 8765520	否
5.0	大 16 开	80	甘肃省兰州市定西东路 35 号	730000	gszyxyxb@ 163. com	0931 - 8765458	0931 - 8765458	否
4.5	大 16 开	80	甘肃省兰州市七里河区安西路 518 号	730050	gszyyk@ 126. com	0931 - 2337364	0931 - 2337364	/
7.0	大 16 开	86	新疆维吾尔自治区乌鲁木齐市天山区龙泉街 191 号	830004	xjzyybjb@ 163. com	0991 - 8561035	0991 - 8551838	否

荣誉篇

【2014 年度全国五一劳动奖获得者名单（中医药系统）】　2014 年，24 位中医药工作者获 2014 年全国五一劳动奖章，5 所中医药机构获 2014 年全国工人先锋号，2 所中医药机构获 2014 年全国五一劳动奖状。

◆2014 年全国五一劳动奖章

北京市

王耀献　北京中医药大学东直门医院院长

天津市

赵　强　天津市中医药研究院附属医院推拿科主任

河北省

朱立春（女）　秦皇岛市中医院院长

郭靠山　邢台医学高等专科学校第二附属医院院长、中医研究所所长

高社光　邯郸市中医院院长

内蒙古

斯日古楞（女，蒙古族）　锡林郭勒盟正蓝旗蒙医医院医生

山西省

王晞星　山西省中医院院长

吉林省

王亚斌（回族）　吉林一正药业集团有限公司工会主席

李秉安　吉林敖东药业集团延吉股份有限公司董事长、党委书记兼总经理

上海市

曹烨民　上海市中西医结合医院中医外科主任

骆　春（女）　松江区方塔中医医院妇科主任

江苏省

徐丽琴（女）　扬子江药业集团副总经理

福建省

庄耀东　晋江市中医院院长

山东省

兰胜才　威海市中医院院长

秦玉峰　山东东阿阿胶股份有限公司总裁

河南省

丁建华　商丘市中医院肛肠科主任

广东省

李建华　广东康美药业股份有限公司总经理助理

广西壮族自治区

王许飞　桂林三金药业股份有限公司总裁

韦坤华（女）　广西壮族自治区药用植物园研究中心副主任

重庆市

王家奎　渝北区中医院超声科主任

钟　梅（女）　天圣制药集团股份有限公司工会干事

云南省

程荣昆　陆良县中医院院长

朱兆云（女）　云南白药集团创新研发中心常务副主任

新疆维吾尔自治区

希尔艾力·吐尔逊（维吾尔族）　新疆维吾尔自治区维吾尔医药研究所药剂学实验室主任

◆2014 年全国工人先锋号

北京市　首都医科大学附属北京中医医院针灸中心

黑龙江　哈药集团中药有限公司 202 车间制粉组

重庆市　重庆希尔安药业有限公司口服制剂车间

西　藏　西藏甘露藏药股份有限公司生产部

青海省　青海省青海湖药业有限公司甘草酸车间

◆2014 年全国五一劳动奖状

重庆市　重庆市中医院

云南省　云南白药集团股份有限公司

（魏　敏）

【2014 年度国家科技进步奖获奖（中医药系统）】　2015 年 1 月 9 日，2014 年度国家科学技术奖励大会在北京举行，共有 318 项成果获奖，其中 2 项中医药成果获一等奖，6 项中医药成果获二等奖。

获国家科技进步一等奖的中医药成果分别为：由中国工程院院士、中国中医科学院院长、天津中医药大学校长张伯礼领衔的"中成药二次开发核心技术体系创研及其产业化"项目，由中国中医科学院及相关单位参与的"我国首次对甲型 H1N1 流感大流行有效防控及集成创新性研究"。这是继"血瘀证与活血化瘀研究""低纬高原地区天然药物资源野外调查与研究开发"和"中药安全性关键技术研究与应用"后，中医药成果第四次获一等奖。"中草药微量活性物质识别与获取的关键技术及应用""调肝启枢化浊法防治糖脂代谢紊乱性疾病基础与应用研究""中药材生产立地条件与土壤微生态环境修复技术的研究与应用""源于中医临床的中药药效学评价体系的构建与应用""多囊卵巢综合征病证结合研究的示范和应用"与"中药注射剂全面质量控制及在清开灵、舒血宁、参麦注射液中的应用"6 项中医药成果获科技进步二等奖。

（高　亮）

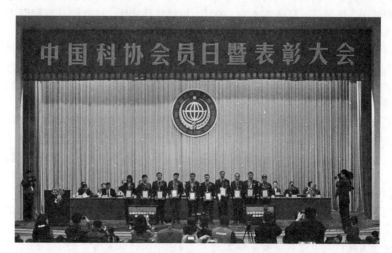

2014 年 12 月 15 日，中国科协会员日暨表彰大会在北京召开。中医药系统有 10 位工作者获得全国优秀科技工作者称号

【2014年度全国优秀科技工作者（中医药系统）】　2014年12月15日，中国科协在北京人民大会堂表彰第六届全国优秀科技工作者。全国政协副主席、中国科协主席韩启德，中央和国家机关有关部门领导出席。

由中国针灸学会推荐的王华、方剑乔、杨金生，中华中医药学会推荐的田振国、孙增涛、张冰（女）、郑伟达，中国中西医结合学会推荐的王学美（女）、齐清会、梁晓春（女）共10位中医药工作者获得全国优秀科技工作者称号。

该奖设立于1997年，旨在表彰奖励具有爱国主义精神、求实创新精神、拼搏奉献精神、团结协作精神，模范遵守科学道德，在自然科学、工程技术及相关领域做出显著成绩和突出贡献的科技工作者，每两年评选一次，2014年产生了962名"全国优秀科技工作者"和"十佳全国优秀科技工作者"人选。

（高　欣）

【第五届全国杰出专业技术人才（中医药系统）】　2014年，第五届全国杰出专业技术人才表彰大会在北京举行，第二届国医大师陈可冀、成都中医药大学附属医院教授段俊国、新疆维吾尔自治区中药民族药研究所研究员贾晓光受到表彰。

全国杰出专业技术人才表彰每5年一次，由中组部、中宣部、人力资源社会保障部、科技部主办，重点表彰在国家重大战略、重大科研项目和重大工程中涌现出来的领军人才以及在战略性新兴产业、地方区域发展重点领域和优势产业等涌现出来的杰出人才。本次共表彰99名全国杰出专业技术人才和96个专业技术人才先进集体。

（邓鹏飞）

【2014年度全国教科文卫体系统模范职工之家、先进工会组织、优秀工会工作者（中医药系统）】
◆全国教科文卫体系统模范职工之家名单
　　北京市北京中医药大学东直门医院工会
　　江苏省中医院工会委员会
　　浙江中医药大学附属第二医院工会
　　中国教育工会安徽中医药大学委员会
　　重庆市中药研究院工会委员会
◆全国教科文卫体系统先进工会组织名单
　　山西中医学院附属医院工会委员会
　　黑龙江省中医药科学院工会委员会
　　江西中医药大学附属医院工会
　　山东中医药高等专科学校工会委员会
◆全国教科文卫体系统优秀工会工作者名单
　　刘玉珍（女）　天津中医药大学第一附属医院党委副书记、纪委书记、工会主席
　　毛莉萍（女）　上海中医药大学附属岳阳中西医结合医院工会常务副主席

（高　欣）

【2013年度中国药学发展奖获奖名单（中医药系统）】　2014年5月7日，2013年度中国药学发展奖颁奖大会暨中国药学发展奖和药学发展基金成立20周年大会在北京召开。王广基等18人获奖，其中5人涉及中药研究。中国药学会理事长桑国卫院士，国家食品药品监管总局党组成员孙咸泽，解放军总后勤部卫生部副部长周先志等出席。

中国药学发展奖包括创新药物奖、康辰骨质疏松医药研究奖和食品药品质量检测技术奖3个子奖项。王广基、崔燎、罗卓雅、苏来曼·哈力克、李颖5名获奖者研究领域涉及中药。其中，中国工程院院士王广基获创新药物奖特别贡献奖，他提出并建立"中药多成分药代动力学"的新理论和新方法。

大会同时颁发了2013年度中国药学会-施维雅青年医院药学奖。会议由中国药学发展奖奖励工作委员会和中国药学会联合主办。

（高新军、赵维婷）

【第九届中国医师奖获奖名单（中医药系统）】　2014年6月26日，第九届中国医师奖颁奖大会在北京人民大会堂举行，评出的80位获奖者均来自医疗卫生临床工作一线，其中8名中医医师获奖。本届获奖的8名中医医师分别是：来自上海中医药大学附属曙光医院，积极坚持奋战在重大传染病第一线，身体力行弘扬高尚医德与精湛医术的陈建杰；来自石家庄市第一医院，以"十年磨一剑"精神战胜病魔，开辟"重症肌无力"中西医结合治疗新途径的乞国艳；来自江苏省中医院，致力于中医临床研究，成为江苏中医事业迅猛发展推动者的刘沈林；来自西安市中医医院，注重医德与医术同修，临床与科研并进的裴瑞霞；来自雪域高原西藏林芝地区察隅县察瓦龙乡卫生院，卧雪爬冰、翻山溜索守护群众健康的"最美乡村医生"布琼；来自哈尔滨市中医医院，精研理论与临床难题，为交不起钱的患者垫付住院押金的杨东生；来自广西壮医医院，利用壮医简、便、验、廉优势，为患者提供质优价廉基本医疗服务的韦英才；来自青海省藏医院，30年如一日坚持下乡外出巡诊，运用民族医药知识为农牧民群众身体健康保驾护航的好"曼巴"万玛。

（丁　洋）

【2014年度通过复审确认的全国基层中医药工作先进单位名单】
　　北京市（1个）：海淀区
　　河北省（4个）：唐山市丰润区、曲周县、邯郸市丛台区、石家庄市桥东区
　　山西省（1个）：曲沃县
　　辽宁省（8个）：建昌县、新民市、庄河市、苏家屯区、海城市、北镇市、沈阳市皇姑区、沈阳市和平区
　　吉林省（1个）：长春市南关区
　　上海市（3个）：徐汇区、长宁区、虹口区
　　江苏省（5个）：泰兴市、昆山市、丹阳市、徐州市云龙区、泰州市海陵区

浙江省（6个）：江山市、开化县、台州市黄岩区、湖州市吴兴区、杭州市拱墅区、宁波市海曙区

山东省（2个）：青岛市李沧区、淄博市张店区

河南省（3个）：邓州市、温县、武陟县

湖北省（3个）：竹溪县、武汉市洪山区、武汉市青山区

湖南省（2个）：浏阳市、耒阳市

广东省（3个）：广州市番禺区、增城市、深圳市盐田区

广西壮族自治区（5个）：桂平市、北海市海城区、南宁市青秀区、桂林市七星区、鹿寨县

海南省（2个）：三亚市、文昌市

四川省（7个）：洪雅县、武胜县、达川区、双流县、顺庆区、大竹县、名山县

重庆市（1个）：渝中区

贵州省（1个）：余庆县

云南省（3个）：威信县、泸西县、马关县

陕西省（3个）：蓝田县、户县、府谷县

甘肃省（6个）：秦安县、民勤县、张掖市甘州区、敦煌市、酒泉市肃州区、天水市秦州区

青海省（2个）：平安县、西宁市城北区

宁夏回族自治区（1个）：银川市兴庆区

新疆维吾尔自治区（3个）：乌鲁木齐市米东区、乌鲁木齐市新市区、乌鲁木齐市水磨沟区

（高 欣）

【2014年度中华医学科技奖名单（中医药系统）】

2014年1月18日，由中华医学会主办、扬子江药业集团协办的我国医药卫生行业最高科技奖——中华医学科技奖(2014)颁奖大会在江苏泰州举行。此次获奖项目共计85项，其中有4项中医药成果分获二、三等奖。全国人大常委会副委员长、中华医学会会长、中华医学科技奖评审委员会主任委员陈竺，全国人大常委

原副委员长、中国药学会理事长桑国卫出席。

4项中医药获奖项目分别是：上海中医药大学附属龙华医院、上海中医药大学等开展的"非酒精性脂肪肝病证结合防治技术及其转化应用"获二等奖；中国中医科学院中医临床基础医学研究所、中国中医科学院西苑医院、北京岐黄制药有限公司、福建省中医药研究院、四川省中医药科学院开展的"补肾方药治疗原发性骨质疏松症的生物学机制及新药研发"，上海中医药大学、上海中医药大学附属龙华医院等开展的"基于方证相应的阴虚动风证帕金森病异动症研究与临床应用"，首都医科大学附属北京中医医院、北京市中医研究所、中国中医科学院广安门医院、北京中医药大学东直门医院、中日友好医院开展的"银屑病（白疕）'从血论治'辨证体系的系统确证研究"3项成果获三等奖。另外，中国中医科学院中医药信息研究所参与的"医药卫生科学数据共享网"项目获三等奖。

（任 壮、胡 彬、刘良鸣）

【2014年度中华中医药学会科学技术奖获奖名单】

一等奖（8项）

1. 中药芪苈强心胶囊治疗慢性心力衰竭研究

石家庄以岭药业股份有限公司、南京医科大学第一附属医院、中国医学科学院阜外心血管病医院、西安交通大学医学院第一附属医院、华中科技大学同济医学院附属协和医院、南方医科大学南方医院、复旦大学附属中山医院

贾振华 李新立 张 健 黄 峻
吴相君 王宏涛 魏 聪 马爱群
廖玉华 许顶立 邹云增 韩硕龙
刘敏彦 袁国强 吴以岭

2. 抗抑郁中药综合评价体系的建立与应用

中国人民解放军军事医学科学院毒物药物研究所

李云峰 张有志 崔承彬 赵毅民
于能江 杨 明 张黎明 赵 楠

陈红霞 薛 瑞 刘艳芹 安 磊
袁 莉 郭继芬 蔡 兵

3. 中草药DNA条形码生物鉴定体系

中国医学科学院药用植物研究所、中国中医科学院中药研究所、湖北中医药大学

陈士林 宋经元 姚 辉 韩建萍
庞晓慧 石林春 林余霖 刘 昶
高 婷 陈科力 李 滢 朱英杰
马新业 罗 焜 李西文

4. 子宫内膜异位症治疗专利中药散结镇痛胶囊的研制及产业化

江苏康缘药业股份有限公司

萧 伟 吴 云 赵宾江 曹 亮
秦建平 孙永城 周 军 孙 兰
陈 俊 钱 俊 丁为现 吕新勇
高晓艳 胡军华

5. 中药6类新药苏黄止咳胶囊的开发及临床应用

北京东方运嘉科技发展有限公司、扬子江药业集团北京海燕药业有限公司

晁恩祥 晁 燕 曾凤英 闫利颖
王海盛 肖 慧 王 玫 褚金哲
候 鹏 周津梅

6. 中药透皮制剂大品种丁桂儿脐贴的现代研究及产业化应用

亚宝药业集团股份有限公司、上海交通大学医学院附属瑞金医院、首都医科大学附属北京儿童医院、广州市妇女儿童医疗中心

任武贤 禹玉洪 王 鹏 葛季声
汤 柯 梁 军 周海燕 辛 艳
张凤平 许春娣 徐樨巍 何婉儿

7. 抗病毒颗粒抗新发传染性疾病的技术发明及其应用

国家中药现代化工程技术研究中心、丽珠医药集团股份有限公司

曹 晖 彭招华 曾永清 陶德胜
曾德成 管 轶 李绍平 高 进

8. 中药复方861及细胞因子对肝星状细胞调控的研究

中国人民解放军第252医院、首都医科大学附属北京友谊医院

王爱民 阴赪宏 王宝恩 王 军
李 洧 马 红 马志杰 马雪梅
魏艳荣 付晓霞 宋 鑫 朱志坚

二等奖（24项）

1. 糖尿病病证结合诊疗方案临

床与基础研究及推广应用

中国中医科学院广安门医院、首都医科大学附属北京世纪坛医院

林　兰　倪　青　魏军平　冯兴中

霍蕊莉　苏诚炼　李鸣镝　王师菡

陈思兰　张润云

2. 中医化瘀散结全程干预糖尿病肾病方案研究

北京中医药大学东直门医院、浙江省杭州市红十字会医院、中国中医科学院望京医院、天津中医药大学第一附属医院、广东省中医院、河北省中医院、保定市中医院

赵进喜　王世东　李　靖　吕仁和

肖永华　王颖辉　牟　新　范冠杰

杨洪涛　陈志强

3. 基于水血相关的青光眼病证特征、临床治疗及相关基础研究

湖南中医药大学、湖南中医药大学第一附属医院

彭清华　李建超　曾志成　吴权龙

东长霞　彭　俊　彭　抿　李晓静

赵海滨　曾红艳

4. 中医证候的系统辨识法研究

山西中医学院

张俊龙　郭　蕾　窦志芳　贺文彬

闫敬来

5. 中药颗粒剂产业化关键技术研究与突破

北京中医药大学、颈复康药业集团有限公司

倪　健　李云霞　郭振东　李　平

杜守颖　尹兴斌　董晓强　应晓军

曲昌海　邵安岭

6. 绣线菊等长白山常用中药材活性组分及应用研究

中国医学科学院药用植物研究所、吉林省中医药科学院、中国食品药品检定研究院

董政起　王隶书　王　威　程东岩

郭　鹏　赫玉芳　张英华　张才煜

董方言　南敏伦

7. 罗汉果遗传育种与良种推广

中国医学科学院药用植物研究所广西分所

马小军　莫长明　缪剑华　白隆华

冯世鑫　王海英　唐　其　刘丽华

石　磊　覃嘉明

8. 中医药"上工治未病"工程项目以及中医药对亚健康防治干预

研究

中和亚健康服务中心、湖南中医药大学

孙　涛　何清湖　樊新荣　朱　嵘

刘朝圣

9. 基于药用植物生物学的根类药材最佳采收期研究方法的建立

黑龙江中医药大学

都晓伟　王喜军　孙　晖　王　栋

孟祥才　杨　波　于　丹　吴军凯

李　滨　张　瑜

10. 基于益血生肌结合修饰后胶原促进慢性难愈性创面愈合的基础与临床系列研究

南京中医药大学附属医院

姚　昶　卞卫和　黄金龙　薛　涛

任晓梅

11. 基于"心肌能量代谢"的鹿角合剂治疗慢性心力衰竭的临床及基础研究

上海中医药大学附属曙光医院

周　华　戎靖枫　瞿惠燕　王肖龙

郭　蔚　薛金贵　刘永明　刘　茜

12. 复黄片治疗肛肠疾病出血的临床研究与应用开发

上海中医药大学附属龙华医院、上海交通大学

陆金根　曹永清　潘一滨　邱明丰

韩向晖　梁宏涛　王佳雯　苏　靖

13. 益气清热活血法治疗慢性胃炎及癌前病变的机制及其转化应用研究

江苏省中医院（南京中医药大学附属医院）

沈　洪　单兆伟　陆为民　刘增巍

季俊虹　刘亚军　郑　凯　骆殊

张　露　朱萱萱

14. 基于肾生髓、髓生血理论治疗地中海贫血

中国中医科学院广安门医院、中国人民解放军第三零三医院、中国医学科学院基础医学研究所

吴志奎　张新华　胡镜清　张俊武

王文娟　方素萍　马艳妮　尹晓林

刘咏梅　曾丽红

15. 基于药物血清的中药复方抗肝纤维化药理机制与效应成分研究

上海中医药大学附属曙光医院、上海中医药大学

刘成海　刘　平　杨　涛　陶艳艳

季　光

16. 隔药饼灸调节 PPAR/TLR 双通道延迟动脉粥样硬化形成机制的研究与应用

湖南中医药大学

岳增辉　郁保生　刘　密　常小荣

袁建菱　王小娟　严　洁　谭　静

刘未艾

17. 十四经脉红外辐射轨迹的显示及其机理研究

福建省中医药研究院

许金森　胡翔龙　陈　铭　潘晓华

郑淑霞　修春英　董亚琴

18. 7 种维医优势病种诊疗技术示范研究与应用

新疆维吾尔自治区维吾尔医医院、新疆维吾尔自治区维吾尔医药研究所和田地区维吾尔医医院、喀什地区维吾尔医医院、库尔勒市维吾尔医医院、新疆维吾尔医学专科学校、哈密地区维吾尔医医院

斯拉甫·艾白　玉素甫·买提努尔

吐尔洪·艾买尔　茹仙古丽·沙吾尔

吐尔逊·乌甫尔　尼罗法·塞提瓦

尔地　伊河山·伊明　阿斯亚·吾

甫尔　阿里甫·恩提　胡雪琴

19. 并有糖调节受损的代谢综合征中西医结合治疗方案研究

辽宁中医药大学

石　岩　杨宇峰　庞　敏　张　骁

高天舒　王　莉　刘小溪　滕　飞

姜　楠　冀天威

20. 岭南地产药材抗流感病毒药效物质基础研究

广州中医药大学、东莞广州中医药大学中医药数理工程研究院、广东众生药业股份有限公司

赖小平　苏子仁　张奉学　李　耿

黎玉翠　张绍日　张　军　黄　松

刘　鹏　龙超峰

21. 当代名老中医养生保健经验挖掘、整理和推广的模式研究及应用

广东省中医院、广州中医药大学

卢传坚　丁邦晗　林嬿钊　邓小英

李姝淳　闫玉红　杨志敏　老膺荣

毛　炜

22. 基于肺气虚证分度的慢性

阻塞性肺疾病的分证干预研究

安徽中医药大学第一附属医院

李泽庚 张念志 童佳兵 杨 程
王传博 孟 楣 季红燕 朱慧志
王国俊 王成阳

23.《让你不生病——健康 养生 治未病》

深圳市卫生和计划生育委员会、深圳市中医药学会、深圳市中医院、罗湖区中医院、宝安区中医院、福田区中医院、深圳市医学继续教育中心

廖利平 李顺民 曾庆明 林晓生
夏俊杰 张天奉 胡世平 翟明玉
朱美玲 廖素华

24.《中医心理危机干预与灾后常见心理疾病防治手册》

中国中医科学院广安门医院、北京中医药大学东方医院

汪卫东 郭蓉娟

三等奖（41 项）

1. 刘志明通阳活血法治疗病态窦房结综合征经验传承研究

中国中医科学院广安门医院

刘如秀 刘志明 王 阶 胡元会
李 军 刘金凤 汪艳丽 王彦云

2. 著名中医学家赵绍琴学术思想和临床经验的传承研究

北京中医药大学、中国中医科学院望京医院

彭建中 邱模炎 孙晓光 李葆青
林 殷 赵 艳 闫军堂 黄丹卉

3. 基于名老中医（高干医疗）经验传承的老年病临证思路及用药特点研究

北京医院

李 怡 张 剑 赵展荣 吴霭镗
张 军 刘 震 黄 飞 王小岗

4. 晚期非小细胞肺癌中医综合治疗方案的研究与应用

中国中医科学院广安门医院、辽宁省肿瘤医院、山西省肿瘤医院、吉林省肿瘤医院

花宝金 侯 炜 郑红刚 周雍明
李丛煌 王沈玉 解 英 张 越

5. 糖尿病肾病中医规范化治疗方案研究

长春中医药大学

朴春丽 王秀阁 何 泽 韩 辅
包 扬 米 佳 李金博 陈 曦

6. 通关藤质量评价体系及其活性部位的研究与应用

辽宁中医药大学

张 慧 康廷国 裴志东 翟延君
谢 明 初正云 王添敏 才 凤

7. 基于肝豆状核变性痰瘀病机的肝豆灵片作用机制及其临床应用研究

安徽中医药大学第一附属医院

鲍远程 杨文明 张 波 陈怀珍
韩 辉 谢道俊 汪 瀚 张 娟

8. 矾冰纳米乳的制备及临床前验证

湖南中医药大学

刘丽芳 夏新华 欧阳荣 周 青
祁 林 周 亮 廖建平 曹 晖

9. 金刚藤药材资源、物质基础及其创新中药品种二次开发

湖北中医药大学

干国平 刘焱文 黄必胜 陈树和
王光忠 吴和珍 方 颖 张秀桥

10. 益肾填精法防治卵巢功能衰退及绝经综合征的相关研究

河南省中医院

傅金英 伏 晓 赵 旭 杨建生
李艳青 孙 红 于胜男 徐萌萌

11. 糖调节受损与中医体质类型分布规律及胰岛 β 细胞功能关系的研究

开封市中医院

庞国明 韩建涛 闫 镛 王志强
朱 璞 张 芳 刘静生 姚沛雨

12. 活骨注射液治疗气滞血瘀型股骨头缺血性坏死的临床与实验研究

黑龙江中医药大学附属第二医院

张晓峰 徐西林 张广美 于雪峰
蔡梦影 孙 辉 张 杰 匡海学

13. 葛根素对 HCY 诱导的血管内皮细胞 Bip 基因表达的影响

河南中医学院

沈晓君 赵君玫 曹 珊 魏 群
谢有良 高爱社 韩 芬 徐向宇

14. 中医临床研究的方案优化及质量控制研究

中国中医科学院中医临床基础医学研究所、中国中医科学院西苑医院

翁维良 谢雁鸣 田元祥 支英杰

陆 芳 武常生 李 睿 宇文亚

15. 中医藏象辨证体系的构建研究

南京中医药大学

吴承玉 王 琦 徐 征 吴承艳
骆文斌 沈卫星 胥 波 丁以艳

16. 心理性亚健康状态中医健康教育方案及其效果研究

天津中医药大学

王泓午 于春泉 李先涛 尹立群
陈 薇 步怀恩 李 琳 高 杉

17. 温阳活血法防治慢性肾脏病的临床和实验研究

上海市普陀区中心医院（上海中医药大学附属普陀医院）、上海市普陀区利群医院

彭 文 王 浩 王云满 金周慧
王 利 殷佩浩 刘育军 邢丽娜

18. 湘银花、湘百合、湘玉竹种质评价和 GAP 种植关键技术研究及应用

湖南中医药大学

周日宝 童巧珍 刘湘丹 王朝晖
贺又舜 刘笑蓉 雷志钧 王 珊

19. 舒筋通络颗粒

神威药业集团有限公司

刘铁军 姜国志 杨宝翠 高会芹
周明霞 李香梅 姜 海 甄兰敏

20. 超声造影在乳腺癌及腋窝淋巴结评价中的应用价值

福建中医药大学附属第二人民医院、中国人民解放军总医院

赵红佳 陈立武 游 涛 欧阳秋芳
许 荣 董宝玮 刘 琛 林清萍

21. 2 型糖尿病血管病变从"脾（胰）"论治的临床研究及应用推广

安徽中医药大学第一附属医院、安徽省中医药科学院

方朝晖 王金萍 王东岩 朱咏梅
哈团结 陆 平 段贤春 何广卫

22. 山东道地药材黄芩品种优选及质量评价

山东省中医药研究院、山东大学生命科学院

林慧彬 林建群 路俊仙 谷红霞
路 宁 杨金平 何希望 王 萌

23. "太少合治"法治疗糖尿病微血管病变的应用与基础研究

中国人民解放军成都军区总医

院、成都中医药大学、中国人民解放军第 452 医院

呼永河　谢春光　由凤鸣　李　静
周龙甫　沈　毅　刘爱琴　叶河江

24．落花生枝叶制剂的研发及临床应用

上海市中医医院

徐　建　王翘楚　王国华　严晓丽
庞传宇　张雯静　王惠茹　许　良

25．"秩边透水道"针法治疗慢性前列腺炎非菌性前列腺炎和前列腺痛型的临床疗效评价

山西省针灸研究所

冀来喜　郝重耀　张天生　金晓飞
王海军

26．气滞胃痛颗粒药效物质和作用机制研究

辽宁中医药大学

孟宪生　杨关林　何晓霞　康廷国
韩　凌　包永睿　潘　英　王　帅

27．慢性萎缩性胃炎中医临床治疗方案的优化及评价与应用

江苏省中医药研究院、南京中医药大学、中国中医科学院广安门医院、苏州大学第一附属医院江苏省人民医院

朱方石　田耀洲　陈炯华　徐婷婷
李春婷　苏克雷　夏军权　陶夏平

28．活血通络法治疗慢性前列腺炎的研究

北京中医药大学东直门医院

李海松　王　彬　李兰群　贾玉森
党　进

29．2 型糖尿病合并抑郁症中医证候特点及影响因素的推广应用

北京中医药大学东方医院、北京市丰台区方庄社区卫生服务中心、北京市丰台区蒲黄榆社区卫生服务中心

杨晓晖　孙宏峰　龚燕冰　张　力
吴　浩　张志军　吴淑馨　龙泓竹

30．具象思维的理论构建与实验研究

北京中医药大学

刘天君　魏玉龙　张海波

31．"从脾论治"在敷贴结合导引治疗慢性疲劳综合征中的临床应用

上海中医药大学附属岳阳中西医结合医院

陈云飞　房　敏　于心同　杨文佳
张春雁　刘　臻　朱　俊　邴兴红

32．常用中（傣）药千斤拔资源调查评价及可持续利用研究

中国医学科学院药用植物研究所云南分所、中国医学科学院药用植物研究所、中国中医科学院中药研究所

张丽霞　高微微　邵爱娟　管燕红
张忠廉　李海涛　牛迎凤　唐德英

33．艾滋病中医病因及发病机制的研究

河南中医学院

谢世平　郭会军　彭　勃　李华伟
郭选贤　梁润英　谢忠礼　刘爱华

34．动态中药提取的溶出稳态性规律研究与科研产业化应用

湖南中医药大学、九芝堂股份有限公司

贺福元　刘文龙　谷陟欣　石继连
周　晋　黄　胜　杨岩涛　邓凯文

35．天然药物有效成分抑制哮喘气道炎症的作用机制研究

吉林省延边大学医学院

延光海　金光玉　李良昌　李光昭
秦向征

36．地参祛风合剂治疗变应性鼻炎和荨麻疹的临床和实验研究

上海交通大学医学院附属瑞金医院

沈小珩　朱伟嵘　郑　岚　夏　翔
郭元彪

37．黄芪对糖尿病外周血内皮祖细胞的影响及 p38MAPK 信号传导机制研究

贵阳中医学院

徐寒松　向　慧　吴　青　孔德明
雷闽湘　谢晓云　赵　胜　杨传经

38．EB 病毒伏邪致病理论及益气解毒法治疗干预

中山市中医院、湖南中医药大学、暨南大学医学院附属珠海医院

周小军　田道法　唐发清　何迎春
卢标清　张丽娟　徐庆文　刘　刚

39．龙牙肝泰胶囊规模化生产

黑龙江中医药大学、黑龙江久久药业有限责任公司

姜家康　马宝柱　丁　宁　陈大忠
张彦文　田振坤

40．复方青龙衣胶囊抗肿瘤作用及作用机理研究

黑龙江省中医药科学院

王伟明　段玉敏　霍金海　张洪娟
张雅丽　韩德强　许庆瑞　张　强

41．《中医药适宜技术社区推广与应用》

上海交通大学附属第六人民医院

吴耀持　张峻峰　张　蓉　单宝枝
刘　静　黄承飞

◆2014 年度中华中医药学会科学技术奖政策研究奖授奖项目名单

1．浦东新区中医服务补偿机制研究与应用

浦东新区卫生和计划生育委员会

李荣华　郑　锦　张怀琼　赵致平
郁东海　叶　盛　王杰宁　黄惠泉
王　勇　齐昌菊

2．全国中医基本现状调查研究

湖北中医药大学、北京中医药大学、中国中医科学院、国家中医药管理局中医医院医疗质量监测中心、长春中医药大学

赵　臻　房耘耘　郑格琳　竺丽明
王　平　杨海丰　马　利　洪宝林
陈珞珈　聂海洋

◆2014 年度李时珍医药创新奖授奖人选（项目）名单

1．中国人民解放军第二三〇医院　苑振亭

完成项目：蛇床子及其制剂抗湿疹机制的基础研究与临床应用

完成单位：中国人民解放军第二三〇医院

完成人员：苑振亭　刘成刚
王　可　赵　磊　程丽萍　郁　瑜
赵中华　禚旭晶　高　丹

2．军事医学科学院放射与辐射医学研究所　马百平

完成项目：中药甾体皂苷的综合研究及应用

完成单位：中国人民解放军军事医学科学院放射与辐射医学研究所、云南白药集团股份有限公司、天津中医药大学

完成人员：马百平　从玉文
冯　有　赵　阳　柳晓兰　熊呈琦

宋新波　高崇昆　杨晓源　丛　悦
张　洁　康利平　余河水　余祖胤
庞　旭

3. 中华中医药学会外科分会
裴晓华

完成项目：康复新液治疗慢性难愈合性创面的循证医学及产业化研究

完成单位：四川好医生攀西药业有限责任公司、中华中医药学会外科分会、四川好医生药业集团有限公司

完成人员：裴晓华　沈咏梅
李曰庆　李军祥　王　军　陈明岭
陆树良　傅超美　黄秀深　耿福能
马秀英　吴桃清　任君宇　黄媛莉
王春晖

4. 中国中医科学院中药研究所
肖永庆

完成项目：中药炮制与药性相关性及其饮片质量评价模式

完成单位：中国中医科学院中药研究所

完成人员：肖永庆　李　丽
张　村　林　娜　梁日欣　隋　峰
刘　颖　栾　兰　刘春芳　殷小杰
于定荣　麻印莲　顾雪竹　逄　镇
陈东东

◆2014年度中华中医药学会科学技术奖政策研究奖获奖名单（2项）

浦东新区中医服务补偿机制研究与应用

全国中医基本现状调查研究

◆2014年度李时珍医药创新奖获奖人选名单（4名）

中国人民解放军第二三〇医院：苑振亭

军事医学科学院放射与辐射医学研究所：马百平

中华中医药学会外科分会：裴晓华

中国中医科学院中药研究所：肖永庆

◆中华中医药学会首届中青年创新人才及优秀管理人才奖获奖名单

中青年创新人才（6名）

解放军302医院：王伽伯

黑龙江中医药大学：卢　芳

中国中医科学院：刘　颖

亚宝药业集团股份有限公司北京药物研究院：禹玉洪

北京中医药大学：赵　琰

北京中医药大学东直门医院：时　晶

优秀管理人才（5名）

中国中医科学院：刘保延

内蒙卫生和计划生育委员会、内蒙国际蒙医医院：乌　兰

广东省中医院：吕玉波

江苏省中医院：方祝元

河北以岭医院：贾振华

（中华中医药学会）

【2014年中国中西医结合学会科学技术奖】

一等奖（6项）

1. 基于中医病理新假说的老年性痴呆中药干预及其分子机理系列研究

深圳大学第一附属医院（深圳市第二人民医院）、深圳市老年医学研究所、湖南中医药大学、美国University of California, Los Angeles

吴正治　李映红　Andrew CJ Huang
张秋雁　曹美群　段丽红　王　林
张永锋　贾秀琴　戎志斌　黄飞娟
吴安民　李路军　王春宝　孙珂焕
李仲秋　杨　敏　陈嫚茵

2. 补肾益精法防治原发性骨质疏松症的疗效和机制

上海中医药大学附属龙华医院、中国中医科学院中医临床基础医学研究所

王拥军　谢雁鸣　王永炎　施　杞
陈　棣　唐德志　梁倩倩　王燕平
支英杰　卞　琴　舒　冰　崔学军
莫　文　宇文亚　廖　星　王　晶
赵东峰　李晨光

3. 稳心颗粒治疗心律失常电生理以及分子机制研究

山东步长制药股份有限公司、中国中医科学院广安门医院、北京中医药大学东直门医院、首都医科大学安贞医院

赵步长　邢雁伟　伍海勤　高永红
王春梅　艾　辉　朱海燕　熊兴江
陈　钰　冯　博　王益民　薛人珲
南景一

4. 中西医结合治疗葡萄膜炎的系列化研究及应用

山东中医药大学第二附属医院、山东中医药大学眼科研究所、山东中医药大学附属医院

毕宏生　崔　彦　解孝锋　郭俊国

王兴荣　郭承伟　崔　浩　郭大东
吴　慧　张有花　宋继科　田庆梅
李　洋　刘婷婷　高延娥　韩贯宇
吴建峰

5. 基于数据挖掘技术冠心病证治规律及临床评价的真实世界研究

中国中医科学院西苑医院

徐　浩　史大卓　高铸烨　冯　妍
尚青华　邱　禹　曲　丹　文　川
付长庚　刘　洋　罗　静　李四维
李　鸥　焦　阳　张　琳　于鑫婷

6. 基于整合药理学策略的中药成分群－体内过程－药效活性的关联性研究

中国中医科学院中药研究所、山东省科学院自动化研究所、中国科学院自动化研究所

杨洪军　许海王　张迎春　马　艳
李　珂　卢　朋　陶　野　唐仕欢
张方博　吴宏伟　李德凤　张　毅
雷　云　黄　斌　陈晓萌

二等奖（10项）

1. 治疗心衰常用中药静脉制剂对地高辛药动学影响及减毒增效机制研究

天津中医药大学第一附属医院

毛静远　刘昌孝　王恒和　赵志强
王贤良　魏广力　王　强　张振鹏
徐　昕　葛永彬　侯雅竹　毕颖斐
郭永铁

2. 扶正化瘀方及其组分预防肝硬化门脉高压出血的基础研究与临床应用

上海中医药大学附属曙光医院、上海市公共卫生临床中心、上海市普陀区中心医院、福建省厦门市中医院

徐列明　周扬平键　顾　杰
徐　虹　田　甜　张　杰　刘　平
刘成海　张文炜　张　琴　薛冬英
蔡　虹　赵长青

3. 银屑病（白疕）"从血论治"辨证体系的系统确证研究

首都医科大学附属北京中医医院、中国中医科学院广安门医院、北京中医药大学东直门医院、卫生部中日友好医院、中国中医科学院西苑医院、中国医学科学院北京协和医院、中国人民解放军空军总医院、北京市中医研究所

王莒生　周冬梅　孙丽蕴　王　萍

邓丙戌　张广中　陈维文　张　苍
刘瓦利　瞿　幸　白彦萍　黄尧洲
贾　力　史　飞　涂　平　姜春燕
金　力　李　萍　梁　燕　赵京霞
徐雯洁

4. 扶肾颗粒提高腹透患者生存质量、防治腹膜纤维化相关研究

天津中医药大学第一附属医院
杨洪涛　曹式丽　赵菁莉　林　燕
杨　波　范淑芳　张　琳　邢海涛
任　桐　姜　晨　支　勇　宫欣茹
薛彤权　王艳松

5. 重症急性胰腺炎中西医结合治疗临床与基础研究

天津市中西医结合急腹症研究所、大连医科大学、四川大学华西医学院
崔乃强　齐清会　吴咸中　夏　庆
赵二鹏　傅　强　张淑坤　陈海龙
张大鹏　尚　东　崔云峰　黄宗文
苗　彬　刘洪斌　刘续宝

6. 益气活血组方、有效组分抑制肾纤维化关键机制及临床转化应用

上海中医药大学附属曙光医院
何立群　杨雪军　唐　英　曹和欣
陈　刚　沈沛成　蒋宇峰　邵命海
张新志　吴　锋

7. 扶正清解法组方辅助治疗消化道肿瘤的临床与基础系列研究

福建中医药大学、福建省第二人民医院
杜　建　曹治云　陈旭征　陈立武
纪　莎　廖联明　刘志臻　陈文列
胡海霞　赵红佳　蔡　晶　章尤权
兰　岚　郑良朴　林如辉　郑君婷
彭　军　庞文生　黄云梅　郑春松
戴启文　黄守清　魏开建　沈双宏

8. 温阳益髓法诱导软骨细胞增殖结合软骨修复技术治疗早期膝骨关节炎

中国中医科学院望京医院、北京市丰盛中医骨伤专科医院
张洪美　荆　琳　张　淳　何名江
单鹏程　刘越峰　陈文学

9. 雷公藤活性成分的抗风湿病情改善作用及机理研究

中国中医科学院中药研究所
林　娜　刘春芳　孔祥英　吕爱平
陈卫衡　王建竹　莫淡雅　张彦琼

10. 中药辛热药性实质研究与认知模式构建

北京中医药大学
张　冰　黄建梅　刘小青　林志健
孙建宁　金　锐　马长华　薛春苗
李　敏　李连珍　王春梅　钟赣生
卢建秋　吴嘉瑞　闫永红

三等奖（19项）

1. 骨碎补总黄酮及其联合肿瘤坏死因子α拮抗剂治疗类风湿关节炎骨破坏的临床和基础研究

上海市长宁区光华中西医结合医院
肖涟波　欧阳桂林　岳　涛　李宁丽
黄　正　高华利　解　骏　胡军林
孙松涛　黄志明　黄新星

2. 藤龙补中汤治疗大肠癌作用及肿瘤生物学基础研究

上海中医药大学附属龙华医院、重庆三峡中心医院
胡　兵　沈克平　李　刚　许　玲
安红梅　邓　珊　杜　琴　史秀峰
魏蒙蒙　王双双

3. 补肾活血方抑制椎间盘退变研究

江苏省中医药研究院
谢　林　康　然　陶永飞　徐文强
席志鹏　黄德健　王庚启

4. 前列宁胶囊的研制及其治疗前列腺疾病的作用研究

福建中医药大学
洪振丰　徐　伟　林久茂　周建衡
彭　军　赵锦燕　李　煌　郑海音
武一曼　谢金东　钟晓勇　周海涛

5. 雷公藤甲素、锝［99Tc］亚甲基二磷酸盐治疗Graves眼病的机制研究

河南中医学院、郑州大学第一附属医院、上海中医药大学附属龙华医院
燕树勋　王　颖　方邦江　魏军平
黄　凯　李　允　李　恒

6. 猪苓渗湿利尿功效在卡介苗抗大鼠膀胱癌中的减毒增效机制研究

广州中医药大学第二附属医院
曾　星　张　娴　李彩霞　黄　羽
杨　明　张国伟　危建安　贺　毅
陈天良　连　绘　韩　凌　巫志峰
周　丹

7. 酸枣仁汤抗焦虑效用、机制及其物质基础的研究

北京中医药大学、山东中医药大学

谢　鸣　王　欣　王守勇　孙志翠
潘思源　刘持年　高　琳　李军艳
刘西建　朱晓旭　郭　炜

8. 健脾消胀冲剂对上消化道动力作用机制的研究

首都医科大学附属北京中医医院
刘　汶　张声生

9. 中西医结合对脾虚血瘀证胃癌前病变临床干预及作用机制研究

天津中医药大学第二附属医院
李慧臻　赵双梅　王冠群　刘　洁
陈　婕　贾艳敏　孙唯玮　高　望
祁向争　宋清武　吴春江　刘　洪

10. 三焦针法理论的发展、临床应用和神经保护机制研究

天津中医药大学第一附属医院
于建春　张雪竹　贾玉洁　赵　岚
于　涛　石江伟　韩景献

11. 中西医结合微创治疗急性粘连性肠梗阻方案的临床研究

天津市南开医院
秦鸣放　王震宇　王　庆　勾承月
李　宁　邹富胜　吴　瑜　赵宏志

12. 三期分治、脏腑辨证、综合治疗过敏性紫癜

长春中医药大学
冯晓纯　朱浩宇　段晓征　蒋　锴
王　锐　秦　川　张　晔　李　恒
王　巍　冯金花

13. 解毒通络生津法治疗干燥综合征的临床应用及相关免疫机制

上海中医药大学附属岳阳中西医结合医院
薛　鸾　王　丹　胡建东　李国陵
李　奔　杨　月　朴雪梅　吴香香
吴丹巍　关　超

14. 安子合剂补肾清热和血安胎在免疫性流产中的临床应用及疗效机制

江苏省中医院（南京中医药大学附属医院）
陆启滨　任青玲　周琴妹　邵家德
卞慧敏　朱　姝　柳　静　许家莹
丁　超

15. 慢性顽固性便秘诊治体系和相关基础研究

南京市中医院全国中医肛肠医疗中心
丁义江　丁曙晴　王业皇　余苏萍

江　滨　樊志敏　张苏闽　刘　飞

16.益肾调髓活骨法防治股骨头坏死的基础研究和临床应用

浙江中医药大学、浙江中医药大学附属第一医院

童培建　金红婷　吴承亮　毛　强
厉　驹　单乐天　俞索静　尹　华
季卫锋　何帮剑　孙　燕　周　莉
王萍儿

17.旋牵手法治疗椎动脉型颈椎病临床临床实验研究

赣南医学院第一附属医院、甘肃省中医院、长春市中心医院、赣州市人民医院、南康市人民医院、南康市中医院、崇义县人民医院、崇义县中医院

高　辉　何春未　叶勇军　陈睿云
徐房添　刘　胜　鄢卫平　柳　直

18.原发性头痛的诊断及中西医结合治疗新策略

重庆医科大学附属第一医院

周冀英　范小平　李　南　何增柳
刘博文　郑安海　谭　戈　范　文

19.中西医结合创伤脓毒症的基础与临床研究

江苏大学附属武进医院

岳茂兴　周培根　冯　凯　卞晓星
徐冰心　李　瑛　付守芝　姜玉峰
黄琴梅　邹浩生　尹进南　郑琦涵
沈文明

科普奖 （1项）

1.话说肛肠病——你应该知道的肛肠病防治知识

北京市肛肠医院（北京市二龙路医院）、北京市肛肠疾病研究院

主　编：张　秀　李承惠
副主编：贾　山　安　宇　安少雄
（中国中西医结合学会）

【首届民族医药科技奖】　2014年，由中国民族医药学会和中国民族医药协会共同主办的首届民族医药科学技术奖评选活动在北京启动。

此次评选是经国家科学技术奖励工作办公室批准登记的我国民族医药科学技术领域的唯一奖项，也是首次针对全国民族医药医疗、教学、科研、产业等领域的科学研究成果所进行的一次客观整理和科学性评估与总结。最终评出的奖项将包括自然科学奖、技术发明奖、科学技术进步奖及民族医药产业创新奖等60个奖项。

◆首届民族医药科技奖获奖名单

序号	项目名称	申报奖项	获奖等级	主要完成人	获奖单位
1	藏医药古籍整理与信息化平台建设	自然科学奖	1	冯岭　等	中国藏学研究中心、中国藏学研究中心、北京藏医院、清华大学医学院等7家单位
2	民族天然药物基础与开发研究	自然科学奖	1	马超美　等	内蒙古大学
3	我国濒危珍稀阿魏药材资源的系统研究与应用	自然科学奖	1	凯撒·苏来曼　等	新疆维吾尔自治区中药民族药研究所
4	蒙医特定电磁波蒸汽治疗仪的研发	技术发明奖	1	乌兰　等	内蒙古自治区国际蒙医医院
5	利用瑶族习用药材刺苋开发新药七味刺榆颗粒的研究	技术发明奖	1	邓家刚　等	广西中医药大学制药厂
6	藏药消痛贴膏关键制造技术集成创新与产业化	科学技术进步奖	1	侯红兵　等	西藏奇正藏药股份有限公司
7	蒙医温针治疗法操作技术及器械的规范化研究	科学技术进步奖	1	阿古拉　等	内蒙古医科大学
8	蒙药尼拉哈森-阿日山（阿日希彦）治疗小儿腹泻病提高临床疗效研究	科学技术进步奖	1	阿拉腾图雅　等	阿拉善盟蒙医药研究所
9	维吾尔医优势病种规范化治疗关键技术的研究与应用	科学技术进步奖	1	斯拉甫·艾白　等	新疆维吾尔自治区维吾尔医药研究所
10	维药没食子的应用研究	科学技术进步奖	1	李治建　等	新疆维吾尔自治区维吾尔医药研究所
11	"新疆维吾尔自治区维吾尔医医疗机构制剂标准"的研究与应用	科学技术进步奖	1	于胜德　等	新疆维吾尔自治区食品药品监督管理局、新疆维吾尔自治区维吾尔医院
12	壮医理论体系构建与应用	科学技术进步奖	1	庞宇舟　等	广西中医药大学
13	壮医诊疗技术规范化研究及推广应用	科学技术进步奖	1	钟鸣　等	广西壮族自治区民族医药研究院

（续表）

序号	项目名称	申报奖项	获奖等级	主要完成人	获奖单位
14	提高苗药仙灵骨葆胶囊安全有效的生产质量控制研究	科学技术进步奖	1	杜守颖 等	北京中医药大学
15	民族药用植物社区保护新方法	科学技术进步奖	1	裴盛基 等	中国科学院昆明植物研究所
16	藏、蒙、傣、苗等民族医药综合研究与系统开发	科学技术进步奖	1	谭睿 等	西南交通大学
17	以科技创新为引擎带动藏药产业发展	民族医药产业创新奖	1	刘凯列 等	西藏奇正藏药股份有限公司
18	苗药"头花蓼"科研成果在"热淋清颗粒"产业链中的推广应用	民族医药产业创新奖	1	张丽艳 等	贵阳中医学院、贵州威门药业股份有限公司
19	《四部医典八十副彩色曼唐·释难（大详解）蓝琉璃之光》藏、汉、英文版	民族医药传承贡献奖	1	强巴赤列 等	西藏自治区藏医院
20	藏医药大典	民族医药传承贡献奖	1	艾措千	青海省藏医药研究院
21	中国藏医学的国际传播与推广	民族医药传承贡献奖	1	蔡景峰 等	中国中医科学院中国医史文献研究所
22	中国藏医药影印古籍珍本（30卷）	民族医药传承贡献奖	1	尼玛次仁 等	西藏藏医学院
23	彝族传统医药知识体系的挖掘整理与传承研究	民族医药传承贡献奖	1	王正坤 等	玉溪市食品药品检验所
24	国家非遗——回医药汤瓶八诊疗法	民族医药传承贡献奖	1	杨华祥 等	中国汤瓶八诊国际健康事业连锁机构、宁夏汤瓶八诊文化产业发展有限公司
25	民族名老专家医技医术的抢救性传承研究	民族医药传承贡献奖	1	黄福开 等	中国藏学研究中心北京藏医院
26	新型藏药"吉堪明目液"开发研究	自然科学奖	2	李先加 等	青海大学
27	蒙药成分荜茇宁降血脂活性的发现与研究	自然科学奖	2	博格日勒图 等	内蒙古大学
28	蒙药材茯苓的三萜类成分及其肝代谢特性研究	自然科学奖	2	阿拉腾其木格 等	内蒙古自治区国际蒙医医院
29	蒙药忠伦阿汤对胶原诱导性关节炎大鼠模型的影响	自然科学奖	2	董秋梅 等	内蒙古医科大学
30	湖北省土家族药材资源、鉴定和质量控制研究	自然科学奖	2	万定荣 等	中南民族大学
31	中国侗族医药基础理论挖掘、整理与临床应用研究	自然科学奖	2	吴国勇 等	广西三江侗族自治县疾病预防控制中心
32	维吾尔药骆驼刺、刺糖活性成分和药理作用及产业化研究	技术发明奖	2	贾晓光 等	新疆维吾尔自治区中医民族药研究所
33	壮药火炭母药效及其制剂生产方法研究	技术发明奖	2	朱华 等	广西中医药大学
34	专利新药伊血安颗粒的创制及产业化	技术发明奖	2	蒙永业 等	广西万寿堂药业有限公司

（续表）

序号	项目名称	申报奖项	获奖等级	主要完成人	获奖单位
35	吕氏高丽宫廷秘方——"参蛭肝康丸"治疗肝硬化及抗纤维化药物的研究	技术发明奖	2	吕运一 等	延边利孚生物科技有限公司
36	抗妇炎胶囊	技术发明奖	2	程吉祥 等	贵州远程制药有限责任公司
37	藏药药效成分、药品标准与产品开发示范研究	科学技术进步奖	2	张艺 等	成都中医药大学
38	藏药传统保健方剂康速能补胶囊的开发与研制	科学技术进步奖	2	杨宏权 等	甘南藏族自治州藏医药研究院
39	蒙药软肝丸的开发及临床应用	科学技术进步奖	2	蒋栓柱 等	内蒙古自治区国际蒙医医院
40	民族医药发展关键技术示范研究"傣医胆汁病特色诊法技术规范化研究"	科学技术进步奖	2	林艳芳 等	西双版纳傣族自治州民族医药研究所（州傣医医院）
41	苗医弩药针疗法治疗骨性关节基础与临床研究	科学技术进步奖	2	熊芳丽 等	贵阳中医学院
42	三峡区域典型土家族药用植物开发应用研究	科学技术进步奖	2	邹坤 等	三峡大学
43	云南少数民族医药单验方收集整理与评价研究	科学技术进步奖	2	张超 等	云南中医学院
44	论民族医药（医学类型和表达范式的比较研究）	科学技术进步奖	2	梁峻	中国中医科学院中国医史文献研究所
45	民族药物植物保护项目研究	国际科学技术合作奖	2	阿兰·查理·汉米尔顿	云南省中医管理局
46	南派藏医药传承人唐卡大师学术思想、临床经验总结和传承研究	民族医药传承贡献奖	2	降拥四郎	成都中医药大学
47	青海大学藏区藏医药创新新人才培养模式的构建与实践研究	民族医药传承贡献奖	2	李先加 等	青海大学藏医学院
48	辽宁省阜蒙县蒙医医院蒙医药传承研究项目	民族医药传承贡献奖	2	陶淑霞 等	辽宁省阜新蒙古族自治县蒙医医院
49	蒙医药学古籍整理研究——蒙医基础理论与治则治法研究	民族医药传承贡献奖	2	宝音图	内蒙古民族大学
50	瑶医药基础理论与经验整理研究	民族医药传承贡献奖	2	覃迅云 等	黑龙江省德坤瑶医药研究院
51	土家医药传承研究	民族医药传承贡献奖	2	田华咏 等	湘西土家族苗族自治州民族医药研究所
52	哈尼族医药抢救性发掘整理研究	民族医药传承贡献奖	2	付开聪 等	普洱市民族传统医药研究所
53	安徽省民间医药技术调查研究	民族医药传承贡献奖	2	李泽庚 等	安徽中医药大学
54	广枣总黄酮对血管紧张素Ⅱ诱导的大鼠心脏成纤维细胞增殖及胶原合成的影响	自然科学奖	3	杨雨民 等	内蒙古自治区中医医院

（续表）

序号	项目名称	申报奖项	获奖等级	主要完成人	获奖单位
55	蒙药额尔敦－乌日勒对视网膜缺血再灌注损伤的保护机理研究	自然科学奖	3	乌仁图雅　等	内蒙古医科大学
56	蒙医放血疗法前服三子汤对血液影响的实验研究	自然科学奖	3	金花　等	内蒙古医科大学
57	基于液质联用等分析技术的维药质量标准研究	自然科学奖	3	贺金华　等	新疆维吾尔自治区药物研究所
58	傣医解药"雅解沙把"解毒作用及机理的研究	自然科学奖	3	淤泽溥　等	云南中医学院
59	朝医体质治疗学研究	自然科学奖	3	崔正植　等	延边朝鲜族自治州民族医药研究所延边朝医医院
60	云南低族医疗经验的挖掘整理研究	自然科学奖	3	王志红　等	云南中医学院
61	蒙医银帽针治疗技术	技术发明奖	3	魏萨仁　等	内蒙古阿拉善盟蒙医医院
62	蒙药"草果二十一味丸"合"淤紫丸"治疗再生障碍性贫血的疗效研究	技术发明奖	3	陶淑霞　等	辽宁省阜新蒙古族自治县蒙医医院
63	决明山绿茶的创制与产业化	技术发明奖	3	蒙禾业　等	广西万寿堂药业有限公司
64	毛秀才等9种药材标准	技术发明奖	3	汪治　等	湖南医药学院
65	羌药红毛五加可持续利用技术及系列产品研究	技术发明奖	3	钟世红　等	成都中医药大学
66	藏药"坐珠达西、六味木香丸、二十一味寒水石丸"联合治疗藏医优势病种"培根木布"（慢性胃溃疡）的药效和安全性评价研究	科学技术进步奖	3	王章　等	阿坝州藏医院
67	蒙古医学内科临床基础理论研究进展——著作《蒙医内科临床基础》	科学技术进步奖	3	哈斯巴根	赤峰市蒙医研究所
68	蒙药"当玛—5片剂"制备工艺研究	科学技术进步奖	3	毕力格　等	内蒙古自治区国际蒙医医院
69	蒙医银针治疗寒性风湿性膝关节炎的临床研究	科学技术进步奖	3	宝龙　等	库伦旗蒙医医院
70	蒙医治疗血衰症（再障）诊疗方案临床验证项目	科学技术进步奖	3	陶淑霞　等	辽宁省阜新蒙古族自治县蒙医医院
71	"十五"国家科技攻关计划"基于信息挖掘技术的名老中医临床诊疗经验及传承方法研究（名老中医学术思想、经验传承研究）"——康朗腊学术思想及临证经验研究	科学技术进步奖	3	林艳芳　等	西双版纳傣族自治州民族医药研究所（傣医医院）

（续表）

序号	项目名称	申报奖项	获奖等级	主要完成人	获奖单位
72	民族医药发展关键技术示范研究"傣医睡药特色疗法治疗'风湿痹'技术规范化研究"	科学技术进步奖	3	玉腊波 等	西双版纳傣族自治州民族医药研究所（傣医医院）
73	有毒傣药楂藤子仁炮制技术	科学技术进步奖	3	赵应红 等	西双版纳傣族自治州民族医药研究所（州傣医医院）
74	周大成土家医药医技术的抢救性传承研究	科学技术进步奖	3	田华咏 等	湘西土家族苗族自治州民族医药研究所
75	土家医雷火神针治疗风湿痹痛技术规范化研究	科学技术进步奖	3	彭芳胜 等	湘西土家族苗族自治州民族医药研究所
76	土家族药学研究	科学技术进步学	3	杨德胜 等	吉首大学
77	水族医药诊疗骨伤挖掘整理、体系创建、制剂开发及临床应用研究	科学技术进步奖	3	胡建山 等	贵州省黔南自治州中医医院
78	畲医痧症治疗方法研究	科学技术进步奖	3	徐向东 等	丽水市人民医院、丽水市畲族医药研究所、丽水市畲族医药研究会
79	微生物发酵炮制增效红景天的研究	民族医药产业创新奖	3	张静波 等	四川宇安藏药股份有限公司
80	蒙药让·阿嘎日−8口服液药理实验及制剂含量测定研究	民族医药产业创新奖	3	贺喜格达来 等	鄂尔多斯市蒙医研究所
81	维吾尔医心血管"红宝舒心口服液"规模化生产	民族医药产业创新奖	3	艾则孜·阿不都力米提 等	墨玉县维吾尔医医院
82	九里香产业链支撑技术研究与应用	民族医药产业创新奖	3	姜平川 等	广西壮族自治区中医药研究院
83	"圣露丸"抗结核病药物的研究	民族医药产业创新奖	3	方香顺 等	延边神圣制药有限公司
84	民族药金荞麦关键技术创新研究及产业化	民族医药产业创新奖	3	袁建平 等	云南曲靖市第一人民医院
85	治疗肩周炎的六类新药"六味祛风活络膏"产业创新研究	民族医药产业创新奖	3	吴昊峰 等	贵州苗药药业有限公司
86	藏医达卡技术治疗脑溢血急性期	民族医药传承贡献奖	3	普穷次仁 等	西藏自治区藏医院心脑血管科
87	藏医胃病文献编纂与整理研究《藏医胃病诊治概论》	民族医药传承贡献奖	3	杨宏权 等	甘肃省甘南藏族自治州藏医药研究院
88	藏医药秘方整理与收集研究	民族医药传承贡献奖	3	索朗 等	西藏自治区藏医院
89	藏医实践经典名著整理研究	民族医药传承贡献奖	3	达娃 等	西藏自治区藏医院
90	藏药治疗幽门螺杆菌（Hp）感染的疗效评价研究	民族医药传承贡献奖	3	次旦平措 等	西藏自治区藏医院
91	Treg细胞在哮喘、变应性鼻炎机制及古日古木−13、尼达哈珠干预研究	民族医药传承贡献奖	3	杨广源 等	内蒙古自治区中医医院

（续表）

序号	项目名称	申报奖项	获奖等级	主要完成人	获奖单位
92	自制蒙药额力根1、2、3、13号制剂治疗慢性乙肝临床疗效研究	民族医药传承贡献奖	3	扎拉嘎	库伦旗蒙医医院
93	传统医药在治疗不孕不育及骨病等疑难杂症的应用	民族医药传承贡献奖	3	安东柱　等	延吉市安氏传统中医门诊部
94	朝医太极针法治疗中风脑病	民族医药传承贡献奖	3	赵金华　等	哈尔滨市朝鲜民族医医院
95	彝族毕摩苏尼医药	民族医药传承贡献奖	3	沙学忠　等	四川省凉山州中西医结合医院
96	黔东南苗族侗族自治州苗族侗族药用物种的研究及其标本馆的建立	民族医药传承贡献奖	3	郭伟伟　等	黔东南苗族侗族自治州民族医药研究院

（旭　阳）

【国家中医药管理局、广安门医院获创建文明机关先进集体】　2014年8月29日，中央国家机关践行社会主义核心价值观先进典型首场报告会暨第二届"创建文明机关争做人民满意公务员"先进集体表彰大会在北京召开，会上表彰了120个活动先进集体，国家中医药管理局机关、中国中医科学院广安门医院获第二届"创建文明机关　争做人民满意公务员"先进集体称号。

（陈梦生）

【国家中医药管理局2013年度部门预算绩效管理工作荣获财政部绩效管理一等奖】　国家中医药管理局依据财政部绩效管理工作要求，精心研究设计了中医药特性考评指标体系，量化项目考评指标及评价标准，科学合理的考核方法，2014年5月被财政部评为2013年度预算绩效管理工作一等奖。

（王振宇）

【国家中医药管理局2013年度中央部门决算管理工作荣获财政部二等奖】　国家中医药管理局认真按照财政部决算管理工作的要求，认真组织各预算单位开展决算报表的编制工作，科学分析决算数据。2014年11月被财政部评为2013年度决算管理工作二等奖。

（王振宇）

【国家中医药管理局2014年度中央部门预算管理工作荣获财政部三等奖】　国家中医药管理局紧紧围绕财政部关于部门预算管理的工作要求，采取预算执行通报、预算执行责任制、预算执行与预算统筹安排相挂钩、预算执行约谈制度等有力措施，严格规范预算执行、强化资金监管，部门预算管理工作取得明显成效。2014年6月被财政部评为中央部门预算管理工作三等奖。

（王振宇）

【上海中医药大学临床医学学科进ESI排名】　在2014年最新公布的ESI（Essential Science Indicators，基本科学指标）学科排名中，上海中医药大学进入临床医学学科的排名。

经SCIE（Science Citation Index Expanded，科学引文索引扩展版）数据库检索，上海中医药大学10年来发表的临床医学学科相关文章474篇，总影响因子达1016，总引用次数达1963，文章主要聚焦于针灸、肝肾纤维化、骨伤、肿瘤、中药学等方向。

ESI是当今普遍用以评价大学和科研机构国际学术水平及影响的重要指标，以10年为一个周期，对全球所有大学及科研机构的SCI、SSCI论文等进行统计和比较，按论文被引次数在前1%的学科方可进入ESI学科排行，每两个月公布一次。

（柴　玉、刘　青）

【云南白药集团股份有限公司荣获第三届中国工业大奖】　2014年5月，云南白药集团股份有限公司荣获第三届中国工业大奖，也是中国医药行业首家获得此项大奖的企业。

（柴本福、侯　宾、和　玉）

【两部中医图书入选科技部优秀科普作品】　2014年，由科技部组织开展的2014年全国优秀科普作品评选活动中，50部作品被评为2014年度全国优秀科普作品。其中，2部中医类图书上榜，分别为中国中医药出版社出版的《大道至简——有尊严地活过一百岁》和人民军医出版社出版的《漫画中医》。

作为全国科技活动周的一项重点示范活动，全国优秀科普作品推荐活动自2011年起，已向社会推荐了100部全国科普优秀作品。2014年全国优秀科普作品推荐活动，共收到来自26个中央部门和29个省（区、市）推荐的238部作品，共计1093本图书，包括近年来创作的优秀科普图书及翻译的国外科普精品。

（高 欣）

【4 位中医获"最美乡村医生"称号】   2014 年，中央电视台"寻找最美乡村医生"大型公益活动 10 位最美乡村医生名单揭晓，其中广西壮族自治区桂林市艳林村谢序忠、谢本合父子，河南省登封市梅村郭光俊，四川省营山县保真村侯方杰等 4 位村医用中医药救治当地患者，受到百姓欢迎。

谢序忠、谢本合父子常年行走在大山里，一走就是 50 年。谢序忠通晓中草药药性，村里人有病痛都会请他诊治。谢本合自幼随父学习中医，在医学院校毕业后，和父亲一起为乡亲诊病。

郭光俊自学中医，16 岁进入村卫生所，后到北京、沈阳等地学习中西医和脑血管病治疗 12 年。他利用嵩山当地盛产的草药制方，自采自用，降低村民看病成本，被称为"草药郎中"。

侯方杰出身中医世家，自幼随父学习中医，14 岁开始独立行医。50 年来，他用精湛的医术治病救人，以实际行动书写了一名共产党员无私奉献的人生篇章。

国家卫生和计划生育委员会主任李斌在活动颁奖礼上号召全国医务人员向这些乡村医生学习，并表示政府将不断完善医改政策，改善乡村医生工作条件和生活待遇，建立健全城乡医院对口支援和城市医生下基层的新机制。

（柴 玉、高 亮）

【韩济生获"张安德中医药国际贡献奖"】   2014 年 3 月 26 日，中国科学院院士、北京大学医学部神经科学研究所名誉所长韩济生获香港浸会大学第二届"张安德中医药国际贡献奖"。

1965 年，韩济生开始从事针灸研究，到 2014 年已经有 49 年，已经可以将针灸用于止痛、戒毒、自闭症和催产等多个领域的临床治疗。他研制的"韩氏穴位神经刺激仪"

对治疗疼痛和海洛因瘾具有良效。

该奖项由香港浸会大学于 2011 年为表扬中医药研究领域取得突破性及获国际认可成就的学者而设立。

（李启玮）

【叶秀英获评"中国好人"】   2014 年 3 月"中国好人榜"名单公布，重庆市名中医、江北区中医院不孕症专家叶秀英当选为"中国好人榜——敬业奉献好人"。

叶秀英是重庆市江北区中医院党委书记，曾获"重庆市名中医""全国首届杰出女中医师""重庆市三八红旗手"等称号。她从医 30 多年来，时刻铭记帮困救难的医师职责，在自己的工作岗位上兢兢业业、刻苦钻研，对技术精益求精，对患者满腔热情，用仁爱的心挽救了许多即将破裂的家庭，被广大患者亲切地称为"天使妈妈"。

"中国好人榜"是由中央文明办主办、中国文明网承办的"我推荐、我评议身边好人"活动。

（刘小利）

【赵步长获第八届"发明创业奖特等奖"】   2014 年 5 月 15 日，第八届中国发明家论坛暨发明创业奖颁奖大会在北京举行。步长制药创始人赵步长获"发明创业奖特等奖"，被授予"当代发明家"荣誉称号。

赵步长多年来致力于心脑血管病研究，研制发明的专利技术"一种可用于治疗中风和胸痹的中药制剂及其制法"，其产品为脑心通胶囊，临床用于治疗中风及冠心病。另一项专利技术"一种治疗心脑血管疾病的中药组合物及其制法和检测方法"产品为丹红注射液，广泛用于各类缺血性疾病治疗。

中国发明创业奖是中国发明协会自 2005 年起设立的奖项，"发明创业奖人物奖"评选活动在科学技术部、中华全国总工会、国家知识产权局等部门支持下，现已举办 8 届，共奖励 442 人，78 人授予"当代发明家"称号。

（白晓君）

【王永炎获中国标准化终身成就奖】   2014 年 9 月 25 日，由中国标准化协会主办的中国标准化论坛在四川成都举行。论坛评选出了 2014 年标准化杰出人物，中央文史馆馆员、中国中医科学院名誉院长王永炎院士被授予"标准化终身成就奖"，成为中医药界首位获此殊荣的专家。中国中医科学院中医临床基础医学研究所吕爱平教授获标准化十佳推动者奖。中国标准化协会理事长、原国家标准化管理委员会主任纪正昆、国家标准化管理委员会、四川省质量技术监督局及成都市政府相关负责人出席论坛并为获奖嘉宾颁奖。

王永炎是中国标准化工作奠基人之一，自上世纪 70 年代起，便致力于中医药标准化事业，组织开展了《病案书写规范》的编写，制定了国家标准"中医临床诊疗术语"和行业标准"中医病证诊断与疗效判定标准"，牵头承担 WHO 西太区传统医药临床实践指南制定工作，主持了《中医药基本名词术语规范化研究》，组织起草了 27 种疾病中医药临床实践指南。2006 年，在出任中国中医科学院中医临床基础医学研究所所长之初，王永炎主持成立了行业内首个中医药标准研究机构——中医药规范标准研究中心，组织开展中医药共性技术的基础研究。他大力支持、倡导并践行中医药标准化事业，为中医药发展建言献策，做出了突出贡献。

（王跃溪）

【吴效科获第十五届吴杨奖】   2014 年 11 月 27 日，第十五届吴阶平-保罗·杨森医学药学奖（简称"吴杨奖"）在北京颁奖，13 位中国医药卫生领域的优秀工作者获奖。黑龙江省中医药大学附属一院妇科主任吴效科作为国家重点学科带头人、黑龙江中医药大学国家中医临床研究基地首席专家成为该奖项近年国内中医学界唯一获奖人。

吴杨奖名誉主席、十一届全国人大常委会副委员长桑国卫，吴杨奖共同主席、中国医院协会会长黄洁夫，北大药学院教授张礼和等出席。

吴效科探索中医妇科"痰壅胞宫"原创理论，发现多囊卵巢综合征的"卵巢胰岛素抵抗"新机制及其转化应用为中医药疗效的新靶点，其转化医学成果获得国家的科技成果奖励。依托《国家中医临床研究基地》建设，开展多项国际合作的多中心、大样本不孕症中医临床试验，构建该学科的循证医学团队、提升协同创新能力达国际前沿水平。

吴杨奖是中国最具影响力和权威性的非政府医药卫生奖项之一，由国家卫生计生委国际交流与合作中心和西安杨森制药有限公司于1994年共同设立，先后已有351位优秀中青年医药卫生工作者获奖。

（衣晓峰、张　锐、管鸣述）

【中药固体制剂专利首获中国专利金奖】　安徽省知识产权局推荐的济人药业发明专利"一种治疗上呼吸道感染的药物及其制备方法"获得第十六届中国专利奖金奖，这是安徽唯一获得专利金奖的药品，也是全国中药固体制剂专利首次荣获此项金奖。

安徽济人药业生产的疏风解毒胶囊能够获得中国专利金奖，与其多年来的自主创新密切相关。该发明"一种治疗上呼吸道感染的药物及其制备方法"源于民间家传秘方，深深植根于传统中医药文化。基于此发明并结合现代制剂技术开发出的中药新药疏风解毒胶囊具有抗菌、抗病毒、解热、抗炎、调节免疫等

多种作用，主要用于治疗呼吸道感染、各型流感等。2009年，疏风解毒胶囊上市，当年入选国家医保目录，先后获得国家重点新产品、中华中医药学会科学技术奖一等奖等荣誉称号。2013年列入《国家基本药物目录》。

该发明权利人安徽济人药业有限公司成立于2001年，是一家集中药材规范化种植、中药饮片加工、中药提取及中成药研发、生产、销售于一体的现代中药制药企业，先后荣获"国家创新型试点企业""农业产业化国家重点龙头企业""国家火炬计划重点高新技术企业""安徽省卓越绩效奖"等荣誉称号。

（吉　仁）

管理干部篇

【国家中医药管理局局领导】
国家卫生计生委党组成员、副主任，国家中医药管理局党组书记、局长：王国强

党组成员、副局长：吴　刚（2014年11月免职退休）

副局长：于文明

党组成员、副局长：马建中

党组成员、副局长，中国中医科学院党委书记、副院长：王志勇（2014年2月起不再兼任中国中医科学院副院长职务）

党组成员、副局长：闫树江（2014年11月任职）

【国家中医药管理局内设机构正、副司级干部】
◆办公室
主　任：王　炼（2014年2月免职）

主　任：查德忠（2014年2月任职）

巡视员、副主任：徐皖生（2014年6月免职退休）

副主任：赵　明

副主任：吴厚新（2014年3月免职）

副主任：余海洋（2014年3月任职）

副巡视员、信访办公室（综合处）主任（处长）：陈伟（2014年7月任职）

◆人事教育司
司　长：卢国慧

巡视员、中华中医药学会副秘书长：洪　净（2014年6月免去人事教育司巡视员职务）

副巡视员、中国中医科学院党委副书记：张为佳（2014年3月免职）

副司长：金二澄（2014年7月任职）

副司长：吴厚新（2014年3月任职）

副巡视员、离退休干部办公室主任：马继红

◆规划财务司
司　长（正局级）：曹洪欣（2014年2月免职）

司　长：苏钢强（2014年2月任职）

副司长：武　东

◆政策法规与监督司
司　长：查德忠（2014年2月免职）

司　长：桑滨生（2014年2月任职）

副司长（副局级）：麻　颖

副司长：杨荣臣（2014年3月任职）

副巡视员、监督处处长：刘文武（2014年6月任职）

◆医政司（中西医结合与民族医药司）
司　长：蒋　健

副司长：杨龙会

副司长：金二澄（2014年7月免职）

副司长：陆建伟（2014年3月任职）

◆科技司
司　长：苏钢强（2014年2月免职）

司　长（正局级）：曹洪欣（2014年2月任职）

副司长：李　昱

副司长：黄璐琦（挂职，时间为2012年3月~2014年2月）

副司长：周　杰（2014年3月任职）

◆国际合作司（港澳台办公室）
司　长：王笑频（2013年7月挂职河北省保定市副市长，2014年7月挂职期满）

副司长：吴振斗

副司长：朱海东（2014年3月任职）

◆机关党委
常务副书记：桑滨生（2014年2月免职）

常务副书记：张为佳（2014年4月任职）

副巡视员、机关党委办公室主任：陈梦生（2014 年 3 月任职）

【国家中医药管理局直属单位正、副职领导】

◆中国中医科学院（中国中医药国际合作中心）

党委书记、副院长：王志勇（2014 年 2 月不再兼任中国中医科学院副院长职务）

党委常务副书记（正局级）、副院长：王　炼（2014 年 2 月任职）

院长、研究生院院长：张伯礼

常务副院长（正局级）：刘保延

副院长：黄璐琦（2013 年 3 月~2014 年 2 月挂职国家中医药管理局科技司副司长）

副院长、中国中医科学院眼科医院院长：范吉平

国家中医药管理局人事教育司副巡视员、中国中医科学院党委副书记：张为佳（2014 年 3 月免职）

副院长：杨友群（2014 年 11 月免职退休）

副院长：王申和（2014 年 11 月任职）

◆中华中医药学会

秘 书 长：曹正逵

副秘书长：谢　钟

副秘书长：洪　净

◆中国中医药报社

社长、总编辑：王淑军

常务副社长（正局级）、副总编辑：濮传文

副总编辑：胡京京

副社长：陆　静

◆中国中医药出版社

社　长：王国辰

副社长：林超岱

副社长：李秀明

◆中国中医药科技开发交流中心（国家中医药管理局人才交流中心）

主　任：黄　晖

副主任：杨德昌

副主任：魏　伟（2014 年 3 月任职）

◆国家中医药管理局传统医药国际交流中心

主　任：黄振辉

◆国家中医药管理局对台港澳中医药交流合作中心

主　任：杨金生

副主任：赵　莉（2014 年 3 月任职）

◆国家中医药管理局中医师资格认证中心

主　任：杨金生

常务副主任：周　杰

副主任：李亚宁

◆国家中医药管理局机关服务中心

主　任：张秀英（2014 年 3 月任职）

副主任（副局级）：刘伯尧

副主任：关树华

副主任：张印生（2014 年 3 月任职）

【各省、自治区、直辖市、新疆生产建设兵团、计划单列市、副省级城市主管中医主任副主任、局长、中医药局（处）长】

◆北京市中医管理局

局　长：屠志涛

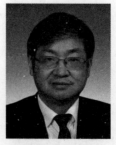

屠志涛，男，汉族，1964 年生，籍贯上海，中国共产党党员。1989 年参加工作，1994 年入党，大学学历，主治医师。曾任北京市中医管理局科教处副处长、处长，医政处处长，北京市中医管理局副局长。现任北京市卫生和计划生育委员会党委委员、北京市中医管理局局长。

副局长：罗增刚

副局长：禹 震

◆天津市卫生和计划生育委员会

巡视员、副主任（主管中医工作）：申长虹

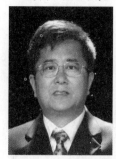

申长虹，男，汉族，1958年11月生，籍贯河北魏县，1986年12月加入中国共产党，1976年1月参加工作，天津医学院神经外科专业毕业，研究生学历，博士学位，教授。1976年1月至1978年2月，为安徽省天长市于兴公社井亭大队插队知青。历任安徽省蚌埠医学院附属医院神经外科住院医师，天津医学院附属医院神经外科医师、主治医师，天津医科大学总医院副院长，天津市卫生局副局长，天津市卫生局巡视员、副局长，天津市卫生和计划生育委员会巡视员、副主任。

◆河北省中医药管理局

河北省卫生和计划生育委员会巡视员：于素伟（女）

河北省卫生和计划生育委员会党组成员、河北省中医药管理局局长局长、分党组书记：段云波

副局长：韩同彪

副局长：王培芝

调研员：郭军民

副调研员：梁国文

副调研员：徐卫华

副调研员：孙庆臣

◆山西省中医药管理局

山西省卫生和计划生育委员会副主任：李书凯

局 长：冀孝如

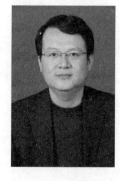

冀孝如，男，1972年11月出生，籍贯山西沁县，现任山西省中医药管理局局长。1991年9月至1996年7月，在山西中医学院上大学。1996年8月至2002年4月，在山西省中医药研究院从事临床医疗和行政管理工作，历任医师、主治医师、团委副书记。2002年4月至2007年4月，任山西省卫生厅直属机关团委书记

（正科）。2007年4月至2009年12月，任山西省医疗机构管理研究所副所长。2009年12月至2014年7月，任山西省第二人民医院党委书记、副院长、副主任医师。自2014年7月，任山西省中医药管理局局长。

副局长：刘 浚

◆内蒙古自治区蒙中医药管理局

内蒙古自治区卫生和计划生育委员会副主任、内蒙古自治区蒙中医药管理局局长：乌 兰（女）

副局长：于连云（女）

副局长：杨志华

副局长：周晓实

◆辽宁省中医药管理局

辽宁省卫生和计划生育委员会副主任、辽宁省中医药管理局局长：陈金玉（女）

副局长：曹建波

◆吉林省中医药管理局

吉林省卫生和计划生育委员会副主任、吉林省中医药管理局局长：邱德亮

副局长：李芳生

副局长：罗 庚

◆黑龙江省中医管理局

黑龙江省卫生和计划生育委员会副主任、黑龙江省中医管理局局长：王学军

◆上海市中医药发展办公室

上海市卫生和计划生育委员会副主任、上海市中医药发展办公室主任：郑 锦（女）

◆江苏省中医药局

江苏省卫生和计划生育委员会副主任、江苏省中医药局局长：陈亦江

◆浙江省中医药管理局

浙江省卫生和计划生育委员会副主任：徐润龙

局 长：徐伟伟

副局长：江南艳（女）

副局长：吴建锡

吴建锡，男，1965年8月出生，汉族，籍贯浙江金

华，中国共产党党员。浙江中医药大学中医专业毕业，本科学历。1986年8月至1989年8月，任金华市中医院骨伤科中医师。1989年8月至1996年4月，在金华市中医院医教科工作。1996年4月至1997年7月，借调至金华市卫生局医政处工作。1997年7月至1999年3月，任金华市卫生局医政处副主任科员。1999年3月至2001年12月，任金华市卫生局医政处副科长。2001年12月至2010年8月，任金华市卫生局医政处处长。2010年8月至2011年5月，在浙江省卫生厅医政处借调。2011年5月至2014年7月，任浙江省卫生厅医政处主任科员。2014年7月至2014年11月，任浙江省卫生计生委医政医管处主任科员。2014年11月起任浙江省卫生计生委中医药管理局副局长。

◆安徽省中医药管理局
局　　长：董明培

◆福建省卫生和计划生育委员会中医药管理处（福建省中医药管理局）
福建省卫生和计划生育委员会副主任：阮诗玮

◆江西省中医药管理局
江西省卫生和计划生育委员会副主任：程关华

局长（处长）：钟玉祥

副局长（副处长）：刘希伟

◆山东省中医药管理局
局　　长：武继彪

副局长（处长）：贾青顺

副局长（处长）：刘绍绪

◆河南省中医管理局
河南省卫生和计划生育委员会副主任：张重刚

局　　长：张重刚

副局长：韩新峰

◆湖北省中医药管理局
湖北省卫生和计划生育委员会副主任：姚　云

局　　长：刘学安

卫生计生监察专员：郭承初

副局长：李　平

◆湖南省中医药管理局
局　　长：邵湘宁

副局长：李国忠

副局长：毛泽禾

◆广东省中医药局
广东省卫生和计划生育委员会党组成员、广东省中医药局局长：徐庆锋

副局长：李梓廉

副局长：柯　忠

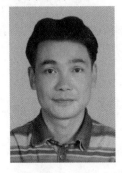

　　柯忠，男，汉族。1968年9月出生，籍贯广东揭西。1991年5月加入中国共产党，1991年7月参加工作，中医师专业技术职务。现任省中医药局副局长。1986年9月至1991年7月，在广州中医学院中医文献专业读书。1991年7月至1992年9月，任广东省中医研究所医师。1992年9月至1996年1月，任广东省中医药局科员。1996年1月至1998年5月，任广东省中医药局副主任科员［其中：1994年9月至1996年7月，在南京大学国际商学院国际贸易（国际金融方向）专业学习］。1998年5月至2000年6月，任广东省中医药局办公室主任科员。2000年6月至2006年8月，任广东省中医药局办公室副主任。2006年8月至2014年8月，任广东省中医药局规财处（人事处）处长（其中：2006年9月至2009年6月，在华南理工大学行政管理专业学习）。2014年8月起任广东省中医药局副局长。

◆广西壮族自治区中医药管理局
广西壮族自治区卫生和计划生育委员会副主任、广西壮族自治区中医药管理局局长：王　勇

◆海南省中医药管理局
海南省卫生和计划生育委员会副主任：吴　明

◆重庆市卫生和计划生育委员会（重庆市中医管理局）
重庆市卫生和计划生育委员会副主任、重庆市中医管理局副局长：方明金

◆四川省中医药管理局
副局长：田兴军

◆贵州省
贵州省卫生和计划生育委员会副主任、贵州省中医管理局局长：杨　洪

◆云南省中医管理局
云南省卫生和计划生育委员会副主任、云南省中医管理局局长：郑　进

常务副局长（处长）：赵　勇

◆西藏自治区藏医药管理局
西藏自治区卫生和计划生育委员会副主任：王寿碧（女）

局　长：白玛央珍（女）

副局长：巴　桑

副局长：德　吉（女）

副局长：宋丽娟（女）

◆陕西省中医药管理局
陕西省卫生和计划生育委员会党组成员、陕西省中医药管理局局长：苏荣彪

◆甘肃省中医药管理局
局　长：甘培尚

副局长：崔庆荣

副局长：郭　峰

副局长：李清霞

◆青海省中藏医药管理局
青海省卫生和计划生育委员会副主任：王晓勤

局　长：江　华

副局长：端　智

◆宁夏回族自治区中医药（回医药）管理局
宁夏回族自治区卫生和计划生育委员会副主任、宁夏回族自治区中医药（回医药）管理局局长：田丰年

副局长（正处级）：吴敬祝

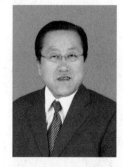

吴敬祝，1956 年出生于宁夏永宁县，中国共产党党员，大学学历，1980 年毕业于白求恩医科大学医疗系。1988 年毕业于华西医科大学卫生管理专业。1980 年毕业分配到宁夏回族自治区原卫生厅工作。1995 年任地方病防治办公室副主任。1996 年任宁夏回族自治区原卫生厅办公室副主任。1999 年任宁夏回族自治区原卫生厅医政处处长。2008 年宁夏回族自治区原卫生厅办公室主任。2014 年 8 月任宁夏回族自治区中医药（回医药）管理局副局长（正处级）。

副局长（正处级）：王筱宏

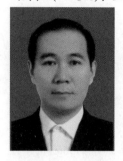

王筱宏，男，汉族，籍贯陕西大荔，1965 年 4 月出生，中国共产党党员，大学学历。1988 年毕业于宁夏医学院临床医学系。1988 年至 2007 年，在解放军第五医院呼吸科、肿瘤泌尿外科、泌尿外科工作，2007 年转业，先后任宁夏回族自治区原卫生厅医政与医疗服务监管处副调研员、副处长。2013 任宁夏回族自治区原卫生厅办公室副主任。2014 年 10 月任宁夏回族自治区中医药回医药管理局副局长（正处级）。

◆新疆维吾尔自治区中医民族医药管理局
新疆维吾尔自治区卫生和计划生育委员会副主任、新疆维吾尔自治区中医民族医药管理局局长：阿不都热依木·玉苏甫

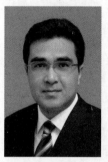

阿不都热依木·玉苏甫，男，维吾尔族，1971 年 8 月出生，喀什市，中国共产党党员，教授，研究员，博士，博士生导师。1989 年 9 月至 1991 年 7 月，在西北民族学院预科部学习。1991 年 9 年至 1995 年 7 月，攻读上海医科大学药学院学士学位。1995 年 8 月至 2004 年 10 月，任新疆维吾尔自治区维吾尔医药研究所研究实习员、助理研究员、副研究员（其间，1998 年 3 月至 1999 年 9 月，攻读新疆医科大学基础部药理学硕士学位；2002 年 9 月至 2005 年 7 月，攻读新疆医科大学药学院药理学博士学位；2003 年 9 月至 2004 年 9 月，在法国波尔多第二大学研修）。2004 年 10 月至 2007 年 1 月，任新疆维吾尔自治区维吾尔医药研究所副所长（其间，2006 年 4 月至 2008 年 6 月，在新疆医科大学药学博士后科研流动站在读博士后）。2007 年 1 月至 2012 年 8 月，任新疆医科大学维吾尔医药系主任。2012 年 8 月至 2015 年 1 月，任新疆维吾尔自治区科技厅党组成员、副厅长。2015 年 1 月至今，任新疆维吾尔自治区卫生计生委党组成员、副主任，新疆维吾尔自治区中医民族医药管理局局长。先后荣获国务院特殊津贴专家、新世纪百千万人才工程国家级人选、国家卫生部有突出贡献中青年专家、国家教育部新世纪优秀人才、新疆青年科技奖、新疆优秀专业技术工作者、自治区优秀博士后研究人员、自治区优秀科技工作者、开发建设新疆奖章等荣誉称号。

副局长：庞爱民（女）

副局长：赵新建

◆新疆生产兵团卫生局
局　长：朱东兵

主管副局长：何　红（女）

◆沈阳市中医管理局
沈阳市卫生和计划生育委员会副主任：赵　午

局　长：赵　锋

◆长春市中医药管理局
局　长：齐国华

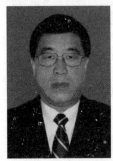

　　齐国华，男，1960年3月生，籍贯黑龙江双城，中国共产党党员，东北师范大学研究生毕业，法学硕士。1978年10月至1983年7月，在哈尔滨医科大学公共卫生系学习。1983年8月至1990年4月，在长春市卫生学校任教师。1990年5月至1993年9月，在长春市卫生局任防疫处科员。1993年9月至1996年2月，在长春市卫生局任办公室副主任。1996年2月至1997年12月，在长春市卫生局任办公室主任。1997年12月至2001年9月，在长春市卫生防疫站任站长。2001年9月至2003年11月，在长春市卫生局卫生监督所任副所长（正处级，主持工作）。2003年11月至2005年10月，在长春市卫生局卫生监督所任所长（其间，2001年9月至2005年7月在东北师范大学攻读政治学专业在职研究生，获法学硕士学位）。2005年10月至2008年5月，任长春市卫生局任副局长。2008年5月至2014年2月，任长春市卫生局任局长。2014年2月至今，任长春市卫生和计划生育委员会任主任（2014年9月至今，兼任长春市中医药管理局局长）

◆哈尔滨市卫生和计划生育委员会
副主任：刘　楠

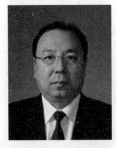

　　刘楠，男，汉族，1961年3月生，中国共产党党员，毕业于哈尔滨医科大学卫生管理专业，硕士学位，主任医师，现任哈尔滨市卫生和计划生育委员会副主任。历任哈尔滨市第一医院医务科副科长、办公室主任、副院长，哈尔滨市第二医院院长，哈尔滨市第四医院院长，哈尔滨市爱卫办主任，哈尔滨市卫生局副局长。2014年7月起任哈尔滨市卫生和计划生育委员会副主任，分管医政、中医、干部保健工作。

◆南京市卫生和计划生育委员会
主　任：孙家兴

副主任：潘淮宁

◆杭州市卫生和计划生育委员会
副主任：孙雍容（女）

◆济南市中医药管理局
局　长：贾堂宏

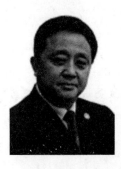

　　贾堂宏，男，汉族，1957年9月生，籍贯山东济南，中国共产党党员，医学博士，山东大学医学院教授、博士生导师。现任济南市卫生和计划生育委员会党委书记、主任，济南市中医药管理局局长。历任济南市第三人民医院外科住院医师、创伤显微外科副主任、创伤显微外科研究中心主任、副院长、院长，济南市中心医院院长，济南市卫生局副局长，济南市卫生局党委书记、局长。兼任中华医学会、中国医师协会理事，山东省医学会、医师协会、医学伦理学会副会长，山东省医学会自律委员会主任委员，山东省医学会骨外科分会、手外科分会、创伤外科分会副主任委员，济南医学会、医师协会会长等职。首创济南市骨科专业博士点和创伤显微外科专业，完成全市首例断掌再植手术。主编著作8部，SCI和核心期刊收录论文79篇，获省科技进步三等奖1项。享受国务院政府特殊津贴。获全国卫生系统先进个人、山东省突出贡献科学家、山东省青年优秀知识分子、山东省富民兴鲁劳动奖章、济南市科技兴医标兵、济南医学学科带头人等荣誉称号。

◆武汉市卫生和计划生育委员会
主　任：朱宏斌

副主任：张红星

◆广州市卫生和计划生育委员会
主　任：陈怡霓（女）

党委副书记：刘忠奇

◆成都市卫生和计划生育委员会
主　任：杨小广

副主任：赵　文

◆西安市卫生和计划生育委员会
副主任：王红艳（女）

副主任：刘　英（女）

◆大连市卫生和计划生育委员会
副主任：陈海龙

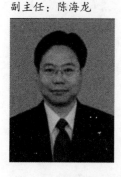

　　陈海龙，男，汉族，1962年8月生，中国共产党党员，毕业于天津医科大学中西医结合专业，医学博士，教授，现任大连市卫生和计划生育委员会副主任。历任大连医科大学附属第一医院院长助理、副院长，大连市卫生局副局长，2014年6月起任大连市卫生和计划生育委员会副主任。

◆宁波市卫生和计划生育委员会
主　任：王仁元

副巡视员：高　巍（女）

◆厦门市卫生和计划生育委员会
副主任：王抯青（女）

◆青岛市中医药管理局
青岛市卫生和计划生育委员会党委书记、主任，青岛市中医药管理局局长：杨锡祥

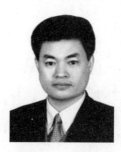

　　杨锡祥，男，汉族，山东省寿光市人，1963年10月出生，大学学历，1984年7月加入中国共产党，1981年7月参加工作。历任平度市卫生局团委书记、平度市委组织部干部一科科长，平度市委研究室副主任，平度市委常委、南村镇党委书记，平度市委常委、市政府副市长，城阳区委常委、纪委书记、政法委书记，城阳区委副书记、统战部部长，青岛红岛经济区管委会副主任、青岛高新区工委副书记、高新区管委第一副主任等职。2014年4月起任青岛市卫生和计划生育委员会党委书记、主任，青岛市中医药管理局局长。

青岛市卫生和计划生育委员会副主任（主管中医药工作）：周长政

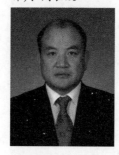

　　周长政，男，1960年8月出生，山东泰安人，大学本科学历，医学学士。1986年12月加入中国共产党。1983年1月青岛医学院医疗系毕业，参加工作。历任青岛市市立医院医师、青岛市政府文教卫生办公室科员、副主任科员、主任科员，青岛市卫生局防疫处副处长、处长，青岛市卫生局医政处处长。2001年9月任青岛市卫生局医政与妇幼卫生处处长。2004年12月任青岛市卫生局副局长、党委委员。2014年4月至今任青岛市卫生和计划生育委员会副主任、党委委员。

◆深圳市卫生和人口计划生育委员会中医处
副主任：许四虎

机 构 名 录 篇

【国家中医药管理局】

行政编制 98 名。其中，两委人员编制 1 名，援派机动编制 2 名，离退休干部工作人员编制 3 名。

◆办公室

行政编制 15 名，其中：正副司长职数 3 名，秘书一处 4 名，秘书二处 2 名，新闻办公室（文化建设处）3 名，信访办（综合处）3 名。

◆人事教育司

行政编制 13 名，其中：正副司长职数 3 名，干部处 3 名，人事处 2 名，综合协调处 2 名，师承继教处 3 名。

◆规划财务司

行政编制 9 名，其中：正副司长职数 2 名，规划投资处 4 名，预算财务处 3 名。

◆政策法规与监督司

行政编制 11 名，其中：正副司长职数 2 名，政策研究室 2 名，法规与标准处（行政复议办公室）4 名，监督处 3 名。

◆医政司（中西医结合与民族医药司）

行政编制 13 名，其中：正副司长职数 3 名，综合处 2 名，医疗管理处 4 名，基层服务管理处 2 名，中西医结合与民族医药处 2 名。

◆科技司

行政编制 10 名，其中：正副司长职数 2 名，综合处 2 名，中医科技处 3 名，中药科技处 3 名。

◆国际合作司（港澳台办公室）

行政编制 11 名，其中：正副司长职数 2 名，亚美多边处 3 名，欧大非洲处 4 名，港澳台处 2 名。

◆机关党委

行政编制 5 名，其中：机关党委专职副书记 1 名，机关党委办公室（纪检监察室）4 名。

另，离退休干部办公室由人事教育司代管，行政编制 3 名。

【国家中医药管理局直属单位】

◆中国中医科学院（中国中医药国际合作中心）

地　　址：北京市东城区东直门内南小街 16 号

邮　　编：100700

电　　话：010-64014356

传　　真：010-64007743

电子信箱：yzbgs@ mail. cacms. ac. cn

网　　址：www. cacms. ac. cn

机构概况：中国中医科学院有职工 5630 人，其中正式职工 3716 人。专业技术人员 3463 人，其中正高级职称 476 人，副高级职称 715 人，中级职 1445 人，初级职称 703 人，其他 124 人。管理人员 633 人，其中技术人员 516 人。有博士生导师 185 人，硕士生导师 275 人。

◆中华中医药学会

地　　址：北京市朝阳区樱花园东街甲 4 号

邮　　编：100029

电　　话：010-64218316

传　　真：010-64297983

电子信箱：cacmbgs@ 163. com

网　　址：www. cacm. org. cn

内设机构：办公室（期刊管理办公室）、学术部、继续教育与科学普及部、国际交流部、科技评审部、推广发展部（研究与评价办公室）、信息部、会员服务部和后勤保卫部

机构概况：中华中医药学会现有事业编制数 27 名，是我国成立最早、规模最大的中医药学术团体。中华中医药学会接受业务主管部门中国科学技术协会和登记管理机关民政部的业务指导与监督管理。学会办事机构是国家中医药管理局直属事业单位。

◆中国中医药报社

地　　址：北京市朝阳区北沙滩甲 4 号

邮　　编：100192

电　　话：010-64854537

传　　真：010-64854537

电子信箱：cntcm@ 263. net. cn

网　　址：www. cntcm. com. cn

机构概况：内设党总支办公室、办公室、财务部、通联发行部、国际部、新闻编辑部、专刊编辑部、记者部、影像网络部。

◆中国中医药出版社

地　　址：北京市北三环东路 28 号易亨大厦 16 层

邮　　编：100013

电　　话：010-64405719

传　　真：010-64405719

机构概况：内设办公室（党办、人事处）、计财处、总编室、第一编辑室、第二编辑室、第三编辑室、第四编辑室、中国民间疗法杂志编辑部、中国中医药年鉴编辑部、出版部、发行部、全媒体事业部。有非常设机构：国家中医药管理局中医药文化建设与科学普及专家委员会办公室、国家中医药管理局教材办公室、全国高等中医药教材建设研究会秘书处。拥有职工 108 人，其中局管干部 3 人，中层干部 15 人，具有正高职称 9 人、副高职称 18 人、中级职称 28 人，中医药专业编辑 48 人（其中博士 7 人，硕士 34 人，本科 7 人）。

◆中国中医药科技开发交流中心（国家中医药管理局人才交流中心，2014 年 9 月挂牌）

地　　址：北京市朝阳区幸福一村 55 号

邮　　编：100027

电　　话：010-64176171/64176172
传　　真：010-64176169
电子信箱：zhbgs216@126.com
网　　址：www.tcm.cn
内设机构：综合办公室、健康产业处、成果推广处、技术评价处（民族医药处）、医疗事务处、创新转化处、网络信息处、技术培训处
机构概况：中国中医药科技开发交流中心成立于1991年，是国家中医药管理局直属事业单位，以促进中医药科技进步、发展中医药事业为宗旨。2014 年经中央编办批准，加挂"国家中医药管理局人才交流中心"牌子。主要业务范围为：中医药科技成果推广、新药研究专项基金管理、重点中医专科（专病）建设项目招标与评审服务、重大科技项目组织、相关专业培训、技术开发与咨询服务。多年来，科技中心在中医药科学研究、成果转化、技术交流、服务认证、人才评价与培训、科技开发与合作等业务方面开展了大量工作，同时还担负着部分政府转移的工作职能，承担着国家中医药管理局重点专科、重点学科、民族与民间医药、科技成果登记、医院评审、医疗技术协作等专项办公室的日常管理任务，充分发挥了政府和主管部门的参谋和助手作用，成为政府和主管部门联系中医药科技工作者的桥梁和纽带。

◆国家中医药管理局传统医药国际交流中心（国家中医药管理局人才交流中心，2014 年 9 月此职能转移至中国中医药科技开发交流中心）
地　　址：北京市朝阳区幸福一村 55 号
邮　　编：100027
电　　话：010-64175335
传　　真：010-64175335
电子信箱：xinxi@ciectcm.cn
网　　址：www.ciectcm.org
内设机构：综合人事处、项目合作处、项目联络处、项目推广处、项目管理处

◆国家中医药管理局对台港澳中医药交流合作中心
地　　址：北京市朝阳区幸福一村 55 号
邮　　编：100027
电　　话：010-64160440
传　　真：010-64176014
电子信箱：tgazx@126.com
网　　址：www.tgatcm.com
内设机构：办公室、交流处、合作处、医疗处。下辖北京广安中医门诊部、北京广安医药联合中心。
机构概况：国家中医药管理局对台港澳中医药交流合作

中心于1991 年 5 月成立，经中华人民共和国人事部批准成立，编制 15 人，是国家中医药管理局直属的对台港澳地区中医药交流合作的事业单位。其主要职能为：拟定台港澳地区中医药交流合作政策规划和计划；组织台港澳地区与内地之间中医药学术交流和培训活动；提供中医药调研考察、技术合作、咨询服务以及台港澳地区来访接待服务等。中心有职工 19 人，其中博士 2 人，硕士 4 人，具有副高以上职称人员 5 人。

◆国家中医药管理局中医师资格认证中心（国家中医药管理局职业技能鉴定指导中心）
地　　址：北京市西城区北三环中路 3 号 1 幢 2 层
邮　　编：100029
电　　话：010-62062243
传　　真：010-62062877
电子信箱：tcmtest@sina.com
网　　址：www.tcmtest.com.cn
机构概况：国家中医药管理局中医师资格认证中于2000年 12 月 19 日，经中央编制委员会办公室批准成立，编制 13 人。2007 年 3 月 16 日，经中央编制委员会办公室批准，加挂国家中医药管理局职业技能鉴定指导中心牌子。内设综合处、信息统计处、医师资格考试处一处、医师资格考试处二处、技术资格考试处、职业技能鉴定一处、职业技能鉴定二处。

◆国家中医药管理局机关服务中心
地　　址：北京市东城区工体西路 1 号
邮　　编：100027
电　　话：010-59957742
传　　真：010-59957745
内设机构：办公室、财务处、物业处、节能处、外事项目处、资产管理处、监测与信息处
机构概况：国家中医药管理局机关服务中心有职工 39 人，在编 26 人，聘用人员 5 人，派遣人员 59 人。局管干部 4 人，中层管理干部 6 人。其中硕士研究生 4 人。

【地方中医药管理局】
◆北京市中医管理局
地　　址：北京市西城区枣林前街 70 号
邮　　编：100053
电　　话：010-83970023
传　　真：010-83970022
网　　址：www.bjtcm.gov.cn
内设机构：医政处（基层卫生处）、科教处、办公室、规划财务处
机构概况：医政处（基层卫生处）编制 8 人，科教处编制

　　6 人，办公室编制 5 人，规划财务处编制 6 人。

◆ **天津市卫生和计划生育委员会**
地　　址：天津市和平区贵州路 94 号
邮　　编：300070
电　　话：022-23337688/23337686
传　　真：022-23337688
电子信箱：tianjinzhongyichu@163.com
网　　址：www.tjwsj.gov.cn
内设机构：中医一处、中医二处
机构概况：行政编制 8 人。

◆ **河北省中医药管理局**
地　　址：河北省石家庄市合作路 42 号
邮　　编：050051
电　　话：0311-66165527
传　　真：0311-66165527
电子信箱：zhongyijuzonghe@hebwst.gov.cn
网　　址：www.hebwsjs.gov.cn
内设机构：综合处、中医处、中药处
机构概况：行政编制 20 人。

◆ **山西省中医药管理局**
地　　址：山西省太原市建设北路 99 号
邮　　编：030013
电　　话：0351-3580207/3580330
传　　真：0351-3580330
机构概况：行政编制 5 人。其中局长 1 人，副局长 1 人。

◆ **内蒙古自治区蒙中医药管理局**
地　　址：内蒙古自治区呼和浩特市新华大街 63 号 8 号楼
邮　　编：010055
电　　话：0471-6944929
传　　真：0471-6944929
电子信箱：yuehj1001@sohu.com
网　　址：www.nmwst.gov.cn
内设机构：一处、二处

◆ **辽宁省中医药管理局**
地　　址：辽宁省沈阳市和平区和平南大街 82 号
邮　　编：110005
电　　话：024-23391315
传　　真：024-23391315
电子信箱：lnzhongyiju@163.com
网　　址：www.lndoh.gov.cn
内设机构：中医一处、中医二处

◆ **吉林省中医药管理局**
地　　址：吉林省长春市人民大街 1551A 号省政府 6 号综合楼

邮　　编：130051
电　　话：0431-88904079
传　　真：0431-88904063
电子信箱：jlzyyxc@163.com
网　　址：www.jltcm.gov.cn/websystem
内设机构：办公室（规划财务处），法规与监督处（行政审批办公室），医政处（中西医结合民族医药处），科技处

◆ **黑龙江省中医管理局**
地　　址：黑龙江省哈尔滨市赣水路 36 号
邮　　编：150090
电　　话：0451-85971122
传　　真：0451-85971106
内设机构：计划财务综合处、医政处、科教处（与医政处合署）
机构概况：现有行政编制 10 人。

◆ **上海市中医药发展办公室**
地　　址：上海市浦东新区世博村路 300 号 4 号楼
邮　　编：200125
电　　话：021-23111111
传　　真：021-83090073/83090075
电子信箱：shzyyglc@163.com
内设机构：中医药服务监管处、中医药传承发展处（综合协调处）
机构概况：编制人员 13 人。

◆ **江苏省中医药局**
地　　址：江苏省南京市中央路 42 号
邮　　编：210008
电　　话：025-83620532
网　　址：www.jstcm.gov.cn
内设机构：中医综合处、中医医政处、中医科教处
机构概况：行政编制 9 人。

◆ **浙江省中医药管理局**
地　　址：浙江省杭州市省府路省行政中心 2 号楼
邮　　编：310025
电　　话：0571-87052426
传　　真：0571-87052417
电子信箱：zjzyj87709079@163.com
网　　址：www.zjtcm.gov.cn
机构概况：浙江省中医药管理局由浙江省卫生和计划生育委员会领导和管理，局长高配副厅级，编制 8 人，在编 7 人，有局长 1 人，副局长 2 人，调研员 1 人。

◆ **安徽省中医药管理局**
地　　址：安徽省合肥市长江西路 329 号安徽省卫生计

生委青阳路办公区五楼
邮　　编：230031
电　　话：0551-62998547
传　　真：0551-62998563
电子信箱：5945@sina.com
网　　址：www.ahwjw.gov.cn
机构概况：安徽省卫生计生委兼挂安徽省中医药管理局
　　　　　的牌子，局长由安徽省卫生计生委主任兼任，
　　　　　1名副主任兼副局长，安徽省卫生计生委内
　　　　　设中医药发展处和中医药服务管理处，编制
　　　　　11人。

◆福建省卫生和计划生育委员会中医药管理处（福建省
中医药管理局）
地　　址：福建省福州市鼓楼区鼓屏路61号
邮　　编：350003
电　　话：0591-87833674/87824293/87851001/87274537/
　　　　　87821363
传　　真：0591-87859750
电子信箱：fjswstzyc@126.com
网　　址：www.fjhfpc.gov.cn
机构概况：分管副主任1人，处室编制7人。

◆江西省中医药理局
地　　址：江西省南昌市省政府大院西二路6号
邮　　编：330046
电　　话：0791-86207827
传　　真：0791-86266281
电子信箱：jxzgj2012@163.com
网　　址：www.jxwst.gov.cn
机构概况：江西省卫生计生委处室（正处级），同时挂
　　　　　江西省中医药管理局牌子，编制5人，实有
　　　　　5人。

◆山东省中医药管理局
地　　址：山东省济南市在历区下东新路9号
邮　　编：250014
电　　话：0531-67876296
传　　真：0531-67876216
电子信箱：wstzyyzhc@163.com
网　　址：www.sdws.gov.cn
内设机构：中医药综合处、中医药业务处
机构概况：山东省中医药管理局共有编制11名，实有人
　　　　　员11名，其中局长1名，副局长（处长）2
　　　　　名，副处长4名，副调研员1名，科级干部
　　　　　3名。

◆河南省中医管理局
地　　址：河南省郑州市黄河路19号省医科教大厦
邮　　编：450003

电　　话：0371-65897817
传　　真：0371-65897817
电子信箱：zyjzhc@126.com
网　　址：www.tcm.gov.cn
内设机构：综合处、业务处
机构概况：河南省中医管理局人事、党务、行政由河南
　　　　　省卫生和计划生育委员会统一管理，业务工
　　　　　作独立，财务单列，设办公室（财务处）、
　　　　　医政处、科研教育处3个处室，行政编制23
　　　　　人。其中局长1名，副局长2名。

◆湖北省中医药管理局
地　　址：湖北省武汉市洪山区卓刀泉北路2号
邮　　编：430079
电　　话：027-87824786
传　　真：027-87366423
电子信箱：wstzyc@163.com
网　　址：www.hbws.gov.cn
机构概况：编制7人，在职工作人员6人，全部公务员
　　　　　编制。

◆湖南省中医药管理局
地　　址：湖南省长沙市湘雅路30号
邮　　编：410008
电　　话：0731-84828512
传　　真：0731-84822038
电子信箱：hnszyygljzhc@126.com
网　　址：www.hnws.cn/zygl/pass.asp
内设机构：规划综合处、医政医管处、科技教育处
机构概况：湖南省人民政府办公厅《关于印发湖南省中
　　　　　医药管理局主要职责内设机构和人员编制规
　　　　　定的通知》（湘政办发〔2014〕91号）文件
　　　　　确定湖南省中医药管理局为湖南省卫生和计
　　　　　划生育委员会管理的副厅级机关，行政编制
　　　　　为15名。其中：局长1名，副局长2名；副
　　　　　处级领导职数3名。湖南省中医药管理局机
　　　　　关党群、纪检监察、干部人事和行政后勤工
　　　　　作，由湖南省卫生和计划生育委员会统一
　　　　　管理。

◆广东省中医药局
地　　址：广东省广州市越秀区东风中路483号粤财大
　　　　　厦24层
邮　　编：510045
电　　话：020-83848486
传　　真：020-83814580
电子信箱：gdszyyj001@163.com
网　　址：www.gdszyyj.gov.cn
内设机构：办公室（直属机关党委办）、规财（人事）
　　　　　处、医政处、科教处

机构概况：广东省中医药管理局成立于 1988 年 8 月，1990 年 1 月对外办公，2000 年 3 月更名为广东省中医药局，为广东省卫生计生委（原省卫生厅）管理的主管中医药事业的行政机构。广东省中医药局机关行政编制 26 名，其中局长 1 名、副局长 2 名，副巡视员 1 名，正处级领导职数 5 名（含直属机关党委专职副书记 1 名）、副处级领导职数 4 名。后勤服务人员数 4 名。

◆ **广西壮族自治区中医药管理局**

地　　址：广西南宁市桃源路 35 号

邮　　编：530021

电　　话：0771-2801309

传　　真：0771-2825931

电子信箱：gxwstzyc@163.com

网　　址：www.gxws.gov.cn

内设机构：中医药民族医药发展处、中医民族医医疗处

机构概况：广西壮族自治区卫生和计划生育委员会加挂广西中医药管理局牌子，设中医药民族医药发展处、中医民族医医疗处。自治区卫生计生委副主任兼任中医药管理局局长，设副局长 1 名（正处长级），发展处、医疗处分别设正处长 1 名，副处长 1 名，公务员 2 名。

◆ **重庆市卫生和计划生育委员会（重庆市中医管理局）**

地　　址：重庆市渝北区旗龙路 6 号

邮　　编：401147

电　　话：023-67706809

传　　真：023-67706809

电子信箱：67706807@163.com

网　　址：www.cqwsj.gov.cn

内设机构：中医综合处、中医医政处

机构概况：中医综合处行政编制 5 人（主管全市中医综合、中医科研教育、国际交流合作等工作），中医医政处行政编制 6 人（主管全市中医医政工作）。

◆ **四川省中医药管理局**

地　　址：四川省成都市永兴巷 15 号

邮　　编：610012

电　　话：028-86623427

传　　真：028-86625761

机构概况：内设办公室、规划财务处、医政处（民族医药与基层中医处）、科技处、人事教育处（国际合作处）。

◆ **贵州省中医管理局**

地　　址：贵州省贵阳市云岩区中华北路 242 号省政府

大院 5 号楼 10 楼贵州省中医药管理局

邮　　编：550004

电　　话：0851-86832983

传　　真：0851-86832983

机构概况：内设中医综合处、中医医政处、中医科教处 3 个正处级处，编制与贵州省卫生计生委统筹使用，有行政编制 9 人。

◆ **云南省中医管理局（云南省卫生厅中医处）**

地　　址：云南省昆明市关上国贸路 85 号政通大厦

邮　　编：650200

电　　话：0871-67195136

传　　真：0871-67195137

电子信箱：ynwstzyc@126.com

网　　址：www.pbh.yn.gov.cn

机构概况：云南省中医管理局是在原省卫生厅中医处的基础上成立的内设处级机构，由分管副厅长兼任局长，编制 8 人（不含局长）。

◆ **西藏自治区藏医药管理局**

地　　址：西藏拉萨市北京西路 25 号

邮　　编：850001

电　　话：0891-6289583

传　　真：0891-6289582

电子信箱：zyyglj@163.com

机构概况：西藏自治区藏医药管理局隶属于西藏自治区卫生和计划生育委员会，行政编制 6 人，实有人数 7 人（其中 1 名为援藏副局长）。

◆ **陕西省中医药管理局**

地　　址：陕西省西安市莲湖路 112 号

邮　　编：710003

电　　话：029-89620688

传　　真：029-87345442

内设机构：综合处、医疗科研处

机构概况：1987 年，陕西省中医管理局在陕西省卫生厅中医处的基础上成立，2005 年改设为省卫生厅下属事业机构，授权承担全省中医行政管理工作，下设综合处、医疗科教处 2 个处，局长由省卫生厅 1 名副厅长兼任。2009 年，省政府办公厅下发《陕西省卫生厅主要职责内设机构和人员编制规定》，省中医管理局更名为省中医药管理局，副厅级建制，主要职责、内设机构和人员编制维持不变，由省卫生厅管理。2014 年，陕西省中医药管理局改由省卫生计生委管理，局长为省卫生计生委党组成员。

◆ **甘肃省中医药管理局**

地　　址：甘肃省兰州市白银路 220 号

邮　　编：730030
电　　话：0931-4818125
传　　真：0931-4818125
网　　址：www.gsws.gov.cn
机构概况：甘肃省卫生厅管理的事业单位，编制 11 人

◆青海省中藏医药管理局
地　　址：青海省西宁市西大街 12 号
邮　　编：810000
电　　话：0971-8244247
传　　真：0971-8239212
电子信箱：qhszzyyglj@126.com
网　　址：www.qhwst.gov.cn
机构概况：行政编制 5 人。

◆宁夏回族自治区中医药（回医药）管理局
地　　址：宁夏银川市解放西街 101 号
邮　　编：750001
电　　话：0951-5022124
传　　真：0951-5022124
电子信箱：nx_zyyj@sina.com
内设机构：办公室、中医科、回医科
机构概况：1984 年宁夏回族自治区卫生厅设置中医处，为正处级行政管理机构，核定编制 4 名，负责全区中医（含中西医结合、民族医药）工作行业管理。1988 年，增挂自治区中医管理局牌子（正处级），编制不变。2000 年更名为卫生厅中医药管理局（正处级）。2012 年调整为自治区卫生厅所属正处级事业单位（参照公务员管理），更名为自治区中医药管理局，挂自治区回医药管理局牌子，局长由自治区卫生厅副厅长兼任，设副局长 2 名（正处级），内设参公事业编制 10 名。宁夏回族医药研究所调整为自治区中医药回医药管理局所属副处级事业单位。2013 年局机关核定设置综合科、中医药科、回医药科 3 个内设正科级机构，科级领导职数三正一副，增设副处级领导职数 1 名。2014 年 8 月局长由自治区卫生计生委副主任兼任，增设副调研员职数 2 名。

◆新疆维吾尔自治区中医民族医药管理局
地　　址：新疆乌鲁木齐市龙泉街 191 号
邮　　编：830004
电　　话：0991-8565132
传　　真：0991-8565132
电子信箱：xinjiangzyj@163.com
网　　址：www.xjwst.gov.com.cn
内设机构：办公室、医政处、科教处（自治区中药民族药产业化促进办公室）

机构概况：自治区中医民族医药管理局内设办公室、医政处、科教处（自治区中药民族药产业化促进办公室）3 个机构，主要工作职能负责贯彻执行党和国家关于中医民族医药工作的方针政策和法律法规，起草有关地方性法规、规章草案，组织实施并监督检查；拟定自治区中医民族医医疗、保健、预防、康复、护理及临床用药等有关管理规定和技术标准并组织实施；负责拟定有关促进自治区中医药民族医药产业化发展的相关政策；负责自治区中医、中西医结合、民族医等专业人员的资格认定和执业注册等工；承办自治区党委、人民政府和卫生厅交办的其他事项。自治区中医民族医药管理局核定事业编制 20 名，其中：局长 1 名（副厅级）；副局长 2 名，内设机构领导职数 6 名。

◆新疆生产建设兵团卫生局
地　　址：新疆维吾尔自治区乌鲁木齐市光明路 196 号
邮　　编：830002
电　　话：0991-2890326
传　　真：0991-2890326
电子信箱：xjbtyzc@163.com
网　　址：wsj.xjbt.gov.cn
内设机构：办公室（科技教育处、规划财务处、监察处）、食品安全与卫生监督处、医政处（药物政策与基本药物制度处、中医药管理处）、疾病预防控制处（兵团爱国卫生运动委员会办公室、兵团卫生应急办公室）、妇幼保健与社区卫生处（基层卫生处）、兵团保健委员会办公室。
机构概况：兵团卫生局机关行政编制 26 名。

◆沈阳市中医管理局
地　　址：辽宁省沈阳市和平区北七马路 13 号
邮　　编：110001
电　　话：024-23412357
传　　真：024-23418319
电子信箱：syszyglj@163.com

◆长春市中医药管理局
地　　址：吉林省长春市东南湖大路 1281 号
邮　　编：130033
电　　话：0431-84692058
传　　真：0431-84692058
电子信箱：ccswsjzyc@163.com
内设机构：中医处
机构概况：编制 4 人，实际工作人员 5 人。

◆ **哈尔滨市卫生和计划生育委员会**

地　　址：黑龙江省哈尔滨市松北区世纪大道 1 号
邮　　编：150021
电　　话：0451-84664507
传　　真：0451-84664507
电子信箱：hrbzhongyichu@126.com

◆ **南京市卫生和计划生育委员会**

地　　址：江苏省南京市双龙巷 22 号
邮　　编：210008
电　　话：025-57714771
传　　真：025-57714771
网　　址：www.njh.gov.cn
内设机构：中医处

◆ **杭州市卫生和计划生育委员会**

地　　址：浙江省杭州市孝女路 2 号
邮　　编：310006
电　　话：0571-87068568
传　　真：0571-87032130
电子信箱：wsj@hz.gov.cn
网　　址：www.hzwsjsw.gov.cn
内设机构：办公室、组织人事处、机关党委、监察室、政策法规处、财务与审计处、疾病预防控制处、医政医管处、中医处、基层卫生与妇幼保健处、综合监督处、计划生育基层指导处、计划生育家庭发展处、宣传处、科技教育处、保健处、爱国卫生管理处

◆ **济南市卫生和计划生育委员会（济南市中医药管理局）**

地　　址：山东省济南市历下区龙鼎大道 1 号龙奥大厦 12 层 C 区、D 区
邮　　编：250099
电　　话：0531-66601663
传　　真：0531-66601663
电子信箱：jnzyyglc@163.com
网　　址：www.jnhfpc.gov.cn

◆ **武汉市卫生和计划生育委员会**

地　　址：湖北省武汉市江岸区江汉北路 20 号
邮　　编：430014
电　　话：027-85697910
传　　真：027-85690941
电子信箱：whswsjzyc@126.com
网　　址：www.whwsjs.gov.cn
内设机构：党政办公室、组织人事处（统战部、离退休干部处）、财务处、规划政策法制处、应急办公室（市国防动员委员会医疗卫生动员办公室）、疾病预防控制处（市血吸虫病防治领导小组办公室）、医政医管处（市人民政府

公民献血领导小组办公室、国家医疗卫生服务中心建设领导小组办公室）、中医处、基层卫生处、妇幼健康服务处、行政审批处、执法监督处、计划生育基层指导处、计划生育家庭发展处、宣传处、科技教育与对外交流合作处、市保健医疗委员会办公室、市爱国卫生运动委员会办公室。纪检监察机构、机关党委、工会、团委的职责按章程和有关规定确定。
机构概况：中医处编制 3 人。

◆ **广州市卫生和计划生育委员会**

地　　址：广东省广州市东风西路 182 号
邮　　编：510180
电　　话：020-81084504
传　　真：020-81085166
电子信箱：mengjp@gzmed.gov.cn
网　　址：www.gzmed.gov.cn
内设机构：内设办公室、政策法规处、规划财务处、公共卫生与监督处、疾病预防控制处、农村卫生管理处、妇幼保健与社区卫生处、医政处、药物政策与基本药物制度处、中医药管理处、卫生应急办公室、科技教育处、组织人事处、干部保健局（挂市委保健委员会办公室牌子）、审计处、保卫处（与武装部合署）、离退休干部工作处（与机关党委办公室合署）
机构概况：广州市卫生和计划生育委员会是负责广州市卫生工作的市政府组成部门，内设办公室等 17 个职能处（室）。

◆ **西安市中医药管理局**

地　　址：陕西省西安市北郊凤城八路 109 号
邮　　编：710007
电　　话：029-86787685
传　　真：029-86787684
电子信箱：xawsjzyc@126.com

◆ **大连市卫生和计划生育委员会**

地　　址：大连市中山区人民路 75 号政府 2 号楼 1805 房间
邮　　编：116000
电　　话：0411-83632606
传　　真：0411-83632606
电子信箱：dlzhongyichu@163.com
内设机构：中医处

◆ **成都市卫生和计划生育委员会（成都市中医管理局）**

地　　址：四川省成都市高新区锦城大道 366 号 2-10-21015

邮　　编：610041
电　　话：028-61881941
传　　真：028-61881942
电子信箱：zyc6634588@ 126. com
网　　址：www. wsj. chengdu. gov. cn

◆宁波市卫生和计划生育委员会
地　　址：浙江省宁波市永丰路 237 号
邮　　编：315010
电　　话：0574-87363585
传　　真：0574-87363936
电子信箱：nbws@ nbws. gov. cn
网　　址：www. nbws. gov. cn
内设机构：医政与中医处

◆厦门市卫生和计划生育委员会
地　　址：福建省厦门市同安路 2 号天鹭大厦 B 幢 6
　　　　　楼 606
邮　　编：361003
电　　话：0592-2057612
传　　真：0592-2051535
电子信箱：xmkjzyc@ 126. com
网　　址：www. xmhealth. gov. cn

内设机构：科教中医处

◆青岛市中医药管理局
地　　址：山东省青岛市闽江路 7 号
邮　　编：266071
电　　话：0532-85912536
传　　真：0532-85912356
电子信箱：qingdaozhongyichu@ 163. com
网　　址：http：//qdzyy. qingdao. gov. cn/qdzyy/index. html
内设机构：青岛市中医药管理局内设学会办公室、文化
　　　　　建设办公室
机构概况：青岛市中医药管理局设行政编制 5 人，其中
　　　　　局长 1 名，主管中医药工作的副主任 1 名，
　　　　　处长 1 名，副处长 1 名，工作人员 1 名。

◆深圳市卫生和人口计划生育委员会
地　　址：深圳市罗湖区田贝一路 21 号大院
邮　　编：518020
电　　话：0755-25621859
传　　真：0755-25600980
电子信箱：szwsj@ szhealth. gov. cn
网　　址：www. szhealth. gov. cn
机构概况：中医处编制 5 人，实际在岗 5 人。

港澳台地区篇

【港台签订合作协议加强中药材"港标"制定】 2014年2月12日，香港卫生署在台湾与台湾医药大学签署协议，就香港中药材标准（"港标"）（第八期）计划进行中药材取样及研究工作加强合作。"港标"计划旨在为香港常用的中药材制定参考标准。

协议由"港标"计划国际专家委员会主席陈汉仪医生和医药大学校长李文华在台湾台中签署。医药大学自2011年起一直参与"港标"计划，该校对4种中药材的研究结果已于"港标"第六册发表。

陈汉仪表示，签署合作协议不但优化了中医药研究的品质和数量，也是推动两地就发展和推广中医药合作研究的重要一步，期望双方的进一步合作能取得丰硕的成果。台湾医药大学将会对金果榄、望江南、枳椇子和莲须4种中药材作进一步研究。

中药材"港标"计划于2002年展开，由国际知名的专家组成国际专家委员会参与工作，为有关计划的研究和分析工作确定原则和规范。"港标"已公布了6册，为约200种中药材建立参考标准。

（颜 昊）

【第六届台北国际中医药学术论坛举行】 2014年3月15～16日，第六届台北国际中医药学术论坛在台湾大学医学院会议中心举行。大会以"传承、创新、全球化"为主题。来自13个国家和地区的中医药专家和中医药工作者共2200余人出席会议，共同讨论分享最新中医研究成果。

大会期间还举办了2014年中医药成果展，共有50余家学术团体和厂商参展，内容涵盖中医药图书、器械及研究成果等。

会议由台湾中医师公会联合会主办。

（秦 秋）

【台湾中国医药大学首招中兽医硕士】 2014年，台湾中国医药大学中兽医硕士学位筹备完成，首批录取5名医师。

中兽医硕士学位学程属中国医药大学中医学院，2013年台湾中国医药大学曾对外宣布，已经核准开办的中国医药大学中兽医硕士学位学程从2014年起招生。报考资格以大学院校毕业具有兽医学士学位并已执业的兽医师为主，课程设计整合兽医本科专业与中医药专业知识，两年内完成专业中兽医教育，毕业授予"中兽医学硕士（MTCM）"学位。

（王 成）

国
外
篇

【加拿大通过针灸师专业服务免税案】

2014 年 2 月 11 日,伴随着加拿大 2014 年预算案的正式出炉,对针灸师专业服务的销售税豁免亦获确定。这是针灸疗法在多个省份相继获得法律认可后,加拿大针灸界在争取针灸合法地位及针灸师合法利益方面取得的又一突破。

此前,按照加拿大相关规定,纳入各省公共医疗卫生方案的医疗服务项目免收省级销售税,且理疗师、牙医、护士、验光师、助产士等专业人士提供的专业医疗服务也享受免税政策。为争取注册针灸师的合法地位,让患者享受价格更加低廉的针灸服务,加拿大针灸中医协会联盟(由包括加拿大中医药针灸学会、卑诗省注册中医针灸师公会等世界针联会员在内的众多加拿大针灸中医团体组成)积极向相关部门请愿,要求针灸师的专业服务享受与西医医师服务同样的免税政策。在众多团体不断地努力下,请愿终获通过,并正式写入 2014 年预算案。该免税措施自 2014 年 2 月 12 日起生效。

(世界针联秘书处)

【欧盟批准中国与欧洲医疗保健解决方案】

2014 年初,"中国与欧洲医疗保健解决方案"(China and Europe Taking Care of Healthcare Solution,CHETCH)获欧盟委员会批准。这一研究项目由欧盟委员会第七研发框架资助,作为"玛丽·居里行动——国际研究人员交流计划"(IRSS)的一部分。项目旨在积极促进欧洲和中国之间的合作,调查医疗行业相互融合的机会。通过跨学科的方法,将全面分析国家和地方层面的政策、法律环境、医疗行为、医疗行业及相关企业合作和潜在的协同效应,进而促进中西医结合,加强中国和欧洲各国之间互惠互利的交流与合作。

世界针联会员欧洲中医基金会获得参与这个研究项目的资格。此外,参与者还有意大利和比利时的几家所大学,中国方面则有北京师范大学、华东政法大学、湖南大学、南京中医药大学和华南理工大学,共 5 所中国大学。

欧洲中医基金会会长拉蒙教授表示:"我们欧洲中医基金会作为世界针联的会员团体之一,20 多年来一直努力地推动中医针灸在西班牙乃至欧洲的发展,承蒙世针联的支持,使基金会在欧洲的中医针灸界占一席之地,也因此今天能与中国和欧洲几所大学并肩进行这项意义重大的科研计划工作。"

(世界针联秘书处)

【土库曼斯坦总统获北京中医药大学名誉教授称号】

2014 年 5 月 13 日,中国国务院副总理刘延东出席了在人民大会堂举行的授予土库曼斯坦总统别尔德穆哈梅多夫北京中医药大学名誉教授称号仪式。

刘延东表示,别尔德穆哈梅多夫总统是中国人民的好朋友,长期关心和推动两国关系发展,为中土友好合作事业做出重要贡献。作为土库曼斯坦国家最高领导人和卓有建树的医学专家,总统先生被授予北京中医药大学名誉教授称号,这充分体现了中国人民对土库曼斯坦人民的深情厚谊。希望双方以此为契机,扩大两国传统医药领域互学互鉴,加强人文交往,将中土世代友好的理念传承下去并不断发扬光大。

别尔德穆哈梅多夫表示,土中具有深厚的友好情谊。土方希望与中方加强医疗、教育等人文领域的交流,增进两国人民福祉,深化双方友谊。

(中新社北京 2014.5.13)

【泰国 3 所大学已开设中医相关专业】

据文化部网站消息,经泰国内务部审核及泰国卫生部中医执业管理委员会批准,泰国中医师总会成立,并于 2014 年 5 月 18 日举行就职典礼大会。

泰国中医师总会由原泰国中医总会和泰国中药协会合并而成,此举更好地整合了中医资源,有利于中医药事业在泰国的发展,造福广大华侨华人和泰国民众。

出席泰国中医师总会成立大会的泰国前副总理兼卫生部长、泰中友好协会会长功·塔帕兰西 14 年前在任卫生部长时颁发了中医营业许可证,并批准在全国的国立及私立医院设立中医科。由于得到泰国政府的支持,泰国中医事业发展势头良好,目前共有注册中医师 670 余人,有 3 家大学开设五年制的中医学科,源源不断地向泰国社会提供中医人才。

(中国新闻网)

【韩美共同研究探明针灸针减缓痛症的现象】

2014 年 5 月 23 日,韩国庆熙大学针灸经络科学研究中心的朴熙俊教授的研究小组与美国北卡罗来纳州大学教堂山分校(University of North Carolina at Chapel Hill,UNC)的朴宗辈教授的研究小组通过共同研究,探明了扎针时,皮肤通过生化学的变化,起到调节中枢痛症的重要作用。

两个研究小组通过动物试验,确认扎针时,皮肤表皮层和真皮层中,传达信息的因子细胞外调节蛋白激酶(extracellular regulated protein kinases,ERK)的活性有极其显著的提高。即针灸治疗的效果,该信息传达因子起到了重要作用。

介绍该研究结果的论文刊载于美国痛症学会杂志《Journal of Pain》5 月号上。

(韩国韩医新闻)

【第 67 届世界卫生大会通过我国提出的传统医学决议】

2014 年 5 月 24 日,在瑞士日内瓦召开的世卫组织第 67 届世界卫生大会,审议并通过了传统医学决议。该决议由我国在 1 月的世卫组织执委会提出,马来西亚、韩国等国联署。在本次大会的审议过程中,得到了澳大利亚、加拿大、美国、巴西、尼日利亚、印度等 31 个国家的发言支持。

决议敦促各成员国根据本国的实际情况,调整、采纳和实施《世卫组织 2014 ~ 2023 年传统医学战略》,并在此基础上制定本国传统医学规划或工作计划，决议要求世卫组织支持各国制定国家政策、标准和法规，加强能力建设，以发展传统医学。"战略"确定了：一、建立传统医学信息库，为制定国家政策提供支持；二、加强监管，保证传统医学产品及服务的质量、安全、适当使用和有效性；三、促进传统医学服务的全民覆盖等3项目标，以及今后10年发展的战略方向和战略行动。

出席本届世卫大会的中国代表团团长、国家卫生计生委副主任、国家中医药管理局局长王国强指出，世界卫生大会又一次通过传统医学决议意义重大，表明了未来一个时期各国政府在促进传统医学发展上的共识与行动。作为传统医学发展大国和本次决议案的发起国，我们要根据"战略"提出的目标，结合我国的国情，研究制订中医药发展的国家战略；进一步完善发展中医药的法律法规和政策机制，积极推进中医药法的立法进程；不断提高中医药的创新能力和服务能力，进一步发挥中医药在医改中的作用，促进中医药全民健康覆盖。同时更要重视开展中医药国际交流与合作，加强与世卫组织的合作力度，继续完成好国际疾病分类代码传统医学项目、传统医学临床科研和规范化培训等重点合作项目，积极促进传统医学与现代医学的相互学习、相互结合，推动传统医学在全球的发展。

本次决议成果是在全球传统医学不断发展、各国政府进一步关注和重视的背景下取得的，据世卫组织统计，过去10年中，制定传统医学政策的国家由25个增长为69个，制定草药监管法规的国家由65个增长到119个，制定传统医学服务提供者监管法规的国家已达到65个。

（朱海东）

【新西兰开放中医特殊工作签证】2014年，新西兰移民局开放中国特殊工作签证申请通道，向达到要求的中医医师、中餐厨师、汉语助教、

武术教练和导游提供最长可达3年的工作签证。

其中，中医医师限额200名，申请人必须在中国政府认定的机构学习中医专业至少3年，并获得相关高等教育学位。申请人可根据其现居住省份将申请递交至相应的新西兰签证申请中心，成功获得中国特殊工作签证的申请人在新西兰工作满3年离境后，如希望通过同一类型签证重返新西兰，需在新西兰境外待满3年，才有资格重新申请这一类型的签证。

（中国中医药报）

【墨西哥举办首届国际针灸师考试】当地时间2014年9月20日，由世界中医药学会联合会与墨西哥埃卡特佩克大学共同举办的"墨西哥首届国际针灸师职称考试"在墨西哥普埃布拉州埃卡特佩克大学举行，有超过60名墨西哥籍考生参加了此次考试。

本次针灸师考试负责人、世中联国际考试部主任高文柱表示，该组织已经在世界20多个国家举办了90场国际针灸医师考试。此次墨西哥首届国际针灸师职称考试不仅是历年世中联举办的境外考试中参加人数较多的一次，还是参试考生资质最高的一次。参加考试的考生70%以上为中医药学相关专业的研究生，还有不少人是大学的老师。墨西哥埃卡特佩克大学是国家公立的针灸本科大学，由公立大学牵头举办针灸师职称考试，在全球范围内尚属首次。

（国际在线）

【世界中联和世界针联在中医药国际传播与发展中作用凸显】2014年，总部设在中国的世界中医药学会联合会（世界中联）与世界针灸学会联合会（世界针联）两大国际学术组织在中医药国际传播与发展中的作用进一步凸显，各类会议异彩纷呈，学术交流十分活跃。由世界中联主办的"第十一届世界中医药大会"于2014年10月1~2日在俄罗斯圣彼得堡召

开，来自30多个国家和地区的近千名中医药专家、学者、企业代表，其中50%以上是俄罗斯及其他欧美国家代表，围绕"东方西方文化融合，共创未来医学模式"的大会主题，设6个分会场以中、英、俄3种语言进行深入研讨交流，对促进中医药在俄罗斯的发展起到了有力的推动作用；2014年11月1~2日，由世界针联和中国中医科学院主办的"2014世界针灸与结合医学大会"在美国休斯敦召开，来自42个国家和地区的800余名代表参会，围绕针灸机理研究、教育标准、立法及针灸的临床安全有效性等进行学术研讨，促进了中医针灸的国际化发展。

（国家中医药管理局国合司）

【美国华尔街日报突出报道中医药研究成果】2014年11月4日，美国《华尔街日报》用两个版面刊发了题为"古老疗法的新资料"的长篇报道。突出介绍了中国清华大学李梢教授课题组在中医药网络药理学和系统生物学方向上的有关成果，并在头版头条以"实验室中的东西方交融"为题做了推荐。该成果通过建立复杂生物系统的网络分析方法，发现慢性胃炎典型寒热证患者代谢与免疫分子网络失衡的特征、相关生物标志物和舌苔差异菌群，突破了中医客观化、微观化的难点，为中医药个体化诊疗提供了科学证据，为科学理解中医药特色内涵提供了一条新途径。该研究的有关方法学和应用研究结果在多家国际重要学术刊物发表，受到高度评价，并获得多项中国、美国发明专利。

（国家中医药管理局国合司）

【世界卫生组织就草药质量控制在香港举行第二次咨询会议】2014年11月17日，世界卫生组织在香港举行为期3天的会议，讨论及制定世界卫生组织草药质量控制的指南。

世界卫生组织草药品质控制第二次咨询会议由香港卫生署提供支

持。会议旨在落实世界卫生组织有关草药中选取草本成分作为质量控制的草案指南，以及讨论世界卫生组织另一份关于优良草药炮制规范的指南。

香港卫生署署长陈汉仪医生在开幕典礼上指出："草药在很多国家的预防和治疗疾病方面担当不可或缺的重要角色。在推广使用草药和将草药融入主流医疗体系的同时，各卫生当局同样需要关注草药的安全。质量控制至关重要。"

为保障公众健康，以及为中药发展作进一步贡献，陈汉仪医生表示，卫生署已于 2002 年开展"香港中药材标准计划"，经过 10 年的努力，已为 200 种中药材制定品质标准。

陈汉仪医生说："作为世界卫生组织传统医药合作中心，我们乐意与其他国家分享在传统医药上的知识和经验。"

卫生署中医药事务部于 2012 年获世界卫生组织指定为传统医药合作中心，是全球首家重点协助世界卫生组织制定传统医药政策、策略及规范管理标准的合作中心。

陈汉仪医生亦十分感谢世界卫生组织的领导及努力，协调各会员国就草药质量控制制定指南。

这次会议有超过 30 名分别来自世界卫生组织六大区域，即非洲、美洲、东地中海、欧洲、东南亚和西太平洋的国际专家以及香港本地专家参与。

（香港中医药管理委员会）

【智利举办首届"世界针灸周"系列活动】　2014 年 11 月 17 ~ 21 日，智利举办了首届"世界针灸周"系列活动，内容包括智利大学牙科系和圣地亚哥大学医学院的两场针灸讲座以及在 SAN RAMON、SAN JAOQUIN、MACUL 和 CALAMA 4 个社区医院的针灸义诊活动。20 位针灸师参与了本次活动，250 名患者接受了免费针灸治疗。

2013 年 11 月 1 日，在澳大利亚悉尼世界针联第八届会员大会上，与会代表正式达成共识，通过了将"世界针灸日"发展为"世界针灸周"的提案，即每年 11 月 16 ~ 22 日为"世界针灸周"。

（世针联）

【德国拜耳 36 亿吞并滇虹药业布局中药产业】　2014 年，德国拜耳以大幅超出业内估值的价格完成了对滇虹药业的整体收购，这也是继收购原东盛集团旗下的感冒药"白加黑"之后，德国拜耳再次大手笔收购国内药企。

据拜耳公布的数据显示，滇虹药业 2013 年的销售额为 1.23 亿欧元（约合人民币 9.44 亿元），本次收购拜耳斥资 36 亿元，收购包括滇虹药业在昆明、上海和成都的 4 个生产基地和一个研发中心。此前，业内曾依据滇虹药业 2013 年近 10 亿元销售额的业绩，预期估值应在 15 亿元左右。

此次并购滇虹药业主导方为拜耳全球，而非拜耳中国区。拜耳高层称，未来将会把滇虹药业在中药领域的专长与 2013 年收购的德国中草药制造商 Steigerwald 公司结合起来。

（中国经营报）

【美国《科学》杂志首次推出《中医专刊》介绍中医药研究进展】　2014 年 12 月 19 日，美国《科学》杂志（Science）首次推出《中医专刊》，刊出 8 篇论文，介绍中医药的研究进展。世界卫生组织总干事陈冯富珍博士（Margaret Chan, M. D）在该刊"前言"中表示"支持传统医学的整合和现代化"，认为"近四分之一的药物来自于天然药物，而其中许多药物的相关成分最早用于传统医药"。美国科学促进会主席（AAAS CEO）、《科学》杂志出品人莱斯纳·艾伦博士（Alan Leshner, Ph. D.）认为，"在传统医学与西方医学之间，我们也许能够发现一条中间道路，这条中间道路能够将二者结合起来造福人类"。由国际顶尖级学术刊物推出中医专刊，向世界全面推介中医药，这对世界中医药

和传统医学发展具有十分重要的意义。

（国家中医药管理局国合司）

【2020 年欧洲补充与替代医学研究发展蓝图】　2014 年，欧洲一项由多个国家合作完成的研究描绘了 2020 年欧洲补充与替代医学（CAM）研究发展蓝图。其主要结果表明，欧洲国家之间 CAM 的定义和法律法规方面异质性非常明显。此外，公民对于 CAM 的需求和态度，以及使用和提供的 CAM 服务，在不同国家之间有显著差别。在研究方法上，CAM 的研究人员达成共识，认为应该利用所有普遍接受的科学研究方法，尽最大努力将这些方法结合在一起形成一个混合的方法框架。

本文提出了 6 个核心的 CAM 研究领域，进行调查后获得 CAM 基础知识库，并允许利益相关者跟踪最新进展。这 6 个领域包括：

（1）欧洲 CAM 分布情况调查：回顾表明，关于欧洲人在何种情况下会采用 CAM，本文所知不多。关于当前使用情况的清晰图景，对于建立一个共同的欧洲战略方针，是最重要的。

（2）公民对 CAM 的态度和需求差异的研究：公民推动 CAM 的使用。在未来 CAM 研究中，一个必须优先考虑的关键问题是公民对 CAM 的需求和看法，同时，必须研究和处理他们的利益。

（3）CAM 的安全性研究：对于欧洲公民来说，关键问题是安全。人们认为 CAM 是安全的，但是缺乏可靠的数据，为了评估 CAM 的风险和成本效益比，这些数据正是迫切需要的。

（4）CAM 的疗效比较研究：每个人都想知道在什么情况下使用 CAM。因此，本文建议，在现实世界中将 CAM 作为一个附加的或替代的治疗策略，并在对 CAM 的整体有效性进行评估的基础上，明确强调是否推荐使用。

（5）研究环境和意愿的影响：必须调查环境与意愿的影响对 CAM

治疗效果所产生的作用，这可能是有意义的。

（6）不同 CAM 保健模式的一体化研究：整个欧洲，各国不同的 CAM 保健模式被集成到传统医学模式下，各有各自的优势和局限性。应该描述并评价这些模式，并创建新的 CAM 保健模式，在该模式下，卫生保健系统可提供 CAM 服务，并专注于 CAM 研究。

该研究发表于 INTEGRATIVE & COMPLEMENTARY MEDICINE 杂志，2014 年 21 卷第 2 期。

（国家中医药管理局国合司）

附录篇

一、2014 年国家中医药管理局联合印发文件

【2014 年国家中医药管理局部分联合印发文件一览表】

文　号	文　件　名	发文日期
国中医药医政发〔2014〕2 号	关于盲人医疗按摩人员执业备案有关问题的通知	2014 年 1 月 21 日
国卫医发〔2014〕7 号	国家卫生计生委、国家中医药管理局关于进一步深化城乡医院对口支援工作的意见	2014 年 2 月 9 日
国中医药办医政函〔2014〕33 号	国家卫生计生委办公厅、国家中医药管理局办公室关于确定人感染H7N9 禽流感定点收治中医医院的通知	2014 年 2 月 13 日
国卫办监督发〔2014〕16 号	关于做好进一步整顿医疗秩序打击非法行医专项行动深入巩固阶段工作的通知	2014 年 2 月 20 日
旅办发〔2014〕43 号	国家旅游局办公室、国家中医药管理局办公室关于印发《国家旅游局、国家中医药管理局关于推进中医药健康旅游发展的合作协议》的通知	2014 年 2 月 28 日
国中医药办医政发〔2014〕8 号	关于公布 2013 年全国综合医院中医药工作示范单位名单的通知	2014 年 3 月 7 日
国卫办医函〔2014〕262 号	关于成立城乡医院对口支援工作领导小组的通知	2014 年 3 月 27 日
国卫药政发〔2014〕14 号	关于印发做好常用低价药品供应保障工作意见的通知	2014 年 4 月 1 日
国卫办发〔2014〕18 号	关于在卫生计生工作中进一步加强中医药工作的意见	2014 年 4 月 22 日
国中医药办发〔2014〕15 号	关于发布《中国公民中医养生保健素养》的公告	2014 年 5 月 16 日
国卫药政发〔2014〕29 号	关于保障儿童用药的若干意见	2014 年 5 月 21 日
国中医药办国际发〔2014〕21 号	关于公布首批中医药服务贸易先行先试骨干企业（机构）建设名录的通知	2014 年 5 月 29 日
国中医药办国际发〔2014〕22 号	关于公布首批中医药服务贸易先行先试重点区域建设名录的通知	2014 年 5 月 30 日
国卫基层发〔2014〕33 号	关于印发《村卫生室管理办法（试行）》的通知	2014 年 6 月 3 日
国中医药医政发〔2014〕17 号	国家中医药管理局、国家卫生计生委、人力资源社会保障部、国家食品药品监管总局关于开展基层中医药服务能力提升工程督查评估工作的通知	2014 年 6 月 16 日
教研〔2014〕2 号	教育部等六部门关于医教协同深化临床医学人才培养改革的意见	2014 年 6 月 30 日
国卫医发〔2014〕42 号	关于加强医疗责任保险工作的意见	2014 年 7 月 9 日
国卫财务发〔2014〕45 号	关于印发扎实推进农村卫生和计划生育扶贫工作实施方案的通知	2014 年 7 月 17 日
国卫医函〔2014〕244 号	关于开展设立外资独资医院试点工作的通知	2014 年 7 月 25 日
国卫监督发〔2014〕47 号	关于加强卫生计生系统商业贿赂共防共治工作的意见	2014 年 7 月 31 日
国卫医发〔2014〕48 号	关于印发全面提升县级医院综合能力工作方案的通知	2014 年 8 月 7 日

（续表）

文　号	文　件　名	发文日期
人社部发〔2014〕55 号	人力资源社会保障部、国家卫生计生委、国家中医药管理局关于表彰第二届国医大师的决定	2014 年 8 月 19 日
国卫科教发〔2014〕52 号	关于印发医学科研诚信和相关行为规范的通知	2014 年 8 月 28 日
国卫办医函〔2014〕790 号	关于开展 2014 年"服务百姓健康行动"全国大型义诊活动周的通知	2014 年 9 月 1 日
国卫基层函〔2014〕321 号	国家卫生计生委关于做好 2014 年国家基本公共卫生服务项目工作的通知	2014 年 9 月 19 日
国中医药办新函〔2014〕167 号	国家中医药管理局办公室、国家卫生计生委办公厅关于联合开展 2014 年中国公民中医养生保健素养调查的通知	2014 年 10 月 8 日
国中医药办医政发〔2014〕38 号	关于开展综合医院中医药工作专项推进行动的通知	2014 年 10 月 15 日
国卫医发〔2014〕80 号	关于印发医疗卫生机构开展临床研究项目管理办法的通知	2014 年 10 月 16 日
国卫医发〔2014〕86 号	关于印发推进和规范医师多点执业的若干意见的通知	2014 年 11 月 5 日
教研厅函〔2014〕5 号	教育部办公厅、国家卫生计生委办公厅、国家中医药管理局办公室关于召开医教协同深化临床医学人才培养改革工作推进会的通知	2014 年 11 月 14 日
国卫纠发〔2014〕1 号	关于印发《加强医疗卫生机构统方管理的规定》的通知	2014 年 11 月 20 日
国中医药办医政函〔2014〕187 号	关于做好 2014 年全国综合医院、妇幼保健机构中医药工作示范单位申报评估工作的通知	2014 年 11 月 26 日
国中医药人教发〔2014〕25 号	关于印发《中医住院医师规范化培训实施办法（试行）》等文件的通知	2014 年 12 月 1 日
教高〔2014〕7 号	教育部、国家卫生计生委、国家中医药管理局关于规范医学类专业办学的通知	2014 年 12 月 22 日
国卫科教函〔2014〕434 号	关于做好住院医师规范化培训基地有关工作的通知	2014 年 12 月 25 日

二、2014 年国家中医药管理局印发文件

【2014 年国家中医药管理局部分印发文件一览表】

文　号	文　件　名	发文时间
国中医药法监函〔2014〕2 号	国家中医药管理局关于下达公共卫生专项资金中医标准应用评级项目立项计划的通知	2014 年 1 月 3 日
国中医药办国际函〔2014〕4 号	国家中医药管理局办公室关于同意成立传统医学国际疾病分类研究与服务评价中心的复函	2014 年 1 月 9 日
国中医药办科技函〔2014〕9 号	国家中医药管理局办公室关于变更生物物种资源保护部际联席会议成员的函	2014 年 1 月 15 日
国中医药办科技函〔2014〕10 号	国家中医药管理局办公室关于变更战略性新兴产业发展部际联席会议成员的函	2014 年 1 月 15 日
国中医药规财发〔2014〕1 号	国家中医药管理局关于印发《国家中医药管理局机关会议费管理实施细则》的通知	2014 年 1 月 20 日

（续表）

文 号	文 件 名	发文日期
国中医药办医政函〔2014〕19 号	国家中医药管理局办公室关于做好人感染 H7N9 禽流感疫情中医药防控工作的通知	2014 年 1 月 26 日
国中医药机党函〔2014〕8 号	国家中医药管理局 2013 年惩治和预防腐败体系建设检查情况通报	2014 年 1 月 27 日
国中医药医政发〔2014〕3 号	国家中医药管理局关于印发《中医医院"治未病"科建设与管理指南（修订版）》的通知	2014 年 1 月 28 日
国中医药规财函〔2014〕11 号	国家中医药管理局关于成立弘德人合（北京）中医药科技发展有限公司的复函	2014 年 1 月 28 日
国中医药办医政发〔2014〕1 号	国家中医药管理局办公室关于印发《国家中医"治未病"重点专科建设要求（2014 版）》的通知	2014 年 1 月 28 日
国中医药法监发〔2014〕4 号	国家中医药管理局关于印发 2014 年中医药工作要点的通知	2014 年 1 月 30 日
国中医药办医政发〔2014〕2 号	国家中医药管理局办公室关于印发《人感染 H7N9 禽流感中医医疗救治专家共识（2014 版）》的通知	2014 年 2 月 14 日
国中医药办科技发〔2014〕3 号	国家中医药管理局办公室关于印发 2014 年中药资源普查试点工作要点的通知	2014 年 2 月 17 日
国中医药科技函〔2014〕13 号	国家中医药管理局关于成立中医药健康服务模式与重点研究室的通知	2014 年 2 月 19 日
国中医药办秘函〔2014〕37 号	国家中医药管理局办公室关于进一步提高中医药专题报告质量的通知	2014 年 2 月 24 日
国中医药办科技函〔2014〕38 号	国家中医药管理局办公室关于支持上海中医健康服务协同创新中心建设的函	2014 年 2 月 24 日
国中医药法监发〔2014〕5 号	关于印发《国家中医药管理局规范性文件管理办法》的通知	2014 年 2 月 25 日
国中医药科技函〔2014〕14 号	国家中医药管理局关于商请支持开展全国中药资源普查试点工作的函	2014 年 2 月 26 日
国中医药办秘发〔2014〕4 号	国家中医药管理局办公室关于 2014 年中医药重点工作任务及其分工的通知	2014 年 3 月 4 日
国中医药办科技发〔2014〕5 号	国家中医药管理局办公室关于印发 2014 年国家中医临床研究基地建设工作要点的通知	2014 年 3 月 7 日
国中医药办秘发〔2014〕6 号	国家中医药管理局办公室关于印发《国家中医药管理局 2014 年扶贫开发与对口支援工作方案及任务分工》的通知	2014 年 3 月 7 日
国中医药办新发〔2014〕7 号	国家中医药管理局办公室关于印发《健康教育中医药基本内容》的通知	2014 年 3 月 7 日
国中医药办法监函〔2014〕48 号	关于印发《国家中医药管理局规范性文件清理工作方案》的通知	2014 年 3 月 12 日
国中医药法监函〔2014〕18 号	关于印发《国家中医药管理局 2014 年规范性文件制修订计划》的通知	2014 年 3 月 14 日
国中医药规财函〔2014〕17 号	国家中医药管理局关于申请调整 2013 年国家临床重点专科（中医专业）建设项目的函	2014 年 3 月 17 日
国中医药办法监发〔2014〕9 号	关于打击非法行医专项行动中有关中医监督问题的批复	2014 年 3 月 18 日
国中医药办秘发〔2014〕10 号	国家中医药管理局办公室关于印发局机关 2014 年会议计划的通知	2014 年 3 月 20 日

（续表）

文　号	文　件　名	发文日期
国中医药人教发〔2014〕6号	国家中医药管理局关于嘉奖2013年度优秀公务员的决定	2014年3月21日
国中医药人教发〔2014〕7号	国家中医药管理局关于表彰2013年度考核优秀等次局管干部的决定	2014年3月21日
国中医药人教发〔2014〕8号	国家中医药管理局关于杨友群等5位同志记三等功的决定	2014年3月21日
国中医药法监函〔2014〕20号	国家中医药管理局关于《道地药材种子种苗标准》16个项目申报国家标准立项的函	2014年3月24日
国中医药办科技发〔2014〕11号	国家中医药管理局办公室关于成立道地药材国家重点实验室培育基地建设领导小组的通知	2014年3月27日
国中医药办医政发〔2014〕12号	国家中医药管理局办公室关于印发2014年全国中医医政工作要点的通知	2014年3月31日
国中医药办秘函〔2014〕61号	国家中医药管理局办公室关于印发贯彻2014年卫生计生工作要点责任分工的通知	2014年4月1日
国中医药办新函〔2014〕66号	国家中医药管理局办公室关于开展2014年出版物质量专项检查活动的通知	2014年4月14日
国中医药办国际发〔2014〕13号	国家中医药管理局办公室关于印发国际标准化组织/中医药技术委员会（ISO/TC249）工作组（WG）第一批中方依托单位组成方案和工作方案的通知	2014年4月15日
国中医药办科技函〔2014〕68号	国家中医药管理局办公室关于建议调整重大新药创制科技重大专项实施管理办公室副主任的函	2014年4月15日
国中医药科技函〔2014〕26号	国家中医药管理局关于下达部分重点研究室建设项目计划的通知	2014年4月16日
国中医药办信发〔2014〕14号	国家中医药管理局办公室关于表彰2013年"两会"办理工作优秀复文、个人和集体的决定	2014年4月16日
国中医药办函〔2014〕36号	国家中医药管理局关于确定石家庄市中医院、河北省内丘扁鹊庙为全国中医药文化宣传教育基地的通知	2014年4月17日
国中医药办函〔2014〕37号	国家中医药管理局关于确定辽宁中医药大学博物馆为全国中医药文化宣传教育基地的通知	2014年4月17日
国中医药办信函〔2014〕70号	国家中医药管理局办公室关于办理人大代表建议和政协委员提案的通知	2014年4月18日
国中医药规财发〔2014〕9号	国家中医药管理局关于印发2014年中医药全国性专款预算细化方案的通知	2014年4月23日
国中医药科技发〔2014〕10号	国家中医药管理局关于下达2014年度中医药行业科研专项项目批复的通知	2014年4月24日
国中医药机党发〔2014〕11号	关于在深入开展第二批党的群众路线教育实践活动中做好有关工作的通知	2014年4月25日
国中医药办发〔2014〕12号	关于印发《国家中医药管理局深化改革总体思路及2014年工作方案》的通知	2014年4月30日
国中医药办秘发〔2014〕15号	国家中医药管理局办公室关于关于贯彻落实《关于在卫生计生工作中进一步加强中医药工作的意见》的通知	2014年4月30日
国中医药办秘发〔2014〕16号	国家中医药管理局办公室关于成立国家中医药管理局深化改革领导小组的通知	2014年4月30日
国中医药办医政函〔2014〕79号	国家中医药管理局办公室关于调整局深化医药卫生体制改革工作领导小组和办公室组成人员的通知	2014年4月30日
国中医药办综函〔2014〕80号	国家中医药管理局办公室关于落实国内公务接待管理规定的通知	2014年5月4日

（续表）

文 号	文 件 名	发文日期
国中医药办发〔2014〕13 号	国家中医药管理局关于在党的群众路线教育实践活动中深入开展"中医中药中国行——进乡村·进社区·进家庭"活动的通知	2014 年 5 月 5 日
国中医药办科技函〔2014〕84 号	国家中医药管理局办公室关于印发中药资源普查试点工作综合调研督导方案的通知	2014 年 5 月 12 日
国中医药办 15 号	关于发布《中国公民中医养生保健素养》的公告	2014 年 5 月 16 日
国中医药办科技函〔2014〕87 号	国家中医药管理局办公室关于增补国家中医临床研究基地业务建设督导组成员的通知	2014 年 5 月 17 日
国中医药办函〔2014〕47 号	国家中医药管理局关于中国中医药报社申请将《中外健康文摘》该刊为《养生中国》的复函	2014 年 5 月 26 日
国中医药办新函〔2014〕90 号	国家中医药管理局办公室关于开展局主管在京学术期刊初步认定工作的通知	2014 年 5 月 26 日
国中医药人教发〔2014〕16 号	国家中医药管理局关于公布首批中医住院医师、全科医生规范化培训（培养）基地的通知	2014 年 5 月 27 日
国中医药办秘函〔2014〕95 号	国家中医药管理局办公室关于落实《政府工作报告》重点工作分工的通知	2014 年 5 月 28 日
国中医药办规财函〔2014〕96 号	国家中医药管理局办公室关于召开中医药健康服务发展规划（2015～2020 年）编制工作研讨会的函	2014 年 5 月 29 日
国中医药办医政发〔2014〕20 号	国家中医药管理局办公室关于印发深化医药卫生体制改革 2014 年重点工作任务司办分工的通知	2014 年 6 月 4 日
国中医药办医政发〔2014〕23 号	国家中医药管理局办公室关于印发人感染 H7N9 禽流感防控应急预案实施办法的通知	2014 年 6 月 6 日
国中医药办医政发〔2014〕24 号	国家中医药管理局办公室关于做好人感染 H7N9 禽流感防控应急预案落实工作的通知	2014 年 6 月 6 日
国中医药人教发〔2014〕18 号	关于调整局办公室、人事教育司、科技司内设处室及职责的通知	2014 年 6 月 16 日
国中医药办函〔2014〕56 号	国家中医药管理局关于同意将《中外健康文摘》杂志变更为《中医健康养生》杂志的复函	2014 年 6 月 19 日
国中医药办医政函〔2014〕109 号	国家中医药管理局办公室关于推荐中医诊疗模式创新试点单位的通知	2014 年 6 月 26 日
国中医药医政函〔2014〕59 号	国家中医药管理局关于确定 2014 年中医"治未病"服务能力建设项目单位的通知	2014 年 6 月 27 日
国中医药办函〔2014〕60 号	国家中医药管理局关于确定云南省砚山县中医医院为全国中医药文化宣传教育基地的通知	2014 年 6 月 30 日
国中医药办函〔2014〕61 号	国家中医药管理局关于确定万好药博园为全国中医药文化宣传教育基地的通知	2014 年 6 月 30 日
国中医药办医政函〔2014〕113 号	国家中医药管理局办公室关于切实做好基层中医药服务能力提升工程督查评估工作的通知	2014 年 6 月 30 日
国中医药办医政函〔2014〕114 号	关于召开基层中医药服务能力提升工程推进工作会议的通知	2014 年 6 月 30 日
国中医药人教函〔2014〕65 号	关于公布第二届国医大师评审专家名单的通知	2014 年 7 月 7 日
国中医药办医政发〔2014〕25 号	国家中医药管理局办公室关于做好三级中医医院持续改进检查评估工作的通知	2014 年 7 月 8 日
国中医药办科技函〔2014〕124 号	国家中医药管理局办公室关于调整重大新药创制科技重大专项领导小组办公室成员的函	2014 年 7 月 16 日

（续表）

文　号	文　件　名	发文日期
国中医药办信函〔2014〕127号	国家中医药管理局办公室关于调整2014卷《中国中医药年鉴》（学术卷）编辑委员会成员的函	2014年7月17日
国中医药办新函〔2014〕134号	国家中医药管理局办公室关于推荐全国中医药文化宣传教育基地建设单位的通知	2014年8月12日
国中医药办发〔2014〕19号	国家中医药管理局关于进一步推进国家中医药综合改革试验区工作的指导意见	2014年8月14日
国中医药办医政函〔2014〕137号	国家中医药管理局办公室关于调整局深化医药卫生体制改革工作领导小组办公室副主任的通知	2014年8月14日
国中医药办法监发〔2014〕31号	关于印发《国家中医药管理局落实2014年卫生计生立法计划任务分工》的通知	2014年8月18日
国中医药办人教函〔2014〕141号	国家中医药管理局办公室关于开展中药特色技术传承人才培训项目培养对象选拔工作的通知	2014年8月19日
国中医药人教发〔2014〕20号	国家中医药管理局关于确定2014年全国名老中医药专家传承工作室建设项目专家名单的通知	2014年8月25日
国中医药办科技发〔2014〕32号	国家中医药管理局办公室关于印发中医药治疗埃博拉出血热专家指导意见（第一版）的通知	2014年8月26日
国中医药人教函〔2014〕143号	国家中医药管理局关于组织开展全国名老中医药专家传承工作室建设项目评估验收及第五批全国老中医药专家学术经验继承中期检查督导工作的通知	2014年8月28日
国中医药规财函〔2014〕146号	国家中医药管理局关于进一步做好2014年中医药部门公共卫生服务补助资金项目工作的通知	2014年9月2日
国中医药医政发〔2014〕21号	国家中医药管理局关于调整突发公共事件中医药应急工作领导小组和工作组成员及职责的通知	2014年9月3日
国中医药人教函〔2014〕150号	国家中医药管理局关于同意作为中国中药协会业务主管部门的函	2014年9月12日
国中医药办医政发〔2014〕34号	国家中医药管理局办公室关于调整中医药防治艾滋病工作领导小组及办公室组成员、工作职责、工作规则的通知	2014年9月20日
国中医药办医政发〔2014〕35号	国家中医药管理局办公室关于中医药防治艾滋近期重点工作安排的通知	2014年9月22日
国中医药办人教函〔2014〕159号	国家中医药管理局办公室关于印发全国中医护理骨干人才培训项目实施方案的通知	2014年9月22日
国中医药人教函〔2014〕157号	关于中国中西医结合学会换届及理事会候选人建议人选的批复	2014年9月23日
国中医药办发〔2014〕22号	关于成立国家中医药管理局中医药改革发展专家咨询委员会的通知	2014年9月26日
国中医药办医政函〔2014〕155号	国家中医药管理局办公室关于印发《县级公立医院综合改革试点工作司办责任分工》的通知	2014年9月30日
国中医药办函〔2014〕168号	国家中医药管理局关于确定湖北省黄冈市中医医院为全国中医药文化宣传教育基地的通知	2014年10月15日
国中医药办发〔2014〕23号	关于进一步加强局机关及直属单位档案工作的意见	2014年10月15日
国中医药规财发〔2014〕24号	关于印发国家中医药管理局预算管理单位国有资产处置管理暂行办法的通知	2014年10月24日
国中医药人教函〔2014〕181号	国家中医药管理局关于公布全国中药特色技术传承人才培训项目培养对象名单的通知	2014年10月29日
国中医药办人教发〔2014〕39号	国家中医药管理局办公室关于印发全国中药特色技术传承人才培训项目实施方案及管理办法的通知	2014年10月31日

（续表）

文 号	文 件 名	发文日期
国中医药办函〔2014〕184 号	国家中医药管理局关于确定山西中医学院附属医院、山西中医药博物馆为全国中医药文化宣传教育基地的通知	2014 年 11 月 3 日
国中医药办规财发〔2014〕40 号	国家中医药管理局办公室关于印发局机关差旅费管理实施细则的通知	2014 年 11 月 4 日
国中医药办医政函〔2014〕204 号	国家中医药管理局办公室关于推荐中医优势病种定价支付改革和中医药与养老服务结合试点地区的通知	2014 年 11 月 21 日
国中医药办医政发〔2014〕41 号	国家中医药管理局办公室关于确定 2014 年中医药骨伤特色救治能力建设	2014 年 11 月 25 日
国中医药科技发〔2014〕26 号	国家中医药管理局关于批复成立中国中医科学院广东分院的通知	2014 年 11 月 26 日
国中医药办医政函〔2014〕187 号	关于做好 2014 年全国综合医院、妇幼保健机构中医药工作示范单位申报评估工作的通知	2014 年 11 月 26 日
国中医药科技发〔2014〕27 号	关于同意在浙江中医药大学建立国家中医药管理局中医风湿病协同创新中心的批复	2014 年 11 月 27 日
国中医药人教发〔2014〕25 号	关于印发《中医住院医师规范化培训实施办法（试行）》等文件的通知	2014 年 12 月 1 日
国中医药办秘函〔2014〕219 号	国家中医药管理局办公室关于召开国家中医药管理局中医药改革发展专家咨询委员会第一次全体会议和第三届国家中医药改革发展上海论坛的通知	2014 年 12 月 2 日
国中医药人教函〔2014〕193 号	国家中医药管理局办公室关于公布国家中医药优势特色教育培训基地（中药、中医护理）的通知	2014 年 12 月 3 日
国中医药办医政函〔2014〕221 号	国家中医药管理局办公室关于开展"十三五"医改规划编制中医药相关政策研究的通知	2014 年 12 月 4 日
国中医药办新函〔2014〕225 号	关于公布第五批国家中医药管理局中医药文化科普巡讲团成员名单的通知	2014 年 12 月 8 日
国中医药办函〔2014〕194 号	国家中医药管理局关于确定甘肃省灵台县皇甫谧文化园、甘肃岐伯文化园为全国中医药文化宣传教育基地的通知	2014 年 12 月 9 日
国中医药办医政函〔2014〕230 号	国家中医药管理局办公室关于同意吉林中医肝胆医院和四平市传染病医院为使用赛加羚羊、穿山甲、稀有蛇类原材料定点中医医院的通知	2014 年 12 月 12 日
国中医药规财发〔2014〕28 号	关于印发国家中医药管理局委托办事经费管理暂行办法的通知	2014 年 12 月 17 日
国中医药规财函〔2014〕201 号	国家中医药管理局关于下达中药复方新药开发国家工程研究中心创新能力建设项目的通知	2014 年 12 月 17 日
国中医药规财发〔2014〕29 号	国家中医药管理局关于印发援藏工作协议书的通知	2014 年 12 月 22 日
国中医药人教函〔2014〕207 号	国家中医药管理局关于支持泸州医学院更名为四川医科大学的函	2014 年 12 月 22 日
国中医药办人教函〔2014〕244 号	国家中医药管理局办公室关于公布全国中医护理骨干人才培训项目培训对象名单的通知	2014 年 12 月 25 日
国中医药办函〔2014〕215 号	国家中医药管理局关于确定陕西中医学院医史博物馆、陕西中医学院附属医院、药王山孙思邈故里为全国中医药文化宣传教育基地的通知	2014 年 12 月 29 日

以质取胜推动自我创新 加速融入世界医药市场
扬子江:打造中国医药优秀品牌

中国医药行业正大步迈入品牌竞争的新时代，扬子江药业要立足国内、面向世界，与国际主流市场接轨，打造一条自我发展、自我创新的品牌强企之路。

月月都是"质量月"，全员为品牌加分

2014年2月，省政府正式公布了2013年度江苏省质量奖获奖名单，扬子江药业获得"江苏省质量奖"。

扬子江药业坚持把全员全过程质量管控作为品牌建设的一大着力点，严把药品研发、采购、生产、放行、储存、售后六道质量关，并建立了一整套高于法定标准的内控标准。扬子江药业每年3月和9月开展两次"全员质量月"活动，系统排查存在问题，不断持续改进，以"药害事件"为案例，警示全体员工牢固树立质量意识，确立各种剂型标杆模式，迎头追赶标杆企业，至今已连续开展了16年。

扬子江人的高质量追求，不仅赢得了用户青睐，也引起国家药检权威机构的关注。中国食品药品检定研究院自2008年9月决定将其化学药生产实训基地放在"扬子江"后，已分11批次安排中检院检验技术人员89人次轮流到企业实习锻炼。

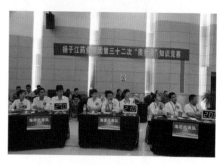

集团组织丰富多彩的质量月活动

以质取胜品牌至上，大步领跑中国医药板块

中国化学制药工业百强榜2014年11月底新鲜出炉，扬子江药业名列百强榜首。就在此前举行的中华中医药学会科学技术奖颁奖大会上，扬子江的拳头产品苏黄止咳胶囊荣获中华中医药学会科学技术奖一等奖。

技术创新是品牌的基石，品牌含量实质上就是科技含量。扬子江药业先后在生产、科研、质量一线成立了100多个质量管理（QC）小组，至今累计完成600多个课题攻关。在2014年7月举行的全国医药行业QC小组成果发表会上，扬子江药业以荣获92项质量管理成果一等奖的骄人业绩，蝉联全国医药行业QC成果一等奖"十连冠"。

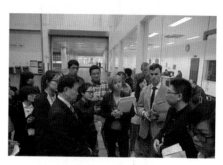

欧盟检查官进行银杏叶片检查

"中国产品质量用户满意第一品牌""全国医生推荐用药""国家中药保护品种""中国高新技术产品""中国中药名牌产品"近年来正把"扬子江"的品牌优势推向全国。如今，在全国县级以上1.7万余家医院中，80%以上的医院及药店在使用扬子江"护佑"牌药品。

规范化管理"不抄近道"，抽检合格率连年百分百

2014年9月24日，由国家食药监总局主办的"老味道、老故事、老品牌——坚守诚信的力量"研讨会在京举行，扬子江药业的品质得到与会者一致赞誉。

扬子江药业一直把规范管理、诚信经营作为企业生命线，随着企业加速迈向"中国顶尖、世界有名"的国际化药企，以及在北京、上海、广州、南京、四川、苏州、常州等地相继建成十多家子公司，一整套与之相适应的集团化大质量管理体系正在逐步完善。

多年来，扬子江药业保持了各级药监部门质量抽检合格率百分之百，3个车间通过欧盟GMP认证。扬子江药业集团还通过马德里体系注册国际商标，其领军品牌"护佑"商标已在45个国家和地区注册为国际商标。更值得一提的是，集团正在实施的"银杏叶提取物和银杏叶片欧盟注册项目"已取得实质性进展，将为扬子江中药产品进军欧盟市场打开新通道。

站在更高的起点上，"扬子江人正以积极主动的姿态融入世界医药市场，倾力打造民族医药最强品牌和国际知名品牌，我们对质量品牌的追求永远没有终点！"

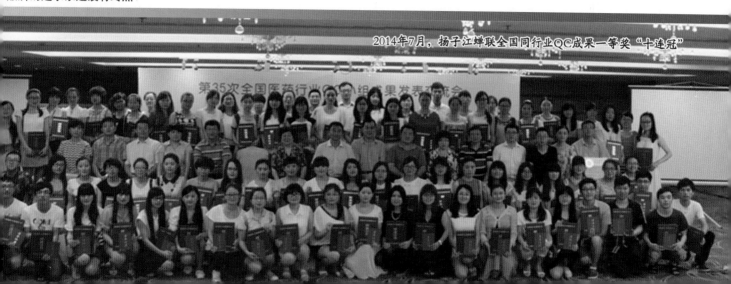

2014年7月，扬子江蝉联全国同行业QC成果一等奖"十连冠"

管氏针灸医学流派

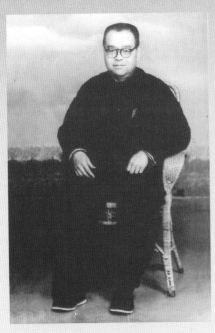

名老中医管正斋

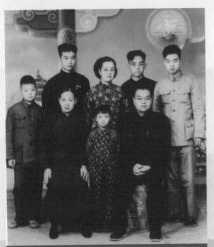

管氏针灸学术流派第三代、第四代传人合影

管氏针灸五代相传。第一代管家岱（1844-1912），山东省高密县人，中医师，擅长针灸医学，管氏针灸开山鼻祖。第二代管庆鑫（1864-1939），齐鲁名医，擅长针灸、中医内科、妇儿科，主要在高密，济南等地行医。管氏针灸第三代传人管正斋，主任医师，教授，著名针灸学家，出身中医世家，北京大学毕业，公派留学日本。20世纪30年代管正斋曾为"中国针灸学研究社"创建人之一。建国后，他先后担任云南中医进修学校、云南省"西医学习中医研究班"、云南省中医研究班教师；受聘于云南中医学院，担任《内经》《针灸学》教学，对经络辨证、针刺手法、舌针、耳针、过梁针、子午流注、灵龟八法等均有创新和发展，奠定了管氏针灸学术流派的理论基础。管氏针灸第四代传人管遵惠、管遵信，继承和发展了管氏针灸学术流派的理论，创新和发展了管氏特殊针法，完善了管氏针灸医学流派的学术思想，提炼和践行了管氏针灸的传承理念，形成了学术特点鲜明的管氏特殊针法学术流派。2012年11月28日，国家中医药管理局公布了第一批全国中医学术流派传承工作室建设单位名单，昆明市中医医院承建的"管氏特殊针法学术流派传承工作室"，是全国首批64家中医学术流派之一。

一. 管氏特殊针法学术流派学术思想

继承传统针灸，遵循经络辨证，传承经典理论，创新特殊针法。

继承传统针灸：针灸临床强调辨证论治，规范配穴处方，重视传统针刺手法。管正斋先生撰写了针灸配穴方法论、针灸配穴成方等论文，确定了针灸施治法则、针灸处方原则；总结了针灸取穴规律，制定了16种针灸配穴法，成为管氏针灸学术流派针灸临床配穴处方准绳。

遵循经络辨证：管正斋先生擅长经络辨证，其论文《经络辨证针灸法述要》在国内和日本连载发表。学术传承人继承和发展了经络辨证理论，出版了《管氏针灸经络辨证针灸法》学术专著，作为管氏针灸学术流派针灸临床圭臬。

传承经典理论：学习钻研《内经》《难经》《易经》等经典著作，在理论阐发和针灸临床中传承发展。管正斋先生在《内经》针刺手法的基础上，继承和发展家传针灸手法；形成了独具特色的管氏针刺手法，主要包括：管氏下针十法、管氏乾坤刺法、管氏初级补泻手法、管氏高级补泻手法、管氏特殊补泻手法等。管氏用谙练的《易经》理论，对灵龟八法作了精辟的阐发，制作了《灵龟八法六十甲子逐日对时开穴表》，使初学者执简驭繁，易于应用；绘制了五环子午流注环周图，填充了徐氏子午流注纳甲法中的闭穴，使子午流注针法更臻完善。

创新特殊针法：针灸临床，在经络辨证的前提下，因人、因病、因证、因时、因地制宜，采用特殊针法。管氏针灸学术流派特色技术主要有管氏舌针、管氏耳针、管氏过梁针、热针疗法、蜂针疗法、灵龟八法、管氏子午流注针法等。

二. 管氏特殊针法学术流派传承理念

管氏特殊针法学术流派传承理念概括为"理""法""意"。

"理"：认真学习，全面继承，深入研究中医针灸经典著作，掌握和熟悉中医基础理论，通晓医理，是传承、发展中医之"根"。

"法"：在继承前人中医治疗方术的基础上，发展和创新中医针灸的治疗方法，不断提高临床疗效，是传承、发展中医之"魂"。

"意"：医者意也。"善于用意，即为良医"。意会、感悟是传承发展中医，弘扬管氏针灸之"神"。

三．提炼管氏特殊针法学术流派特色诊疗技术

1. 管氏舌针疗法

舌针疗法是管正斋老中医根据《内经》舌与脏腑经络关系的理论，结合祖传针法和自己数十年的临床经验，创立的一种特殊针法。嫡系传人管遵惠教授，继承和发展了舌针理论，通过针灸临床的实践与推广，形成了比较完整的管氏舌针灸学术体系。

2. 管氏热针疗法

运用GZH型热针仪针灸治疗的方法称为管氏热针疗法。

GZH型热针电针综合治疗仪能根据治疗需要提高并控制针体的温度，使整个针身发热均匀，温度始终保持恒定；起到针刺、灸疗、温针灸、火针、电针等综合治疗效应。

"GZH型热针仪治疗腰椎间盘突出症技术"遴选为国家中医药管理局第四批中医临床适宜技术推广计划项目。

3. 蜂针经穴疗法

首次将蜜蜂螫刺与中医针灸理论相结合，创立了管氏蜂针经穴疗法，进行了蜂针经穴疗法系统研究，总结出了一套比较完整规范的蜂针经穴系列治疗方法。

蜂针经穴疗法用于治疗风湿性关节炎、类风湿性关节炎、肝硬化等慢性难治疾病，获得了一定的疗效。

4. 管氏过梁针疗法

管氏过梁针刺法特点：深、透、动、应。

管氏过梁针常用特定奇穴有24个。主要过梁针手法为"凤凰理羽""凤凰展翅"手法。

管氏过梁针用于治疗癔症性瘫痪、急性脊髓炎恢复期。

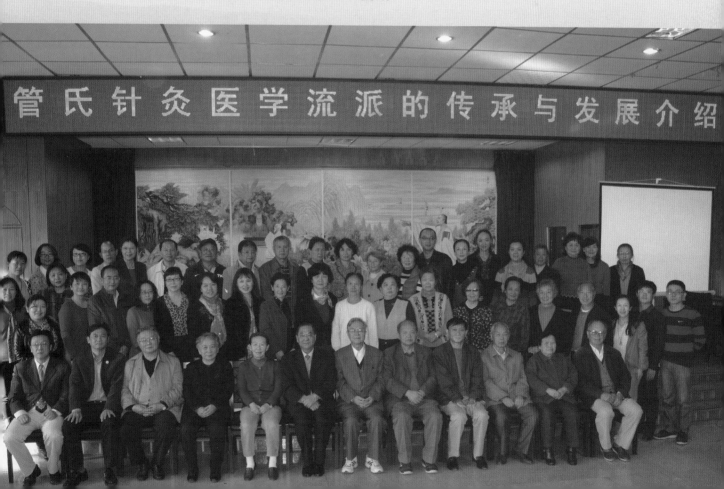

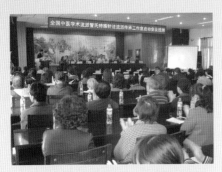

管氏针灸学术流派启动授牌大会

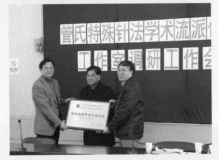

推广基地领导代表国家中医药管理局授牌

5．子午流注

管氏对子午流注针法的创新与发展：

（1）绘制了五环子午流注环周图。丰富了子午流注理论，拓宽了子午流注针法的临床运用范围。

（2）创制了《子午流注逐日对时开穴和互用取穴表》，首创了子午流注表解法。

（3）提出"提高子午流注临床疗效五要素"。言简意赅地归纳了子午流注临床应用的指导思想和运用要点。

6．灵龟八法

管氏针灸传人，用谙练的《易经》理论，对灵龟八法作了精辟的阐发。设计了"年干支查对表""月干支查对表""日干支查对表""时干支查对表""灵龟八法六十甲子逐时开穴表""飞腾八法开穴表"，使繁复的灵龟八法开穴程序，简化为简单易学的开穴方法，使初学者执简驭繁，易于运用。

四．加强人才培养，构建流派学术团队

管氏特殊针法学术流派重视人才培养，加强流派交流。建立了2个传承工作室，创建了6个管氏特殊针法学术流派传承工作室二级工作站，设立了4个示范门诊；组建了有94名学术传承人的学术团队，代表性传承人2名，主要传承人69名，后备传承人23名，其中正高职称人员9人，副高职称人员26人，主治医师22人，住院医师37人（博士2人，硕士20人）。初步构建了一支理论功底扎实、诊疗技艺熟练的复合型流派传承人才梯队。2013年至2015年，举办国家级继教项目管氏针灸学术经验的学习班、培训班、研修班3次，云南省继教项目1次，国内学术流派之间交流3次。2014年7月邀请美国康复学会-美国佛罗里达大学康复医学及物理治疗博士管薇薇来该院进行学术交流，并举行讲座。建立了管氏特殊针法学术流派网站1个。学派网站（http://mygzs2.ynzyy.com/）

2015年国家级继续医学教育项

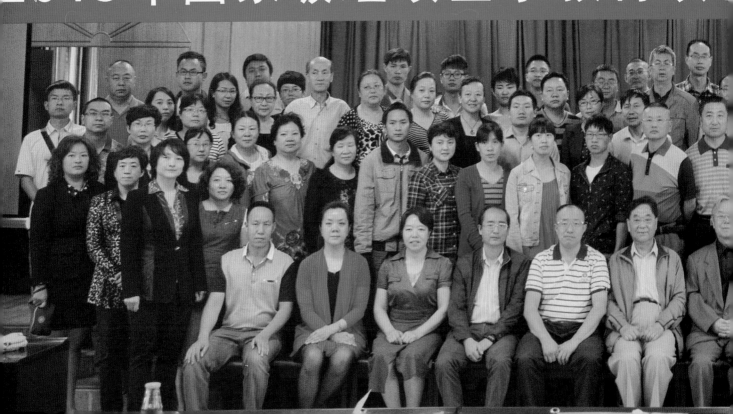

管氏针灸医学流派

已于2014年10月正式公布。开设有工作室简介、新闻动态、名医风采、科普宣传、继续教育、临床案例、学术讲座、学术交流等专栏。

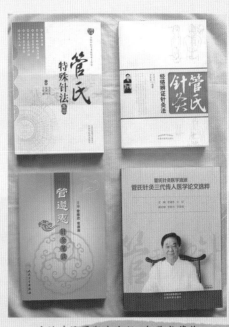

流派建设周期内出版4本学术著作

　　五．加强学术整理，重视科研孵化，推动流派传承

　　管氏针灸学术流派重视科研孵化，通过临床科研，提高专业素质。"GZH型热针仪的研制及临床运用"获1991年国家中医药科技进步三等奖，"GZH型热针电针综合治疗仪的研制及热针作用机理的临床研究"获1996年云南省科技进步三等奖，"蜂针经穴疗法的临床研究"获1999年云南省科技进步三等奖，"管正斋老中医子午流注灵龟八法学术经验的整理研究"获2007年云南省科技进步三等奖，"舌针疗法的整理及临床研究"获2011年度云南省卫生科技成果奖二等奖。自20世纪80年代以来，管氏针灸学术流派代表性传承人获得卫生部、云南省、昆明市科技进步奖13项。管氏特殊针法学术流派传承工作室建设周期内承担省部级科研课题4项、市级科研课题3项。2013年以来，发表与流派相关的学术论文15篇。梳理流派发展渊源，整理流派历代传人著作，先后出版《杏轩针经---管正斋针灸学术经验精要》《管氏针灸经验集》《中国现代百名中医临床家丛书---管遵惠》等13部专著，管氏特殊针法学术流派传承工作室在3年建设周期内出版学术专著《管氏针灸经络辨证针灸法》《管遵惠针余笔谈》《管氏特殊针法集萃》《管氏针灸医学流派——管氏针灸三代传人医学论文选粹》4部学术著作。

"管氏针刺手法临床经验研修班"

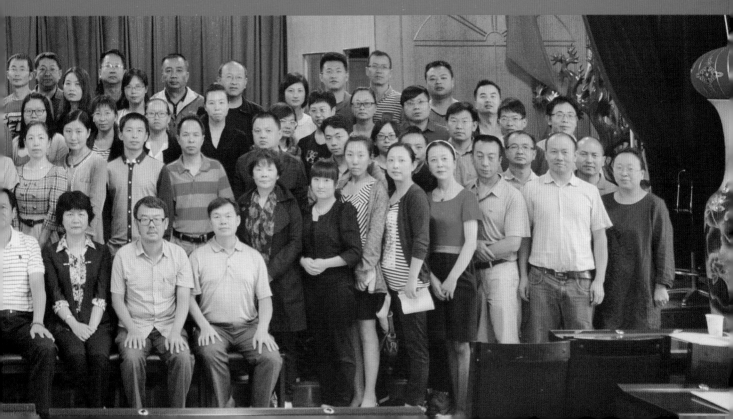

龙砂医学流派传承工作室

第一部分：龙砂医学流派的历史渊源

龙砂医学流派是以无锡江阴龙山、砂山地区为源头，由宋末元初著名学者陆文圭奠定文化基础，经明、清两代医家的积累，逐步向江阴、无锡周边地区发展而形成的在全国有较大影响的学术流派。

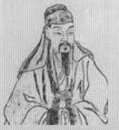

龙砂医派奠基者，
"东南宗师"陆文圭

一、文化奠基，源远流长

《元史》谓陆文圭"融会经传，纵横变化，莫测其涯际，东南学者，皆宗师之"。陆氏长期定居华士讲学传道五十年，培养了一大批文化和医学人才。

太极河洛思想和五运六气为宋代两大显学，张仲景的伤寒学也于北宋时期成为医家经典。宋代的这些学术特色经过作为东南宗师的陆文圭的传承，深刻影响了龙砂及周围地区的医家，形成龙砂医学流派学术思想的核心。

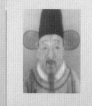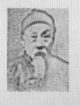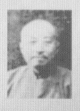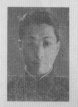

| 吕夔 | 姜礼 | 吴达 | 朱莘农 |

二、名医辈出，流派崛起

陆文圭之后，该地区名医辈出。元末有名医吕逸人；明代嘉靖年间有名医吕夔"隶籍太医院"，"人以'吕仙'呼之"，著作有《运气发挥》《经络详据》《脉理明辨》《治法捷要》等；子吕讲、吕读，孙吕应钟、吕应阳，曾孙吕梦征等俱有医名。吕应钟、吕应阳皆任职太医院，成为"一门三御医"。吕应钟著有《葆元行览》等书。

清代发展为名医群体，形成了以华士为中心和源头并不断向周边扩大，乃至影响全国的"龙砂医学"流派。

清·嘉庆元年（1796年），著名学者孔广居在《天叙姜公传》中云："华墅（今称'华士'）在邑东五十里，龙、砂两山屏障于后，泰清一水襟带于前，其山川之秀，代产良医，迄今大江南北延医者，都于华墅"。

华士医家群体中，以姜氏世医最为著名。从二世姜礼、三世姜学山、四世姜健到五世姜大镛，一百余年间，"名噪大江南北，数百里间求治者踵相接。"

姜礼，字天叙，著作有《风劳臌膈四大证治》《春晖堂医案》等。孔广居谓：龙砂医家"独推姜氏，盖自公一人开之也"；晚清名医瞿简庄云："天叙先生之医学弘博，有非时下所能望其项背者。

四世姜健，字体乾，承家学而临床善用陈无择"三因司天方"。据同时稍晚的名医缪问记载："吾邑姜体乾先生治病神效""先生之用药，无问内外气血，每于司天方中或采取数味，或竟用全方……治病实有奇功。"姜健的高超医术，曾令叶天士叹服。

缪问从姜健处获《三因司天方》后详加注释。所注《三因司天方》被苏州名医陆九芝全文收入《世补斋医书》，并给予了很高评价。

乾嘉时期的姜大镛（姜健之侄）即著有《龙砂医案》一卷；光绪年间又有苏州姜成之所编《龙砂八家医案》问世。"龙砂医学"名扬大江南北。

无锡名医王旭高，名泰林，以字行，晚号退思居士。咸同间，将姜健和缪问所传《三因司天方》编成《运气证治歌诀》。

清代中晚期，这块名医辈出的土地，孕育了一代宗师柳宝诒以及吴士瑛、吴达、薛福辰、张洵佳、高思敬、曹颖甫、朱少鸿、承淡安等医学大家。影响所及，周边无锡、常熟等地也涌现出一大批著名医家。

吴士瑛，道光、咸丰年间名医，留传较多神奇医案，著作有《痢疾明辨》传世。

吴达，字东旸，号澹园。咸丰至光绪间名医。晚年行医于上海，有《医学求是》一、二集存世，该书从临床实际观察谈对运气学说的体会，可谓实事求是而能活用运气理论者。

薛福辰（1832-1889），字振美，号抚屏。无锡人，清末外交官薛福成之长兄，精通医道，为慈禧治愈疾病而载入清史。著有《素问运气图说》等医著。

柳宝诒（1842-1901），字谷孙，号冠群，江阴周庄人。柳氏自幼博览群书，文化功底深厚，又在龙砂医学之乡的环境中久受熏陶，广泛吸收龙砂诸医家之长而自学成为一代名医，在龙砂医学的发展中发挥了承先启后的重要作用。柳氏著作甚丰，所著《温热逢源》三卷，专论伏气温病，深得《黄帝内经》运气学说的精髓。《柳选四家医案》风行海内，几成中医必读之书。

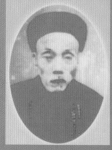

龙砂医家代表人物柳宝诒

稍晚于柳宝诒的张洵佳，字少泉，华士镇人，博学精医，曾为徐世昌塾师，后以医名称著京师。晚年退归故里，曾被急电召赴京城为慈禧治病。1907年张洵佳病逝，徐世昌赠以"江藩宗师"匾额。

柳宝诒门人、常熟弟子金兰升，成为晚年归隐常熟虞山的翁同龢最为信赖的医家。翁同龢受邀为金氏整理的《柳选四家医案》作叙文和跋。龙砂医学对常熟中医的发展起到重大引领作用。

江阴朱氏世医，民国时期的朱少鸿、朱凤嘉父子和朱少鸿之弟朱莘农三人俱为名医，被誉为"一门三杰"。其"伏邪伤寒"和"夹阴伤寒"等观点，深受龙砂医家特别是柳宝诒的影响。

三、教育先驱，桃李天下

龙砂医家重视传承教育，在学校教育之前，柳宝诒、高思敬、朱少鸿等都广收门徒，仅柳宝诒就有弟子逾百；建国前上海最大的三家中医学校，主持教务的都主要是龙砂医家。建国后，承淡安创办的江苏中医进修学校，更是

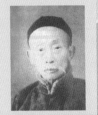 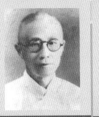 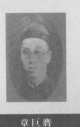 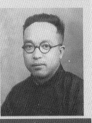

曹家达　薛文元　郭柏良　章巨膺　承淡安

为全国中医院校培养和输送了大批师资人才。

曹家达，字颖甫，江阴周庄镇人。1902年中举人，由儒入医，专长于伤寒经方。曾长期在丁甘仁创办的上海中医专门学校任教务长。培养的学生中，如秦伯未、章次公、陈存仁、严苍山、王一仁、许半龙、张赞臣、丁济华、王慎轩、杨志一等，俱为中医界栋梁之材。

薛文元，名蕃，柳宝诒嫡传弟子，医名重于上海。1931年冬，薛文元出任上海中国医学院院长，入室弟子盛心如也长期在上海中国医学院任教；同乡郭柏良长期任薛文元副手，后接任上海中国医学院院长之职。在薛文元和郭柏良主持校务期间，上海中国医学院由一所频临倒闭的学校发展为当时在校人数全国最多的中医学校，被誉为"国医最高学府"。薛、郭任院长期间中国医学院培养的学生成为著名医家的有朱良春、颜德馨、梁乃津、何志雄、陆芷青、董漱六、江育仁、程士德、蔡小荪、谷振声、庞泮池、夏德馨等。

章巨膺，受业于柳氏再传弟子夏子谦。1929年参与筹建上海国医学院；1933年襄助恽铁樵举办中医函授事务所，主持教务，并主编《铁樵医学月刊》；1936年任教于上海中国医学院、上海新中国医学院，并受聘新中国医学院教务长；1956年与程门雪等筹建上海中医学院，任教务长。一生从事中医教育，桃李满天下。主要弟子有何任、周仲瑛、王玉润、钱伯文、凌耀星等。

承淡安，龙砂世医，通内、外、儿各科，尤以针灸见长。在针灸中重视子午流注，与龙砂医家重视五运六气的传统一以贯之。1928年始在苏州、无锡等地开办针灸教育研究机构，20年间培养学生逾万。弟子赵尔康、邱茂良、谢锡亮、陈应龙、曾天治、陆善仲、孔昭遐、留章杰等均为针灸名家，国医大师邓铁涛也曾就读于承氏所办针灸学校。1954年，承淡安出任江苏省中医进修学校（南京中医药大学前身）校长，该校为全国中医院校培养和选派了一大批名师，如：董建华、程莘农、王玉川、王绵之、颜正华、印会河、程士德、刘弼臣、杨甲三、周仲瑛、张灿玾、班秀文等，因而被誉为中医界的"黄埔军校"。1955年承淡安当选为中国科学院学部委员。

四、后继有人，再创辉煌

龙砂医学流派得到了较好的传承发扬，成为当代中医界一颗耀眼的明星。

龙砂医学的五运六气思想，经龙砂医学流派代表性传承人、柳宝诒四传弟子顾植山教授的阐扬，近年来在中医界产生了巨大影响。2003年暴发SARS以后，国家中医药管理局启动了由顾植山任组长的非典特别专项课题"运用五运六气理论预测疫病流行的研究"，研究成果展示了运气学说在疫病预测和防治中的意义；2008年，基于中医五运六气理论的"中医疫病预测预警的方法研究"课题入选国家"十一五"科技重大专项，在应对2009年甲流感等疫情的预测预警中发挥了重要作用；2011年，该课题滚动进入国家"十二五"科技重大专项，又在"十二五"期间的疫病预测中发挥了应有作用。2012年中华中医药学会成立五运六气研究专家协作组，由顾植山教授任组长，龙砂医学流派成为引领全国五运六气研究的龙头。

龙砂医学流派代表性传承人黄煌教授继承龙砂医学重视伤寒经方的传统，善于通过辨体质与辨证相结合来运用经方，"黄煌经方沙龙"的参与者遍及全国，又多次巡讲日本、美国、德国、葡萄牙、新加坡、法国、马来西亚、加拿大等国，蜚声海内外。

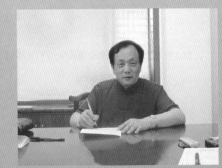

顾植山（1946-）江阴人。安徽中医学大学教授。顾氏受母亲影响较大，致力于五运六气研究，连年主持国家科技重大专项有关课题，在该领域居全国领军地位。现任无锡市龙砂医学流派研究所所长

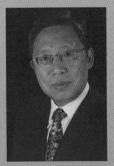

黄煌（1955-）江阴人。南京中医药大学教授。早年拜龙砂叶氏世医第12代传人叶秉仁为师，又游学于朱莘农高足邢鹂江、夏奕钧之门，发扬龙砂医学，重视伤寒经方传统，为现代经方名家。2012年12月，"龙砂医学流派传承工作室"列全国64家中医学术流派传承工作室之一，黄煌为代表性传承人之一。现任无锡市龙砂医学流派研究所高级研究员

第二部分：龙砂医学流派的学术特点

一、重视《黄帝内经》的五运六气理论

五运六气学说是建立在中国古代律吕基础上，综合了天文、历法、物候、气象等多学科知识，全面运用阴阳五行和开阖枢理论的最高层次的学说，是中国古人认识自然界周期性变化规律的科学模型，天人相应思想的集中体现，对中医学养生保健和临床疾病防治有很强的指导意义。

二、重视经方，强调伤寒六经理论

《伤寒论》的经方是中医临床的典范，龙砂医家结合辨体质运用经方，在推广经方的应用方面发挥了积极作用。六经理论是张仲景对《黄帝内经》三阴三阳六气理论模式临床成功运用的典范，龙砂医家从运气阐发伏气病机，强调六经理论对一切外感温疫病的指导意义，对维护《伤寒论》六经理论的本色，指导经方的应用有重大意义。

三、运用膏方养生"治未病"

龙砂膏方依据肾命理论，结合冬藏精思想，提倡在冬至一阳生时开始用膏滋方养生调理"治未病"，代表了江浙膏方的原创思维和文化特色。柳宝诒、张聿青等俱为善用膏方的代表医家。在膏滋药的制作方面，龙砂膏方保持了传统制法的精良技艺，柳宝诒的"致和堂膏滋药制作技艺"被列入国家第三批非物质文化遗产名录。

第三部分：龙砂医学的代表人物和传承谱系

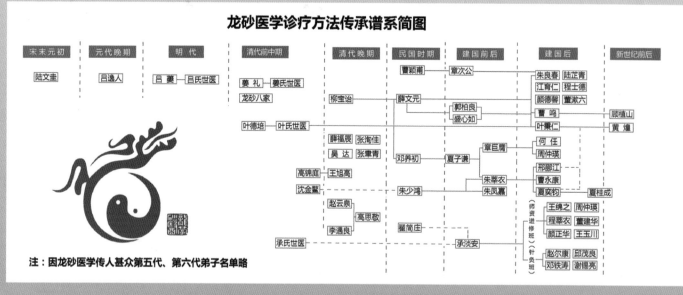

龙砂医学诊疗方法传承谱系简图

注：因龙砂医学传人甚众第五代、第六代弟子名单略

第四部分：龙砂医学流派的学术推广

2012年初，"龙砂医学流派"被遴选为国家中医药管理局中医药流派传承工作室建设项目试点，2012年11月又被确定为"第一批全国中医学术流派传承工作室"建设项目。龙砂医学技术推广工作开始启动。

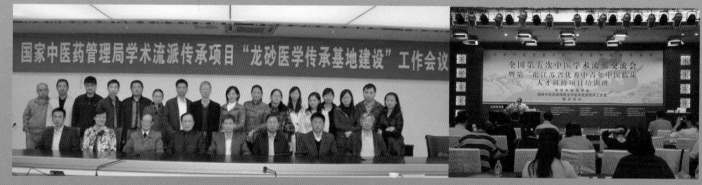

江阴致和堂中医药研究所举办的龙砂传承基地建设工作会议

2013年10月，龙砂医学流派传承工作室承办全国第五次中医学术流派交流会

一、龙砂医学流派传承推广工作站建设

龙砂医学流派先后在广东省中医医院、临沂市人民医院、无锡市中医医院、烟台毓璜顶医院、江阴市中医院、青岛海慈医疗集团、曲阜市中医院、淄博张店区中医院建立了学术流派传承推广工作站。

二、建立"无锡市龙砂医学流派所"

2013年3月，无锡市政府编委批准成立无锡市龙砂医学流派研究所，龙砂医学成为无锡中医药的代表性品牌。研究所由龙砂医学流派代表性传承人顾植山教授任所长，代表性传承人黄煌教授任首席专家；特聘与龙砂医学流派教育家有直接师承关系的朱良春、颜德馨两位国医大师为终身名誉所长。

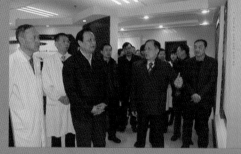 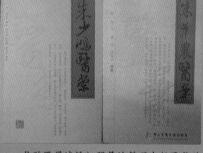

2014年2月，国家卫生计生委副主任、国家中医药管理局局长王国强视察无锡市龙砂医学流派研究所，并与所长顾植山教授亲切交谈

龙砂医学流派江阴基地整理出版了龙砂医学流派重要代表人物著作《朱少鸿医案》《朱莘农医案》

三．开展龙砂医学文化研究

早在2008年江阴市致和堂中医药研究所就建立了龙砂医学展示馆。2013年11月，无锡市中医药博物馆"龙砂医学流派馆"又在无锡市中医医院建立。龙砂医学流派代表性传承人及其弟子，发表龙砂医学相关研究论文上百篇，整理出版了《古中医绝学》《朱莘农医案》《朱少鸿医案》等专著。2014年，龙砂医学流派列入无锡市非物质文化遗产名录。

四．龙砂医学流派传承人队伍建设

目前，传承弟子不仅在江苏，还远布北京、上海、广东、山东、江西、陕西、四川、黑龙江、内蒙等十几个省市。影响所及，一些西医方面的专家也已拜师进入龙砂门下。

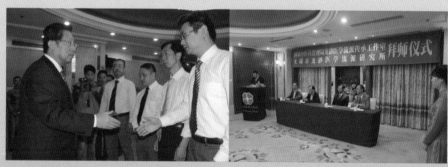

龙砂医学流派代表性传承人顾植山、黄煌，在全国各地收徒传授"龙砂医学诊疗技术"

五．龙砂特需诊疗区建设

在江苏致和堂中医药研究所、无锡市中医医院、山东临沂市人民医院、烟台毓黄顶医院、青岛海慈医疗集团、淄博市张店区中医院、曲阜市中医院等传承推广工作站点，先后建立了"龙砂特色门诊"。龙砂医学特色诊疗技术不仅在常见病、多发病的治疗中发挥了巨大作用，在一些疑难危重病人的抢救与治疗中亦屡见奇效。

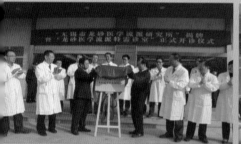

2013年9月，龙砂医学流派无锡基地"龙砂特需诊疗区"开诊。诊区成为龙砂医学流派传人的示范门诊基地

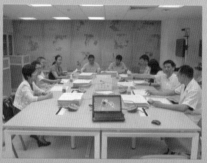

龙砂医学流派广东基地课题组整理国家"十二五"科技重大专项"中医疫病预测预警的方法研究"资料

六、国家"十二五"科技重大专项研究工作

传承工作室承担国家"十二五"科技重大专项"中医疫病预测预警的理论方法和应用研究"，由龙砂医学流派代表性传承人顾植山教授担任课题组组长。该项研究对重大疾病的预测与防控发挥了积极作用。

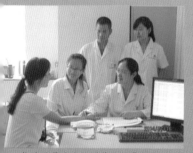

龙砂医学流派临沂基地收集国家"十二五"科技重大专项"中医疫病预测预警的方法研究"临床资料

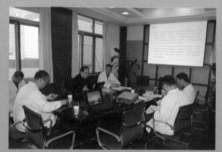

在龙砂医学流派无锡基地，顾植山教授指导国家"十二五"科技重大专项"中医疫病预测预警的方法研究"课题研究

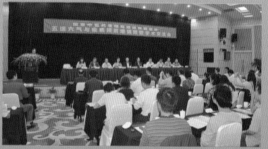

顾植山教授讲解运用"五运六气理论"，开展"中医疫病预测预警的方法研究"的思路与方法

七、举办国家继续教育项目，推广龙砂医学学术

2012年以来，围绕龙砂医学五运六气理论、经方特色、膏方养生"治未病"三大特色，龙砂医学流派传承工作室连年举办国家继续教育项目，推广龙砂特色技术。

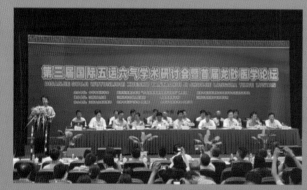

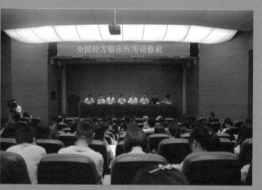

2012年以来，龙砂医学流派传承工作室连年举办国家继续教育项目，推广龙砂"三大特色技术"

藏医药：雪域高原上的传奇

《北方新报》采访分队于2015年10月下旬来到西藏，携手《西藏商报》寻访雪域高原独特的非遗文化，并走进西藏藏医学院，探寻国家级非遗项目藏医药学的奥秘。中华非遗传承人薪传奖获得者、西藏藏医学院院长尼玛次仁带领我们了解了藏医药历史、传统藏医药日常教学工作及藏药炮制等内容。

藏医药学掌门人

将藏医药学推广出去的人，正是西藏藏医学院院长、北派藏医药学的掌门人尼玛次仁。跟他培养出来的几千名学生不一样，尼玛次仁的学医经历更为艰辛。13岁时，尼玛次仁开始学医，14岁时在他的家乡西藏尼木县当了一名赤脚医生；两年后考入拉萨市卫校藏医班。1990年，卫生部选拔全国最有名望的500名老中医药大师共同在北京收徒弟，西藏6名专家之一措如活佛，成为了尼玛次仁的启蒙恩师。30多年之后，这位曾经的赤脚医生成为现代

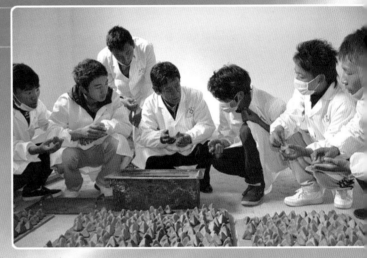

尼玛次仁向学生传授云母石的煅灰工序

藏医教育的一代宗师，2006年被评为"藏医水银洗炼法"和"藏药仁青常觉配伍技艺"两项藏医精华技艺的国家级传承人。

初见尼玛次仁的人都会留下深刻印象。他身上有着医者独有的安静沉稳的气质，话语缓慢，逻辑性极强。从第一线的医生到教书育人的学者，藏医药学伴随着他的大半生。说起藏医药学，尼玛次仁话语多了起来。尼玛次仁说，藏医及藏药的理论体系是通过长期实践所形成的、适用于高原环境的独特的医药体系，是我国较为完整、较有影响的民族医学之一。

尼玛次仁说，藏医有着独特的体系，藏医理论认为，人体内存在3种因素、7种物质基础、3种排泄物，3种因素支配7种物质基础和3种排泄物的运行变化。3种因素分别是隆、赤巴、培根。隆主气血、肢体活动、五官感觉、食物的输送分解和生殖机能等；赤巴可生发热能、调节体温气色、管饥渴消化等；培根输送液体、调节肥瘦，主管味觉、睡眠等。人生病的原因则是由于环境、气候和饮食起居的影响及体内三大因素的失调。其诊断方法亦采用望问切，尤其重视舌苔与早晨首次小便的变化，就是藏医特有的尿诊。

在治疗方面，包括饮食治疗、行为治疗、药物治疗和外治疗。关于饮食、行为、药物、外治这四大治疗方式，尼玛次仁解释，藏医治病不单单是依靠药物治疗，而是将以上四大治疗方式结合起来。藏医在治病时最先关注的就是饮食，生病时的饮食和平时的饮食有所区别；同时，在行为方面要注意起居等。治疗时，在前两者都进行调节之后，药物相当于一把打开病菌之门的关键钥匙，从而使病症得以缓解。最后，还可以使用一些外治疗法给予辅助治疗，比如说擦拭、药浴、按摩、灸疗、放血、拔罐、热酥油止血、青稞酒糟贴敷外伤患处等。

在藏医用药中，通常会按照主药、副药、次药的结构给病人开药方。主药的目的性很强，就是针对某种病对症下药；而副药起辅助作用，辅助主药治疗病症；次药则完全是对身体无害的，相当于催化剂的作用。藏医药典籍中，可供查询的藏药有2800多种。藏药分为植物药、矿物药和动物药3大类，药物的所有原材料均为纯天然的，是高原特有的药物。

千百年来，高原人民在与疾病斗争的过程中形成了独特的诊断、治疗和用药方法。这些方法通过寺庙、家庭代代传承。如今，藏医药的传承走上了学校教育之路，如今仅西藏藏医学院每年就有几百名藏医药专业人才走向社会。

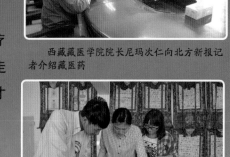
西藏藏医学院院长尼玛次仁向北方新报记者介绍藏医药

神奇的水银洗炼法

作为北派藏医药的代表人物，水银洗炼法这项藏医最为神奇的炮制技艺，是西藏藏医学院院长尼玛次仁掌握并传承的核心技艺。在藏医心目中，所有的名贵藏药都离不开药引子"佐塔"。它是一种用水银洗炼八珍与八铁而制成的特殊药剂，即以珊瑚、玛瑙等8种矿物入药和黄金、白银、铜等8种金属入药。也就是将这些与水银混合在一起烧制成黑色的粉末。

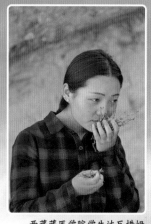

一些特定的藏药添加"佐塔"之后，对泌尿、生殖、消化等疾病有明显的治疗效果，不添加"佐塔"则效果甚微。这是在藏医药几千年的实践基础上得出的经验。使用具有毒性的水银制作药引，在制作过程中逐渐消除其毒性，使"佐塔"的制作过程添加了几分神秘色彩，因此水银洗炼法是藏医药学的核心技术，可谓是藏医药学桂冠上一颗耀眼的明珠。

西藏藏医学院学生达瓦措姆在该校的夺底沟基地采药认药

作为藏药材重要的加工方法和藏药实践的精华，千百年来，历代藏医药学者都非常重视该技术的实践与传承。水银洗炼法始载于公元8世纪玉妥宁玛·云旦贡布编著的《四部医典》中，并在仁青常觉丸的配方中有较详细的阐述。13世纪末，邬坚巴·仁钦贝成功地进行了水银洗炼的冷热处理及祛毒等整个实践操作，并编著了《制水银论典》等著作，开创了藏药水银加工系统完整的实践操作，为水银加工的普及和弘扬做出了无法估量的贡献。后经噶玛巴·让琼多吉、苏喀·年尼多吉、贡珠·云丹嘉措等著名藏医药学家的不断实践和传承，使这一藏医药文化的精粹得以世世相传。

拜措如才朗活佛为师6年后，措如才朗活佛向尼玛次仁传授了水银洗炼法的技艺。尼玛次仁记得第一次实践，从原料收集到最终制成成品，历时8个月时间。由于水银洗炼法历史文字记载只有一般操作描述，没有核心技术提示，加之工艺操作复杂且危险，目前掌握它的人很少。水银洗炼法的一般理论都是简要阐述，具体的核心价值只能一对一地操作以后才能学到，所以历来都是要一代一代、一对一的传下来。

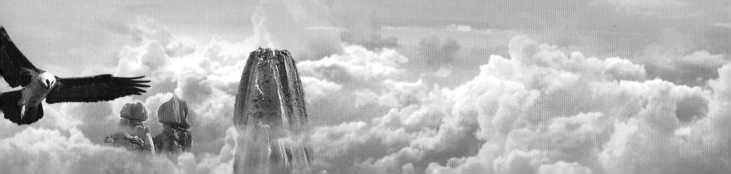

作为藏医药的传承人和教育工作者，如何将水银洗炼法这一技艺系统地记录下来，并传授给学生们，是尼玛次仁多年来一直不断探索尝试的事情。2004年，尼玛次仁编写了介绍水银洗炼法和藏药炮制工艺教材并用于教学。两年后，水银洗炼法被评为国家级非物质文化遗产。虽然"佐塔"仍旧不能批量生产，但国家对这项技艺的推广资助，令名贵藏药的产量大幅度提高，单次制作"佐塔"产量已从最初2、3公斤增加到现在50多公斤。

2013年，尼玛次仁主持编写了《藏药炮制工艺技艺大全》一书，目前已经编写完成即将出版。藏药炮制的技艺将得到更系统广泛地传承和推广。

流传3800年的民族医药学

藏医药学迄今有3800多年历史，是世界上仍在使用的古老的医药体系之一。早在公元前3世纪，高原人就有了"有毒必有药"的医理。公元4世纪左右，人们已经会用酥油茶涂抹伤口，结扎脉口以治疗出血，并利用酒糟治疗外伤。公元7世纪，文成公主进藏带来了医方百种、诊法5种、医疗6种、论著4本，促进了藏医药的进一步发展。公元8世纪，唐中宗时期金城公主入藏，又带来了许多医药人员和医学论著，并把其中一些翻译成藏文，如《月王药诊》等。公元8世纪末，名医宇妥·元丹贡布各处游学，广泛吸收前人的经验，著成了藏医学的奠基之作《四部医典》。公元1000年左右，班智达达摩室窝玛和聂沃翻译家优格仁青共同翻译了吐蕃王朝崩溃后的第一部医药学典籍《医学八支集要自释》，该译著是藏医学蓬勃发展的一个新的里程碑。时至今日，藏医药的发展已经进入了一个全面繁荣时期，形成了藏医药教育、科研、企业和医疗等较为系统完整的体系。

自公元7世纪开始，藏医药在西藏及其毗邻地区如尼泊尔、蒙古、俄罗斯、锡金、不丹、北印度等国家和地区有很大的影响，18世纪开始传播到欧洲，并在全球范围内掀起了研究热潮，尤其在欧洲和北美有着良好的声誉。随着传统医药在全球的兴起，藏药因其组方丰富、传承完整、安全可靠、疗效独特而日益受到跨国制药企业的关注。在国外，藏药有效成分的研究正在成为新药研发的一个重要线索，寻求用于治疗肿瘤、肝炎、艾滋病及免疫系统疾病的新途径。以传统经典藏药配方为基础的莲花28味已进入欧洲药典的传统药，被广泛接受和使用。

据了解，西藏自治区成立以来，西藏的藏医药业与其他各项事业同步得到了长足发展。据了解，国家和西藏自治区先后投巨资实施了全区各级藏医药机构基础设施建设，特别是近10年来对全区的藏医院进行了大规模改扩建，其中仅西藏藏医院投资就达2亿元，并新建了21个县藏医院。2014年、2015年，西藏自治区共安排5700万元资金对9个县级藏医院进行基础设施配套建设。目前，西藏公立藏医药机构发展到30所，民营藏医院3所，藏医病床数1364张。没有设藏医院的县均在县卫生服务中心设有藏医科或藏医部。全区78%的乡（镇）卫生院和约20%的村卫生室能够提供藏医药服务。

尼玛次仁说，现在藏医药发展面临着最好的外部环境，国内外对藏医药的理解和接受程度在逐步提高。西藏藏医学院按照3个层面培养人才：本科教育是培养应用型人才，研究生教育是培养创新型人才，继续教育是培养特色型人才。如今，越来越多的内地学生也来学习藏医药学，这对藏医药和藏文化的推广具有积极意义。藏医药这门古老的民族医学，必将在新时期焕发新的生机。

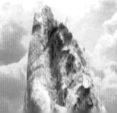

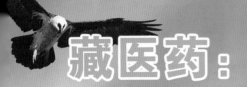

藏医药：雪域高原上的传奇

学藏医的汉族学生

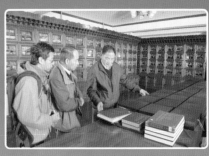

参观西藏藏医学院图书馆

长相白净、汉语流利的马哲在西藏藏医学院格外显眼。这个来自山东菏泽的男孩，如今是西藏藏医学院藏药营销专业大二的学生，是这个专业开设以来第二届的学生。如今，他已经在拉萨学习了一年多的藏医药。从儒家文化浓郁的山东到万里之外的雪域高原求学，学习完全陌生的藏文化，对他来说是个崭新的开始，也是不小的挑战。从考入藏医学院开始，马哲和同班的28名同学，将面临着不寻常的就业之路。而他们身上，则背负着西藏藏医学院更为长远的藏医及藏文化推广的规划。

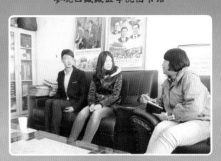

学藏医的汉族学生

入学后，马哲学习了藏医概论、藏药学基础、藏医诊断与治疗等基础课程。藏文是这些内地来的汉族学生重点学习的课程，今后他们将会接触藏文天文历算的课程，甚至要了解佛教的相关内容，因为这些知识都跟藏医药有着密不可分的联系。藏文是他们打开藏医药这门古老学科的钥匙，也是他们理解藏医药的基础。藏医药对他们来说是个全新的知识体系和世界观体系。马哲将在拉萨系统地学习两年的藏医药理论，然后到江西中医药大学学习两年的营销学，再回到拉萨的藏药厂实习一年。他毕业后的就业方向是向内地市场推销藏医藏药。

2012年，西藏藏医学院首次面向全国招收藏药营销专业的学生，首批招收6人。两年之后，这个专业再次招生，学生人数扩大到29人。藏医药面临着很好的机遇，内地市场很大，市场也能接受，如何使用一种大众能听懂的方式看病用药，需要专业的人才。推广藏文化，继而才能打开藏医药市场，这是西藏藏医学院培养学生的目标，也是他们积极尝试、长远规划的事情。

采访手记

有着3800多年历史的藏医药学，如今仍保持着旺盛的生命力，在藏族人民生活中发挥着重要作用。随着藏医药学高级人才的不断培养，这门古老的民族医学焕发出新的生机，并传播至更大的范围。在西藏藏医学院，我们采访了桃李满天下的尼玛次仁院长，也采访了在这里学习的藏族学生和来自内地的汉族学生。他们的故事里，有着藏医药学的过去和未来发展之路。尼玛次仁院长说，要推广藏医药首先要推广藏文化，只有理解藏文化才能体会和接受藏医药，这是藏医学院从全国招收学生，让他们学习藏文化的原因。希望藏医学院的学生们，将这门古老的医学传承发扬光大，济世救人。这是藏医药这门非遗项目保持生命力的最根本的动力。

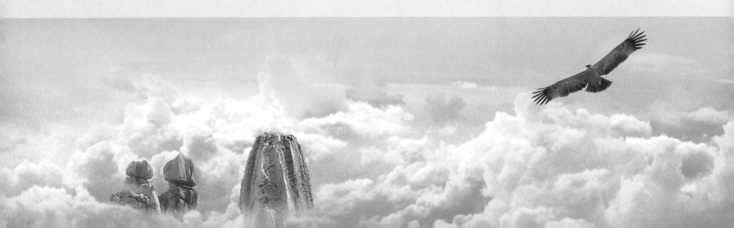

立足藏医藏药、发挥特色优势
强化内涵建设、提升服务功能

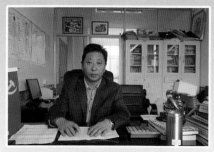

扎西次仁院长

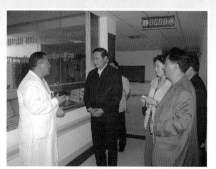

拉巴次仁副院长向王国强局长介绍医院文化建设情况

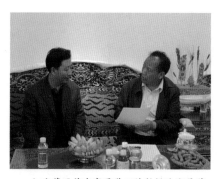

知名藏医药专家贡觉旺堆教授为发展藏医药事业出谋划策

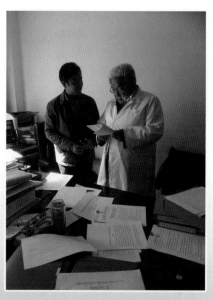

师承教育

"十二五"以来，西藏山南地区藏医医院在地委、行署的坚强领导下，在地区各有关部门的大力支持下，坚持以马列主义马泽东思想、邓小平理论、"三个代表"重要思想和科学发展观为指导，认真贯彻落实"四个全面"战略思想，深入学习贯彻党的十八大、十八届三中、四中、五中全会精神和中央第五次、六次西藏工作座谈会议精神，深入学习贯彻习近平总书记系列重要讲话精神，坚持以病人为中心、发挥藏医药特色优势为主的办院方针，紧紧围绕创建"三级乙等民族医院"和"国家级重点民族医院"两项目标任务，本着抓发展、牢基础，抓特色、强优势，抓重点、带全盘的总体发展思路，狠抓基础建设，强化人才培养，突出特色优势，破除发展瓶颈，医院各项事业蓬勃发展，取得了一个又一个骄人的成就，可以说第"十二个"五年是医院发展史上的黄金发展期，更为"十三五"发展奠定了良好的基础。

一、医院基本情况

西藏山南地区藏医医院于1982年在地区人民医院藏医科的基础上成立；1987年升格为县级单位；1992年创建为全国中医示范医院；2003年创建成为二级甲等藏医医院。2009年确定为国家中医药管理局中药炮制继续教育基地；2010年确定为国家中医药管理局中医药文化建设示范单位；2010年西藏山南雅砻藏医药文化馆正式对外开放；2011年列入国家中医药管理局第二批重点民族医医院建设单位。2012年率先验收通过了国家中医药管理局三级乙等民族医医院等级评审，成为了地市级三级民族医医院。目前医院编制床位200张，实际开放床位200张。年门诊常规就诊人次10万余人，年出院人次3000余人，年开展藏医药浴、放血、火灸、拔罐、角吸、针灸、藏医打虫等各种特殊疗法共计4万余人次。藏医治疗率85.0%，其中藏药治疗率86.3%，临床藏药用药量70%以上。医院下属制剂室或雍布拉康藏药厂，实行一套人马、两块牌子，于2004年通过了国家级GMP认证；年生产藏药品种260余钟，产量达到30余吨，主要满足医院及西藏山南地区12个县、83个乡镇藏医临床用药需求，此外还销往拉萨、日喀则、那曲以及北京藏医医院等区内外藏医医疗机构中，年销售收入达1800余万元，实现利润600余万元，上缴税金300余万元，在突出藏医特色、改善人民健康，促进山南地区社会事业做出了应有的贡献。

二、"十二五"取得的成就

（一）扶持政策、推动发展

地方党委政府历来高度重视藏医药事业发展，尤其"十二五"期间，一是该地区在全区七地市中率先出台了《山南地区关于进一步贯彻落实〈西藏自治区人民政府关于进一步扶持和促进藏医药事业发展的意见〉的实施意见》（山行办发〔2011〕7号），明确了地区财政局要重点支持地区藏医医院改善医疗条件，在每年卫生事业经费、特色产业发展经费、企业技改资金中安排给地区藏医医院财政专项经费不低于600万元；二是2012年，山南地区行署将医院隔壁藏南实业有限公司13余亩闲置地皮从该企业手中购买后无偿划拨给医院，解决了医院发展空间狭小之瓶颈问题；三是通过国家、援藏等多种途径为医院争取了总投资5000余万元的三大项目。其中投资2430万元，总建筑面积6653.19平方米的"山南地区藏医医院医技综合特色楼"于2013年正式投入使用；投资1200万元，总建筑面积3600余平方米的"山南地区藏医医院综合保障楼"年内投入使用；投资1000余万元，总建筑面积4000余平方米的

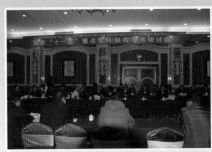 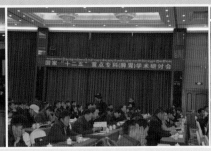 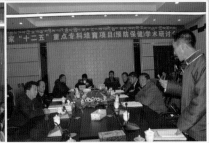

国家"十一五"重点专科(脑病)学术研讨会　国家"十二五"重点专科(脾胃)学术研讨会　国家"十二五"重点专科培育项目(预防保健)学术研讨会

医护住宿楼项目年内投入使用。四是加大财政扶持力度，"十二五"期间，出台了《关于进一步加大对地直医疗机构扶持的意见》（山财社字〔2014〕601号），为藏医药事业发展给予了各项政策的扶持。

（二）合理配备、强化队伍

"十二五"以来，医院通过请进来、走出去、在岗培训、师承教育、重点培养、远程教学等多种形式，一是先后选派了60余名专业医护人员到湖南、湖北、安徽、重庆、西藏自治区等区内外各大医院进修深造，新进了33名大学以上学历的专业技术人员。二是先后引进了40余名来自湖南、安徽各大医院为期半年至一年半的中短期援藏医疗专家。三是完成了第一至五批全国名老藏医药专家学术经验继承工作，先后有10名继承人出师，其中1名继承人获得博士学位，4名藏医获硕士学位，名老藏医的特色疗法、学术思想、专长得到传承。五是承担了区内外藏医药后备力量的实习带教任务。5年来先后接受了区藏医学院实习生200余名，甘肃、青海、云南等兄弟省、市州区藏医进修实习人员60余名，接受该地区为期一年的基层藏医骨干培训学员、县乡藏医全科医师及医技人员培训学员共70余名。六是坚持每周星期二、五业务学习制度，为非藏医专业生增设了学习民族医夜校班。七是积极组织专业技术人员参加了300余场在内地、区内举办的中、短期和函授等各类培训。八是医院组织承办了4场规模较大的全区性和全地区性的藏医药外治、文化等方面的专题学术研讨会，均在藏医药学术界反响强烈。

目前全院共有职工357名，其中卫生技术人员315人，民族医药专业技术人员220人，占卫生技术人员70%；职称结构上，高级职称人员27人、中级职称人员82人，1名第二届国医大师候选专家，12名研究生。

（三）保证基本，满足需求

医院现设有藏医外治科、中医科、心血管专科、脑病科、内科、脾胃专科、风湿骨病科、外科、"治未病"科、急诊科、五官科、妇科、眼科、口腔科、肺病科、戒烟门诊、保健科、麻醉手术科、放射科、超声科、检验科、心电图室、胃镜室、CT室、药械科等一二级临床科室31个，其中藏医、藏中西医结合特色专科22个；拥有藏医脾胃、预防保健、脑病3个国家级重点专科（藏医脾胃）；拥有1个国家级重点学科（藏医内科学）、1个全国名老中医药专家传承工作室、3个自治区级名老藏医工作室。二是优势病种体现各科特色。截至目前，全院各临床科室及重点专科共确定有12个优势病种和12个常见病种、22种民族医护理方案，收益患者每年高达2500人次。

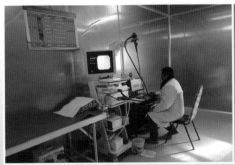 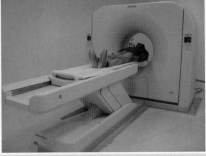 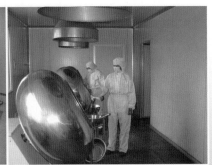

内镜室　　　　　　　　　飞利浦16排CT　　　　　　　新版GMP认证通过的制剂室车间

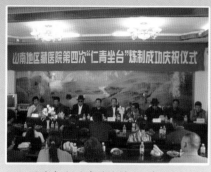
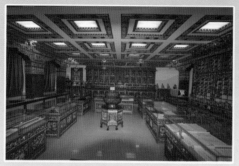
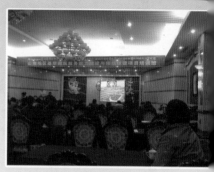

医院先后5次成功炼制"仁青坐台"　　医院文化馆　　开办基层服务能力建设培训班

（四） 发挥优势、彰显特色

医院始终将"以病人为中心，发挥藏医药特色优势"作为一切工作的出发点和落脚点。体现藏医药特色优势的主要指标及考核内容列入了医院每月综合目标考核内容，按月进行考核评分。医院将发挥藏医药特色优势作为核心抓手，专门制定了《山南地区藏医医院关于继承、挖掘和践行藏医药特色诊疗法鼓励措施》，实行月登记上报并与月综合目标一起检查考核。藏医外治科作为医院核心科室，医院始终坚持以此为突破口，将其贯穿整个临床科室，形成以外治为中心，辐射门诊、住院各病区的独具特色藏医临床网络格局，达到了以外治促临床、以临床促外治的相辅相成良性发展模式，这也是医院有别于其他同行就藏医外治专病建设方面独到亮点所在。截至目前，医院外治科能够开展藏医放血、藏医火灸、藏医烙铁治疗、藏医药浴、藏医拔罐、藏医金针、藏医外敷、藏医涂擦、藏医泻疗法等各种藏医外治项目共计115种，年接受藏医外治专病人员达4万余人次。

（五） 药事服务、安全在先

医院专门设立有药械科和制剂室。其中药械科下设藏药房、藏药卡擦室、藏药煎药室、藏药库、器械管理室、药械会计室等。一是加强对药械安全的监管力度，医院专门成立有药事管理委员会，确保药品质量安全的组织保证；二是修订完善药品不良反应监测报告等22项规章制度，更加明确了职责要求；三是进一步规范处方点评工作，提高处方质量；四是为了更好发挥藏药随症加减的特色优势，医院专门将原先的门诊藏药房改造成为独具藏医特色的藏药卡擦室、藏药煎药室。专配藏药配剂人员，专配相关设施设备和原材料，为临床医生提供实施汤剂、粉剂、丸剂、膏剂、酥油丸、贴门、堪查、面强等各种藏药卡擦平台，截至目前各种卡擦药物共计194种；五是对院内临床医生实施的卡擦药品进行疗效跟踪调查，开展卡擦药物处方筛选工作，对筛选出的临床疗效显著的卡擦药物积极申请院内制剂，截至目前医院自行挖掘的强轮丸、堆兹巧门、五味安神丸等5种卡擦药品已获得制剂准字号，在临床上广泛应用。

（六） 注重科研、提升实力

医院历来十分重视科研工作，科研力量逐年增强、科研投入逐年增加、科研成效逐年明显。"十二五"以来，一是承担了10个国家级藏医适宜技术推广项目，已完成项目建设全部内容；二是承担了国家、自治区、地区藏医药相关临床教材编辑整理工作，先后编辑、整理出版了《西藏自治区藏医三基训练》《西藏自治区藏医外治指南》《西藏自治区基本藏药目录之藏药配方》《国家基本藏药目录之临床应用指南》《全地区藏医基本护理临床操作规程》《藏医常见病操作规程》《常见急诊病例藏医诊治常规》等教材；三是承担开展全地区藏药材资源普查项目，整理、出版一部图文并茂形式的山南地区藏药材指南。四是"医院中西医结合康复配合藏药涂擦疗法治疗高原退行性膝关节炎临床疗效观察研究"项目也被列为地区科技支撑项目；五是"十二五"期间，藏医尿诊和藏医药浴技术被列为国家级非物质文化遗产名录；六是藏医特色疗法治疗慢性支气管炎迁延期临床疗效与安全性评价研究已上报国家科技支撑计划项目。

（七）优秀文化、永续传承

医院始终坚持以"弘扬宇妥精神，造福人类健康"为办院宗旨，按照"人才为本、科教兴院、文化塑院、特色立院"战略思想，秉承"仁爱、平等、厚德、守道"八字院训，实现"人有专长、科有特色、院有优势"的发展目标，将藏医药文化内涵深入人心，将藏医药文化建设内容贯穿医院各项工作中。一是进一步完善和丰富了西藏山南地区藏医院雅砻藏医药馆藏内容，使其成为藏医药优秀文化在雅砻大地生生不息的有力宣传窗口；

二是在新建成投产的综合特色住院楼前增设了宇妥宁玛·云丹贡布名人雕塑像，时刻让后辈们景仰藏医先辈，不忘先人，力图为藏医药事业继承、发扬和发展而努力；三是根据藏医《四部医典》中的医德医风、藏民族固有的礼仪文化内涵，并结合医院自身实际，医院专门编辑整理了集藏医文化建设核心理念、医生誓言、医德医风、员工行为准则与一体的《山南地区藏医医院员工手册》；四是狠抓环境文化建设，无论在医院大厅、走廊、候诊区、诊室，住院部大厅、走廊、护士站，办公区域和公共场所等地处处张贴有体现藏医药文化内涵、区域人文景观等画框、宣传小板，各病区宣传展板紧紧围绕文化建设内容，向病患宣传藏医药文化理念。五是在全院范围内大力倡导从我做起戒烟戒酒行动，成效显著；六是从2014年起恢复了藏医四部医典等原著晨读传统。

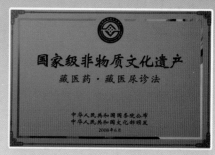

（八）"治未病" 理念、深入人心

医院"治未病"或预防保健科是在2000年开设的门诊保健科的基础上逐步发展壮大，于2010年正式成立了预防保健科。一是结合多年的临床实践经验，在理论依据上医院专门组织藏医专家整理出版了《藏医预防保健基本常识读本》（2010年9月由西藏人民出版社出版）和《长寿养生读本》；二是临床实践上医院既有藏医特色的内外科、理疗康复科等为主的藏医预防、保健、康复等临床科室，也有医院研究所、制剂室为主的藏药研发生产的基地；三是配套有相应的现代医学辅助检查设备，为预防保健工作提供及时有力的诊断依据；四是与藏医药适宜技术推广应用相结合。整合放血、火灸、拔罐、药浴、金针疗法、外敷疗法、涂擦疗法等藏医药适宜技术，制订适合各类人群的藏医特色保健方案，开设饮食起居、运动、药膳、膏方进补等特色保健服务，并根据个体差异，为其提供藏医特色饮食起居处方、慢性病简易处方、食疗药膳手册等健康教育资料，广泛开展养生保健指导，充分发挥"治未病"优势。五是与健康信息建设相结合。依托城镇居民医保健康档案信息系统，整合"治未病"预防保健信息、藏西医门诊就诊信息、疾病随访管理信息、妇女儿童保健信息，打造独具特色的信息服务网络，为全地区各类人群建立藏医特色的、动态全程的健康状态信息库奠定基础。六是承担全地区党政机关、企事业单位、社会团体干部职工健康体检任务，每年健康体检人次达10000余人；六是加大力度开发各种强体质、抗衰老、延生命之效的保健藏药品。七是加强"治未病"理念的传播与推广。借助电视、广播、报刊等媒体，特别是与西藏人民广播电台空中门诊栏目等合作，加强藏医预防保健知识宣传，提高广大群众增进和维护健康的自主行为能力。

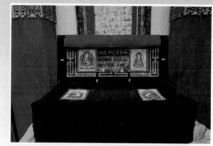

《四部医典》金书版

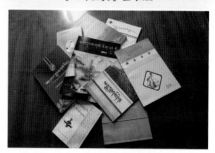

《雅砻医学》学术刊物

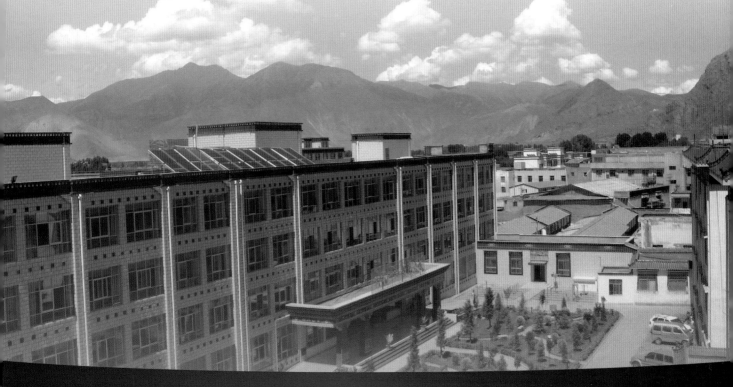

民族医药之瑰宝 蒙医蒙药之旗舰
——记蓬勃发展的内蒙古国际蒙医医院

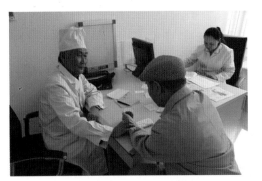

国医大师吉格木德为患者进行脉诊

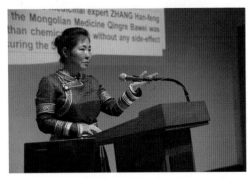

联合国南北对话高端论坛会议上，内蒙古自治区卫计委副主任、内蒙古国际蒙医医院院长乌兰作了题目为"蒙医药在城乡居民健康中发挥的作用和角色"的交流发言

内蒙古国际蒙医医院是以蒙医药医疗为主的集医疗、教学、科研、保健、预防、康复、急救、制剂为一体的现代化三级甲等综合性蒙医医院。

医院有床位1300张，设有86个科室，其中业务科室57个，科研部门8个，行政、职能、后勤科室21个，医院日门诊量从开业之初的1000人次左右已增至高峰近2000人次，现有职工1650多人，是一所规模较大的蒙医医院，

内蒙古国际蒙医医院是国家蒙医药技术骨干培训基地、国家蒙药制剂中心，八省区蒙医药医疗、科研、临床、教学指导中心及蒙医药国际交流中心，同时也是内蒙古医科大学蒙医附属医院和蒙医临床医学院、内蒙古民族大学教学医院、中国中医科学院眼科医院对口支援医院、中国中医科学院阜外心血管病医院心血管技术培训中心、北京大学肿瘤医院协作医院、广州中医药大学附属医院、广东省中医院对口支援医院。

医院蒙医药人员占业务人员的80%以上，蒙医科室占业务科室的75%以上。蒙医五疗科、蒙医康复科、蒙医心身医学科、蒙医脾胃科、蒙医护理学、蒙医萨病科等6个重点专科被国家卫生计生委批准为临床重点专科；蒙医五疗、蒙医萨病、蒙医心病、蒙医骨伤、蒙医皮肤病、蒙医脾胃病、蒙医护理、蒙医心身医学、临床蒙药学9个专科被评为国家中医药管理局重点专科；蒙医五疗萨病、蒙医血液病、蒙医心身医学、蒙医脑病学等4个学科被评为国家中医药管理局重点学科；蒙医心血管内科、蒙医血液内科、蒙医心身医学科、蒙医五疗脑病学4个学科被评为自治

区领先及重点学科。在以上重点专科、重点学科及领先学科的带动下，医院各专业临床学科和专科建设得到了快速发展。该院300多种院内制剂及蒙医疗术、蒙医整骨、蒙医心身医学、蒙医点穴、蒙医内疗术吸引了众多区内外患者前来就诊。该院运用蒙医药对消化、呼吸、泌尿、内分泌系统疾病以及妇科、儿科、五官科、皮肤科、肛肠科等疾病进行治疗，还开展了急性心脑疾病、创伤急救和手术、心脏介入及血液透析等项目。

医院现拥有国医大师1名，国家级和自治区级名医近百名，各临床专业技术学科带头人数百名。自成立以来，医院引进海内外医学、蒙医药学、生物学及医学相关学科博士后、博士40余名，硕士168名，在读博士、硕士40名，本科以上蒙医专业人才800多名，聘请区内外知名蒙医专家30名。医院通过自治区人社厅"绿色通道"刚性引进美国、英国、瑞士等国外留学博士、博士后17名，从国内如北京等地引进博士及博士后12名、博士生导师2名、国务院特殊津贴获得者6名、全国先进模范3名、国家"突出贡献奖"获得者2名、"草原英才"11名、"西部之光"访问学者2名、"321"工程人才3名、"内蒙古自治区杰出人才奖"获得者2名、"青年科技奖"获得者3名。"蒙医药文化软科学建设创业人才团队""创新创业人才团队"及3名"草原英才"签订了项目任务书。目前，医院完成了两批全国及自治区名老蒙医专家学术经验传承工作，带教出50多名中青年学术技术带头人及骨干。

医院承担着国家"十一五"及"十二五"科技支撑项目及国家自然基金项目8项、其他国家级项目17项、省级项目18项、厅级项目38项；拥有国医大师工作室2个、国家评定的全国名老蒙中医药专家传承工作室6个、流派传承工作室1个；有国家中医药重点研究室1个；有4项蒙医药国家科技支撑项目通过专家终审。医院先后得到蒙医领先学科、重点专科学科、制剂室、蒙药房、急诊急救能力、

针灸理疗、特色专科专病等建设项目百余项。医院的蒙医赞巴拉道尔吉温针、火针疗法、蒙医正骨疗法被批准列入为国家级非物质文化遗产名录。医院获得自治区级和国家级科技进步奖，以及各类图书二等奖、三等奖近20项，蒙医药博士、硕士组成的研发团队承担了政府蒙医药研发重大专项，蒙药扎冲注射液、蒙药冲剂、蒙药滴丸等剂型改革取得了初步成效。

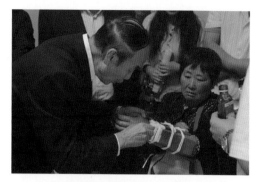
自治区名蒙医在为手臂骨折患者进行蒙医整骨治疗

近几年来，自治区积极与蒙古国、俄罗斯、日本、韩国等周边国家开展学术交流、互派专家，并吸引了大量蒙古国患者前来就诊。内蒙古国际蒙医医院作为全区对外交流重点窗口单位，与蒙古国开展互派医药学生，相互促进蒙医药科研合作。医院自试营业以来，已收治蒙古国、俄罗斯、波兰等邻国患者8000人次，其中疑难重症病人也日渐增多。

2012年11月，联合国官员在内蒙古考察期间通过亲眼目睹，对蒙医药安全、有效、方便、价廉的医疗服务产生了极大的兴趣。不久，联合国向内蒙古蒙医药专家发来了邀请函。2013年2月，以内蒙古国际蒙医医院专家为主的蒙医药代表团应邀出席了在联合国总部纽约召开的"城市的繁荣——南北对话高端论坛"，并做了题目为"中国蒙医药在城乡居民健康中发挥的作用和角色"的演讲，引起世界各国大使的高度关注。会议期间代表团还应邀到美国的相关大学和医疗机构进行学术交流，引起各国与会者的高度关注，这标志着祖国传统医学瑰宝登上联合国讲坛，成功迈出了蒙医药国际化的第一步。会上，蒙医药专家代表团还意外地接到了世界卫生组织的邀请，WHO大使专门接见蒙医药代表团，并听取了的中国蒙医药事业发展的概况。

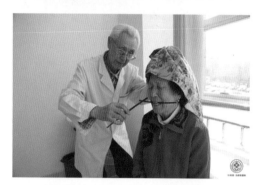
自治区名蒙医在为患者进行蒙医震脑术治疗

在内蒙古自治区党委、政府的高度重视下，内蒙古国际蒙医医院的二期工程扩建项目已开始实施，到内蒙古自治区成立70周年之际，一所特色更加突出、环境更加舒适、流程更加便捷、布局更加合理的内蒙古国际蒙医医院将以崭新的面貌屹立在内蒙古自治区首府呼和浩特，并将以独具特色的优质服务为各族群众的健康做出更大贡献。

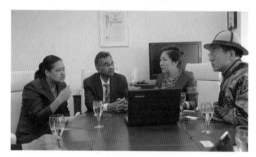
2013年2月13日，内蒙古自治区卫计委副主任、内蒙古国际蒙医医院院长乌兰向世界卫生组织驻纽约总部大使库玛·艾森介绍内蒙古蒙医药事业发展概况及蒙医药在城乡居民健康中发挥的作用和角色

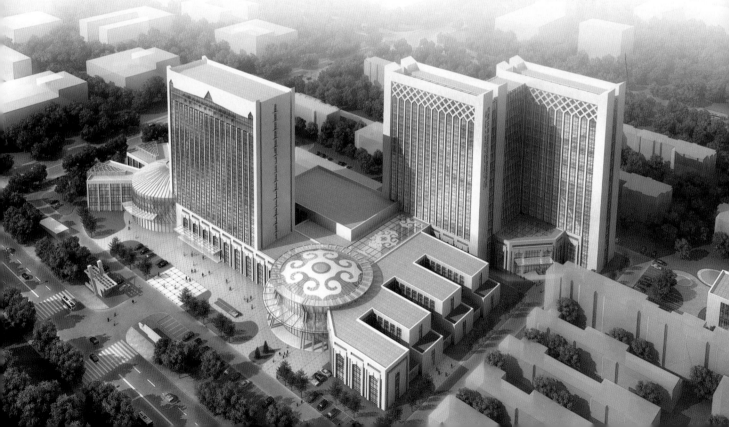

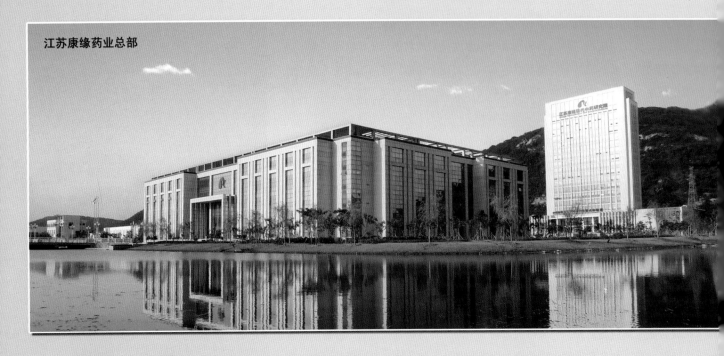

江苏康缘药业总部

康缘 迈入制药工业两化融合"智慧时代"

2015年6月3日，工信部2015消费品工业智能制造现场交流会在康缘健康产业园现代中药数字化提取精制工厂召开，这是国内正式投产的首家具有自主知识产权的中药数字化、智能化提取精制工厂。

江苏康缘集团有限责任公司是集药品生产、经营、研发以及中药材种植为一体的新型生物医药产业集团。多年来，集团始终坚持技术创新、管理创新，高投入打造研发创新平台和技术优势，致力于中药现代化、国际化，是国内同行业中拥有国家级新药证书较多、拥有自主知识产权专利数较多、承担国家级重大科研项目较多以及开展现代中药国际化研究较深入的企业之一。

当前，新一轮科技革命和产业变革方兴未艾，世界制造业发展态势和竞争格局正在深度调整。我国作为全球制造业第一大国，面临着发达国家高端回流和其他发展中国家低端吸纳"前后夹击"的严峻挑战，中国医药工业也依然存在大而不强的问题。为紧跟新一轮科技革命和产业变革的步伐，国务院刊发《中国制造2025》，作为中国版的"工业4.0"规划，提出了中国迈向制造强国的三个十年"三步走"战略，计划2025年迈入制造强国行列。生物医药及高性能医疗器械作为突破发展的10大重点领域之一，应加快推动新一代信息技术与制造技术融合发展，把智能制造作为两化深度融合的主攻方向，培育具有国际影响力的跨国公司和品牌企业。

作为工业和信息化部智能制造试点示范企业，康缘构建了符合药物基本属性的现代中药质量标准体系，创建了中成药生产过程"点点一致""段段一致""批批一致"的质量控制技术体系，保障中药产品质量稳定均一、安全有效，为中药产业整体质量控制水平的提高提供了新的研究思路，为行业技术创新提供了新的模式。

2012年，康缘投资4.8亿元，与浙江大学等国内知名院校开展全方位合作，启动"中药先进制造关键技术研究和中药智能化提取精制工厂建设"项目，重点围绕热毒宁注射液、银杏二萜内酯葡胺注射液等中药大品种的工艺以及产能要求进行设计。该工厂基于国际制药技术标准进行设计，创新集成了具有完全自主知识产权的先进制药技术和高效节能新型工艺装备。

建成后的数字化提取精制工厂生产控制点数逾5000多点，控制回路达600多个，其中在线质量控制点260多个，每年产生的有效质控数据逾700亿个，数字化提取精制工厂，实现了生产过程数据自动采集和分析系统及在线优化，对主要生产设备运行状态进行实时监控、故障报警和诊断分析。工厂配备能源管理与决策系统，实现了对各种资源介质和重点耗能设备的实时监控、优化调度和综合管理，确保安全可靠、经济高效。

目前，康缘数字化工厂已全面启用，它将为中国药品制造进入数字化、智能化制造时代建立应用示范，所研发并应用的各种先进技术，不仅替代甚至超越国际同类技术，更有望推广应用到整个中药生产体系，为真正建立中国药品制造工业4.0、中药先进制造2025奠定基础。

KANION
PHARMACEUTICAL

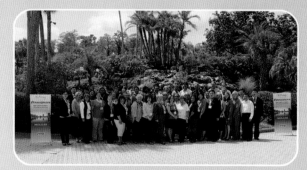

桂枝茯苓胶囊美国FDA Ⅱb期临床研究者会议

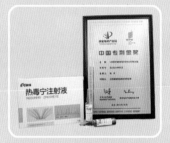

热毒宁注射液液体获中国专利金奖
国药准字批号（Z 20050217）

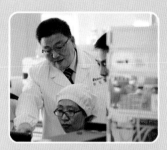

萧伟指导研究人员进行数据分析

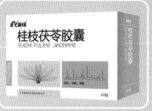

桂枝茯苓胶囊是目前国内妇
科血瘀证的主流用药
国药准字批号（Z 10950005）

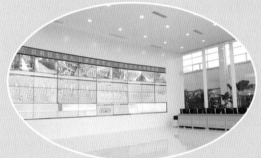

数字化工厂实时监控室

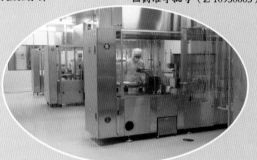

数字化中药注射液生产线

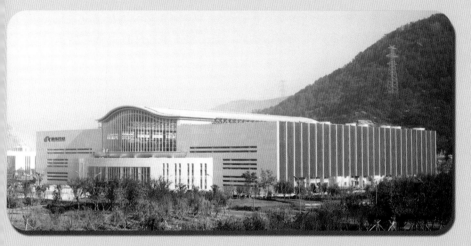

中药数字化、智能化提取精制工厂（外景）

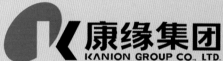

康缘集团
KANION GROUP CO., LTD.

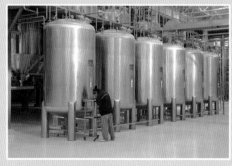

智能化中药材提取生产线具有年处理生
药材10000吨的能力

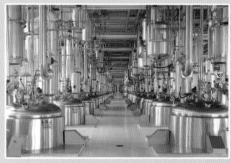

目前全球中药制药过程控制水平、信息
化和智能化实施水平较高的生产线

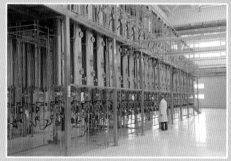

中药数字化工厂已全面启用

山西振东制药股份有限公司

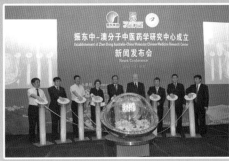

2012年5月，振东中澳分子中医学研究中心成立

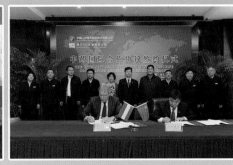

2014年11月，山西振东与荷兰SU生物医药公司建立传统中药复方药欧盟注册合作

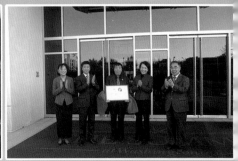

2014年11月，振东与中国中医科学院 美国国立癌症研究中心联合在美国成立了致力于中医药治疗肿瘤的科研办公室

振东制药股份有限公司下辖中药材开发公司、北京药物研究院、振东制药、泰盛制药、安特制药、开元制药、生物健康科技、医药物流8个子公司。主要生产抗肿瘤、心脑血管、抗感染、消化系统、呼吸系统、维生素营养、解热镇痛、补益中成药八大用药系列，现已形成种植、研发、生产、销售为一体的健康产业链。为促进中医药走向国际，近几年，振东陆续将中医药科研拓展到海外，2012年5月在澳大利亚设立"振东中—澳分子中医药研究中心"，2014年11月在美国成立"中医药治疗肿瘤"科研中心，与荷兰国家应用科学研究院下属医药公司就振东产品欧盟注册协议签约，开展多项中药国际合作项目。

一、振东中药材产业发展概况

振东中药材开发有限公司成立于2003年，主要从事中药材资源开发、种植研究、基地建设、饮片加工、药材经销等业务，下辖道地苦参、道地连翘、道地党参、道地黄芪、新疆分公司、陇西分公司、运城分公司、沁县分公司、安国分公司、亳州分公司10个专业化子公司。公司现有中药材种植基地50余万亩，在山西、新疆、甘肃、贵州等地建立苦参、党参、连翘、黄芪、黄芩、柴胡、白土苓、红花等20个中药材规范化种植基地，现有加工厂5座，主营大宗地产药材40余种，产地饮片400余种。秉承"与民同富，与家同兴，与国同强"的文化宗旨，遵循"道地药材、药材道地"的企业理念，通过不断整合优势资源，逐渐形成集药材种植、加工、销售于一体的产业链条，打造具有强劲核心竞争力的中药材行业龙头企业。

产业项目一：山西大宗道地药材种植项目

作为振东制药的优质原料生产基地，中药材公司先后发展了道地苦参、道地连翘、道地党参、道地黄芪4个种植子公司，致力于现代中药的种植与加工，采取"公司+政府+合作社+农户"的管理模式，目前已发展药材种植基地50余万亩。

产业项目二：平顺50万亩中药材产业化项目

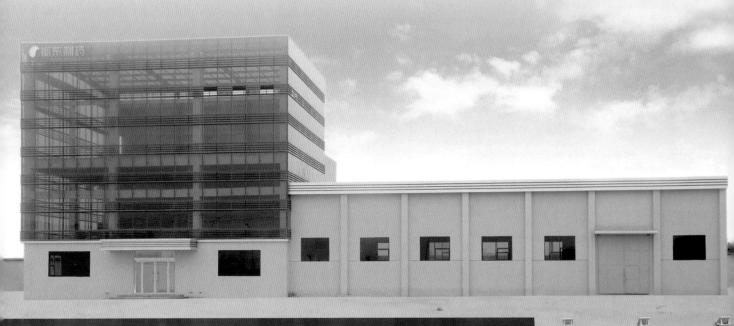

项目总投资5.5亿元，被列为国家农业综合开发重点项目。项目种植规划200个中药品种，现已完成60个品种，共计37万亩。项目采取"公司+政府+合作社+农户"的经营模式，按照产业化、集约化、规模化、道地化的要求发展药材种植，推行中药材GAP建设，注重野生资源的保护和合理开发，加快市场流通体系建设，构建种植、示范、销售为一体的中药材产业新格局。加工生产，建成工程生产车间4000平方米、提取车间14000平方米、仓储库40000平方米，能源中心750平方米在建。

　　该项目以农业调产为依托，以转型跨越为目标，将平顺中药材资源优势变为经济优势。项目投产达效后，年销售收入将达到15亿元，创税2亿元；新增就业岗位300多个，间接带动2万多农户，人均年增收3000元；同时带动包装业、运输业及旅游业等相关产业的发展，以农民增收、企业增效、财政增税，带动县域经济发展。

　　二、振东中药材产业效益

　　（一）社会效益

　　山西省自古就是道地药材产地，文化底蕴深厚，药材品种丰富，种植历史悠久，品质地道优良，具备发展中药材产业的良好基础，并且发展中药材产业项目是增加农民收入，振兴农村经济的优先途径。振东中药材产业项目的实施，让大量务工农民能够在家门口就业，目前已带动10万户农户增收致富。同时，振东依托产业做扶贫事业，首创"三日一金一天使"。每年8月的最后一个周日为扶贫济困日，救助贫困学生；每年冬至为冬助日，救助孤寡、伤残等弱势人群；每年腊月二十三为敬老日，慰问家乡60岁以上老人；敬孝金，按月按户寄发给不在同一地市生活的振东员工的父母；"仁爱天使"基金，通过企业捐助和社会募集，对特困患者及特困家庭进行资助。振东中药材产业的发展取得显著的直接扶贫和间接扶贫效益。

　　（二）经济效益

　　目前，振东制药产值已超20亿元，中药材产业发展已带动10万户农户增收致富。

　　未来5年，振东中药材公司将扩建百万亩中药材种植基地，年产生药材6万吨，增建加工厂8座，年加工饮片4千吨，实现年销售收入20亿元，利税5亿元，形成种、产、储、购、销一体化产业链条，通过产业发展可带动30万户药农亩均增收2000元，形成农民增收、企业增效的产业化经营新格局。

　　（三）生态效益

　　中药材种植品种的选择应因地制宜，兼顾经济效益和生态效益，重点推广抗旱、抗寒、冬季覆盖好、具有较高观赏价值的多年生药用植物。这样在提高山区农民收入的同时，可以降低对土壤耕作层的破坏，改善山区生态环境，打造农田优美景观，促进郊区旅游业发展。

　　"名以清修，利以义制，绩以勤勉，汇通天下"，在新晋商理念的引领下，在大健康产业集团百亿振东的愿景框架下，振东制药将以中药材产业为基石，做大做强中医药产业，全力推动跨越发展，助力打造百亿振东，争创民族产业知名品牌，实现"与民同富，与家同兴，与国同强"的产业报国梦想。

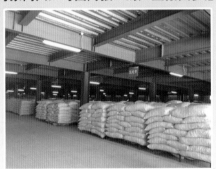

2015年5月，振东占地40000平方米的超大规模药材仓储库落成

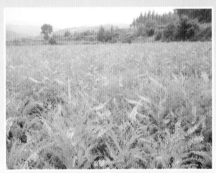

振东苦参GAP种植基地

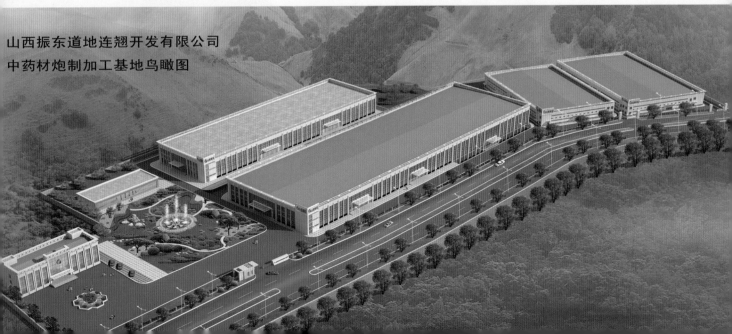

山西振东道地连翘开发有限公司
中药材炮制加工基地鸟瞰图

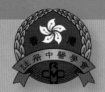

香港注册中医学会
HONG KONG REGISTERED CHINESE MEDICINE PRACTITIONERS ASSOCIATION

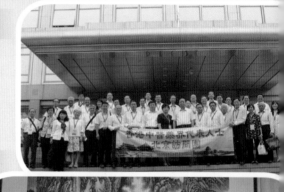

本会宗旨

香港注册中医学会致力于团结全港注册中医及表列中医为目标，共同维护和促进特区政府赋予本港中医的专业地位及权利，为香港中医药专业的发展作出贡献，并致力于继承和发扬传统的中医药，促进香港及国际中医药学术交流。

成立背景

香港特别行政区政府于1999年通过《中医药条例》，正式确立了香港回归祖国后中医药的法定地位，这不但体现了社会对香港中医界的认同，也标志着香港中医界将承担更大的社会责任，因此，进一步提升中医界的凝聚力，提高中医专业水平和服务质素，共同为维护和加强香港中医的专业地位和权益，发展中医药事业，成为业界迫切的任务。2003年，在中央人民政府驻香港特别行政区联络办公室及香港特别行政区政府卫生署的支持下，香港注册中医学会由本港11个历史较悠久的中医团体发起创立，包括：

· 香港中华中医学会　　· 国际中医中药总会　　· 香港中医师公会　　· 侨港中医师公会
· 香港针灸医师学会　　· 新华中医中药促进会　· 中国医药学会　　　· 港九中医师公会
· 香港中医骨伤学会　　· 香港中医学会　　　　· 九龙中医师公会

由每个团体各选派两位具备首批注册中医师资格的代表注册而成。

香港注册中医学会是香港注册的非牟利有限公司，是香港回归祖国后具有代表性及会员人数较多的中医专业团体。本会自成立至今已有近7000名会员，占全港注册中医人数的大多数。特区选举委员会中医界别20位小组成员均为本会会员。

香港注册中医学会是香港中医药管理委员会认可为注册中医进修中医药学的行政机构及培训机构之一，专诚为会员提供认可的、多元化、多方位的专业进修及培训课程。

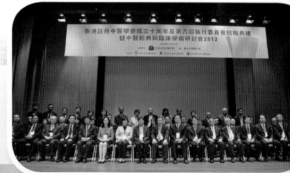

香港注册中医学会是世界中医药学会联合会（简称"世界中联"）的团体会员，世界中联是中华人民共和国国务院批准的国际性学术组织，致力于推动中医药学的国际交流、传播及发展，目前已有157个团体会员，遍布于50个国家和地区。

发展历程

学会自2003年发展至今正步入第11年，是香港注册中医的代表团体，为会员构建多个专业的学术平台，重视与香港各医疗界别的交流，并不断拓展与内地及国际中医团体的学术活动，同时通过学术平台向社会展示中医的专业水平。学会于2006年与北京中医杂志社创办首本《香港中医杂志》，为本地中医及内地学者提供了医学交流的学术平台。学会重要的发展历程如下：

2003年6月	**学会成立** 由本地11间历史悠久且有代表性的中医团体共同创立, 目的为团结广大注册中医, 维护和巩固本地注册中医的专业地位及权益
2004年	**首次购置旺角会址** 获香港中医药管理委员会认可为注册中医进修中医药学术之行政机构及培训机构
2004年9月	**举办2004(香港)国际中医药学术交流大会** 本会与中华中医药学会名医学术思想研究会主办
2005年	**加入世界中医药学会联合会, 成为该团体会员**
2005年3月	**举办2005(香港)国际中医药膳学术研讨会** 本会与世界中医药学会联合会药膳食疗研究专业委员会主办
2005年12月	**举办香港中医防治流感学术研讨会** 首次显示香港中医学界与业界在防治流感中的专业平台
2006年3月	**举办2006(香港国际中医药高级学术论坛)** 本会与澳门科技大学中医学院主办
2006年4月	**为会员提供中医团体专业责任保险服务**
2006年6月	**政府修订劳工法例, 赋予注册中医签发病假纸的权利, 本会为会员提供病假纸蓝本以供参考**
2006年7月	**创办及出版《香港中医杂志》, 为本港中医药界及学界提供专业的学术交流平台**
2006年10月	**举办2006(香港)国际中医防治流感学术交流暨呼吸系统疾病学术研讨会** 本会与世界中医药学会联合会呼吸病专业委员会合办
2006年10月	**中医研究生课程正式开课(与广州中医药大学合办)**
2006年12月	**响应政府立法会选举, 参与中医功能界别选举**
2007年8月	**第三届执行委员会就职礼暨中医学术专题讲座**
2007年10月	**参与国家中医药管理局主办为期3年的"中医中药中国行 —— 香港站活动"** 香港站活动由香港卫生署协办, 举办全港十八区中医诊所义诊日, 本会与香港博爱医院合办「中医中药中医行义诊流动车服务」
2007年12月	**举办2007(香港)国际中医药学术研讨会** 本会与中华中医药学会主办
2008年6月	**举办香港中西医学术交流大会** 本会与香港中华医学会合办, 为中西医业界提供学术交流平台, 大会首次获特区政府商务及经济发展局拨款资助
2008年7月	**自资购置北角上润中心的会址**
2008年9月	**成立"香港注册中医学会慈善基金有限公司", 获免税慈善团体资格, 开展中医慈善医疗工作**
2008年12月	**举办2008(香港)世界中医药学术研讨会** 本会与世界中医学会联合会主办, 获特区政府商务及经济发展局资助
2009年6月	**首批中医硕博研究生毕业** 本会与广州中医药大学合办, 有5位博士、15位硕士研究生参加毕业庆典
2009年7月	**本会与上海中医药学会签署《中医药学术交流与合作》协议**
2009年9月	**北角新会址开幕暨第四执行委员会就职礼**
2009年11月	**2009(香港)国际中医针灸、推拿、气功学术研讨会**
2010年5月	**香港注册中医学会慈善基启动礼及嘉年华会**
2010年10月	**2010纪念世界传统医药日暨情志病防治研讨会及工作坊** 第二届全国方药量效关系与合理应用研讨会暨"973"计划以量效为主的经典名方相关基础研究"进展交流会 『南京-上海』中医学术交流五天团
2011年12月	**中国首届中医暨非药物疗法临床经验应用**
2012年7月	**粤港中医药界庆回归十五周年暨粤港中医药互动交流活动**
2012年11月	**欢乐满东华2012之11.2中医爱心义诊日**
2013年3月	**2013年世界中医药学会联合会第二届内科学术大会**
2013年5月	**世界中联第五届肝病国际学术大会暨香港中医肝病研讨会**
2013年6月	**香港注册中医学会慈善基金会接受道德会捐赠医疗车仪式**
2013年10月	**香港中医药界代表湖南访问团**
2013年11月	**2013纪念世界传统医药日研讨会**
2014年7月	**本会与香港大学中医药学院、香港中文大学中医学院、香港浸会大学中医药学院签署香港中医专科发展工作组合作备忘录**
2014年8月	**香港中医药界代表北京访问团**
2014年10月	**2014纪念世界传统医学日暨疼痛治疗学术研讨会**
2014年11月	**2014香港经方学术研讨会**

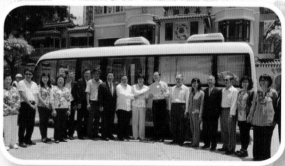

未来计划

　　香港回归祖国后, 中医药的发展面对新机遇及挑战, 香港注册中医学会将凝聚本地民间多个中医团体精英力量, 继续群策群力, 积极参与特区政府的医疗发展, 为提高中医药的专业水平作出贡献, 为本地市民提供服务。

　　本会致力于维护本地中医专业声誉, 提高会员的专业学术水平及良好的专业操守, 团结业界, 加强联系, 促进和发展中医药的研究。

　　本会致力于为会员服务, 提供学术活动, 培训人才, 拓展本地的中医药发展, 如出版中医药刊物, 提供电子传媒信息, 筹办中医诊所医院、医学图书馆、文化博物馆等。

　　本会致力于服务社群, 为市民大众提供服务, 如慈善活动、义诊和救灾, 同时联系本地医疗团体, 促进合作, 提高本地的医疗水平。

电子邮箱：info@hkrcmp.org　　网址：www.hkrcmp.org

曲阜中医药学校

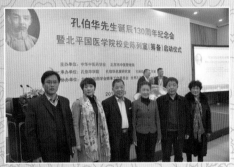
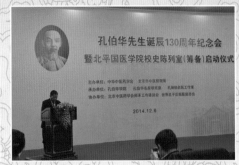
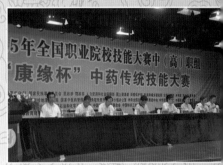

孔令俭校长（左三）和国家中医药管理局洪净司长（右三）参加纪念孔伯华130年纪念活动合影　　校长孔令俭在纪念孔伯华诞辰130周年纪念会上发言　　孔令俭校长参加2015年全国职业院校技能大赛中药传统技能比赛

近几年，曲阜中医药学校深入贯彻落实国家、省、市关于加快发展现代职业教育的文件精神，立足实际，抢抓机遇，科学谋划，积极作为，始终把彰显特色作为重要标志，内强素质，外树品牌，努力拼搏，锐意进取，学校各项工作捷报频传、令人鼓舞。

学校利用曲阜独特的地理人文优势，秉承儒家文化，传承中医药教育事业，学校不断发展壮大。目前，学校总占地530余亩，实验实训设备价值3100万元。开设三年制中专、三二连读大专，拥有中医、中医护理、中医康复保健、中药4个示范校重点建设专业。各类注册在校生8150余人。2014年6月，学校顺利通过了国家中等职业教育改革发展示范学校省级验收。今年2月顺利通过了国家中等职业教育改革发展示范学校国家级验收，标志着学校发展进入了一个崭新的时期。

一、与时俱进，探索人才培养新途径

学校紧紧围绕示范校建设，充分发挥示范引领辐射作用，积极与产业对接，创新人才培养模式。调整优化专业结构，根据区域发展和产业升级对技术技能人才的需求和学校专业结构特点，整合优化传统专业，重点建设中医、中医护理、中医康复保健、中药专业，建设省级品牌专业1个，申报全国健康服务类示范专业点1个；积极参加行业活动，学校承办了"2014年全国中医药职业教育年会"和济宁市中等职业学校建设工作调度会议；改革教育教学模式，根据不同专业特点，确立了"兴趣养成-学训同步-跟师实习"的工学结合的人才培养模式，与"项目教学、仿真模拟、学训合一"的理实一体化教学模式；努力提升办学层次，贯彻落实上级有关职业教育文件精神，搭建人才培养的立交桥。在抓好中职教育的基础上，与山东中医药高等专科学校联合开办了"3+2"连读高等职业教育，与济宁医学院联合开办了中药专业"3+4"对口贯通分段培养试点，提升了办学层次。2015年1月孔伯华中医传承班正式启动，传承班将传承孔伯华先生学术思想和高风亮节的品质，依托孔伯华名家研究室研究成果和医疗资源，注重师承教育和临证教学，与学校优势互补，为培养中医人才，探索了一条符合中医教学思维的实践之路。

二、德育为首，学生管理常抓不懈

抓规范，促养成，构建了"教管结合"的德育模式。围绕学生思想教育工作，努力加强德育队伍建设，打造"全员育人"理念，形成全方位育人格局，将德育活动渗透在"教管结合"之中。深入开展以社会主义核心价值观为主题的系列教育

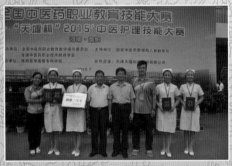
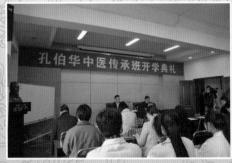
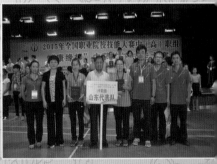

学校荣获2015年全国中医药职业教育技能大赛中医护理比赛个人一等奖、团体二等奖　　学校举办孔伯华中医传承班开学典礼　　学校荣获2015年全国职业院校中药传统技能比赛二等奖

活动。在教室统一悬挂社会主义核心价值观的宣传展板，通过主题班会、主题手抄报等活动，推进社会主义核心价值观进教室、进课堂、进学生头脑，帮助学生树立正确的世界观、人生观、价值观和荣辱观；着力做好新生入学教育、毕业生文明离校教育工作。新生入学后，先后开展文明礼仪教育、心理健康教育、安全教育、校规校纪教育、专业思想教育、军训教育，做好新生"导航"工作；充分利用升旗仪式和国旗下讲话，加强对学生的爱国主义教育，定期开展主题班会和第二课堂活动，对学生进行集体主义、职业道德教育；学生积极参加由团市委发起的"志愿星期天"服务计划启动仪式，自愿报名组成"学雷锋"志愿者服务队，每周深入福利院开展献爱心活动；学生积极参加《圣贤之光》论语咏诵会、"彬彬有礼曲阜人"演讲比赛、百姓儒学节、诗歌朗诵比赛、班级文化建设等活动。活动的开展丰富了学生的校园文化生活，实现了寓教育于乐的目的。

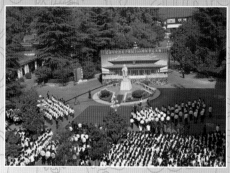

学校举行纪念孔子诞辰2566周年祭孔大典

三、多措并举，全面提升教师素质

建立了面向市场、适应社会需求、科学合理的人事管理制度，形成吸引人才、稳定教师队伍的激励机制。采取招聘、引进、培训、进修、传帮带、聘请行业专家等途径，实施教师素质提高计划，完善"双师型"教师成长措施，全力打造高水平的师资队伍。学校现有专任教师336名，其中专业带头人7人、国家职业技能鉴定考评员7人、骨干教师71名、"双师型"教师234名，占专业专任教师的比例达到91.1%。选聘42名行业专家充实兼职教师队伍，达到74人，承担专业课的教学任务，参与课程实训及标准的制定，实现了专兼职教师的优势互补。学校承担的"儒学对中医药发展影响的研究"获重点课题研究二等奖，15位教师的论文分别获中职组论文一、二、三等奖。学校教师孔祥娥、杨娜在2014年济宁市优质课评选中荣获一等奖。

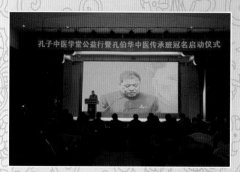

学校举办孔子中医学堂公益行暨孔伯华中医传承班冠名启动仪式

四、彰显特色，提升教育教学新水平

儒医结合，构建文化育人模式。学校以儒家文化为主导，以祖国医学为主体，做好儒医结合文章。深入开展了儒家思想"进学校、进课堂、进头脑"活动，组织全体师生举行校园祭孔和拜师仪式，开展文明礼仪培训和感恩教育等活动。2014年4月，校园文化建设案例《儒医文化相融谐，春风化雨育英才》被教育部职成教司确定为优秀德育案例；多方筹资，夯实基础设施建设。近年来，学校始终坚持开源与节流并重的做法，不等不靠多方筹措资金，不断加大投入力度，投入137万元建设了中医药博物馆，投入270万元购进实验实训设备，投入320多万元改造了田径场、4个标准篮球场、两个标准羽毛球场、标准排球场，完成操场塑化改造，提升了学校基础设施建设水平；以赛促学，提高教育教学质量。学校充分发挥以赛促学的积极作用，组织校内各专业技能大赛和知识竞赛，选拔优秀师生参加济宁市、山东省和全国性职业技能大赛。在全国中医药职业教育技能大赛——2014针灸推拿技能大赛中，学校4名参赛选手获二等奖3个、三等奖10个，学校获中职组团体三等奖；在2015年全国职业院校技能大赛中（高）职组"康缘杯"中药传统技能大赛中，学校选手获个人二等奖1个、三等奖1个；在全国中医药职业教育技能大赛——2015年中医护理技能大赛中，获一等奖2个、二等奖5个、三等奖3个，学校以总成绩第三名获团体二等奖。

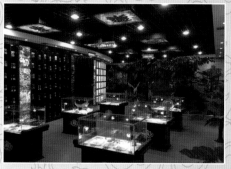

学校中医药博物馆一角

五、多措并举，招生规模再创新高

学校借助政策优势，利用区位优势，发挥专业优势，加大宣传力度，广揽优质生源，出口畅、生源旺，继2012年招生人数突破2000人之后，2014年招生人数达到2715人，2015年招生人数再创历史新高，突破3000人，生源质量明显提高。

古都杏林春满园
——安阳市中医院跨越式发展巡礼

当我们穿越 3300 年的历史，静静感受上亘古不变的巍巍山河，这座发祥了灿烂殷商文明的古城，给后人留下了无数的文化瑰宝。她不但拥有深厚的中医文化渊源，也孕育了安阳市中医院这座闻名省内外的全国三级甲等中医院、中国公信力示范医院。让我们跟随时间和空间的转换，走近这所建院 60 余年，在传承与创新中焕发着青春活力的中医名院。

发展篇： 一路风雨蕴芳华

翻开厚厚的院志，让我们一同回首历历往事，1954 年 2 月 17 日，此时的古城安阳百废待兴。在老城区西华门 16 号，仅有 17 名人员、几间茅屋数张桌椅的安阳中医联合诊所开诊，它成为了安阳市中医院的起点。

60 年艰苦创业，60 年风雨沧桑。从 1987 年北关门诊大楼的启用，到 1993 年 6300 平方米病房大楼的建成；从 2004 年 9 月，红旗路院址隆重开诊；2012 年 11 月，3.4 万平方米的综合病房楼拔地而起，到 2013 年 1.6 万平方米的原三中校区整体划拨给安阳市中医院使用，一幕幕奋进的画图，一项项重大举措，标志着安阳市中医院已从一棵稚嫩的幼苗，历经风雨，成长为绿意婆娑的大树。60 年来，从单纯的中医专科门诊到融医疗、教学、科研、预防、保健、养老于一体的综合性中医院；从 7 亩小院到"市委大院"；从心电图机"当家"到核磁、CT、大生化；从阑尾炎、痔疮手术到开胸手术、介入治疗；从学徒、中专生"挑大梁"到名医、教授、硕士、博士群体的崛起，四迁院址、四次跨越，安阳市中医院完成了涅槃般的蜕变，占地面积近 4 万平方米，建筑面积 6.8 万平方米，开放床位 1100 张，人员 1089 人，设有 27 个病区、68 个专病专科诊室，医院的规模、设备、医技水平和服务质量都走在了全省中医系统的最前列，跨入全国三级甲等中医院、全国卫生系统先进集体、中国公信力示范医院、河南省群众满意医院、安阳市文明单位行列！

安阳市中医院——这所太行山麓、洹水之畔的中医杏林已芬芳满园。

人才篇： 良医汇聚佑一方

人才是兴院之源，是中医院发展的内在动力。从建院初期的名中医闫希鲁、王耀南、张志兴、王瑞五到近代的"三郭一许"、中医大家孙一民，直到现在的享受国务院特殊津贴专家、河南省名中医汤建光，国家中医继承型导师杨之藻、省市名中医王晓琼、宋文俊、康进忠、李光荣等为代表的一大批中医名家，撑起了安阳市名中医的半边天！

如今，安阳市中医院已成为一座中医学人才高地，除大力开展名医"传帮带"、培养继承型人才外，医院每年还选送 10 名骨干人员到全国顶级医疗机构进修学习，带回最前沿的医疗技术，造福广大患者。目前，医院已成为河南中医学院、新乡医学院硕士研究生培养基地，拥有国家、省市知名专家 15 名，省市名中医 6 名，硕士研究生导师 6 名，兼职教授、副教授 120 余名，高级职称专家 150 名，博士、硕士研究生 70 名，形成了名医荟萃、群英汇聚的良好局面，为护佑一方百姓的健康做出了卓越贡献。

专科篇： 衷中融西建名院

今日的发展成就，离不开历届院领导对中医事业的矢志不移：从创始人闫希鲁、王耀南、张志兴到孙一民、张文煜；从邢海平、周修子、闫清海、李庆海到张立峰、汤建光，明确的发展思路、睿智的发展理念，引领着安阳市中医院一路前行。特别是近年来，安阳市中医院遵循"树名医、建名科、创名院"的发展思路，创建了国家级重点中医专科儿科、肝胆脾胃科；省级重点中医专科心病科、脑病科；市级重点专科专病骨伤科、肾病科、肛肠科、普外科，重点专科专病数量位居全省中医院前茅。

医院儿科享誉省内外，被河南省中医管理局批准为河南省中医名科、安阳市中医儿童医院、小儿脑瘫中医诊疗中心、安阳市小儿紫癜中医诊疗中心。儿科创始人为清末民初"豫北儿科王"王瑞五先生，他创制的儿科散剂以"简、便、验、廉"独具特色，传承至今。近年来，儿科在传承中创新，散剂种类由 16 种增加至 60 余种，建立了儿科研究室、康复治疗室、中药熏蒸熏体室，治疗病种扩展至 100 余种，年诊疗患儿 20 余万人次。

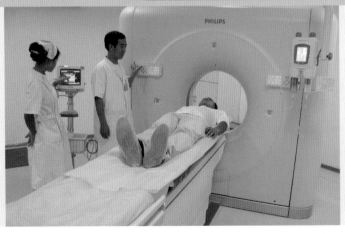

该院引进的 128 层纳米级螺旋 CT

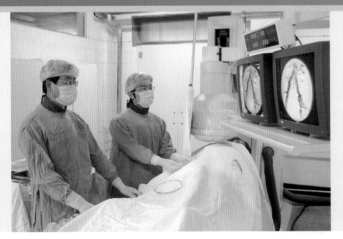

先进的治疗手段

肝胆脾胃科作为国家级重点专科，云集了一批优秀的中医临床专家，他们潜心研究，努力发掘中医精华，运用穴位贴敷、熏蒸、中药封包、耳针等独特疗法，在治疗消化性溃疡、慢性萎缩性胃炎、肝胆疾病方面匠心独运。近年来，该科科研成果丰硕，先后荣获河南省中医药科研成果一等奖等6项科研成果奖。

针灸科、推拿正骨科、皮肤疮疡科等门诊特色科室誉满四方。皮肤科源于新中国成立初期闻名安阳的"三郭一许"之郭氏外科，治疗各种皮肤顽疾，享誉豫北；正骨科脊柱定点旋转复位法疗效堪称神奇；针灸科继承传统特色，并不断创新，形成了诊疗优势。

"治未病"中心是河南省首批市级"治未病"中心，开展了中医体质辨识、中药熏蒸、刮痧、推拿按摩、穴位贴敷等多项中医保健服务项目，年接待健康体检2万人次。

名中医工作室、安阳国医堂拥有20余位中医名家，是安阳市中医院"弘扬国粹、唱响名医"发展战略中耀眼的中医品牌。

肾病科建有目前豫北地区规模较大、配套设施最完备的标准化血液净化室，建立了"海峡两岸血液净化合作交流中心"，使净化技术始终保持与世界先进水平同步！

骨伤科建立了安阳市首家椎间盘微创专科，使椎间盘疾病的治愈好转率保持安阳领先水平，该科还与北京大学人民医院合作，建立了"北京海鹰基金会脊柱关节病救助安阳中心"，为贫困脊柱病患者开展免费救助手术，赢得了社会广泛赞誉。

心病科是省中医局批准的安阳市心血管病中西医结合医疗中心，是安阳市心血管病中西医结合诊疗基地。同时，肺病科、风湿科、糖尿病科、肿瘤科、介入血管科等新建专科也得到了快速发展。

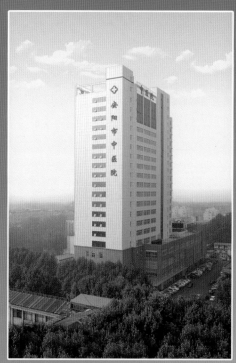

挺拔秀丽的病房综合大楼

在弘扬中医特色的同时，医院投资近亿元，购置了飞利浦128排纳米级CT、美国GE1.5T核磁共振、西门子2000四维彩超、贝克曼全自动生化分析仪等一大批先进诊疗设备，拥有2000平方米的9个层流净化手术室，每年开展手术项目4500余例，心脑及周围血管介入治疗手术1000余例。

同时，医院大力开展"名药工程"，投资2000余万元建成占地7000平方米、符合国家GPP建设标准的制剂室，可生产14种剂型的118种制剂，年产值1200万元，已成为豫北多家医院生产中药制剂的定点基地。

优秀的领导团队、高精尖的诊疗设备、突出的中医药特色、强大的专科专病群体为安阳市中医院的腾飞插上了金翅膀。正像该院党委书记汤建光所说，该院将在继承中发展，发展中继承，继续遵循"一切以病人为中心，以发挥中医药特色，提高中医疗效"为主题的服务宗旨，坚定"仁爱、敬业、传承、创新"的发展理念，把优质的服务、一流的疗效奉献给广大的安阳人民，进而推动医院三个文明建设取得新成就，为创建百年名院奠定坚实基础。

文化篇：仁爱惠民谱华篇

中医文化自古推崇"天人合一""仁爱"思想，这也成为了如今中医院文化的精髓。60年来，安阳中医人默默坚守着这份承诺，用自己的实际行动演绎着大爱无疆的精诚、奉献精神，践行着"一切为了病人"的神圣使命。据统计，2011年以来，该院共救助无主病人65人次，减免困难患者医药费200余万元，捐赠困难患者救助金40余万元，在安阳人民心目中树立了"公益医院"的良好口碑！

60年，安阳中医院人以仁爱之心，让诚信和谐理念芬芳满园；60年，安阳中医院人以厚德之品，让文明规范服务春风暖人；60年，安阳中医院人以精勤之技、惠民之诚，让慈善为民品牌根深花浓。

作为医院的领头人，张立峰院长心中有医院发展的蓝图，更有一份振兴安阳中医事业的历史使命和坚定信念。对医院的未来，他充满信心："安阳人杰地灵，名中医辈出，安阳中医生长在一片沃土上。作为一名安阳中医人，倍感光荣和自豪。面向未来，安阳中医将肩负起振兴安阳中医事业的历史重任，以建设百年中医名院、打造安阳中医名片为目标，以服务安阳人民健康为己任，群策群力，奋发有为，以一流的工作业绩，振兴中医事业，为造福安阳一方百姓做出新的贡献！"

春色满园关不住，红杏枝头春意浓。面向未来，安阳市中医院，这所洹畔杏林的奇葩，将沐浴着安阳市建设豫北区域性中心城市的强劲春风，在安阳这片人杰地灵的热土上续写新的传奇篇章！

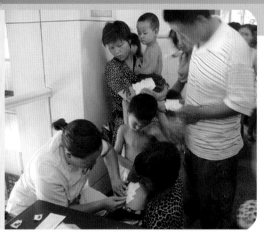

儿科开展的冬病夏治贴敷疗法深受欢迎

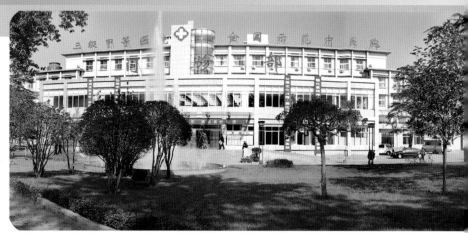

绿树掩映中的门诊楼

沈氏女科流派传承工作室

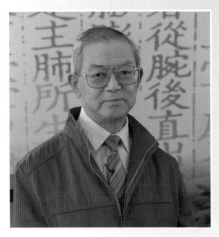

沈绍功

沈氏女科全称上海大场枸橘篱沈氏女科，始于明代洪武年间，传承至今已有21代逾600年。一世沈庶崇尚"不为良相便为良医"的信条，于明洪武年间（约公元1368年）在浙江东阳悬壶业医，善治女科诸疾且通晓内科，著有《女科抉微》《内科证治》等医籍，成为上海沈氏女科的开山鼻祖。传承至14世孙字辈，于清光绪年间（公元1875年）迁居申浦（上海市前身），在西郊大场镇置地筑宅，名曰"春雨山庄"，周边植以枸橘爬藤为篱墙，并效仿先贤，治愈一人，不收财礼，只在庄内植杏树一株，以示济世。堂前悬挂金字楹联，上联书"橘井甘泉分来申浦"，下联写"杏林春雨出自山庄"。因疗效显著，几年时间春雨山庄杏树成林，气宇非凡，遂有"上海大场枸橘篱沈氏女科"之美称，使沈氏女科达到鼎盛时期。1931年，因淞沪会战"春雨山庄"毁于战火，17世传人沈复来（号心九先生）携妻子痛别故里，迁居上海城区，并于数年时间重振祖业。心九先生注重医德，凡遇贫苦患者，非但分文不取，兼施药末以解其苦。其德艺双馨，有口皆碑，并为后世立下家训：

"为医者要重视病情而轻视钱财""医家须有割股之心，视患者为亲人，视医技为根本""医无止境，精益求精"。18世沈宗麒（号祥之）行医60余载，在妇女内科疑难杂症上积累了丰富的临证经验，继承完善沈氏女科效方近50首。19世传人沈绍功于1963年上海中医学院六年制医疗系毕业后，经国家统一分配到中国中医科学院工作，将沈氏女科诊治范围进一步扩大，发展成以妇、内科为主，涉及外、儿、肿瘤、肛肠、皮科、骨科、五官等各科，除了手法、手术之外，处方用药均予诊治，成为全科中医，从此沈氏女科迁居京城，翻开新的篇章。

沈绍功教授为中国中医科学院主任医师、博士研究生导师，人社部、国家卫计委、国家中医药管理局指定的全国老中医药专家学术经验继承工作指导老师，享受国务院政府特殊津贴。绍功先生精于临证，勤于笔耕，代表性著作有《沈绍功中医方略论》《上海沈氏女科全科临证方略》《中医临床家叶心清》《现代中医心病学》等相关著作20余部，学术论文百余篇，并有创新学术观点24条。

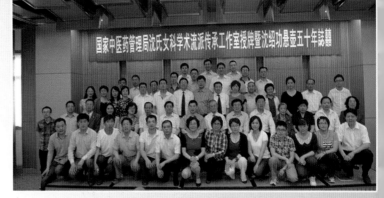

沈氏女科学术流派授牌仪式照片

"一枝独秀不是春，万紫千红才是春"，沈绍功抛弃门户偏见，打破"传男不传女，传内不传外"的家规，通过家族传承、硕博培养和师带徒相结合等形式大力培养传承人才，形成了"老中青"三代"传、帮、带"的合理人才梯队，使有600年历史的沈氏女科在祖国大江南北皆有传薪火种。

20世传承人中现有来自中国中医科学院和北京中医药大学的博士11人、硕士4人，另有本科学历传承人10余人，成为沈氏女科的中坚力量。同时传承人中的博士研究生导师和硕士研究生导师招收的博士和硕士构成了沈氏女科的后备人才队伍，这些高学历人才将为沈氏女科的进一步传承创新提供坚实的基础。2015年5月在沈氏女科临证经验学习班上招收后备传承人

沈氏女科学术传承脉络图

1世：沈庶

……

17世：沈复来

18世：沈宗麒

19世：沈绍功　　19世：沈依功

20世

郝纪松　闫济文　王同政　李丕照　崔叶敏　许建平　张再贤　王学谦　王成卫　李增刚　罗雁群　杨春燕　辛敬忠　王瑞峰　高继华　谷永顺　谷文宁　沈占江　宋金明　杜　孙蕾　杨国　王允　王华　张治　丁京　贾自　连智　韩学　汪贵　贾海　李海　王雪　郝民　廖建　沈劫东

21世

崔梁瑜　徐慧颖　尉万春　杜莉倩　王维广　王莉媛　司鹏飞　王洪弘　屈家豪　朱俊安　范竹平　白伟超　张颖　王莹莹　于大潇　张富晗　刘兴胜　信荣方　刘凤　李娜　丁毅　刘颖　朱妍　李元　谭勇　王丽颖

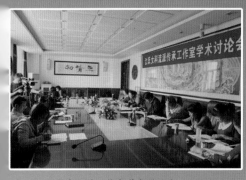

沈氏女科工作室学术讨论会

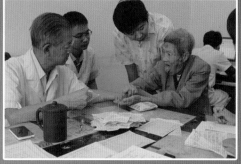

沈绍功出诊

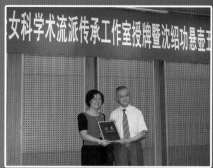

19世沈绍功与20世韩学杰

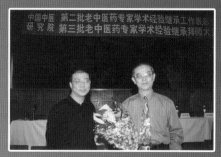

19世沈绍功及20世沈宁

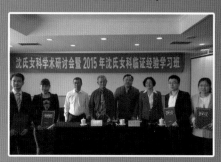

沈绍功为21代弟子颁发证书

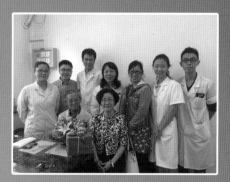

沈绍功与弟子们合影

（第21代）26人，期望进一步使沈氏女科发扬光大，惠及更多民众。沈绍功教授学术继承人韩学杰现为中国中医科学院中医临床基础医学研究所研究员、主任医师、博士研究生导师，2008年被评为全国百名杰出青年中医；沈宁为中华中医药学会妇科分会委员，执业中医师、执业中药师。

沈氏女科传承600余年的秘诀就是崇德重效，坚持中医的原生态，强调辨证论治和整体观念。沈绍功教授提出临床诊病时，除望闻问切四诊合参，更注重舌脉，提出舌脉是中医的金标准，其中舌诊最为客观，可以"一锤定音"，将繁琐的诊病思路简单化、实用化。临床辨证采用"单元组合辨证分类法"，实证应当采用淫、痰、饮、湿、滞、瘀、食、虫8大纲目，尤以淫、痰、瘀、滞4纲为主。虚证总以阴阳气血4个基本虚证和五脏定位证共9个单元加以临证组合。对于内伤虚证，沈绍功教授强调"健脾不如补肾，补肾不如调肾"。

沈氏女科祖上善治妇科病，自明代起相传，积累了丰富的经验，现仍有家传12种病的治法："保胎先补肾，补肾先滋阴""妊娠恶阻降中寓安""产后节楚以温通立法""产后乳痛即补托又活络""产后下乳最宜温补""崩漏宜升提并生新""痛经应温通并解郁""外阴白斑熏洗外涂""外阴瘙痒清利湿热""妇人减胖治重燥湿利尿""夫人雀斑，内服滋阴降火，外敷祛斑奶""妇人低热甘温为治"，以上各法均有效方传世。一些临床常见的妇科病如月经病，提倡经前调气、经期调血、经后调肾的分期调经原则，巧用引经药，还要注意先天之肾与后天脾胃的重要性；针对女性不孕有家传的调肾、和营、止带、开郁及化痰五法，针对男性不育强调不可一味补肾壮阳，要注意调肾与利湿。

除妇科病外，沈绍功教授对心血管病、糖尿病、肿瘤病等也有丰富的临床经验。沈老认为当今冠心病的中医证候谱发生重大变化，传统的气虚血瘀或气滞血瘀证类已较少见，而痰浊闭塞证类却大量增加。故立法应当从"补气活血"转到"补气祛痰"，从"理气活血"转到"痰瘀同治"上来。据此，沈绍功教授领衔研制了3种新药，均取得了国家级准字号新药证书和生产批文，已由药厂投产面市，收到明显的效益。治疗2型糖尿病应从传统的"养阴清热"法则转换到"补气养阴"，创制了补气为主，养阴为辅，气阴双补的立方原则。肿瘤病治疗主张遵循肿瘤局部与整体相结合，扶正与祛邪相结合，中医与西医相配合的三大防治原则，提出"扶正培本为主，保护胃气为先"的理论。

沈氏后代，代代为医，救死扶伤，同时以博大的胸怀，广收传人，并将沈氏女科家传之学和不传之秘编撰成册，出版传播，使得沈氏女科的辐射范围逐年扩大，受益人群逐年递增，为中医药的传承工作做出了贡献。2012年11月，工作室由国家中医药管理局以国中医药人教函[2012]228号文公布为第一批全国中医药学术流派传承工作室建设项目，2014年6月"崇厚堂沈氏女科疗法"被北京市政府指定为北京市非物质文化遗产代表性项目，使沈绍功教授为代表的沈氏女科得到政府的认可和大力支持。不仅如此，沈氏女科也积极回馈社会，目前已在北京、广东深圳、内蒙包头、辽宁沈阳、河北石家庄、黑龙江鹤岗等11个省市设立了16家沈绍功学术思想基层推广示范网点，遍布全国东西南北中各地域，使沈氏女科扎根广大基层，并开花结果，夯实了传承的社会基础，为中医药传承发展，为缓解老百姓长途跋涉进京，解决"看病难、看病贵"的问题起到积极的推动作用。此项活动得到当地老百姓的热烈欢迎，并受到当地卫生主管部门的广泛关注和大力支持。

龙江韩氏妇科流派传承工作室

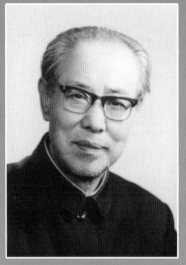

龙江韩氏妇科流派代表性人物——韩百灵

龙江韩氏妇科流派是近代医学史上极具影响力、名垂史册的妇科流派。韩氏妇科肇始于清宣宗道光年间，发轫于东北，大盛于龙江，至今已延续六代春秋，名医辈出，享誉四方。

始祖韩儒林自幼拜师学艺，少年得志，行医于故里，济世活人。

第二代传人韩殿一，继祖业，广学识，操医事，长于内、妇、儿科，善治夫人漏下、滑胎、热毒带下。创制了"儿茶溃疡散"外治药治疗女子带下、阴痒、阴疮疖肿等病，发明了黑风散治疗中耳炎，在当地广传盛名。

第三代传人韩秀实，韩殿一之长子，幼承庭训，博览岐黄，1919年获得中医师资格许可证，便只身来到哈尔滨，于道外小六道街开设同顺堂诊所，业医不久便名扬哈市，1935年与子女移居海外。韩百灵（字秀宗），韩殿一之三子，蒙童之时即入私塾学习《三字经》《百家姓》《千字文》，攻读四书五经、诸子百家等儒学作品。他在私塾学堂中度过了童年，母亲希望他走仕途之路，在他年少未成之时，东北正处于军阀混战，内忧外患，乱象重重，民不聊生，生灵涂炭的时期，他看到眼前的情景，感到了茫然，是继续发展仕途，还是继祖业济世活人？熟思后，他说服了母亲，立下"不为良相，宁为良医"的宏伟志向，随即弃儒学医。良好的文学功底和父兄的耳提面命，他很快打开医学之门，父母为了尽快培养他成才，又送他到当地名医臧鸿儒门下，学

习经典著作及临证各科，寒窗五载，从源到流，他系统学习了经典著作，熟记精深，且博览群书，由博返约，很快独撑师门。临证中他发现妇人之病多于男子，古人云："宁治十男子，莫治一妇人"，已甚言妇人之难也。于是他再度投师吉林省名医王化三，专攻女科，三易良师，得其真传，1929年弱冠之年考取中医师资格，由吉林省民政厅颁发行医执照。1930年，他来到哈尔滨，投靠兄长韩秀实，从此，跻身医林，立足龙江。满洲国康德二年，由哈尔滨警察厅颁发行医执照，而后又由哈尔滨市民政部和卫生司颁发汉医任许证。1934年他于哈尔滨市道外北十四道街自设"百灵"诊所。20世纪30年代末，他为东北军阀张作霖的老师——晚清巡抚曾子固的儿媳诊治疾病，患者得的是"痨瘵病"。在当时的社会背景下，此病实属难治之病，多数病人命丧黄泉。曾家儿媳患此疾一年有余，虽生在豪门，屡次更医，却百治不效，久卧病榻，家人已为其备好棺木。他随其差人来到曾府，见病人面色苍白，两颊略有潮红，气息微弱。诊过舌脉后审慎辨之，他认为此乃素体虚弱，精血不足，阴虚生火，火热劫烁阴精所至成痨。以"秦艽鳖甲汤"加减，服药2～3日，病人便能少进米浆，十余日后便能扶床站立，一年后好如常人，经水自通。他凭借着精湛医术，成为医林之圣手，建国初期即以"四大名医"之称誉满龙江。

他曾先后担任哈尔滨市中医工会理事、常务部长、副主任委员、主任委员，市医联执行委员、常务理事、副主任委员、监察部长，省卫生协会副主任委员，黑龙江省、市中医学会副主任委员、妇科分会主任委员及学术委员会主任委员，中华中医药学会终生理事，黑龙江省四、五、六届政协委员，哈尔滨市人大代表等职务。他不仅是韩氏妇科集大成者，也是龙江中医妇科的创始人和龙江中医事业的奠基人之一。1937年他与高仲山等人在哈尔滨创立"哈尔滨汉医学研究会""中医卫生机构"，并创办哈尔滨特别市《卫生月刊》，于1941年成立了"滨江省汉医会"；1948年创办《中医学讲习纪念刊》，编著《中医妇科学讲义》，并亲自传授医理。1958年加入公立医院，1964年调入黑龙江中医学院（现黑龙江中医药大学），担任医经教研室讲师，妇、儿科主任，医教并重。1977年成为国内首批中医界教授之一，1978年出席了全国科学大会，在全国首获中医妇科硕士、博士学位授予权。20世纪年代初，他创立了"肝肾学说"，从乙癸同源理论出发认识妇科疾病。辨治中，发展了"同因异病、异病同治"的理论，丰富和发展了中医妇科学的理论内涵，形成了独树一帜的学术思想，自拟经验方50余首，并将其学术思想、临证经验输入电子计算机程序，编入《百灵妇科》《百灵论文集》等代表性专著，多次编审地区和全国高等中医院校《中医妇科学》等规划教材。在中医妇科界产生了极为深远的影响，奠定了龙江妇科的学术地位。

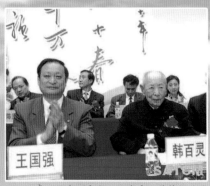

国家卫生部副部长、国家中医药管理局局长王国强亲自莅临韩老从医执教八十年庆典

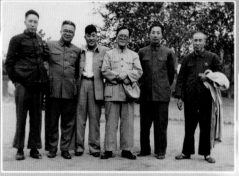

黑龙江省四大名医与张柏岩副市长及卫生局局长李亚飞合影

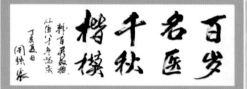

全国人大常委会副委员长周铁农题词

他是全国重点学科中医妇科学的学科创始人，1983年国家给重点学科投资2600万，这不仅为医院赢得了荣誉，也对全院的医疗、科研、教学起到了积极的推动作用。他1991年被评为首批国家级名中医；多次荣获省、市先进工作者和优秀教师等光荣称号；两次被评为全国卫生文明先进工作者；是首批享有国务院政府津贴的获得者。黑龙江省教育厅授予他"著名中医学家、教育学家"，并赠送了"育人功崇，济世德隆"的牌匾。2007年在他从医执教八十年暨百岁诞辰之际，卫生部副部长、国家中医药管理局局长王国强亲自莅临，并为其颁发"国医楷模"的牌匾；2008年黑龙江中医药大学附属第一医院凭借韩老在学术界的影响和斐然的业绩成功申报了全国中医临床研究基地，国家投资3.2亿。他为黑龙江中医药大学的发展做出了不可磨灭的贡献，是黑龙江中医药大学的"功勋教授"。作为中医妇科之柱石巨星，同仁翘首，弟子敬崇，国医大师张琪教授称他为"一代宗师，妇科南针"。中国科学院王永炎院士誉其为"苍生大医，吾辈良师"。他把一生奉献给了黑土地的中医事业，他把仁爱奉献给了百姓苍生，他为医学事业培养了无数的人才。

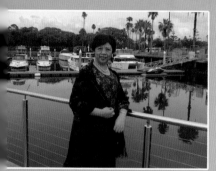

韩氏第四代代表性传人韩延华

韩氏第四代有数人从医，其代表性传人韩延华。她幼时即受家庭环境的熏陶，上个世纪60年代，父亲便经常带她临证侍诊，让她一步步开启了从医之路。1973年，她毕业于黑龙江省兵团总院，后又相继于黑龙江中医药大学攻读本科、硕士研究生，1988年获得硕士学位，是全国首批名老中医药专家学术经验继承人。现任黑龙江中医药大学教授、博士生导师，附属第一医院名医工作室主任；教育部重点专科学术带头人，全国第五批名老中医药学术继承指导教师，黑龙江省名中医、二级教授，享受国务院政府特殊津贴。兼任中华中医药学会第五届理事、中华中医药学会妇科分会副主任委员、世界中医药学会联合会生殖医学专业委员会副会长、国际传统与现代生殖医学会副主席、中国中医药研究促进会妇科流派分会副主任委员、妇产科与辅助生育分会副会长等职务。

40载砥砺前行，40载春华秋实，不懈的探索也让韩延华在中医妇科领域成就了自己的碧海蓝天。作为女性的她是家传与学校教育的典范，担负着"承前启后"的重任，40余年无怨无悔的付出，一直躬耕实践，她坚持不懈地对韩氏的学术思想及临证经验进行系统的挖掘整理，传承与发扬着韩氏医学，继承发扬了韩百灵教授的"肝肾学说"，对女性生殖内分泌疾病有其独特见解，提出了"肝主冲任"的理论，从"下丘脑-垂体-卵巢"轴探讨肝的生理功能和病理变化，自创"延灵丹""妇炎灵""内异止痛汤""消抗灵"等良方为患者治病除疾，收获着患者的喜悦，成就着理想的梦想。其研究获得国家级发明专利1项；先后主持课题20余项，获中华中医药学会科技进步一等奖1项，黑龙江省科技进步一等奖2项、二等奖4项，厅局级奖10余项；主持中医药标准化"闭经中医诊疗指南"制修订工作。编著《中医临床家——韩百灵》，主编《百灵妇科传真》《韩氏女科》《全国妇科名家诊治多囊卵巢综合征临证经验》《妇科临床经典辑要》等30余部著作；在核心期刊发表学术论文百余篇；培养博、

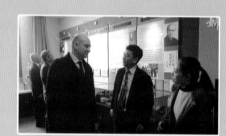

孙忠人副校长陪同伦敦大学校长参观韩氏妇科流派展览室

硕士生近百人，打造了一个稳定可持续发展的流派团队，在广州、江苏、哈尔滨、佳木斯、大庆等地设立了流派二级工作站，利用全国妇科流派的平台，相互交流，多次在全国各地进行韩氏妇科学术经验交流讲座，为了推动中医事业的发展，传承韩氏学术流派真谛，她组建了龙江韩氏妇科流派跨世纪展厅，真实写照了龙江韩氏妇科的发展历程，2015年她荣获世界中医药学会联合会颁发的"流派传承奖"。

韩氏一脉相传的第五代、第六代传人现已承接起祖辈的遗愿，恪守岐黄大业，继续沿着祖辈的足迹从事着中西医妇产科工作。

"龙江韩氏妇科流派"是中医学术流派之典范。2012年获全国64家中医学术流派传承建设单位之殊荣。解读该流派的发展渊源，是对医德医技的一次重温与丈量，也是对有志于医道的传承与创新者的一次礼赞。

龙江韩氏妇科的传承和发展历时180年，至今其盛传不衰见证着流派的特色与价值。一是具有鲜明的家学渊源，集家学、师承和院校教育为一体，有清晰的传承脉络和完整的传承体系；二是重视文化底蕴的培养，勤求古训，熟谙经典，博采众长，精研理论；三是首重"医德医术"，奉行医者仁爱之美德，以仁爱之心和仁术之精施治于世人；四是提倡古为今用，洋为中用，中西并重发展中医的学术理念，注重临床效验；五是不断总结，勇于创新，丰富和发展了中医妇科学理论，学术思想独领风范。六是著书立言，传于后世，惠及众坤。

逾越近两个世纪的坚守，韩氏几代人用艰辛和汗水书写韩氏妇科的灿烂辉煌，相信龙江韩氏妇科在今人的接力传承下，定会坚定不移的传承岐黄大业，厚德济世，海纳百川，创新发展，再创辉煌！

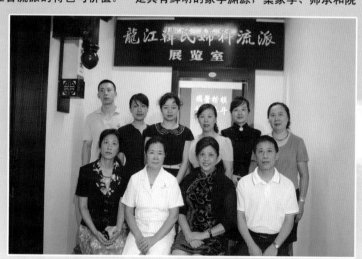

龙江韩氏妇科流派传承工作室成员

岭南罗氏妇科流派工作室

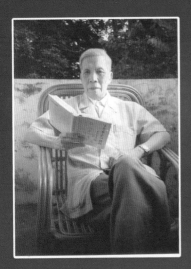

罗元恺教授

岭南人杰地灵，医学名家辈出，岭南罗氏妇科流派以罗元恺教授为代表，经过三代人的努力，枝繁叶茂，已成为国内重要的中医妇科学术流派之一。

岭南罗氏妇科发源于清末，先祖罗棣华乃晚清儒生，以儒通医，在广东之南海、广州行医，善治温病与妇人病，对温病颇有研究。

第二代传人罗元恺（1914-1995）既得家传，亦接受系统的中医院校教育。1935年毕业于广东中医药专门学校，1949年担任该校校长，兼任广东中医院院长，其后参与筹办广州中医学院，曾任副院长，擅长内、妇、儿科，精于妇科。1962年获得第一批"广东省名老中医"称号。1977年成为中医教授，他是国内首批获中医妇科学硕士、博士学位授予权的研究生导师，首批获国务院特殊津贴的专家，国务院学位委员会第一届学科组成员。罗元恺教授是广州中医药大学中医妇科学学科的奠基人和第一代学科带头人，他集师者、学者、医者、社会活动家于一身，毕生投入中医事业，建树卓著，是全国公认的中医大家。他是全国首批名老中医药专家学术继承工作的导师，继承人罗颂平、张玉珍1994年获出师证书。罗元恺主编《中医妇科学》五版教材，首倡"肾-天癸-冲任-子宫轴"学说，依其经验方研发两个中药新药滋肾育胎丸及田七痛经胶囊。其中滋肾育胎丸1983年被评为卫生部乙级科学技术成果，现已列为国家级中药保护品种。其代表作有《罗元恺医著选》《罗元恺论医集》《罗元恺女科述要》。他的生平和成就已被载入英国剑桥第11版《世界名人录》（1990年）和美国《国际名人辞典》。

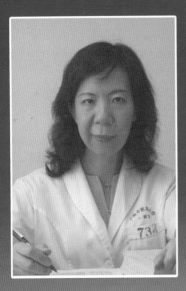

罗颂平教授

第三代代表性传承人罗颂平教授集家传、师承、院校教育与出国留学之综合优势于一身。她出生于中医世家，师从其父罗元恺，于1983年获硕士学位，曾两度赴美研修，并师从欧阳惠卿教授，获博士学位。她是全国著名老中医药专家罗元恺教授学术继承人，博士生导师，广东省名中医，享受国务院政府特殊津贴。现任广州中医药大学第一附属医院妇儿中心主任、妇产科教研室主任。任中华中医药学会妇科分会主任委员、中国中医药研究促进会妇科流派分会常务副主任委员、中国中西医结合学会生殖医学分会副主任委员、中国免疫学会生殖免疫学分会副主任委员、广东省中医药学会常务理事兼妇科专业委员会主任委员。国家中医药管理局"岭南罗氏妇科流派传承工作室"负责人。主持研究的成果先后获广东省科技进步二等奖2项、中华中医药科技进步三等奖1项、国家中医药管理局科技进步二等奖及三等奖各1项。主编本科教材3部、副主编研究生教材1部，主编专著8部，副主编4部，国内外发表论文近百篇。

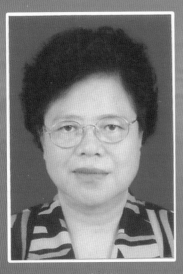

张玉珍教授

第三代代表性传承人张玉珍教授为全国著名老中医药专家罗元恺教授学术继承人，博士生导师，享受国务院政府特殊津贴。现为第五批名老中医药专家学术继承工作导师。她注重发挥中医药的特色与优势，防治严重威胁妇女生殖健

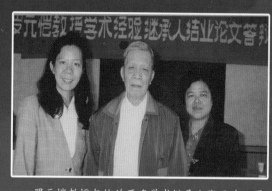

康的疑难病证。张玉珍教授以补肾法为主进行了调经、助孕、安胎的系列研究，取得了多项省部级科研成果奖。她主持研发了罗元恺教授经验方"滋肾育胎丸"与"田七痛经胶囊"，其中滋肾育胎丸已列为国家级中药保护品种。她勤于著述，先后发表论文40多篇，出版专著22部，其中主编本科教材3部、专著3部，副主编3部。先后获广东省优秀中医药工作者、全国中医妇科名师、岭南名医等称号。

罗元恺教授与他的两名学术继承人张玉珍、罗颂平在一起

岭南罗氏妇科流派传承工作室于2013年经国家中医药管理局批准成为首批中医学术流派建设项目后，工作室建立流派内代表性传承人-主要传承人-后备传承人人才梯队。由罗颂平、张玉珍2名代表性传承人，重点指导曾诚、赵颖、朱玲、史云、廖慧慧5名主要传承人，郜洁、曾蕾、曹蕾等10名后备传承人。经建设，流派内人才济济，多位传承人成为国家二级学会常务委员或委员，在省内专业学会担任副主委、常委等职。赵颖为广东省高校"千百十"工程省级培养对象，曾诚、郜洁为校级培养对象。以上人员在国内学术界崭露头角。岭南罗氏妇科流派传承工作室在广东省内及香港建立了6个流派传承分工作站，推广与传播学术经验，成为传承岭南学术流派的杏林摇篮，在中医妇科流派中产生良好的示范与辐射作用。

岭南罗氏妇科流派的学术思想可归纳为：①以阴阳学说为中医理论体系的核心与纲领；②脾肾为本，气血为用；③顾护真阴，固本培元调冲任；④行气散结，轻可去实毋伤正。岭南罗氏妇科流派以肾-天癸-冲任-胞宫生殖轴为理论框架，形成调经、助孕、安胎的基本思路，并围绕这一思路确定科研方向，开展中医药防治自然流产、卵巢早衰、不孕症等研究。3年的建设期内主持省部级以上课题共12项，其中国家自然基金3项，总金额488万。

名家带名科，数十年风雨兼程，几代人薪火相传，"岭南罗氏妇科流派传承工作室"所依托之广州中医药大学中医妇科学打造出国家重点学科、国家临床重点专科、国家级教学团队、国家级精品课程，拥有国家级名医工作室，在医、教、研和团队建设方面均进入国家级行列，成为全国中医妇科的领军团队。

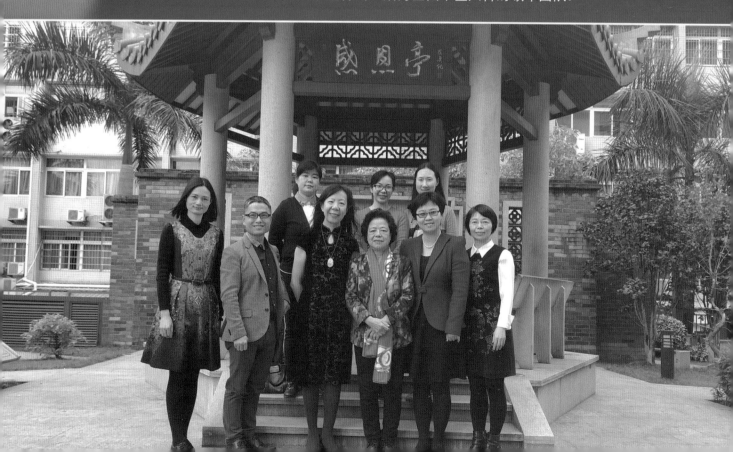

天津哈氏妇科流派传承工作室

天津哈氏妇科是全国首批64家中医流派传承工作室之一，历经150余年，传承5代。哈氏医学源起于清朝末年保定地区的名医哈文林和哈昆弟两兄弟，他们深受患者信赖，百姓云："有病不用怕，保定找二哈"。

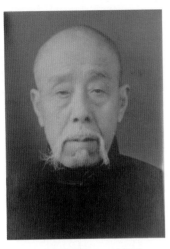

哈氏医学奠基人—哈振刚

哈氏第二代传人哈振刚，自幼习读诗书，于光绪二十八年考入官办直隶保定医学堂，毕业后拜著名医家姚训恭为师，崇尚易水，同时深谙西医学理及诊断之术，其师古而不泥古。重视脾胃而不失调理气机之法，在气分药的应用上独树一帜，他总结出了血中气药，气中血药、理气、降气调气、补气诸多经验，是哈氏医学理论和医术的奠基人。

哈荔田教授是哈氏妇科领军人物，著名中医教育家、中医妇科学家，也是哈氏医学第三代传人，历任天津中医学院院长、中华中医药学会妇科专业委员会主任委员，天津中医学会会长、天津市卫生局副局长等职。他天资聪颖，勤勉好学，1931年考入北平华北国医学院，师承施今墨、萧龙友、汪逢春、孔伯华等名医。毕业后，他悬壶津门，将新式医学同哈氏学术思想紧密结合，以仁心、仁德、仁术、仁行对待每一位病人，很快享誉津门。

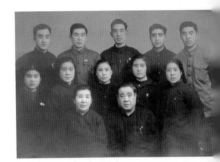

哈荔田教授与家人合影

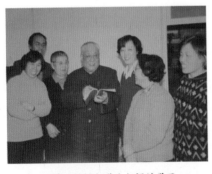

哈荔田教授与学生们探讨学习

哈荔田教授对妇科之疾独辟蹊径，多有创新。他主张治疗妇科病肝脾肾并重，主张调肝宜芳香辛散，健脾以温燥升补，补肾阴阳并调；在临床实践中哈荔田教授总结出以清、补、温、泻四法治疗崩漏，以活血化瘀法治疗子痫；痛经临证治疗以通为顺，温而通之，清而通之，行而通之，补而通之。他治学严谨，博采众长，旨在创新，在古稀之年仍手不释卷，不遗余力地从事临床科研工作及研究生培养。

哈荔田教授之子哈孝廉，儿媳张吉金，侄子哈孝贤，弟子胡国华、杜惠兰、王玲等为哈氏妇科第四代传人。哈孝廉1962年毕业于北京中医学院，从事医教研50余年，曾任解放军二七二医院中医科主任、全军计划生育中医药临床研究中心主任、中华中医学会血证分会副主任委员，长于内科，尤精于妇科，善治妇科疑难杂症，不孕不育症、计划生育并发症，曾获多项军地科研成果奖。儿媳张吉

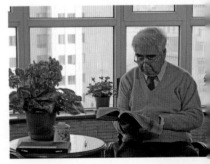

哈孝廉教授年过花甲，仍笔耕不辍

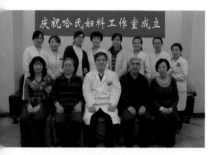

天津哈氏妇科流派传承工作室成立

金，天津市著名中医妇科专家，天津市名中医师带徒导师，跟随哈荔田教授侍诊20余年。张吉金教授长于治疗妇科功能失调性子宫出血及不孕不育等症，尤其擅长研究妇科疑难杂症、奇症、急症，承哈氏及个人实践经验善用补肾法治疗妇科疑难症，创制二甲丸、消癥丸等院内制剂，深受医患的信赖。哈荔田之侄哈孝贤，1963年毕业于天津中医学院，其文采出众，先后编撰出版《哈荔田妇科医案医话选》《哈孝贤临床随笔》等书籍，对哈氏妇科的传承影响显著。

哈虹作为哈氏第五代传人，为天津哈氏妇科流派传承工作室项目负责人、天津市中医药管理局名老中医药专家师承学术继承人，对哈氏妇科流派传承具有承上启下、继承发扬的重要作用。她从医10余年，得张吉金主任亲传，深谙哈氏妇科诊病特点及用药规律，遣方用药无不体现哈氏的学术思想。

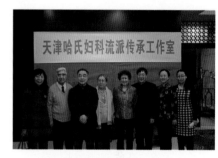

哈氏妇科流派传承工作室继续教育—妇科流派与张伯礼院士合影

闫颖，医学博士，天津中医药大学第一附属医院妇科主任，为天津哈氏妇科流派传承工作室主要负责人，1996年毕业于天津中医药大学，跟随张吉金主任从事中医妇科临床工作10余年，后跟随哈孝廉教授侍诊，精心钻研哈氏学术思想，以哈氏妇科学术精髓及临床经验作为全科室的学术指导，带动整个学科的发展，为哈氏医学传承和发展做出了贡献。

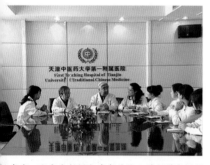

哈孝廉、张吉金教授与青年传承人进行学术探讨

哈氏妇科流派传承工作室建立以来，同全国各地中医妇科流派进行了广泛的交流与合作，并成功举办了两次全国性学术研讨会。分别举行了以痛经为主题的经验交流会及以中医妇科流派传承的模式、方法、心得为主题的青年论坛，收获颇丰。

哈氏妇科历经5代，百年余的积累与沉淀，目前老中青梯队建设完备，他们热爱中医，具有高学历、良好的中医素质、夯实的中医基础，哈氏思想薪火相传，再铸辉煌。

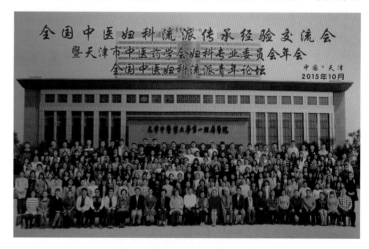

哈氏妇科召开全国妇科流派传承经验交流会

朱氏妇科流派

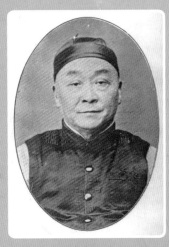

朱南山

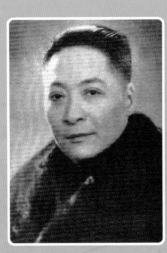

朱小南

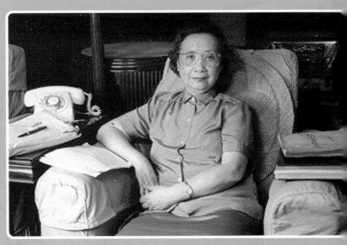

朱南孙

  朱氏妇科由朱南山先生始创于上世纪初，历经百年，三世传承，医名鼎盛，堪称海上瑰宝。南山先生早年拜沈锡麟为师，治学精专，用药富有魄力，往往一贴见效，人称"朱一贴"，后渐以妇科著称，朱氏妇科由此发轫。南山先生热心医学团体及教育事业，1935年创办新中国医学院，培育后人声望之隆，饮誉全国，称道海外，被誉为上海12大名医之一。朱氏妇科第二代传人朱小南先生为南山公长子，1938年继任新中国医学院院长，1940年发起组织鸣社，旨在研究国医学术。在不断地临床积累中，小南先生将奇经八脉理论体系汇入朱氏妇科，尤其对奇经用药整编归类，言前人所未言，有《奇经八脉妇科临证间的具体应用》《朱小南医案、医话、医论》等著述。于此，朱氏妇科的业界影响力不断提高。朱氏妇科第三代传人朱南孙教授临证70余年，长期从事中医妇科临床、教学与科研，临诊圆机活法在握，辨证论治进退有序，衷中参西，追求创新，大大丰富发展了朱氏妇科，享有"三代一传人"之美称。朱南孙教授以其精湛的医术和高尚的医德，享誉全国，斐声海外，在病人中有极好的口碑，擅长治疗不孕、月经失调、复发性流产、痛证、癥瘕等妇科难治性疾病，为无数饱受疾病折磨的妇女解除了病痛，亦被无数病人誉为"送子观音"。朱南孙教授不仅自己潜心研究祖辈从医经验，还注重教育，门生遍布，其后辈传承人有担任中华医学会副主任委员、上海市中医妇科主任委员，硕博士研究生导师，全国重点学科带头人、后备业务专家等。

  朱氏妇科悬壶百年，医人无数，杏林满园，桃李满天，其学术思想沉淀厚重而别具一格。三世传承，其学术思想各有偏重。南山公常谓四诊合参，首重问诊，仿景岳十问之意，手订妇科诊病要诀十问。南山先生精于切诊，其处方精专，组方严谨，味味有据，尤擅用药对，自成特色。朱小南先生从肝肾同源及冲任隶于肝肾这一生理特征出发，提出"治肝必及肾、益肾须疏肝"，肝肾为纲、肝肾同治的观点。朱南孙教授继二世医业，博采众长，学贯中西，临证主张审动静之偏向而使之复于平衡，临证思辨概括为"从、合、守、变"四法，守衡变通，燮理阴阳，主张衷中参西，志在创新，推动发展了朱氏妇科。

  改革开放以来，在朱南孙教授的带领下，朱氏妇科的传承发展日新月异：2001年成立岳阳医院朱南孙名中医工作室；2002年成立上海中医药大学朱南孙名中医工作室；2004年朱氏妇科入选上海市首席名中医工作室建设项目；2009年朱南孙名中医工作室被评为全国首届名中医工作室及全国首批先进

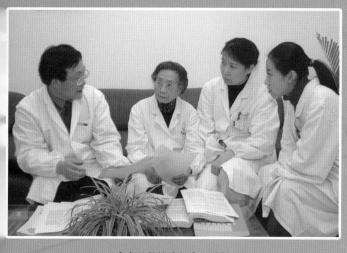
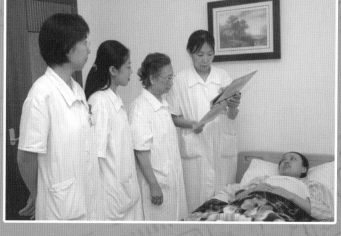

朱南孙教授进行病例讲解　　　　　　　　　　　　　　　　　　朱南孙教授查房

工作室；2010年朱氏妇科入选全国首批名老中医专家传承工作室建设项目；2012年入选上海市海派中医朱氏妇科流派传承研究基地项目；2013年入选国家中医学术流派传承工作室建设项目；2014年朱氏妇科流派传承研究基地入选上海市进一步发展中医药事业三年行动计划项目。2015年朱氏妇科疗法入选第五批上海市非物质文化遗产代表性项目。

几经发展，朱氏妇科在诊治不孕症、闭经（卵巢早衰、多囊卵巢综合征）、痛证及子宫肌瘤等疾病方面形成自己的优势与特色。开设了不孕症、卵巢早衰、子宫肌瘤等专科门诊。开发了加味没竭片、蒲棱理气止痛合剂、消囊肿片等院内制剂，将朱氏经验方——调经促孕方开发为特色制剂。历代传承人已完成国家级、市级课题100余项；公开发表论著20余部；获得国家知识产权2项及国家级、市级奖励10余项。建立了海派朱氏妇科网站，开通朱氏妇科微信公众平台，形成资源共享。

朱氏妇科作为近代中医一大流派，声望之隆，名医辈出，其迹有三：一是兴学校，传医脉；二是治学术，创名流；三是施仁术，惠社会。在朱南孙教授及各级领导的带领下，朱氏妇科将致力于妇科流派的传承与交流，进一步扩大朱氏妇科影响力，弘扬中医文化。

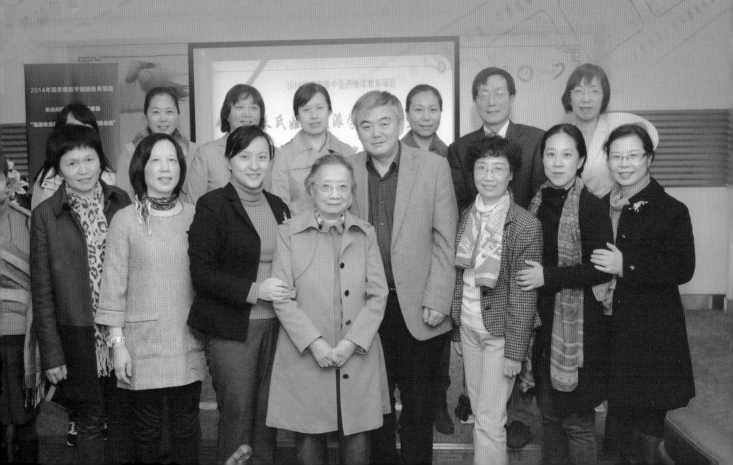

黔贵丁氏妇科流派传承工作室

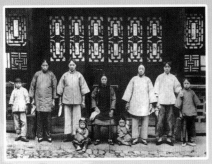

丁松龄药号部分成员合影。左四幼儿为第九代传人丁启后

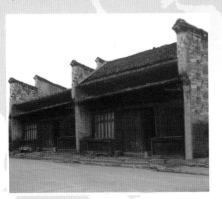

丁松龄药号旧址

丁氏妇科已历经近300年历史，11代相传。清乾隆二十二年，江西大旱，赤地千里。始祖丁信忠从江西抚州府临川县带着一家老幼西迁逃难，他挑着能装200味中药的樟木药箱沿途行医，路经湖南至贵州省瓮安县草塘镇定居。似同江西临川，瓮安草塘古镇是有千年历史的丰饶之地，早在殷、周即有南夷之民于此世息，至清时，已为西南之商贾云集重镇。久而厚重的历史文化积淀让始祖丁信忠于此安居乐业，仍以医药为生。丁信忠速即以己之勤、精之术、美之誉融于黔中古镇草塘。从此一个中医世家、一个中医妇科传承流派就此开启。

丁氏医术世代相传，开山鼻祖丁信忠的第三代传人丁可能创建了丁松龄药号（现为县级文物保护）。丁松龄药号的创建，对丁氏中医世家来说是最具标志性和划时代意义的历史事件，是里程碑。丁松龄药号的创建，标志着丁氏中医世家事业的繁荣兴旺，扩大了丁氏中医世家在当地的影响，同时从形式到内容保障了丁氏中医、丁氏妇科能以家传形式世代相传。这时丁松龄药号已名噪四方，除内、外疑难杂症，诊治妇、儿科疾病已具优势和特色，前来求治的妇女、儿童患者络绎不绝。丁松龄药号牢记祖训，乐善好施。当时贵州属穷乡僻壤，交通闭塞，缺医少药，患病死亡率很高。丁松龄药号给人看病，如遇很贫困的患者，常分文不取，还将中药和药罐相赠。如果路途遥远，病情严重患者如妇人崩中下血、妇人腹痛、产后发热、小儿惊风等都尽力治疗，待病情缓解后方准离去。药号以医德高尚、医术精湛而闻名邻近县镇。第七代传人丁高明被当地百姓誉为"活菩萨"。

还值得一提的是，丁松龄药号曾慷概解囊支助同宗同族的丁宝帧进京考取咸丰进士。从丁松龄药号走出了一位在中国近代历史上为后世所传颂的集太子太保、兵部尚书、右都御史、山东巡抚、四川总督为一身的显官重臣，封疆大吏丁宝桢。1869年，慈禧宠信太监安德海南下采办路过山东时，丁宝桢以太监出都门违清朝祖制，诛杀了骄纵不法的大太监安德海，轰动朝野。丁宝帧曾指挥修筑黄河大堤，创办山东机器局和四川机器局，参与洋务运动，改革都江堰水利设施，现都江堰著名景点"楠桥"为其独资修建。1885年，英国侵占缅甸、侵犯云南和西藏时，他在筹划西南防务中病故。可以这样说，没有丁松龄药号当年资助丁宝帧进京赶考，就没有后来丁宝帧对历史的重大贡献。

丁氏妇科第九代传人丁启后，是丁氏妇科承前启后、开拓创新最关键的人物。因丁松龄药号的第八代传人，即启后的父亲29岁因伤寒病逝。丁启后幼承家训，14岁辍学从师，走上行医之路，祖父丁高明成了他和胞兄从医的第一位领路人。丁高明为仁者之医，精通医理，医术精湛，最擅长妇科疾病的诊疗，其次为儿科疾病的诊治。在祖父医药并重、医技医理并重的严格训练教诲下，历经5年，他很快掌握了

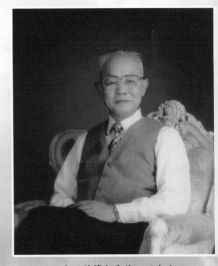

丁氏妇科第九代传入丁启后

认药鉴别、加工炮制以及诊疗疾病的本领。独立行医3年后，祖父丁高明谢世，丁启后掌理"丁松龄药号"。因他忠于职守，勤奋好学，保持了"丁松龄药号"上百年良好的声誉。

丁启后从医68年，执教30余年，为贵阳中医学院教授、著名中医妇科专家、中药学专家、中医教育家、临床医学家、首批国家级名老中医。曾任贵阳中医学院中药教研室主任，药学系副主任，贵州省中医药学会常务理事，贵州省第六届人大代表，第七届、第八届人大常委。上世纪50年代末多次主持编写中药学、中药炮制学等教材；60年代与同道编写《贵州中草药》；70年代后多次编审地区和全国高等中医药院校《中药学》规划教材。与恩师弟子唐永淑整理出版恩师遗作《伤寒论考评》《中医妇科临症歌诀》，将恩师妇科经验入编《医林拔萃》《贵州中医耆宿录》。整理丁启后妇科学术经验，参编出版《全国名老中医药专家经验集》。曾创建瓮安草塘联合医院，毕业于南京中医学院高级师资研究班。师承一代名医、中医大家、擅长中医妇科及中药学和古典医籍研究的原贵州省卫生厅副厅长、中医研究所所长、留日学者王聘贤先生多年。丁启后在中医妇科、中药学方面造诣精深。凭他高尚的医德、求实的精神、精湛的医术，深得病家的尊重和爱戴。他淡泊名利，为人师表，深受师生们的尊敬和赞誉，在省内外享有盛名。他有家传私授、创建医院及在中医研究所、中医学院、临床医院和拜谒名师的经历，懂医又懂药，是中医药界难得的人才。

丁启后对丁氏妇科的传承主要有五大贡献。一是保证了丁氏妇科的传承体系，后继有人。上世纪70年代他坚持要女儿学习中医，才有了丁氏妇科第十代传人丁丽仙。二是博采众长，拜名医王聘贤先生为师，丰富发展了丁氏妇科的内涵，为他日后中医妇科和中药学事业的成功奠定了坚实的基础。三是集家学、恩师及自己数十年的妇科诊疗经验为一体，创见性提出了"阴血留存论"与"解郁化滞论"为核心的丁氏妇科学术思想及临证思辨特点。四是将丁氏妇科及恩师的学术经验主编及参编著作出版，流传于世。五是他有学院教学和医院临床的平台，数十年使丁氏妇科的学术经验得以大量的推广应用，创新发展，惠及众人。

丁氏妇科第十代传人丁丽仙，现为贵阳中医学院教授，主任医师，硕士生导师，教学名师，全国中医妇科名师，省级名中医；曾任中华中医药学会中医妇科分会副主任委员；现任第五届中华中医药学会中医妇科分会

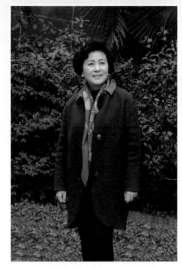

丁氏妇科第十代传入丁丽仙

学术顾问，贵州省中医药学会中医妇科分会主任委员，中国民族医药学会妇科分会、国际传统与现代生殖医学协会、世中联生殖专业委员会、中国民族卫生协会全国中医专家委员会、全国名中医工作室学会等多个学术委员会常务理事。上世纪70年代于贵阳中医学院临床医学系毕业，丁丽仙就开始了在父亲身边走面授心传的师承之路。她继承了父亲的医德医术，39年坚持不懈对丁老的学术思想及临证经验的传承研究，其研究获省级科技成果三等奖4项，主编《丁启后妇科经验》《中西医结合妇产科学》及参编多部妇科著作出版，发表学术论文60余篇。在省内外进行丁氏妇科学术经验交流讲座20余次，丁氏妇科两个院内制剂已获省科技厅资助进行临床前研究。她为丁氏妇科经验的传承研究及推广应用做了大量的工作。近年，丁启后名老中医传承工作室和丁氏妇科流派传承工作室平台建立，她恪守己任，打造了一个丁氏妇科流派传承团队及7个丁氏妇科流派工作站，引领着丁氏妇科朝着继承、创新、厚德、奉献之路前行。

丁氏妇科在黔中大地坚守和传承了近三百年，就像贵州高原上一股常流不断的山溪水默默无闻的流淌着，生生不息，难能可贵。丁氏妇科坚守的是精神和信念，传承的是医德和医术。丁氏妇科传承历史悠久，流派特色鲜明。丁氏妇科体现父子相承，祖孙相教，兄弟相学，师承相授，世代业医的"家族链"，同时又打破传统，拜异姓为师。丁氏妇科医德高尚，医术精湛，热心教育，杏林满园，名医辈出，声誉黔中大地。

丁氏妇科流派团队部分成员合影

作者：丁丽仙

杭州市中医院——何氏妇科流派工作室

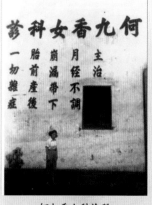

何九香女科诊所

何氏妇科上承山阴钱氏之学，自何九香先生悬壶杭城而医名鹊起，至今已160余年。先祖何九香，杭州市人（1831-1895），师从清代名医钱宝灿，深得其传，悬壶杭州石牌楼，设何九香女科诊所，并附设药店寿山堂，擅长妇科，屡起沉疴。何氏妇科第二代传人何穉香（1870-1949）继承衣钵，勤学深研，崇尚实践，不仅医术精湛，更热心中医事业，担任杭州国医公会执行委员，对国民党反对中医、取缔中医更是大声疾呼，发表文章、谈话，争取中医的地位和将来。

何氏妇科第三代传人何子淮、何少山幼承家训，尽得其传，爱国爱民，1953年向国家捐献何氏秘方"定呕饮"，获政府嘉奖。二人在医术上法古不泥，博采众长，勇于创新，将何氏妇科流派推向高峰。何氏医术得到国内妇科界的广泛认可，仁名远播全国甚至海外。二人分别为全国第一、二批名老中医药专家学术经验继承指导老师。

何子淮（1920-1997），13岁起即侍诊于先父左右，继承祖业；1934年考入浙江中医专科学校；1937年就读于上海新中国医学院，更得当时院长朱小南先生亲临教诲，受益匪浅；1939年毕业后，回杭悬壶应诊，医技日臻精深；1955年参加广兴联合中医院（杭州市中医院前身）工作；1983年被评为浙江省名中医；1991年评为国家首批名老中医药专家学术经验继承指导老师；1992年荣获国务院颁发的"为我国医疗卫生事业做出突出贡献"荣誉证书。

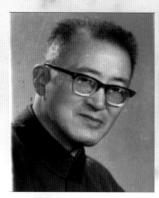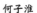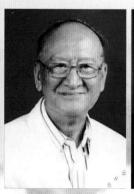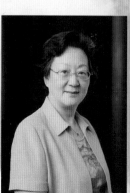

何子淮　　　　　何少山　　　　　何嘉琳

何少山（1923-2003），早年就读上海大同大学化工专业。然而在30年代的中国，他看到广大贫苦百姓饱受疾病的煎熬，缺医少药，毅然弃工从医，在祖传父授、业有所成之后，于1948年即在杭石牌楼女科诊所悬壶应诊，由于医技精深，在病家中声誉鹊起。1952年，杭州市成立了华东第一家中医院，即广兴联合中医院。1955年，在省卫生厅副厅长、名医叶熙春的推荐下，担任了院管会主任，主持全院工作，并兼任妇科负责人。为了解决医院初创时期的困难，何少山先生毅然把"何氏女科"诊所的诊疗设备、中药配方部等无偿捐献给医院。"何氏妇科"也成了医院特色专科。

何氏妇科第四代传人何嘉琳（1944-　），主任医师，国家级名中医，博士生导师，任中华中医药学会妇科专业委员会顾问、世界中医药学会联合会妇科专业委员会顾问、浙江省中医药学会妇科专业委员会主任委员、杭州市中医药协会妇科专业委员会名誉主任委员。自幼师从父亲何少山，尽得真传。1968年留任杭州市中医院中医妇科工作至今。1988年担任杭州市中医院中医妇科主任。1991年作为学术继承人，师从伯父何子淮先生，临诊三年，医技日增。1998年被评为浙江省名中医。在妇科临床、教学、科研中学习现代医学理论技术，在海内外群众中享有极高的声誉。因为贡献突出而于1998年和2000年两次被评为杭州市"三八红旗手"。2003年、2008年先后被遴选为全国第三、第四批名老中医药专家学术经验继承指导老师。2011年被国家中医药管理局评为全国名老中医传承工作室"何嘉琳工作室"专家。

2013年经国家中医药管理局批准成立中医学术流派建设项目"浙江何氏妇科流派传承工作室"。工作室团队成员共10人，包括代表性传承人同时也是工作室负责人何嘉琳主任医师，主要传承人有章勤、崔林、赵宏利、王素霞4名主任医师，何氏妇科流派目前后备传承人有崔火仙、周倩茹、高涛、方晓红、马景、陈赟等。

主要传承人章勤系杭州市中医院中妇科主任，浙江省名中医，全国第二批名老中医药专家何少山学术继承人，全国第

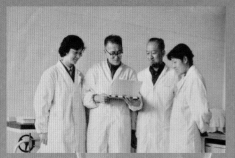 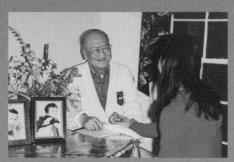 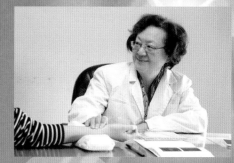

二批优秀中医临床人才，在研修期间又师从何嘉琳。兼任中华中医药学会妇科分会常务委员，世界中医药学会联合会妇科分会及生殖分会常务理事，浙江中医药学会常务理事，妇科专业委员会常务委员兼秘书，杭州市中医药协会常务理事及妇科专业委员会主任委员。从事中医妇科临床近30年。

工作室另外3名主要传承人崔林主任中医师，何嘉琳学术经验继承人，杭州市名中医；赵宏利博士，主任中医师，科室副主任、硕士生导师，何嘉琳学术经验继承人，院级名中医。王素霞博士，主任中医师、何嘉琳学术经验继承人。

何氏妇科流派学术思想

何氏妇科流派突出脏腑经络辨证论治，重视整体观念，立法处方虽多遵古训，但又不拘一家之言，博采众家之长。

何氏第三代传人何子淮老中医在学术上推崇张仲景辨证论治体系，治妇科更得利于陈良甫、张景岳、傅青主诸家学术，并以论治奇经作为调治妇科病的重要手段，理论上强调妇人以血为本，以肝为先天，治血病注重调气机，治杂病重视调理肝、脾、肾，诊断注重望闻问切，用药灵动变化，师古法而不泥古方。对妇科病有许多独到的见解和治法，特色技术有"调冲十法""调肝八法""安胎五法""治带四法""育麟四法""解郁三法""治崩三法"等。编著出版《何子淮女科经验集》《各家女科评述》两部专著。

何氏第三代传人何少山老先生潜心研究中医妇科理论。早在20世纪70年代，何老就率先提出了流产后并发症的中医防治，并总结出辨证及用药规律，对流产后继发不孕具有独到的见解，其独创的温通疏补法治疗流产后继发不孕取得显著的疗效，他还将温阳法用于治疗崩漏，对慢性盆腔炎以气虚血瘀论治等学术观点均为全国同行所认同。认为"女子生理，阳气为重""妇科论治，肝肾为要"，主张法宗温阳疗血崩，三步疗法治痛经，通补奇经调经候，扶正化瘀以消癥，审证求因治不孕，明辨虚实治带下，清补平和以治妊，补虚祛瘀疗恶露，养血清肝疗脏躁，内外合治消乳癖，危症急须单刀径直，务期脱险奏功，久病则宜标本兼顾，不求速愈立效，处方用药精而简，顺阴阳之序，适四气之和，时时兼顾胃气，慎用碍脾妨胃滞湿之品。研制出芪竭冲剂、消癥I号、消癖散等十余种院内制剂用于临床。所撰写的《论温阳止崩》等20余篇论文和其继承人整理出版的《何少山医论医案经验集》都成为当代中医妇科的重要文献。

何氏第四代传人何嘉琳教授，继承了何氏妇科以人为本的思想，在未病先防、调治奇经的妇科学术思想上有所创新和发挥。她继承、总结何子淮老先生调冲十法，演化凝练为滋养调冲、温阳调冲、祛邪调冲的调冲三法。研制出滋养调冲的代表方剂育麟颗粒，作为院内制剂应用多年，深受广大病患欢迎。相关科研成果荣获政府各级奖项。

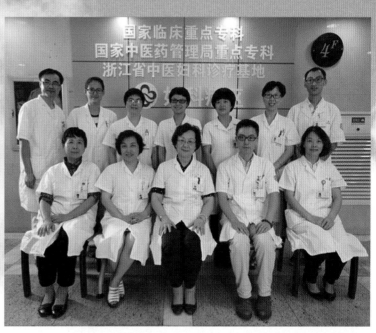

通过百余年来几代人的不懈努力及探索，形成了一些独具何氏妇科特色的诊疗经验和技术。如针对胎漏胎动不安患者的"安胎五法"、对滑胎患者"孕前培补双天，预培其损"，针对不孕症患者的"调经种子、育麟四法""三管通络"及针对盆腔炎症宜"分期分型、内外合治"等，使得"何氏妇科"享誉省内外、港台及日本、东南亚、欧美，成为中医妇科一支重要的学术流派。

甘肃陇中正骨学术流派

陇中正骨学术流派主要传承人代表

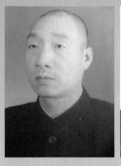 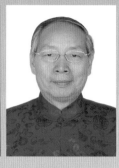 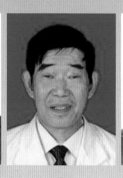 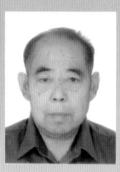 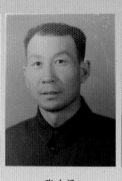 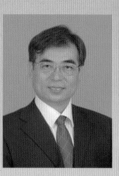

郭均甫　　　郭宪章　　　宋贵杰　　　路焕光　　　张生禄　　　李盛华

一.陇中正骨学术流派的形成

陇中正骨学术流派创始人郭均甫先生出生于河南省洛阳市平乐镇一个世代医家，师承平乐郭氏正骨的真谛要诀，上世纪40年代来到甘肃行医。1956年，接受甘肃省中医院首任院长张汉祥的邀请，创建医院骨科。在他的带领下，郭宪章、宋贵杰、路焕光、张生禄、尚世廉、黄绍昌等成长为一代西北骨伤科名家，为骨伤科的发展奠定了坚实的基础。

甘肃陇中正骨学术流派是在继承和发扬中医药学遗产、吸收和结合现代医学基础上形成的学术流派，具有明显的地域特色。它博采众长，学习吸收了以方先之、尚天裕为代表的中西医结合治疗骨折方法，以冯天有为代表的新医正骨疗法，以孙树椿为代表的清宫正骨手法和以郭宪章、宋贵杰为代表的洛阳平乐正骨手法，并学习借鉴了西北当地民间流传的正骨手法和药物疗法。

在第二代传承人的努力下，陇中正骨疗法先后在甘肃省中医院、甘肃中医药大学、甘肃中医药大学附属医院、兰州市中医骨伤科医院得到了传承与发展。

二.陇中正骨学术流派的发展

在第二代传承人学术思想的熏陶下，以李盛华、宋敏、张晓刚、潘建西、郭景仲等为代表的第三代传承人潜心研习历代中医经典、各家医籍和现代医学成就，在长期的医疗实践过程中积累和总结了丰富经验，形成了在国内骨伤流派中独树一帜的陇中正骨学术流派。

第四代传承人以赵继荣教授等为代表，经过多年临床实践摸索总结出"西医诊断，中医治疗，手法为主，手术辅助，内外同治，筋骨并重，急重制动，稳定练功"的骨科疾病中医诊治原则。

第五代传承人以谢兴文博士、周明旺博士等为代表，通过现代科学技术对"陇中正骨学术流派"系列手法及药物治疗各种损伤及退变性疾病的机理开展了较为深入的研究。

桃李不言下自成蹊，陇中正骨学术流派已传承至第七代，传承弟子160余名，成为陇中正骨学术流派雄厚的后继力量，以"严谨、仁爱、传承、创新"为座右铭，将陇中正骨不断发扬光大。

三、陇中正骨学术流派传承工作室建立

2012年甘肃省中医院成功申报国家中医药管理局第一批全国中医学术流派传承工作室"甘肃陇中正骨学术流派传承工作室"。

四、陇中正骨学术流派传承工作室负责人简介

李盛华教授，男，汉族，1959年6月出生，山东菏泽人，中共党员，1984年毕业于甘肃中医学院，中医骨伤科主任医师。现任甘肃省中医院院长，天津中医药大学骨伤专业联合培养博士研究生导师，甘肃中医药大学中医骨伤专业博士生导师；兼任中华中医药学会骨伤分会副主任委员、中国中西医结合学会微创骨科专业委员会主任委员；为享受国务院政府特殊津贴专家、卫生部有突出贡献中青年专家、国家科技奖评审专家、国家中医药管理局医师资格评审委员会评审专家；被中华中医药学会评为"郭春园式的好医生"。

在30年的医疗实践中，他引进和开展了百余项新技术、新业务，梳理并完善了陇中正骨学术流派，并使之发展壮大。通过研究陇中正骨手法和陇中骨伤系列药物，利用医院原有的制剂和临床经验总结应用于临床。

五、陇中正骨学术流派传承工作室的建设

目前已建设完成"陇中正骨学术流派传承工作室"建设，配备相关研究设备，根据流派办公室的需要安排专业工作人员，从事流派相关文献资料的挖掘与整理，开展学术传承人诊疗活动，制订优势病种陇中正骨特色诊疗技术方案，进行学术传承人示范门诊等工作。

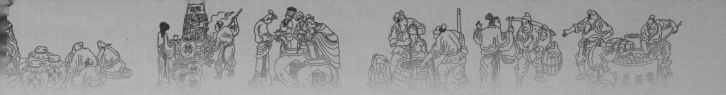

1. 建立陇中正骨学术流派网站

创建了"陇中正骨学术流派"网站，网站内容包括陇中正骨学术流派简介，代表人物图片、简介，流派诊疗技术、特色制剂、优势病种，科研相关动态，传承人培养，管理机制，流派动态等，并对网站定期维护，及时更新，以扩大陇中正骨学术流派的影响力和知名度。

2. 制作陇中正骨学术流派宣传短片

为弘扬陇中正骨学术流派思想，工作室制作了宣传短片，其中短片分为5篇：历史足迹垫基石；前赴后继创伟业；紧急救援显奇效；科研教学硕果丰；展望未来显辉煌。其内容涵盖了流派渊源、发展历程和科研学术方面取得的成就等。

3. 开设陇中正骨学术流派门诊

目前甘肃省中医院、甘肃中医药大学附属医院、兰州市中医骨伤科医院、甘肃省中医院白银分院均已开设"陇中正骨学术流派"门诊，安排年轻传承人跟诊学习，收集诊疗资料，包括视频、音频、图像、医案资料等。

4. 确立陇中正骨学术流派优势病种诊疗方案

甘肃省中医院、甘肃中医药大学附属医院、兰州市中医骨伤科医院、甘肃省中医院白银分院根据"陇中正骨学术流派"特色诊疗技术确定优势病种各一个，并制订了优势病种诊疗方案。

具体诊疗方案如下：①肱骨髁上骨折的手法治疗；②肱骨外科颈骨折的微创治疗；③胫腓骨骨折的中医药治疗；④脊柱调衡手法治疗脊柱疾患；⑤腰椎间盘突出症的药物治疗；⑥颈椎病的手法治疗；⑦膝关节骨性关节炎的关节腔灌注疗法；⑧桡骨远端骨折的手法治疗；⑨踝关节骨折的手法治疗。

5. 编纂陇中正骨学术流派著作

由甘肃省中医院、甘肃中医药大学、甘肃中医药大学附属医院、兰州市中医骨伤科医院、甘肃省中医院白银分院、甘肃省中医药研究院共同编写《陇中正骨学术流派传承志》《陇中正骨学术流派传承经验集》等专著。依托国家级核心期刊《西部中医药》开辟陇中正骨系列专栏，甘肃省中医院还创办了院内学术性期刊《骨伤论坛》。

6. 研发陇中正骨学术流派制剂

在继承发扬"损伤散""消定膏"等传统中医骨伤制剂的基础上，陇中正骨学术流派还研发出陇中损伤胶囊、陇中消肿止痛合剂、陇中伤科洁肤液、杜仲腰痛丸、熥敷合剂等；正在研发中的有颈痛一号方、颈眩二号方、忍冬藤颗粒、益肾通痹方、骨髓炎外用方等。

7. 积极开展学术研讨会与培训班

①为进一步推广和应用陇中正骨手法，每年举办两期"陇中正骨手法学习班"，每期培训50人。

②为规范陇中正骨诊疗技术，传播陇中正骨手法技巧，每年举办"中医正骨技能大赛"，鼓励和选拔陇中正骨手法能手并予以嘉奖。

③通过每年举办国家级继续教育项目以推广陇中正骨手法诊疗的相关技术，通过学术交流、现场手法演示等使学员掌握流派相关知识和技能。

8. 加强传承人才培养

制定"学术流派"传承培养制度，确定流派的传承导师、传承徒弟，采用一名导师对应多名徒弟的团队学习方式，通过跟师带教、典籍研读、临证思辨探讨、流派文化学习等形式，提升流派传人学术传承能力。

撰稿单位：甘肃省中医院
陇中正骨学术流派工作室

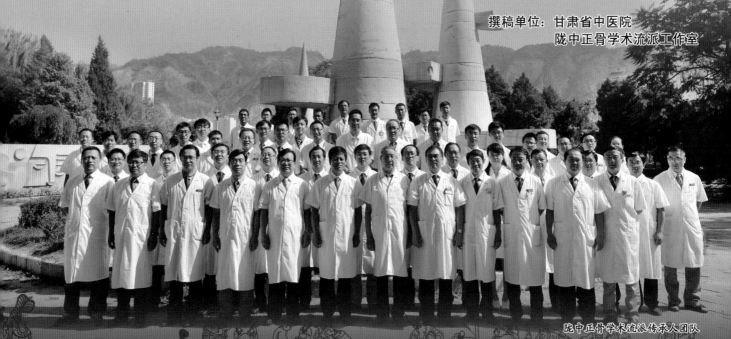

陇中正骨学术流派传承人团队

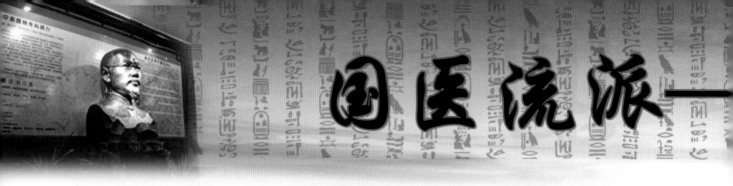

洞庭天下水，岳阳天下楼。

历史悠久的岳阳，人杰地灵，名医辈出，百家争鸣，流派纷呈。张氏正骨术就是在这片热土上生长、繁衍出来的杰出代表。这一形成于清朝末年的治骨医术在湘北大地生生不息，枝繁叶茂，为千千万万民众洗祛沉疴。其创立者张瑞林先生被奉为一代宗师，历经岳阳市中医院五代人的传承创新，张氏正骨术成为现代骨伤技术发展的基石，被国家中医药管理局列为全国十三大中医骨伤流派之一，被推向全国，广泽生灵。

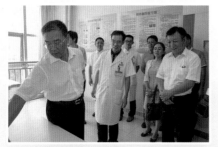

国家中医药管理局副局长马建中现场指导张氏正骨传承工作室建设

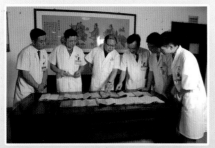

向明波院长指导张氏正骨流派建设工作

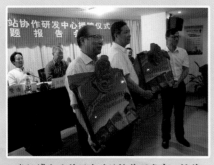

省级博士后科研流动站协作研发中心授牌

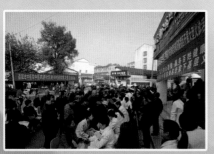

服务进基层

传奇技术　源远流长

打开历史长卷，久负盛名的张氏正骨术，可追溯到现岳阳县西塘村张氏家族第18代张元初。他自幼聪慧好学，熟读家传医书，跟随父亲张汉卿学医，深得要领，自成一体，并传于其子张瑞林。张氏正骨术由此而生。

张瑞林出生于朝代变迁、军阀混战、战火纷飞之时。少年承父志喜医学，好武术。自幼习强身气功，精穴位点打，潜心研究秘方验方。一边在私塾读书，一边随父张元初行医乡里，专治跌打损伤。成年之后即能调制多种膏、丹、丸、散、酒等中药制剂，并结合父亲所传秘方认真研习少林治伤之法，创新性地发展了其父张元初的正骨医术，成为张氏正骨术的第一代传人，从此饮誉杏林。

手法方剂　自成体系

张氏正骨虽形成于民间，但其中医伤科的理论源于《黄帝内经》和《黄帝八十一难经》。历经五代人的完善，形成了气血为先，内外结合，内治调气活血，外治手法整复、药物敷贴、夹板固定、练功活动相辅的学术思想；提炼出了君臣佐使、形神并重、整体调治、正骨理筋、辨证论治、用药简洁、融秘方验方于一体的治疗心法；总结了张氏正骨手法治疗、撬拨治疗、锋针治疗、手牵足蹬治疗、中药蒸汽治疗、膏药外敷治疗、丹药内服治疗等多种特色技术。

方剂是张氏正骨术中的重要组成部分。张氏正骨膏以当归、三七、红花等多味中药组成，经特殊方法炮制加工而成，张氏接骨丹由枳实、川芎、七叶一枝花、接骨草等四十余味中药提炼而成。各种手法、方剂，临证多年。

薪火相传　生生不息

新中国成立后，久负盛名的张氏正骨术得到了更好的保护、传承和创新。1959年，张瑞林先生积极响应政府号召，向国家献方献术，被安排到岳阳市中医院工作。他以张氏正骨术为支撑，创立了中医骨伤科，亲自担任主任，开设床位36张。张先生为人刚正，温厚和蔼，深受病人爱戴，求医者络绎不绝。在接诊病患的同时，设堂讲习，传道授业，收罗新群、孙之镐等为徒。开明的张老先生倾囊相授，罗新群尽得真传。1961年张瑞林先生病逝后，

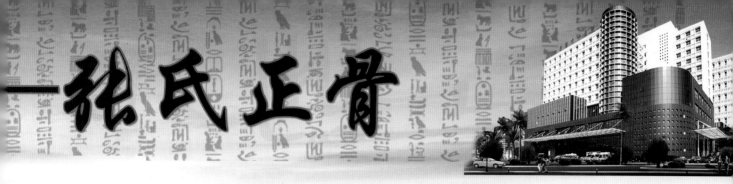

张氏正骨

罗新群成为张氏正骨第二代掌门。方东方先生是湖南中医学院骨伤专业的首届毕业生，曾师从湖南著名詹氏正骨专家詹镇川先生，来市中医院工作后，即拜罗新群为师，潜心钻究张氏正骨术，成为张氏正骨第三代传人。

随着党和国家对传统中医药技术、文化的重视，上世纪末，岳阳市中医院集全院之力对张氏正骨术进行挖掘，推举以湖南中医药大学中医骨伤专业毕业的黄会保为代表的多名年轻医生跟师学习，传承光大张氏正骨技术。黄会保等传承人在继承学习的过程中，从传统与现代骨伤技术有机结合的视角，执简驭繁，对张氏正骨技术进行丰富和完善，将其发展为中西兼容，手法、手术、微创并举，外敷内服并重的技术体系。开发的消肿定痛膏、熏蒸剂、健足散、生肌膏、接骨止痛胶囊等张氏正骨系列制剂，广泛应用于临床实践。医院骨伤科发展至今天拥有创伤、关节、脊椎、颅脑、微创、康复等张氏正骨特色临床专科，开放床位360张，年门诊量26万人次，住院16000余人次。骨伤治疗技术成为岳阳市中医院的一大特色，享誉三湘。2013年张氏正骨术跻身为全国十三大中医骨伤流派之一。黄会保成为张氏正骨学术第四代传承掌门人，黄会保为主任医师、教授及硕士生、博士生导师，岳阳市中医骨伤科首席专家，张瑞林正骨学术研究会会长。

在张氏正骨术的传承发展过程中，国家、省中医药管理部门，岳阳市委、市政府高度重视，各级领导多次亲临指导。岳阳市中医院成立了以院长任组长的张氏正骨流派传承工作领导小组，设立了张氏正骨手法研究室、传承工作室、张氏正骨文化陈列馆；组建了由25位高级职称、博士、硕士等组成的张氏正骨流派技术开发团队，形成了层次完整、结构合理的人才梯队，以陈辉明为代表的第五代传人正在茁壮成长。张氏正骨技术的交流、培训、研讨等学术活动层出不穷，其影响力已步出湖南，辐射全国。

中医中药博大精深，百年正骨渊远流长。承先哲梦，铸医者魂。国医流派——张氏正骨，在传承中创新，在创新中发展，在责任与使命中蜕变。她必将作为中华民族文化之瑰宝，根植三湘，放彩九州！

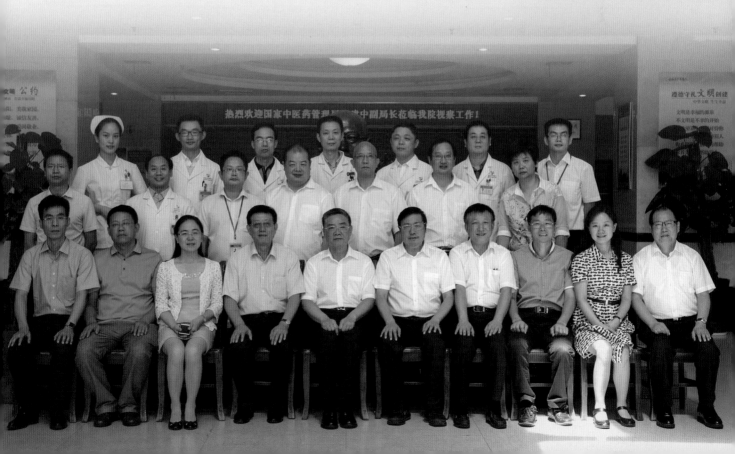

甘肃郑氏针法学术流派

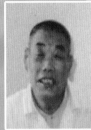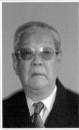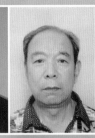

一、甘肃郑氏针法学术流派的形成

郑氏针法源出《内经》《难经》，脱胎自元、明，传承于家学，郑氏针法主要创始人和奠基者郑毓琳先生是我国现代卓越的针灸家之一。郑毓琳14岁随父郑老勋及舅父曹顺德习针灸，18岁拜博野县名医霍老顺为师，秉承家学，勇于创新，集众家之长而针技日臻，成功地将内功与中国传统针法相融合，继承发扬了独具特色的郑氏针法，用于治疗眼疾重症等疗效卓著，誉隆四海，为弘扬中医针灸学做出了贡献。

郑毓琳先生的长子郑魁山先生继承父业，在郑老先生学术思想和特色针法的基础上，深入研究，不断提高，历经三世传承，形成了独特的"郑氏针法"诊疗体系。"文革"期间，郑魁山先生被下放甘肃成县，但依然执着于针灸并为百姓治病，因其针法精妙，治病屡收奇效，被誉为"西北针王"。1982年，他筹建甘肃中医学院针灸系担任系主任，开郑氏针法不外传之禁锢，广收学生，授业解惑，赴海外讲学。在甘肃中医学院20余年的医、教、研过程中，培养了一批传承弟子、研究生和千余名国内外针灸实习医生，使郑氏针法在甘肃乃至国内外得到了弘扬和传承。

二、甘肃郑氏针法学术流派的传承与发展

在郑魁山先生的培养和指导下，以郑俊江、张毅（南非）、方晓丽、黄幼民、郑俊鹏、郑俊武等为代表的第四代学术传承团队继承整理和完善了郑氏针法，围绕传统针刺手法临床应用与技术创新研究，在继承郑氏温通针法之"过眼热""穿胛热"技法的基础上，发挥创新"通督热"和"周天热"技法。第四代传承人不断努力，将郑氏针法传承弘扬至国内乃至海外，形成了独具特色并在国内外有一定影响力的甘肃郑氏针法学术流派。

第五代传承人以郝晋东、薛宏生（台湾）、瞿雁（加拿大）、严兴科、杜小正、秦晓光、刘强、赵耀东等为代表，围绕郑氏针法以常见病、多发病、疑难病为突破口，开展郑氏针法传承基础与临床研究，取得了丰硕的成果，为郑氏针法的临床应用提供了理论基础与依据。

第六代传承人以郑嘉月、侯泽龙、郑嘉夫、郑嘉太、王芬、姜影、徐兴华、权海霞（香港）等为代表，对郑氏针法代表性"热补、凉泻""温通"法以及郑氏针法学术思想开展了大量的理论和临床研究，为继承发扬郑氏针法传统针灸特色奠定了基础。

三、甘肃郑氏针法学术流派的特色及成就

郑氏针法学术流派的特色，是以传统针刺手法的应用与创新为核心，形成的针灸临床诊疗"理、法、方、穴、术"完整的学术体系。

1. 保持传统、精研创新针法

以"热补、凉泻""温通"针法为代表的郑氏手法，师宗岐黄，立足传统，把握针髓，形意兼备，其精要在于揣穴、行针候气、守气等针法操作的细节与技巧，具有简便、易学、实用、效速等优点。

2. 注重八纲辨证，创"针灸治病八法体系"

创立了针灸的汗、吐、下、和、温、清、消、补的"针刺治病八法"及针刺手法二龙戏珠、喜鹊登梅、老驴拉磨、金钩钓鱼、白蛇吐信、怪蟒翻身、金鸡啄米、鼠爪刺等，从而确立了针灸治病的辨证思维及临证施治手法，使辨证、选穴、手法有机结合，为后学者的学习和实践提供了理论依据。

3. 倡导择时选穴

在继承古代"子午流注""灵龟八法"理论精髓的基础上，创制袖珍"子午流注与灵龟八法临床应用盘"，携带方便，使用简单，不用推算，即可找到60年"花甲子"和当日当时的开穴，以及10个"闭穴时辰"的开穴，称为"郑氏补穴法"。兼具"纳子法""纳甲法""灵龟八法"3种优选取穴治疗的用途，为针灸的医、教、研提供了简便准确的工具。

四、甘肃郑氏针法学术流派工作室建立

2012年甘肃中医药大学成功申报国家中医药管理局第一批全国中医学术流派传承工作室"甘肃郑氏针法学术流派传承工作室"。

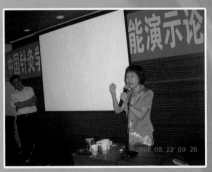

五、甘肃郑氏针法学术流派传承工作室负责人简介

方晓丽，女，汉族，1963年4月出生，中共党员。1985年毕业于甘肃中医药大学，师从郑魁山教授，从事针灸临床、教学、科研工作30年。现任甘肃中医药大学教授，针灸博士研究生导师，甘肃中医药大学针灸推拿学院院长；为甘肃省领军人才，甘肃针灸学会副会长，甘肃针灸临床医学中心副主任，郑氏针法研究会副会长兼秘书长，中国针灸学会针灸学术流派委员会常务委员，中国针灸学会腧穴委员会常务委员，世界中医药联合会自然疗法研究专业委员会理事；兼任台湾长庚纪念医院客座教授，加拿大安大略中医学院客座教授，美国中医药学会纽约州执照针灸医师联合公会专家顾问。

作为郑魁山教授的学术继承人以及国家中医药管理局 "郑魁山传统针法及临证经验传承研究工作室"及 "甘肃郑氏针法针灸学术流派传承工作室" 项目负责人，在继承郑氏温通针法之"过眼热""穿胛热"技法的基础上，方晓丽发挥创新"通督热"和"周天热"技法以及"龙虎龟凤"一气周流调气法，用于治疗各种疑难病证。参与创立了"颊针理论"，完善了颊针诊疗体系，丰富了针灸学微针系统。她带领课题组成员总结郑魁山教授的学术思想、临证经验，积极运用于临床实践，并多次应邀参加国际针灸学术交流并进行针法技术演示，使甘肃郑氏针法在国际针灸界的影响力得到了更大提升。

六、甘肃郑氏针法学术流派工作室的建设

建设宗旨：以提高郑氏针法临床疗效为核心，以继承发扬郑氏针法传统针灸特色为重点。

1. 凝练思想，整理文献，积极开展教学、科研工作

以甘肃中医药大学针灸推拿学院为依托，将郑氏针法及学术经验、学术理论推广应用于中医针灸理论研究、教材建设及本科和研究生教学之中，开设郑氏针法及传统针刺手法特色课程并编写相关教材，讲授郑魁山教授的成才经验、学术思想及其临证经验和郑氏针法等，加深学生对中医针灸理论的理解，提高其理论和临床水平，对高层次中医针灸特色人才的培养起到了重要作用。同时围绕郑氏针法进行了大量的临床和实验研究，为郑氏针法的临床应用提供了理论基础与依据。

出版了《传统针刺手法治疗学》《郑魁山临证经验集》等专著，并对郑魁山先生家传手法及教学、临床诊疗的影像资料进行整理，为进一步研究和传承郑氏针法，形成流派针灸特色打下基础。

2. 形成特色医疗，制订甘肃郑氏针法学术流派优势病种诊疗方案

以甘肃中医药大学附属医院为依托，优化重点优势病种的临床诊疗方案，提高针法传承研究人才队伍素质，提高针法研究科技创新能力和水平，增强郑氏针法临床应用和研究的可持续发展能力。目前制订的优势病种诊疗方案：①"过眼热"针法治疗干眼症；②"穿胛热"治疗肩周炎；③"温通针法"治疗偏头痛；④"烧山火"治疗虚寒证；⑤"透天凉"治疗实热证等。

3. 梳理流派脉络，强化流派特色，提高甘肃郑氏针法传承研究人才队伍素质

通过文献整理挖掘研究，梳理出了甘肃郑氏针法学术流派传承脉络和传承谱。为提升甘肃郑氏针法技术推广和教育培训的能力和规模，弘扬与发展郑氏针法优势和特色，提高郑氏针法流派传人学术传承能力，制订了特色培养方案，分为普及教育（针对广泛针灸爱好者及从业人员）、特色教育（针对针灸本科学生）、传承教育（针对研究生和学术流派传承人）3个层次。每年申报国家级、省级两个继续教育项目，每次培养100人次，为郑氏针法流派的传承奠定基础。

4. 建设甘肃郑氏针法学术流派二级工作站

在省内外开设了5个甘肃郑氏针法学术流派工作站，开展郑氏针法传承及治疗各类临床常见病的指导和应用，深入开展郑氏针法的临床应用与研究。培养一支专业化、高水平的针灸临床研究队伍，全面提高利用传统针灸技术防病治病能力和自主创新能力，使郑氏针法针灸学术流派不断推陈出新。

5. 建立甘肃郑氏针法学术流派工作网站

创建"甘肃郑氏针法"流派网站，介绍流派的起源、发展及主要代表人物事迹等，并详细介绍郑氏针法诊治范畴，扩大郑氏针法的影响力和知名度。

6. 增进外联，提升甘肃郑氏针法学术流派的学术影响力

多年来，甘肃郑氏针法流派传人先后出国或是留学、定居海外，将郑氏针法传遍全球，使之影响力与日俱增。近年来，甘肃郑氏针法学术流派与法国、南非、加拿大、美国等国家和我国台湾地区建立了良好的学术交流环境，加强了国际间及国内的学术交流，极大地提升了甘肃郑氏针法学术流派的影响力和知名度。

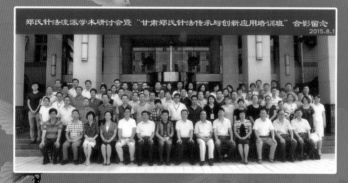
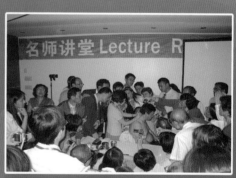
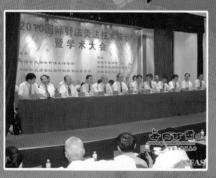
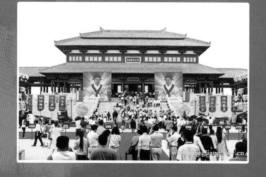
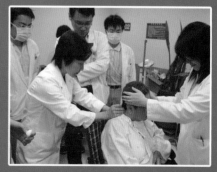

龙江医派

龙江医派作为我国北疆新崛起的中医学术流派，是黑龙江省独特的历史、文化、经济、地理、气候等诸多因素作用下逐渐形成的，有鲜明地域性和黑土文化特色的学术流派。在长期医疗实践过程中，形成独树一帜的诊疗风格及用药特色，其学术思想鲜明，极具北疆寒地特点。龙江中医在天人合一、整体观念、病证结合、三因制宜等思想指导下，通过一代又一代医家长期的临床实践，认识到黑龙江省的寒地特点、民众的生活方式、饮食习惯所造成的常见疾病是以外因寒燥、内伤痰热、气血不畅为病因病机特点，并积累了以温润、清化、调畅气血为常法的丰富诊疗经验及具有黑龙江省特色的中医预防与调养方法。

龙江地区医疗实践肇始于两千年前肃慎时期，后经跌宕起伏，脉冲式发展历程，于民国时期形成龙沙系、汇通系、三大山系、呼兰系、松滨系、宁古塔系六系。至伪满时期，高仲山来到哈尔滨凝聚群体力量，创立中医学术团体，创办中医刊物，遍访贤才、兴办教育，开创了龙江医派。后以高仲山、马骥、韩百灵、张琪四大名医为核心的龙江医派逐步发展壮大。当代龙江医派以首届国医大师张琪为旗帜，立足于黑土文化，以挖掘整理、传播发扬黑龙江省中医药诊疗技术为宗旨，致力于整合资源、搭建平台，探索中医药发展新模式，打造龙江中医药文化名片。

一、抢救挖掘整理前辈经验，出版《龙江医派丛书》

为传承发扬龙江医派前辈学术精华，黑龙江中医药大学龙江医派研究团队一直致力于前辈经验的抢救搜集挖掘整理工作，现已由科学出版社出版《龙江医派创始人高仲山学术经验集》《华廷芳学术经验集》《御医传人马骥学术经验集》《国医大师张琪学术思想探赜》《王德光学术经验集》《邓福树骨伤科学术经验集》等著作，引起省内中医爱好者的强烈反响，《龙江医派丛书》已被英国大英图书馆收录为馆藏图书，尚有《邹德琛学术经验集》《吴惟康学术经验集》《王维昌妇科学术经验集》《白郡符皮肤外科学术经验集》《伪满时期黑龙江地区龙江医派医家学术经验荟萃》《黑龙江省名中医学术经验集锦》等多本著作正在编撰待出版。

《龙江医派丛书》反映了龙江中医药事业近百年来不畏艰苦、自强不息的发展历程以及取得的辉煌成果，其中宝贵的学术思想和经验对于现代中医临床和科研工作具有重要的实用价值和指导意义，同时也是黑土文化的重要组成部分。

二、建设龙江医学流派传承工作室，创立龙江医派研究会，搭建学术交流平台

国家中医药管理局龙江医学流派传承工作室作为全国首批64家学术流派工作室之一，以探索建立龙江医派学术传承、临床运用、推广转化的新模式为己任，着力凝聚和培育特色优势明显、学术影响较大、临床疗效显著、传承梯队完备、资源横向整合的龙江中医学术传承群体，既促进中医药学术繁荣，又更好地满足广大人民群众对中医药服务的需求。

为更全面地整合龙江中医资源，由黑龙江省民政厅批准、黑龙江省中医药管理局为业务主管部门，成立黑龙江省龙江医派研究会，黑龙江中医药大学姜德友教授任首任会长。研究会为学术性、非营利性、公益性社会团体法人的省一级学会，其宗旨是团结组织黑龙江省内中医药工作者，发扬中医药特色和优势，发掘、整理、验证、创新、推广龙江中医药学术思想，提供中医药学术交流切磋的平台，加强龙江中医药的科研、医疗服务能力，为龙江中医事业的腾飞贡献力量。龙江医学流派传承工作室与黑龙江省龙江医派研究会相得益彰，为龙江医派学术文化创建工程做出大量卓有成效的工作。

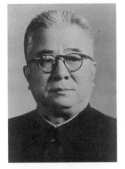

高仲山

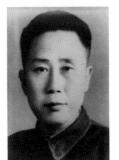

马骥

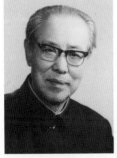

韩百灵

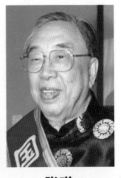

张琪

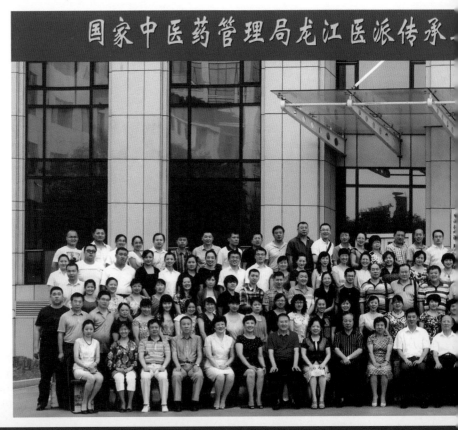

国家中医药管理局龙江医派传承

三、举办龙江医派研究会学术年会，推进学术平台建设

为繁荣龙江中医学术，营造学术交流氛围，2014年10月，由黑龙江省龙江医派研究会主办的"黑龙江省龙江医派研究会首届学术年会"在黑龙江中医药大学求真讲堂举行，与会专家以"龙江名医之路"为主题进行交流探讨。第二届龙江医派研究会学术年会于2015年6月在黑龙江中医药大学佳木斯学院举办，龙江医派传承人围绕黑龙江省四大名医及龙江医派发展史为主题进行交流。同时通过《龙江医派会刊》的编撰，荟萃龙江中医药学术精华。

四、建立龙江医派传承基地，提升中医临床思维能力，探索中医临床家培养的教育途径

龙江医派传承工作室先后在台湾、深圳及黑龙江省多地建立传承基地，2013年于台北市世界自然医学大学设立"龙江医派台湾分会"，在深圳第二中医院设立龙江医派传承工作室深圳工作站。为更好地发扬龙江中医学术，2014年至2015年分别于丹东市中医医院、长春市中医医院、东港市中医医院、牡丹江市中医医院、三亚市中医医院、天津市中医药研究院附属医院、满洲里市中蒙医院建立国家中医药管理局龙江医学流派传承工作室二级工作站，主要开展讲座、出诊及带教工作，其中三亚市中医医院已成为该校教学医院及本科生实习基地，现已进行多次专家交流出诊带教工作。

受黑龙江省中医药管理局委托，2013年进行"发扬龙江医派优势特色，提升县级中医院医疗水平"帮扶活动，研究会于黑龙江省设立10个试点单位，2014年通过讲座、义诊等一系列活动，使各试点县后备传承人诊疗水平和门诊量均有不同程度的提升。2015年，黑龙江省中医药管理局委托黑龙江省龙江医派研究会及工作室，在全省各地市县中医医院全面开展龙江医学流派传承工作室二级工作站的建设，全面提升黑龙江省中医院的学术水平与医疗服务能力。编撰《黑龙江常见疾病的中医预防与调养》《中医常用的养生方法》10万册向全省民众发放。

旨在研究培养中医药人才、发挥中医药优势的"龙江医派教育科学研究团队"，于2014年被批准为黑龙江省首批A类教育教学研究团队，团队致力于建设一批学术底蕴深厚、中医特色鲜明的教育研究群体，以其探索中医思维人才的成长规律，培养能够充分发挥中医特色优势的中医精英。

通过在中医药大学举办"龙江医派杯"中医经典知识竞赛、英语开口秀、"龙江医派杰出医家马骥基金评选及颁奖活动"，以激发学生学习中医的热情，强化其对龙江医派的归属感及凝聚力。

五、创办龙江医派学术文化节，创新中医药文化传播模式

通过创办龙江医派学术文化节，建立龙江医派网站，打造龙医学术文化品牌，宣传中医药文化思想，扩大龙江医派影响力。2012年以来，举办高仲山、马骥、华廷芳、孟广奇等龙江医派著名医家百年诞辰纪念活动，使黑龙江省各界，特别是黑龙江中医药大学的师生，感受到龙江中医药的独特魅力及前辈先贤披荆斩棘、励精图治的创业精神，立志为龙江中医药的传承和发扬而奋斗。由学校学生创作的《弘扬龙江医派 传承岐黄文化》作品获全国中医药标志性文化作品三等奖，《"盛世龙魂篆岐黄 历久弥坚耀青囊"——龙江医派名老中医简传》获"天堰挑战杯"第二届全国高等医学院校中医药创意设计竞赛二等奖。学校《打造"龙江医派"文化品牌，承担文化传承创新使命》获黑龙江省高校校园文化建设优秀成果二等奖、第七届全国高校校园文化建设优秀成果三等奖。龙江医派各项工作的推进，得到了《中国中医药报》、东北网、《中国时报》（台湾）、《黑龙江日报》等十余家媒体平台的大量报道，在学术界及龙江民众中获得良好声誉。

工作室团队以黑龙江省中医药博物馆的建设为契机，大力挖掘黑龙江省中医药学术文化历史资源，梳理明晰龙江医学流派发展脉络，建成龙江医学发展史馆，所编写的《龙江医派颂歌》在同学中广为传唱，激发了杏林学子热爱龙江中医热情。

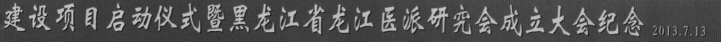

建设项目启动仪式暨黑龙江省龙江医派研究会成立大会纪念 2013.7.13

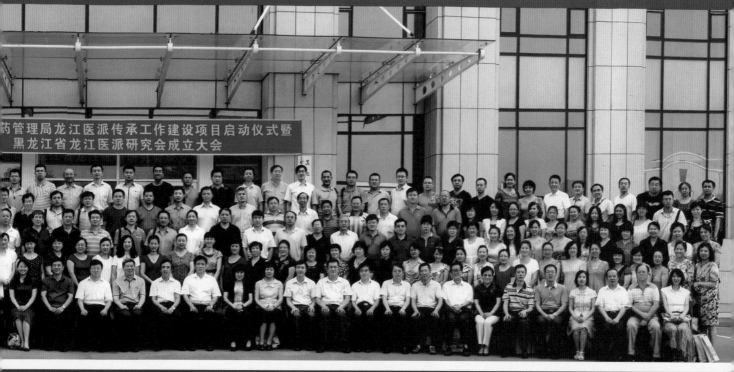

药管理局龙江医派传承工作建设项目启动仪式暨
黑龙江省龙江医派研究会成立大会

全国中医学术流派孟河医派传承工作室

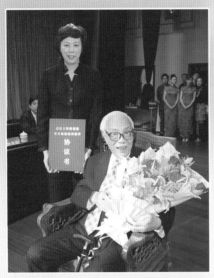

工作室负责人张琪跟师孟河医派国医大师颜德馨

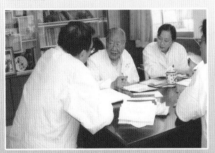

工作室负责人张琪跟师孟河医派国医大师朱良春

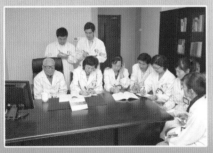

孟河医派国医大师颜正华来工作室作学术指导

孟河医派是起源于常州地区，流布于全国的一个地域性医学流派。其历史最早可溯至南北朝时期。后经隋唐积淀，宋明雏形。到明末清初，随着经济发展、文化繁荣、学术活跃，发展进入加速期。清中后叶，孟河医派方兴日盛，名家辈出。清末民初，部分医家东渐苏沪，影响日广，渐有"吴中医学甲天下，孟河名医冠吴中"之誉。孟河医派名医辈出，除历史上记载的诸多名医外，近代以来就有清末"征君"3位，《中国医学通史》近代中医人物8位，全国首届国医大师5位。现有1300多位传承弟子遍布北京、上海、江苏、浙江、安徽等十余个省市及美、英、德、法等8个国家和地区，可谓薪火鼎盛。

凡一流派，必有其思想，凡一学术，必有其灵魂，孟河医派学术经验亦自有根脚，又自出机杼，特色鲜明。孟河医派治学上既尊崇经典、博采众长，又师古不泥、变通求切；学术上提倡和法缓治、气血调衡、脾统四脏、寒温融合、衷中参西；治疗上强调用药轻清灵动、醇正求平、注重炮制，治法内外兼顾、刀药并施，以实效为先。

孟河医派在传承岐黄、弘扬国医上的不懈追求，对近现代中医药发展产生了较大影响。医派名医辈出、著述宏丰，除世人熟知的费伯雄、马培之、巢崇山、丁甘仁四家外，如陶弘景、许叔微、王肯堂、恽铁樵、程门雪、黄文东、秦伯未、章次公等，均为一时医林巨擘，遗有大量著作；医派铁肩担道，砥柱中流，1929年中医危亡之际，丁仲英、谢观、张赞臣等人挺身而出，领导中医界奋起抗争，促使当局取消《废止旧医案》，并争取出台《国医条例》，为中医的生存发展赢得了宝贵空间；丁甘仁与同仁合力创办上海中医专门学校，开创中医院校高等教育先河，培养了大量中医专业人才；新中国成立后医派名家投身教育、肇兴新学，或为卫生部中医顾问，或献身中医教育，或开创中医学科、专科，为中医事业的发展建言献策、呕心沥血。

近年来，为传承弘扬孟河医派文化，各级政府和医疗部门勠力同心，不懈努力。而作为孟河医派培养传承体系中的重要一环，孟河医派传承工作室在医派学术精髓的整理弘扬及传人的培养教育上也做了大量的工作。工作室成立于2010年，2011年成为全国首批中医学术流派传承工作室，工作室聘请国医大师朱良春、颜正华、颜德馨任学术指导，全国15位国家级名医任学术顾问，现有工作人员47名，主要从事临床研究、文献挖掘、学术传承、信息平台、推广传播及药学研究等相关工作。目前，工作室围绕挖掘整理医派学术经验、传承培养学术传人、宣传弘扬精髓文化，积极推进建设创新，在具体的实践中注重与专科建设、专病优势、特色疗法、人才培养、科技创新相结合，并已取得一定的成果。工作室将前期整理总结的学术经验，

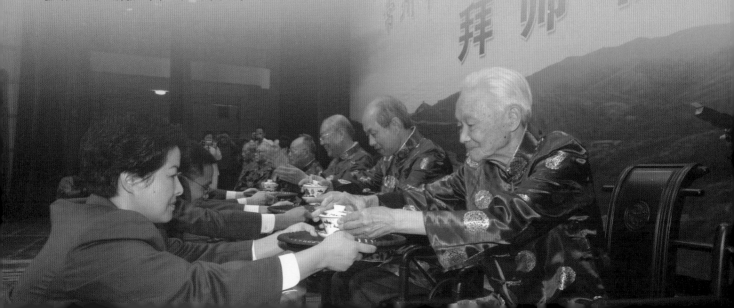

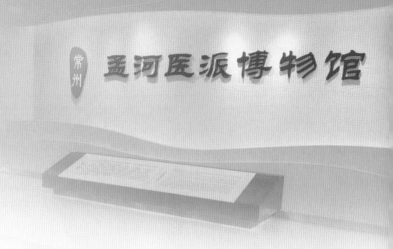

提炼形成28个优势病种的特色诊疗方案，依托卫计委国家临床重点专科心血管科，国家中医临床重点专科骨伤科，国家中医临床重点专科建设单位肿瘤科、普外科、口腔科，以及省级中医临床重点专科妇产科、肾病科、脾胃病科等医院重点专科的重点病种建设平台，对其进行了验证、优化，如益肾泄浊化瘀法防治动脉粥样硬化、益气养阴化瘀利水法治疗充血性心力衰竭、温通剔络法治疗房室传导阻滞、健脾调质法用于预防保健、养阴舒木和胃法治疗胃痛、清火消结畅志法治疗乳岩、益少阴消阳明法治疗牙周病等，将学术经验与诊疗技术融入专病诊疗方案，制订了能体现孟河医派名家学术经验特色的专病诊疗方案，在临床实施取得了较好的疗效，并形成优势专病特色处方22个，研发院内制剂5个，挖掘分析中药特色炮制技艺200余种。人才培养是传承的核心，工作室秉承学派不囿门户、术理道并传、育人更要立人的传承理念，以构建一支理论功底深厚、诊疗技艺精湛的复合型中医传承人才队伍为目标，分层培养，启动了四鹰计划、百名传承人计划和领军人才孵化工程，现已培养孟河医派传承人72名，其中国务院政府特殊津贴专家1人、省中医药领军人才1人、省"333"高层次培养人才3名、省、市名中医9名。在科技创新方面，现已完成国家、省级课题3项，承担省级课题5项，获国家和省市级科研奖励3项，出版专著6部，发表论文40余篇。在弘扬发展方面，工作室与全国15家院校及相关单位建立了学术研究网络，举办了两届孟河医派国际论坛，并与美国加州中医药大学签订传承合作协议。工作室还不断创新文化传承模式，不仅就医派名家的历史事迹、医德垂训进行文献整理及编订，并提取孟河医派文化精髓，凝练形成院训"精、诚、守、和"，医训"大医精诚、大德不显"以及"精诚守和孝悌忠信礼义"的道德内涵，还依托院内孟河医派博物馆、孟河医派传承基地宣传网页、道德讲堂等平台载体，积极推进孟河医派文化的宣传和弘扬。

千余年一脉相承，数十辈心授口传。在医学科技突飞猛进的当代，如何发前贤秘奥、开后学津梁，使传统中医药重新焕发光彩，是摆在每一位中医工作者面前的重大课题。前人已逝，后人追之，惟有继承孟河先哲开拓进取之精神，尊崇经典、博采众长、师古不泥、变通求切，才能在中西碰撞、古今交融中，为传统中医踏出一条崭新的路径。

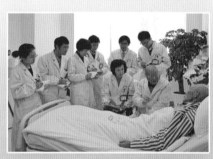

国医大师朱良春来院带徒查房

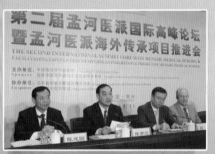
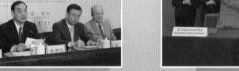

第二届孟河医派国际高峰论坛

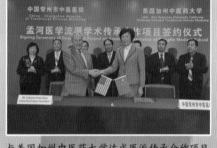

与美国加州中医药大学达成医派传承合作项目

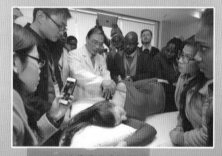

外籍学子寻根孟河医派

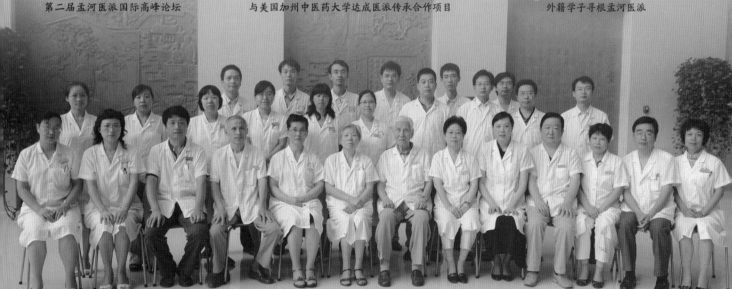

长安米氏内科流派传承工作室

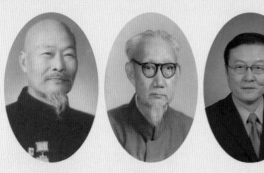

黄竹斋　　　　米伯让　　　　米烈汉

"长安米氏内科流派"发源于陕西关中地区，由我国著名中医学家米伯让先生创立。米氏流派历经百年，独树一帜，立足西北，为陕西乃至全国中医药事业的发展做出了突出的贡献。2012年，"长安米氏内科流派"被国家中医药管理局确定为首批国家中医学术流派传承建设项目。

流派创始人米伯让先生系全国著名中医临床家、理论家、教育家和社会活动家。早年就读陕西三原正谊书院，授业于学大师张果斋、赵玉玺、牛兆濂等研习关学，继而授业于民国伤寒三大家之一著名中医学家黄竹斋先生。他将关学与传统医学思想有机汇通，坚持在继承中创新，在创新中发展，以自己深厚的中医理论功底和渊博的国学知识，在中医临床中积极探索，勇于实践，创立了独具特色的"长安米氏内科流派"。

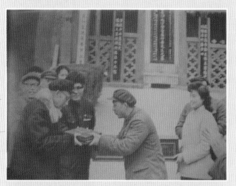

1981年，米伯让先生将白云阁版本《伤寒杂病论》第十二稿木刻版亲送南阳医圣祠

米伯让先生业医60余载，凝练出了"辨证求因、审因立法、分清主次、依法定方、加减有度"的中医临证优选法，为解决危害陕西人民生命健康的急性传染病、地方病，他踏遍了三秦大地。他在运用中医药治疗钩端螺旋体病中，提出了一整套的辨证施治方法；对流行性出血热、传染性肝炎、克山病、大骨节病等疑难杂症的治疗提出了自己的创新见解和一整套中医防治方案，打破了一些人认为中医不能治疗急性传染病的偏见，在全国引起巨大反响，受到国家高度重视和赞扬。毕生以发扬仲景学说为己任，他将保存了30多年的白云阁藏本《伤寒杂病论》第十二稿于1981年亲自送到南阳医圣祠珍藏，为研究《伤寒论》做出了巨大贡献，被誉为"伤寒巨擘，热病大家"。

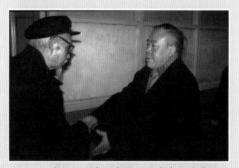

1985年，卫生部副部长、国家中医药管理局局长胡熙明（右一）专程看望米伯让先生

上世纪50年代，米伯让先生多次为陈毅元帅及国家领导人诊病。1964年，他被国务院副总理聂荣臻元帅敦聘为首批国家科委中医中药组组员，兼任卫生部医学科学委员会委员、中国科协委员、中华中医学会第一届常务理事、《中国医学百科全书》编委会委员等职务。他曾任西北医学院中医科主任，陕西省中医研究所所长，陕西省中医药研究院院长、名誉院长等职务，毕生为中医药事业的发展和建设，为医学人才的培养，为解除广大三秦劳动人民的疾苦而奋斗。他多次荣获国家及省级先进工作者、劳动模范、人大代表、科技精英、卫生贡献奖等殊荣。

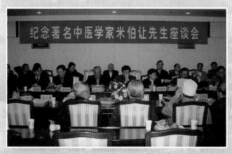

2003年，陕西省政协召开著名中医学家米伯让先生座谈会，国家中医药管理局房书亭局长、中国中医科学院刘保延副院长等领导参会并讲话

1999年，国家中医药管理局副局长诸国本在米伯让学术思想研讨会上说："我认为米老是一个很突出的代表人物，他是我们中医界一个奋斗的典型，他是一位继往开来的学者，陕西中医的发展在西北地区是比较先进的，那米老就是一面旗帜"。

2003年，陕西省政协主席在召开纪念米伯让先生座谈会上说："米老对陕西省中医药研究院的奠基和发展，对陕西中医药事业的发展做出了巨大的贡献。他勇于实践、敢于创新的精神，永远值得我们纪念和学习。"国家中医药管理局副局长房书亭、中国中医科学院副院长刘保延等参会领导、专家对米伯让先生为中医事业发展奋斗的精神进行了高度的赞扬和评价，一致认为米伯让先生乃我国一代大医、医德楷模。

流派代表性传承人米烈汉教授，一级主任医师，博士生导师，全国政协委员，国家级名老中医，全国第三、四、五批名老中医药师带徒导师，北京同仁堂中医大师，陕西省名中医，享受国务院特殊津贴专家，陕西省有突出贡献专家。业医40余年，擅长中医内科、妇科疾病及疑难杂病的诊治。出版《米伯让文集》等专著30部；发表学术论文80余篇；获科技进步奖10余项、国家中药发明专利2项；先后荣获全国医药界精英奖、陕西省白求恩精神奖、中国百名杰出青年中医奖、全国卫生系统先进工作者、全国"老有所为楷模"等殊荣。2011年受到国家主席胡锦涛亲切接见。

流派历经黄竹斋、米伯让、米烈汉三代人薪火传承，形成了流派的传承特色：①振兴中医，秉公直谏；②济世爱民，首重医德；③精研医理，承古创新；④审因辨证，疗效卓著；⑤尊师重道，务实求真。

"长安米氏内科流派"建设期内梳理了流派脉络、绘制出传承图谱；出版了《一代大医米伯让》DVD；编写了《长安米氏内科流派传承述略》；核心期刊发表论文20余篇；制订出长安米氏内科流派30余个常见内科疾病诊疗方案；建立本流派专家典型医案、影像资料、论文论著电子资料库；建成"长安米氏内科流派传承工作室""名老中医米烈汉养生论坛"网站、微信公众平台；设二级工作站6个；获批国家级项目5项、厅局级课题6项；研发新药1种、自产制剂5种；发明专利2项；获得省部级以上奖励2项；举办国家级、省级继续教育项目各1项；整理完成《米伯让手书校录中医经典五部丛书》《米伯让全书》《米烈汉学术经验集》3部著作。

"具怀逸兴壮思飞，欲上青天揽明月"。"长安米氏内科流派"团队在新的一年将再接再厉，继续致力于"明晰流派渊源，保存珍贵资料，凝练学术思想，挖掘独特经验，形成诊疗规范，开发有效方药，推广运用成果，建立长效机制"的建设目标，将流派的学术特色、学术经验发扬光大，造福广大的人民群众。

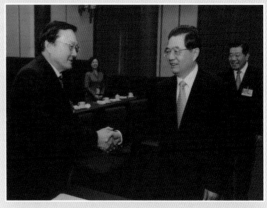

2011年，国家主席胡锦涛、全国政协主席贾庆林亲切接见国家级名老中医米烈汉教授

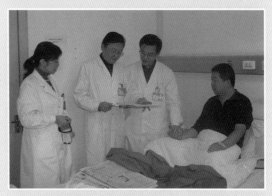

长安米氏内科流派代表性传承人米烈汉教授带徒弟路波、沈璐查房

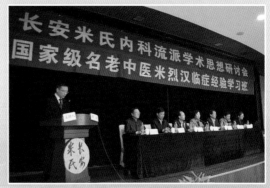

2015年，国家级继续教育项目"长安米氏内科流派学术思想研讨会暨国家级名老中医米烈汉临证经验学习班"举办

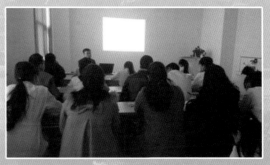

长安米氏内科流派每周三学术交流活动

安徽新安王氏内科流派传承工作室

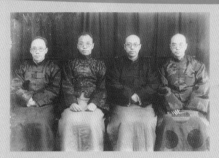

新安王氏祖辈四兄弟

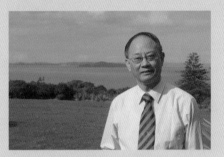

第六代传承人王键教授

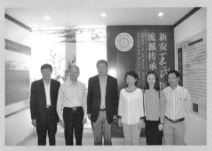

2015年10月18日，国家中医药管理局原副局长、中医学术流派传承推广基地理事会理事长李大宁、国家中医药管理局人事教育司司长卢国慧一行考察工作室工作

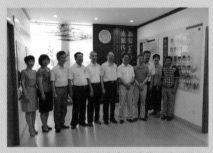

2015年7月，安徽省中医药管理局副局长董明培考察工作室工作

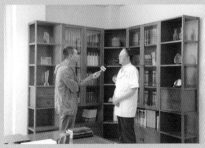

CCTV专访王键教授

概述

发源于古徽州的新安医学，始于北宋，盛于明清，流传至今，为中医药学重要地域学术流派。新安医学具有区域优势明显、流派色彩浓厚、学术成就突出、历史影响深远的特点，是中医药学的重要组成部分，为中医药学的传承和发展做出重要贡献。"新安王氏医学"是新安医学流派的重要组成部分，注重理论创新，注重临床疗效，注重辨证调理，注重中医药文化传承，注重中医药学术传承与发展。近年来，"新安王氏医学"继承与创新取得显著进展，由王氏代表性传承人主持的新安医学继承与创新研究，作为中医地方特色学术流派研究列入国家科技支撑计划项目；作为新安医学研究安徽省"115"和安徽省高校省级科技创新团队的主体成员，已形成职称、学历、年龄结构合理，以临床为主体，集应用研究与开发研究于一体的传承梯队，2010年省部共建新安医学教育部重点实验室获批建设。"新安王氏医学"流派从有价值的文献、有特色的理论、有疗效的临床经验与技术、有前景的特色制剂开发以及有底蕴的徽文化传承等方面，开展了卓有成效的工作。

传承

"新安王氏医学"又称"富堨王氏内科"，起源于1820年，始祖为新安歙县富堨人——王学健（名履中），其尝学医于冯塘程思敏先生。其后父子相袭、兄弟相授、祖孙相承，由王履中传王心如，再传王养涵（又字漾酣），第四代有王仲奇，第五代有王任之、王乐匋，第六代有王宏毅、王键，衣钵家传代代都有人才辈出，薪火传承至今已历7世，绵延近200年，名著沪、浙、皖、赣间。每一代传人都在传扬家学理论之精髓，在传承的基础上有所创新和发展。

新安王氏医学传承谱系图

```
                                                                子王樾亭 ┬ 王宏毅
                              民国·次子王仲奇 → 新中国 ┤              └ 王宏殷
                                                         └ 女王蕙娱、王燕娱
程有功
  ↓
清·王学健 → 王心如 → 王养涵 ┤ 民国·三子王殿人 → 新中国·王任之
                                                                    ┌ 女王又闻
                              民国·四子王季翔 → 新中国·王乐匋 → 王键 ┤
                                                                    └ 侄王睿
                              新中国·七子王弋真
```

学术思想

新安王氏医家学术上精研内经之旨，善取诸家之长，自成一家之论；临床上各擅其长，既有师承的影响，又有自己的探索。其学远宗仲景，近效杏轩，尤勤研程钟龄、徐洄溪、吴谦等人著作，辨证重脏腑，审证重求因，立法重温补，用药倡轻灵。主要学术经验有：

辨治心病：采用益气养阴宁心法治疗心悸；
采用逐痹理气通络法治疗胸痹。
辨治脑病：强调治脑与治神相结合，善用化痰祛瘀、息风通络。
辨治胃病：强调贵在通腑，灵活运用瓜蒌薤白散。
辨治肝病：强调肝病阶段性及其内在联系，注重调达木郁。
辨治内伤：强调治病求本，重视固本培元，调节三焦气机。
辨治杂病：以脏腑经络学说追本求源，重视顾护脾胃与肾气。
辨治外感：重视湿邪致病，注重顾护阴津阳气，寒温并用。

学术经验

新安王氏医学在长期的临床治疗疾病过程中，创制了一系列具有自身特色的治法和方药：益气养阴宁心法治疗心悸、益气活血通络法治疗中风、益气逐瘀通脉法治疗胸痹、清利下焦湿热法治疗淋证、通降胃府和络法治疗脘痛、宣肺理气化痰法治疗咳嗽、解郁宁心安神法治疗不寐、滋水涵木息风法治疗眩晕、疏肝调冲法治疗妇科疾病、疏肝理气化湿法治疗胁痛、固本培元解毒法治疗岩肿。

特色文化

徽文化，作为历代徽州人所创造的物质财富和精神财富的总和，在器物、制度、精神领域均有深厚的文化底蕴，形成了独特流派与风格。诞生于这片蕴积浓郁文化气息的沃土之中，历代新安王氏医家医儒兼修，多在医学、文学及书画等方面颇有造诣。

"寓沪新安名医"——王仲奇

王仲奇幼承家学并博采众长，注重脏腑经络学说，每每追本求源、辨证立方，其立论引经据典，融医治于一炉；其遣药则经方时方并用，博采兼灵通，处方立案，字斟句酌，一丝不苟。以擅治内伤杂病而驰誉沪上，曾以一味药之增助沪上名医程门雪治愈顽疾，被程氏奉为"一药之师"，传为杏林佳话。与寓沪名医丁甘仁并称"丁、王"，被收入《海上名人传》，成为当时中国名医之一，为近代新安医学界之巨擘。其脉案书法精良，受书画大家黄宾虹称赞。

"文化人"——王季翔

王季翔自幼修习古文，兼工书法，早年行医于屯溪，后迁旌德。除继承家学外，于叶天士、徐灵胎两家用功最勤。其以《兰台轨范》诸方化裁治内伤，卓有成效；又善于运用叶天士调冲和络法以治妇人经带胎产，每建奇功。抗战时期积极宣传抗日，抨击汉奸卖国行径，文笔犀利，在泾县、旌德、绩溪一带群众中，不但是名医，还被称为"文化人"，这是百姓给予的最高褒奖。

"新安医学"领军人——王任之

王任之秉承家学，博览广涉，独辟蹊径，与时俱进，病证合参，中西融汇，毕生追求"药廉效速"。书画大家黄宾虹曾赞其"家学渊源其来有自，传于冯塘程氏，洎其高曾堂构而增光大之，是黄山灵秀所

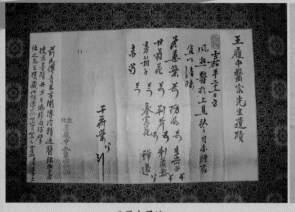

王履中墨迹

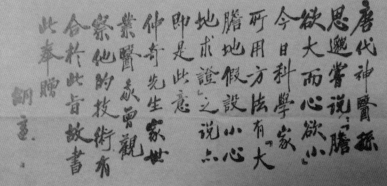

胡适为王仲奇题字

钟也"。早年与巴金、臧克家、卞之琳等作家以书会友，过从甚密。上海鲁迅纪念馆设"王任之专柜"，用以收藏其捐赠的鲁迅著作的珍贵版本及书信。王任之不惟以精湛医术为病人解除病痛，更心系天下苍生，以服从革命、服务人民为己任，在抗日战争和解放战争时期，以医疗职业为掩护，从事地下斗争。新徽派版画擎旗人赖少其先生，曾撰联"五十年来行医济世救死扶伤两袖清风；四十年代含冤入狱歙县群众抗议获释"，彰其医德医术与为国为民之大义。

"医文兼通"——王乐匋

王乐匋自幼受家风熏陶，乡儒发蒙，治学严谨，融古汇今，医文兼通。从事医、教、研工作五十余年，是全国首批享受国务院政府特殊津贴专家、首批名老中医学术经验继承工作导师、安徽新安医学研究会会长，曾获宗杨医学教育家奖，是国内新安医学和温病学科的带头人之一。其擅长行、草、篆书，精于画竹，曾为中国书法家协会会员、书协安徽省名誉理事。书法界评其书法"甚富书卷气，作品处处能入古，常常出新意，形成自家风貌"。诗人徐味曾作诗："杏林艺苑每相通，神韵由来气脉同，我爱当今王乐老，风流直逼一瓢翁"，以赞颂王乐匋在医文及书画上的境界与诣造。

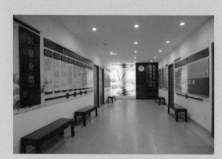

工作室外景

工作动态

新安王氏医学流派工作室自成立以来，按照国家中医药管理局的相关要求，积极并富有成效地开展了建设工作，取得了一定的进展：

1 挖掘整理出新安王氏内科流派历代传人传记及代表性著作、王氏家乘志略、历史实物、医案等文史资料，清晰梳理出了流派传承的脉络，揭示了其学术观点与思想及发展演化规律。

2 着力于新安王氏内科流派优势病种的挖掘整理，提炼出十种针对优势病种的流派特色治法诊疗技术；积极开设门诊，将疗效显著的十种特色诊疗技术广泛应用于临床，同时积极探索开发流派新的特色诊疗技术与方法。

3 积极开展2种流派特色制剂和中药新药"脑络欣通""心肌尔康"的开发应用研究。

4 开展益气活血通络法、益气养阴活血宁心法、健脾化湿通络法、补肾生髓法等特色理论及其代表方剂的科学内涵研究。

5 从传统文化尤其是徽文化角度，探讨对本流派传承与创新的影响。

6 采取多种方式、多种渠道加强流派传承人的培养，提升了流派传人学术传承能力与文化素养及临床水平。

7 加强流派的宣传，在流派网站、流派微信号、本流派数据库建设等方面作了一定的工作。组织开展了以流派学术思想或诊疗技术为主题的全国中医药流派学术研讨会，弘扬了流派学术思想，提升了流派学术影响力。

尤其是2015年10月16～18日，由国家中医药管理局中医学术流派传承推广基地和中华中医药学会主办，安徽中医药大学和广州中医药大学承办，安徽省中医药学会、新安王氏内科流派传承工作室协办的首届全国中医内科流派高层论坛暨全国中医内科高级研修班，邀请了张学文、李济仁、徐经世三位国医大师，海派名医严世芸教授，钱塘医派名医范永升教授，新安王氏内科代表性传承人王键教授、岭南名医孙晓生教授、冼绍祥教授、刘小斌主任等专家课课。师资队伍优秀，教学要求严格，这次研修班突出以中医内科流派为主旋律的特色，受到了各级领导、专家、同仁、学员的一致好评，起到了良好的示范作用。这也是一场百花争鸣、百家齐放的中医学术交流盛会，更是一场以术传道、以技建功的中医发展讨计大会，体现了中医内科学术流派的向心力和凝聚力，将引领更多优秀的中医学子承前启后、薪火相传，不断加入到中医内科学术流派传承创新的行列之中，进一步强化和推动中医学术流派的传承，扩大中医学术流派的影响力。

论文论著

近十年中，新安王氏医学代表性传承人王键已发表相关学术论文80余篇，参加主编、副主编和参编中医学术著作20部，主持国家及省部级等科研项目23项，获奖8项，获专利1项。

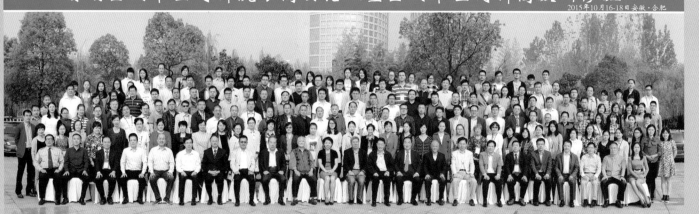

首届全国中医内科流派高层论坛暨全国中医内科高级研修班
2015年10月16-18日 安徽·合肥

安徽新安郑氏喉科流派

以名医名著名方、学术贡献、临床特色、历史影响、学术传承为特色的安徽新安郑氏喉科流派，促进了中医学术发展，是新安医学的组成部分。

一、郑氏喉科简介

安徽新安郑氏喉科世居歙县郑村，家传医学起源于明代嘉靖初年（约1521年），迄今历传500年16世，代有传人，有医著医案25种存世。第1代至第5代，业医学科为内科（大方脉）。由于喉科外感热病是清代中叶常见的高危急性热病，第6代传人郑于丰、郑于蕃兄弟师承江西旴水黄明生先生"异授喉科"之术，自第6代至第16代，业医学科为中医喉科，兼理内科、儿科（大小方脉）。 郑于丰居南园、郑于蕃居西园，《歙县志》将一源双流的郑氏喉科以"南园喉科""西园喉科"称之。

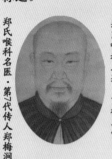

郑氏喉科名医·第11代传人郑梅涧

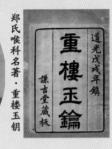

郑氏喉科名著·重楼玉钥

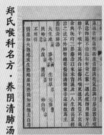

郑氏喉科名方·养阴清肺汤

500年的医学实践，形成了以著名医家郑梅涧（1727-1787）为代表性医家《重楼玉钥》《箑余医语》及养阴清肺汤为代表性名著名方的"新安医学郑氏喉科流派"，其一系列的学术创新和发微，涵盖了中医基础理论、脉学、辨证，特别是在温热病、疫病的中医治疗方面贡献突出。

2012年，郑氏喉科入选国家中医药管理局全国64家中医学术流派，2014年，郑氏喉科之"西园喉科医术"入选"国家级非物质文化遗产"。

二、学术贡献

郑氏喉科诊治感染性热病和传染病的学术发明，挽救了无数的生命，对中华民族和中医学做出了重大贡献。

1. 治咽喉外感热病之"辛凉养阴说"

外感热病的治疗，经历了从辛温发汗（张仲景）到辛凉解表（叶天士）和辛凉养阴（郑梅涧）的发展历程，体现了外感热病治法的进步。

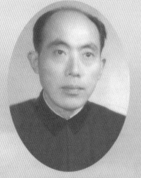

国家首批名老中医，第13代传人郑景岐（南园喉科）主任医师

中医对外感热病的因机证治比较

病名	病因	病位	传变	治则	方药	代表性医家
伤寒	寒	肌肤毛孔→太阳	六经	辛温解表	麻黄汤	张仲景
温病	温	口鼻→肺	卫→气→营→血	辛凉清热	银翘散	叶天士
喉风	风	咽喉口齿	咽喉→胃膈→心肺 气→血	辛凉养阴	紫正汤 地黄汤	郑梅涧

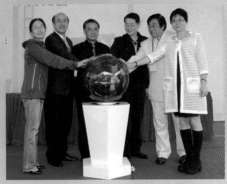

全国中医流派学术联盟五官科分盟启动仪式
（中国中医药报11月16日图片）

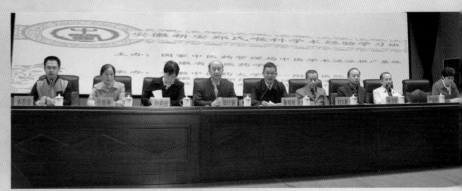

郑氏喉科学术经验学习班

郑氏喉科源于经典理论，基于临床实践，总结36种咽喉外感病的共性规律，认为"风"邪为咽喉外感诸病的共性病因，热病治则遵从《内经》风邪"辛凉而散"，将《内经》"以甘缓之"优化为"兼养阴以制之"；"养阴"可起到制约辛味药辛散太过、去内热、截断病势传变、养阴护津扶正的四重作用；代表性方剂为紫正散（辛凉而散）与地黄散（养阴以制之），合用勿离；形成了涵盖喉风的喉科疾病命名方法和因机证治相一致的"辛凉养阴说"及系列诊疗方法，对丰富中医治疗外感热病方法，完善外感热病诊疗理论，做出了重要贡献。

　　2. 治疫病白喉之"养阴清肺说"

　　世界卫生组织报告，清代中叶同期的国外，乙类传染病白喉的病死率达50%。郑氏喉科对重大疫病白喉开展学术攻关和临床实践，《重楼玉钥·梅涧医语》认识到白喉病邪为热邪，具有潜伏期，邪伏少阴肾经，发病就有虚证，证型为本虚标实，确立"养阴清润"基本治疗法则；郑枢扶、郑既均继承父亲郑梅涧的衣钵，进一步筛选优化处方，约于1794年前后，创"养阴清肺汤"治疗白喉。

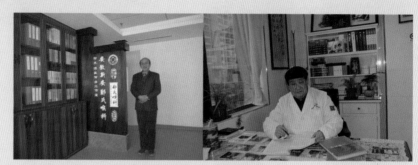

第14代传人郑日新（南园喉科）教授　　　第14代传人郑铎（西园喉科）主任

　　1799年至1959年，白喉在我国有4次大流行，中医界达成共识，以养阴清肺汤为专病专方治疗白喉，活人无数。养阴清肺汤与白喉类毒素均能治疗白喉，但治疗靶点和机理不同，阐明其机理对现今重大疫病的防治仍具有重大的意义。

　　三. 临床特色

　　1. 针药并用，内外同治

　　郑氏喉科以针药并用、内外同治，多法协同治喉科外感热病。轻以药石内服，佐以洗、敷、吹、噙诸法，重则刀、针、灸、熏并用。喉科吹药直达病所，药轻力宏，是最主要的外治法。郑氏喉科历代医家不断优化处方，形成了独具一格的郑氏喉科吹药系统；针灸治疗咽喉急性温热病是郑氏喉科的特色，刀、针、灸、熏并用；针灸治疗创"三针学说"（开风路针、破皮针法、气针法）。

　　2. 郑氏诊脉法

　　由代表性医家郑梅涧所创建、世系相传的郑氏诊脉法（三法参伍说、菽权八级诊脉法、六级脉力候五脏、十六菽候命门、脉位腑浅脏深说、脉部候脏腑经络说），可以提高临床诊断准确率，完善了中医脉学理论。

　　3. 辨证之"十二字审证说"

　　郑氏喉科辨证创"阴阳、寒热、虚实、经络脏腑、禀赋"五组"十二字审证"说，以"脏腑经络"辨证取代"表里"的病位诊断，首次把"禀赋"即体质辨证作为"审证"的纲领。

　　4. 论治之"药贵中病说"

　　郑氏喉科临证处方强调要谙熟药性、依法立方、病不执方，特别是随"运气"的变化，临证处方要有变化的治疗观，具有鲜明的特色。

　　四、流派文化

　　1. 流派家风

　　徽文化底蕴深厚的歙县（国家级文化名城）郑村（国家级文化名村），蕴育了郑氏喉科"善"（善福乡里）、"贞"（忠贞报国）、"白"（清白做人）的家风。郑氏喉科家族里门(贞白里坊)和郑氏喉科祖祠(忠贞祠)，现分别是安徽省和国家重物保护单位，成为优秀传统文化的教育基地。

　　2. 流派医风

　　在徽文化和郑氏家风的熏陶下，形成了郑氏喉科流派"一腔浑是活人心"的医风。

　　高等医学院校中医、针灸、中西医结合3个专业，本科、硕士两个层次，凡9门教材收载了郑氏喉科学术流派的部分医学成就。流派的学术贡献、临床特色为中医学宝库增添财富；流派的家风医风为中医后学留传精神。

郑梅涧首用、世系传用的处方
起首章·一腔浑是活人心

石仰山名老中医工作室

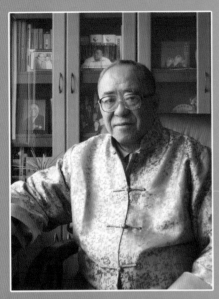

石仰山教授

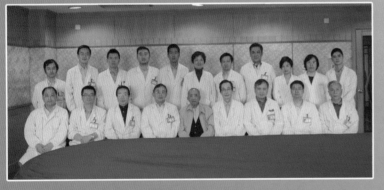

石仰山教授率领的石氏伤科团队

石氏伤科研究室即"石仰山名老中医工作室"于1990年在上海市黄浦区中医医院（注：1998年并入上海市黄浦区中心医院）成立，2000年命名上海市黄浦区"石仰山名老中医工作室"，2012年入选"上海市名中医石仰山工作室"，2014年成为"石仰山全国名老中医药专家传承工作室"。20余年来，工作室全面系统地整理研究总结了石仰山教授的学术思想与临证经验，传承祖国医学，发扬中医特色，在海内外产生了一定的影响。

一、学术流派

石仰山教授是石氏伤科第四代传人，国医大师，国家级非物质文化遗产石氏伤科疗法代表性传承人。石氏伤科是我国著名的中医骨伤科世家，19世纪70年代迁沪悬壶济世，至今已有近140年历史。经历了石兰亭、石晓山、石筱山公三代人的努力发展，已独树一帜，成为我国传统医学的一枝奇葩，伤科一大流派。以石仰山先生为代表的第四代传人们，继承家学，兼收并蓄，力求创新，融古训与新知于一体，把石氏伤科又推向了一个新的发展时期。目前第五代、第六代传人们，在各自的领域不断拓展石氏伤科的学术内涵。历经百年的传承，石氏伤科对中医理论和临床实践进行研究和探索，形成具有石氏特色的学术思想和理论体系，代代相传，影响甚广，于2008年入选国家级非物质文化遗产项目，是海派中医骨伤科主要学派之一。

二、学术思想

石仰山教授中医理论基础深厚，经过数十载的临床实践经验的总结，提出了以"十三科一理贯之"为中心，"治疗康复一体化"和"预防保健到终身"两大理念，石氏理伤注重内外兼顾，整体调治，提出了"以气为主、以血为先，筋骨并重、内合肝肾，调治兼邪、独重痰湿，勘审虚实、施以补泻"三十二字理论大法，整理了骨伤科"八纲辨证"和"脏腑辨证"体系，以及"骨折损伤中药三期治疗，伤筋三辨理筋六则治疗，内伤病变定位定性治疗，陈伤劳损辨证求因治疗"等诊治思路和经验，丰富了石氏伤科的学术内涵。内服配伍强调君臣佐使，尤以药对运用而屡建奇功，外用之剂配伍讲究辛窜走窍之品，注重剂型改革，疗效颇著，先后研制出石氏伤膏（现名复方紫荆消伤膏，国家三类外用新药）、椎脉回春合剂、石氏接骨片等一系列名方验方。手法上，石氏认为"手法是医者用双手诊断和治疗损伤的一种方法"，并将手法运用于伤科疾病的诊断，摸患处以了解伤情，诊断后以"稳而有劲、柔而灵活、细而正确"的手法要领施以治疗。石氏手法一般常以十二字决为用，即"拔、伸、捺、正、拽、搦、端、提、按、揉、摇、抖"。

三、学术传承

石仰山教授是工作室的学术带头人，虽已是耄耋之年，确依然怀揣弘扬中医药文化瑰宝，发展中医药事业的高度责任感和使命感，把握石氏伤科发展的方向，引领石氏伤科与时俱进，德艺双馨，率先垂范，坚持在工作室通过门诊示范、教学查房、讲课讨论等多种方法，对工作室成员传艺讲道，授业解惑。工作室历年来围绕石氏伤科"十三科一理贯之"的学术思想，整理和总结"气血理论""筋骨理论""脏腑理论""兼邪理论"等理论体系和诊疗经验，发表论文50余篇，撰写

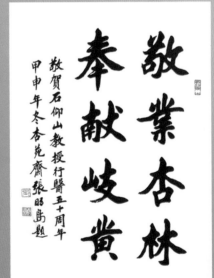

敬业杏林
奉献岐黄

敬贺石仰山教授行医五十周年
甲申年冬杏苑斋张明岛题

原上海市卫生局副局长张明岛为石仰山教授行医50周年题词

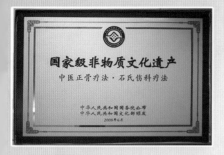

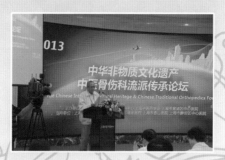

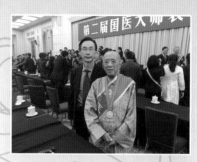

石氏伤科国家级非物质文化遗产牌匾　　　石仰山教授在中华非遗论坛上演讲　　　国医大师石仰山与其学术继承人邱德华主任

著作8部，如人民卫生出版社出版《现代骨伤科流派名家丛书·石氏伤科石仰山》，中国中医药出版社出版《石氏伤科外用药精粹》和《中国百年百名临床医家丛书·石筱山、石仰山卷》，文汇出版社出版《中华名中医治病囊秘》，上海科技教育出版社出版《石仰山谈软组织损伤》等。

四、科学研究

工作室围绕石仰山国医大师学术思想和诊疗经验，开展多项科研项目的研究，如国家中医药管理局"十二五"重点专科腰痛病、跟痛症协作组工作，上海市卫生计生委中医药科研基金项目"石氏音乐颈项平衡操对颈椎病防治的临床研究""石氏三色敷药治疗膝关节骨关节炎（瘀血阻滞型）的临床研究""石氏踝、跗关节固定支具治疗踝、跗骨骨折临床疗效及推广研究"及上海市卫生计生委"石氏理伤方治疗骨骼肌损伤的临床研究"、上海市卫生计生委青年科研基金"石氏痰瘀通络汤治疗神经根型颈椎病的临床研究"等。多次荣获市、区级科研成果奖，2011年，作为第二完成单位，荣获了国家科技进步奖二等奖。

五、培养人才

入选工作室传承团队的成员，均有较深厚的中医理论基础功底，对骨伤科疾病的中医药诊治经验丰富，具备多年临床实践的经历，工作室举办了国家级继续医学教育项目"石氏伤科疗法"，主讲教师以工作室成员为骨干。石氏伤科第五代传人邱德华、李浩钢主任，同时入选上海市文化广播影视管理局第三批上海市非物质文化遗产项目代表性传承人。工作室1人入选上海市青年中医临床人才培养计划，1人入选上海市"杏林新型"人才培养计划，1人入选"黄浦区优秀青年人才培养计划"，多人次外出进修学习。

六、临床工作

在石仰山教授率领下，工作室已完成了国家中医药管理局"十一五"重点专科、上海市医学重点专科、上海市医学特色专科第一、二、三期的学科建设，黄浦区优势学科的建设工作。目前已进入国家中医药管理局"十二五"重点专科建设周期，进一步挖掘和整理关于石氏外用药的理论和经验，并编纂成著作出版，规范和优化石氏手法、针法等临床技术，石仰山先生、邱德华主任在中医五行学说、气血理论、筋骨平衡理论的指导下，结合石氏家学的特色，创制了颈项平衡操、肩周协衡操、腰椎调衡操、膝疾守衡操等，并且与音乐相结合，形成了一系列的导引适宜技术，深受欢迎。

七、工作展望

2012年"石氏伤科流派"成为上海市海派中医流派传承研究基地之一，2014年石仰山教授荣获第二届"国医大师"荣誉称号，为此，石仰山名老中医工作室将以此为新的起点，继续国家中医药管理局"十二五"重点专科工作，全面系统深入地整理研究石仰山名老中医的学术思想与临证经验，挖掘石仰山教授对现代骨伤科疑难病症的经验方药，建立特色诊疗技术，形成一支优秀的传承队伍，为培养石氏学术继承人及中医骨伤科人才做贡献，努力把石仰山工作室打造成海派中医传承中的标杆，推动中医伤科学术事业的发展。

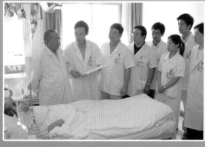

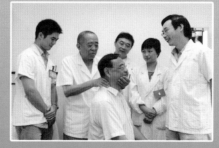

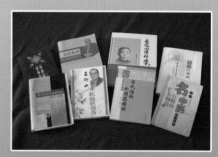

石仰山教授在教学查房　　　　　石仰山教授正在进行颈椎病手法演示　　　　石仰山教授编撰出版的著作

辜孔进名老中医工作室

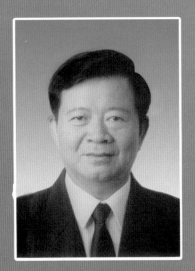

辜孔进教授

辜孔进教授早年毕业于广州中医学院，医学硕士。现任海南医学院中医学院名誉院长兼经络腧穴学教研室主任，附院针灸科主任，中医针灸教授，主任医师；兼任中华中医药学会理事、中国针灸学会常务理事、海南省针灸学会会长、广东省针灸学会顾问，从事医疗、教学与科研工作46个春秋。精通子午流注学说，熟谙医易学说，重视易学象数的临床应用，在国内率先提出辨证逢时循经开穴理论，创制应用子午八法的"子午飞灵钟图"和"夫妇养子开穴钟图"。临床主张"一针二灸三用药，杂合以治，各得其所宜"。重视针灸部位、手法、时机三者有机结合。辜教授先后发表学术论文73篇，参加过10次国际性学术会议，先后出版专著17部，其中独著、主编11部，加编6部。每年诊治病人1.5万人次以上，在省内外及港澳台、东南亚地区有一定影响，被誉为"海南第一针"。曾先后获广东省科技成果优秀奖、海南省首届中青年科技奖、海南省科技进步三等奖、海南省有突出贡献的优秀专家、海南省优秀党员、全国卫生系统先进工作者等荣誉称号，为全国第三批、第四批老中医药专家学术继承人导师，辜孔进全国名老中医药专家传承工作室传承专家，国家重点（培育）专科学术带头人。

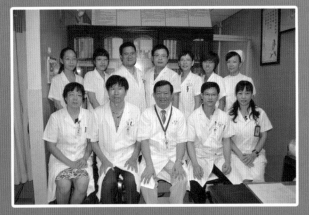

辜孔进全国名老中医药专家传承工作室团队

1. 总结辜孔进学术思想与学术经验

工作室建设期间，总结辜孔进学术思想与学术经验，公开出版专著3部：《中医治欲病》，中国科学技术出版社，2012年4月出版。《师传锦囊》，中国中医药出版社，2013年4月出版。《当代针药结合学术流派代表人物——辜孔进学术思想与临床经验》，科学出版社，2013年10月出版。2014年10月编写完成《铁杆中医辜孔进》画册。工作室以多种形式进行学术研讨，如门诊临诊典型病例的分析、专病学术讲座、临床技能操作示范等，在此过程中辜老指导中青年医师学习中医针灸理论与经验，继承人则将学习所得及感悟以医案、论文、专著的形式体现。共发表学术论文13篇，80%以上在核心期刊发表。

2. 推广优势专病

向全省积极推广12个优势专病诊治方案：面痛诊治方案、面瘫诊治方案、斑秃诊治方案、肩凝症诊治方案、蛇串疮诊治方案、粉刺诊治方案、瘾疹诊治方案、咳嗽诊治方案、胃脘痛诊治方案、抑郁综合征倾向诊治方案、中风病先兆症调理方案、癌症先兆症调理方案。辜孔进和李健强教授曾先后到琼中、屯昌、定安、文昌、儋州等县市进行推广。

3. 推广中医导引术

中医导引术是集体操与医疗为一体的自身锻炼，达到防病治病、益寿延年作用的中医适宜技术。辜教授对中医的导引术情有独钟，不辞劳苦，言传身教，如内外导引经络锻练30式、骨关节锻练27式、强身壮体功9式、立式八段锦、坐式八段锦、六字诀、易筋经、简式太极拳、五禽戏、舌功等等。

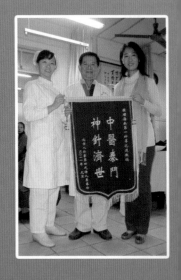

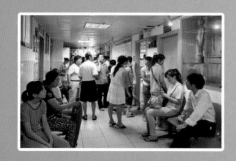
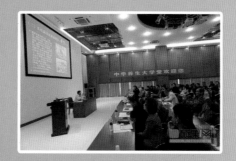
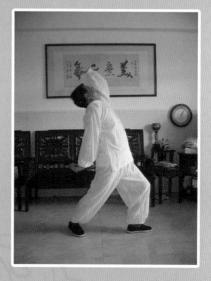

4. 形成针药结合学派

从跟师学习到挖掘名老中医的学术思想与临床经验，发展并形成独特的中医学术流派——针药结合学术流派，它标志着海南省师带徒传承工作迈上一个新台阶。辜孔进教授是当代针药结合学术流派的代表人物，他以德载术，以术弘德。他一丝不苟传道、授业、解惑的治学精神和为师风范是后学者学习和继承的典范。

5. 开发产品与创新

工作室开发产品2个：桔红浓缩蜜浆、百合浓缩蜜浆，已批准上市（QS460026010001）。创制黎锦养生坐垫1个。

创新：完成著作《中医治欲病》。

6. 工作室建设成果

在3年工作室建设中，传承工作室共发表学术论文13篇，出版专著3部，均由国家级出版社正式出版。编纂内部资料图片1部、内部著作1部，形成专病诊治方案12项，研发产品4个，举办国家级继续教育项目1个、省级继续教育项目2个，培养主任医师2名、教授1名、优研人才1名、副主任医师1名、澳洲全国注册中医医师针灸医师1名、主治医师5名，带教外院进修生10余名。制作讲课光碟18个，并建立网络平台，远端传送系统、诊疗室、示教观摩室、资料图书室。对工作室建章立制。向全省及全国推广辜教授的学术思想与临床经验，尤其是针药结合的临床经验，形成当代有一定影响的针药结合学术流派，出色完成了工作室任务。

7. 工作室展望

2015年5月，国家和省中医药管理局对该院工作室进行验收，该院抓住这一契机，狠下决心，把工作室打造成海南省名品牌。目标是把师传工作室建设为师传平台、教学平台、实践平台、科研平台和培养中医高级人才的平台。

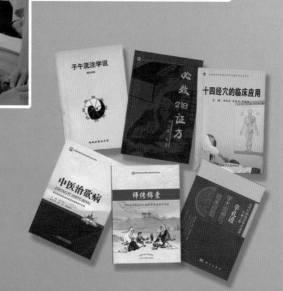

杨世忠名老中医工作室

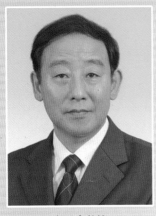

杨世忠教授

根据国家中医药管理局文件，海南医学院附属医院杨世忠教授被确定为2011年全国名老中医药专家传承工作室建设项目专家。杨世忠教授为博士生导师，国家中医肝胆病学重点学科带头人，第三、四批全国名老中医，享受国务院特殊津贴，科技部、卫生部评审专家、省突出贡献专家；兼任中华中医药学会名医学术思想研究分会副主任委员、中华中医药学会养生康复分会副主任委员、海南省中西医结合学会肝病专业委员会主任委员，海南省政协委员、省委省政府重点联系专家。从事中医、中西医结合临床、科研及教学四十余年，获多项临床成果奖，主持国家、省级课题50余项；培养硕博士及高徒90余人；发表论文200余篇，主编教材及著作《中医学概论》等28部；获省以上科技进步奖7项、成果20余项、专利1项、国家新药3项。

工作室全面系统地整理了杨世忠教授的学术思想和临床经验，逐步开展制度建设、传承工作、中医药人才培养、信息系统建设、新药研发等工作，取得优异的成绩。

一、学术流派

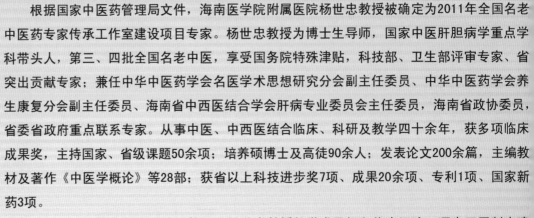

海南省省委书记罗保铭、副省长姜斯宪
莅临海南医学院慰问杨世忠教授及学校老师

杨世忠教授出身于中医世家，受舅舅马在山（我国著名中医骨伤科专家）影响，自幼从师贾德福老师，熟读经书，吸收中国传统文化的精髓，从16岁开始悬壶于当地，并有"小神医"的美称。1975年，以优异成绩在白求恩医科大学中医系毕业并留校，先后得到国医大师任继学教授、李学中教授、吴盛东教授三位导师的教诲和真传。在继承传统中医理论的同时，致力于中西医结合内科学的研究，其临床、科研与教学并重，力争走有中医特色的科研之路，提倡中医科研新模式。他培养了大批高级中医人才，其门徒学生遍及全国各地，其中佼佼者均已成为当代中医学界之栋梁。特别是在肝病临床研究治疗中，积累了丰富的临床经验，形成了一套独特的中西医结合治疗肝病、糖尿病、肿瘤、妇科疾病以及其他疑难杂症的理论体系。

二、学术思想

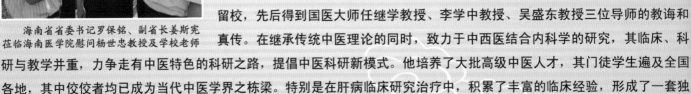

杨世忠教授中医功底深厚，"继承而不泥古，创新而不离宗"，在四十余载的中西医临床、教学、科研的基础上，创造性地提出定位、定性和定程度的"三定"辨证法。在辨证时，推崇多元思维，倡导横向、纵向与逆向思维相结合。

看病时，杨教授在辨证论治基础上灵活机动，方随证变，方从证出。他常说，用药如用兵，要精而不在多；精兵良谋，往往胜券在握。就好比下棋，一招失策，步步被动；一招得当，全盘皆活。辨证与辨病有机结合，宏观辨证与微观辨证有机结合，脏腑论治与系统分治有机结合——是他遵循的治病原则。

在临证中杨世忠教授组方用药强调精准，对药物的共性和个性全面掌握，力求配伍灵活，体现每味药物的优点和特点，擅用对药治疗各种疑难杂症。

杨世忠教授深受易学、道家等养生保健思想的影响，讲求"道法自然""天人合一"，倡导科学养生，尤其重视心态的调养，在实践中提出"一通、二眠、三餐、四水、五动、六顺、七调、八平、九恒和不求十全"的养生理念，逐渐形成特色系统的中医养生保健理论。

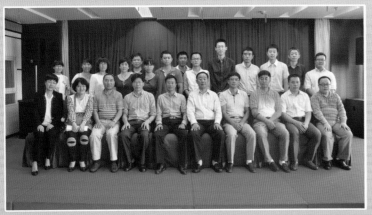

杨世忠教授名医工作室团队

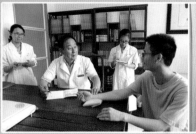
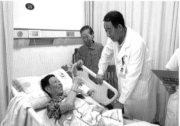
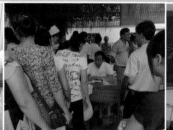
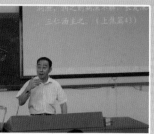

杨世忠教授门诊为学生讲授病证　　杨世忠教授在教学查房　　杨世忠教授在国家肝胆病重点学科对口帮扶单位乐东县中医院开展义诊活动　　杨世忠教授在大学授课

三、传承工作

工作室在杨世忠教授的指导下，整理形成胁痛、黄疸、眩晕、肝癌、鼓胀、胃脘痛六个优势病种诊疗方案，并率先在海南医学院附属医院中医科推行实施，且推广至其他市县中医院，为海南省相关疾病诊疗规范做出了重大贡献。在国家中医药管理局大力支持下，开展海南省中医药传统知识保护和海南省中医药文化宣讲活动，常年带队到海南各市县乡镇收集当地中医药传统知识加以保护，并开展中医药文化宣传和义诊活动。

工作室学科组成员近年来先后在国家和省级学术刊物上发表了研究论文35余篇。形成"医道养生""肝病中西医结合治疗""经典理论溯源""杂症研究"四个研究方向。工作室成员总结杨世忠教授养生保健授课讲稿，整理并出版了《中医养生学》《中医膳食食疗学概论》《集成养生法》《中医养生学概论》《中医肝胆病学》《杏林医镜》等11部著作。

四、人才培养

工作室主要开展对国家名医、博士生导师杨世忠教授成才规律、理论见解、临床经验及用药特色等特点进行多方位、多角度的综合性整理研究。杨世忠教授带徒倾囊相授，重视学生辨证思维的培养；在临床带教中，循序渐进，层层分析、谆谆教诲；同时鼓励学生吸收包括西医在内的多学科知识，开拓视野，力求能使学生将传统的辨证思维和现代多学科相结合，鼓励学生百家齐放，发扬创新中医。团队现有正高职称7人、副高职称9人、中级职称3人，共19人。学科组成员多人次外出参加国家级培训，同时积极响应国家中医药管理局关于开展中医药继续教育项目的号召，在杨世忠教授的指导下多次举办省级及以上中医药继续教育项目，取得丰硕成果。

五、科学研究

工作室成立后，学科组成员在杨世忠教授的指导下，根据其学术思想和临床经验，大力开展科研项目，主持开展国家中医药管理局重点学科课题1项、国家自然基金课题1项、海南省自然基金课题7项、海南省卫生厅课题4项、校级课题1项，荣获海南省科学技术进步三等奖一项。团队成员不断创新，发明创造"一种脉诊仪""一种望诊仪"两项实用仪器，荣获两项实用新型专利证书。目前正在进行"胆囊炎胶囊"药学及病理、毒理研究项目，现已进入动物实验研究阶段。

在基础研究方面，以发展中医肝胆病基本理论为基础，开展中医肝胆病学科及相关学科的古籍与现代文献的整理研究，界定中医肝胆病学科的内涵和外延，开展学科名词术语规范化研究，目前已完成"胁痛"相关文献的整理工作，包括图片整理、文字校对和理论阐述研究，以及对"黄疸""胆胀""鼓胀""积聚""肝痛"等相关古籍文献资料的收集，并发表了《胁痛证治沿革文献研究》等相关论文。

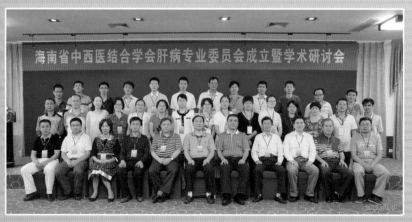

杨世忠教授主持肝病委员会成立

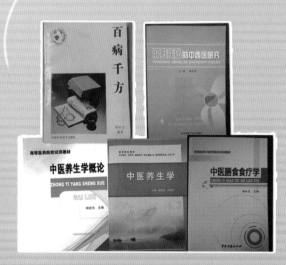

杨世忠教授编撰出版的图书著作

王明福名老中医工作室

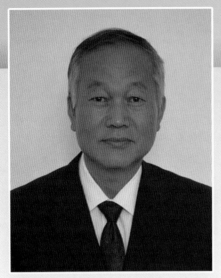

王明福主任医师

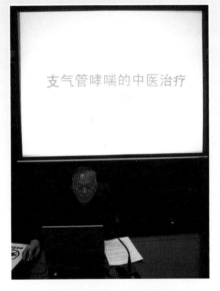

王明福主任医师在授课

2015年，国家中医药管理局确定北京市密云区中医医院王明福为全国基层名老中医药专家传承工作室指导老师。王明福主任医师，历任密云县中医医院副院长、院长、院党委书记；曾任中华中医药学会内科学会、热病专业委员会、临床诊断委员会、医院管理委员会委员，北京中医药学会理事，内科专业委员会、医院管理委员会委员，北京中西医结合学会青年工作委员会副主任委员，北京中医药大学临床特聘教授，《世界中西医结合杂志》编委。

工作室自成立以来全面整理了王明福老中医学术思想和临床经验，6年登上3个台阶，实现了从基层走向北京市级名老中医的跨越，率先坚实地向全国基层名老中医工作室迈进。工作室逐步开展了制度建设、传承工作、中医药人才培养等工作，取得了优异的成绩。

一、学术成就

1971年经培训在部队医院中药房工作，并和大家一起在秦岭深处采集中草药一个月，掌握了常用中草药的性味功用及辨识、某些方剂知识、部分中医基础理论知识，从此走上了学习中医的漫长之路，治学中医，历经5次提高。1973年9月经陕西省长安县统考，进入陕西中医学院深造，在当代国医大师张学文教授的医教队学习临床课。1980年9月参加北京中医药大学全国中医基础理论进修班，聆听了刘渡舟、赵绍琴、程士德等大师讲授四部经典。1988年在北京中医药大学东直门医院进修，跟随杜怀棠、周平安、姜良铎教授学习。在继承传统中医理论的同时，他勤于临床，潜心钻研，临证中不断总结经验，且专于老年病，积累了丰富的临床经验，形成了一套独特的诊疗体系。

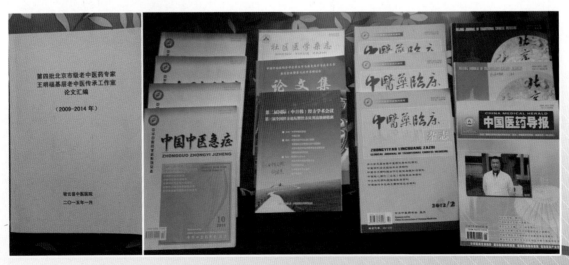

5年来工作室论文集及发表论文

二. 学术思想

王明福主任医师从事中医诊疗历练40余载，学验俱丰。在王永炎院士、王玉来教授的指导下，自拟处方研制脑脉通口服液，用于治疗中风病风痰阻络证，并具有降低血脂和改善微循环的作用。对消渴并发中风的辨治，经过长期的临床实践，主要归纳为3个证型，并立法选方，因证施治。其治疗强调气虚血瘀是其发病的重要病机，临床全程重视益气活血法的运用。诊治头痛，当首辨气血阴阳之虚，风火痰郁瘀之实，次明头痛具有风邪致病特点，在扶正祛邪的基础上选加风药，诸如羌活等药。接诊胸痹，特别是心脏置入支架或行冠脉塔桥术者，气阴两虚、气滞血瘀者居多，宜加味生脉饮。慢性咳喘病，包括咳嗽变异性哮喘，脾肺气虚，痰饮内停者不在少数，运用加味苓桂术甘汤治疗。在诊治疑难杂病中，提出明析气机理论，熟用理气之法，谐选四逆散方，巧择疏理之品。总结理气九法。诊治情志病：探病源，立论多宗气郁；寻病位，重在肝心二脏；议诊断，尤重寸口脉诊；论治法，疏肝不忘调心。

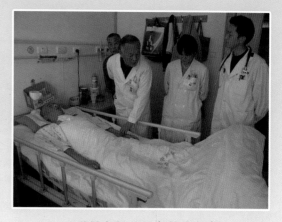

王明福主任医师在教学查房

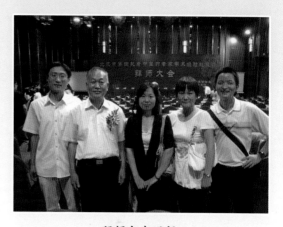

拜师大会现场

三. 传承及人才培养

在中医带教工作中，努力做好传承。2009年4月，王明福被北京市中医管理局聘为北京市中医药"薪火传承3+3工程"基层老中医传承工作室指导老师，开始师承工作。2012年工作室验收中获得优秀通过，并获得滚动资金发展支持。2011年8月他被北京市中医管理局聘为第四批北京市级老中医药专家学术经验继承工作指导老师；2015年被国家中医药管理局确定为全国基层名老中医药专家传承工作室指导老师。目前，工作室带徒4人——何昌生（继承人兼工作室负责人）、贾晨光、刘丽杰、郑锦英。

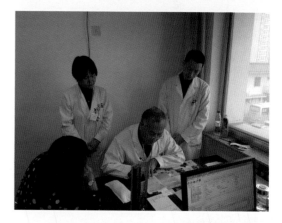

王明福主任医师在门诊带教学生

王明福从事中医临床科研40余年，认真总结临床经验，先后发表论文20余篇，指导完成获得北京市、密云县科技进步奖4项。

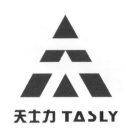

天士力 大健康领航品牌

TASLY GREAT HEALTH PILOT BRANDS

　　天士力秉承"追求天人合一，提高生命质量"的企业理念和"创造健康，人人共享"的企业愿景，着力打造现代中药优秀品牌，不断推进天士力大健康事业持续快速发展。目前已成为以大健康产业为主线，以生物医药产业为核心，以生命健康产业、健康管理与服务业为两翼的高科技国际化企业集团。

　　多年来，天士力积极倡导、推动和实践大健康五大体系的建设，即树立大健康理念体系、普及大健康教育体系、创新大健康技术体系、发展大健康产业体系、完善大健康服务体系，围绕让人们"生得优、育得好、活得长、病得少、走得安"的目标，全力打造"六个一"工程，即做好"一盒药、一瓶水、一杯茶、一樽酒"，规划设计一套健康管理方案，打造一个少儿教育与健康管理平台；努力成为大健康产品的创造者、大健康管理方案的设计者、大健康文化的践行者。

　　天士力立足于对传统产业的新型工业化，坚持用现代科技创新传统产业，使传统中药产业、传统茶产业和白酒产业发生了根本性的变革，进入了现代先进制造的发展轨道。同时，立足于现代产品理念和消费方式，挖掘产品的核心价值和文化灵魂，提出"水润、茶清、酒通、药和"的全新产品文化内涵，为健康产品注入新的文化活力和价值要素。

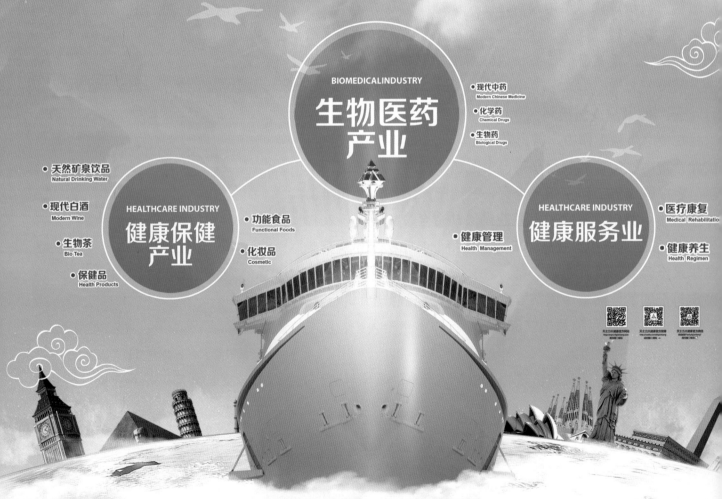

创造健康·人人共享
TO SHARE THE JOY OF HEALTH WITH ALL

天津市北辰区普济河东道2号天士力大健康城　｜　300410　｜　022-26736688　｜　022-26736698　｜　www.tasly.com

广安门医院

中国中医科学院广安门医院（暨中国中医科学院第二临床医药研究所）始建于1955年，是国家中医药管理局直属的集医疗、教学、科研和预防保健为一体的三级甲等中医医院、中央干部保健基地、2008北京奥运会和残奥会定点医院、北京市医疗保险A类定点医院，ISO9001质量管理认证单位。医院始终以服务患者为中心，坚持"人才强业、科技兴院"、实施"十大发展战略"、创建"四满意一和谐"活动，服务水平越来越高，服务半径越来越广。目前，开放病床650张，2014年医院门（急）诊总量4198249人次，日均门（急）诊量16827人次，出院26052人次。

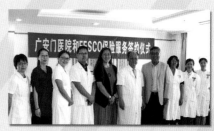

广安门医院与FESCO签约

医院本部占地面积35907平方米，建筑面积71329.1平方米，业务用房面积69079.5平方米。全院现有职工1413人，卫生技术人员1182人。有国医大师2名，首都国医名师6名；正副主任医师、研究员279人，有博士、硕士427名，有4位专家荣获"阿尔伯特·爱因斯坦"世界科学荣誉证书，2位专家被评为国家级有突出贡献的专家，46位专家享受政府特殊津贴。设有30个临床科室，9个医技科室，4个基础研究室，11个临床研究室，1个清洁级实验动物中心；拥有5个国家中医药管理局中医药科技三级实验室。有硕士生导师95名，博士生导师39名；全国老中医药专家学术经验继承导师23名，北京市老中医药专家学术经验继承导师8名，国家中医药管理局全国名老中医传承工作室10个，北京市"3+3"传承工作室站6个。

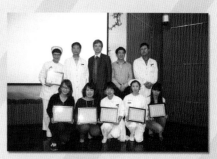

国际呼吸治疗学会——广安门医院"国际呼吸治疗培训基地"授证仪式

目前，医院开放病床650张，2014年医院门（急）诊总量4198249人次，日均门（急）诊量16827人次，出院26052人次；承担所级以上课题共计242项，投标课题180项，新中标课题69项；科研经费稳步增长，科研总经费1.71亿元；公开发表学术论文787篇，其中核心期刊论文发表率达90%；发表SCI收录论文79篇、Medline收录期刊33篇，出版学术著作28部；申报科技成果17项，已取得奖励15项。

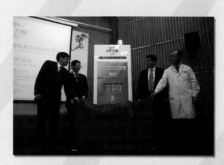

承办第三届京交会倒计时100天活动

2014年，该院"基于扶正培本治则的中医肿瘤研究创新团队"被科技部授予"创新人才推进计划重点领域创新团队"，代表中医单位入围由67家重点领域创新团队组成的中医药服务贸易"先行先试"骨干单位，参与解决医疗服务贸易的行业标准及准入和考核问题、医疗签证和国际药品递送问题、医疗服务项目及价格问题等；成为第三届京交会倒计时100天活动举办地，在中医药主题日上，与中国国际旅行社总社有限公司出入境部签署合作备忘录；与FESCO（北京外企人力资源服务有限公司）、平安健康保险股份有限公司、安援救援管理服务（北京）有限公司签署战略合作协议，开拓涉外医疗服务市场；与梅奥医学中心加强合作，建立国内美国呼吸治疗学会、国际教育认证系统、国际呼吸治疗委员会授权的呼吸治疗师培训基地。

广安门原称广宁门，取广为安宁之意。时光荏苒，21世纪的今天，广安门医院将秉承"广安门护佑人民生活安宁康泰"的历史寓意，不断完善医院文化建设核心理念，把"大医精诚"的核心价值观体现在医德医风上，转化为服务群众的理念，以病人为中心，以中医药特色为优势，力图为患者提供个性化、温馨化的优质中医药服务。

成都中医药大学附属医院
（四川省中医院）

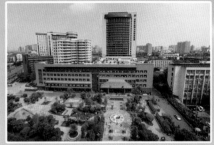

成都中医药大学附属医院（四川省中医院）创建于1957年，是中国最早成立的4所中医药高等院校附属医院之一。现已建设成为集医疗、教学、科研、养生、保健、康复"六位一体"的三级甲等中医院，全国示范中医院，国家中医临床研究基地，中医药国际合作交流基地，国家中药临床试验研究（GCP）中心，国家药物临床试验机构，全国中医眼病医疗中心，全国中医急症医疗中心，国家中医药管理局中医、中西医结合急诊临床基地和感染病临床基地；是西南地区临床学科门类较全、综合服务水平较高的区域中医医疗中心、科教中心和"治未病"中心。

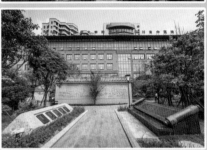

医院占地面积8万余平方米，建筑面积20万余平方米，编制病床2000张，现有临床科室35个，医技科室9个，中医特色病区8个，医院固定资产总值8.05亿元。医院拥有3个国家级重点学科，2个国家卫生计生委重点学科，13个国家中医药管理局重点学科，6个国家卫生计生委临床重点专科（中医专业）建设项目，8个国家中医重点专科项目，3个国家中医重点专科建设项目，2个国家中医重点专科培育项目，2个国家中医药管理局中医、中西医结合临床基地，5个四川省重点学科，4个四川省医学重点学科，5个省级重大疾病防治中心，1个省级"治未病"中心，13个省级重点专科。医院现有专科门诊30个，专病门诊35个。

医院作为成都中医药大学临床医学院，现有14个教研室，1个模拟医院，2个国家级特色专业，7个博士授位点，8个硕士授位点，3个博士后流动站，培养了全国第一个中医妇科学博士和中医五官科学博士。在校博士研究生90多名，硕士研究生760余名，七年制和本科生近3000名。医院还附设一所省级中医中专学校——针灸学校，在校学生3000多人。

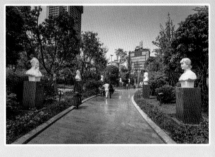

医院作为国家中药GCP中心，现有国家药物临床试验机构专业15个，国家中医药管理局重点研究室1个，三级科研实验室2个，二级实验室1个，财政部中央与地方共建实验室3个，省级科普基地1个。近5年，医院承担国家重大专项、攻关计划、支撑计划、"863"计划、国家自然科学基金等国家级、省部级、厅局级科研项目300多项，30余项成果获省、市以上科技进步奖，获专利21项；发表学术论文1093篇，其中SCI及核心期刊收录论文313篇；在国家级、省级学会担任理事、专委会委员239人。医院现有中药小包装饮片470种，免煎颗粒380种，直服饮片30种，中成药380余种，拥有医院制剂15种剂型、100个品种，其中中药特色制剂90个。

医院现有医疗设备总值3.6亿元，有MRI、X线C型臂数字化血管造影系统、准分子激光系统（鹰视酷眼）、全身CT、CR、DR、彩色超声波诊断仪、TTM、全自动细菌分析仪、全能手术系统、腹腔镜、宫腔镜、电子肠镜、电子胃镜、超声外科吸引刀、支气管内窥镜、人工肾、体外循环机、共焦激光等万元以上医疗设备1890余台件。

医院目前有副高职称以上288人，中级职称359人，博士生导师53人，硕士生导师121人，享受国务院政府特殊津贴专家37人，国务院学位委员会中医中药学科评议组成员1人，国家百千万人才工程国家级人选1人，全国杰出专业技术人才1人，国家新药评审专家9人，国家有突出贡献中青年专家2人，四川省学术技术带头人23人，国医大师2人，四川省首届十大名中医3人，四川省第二届十大名中医5人，四川省名中医48人，四川省有突出贡献的优秀专家26人，四川省有突出贡献卫生人才1人，四川省卫生厅有突出贡献中青年专家6人。

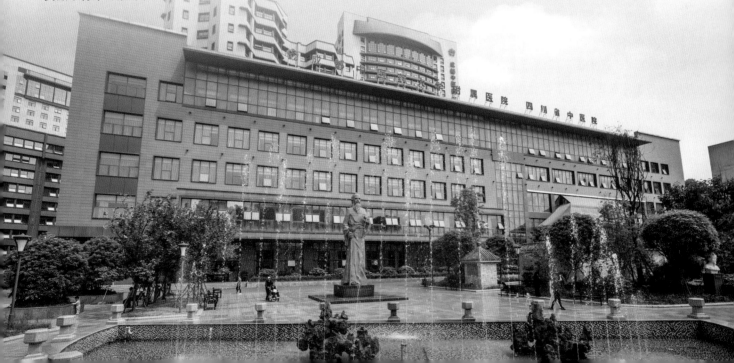

天津中医药大学第一附属医院

【概况】

2014年，天津市"十二五"重点民心工程、天津中医药大学第一附属医院南院区建设项目正式启用。2014年9月6日门诊开诊，12月10日住院部开始接收住院患者。南院区门诊楼共计4层，建筑面积7万平方米，拥有300多间诊室，日门诊量可容纳一万人次；住院部24层，建筑面积近10万平方米，拥有800多间病房，2000张床位，设44个病区。目前，该院拥有两个院区（北院区位于南开区鞍山西道，南院区位于西青区李七庄街王兰庄），总建筑面积为26万平方米，是全国单体规模较大、服务患者数量较多、拥有重点学科和重点专科较多的中医医院之一。现有54个临床、技术科室，装备3.0T MRI、宝石能谱CT等高端医疗仪器千余台（架），设有103个专病门诊，开放床位2600张，日均门诊量逾万人次，年门诊量连续5年超200万人次，2014年达到290余万人次，门诊量连续28年位居全市医院首位；拥有国家临床重点学科（专科）30个。医院教学能力、科研水平、人才培养等方面均走在全国前列。

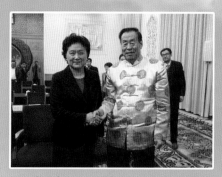

中共中央政治局委员、国务院副总理刘延东亲切接见石学敏院士

【重大活动】

2015年6月30日，该院石学敏院士、阮士怡教授光荣当选中国第二届"国医大师"。2015年10月30日，人力资源社会保障部、国家卫生计生委和国家中医药管理局共同在北京人民大会堂举办第二届国医大师座谈暨表彰大会，中共中央政治局委员、国务院副总理刘延东出席座谈会并亲切接见了与会的国医大师。全国政协副主席马飚，国家卫计委主任李斌，人力资源社会保障部党组副书记杨志明，国家卫生计生委副主任、国家中医药管理局局长王国强，国家中医药管理局副局长吴刚、马建中出席表彰大会，并为第二届"国医大师"颁奖。石学敏院士、阮士怡教授登台接受了荣誉证书和奖章，石学敏院士作为第二届国医大师代表作了现场发言。

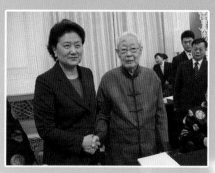

中共中央政治局委员、国务院副总理刘延东亲切接见阮士怡教授

2014年12月28日，为庆祝建院60周年，该院在南院区隆重召开了"2014医院改革与发展论坛暨第二届国医大师石学敏院士、阮士怡教授学术思想研讨会"。国家卫生计生委副主任、国家中医药管理局局长王国强，天津市副市长曹小红以及国家中医药管理局、天津市卫生计生委等相关委办局、天津中医药大学和全国部分中医医院领导、专家、学者共计450余人出席了会议。

【开创新格局】

该院以南院区顺利开诊为起点，继续深入落实"三个转变"发展战略，着力打造一个中心（中国针灸中心）、两个基地（中风病和冠心病两个研究基地）、四个专科诊疗中心（中西医结合肿瘤、中西医结合肾病、中西医结合儿科、中西医结合骨伤4个专科诊疗中心），全面提升医疗、服务、安全、管理水平，以基地建设模式和"针刺治疗脑病研究""中医药防治心血管疾病研究"两个教育部创新团队为经验，力争培育更多国家级重点专科；健全疾病预防控制体系，加强人才培养和梯队建设；推进中医药继承与创新，以科学化管理促进医院整体综合实力提高。

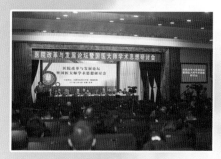

2014年，医院改革与发展论坛暨第二届国医大师石学敏院士、阮士怡教授学术思想研讨会在天津中医药大学第一附属医院南院区隆重召开

该院针灸学科，以学科带头人石学敏院士创立的"醒脑开窍"针刺法、针刺手法量学及刺络疗法等一系列成果的临床应用为主要特色，将学科建设成为国内较大的针灸临床、教学和科研基地，已然是中国针灸的一面旗帜，"中国针灸看天津"也成为业内共识。

该院心血管学科在学术带头人张伯礼院士、国医大师阮士怡教授的带领下，以冠心病、心力衰竭、高血压病、心律失常等为主要优势病种，搭建了心血管疾病中医、中西医结合临床诊疗研究平台，跻身国内中医心血管疾病防治研究中心的先进行列。

该院肿瘤诊疗中心基于多年的临床积累，创立多途径、多手段、多方法的"立体治疗恶性肿瘤"医疗模式，形成中医特色"单元治疗"模式，现已建成中医肿瘤研究基地，收治外阜患者超过40%。

该院肾病诊疗中心，重点开展慢性肾脏病的研究，创立"疏利少阳、标本兼治"治疗大法及"辛通畅络""温肾化浊""软坚散结"系列治法，现已成为全国知名的中医肾脏病研究中心之一。

该院儿科诊疗中心在学术带头人马融教授带领下，临床以小儿脑系、肺系、心系疾病为研究方向，依托学科平台及专科专病优势，开展儿童外用药的研究、开发及转化，进一步发挥中医药治疗儿科疾病的特色，在临床、科研、教学各方面学术水平居国内领先地位。

该院骨伤诊疗中心是具有对危重、疑难骨伤疾病中西医结合救治能力的中医骨伤专科，以融传统和美式整脊技术为一体的特色手法治疗、介入骨科治疗、微创骨科治疗、创伤骨病手术治疗和骨质疏松专科治疗为主要的技术发展方向。

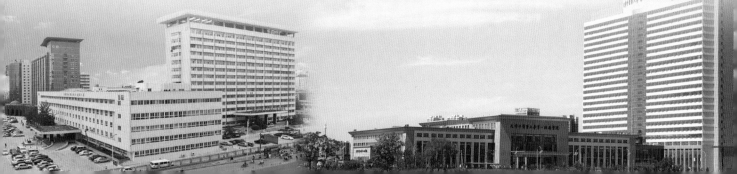

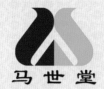

中医老字号 马世堂

百年历程

马世堂始创于1898年。清朝末年著名的中医学家马希麟先生，山东泰安肥城人，年轻立志行医，经过多年潜心学医，博览医书，因其专攻医术，素重医德，济世扶伤，因医术闻名。

中华民国时期，马希麟之子马近贵略通医术，在抗战的年代毅然弃医从军，他认为保家卫国匹夫有责，后来成为一名光荣的军人。

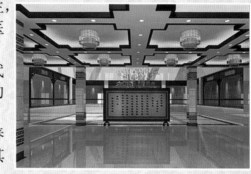

中华人民共和国成立之后，马世堂医术在第二代传承人马春龙先生手中发扬光大。马春龙又名马春荣，自幼喜好中医，其祖父马希麟开始教导他学医，并将祖传的医术和秘方倾囊相授，他对中医药进行了更深一步的研究，整理出一整套精妙的炮制方法，成为一代名医。

中医世家，百年传承。中国改革开放后，马春龙之子马庆松在世医家庭长大，长时间的耳濡目染，让他对中医药产生了浓厚的兴趣。2007年，马世堂第三代传承人马庆松将传统中医药进行创新，运用生物技术，产品精益求精。2008年马世堂公司在北京成立，传统的中医诊断发展成了现代远程医疗诊断，马世堂中医逐渐在全国各地稳步发展，服务全民。

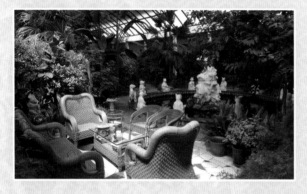

发展事记（2011-2015）

2012年为了深入贯彻国家中医药管理局中医"治未病"理念，上医不治已病治未病，马世堂开设了"治未病"服务项目，针对各种亚健康、慢性高危病给予健康干预，对常见病进行中医养生保健指导、个性化中医预防，用多种中医干预方法服务于广大患者。

2014年成立北京马世堂中医研究院，致力于马世堂中医药传承与研究，弘扬中医优良传统文化，为振兴中医药事业做出贡献。

2015年在河北香河成立马世堂中医馆。开展发展校企合作，组建马世堂中医药职业培训学校。马世堂不定期参加社会、政府公益活动和医疗救援，大爱天下。

展望未来

中医养生源远流长，体系完备，为人类的健康发挥了不可替代的重要作用。随着马世堂中医药养生基地建立，马世堂发展之路越走越宽，正如马世堂标徽，以黑色和绿色代表着阴阳平衡，刚柔并进，古今传承，体现出了马世堂中医药的文化特色。又如骏马出世，一鸣而天下知；一马当先，引领万马奔腾！

马世堂见证了时代的发展，他厚重而大气，沉稳而亲和，正向着中国梦、中医梦无惧前进。

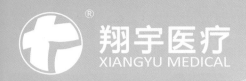
翔宇医疗
XIANGYU MEDICAL

> # 软伤慢性疼痛专项解决方案

软组织损伤指骨骼肌、韧带等软组织受到直接或间接暴力，或长期处于超过正常生理活动范围最大限度或局部所能耐受度而引起的一大类创伤综合征。

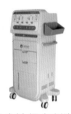

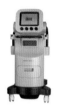

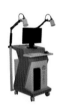

翔宇医疗竭诚为康复治疗中心、疼痛治疗中心提供整体解决方案、专项解决方案、单个设备&设备组合。

经皮神经电刺激仪
豫医械广审（文）第2015030018号
豫食药监械(准)字2012第2260181号(更)
请仔细阅读产品说明书或在医务人员的指导下购买和使用
禁忌内容或注意事项详见说明书

立体动态干扰电治疗仪
豫医械广审（文）第2015030019号
豫食药监械(准)字2012第2260182号（更）
请仔细阅读产品说明书或在医务人员的指导下购买和使用
禁忌内容或注意事项详见说明书

极超短波治疗机
豫医械广审（文）第2015030015号
豫械注准 20142260003
请仔细阅读产品说明书或在医务人员的指导下购买和使用
禁忌内容或注意事项详见说明书

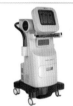

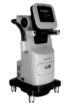

磁疗

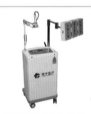

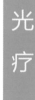

光疗

电脑骨创伤治疗仪
豫医械广审（文）第2015030022号
豫食药监械(准)字2012第2260183号(更)
请仔细阅读产品说明书或在医务人员的指导下购买和使用
禁忌内容或注意事项详见说明书

磁振热治疗仪
豫医械广审（文）第2015030024号
豫食药监械(准)字2012第2260184号(更)
请仔细阅读产品说明书或在医务人员的指导下购买和使用
禁忌内容或注意事项详见说明书

智能疼痛治疗仪
豫医械广审（文）第2015030020号
豫械注准 20142260005
请仔细阅读产品说明书或在医务人员的指导下购买和使用
禁忌内容或注意事项详见说明书

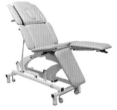

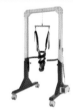

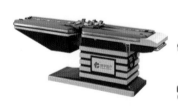

其他

多体位治疗床
豫医械广审（文）第2015030017号
豫食药监械(准)字2012第2540310号
请仔细阅读产品说明书或在医务人员的指导下购买和使用
禁忌内容或注意事项详见说明书

减重步态康复平台
豫医械广审（文）第2015030021号
豫食药监械(准)字2012第2260309号
请仔细阅读产品说明书或在医务人员的指导下购买和使用
禁忌内容或注意事项详见说明书

多功能牵引床
豫医械广审（文）第2015030016号
豫食药监械(准)字2013第2260426号
请仔细阅读产品说明书或在医务人员的指导下购买和使用
禁忌内容或注意事项详见说明书

翔宇医疗设备有限责任公司
XIANGYU MEDICAL EQUIPMENT CO.,LTD.

制造基地：河南省安阳市内黄县帝喾大道中段（原西环路中段）
销售热线：0372-7775555（总机）
售后服务：0372-7722810
传　　真：0372-7713696

关注翔宇，了解更多详情

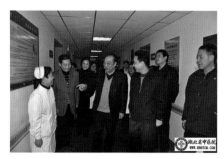

2014年3月12日，湖北省卫生计生委党组书记杨有旺到医院调研

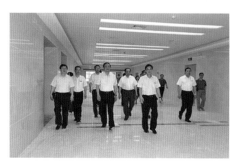

2014年6月13日，国家卫生计生委副主任、国家中医药管理局局长王国强考察即将竣工的国家中医临床研究(湖北)基地综合大楼

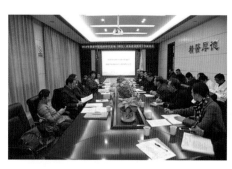

2014年12月10日，国家中医药管理局专家组督导该院基地业务建设工作

湖北省中医院(湖北省中医药研究院、湖北中医药大学附属医院)始建于1868年(清同治七年)，至今已有140余年，前身是英国传教士杨格非创办的仁济医院。

自上世纪50年代起，医院积极探索中医院的发展之路，博采众长，辛勤耕耘，深入挖掘、整理、弘扬中医药文化的精粹，使医院在平稳健康的快车道上迅猛发展。医院现为全国首批示范中医院、三级甲等中医院、国家中医临床研究基地、国家中医住院医师规范化培训基地及中医类别全科医生规范化培养基地、国家药物试验机构、湖北省省级最佳文明单位。

目前，医院拥有花园山院区、光谷院区、凤凰院区，占地17余万平方米，业务用房9.1万平方米，开放床位2000张。汇聚国内知名专家，拥有全国领先的现代化医疗设备，是融医疗、教学、科研、预防、保健和康复为一体的大型综合性省级中医院。

医院学科齐全，中医特色突出。开设临床及医技科室36个，其中，国家卫生计生委重点专科5个、国家中医药管理局重点专科9个、国家中医药管理局重点学科6个、省级重点专科12个、省级重点学科6个；拥有国家级名老中医药专家传承工作室10个、国家级中医学术流派传承工作室1个；拥有国家中医药重点研究室和国家中医药管理局科研三级实验室各1个、二级实验室14个。

医院专家荟萃，技术力量雄厚。现有在职职工2247人，副高以上职称专业技术人员383人，博士生导师20人、硕士生导师126人。设有12个博士点、23个硕士点。拥有国家级名老中医27名，湖北中医大师6名，湖北中医名师12名，全国优秀中医临床研修人才21名，湖北省医学领军人才1名。

医院现有中药散饮片470多种，小包装饮片420多种，免煎颗粒400多种，研发院内制剂105种，有传统的丸、散、膏、丹，也有胶囊、冲剂、洗剂、糖浆等新剂型，深受患者欢迎。

2014年是医院转型发展的起步之年，建设成效显著。全年完成门急诊量163万人次，出院4.7万人次，分别较上年增长6.1%和12.77%。医院通过开展"医疗质量与安全督查月"活动、岗位基本技能训练和比武活动，加强"三基三严"培训和考核，医疗服务质量持续改进；注重发挥重点专科、重点学科的中医特色优势的氛围，9个临床科室顺利通过了国家中医药管理局重点专科中期现场评估；顺利通过国家中医临床研究基地业务建设年度督导检查，重视基地建设的带动作用；设立了中医肾病、肝病、脑病、针灸、骨伤和中药6个研究所。医院自筹资金，设立院级科研立项，60个项目纳入了省卫生计生委中医药科研项目管理，鼓励临床开展科研的氛围；完成湖北中医药大学课堂教学20000余学时，完成国家级、省级继续教育项目20项；启动了临床骨干人员海外培训项目，分批选送中青年骨干赴国外进修学习。以抓行业作风为载体，加强党风廉政建设。2014年，医院获湖北省科技进步二等奖1项，肾病科血液净化中心被授予"全国县级医院血液净化培训基地"。与美国、德国、捷克、墨西哥、台湾等25个国家和地区进行了广泛交流与合作。

2014年，医院社会服务职能进一步彰显。继续完成国家卫生计生委的援外任务，派送多名专家援助阿尔及利亚；认真落实中央和省级对口支援项目，通过建立医疗联合体、大型义诊、援疆援藏、防治艾滋病等多种活动形式，强化卫生支农。积极开展博导团巡回医疗活动，深入大别山区、武陵山区、江汉平原进行专家义诊、业务查房、疑难病会诊、学术讲座，接诊患者1300余人，进一步发挥医院省级中医院的龙头地位和帮扶作用。

历经140多年的风雨历程和不断发展，时代赋予了医院新的机遇和挑战，秉承"传承中医文化，服务大众健康"的服务理念。医院将以病人为中心，不断提升以临床疗效为中心的中医药服务能力，切实担当起国家中医临床研究基地的示范和引领作用，朝着"国际知名、全国一流"的研究型教学医院而努力奋斗！

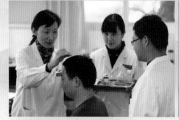

医院充分挖掘中医特色疗法和适宜技术，积极开展中医特色技术

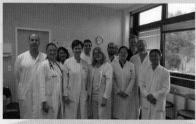

医院选派年轻医生赴国外研修学习

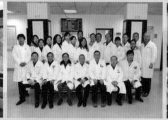

国家卫生计生委重点专科肝病科医生团队

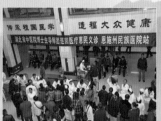

医院博导团走进大别山区、武陵山区、江汉平原开展巡回医疗

陕西省中医药研究院
陕西省中医医院

陕西省中医药研究院与陕西省中医医院，是一套领导班子、两个机构，实行统一管理。该院坐落在西安钟楼北侧西华门，始建于1956年，经过半个多世纪的建设与发展，如今已成为学科门类齐全、技术力量雄厚、诊疗设备先进、中医药特色突出的中医药科研、医疗机构。该院是国家中医药文献检索中心西北分中心和科技查新单位，为全国重点中医医院、首批中医药对外教育单位，是陕西省中医药临床研究基地，是省、市医保、农村合作医疗服务定点单位，陕西省干部医疗保健基地。

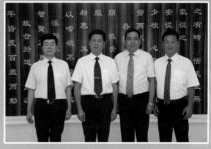

陕西省中医药研究院、陕西省中医医院
领导班子成员

经过几代人的努力，该院中医药科研、医疗工作取得了显著成绩，涌现出黄竹斋、米伯让等一大批全国知名的中医药专家，主持发明了"针刺麻醉""头皮针疗法"及"电针疗法"，发现了"经络敏感人"。近年来，院领导班子带领全院职工认真践行科学发展观，科研、医疗工作迈出了新的步伐。

建筑面积58183平方米的住院综合楼2014年12月8日投入使用，业务用房面积增至8.2万平方米，床位扩至1200张。该院拥有专业技术人员1096人，其中高级专家185人，具有博士、硕士学位者138人，享受国务院特殊津贴专家、国家和省有突出贡献专家44人，国家级、省级名中医、名老中医27人，初步形成了实力雄厚，医疗、科研专业结构较为合理的人才梯队。该院有40个临床医技科室，肾病科、针灸科、皮肤科、肝病科、中医护理5个科室为国家临床重点专科，是西部地区拥有国家临床重点专科较多的中医医院；有国家中医药管理局重点学科6个，

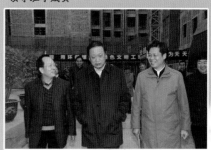

国家卫生计生委副主任、国家中医药管理局局长王国强视察医院

国家"十一五""十二五"中医重点专科（病）9个；省级重点学科、专科（专病）6个，形成了一支技术实力雄厚、中医药特色鲜明的国家队集群。

研究院内设中药研究所、文献信息研究所、老年病研究所、针灸研究所、肾病研究所、皮肤病研究所、中药新药研究开发办公室、临床研究中心实验室等科研机构。文献医史研究所拥有藏书20万册，其中中医古籍2万余册，有10余种医药信息数据库，能满足各类用户的不同检索要求。该院先后主持或参加了国家重大科技攻关、国家自然科学基金等部省级科研课题450余项，获得科技成果奖137项；在新药研发方面，自主研发的肝悦片、丹蒌片、藿丹片获得国家新药证书，

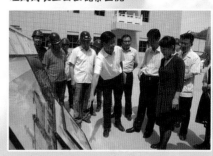

陕西省政府副省长王莉霞、省政府副秘书长、省卫生计生委主任戴征社来省医院指导工作

获准生产广泛应用。以临床需求为导向，开发院内特色制剂，相继研制开发了疗效确切的自产制剂130余种。

近年来，该院坚持科研与医疗共同发展的理念，与一些地市、高校、制药企业等合作建立了产、学、研、用协同创新体系；与一批基层中医院结为协作医院，组建医联体；与美国等数十个国家进行技术合作与学术交流，全面提升医疗服务及科技创新能力，努力实现建设西部一流，全国知名的中医药科研、医疗机构的发展目标。

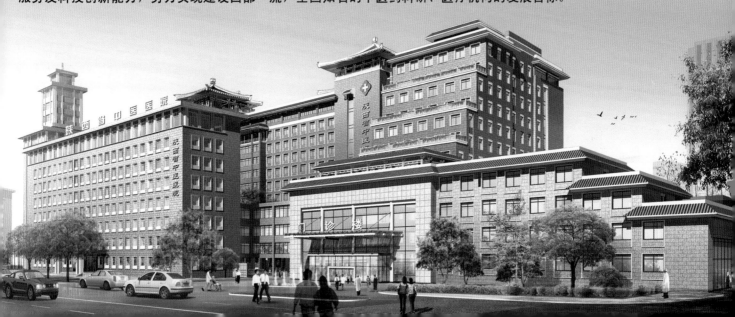

贵阳中医学院第一附属医院

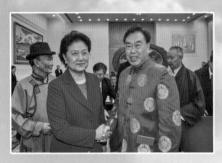

国务院副总理刘延东接见国医大师刘尚义

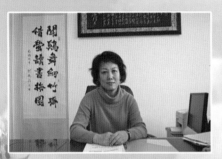

院长风采

贵阳中医学院第一附属医院成立于1956年，现为贵州省规模较大的集医疗、教学、科研为一体的三级甲等中医医院。2008年，经国家发改委、国家中医药管理局批准，医院成为全国重点中医院项目建设单位；2010年，被省卫生计生委、省人力资源和社会保障厅记集体二等功；2011年，作为省级龙头医院纳入贵州省"十二五"发展规划纲要；2012年，省卫生计生委将"贵州省中医医院"牌子授予该院。

医院占地面积22000平方米，总建筑面积56000平方米。全院在岗职工1200余人，拥有专业技术人员1000余人，其中师承博士后导师1名、博士生导师10名、硕士生导师62余名、博士16名、硕士211名。有"全国老中医药专家学术经验继承工作指导老师"5批共20人，"贵州省名中医"23名。全院编制床位1000张，有临床、医技科室32个，年门诊60余万人次，年出院3.5万人次，年手术逾万人次。

医院学科门类齐全，中医特色优势突出，人才结构合理，医疗设备先进，拥有省级专科医院4个，省级诊疗中心2个，卫生部临床重点专科4个，国家中医药管理局重点专科7个，重点学科9个，省中医药管理局重点专科11个，省级重点学科3个。拥有全国名老中医工作室11个，是"国家食品药品监督管理局临床药物试验机构"、国家中医药管理局"苗医苗药治疗慢性疼痛重点研究室"及国家中医药管理局指定的多个服务试点单位及研究推广基地。

医院秉诚"穷医道精髓，献仁术爱心"院训，以病人为中心，不断提高医疗服务质量，以建设中医药特色鲜明的现代化大型综合性中医医院为发展目标，致力于为全省人民群众提供优质、高效、安全的中医药医疗卫生服务。

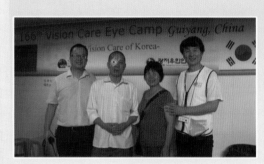

2014年7月28日，医院开展"亮眼计划"公益活动

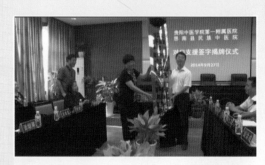

2014年9月27日，贵阳中医学院第一附属医院在思南县民族中医院加挂"贵阳中医学院第一附属医院思南医院"牌子

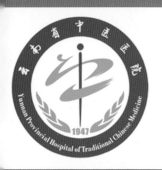

云南省中医医院
云南中医学院第一附属医院
YUNNAN PROVINICAL HOSPITAL OF TRADITIONAL CHINESE MEDICINE

　　医院前身为建于1947年的云南大学医学院附设医院分院，1950年改为云南省人民政府卫生处总门诊部；1955年改建为云南省中医医院；1960年划归云南中医学院管理，并更名为云南中医学院附属医院；1994年被国家中医药管理局评定为国家三级甲等中医医院；1995年恢复云南省中医，医院名称；2007年被评为云南省中医名院；2009年被列为云南省中医临床研究基地建设单位；2012年以位列全省三级中医医院评审总分第一的970.1分的优异成绩被再次评定为国家三级甲等中医医院，是集云南省99家省、州（市）、县（区）中医院和相关单位为一体的云南省中医医疗集团总医院及云南中医学院临床医学院。

　　医院为综合性三级甲等中医医院，现有编制病床500张，实际开放病床742张。有在职职工1050人，其中高级专业技术职称人员141人；有国家级和省级名中医22人、硕士生导师114人（含离退人员16人）。医院设有32个临床及医技科室、1个"治未病"中心、10个临床教研室、4个社区门诊部及1个能生产14种剂型80个品种的现代化中药制剂中心。2012年门诊量938663人次，出院患者20011人次。有国家临床重点专科建设项目1个，建成和在建的国家中医药管理局重点专科10个、重点研究室1个、重点学科10个、全国中医学术流派传承工作室建设项目1个、国家级和省级名医工作传承工作室建设项目11个、云南省中医名科8个（全省共评出12个）、云南省重点专科（专病）27个。有8个硕士研究生学位授予点，2位专家被评选为北京中医药大学博士研究生导师。有省级重点学科、内设研究中心和研究室各2个，省级特色优势学科1个。医院系国家药物临床试验机构及国家中药现代化科技产业（云南）基地中药新药GCP中心和国家中医药管理局中医药国际合作基地、中医医院信息化示范单位、中医药文化建设示范单位和先进单位、中医药标准研究推广基地建设单位、基层常见病（多发病）中医药适宜技术推广能力建设单位、国家全科医生临床培养基地建设单位、全国城市社区中医药知识与技能培训示范基地。医院具有独立申报国家自然科学基金项目资格，主持国家"863"计划重大科技专项、国家自然科学基金、国家科技支撑计划、国家科技攻关计划等科研项目。医院有MRI、全身螺旋CT、大型数字X线机、彩超、全自动生化分析仪等医疗设备，固定资产总值2.48亿元。为满足人民群众对中医药服务的需求及实现医院的可持续发展，床位规模为1200张病床的云南省中医医院滇池院区项目已于2010年12月25日正式开工建设，一期工程科研教学综合楼项目将于2013年底前建成并投入使用。

　　近年来，医院党、政、工、团、妇先后获得的表彰、奖励、荣誉称号有全国医药卫生系统先进集体、全国中医药应急工作先进集体、全国模范职工之家、全国百姓放心示范医院、云南省中医名院等称号。医院推行的"患者说了算"新型服务模式获"全国医药卫生系统创先争优活动党建工作品牌特色奖"。

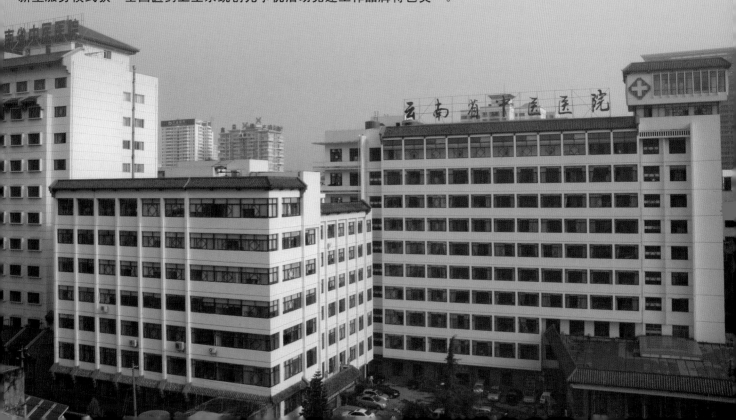

三亚市中医院
Sanya Hospital Of Traditional Chinese Medicine

一、医院简介

三亚市中医院位于世界小姐选美赛址"美丽之冠"对面，面朝临春河，背靠凤凰岭，环境幽雅，是一家集医疗、教学、科研、保健、康复、传统医药国际交流与合作为一体的三级甲等中医医院，被确定为国家首批中医药服务贸易先行先试骨干企业（机构）建设单位、国家中医药管理局国际交流合作基地、对俄中医药合作协作组成员、国家中医药服务贸易试点单位，多次被评为"全国卫生系统先进集体"。

医院始建于1991年，2008年整体搬迁至凤凰路，占地45亩，总建筑面积55947.74平方米。截至2014年12月31日，全院职工总人数592人，其中博士9人、硕士71人，正高职称14人、副高职称23人。全国名老中医专家、国务院特殊津贴专家1人，国家优秀中医临床研修人才2人，广州中医药大学博士研究生导师1人、硕士研究生导师7人。

医院拥有人员编制635人，编制床位660张，拥有国家临床重点专科1个（脾胃病科），国家中医重点专科2个（骨伤科、"治未病"中心），国家中医药管理局重点专科协作组单位3个（针灸科、临床药学、护理学），海南省重点专科1个（脑病专科）。

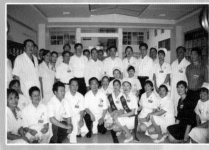

2008年4月，时任中共中央政治局常委、国务院副总理李克强亲临三亚市中医院视察指导工作

二、医院特色——三亚中医药健康旅游

2002年以来，医院突出中医特色，结合三亚得天独厚的自然环境和旅游资源，开设三亚欣欣荣中医疗养国际旅行社，率先在全国开展中医康复疗养游，截至2014年12月，已接待俄罗斯、瑞典、挪威、奥地利、德国、法国等国客人40余批，接待国外疗养包机10架次，为包括哈萨克斯坦总统纳扎尔巴耶夫、塔吉克斯坦总统拉赫默诺夫、俄罗斯联邦政府总理梅德韦杰夫等政要在内的35000余位外宾提供高端定制健康服务。圆满完成俄罗斯别斯兰恐怖事件两批受伤儿童和50名吉尔吉斯斯坦儿童的中医康复疗养任务，获得由俄罗斯联邦政府总理签发的"为中俄友谊做出贡献"奖状、俄罗斯联邦卫生和社会发展部颁发的荣誉状，收到中华人民共和国外交部和吉尔吉斯斯坦驻华大使馆、塔吉克斯坦驻华大使馆的感谢信。

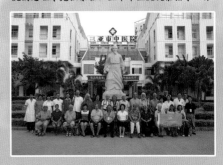

2014年11月，三亚市中医院与瑞典碧云学院合作

医院作为国家中医药管理局参与国家"一带一路"战略中医药国际合作专项之一"中医药健康旅游示范基地"的建设单位，2014年医院主办了"三亚中医健康旅游论坛"，成立三亚中医健康旅游协会，充分发挥海南丰富的旅游资源及国际合作优势，大力拓展"三亚中医药健康旅游"。

三、中医药服务贸易

2014年，医院被国家中医药管理局、商务部确定为国家首批中医药服务贸易先行先试骨干企业（机构）建设单位。医院加入了中国中医药服务贸易联盟，与瑞典碧云中医学院签订了合作协议；携三亚中医健康旅游项目先后组织参加第三届中国（北京）国际服务贸易交易会、香港第十三届国际现代化中医药及健康产品展览会、2014年博鳌第二届中国健康服务业论坛、2015年世界医疗旅游大会等大型会议；同时积极拓展中医药服务贸易项目合作，与国家中医药管理局国际合作

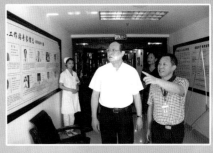

2015年3月，国家卫生计生委副主任、国家中医药管理局局长王国强参观三亚市中医院国内名医三亚工作站

司以及万科集团、舞鹤会健康管理有限公司、同仁堂药品有限公司等单位开展战略合作。医院致力于打造中医药服务贸易国际化品牌，推动中医药健康服务贸易向纵深发展。

四、国内名医三亚工作站

在国家中医药管理局传统医药国际交流中心的支持与指导下，医院设立了国内名医三亚工作站，目前已与广州中医药大学、黑龙江中医药大学等国内知名中医药院校及医院建立全面合作关系，邀请国内名医如国医大师张学文教授、王琦教授、刘柏龄教授在三亚市中医院开展诊疗、教学、科研指导等方面的工作，为三亚中医药健康旅游提供强有力的医疗技术支撑。

三亚市中医院全景图

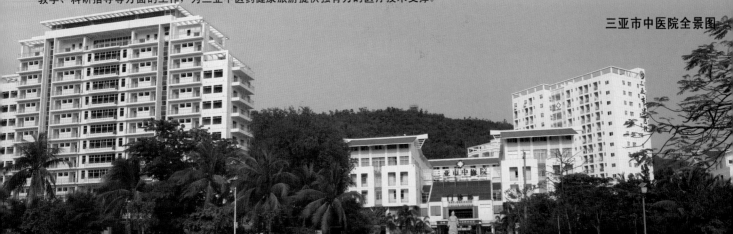

泰安市中医医院

泰安市中医医院是一所三级甲等综合性中医医院，是泰安市中医医疗、教学、科研、预防保健中心，山东中医药大学附属医院，国家中医药管理局确定的中医住院医师规范化培训基地、中医类别全科医生规范化培养基地、中医"治未病"服务能力建设项目单位、传统医药国际交流中心合作基地、全国首批（19个）中医诊疗模式创新试点单位，具有国家中医药管理局颁发的对外贸易重点项目资质和国家食品药品监督管理总局授予的药物临床试验机构资质。

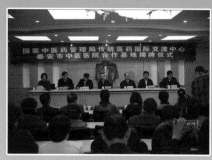

国际合作基地揭牌仪式

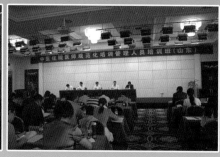

2015年5月12-15日，医院承办国家中医药管理局中医住院医师规范化培训现场会

医院占地66亩，业务用房7.3万平方米。现有职工1200余人，拥有各类专业技术人员近1100人，其中高级职称近200人，拥有全国老中医药专家学术经验指导老师（博导）2人，山东省名中医药专家4人，市级"拔尖人才"6人，泰山医学家12名；开放床位1400张，开设40余个病区和门诊；年门诊量86万人次，出院病人3万人次。医院现有5个国家级重点中医专科（肝病科、内分泌科、脑病科、肺病科、预防保健科）。其中，肝病科、内分泌科为国家卫计委和国家中医药管理局"双料" 中医重点专科，有3个省级重点中医专科（骨伤科、心血管病科、肿瘤科），有2个山东省中医药重点学科（肝病科、脑病科），有5个市级中医特色专科（针灸科、肾病科、皮肤科、肛肠科、康复科）。

医院先后荣获全国卫生系统思想政治工作先进集体、全国中医药文化建设先进单位、首届全国中医医院总务后勤管理先进单位、山东省中医健康保健工作示范医院、山东省服务名牌、全省卫生系统诚信建设先进单位、全省医德医风示范医院、山东省医院管理先进单位、山东省富民兴鲁先进单位、山东省首批医患和谐示范医院等荣誉称号。

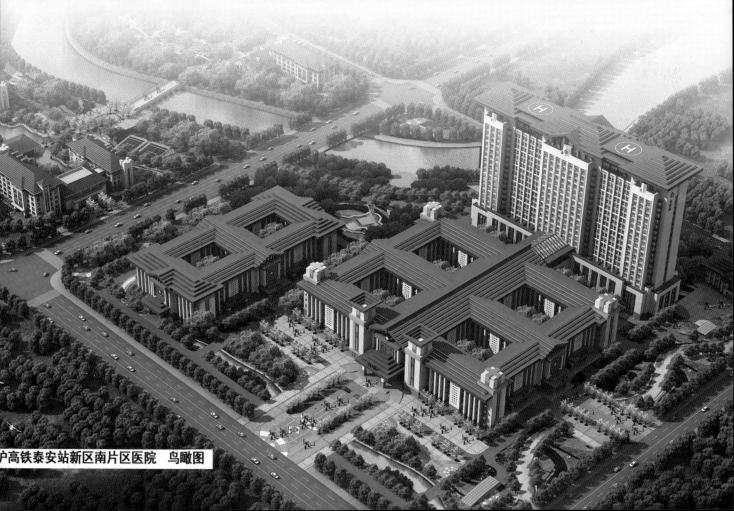

沪高铁泰安站新区南片区医院　鸟瞰图

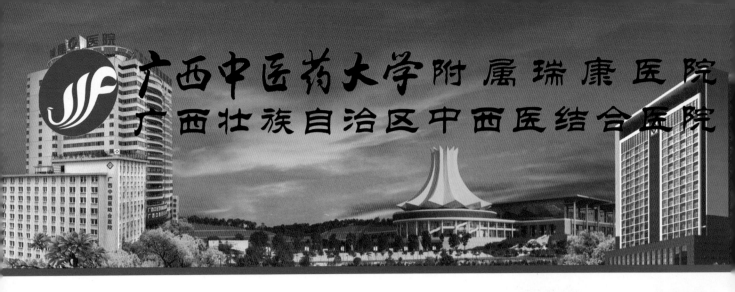

广西中医药大学附属瑞康医院是国家三级甲等医院、广西壮族自治区中西医结合医院、全国卫生系统先进单位、全国百姓放心示范医院、国家重点中西医结合医院、爱婴医院、国家中医药管理局国际交流合作基地。医院分为3个院区,分别为华东院区、空港院区、田阳院区,占地面积共23.2万平方米,建筑面积共15.3万平方米。华东院区开放床位2200张,空港院区开放床位300张,田阳院区一期开放床位218张。医院先后建立了30亩地中药民族药研发基地、瑞康弘中健康中心、瑞康国际整形美容中心,已发展成为广西中西医结合医疗中心、全国三大中西医结合医院之一。

医院华东院区始建于1951年,医院历史悠久、专科配备齐全、医疗设备先进、技术力量雄厚、建筑布局合理,是集医疗、科研、教学、预防保健为一体的三级甲等综合性中西医结合医院。华东院区年门诊量100余万人次,住院病人3万余人次,年手术近1万台次。服务范围辐射广西省内外乃至东南亚、欧洲、澳大利亚等地,医院是东盟博览会的定点医疗机构。"广聚人才、科技兴院"是医院持续发展的根本。医院现有在岗职工2095人,其中医疗卫技人员占全院职工91%,副高级职称以上占临床专业技术人员23%,拥有教授、主任医师81名,副教授、副主任医师168名,博士后4名,医学博士86名,硕士350多名,有20多人留学美国、欧盟、日本等10多个国家。瑞康医院中医技术人才济济,有国医大师1名、国家特殊津贴专家4名、全国名老中医11名、广西名中医31名、广西八桂学者1名、八桂名师1名,拥有强大的中西医结合专家阵容。

医院是国家药物临床试验机构、国家中医药管理局国际交流合作基地、国家中西医执业医师资格实践技能考试基地、国家卫生计生委指定器官移植单位、第一批国家卫生计生委四级妇科内镜手术培训基地。医院拥有骨科、妇科、泌尿外科、普通外科、整形外科、消化科、技术内镜装备与内镜消毒科培训基地等7个国家卫生计生委内镜培训基地。

瑞康医院拥有国家级重点研究室(脊柱退行性疾病整治手法重点研究室),还有广西中西医结合研究所、广西中医(中西医结合)艾滋病研究中心都设在瑞康医院。同时,瑞康医院还是广西城市社区卫生服务技术指导中心、广西全科医生临床技能培训基地、广西乡村骨干医生培训基地,医院是广西高级医学人才培养的重要基地。

医院拥有射波刀,美国产高能电子直线加速器,3.0T核磁共振,16排螺旋CT,带数字减影旋转大C臂及小C臂X光机,体外循环机,立体定向导航手术系统,准分子激光近视治疗仪,热循环式血液净化系统(人工肝),美国RXL全自动生化分析仪,超声刀,进口全身彩色及黑白B超13台,德国、日本、美国产血液透析机17台,多功能电脑呼吸机25台,小肠电子超声内窥镜系统,奥林巴斯腔镜系列,24h彩色监护仪等一大批高精尖医疗、教学、科研仪器及设备,价值达4.5亿元。全院已实现网络信息化管理,建立了现代化的计算机中心,全面实行电子病例管理、电子处方业务,覆盖全院的局域网信息点达2000余个,可以实现医院的信息管理技术现代化。

(详情访问广西中医药大学附属瑞康医院www.gxrkyy.com)

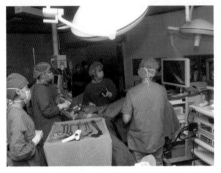

精益求精进行手术

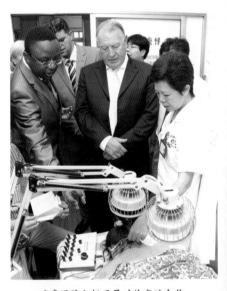

瑞康医院积极开展对外交流合作

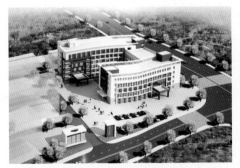

田阳院区一期工程效果图

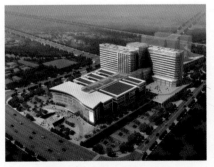

瑞康医院空港院区建设效果图

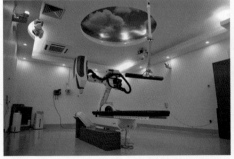

射波刀

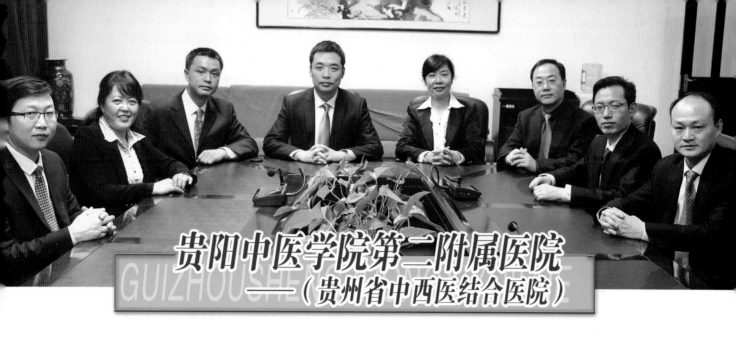

贵阳中医学院第二附属医院
——（贵州省中西医结合医院）

贵阳中医学院第二附属医院（贵州省中西医结合医院）建于1981年，1995年通过国家级"爱婴医院"、1997年通过"三级甲等中医院"的评审、2007年获批"国家中医药管理局第二批重点中西医结合医院"建设单位，2012年通过国家中医药管理局"三甲医院"复评审，2012年挂牌"贵州省中西医结合医院"；作为贵阳中医学院第二临床医学院，医院是贵州省高等医学院校中西医结合临床教学基地及教育部特色专业建设点、中西医结合高级人才的主要培养基地和中西医结合一级学科硕士点、贵州省研究生教育创新基地及全科医学科医师培训基地、国家中管局农村适宜技术人才培养基地。

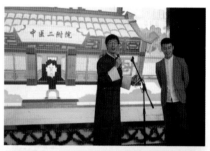

经过30多年的不懈努力，现已发展成为学科门类齐全、技术力量雄厚、设施设备先进，融医疗、教学、科研、预防和康复为一体的三级甲等大型中西医结合医院。医院占地面积1.3万平方米，建筑面积5万平方米，编制床位1200张，设置临床科室30个，医技科室9个。由于医院地处贵阳市中心，发展受到基础条件制约，为解决人民群众就医需要与医疗资源不均的矛盾，进一步改善就诊环境，提升医疗服务能力。医院于今年7月启动了与贵州省荣誉军人康复医院合作共建红岩分院项目，拟建成床位1000张的综合性医院，着力推进老年病康复、中西医结合康复等服务，落实康复养生，探索医养结合。同时，积极筹建"贵州省中西医结合医院扩建项目"，目前发改部门已经予以备案立项。计划新增业务建筑面积约20000平方米，使开放床位数从现在的1200张增加到2000张床位。

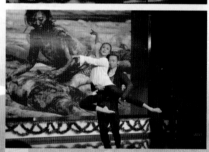

丰富多彩的文化生活

医院现有在岗职工1216人、专业技术人员1081人，其中卫技人员1005人（高级职称163人）；硕博比24%，硕士生导师86人；拥有享受国务院特殊津贴专家1人、国医大师1人、省管专家3人、国家级名中医9人、省级名中医15人、省级教学名师3人；拥有省级科技创新团队1个、省级教学团队1个。

医院现有国家中医药管理局重点学科建设单位4个（中医血液病学、中西医结合临床、中医络病学、中医耳鼻咽喉学）、卫生部临床重点专科2个（呼吸科、风湿免疫科），国家中医药管理局重点专科5个[肺病专科、耳鼻咽喉科、糖尿病专科、风湿病科、妇（产）科]，国家级重点专科培育项目2个（护理学、重症医学科），国家级名老中医传承工作室建设项目6个（李声岳、黄建业、凌湘力、何成瑶、王玉林、袁金声名老中医传承工作室）。拥有省级重点学科4个（中医妇科学、中医脑病学、中医风湿免疫病学、中医血液病学），省级重点专科13个（针灸科、消化内科、中医妇科、心血管内科、神经内科、肾内科、血液专科、骨伤专科、泌尿外科、风湿免疫科、儿科、急诊科、肝胆科），省级科技创新团队1个（风湿免疫中西医结合），省级教学团队1个（中西医结合临床教学团队）。

近年来，医院进一步强化巩固中医药特色优势措施，坚定不移走中西医结合的学科发展道路，各专科按照《国家中医药管理局中医医院专科建设与管理指南》开展临床专科建设工作，简化服务流程，优化人才梯队结构；制订并实施优势病种诊疗方案，积极开展中医临床路径的推广实施工作；严格执行医疗各项核心制度，对高风险医疗技术实行分级授权与审批，针对医疗重点环节拟定考核措施并实施；依靠大量临床实践经验的积累，充分发挥学科中医特色优势，积极推广使用具有专科特色制剂及中医特色疗法，研发了补肺汤、糖网汤、寒（热）咳喘胶囊等制剂，以及温肺背心、穴位注射、中药雾化、中医穴位苗药磁贴敷等特色疗法，得到了患者的广泛认可和好评。同时，在院内遴选具有中西医结合特色优势明显的专科作为强势学科重点打造，成立了贵州省风湿免疫病专科，医院在人才建设、设备购置、分配机制等方面给予倾斜，保证其特色优势得以彰显，学科内涵建设得以加强。

以国家级名老中医传承工作室为依托，院内设立了名医堂，由医院一批国家级、省级名老中医坐诊，为患者提供了具有中医特色的诊疗服务；同时，高度重视名老中医学术继承工作，每一个重点专科都确定了名老中医及学术继承人，对名老中医学术思想进行学习和传承。

经过几年的建设，医院逐步形成了具有明显中医药特色优势、中西医结合服务能力强的长效服务机制，医疗工作取得了明显的成效，门急诊量、病床使用率、病床周转次数、出院人次、区域外患者比例等核心指标逐年提高，平均住院日数、药品比例逐年下降，经济效益明显增长，医院得到快速发展。

作为教学医院，在完成医疗工作的同时，医院还承担了学院每年13000余学时的理论教学任务，培养本科及研究生实习生上万人，进修生2000余人，为国家培养了大批中西医结合复合型人才。

医院在强化学科内涵建设的同时，加大科研工作力度，取得了显著的成果。近年来，医院共获立项474项，其中国家级课题立项15项，省部级课题立项125项，厅局级课题立项255项，年立项经费近2000万元；发表学术论文885篇，其中SCI收录1篇、核心期刊208篇，发表教改论文34篇；主编参编教材32部，出版专著16部；获省级科技成果奖5项，中华中医药学会科技进步奖1项，省医学会科技成果奖1项，省级、院级教学成果奖5项，专利4项。

医院现有全自动生化分析仪、螺旋CT、DSA、CR、DR、中心供氧及中心吸引系统工程、PSA制氧系统、层流手术室等。今年完善了门诊预约挂号、门诊急诊医生工作站、住院医生工作站、护士工作站、病历管理系统、药品管理系统、门急诊划价收费系统等现代化信息系统。

医院中心实验室拥有细胞培养全套设备、Real-time PCR仪、凝胶图像处理系统、低温超速离心机、荧光及倒置显微镜、流式细胞仪等，目前已初步建立细胞培养、基因检测、免疫病理及流式细胞等具有现代化规模的实验室研究工作平台，开设先进性和优势性的临床医疗检测项目，具备开展对外分析检测业务，承接多来源的研究实验和临床检测的能力。

目前，医院以学科建设为龙头，按照一体（医疗）两翼（科研、教学）的发展模式，坚定不移地走中西医结合的发展道路，实施"做强、做全、做大"的发展战略，秉承"传承融汇、厚德济民"的院训和"以人为本、患者至上"的办院宗旨，以一流的质量、一流的人才、一流的管理，为中西医结合卫生事业发展做出贡献。

山东青岛中西医结合医院

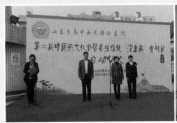

2014年4月22日，医院举行第二届中医药文化节

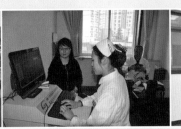

2014年4月23日，青岛市南区人大代表来院参观"治未病"科，体验中医体质辨识

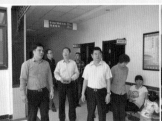

2014年5月23日，青岛市卫生计生委党委书记、主任杨锡祥到院视察工作

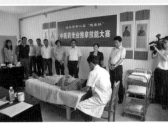

2014年6月27日，医院承办青岛市第二届"健康杯"中医药专业推拿技能大赛

概况

山东青岛中西医结合医院暨青岛市第五人民医院是山东省一家中西医结合医院，亦是市属综合性医疗机构。1995年被确立为三级甲等中西医结合医院，并于2012年通过复评。医院占地面积2万平方米，其中业务用房面积1.7万平方米。2014年职工总数528人，其中卫生技术人员446人，行政工勤人员68人。卫生技术人员中，高级职称50人，中级职称115人，初级职称281人，医生护士比1∶1.78。医院现有床位420张，职能科室21个，临床科室20个，医技科室10个，固定资产4704.35万元。

基础建设

装修改造"治未病"中心、DSA机房及中药库；建立门诊电子叫号系统工作及网上专家预约挂号；特检楼加装电梯；在重点部门安装了一键式报警系统；对院区监控线路进行改造升级。年内新增CR、CT、DR、X射线透视摄影系统、生物共振治疗仪、彩超、腹腔镜、摩拉生物物理治疗仪、气道过敏反应仪、生化分析仪、十二指肠镜、碎石机、心血管成像系统等医疗设备。

人才队伍

引进心脏介入治疗专业技术人才1名；招聘事业编制34人，其中博士后1，硕士13人，本科13人，专科6人，中专1人，中医类医师20人；招聘带薪培训人员33人，其中硕士1人，本科10人，专科22人，中医药类1人；完成了青岛市中西医结合神经内科专业委员会改选换届及中西医结合风湿病专业学术会的工作。

医疗特色

成立了"治未病"中心，拓展了新业务；购置DSA设备提高临床诊疗水平；引进小包装中药饮片自动智能配药机、中药颗粒调配设备。

科研教育

组织申报省级医学科技奖2项、市科技奖5项；获省医学科技三等奖1项、市科技进步三等奖3项；组织完成课题鉴定（科技评价）4项；获发明专利1项；实用新型专利3项。制定了医院"十三五"学科发展规划及2014年学科发展计划。申报市中医重点学科B类2个、临床B类1个，其中市脑病中西医结合诊疗中心被遴选为市中医药重点学科B类；完成市级继续教育项目6项，完成专业技术人员的学分审验工作及专科学校实习代教工作。

精神文明建设

一是围绕《贯彻国家卫生计生委九不准要求开展纠正医药购销领域和行医中不正之风专项整治工作方案》和市卫生计生委《关于开展违规收受"红包"专项整治工作方案》要求，制订专项整治工作方案，落实责任，签订专项整治工作责任书和自查承诺书，开展廉政谈话、自查自纠，加强监督检查、宣传教育。二是落实省委、省计生委、中央巡视组反馈意见整改落实工作，成立了领导小组，按照"谁主管谁负责"的原则，做到职责明确。三是开展"三增一禁"工作便民正风行动，并在全院全面推进"医疗服务十大便民举措"活动。

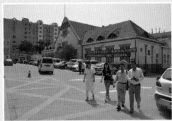

2014年7月9日，台湾立法委委员廖正井到院参观考察

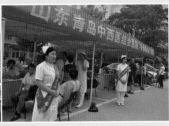

2014年7月18日，医院开展中医冬病夏治诊疗活动

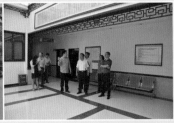

2014年9月26日，国家中医药管理局医政司赵文华处长到院视察工作

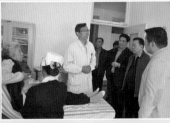

2014年11月7日，为医院市民开放日，丁文龙院长带领市民参观医院诊疗特色

北京市和平里医院

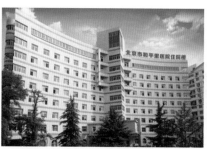
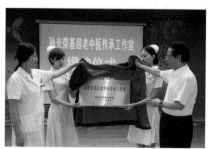
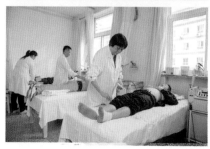
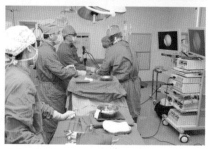

北京市和平里医院于1957年建院，位于北京市东城区和平里北街18号，是一所三级甲等中西医结合医院。是北京中医药大学教学医院、北京中医药大学基础医学院临床科研基地、中日友好医院医联体合作单位、中国协和医科大学社区医学教学基地、中国中医研究院针灸研究所国际培训中心临床教学基地、东城区脑神经血管疾病防治康复协作中心、北京市公务员入职体检单位以及国际海员体检认证单位。

近年来，医院先后获得国家级科技进步奖3项，部级科技进步奖3项，市、区、局级科技进步奖26项。先后被评为"国家节约型公共机构示范单位""首都精神文明建设标兵单位""北京市经济技术创新先进单位"等。CCU、儿科、口腔科先后荣获"全国巾帼文明示范岗""北京市三八先进集体"等荣誉称号。

医院占地面积2万平方米，建筑面积2.7万平方米，编制床位407张。配备了手术导航定位系统、西门子螺旋CT、数字X光成像系统、彩超、移动式血管造影机、口腔全景数字化X光影像机、各种类型的电子腔镜、生化检验等先进的医疗设备。医院注重学科建设，确立学科发展方向，重点打造神经内科、内分泌科、骨伤科3个市级重点学科，设立了3个技术发展研究室，即神经内科重点专科研究室、内分泌重点专科研究室、骨性关节病研究室。心内科、消化科、呼吸科、眼科、口腔科等在东城区内也享有较高的知名度。

医院名老中医工作室引进了"国医大师"孙光荣教授以及国家名老中医孙光荣教授学术经验传承工作室，开展师带徒工程，9名师承人员拜孙光荣教授为师，传承名老中医的学术经验和临床技能，建立医院自己的师承队伍，出版了《国医大师疗病系列丛书》。在此基础上又成立了北京中医药薪火传承"3+3"工程"孙光荣基层老中医传承工作室"。

作为北京中医药大学教学医院，医院承担本科生的教学实习任务，与北京中医药大学合作开展"慢性心衰社区普适中医诊治方案研究"，与中日友好医院合作研究"易损斑块的识别及临床综合干预预防急性心血管病事件的临床技术普及""利用信息化平台管理和预防社区糖尿病及并发症的合作研究"等多个项目，医院自主开展"松龄血脉康对于低中危的轻度中青年高血压病的影响""糖尿病下肢动脉病中医证型与颅内动脉狭窄的相关性研究""捏脊加摩腹疗法治疗小儿厌食症的临床研究"等项目研究。

医院注重中西医结合医疗服务能力和水平的建设，开展传统中医诊疗项目，开展中医"治未病"体质辨识、风险评估、健康咨询等服务，提供艾灸、火罐、刮痧等健康干预。在门诊开设1个中医综合治疗区，在病房开设6个中医综合治疗室，开展中医非药物疗法40余项，12个病区全部实施了中医特色的优质护理服务。

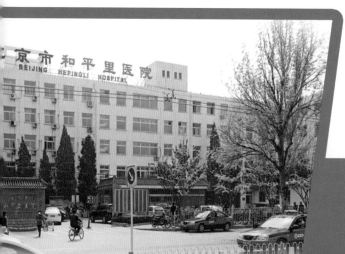

医院秉承"精诚仁爱、患者至上"的办院宗旨，弘扬"团结 求实 拼搏 创新 发展"的医院精神，不断推进医院中医内涵建设，扩大中医药特色的影响力和知名度，不断挖掘名老中医传承资源，促进医院中医药传承体系完善，坚持中西并重、发展专科、品牌立院，提升医院的核心竞争力，将医院建设成一所中西医结合特色突出、专科优势明显、临床疗效显著、管理科学规范的三级甲等中西医结合医院。

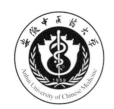

安徽中医药大学
ANHUI UNIVERSITY OF CHINESE MEDICINE

安徽中医药大学创建于1959年，坐落于安徽省城合肥市。学校是国家中医临床研究基地、国家中药现代化科技产业（安徽）基地、国家中医药国际合作基地、国家药品临床研究基地、硕士研究生推荐免试单位。

学校现占地总面积1171亩，有梅山路、史河路、少荃湖3个校区。教学科研仪器设备总值11015万元。图书馆藏书173万册（其中纸质图书92.02万册），古籍部珍藏古籍线装书3.3万册，是"全国古籍重点保护单位"。中药标本中心储藏了11万份药用植物蜡叶标本，是全国医药院校珍藏标本较丰富的标本馆。新安医学文化中心是安徽省中医药文化宣传教育基地。

学校现有全日制在校生12349人（其中博士生、硕士生985人）。现有13个二级学院（部）、3所直属附属医院、4所非直属附属医院。现有教职工2500多人（含两所附院），其中副高以上职称人员500余人；国医大师1人，皖江学者·讲席教授2人，博士生导师22人，硕士生导师333人；享受国务院特殊津贴35人、省政府特殊津贴5人；安徽省学术与技术带头人、后备人才18人；国家名老中医学术经验项目指导老师26人。有来自国内外的56名知名专家、学者担任学校客座教授。

学校现有21个本科专业（其中教育部高等学校特色专业5个，11个专业列入一本招生），有2个一级学科博士学位授予点、4个一级学科硕士学位授予点、25个二级学科硕士学位授予点、2个硕士专业学位授权点、5个博士生联合培养基地；有17个国家中医药管理局重点建设学科、1个省级重中之重学科、12个省级重点建设学科、7个卫生部国家临床重点专科、21个国家中医药管理局重点建设专科、23个安徽省中医药重点专科。

学校现有2个国家级教学团队、3个省级教学团队，1门国家级精品课程、16门省级精品课程，有2个国家级精品资源共享课程、1个国家级实验实训示范中心、1个国家级专业综合改革项目。近5年来，先后获国家级、省级质量工程项目100余项，国家级教学成果奖2项，省级教学成果特等奖2项、一等奖7项。2008年以来，学校毕业生平均就业率在94%以上，连续获得安徽省普通高校就业工作"先进集体"或"标兵单位"称号。

近5年来，学校共承担各级各类项目1500余项，其中承担国家"973"计划、国家"863"计划、国家科技支撑计划、星火计划重点项目、重大新药创制专项、国家自然科学基金和社会科学基金等国家级项目136项，科研经费2亿余元；取得研究成果300余项，获得省级以上科技奖励27项（其中国家科技进步奖2项）。现有4个省级科技创新团队、24个省级以上重点实验室及工程（技术）研究中心。建立了安徽省中药材科技产业战略联盟。学校被国家科学技术部授予"全国科技特派员工作先进集体"称号，被国家中医药管理局授予"中医药科技管理工作先进集体"称号。

学校与黄山、亳州、绩溪、舒城等市、县人民政府签订全面合作协议，与河南宛西、江苏康缘、深圳三九等国内知名中医药企业签订战略合作协议，建有亳州济人药业等25个产学研合作基地，开展50多项技术服务。第一附属医院是三级甲等综合性中医医院；第二附属医院是三级甲等针灸专科医院；第三附属医院是国家第三批重点建设的中西医结合医院；神经病学研究所附属医院是一所国内外有影响的以"肝豆状核变性诊治"为优势的专科医院；国医堂是一所以纯中医方式为主要医疗手段的医疗单位。

学校与美国、澳大利亚等26个国家和地区的41个医疗和教育机构建立了友好合作关系。1994年获准招收国外留学生，先后有20多个国家和地区的学员来校攻读硕士、学士学位以及临床研修。与美国、瑞典、新加坡、日本、韩国及港澳台地区的院校开展学者互访和学生交流活动。

面向未来，学校将继续秉承"至精至诚、惟是惟新"的理念，实施"质量立校、人才兴校、科技强校、特色弘校、文化树校、和谐融校"的办学方略，围绕特色，强化优势，提升质量，着力培育"精诚是新"中医药人才，构筑安徽中医药协同创新高地，弘扬"北华佗南新安"中医药文化，引领安徽中医药事业产业发展，建成富有特色、卓有贡献、高水平、有影响的安徽中医药大学，为建设美好安徽、服务人民大众健康做出更大贡献。

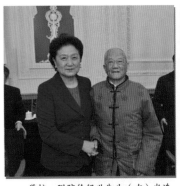

学校一附院徐经世先生（右）当选为第二届国医大师，受到国务院副总理刘延东（左）等领导同志亲切接见

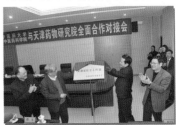

2014年12月，安徽中医药大学现代中药研究与开发院士工作站揭牌，中国工程院院士刘昌孝（左二）加盟学校

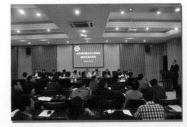

2014年，学校被遴选为安徽省地方特色高水平大学建设单位

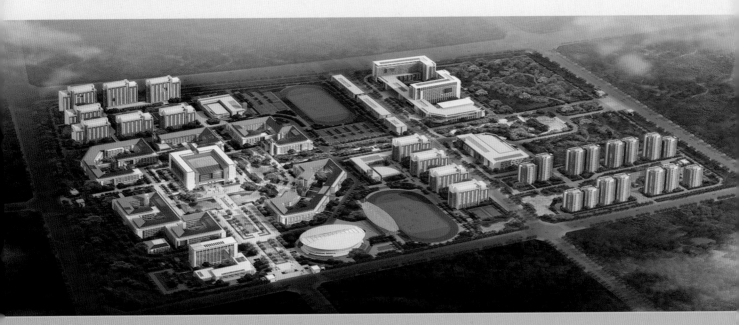

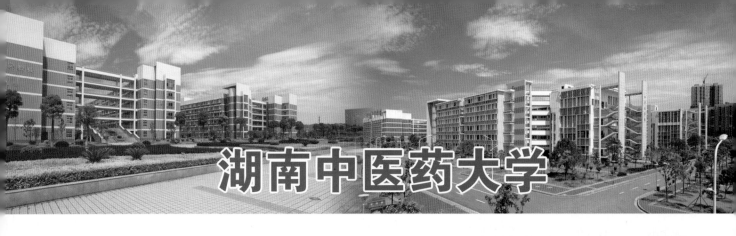

湖南中医药大学

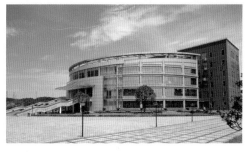

学校创办于1934年，时名湖南国医专科学校，1960年改办为普通高等本科学校湖南中医学院，2006年经教育部批准更名为湖南中医药大学。学校有含浦、东塘校区2个校区，总占地面积1000余亩，下设17个学院（部）、16个研究中心（所）、5个校办（产）企业、3所直属附属医院、12所非直属附属医院。学校共开设24个本科专业，其中国家级、省级特色专业11个，现有国家级、省级精品课程10门，国家级、省级实验教学示范中心6个，国家级、省级优秀教学团队5个；拥有中医学、中西医结合2个博士后科研流动站；现有一级学科博士学位授权点1个、二级学科博士学位授权点14个，一级学科硕士学位授权点4个、二级学科硕士学位授权点24个；获评6个二级学科自主设置博士学位授权点、14个二级学科自主设置硕士学位授权点；拥有国家重点学科1个、国家中医药管理局重点学科23个、湖南省重点学科10个，其中湖南省优势特色重点学科2个、国家级科研平台3个、省部级科研平台31个。

2014年是全面深化改革之年，也是湖南中医药大学发展历程中具有重要意义的一年。学校党委、行政团结一致带领全校师生员工按照省委、省政府、省教育厅的工作部署，坚持"一个奋斗目标、二位一体建设、三个办学理念、四项主体工作、五大系统工程"的战略发展思路，深化内涵建设、注重改革创新，不断提升大学的综合实力、核心竞争力和社会影响力。

2014年重点工作情况：

1. 扎实开展了党的群众路线教育实践活动。根据省委、省委教育工委的统一部署和要求，在省委派驻省属高校第五督导组的正确指导下，学校党委高度重视，精心组织，周密部署，围绕"规定动作做到位，自选动作有特色"的目标要求，以反对"四风"、转变作风为重点，推动活动扎实深入开展，达到了预期目的，取得了良好成效和阶段性成果。

2. 隆重热烈地办好纪念办学80周年系列活动。2014年，学校迎来了办学80周年，全校围绕着纪念办学80周年这一主线，一是组织了全国中医药高等教育校长论坛，全国中医药高等院校近40位校（院）长云集论坛；二是筹划了2014世界中医药学会联合会中医诊断学专业委员会成立大会等一系列高端学术活动；三是召开了第二次校友代表大会等一系列纪念活动。通过系列活动，总结了办学经验，展示了大学风采，树立了学校形象，促进了学校发展。

3. 圆满完成教育部中医学专业认证工作。扎实有序推进了中医学专业认证工作，并以中医学专业认证为契机与抓手，以建立科学的质量认证和质量评估体系为目标，开展卓有成效的工作。教育部现场认证专家进行了现场认证，给予完全认可。

4. 大力推进师资队伍建设。2014年，学校刘祖贻教授获评国医大师，学校以及附属医院共有26名医师获评湖南省名老中医。全年人才引进经费较2013年增长165%，共引进高层次人才19人。学校从中国医学科学院引进了一位知名专家担任药学院院长，推荐一名干部出任湖南医药学院副院长。

5. 不断完善人才培养模式。推行公选课改革，推广网络通识课，实施课程考核形成性评价改革，修订完善临床课程教学大纲等一系列改革措施，确保教学工作高效运行。成功运行校本慕课《温病学》，并产生良好的社会辐射效应。为适应研究生教育综合改革需要，成立了研究生院，启动了培养方案及其实施细则修订工作，进一步完善分类培养机制以及培养质量监督机制。

6. 切实增强科技创新能力。2014年学校作为第二完成单位荣获国家科技进步二等奖。全年新上3个科研平台，其中数字中医药协同创新中心获批湖南省2011协同创新中心。2014年获教育部科学研究优秀成果奖自然科学奖二等奖1项、科学进步奖二等奖1项；获湖南省科学技术奖22项；获中华中医药学会科学技术奖6项，其中二等奖3项；湖南省中医药科技奖11项，其中一等奖3项。

7. 加大开放办学力度。联合湖南师范大学与韩国圆光大学合作建立了圆光大学孔子学院，成为全国第四家在海外设立孔子学院的中医药院校。

8. 大力推进基础建设。以新的规划蓝图为指导，全面启动校园二期工程建设。建筑面积近10万平米的科研楼、3号教学楼、8号学生公寓项目动工建设且推进顺利。

9. 着力加强附属医院建设。第一附属医院国家中医临床科研大楼已经进入内部精装修阶段，第二附属医院国家重点中医院建设项目已顺利封底，附属中西医结合医院湖南中医保健中心建设项目顺利推进。

10. 扎实开展综合治理。狠抓校园环境综合治理工作，多部联动、多措并举，校园环境明显改善。逐步推进校园形象标牌标识的试点、更新、应用工作，完成了主体楼栋名称标识、户外导视、校名基石等系列校园环境导视系统应用。

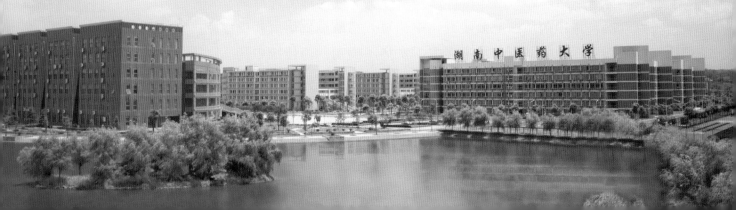

中国药科大学中药化学学科

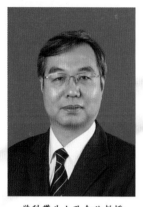

学科带头人孔令义教授

中国药科大学中药化学学科是由我国著名中药化学家赵守训教授为代表的老一辈科学家创建，中国药科大学是我国较早独立设置该课程的院校之一。经过几代人的努力和建设，学科体系日趋完善。近年来，在学科带头人——我国中药学专业教育部长江学者特聘教授、国家杰出青年科学基金获得者、学校中药学一级学科博士点的首席学科带头人孔令义教授的带领下，学科的教学和科研工作取得了长足的进步。

该学科致力于应用现代科学技术研究中药，实现传统中药的现代化和国际化。科室充分发挥中药化学的学科优势，综合应用化学和生物学的理论知识和技术手段，在中医药理论指导下，开展传统中药发挥临床疗效的物质基础研究，为中药学领域其他方面的研究和中药新药开发奠定坚实的基础。近年来，科室主持承担了"重大新药创制"国家科技重大专项、国家自然科学基金重点项目、国家重点科技攻关项目等一批国家重点科研项目，取得了丰硕的研究成果。学科带头人孔令义教授的科研成果先后获得教育部自然科学一等奖、教育部科技进步二等奖、江苏省科学技术奖一等奖。该科学科积极加强条件建设，拥有500 MHz核磁共振仪、UPLC-Q-TOF/MS、SpectraMax Paradigm 多功能测试平台、高通量实时荧光定量PCR 系统等化学和生物学方向的仪器和设备，总价值超过3000万元，实验条件已处于国际先进水平。

该学科现有专职教师40人，其中教授15人、副教授18人，博士生导师8人、硕士生导师20人。绝大多数教师具有博士学位，该学科已经形成一支年龄、职称、学历等结构合理、科研能力强、业务造诣深、教学质量高的教学科研队伍。学科带头人孔令义教授领衔的，由多名学科教师作为骨干参加的"天然药物分子发现与结构优化"研究团队2011年获批教育部创新团队，并于2015年获得滚动支持。科室坚持以科研带教学，坚持走研究型教学的人才培养之路，使各类人才的科研创新能力与综合素质的培养得到了大幅度提高。目前培养的硕士生和博士生在社会上供不应求，毕业研究生就业率达100%，毕业生普遍受到用人单位的好评。

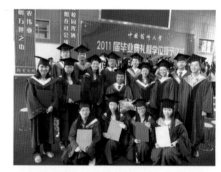

学科带头人孔令义教授和毕业生合影

今后，该学科将充分发挥应用现代科学技术研究传统中药的优势，重点开展常用中药活性成分研究、中药复方物质基础研究和中药质量标准研究，力争做到继承不泥古，发扬不离宗，为传统中药的现代化和国际化做出贡献。

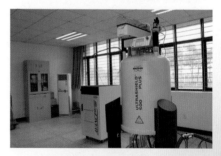

学科核磁共振实验室

南方医科大学中医药学院

南方医科大学中医药学院前身为第一军医大学中医系，始建于1975年7月，是全军集教、研、医为一体的培养全军中医药高级人才基地。2005年6月学校转制后成立中医药学院。

学院目前展开了中西医结合、中医学、中药学3个一级学科。拥有博士后流动站1个，一级学科博士学位授权学科2个，一级学科硕士学位授权学科1个。中西医结合临床医学先后成为广东省重点学科和国家重点学科，是中西医结合临床国家重点学科。在教育部网站上公布的2011年、2014年中国大学研究学院各二级学科A++级学校排行榜中，该院中西医结合临床医学排名第二。学院还建有国家中医药管理局重点学科6个。

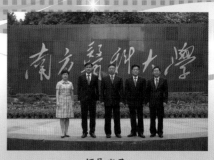

领导班子

学院开设了中西医结合、中医学、中药学、针灸推拿、中药制药工程5个本科专业，是全国综合性大学或医科大学中中医药人才培养规模较大的院校之一。现有专业专任教师113人，其中博士生导师27名、硕士导师43名，包括全国老中医药专家学术经验指导老师3人、全国优秀中医临床人才3人、广东省名中医4名、全国或全军优秀教师5人、广东省老中医药专家学术经验指导老师5人。拥有5个国家级质量工程和22个省级质量工程，逐步构建了优质的中医药教学平台。

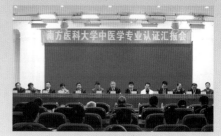

学院顺利通过中医学专业认证

目前在校中医药本科生2000余人、研究生200余人。学院利用综合大学现代医学教学资源丰富、学科设置齐全的优势，构建由理论教学、实验教学、见习实习、技能培训、科研创新、社会实践、创业活动等组成的教学体系。自2013年开始，设立南方医科大学"名老中医传承班"，以探索"现代院校教育与传统师承教育相互结合"的新型人才培养途径。学院毕业生的中医和中西医结合执业医师通过率高出全国平均值约30个百分点。学院本科生在全国大学生"挑战杯"创业大赛中获金奖2项、银奖1项、铜奖1项、评委推荐特色奖1项（全国5项），全国挑战杯科技大赛获二等奖1项。近年，学院学生还在全国各类专业竞赛中屡获佳绩。

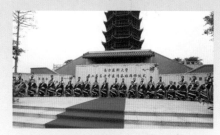

学院名老中医传承班拜师仪式

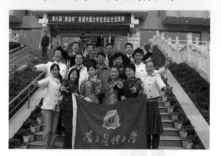

全国第六届挑战杯创业设计赛金奖

学院依托大学优质的现代医学学科和实验室资源，建成了中药和西药临床药理基地，3个国家中医药重点实验室，1个广东省重点实验室，1个广东省高校中药化妆品工程中心。研制的三九胃泰、正天丸、尿毒清颗粒、注射用双黄连分针剂等中药新药，产品畅销国内外。2004年以来，学院主持和参与各类科研课题420余项，获科研经费9000多万元；发表SCI收录论文200余篇；取得国家发明专利100余项；获得各类科研成果18项，其中省部级科技奖励一等奖2项、二等奖4项。

长期以来，学院坚持包容、开放、多元的理念，大力推动中医药在大型综合医院中的发展，先后在南方医院和珠江医院建立了中医科，其中南方医院的中医科是全国综合性医院中规模较大的中医科之一。2006年，响应广东省委、省政府的号召，建成了一所三级甲等中西医结合医院。时任广东省委书记，现中共中央政治局常委、全国人大主任张德江题词："感谢南方医科大学为广东建设中医药强省和增进全省人民健康做出的贡献"。学院拥有国家中医药管理局"治未病"中心1个、国家中医药管理局的重点专5个、广东省中医药局的重点专科2个。

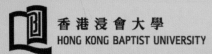

香港浸會大學
HONG KONG BAPTIST UNIVERSITY

School of **Chinese Medicine** 中醫藥學院

香港浸会大学中医药学院

　　香港浸会大学是香港首间由大学教育资助委员会资助开办中医药本科课程的高等院校，于1999年建立中医药学院。学院不单是香港中医药界的先驱，经过十多年的努力耕耘，至今已成为香港最具综合实力的中医药医、教、研机构。

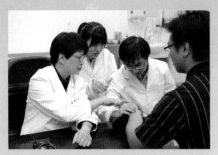

学院开办全港中医及生物医学双学位课程，旨为培育传统中医及现代科技知识兼备的中医师

优质教育培育英才

　　学院于1998年开办香港首个由教资会资助的中医本科课程——中医学学士及生物医学学士（荣誉）双学位课程，于2001年开办中药学学士（荣誉）课程，是香港首个由教资会资助的中药学本科课程。学院也开办硕士课程及研究生课程，以及各类文凭、证书等专业课程。

创新科研成绩斐然

　　学院的研究重点和优势在于中医证候诊断系统生物学基础研究、中药标准化及鉴定以及转化医学，积极将研究成果转化为新药。学院通过成立研究中心和与其他机构联合建立研究基地，利用中医药独特的医学理论与临床诊疗经验，结合多学科的现代科学技术，重点研究骨与关节疾病、癌症和炎症及免疫性病病、神经退化性疾病、肠胃疾病及痛症的成因和治疗方法。

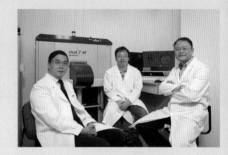

仁心仁术救病扶危

　　学院现设有15间诊所，遍布香港各区，并积极争取建立香港中医教学医院。除了服务社会大众，这些诊所亦是中医学生进行临床见习以及供学院的专家、学者进行临床研究的基地。

学院的骨与关节疾病转化医学研究所是港澳地区致力于转化医学与创新药物研发的机构，将参与于首艘中国货运飞船上进行的空间骨骼系统研究，并获国家重大新药创制基金资助开展研究项目

知识转移惠泽社群

　　学院最近与业界携手组建「大学—企业协同创新平台」，研发具有广泛应用前景的新药和保健产品。学院的专家也研制了一系列「浸大尚方」中成药保健产品，为广大市民的健康做出贡献。此外，香港中药检定中心及浸大中医药研究所有限公司推行「香港A唛优质中药认证计划」，利用学院的专业知识与技术服务社会。

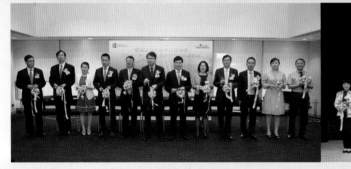

学院与业界携手组建「大学—企业协同创新平台」，标志着学院的又一个发展里程碑

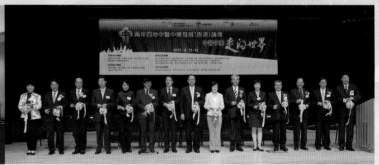

学院经常举办大型学术会议，由中医药专家、学者及国医大师与师生及业界人士分享他们的研究成果及治病心得，促进香港中医药的发展

地址：香港九龙塘浸会大学道7号赛马会中医药学院大楼
电话：(852) 3411 5387　　电邮：scm@hkbu.edu.hk　　网址：www.scm.hkbu.edu.hk

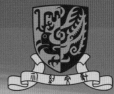

香港中文大学中医学院

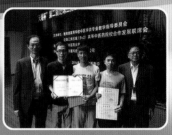
泛珠三角区域中医大学生临床能力赛

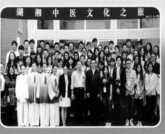
湖湘中医文化之旅

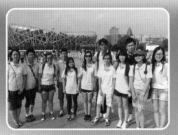
第六届京港中医药学生交流营

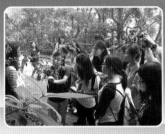
行山认药

简介：

　　香港中文大学中医学院成立于1998年，为本港三所提供中医课程的大专院校之一。本院开办各种中医药专业课程，至今培育出逾500名毕业生，以适应社会对中医师的需求。中医学院不但致力于培育新一代中医师，并为在职中医师提供持续进修专业课程，加深他们对中医药学知识的理解。另一方面，学院亦积极向公众推广中医普及教育，广受各界赞赏。

　　在大学及医学院的支持下，学院于2014年9月正式迁进位于崇基学院李慧珍楼的全新中医教学大楼，务求在全新的配套设施下进一步提升中医教学质素。

　　本学院开办的课程包括：

中医学学士学位课程（全日制）

中医学硕士学位（全日制）

中医学理学硕士（兼读制）

针灸学理学硕士（兼读制）

中医药学哲学硕士/博士学位（全日制／兼读制）

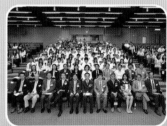
第一届白袍庆典

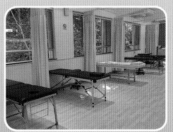
教学设施
针灸骨伤及推拿教学实验室

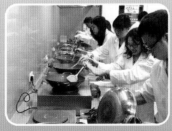
中药炮制

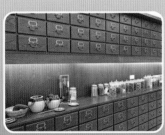
教学设施
多用途教学实验室

联系方法

电话：（852）3943 4328　　传真：（852）3942 0942　　电邮：scm@cuhk.edu.hk
地址：香港新界香港中文大学李慧珍楼G08室中医学院　　网址：www.scm.cuhk.edu.hk

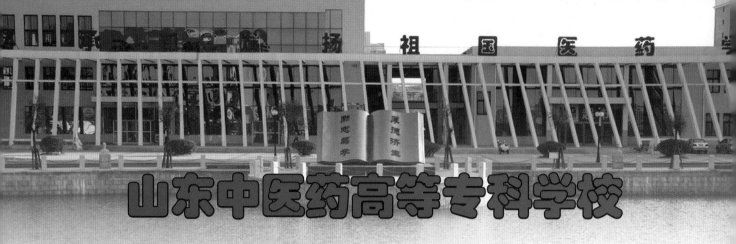

山东中医药高等专科学校

【概况】山东中医药高等专科学校是一所省属全日制普通高等专科学校。学校坐落于烟台养马岛旅游度假区，占地923亩，固定资产7亿元。学校现为山东省技能型人才培养特色名校、国家中医药管理局重点建设院校、国家中医药管理局职业技能鉴定中心、乡村医生学历教育基地、全国中医药职业教育教学指导委员会副主任单位、全国中医药职业技术教育学会副理事长单位。2015年学校连续第三次被山东省文明委评为省级文明单位，拥有国内一流的中医药博物馆和药用植物规范化生产示范园各1处、省财政支持重点实验实训中心7个、实验实训基地78个、开放共享型中心实验室2个、附属医院1所、非隶属关系附属医院15所、校外顶岗实习基地168处。

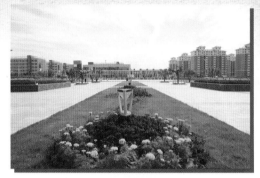

校园春光

【专业建设】学校设有中医学、中药、针灸推拿、护理、药学等专业15个，现有在校生12000余名，生源来自全国15个省、市、自治区。建有山东省特色专业4个、中央财政支持重点建设专业2个、"3+2"对口贯通分段培养试点专业1个，山东省技能型人才培养特色名校重点建设专业8个。2015年5月，学校被山东省教育厅确定为职业院校与本科高校对口贯通分段培养试点院校，试点专业为中药专业，衔接本科高校为山东中医药大学，2015年9月份按计划正式录取学生。

【学科建设】学校立项建设有国家中医药管理局中医药重点学科2个、省级中医药重点学科1个、省级中医药重点实验室1个。2015年11月，学校中药鉴定学和中药炮制学2个国家中医药重点学科分别通过了国家中医药管理局组织的专家验收和中期检查。2015年8月，学校被国家中医药管理局确定为中药炮制技术传承基地。

【课程建设】学校已建成国家级精品课程2门、国家精品资源共享课程1门、全国高校职业发展与就业指导示范课程1门、省级精品课程25门，搭建了国家级-省级-校级三级精品课程网络体系，基本涵盖重点专业的所有核心课程。

【师资队伍建设】学校拥有省级专业教学团队5个、省名中医药专家4人、省级教学名师4人、省级师德标兵3人，当选省级以上学术团体副主任委员、常务理事、理事40余人，受聘高校硕士生导师2人。

【人才培养】学校积极探索"三位一体订单式"人才培养模式，与行业企业开展深度合作，开设有"润华药业新生代班"等冠名订单班18个，每届订单培养学生达500余人。构建了通用能力、专项能力、综合应用能力三级递进式学生职业素质竞赛体系，提升了学生的技能操作水平，在2012～2015年举办的3届"全国职业院校技能大赛-中药传统技能大赛"中，学校学生获得3个一等奖、2个二等奖的优异成绩。

【中医药博物馆建设】2015年12月底，学校建成中医药博物馆，建筑面积5500余平米，分中医药史馆、中医药专题馆、中药标本馆、生命科学馆、校史馆五大馆区。

【承办省级赛事】2015年11月，由山东省总工会、山东省中医药管理局主办，学校承办的"山东省医疗机构中药传统技能大赛"在学校烟台校区举行，共有全省医疗机构26支代表队、78名选手参加了比赛，学校被授予"突出贡献奖"。

学校地址：山东省烟台市滨海东路508号　　邮政编码：264199
联系电话：（0535）5136758

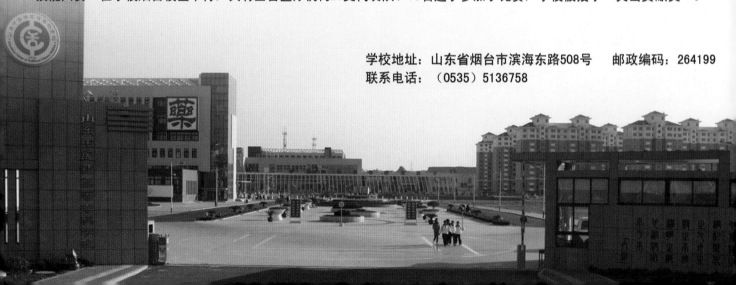

重庆三峡医药高等专科学校

　　重庆三峡医药高等专科学校是教育部批准设置，重庆市人民政府举办，重庆市教育委员会主管的医药卫生类全日制普通高等专科学校，是重庆市示范性高职院校。学校位于重庆市第二大城市——万州区。

　　学校占地800亩，校舍建筑面积42万平方米，固定资产6亿元。现有在校学生12000余名，在职职工901人，副教授以上职称161人，博硕士教师160人，双师型教师占85%，有76名教师在省级以上学术团体任职。设有中医系、药学系等8个系部，开设有中医专业及中医专业（中医全科医学方向）、中医专业（中医美容方向）、针灸推拿专业、中医骨伤专业及中医骨伤专业（运动保健方向）、康复治疗技术专业等6大类27个专业。其中中医专业、中药专业为重庆市示范院校建设重点专业。现已初步形成了以中医药为主体、中医西医结合共同协调发展的办学格局。

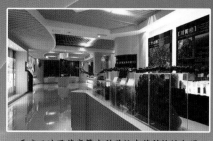

重庆三峡医药高等专科学校中药科技馆大厅

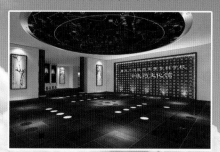

重庆三峡医药高等专科学校中医药文化馆

　　学校中医药特色鲜明，优势突出，建有《中医内科学》《针灸学》《中药制剂技术》等共28门中医药类校级资源共享课，1门市级资源共享课《中药鉴定技术》。学校近年承担国家、市、区级各科技项目120项。其中中医药科技项目65项（含国家中医药管理局课题1项，市科委资助的中医药课题12项，其中4项为重大或攻关项目）。获地厅级以上中医药教学、科技成果奖共12项（市科技进步三等奖1项，市教学成果三等奖2项，市中医药科技奖二等奖1项和三等奖3项，万州区科技进步奖一等奖2项、三等奖3项）。编著出版《长江三峡中医药文化研究》《中国百年百名中医临床名家丛书——龚去非》《中国现代百名中医临床家丛书——李寿彭》等中医学术专著。主编或参编的《中医内科学》《中医外科学》《针灸治疗学》《刺法灸法学》等10部教材入选国家级规划教材。学校办有《三峡中医药》《重庆三峡医药高等专科学校学报》等学术期刊。

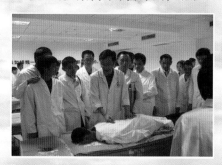

学校与万州区残联合作开展残疾人推拿培训工作

　　2014年，学校继续推行"新型师承，分段共育"人才培养模式，制订了系统的人才培养模式改革实施性方案——《中医学专业"新型师承，分段共育"人才培养模式改革实施方案》，并在2013级、2014级中医学专业中推行。是年，学校建成了集教学、科普、文化宣传、学术研究于一体的具有浓郁地域特色的"三峡中医药文化馆"。中医学专业、中药专业通过重庆市市级高等职业院校建设项目的验收工作。康复治疗技术专业通过了重庆市高职教育新专业合格评估。中药科技创新团队成为万州区生态涵养区建设重点创新团队。

　　学校全面实施校院、校校合作战略，促进区域经济社会发展，继续推进与成都军区八一骨科医院、四川仁甫何氏骨科技术研究中心深度合作，完成《中医医史与文化》《中医养生与保健》《中医诊断技能实训》《何氏骨科学》《正常人体功能》6门校本教材的编写。积极开展面对万州区中医院等6所三峡库区中医类医院和城乡基层医疗卫生机构中医药、针灸推拿等专项技术和中医文化建设指导服务；面向周边社区和机构开展科普讲座、中医文化宣传、义诊等服务，累计完成3126人次；与遵义医药高等专科学校、达州中医学校等7所学校、医院和社会服务机构分别开展人才培养模式、课程建设及师资队伍建设等合作交流与指导。面向社会广泛开展职业技能培训和鉴定，为在职人员提供岗位能力培训，共计2467人次。

　　"十三五"期间，学校将积极创建区域性应用型本科院校，把学校建成为国内知名、特色浓郁的西部地区农村基层中医人才培养示范基地、重庆市中药应用型人才培养基地。

成都体育学院运动医学系

[概述]

成都体育学院运动医学系成立于1960年，是在贺龙元帅亲自批示关怀下，由著名中医骨伤科专家和武术家郑怀贤教授所创建，可授予医学学士和硕士学位。该系下设8个教研室、1个中心实验室、1个专业资料室和1个附属医院、1个研究所，配有20余个设备仪器完善的教学科研实验室；现有专职任课教师70余人，在校学生近1000人，硕士研究生200余人。系辖中医学专业（学制5年，授医学学士学位）、运动人体科学专业（学制4年，授教育学学士学位）、运动康复专业（学制4年，授理学学士学位）、康复治疗学专业（学制4年，授理学学士学位）；拥有中西医结合临床、运动医学、康复医学与理疗学和运动人体科学4个二级学科硕士学位授予点，临床医学和中西医结合2个一级学科授予点，1个中医学专业硕士学位授予点。其中运动人体科学专业招收博士生。

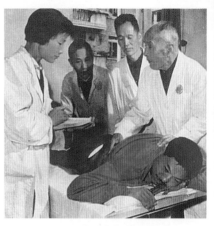

郑怀贤教授与学生

[特色建设]

运动医学系中医学专业为国家级特色专业建设点，四川省特色专业。该系现有国家体育总局重点学科2个（中医骨伤科学、运动生理学），四川省重点学科1个（运动人体科学），四川省重点建设学科1个（运动医学），四川省精品课程5门（体育保健、运动生物力学、郑氏伤科推拿学、运动生理学、运动解剖学），是四川省运动人体科学本科人才培养基地。运动医学实验室为四川省重点实验室、国家体育总局重点实验室，运动人体科学实验室为四川省重点建设实验室。

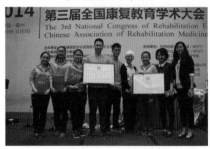

第二届"天瑞杯"全国康复治疗专业学生技能大赛参赛人员及获奖情况

[2014年大事记]

中医学专业硕士学位授予点获批准；举办"中医学专业认证相关工作"专题培训会；申报国家中医药管理局"卓越医生（中医）教育培养计划试点项目""国家级实验教学示范中心""四川省实践教学基地"；获教学改革立项6项；举办康复技能、郑氏推拿大赛；完成国家体育总局运动医学重点实验室评估；完成云南省2014年学生体质健康抽查工作；在福州举办的第二届"天瑞杯"全国康复治疗专业学生技能大赛中，获得本科院校物理治疗组一等奖、心肺物理治疗组单项第一名。

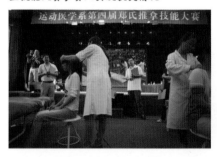

运动医学系第四届郑氏推拿技能大赛

[教育科研]

2014年，医学系共获得各级科研项目立项30余项，其中国家级科研项目立项1项，省部级科研项目立项4项，厅局级科研项目10项，获得省级科研创新团队1项，科研总经费接近230万元；在国内外核心期刊发表科研论文19篇，其中EI收录6篇，共有约16人次参与了39次重要的国际及全国性学术会议，出版专著2部。其中，冬季科研攻关服务项目获得突破，获得国家体育总局第22届冬奥会科研攻关与科技服务项目贡献二等奖1项。

通过多年的建设，医学系以其"体医结合"的特色，在国内外形成较大影响。

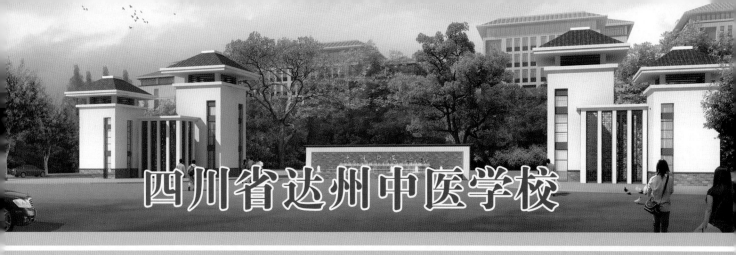

四川省达州中医学校

四川省达州中医学校位于达州市通川区健民路55号，是达州市卫生和计划生育委员会直属医疗卫生单位。学校创建于1967年，是省部级重点中医学校。

学校占地308亩，现有在校学生3915人，教职工193人，其中研究生学历36人，其余全部达到本科学历，80％为"双师型"教师，其中正副主任医师、高级讲师50人，共同组成了年龄结构合理、专业门类广泛、教学经验丰富的师资队伍。学校开设有中医、护理、中药、中药制药、药剂、中医康复保健、营养与保健、农村医学8个专业。

学校按照"三提高"发展战略，不断提高办学质量，提高知名度，提高科学发展能力。一直以来，学校积极致力于发展，软硬件设施不断完善。

打铁还需自身硬，学校一直注重内涵发展，狠抓软实力提升。

一是校园文化建设。一直以来，学校大力加强文化建设，形成了"勤求博采、精诚济世"的校风，"德才并举、为人师表"的教风和"笃学、明志、厚德、精术"的学风。

二是制度建设。不断创新制度、完善制度，修订完善了《四川省达州中医学校职责制度汇编》《干部工作手册》等制度，贯彻执行《中等职业学校教师专业标准》，对教师实行"五级管理"制度，即合格教师、双师素质教师、骨干教师、专业（学术）带头人、教学名师，打造以师德建设为核心的"名师"工程。

三是人才培养。组织教师参加继续教育学习及国家、省市各级培训，引进高层次专业技术人才，学校通过"培、聘、引"大力引进、培养技能型人才。

四是学术研究。学校实施《达州中医学校科研学术成果奖励办法（试行）》，校内定期开展教研活动并举办学术年会，学术氛围浓厚。负责国家中等职业学校中药制药专业教学标准和四川省医药卫生中职中医护理专业设置标准的编制；参加"校企合作共建实训基地"和"新课程背景下骨干教师培训与成长的理论及实践研究"等国家级课题研究；学校有45人参加《内科护理学》《药理学》等10余门学科的全国性教材编写；同时，学校在全国针灸推拿资源库建设中承担康复保健任务，并在全国针灸推拿大赛中荣获多个殊荣。

五是学校以培养"实用型"人才为目标，培养"下得去、用得上、留得住"的学生，学生就业形势良好。办学40多年来，培养了大批能中能西、能医能护、能药能管理的实用人才，享有良好的社会声誉，多次受到国家、省、市表彰。

新校建设稳步推进。园区新校建设正稳步向前推进，今年将相继实施教学楼、学生宿舍和食堂建设，力争2016年入驻。

附属医院发展良好。四川省达州中医学校附属医院是集医疗、康复、教学、科研为一体的综合性非营利性医院，达州市、区城镇职工、居民医疗保险和各县级新农合定点医疗机构。医院坚持以"病人为中心"、以"疗效好、服务好、医德好、群众满意"为办院宗旨。医院拥有高、中、初级结构合理的专业团队，开设内儿科、外科、妇产科、中医科等各类科室。近年来，加大了中医专科建设力度，突出中医特色，疼痛专科、"治未病"中心发展迅速，并加大了实训基地建设，附属医院得到迅速发展。

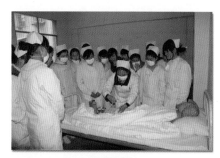

课堂教学

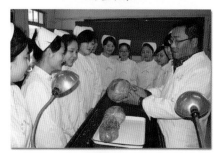

课堂教学

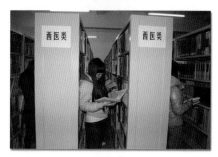

图书室

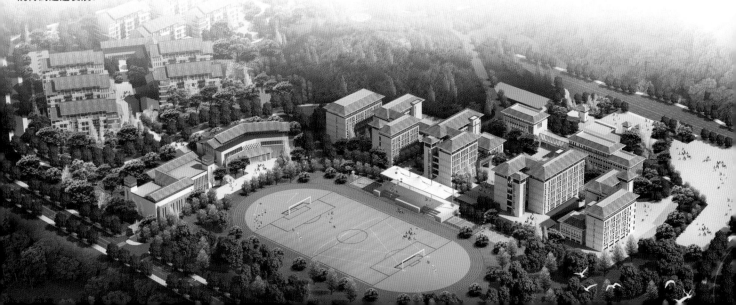

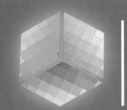

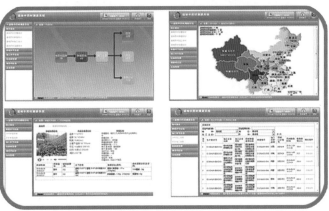

中药行业物联网项目——中药溯源系统

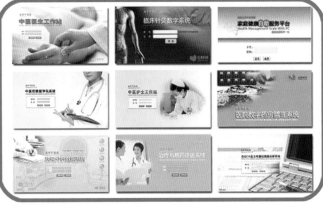

中医特色诊疗平台——中医临床系列软件

成都中医药大学数字医药研究所是目前国内少数专业从事中医药数字化研究的科研机构，拥有国家中医药管理局重点培育学科"中医信息学"，是中国卫生信息学会中医药信息化专业委员会常委单位，是国家中药现代化（四川）基地信息化支撑单位，四川省卫生厅社区卫生信息化培训基地，美国思科公司"思蜀援川"项目合作成员。

研究所依托国家级重点学科中药学、针灸推拿学、中医妇科学等优势学科，继承中医信息学研究前辈蒋永光、杨殿兴、彭明德等人的研究成果，历经三代技术拓展，从数据库和CAI到网络平台和虚拟仿真再到移动互联和嵌入式硬件研究，逐步形成了4个富有特色的研究方向：

1. 证候及生物信息研究方向：学科前辈蒋永光在70、80年代起开始中医信息的规范化研究，建立了一系列富有中医特色的数据库、资源库。"十一五""十二五"期间研究所承担国家重大科技专项"病毒性肝炎证候生物平台研究"，进入中医证候与分子生物信息相结合的前沿研究领域，开发了中医证候临床网络平台采集软件、中医证候生物信息分析软件、中医妇科证候与TTM数据分析软件等，取得了丰富的研究成果。

2. 数字中药研究方向：2009年构建中药溯源系统架构体系，展开了现代中药与物联网技术结合的开创性研究。结合中药产业GAP\GMP\GSP等规范，研究了溯源编码标准，完成了种植、加工、市场、应用4个环节的溯源软硬件开发，2011年获得国家药监局、中医药管理局、商务部的试点批文，2015年在全国推广应用，为建立中药第三方行业诚信和新型质量监管平台提供了技术支撑。

3. 中医临床数字化研究方向：继承90年代学科前辈杨殿兴、彭明德教授智能辨证论治系统的研究，2008年与美国思科公司合作"思蜀援川"基层信息化项目，全面展开中医临床数字化的研究，开发了"中医特色数字化诊疗平台"，贯通中医"理法方药"全流程，覆盖临床医生、护士、管理、医技4类角色9大板块40个功能模块，开发的"临床针灸治疗辅助系统""中医特色诊疗数字系统""基层中医轻量化HIS系统""家庭健康自助平台""中医医生工作站""中医辨证论治平台"等20多套中医特色应用软件，取得了10余项软件著作权及专利，通过了省级科研成果鉴定并获得科技进步奖，截至2015年已经在60多家基层医疗机构进行了测试和应用。

4. 智慧中医云健康研究方向：针对中医诊所和社区卫生机构开展中医药云健康诊疗平台系统体系构建研究，对接"中医医生工作站""中医药企业评估系统"，能够共享三方用户、数据、报表，真正实现云共享大数据，为中医药企业、中医药在院医生以及云平台普通用户打造一套拥有庞大数据基础的健康诊疗平台。

数字医药研究所与医学信息工程学院、信息与教育技术中心三位一体，集成了科研、教学和网络应用管理的多方优势。研究所拥有从事教学、科研、网络技术服务的专业团队82人，其中教师队伍高级职称比率达到30%，拥有数字医药工程、医学生物信息、网络硬件和计算机基础4个教研室，拥有数字医药工程软件、医学信息嵌入式开发、网络及硬件3个教学实验室。在校本科学生500余人、研究生7人，专业培养高素质中医药数字化人才。

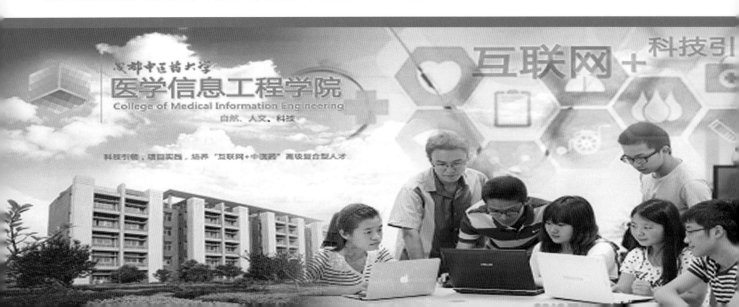

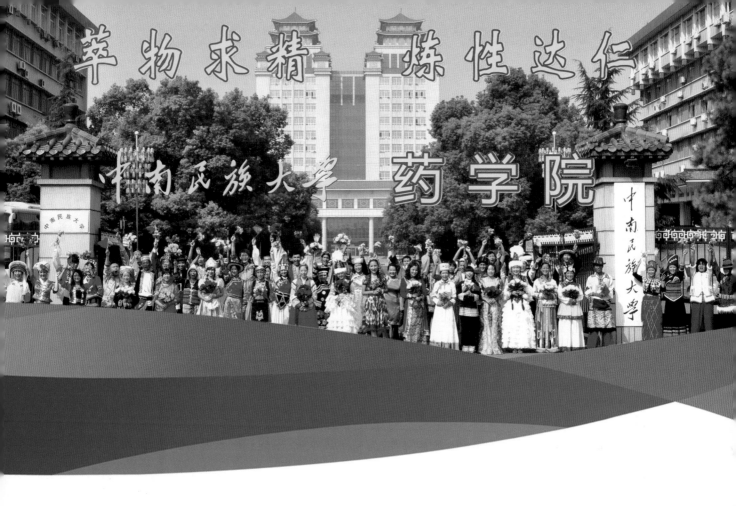

中南民族大学药学院成立于2008年。现有药学、药物制剂、化学生物学及药物分析4个本科专业，为中药学一级学科硕士点和药物化学二级学科硕士点。在校本科生、研究生共1100余人。

学院现有教职工61人。专业教师中90%以上具有博士学位，其中教授13人，副教授17人，硕士生导师30人，"国家杰出青年基金"获得者1人，国家"百千万工程"（一层次）入选者1人，中国科学院"百人计划"入选者3人，国家中青年科技创新领军人才入选者1人，湖北省高端人才计划入选者1人，"楚天学者"讲座教授2人，"楚天学子"2人。

学院现设有药学系、化学生物学系、药剂学系、药物分析学系、药理学研究所以及国家级实验教学示范中心、湖北省民族药现代化工程技术研究中心。实验室总面积约10000平方米，仪器设备总价值达3000万元。

近年来，学院承担了国家"973"、国家科技支撑计划和国家自然科学基金等国家级项目40余项；完成了药物研究与开发项目50余项；共发表学术论文700余篇，其中被SCI收录论文400余篇；出版著作15部；获国内外发明专利授权10余项；3次获湖北省科技进步二等奖，2012年获教育部科技进步一等奖。

学院以培养高质量的具有创新思维的复合型、开放型和应用型人才为目标，培养有研究潜力，具有一定的复合知识，既掌握本专业要求的现代医药知识和技能又具有一定民族医药特长、特色鲜明的应用研究和理论研究相结合的高级人才。

学院努力把基础研究与应用研究相结合，开展多学科交叉融合，力争将药学院建成在国内外有较大影响、多学科协调发展、特色鲜明、有较强竞争力的人才培养基地和新药研发基地。

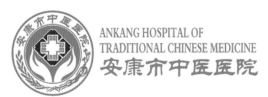

陕西省安康市中医医院

医院简介 HOSPITAL
INTRODUCTION

安康市中医医院是陕南一所国家三级甲等中医医院，陕西中医药大学、广州中医药大学附属医院，国家中医类住院医师和全科医生规范化培养基地。

医院医用建筑面积6万平方米，编制床位1000张，开放床位1100张；现有在职职工1300名，高级职称人员130人，其中享受国务院政府特殊津贴专家2人，全国优秀中医药临床人才3人，国家师承带教指导老师1名，陕西省师承带教指导老师2名，陕西省名中医2名，省"三五人才"1名，市级有突出贡献专家3人，市级名中医14人；有博士、硕士研究生80人，陕西中医药大学、广州中医药大学兼职教授、副教授、硕士生导师40余名。

医院设置临床医技科室44个，拥有国家卫计委重点专科（眼科）1个，国家中管局重点专科（眼科、骨伤科、脑病科、耳鼻喉科）4个，省级重点学科、专科11个，市级重点专科15个，市级诊疗中心4个。

医院拥有GE1.5T超导磁共振、GE64排螺旋CT、全自动检验生化免疫流水线、GE3100数字减影血管造影系统、数字钼靶机等专业医疗设备500余件，设备总值2亿余元。

近年来，医院先后荣获陕西省政府科技进步奖6项，安康市科学技术奖40余项，相继开展新业务、新技术300余项，多项技术填补了区域的空白，形成了独具特色的技术优势和专科特色。

医院始终秉承"广施仁术、福泽民众"的宗旨和"安生济世、精术葆康"的院训，坚持中医特色为主、中西医结合并进、大综合支撑的发展模式，建设高水平、现代化、综合性中医院，全力打造区域性中医诊疗中心和中医养生康复基地。

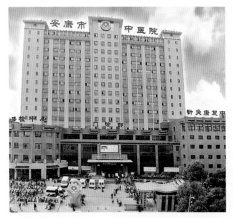
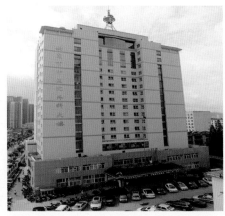
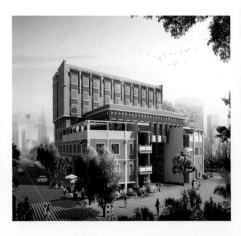

南通良春中医医院

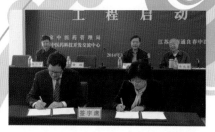

2014年2月15日，国家卫生和计划生育委员会副主任、国家中医药管理局局长王国强视察指导南通卫生及中医工作，并专程来南通看望国医大师朱良春教授。王国强副主任与朱老亲切交流，为中医药的传承发展提出宝贵意见，赞赏朱老对中医药事业做出的杰出贡献。朱老书写北宋著名理学家张载的四句名言"为天地立心，为生民立命，为往圣继绝学，为万世开太平"，赠送给王国强副主任

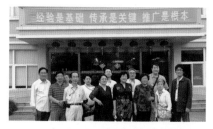

2014年3月18号，中国中医药科技开发交流中心在南通良春中医医院启动了"全国名老中医经验、名方、特色诊疗技术传承促进工程"。该项目是利国利民的好事，也是促进中医药发展的国家战略

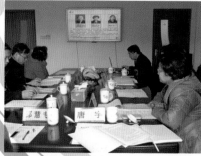

2014年9月16日，由日本星火产业株式会社陶惠宁、秋本女士带队的中医研究团一行11人到院进行为期三天的学术交流，期间拜访了国医大师朱良春教授。此次学术交流以参观、专题讲座为主

南通良春中医医院暨南通市良春中医药研究所创办于2006年9月21日，是江苏省一所地市级中医专科医院，其前身为南通市良春中医药临床研究所，由国医大师朱良春教授和其学术继承人朱婉华于1992年领衔创办。经过23年的创业，医院现已发展成占地40亩、核定床位100张、拥有2800平方米制剂室、生产21种自主知识产权医院制剂的二级中医医院。医院、研究所一直秉承着董事长朱良春的"经典是基础，传承是关键，实践是根本"的传承理念，以医、教、研为一体，设有全国博士后科研工作站，为中国中医科学院中医临床基础医学研究所博士后流动工作室（站），国家中医药管理局风湿病中医重点专科暨全国痛风协作组组长单位，南京中医药大学、河南中医学院临床实习基地和中国癌症基金会鲜药学术委员会临床基地，江苏省中医药局"十二五"肿瘤重点专科建设单位。

医院以风湿病科、肿瘤科、康复养生科为特色。风湿病科以国医大师朱良春教授为学术带头人，朱婉华等学术继承人为中坚力量的学术研究型科室，是国家级风湿病重点专科。"益肾蠲痹法治疗风湿病"技术为2005年度国家中医药管理局科技成果推广项目，已形成数十种成熟的临床路径，并于2010年列入南通市非物质文化遗产保护名录。

肿瘤科坚持以人为本、标本兼治的治疗原则，以中医辨证治疗、心理治疗、饮食治疗"三位一体"的扶正消癥法为核心技术。部分患者可以实现带瘤生存的目标。

康复养生科将药物治疗与心理疗法、饮食疗法、音乐疗法、针灸疗法、香薰疗法等有机结合，为亚健康人群提供全面、系统的"治未病"预防保健服务。

23年来，"良春人"艰苦创业，不懈努力，完成并获得省部级科研成果7项，完成"十五"科技攻关计划2项、"十一五"科技支撑计划2项、江苏省科技支撑计划1项，获南通市非物质文化遗产1项、国家发明专利6项。先后举办全国继续教育学习班十余期，病人遍及全国各地、港澳地区以及美国、英国、法国、德国、西班牙、新西兰、东南亚等国，受到海内外患者的广泛赞誉。

地址：江苏省南通经济技术开发区上海东路68号
网址：www.jszlc.com
电话：0513-85966268　85966258
传真：0513-85966269
邮箱：ntlczyyy@163.com.

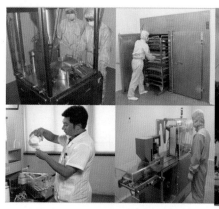

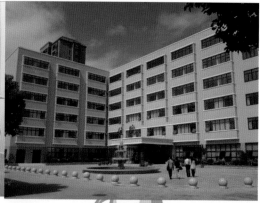

2014年12月30日，由医院和湖南省中医药大学联合培养的博士后开题报告会顺利召开，相信在国医大师朱良春教授的指导下，赵建业博士能圆满完成博士后科研项目，促进医院科技创新的提高

制剂室生产车间　　　　　　　　住院大楼

清远市中医院

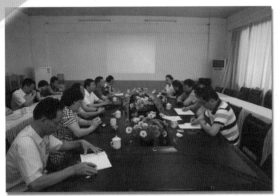

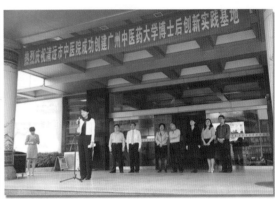

2014年7月，国家中医药管理局副局长吴刚在广东省中医药管理局局长徐庆锋陪同下到医院视察工作

2013年4月，广州中医药大学清远市中医院博士后创新实践基地正式挂牌。2014年1月，广东省人力资源社会保障厅批准医院为广东省博士后创新基地，建立起高层次人才培养与高水平医疗科技成果的转化的平台

　　2014年，根据市委、市政府的改革思路和要求，清远市中医院托管阳山县中医院，率先实现清远市市县级医院紧密合作。围绕着"合纵发展"工作主题和十大精益工作目标，实行精细化管理。一年来，清远市中医院实现了对阳山分院"管理理念一体、运营方式一体、医疗科研一体、绩效方案一体和成长方式一体"的"五位一体"垂直管理模式，在管理、技术、服务和质量方面带动了分院各项能力的全面提升，二级甲等医院评审顺利高分达标。下半年，医院与3所乡镇卫生院签订了托管协议，"市县镇村医联体"模式，初具雏形。

　　2014年，深入开展了"党的群众路线教育实践活动"，在活动中切实查找"四风"问题，落实"八项规定"。扎实开展了"公述民评""正风行动""纪律教育学习月活动"，落实了"党风廉政建设工作""班子制度建设工作""阳光用药制度建设工作"，"行风热线"上线。

　　这一年，清远市中医院成功获得了广东省人社厅认定的"广东省博士后创新基地"，成功获批成为"清远市鲜药制剂工程技术研究开发中心"，成功申报了"全国文明单位"。

　　自2012年"传承发展"主题确定以来，师承工作已持续3年。2014年，国医大师郭子光教授两次亲临医院带徒授业，师承弟子完成了四大经典中的《金匮要略》《伤寒证》等中医名著的学习。冯伟勋院长成为广州中医药大学博士研究生导师，为医院博士后基地进站提供了条件。

　　这一年，中医院迎接了各类检查考核。其中省级专家组先后3次到院进行了"全省放射诊疗和中医药条例专项检查""全省阳光用药工作检查""国家重点专科中期评估考核"；在医院举办了省级一类继续教育项目5项，来自全省的专家和与会同仁，均给予诸多肯定和赞扬。国家中医药局副局长吴刚和广东省中医药局局长徐庆锋亲临市中医院指导，对清远市中医院的发展予以了充分肯定：清远市中医院管理和发展得非常好！

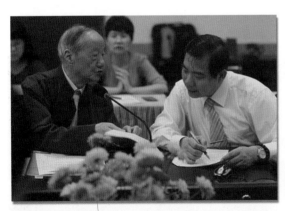

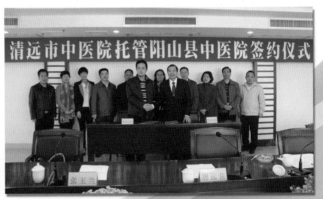

国医大师郭子光亲临市中医院带徒授业，设立国医大师郭子光学术传承研究室，继承国医大师的学术思想，优秀中医人才项目取得阶段性成果。冯伟勋院长成为清远郭老的首位师承弟子

2014年，医院与阳山县人民政府签订托管协议，清远市中医院阳山分院正式挂牌，率先在清远市构建起以三级医院为核心，托管县级二级医院，带动乡镇卫生院，实现医联体模式

广东省茂名市中医院

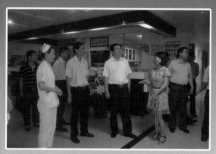
国家中医药管理局副局长于文明（前左三）等领导一行到医院进行中医药工作调研

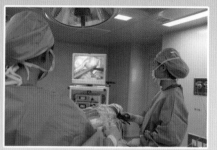
国家级重点专科（妇产科）的专家正在施行腹腔镜手术

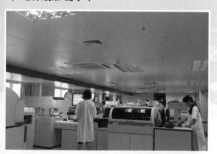
世界领先的美国贝克曼自动生化免疫流水线在茂名市中医院投入使用

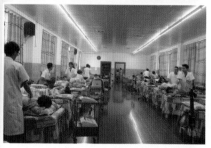
温馨舒适的中医治疗室

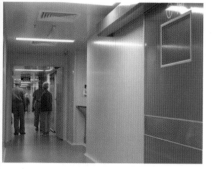
现代化的麻醉手术科

水果之乡香九州，南方油城名四海。在广东省茂名市这座美丽的滨海城市里，有一家集医疗、教学、科研、保健、康复于一体，学科齐全、设备先进、医术精湛、服务优质的大型综合性现代化三级甲等中医院广东省茂名市中医院。

"中医全面领先，西医紧跟前沿"。近年，茂名市中医院连续多年以其先进的管理理念和模式，突出的中医药特色优势，先进的医疗设备，精湛的医疗技术，优质的服务以及在群众中树立的良好口碑，不断取得骄人的业绩，不断创造新的辉煌。该院先后荣获全国地级市中医院十强、全国中医医疗技术协作单位、首批国家级中医住院医师规范化培训基地和中医类别全科医生规范化培养基地（临床培养基地）、全国肛肠疾病防治工程定点医院、中国卒中中心联盟单位、中国急性心肌梗死救治项目协作单位、全国中医医院优质护理服务先进病房等称号。今年5月，国家中医药管理局副局长于文明等领导一行到该院进行中医药工作综合调研，并对该院近年来的发展，特别是为中医药强省建设做出的贡献给予了高度的评价与充分的肯定。

医院现有职工1100多人，其中正高职称42人、副高职称60人，硕士研究生导师20人，广东省名中医1人，广东省名中医师承项目指导老师3人，茂名市优秀专家和拔尖人才3人；开放床位1100多张，设有3个门诊部、2间分院、1间附属医院；有1个国家级重点专科，6个省重点专科；拥有血管造影机、SPECT、CT、MRI、四维彩超、直线加速器、美国贝克曼自动生化免疫流水线等大型世界先进的医疗设备。目前已娴熟开展妇产科、骨科、外科、心脑血管介入等数十种高尖端手术。积极开展的中医特色疗法，赢得了广大群众的信赖和称赞。今年共治愈病人62万多人次（其中门诊58万多人次，住院5.2万多人次，手术3.02万多人次，介入手术9200多例，"治未病"2.6万多人次）。医院不断创新，科研成果累累，今年申报国家、省中医药局科研立项11项，申报市科研立项42项，获批39项，并通过市科研成果鉴定20项；申报市科技进步奖9项，获市科技进步三等奖5项；申报国家级继续教育项目1项，申报省市级继续教育项目25项；发表论文392篇。

医院以特色立院，勇攀医学高峰，追求完美医学。广东省茂名市中医院用39年创新发展的足迹，写就一家中医院振兴中医的奋斗史，也记录了一家中医院探索医改的开拓历程，更描绘了向最好医院跨越发展的创新蓝图。过去的几年，中医院人以无尽的智慧和坚实的步伐，完成了历史性的跨越，未来的日子，中医院人将用忠诚的誓言和不变的承诺，信心满满，雄心勃发地朝着"中国梦、中医梦"而高歌猛进。

电话：0668-2288013（院办）/2222222（急诊）
地址：广东省茂名市油城五路7号大院
网址：http://mmszyy.host.cszx.com

如皋市中医院

如皋市中医院建于1975年12月；1995年被评为国家二级甲等中医院；2010年成为南京中医药大学教学医院；2012年被国家中医药管理局列入首批县级公立中医医院综合改革试点单位；2015年晋级国家三级乙等中医医院。

医院占地面积30546平方米，房屋面积49740平方米，医疗用房46300平方米，资产总值3.61亿元，设备总值9630万元，拥有万元以上设备358台（套）。

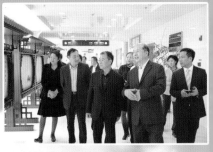

国家中医药管理局副局长马建中视察调研

医院编制床位500张，开放床位511张，开设病区10个；职工总数628人，其中高级职称73人、中级职称163人、硕士研究生25名；现有全国优秀中医临床人才培养对象1名、全国中药特色技术传承人才培养对象2名、江苏省名中医1名、江苏省名中西医结合专家1名、南通市名中医4名、如皋市名中医8名、南京中医药大学兼职教师21名。

医院设有临床一级科室18个、临床二级科室10个、医技辅助科室13个，其中全国农村医疗机构中医特色专科建设单位2个（妇科、针灸推拿科）、江苏省中医重点专科建设单位1个（妇科）、南通市中医重点专科5个（妇科、脾胃病科、肛肠科、心病科、针灸科）、南通市中医重点建设专科1个（肾外科）。

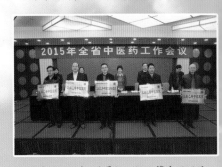

医院于2015年2月晋级三级乙等中医医院

"十一五"以来，医院总计投入资金3.6亿元，先后兴建了现代化的病房大楼、门急诊大楼，添置了西门子1.5T核磁共振、西门子16排螺旋CT、飞利浦彩超等大型医疗设备，同步推进医院信息化建设，基本实现了医院的整体重建。"十二五"时期，医院不断深化改革，加强内涵建设，加快医院发展，中医药服务能力、综合服务能力全面提升。2014年，医院门急诊量42.5万人次，出院病人1.8万人次，业务收入2.55亿元。

医院先后荣获江苏省卫生行风建设先进集体、江苏省医保定点先进单位、江苏省爱国卫生先进集体、江苏省健康教育先进集体、江苏省农村中医工作先进县（市）创建先进集体、江苏省医疗机构计量工作先进集体、南京中医药大学优秀教学基地、南通市十佳医院、南通市首批无红包医院等荣誉。

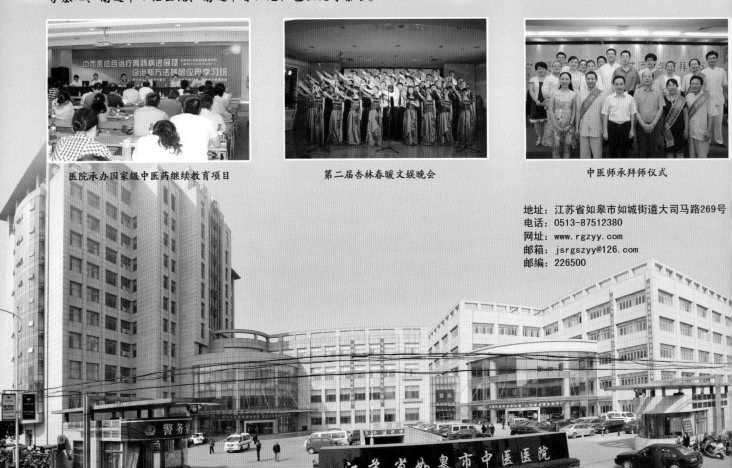

医院承办国家级中医药继续教育项目　　　　第二届杏林春暖文娱晚会　　　　中医师承拜师仪式

地址：江苏省如皋市如城街道大司马路269号
电话：0513-87512380
网址：www.rgzyy.com
邮箱：jsrgszyy@126.com
邮编：226500

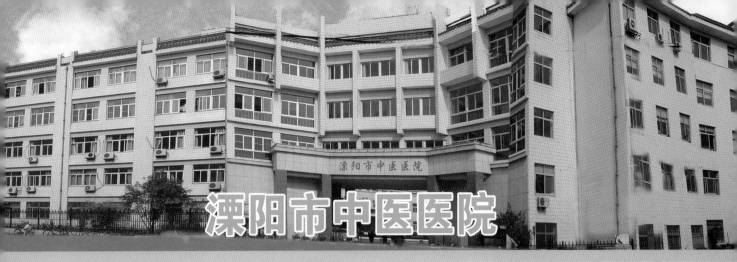

溧阳市中医医院

医院占地面积11358平方米，建筑面积26000平方米，编制床位450张。现有临床一级专科13个，二级专科19个，医技科室11个，31个专病特色门诊。泓口分院占地面积11670平方米，建筑面积5000平方米，2008年通过中国质量认证中心ISO9001：2008国际质量标准认证。

医院在编职工565人，其中卫技人员522人，高级职称73人，中级职称265人。硕士研究生以上学历人员46人，本科学历人员350人。拥有全国"五一"劳动奖章、江苏省劳动模范、"省333人才培养工程"对象。年门诊量52.6万人次，出院人数1.65万人次，手术7642人，业务收入2.77亿元，床位使用率105.7%。

医院拥有德国西门子双源CT、德国西门子1.5T磁共振、日本岛津DSA、美国威视准分子激光仪等大型医疗设备。

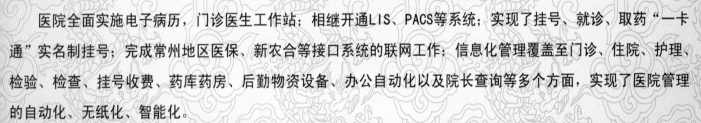

住院大楼

医院拥有江苏省中医临床重点专科建设单位、常州市中医临床重点专科2个，"十二五"常州市中医临床重点专科建设项目3个。

医院全面实施电子病历，门诊医生工作站；相继开通LIS、PACS等系统；实现了挂号、就诊、取药"一卡通"实名制挂号；完成常州地区医保、新农合等接口系统的联网工作；信息化管理覆盖至门诊、住院、护理、检验、检查、挂号收费、药库药房、后勤物资设备、办公自动化以及院长查询等多个方面，实现了医院管理的自动化、无纸化、智能化。

现为南京中医药大学教学医院、江苏省中医院联合体成员单位、南京中大医院医联体单位。

地　　址：江苏省溧阳市溧城镇西后街121号
邮　　编：213300
网　　址：www.lyzyy.com
服务中心：0519—87265900
急救中心：0519—87289999　　0519—87265999

上海市"治未病"发展研究中心

其实你可以更健康

上海市"治未病"发展研究中心是一家省级"治未病"专业研究和管理机构，正式成立于2008年10月8日。依原上海市卫生局批复，中心设置于上海市长宁区卫生局。为推进上海市"治未病"健康工程的落实与实施，加强政府对"治未病"服务的业务管理和综合协调，2013年11月1日，中心正式挂靠于上海市长宁区天山中医医院，仍由长宁区卫生和计划生育委员会主任担任中心主任，在市卫计委、市中发办的领导下，中心的各项工作按照既定计划稳步推进。

中心主要承担上海市"治未病"服务工作的日常监管及项目管理、中医药养生保健相关政策研究、中医药文化宣传、养生保健产品研发、中医适宜技术培训、中医药养生保健市场调研、中医药科技成果转化等工作。

中心成立以来，以国家、上海市项目建设为抓手，积极推进上海市"治未病"工作，先后组织实施2013年度、2014年度"上海市中医预防保健服务能力建设项目""上海市加强公共卫生体系建设三年行动计划（2011～2013年）——中医预防保健服务体系示范基地建设项目""上海市'治未病'预防保健达标单位建设""上海市中医药基层服务能力提升工程——中医医院'治未病'示范中心建设""上海市进一步加快中医药事业发展三年行动计划（2014～2016年）——上海市'治未病'预防保健体系建设项目"；初步完成了上海市"治未病"预防保健服务体系构建，全面提升了上海市各级中医医院及社区卫生服务中心的中医预防保健服务能力；制订各类中医预防保健干预方案28项，筛选中医适宜技术类项目60余项，确立研究产品如药酒、香囊、茶饮等近30项；主持完成国家局级政策研究项目10余项、上海市级政策研究项目6项。

面对中医药事业发展的崭新机遇，上海市"治未病"发展研究中心将进一步发扬中医"治未病"特色服务优势，顺应我国深化医改的要求，不断满足人们群众日益增长的、不同层次的健康服务需求。

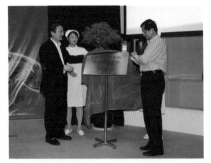

2008年10月13日，上海市卫生局及长宁区人民政府领导为上海市"治未病"发展研究中心揭牌

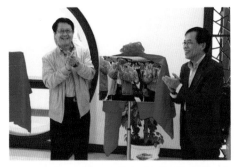

2013年11月1日，上海市"治未病"发展研究中心在上海市长宁区天山中医医院挂牌

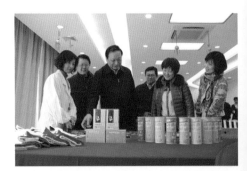

2014年2月14日，国家卫生和计划生育委员会副主任、国家中医药管理局局长王国强在上海市长宁区虹桥街道社区卫生服务中心视察

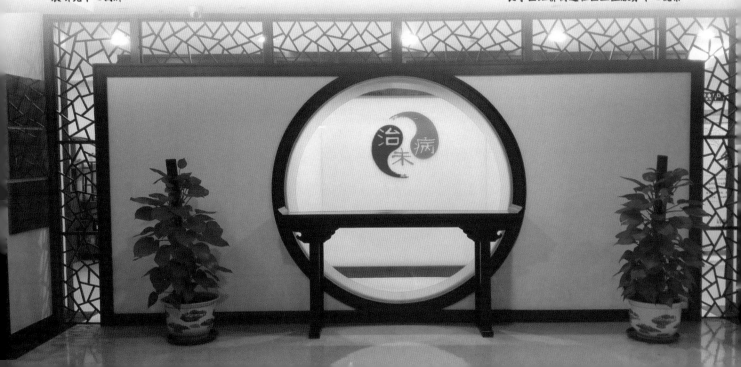

杏福中医健康管理中心

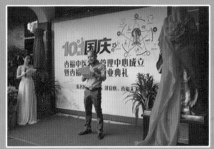

2014年10月1日，杏福中医馆盛大开业
董事长危小文致辞

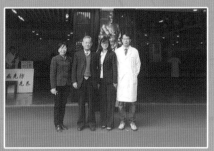

2014年12月26日，世界中医药学会联合
会副主席兼秘书长李振吉莅临中医馆指导工作

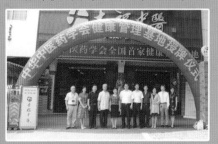

2015年6月12日，中华中医药学会健康管理基
地授牌仪式

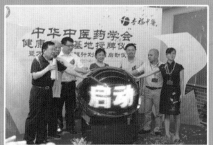

2015年6月12日，万人健康管理公益项目启动

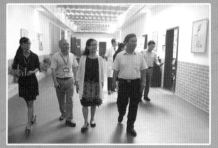

2015年8月3日，国家中医药管理局副局
长闫树江莅临中医馆视察工作

【概述】

杏福中医健康管理中心坐落于福州市屏山北麓，占地面积近3000平方米，于2014年2月17日筹建，2014年10月1日成立，由福建省中医药研究院和福建省杏福医药投资管理有限公司共同投资打造，是全国中华中医药学会健康管理基地，也是福建省真正意义上全方位服务的中医健康管理连锁机构。

医馆设名医工作中心、特色理疗中心、健康管理中心、心理咨询中心、教育培训中心5大中心，旨在实现弘扬中医，守护健康，幸福天下的愿景，并将建立中医文化传承传播基地、中医名医名家工作室建设基地、中医学术流派传承传播基地、中医人才培养基地、中医中药科普基地、传统中药炮制基地、中医健康管理基地。

以"集名医、选好药、守护健康、杏福天下"为馆训，以"非名医不进馆，非好药不进店"为原则，以"私人医生、名医名家、特色理疗、贴心服务"为特色，将建设传统传承型中医馆作为经营定位，聘请国家级、省级和民间名老中医等百名老专家开展常见病、多发病、疑难病和慢性病的诊疗、预防和养生保健等中医药医疗服务工作。

【机构设置】

杏福中医馆，内设医务部、药剂部及综合部。其中医务部下辖政务组、内科、康复科、肿瘤科、妇儿科、健管科、检验科、心理科、医助科；药剂部下辖药房、采购、药库；综合部下辖市场组、企划组、后勤组。

【人员情况】

在董事长危小文的带领下，当前全馆共有职工116人。其中名老中医55人，其他人员61人。

【世界中医药学会联合会副主席兼秘书长李振吉莅临参观】

2014年12月26日，世界中医药学会联合会副主席兼秘书长李振吉莅临中医馆指导工作。中医健康管理是一个朝阳产业，与会者对中医馆加强产品与技术设备研究，不断满足专业化需求，并以此提高中医健康管理水平和服务能力的计划表示高度赞赏。

【中华中医药学会健康管理基地落户】

2015年6月12日，"中华中医药学会健康管理基地"揭牌仪式在杏福中医馆隆重举办。中华中医药学会相关专家领导、福建省中医药学会分会各主任委员、国内以及福建省内知名中医专家等出席盛会。

【万人健康管理计划公益项目启动】

"万人健康管理计划"公益项目，是针对福建省居民实施的一个全民惠民活动，旨在为福建省60岁以上的老年人提供免费健康监测、评估、建档及跟踪随访，让老百姓认识到疾病预防和健康管理的重要性，帮助群众进行健康状态辨识、健康档案建立、健康管理、健康评估和健康干预等，同时发挥中医"治未病"的优势，提高民众的健康管理意识，让老百姓"少生病、生小病、不生病、晚生病"。

【国家中医药管理局领导莅临医馆视察指导工作】

2015年8月3日，国家中医药管理局副局长闫树江莅临中医馆视察指导工作，杏福中医馆董事长危小文对中医馆当前开展的工作以及发展规划进行了汇报和详细讲解。

通过现场查看、听取汇报，杏福中医健康管理中心取得的成绩得到与会者的肯定。

【工作大事记】

2014年2月17日，杏福中医健康管理中心项目筹建工作启动。

2014年8月24日，试营业。

2014年10月1日，正式营业。

2014年12月，福州市医保定点单位开通。

2014年12月26～27日，世界中医药学会联合会副主席兼秘书长李振吉及世界中联中医健康管理专业委员会理事会会长李灿东一行莅临医馆指导工作。

2015年1月，福建省医保定点单位开通。

2015年5月8日，福州市鼓楼区领导前来视察。

2015年6月12日，中华中医药健康管理基地落户。

2015年6月12日，万人健康管理计划公益项目启动。

2015年8月3日，国家中医药管理局副局长闫树江莅临视察指导工作。

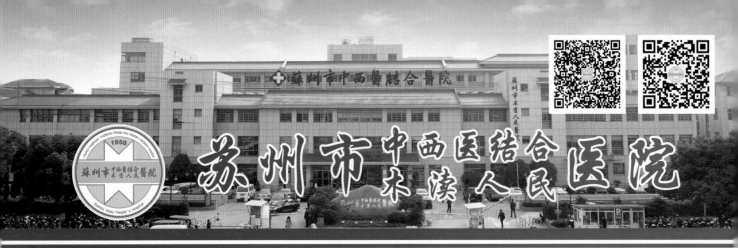

苏州市中西医结合医院 木渎人民医院

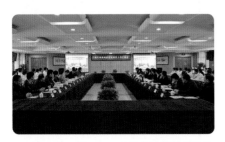

2014年12月27日，三级中西医结合医院评审现场

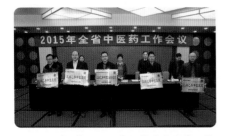

2015年2月11日，在江苏省中医药工作会议上，陆治平院长接过三级乙等中西医结合医院的牌匾，标志着苏州市中西医结合医院正式迈入国家三级中西医结合医院行列

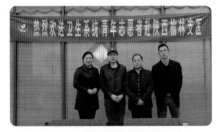

2015年3月，普外科于国锋医生（左二）赴陕西清涧县人民医院支医，院领导到火车站为其送行。这是本院第5位赴陕西榆林地区支医的志愿者

苏州市中西医结合医院（苏州市木渎人民医院）始建于1958年，是一所集医疗、教学、科研、预防保健为一体的三级乙等公立中西医结合医院。医院是苏州卫生职业技术学院的附属医院和南京中医药大学的教学医院。近年来荣获江苏省价格诚信单位、江苏省群众满意的医疗卫生机构、苏州市卫生系统文明单位、四星级健康医院等称号。

医院占地面积55.1亩，业务用房总建筑面积64600平方米。全院现有正式职工868名，卫技人员732名，其中高级职称97名，研究生以上学历59名。全院核定床位750张，设临床、医技科室36个。

医院现有骨伤科、肝病科、肾病科（肾脏内分泌科）、心病科（心血管内科）、肺病科（呼吸内科）、重症医学科、肿瘤内科、神经外科等市、区级临床重点专科8个，蛇咬伤专病是苏州市中医临床重点专病。

医院拥有全国优秀中医临床人才1名，江苏省农村优秀中医临床人才1名，江苏省"333"高层次人才2名，苏州市十大健康养生专家1名，吴中区医学领军人才2名，吴中区卫生系统重点人才11名、名医生10名；另有数十名专家在各级医学会、中医药学会、中西医结合学会任职；20名中医药专家受聘为南京中医药大学兼职教授、副教授等教学职务。

医院配备1.5T核磁共振、64排螺旋CT、800mA C臂机等大型医疗设备，并拥有彩色多普勒超声诊断系统、高压氧舱、DR、500mA多功能数字胃肠机、CRRT机、血液透析机、电子胃肠镜、呼吸机、腹腔镜、关节镜、前列腺汽化电切镜、震波碎石机、全自动生化分析仪等一系列先进医疗设备。

医院将始终坚持中西医结合的办院方向，本着"和谐 诚信 敬业 创新"的院训精神，秉承"患者为先，员工为本；共担责任，共享未来"的核心价值观，为把医院建设成为技术先进、服务卓越、管理一流的，具有示范水平的现代化三级甲等中西医结合医院，更好地为人民群众的健康服务而不断努力。

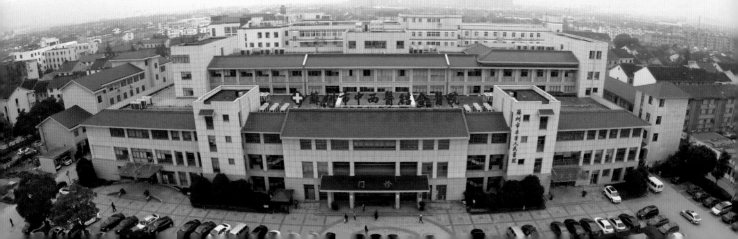

吉林市中西医结合肛肠医院

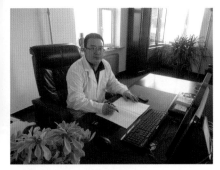

孙良金院长

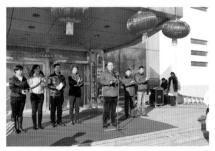

吉林市卫生局副局长王晓娟、中医处处长李文生参加医院"三级中医专科医院"挂牌仪式

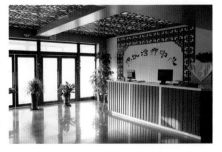

2014年吉林市中西医结合肛肠医院建成熏洗治疗中心候诊大厅

肠内综合治疗区

吉林市中西医结合肛肠医院位于吉林省吉林市，坐落在美丽的松花江畔，始建于1956年，是吉林省一所三级甲等中医专科医院、吉林省国有痔瘘专科医院；是国家重点专科（肛肠科）医院，国家中医药管理局国家"十五""十一五""十二五"重点专科（肛肠科）项目建设单位，国家级重点专病（痔、便秘、久痢、肛痛、肛门湿疡）项目建设单位，吉林省中医药管理局"十二五"重点专科（肛肠科）项目建设单位，吉林省中医药管理局中医药重点学科（中医肛肠病学）单位，吉林省中医药管理局（地市级）临床研究室（肛肠疾病临床研究室）。

医院集医疗、教学、科研、信息为一体，占地面积5950.16平方米，建筑面积10474.51平方米，开放床位300张，现有在岗职工230余人。医院共有6个病区，其中痔瘘病区4个，大肠内科、大肠外科（小儿肛肠病科）各1个；同时，还设有熏洗治疗中心、肠内综合治疗区、便秘专科、专科手术室、镜检室、直肠腔内B超室、结肠水疗室、生物反馈治疗室、中药制剂室等特色科室。病房按现代化三级甲等专科医院建设标准，设有高档病房和普通病房，能满足不同层次患者的就医需求。

医院是吉林省中医药学会肛肠专业委员会吉林地区分会主任委员单位、吉林市医学会肛肠外科分会主任委员单位，技术力量雄厚，拥有一支在肛肠界具有一定影响力的专家技术团队，其中全国中医肛肠名专家7名，中华中医药学会肛肠专业委员会常务理事4人、理事8人，世界中医药学会联合会中医药传统知识保护研究专业委员会理事2人，吉林省中医药学会肛肠专业委员会吉林地区分会主任委员1人，吉林省中医药学会肛肠专业委员会副主任委员1人、常务委员5人，吉林省中医药学会常务理事2人，吉林省卫生厅抗生素临床合理应用吉林省普及计划专家1人，吉林省医师协会肛肠专业委员会副主任委员1名，吉林市医学会肛肠外科分会主任委员1人。

医院专科设备齐全，能开展各种大肠病及肛门病的诊断与治疗。医院配有国内外先进的几十种专科诊疗设备，能提供无痛结肠镜检查、肛门直肠压力测定、排粪造影、结肠慢传输试验、全程钡透试验、大肠水疗、肛门理疗以及便秘的生物反馈治疗等专科诊疗服务。

医院中医特色突出，博采众长，坚持走"差异化"发展道路，为充分发挥国家级重点专科的优势，将传统中医与现代化技术有机融合，率先建立了目前国内规模较大、中医特色突出、设计独特、理念先进的现代化大型肛肠疾病熏洗治疗中心，并被列为2015年吉林市科技局重大医疗项目。该中心是集中药冲洗、雾化熏蒸、理疗三位一体的综合治疗系统，将传统中医理念与现代化治疗设备合而为一，在布局与设计上体现了"科学化、整体化、智能化、人性化和艺术化"的五化特点，在治疗上彰显了七大特色优势，即：熏洗治疗是肛肠疾病非常有效的治疗方法，是肛肠疾病早期有效的疾病治疗手段，是住院患者术后有效的治疗措施，是出院患者康复保健的有效保障；采用中药冲洗、熏蒸、理疗三位一体的综合治疗方式，开创了国内治疗肛肠疾病的先河；中药外用冲洗药剂是医院几十年临床经验总结出的智慧结晶；采用马桶式治疗方式，有效地避免了交叉感染和治疗过程中的排泄问题；熏洗治疗安全、舒适、方便，患者即治即走；充分体现了人性化的治疗理念，分设男、女熏洗专区，有独立的熏洗治疗空间充分体现了传统医学"未病先防、已病早治、既病防变、瘥后防复"的"治未病"养生保健和健康调养的医学理念。

为突显医院国家级重点专科优势，突出中医特色、发挥专科特长，医院整合院内中医、中西医结合优势疗法，2015年医院建成了国内规模较大、专科特色突出的肠内综合治疗区。该综合治疗区是集肠内中药滴入、药物灌注、直肠给药、射频、激光、光疗等多种治疗手段为一体的肠内综合治疗体系。肠内综合治疗区的建立，进一步丰富了肛肠疾病的治疗手段，标志着医院在肠内疾病综合治疗上实现了新的跨越。

医院自主研制全痔膏、玉红油纱条等中药制剂，形成了医院明显的中医特色优势，在省内外具有较高的知名度。

半个多世纪以来，医院始终坚持传统中医与现代医学相结合的治疗理念，围绕"厚德、精诚、和谐、创新"八字院训和"悬壶济世、传承发展"的办院宗旨，秉承患者至上的服务理念，以顽强拼搏、自强不息的奋斗精神，坚持走中西医结合发展之路，创中西医结合特色品牌，走出了一条属于自己的特色专科之路，先后为国内外及省内外肛肠疾病患者解除了病痛，赢得了广泛赞誉。

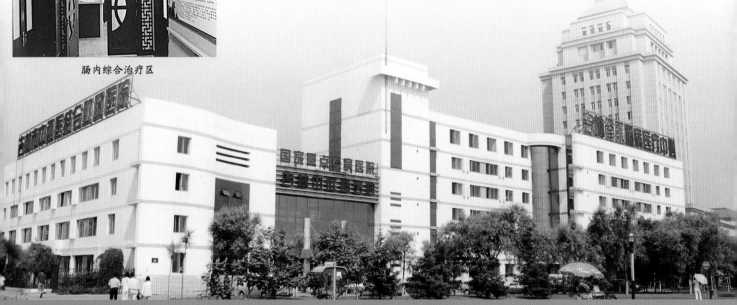

绵阳市骨科医院

绵阳市骨科医院始建于1989年2月，经过20多年的发展，现已成为川西北地区规模较大、专科功能齐全、诊疗设备先进、技术实力雄厚、管理科学的一流专科医院。

医院为政府举办的国家三级乙等中医骨科专科医院，承担了专业急救、医疗、康复、教学和科研工作，是四川中医药高等专科学校附属医院、四川省住院医师麻醉专业及中医骨伤专业规范化培训基地、首都医科大学附属北京同仁医院足踝外科矫形中心合作诊疗单位、全国骨伤科医院学术研究会、《中国矫形外科杂志》理事会、《中国骨与关节外科杂志》理事会、中国医院院长杂志理事会成员单位。

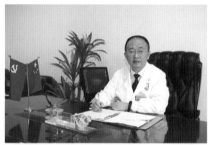

党总支书记、院长林今

医院始终秉承"大医精诚、厚德立院、追求卓越、还您健康体魄"的院训，坚持以文化建设为引领，以质量管理为核心，以人才管理为根本，以信息化管理为手段的医院管理理念；坚持中西医并重，以骨伤为重点，突出骨科亚专业及单病种特色的学科发展方向；坚持优质服务、创品牌、打造专科名院的发展战略及愿景，努力为人民群众的健康服务。

医院一直坚持中西医并重，专注于骨伤、骨病的治疗，中医治疗骨伤骨病优势突出。努力发掘中医药治疗骨伤、骨病、筋伤的优势，开发了5种剂型、15个品种的院内中药制剂，在骨伤、骨病及康复治疗中中医药特色突出。

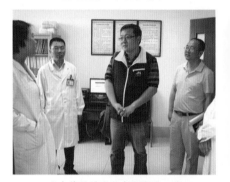

省中管局贾处长来院指导工作

医院在全国及省市26个专业学术团体任职20人。医院骨科亚专业齐全，设有上肢手显微外科、脊柱科、髋关节科、膝关节科、足踝科、小儿骨科、骨肿瘤科、血管外科、骨质疏松科、风湿科等临床科室。医院脊柱科、上肢科（创伤骨科）为省级重点专科，关节外科、足踝科为市级重点专科。

医院数字化建设功能齐全，设有手术室与消毒供应中心一体化建设系统，配备有1.5T光纤核磁共振、16排CT、固定和移动DR、中型及小型C臂X光机、关节镜、椎间盘镜、椎间孔镜、冲击波治疗仪、神经肌电图仪、双能骨密度测定仪及治疗仪、肢体运动康复器材等先进的专科诊疗设备。

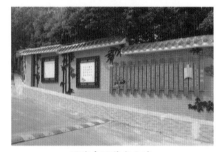

医院中医药文化墙

医院参与了国家"十一五"攻关课题"中国老年人群骨关节病的研究"和国家"十一五"科技支撑计划"骨关节炎的干预控制研究"。专业技术人员出国参加学术交流及短期培训16人次，在全国各类骨科杂志发表论文200余篇。

医院先后荣获"功铸医改·荣耀中国""百姓最值得信赖专科医院"称号以及绵阳市"文明单位""平安单位""绵阳市学习型组织先进单位"称号。上肢科副主任医师蒲超同志荣获"2015四川名医口碑榜·首届绵阳好医生十强"称号。

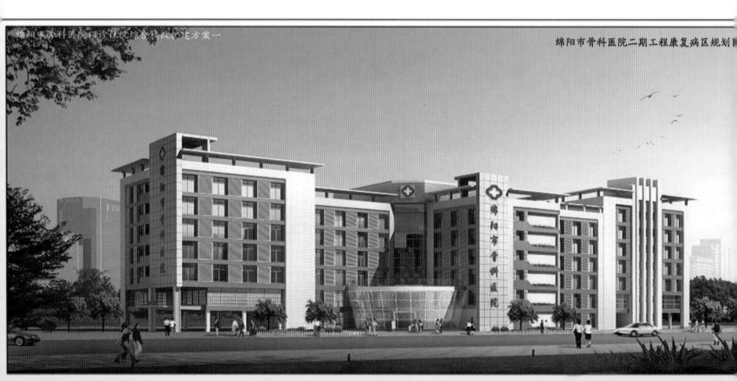

绵阳市骨科医院二期工程康复病区规划图

通辽市蒙医整骨医院

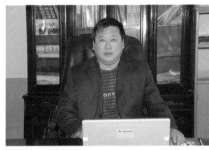
院长胡达来

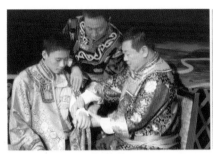
蒙医传统整骨

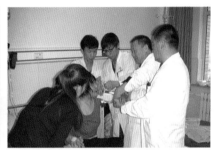
蒙医整骨——手法复位、夹板固定

通辽市蒙医整骨医院坐落在科尔沁腹地美丽的新型草原小镇——科左后旗甘旗卡镇。科左后旗是蒙医整骨发祥地，医院是内蒙古自治区乃至全国的一所以蒙医药理论为基础、以蒙医整骨为品牌的特色医院，是内蒙古医科大学临床教学医院、内蒙古民族大学蒙医骨伤科学研究基地、国家"十二五"期间重点民族医院建设单位、国家重点专科建设单位、国家级非物质文化遗产保护单位。医院已发展成为集医疗、康复、科研、教学、蒙药制剂为一体的现代化国家三级甲等蒙医专科医院。

医院始建于1976年5月，占地面积17195平方米，现有在岗职工256名，其中卫生技术人员220名、副主任医师以上18名、国家级非物质文化遗产（蒙医正骨术）传承人1名、国家名医提名人1名、国家突出贡献奖获得者1名、自治区非物质文化遗产（蒙医正骨术）传承人2名、自治区"五一"劳动奖章获得者1名、自治区劳模1名、草原英才1名、市级非物质文化遗产传承人3名、硕士生导师2名、硕士研究生3名、在读研究生4名，有通辽市重点学科2个、通辽市名科1个、蒙药制剂室1个。

医院设有整骨科、创伤骨科、脊柱科、小儿骨科、内科、外科、妇产科、肛肠科、五疗康复科等12个临床科室、8个医技科室、10个职能科室及8个住院疗区，拥有西门子1.5T超导核磁共振成像系统、飞利浦16排螺旋CT机、数字化X射线影像系统（DR）、C型臂X射线机、彩色多普勒超声诊断仪（iu22）、全自动生化分析仪等200余台（件），医院编制床位300张。

蒙医整骨科是国家中医药管理局重点专科，也是国家"十二五"期间重点专科建设项目、通辽市重点学科。2011年5月"蒙医正骨疗法"被评为国家级非物质文化遗产保护项目。该科治疗的骨伤患者遍及内蒙古各地和包括台湾地区的国内20多个省、市、自治区，以及蒙古国、新加坡、俄罗斯、美国、加拿大、以色列等国家。

医院先后荣获全国卫生文明建设先进集体、全国教科文卫体系统模范职工之家、自治区民族团结进步先进集体、自治区文明中蒙医院、自治区"文明单位"、自治区十大"民心医院"、自治区党委宣传部授予"草原儿女赞"。在新华社、中央电视台、《人民日报》《中国医药报》、阜新电视台、内蒙古电视台、《内蒙古日报》、通辽电视台、《通辽日报》《商务时报》、诚信网等多家新闻媒体宣传报道了通辽市蒙医整骨医院的辉煌成就。

为创造一所一流技术、一流服务、一流设备、一流环境和一流管理的名牌医院，医院领导班子团结带领广大干部职工继续发扬开拓进取、求真务实的团队精神，发挥蒙医药优势，打造特色品牌，再创医院发展的新辉煌。

地址：内蒙古通辽市科左后旗甘旗卡镇　邮编：028100
电话：0475--5214407　5212322　13947359762

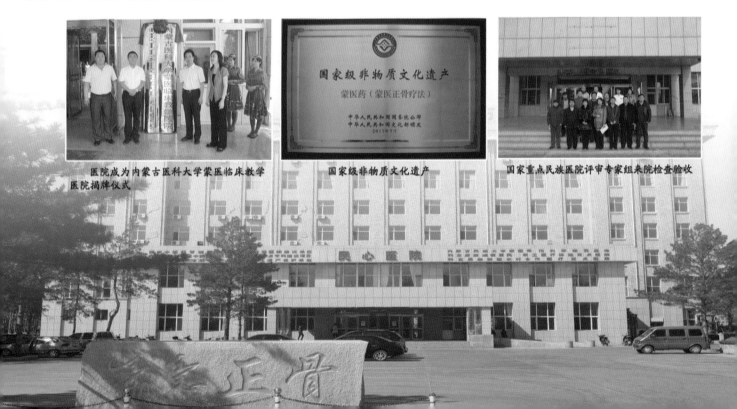

医院成为内蒙古医科大学蒙医临床教学医院揭牌仪式　　　国家级非物质文化遗产　　　国家重点民族医院评审专家组来院检查验收

广州市正骨医院

广州市正骨医院创办于1959年3月，是一所公立非营利性医院，公医、医保和工伤定点医院。医院是以中医为主，为中西医结合的二级甲等中医骨伤专科医院、广州市中医名院。

广州市正骨医院位于广州市东风中路449号。医院拥有业务用房11800平方米，员工442人（高级职称50人、中级职称76人、博士9名，硕士研究生35名）。

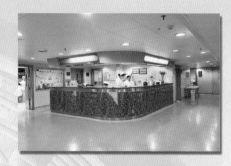

医院设有门诊部、急诊科、住院部、手术室、ICU、康复科、药剂科、放检科等临床科室。门诊部开设常见病诊室、专家诊室、骨折诊室、疼痛专科、骨质疏松专科和运动创伤专科，设24小时急诊。住院部拥有240张病床，5个病区分别为肩肘小儿创伤病区、骨盆髋关节专科病区、运动创伤病区、足踝外科病区和脊柱专科病区。其中广东省"十二五"中医重点建设专科有髋关节专科、运动创伤专科、足踝外科和脊柱专科；广州市"十二五"中医重点建设专科有中西医结合小儿骨科、老年髋关节疾病专科；广州市重点专科有运动创伤专科。

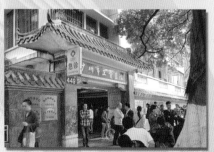

医院以"大医精诚"为院训，把"弘扬传统、精心施术、诚信为本、关爱患者"的核心价值观灌输到医疗服务的每一个环节，坚持走"以中医为主，中西医相结合"的办院路线。为满足临床需要，持续更新设备，如DR影像系统、全自动生化检验仪、心脏彩超、双能X线骨密度检测仪等；开展MR、CT检查项目，手术室实现层流消毒，

医院全面实行信息化管理。在加强硬件设施建设的同时，医院还十分重视人才队伍的建设，努力培养和引进专业人才，提高了医院综合实力。在继承和发扬祖国传统医学上，医院不断总结和提高中医骨伤科诊治技巧，成立"正骨手法研究室"，对中医正骨手法进行临床验证与优化，制定操作规范，取得满意的理论与实践效果。

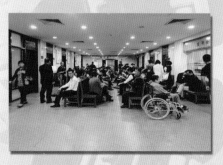

医院紧跟学科发展步伐，近年来成功开展了各部位人工关节置换术、骨科微创内固定术和关节镜手术、多节段椎体融合固定术等多项高难度手术，使医院的医疗技术发展上了一个新台阶。

医院坚持以科研推动临床发展，鼓励开展医学研究，近年获得省级科研立项23项、市级科研立项16项、区科技局立项26项。正骨医院现为广州中医药大学实习医院、南方医科大学实践教学基地、广东食品药品职业学院教学基地、广州军区总医院技术协作单位、广东省创伤救治科研中心（足踝外科）、越秀区肢体残疾康复技术指导中心、中国社工协会康复科研基地、美国南伊利诺伊骨科中心技术支持单位以及瑞士E.M.S冲击波临床研究中心、培训基地，并为香港针灸学会及港澳台地区多家公立、私人医院培训临床培训基地。

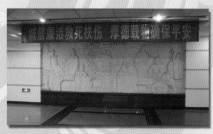

医院地址：广州市东风中路449号 医院网址：www.ICgzzgyy.com 医院咨询电话：020-61251886 传真电话：020-83554839

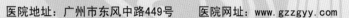

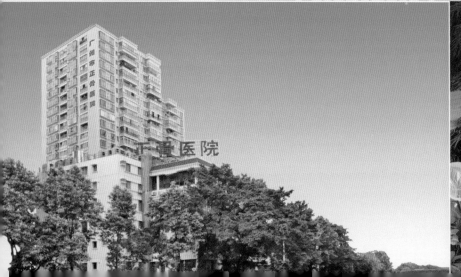

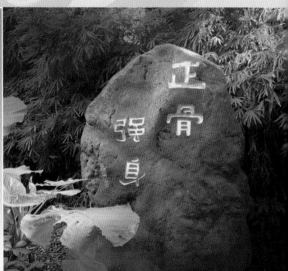

辽宁省海城市正骨医院

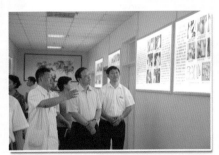

2013年8月7日，国家卫计委副主任、国家中医药管理局局长王国强（中）在院领导的陪同下参观"海城苏氏正骨非遗保护基地"

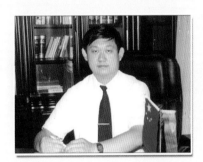

党委书记、院长 苏继承

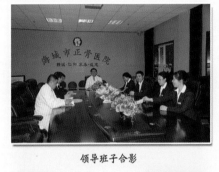

领导班子合影

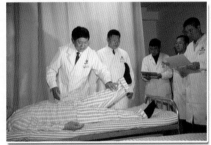

为严把医疗质量关，苏继承院长每周一例行查房

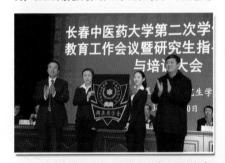

长春中医药大学第二次学教育工作会议暨研究生指与培训大会

为引进高层次人才，海城市正骨医院为长春中医药大学提供100万元的撷英奖学金用于培养骨伤硕士研究生

海城市正骨医院是以收治各类骨伤疾患为主的三级甲等中医专科医院，始建于1956年。医院占地面积2.5万平方米，建筑面积4.4万平方米。是长春中医药大学、辽宁中医药大学的教学医院，国家中医药管理局重点专科建设单位，辽宁省红十字（会）冠名医疗机构，辽宁省交通创伤海城急救中心，承担全市"120"急救任务，是辽宁省社会基本医疗保险和新型农村合作医疗定点医院。"海城苏氏正骨"被列为第四批国家级非物质文化遗产代表性名录，"苏氏正骨法"是卫生部"十年百项成果推广计划"之一。

国家级非遗保护项目"海城苏氏正骨"历经百年、至今传承四代。传统的中医正骨技术完成了"五大进展""五大突破"，确立了"苏氏正骨"在我国现代骨伤流派中的学术地位。"苏氏正骨"作为现代骨伤科流派名家收入《现代中医骨伤流派菁萃》，同时编入全国高等院校骨伤科统编教材，由人民卫生出版社出版的《骨伤集成》详细介绍了"苏氏正骨"的传承发展。

正骨医院现有职工788人，医学教授71名，享受政府特殊津贴专家1名，硕士生导师3名，骨伤博士后1名，辽宁省名中医2名，鞍山市名医6名。开设病床600余张，设有骨关节科、老年骨伤病科、膝关节科、小儿骨科、脊柱科、创伤科、显微手足外科、正骨科、重症医学科、康复科等特色优势科室。骨关节科与老年骨折病科是国家级重点专科，康复科和脊柱科是省级重点学科，膝关节病科是鞍山地区特色专病专科。医院拥有各类高端检查设备，同时设有内科、外科、妇儿科等科室、卫生部室间质评先进检验室和省级重点实验室，医、教、研同步发展。

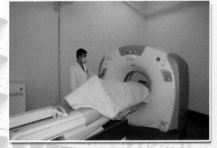

16排CT等高新设备

医院始终坚持"以病人为中心，创办百姓满意医院"的工作宗旨，广泛开展各类微创骨科治疗和传统中医手法复位技术，患者满意度不断提高，各项工作受到省市卫生行政部门的肯定。医院荣获国家五一劳动奖状，中华中医药学会命名海城市正骨医院为"中医骨伤名科"。医院先后被评为辽宁省诚信服务标兵单位、鞍山市第五届中医知名医院、鞍山市平安医院、鞍山市民最喜爱的"3·15"诚信品牌、海城市先进单位、海城市红旗单位。

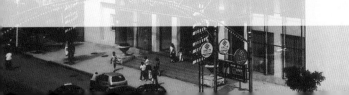

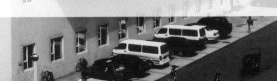

广州中医药大学附属
深圳平乐骨伤科医院

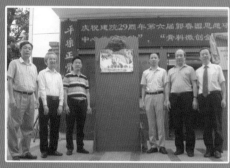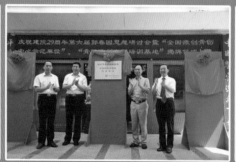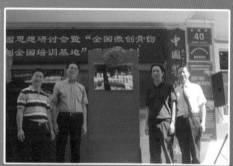

2015年9月25日，全国微创骨伤科示范中心、骨科微创全国培训基地、骨科微创专业委员会全国理事单位在医院挂牌

深圳平乐骨伤科医院为三级甲等中医专科医院，创建于1986年9月，是国有卫生事业单位，拥有研究生导师、医学博士、医学硕士等一支技术力量雄厚、阶梯层次分明的医疗、教学和科研队伍。拥有多个国家级、省级重点专科及市级特色专科；是深圳市社会医疗保险定点单位、深圳市工伤保险定点单位、全市"120"急救网络成员之一、深圳市中西医结合学会疼痛专业委员会主任委员单位、广东省中药学会疼痛专业委员会主任委员单位、广东省中西医结合学会骨科微创专业委员会主任委员单位、中华医学会疼痛学分会临床培训定点医院、中国中西医结合学会颈肩腰腿痛培训基地、中国中西医结合学会骨科微创专业委员会骨科微创全国培训基地、中华中医药学会软组织疼痛临床技术教育基地以及河南中医学院、广州中医药大学等多所院校的教学基地、广东省人工关节置换技术准入单位之一、广州中医药大学非直属附属医院。

医院罗湖院区核定床位400张，设有骨伤科（脊柱科、骨关节科、小儿骨科、上肢科、创伤科、老年骨科、筋伤科）、内科、急诊科、重症医学科、康复科、麻醉科、"治未病"科、针灸科、感染性疾病科等临床科室，拥有进口核磁共振成像系统、螺旋CT、数字减影X光机、全自动生化分析仪等大型医疗设备及适合医疗市场定位、发展、服务的职能科室。

医院坪山院区以骨伤科为主，覆盖内、外、妇、儿、五官、康复、针灸、骨伤等专业的综合性中医院，目前开放床位100张。医院二、三期建设完成后，病床设置将达到800～1000张，建成以骨伤科为主的集医疗、教学、科研和康复保健及中草药研发为一体的强专科、大综合的三级甲等综合性中医院。

医院主要技术"平乐郭氏正骨医术"是我国中医正骨四大流派之一，因其疗效显著、患者痛苦小且愈后复发率低而蜚声中外，具有极高的学术、文化价值。这项技术先后被深圳市、广东省、文化部列入非物质文化遗产保护名录，医院也成为广东省非物质文化遗产传承基地。

医院始终把医疗质量视为医院的生命，以"一切以病人为中心"为服务宗旨，坚持"能吃药的不打针，能保守治疗的不开刀，能开小口的不开大口"的微创治疗理念，以最小的损伤为患者争取最大的疗效，充分发挥专家、专科、专病、专药的特点。在继承和发扬平乐郭氏正骨医术的同时，医院积极引进现代骨科医学新理念，学习国内外先进技术，在手术治疗骨伤疾病方面积累了丰富经验，形成了传统医学与现代医学相辅相成的学科体系。医院各临床科室充分发挥微创特色，微创手术比例超过40%。同时，医院正在创建"无痛医院"，让患者就医不再恐惧。

医院独具特色之处还在于，用已故名誉院长郭春园捐献出的治疗各种骨科疾病的13种祖传秘方制成药煎剂，用于治疗各种骨科疾病。

香港中医骨伤学会

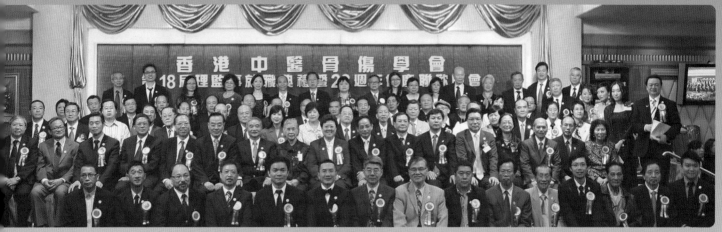

香港中医骨伤学会第18届理监事就职典礼暨28周年庆会

香港中医骨伤学会成立至今不觉已踏入32周年。她走过了由成立发展到不断壮大的不同阶段，现时已成为香港很有代表性的中医团体之一。

学会在创会之始便制订多项务实之发展大计，经过多年努力，现在本学会成员达三仟之众。

学会设有理事会和常务理事会的管理架构，日常工作由理事长主持；另设有"荣誉会长"职称，颁授给对中医药事业、骨伤科学术或对本学会有较大贡献之人士。

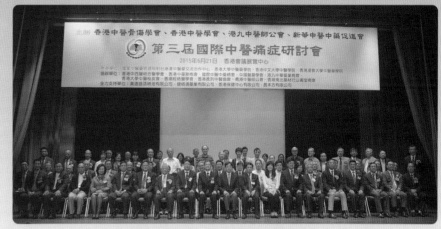

第三届国际中医痛症研讨会

学会立足于香港，面向祖国及世界，现在本会有多位成员被香港法定机构香港中医药管理委员会和香港中医药发展委员会委任为主要负责人或委员，亦有些在国内和世界性中医学术组织中担任领导之职。

近十多年来，香港中医骨伤学会不单立足于香港，并且面向世界和祖国，学会跟国内、海外及香港的友会举办了多项研讨会，经常主办或联合举办各种大型国际性学术研讨会，例如：由2002年开始承办第四届世界骨伤学术交流大会、第一届国际老人医学研讨会、中医中药中国行之香港行、国际经筋病研讨会、国际手法医学研讨会及首届中港中医医案专题学术研讨会、颈椎及其相关病变研讨会、第三届国际老人医学研讨会、第三届国际中医痛症研讨会等，为发扬中医和将中医推广到世界献出自己的绵薄之力。

粤港神经医学论坛（广州站）

2012年2月19日
主办：香港中医骨伤学会 广东三九脑科医院

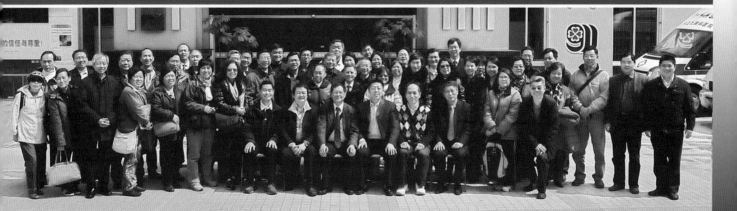

中国民间中医医药研究开发协会特色医疗分会成立大会
暨第九届聚医杰学术年会在北京召开

中国民间中医医药研究开发协会特色医疗分会暨第九届聚医杰学术年会于2015年10月25～26日在北京召开。国家中医药管理局原副局长于生龙，国家中医药管理局法监司司长桑滨生、医政司基层处处长吴凯，中国民间中医医药研究开发协会会长陈珞珈等出席了会议并作讲话或讲座。会期成立了中国民间中医医药研究开发协会特色医疗分会，对2015年度"聚医杰"会友中的优秀人才进行了表彰。

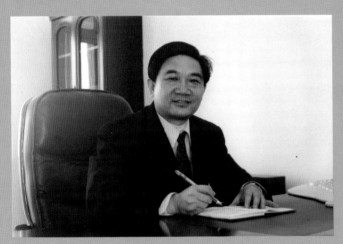

中国民间中医医药研究开发协会特色医疗分会
会长江淑安教授

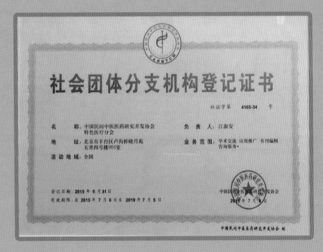

中国民间中医医药研究开发协会特色医疗分会首届理事会组成人员名单

名誉会长：余治平　冯复加

会　长：江淑安

副 会 长：王　英　朱显沛　沈　峰　朱华春
　　　　　姜文学　苏振州　李国勋　陈柏林
　　　　　卢　静　邓绍明　朱　军

秘 书 长：李莹莹

副秘书长：叶续宗　江　玲

常务理事：（排名不分先后）

王顺祥	王悦英	杨长云	张广鸿
陈启介	姚国全	杨国民	陈　诚
陈家鼎	张杰俊	徐定清	刘勰斌
汪金旺	倪晓畴	周国典	黄耿生
李书明	李延玲	宋洪增	黄昭霖
杨占荣	高金道	潘寿先	朱贤君
邓扶正	李　孝	陈春寿	孙胜利
董守太	亓丰俊	胡占明	张福亮
孙　广	彭治安	杨　周	陈尚武
张长青	陆政峄	顾文忠	沈　枫
宁喜森	邢苏斌	汤智敬	黄辉松
谭家兴	唐光钰	徐介初	徐胜文

焦俊龙	李玉冰	何纯阳	方名煊	夏国发
程东学	马忠义	柴世禄	莫石丰	李铜元
郑孔济	左全忠	李克海	李松波	彭康言
史腊美	乔纯礼	李灵恩	墨会甲	陆仕财
张启云	何洪生	莫官江	宋明柱	王传亮
曹书光	黄光荣	林仁耳	郭文概	刘建民
曾昭旭	刘进虎			

理　事：（排名不分先后）

陈红侠	李延培	于保庆	周　斌	覃军莲
万进贤	王小莉	郑宝定	王允太	李明庆
羊汝琴	李瑞明	贾国勇	许自华	曹春华
李锡儒	梁春荣	叶玉芳	林　锐	陈德彬
王辅民	郭拴歧	李　礼	范哲玲	张春和
黄道岭	郭小平	薛　飞	林智诚	谷英武
张士友	李玉明	李凡卉	刘书贤	刘雨柱
冯永元	钟声远	马大响	池正林	胡　朋
巩建军	刘知文	吴柱华	袁国宪	罗贵明
祝　军	姜本立	刘智中	杨瑞玉	常培祥
邱其荣	李祖汉	陈运阔	潘伟坤	叶合生
申石重	王自有	施文亮	董庙奇	覃启河
李永虞	章根生	王德成	徐绍臣	杨香芳
黄大春	杨丽军	何茂书	王堂珍	罗玉华
骆庭发	敬克政	王乃利	陈永安	张乃杰

重庆市肿瘤医院

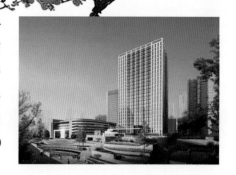

　　重庆市肿瘤医院、重庆市肿瘤研究所、重庆市癌症中心是集医疗、教学、科研、预防为一体的国家三级甲等肿瘤医院，是我国西南地区权威的区域性肿瘤防治中心，是重庆市政府重点建设的十大公共卫生中心之一、全国肿瘤医院中经评审认定的三级甲等医院、国家科委批准的国家级科研院所，是重庆市肿瘤防治办公室挂靠单位、重庆市医疗保险恶性肿瘤特殊疾病确认与办理医院。医院坐落在风景幽美的歌乐山下，嘉陵江畔，位于重庆市沙坪坝区汉渝路181号，占地面积70余亩。　目前医院编制床位1000张，开设床位1300张。

重庆市肿瘤医院中医肿瘤科介绍

　　中医肿瘤科创建于20世纪60年代，是国家中医药管理局"十二五"重点肿瘤专科、全国综合医院中医药示范单位、重庆中医肿瘤临床康复基地、重庆市中医肿瘤特色专科。

　　中医肿瘤科现有中医肿瘤、中西医结合及针灸室3个门诊及住院病房。科室技术力量雄厚，拥有医师共19名，医护人员40名。其中，重庆市名中医2名、全国名老中医师带徒指导老师2名、硕士生导师2名，有博士生1名、硕士生11名。

　　科室特色治疗为"攻癌疗法"及联合中药注射液等中医中药综合疗法。科内特色技术有中药贴敷治疗癌痛、中药贴敷治疗药物性静脉炎、中药贴敷消除包块、中药穴位贴敷治疗失眠、中医养生腿浴等。

　　目前科室在治疗各种癌症等疾病方面积累了丰富临床经验，获得较好疗效，在国内有一定知名度。病员遍及包括港、澳、台在内的全国各地，乃至美、法、韩、日等国家。另外，科室还参与了中医专业留学生带教工作。

专家介绍

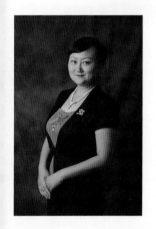

　　王维，女，医学博士，中共党员。世界中医抗癌学会学术部主任，国际中医药肿瘤联盟专家组成员，中国老年和老年医学学会肿瘤康复分会常务委员，中国医疗保健国际交流促进会中医肿瘤防治分会常务委员，中华中医药学会综合医院中医药工作委员会委员，中华中医药学会肿瘤分会委员，中国抗癌学会传统医学专业委员会委员，中国老年学学会老年肿瘤专业委员会委员，中华民族医药学会理事，中华中医药学会血液病分会青年委员，重庆市中医药学会理事，重庆市针灸学会理事，重庆市中西医结合学会络病专业委员会常务委员，重庆市康复学会青年委员；重庆市优秀中青年专业技术人才，重庆市肿瘤医院肺癌及鼻咽癌专家组成员；重庆电视台"不健不散"及"健康才有戏"大型健康服务节目受邀专家；2013年国家中医药继续教育项目及多项市级继续教育项目负责人。多次在国际及国家级学术大会上发言。发表论文20余篇，主研厅局级课题及院内新技术多项，并参研多项国家级、省市级科研课题。获重庆市科委科技成果1项。在肿瘤病人的中医辨证论治、个体化治疗方面有较丰富的临床经验，坚持"人瘤共存、扶正固本"的学术观点，病员遍及全国各地及东南亚等国家。

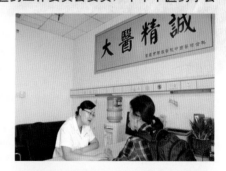

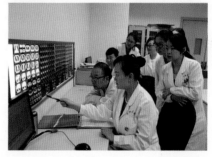

河北省医疗气功医院

河北省医疗气功医院，又称河北省北戴河疗养院，位于有"夏都"美誉的著名旅游避暑胜地——北戴河，坐落于海滨东经路198号，北连东经路，南通海浴场，南大门距海水浴场不足80米。院内苍松翠柏，绿草茵茵，鸟语花香，曲径通幽；空气中负氧离子达8000/cm³个以上，是名副其实的大氧吧。1985年国家中医药管理局和河北省卫生厅共同投资在该院兴建了"国家医学气功教育基地"（其前身是"全国医学气功师资培训班"），是国家中医药管理局指定的医学气功教育基地。

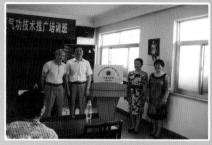

河北省医疗气功医院

院内设有医疗部，开展中西医、理疗、针灸治疗等项目，并有针对性地开展糖尿病、中老年慢性病、颈椎病等特色专科医疗服务，具有高、中级专业技术职称的专家、教授随时为每位就医者提供全方位服务。

作为正规的医疗气功机构，河北省医疗气功医院经多年挖掘和整理，形成一套独有的气功诊疗技术，医疗气功、气功康复、太极拳、太极剑、太极推手等中国绝活，常年吸引着法国、德国、美国、日本、英国、瑞典、奥地利等一大批海内外宾朋前来交流、观摩和学习，使中国传统文化广泛融入世界之林，同时也成为让世界了解中国、让中国走向世界的窗口平台。

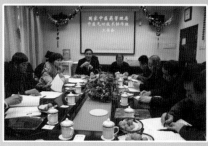

河北省医疗气功医院

1986年，河北省卫生厅决定将气功疗养院更名为河北省北戴河气功康复医院，省政府批准该院为全国首批对外开放医疗单位后，带着崇尚之意学习气功的国际友人日益增多，每年来院寻求医疗气功真谛的美、英、法、俄、日、德、瑞典、意大利、奥地利及东南亚等国家外宾约300人次；每年都有医疗气功专家被邀请到国外讲学。据不完全统计，从1995年至今，约在国外开展医学气功学术交流培训560余班次，培训人员约18000余人。到目前为止，该院已举办全国医学气功师资培训班43期，省级医学气功师资培训班15期、普及班38期、治疗班39期、国际班305期，毕业学员达6万余人次，用医疗气功方法治疗病人数万人次。

2012年国家中医药管理局批准在该院建立中医气功学重点学科（培育学科），全方位开展学科。

针对气功医疗行业准入界定模糊的现实情况，开展临床亟待解决的功法操作、辨证施功、气功处方及从业人员准入的规范化和标准化研究，为临床提供依据和支持。中医气功"治未病"预防养生研究，专门针对疾病前期的预防开展研究，凸显气功疗法的预防养生效应，评价其效度和安全性。以功法训练所要达到的境界——三调合一为目标，以三调（调身、调息、调心）为基础内容，研究中医气功的作用效应和机制。从基础研究的层面，揭示气功的生理、心理及生物学机理，为临床实践应用提供必要地科学证据。中医药养生保健文化交流基地建设。实施该项目是加强中医药对外宣传、促进中医药文化传播的需要；是促进健康服务业和养老服务业发展的需要；满足国际健康市场的需要。同时，该院还加强人才培养或引进在国内外有重要影响的学科带头人，培养能够承担省级及以上科研项目的中青年专家；积极参加统编教材、精品教材编写或编译，参编、主编国家"十二五"和"十三五"规划教材，认真开展教学研究和教学改革。

为了提高医学人才培养质量，该院凭借深厚的医疗气功临床、教学基础以及独特的诊疗设备和优秀的医疗气功师资队伍，正式成为河北中医学院专科临床教学基地。本着医教资源共享、优势互补、共同发展的原则，该院加强与学校的合作与交流，积极开展科研教学，培养出更多的高等中医气功人才。

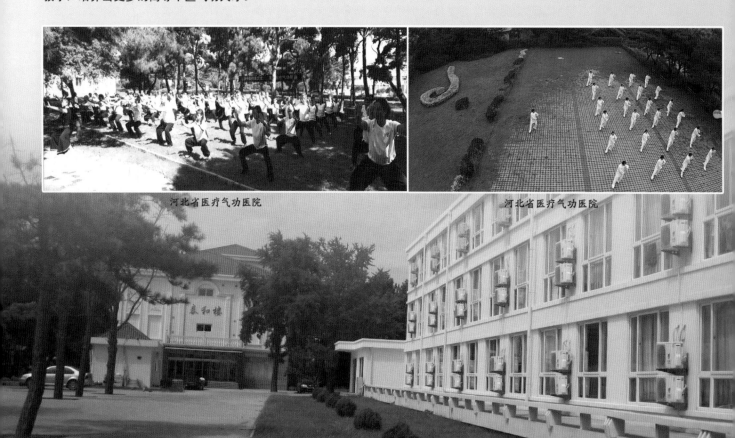

河北省医疗气功医院　　　　　　　　河北省医疗气功医院

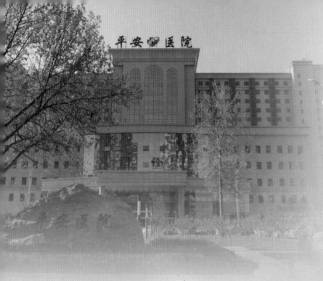

石家庄平安医院

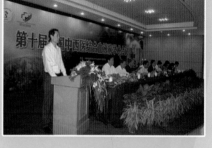

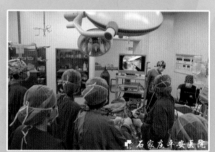

医院概况： 石家庄平安医院始建于1987年，在20多年的发展历程中，已逐步发展成为中医特色明显，集医疗、教学、科研、预防、保健于一体的、具有一定区域优势的综合性医院。2015年先后被评为全国最具价值民营医院、全国最佳百姓放心示范医院。

专家队伍： 现有在岗职工700余人，博士后、医学博士、硕士及中高级职称专业技术人员200余人；拥有省级名老中医2人、省级优秀中医人才1人、市拔尖人才2人，特聘美国脑病专家2人，省级特聘专家20余人。

特色科室： 开设血液病科、风湿免疫病科、肿瘤科、肾病科、周围血管病科、妇产科、儿科、外科、骨科、心脑血管病科、神经内科、康复科等40余个临床科室，以及检验科、放射科、介入治疗中心、透析室等15个医技科室，拥有裕翔社区卫生服务中心、心理睡眠科和托养院3个大型服务机构。

血液科是国家重点中医专科，设有6个病区、300张床位，建科以来已收治了来自全国30余个省、市及14个国家的血液病患者4万余名。该科采用研制出的系列纯中药制剂以及中医分步疗法，应用于临床治疗。风湿免疫病科创制"免疫逐痹再生治疗体系"。肿瘤学部是河北省重点中医专科、河北省中西医结合学会肿瘤专业委员会主任委员单位和全国肿瘤微创治疗与癌痛治疗学会的常委单位。该科手术治疗开展根治性手术、姑息性手术、腔镜微创外科；微创介入开展影像引导下的消融、导管栓塞、成形、引流灌注；放射治疗开展精准放疗、聚焦放疗、普通放疗、体内放疗、影像引导放疗；药物综合治疗开展联合化疗、靶向介入治疗、全身热疗、中医中药、姑息治疗、耐药研究治疗；生物治疗开展细胞治疗、免疫治疗、基因治疗等。

医疗设备： 美国GE公司IGS630双C血管造影机、瓦里安UNIQUE直线加速器、64排128层容积CT、1.5T磁共振（MRI）、八色流式细胞仪、美国ABI-7300定量PCR仪、陀螺旋转式钴60立体定向治疗机、彩色超声诊断仪、脑电图等30余种先进高端诊疗设备；建立了用于骨髓移植的百级层流病房、百级净化层流手术室、ICU层流病房、透析室、生化检测、影像等诊疗设施。

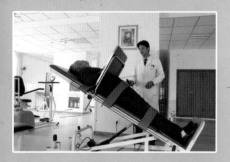

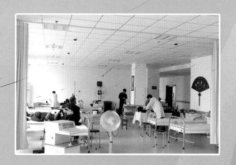

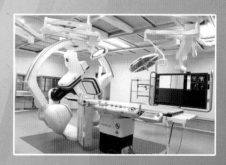

广州白云山和记黄埔中药有限公司

广州白云山和记黄埔中药有限公司是由著名的华人企业家李嘉诚先生旗下和记黄埔(中国)公司与广药集团广州白云山制药股份有限公司共同出资成立的中港合资企业，合资公司于2005年5月正式挂牌运营。公司前身广州白云山制药股份有限公司广州白云山中药厂成立于1988年5月，系广药集团广州白云山制药股份有限公司全资控股企业。

公司现有员工1232人，其中工程技术人员448人（占全厂员工总数的36%）。研发人员216人，其中，高级（博士和高工）研究人员20人（博士5人），占研发人员总数9%；中级研究人员59人，占研发人员总数27 %。

公司现拥有片剂、颗粒剂、丸剂等9大剂型，共计160个产品批文。其中具有自主知识产权的品种6个，国家中药保护品种11个，广东省名牌产品5个，广州名牌产品2个。复方丹参片和板蓝根颗粒为年销售超5亿元的中药大品种，也是广东省、广州市重点培育发展的名优中成药产品。

公司十分注重品牌的培育，2006年"白云山"商标被国家商标局认定为"中国驰名商标"；2012年北京名牌资产评估有限公司评估显示，白云山品牌价值已达283亿元，名列全国医药行业前列。企业产品行销全国30个省、市、自治区、远销欧美、东南亚等20多个国家和地区。

公司坚持"科技兴企"及"大医药"战略，有力地推动了企业的大发展，尤其是1999年以来，公司步入高速成长期，实现了跨越式发展。1999年～2014年，企业规模扩大10倍以上，销售收入以年均20%以上的速度快速增长。2014年公司工商销售实现26亿元、利税2.7亿元，销售、回款、产值、利润4项指标保持20%以上增长。

公司已发展成为广东省建设中医药强省、广州建设中医药强市的排头兵企业、国家火炬计划重点高新技术企业、国家创新型试点企业、广东省自主创新100强企业、广东省战略性新兴产业（第一批）骨干企业。

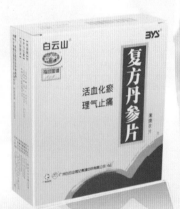

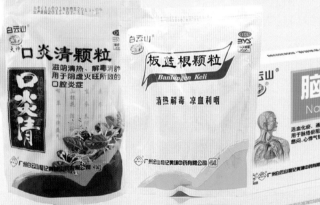

产品名称：复方丹参片
批准文号：国药准字Z44023372

产品名称：口炎清颗粒
批准文号：国药准字Z44021730

产品名称：板蓝根颗粒
批准文号：国药准字Z44023485

产品名称：脑心清片
批准文号：国药准字Z44021765

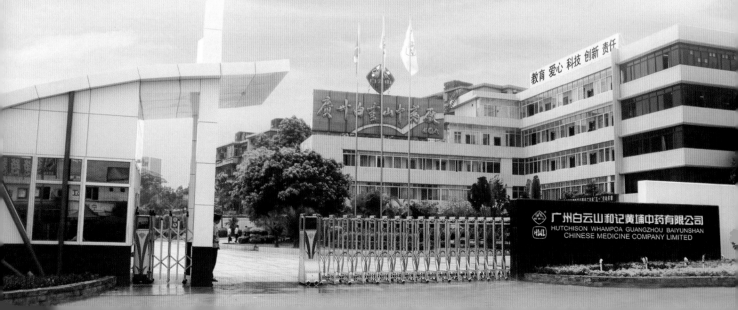

深圳市东阳光实业发展有限公司
冬虫夏草大规模产业化繁育成功

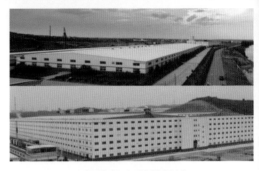

深圳市东阳光实业发展有限公司是一家集研发、生产、销售于一体的大型股份制企业，目前共有员工15000余人，拥有三大业务板块，包括沪股上市公司"东阳光科"、港股上市公司"东阳光药"和"南岭养生"。冬虫夏草研发团队隶属于东阳光药物研究院，经过8年攻关，实现了冬虫夏草野生繁育品的大规模产业化，有效解决了名贵中药材冬虫夏草野生资源稀缺和无法规模化人工繁育的问题，将对冬虫夏草中药材产业发展起到示范和带动作用，同时对生态环境改善，产业可持续发展及产业转型升级产生积极影响。

湖北冬虫夏草基地

冬虫夏草产业化繁育技术

公司模拟冬虫夏草原产地的生态条件，完成了冬虫夏草菌及蝙蝠蛾幼虫的世代循环，建立了独创的、稳定的冬虫夏草繁育工艺，申请国家专利7项。2008年实现冬虫夏草小试繁育技术，2013年产量已达吨级。现已建立了完善的冬虫夏草的繁育系统及产业链循环，在湖北建立了超过8万平方米的冬虫夏草繁育基地，同时在西藏林芝建立了饲料种植基地和育种基地。

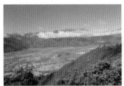
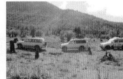

西藏冬虫夏草基地

公司冬虫夏草繁育项目得到了国家政府的大力支持和行业专家的广泛认可，目前已获得3个政府科技项目的支持，并通过了湖北科技厅的成果鉴定；荣获湖北省宜都市科技进步一等奖。

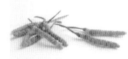
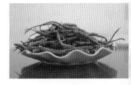

冬虫夏草　　　　　　　冬虫夏草

冬虫夏草繁育品品质研究

冬虫夏草繁育品，经中国中医科学院中药研究所、中国科学院微生物研究所、中国药科大学、湖北省药品检验所、广东省药品检验所等多方权威部门的检验和认定，东阳光冬虫夏草繁育品符合中国药典冬虫夏草质量标准，铅、汞、铜等重金属和砷不超标，已获得绿色中药认证，同时在显微、DNA条形码、化学指纹图谱方面与野生冬虫夏草一致。

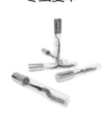
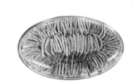

冬虫夏草　　　　　　　冬虫夏草

冬虫夏草深加工产品的开发

公司对冬虫夏草深加工产品的开发也在同步进行中，目前主要研发产品有冬虫夏草纯粉制剂、冬虫夏草复方制剂、冬虫夏草酒以及冬虫夏草化妆品，相关技术已申请国家专利6项。

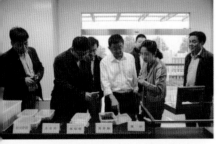

国家中医药管理局科技司曹洪欣司长考察东阳光冬虫夏草项目

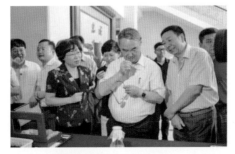

桑国卫院士一行考察东阳光冬虫夏草项目

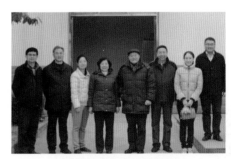

魏江春院士一行考察东阳光冬虫夏草项目

广西壮族自治区药用植物园

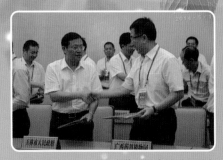

2014年5月16日，在第六届中国（玉林）中医药博览会上，玉林市市委副书记、市长苏海棠与广西科学院副院长、广西药用植物园主任缪剑华签订中国南药园项目合作协议

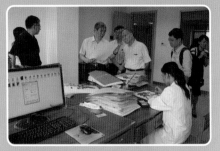

2014年5月22日，中国工程院院士姚新生一行到药园参观考察。图为姚新生院士查看蜡叶标本制作

广西壮族自治区药用植物园（广西壮族自治区药用植物研究所，中国医学科学院药用植物研究所广西分所），创建于1959年，占地面积202公顷，是广西壮族自治区卫生和计划生育委员会直属的从事药用动植物资源收集、保存、展示、科普教育，特色中药资源、民族药资源产品开发，中药材产品质量检测技术与标准研究，中药材产品质量标准起草以及检测服务的公益性事业单位。2011年，广西药用植物园以种植药用植物品种最多和种植药用植物面积最大被英国吉尼斯总部认证为世界"最大的药用植物园"。

2014年，广西药用植物园机构划分为行政、科研、产业三大体系。行政体系设有党政办公室等10个职能部门。科研体系设有药用资源保护与遗传改良研究中心、中药材生产工程技术中心、药用资源开发研究中心、中药资源鉴定中心。产业部门设有南宁杏林景观工程有限责任公司、广西南宁健千年旅游开发有限责任公司、广西华夏本草医药有限公司。

2014年，广西药用植物园在岗职工330人，有高级职称38人、中级职称92人，自治区八桂学者岗位2个，享受国务院特殊津贴专家4人，广西"新世纪十百千人才工程"第二层次人选称号4人，自治区特聘专家1人，"西部之光"访问学者6人；在站博士后4人，博士24人，硕士72人，一线技术人员、销售人员和生产人员215人。

广西药用植物园现有国家工程实验室——西南濒危药材资源开发国家工程实验室、自治区级重点实验室——药用资源保护与遗传改良重点实验室、自治区中药材良种繁育工程技术研究中心、中药材标准化技术委员会以及广西中药材产品质量监督检验站，实验室面积近20000平方米，大型仪器设备近100台/套。广西药用植物园是人社部博士后科研工作站和广西首批人才小高地建设单位。

广西药用植物园长期致力于药用资源的收集保护。2014年底，物种保存达到8920种，馆藏蜡叶标本达到17.4万份，扫描蜡叶标本达到9万份，鉴定标本达到10000份，种子保存达到4000种，离体保存达到412种，馏分保存达到11000份，基因保存达到1000份。职工发表论文144篇，其中SCI论文29篇。

广西药用植物园承担着第四次全国中药材资源普查广西试点36个县域的牵头组织工作及8个县域的普查工作，目前广西试点的普查工作已取得阶段性成果。广西药用植物园通

过多方努力，推动全国首个保护药用植物资源法规《广西壮族自治区药用野生植物资源保护办法》于2015年1月1日起实施。与玉林市人民政府成功联合申报2016年在玉林市举办第十六届国际传统药物学大会。与玉林市人民政府签订中国南药园合作项目，该项目正在有序建设中。成功举办2014年中国蕨类植物研讨会、中国药学会中药资源专业委员会成立大会暨新常态下中药资源可持续发展论坛等重大会议。与奥地利格拉茨大学、美国中田纳西州立大学、俄罗斯科学院科莫洛夫植物研究所植物园等国外机构建立了常态化的合作交流，连续多年成功举办中国-奥地利中草药夏令营。

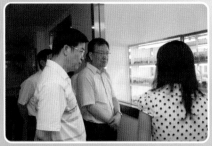

2014年8月23日，中组部人才局局长孙学玉一行到药园调研。图为孙学玉局长（右二）参观药园药用资源保护与遗传改良研究中心离体库

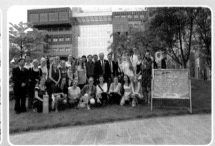

中国-奥地利中草药夏令营学员与药园领导合影留念

广西药用植物园正大力弘扬"尊重·合作"的核心价值观，逐步形成以资源保护促进科学研究，以科学研究引领产业发展，以产业发展巩固资源保护的发展模式。广西药用植物园将成为在生物医药研究领域中具有国际影响力的药用植物资源保护、开发与可持续利用的重要场所。

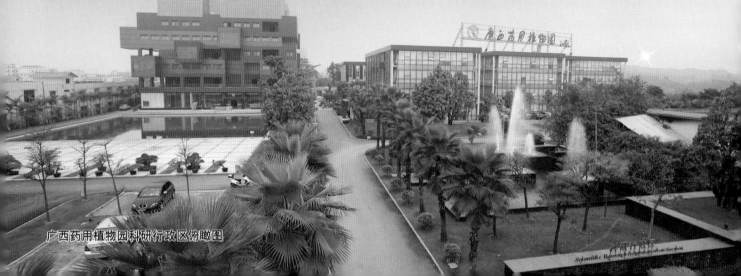

广西药用植物园科研行政区俯瞰图

桐君堂药业有限公司

　　"传承千年，以利于世；上追药祖，以济于时"，是百年桐君堂真实的写照。桐君堂始创于明洪武十七年，此后清康熙二十二年创办桐庐药材会馆，民国二十九年开设寿全药店。1949年解放后，桐君堂进行公私合营，整合重组，并于1998年成立以"桐君堂"为商号的桐庐县医药药材有限公司，桐君堂焕发了新的生机。此后近20年间，桐君堂招贤纳士，开疆扩土，时至今日，现已成为汇聚桐君堂药业有限公司、浙江桐君堂中药饮片有限公司、杭州桐君堂生物科技有限公司、桐庐桐君堂大药房连锁有限公司、桐庐桐君堂国医国药馆、温州桐君堂药材有限公司、桐君堂郑州全程信息化洁净煎药服务中心等诸多核心的企业。

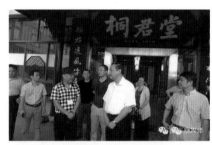

2014年8月16日，国家卫生计生委副主任、国家中医药管理局局长王国强等领导莅临桐君堂检查指导

　　桐君堂秉承"中药质量干系大众百姓，从严把关莫负药祖桐君"的古训，做好人、做好事、做好药。桐君堂源于《桐君采药录》，早于《本草纲目》，业已失传，但是桐君堂从未忘记身上所肩负的"上溯古人，下启后世"的历史使命。桐君堂掌门人李金宝、饮片有限公司总经理申屠银洪配合桐庐政府筹备成立桐君研究会，以桐君堂、浙江中医药大学为主，联合医学、药学、历史、民俗、考古等各方面专家，深入挖掘整理传统药典，寄望恢复典藏，推陈出新。

　　〇桐君堂始终认为坚持道地药材、严格炮制、追求卓著，是老字号的本分。

　　坚持、守望、传承和弘扬祖国传统中药文化，是非物质文化遗产保护单位的义务。加强中药质量控制是桐君堂坚定的目标，由20余人组成的检验中心由3位硕士研究生领携。

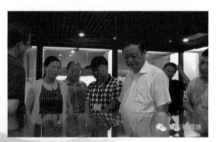

国家卫生计生委副主任、国家中医药管理局局长王国强向总经理申屠银洪详细了解桐君堂中药

　　〇桐君堂无论发展到何种境地，必须恪守的"风骨"和"底线"。

　　创新才是更好的传承，传统饮片是基础，在传统的基础上进行中药创新，做高附加值产品才是企业新的增长点。

　　〇桐君堂着力"追新"

　　桐君堂从古时的前店后厂作坊，到饮片加工部、加工场，GMP认证，现代饮片车间，再到新版GMP认证，高标准车间，依然是紧抓传统饮片规范生产，在规模生产基础上创新独特品种，均着力"追新"。

　　桐君堂拥有1200多种品规的药物，可满足医疗机构常用饮片需要，在浙江省也有很好的市场份额。2008年，桐君堂专门成立桐君堂生物科技有限公司，致力于中药现代创新。经过分析调研、专业论证，决定选择"菌类药"作为主攻方向，通过提高生产工艺，达到质量可控，降低毒副作用，生产出更加安全有效的创新中药。对于卫生部门批准菌种——紫色红曲菌，桐君堂把控单一菌种发酵，定期分离、复壮各个环节，确保生产菌种的优良性状，严格原辅料、中间品、成品检验，把控生产过程SOP、发酵过程、MonacolinK、GABA、红曲色素、红曲多糖、麦角固醇等功效因子明确化，水溶性功能性红曲制造方法获得国家发明专利。

　　在继承中发展，是桐君堂永葆活力的不二法门。对于古时经典发酵中药百药煎，桐君堂开发出一套快速的菌种筛选方法，从数以亿计的菌种中筛选出性状优良菌种，用于每批次产品的发酵。该菌种专利现已保藏于中国微生物菌种保护中心。根据百药煎发酵微生物生长和产物合成特点，精细控制其发酵温度、湿度等参数，确保产品品质。桐君堂率先对百药煎中主要功效成分没食子酸进行规定，含量高达35%以上，使其含量明确化。

　　2014年8月16日，国家卫生计生委副主任、国家中医药管理局局长王国强在浙江省卫生计生委、浙江省中医药管理局、杭州市政府、浙江省中医药大学、杭州市卫生局、杭州市中医药管理局、桐庐县人民政府等领导陪同下莅临桐君堂检查指导。百舸争流，大浪淘沙，桐君堂终成方圆！

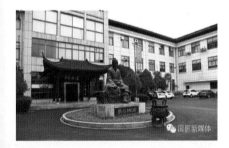

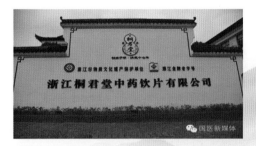

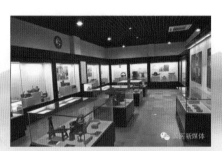

武汉市黄陂区中医医院
在创新中求突破 在坚持中显特色

黄陂区中医医院始建于1963年，是武汉地区一所全国县级示范中医医院和新城区三级甲等中医医院。医院占地1.8万平方米，业务用房4.2万平方米，编制床位数800张。心血管病科、脑病科、骨伤科、针灸科是湖北省重点专科，妇科、肛肠科是武汉市重点专科。

强化专科建设　突出中医药特色优势

黄陂区中医医院按照"院有专科、科有专病、病有专药、人有专长"和"有基础、有特色、有市场"的发展思路。医院成立了重点专科领导小组，制订了黄陂区中医医院重点专科发展规划和重点专科实施方案，出台了重点专科建设管理办法。医院制定并实施中医优势病种诊疗常规32个，开展中医诊疗技术66项，并广泛开展冬病夏治、冬令进补、中医食疗等中医"治未病"工作，主办黄陂区首届膏方节活动。

医院先后邀请全国知名教授开展中西医结合脑病学术研讨会、心血管病学术交流会、老年病学术研讨会；成功举办湖北省抗癌协会肿瘤病理专业委员会2015年学术年会；安排主任、业务骨干赴全国示范三级甲等中医院学习中医特色和专科建设经验。2015年1月，医院省级重点专科心血管专科在全省县区县级医院率先开展介入诊疗技术，介入室开科5个月，心脏介入诊疗手术突破百例，成功率100%，先后有20余家医院来院考察学习。医院成立胸痛学校、注册微信公众号，面向黄陂群众定期开展心血管病健康教育讲座，引进64排128层CT等高精尖设备，通过借助现代化的诊疗手段结合传统中医药疗法，让患者享受"简、便、验、廉"的医疗服务。

推进根基建设　搭建中医药人才梯队

医院通过大胆引进人才、推介知名中医，鼓励以师承方式继承老中医经验、选派中医骨干到国家及省级特色中医药临床研究机构培训学习等方式进行人才储备和培养。医院段世彪同志被授予"武汉中医名师"，陈朝金同志被授予"首届湖北省中青年知名中医""武汉中青年中医名医"称号。医院主持举办了以"发展祖国医学，造福人类健康"为主题的黄陂区第21期人才沙龙活动，成立青年医师学术沙龙，实施"青苗培养工程"，着力培养一批中医骨干和名医大家。

医院4位正高级专家为湖北中医药大学硕士研究生导师，已招收4名学生，22位正副主任医师被聘为湖北中医药大学正副级教授。医院与北京中医药大学东直门医院结为中医药战略联盟关系，在加强与协和医院技术协作的基础上，又与武汉市中心医院建立协作关系，在上级医院的带领下，教学、医疗水平取得显著提高。

加快转型步伐，拓宽医院服务功能

医院开设了糖尿病、心脑血管、肿瘤、养生堂专科门诊。门诊室内制作了健康宣教牌，安装了信息化软件，完成相应危险因素的监测、健康咨询、健康评估、健康干预、健康促进、就诊患者的信息登记以及后续跟踪随诊，与下级医疗机构的信息对接工作。接诊的慢病人群全部纳入健康管理，并且制订个性化干预方案，开展个性化健康服务，设立中医养生保健品展示柜，提供针灸按摩推拿、拔火罐、刮痧、热疗、足疗等养生保健理疗。

作为黄陂区快速崛起的中医主力军，医院与8个乡镇卫生院签订协议组建了健康管理联合体，通过专家驻诊和下乡会诊、双向转诊等多种形式为8家基层医疗机构提供医院管理指导、业务培训、急诊查房、手术医疗、健康管理等全方位技术服务。医院多次在集团内医疗机构交流、讲课、推广中医药适宜技术，开展"送健康、送服务""免费检查、免费送药"的"两送两免"进社区、"中医中药百姓健康行"系列下乡义诊活动，充分彰显医院中医药特色和优势。

医院联合"老来乐"老年公寓打造"湖北省健康管理试点医养结合示范单位"，创新开展"医、养"结合健康管理模式。组织医务人员先后为老人进行健康体检、中医体质辨识、用药咨询、疾病预防知识宣讲和春季养生讲座，每周开展一次一对一的健康指导。在养老建立健康管理室，将养老院食堂中的4个窗口改造成"特需窗口"，分别为糖尿病、高血压、高血脂老人特设。设立"中医养生保健品展示柜"，根据不同人群养生需求开设养生膏方、补益长寿药酒、中药药枕、中药提神香囊、驱蚊安神香囊、养生茶的展示和供应。同时组织专班人员到老来乐公寓开展安全隐患排查工作，督查公寓安全管理制度及防范措施，落实公寓与医院对接医务室的医疗安全管理制度，开设生命绿色通道，无缝对接。

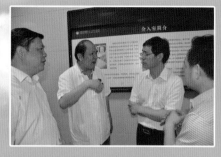

国家中医药管理局医政司副司长杨龙龙会来院调研中医药工作

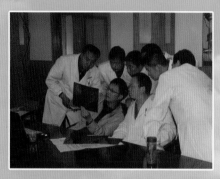

黄陂区中医医院健联体到蔡榨街卫生院开展高血压和脑卒中专题讲座

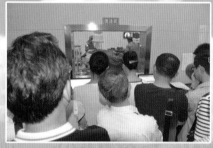

兄弟单位来院观摩心脏介入诊疗技术

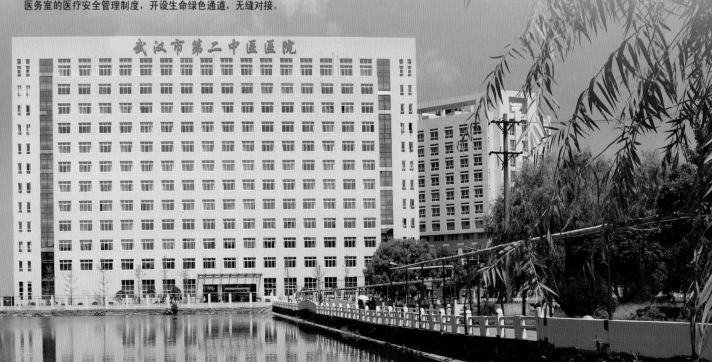

武清中医院

天津市武清区中医医院（天津中医药大学附属医院，三级甲等中医院）坐落于环渤海经济文化圈腹地——京津之间。始建于1988年，是一所集医疗、教学、科研、预防、康复保健于一体的创新型中医医院。现有职工1104人，其中高级技术人员306人、硕博士145、硕博士生导师16人；开放床位680张；全院总占地60亩，建筑面积7万平方米；与泰达国际心血管病医院、天津市人民医院、天津市环湖医院、天津市总医院、天津市儿童医院、北京中医药大学东方医院、天津市胸科医院等建立友好的协作关系。

2014年医院深入贯彻落实党的十八届四中全会精神和中央及市、区党的群众路线教育实践活动总结会精神，成功申报了天津市中西医结合研究院内科研究所（下设5个研究室）。荣获了中国"首届中医药科技推广工作先进集体""中华中医药学会特别贡献奖""全国中医药科普宣教基地"等荣誉称号，陈宝贵名中医工作室被评为"天津市十大劳模创新工作室"，总护理部被天津市总工会授予"女职工建功立业示范岗"光荣称号。

一、医疗工作

医院落实各项核心制度，按照相关规定、考核细则对临床科室进行督导检查。完善脑病一体化医疗平台，发挥中医药特色优势。医技科室坚持室内质控及报告审核制度。修订护理质控检查新标准，承担了天津市《中医护理技术操作手册》编写，为天津市护理学会组织的"中医护理100学时"培训班授课。中医非药物疗法普遍应用于临床。医院派出高年资中医每周到全区乡镇国医堂出诊，还为9个镇街赠送了价值20万元的中医设备。

二、重点专科建设

医院的国家和市级重点专科达到7个。完成了6个市级重点专科的年度计划任务，做好了"治未病"科国家中医药管理局中期评估准备工作；骨伤科、针灸康复科加入国家重点专科协作组，完成了专科专病大系编写。与大学和外院联合申报了5项国家级课题，申报天津市重点项目3项、天津市重大专项3项、中西医结合学会项目4项。

三、人才队伍建设

引进专家，独立开展急性心梗的介入治疗。疼痛科与安贞医院合作新开展了除痛技术。与北京中医药大学东方医院、胸科医院、协和医院建立协作关系。成功申请了中国中医科学院传承博士后工作站。遴选出第二批名老中医，带教16名学术继承人，组建了39人的第四批青年业务骨干队，组织学习、培训48次，书写学习笔记2000余篇。成功申请了中国中医科学院传承博士后工作站和武清开发区科研博士后工作站，并招收2名博士后进站工作。

四、优质服务

启用"武清中医院患者随访系统"，成立"天使青年志愿者服务队"，方便了患者就医，保证了门诊秩序。优化住院病人陪检全覆盖，实行每日清单，为住院患者创办"健康指导宣教频道"，糖尿病科和肿瘤科开办俱乐部，每月定期开展各种讲座及活动。院报面向社会发放，每月一期，每期2.4万份。

五、对外交流

承办了第三届国际中西医学汇通学术研讨会暨中医医院文化建设现场会、武清区首届中药文化节、两期全国中医医院职业化管理高级研修班课程、天津市仲景专业委员会第二届换届会议并选举该院为副主任委员单位；外出参加各级各部门组织的经验介绍6次，接待93批来自全国各中医院和相关单位参观学习，邀请吴咸中、石学敏（国医大师）、张伯礼（院士）、李恩、孙光荣（国医大师）等12位知名专家来院指导、授课。

六、提升职工幸福指数

医院免费开放咖啡厅，为每名职工订制生日蛋糕，发放就餐卡；五四青年节组织岐黄杯中医知识竞赛，营造了全院学习中医的氛围，丰富了职工的业余文化生活。

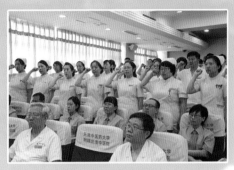

第四批青年业务骨干宣誓

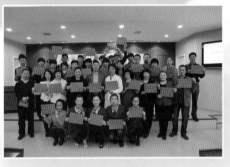

扩大社会青年志愿者队伍

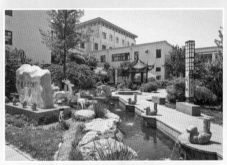

中医药文化园

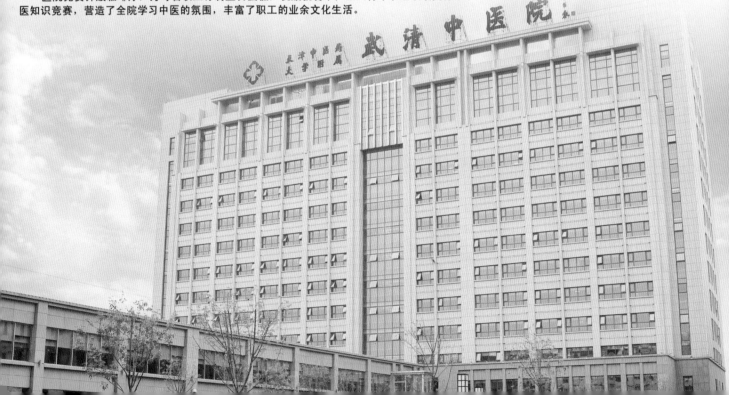

青岛市黄岛区中医医院

传承 创新 厚德 济世

    青岛市黄岛区中医医院是青岛西海岸一所三级甲等中医医院，始建于1978年，业务涵盖医疗、教学、科研、中医预防保健、康复与健康教育等方面，承担着西海岸经济新区171万人口的医疗、预防、保健和多家医学院校的教学、科研任务，在保障人民群众身体健康、促进社会和经济发展方面做出了应有的贡献。

    经过30多年的发展，医院目前占地65亩，建筑面积3.5万平米，总资产2亿元，拥有直线加速器、1.5T磁共振、16排螺旋CT、全自动生化分析仪等万元以上医疗设备866台（件），开放床位607张，设有19个职能科室、32个临床科室、12个医技科室，拥有2个全国农村医疗机构中医特色专科——肝胆病科和康复科，2个山东省中医重点专科——肝胆病科和骨伤科，4个青岛市特色专科——肿瘤科、肾病科、脑病科和介入科。目前医院职工932人，其中高级职称44人、中级职称136人、初级职称183人；医疗人员264人，护理人员410人，医技人员75人，行政后勤人员116人；硕士研究生及以上48人。拥有山东省名中医药专家1名，第三批全国优秀中医临床人才2名，山东省第二批高层次优秀中医临床人才2名，青岛市优秀中医临床人才6名，青岛市优秀青年人才（中医）6人，青岛开发区专业技术拔尖人

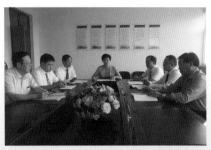

青岛市黄岛区中医医院团结奋进的医院领导班子

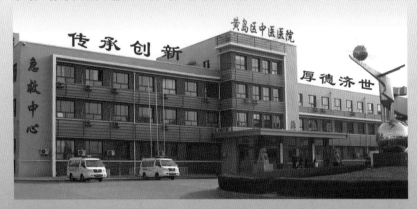

才7名，青岛开发区优秀青年人才2名。医院是国家首批中医住院医师规范化培训（培养）基地、国家中医全科医生规范化培训（培养）基地、山东中医药大学教学医院、滨州医学院教学医院、山东省中医药预防服务保健中心、青岛市基层中医药适宜技术推广项目培训基地、青岛市中医养生保健基地、青岛市膏方示范单位、青岛市脑瘫儿童康复定点医疗机构、青岛市肢体残疾人康复医疗训练定点机构，是国家中医药管理局醒脑开窍针刺、刺络拔罐和小儿推拿技术协作单位。

    医院以弘扬祖国医学为使命，不断突出中医药优势，带动了全区中医事业发展。实施中医"三进"工程，启动"名老中医师带徒"活动；大力推广中医药适宜技术，积极开展"冬病夏治""夏病冬治"、中医养生保健和膏方工作。与北京同仁堂强强联合，打造全区精品中药房，使用"老字号"精品中药材，为百姓提供地道、放心、优质、便捷的中药服务；师古创新，不断推出院内自制制剂、中医特色服务

项目和中医特色护理技术，积极为群众提供"简、便、验、廉"的中医药服务。

    医院不断创新服务举措，实施"机场化服务"，优化就诊流程，美化就诊环境；产科以其温馨服务与专家经验丰富而享誉西海岸地区，承担了开发区40%以上新生儿接生的任务，推出集"营养早餐、药膳服务、纪念照、产后访视和指导"为一体的"亲情母婴乐"服务，深受广大产妇及家属的一致好评；在青岛市率先推出"先诊疗、后付费"服务模式，为百姓就医提供方便；实施惠民医疗，积极开展贫困白内障患者复明工程，为黄岛办事处居民免费实施白内障手术；举办"全国名老中医专家周"活动，常年邀请全国著名的老中医专家定期来院坐诊，惠及全区乃至全市百姓。

    青岛市黄岛区中医医院将围绕"建设一所学科齐全、功能完善、特色突出的现代化三级甲等中医医院"的目标，积极创建"人民满意医院"，开拓创新，进一步提高服务质量，充实服务内涵，突出中医特色，为造福西海岸经济新区百姓、繁荣中医药事业做出新的、更大的贡献。

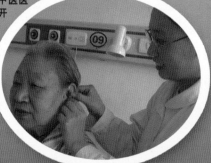

成立中医综合治疗室，开展18项中医护理适宜新技术

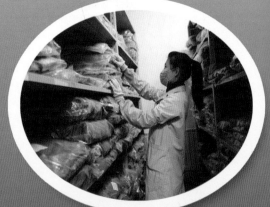

加强药事管理，完善中药库建设，提供放心中药材

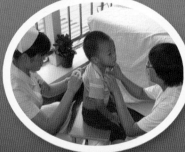

开展中医药季节养生——"冬病夏治"服务

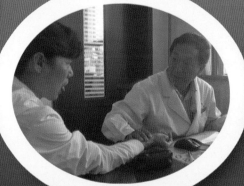

中医专家坐诊

医院电话：0532-86858887、86868333
节假日、午、夜间电话：0532-86852750
传　真：0532-86867238
网　址：www.hdzyy.com.cn
E-mail：hdzyyoffice@163.com
地　址：青岛市黄岛区海南岛路158号

发展中的重庆市北碚区中医院

重庆市北碚区中医院建于1942年，是一所集中医医疗、教学、科研、预防保健和康复于一体的三级甲等中医医院；是广州中医药大学附属医院，成都中医药大学、重庆医科大学、西南大学药学院等多家高校的教学医院，广东省中医院协作医院、中国中医科学院望京医院合作指导医院；是全国中医药文化宣传教育基地、全国中医药继续教育基地、全国中医住院医师规范化培训基地、教育部"本科教学工程"国家级大学生校外实践教育基地。先后荣获全国医药卫生系统先进集体、全国中医药文化建设先进单位、全国中医护理先进集体、重庆市群众满意医疗机构等多项殊荣。

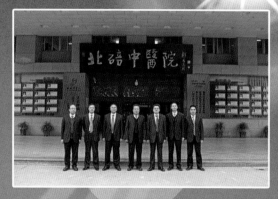

团结务实的领导班子

医院占地60亩，业务用房面积4.8万平方米，固定资产总值3.03亿元，开放床位710张。开设临床科室29个和医技科室10个。拥有美国通用GE Signa HDe 1.5T超导磁共振（MRI）、日本东芝64排128层螺旋CT和中医经络检测仪等先进诊疗设备。现有在岗职工916人，其中正高职称24人、副高职称58人、博士5人、硕士62人，全国师带徒导师2名、市级师带徒导师2名、广州中医药大学硕士生导师8名，在中华中医药学会等国家级学术团体任职15人。拥有国家临床重点专科建设项目2个、国家中医药管理局"十二五"重点专科2个、国家级中医药特色专科3个；重庆市中医重点专科3个；重庆市中医药重点学科1个；"治未病"中心是全国第四批"治未病"预防保健服务建设试点单位，并承担中医预防保健与康复能力建设项目；是国家"十一五"科技支撑计划重大项目课题分中心，参与"973"计划1项、国家中医临床研究基地科研项目1项。近3年来，新立科研项目27项，获各级科技成果奖励9项、实用新型专利3项，发表论文109篇，主编专著1部，参编专著2部。医院有制剂批文品种60个、自主知识产权品种19个。医院坚持大力实施文化铸魂工程，着力培育医院人文精神，被誉为"重庆中医的一张名片"。

文化铸魂、品牌立院、发挥特色、群众满意，是医院不变的追求，面对未来，医院将始终秉承"大医精诚、止于至善"的院训，不断推进继承创新，充分发挥特色优势，努力打造"管理规范化、人才精英化、科室特色化、服务人性化、信息数字化、设备先进化"的现代化综合性中医院，为人民的健康事业播撒杏林春晖！

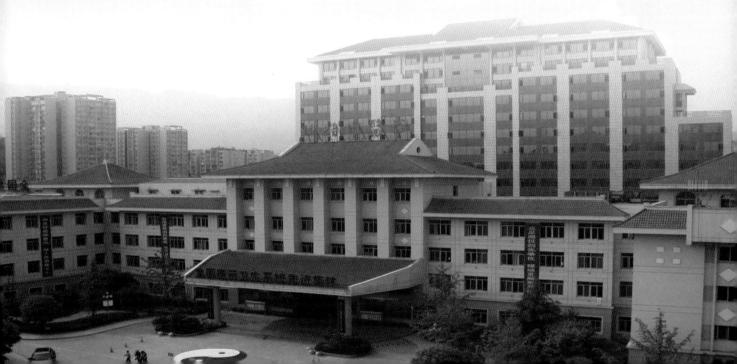

深圳市宝安中医院（集团）成立

打造"中医药创新之都"，探索集团化改革之路

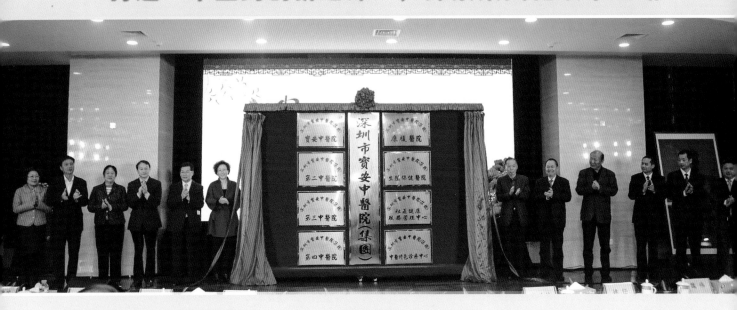

2015年12月20日，深圳市宝安中医院（集团）成立暨新住院大楼启用揭牌，宝安"中医药创新之都"建设迈出了坚实的一步。

国家中医药管理局直属机关党委常务副书记张为佳，国家中医药管理局科技开发交流中心党委书记魏伟，省中医药局局长徐庆锋，广州中医药大学校长王省良，深圳市副市长吴以环，深圳市卫计委主任罗乐宣，宝安区领导黄敏、姚任、沈建英、邓桂洪、黄盛华、刘红瑛、廖欣等见证了揭牌仪式。

为进一步加快宝安区中医药事业发展，提高中医医疗服务水平，满足深圳市民的中医医疗需求，加速建立与"滨海宝安、产业名城、活力之区"发展目标相适应的医疗卫生服务体系，深圳市宝安区以区中医院为龙头，组建宝安中医院（集团）。该集团以"起点高、规模大、品质好"为建设标准，将构建由"一总院五下设医院、若干家名中医特色诊疗中心和社区健康服务中心"组成的三级网络完善、分级诊疗明晰的现代化综合性中医院（集团），建设病床数为4000张，门诊量500万人次，年出院病人7万人次。宝安中医院（集团）通过统一战略、统一管理、统一保障、统一标准和统一品牌"五个统一"来保障规范化运作。集团建设旨在加快宝安中医医疗、科研、教学、文化建设，为深圳市民提供更好的中医药诊疗服务，促进中医药文化交流与中医药产业结构发展，推动宝安区中医药事业逐步达到国际水准、国内领先，建设中医药强区，同时为深圳公立医院综合性改革探索一条新路。宝安"中医药创新之都"将建设"五大中心"，包括区域中医医疗中心、区域中医科教中心、区域中医药文化交流与传播中心、区域中医药产业中心、区域中医药大数据中心，实现优质中医医疗资源倍增，全面推动宝安区中医药事业实现跨越式发展。

当日，区中医院新住院大楼也正式投入使用，大楼地上15层，地下两层，占地3784平方米，总建筑面积26858.6平方米，提供床位500张。2017年中期，宝安中医院二期工程也将开工建设，主要用于门诊、医技、综合住院等，初步设计病床800张。届时，中医院集团院本部病床将达1500张，为宝安中医院集团的建设发展和宝安医疗卫生事业的全面进步提供强大动力和支撑。

宝安中医院（集团）构成

■ 一总院

★宝安区中医院：分两期建设。2015年底前完成一期住院大楼搬迁。二期2017年动工建设，总建设面积10万平方米，初步设计病床800张。两期床位共计1500张。

■ 下设医院

★宝安中医院（集团）康复医院：发挥国家级临床重点专科康复科在脑卒中、神经康复、骨伤康复、儿童脑瘫及残疾人康复等方面的中西医结合优势，拟于2016年初投入使用，开放床位152张。★宝安中医院（集团）中西医结合生殖保健医院：有中医特色优势的中医妇科/男科分院，2017年底投入使用。★宝安中医院（集团）第二中医院（规划中）：综合性中医医院，突出中医康复、临终关怀和儿童脑瘫康复特色，拟设床位1000张。2016年启动。★宝安中医院（集团）第三中医院（规划中）：综合性中医医院，突出心脏康复、骨伤康复、神经康复等特色，拟设床位800张。2018年启动。★宝安中医院（集团）第四中医院（规划中）：为智能服务型的中医医养结合养护院，拟设康复养老病床400张。2016年启动。

■若干家中医特色诊疗中心：在宝安6个街道建设中医特色诊疗中心，每家中心建筑面积不低于2000平方米，新安、西乡两家中医特色诊疗中心引进不少于15名国医大师或国家级名老中医，2016年启动建设。

■若干家中医特色社区健康服务中心：2018年底前在中信领航、福永星航华府、松岗中闻花园等地新建7间社区健康服务中心；2019～2020年底前再新建3间社区健康服务中心，2020年底前集团内中医特色社区健康服务中心达到15家。

佛山市南海区妇幼保健院

　　佛山市南海区妇幼保健院于1999年由南海区政府投资兴建，现在是一所集保健、医疗、预防、科研、教学于一体的三级甲等妇幼保健院。医院坐落于南海区中心位置，占地面积36亩，建筑面积4.674万平方米，拥有固定资产3亿元，员工700余人，其中博士生导师2人，硕士生导师11人。医院设有妇科、产科、儿科、儿童神经康复科、新生儿科、外科、乳腺外科、中医科、妇女保健科、儿童保健科、体检科等临床保健科室，实际开放床位400张，2014年门急诊人数110万人次，出院人数2.1万人次，分娩量近7千例。院内的母婴保健大楼实现产前检查、分娩、产后休养一体化管理，同时设立挂号、收费、注射、临床检验、功能科检查等一站式服务，实现疾病人群与健康人群分离，平安护航母婴健康。儿童神经康复科运用中西医结合多种治疗方法，临床与家庭康复结合。近三年来，接诊一千余人次外籍患儿，构建起与世界交流的平台。

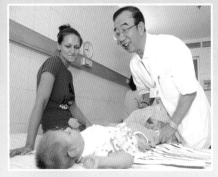

享受国务院特殊津贴、医院首席专家刘振寰教授为俄罗斯患儿诊治

　　南海区妇幼保健院坚持"安全、优质、规范、创新"的办院方针，坚持中西医并重的妇幼保健理念，不断发展壮大，相继被评定为中山医科大学教学基地、广东省高等医学院校教学医院、广州中医药大学教学医院、广州中医药大学附属南海妇产儿童医院。医院先后成为广东省"治未病"试点单位、国家级"治未病"试点单位、全国妇幼保健机构中医药工作示范单位。

　　医院不断丰富妇幼保健内涵，坚持推广"沃土、育种、护苗"工程，提高出生人口素质。近年来开发"女子治未病"项目，编制舒筋活络保健操、养生育颜保健操，积极向社区、村居、学校、企业、事业单位等推广，有效地降低了亚健康发生率，提高了生活幸福指数。国家卫生和计划生育委员会副主任、国家中医药管理局局长王国强先后5次到医院考察调研，充分肯定了南海区妇幼保健院取得的成绩，对医院中医药技术在保健临床中的应用给予了高度评价。医院已逐步树立了社群满意、同行认可、政府放心的"南海保健"品牌形象。

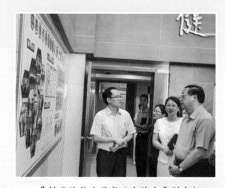

易锦发院长为国家卫生计生委副主任、国家中医药管理局局长王国强介绍"女子治未病"项目推广情况

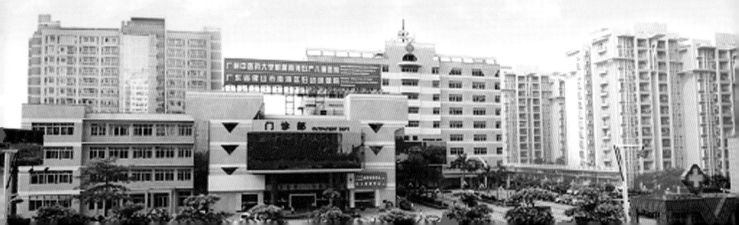

上海市徐汇区大华医院中医肝科

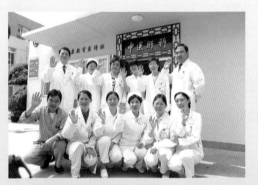

大华医院中医科包括内科、肝科、妇科、肛肠科、康复科、针灸科、眼科，2011年列入全国综合医院中医药工作示范单位。中医肝科创建于1990年，是集医疗、科研、教学为一体的特色专科，1995年列入市医学领先专业（中西医结合肝病特色专科），2012年被评为市中医临床重点学科、第三批中医临床优势专科。

学科带头人张菁主任医师，师从国医大师颜德馨教授，1993年享受国务院特殊津贴，是市第十一、十二届人大代表，获全国三八红旗手、上海市劳动模范等称号。其服务宗旨为"以德为先，博爱济世"，立足于中医这块坚实的土地，以乙肝为主攻方向，注重辨证论治，遵循"五脏相关""致中和"等医学理念，倡导"柔肝健脾、滋肾搜邪""和阳解凝""固本清源"等治则，锲而不舍地开展肝病疑难杂症的研究。完成市科委课题6项，参与国家自然科学基金项目2项，发明中药制剂"肝复宁"获全国"星火杯"创造发明金质奖。获市科技进步三等奖、市中医科技进步二等奖及市中西医结合科技进步三等奖。发表论文30余篇，SCI论文2篇。获国家发明专利1项。2014年，针对国内外治疗的难点，承担攻关课题"中医药控制和清除乙肝表面抗原的临床研究"，运用"伏邪"学说，整体调节，标本兼治，为实现乙肝可治、可控、可愈的理想目标竭尽全力，为国争光。

肝科征服二级医院资金短缺、设备简陋的困难，1990年创建肝病实验室及血清库，2003年列入市中医科研Ⅱ级实验室。肝病血清库是肝病领域筹建较早、资料较为完整的血清库之一，保存近2万份的系列标本。经过20年的积累，为肝病的早检、早诊、早治提供科学依据，以特色和服务竖立起声誉；组建以医师—实验室人员—护士—患者共同参与的研究团队，突出以病人为中心的个体循证医学，为3000余例患者提供个体化全程管理，形成"防、治、管"相结合的肝病特色医疗服务品牌，发现早早期小肝癌近百例。无私的爱心使一位位垂危的病人重燃生命之火，一次次使濒临绝望的病人树立生的希望。

为创建达到国际标准的血清库，2015年肝科加强软硬件建设，与复旦大学、市肿瘤研究所、瑞金医院放射科及高科技公司建立"学术联合体"，为深入开展中医药防治慢性肝病的一体化研究奠定了扎实的基础。

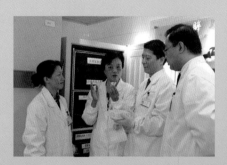

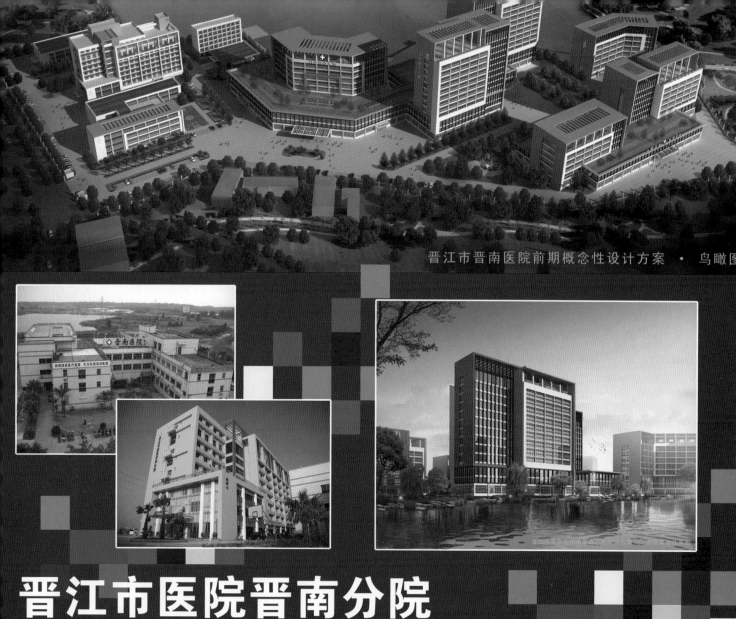

晋江市晋南医院前期概念性设计方案 · 鸟瞰图

晋江市医院晋南分院

晋江市医院晋南分院位于晋江市龙湖镇，始建于1958年9月。2006年在晋江市委、市政府的高度重视下升格发展为晋江市医院晋南分院，并列入泉州市、晋江市"为民办实事"重点项目工程之一。经过建设和发展，于2012年通过二级甲等综合性医院的评审，是一所集医疗、预防、教学、科研为一体的医保、农保定点综合性医疗机构。

目前医院占地面积153.152亩，建筑面积26310.46平方米。医院有职工350人，其中硕士研究生4人，本科生145人，占总人数的41%，高级职称或学科带头人25人。设临床科室17个、医技科室10个、职能管理部门10个以及"120"急救分中心和公共卫生科。

医院配备有飞利浦16排螺旋CT、DR、MRI、彩超、B超、胃镜、动态心电图机、C臂机、碎石机、点阵激光治疗仪、呼吸末CO_2监护仪、呼吸机、除颤仪、全自动生化仪、全自动免疫分析仪、全自动血凝分析仪、爱威尿液有形分析仪、

腹腔镜、泌尿电切镜、纤维胆道镜、阴道镜、LEEP刀、肺功能机等大型医疗设备70多件。配置百级洁净手术室及模块功能齐全的HIS系统（含LIS）。新建全市先进的检验科整体实验室与消毒供应室。

医院年业务收入保持持续快速增长，2014年门诊量达357692人次。随着晋江市公立医院综合改革工作的全面实施，晋南分院被列为"晋江市惠民医院"，截至2015年4月底，已有270位新晋江人通过惠民政策减免费用共计94148.69元。在2014年省卫计委委托第三方满意度调查中，医院从泉州市24家二级甲等以上综合医院中脱颖而出，获上半年第二名、下半年第一名的好成绩。

晋南分院的发展切实解决了滨海片区百姓和外来务工者看病难、看病贵、看病远的民生问题，获得了政府、社会的支持，群众的肯定，全院医护人员共同向"百姓放心医院"的方向奋发努力。

争创重庆一流　建设渝东名院
——团结奋进的重庆市垫江县人民医院

重庆市垫江县人民医院建于1949年12月，2008年成功创建为重庆市直辖的国家二级甲等医院，2012年12月通过重庆市三级甲等医院评审验收，2013年6月通过国家卫生计生委三级综合医院现场复核。

医院由本部、第一分院、口腔/皮肤分院、东门分院、学生宿舍5大功能区组成，占地面积216亩，编制床位800张，开放病床1200张，设职能科室18个、临床医技科室46个；拥有高级技术职称人员138人、医学硕士44人、医学院校兼职教授26人。肿瘤科、康复医学科为国家级农村中医特色专科，妇产科、急诊医学科、针灸科、医学检验科为重庆市重点专科；骨科、消化科为重庆市医疗特色专科。医院先后成功开展了连体婴儿分离术、肾移植术、小脑及后颅窝肿瘤切除术、全髋（膝）关节置换术、胸（腹）腔镜微创术、白内障超声乳化人工晶体植入术等600余项技术项目。年门诊人数逾50万人次，出院病人逾4万人次。

近几年来，医院秉承"崇德、惠民、敬业、创新"之院训，坚持"以人为本、患者至上、人民满意"办院宗旨，以"争创重庆一流、建设渝东名院"为目标，先后荣获全国百姓放心示范医院、全国综合医院中医药工作示范单位、全国模范职工之家、重庆市文明单位标兵等荣誉。医院先后创建为重庆医科大学教学医院、川北医学院非直管附属医院、重庆市住院医师规范化培训基地。医院为垫江建设"全国农村中医工作先进单位"做出了应有贡献。2013年11月，医院在全国综合医院中医药工作经验交流大会上作代表发言，受到国家中医药管理局及与会代表肯定和认可。

电话：023-74696113
地址：重庆市垫江县桂溪镇北外街116号
网址：www.cqdjyy.cn

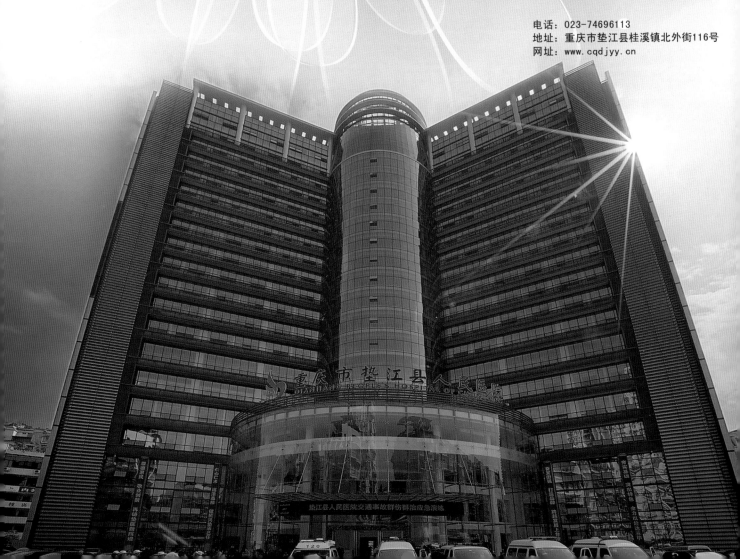

双流县中医医院

双流县中医医院始建于1956年，1981年正式成立双流县中医医院，是国家三级乙等中医医院，县工伤医疗、"二残"军人医疗、劳动技能鉴定定点医院；是国家中医药管理局确定的基层常见病多发病中医药适宜技术推广县级基地、中医类别全科医生规范化培养基地、国家中药特色技术传承人才培训基地及省中医药管理局确定的中医住院医师规范化培训基地；是成都中医药大学、四川省骨科医院、四川省人民医院、成都市第一人民医院、成都市第二人民医院、成都肛肠医院帮扶共建医院（科室）。

医院占地面积57265平方米，建筑面积47677.98平方米。编制床位400张，现有在岗职工676人（含聘用人员），其中卫技人员588人，占全院职工总数的86.9%，高级职称70人，中级职称138人，医学博士1人，医学硕士61人，本科毕业生175人；拥有省级重点中医专科1个、市级重点中医专科6个，市名中医1人、县名中医5人；开设31个临床科室、11个病区、8个医技科室，医院总资产32218万元。

医院秉承 "仁心、仁术、仁和"的院训，以"多一份关怀多一份爱，多一份理解多一份情"的服务理念；以"仁爱济世、和谐文明、锐意进取、争创一流"的医院精神；以"发扬中医特色，增强综合实力，为人民提供高水平的中西医预防保健、临床诊疗、养生康复服务" 的医院宗旨，实现"强化医院管理、打造一流团队，培养专业人才、引进高新技术，实施"三名"工程、创建中医名院"的战略目标。

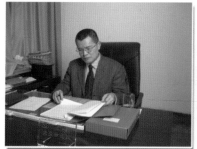
党总支书记、院长刘江

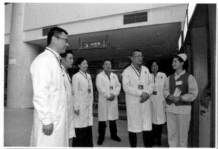
新一届院领导班子了解"居民健康卡"使用情况

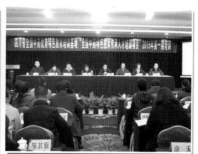
2015年1月5日，全国中医药特色人才培训班开班

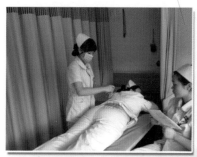
中医技术练兵——拔罐技术

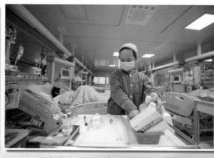
秩序井然、工作高效的重症医学科

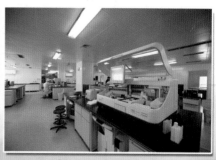
环境整洁、设备先进的检验科

郫县中医医院

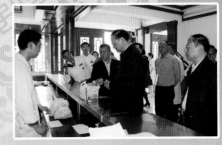

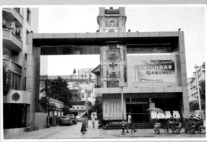

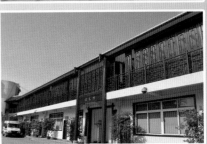

郫县中医医院始建于1954年，是集医疗、教学、科研为一体的以中医和中西医结合为特色的三级乙等中医医院，是上海中医药大学附属岳阳中西医结合医院合作共建医院、四川大学华西医院区域联盟网络医院、四川省中医医院协作医院、成都中医药大学教学医院、成都军区总医院协作医院、成都体育学院附属体育医院协作医院。

医院编制床位401张，开放床位524张，设有老年病科、肺病科、脾胃病科、康复科、妇科等中医特色科室，外科系列以微创技术为特色，坚持中西医并重。医院拥有64排螺旋CT、MRI、DR、血液透析机、彩色多普勒等现代诊疗设备，配备有四诊仪、经络检测仪等中医诊疗设备。

医院中医特色鲜明，是国家康复与预防保健能力建设单位、国家中医类别全科医生规范化培养基地、四川省中医住院医师规范化培训基地，拥有省级重点中医专科4个、市级重点中医专科4个。医院作为全县中医工作龙头单位，牵头并积极推动全国农村中医工作先进县建设、国家第二批"治未病"试点地区等项目。

医院现有职工567人，正高级职称14人，副高级职称38人，博士研究生2人，硕士研究生93人。医院建立有名医馆，邀请四川省名中医14人每周定期坐诊，其中四川省十大名中医2人。医院年门诊量50余万人次，住院量2万余人次。

医院先后获得全省医药卫生系统创先争优活动先进集体、成都市"文明单位"、全市创先争优先进基层党组织、成都市模范集体（班组）、抗震救灾先进基层党组织、四川省"十佳"中医医院、省局级"文明服务示范窗口"等荣誉称号。

医院的迁址新建工程已动工，新医院按三级甲等医院规划，编制床位将扩大到801张，一期工程建筑面积近7万平方米，预计2017年12月建成并投入使用。

历经60年的风雨和发展，医院始终围绕"大医精诚、服务桑梓"的办院宗旨，以"严谨、求精、仁爱、敬业"的工作态度，以"和谐包容、睿智诚信、科学严谨、务实创新"医院精神和"病人为中心、诚信为根本"服务理念，在"三甲梦"的征途中不断前进。

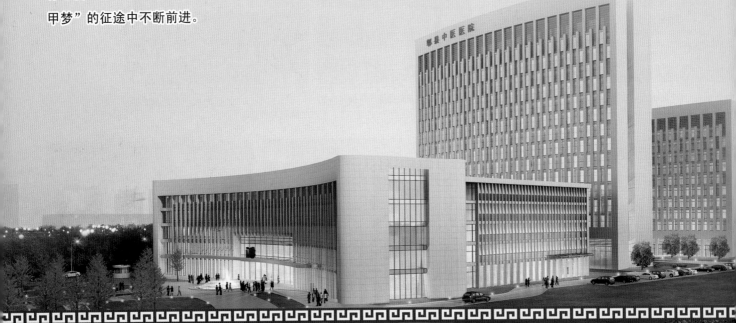

尤溪中医医院

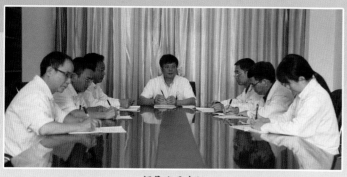

领导班子会议

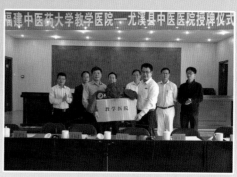

教学医院授牌仪式

　　尤溪县中医医院创建于1984年，历经沧桑，八易院址，从建院时的1万元启动资金、8名职工逐步发展成一所中医特色鲜明，综合功能完善，融医疗、科教、预防、保健、康复为一体的三级乙等中医医院，是中国健康扶贫工程定点医院、福建省交通肇事施救定点医院、三明市白内障复明工程定点医院、城镇职工医疗、新型农村合作医疗保险定点医院，是福建中医药大学的教学医院及福建省卫生计生委确定的5所重点县级中医院之一、已被国家中医药管理局列入"全国示范中医院"，并与省内多家三级甲等医院建立了长期协作关系。

　　医院位于尤溪县城关水东新城区，占地面积1.7万平方米，建筑面积4.5万平方米。医院有职工450人，高级职称34人（正高11人），中级职称62人；编制420张病床位、11个病区、17个一级临床科室、7个医药技科室，占地面积1.5万平方米、总建筑面积4.5万平方米，固定资产1.8亿多元；针灸理疗科为在建全国农村特色中医专科，中医外科为在建福建省重点专科，骨伤专科和哮喘病专科分别为省市农村特色中医专科。

　　医院配备了德国西门子1.5T核磁共振机、日立7600-020全自动生化分析仪、罗氏电化学分析仪、STORZ腹腔镜、输尿管镜、电切镜、纤支镜、超声刀等大中型专业设备100多台（套），并配备"百级层流手术室"，能开展高难度手术，微创手术在全市处于领先地位。

　　医院注重科技创新，积极发展医疗技术，通过内引外联，与省第二人民医院等三甲医院建立了协作关系，使医院的整体水平、综合实力又上了一个新台阶，以更加精湛的技术和优质的服务，热诚地为广大患者提供更好的医疗服务。

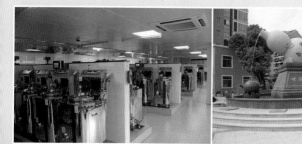

煎药机组

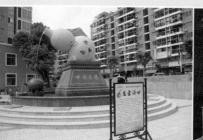

悬壶济世喷泉景观项目完工

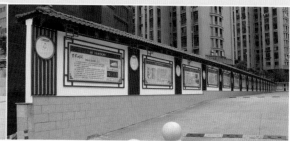

中医文化长廊

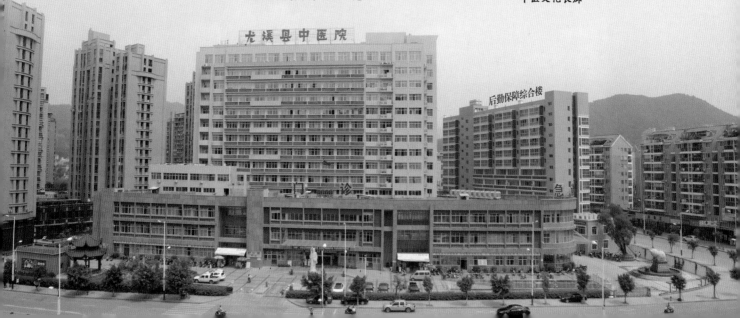

宁城县蒙医中医医院
赤峰市精神病防治院、赤峰市精神卫生中心

宁城县蒙医中医医院始建于1969年，同时挂牌赤峰市精神病防治院、赤峰市精神卫生中心。2015年4月，医院顺利通过国家中医药管理局评审，晋升为国家三级甲等蒙医中医综合医院。目前医院占地面积6.4万平方米，建筑面积5.2万平方米。现有职工765名，其中卫生技术人员616人。卫生技术人员中，研究生学历80余人，副主任以上职称43人，主治医（药、护、技）师142人，编制床位600张，实开床位800张，是一所集医疗、预防保健、科研、教学于一体，技术力量雄厚，诊疗设备先进，服务功能齐全，就诊环境一流的蒙医中医综合医院，也是全市蒙中医学科发展最快、专业涵盖最广、中医诊疗功能最全、技术特色显明的蒙医中医龙头医院。

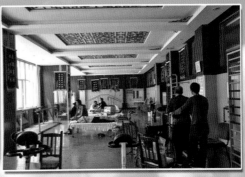

康复训练室

综合业务科室有：脑病中心、康复科、针灸推拿科、蒙医五疗科、普外科、妇科、产科、儿科、骨伤科、神经外科、心血管内科、内一科（肺病、脾胃、内分泌）、内二科（肾病、血液、肿瘤）、感染性疾病科等14个临床科室和1个分院。精神疗区开放床位400张，设有精神卫生一科（女病房）、精神卫生二科（女病房、儿童病房）、精神卫生三科（男病房）、精神卫生四科（男病房、戒烟戒酒中心）、老年科（心理病房）、精神康复科6个科室。2012年10月，中医神志病科通过卫生部、国家中医药管理局评审，成为国家级重点建设学科，2015年12月通过国家中医药管理局中期验收。2013年脑病科成为全国基层重点建设专科。医院是全国拥有国家级重点学科的一所县级医院，填补了赤峰市国家级重点学科的空白。

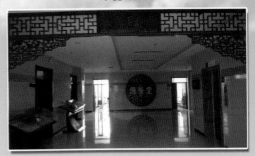

国医堂

医院主要设备有飞利浦64排128层螺旋CT、1.5T核磁共振、美国全数字化拍片机（DR）等200余台件。

医院在全面发展的同时，坚持贯彻"治得好、费用少、情意浓、服务优"的服务理念，以"中医立院，西医强院，走中西医结合之路"为发展主旨，把医院建设成"科学管理、优化人才、专科强院、求实创新"的精品三级甲等蒙医中医综合医院。同时，精神卫生中心及时更新精神疾病的防治知识，应用蒙中药治疗精神疾病。

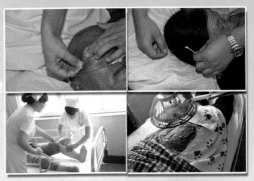

特色疗法

医院先后被评为市级文明单位、文明单位标兵、赤峰市"诚信单位"、"诚信赤峰"建设先进单位、赤峰市医院管理年活动先进单位、全市中蒙医院工作先进单位、赤峰市首届"十大公益爱心企业"，自治区三星级诚信单位、文明单位、文明单位标兵。2012年医院党支部被评为"全国中医药系统创先争优活动先进集体"。

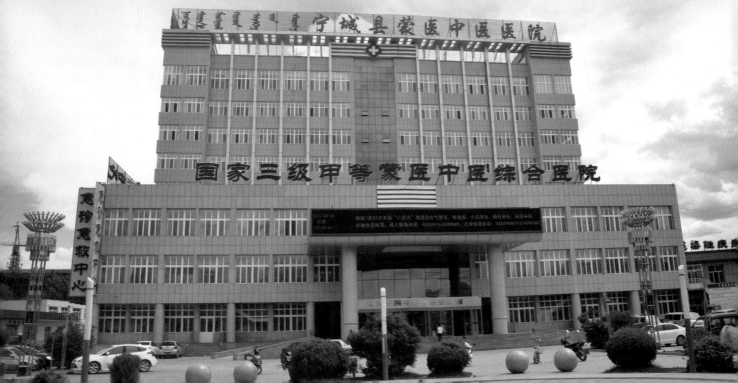

平阳县中医院

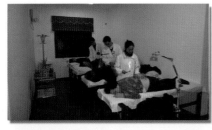
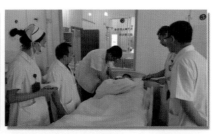

国家级农村医疗机构特色专科——针推科　　国家级农村医疗机构特色专科——脾胃病专科

平阳县中医院是一所集医疗、康复、教学、科研为一体的国家三级乙等中医医院、江西中医药大学教学医院、浙江省首批中医"名院"建设单位。

医院于1991年3月17日正式开诊。1992年通过省标一级乙等医院的评审，并经浙江省卫生厅（浙卫〔1992〕263号）批准，核定床位增加到100张；1995年行政楼建成投入使用；1997年被授予"县级文明单位"；2001年新病房大楼建成投入使用并通过"放心药房"的达标验收；2002年在全市医疗机构中率先通过ISO9001：2000国际质量管理体系认证，同年档案工作通过省级达标；2003年开卫生医疗机构改革的先河，兼并平阳县第三人民医院，使有限的卫生资源得到很好的组合，并顺利通过从合并磨合期到融合期的过程；2004年被授予"市级文明单位"，核定床位增加到250张；2005年以高分通过二级甲等中医医院的评审；2006年成为江西中医学院教学医院，标志着平阳县中医院真正成为集医疗、康复、教学、科研为一体的二级甲等中医医院；2007年被确定为浙江省中医"名院"建设单位；2011年晋升为浙江省三级乙等中医医院；2012年晋升为国家三级乙等中医医院。

医院目前占地面积9112平方米，建筑面积16404平方米。核定床位450张，实际开放床位489张，2014年门诊量71万人次，出院病人1.37万人次，业务收入2.36亿元；现有职工618人，其中高级职称63名，中级职称146名；配有16排CT、CR、C臂、彩超、电子内窥镜、全自动生化分析仪、免疫发光机、血透仪、钼钯X射片机、进口胃肠机、眼科光学相干断层扫描仪（OCT）、口腔全景机等先进医疗仪器；设有急诊科、ICU、内科、外科、儿科、妇产科、骨伤科、肿瘤科、针灸科、推拿科、皮肤科、眼科、耳鼻喉科、口腔科、肛肠科、康复科、神志病科、麻醉科、感染科、"治未病"科等一级临床科室20个、10个病区及11个医技科室，另有2个国家级农村医疗机构特色专科、1个省级专科、1个国家"863""十五"重大专项课题肿瘤生物治疗实验室。

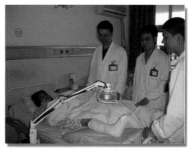
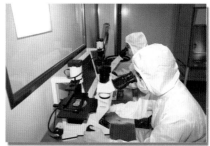

省级重点专科——骨伤科　　　　肿瘤生物治疗室

平阳县中医院全体员工时刻牢记办院宗旨，"取中西医之精华，为人民健康服务"，努力使医院在技术水平、中医特色、服务水平等方面再上一个新台阶。

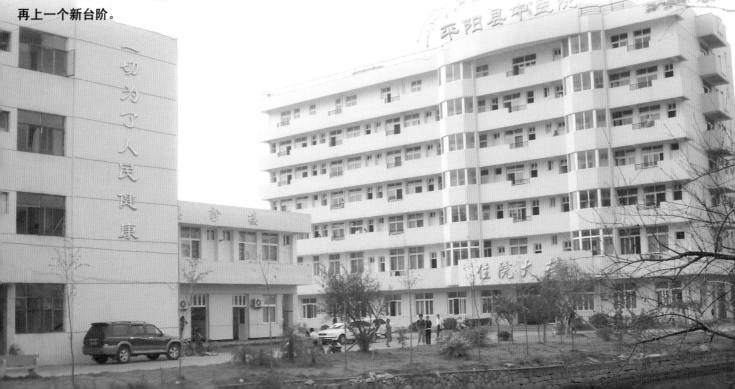

桃花江畔的杏林之葩
——桃江县中医医院发展纪实

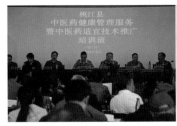
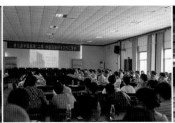
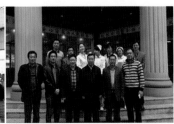
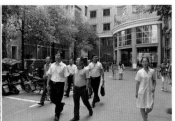

2014年5月12日，桃江县中医药健康管理服务暨中医药适宜技术推广培训班在桃江县中医院开课

2014年7月，桃江县中医院通过湖南省二甲中医医院审评

2014年11月，国家中医药管理局医政司吴凯处长调研国家级农村医疗机构中医特色优势重点专科——骨伤科建设情况

2015年9月，国家中医药管理局医政司副司长杨龙会一行来院调研

　　桃江县中医医院成立于1965年，1996年被评为二级甲等中医院，2014年通过湖南省二甲中医医院评审。医院现占地16亩，总资产1.1亿元，编制病床480张，设有19个临床专科和5个医技科室。医院曾两次代表湖南省迎接国家中医药管理局的检查并获得高度肯定，2011年度被评为湖南省"十一五"中医药工作先进集体，院长詹运开2015年被评为省级先进工作者。

　　一、开拓思路，提高服务能力

　　一是加强专科建设。医院对特色优势明显的科室，在设备添置、人才培训、科研课题、自制制剂等方面加大投入，骨伤科、中风科、颈肩腰腿痛科、心血管内科等拳头科室的品牌优势凸显。骨伤科被确立为国家农村医疗机构中医特色优势重点专科，已被评为省级重点专科，益阳市中医骨伤医疗质量控制中心挂靠该院。

　　二是重视人才培养。3年内引进研究生6人，招聘本科生35人，打造了强有力的后备人才队伍，根据学科发展需要，平均每年派出约80名骨干人员培训进修，人才队伍不断优化。

　　三是改善硬件设施。2011年购地4.7亩，扩大了医院规模。2012年，获中央预算内项目资金1850万元，并自筹资金1750万元，新建了一座现代化的住院综合楼。2013年完成妇科标准化建设、手术室标准化建设、制剂室标准化建设，住院诊疗环境大大改善。

　　四是强化技术支持。医院先后与湖南省人民医院签订湖南省中西医急诊急救联盟、中南大学湘雅三医院签订区域医疗合作协议、湖南省中医药大学第一附属医院签订"湘中医"医疗联盟，并加盟益阳市中心医院医疗集团，这些举措大大提高了医院技术水平。

　　二、传承创新，发展中医事业

　　该院制定了中医药中长期发展规划，全面推广开展以中医综合治疗为核心的一体化诊疗服务，合理配置和培养中医药人才队伍，医院中医药特色优势明显。作为益阳市中医适宜技术推广培训基地，3年培训乡镇及乡村医生2248人次。充分发挥了中医药在基本公共卫生服务中的作用，完善了"治未病"服务模式和服务规范。按照国家、省中医药管理局的部署，稳步推进了公共卫生中医药健康管理项目的开展。积极在院内开展中医药科研，每年均有省级科研课题项目实施。今年，医院作为全省中药资源普查项目县的实施单位，积极开展了中药资源普查工作。医院中医药工作成绩突出，推动了县内中医药事业的发展，今年桃江县创建"全国中医药工作先进单位"已通过国家中医药管理局的评审。

　　2015年9月，国家中医药管理局医政司副司长杨龙会一行来桃江县调研，充分肯定了桃江县中医医院在发挥中医药特色优势、推进专科规范建设与科学管理、探索延伸中医"治未病"工作有效途径等方面的亮点和成效。

　　三、坚持公益，深化医改精神

　　今年4月该院开始实行药品零利率销售；每年对口帮扶3~4家乡镇卫生院，积极参加各种重大突发事件的医疗救治工作，组织志愿者服务队到农村、社区、敬老院等地方开展义诊活动，每年为1.2万余名患者送医送药服务上门，每年拿出近20万元资金作为困难患者救助基金，为200名白内障患者免费手术。医院不断创新惠民举措，于2013年12月率先在益阳市开展"先住院，后付费"的医疗服务模式，目前已有近万名患者受益，有效减轻了群众负担，这项惠民举措赢得了群众的高度赞誉。

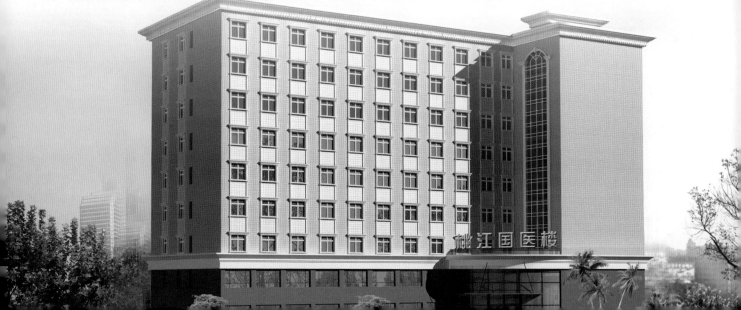

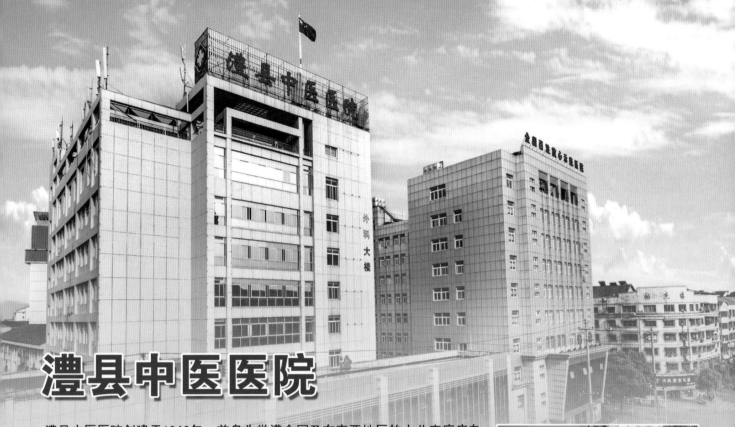

澧县中医医院

　　澧县中医医院创建于1946年，前身为誉满全国及东南亚地区的小儿麻痹症专科医院，1973年更名为澧县中医院，2011年1月更名为澧县中医医院。1995年经国家医院分级管理评审委员会评审，确定为湖南省二级甲等医院。2013年4月，医院通过新一轮二级甲等中医医院的评审。该医院为湖南省中医药大学临床教学基地、湖南省人民医院临床指导医院、中南大学湘雅二院协作医院、全国百姓放心示范医院、全国爱婴医院、全国农村中医药工作先进单位。

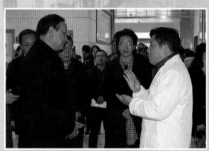

在常德市人民政府陈华副市长（右二）的陪同下，澧县中医医院党委书记、院长滕自觉（右一）向国家卫计委副主任、中医药管理局局长王国强（左一）汇报澧县中医医院建设与发展情况

　　医院现有占地面积2万平方米，编制床位450张，实际开放床位559张；现有在职职工431人，专业技术人员375人，其中卫技人员中副高以上职称21名、中级职称126人；门诊量21万人次，收治住院病人2万人次，业务收入1.2亿元。

　　医院拥有64排128层原装进口螺旋CT、中型C臂、DR放射成像系统、西门子四维彩超、全自动生化仪、腹腔镜系统、电子胃肠镜、钬激光碎石机、10人双排高压氧舱等大中型医疗设备300余台件，拥有县内一流的洁净手术室、消毒供应中心、ICU与病房设施。

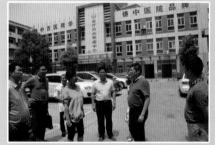

副县长杨莉陪同省卫计委副主任、中医药管理局局长邵湘宁来澧县中医医院调研中医药服务能力建设工作

　　医院设有门诊部、急诊科、儿科（新生儿病房）、妇产科、针灸推拿科、疼痛科、脾胃肺病科、眼科、普通外科、泌尿外科、神经外科、骨伤科、皮肤科、耳鼻喉科、肛肠科、肾病科、脑病（中风）科、肿瘤科、糖尿病科、心血管病科、介入科、麻醉科（手术室）、重症医学科、"治未病"科等20多个临床科室和6个医技科室，设病区13个。其中，糖尿病科为国家级特色专科，肛肠科、中风病科为省级特色专科。

　　医院始终坚持"以人为本、中西合璧、突出特色、惠泽民众"的宗旨，坚持"人才立院、科技兴院、质量荣院、特色强院"的发展战略，致力打造"精湛的医疗技术、优质的医疗服务、舒适的就医环境、合理的医疗收费"，不断满足广大人民群众对卫生服务的需求。

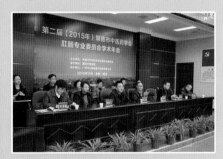

2015年，医院承办常德市第二节中医药学会肛肠专业委员会学术年会

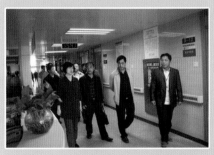

市发改委相关领导在澧县副县长杨莉（左一）的陪同下，现场调查了解该医院落实县级公立医院综合改革情况

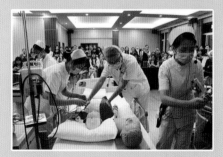

医院组织急诊急救技能模拟演练

燕京赵氏皮科流派传承工作室

燕京赵氏皮科流派传承工作室是2013年国家中医药管理局第一批建立的中医流派传承工作室。本流派的创始人京城皮外科名医赵炳南老先生行医60余年，形成了中医皮肤病学一套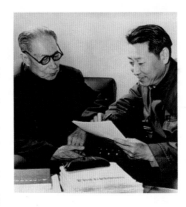完整的理论体系和辨证思路，研制了诸多简便验廉的中医内服方药及外治方法，学术特色鲜明，创立了北京中医医院皮肤科。经过近60年的建设，本流派技术力量雄厚，社会影响深远，至今传承已达五代。

该学术流派坚持继承与创新相结合，在继承赵炳南教授学术思想（观点）和特色经验的基础上，广泛吸收国内外皮肤性病科学方面的研究经验。科室开展特色治疗近20种，包括黑布药膏疗法、引血疗法、拔膏疗法、邮票贴敷法、中药浸浴疗法、封包疗法等传统疗法以及窄谱中波紫外线、各类激光等西医治疗手段。学科拥有独特传统制剂68种，如除湿丸、润肤丸、白驳丸、银乐丸、清热除湿汤、复方黄连膏、芩柏软膏、复方化毒散膏、黑布药膏等；改革制剂10余种，如石蓝草合剂、凉血活血胶囊、小儿健肤合剂、痤疮清热合剂、复方生发酊等。

该流派始终坚持突出中医、中西医结合特色，以医疗质量为本，以满足病人需求为目的。科室年住院患者700余人次，年门诊量29余万人次。2014年12月流派"银屑病（白疕）'从血论治'辨证体系的系统确证研究"获得中华医学会科学技术奖暨树兰医学奖三等奖、中国中西医结合学会科学技术二等奖及中华中医药学会科学技术三等奖。银屑病疗效提升系统获北京市科学技术委员会2013首都十大

疾病科技攻关年度成果——惠民型科技成果奖。

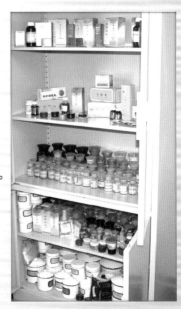

该流派先后承担"十一五"国家科技支撑计划项目、国家自然科学基金项目、北京市科技计划项目等数十项。获科研基金总额达1000万元以上。主要研究方向：赵炳南学术思想及其传承研究；银屑病中医临床疗效提升系统研究；中医治疗湿疹类变态反应疾病临床疗效和机制研究；皮肤病中医外治研究。出版专著20余部，如《简明中医皮肤病学》《燕山医话》和北京市医疗美容主诊医师培训教材《美容中医科》《寻常型银屑病（白疕）中医药临床循证实践指南》等。发表论文数百篇。已培养博士研究生5名、硕士研究生31名、国家级名老中医学术继承人5名、在读师承1名，入选国家级优秀临床人才1人，当选第二届首都群众喜爱的中青年名中医1人。

本流派北京中医医院皮肤科2010年确定为国家中医药管理局中医皮肤病学重点学科、重点专科建设单位；北京市中医管理局重点学科、重点专科；国家临床重点专科（中医专业）建设单位。每年流派均举办"赵炳南学术思想高级研修班""陈彤云中医美容高级研修班"，并在全国东西南北中分别建立了10家传承工作站以推广流派学术经验。

我们将承前启后，为推广赵炳南中医皮肤学术思想、造福广大患者继续努力。

首都医科大学附属北京中医医院皮肤科
燕京赵氏皮科流派传承工作室

齐鲁内科时病流派传承工作室

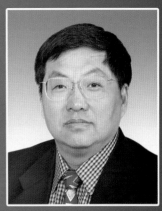

王新陆教授

齐鲁内科时病流派植根于齐鲁文化，传承张元素、李东垣、张锡纯、施今墨等医家对内科杂病的学术渊源和临证精华，以经方治时病，吸纳现代科学知识，不断充实时病理论，以《王新陆中医内科治疗经纬》为标志，形成了以"血浊理论"为核心理念，理论上独树一帜的内科时病学派。

流派起源最早可追溯到京城四大名医之一施今墨先生创办的华北国医学院，流派创始人徐国仟先生即毕业于此，后又成为施今墨先生入室弟子，是我国第一批中医学博士生导师。徐国仟先生精通《内经》《伤寒杂病论》《针灸甲乙经》，而又不拘一家之言。领会施今墨先生之旨，又吸纳现代医学理论。临证和教学强调结合当代疾病的证治规律，师仲景法而不泥其方，同时强调中药药性的组合运用。亲授弟子20余人，再传弟子200余人。流派代表性传承人王新陆教授博及医源，不断创新，提出"时代病"概念，也就是现代疾病，泛指由环境污染、精神因素、不良生活方式导致的疾病；在经方治时病基础上，提出治时病经方化裁五法，并针对当代疾病谱系改变，创立脑血辨证和血浊理论体系；同时充分整合现代中药药理成果，创援药理论，充实了传统"君臣佐使"方剂的配伍理论。流派对新概念下的"时病"，亦即"时代病"进行研究，有助于赋予中医学新的生命力。

1. 系统整理流派传承脉络，认真挖掘流派文化特色

流派基于齐鲁医派共有的齐鲁儒家文化特点和学院传承体系，充分利用自身优势，强化历史使命，加强齐鲁医派研究整理工作，完善了流派传承脉络，加强收集、整理，现有《徐国仟学术经验辑要》《伤寒百问》《王新陆文集》《王新陆中医内科治疗经纬》《脑血辨证》等流派代表性著作11部业已出版。另外《王新陆医案集》即将付梓，《血浊论》正在编纂之中。

2. 总结流派学术思想，提炼特色诊疗技术

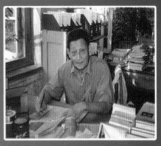

中医理论大家徐国仟（1921-1995）

流派在王新陆教授指导下，系统比较施金墨、徐国仟等历代前辈的学术观点、学术论著，在中西并重、不离大宗的学术理念指导下，坚持运用"取象比类"的中医传统思维方法，有机整合流派学术经验与现代医学成果，不断探索，形成"脑血辨证，首重脑神""无症可辨，血浊为先""滋补肝肾，论治中风""活用经方，论治时病""古药新理，首创援药"的五大具有开创性和指导意义的学术思想。

在此基础上，流派依托山东中医药大学附属医院脑病科、山东中医药大学第二附属医院神经内科、山东大学齐鲁医院中医科，组成3个临床研究分团队，结合中风、糖尿病、高脂血症等特色病种的诊疗特点，进行严格临床试验设计，以评估、优化诊疗方案，进而制订中风病、糖尿病及高脂血症的中医特色诊疗方案，应用于临床，并通过流派思想研讨会等形式加强交流传播。

3. 加强人才培养，积极推广运用。

流派注重人才培养，4名主要传承人先后参加全国优秀中医临床人才研修项目，培养全国中医药传承博士后1名，"第五批全国老中医药专家学术经验继承人"两名，招收各级流派传承人多名，已培养出一批在全国富有影响力的专家、学者，改变了先前单纯以培养硕士、博士研究生为主要形式的流派传承模式，丰富了流派人才培养方式。

流派定期开展学术专题研讨，发表论文或整理出书，已先后与岭南中医学术流派、长白山通经调脏手法流派进行学术交流，编辑《齐鲁内科时病流派传承工作室论文汇编》第一辑、第二辑。在山东省中医院、山东中医药大学第二附属医院、山东大学齐鲁医院建立3个流派特色门诊；在上述三家医院和烟台市中医医院、青岛海慈医疗集团、荷兰青白中医学院建立传承工作站。主办、协办内科时病防治新进展研修班、老年医学与养老产业高峰论坛等国家级继续教育项目，受到广大学员的一致好评。

流派传承人员在认真学习流派学术经验的基础上，积极进行科研孵化，围绕流派传承脉络梳理、人才培养模式及经验开展的课题"齐鲁内科时病学术流派研究"被列入山东省中医药科学技术研究项目（重点项目），围绕流派脑病治疗经验开展的国家自然科学基金项目"基于生长锥内外信号通路交汇作用的复健片促进脑梗死皮质脊髓束重塑机制研究"目前正在顺利进行中。研制院内制剂化浊和血颗粒（批号：鲁药制字Z20140005），取得良好经济效益和社会效益。研制发明的肩关节矫正磁疗带防治中风偏瘫肩关节半脱位成功申请为国家专利（专利号：ZL201020248165.8）。"基于泛髓关系的缺血性脑卒中皮质脊髓束重塑中医药干预策略"获得2014年度山东省科技进步奖三等奖。

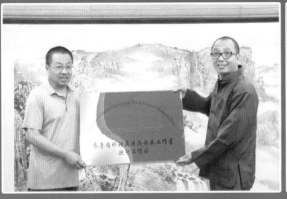

齐鲁内科时病流派欧洲工作站授牌

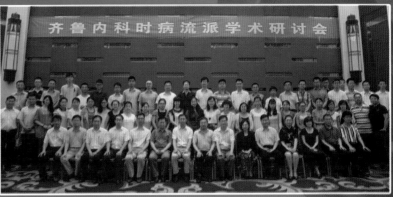

齐鲁内科时病流派学术研讨会暨全体传承人合影

苏州市吴门医派杂病流派传承工作室

吴门医派是中医学的一个十分重要的学术流派，千百年的发展，形成了"吴中多名医，吴医多著述，温病学说倡自吴医"的显著特点。苏州市吴门医派杂病流派集成的是吴门医派温病学说理论体系以外的杂病领域的学术思想和临证经验，2012年被国家中医药管理局确定为中医流派传承工作室建设项目。

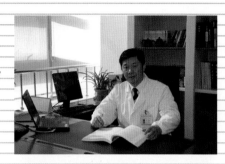

苏州市中医医院是吴门医派现代研究的大本营，多年来坚持"传承与创新并举，传统与现代相彰"的方针，成立了吴门医派专门的研究机构"苏州市吴门医派研究院"。工作室重视"久病入络"和"百病皆由湿生"等吴门医派在病因病机方面的精髓理论探索，比较吴门医派代表性人物叶天士等名家的学术思想以及近代名医名家如黄一峰、葛云彬、钱伯煊等的学术经验等，探索流派演化规律，更好地梳理流派学术思想，加深对流派学术思想的理解，在临床科研和教学方面获得了丰硕的成果。

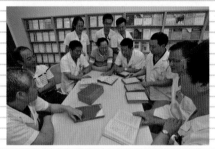

苏州市吴门医派杂病流派工作室汇聚了医院卫生部重点专科骨伤科、国家中管局重点专科脾胃科以及国家中管局"十二五"重点专科妇（产）科建设项目妇科等特色明显的重点科室，在工作室总负责人葛惠男院长的带领下，以传承工作室建设为契机，将弘扬吴门医派特色、努力打造一个有社会影响力的中医学术流派传承工作室作为建设目标，为吴门中医的继承和创新形成长效机制。

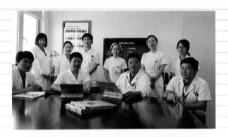

葛惠男，二级主任中医师、教授，南京中医药大学博士研究生导师。现任苏州市中医医院院长、苏州市吴门医派研究院院长、江苏省政协委员、江苏省中医药领军人才、江苏省有突出贡献的中青年专家、江苏省先进工作者、江苏省第二批老中医药专家传承工作指导老师、江苏省中医药学会副会长、江苏省中西医结合学会消化病专业委员会副主任委员、苏州市中医药学会理事长、苏州市劳模。

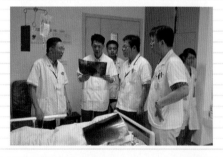

葛惠男主任中医师是苏州著名老中医黄一峰的关门弟子，长期从事医疗临床、科研和医院管理工作，在中医内科特别是消化系统疾病方面，造诣精深，颇具吴门医派用药精当、拟方严谨的特点。发表论文数十篇，出版《慢性胃病中医治疗》等专著，"血管内皮生长因子与消化性溃疡复发的关系及其益气活血方药干预作用的探讨"等多项研究课题获得江苏省、苏州市科技成果奖。

苏州市吴门医派杂病流派工作室建立后，整理出了清晰详细的吴门医派杂病流派脾胃科、骨伤科、妇科等专科的传承脉络，对吴门杂病流派代表性医著进行重点整理研究，挖掘对当代中医药发展具有开创性和指导意义的学术观点。制定优化了吴门医派杂病流派优势病种的诊疗或预防方案、技术操作规程。逐步在吴江区中医院、相城区中医院、高新区人民医院等周边地区建立了流派传承工作站，推广运用这些优势病种的诊疗方案、技术操作规程。

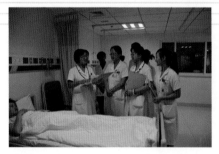

苏州市吴门医派杂病流派工作室特别注重人才培养，目前建设团队人员共29人（本科9人，研究生15人，博士5人），其中住院中医师9人，主治中医师5人，副主任中医师6人，主任中医师9人。团队以葛惠男、姜宏、许小凤等流派代表性传承人为主体，建立流派工作室主要传承人、后备传承人人才梯队，通过团队的临床跟师带教提升流派传人临床诊疗能力，力求逐步形成"有理论、有人才、有专病、有专药、有成果"的吴门医派杂病流派新体系。

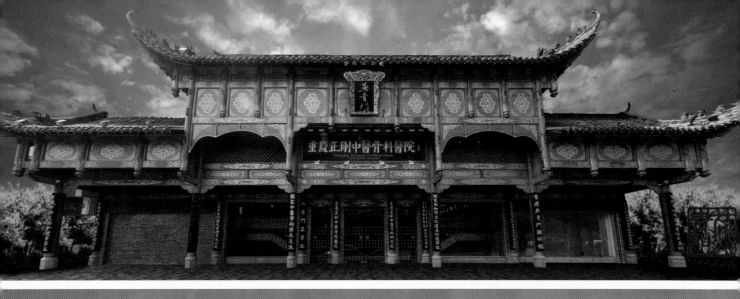

重庆正刚中医骨科医院
（燕青门正骨派,燕青门正骨疗法流派传承工作室）

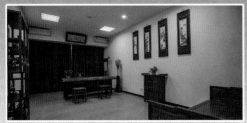
专家诊室

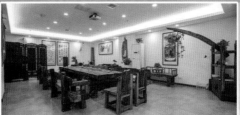
会议室

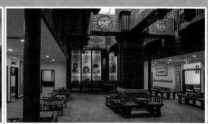
候诊大厅

"播岐黄之术，扬济世之德，怀诸世之功，立期盼之姿。时维乙未，季春之际，嘉陵春水荡漾，鸿恩山花怒放，堂屋内外，旧貌换新颜。愿：妙手剔除千般病患，仁心传承百年辉煌。"——题记《重庆正刚中医骨科医院》

重庆正刚中医骨科，源自燕青门正骨派——为燕青门独家武医所创，自1698年（清康熙三十七年）河间府沧县张先师创立至今，已300余年，其正骨疗法、技法以口传心授之方式相承，最初多针对习武造成的各类骨伤、骨病进行诊治。

1935年，燕青门第六代传人赵锦才为避战乱，由河北沧州迁至重庆。1948年，赵锦才受挚友黄埔抗战名将朱鄂临终托孤，收其5岁幼子朱正刚为入室弟子。朱正刚自幼聪慧过人，日夜苦练燕青拳，专研燕青门中医骨伤、骨病诊疗技术，得赵锦才毕生真传，成为燕青门第七代传人。

朱正刚从医50余年来，心系苍生，以治疗骨科病症为己任，致力于燕青门正骨派疗法的临床经验总结，在学术上取得重大突破。其整理归纳出"燕青门正骨疗法七大技术原则"，即"在治疗局部的同时，重视调理全身""以气为主，以血为先，调理气血为根本""健脾胃、补肝肾，筋骨并重""以稳准巧的手法施以整骨""动静结合的固定复位""导引练功辅助治疗""传统秘验方治疗骨伤、骨病"。从而使流传在民间的经验疗法上升为系统的中医骨科治疗方案，成为独具巴渝文化特色的中医骨科非物质文化遗产。从此，燕青门正骨派疗法在重庆得以发展和推广，成为誉满巴渝的传统正骨疗法之一。

重庆正刚中医骨科医院既是一家专业的中医骨科医院，同时也是一家现代化全能医院，各科室设备先进齐全，完美地将中西医结合用于治疗各种疾病。医院现由中医骨科专家及燕青门正骨派第八代掌门朱怀宇坐镇，携各级名老中医和优秀中医医务人员，针对各种骨科疾病进行专业诊疗，传承和推广的燕青门正骨疗法。

历经300多年的沉淀和发展，燕青门正骨派的学术思想与诊疗技术已成为国内中医重要的学术流派，口碑遍及神州，影响深远，具有较高的民族医药文化传承价值，也是国内中医骨科绝技之一。燕青门正骨派发展而来的重庆正刚中医骨科医院，在履行救死扶伤之本职同时，传承和发扬燕青门正骨派疗法，使其流传于后世，此亦为国医、国术发扬之本。

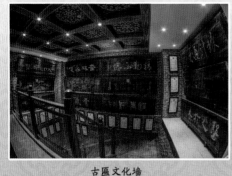
古匾文化墙

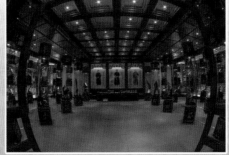
溯源堂

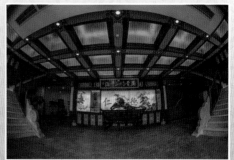
一楼大厅

国家中医药管理局
中药释药系统重点研究室

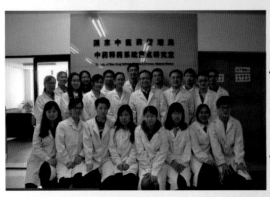

研究室团队

技术平台二
方药物质基础组分的多单元技术耦合纯化富集技术体系

技术平台一
中药/复方物质基础"组分结构理论"及组分结构特征解析体系

技术平台三
组分的生物药剂学性质与分类系统研究

中药释药系统重点研究室

技术平台六
中药制剂多维结构全过程动态质量控制技术体系

技术平台四
符合中医药多组分特点的多元释药系统构建关键技术研究

技术平台五
适宜中药多组分特点生物利用度评价体系研究

国家中医药管理局中药释药系统重点研究室，依托于江苏省中医药研究院，由15名科研人员组成，现有高级职称研究人员9名、中初级职称6名；具有博士学历8名，硕士6名；江苏省"333高层次人才培养工程"第二层次中青年科技领军人才1人、第三层次人才4人，江苏省"六大人才高峰"资助对象3人，江苏省中医药领军人才1人；南京中医药大学兼职教授1人、博士生导师1人、硕士导师6人，江苏大学、安徽中医药大学等研究生导师4人。

研究室于2009年获国家中医药管理局批准为第一批重点研究室建设项目，主要围绕"中药口服制剂释药系统关键技术研究""中药口服制剂释药系统生物利用度评价体系研究"两个研究方向，重点研究以物质基础的组分为基本单元的高生物利用度制剂技术与评价体系，构建面向临床增效的中药多单元释药系统研发平台，创新性地提出中药物质基础研究的"组分结构理论"，揭示其有效组分、功能组分以及独特的组分结构特征；首次提出建立中药物质基础组分的生物药剂学系统分类，进行中药多元释药系统的剂型设计与应用，构建中药制剂"多维结构全过程动态质量控制技术"体系，提升中药复方制剂的创新能力。多项研究成果为国内外领先或首创，其总体水平达到国际同类技术的领先水平。

在研究室的不懈努力下，已主持获得中华中医药学会一等奖2项，省部级二等奖1项、三等奖2项，作为主要完成人获得部省级一等奖1项、二等奖4项、三等奖5项；发表学术论文500余篇，其中SCI源刊论文85篇，最高影响因子8.095（Diabetes），在Nature子刊Cell Death and Disease杂志上发表论文1篇，中国中药杂志发表专栏2期；获发明专利授权36项，培养硕博士研究生92人。

成都中医药大学
"经穴效应临床基础重点研究室"

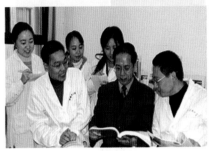

研究室核心团队

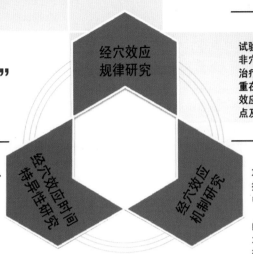

经穴效应规律研究

经穴效应时间特异性研究

经穴效应机制研究

采用高质量随机对照试验研究循经取穴与非经非穴以及穴位配伍的即时治疗效应和持续治疗效应，重在揭示经穴效应的循经效应特异性和持续性的特点及规律。

采用动态连续采样的方法，开展针对不同状态、不同病种的经穴效应变化的时间动力学研究，对比观察不同时辰针灸效应的差异，进而阐释经穴效应特异性动态变化的个性特征及其生物学机制。

综合运用多模态脑功能连接组分析方法，揭示经穴效应特异性的中枢基础或机制；
采用基于液质联用的多反应监测（MRM）技术、高通量测序技术等，揭示经穴效应特异性的分子代谢基础或机制。

成都中医药大学"经穴效应临床基础重点研究室"（简称"研究室"）是以国家重点学科针灸推拿学为依托，现有高级职称研究人员10人，中级职称7人，其中"973"项目首席科学家1人，国务院政府津贴获得者2人，全国百篇优秀博士论文奖获得者1人，教育部新世纪优秀人才3人，科技部中青年科技创新领军人才1人，霍英东青年教师奖获得者4人，全国高等中医院校"优秀中医青年"3人。

研究室成立以来，瞄准针灸学科国际前沿，持续、稳定地围绕"经穴效应规律研究""经穴效应机制研究""经穴效应时间特异性研究"3个方向，以项目为统领，集合多家单位研究力量，综合运用多学科研究手段，系统证实了经穴效应存在相对性、循经性和持续性，经穴之间可能存在协同或拮抗作用；构建了针刺神经影像方法学体系，并初步证实循经取穴的中枢调节具有靶向性和动态性特点；发现了与循经取穴针刺效应密切相关的小分子代谢产物；肯定了在不同时辰针刺经穴效应不同的总体特征，围绕针刺对视交叉上核及其核心分子钟的调控从总体阐释了经穴效应的时间动态性。围绕取得的研究进展，研究室构建了经穴特异性循证评价与临床决策平台，研制了循证针灸诊疗仪，联合16所国际国内知名高校、科研院所和企业，整合24个部省级以上重点实验室资源，建立了特色鲜明、相对独立的协同创新实体"针灸经穴效应协同创新中心"。

在研究室的不懈努力下，"十二五"以来，研究室已获国家科学技术进步二等奖1项、国家教学成果二等奖1项，部省级科技进步一等奖3项、二等奖4项、三等奖2项；发表学术论文421篇，其中SCI源刊论文85篇，第一或通讯作者61篇，最高影响因子12.03，他引365次；主编国家级规划教材8部、学术专著7部，获得国家授权专利32项、计算机软件著作权2项；培养硕博士研究生134人。

国家中医药管理局高脂血症"调肝降脂"重点研究室

国家中医药管理局高脂血症"调肝降脂"重点研究室（以下简称"重点研究室"）是国家中医药管理局重点研究室建设单位，也是以研究者创新理论命名的重点研究室，郭姣教授任主任。自2009年审批成立以来，郭姣教授团队秉持"顶天立地"的科研理念，专注于中西医结合防治糖脂代谢紊乱性疾病研究。

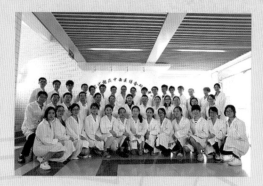

研究团队

重点研究室紧扣现代疾病谱的转变，围绕高发病、低知晓的高脂血症，首提"社会生活方式变化-机体情绪变化-肝失疏泄-高脂血症"发病模式，制定"调肝降脂"策略，从"肝"论治高脂血症。进一步研究发现如高脂血症、糖尿病、脂肪肝、动脉粥样硬化等糖脂代谢紊乱性疾病多病并发，相互纠结，突破现有理论束缚，抓住糖脂代谢紊乱的核心病理，将糖脂代谢紊乱性疾病作为一个整体来认识和综合防控，提出"糖脂代谢病(Glyco-lipid Metabolic Diesease, GLMD)"概念及"综合一体化治疗策略"，并将糖脂代谢病分为基础疾病——高脂血症、中间环节——胰岛素抵抗、最后转归——心脑血管风险3个阶段统一认识，将研究由高脂血症拓展到糖脂代谢病。突破糖脂代谢病多从脾肾论治的传统认识，提出"调肝启枢化浊"理论及"枢纽肝代谢稳态调节系统"；突破中药物质基础与作用机制不明、疗效不稳的瓶颈，研制系列创新中药，综合调节糖脂代谢吸收、转运、代谢、排泄等多环节、多靶点有效改善糖脂代谢失衡状态，显著提高了临床疗效。相关研究被美国内分泌学会会刊《Molecular and Cellular Endocrinology》、高血压病学会会刊《American Journal of Hypertension》、药理学排名第一的《Pharmacological Reviews》等国际多领域顶尖杂志高度评价，并在《Arteriosclerosis Thrombosis and Vascular Biology》编辑社论中作为重要成果推介。上述研究丰富和发展了中医学病机理论，为糖脂代谢病的防治提供了新思路和新策略。

重点研究室注重开展国内外交流合作，与香港大学生物医药技术国家重点实验室共建"粤港代谢病联合实验室"；与英国利物浦大学糖生物学研究中心建立国际合作基地；与吴阶平医学基金会合作建立"吴阶平代谢病中西医结合研究中心"。研究室是中国中西医结合学会副会长单位，广东省中西医结合学会代谢病专业委员会及国际性学术组织世界中医药学会联合会代谢病专业委员会会长单位，已成为国际代谢病研究学术高地。

重点研究室拥有广东省自然科学基金创新团队，其中包括国务院特殊津贴专家、国家卫计委突出贡献中青年专家、全国"三八红旗手"、吴阶平医药创新奖获得者、全国优秀科技工作者、中华中医药"科技之星"、教育部高等学校中西医结合专业教学指导委员会委员、南粤百杰工程人选、广东省名中医、教育部新世纪优秀人才、广东省高层次人才"千百十"工程人选、珠江科技新星等高层次人才。近5年，承担国家科技重大新药创制专项、国家自然科学基金重点项目等省部级以上项目50余项；发表论文300余篇（SCI收录87篇）；获发明专利授权26项（欧美2项）。相关成果获2014年度国家科技进步二等奖、中国专利优秀奖、2012年度中华中医药学会科技进步一等奖、广东省科技进步一等奖等国家奖、省奖9项。

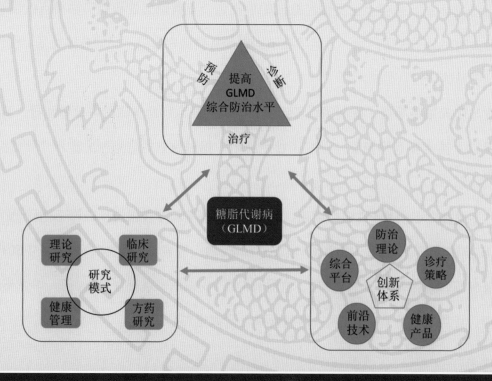

国家中医药管理局慢性肾病补肾活血重点研究室

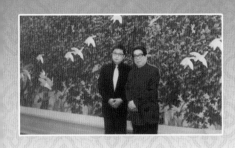

国家中医药管理局慢性肾病补肾活血重点研究室（以下简称重点研究室），是依托于天津市中医药研究院于2009年成立的国家中医药管理局重点研究室。研究室主任张大宁教授是中医肾病学专家，获"国医大师"称号，现任中央文史研究馆馆员、国际欧亚科学院院士。研究团队现有高级职称研究人员6名、中级职称研究人员9名，其中享受国务院特殊津贴专家2名、博士生导师2名。

补肾活血法是一新的中医临床治疗法则，此法自1978年由张大宁教授在国内首先提出。补肾活血法是在中医传统补肾法与活血法的基础上，将二者有机结合、高度统一，形成一种新的治疗方法。通过补肾促进活血，应用活血益于补肾，两者相互协同，达到改善肾虚血瘀的病理变化，使机体阴阳平衡、邪祛正存的一种新的治疗方法。本重点研究室成立以来，以学科为基础，以研究功能为主导，以学术带头人为核心，着眼于"补肾活血法的应用及机制研究""慢性肾病（CKD）中医证治规律研究"和"慢肾风、肾衰病、消渴肾病诊疗规范的研究"3个重点研究方向，运用传统中医理论，结合现代医学的研究方法，以临床研究为主，兼顾基础与临床研究的结合，专业研究与交叉学科研究的结合，使补肾活血法在治疗慢性肾脏疾病的应用和作用机制研究得到进一步深化和丰富。主持完成了"张大宁临床经验、学术思想研究""基于认知的名老中医学术思想临证经验挖掘技术研究"等"十一五"国家支撑计划。制定了慢性肾衰（肾衰病）、慢性肾炎（慢肾风）、糖尿病肾病（消渴肾病）的诊疗规范。2011年，经民政部、中国科协、国家中医药管理局批准，成立了中华中医药学会补肾活血法分会，主任委员为研究室副主任、博士生导师张勉之教授，现已成功举办多次学术会议，促进了补肾活血法在全国的交流与研究。

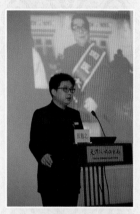

张勉之主任委员在中华中医药学会补肾活血法分会2014年学术年会上介绍"国医大师"张大宁教授

在研究室成员的不懈努力下，重点实验室先后承担国家自然科学基金等国家级课题7项，获省部级科技进步一等奖2项、二等奖6项、三等奖2项，发表学术论文百余篇，其中SCI论文7篇，出版《张大宁学术思想文集》等相关著作6部，获国家专利3项。

张大宁教授主要学术思想

"心-肾轴心系统"学说

"心-肾系统"表示在以心为主导的条件下，心肾之间相互促进，相互制约的相对平衡关系。"轴心"表示此系统在人体病理变化与临床治疗中起着重要的轴心作用。

肾虚血瘀论

肾虚血瘀是"久病及肾"和"久病多瘀"的结果，也就是说肾虚血瘀是各类慢性病的某一特定阶段的病理基础。肾虚血瘀是各类疾病共性的表现，即疾病的非特异性反应。

补肾活血法

补肾活血法是在中医传统补肾法与活血法的基础上，将二者有机结合、高度统一，通过补肾促进活血，应用活血加强补肾，两者相互协同，达到改善肾虚血瘀病理变化，使机体阴阳平衡，邪祛正存的一种新的治疗大法。

国家中医药管理局
慢性肾衰中医升降理论及应用重点研究室

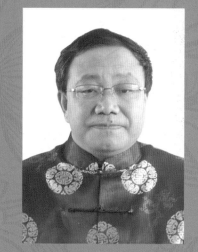

宁夏中医研究院国家中医药管理局慢性肾衰中医升降理论及应用重点研究室严格按照国家中医药管理局中医重点研究室建设要求"遵循中医药自身发展规律，突出中医研究特色"，以慢性肾衰为研究对象，从研究中医升降理论及应用为着眼点，开展了升清降浊治疗慢性肾衰升降失常的理论与应用研究。

研究室将中医传统研究方法与现代医学研究方法相结合，将中医升降理论应用于慢性肾衰的治疗中，在升降理论指导下辨证、选方、用药。我们通过研究发现，慢性肾衰根据中医升降理论，其发病的一个主要机理就是升降失常。慢性肾衰的水钠潴留、代谢产物在体内蓄积，是由于清阳不升、浊阴不能出下窍所致。但慢性肾衰的病位广泛，病性是本虚标实，病证以脾肾两虚为多见。浊阴不能出下窍的原因是因为虚，尤其是脾肾两虚而导致的清阳不升，浊阴不降。因此，虚是造成慢性肾衰升降失常的原因，清阳不升，浊阴不能出下窍是升降失常所造成的必然结果。由此可见虚是关键。通过临床研究发现慢性肾衰的虚主要是脾肾两虚，因此根据中医学升降理念，研究室得出顺应脏腑之间的升降生理功能及运用药物升降浮沉之特性来纠正慢性肾衰脏腑升降失常之病理，在中医升降理论指导下，处理好补虚升清、泻实降浊之间的关系，可以达到进一步提高慢性肾衰治疗水平的目的假设，开展了升清降浊治疗慢性肾衰升降失常的系列研究，包括"中医升降理论在治疗慢性肾衰中的临床应用研究""调理升降中药治疗慢性肾衰的疗效评价研究""升清降

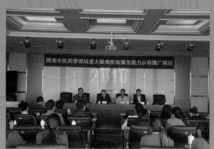

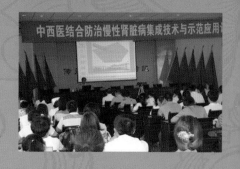

浊胶囊的制备工艺、质量控制研究""升清降浊胶囊治疗慢性肾衰的动物实验研究"（包括"升清降浊胶囊对肾衰模型大鼠的损伤保护作用及对炎性因子的影响""升清降浊胶囊对腺嘌呤所致大鼠肾性贫血肾组织中TNF-α表达的影响""升清降浊胶囊对SD大鼠BMP-7/Smad-6/TGF-β1信号转导通路的影响""升清降浊胶囊对慢性肾衰模型大鼠的保护作用及氧自由基代谢的影响"）及"肝升肺降理论在慢性肾衰治疗中的应用研究""交通心肾中药治疗慢性肾衰并发心血管病变的临床研究""基于心肾相交理论的交通心肾中药对肾心综合征的干预研究""基于脾升胃降理论调理脾胃中药在慢性肾衰治疗中的临床应用研究""升清降浊胶囊的药用成分与作用机理研究""Pro量表在慢性肾衰治疗中的临床疗效评价研究"，基本形成了具有一定原创性的特色理论和一定知识产权的技术规范。

研究的阶段性成果："升清降浊治疗慢性肾衰升降失常的理论与应用研究"准备申请成果鉴定和申报国家中医药管理局、宁夏回族自治区科技进步奖；升清降浊胶囊通过几年的临床观察，取得很好的临床疗效和一定的实验室研究资料，准备申请专利后进行新药开发研究。

中日友好医院
慢性肾脏病临床疗效评价重点研究室

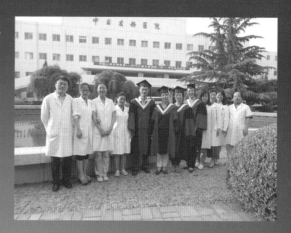

慢性肾脏病临床疗效评价重点研究室是以中日友好医院为依托，于2008年建立的国家中医药管理局重点研究室。研究室主任李平教授2008年入选卫生部有突出贡献的中青年专家，2010年获得国务院政府特殊津贴，2011年获得了国家"十一五"科技计划执行突出贡献奖。研究团队现有高级职称人员12人、中级职称人员8人。

本重点研究室以建设国内一流慢性肾脏病疗效评价研究室为宗旨，积极寻求与国内、国际顶尖学术机构合作，进行平台建设。先后与清华大学合作建立了领先的慢性肾脏病系统生物学研究平台，与加拿大UBC大学合作建立了与国际接轨的慢性肾脏病中医药临床疗效评价系统，与美国耶鲁大学和香港中文大学合作建立先进的创新中药及相关机理研究平台。研究室在系统继承已故名老中医时振声教授治疗糖尿病肾病经验的基础上，提出糖尿病肾病益气、养阴活血通络治法，采用国际先进的多中心、随机、双盲、安慰剂平行对照临床试验评价了中药复方糖肾方干预气阴两虚夹瘀型糖尿病肾病的疗效，实现了中医辨证论治与循证医学、系统生物学方法的有机结合；提出了一套病证结合诊断的整合生物标志物体系，阐释了慢性肾脏病中医辨证分型的科学内涵；建立了一种反映辨证论治特点的中医药治疗慢性肾脏病的临床疗效评价模式；阐释了益气养阴、活血通络法组方的药效物质基础和多通路网络整合调控作用机制，并发现了新的与糖尿病肾病相关的靶蛋白以及生物标志物。这些科技创新对我国慢性肾病临床疗效评价走向国际起到积极促进作用。

在研究室成员的不懈努力下，团队建设期间成功入选国家中医药管理局"中药药理（肾脏）三级实验室"、国家中医药管理局重点学科"中西医结合临床学科"，并于2014年与医院临床科室合作成立"免疫炎性疾病北京市重点实验室"。在上述平台支撑下，自2008年以来，本重点研究室承担了国家级课题共12项，其中主持10项，参研2项。期间，顺利结题国家"973"课题、国际科技合作项目及北京市首都发展基金联合攻关课题各1项，均得到专家组高度认可。获北京市科技进步二等奖、中国中西医结合学会科学技术奖一等奖等14项省部级奖励；获国家发明专利5项；发表SCI收录学术论文68篇，出版《实用中西医结合治疗肾病》及《糖尿病肾病中西医结合研究基础与临床》等学术著作5部。

中药治疗糖尿病肾病转化医学研究

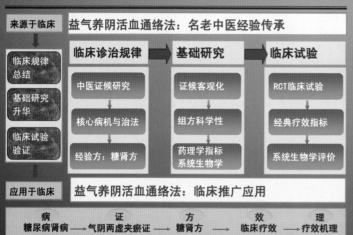

国家中医药管理局中药破壁饮片技术与应用重点研究室

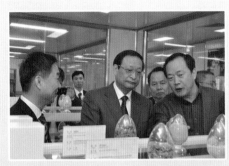

国家卫计委副主任、国家中医药管理局局长王国强听取专家委员会副主任果德安及重点研究室主任成金乐汇报

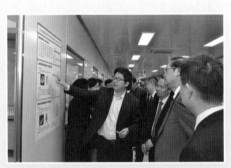

国家卫计委副主任、国家中医药管理局局长王国强听取陈士林介绍中药DNA条形码技术

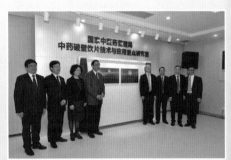

国家卫计委副主任、国家中医药管理局局长王国强，重点研究室主任委员周宏灏、副主任委员刘良，中智药业集团董事长赖智填等人举行揭牌仪式

中智药业集团"国家中医药管理局中药破壁饮片技术与应用重点研究室"（以下简称"重点研究室"），是2014年国家中医药管理局批准建立的中药破壁饮片研发平台。

中智药业集团重点研究室总建筑面积为3000平方米，由研发（1900平方米）和质控检测（1100平方米）两大平台构成，拥有各种功能的实验室40多间，各种仪器设备近200台套。

中智药业集团重点研究室的主要研究方向是中药破壁饮片新工艺、新产品与新理论，研究领域覆盖中药破壁饮片综合评价体系、中药破壁饮片质量标准、中药材安全性及规范化种植、中药破壁饮片的应用研究等。

中智药业集团重点研究室拥有教授、博士、硕士为骨干力量的30余人的专职科研队伍，由中国工程院周宏灏院士、国家药典委员会首席专家钱忠直、中国中医科学院中药研究所所长陈士林、中国科学院上海药物研究所首席科学家果德安、澳门科技大学校长、中药质量研究国家重点实验室主任刘良、中国食品药品检定研究院中药民族药检定所所长马双成等14名著名专家组成学术委员会顾问团队。截止到2014年10月，中智药业集团共获得国家、省、市等各级科研项目25项，开发中药破壁饮片并获得广东省标准62个；申请中国发明专利57项、境外发明专利18项，授权40项。

2015年3月，中智药业集团与澳门科技大学中药质量研究国家重点实验室合作建立"中药质量研究联合实验室"，并举行揭牌仪式，国家卫计委副主任、国家中医药管理局局长王国强揭牌。中智药业集团重点研究室科研平台再上一个新的台阶。

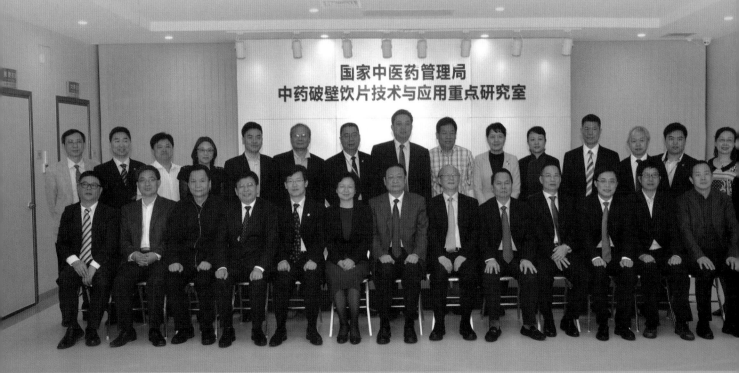

方剂效应与临床评价重点研究室

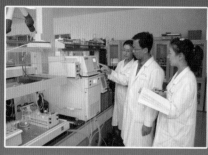

  国家"方剂效应与临床评价重点研究室"（简称研究室）是在国家中医药管理局领导下，专门从事方剂效应研究及中药临床评价研究的组织机构，由滨州医学院和烟台渤海制药集团有限公司联合成立。

  研究室分为三大中心，包括工艺研究中心、药理研究中心、分析研究中心。下设中药方剂工艺研究室、组方筛选及效应评价研究室、中药制剂质量控制研究室、方剂药效物质基础研究室、方剂临床评价研究室等。总面积6000余平方米，其中符合 GMP 要求的中试实验室1000余平方米，SPF级动物实验室500平方米，基础医学研究中心3000余平方米；拥有科研人员32人，其中泰山学者2人，享受国务院特殊津贴4人，教授职称13人，副教授8人，具有博士学位的研究人员15人，形成了以泰山学者、领军人才为主体的经验丰富、结构合理的骨干队伍。本研究室还聘请了以国医大师晁恩祥教授为首的国内外知名的专家、学者组成学术委员会。

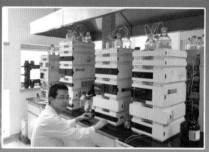

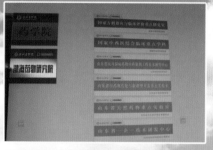

  研究室同时拥有多个国家及省、市级科研平台，包括国家中医药管理局"中西医结合临床重点学科"、山东省"中药现代化与新剂型开发重点实验室"、山东省"天然药物重点实验室"、山东省"抗风湿病药物中药制剂工程技术研究中心"、烟台市"免疫调节类中药制剂工程技术研究中心"、烟台市"金元四家流传方剂工程技术研究中心"等；近三年来主持参与课题39项，科研经费5000余万元，其中国家级科研课题23项，省级重大专项3项，其他省部级课题13项；发表论文115篇，被SCI收录48篇；获省部级科技成果奖励3项，厅局级奖励13项。

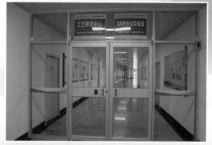

  研究室从社会需求出发，以高校科研力量为依托，以企业资源为支撑，以机制创新为驱动，以成果转化为目的，实现关键技术突破，企业、学院、学科、产业共同进步。

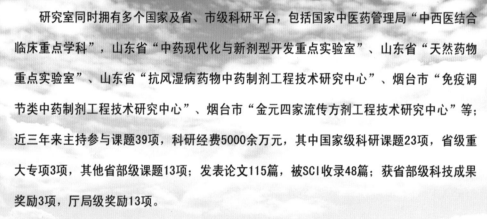

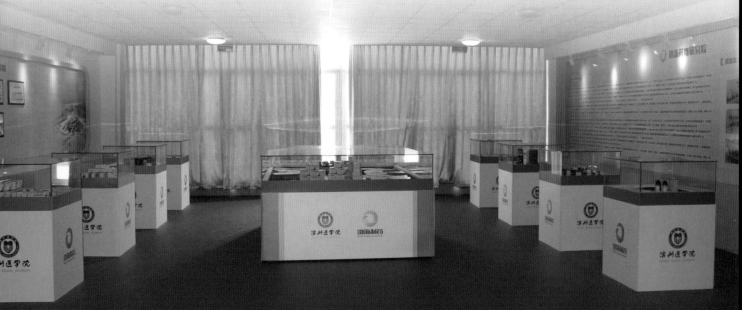

徐经世国医大师

徐经世系全国著名中医学家，第二届国医大师荣誉称号获得者。从事临床工作61年，潜心学术，不慕名利，德艺双馨，不事张扬，在中医理论、临床、科研及学术传承上建树颇多，为中医药事业的发展贡献突出，为医者楷模。时年逾八旬，老骥伏枥，坚持临床，以缓病患之求。

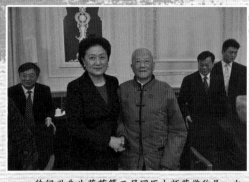

徐经世先生荣获第二届国医大师荣誉称号，出席表彰大会，受到刘延东副总理亲切接见

学术底蕴深厚　徐经世出身于世医之家，受家学熏陶，自幼熟读《药性》《汤头》《医学三字经》等医学启蒙，后师从祖父徐恕甫先生学习《内经》《伤寒》《金匮》等中医经典，系统研究历代中医经典之著。于《临证指南》《医学心悟》《医宗金鉴》等新安医著用功尤勤，六十余年未曾有辍，发新安医学八百年之积蕴，渊源有自，心悟独到。

理论建树独特　徐经世提出了"杂病因郁，治以安中""肝胆郁热，脾胃虚寒"和"尪痹非风"等学术观点，立"三十二字调肝法"肺痨证治六法和调理脾胃"三原则，四要素"，

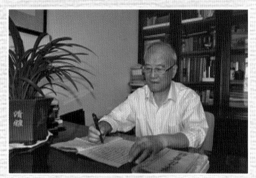

徐经世国医大师正在查阅古籍图书

为内科疑难杂症的临床诊疗开辟了新思路和新方法；用药平和，注重双向调节，善用反佐和药对，寓奇效于平淡；研制出"扶正安中汤""消化复宁汤""迪喘舒丸"等多个特效专方。

临床成就丰硕　徐经世临证贵于总结善思，被遴选为国家中医临床研究基地重点病种（糖尿病）和国家临床重点学科、专科（传染病科、内分泌科）学术带头人，无私献技，悉心指导，业内尊崇。徐经世是全国中医肝胆病专业委员会委员、安徽省中医肝胆病专业委员会主任委员、安徽省中医药学会常务理事；主持和指导国家级及省级科研项目5项；获得安徽省科技进步三等奖2项、科技成果2项；所撰临床专著《徐经世内科临证精华》和《徐经世临证经验集粹》广为同行称道，学生传颂。

传承贡献突出　在学术传承上，徐经世将祖父遗著及自己经验所得毫不保留地整理成册，公诸于世；将家藏孤版古籍医书无偿捐献给国家；筹设"忠恕"奖学金，激励后学。他言传身教，孜孜不倦，数十寒暑，桃李芬芳，培养出众多本科生、硕士、博士、留学生、师承高徒等不同层次的优秀中医人才。

社会声誉良好　徐经世长年担任安徽省委保健委会诊专家工作，曾多次为国家领导人及国际友人保健会诊，受到高度赞扬。

徐经世在长达六十余年的临床生涯中，始终遵循着"医德为本，病人至上"的业医准则，勤学精研，淡泊名利，坚守临床一线。他为人坦荡无私，金针度人，甘为人梯，是同行公推的安徽中医界领军者、临床大家。

国医大师刘尚义

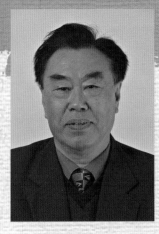

刘尚义，男，汉族，1942年12月出生，贵阳中医学院、贵阳中医学院第一附属医院主任医师、教授；是第三、四、五批全国老中医药专家学术经验继承工作指导老师，第一批贵州省名中医，第二届"国医大师"。刘尚义是贵州省获得"国医大师"称号的第一人，从事医疗卫生工作50余年，恪尽职守、爱岗敬业，在全国率先提出"引疡入瘤"诊疗理念，首创"从膜论治"学术思想，取得了良好的临床效果，为广大患者消除了病痛，为贵州省医疗卫生事业特别是中医药事业发展做出了突出贡献。

穷医道精髓，擅治疑难杂症

提起刘尚义，在业界可谓德高望重，坊间家喻户晓。他擅长经方活用，治疗疑难杂症很有一手，治法强调"平衡阴阳，损有余，补不足，内外修治"。

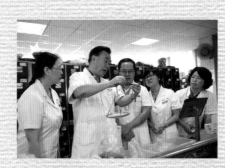

善药线疡科，临床屡获奇效

从1962年开始，刘尚义师从贵州名医"葛氏疡科"第七代传人赵韵芬，系统学习了疡科疾病的诊治及丸、散、膏、丹的炼制，善用药线治疗疡科疾病。

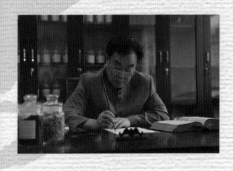

承仁医博爱，勤耕临床不辍

虽已古稀之年，刘尚义仍坚持每周出诊4次，处方药少力专，常用药不超过9味。每遇病人觉得自己病情重，要求下药重一点，他总是风趣的说"这叫做四两拨千斤，我们今天开七付，旗（七）开得胜怎么样？"只言片语缓解了病人情绪，拉近了医患距离。

精书法篆刻，国学根底深厚

刘尚义对儒学、易学、书法、国画、篆刻颇有研究，尤其书法，自成一家，浑然大气。他常教导弟子"学习中医，功夫在书外，要研习国学，感悟国学"。首届国医大师张学文评价他"博学多才，书法一流"。

传弟子三千，西南桃李成圃

执教40余载，他孜孜不倦，培养人才数以千计。在学术上刘尚义对学生毫无保留、无私奉献，在生活中对学生平易谦和、关怀备至。他的学生遍布海内外，许多都已成为中医药事业的栋梁和骨干。

民生是亮點

中醫著文章

甲午夏 刘尚义

国医大师占堆

占堆同志系全国有名的藏医药专家，第二届国医大师荣誉称号获得者。从事藏医医疗工作50余年，在管理工作期间，不忘潜心学术，积累了丰富的藏医治疗儿科病、皮肤病以及心脑血管病临床诊疗经验，形成了自己独特的学术思想，在藏医药事业发展中是一位德高望重、医术精湛的藏医药专家。

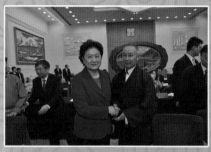

占堆同志藏医学术底蕴深厚，出身于医学世家，自小跟随父亲学习藏医药理论知识，受学术熏陶，熟读《藏医四部医典》《藏成药》等藏医药学启蒙，后师从获得首届国医大师的强巴赤列名老专家学习藏医临床治疗及藏药研制经验，并以主编的身份将自身诸多临床经验及学术思想整理出版成册，包括《中国藏医药学大辞典》《中华本草藏药卷》《藏医外治疗法规范与应用研究》《藏医成方制剂现代研究与临床应用》等。他藏医理论扎实，制药经验独特，多年来对常见病、疑难病的诊疗经验和学术思想进行传承研究的方式形成系统完善的诊疗方案。

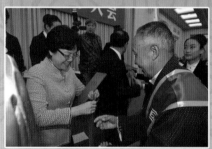

藏医药临床成就丰硕，善于总结经验，善治疗儿科常见病"木布巴涨"（过敏性紫癜）、五官疾病"那素"（过敏性鼻炎）、"迟采"（慢性咽炎）、心脑血管疾病"查隆病"（高血压）、"血瘫病"（脑溢血）等，并研制出"木不朗杰"（溃疡殊胜散）、"克乃贡斯"（肾病殊胜散）、"巴乃德期"（皮疾康）等多个专方。占堆

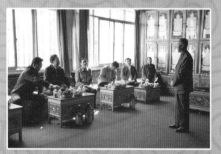

同志被遴选为西藏藏医药学会会长、西藏藏医药产业发展协会会长、中华中医药学会副会长、中国民族医药学会副会长。获得中华中医药学会科技学术著作二等奖、西藏自治区科技学术一等奖、西藏自治区科技进步一等奖等奖项。在藏医药学术内，他无私献技，悉心

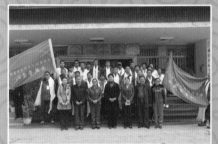

指导，业内尊崇，在担任藏医学院博士研究生及硕士研究生导师期间，带出了一批学术水平较高的藏医药研究生，所撰藏医临床专著，广为同行称道、学生传颂。

占堆同志在藏医药界传承贡献突出，在学术传承上将自己经验所得毫不保留地整理成册，公诸于世，孜孜不倦，数几十年寒暑，克服高原不良气候，在恶劣的环境下培养出众多本科生、硕士、博士、师承高徒等多个不同层次的优秀藏医药人才，社会声誉良好，长年来担任西藏自治区藏医医院会诊专家工作，受到广大患者高度赞扬。

占堆同志在长达50余年的藏医临床工作中，始终把病人放在第一位，全心全意为病人服务，以人为本，高尚的医德，严格要求自己，勤学精研，淡泊名利，时刻坚守临床一线，甘心为民、为病人服务，不辞艰辛，始终遵循"医德为本，病人至上"的业医准则，是同行公推的藏医界佼佼者、藏医药临床专家。

皖南医学院弋矶山医院国医大师李济仁工作室暨安徽省名中医李艳工作室

为加强我国名老中医学术经验的传承，培养优秀中医药人才，2009年医院李济仁教授被评为新中国成立以来首批国医大师，同年国家中医药管理局批准在医院成立国医大师李济仁工作室。

2014年李艳教授被评为安徽省名老中医。

本学科队伍17人，其中主任医师（教授）3人、副主任医师（副教授）3人、主治医师（讲师）7人、博士后1人、具有博士学位者3人。李济仁教授为工作室首席专家，李艳主任医师为工作室负责人，工作室主要成员为：李艳主任医师，廖圣宝教授，杨永晖博士后，李明强副主任医师、王秀副教授，范为民博士，胡怡芳、谷绍飞等医师。

李济仁，1930年12月出生，安徽省歙县人。为首届"国医大师"、"全国500名老中医"、国家级名老中医学术经验继承人指导老师、全国硕士学位授予权研究生指导老师、"中国百年百名中医临床家"、国务院政府特殊津贴获得者、全国博士后流动站指导老师、国家级非物质文化遗产新安名医"张一帖"第十四代传承人。现为皖南医学院终身教授、"四大名师"之一，并与弋矶山医院建院以来的吴绍青、沈克非等专家并列为"一代名医"。

李老精研《黄帝内经》与新安医学，是新安医学研究的开拓者与临床实践的创新者。在融合新安医家汪机固本培元与"张一帖"健脾和营学说基础上，创立"平衡寒热、扶元培土"学说。业医60余载，其医术受到中国工程院院士董建华教授高度评价："医术高超，尤精内科，疑难重患，随证化裁，效如桴鼓。"现任世界中医药学会联合会方药量效研究委员会会长、世界中医药学会联合会风湿病专业委员会学会名誉会长，获中华中医药学会终身成就奖。

李老在痹症与痿症的医治上创立"痹痿统一论"，研发治疗痹证的"清络饮"验方，获中国发明专利1项、美国发明专利1项，发表国际SCI论文2篇。2006年英国剑桥大学学者在国际药理学顶级刊物《Trends in Pharmacological Sciences》上，将"清络饮"列为抗风湿病血管新生的代表性中药复方并专门评述。目前"清络饮"研究获"863"计划、国家自然科学基金等5项国家课题资助。

李老主持的"新安医家治疗急危难重病症经验的研究""新安名医考证研究"等多项课题获省科学技术奖3项、省高校与卫生厅科学技术奖5项。独著、主编《济仁医录》《痹证通论》《新安名医考》《痿病通论》《新安医学研究》等学术著作14部，发表论文112篇。

李艳，女，皖南医学院弋矶山医院中医科主任医师、硕士研究生导师、安徽省名中医。为"国医大师李济仁"学术继承人、国家级非物质文化遗产"张一帖内科"第十五代传承人，国家级重点学科"中医痹病学"学科带头人，安徽省"十二五"中医临床学术和技术第一层次带头人，皖南医学院弋矶山医院学术和技术带头人、国家中医药管理局"国医大师李济仁工作室"主任，皖南医学院中医学教研室主任、中医科行政主任。

李艳出身于中医世家，热爱中医药事业，在中医临床、科研、教学上均取得了较为突出的成绩。从事中医临床工作30余年，继承新安医学诊治经验并多有创新。现任安徽省中医药学会风湿病专业委员会副主任委员、安徽省芜湖市中医药学会副理事长、安徽省中医药学会学术委员会委员等职务。

近年来，李艳独立或以第一作者身份分别在国家级核心期刊《中国中西医结合杂志》《中华中医药杂志》《中医杂志》《北京中医药大学学报》等发表学术论文30余篇。2015年发表SCI收录论文2篇。主编著作17部，副主编3部，参编著作8部、大型丛书编委1部。2012年，任全国高等医学院校西医专业本科规划教材《中医学》主编。

李艳致力于应用现代科学的有关方法与技术，进行风湿病等疑难疾病中医辨证论治的机理研究。 2003年以来，作为主要参与者参加国家自然科学基金重点研究项目1项、高校省级教学研究重点项目1项，主持厅院级项目2项。

2002年来，李艳作为主要完成人获省级科技进步奖2项、市级科学技术二等奖1项、教学成果奖1项、皖南医学院弋矶山医院科技三等奖1项。2011年3月获芜湖市"三八"红旗手称号，并获得了"芜湖市十大女杰之优秀女科技带头人"入围奖。

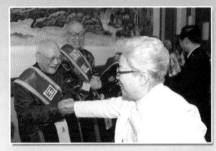

原国家副总理吴仪为李济仁教授颁发国医大师证书

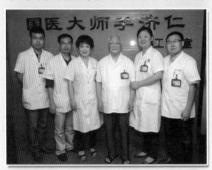

工作室人员合影

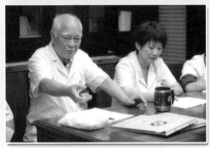

李济仁教授与李艳教授讨论病例

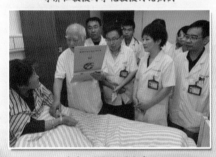

李济仁教授教学查房

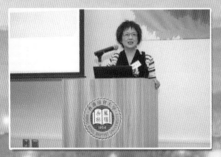

2013年11月，李艳教授在香港浸会大学做学术报告

上海中医药大学附属曙光医院
石印玉名中医工作室

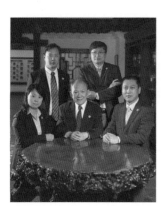

石印玉名中医工作室挂靠上海中医药大学附属曙光医院骨伤科。该科传承具有140余年历史的上海石氏伤科治伤经验，不断创新发展，本着以病人为中心、全心全意为病人着想的服务理念，努力打造沪上骨伤科"一体化全程式诊疗服务"。该科是国家中医药管理局国家中医重点专科，上海市卫生局"骨与关节疾病"和"股骨头坏死"重点专科，教育部 "中医骨伤科学"国家重点学科，国家级和上海市"石氏伤科流派传承基地"，国家级和上海市"石印玉名中医学术经验研究工作室"，国家中医药管理局"骨与关节病理学"三级实验室，全国骨伤重点专科协作组组长单位，全国膝关节骨性关节炎协作组组长单位，骨质疏松协作组副组长单位，中国医师协会、质量万里行认证的"骨质疏松诊疗基地"，上海医师协会中医骨伤专业学组和上海市中医质控组挂靠单位，诊疗水平居国内领先。

石印玉工作室共有成员25人，拥有享受国务院政府特殊津贴专家（2人）、国家级名中医师带徒导师、国家中医药管理局全国优秀中医临床人才、教育部新世纪优秀人才、上海市名中医、全国百名杰出青年中医、上海市领军人才、上海市曙光学者、上海市青年科技启明星、上海市银蛇奖获得者等。

工作室主要研究方向为脊柱病损、骨质疏松症、骨关节病损及石氏伤科学术思想整理。先后承担WHO委托研究项目，国家"973""863"、科技攻关/支撑计划、国家自然科学基金项目等数十项。研究成果获得部市级科技奖励一等奖1项、二等奖2项、三等奖14项，上海市临床医疗成果三等奖2项。其中"补肾中药综合改善骨骼质量作用优势的新认识"获国家科学技术奖自然科学奖一等奖；发明专利"一种治疗骨关节炎中药制剂的用途与制备方法"获得上海市优秀发明一等奖；另有多项成果获中华中医药学会科技进步奖、上海市科技进步奖。获得国家中医药管理局中医临床适宜技术1项，已在国内11个省市推广应用。由工作室牵头制订的膝关节骨性关节炎诊疗方案经全国近30家医院验证，该诊疗方案和临床路径被国家中医药管理局作为指导性文件向全国推广。

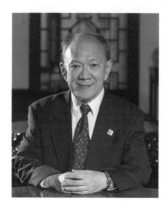

石印玉，教授、主任医师，全国著名骨伤科流派石氏伤科第三代传承人石幼山先生之子。早年跟随父亲和伯父（石筱山）学习家传医学，后考入上海中医学院系统学习中医药理论，同期继续跟随父亲和伯父襄诊中医骨伤科。1964年大学毕业后，进入曙光医院骨伤科，利用石氏伤科疗法临诊治疗骨伤科疾病，同时仍继续随父侍诊。石仰山研习石氏伤科的理论和经验，立足当代，不断拓展学术内涵，在临床、科研、教学40余年中，系统整理了石氏伤科传统经验，体现其特色和价值，汇成专著，主持编写有《石筱山、石幼山治伤经验及验方选》《石筱山、石幼山医案合集》等，前者获得国家中医药管理基础研究成果奖。

石仰山时任上海市政协常委、中华中医药学会骨伤科专业委员会副会长兼秘书长、上海市中医药学会常务理事、上海市中医药学会骨伤科分会主任委员、上海市中西医结合学会骨伤科分会副主任委员、上海市中医药研究院骨伤科研究所所长、上海中医药大学附属曙光医院院长；为上海市名中医、全国骨伤名师，享受国务院特殊津贴。现任上海中医药大学附属曙光医院终身教授、上海文史馆馆员、上海中医文献馆馆员、中华中医药学会骨伤科专业委员分会顾问、上海市中医药学会骨伤科分专业委员会名誉主任委员。

石印玉教授精研石氏伤科的理论和经验，不断拓展学术内涵，获得一系列的科研成果奖励：获1999年度上海市科委科技进步三等奖，1999年度国家中医药管理局中医药基础研究三等奖，2001年度上海市科学技术进步奖三等奖，2001年度上海市卫生局临床医学成果奖三等奖，2002年度上海市科委科技进步三等奖，2002年度教育部科技进步奖自然科学一等奖，2005年第三届中国药学发展奖康辰骨质疏松医药研究奖之学科成就奖等多项政府、学会奖励。申请并公开国家发明专利3项。主编《石筱山、石幼山治伤经验及验方选》《实用中医骨伤科手册》《现代中医药应用与研究大系—骨伤科》《中西医结合骨伤科学（普通高等教育"十一五"国家级规划教材）》，副主编《中国中医骨伤科百家方剂精华》《上海市住院医师培养指导丛书——中医骨伤科学》《骨伤科学》，参编《中国医药百科全书》《中医骨伤科基础》《中医骨伤科学》《中国大百科全书·中国传统医学》《近代中医流派经验选集》《中国骨伤科学辞典》等著作；发表学术论文60余篇。

安徽省中西医结合医院（安徽中医药大学第三附属医院）
——李业甫名老中医药专家工作室

安徽省中西医结合医院"李业甫名老中医药专家传承工作室"于2011年经安徽省中医药管理局批准为安徽省省级名老中医药工作室，2012年经国家中医药管理局批准为国家级名老中医药工作室。

工作室现有工作人员10名，其中高级职称3人，中级职称5人，初级职称2人，其中博士1人，硕士6人，本科3人。李业甫教授为学术带头人，何光远主任医师任工作室负责人。

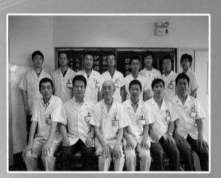

李业甫名老中医药专家简介

李业甫，1934年生人，安徽省定远县人，主任医师、安徽中医药大学教授、国务院特殊津贴享受者，从事推拿医教研工作54年。为安徽省名中医，全国第二批500名中医药专家学术经验继承人导师，国家级名老中医，安徽省跨世纪人才中医学术和技术带头人，安徽省及国家级名老中医，安徽省国医名师。李老历任安徽省中医药学会推拿专业委员会主任委员、中华中医药学会全国推拿学会常务理事兼教育部长、全国推拿治疗中医专家委员会委员、中国传统医学手法研究会常务理事及专家委员会委员、全国盲人按摩学会副会长、国家职业技能鉴定专家委员会委员、安徽省中医药学徒教学指导专家委员会委员。

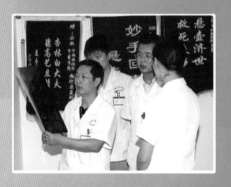

李老主编、参编医学专著20余部，发表医学论文40余篇，其中《自我保健穴位推拿》获1995年省第三届优秀科普作品二等奖，《中国推拿手法学》和《中国推拿治疗学》获1989年省高校优秀教材成果三等奖，《中医推拿手法荟萃》获1997年省级优秀教材成果二等奖；参与录制《中医推拿手法荟萃》教学录像教学电教录像带4部和《自我保健推拿》的科教电影，后者在全国公映，1993年被文化部对外联络处选中，译成7种语言，作为当时中国向世界推广中医医学的主打影片，深受国际人士的喜爱和好评。

工作室主要成员简介

何光远，主任医师。现为国家中医药管理局"十二五"推拿重点专科学科带头人。现任安徽省中医药学会推拿专业委员会主任委员、安徽省中医药学会常务理事、安徽省灸法研究会副会长、安徽省老年学研究会副会长、中国中西医结合学会养生学与康复医学专业委员会常务委员、安徽省针灸学会理事、中华医学会安徽分会物理医学与康复学第七届委员会常务委员、中国老年学学会第五届理事会理事、中华中医药学会医院管理分会常委。近年来，主持并参加省部级科研课题8项，获省科技成果奖1项。发表医学论文30余篇，主持编写医学专著14部，主参编国家级规划教材4部。

山东中医药大学

——张志远名医工作室

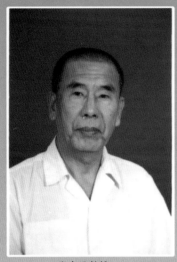

张志远教授

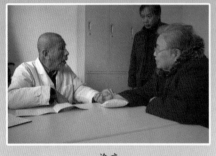

诊病

　　根据国家中医药管理局文件，山东中医药大学张志远教授被确定为2013年全国名老中医药专家传承工作室建设项目专家。张志远，男，生于1920年7月。为山东中医药大学教授、主任医师、硕士研究生导师、山东省名中医药专家、济南市第九届人大代表、山东省第六届政协委员、卫生部中医作家协会成员、全国中医各家学说研究会顾问，享受国务院特殊津贴。先生从医70余年，鲐背之年仍笔耕不辍，悬壶济世。

　　先生幼秉庭训，天资聪颖，刻苦好学，很早就奠定了坚实的古文基础，稍长，即涉猎经、史、子、集而成为有名的学者。尤对易学深有体会，以至影响了其医学生涯。少时学医，得到父辈及老师的指点，先理解中医基本概念，继而掌握基础理论，然后诵读脉法、汤头歌诀等，再修临床课，始习外科、儿科，后及内科、妇科，羽翼渐丰，终以内科、妇科成家，尤长于妇科。举凡《内》《难》《伤寒》以至后世诸家之书，更是无所不读，促使其医学理论日趋丰厚，造诣渐深。先生青年时代悬壶鲁北，享誉一方。为广见闻，开拓思路，他还广泛搜求各种史料如正史、野史、笔记、小说等，虽鲐背之年，未尝释卷。以其学识渊博，人称"活辞典"。

　　先生1957年开始先后执教于山东中医进修学校、山东中医学院，讲授中医妇科、伤寒、温病、中国医学史、中医各家学说等，医、教、研并举，知识渊博，经验丰富，主编《中国医学史》《中医各家学说》《中医妇科学》《医林人物评传》《医林人物故事》等，主审《山东中医药志》、法文《中医名词字典》，辑有《张志远医论探骊》，穷40年之心血著成《中医源流与著名人物考》《空谷足音录》《诊余偶及》《蒲甘札记》等，发表论文400余篇，其中医易研究、孙思邈《千金方》探讨获国际会议优秀论文奖、中国中西医结合研究会学术贡献荣誉证书。先生培养研究生近20名，他们均成为医、教、研各领域的带头人。

　　工作室成立以来，在张志远教授的指导下，整理制订了慢性疲劳综合征、胃脘痛、月经病等优势病种方案，并率先在山东中医药大学中鲁医院推广实施。工作室成员先后在核心期刊发表学术论文十余篇，出版专著7部。工作室成员多次外出参加培训，同时响应国家中医药管理局关于开展中医药继续教育项目的号召，在张志远教授的指导下举办省级及以上中医药继续教育项目3次，在各种培训班讲学15次，取得丰硕成果。

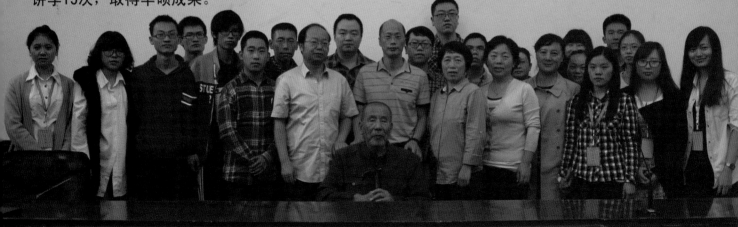

高慧 全国名老中医药专家

继承与创新并重 临床与科研同行

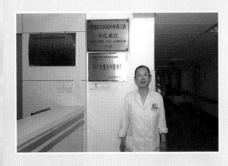

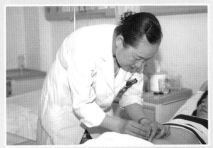

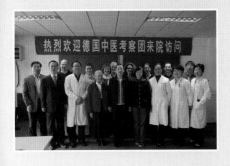

热烈欢迎德国中医考察团来院访问

人物简介

高慧教授，博士后，第五批全国名老中医药专家学术继承指导老师，全国名老中医药专家高慧传承工作室指导老师（国家中医药管理局拨专款用于高慧传承工作室建设），国家级重点中医专科学术带头人和负责人，全国综合医院中医药工作示范单位中医科主任，河北省首届名中医（河北省卫生厅拨专款用于高慧名中医工作室建设），河北承德医学院附属医院中医科主任，承德医学院中医教研室主任，主任医师，硕士研究生导师，全国著名中医妇科专家。兼任中华中医药学会妇科分会常委，世界中医药学会联合会妇科分会常务理事，河北省中医药学会妇科分会副主任委员，河北省中西医结合学会不孕不育分会副主任委员，河北省中医药学会理事会常务理事，卫生部药政司2009版国家基本药物评审专家，国家自然科学基金项目同行评议专家。为国家自然科学基金面上项目课题负责人，河北省省级中医药类重大医学科研课题负责人，河北省政府资助临床医学优秀人才培养项目课题负责人，国家中医药管理局全国名老中医药专家高慧传承工作室建设项目负责人。从事中医临床工作近40载，致力于中医妇产科医疗、教学、科研工作，取得了较好成绩。擅长中医药治疗妇科经、带、胎、产、杂病等。

学术成就

盆腔炎是临床难治性女性生殖系统疾病之一。西医认为其盆腔粘连和慢性盆腔痛很难逆转。高慧教授在中医基础理论指导下，总结前人经验，经多年临床实践，提出盆腔炎有湿性炎症和干性炎症之不同。急性盆腔炎：多为以渗出为主的"湿性炎症"，中医立法应以清热解毒、清热利湿、利水消肿为主，佐以活血化瘀。慢性盆腔炎：多为以增生、粘连为主的"干性炎症"，中医立法应以活血化瘀、软坚散结、祛瘀消癥为主，佐以清热解毒。同时采用中药灌肠、阴道上药等中医传统疗法治疗女性生殖系统炎症。有关盆腔炎的研究获得河北省科技进步三等奖。高慧教授对输卵管炎（包括输卵管阻塞，俗称输卵管不通）和输卵管炎性阻塞性不孕症提出中医治疗以活血化瘀、清热解毒、利水消肿、软坚散结为治疗大法，目的是抗炎，抗粘连，疏通输卵管管腔，争取宫内孕，防止宫外孕（异位妊娠）。有关输卵管炎性阻塞性不孕症的临床研究获得河北省中医药学会科学技术奖一等奖。高慧教授对功能失调性子宫出血（简称功血）提出中医治法以补肾、健脾、固冲为治疗大法，三法合一。创立补肾健脾固冲方，立论重点放在补肾健脾上，提出的观点是"当标本同病时应重在治本，治本为主的目的是通过机体自身的轴调节使异常子宫出血迅速停止，故立论重点是放在补肾健脾上而不是放在固冲止血上"。有关"补肾健脾固冲方治疗功血的临床研究"项目获得河北省中医药学会科学技术奖一等奖。其有关卵巢早衰的研究成果获河北省中医药学会科学技术一等奖，卵巢早衰的研究还获中国中西医结合学会（国家级学会奖）科学技术三等奖。高慧教授还研制出系列中药有效方药如生肌散、阴炎粉等，为中医药治疗妇科疾病提供了新思路。其疗法曾多次被《中国中医药报》《河北日报》《承德日报》《承德广播电视报》等多家媒体报道。高慧教授所领导的中医妇科于2005年被河北省卫生厅授予"河北省重点中医专科"称号，并于2007年被国家中医药管理局遴选为"国家'十一五'重点中医专科建设单位"，经过5年建设，验收合格，于2012年被国家中医药管理局命名为"国家中医重点专科"。高慧教授所领导的中医科于2007年被国家中医药管理局、卫生部等单位评为"全国综合医院中医药工作示范单位"。

传承中医

高慧教授自学习中医以来，始终坚信中医，传承中医，并不断学习，成为1977年恢复高考后首届大学生后，后又考入天津中医药大学攻读中医妇科学硕士和博士，毕业后分别获得硕士和博士学位。之后又攻读山东中医药大学博士后，获博士后证书。硕士师从吴高媛教授；博士师从韩冰教授，博士后师从乔明琦教授。她始终把学到的基础理论知识和临床实践相结合，既继承又创新，坚持中医特色。她又于2005～2008年参加了河北省首届优秀中医临床人才培养项目的学习，经考试考核合格获得了"河北省首届优秀中医临床人才"的称号。多年来，高慧教授取得了多项研究成果，并获得了国家、省、市级科学技术奖10余项，发表学术论文60余篇（含SCI论文）；参加编写了著作8部（5部学术专著和3部高等医学院校规划教材）；承担含国家自然科学基金在内的各级（国家、省、厅、市）科研课题20余项。

荣誉称号

由于贡献突出，高慧教授先后被授予河北省教科文卫体先进女职工、承德市专业技术终身拔尖人才、享受市政府特殊津贴专家、国家级重点中医专科学术带头人和负责人、全国综合医院中医药工作示范单位中医科主任、全国名老中医药专家指导老师、国家级名老中医高慧传承工作室项目专家、河北省首届名中医、河北省首届优秀中医临床人才、承德医学院优秀教研室主任等多项荣誉称号和奖项。高慧教授所带领的团队还获得了国家"十一五"重点中医专科、全国综合医院中医药工作示范单位、河北省重点中医专科、河北省"十二五"重点中医专科妇科协作组组长单位、工人先锋号等称号。

高慧和她所带领的承德医学院附属医院中医科取得了优异成绩，在承德地区、省内外乃至全国都有了很高的声望。她正在继续努力，打造特色中医专科，继承和创新中医药医术，为广大患者解除疾病痛苦，为病人生活得更有质量而努力工作。

邵梦扬教授全国名老中医药专家传承工作室
依托单位：郑州东方肿瘤医院

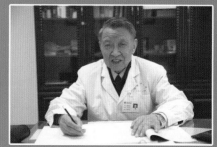

　　邵梦扬，教授，主任医师，1958年毕业于河南医学院医疗系本科，毕业后分配到河南中医学院，从事医疗、教学和科研工作。20世纪70年代又脱产系统学习中医理论，与中医结下了深厚之缘。57年来，他一直从事中西医结合临床医疗、教学和科研工作。1979年，他调任河南省肿瘤医院任内科主任，兼河中医学院教授、研究生导师。他是第二批全国老中医药专家学术经验继承人导师，论著6部，主审医学专著4部，发表文章百余篇。1992年，被中华人民共和国国务院命名为"国家有突出贡献的专家"，并享受政府特殊津贴；1994年，被美国录入《美国500名著名学者》一书。他曾任国际癌症康复协会副会长、中国中医药学会肿瘤学会副主任、中国中西医结合学会肿瘤专业委员会委员、中国中西医结合学会活血化瘀委员会委员、河南省中西医结合学会活血化瘀委员会主任委员、河南省新药审评委员会委员、河南省中华医学会常务理事、河南省第七届人大代表。现担任中国中医药学会新药研究中心主任、河南省中医肿瘤学会名誉会长、河南省全民健康促进会副会长、世界中医药学会联合会常务理事。他被卫生部命名为"全国卫生文明先进工作者"；河南省委、省政府授予他"河南省优秀专家"荣誉称号；河南省总工会授予他"五一劳动奖章"和"优秀医务工作者"荣誉称号。

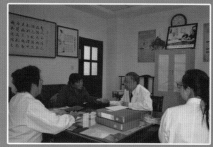

　　邵梦扬教授身体力行，于1994年在卫生部、省、市有关领导的支持下，多方筹集资金，创建了郑州东方肿瘤医院。20多年来，全国各地甚至国外患者都慕名前来。邵梦扬教授身兼硕士研究生导师，培育了许多人才，2013年国家中医药管理局批准邵梦扬全国名老中医传承工作室在郑州东方肿瘤医院成立，传承室现有工作人员11人，其中博士生3人、硕士生4人，其中高级职称9人、中级职称2人。

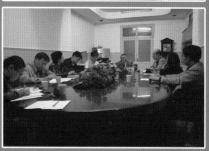

　　从医57年来，邵教授运用中西医结合理论和临床实践，培养了许多卓有建树的学者、专家，有的在美国、英国、加拿大、法国、日本和新加坡等地，有的分布在国内卫生战线的各个岗位，都发挥着重要作用。几年来，邵教授更是应邀出访讲学，足迹遍及泰国、德国、新加坡、韩国等国以及我国香港和台湾等地，国内国际新闻媒体对他进行了多次专访报道。

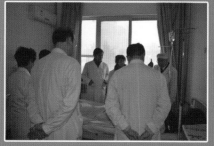

　　由邵梦扬教授主持研制的八大院内制剂：胃清胶囊、克瘤清胶囊、扶正胶囊、肺清丸、肝清丸、乳清丸、肠清丸、症积消合剂等，为癌症患者带来了福音。1995年，邵教授承担国家级火炬计划项目，"生白口服液治疗放、化疗致白细胞减少症的新药研制和临床应用"，获得河南省科技成果进步二等奖，生白口服液被批准为"国家准字号新药"，列为国家中药保护品种，销往全国25个省、市、自治区以及新加坡、泰国、马来西亚、日本、缅甸等国外市场以及我国香港、台湾等地。

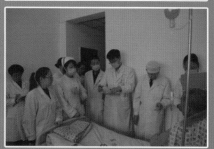

　　邵教授为人淳朴，待人厚道，心地善良，淡泊名利。邵教授现已是82岁高龄，但仍坚持每周坐诊，亲自查房，关注患者，指导医疗技术人员，勤勤恳恳，在医学界有口皆碑。因此，在他周围聚集了一大批知名的专家、学者。他倡导在三观指导下全方位综合治疗肿瘤的理念已在临床被证实，并结出了硕果。他除肩负繁重的医疗、教学和科研工作外，还身兼多种社会职务，正所谓"老骥伏枥，志在千里"。

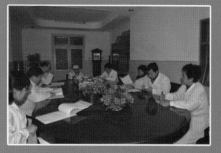

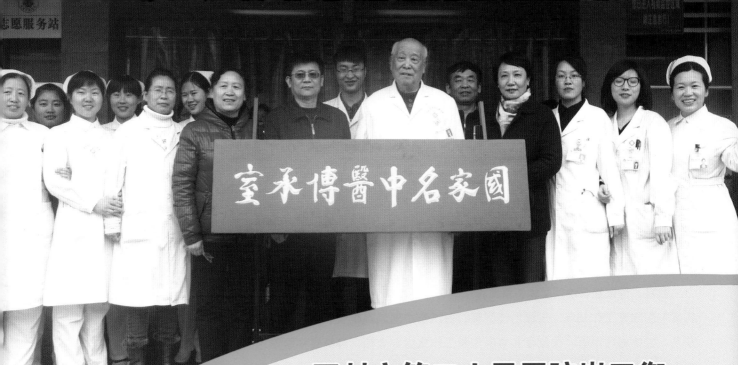

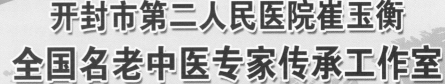

开封市第二人民医院崔玉衡
全国名老中医专家传承工作室

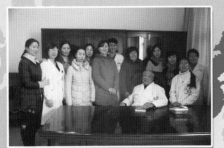

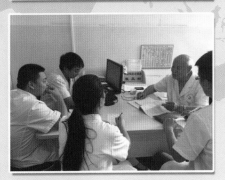

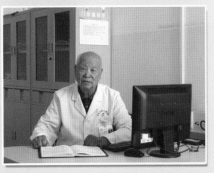

为加强名老中医专家学术思想传承工作，培养中医人才，国家中医药管理局设立了全国名老中医专家传承工作室建设项目，崔玉衡主任2014年被国家中医药管理局选定为全国名老中医专家传承工作室建设项目导师。

崔玉衡全国名老中医专家传承工作室现有工作人员共12人，其中4名高级职称、3名中级职称、5名初级职称，其中研究生4名、本科8人。崔玉衡主任为首席专家，工作室主要工作人员为王虹主任医师，王利平主任医师，陈凯主任医师，贾淑丽副主任医师，刘春梅主治医师，杨萌、赵阳、李杰一等医师。

崔玉衡主任，男，汉族，中共党员，1929年5月出生，河南省长垣县人主任医师、教授。现为全国名老中医专家、河南省名中医、全国第二批名老中医学术经验继承导师、河南省名中医学术经验继承指导老师，历任中医科主任，院科技委员会副主任委员，中华中医学会内科肺系病专业委员会顾问、血证专业委员会委员，开封市中医学会副会长、名誉会长，河南省高级卫生专业技术职称中医评审委员会委员，国家中医药管理局确定的2014年全国名老中医专家传承工作室建设项目专家。

崔玉衡主任医师从医60余载，致力于中医理论和临床研究，勤求博采，师古创新，治病能独出机杼。对肺系病、妇科、血证的辨证用药和科研方面，形成了自己的独特风格，在群众中享有极高的声誉并有突出贡献。

崔玉衡主任通晓中医经典，崇尚仲景之学，擅用经方治疗急危重症及疑难杂症，如麻杏石甘汤治肺热咳喘；麻黄连翘赤小豆汤治风水；小柴胡汤治多种发热；桂枝茯苓丸治疗子宫肌瘤、腺肌症；胶艾汤治崩漏及各种出血；温经汤治疗多种妇科杂症；当归芍药散治疗多囊卵巢综合征；麻黄附子细辛汤治心动过缓；黄芪桂枝五物汤治肢体麻木等。除此之外，崔老根据临床几十年的经验，针对当前一些多发病，创制了新方、验方。在学术思想方面提出：经史奠基，笃志力学；诊断务清，辨证宜详；治病之道，首重标本；内伤杂病，注重后天；治温热病，四法为纲；妇科证治，整体调理；既有家传秘方，又有自己的经验。他认为妇科经、带、胎、产诸病，虽为胞宫局部疾患，但与全身气血、脏腑、奇经功能失调有关。辨治须注意局部与整体的关系，具体可概括为"妇科病证，气血湿瘀，肝肾失调，心脾痰瘀，奇经受损"。治疗从调养气血、祛湿活瘀、调补肝肾、健脾养心、调理奇经入手，较易获效。自制了宫血灵丸、助孕丸、蠲带汤、调经定痛汤、消癥饮等。

他不但医术精湛，而且医德高尚，具有一颗"仁爱之心"。他常说："做一个医生，应该以济世为怀，认认真真治病，清清白白做人。"并常以《伤寒论序》、孙思邈《大医精诚》教育学生，不仅要有高超的医术，还要有高尚的医德。自己更是身体力行，处处以身作则，不论患者性别、职业、地位、贫富、美丑都一视同仁，总是详询病情，认真诊断，精心治疗，对于疑难重症更是尽心竭力，挽救了无数危重病人的生命。崔老的这种德术并重的思想，值得后学者深思和效法。

崔玉衡主任于1978年被卫生部授予"全国医药卫生科技工作中做出突出成绩"奖；1983年，被卫生部授予"全国卫生先进工作者"称号；1993年经国务院批准享受政府特殊津贴；1997年被国家两部一局定为"全国第二批名老中医学术经验继承导师"；2003年曾担任河南省中医管理局举办的河南省首批"继承型高级中医人才"学习班及2004年河南省"中西医结合高级学习班"指导老师；2008年被河南省卫生厅中医管理局授予"中医事业终身成就奖"。

全国名中医吴铁传承工作室

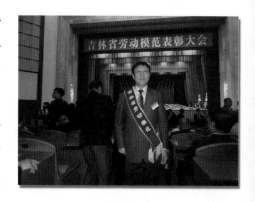

为了切实做好名老中医学术经验的传承工作，探索建立名老中医学术传承和推广应用的有效方法和创新模式，国家中医药管理局下发了〔2014〕20号文件，将吴铁主任医师列入全国名中医传承工作室建设项目专家。全国名中医吴铁传承工作室为吉林省5个传承工作室之一。

全国名中医吴铁传承工作室建设的目标是：管理、传承、推广学术思想及临床经验，培养一批高层次中医药人才，著书立说，建立示教室、资料室、诊室、网络平台。建设周期为3年。

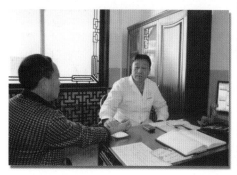

吴铁，国家级名中医吴铁传承工作室指导老师，毕业于长春中医药大学，从事中医临床工作35年，三级主任医师、白城市中医院副院长、著名糖尿病专家、吉林省名中医、国家级名中医传承工作室指导老师、吉林省中医学术继承指导老师、吉林省中医学会理事、吉林省中医学会糖尿病专业委员会副主任委员、吉林省中医学会络病分会副主任委员、白城市中医学会副理事长兼秘书长、世界中医药学会联合会糖尿病专业委员会常务理事、白城市有突出贡献科技工作者。2014年获得吉林省劳动模范、全国优秀科技工作者。

吴铁主任医师学术专长为运用中医药治疗糖尿病及慢性并发症，创建了白城市糖尿病防治中心，研制了糖尿病防治系列方药"糖宁系列方"治疗糖尿病、糖尿病肾病、糖尿病周围神经病变、糖尿病视网膜病变取得了明显疗效。荣获市科技进步一等奖1项，承担省中医药管理局科研课题4项。近15年来累计门诊量达20万人次，利用业余时间下乡义诊已达100多个乡镇，被广大群众称为"科尔沁草原没有星期天的医生"。

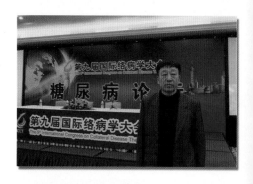

工作室研究的主要中医优势病种有：糖尿病、糖尿病肾病、糖尿病视网膜病变、糖尿病周围神经病变；甲亢、甲状腺功能减退、甲状腺结节、痛风等内分泌疾病。工作室应用吴铁名中医30多年的经验，创立中药系列方药，以独特的优势开展临床研究，为促进白城市中医药事业发展做出了贡献。

工作室专科年门诊量近16500人次，每天门诊量63人次，患者多数来自周边县（区），还有一部分来自黑龙江、内蒙古自治区。

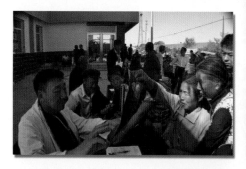

工作室成为医院的品牌，吴铁主任医师作为白城市中医领军人物，经常深入外县乡镇社区义诊讲学，举办培训班、学术研讨会，广泛开展学术交流，促进白城市中医学术水平的提高。

工作室注重中医人才培养，聚集了一批高层次人才。他们是工作室负责人郭锋、闫宏胜；中医丁德良、李德坤、兰建国、陈晶岩、陈贵恒、张咏梅、李灵雨、佟欣；高级统计师张秋颖。

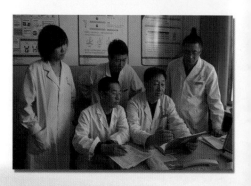

工作室承担国家"十二五"糖尿病重点专科建设任务，在白城市建立糖尿病防治网络，有效开展糖尿病防治工作，提高全市糖尿病防治水平。工作室将秉承中医"大医精诚"的理念，面向群众，面向基层，更好地为全市人民健康保健服务。

赵树华全国名老中医药专家传承工作室

赵树华，吉林大学中日联谊医院中医学教研室主任，二级教授，一级主任医师，硕士生导师；2008年被吉林省政府卫生厅、中医药管理局、人事厅评为吉林省名中医；2014年被国家中医药管理局评为全国名老中医药专家传承工作室建设项目专家。

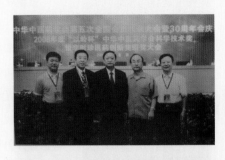

1977年，赵树华毕业于白求恩医科大学中医系，先后在医大一院、三院中医科工作，从事中医临床、教学、科研工作，具有系统、扎实、全面的中医学理论和精湛的中医诊治水平。1985年考入辽宁中医学院全国内科研究生班。1989年考取卫生部笹川医学奖学金，赴日本东北大学康复中心研修一年，在医疗、教学、科研中取得了很大成绩。回国后，于1990年6月被白求恩医科大学任命为三院中医科主任、中医学教研室主任。1992年8月晋升为副教授、副主任医师。1993年8月破格晋升为教授、主任医师。

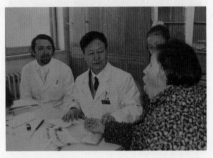

赵树华在医学研究方面收获颇丰，先后承担卫生部、国家科委、省科委、省中医局等课题10多项，获科研、医疗、教学成果奖9项，出版专著7部、译著1部、译文2篇，发表论文100多篇。承担的卫生部课题"肾与骨矿物质含量关系及骨松康胶囊的研制""HP+慢性胃炎在HP根除前后胃黏膜细胞增殖与凋亡变化的研究"已完成；省科技厅课题"一次性抗菌导尿管的研制与临床应用"已结题；为"从天然化合物文库中筛选以基质金属蛋白酶为分子靶点的抗肿瘤先导化合物"国家自然科学基金课题第二负责人；吉林省中医管理局课题"中医结合理学疗法治疗脑卒中后遗症的临床研究"已完成；省科技厅课题"光灸减肥仪对儿童单纯肥胖症减肥的临床研究"已完成。其中"光灸减肥仪对儿童单纯肥胖症减肥的临床研究"获长春市科技局二等成果奖，获吉林省科技厅四等奖。他先后担任各年级及外国留学生的教学工作，教学中注重教书育人。中医学在全校统考中，三系学生成绩连续10多年占全校各系总分第一名，多次受到大学的表彰奖励，并获得教学成果优秀奖。至今，赵树华已招收国内外硕士研究生100余名，其中外国研究生8名，并带教英国、加拿大、日本、韩国、越南、厄瓜多尔等国的医生及留学生200多名。

在医疗方面，赵树华的医德、医术受到了社会和广大患者的高度赞誉。1993年11月，在日本京都召开的第三届世界针灸学术大会上，被大会聘为分会主席，其论文在大会交流。2000年受教育部派遣，以高级访问学者身份，赴日本东京国立康复中心进行为期3个月的科学合作研究。2008年8月被吉林省政府评为吉林省名中医。2008年9月，被吉林大学评为二级教授、一级主任医师。

赵树华热爱社会主义祖国，拥护党的路线、方针、政策，关心时事政治，作为吉林省政协八届、九届、十届、十一届常委，经常向各级行政部门献言献策，其2000年度及2006年度所写的政协提案均被评为全省政协优秀提案，受到了省政协的表彰及奖励。他医德医风高尚，2000年被评为全院"人性化服务标兵"。

作为学科带头人，赵树华多年来一直对中医学科的发展呕心沥血，对学术一丝不苟，对下级医生严格要求、有计划培养，团结全科同志，努力奋斗，全科亦取得了很大成绩。2007年11月，由国家中医药管理局、卫生部、总后勤部卫生部三部委联合在上海召开的全国综合医院中医药工作会议上，中日联谊医院被评为示范单位荣誉称号，受到了国家的表彰及奖励。2014年开始建设全国名老中医药专家传承工作室，工作室负责人为薛均来副主任医师，成员有谢湘春、方美善、齐山、王长宏、刘明晖、王羽丰、赵禹。

鉴于赵树华的学术成就及政治表现，他被选为全省政协常委、吉林省知识分子联谊会副会长、中华中医药学会理事、中国针灸学会理事、中华中医药学会老年病学会常委、卫生部笹川同学会常务理事、中华中医药学会老年病类风湿骨病专业委员会主任委员、吉林省中医药学会常务理事、吉林省中西医结合学会常务理事、吉林省中西医结合学会活血化瘀专业委员会主任委员、吉林省针灸学会副会长、中国中西医结合学会微循环专业委员会常委、吉林大学学报（医学版）编委、中国实验方剂学编委、吉林省卫生厅高级职称评审委员会评委。

复旦大学附属眼耳鼻喉科医院张重华名中医工作室

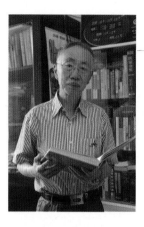

张重华，教授，主任医师。1940年5月生，1965年在上海第一医学院医疗系六年制毕业后，分配于附属眼耳鼻喉科医院任耳鼻喉科医师至今。1973-1993年间先后在上海中医学院脱产学习中医5年余，1992年破格晋升为教授，1993年获中医主任医师资格。师承全国名老中医张赞臣先生，1997年取得卫生部中医学术继承班导师资格，2004年被评为上海市名中医。

历任复旦大学附属眼耳鼻喉科医院院长、博士生导师，上海市中西医结合鼻病特色专科学科带头人等；兼任中华医学会、中华中医药学会、中国中西医结合学会3个学会的上海耳鼻喉科分会主任，上海中医药大学专家委员会名誉委员，中国眼耳鼻喉科杂志主编之一等。社会兼职：曾任致公党上海市委副主委、上海市人大常委、全国人大代表、上海市检察院人民监督员等。

张重华自1993年起享受国务院特殊津贴，2010年办理退休手续后，受聘为复旦大学附属眼耳鼻喉科医院终身教授，迄今仍照常参加业务工作，并主持"上海市张重华名老中医工作室"。临床强调做医生一定要"精、诚兼备，以德为先"，始终把病人利益放在第一位。

张重华全面继承先师张赞臣教授的学术经验和医德为人，并在前人基础上积极创新，不断拓展学术内涵，获得一系列科研成果奖励：1996年、1997年及2001年分别获上海市卫生系统高尚医德奖、十佳医师提名奖、中西医结合贡献奖及全国首届中医药学术传承高徒奖；先后获各级科技、教学奖7项，国家发明专利2项。1980年率先在《文汇报》撰文提出"实现中医现代化"的主张，得到许多中医同道的赞同。一直致力于中医耳鼻喉科疾病诊疗经验及张赞臣学术思想的传承与推广，出版专著20余部，主编或副主编《喉科启承》《现代中医药应用及研究大系——五官科分册》《中医耳鼻喉科学》《现代耳鼻喉科·头颈外科学》《耳鼻喉科处方手册》5部专著，参编《中医喉科集成》《中西医结合学》《耳鼻喉科头颈外科手术学》等18部，发表学术论文50余篇。培养耳鼻喉科博士4名、硕士5名以及多名耳鼻喉科中医、中西医结合的高级人才。

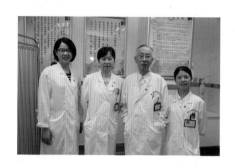

张重华名中医工作室挂靠复旦大学附属眼耳鼻喉科医院耳鼻喉科。该院是三级甲等眼耳鼻喉科专科医院，治疗以西医手术为主。中医工作室充分发扬中医特色和优势，吸取现代医学长处，努力探索治疗耳鼻喉科疑难、顽固病症的新方法，以求不断提高临床疗效，减轻患者痛苦与负担。2012年由上海市卫生局批准成为市级名中医工作室之一，并开设耳鼻喉科中医的普通及专病门诊。

本院建立中医耳鼻喉科门诊的宗旨和目的是发扬中医在耳鼻喉科的特色与优势；传承与发展全国名老中医张赞臣教授的学术流派及其经验；发扬祖国医学崇尚医德的优良传统，努力、尽心为病人服务。

张重华名中医工作室现有成员4人，除张教授外，其余3人为：臧朝平，副主任医师，名中医工作室主任；上海中医药大学毕业，全国中医学术继承班学员，师从张重华。李艳青：主治医师，河南中医药大学毕业，复旦大学附属眼耳鼻喉科医院博士后，上海市"杏林新星"。顾思远：住院医师，上海中医药大学毕业。目前工作室工作量较大，任务重，有待进一步发展。

工作室研究重点为：①耳鼻喉科常见病中的难治病等中西医结合的新疗法。②耳鼻喉科疑难杂症。③张重华教授的学术思想整理与诊疗特色传承。先后承担省部级、上海市局级的中医、中西医结合项目十余项。其中，已完成"上海市张重华名老中医学术经验研究工作室"建设，"张重华教授治疗慢性鼻-鼻窦炎的经验研究""扶正止衄汤治疗过敏性鼻炎的临床疗效验证研究"等；在研项目："张重华教授治疗声带白斑的经验总结""上海市三年行动计划、上海市中医-中西医结合重点扶持项目：中西医结合治疗感觉神经性嗅觉障碍的临床方案研究""中药熏蒸联合'逐渊汤'治疗慢性鼻-鼻窦炎的临床方案研究"等。发明专利"鼻止血装置""可调向咽喉喷雾器"，得到推广运用。

工作室的诊治特色：运用传统中医的理论与方法，内外、身心并治，以治疗本科常见病、多发病中的难治病症为重点；中西医互补，综合治疗，尽量提高疗效、减轻患者痛苦与负担。在努力做好传承的基础上，不断有所创新。

全国名中医王彦恒传承工作室

王彦恒名老中医是首都医科大学附属北京安定医院主任医师、第五批全国名老中医药专家学术经验继承指导老师、第四批北京市名老中医药专家学术经验继承指导老师、北京同仁堂中医大师。曾任中国首届中医学会脑病专业委员会副主任委员、中国首届中医老年医学养生专业委员会副主任委员。目前为世界中医药学会联合会神志病专业委员会顾问、中华中医药学会神志病专业委员会顾问、北京市中西医结合学会精神疾病专业委员会顾问、北京市中西医结合学会精神卫生研究所顾问。

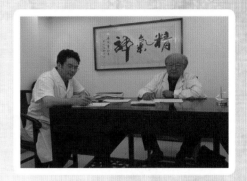

王彦恒师从于著名中医、伤寒学派学者陈慎吾门下，熟读中医经典医著。目前已从事中医精神医学临床、科研教学50余年，精通中医精神医学基础理论，倡导脑主神明理论体系；提出精神障碍，以通为本；脏腑失调，以和为先；邪聚之位，以清为顺；脑神康复，以肾为根的新理论；提出"始发于肝，并发于胃，失调于脏，上扰脑神"的精神分裂症的病机；提倡养阴清热减毒法治疗精神药物不良反应，温肾开郁法治疗抑郁症，益肾平虑法治疗焦虑症；擅长将石膏大剂量应用于精神疾病的治疗中。善于运用中医辨证论治疗各类精神疾病及疑难病症。主编《实用中医精神病学》《中西医结合论治抑郁障碍》《中西医结合治疗抑郁障碍（英文版）》，主审中医精神病专家王彦恒辨治精华《中医论治精神药物不良反应》，以上由人民卫生出版社出版。参加编著《临床中医内科学》《今日中医内科》等多部著作，发表论文30余篇。个人经验方"石黄清热口服液"开发的院内制剂获北京市"十病十药"证书。"中医治疗癫病的研究"获市科技进步三等奖，个人排名第一。

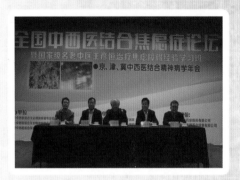

王彦恒名医传承工作室于2012年9月成立，为全国中医精神科名医传承工作室。从工作室成立以来，按照要求，建成了具有示教、观摩和资料陈列为一体的工作室。工作室重点以癫病、郁病、颤证、精神药物不良反应为主要重点病种，进行医案的搜集、整理和提炼工作。已经完成培养北京市师承人才2名，正在培养北京市师承人才2名，培养国家级师承人才2名，即将完成博士论文答辩。培养了全国进修生10名。和北京市朝阳区第三医院、无锡市精神卫生中心形成对口支援关系，显示了名老中医工作站的辐射作用。工作室还每年举办全国性的学习班，前后共接受来自全国十余个省份的学员约500名。

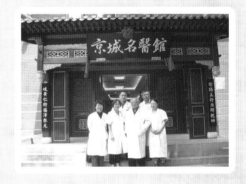

工作室在王彦恒老师的指导下，全体人员共同努力，在科研、著作、学术思想方向取得了以下成果：工作室成员正在主持省部级课题7项、局级课题2项，制定发布中华中医药学会指南1项，正在制定国家中医管理局"治未病"指南5项，中国中西医结合学会诊疗指南3项。发表师承文章6篇，接受待发表文章3篇。主编出版专著3部，人民卫生出版社立项正在撰写专著4部。已开发院内制剂1项，正在开发院内制剂3项，获得国家专利1项。举办国家继续教育项目5项、北京市继续教育项目3项。

工作室目前已显示了很好的学术传承延续性。作为学术思想主要继承人的贾竑晓主任医师曾获北京市卫生局"十百千"人才计划"音"类人才资助，北京市卫生局"215"人才计划"学科带头人"类人才资助，北京市中医管理局"125"人才计划"学科带头人"类人才资助，北京市委组织部优秀人才资金资助。在工作室学习期间，主持了省部级科研课题7项，主编出版专著4部，以第一作者或通讯作者在国内核心期刊发表学术论文25篇、SCI论文3篇，其中师承论文4篇。作为学科带头人申请立项了北京市中西医结合精神卫生研究所、国家中医管理局中医神志病重点学科，国家中医神志病重点专科，已成为中国中西医结合学会精神疾病专业委员会候任主任委员、世界中医药学会联合会神志病专业委员会副会长、北京中西医结合学会精神疾病专业委员会主任委员，表现了较好的学术传承潜力。

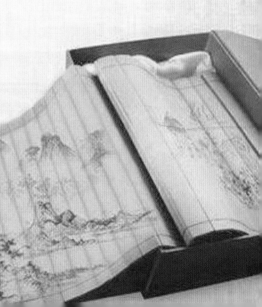

辽宁省蒙医医院
——白凤鸣名医传承工作室

白凤鸣名医传承工作室于2014年9月成立，工作室人员共有12名，其中指导老师1名、负责人1名、传承人员10名，有主任蒙医师2名、副主任蒙医师3名、主治蒙医师2名、蒙医师5名，其中有第三批名医学术继承人2名、第五批名医学术继承人2名、辽宁省优秀科技工作者1名、阜新市拔尖人才人才1名、阜蒙县名医2名、阜蒙县拔尖人才3名。工作室患者遍及全国31个省、市、自治区及美国、日本、澳大利亚、蒙古等15个国家。

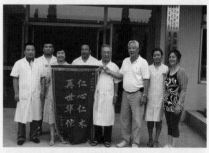

再障患者美籍华人陈某病愈后为白老师赠送锦旗

工作室设有临床经验示教诊室、示教观摩室、资料室，为临床实习、观摩、进行病例讨论及学术交流创造了有利条件。资料室配备有电脑、打印机、录像机、照相机、录音笔等传承记录、摄录的设备，为资料的收集、整理、保存及各项工作的开展提供了全面支持。资料室配备并购买了大量的蒙医古籍和现代蒙医药文献，并建立了白凤鸣传承工作室网站。

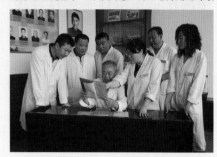

指导老师白凤鸣主任医师指导中青年医师

通过3年的建设，工作室整理、总结指导老师的原始医案200例以上，梳理出3～5种优势病种诊疗方案，并将优化的诊疗方案在各蒙医院进行推广使用；继承和发扬指导老师的学术观点和临床经验，出版1～2本体现继承学术思想的专著，培养一批高层次的蒙医药人才，为全国蒙医药传承、创新、发展工作起到示范作用，促进蒙医药事业的快速发展。

白凤鸣，男，蒙古族，1939年11月生，中共党员，主任蒙医师，国家名医传承工作室指导老师、辽宁省名中医、全国民族医药工作先进个人、全国第三批名老中医学术经验继承指导老师、第二批"国医大师"候选人、辽宁省蒙医药学会名誉会长、中国民族医药学会血液病分会名誉会长。

参加工作50年来，白凤鸣一直从事蒙医临床医疗和科研工作，有深厚的理论功底和丰富的实践经验，在医疗工作中，突出蒙医特色。参加翻译和整理了《满那仁勤》《蒙医方剂选》等工作，先后撰写并发表论文10余篇论文。先后获中国民族医药学会"突出贡献奖"1项、首届民族医药传承贡献奖二等奖1项、首届民族医药科技进步三等奖1项、首届民族医药技术创新三等奖1项。

白凤鸣先后被国家、省、市、县等有关部门评为全国民族医药工作先进个人、辽宁省名中医、辽宁省优秀科技工作者、先进工作者、劳动模范、优秀共产党员、蒙语十佳工作者、阜新市优秀专家、阜蒙县拔尖人才。

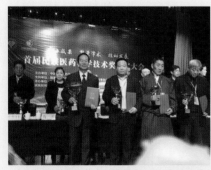

名医工作室负责人李晓波主任蒙医师获
首届民族医药传承贡献奖二等奖

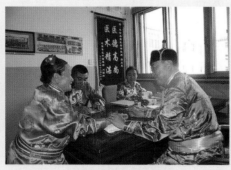

指导老师为患者诊病

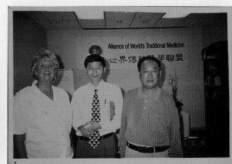

指导老师参加在美国召开传统医学大会

全国名老中医畅达传承工作室

畅达，1944年生，山西运城人，主任医师，第二批全国名老中医专家学术经验继承工作指导老师，畅达全国名老中医传承工作室指导老师。曾任运城地区中医院副院长，山西省中医药学会常务理事、基础理论专业委员会、内科专业委员会副主任委员，运城市中医药学会、中西医结合学会副理事长，《山西中医》杂志编委，海南省中医院特聘专家，第一、二届运城市政协委员，运城市十大医学功臣。

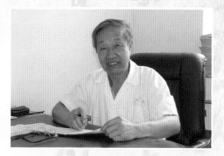
畅老近照

畅达名老中医从事中医工作50余年，长于《伤寒论》研究，在中医辨证方法上，首先在国内外提出"汤方辨证"的概念，并在理论上予以系统整理，不断完善。在中医学习与传承问题上，重视中医临床思维的研究与培养。在国家级和省级以上学术杂志发表学术论文80余篇，主编和参编《汤方辨证及临床》《中医临床思维要略》《畅平医论医案选》《医经难字诠释》《脐疗法》《千古名方精华》《历代名医临证经验精华》《名医看家方》等著作10余部。

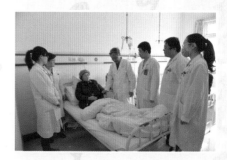
畅老查房中

畅达名老中医为中医全科医师，尤擅长内科及妇科疾病诊治，临床主张辨病辨证相结合、内治外治相结合、中西医相结合。

2011年经国家中医药管理局批准成立"畅达名老中医传承工作室"，工作室负责人为运城市中医医院院长、硕士生导师李祥林主任医师。工作室现有成员11人，其中高级职称6人，中级职称4人，初级职称1人。畅达名中医工作室采取师承与团队带团队的模式进行带教及学术传承工作，畅达先生的第一批弟子李祥林院长、南晋生副院长已于2000年出师，目前二人均已成为主任医师、硕士生导师、运城市首届名中医。名中医工作室形成了名、老、中、青相结合的优秀团队，为名老中医学术传承和推广应用打下坚实的基础。

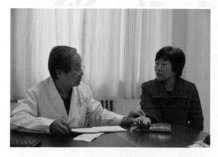
畅老诊病中

畅达名老中医传承工作室以畅达主任医师的学术思想为基石，不断挖掘、整理、继承畅达先生的临床经验、学术思想和创新经验，总结研究先生畅达擅治常见病、疑难病的诊疗经验，形成了眩晕、不寐、黧黑斑、哮病、肺胀5个中医诊疗方案，并研究成功治疗高血压病的"滋水潜龙丸"和"化浊醒脑丸"两个院内制剂。

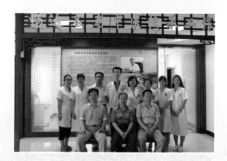
畅达名老中医工作室全体合影

2012年畅达全国名老中医传承工作室举办了省级汤方辨证运用培训班，2013年10月举办了国家级中医药继续教育项目畅达学术思想与经验交流研讨班，进一步推广了畅达先生汤方辨证的学术思想。

畅达全国名老中医传承工作室在完成基础硬件建设的同时建立了畅达典型医案共享平台，工作室总结畅达先生的经验、心得、体会，建设期间发表学术论文14篇，畅达先生学术思想与经验专著《畅达医论医案集》将于近期出版。

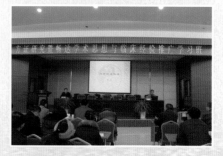
国家级继续教育项目学习班略影

江苏省海安县中医院

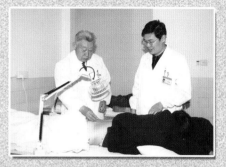

江苏省海安县中医院夏治平中医传承工作室2012年被江苏省中医药局确定为省级中医传承工作室，2013年被国家中医药管理局确定为国家级中医传承工作室。两年来，工作室在上级中医药主管部门的关心支持和院领导的直接领导下，坚持"传承与创新"并举的方针，努力挖掘和整理夏治平老中医的学术思想和临证经验，先后参与出版了《江苏当代名中医临证精粹》和《名老中医之路》，正在编撰的《夏治平临证精粹》和《夏治平传承荟萃》即将出版发行，

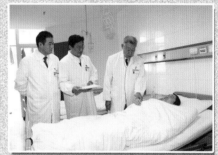

举办的省级中医药继续教育项目"穴位注射治疗周围神经系统疾病及夏治平临床经验研讨"和国家级中医药继续教育项目"夏治平针药结合治疗男科疾病经验研讨"，为进一步发扬和推广夏治平老中医的学术经验迈出了重要的一步。工作室根据国家和省中医药管理局的相关要求制定了夏治平传承工作室管理制度、团队人员管理考核细则等，团队人员积极跟师学习，认真研究夏治平老中医的临床

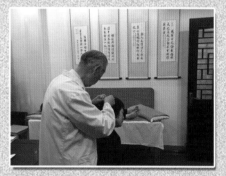

经验，不断挖掘和整理夏治平的学术思想和中医特色，积极申报夏治平学术传承科研课题，先后申报并立项的市级课题有"夏治平穴位贴敷治疗支气管哮喘的临床疗效研究""夏治平老中医治疗男科疾病的特色研究"。针灸科病区在制订并实施优势病种的诊疗方案和临床路径过程中，积极针对优势病种的难点问题进行分析研究，适时引入夏治平老中医经过多年潜心研究出的穴位注射法，临床用于治疗顽固性疾病。

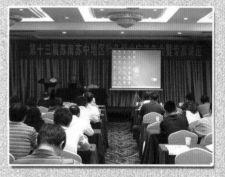

工作室的建设促进了本学科的不断发展，医院针灸科不仅从规模上而且从学科内涵建设方面都有了较大的提升，针灸门诊量2014年达23374人次，住院病人达928人次，床位使用率128.6%，学科晋升为江苏省重点中医建设专科、全国农村医疗机构特色专科、全国重点中医专科协作组成员单位。

亳州市华佗中医院——杨从鑫

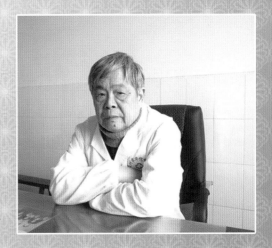

13岁随父学医，继承家学，1953年至1957年跟师学习；

1960年至1963年期间在安徽省阜专华佗中医学校学习中医专业；

1965年至1985年期间跟随亳州名医寇瑞庭学习工作；

1982年至1983年在安徽省中医学院中医进修班进修学习；

1963年至1965年在亳州市华佗中医院工作；

1965年至1985年在亳州市人民医院工作；

1985年至今在华佗中医院工作；

1994年被亳州市人民政府授予"亳州市专业技术拔尖人才"称号。

杨从鑫主任医师，为中医内科主任医师，（中医师承）硕士研究生导师，省级第三批、国家级第五批名老中医学术经验继承指导老师，亳州市首届名老中医，享受亳州市人民政府津贴。兼任安徽省中医药学会理事、华佗医学研究会理事、原亳州市中药学会副理事长。他自幼家学，早年毕业于阜阳卫校中医专业，后师从亳州四大名医之一的寇瑞庭老先生，寇老诊治内伤杂病、外感时疫方面学验俱丰，杨师跟师学习10余年，尽得其真传。杨师博学多思，勤求经典，尤精于伤寒、金匮，善于汲取众家之长。他悬壶50余年，一直临证不息，在临床实践中灵活运用所学，同时将寇老的学术经验继承发扬，融会贯通，结合自己的临床诊治心得体会加以总结，形成了杨师独特的学术思想。杨师擅长治疗各种内伤杂病，对肝病、脾胃病、肺病等内科杂病有很深的造诣。

杨师在诊治内伤杂病时多顾及脾胃和肾，他认为肾为先天之本，精血之源，寓阴含阳，乃生命之根本，脏腑、经络、皮肤腠理之生理机能全赖肾的温养。脾胃为后天之本，气血生化之源，脾升胃降，运化水谷，化生精微，输注四肢百脉、脏腑经络。但后天必先得先天之温养，故肾之生生功能衰竭，则机体不存。"补气血重在补脾，滋阴阳重在益肾"。故而在遣方用药时多用参、芪、术、山药、山茱萸、熟地等益肾健脾之品，自拟"杨氏滋补汤"加减治疗各种虚证。

杨师治疗各种慢性肝病时非常注重对肝的调治，法有和肝、柔肝、养肝三补，疏肝、泻肝、平肝三泻。临床采用"和肝汤"治疗肝郁血虚、脾不健运之证，用于肝胆病、脾胃病均有良效。和肝汤由伤寒小柴胡汤化裁而来，采其和解之意，和即扶正，解为散邪。

如对慢阻肺的治疗，杨师认为其病机总属本虚标实，但有偏实、偏虚的不同。本虚在于肺、脾、肾三脏虚损，标实以外邪、痰浊、血瘀为主。在急性期，患者咳痰喘症状明显，辨证以邪实为主，稳定期以正虚为主。杨师认为本病即使在稳定期亦有口唇紫绀、爪甲青紫、脘痞纳差等痰瘀表现。痰浊瘀血贯穿于慢阻肺发展的整个过程中，既是病情发展过程中的病理产物，又是导致慢阻肺脏腑损伤的致病因素。慢阻肺虚证患者病程与肺脾两虚、肺肾两虚、肺脾肾俱虚存在高度相关，肺-脾-肾是疾病发展由上而下、病情由浅入深的过程。治疗提倡补肺健脾，重在固肾，更兼顾痰浊瘀血。临床采用自拟补肾固金膏化裁，入冬后给予进补，此膏方以六味地黄汤为基础方，佐以麻黄、川贝、地龙、川芎、三七等补虚扶正，调整阴阳，益气活血。同时在膏方基础上给予中药"哮喘贴"（主要由麻黄、白芥子、半夏、细辛等组成）。"冬病夏治"即于初伏、中伏、末伏三天，以及"冬病冬治"即冬至前后二三天外敷大椎、定喘、膻中、肺俞、脾俞、肾俞等穴位。

杨从鑫学术思想论文：

《消瘰方治疗顽癣的经验》《榧矾丸治疗虫积闭经30例》《消瘰方治疗颈淋巴结核28例》《论华佗与养生》《老中医杨从鑫的养生之道》《杨从鑫主任医师治疗乙脑的经验》《杨从鑫治疗肝硬化腹水经验》《杨从鑫治疗慢性阻塞性肺疾病稳定期的学术思想与经验》《杨从鑫主任运用厚朴温中汤的经验研究》《杨从鑫治疗脾胃病经验》

魏县中医医院——刘建设

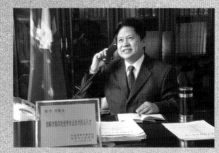

魏县中医院院长刘建设

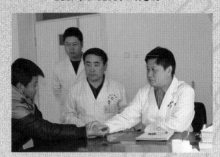

刘建设院长坐诊

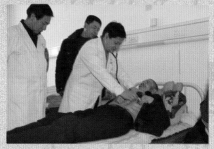

刘建设院长深入基层病区查房

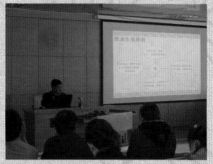

刘建设院长授课

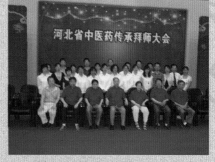

刘建设院长被遴选为第五批全国老中医药专家学术继承指导老师(前排左三)

　　刘建设,男,汉族,河北省邯郸市魏县双庙乡人,生于1957年1月,中共党员,本科学历,主任中医师,河北医科大学硕士生导师,天津中医药大学博士生导师。现任中华中医药学会第六届理事会理事、老年病分会副主任委员、脾胃病分会常务委员,河北省中医药学会第二届营养治疗管理药膳专业委员会主任委员,河北省卫生系列高级职称评委,河北省卫生厅科技成果评审专家,《河北中医杂志》《世界中西医结合杂志》编委,邯郸市第十三届、十四届人大代表,邯郸市第七届、第八届党代表,魏县政协委员。他毕业于北京中医学院,从事中医临床工作30多年来,历任魏县中医院副院长、魏县中医院党总支书记,现任魏县中医院院长,同时兼任邯郸市中医院名誉院长。

　　他热爱党的卫生事业,自2008年9月被任命为魏县中医院院长以来,在他的带领下魏县中医院迅猛发展,他强抓省、市、县3年大变样历史机遇,利用5年时间不但实现了中医院的整体搬迁,还使狭小的空间变为环境幽雅的占地54亩的现代化大医院,医院业务收入由1000多万元发展到上亿元,固定资产由1000多万元增加为1.3亿元,病床扩展到400张,使用率达100%以上。中医院还在2011年中医医院管理年和2013年二甲中医院复审中,以名列前茅的优异成绩一举跃升为河北省实力雄厚的县级中医医院之一。他还十分重视人才培养,在院内大力实施"人才工程",每年列支100多万元派送人员到上级医院进修深造,还先后面向全县举办中医适宜技术培训班28期,培训基层卫生技术人员5000余人次,为中医院及中医药事业可持续发展奠定了坚实的基础。

　　作为一方名医,他曾代表河北省入选首批全国优秀中医临床人才研修项目,跟随国医大师及国家名老中医路志正、颜正华、薛伯寿、晁恩祥等临症三年,潜心研究"四老"的学术思想和临床经验。由于长期工作在临床一线,他经常主持全院急、危、重病的会诊,以丰富的临床经验和精湛的医术治愈了很多疑难病。2009年甲型H1N1流感大流行时,作为邯郸市中医专家防治组副组长,他及时掌握疾病流行动态,适时拿出了一整套防治方案在全市推广应用,对迅速控制疫情起到了非常重要的作用。他多年来先后参加和主持全国、省级中医学术会议、讲座20余次,出版中医学术专著《内科诊疗学》《农村基层优秀中医临床经验选编》《肝病治疗与防治》《中风与防治》4部,在省级以上期刊发表中医学论文40余篇,取得中医药学术省级科研成果3项、市级科研成果4项,其中荣获河北省卫生厅科技进步3等奖1项,河北省中医药学会科技进步一等奖1项,邯郸市科技进步二等奖1项、三等奖3项,为中医药学术发展做出了巨大贡献。

　　他先后被授予邯郸市优秀中青年中医,邯郸市首批优秀专业技术人才,邯郸市第二批、第四批优秀专业技术拔尖人才,第二届邯郸市名中医,邯郸市优秀中医药人才研修项目指导老师,第三批河北省老中医药专家学术继承指导老师,河北省有突出贡献中青年专家,河北省省管优秀专家,河北省首届名中医,全国首届百名中医科普专家,全国首届中医药高徒奖,全国优秀中医临床人才,第五批全国老中医药专家学术继承指导老师,享受国务院政府特殊津贴。

　　医海无涯,大爱无疆。30多年的行医生涯中,刘建设孜孜以求,艰苦跋涉,丹心妙手实践着他悬壶济世、治病救人的大医之路。今后,他更将一步一个脚印地走下去,为中医事业的发展再创辉煌,再立新功。

馆陶县中医院

武洪民，男，1965年10出生，中共党员，医学学士学位，2005年12月任馆陶县中医院院长。2009年医院实现整体搬迁；2013年通过国家二级甲等中医院复审；2014年11月成功承办全省县级中医医院建设经验现场会；2014年12月荣获全国中医药工作先进县；武洪民被国家中医药管理局授予全国中医药文化建设先进个人、河北省劳模、河北省政府特殊津贴专家等称号。

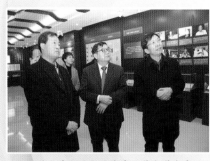

馆陶县中医院与北京中医药大学东直门医院建立战略合作联盟，图为北京中医药大学东直门医院王耀献院长参观中医院中医药文化展厅，县委书记谢继炯、副书记马光瑞、副县长胡桂芹、院长武洪民陪同参观

宗旨与，树理念，培育中医药文化意识

中医药文化是中医的精神。医院从价值观念、行为规范、坏境形象等方面入手，进一步深化中医药文化底蕴，彰显中医药文化氛围，使中医药文化在新院建设中得以充分展现。提出了"德艺双馨、真诚待人、医患和谐、誉满杏林"的服务理念和"发挥中医优势、突出中医特色、加强专科专病建设，培养名医、打造名科、建设名院"的发展战略。这一切都极大地激发了全体员工对实现医院目标的认同感、责任感、使命感和自豪感，增强了员工的主人翁意识、忧患意识和竞争意识，形成了一种空前强大的向心力，"院兴我荣，我奉献；院衰我耻，我有责"的观念蔚然成风。

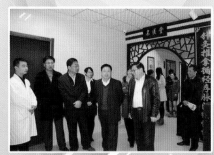

2014年11月全省县级中医医院建设现场经验交流会在邯郸召开，图为河北省中医药管理局局长段云波带领与会人员来馆陶县中医院参观指导工作

细谋划，造氛围，彰显中医药文化特色

医院在整体区域划分上建有妙手回春、悬壶济世、誉满杏林、大医精诚、五行养生公园五大区域，把医院打造成为馆陶县中医药文化主题公园，让市民在健身娱乐的同时了解中医药，获取养生保健的知识。各区域方位、雕塑或建筑的风格和主色、周围植物和中草药均按照中医阴阳五行理念规划，传递阴阳平衡，和谐健康理念。建立了1500平方米的中医药文化展厅和馆陶县中医药博物馆，建成了以药膳、药酒、药茶为主题的中医饮食文化展馆，向患者及就餐群众展示中医饮食文化的丰富内涵。

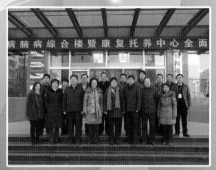

馆陶县荣获"全国中医药工作先进单位"称号 图为"全国中医药工作先进单位专家组"来中医院评估、验收合影

重人才，树专科，促医院跨入省级先进行列

医院要发展，人才是关键。医院注重对人才的培养和管理，主动输送医务人员分批次到国家级、省级各大医院进修学习，积极开展新技术、新项目，使医疗技术水平整体提高。

树立中医品牌，在形成品牌中促进发展。医院有省级重点专科2个、市级重点专科3个，建成成人及儿童康复中心，患者覆盖冀、鲁、豫三省交界十几个县市。以北京同仁堂公司为依托，医院建立起北京同仁堂"馆陶精品中药房"；2015年11月，与北京中医药大学东直门医院建立战略合作联盟，进一步加强技术交流、人才培养、学科建设、专家坐诊、双向转诊、疑难病例会诊等方面的有力协作，为馆陶县中医院管理水平的提升注入新的生机和活力。

医院以文化树品牌，以创新求发展，实现了"一年搬新院、两年大变样、三年上水平、五年步入省先进行列"这一宏伟目标，为"十三五"跨入"三级"中医院行列打下坚实基础。

珠海市中西医结合医院刘志龙教授及其经方团队

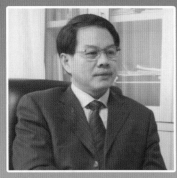

刘志龙教授

【专家简介】刘志龙，男，1963年10月生于湖南省岳阳市。广东省名中医，广州中医药大学教授、博士研究生导师，珠海市中西医结合医院（即珠海市第二人民医院）副院长，医学博士，主任中医师。任中华中医药学会脑病专业委员会常务委员，广东省中医药学会理事，珠海市中医药学会经方临床研究专业委员会主任委员，广东省中医药学会脑病专业委员会副主任委员，广东省中西医结合学会内分泌专业委员会副主任委员，广东省中医药学会糖尿病专业委员会副主任委员，珠海市中医药学会会长。参与国家"十五"攻关科研课题1项、"十一五"支撑项目1项、国家"973"计划项目1项、国家自然科学基金科研课题1项、广东省重大科技项目1项；主持省市级科研课题10多项；获省、市级科技成果奖3项。发表论文50多篇，已出版《伤寒论思维与辨析》《伤寒温病误案解析》《外感病误治分析》《内科病中医传统疗法精华》《老年神经病学》等著作15部。

【团队成员】团队成员现有10人，其中高级职称1人、中级职称5人、初级职称4人，其中博士研究生导师1人、博士2人、硕士2人、本科4人、专科1人。刘志龙教授为经方团队学术带头人，其主要成员有：吴小秋主治医师、陈威妮主治医师、李俊主治医师、饶保民主治医师、乐洪瑀主治医师、黎崇裕住院医师、黎嘉莉住院医师、马召田住院医师、朱军助理医师。

【工作业绩】①刘志龙教授为推广普及中医学术与临床治疗经验，于2013年4月9日创办中医学术网站经方家园（网址：http://www.lnjf.net/），在国内特别是岭南地区产生了较大影响。②经方家园微信公众平台（微信号：jfjyvip）亦同步上线，每日推送有关传统中医药、经方临床经验、名家专栏笔谈、养生保健等即时资讯，现订阅人数为3500余人。同时成立了岭南经方家园以及中医大讲堂两个微信群，刘志龙教授不定期在群内讲述运用经方的独家经验。③设立岭南经方书院，每月进行两次中医沙龙，里面汇聚了珠海以及周边城市的临床工作者和中医爱好者，使岭南经方书院成为一个良好的中医经方交流以及沟通的平台。④2014年底由刘志龙教授牵头，汇聚了陈明教授、张国骏教授、张喜奎教授、张文选教授、黄仕沛主任、刘志龙教授、冯学功主任、高建忠教授、张英栋主任、刘观涛先生等经方名家组成经方临床家联盟。专家们在"经方家园"开设名家专栏，其最新佳作不定期在专栏进行更新。⑤经方团队成员为刘志龙教授的学生，通过临床带教、跟师出诊等方式，对刘志龙教授的医案、查房、会诊记录整理学习，从而整理、凝练和传承其学术思想和临床经验。现已整理《中医证候的系统生物学研究》发表于《吉林中医药》2013年1期；《2型糖尿病合并肾病辨证分型研究》发表于《新中医》2013年8期；《2型糖尿病合并冠心病辨证分型研究》发表于《新中医》2013年9期；《早期胰岛素强化治疗联合生脉注射液对2型糖尿病血管炎症因子的影响》发表于《长春中医药大学学报》2014年2期；《2型糖尿病气阴两虚证血清气相色谱-质谱代谢组学特点分析》发表于《中医学报》2014年7期；《代谢组学技术与糖尿病的研究》发表于《中国老年学杂志》2014年11期；《沟通是消除医患纠纷的最好良药》发表于《中国中医药报》2014年7月25日管理板块。

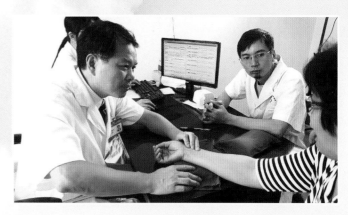

刘志龙教授临床带教

三亚市中医院法人代表——陈小勇

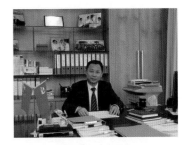

陈小勇行政办公照

陈小勇，男，1968年4月生，湖南隆回县人，中共党员；现担任三亚市中医院法人代表、副院长，主任医师，广州中医药大学硕士研究生导师。师从国医大师王琦、刘柏龄。担任世界中医药学会联合会急诊分会副会长、服务贸易分会副会长，中国民族医药学会黎医药分会副会长，海南省中西医结合学会和中医学会副会长，海南省骨质疏松和骨矿盐疾病专业委员会副主任委员，海南省第二批"515人才工程"第三层次人选，三亚市优秀专家，瑞典碧云中医学院客座专家。

陈小勇主持创建了国家中医重点专科——骨伤科，率先在海南开展"断肢再植"手术。主持创建了三亚中医健康旅游协会，规范了三亚市中医健康旅游的行业标准。成功启动国内名医三亚工作站，带领医院跨入全国中医药服务贸易先行先试骨干企业（机构）建设名录，并荣获中国医疗机构公信力百家示范三甲医院及全国"首届中医药科技推广工作先进集体"荣誉称号。积极传播中医药文化，多次为来访三亚的外国元首政要提供中医特色服务，积极参与别斯兰、吉尔吉斯斯坦儿童来华康复疗养任务。

2008年以来，共主持国家级课题1项、省部级课题3项，建立市重点实验室1个。2011年主持的课题"脉冲震动按压手法并三维牵引治疗胸腰椎骨折的临床及生物力学研究"获得三亚市"十一五"科技进步二等奖。在国家级医学期刊发表《回旋屈伸手法合并臭氧合剂治疗腰胸段骨折中的研究进展》等20余篇论文。其申请的"治疗颈椎病、腰椎间盘突出、肩周炎的中药及其制备方法"，被国家知识产权局授予发明专利证书（专利号：ZL 201210447004.5）。

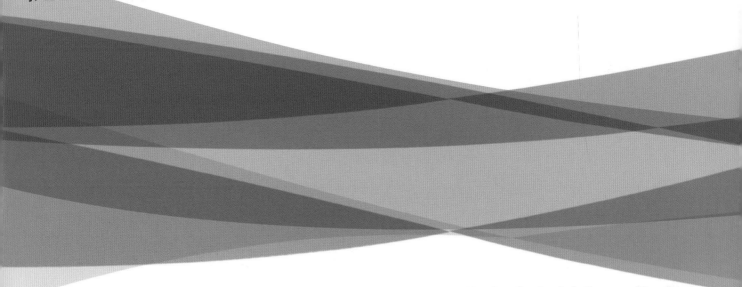

珠海市中西医结合医院（全国名老中医药专家刘敏如工作室）

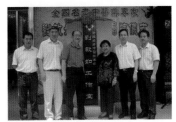

刘敏如工作室揭牌

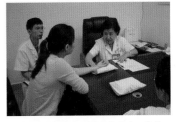

刘敏如全国名中医药专家传承工作室

【专家简介】刘敏如，女，1933年出生，四川成都人。第二届国医大师，成都中医药大学教授、博士生导师，四川省首批名中医，中华中医药学会终身理事，全国中医妇科专业委员会荣誉主任委员。曾任国务院学位委员会第三、四届学科评议组成员，第八、九届全国政协委员，农工民主党中央常务委员，四川省中医药管理局副局长，香港大学中医学院学术顾问，澳门中国中医药文化研究促进会首席专家。1991年被评为全国教育系统"巾帼建功"标兵、巾帼建功英模，1995年被评为杰出的女科技工作者，2000年被评为四川省首届先进科技工作者、四川省学术和技术带头人，2002年被评为全国优秀科技工作者，2009年被评为首批全国中医妇科名师。先后主研了"月经周期调节与月经疾病研究""产后多虚多瘀与补虚化瘀研究""益宫止血口服液""阴道泡腾片"等课题研究。发表有《中医发展匹夫有责》《中医妇科发展预测的思考》等论文及《中医之路六十年见证》《医道传承录》等著述。

【工作室依托单位】国家中医药管理局于2013年确定全国名老中医药专家刘敏如工作室建设项目，2014年6月18日，刘敏如全国名老中医药专家传承工作室在珠海市中西医结合医院（即珠海市第二人民医院）莲花路门诊部揭牌，为珠海市中西医结合医院在莲花路门诊部提供了一整层楼开展工作，并将其装修一新，其中设有专门的示教诊室、示教观摩室、学术传承室、资料室等，可接受外单位人员进修与研修。《羊城晚报》及《珠海特区报》为此作了专题报道。

【工作室成员】工作室现有11人，其中高级职称3人、中级职称4人、初级职称4人，其中博士研究生导师1人、博士1人、硕士5人、本科4人。刘敏如教授为首席专家，谢建军主任为工作室负责人，工作室主要成员为：刘志龙主任医师，陈丹副主任医师，陈威妮主治医师，尹小军主治医师，李俊主治医师，冯小丽主治医师，黎嘉莉、何婧、黎崇裕等住院医师。

【主要工作内容】工作室的成员将作为刘敏如的弟子，通过跟师查房、跟师出诊等方式，对刘敏如教授的医案、查房、会诊记录整理学习，从而整理、凝练和传承其中医学术思想和临床经验。其中已整理《刘敏如：两种模式传承名老中医经验》发表于中国中医药报2014年10月9日科教板块。

河南省安阳市中医院院长 张立峰

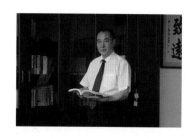

张立峰，男，55岁，河南省滑县人，河南医科大学本科毕业，中共党员，主任医师。先后任安阳市卫生防疫站党委书记、安阳市卫生局副局长、安阳市中医院院长等职务，同时担任安阳市中医联合体理事会理事长。曾荣获中国健康服务业年度创新人物、全国无偿献血奉献金奖、河南省创新力医院院长、安阳市抗击非典先进个人等荣誉称号。

张立峰出身于一个贫农家庭，坎坷的成长经历，造就了张立峰坚毅的个性，多个岗位的磨练，塑造了张立峰严谨务实的理念。2010年11月，张立峰受命担任安阳市中医院院长，此时的安阳市中医院面临着诸多发展的瓶颈：院址偏小，床位偏少，两院分离，就诊不便，设备老化，人才匮乏，房屋陈旧，环境较差等问题阻碍了医院的快速发展。面对诸多棘手的难题，张立峰在反复调研的基础上，启用新人，除旧革新，多措并举，攻坚克难，带领安阳市中医院1000余名干部职工，转变观念，创新思维，群策群力，苦干实干，推动医院突破了发展瓶颈，实现了跨越式发展，整体实力保持了河南省中医院系统先进水平。医院三个文明同步发展，经济效益迅速增长，由2010年的1.2亿元增加到2014年的2.5亿元；2011年至2014年，服务病人量由45万人次增长到62万人次；医院环境持续改善，设计新颖、功能完善、环境幽雅、建筑面积34000平方米的病房综合楼投入使用，医院病床由512张增加到1100张，实现了医院南北两院合而为一，彻底解决了患者就诊不便、住院难问题。在张立峰与领导班子的积极努力下，安阳市委、市政府及市卫生局领导为诚所感，给予了大力支持，医院成功购置原安阳市三中校址，使医院占地面积由2.4万平方米增加到3.5万平方米，为医院未来发展奠定了基础。安阳市中医院成功通过国家三级甲等中医院复审，荣获全国卫生系统先进集体、全国公信力示范医院、河南省群众满意医院、安阳市文明单位等称号。

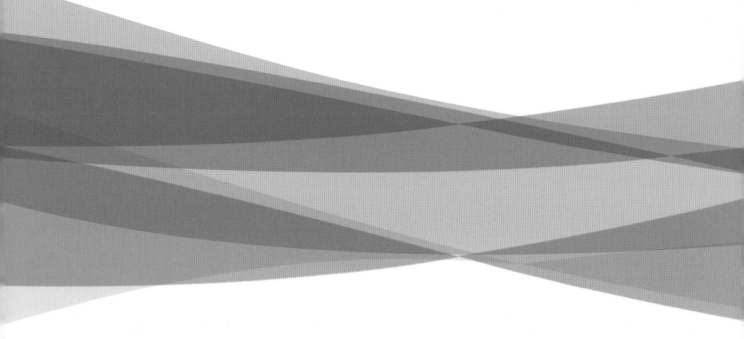

亳州市华佗中医院眼科主任医师尹安坤

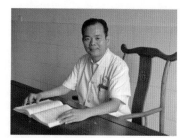

尹安坤，安徽中医药大学本科毕业，华佗中医院副院长，中医眼科主任医师，亳州市职业技术学院兼职教授，安徽省中医学术技术带头人；荣获安徽省首届"江淮名医"、安徽省名中医、首届亳州市名中医、首届亳州市"十佳医生"、亳州市首届学术和技术带头人、谯城区优秀人才等称号；任安徽省中医药学会委员、安徽省中医药学会临床教学专业委员会委员、亳州市贫困白内障患者复明工程项目专家组成员；亳州市华佗中医院眼科被团市委命名为市级青年文明号，被安徽省中医管理局确定为"十二五"重点中医专科；积极开展彭年光明行动及贫困白内障患者复明工程，为防盲工作做出突出贡献。医院多次被亳州市政府评为残疾人工作先进单位，与北京同仁医院合作建立亳州市眼科远程会诊中心。尹安坤从事眼科临床工作20余年，享受省、市、区政府特殊津贴。在《中医药研究》《中医药临床杂志》等发表《中医药治疗儿童目劄85例疗效观察》《中药内服外洗对真菌性角膜炎的治疗作用》等学术论文。

马世堂中医研究院院长 马世堂传承人——马庆松

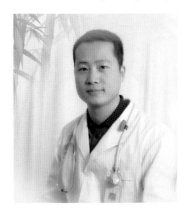

　　马庆松，字斌，号炳赫，男，汉族，　1983年12月生，山东泰安肥城人，出生于中医世家，毕业于北京民族大学，后在北京中医药大学进修学习，2003年参加工作。现为马世堂第三代传承人，马世堂中医研究院院长。

　　马庆松在世医家庭长大，长时间的耳濡目染让他对中医药产生了浓厚的兴趣。2003年大学毕业后从事健康产品事业工作。2007年马世堂传承人马庆松将传统中医药进行创新，运用生物技术提升马世堂产品品质，在疾病调理上结合中医四诊合参，尤精于望诊，对疾病寻根溯源。2008年在北京成立马世堂公司，逐渐将马世堂中医在全国各地稳步发展。2010年他通过互联网技术开发了人生健康网，通过线上和线下相结合，将传统的中医诊断方式发展成现代远程医疗健康服务平台。2011年之后开始从事医院行政管理与推广工作，对医疗机构的发展不断大胆创新。2015年成立马世堂中医研究院，从事医院管理和临床研究工作，对古方进一步研究和创新，让马世堂中医中药更好地服务于全民健康。

"杏林一翁"的"大医精诚"——记全国基层名老中医药专家张洪洲

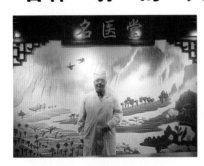

　　张洪洲，男，70岁，中共党员，大学文化；2000年取得主任中医师资格；1997年任河北省中医学会会员、河北省中西医结合基础委员会委员、河北省中西医结合骨质疏松委员会委员；1999年任河北中医杂志特约编辑、中国医学理论与实践编委；2000～2004年担任市中医学会理事；1999年被授予邯郸市名中医、市中医带徒指导老师称号；曾任馆陶县中医院院长，2006年退休，是省级重点脑病专科学科带头人，行医50年。先后主持或参与省部级和厅局级科研课题4项，获河北省科技进步二等奖2项、省科技进步三等奖1项、市科技进步三等奖1项；主编或合作出版学术专著6部(套)，公开发表学术论文20余篇。

爱岗敬业，中医服务技术精

　　尽管已是70岁高龄，但张洪洲仍然工作在临床一线，问诊、把脉、开方，门诊量每天超过60余人次，让他一整天都闲不住。从事中医临床工作50多年，临床用药以简便廉捷著称，方剂用药精炼，量少效著。曾有一位病人，住院治疗数月不见好转，花费数万元，慕名找到他"求救"。张洪洲根据多年的经验，开了一副药，不过十多天的时间，病人痊愈。像这样经过他的几副药就治愈的疑难杂症患者，已经不计其数，他被当地老百姓称为"神医张"。

言传身教，中医传承育杏林

　　1999年，张洪洲被评为"邯郸市名中医"和"中医带徒指导老师"称号。16年来，他为馆陶县乃至邯郸市及周边培养了大量中医人才。他将自己的临证经验、体会毫无保留地传授给学生，向他求师的学生遍布全市各基层单位。据统计，经他带教出的中医人才66人，5人现已成取得副主任中医师资格，3人考取中医研究生学历，12人已成为当地医院的技术骨干和学科带头人。他被学生们尊称为"杏林一翁"，所教人才遍布冀、鲁、豫三省交界十余个县、市、区。

执著热爱，中医研究创佳绩

　　张洪洲对中医药的热爱可谓执着，多年来潜心钻研。在熟读四大经典的同时，向科学研究方面进军，在心脑血管研究上有较深的造诣，特别是中风脑血管后遗症、半身不遂、失语，经多年的临床实践，制订了一套科学治疗方案，并研制了"健步复原丸"治疗中风后遗症、半身不遂。"健步复原丸治疗中风后遗症的研究""黄香汤治疗慢性胃炎的研究"获省科技进步二等奖，"中风舌诊临床治疗研究"获市科技进步三等奖。"中风舌诊"相关成果在首届"光明杯"中医优秀论文表彰会上进行交流，并在香港名医论坛杂志发表。

　　张洪洲多年来所获奖项无数。1997年、1999年、2000年被授予"邯郸市科技拔尖人才"称号；2000年被评选为"邯郸市劳模"称号；1995年被河北省卫生厅授予"优秀院长"称号；2003年被中国管理科学研究院聘任为"特约研究员"；2014年被邯郸市卫生局提名为"河北省名中医"候选人；2015年10月被国家中医药管理局评为"全国基层名老中医药专家"称号。

2015年度聚医杰优秀人才光荣榜

一、"聚医杰2015年十大国医楷模"

顾文忠　唐洪义　李聪明　王晓珍　舒友艺

赵保善　杨丽军　占正秋　巴恒伟　徐中魁

二、"聚医杰2015年十大杰出名中医"

罗兴党　陆仕财　陈正瑾　王玉湘　范子云

许安国　胡殿磊　张启云　宋明柱　刘勋忠

三、"聚医杰2015年十大特色医疗名医"

肖辉合　徐耀华　董庙奇　张智和　黄昭霖

聂启明　补祥贵　崔文斌　符国才　吴殿文

四、"聚医杰2015年民间中医大师"

陈运阔　张勤模　陈启介　柴世禄　姚国全

刘智中　王开璞　袁国宪　李克海　章根生

李祖汉　敬克政　刘建民

五、"聚医杰2015年德艺双馨名中医"

亓丰俊　李东明　李铜元　张士友　李永虞

王传亮　程东学　彭治安　郭小平　黄大春

莫桂森　陈新学　李灵恩　李锡儒　吴国义

王天福　王乃利　申所生

六、"聚医杰2015年科研学术交流先进工作者"

徐介初　何茂书　周国典　王悦英　李延玲

倪晓畴　杨国民　邢苏斌　陈家鼎　钟声远

董守太　王顺祥　邓海燕　张长青

七、"聚医杰2015年热爱中医、传承创新奖"

何延通　朱义启　韩志春　武凤琴　武树昌

苑清秀　朱　倩　李　菊　谈敏华　薛　飞

李芳青　陈沐光　曾　锋　张乃杰　赵振钦

唐建军　戴经伟　王意德　杨胜华　韩世圣

黄琏生　罗晓锋　孙道南　蒋　峰

八、"聚医杰2015年民间中医一技之长者"

黄春秀　　陈林豪　　杨胜华

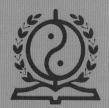

中国中医药出版社
China Press of Traditional Chinese Medcine

中国中医药出版社成立于1989年，隶属于国家中医药管理局，是"全国百佳图书出版单位""全国首批养生保健类图书出版资质单位""中国图书世界影响力出版百强单位""全国首批中央文化企业数字化转型升级项目单位"，全国中医药行业规划教材出版基地。国家中医中西医结合执业医师资格考试大纲和细则、全国中医药专业技术资格考试大纲和细则授权出版单位。国家中医药管理局教材办公室、国家中医药管理局中医药文化建设与科学普及专家委员会办公室、全国中医药高等教育学会教材建设研究会秘书处等均设在中国中医药出版社。

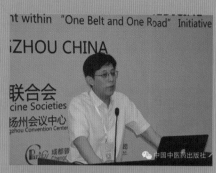

社长王国辰出席了由世界中医药学会联合会主办的首届世界中医药大会夏季峰会暨"一带一路"中医药发展国际研讨会

中国中医药出版社现已形成了以中医药教材教辅为主体，以中医学术、中医古籍和医学考试、文化科普为两翼的出版格局。迄今已经出版图书6000余种。

2015年大事记

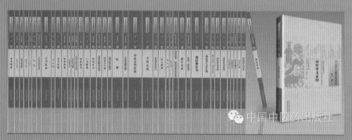

《中国古医籍整理丛书》

古籍400种第一批重磅出炉

中医古籍400种，即《中国古医籍整理丛书》，由中国中医药出版社独家出版发行，首批亮相100种，后续作品将陆续出版。2010年，国家财政部、国家中医药管理局设立"中医药古籍保护与利用能力建设项目"，资助整理《中国古医籍整理丛书》，本着"抢救、保护、发掘、利用"的理念，该项目重点选择近60年未曾出版的400余种重要古医籍，综合考虑所选古籍的保护价值、学术价值和实用价值。涵盖了医经、基础理论、诊法、伤寒金匮、温病、本草、方书、内科、外科、女科、儿科、伤科、眼科、咽喉口齿、针灸推拿、养生、医案医话医论、医史、临证综合等门类，跨越唐、宋、金元、明以迄清末。全套丛书均按照项目办公室组织完成的行业标准《中医古籍整理规范》及《中医药古籍整理细则》进行整理校注，绝大多数中医药古籍是第一次校注出版，一批孤本、稿本、抄本更是首次整理面世。

世界中医学专业核心课程教材主编副主编会议

2015年3月，由世界中医药学会联合会教育指导委员会和中国中医药出版社联合主办，中国中医药出版社承办的"世界中医学专业核心课程教材主编副主编会议"在北京召开，国家中医药管理局国际合作司司长王笑频，世界中医药学会联合会副主席兼秘书长李振吉，世界中医药学会联合会教育指导委员会会长、中国工程院院士、中国中医科学院院长、天津中医药大学校长张伯礼，中国工程院院士、天津中医药大学第一附属医院名誉院长石学敏，中国中医药出版社社长王国辰、副社长林超岱，以及与来自13个国家地区的84名世界中医学专业核心课程教材的主编、副主编一道出席了会议。

第二届全国悦读中医之星评选

2015年4月，在第20个世界阅读日来临之际，由国家中医药管理局支持，中国中医药出版社、中华中医药学会、中国中医药报社共同主办的第二届全国悦读中医之星评选活动启动。该活动是在2014年首届"中医药社杯"悦读中医校园之星评选活动的基础上升级而来，目的是进一步推动中医健康文化和全民阅读活动的开展，推进"书香中国"和"学习型人才"建设，活动分学生组和行业组两个组别进行评选。

"医考在线"杯首届全国"中医好声音"评选活动

为了深入贯彻落实《关于推动传统媒体和新兴媒体融合发展的指导意见》《国务院关于扶持和促进中医药事业发展的若干意见》《国务院中医药健康服务发展规划（2015-2020年）》文件精神，推动中医内容从传统的图文向视音频跨越，从传统媒体向新兴媒体跨越，为实现"中医梦、中国梦"贡献力量。中国中医药出版社联合中国中医药报社、生命时报社、中华中医药学会、世界中医药学会联合会等单位共同开展首届全国"中医好声音"评选活动。

第二届全国卫生职业院校"中医药社杯"检验技能大赛

2015年6月，由全国卫生职业教育教学指导委员会医学检验专业分委会、全国卫生职业教育研究会、全国卫生职业教育检验专业研究会主办、中国中医药出版社冠名的第二届全国卫生职业院校"中医药社杯"检验技能竞赛在信阳职业技术学院开幕。来自全国25个省、市、自治区和直辖市的61所学校67个代表队，近500名师生参与竞赛。

2015′中医药社杯中药学类专业学生知识技能大赛

2015年6月，由教育部高等学校中药学类专业教学指导委员会、全国中医药高等教育学会联合主办，全国中医药高等教育学会中药教育研究会、辽宁中医药大学联合承办的"全国中医药高等教育技能大赛——2015中医药社杯中药学类专业学生知识技能大赛"在辽宁中医药大学大连校区举行。此次竞赛共有全国开设有中药学类专业的42所院校126名选手参加，中国中医药出版社副社长李秀明出席并致辞。

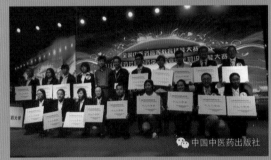

全国中医药高等教育技能大赛——2015中医药社杯中药学类专业学生知识技能大赛颁奖

第三届"中医药社杯"全国高等中医药院校教师发展论坛暨青年教师教学基本功竞赛

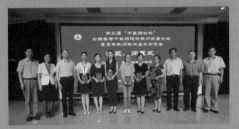

专家组为第三届"中医药社杯"全国高等中医药院校教师发展论坛暨青年教师教学基本功竞赛获奖人员颁奖

2015年8月，由中国中医药出版社支持的第三届"中医药社杯"全国高等中医药院校教师发展论坛暨青年教师教学基本功竞赛在河南中医学院举办。中国中医药出版社社长王国辰出席了会议并在颁奖及闭幕式上发表了讲话。本次活动由教育部高等学校中医学类专业教学指导委员会主办，河南中医学院承办。共有来自全国37所开设中医学专业的高等院校164位青年教师获得教学基本功竞赛的各个奖项。

全国中医药行业高等教育"十三五"规划教材主编会议

2015年10月14日，全国中医药行业高等教育"十三五"规划教材主编会议在京召开。国家卫生计生委副主任、国家中医药管理局局长王国强出席会议并发表讲话，国家中医药管理局副局长王志勇以及来自全国25所高等中医药院校150余名主编出席会议。会议由国家中医药管理局人事教育司司长卢国慧主持。会议重点围绕推进"十三五"中

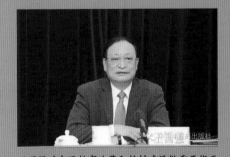

王国强对中医教育改革和教材建设做重要指示

医药教材改革和全国中医药行业高等教育"十三五"规划教材编写工作进行了研讨、部署。中医药行业高等教育"十三五"规划教材建设工作自启动主编遴选工作以来，引起了整个中医药行业的广泛关注。国家中医药管理局专门成立了教材建设工作委员会和核心示范教材编审专家组，选取了中医学、书药学、针灸推拿学3个专业的29门主干课程重点进行核心示范教材建设。同时，本轮启动的108门"十三五"规划教材将全面推进数字化建设工作。

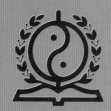

中国中医药出版社
China Press of Traditional Chinese Medcine

中医药行业教育云平台启动

2015年10月14日，国家中医药行业教育云平台在京隆重举行启动仪式。国家卫生计生委副主任、国家中医药管理局局长王国强，国家中医药管理局副局长王志勇，中国工程院院士、中国中医科学院院长、天津中医药大学校长张伯礼，上海中医药大学原校长严世芸，中国中医药出版社社长王国辰共同启动了中医药行业教育云平台，标志着我国中医药行业教育数字化进程正式开始。会上，王国辰致辞并介绍了中医药行业教育云平台的顶层设计思路，中国中医药出版社副社长李秀明汇报了平台的前期筹备及建设情况。中医药行业教育云平台将在国家中医药管理局

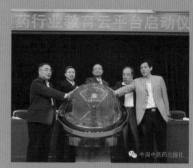

王国强、王志勇、张伯礼、严世芸、
王国辰共同启动中医药行业教育云平台

的大力支持下，打造由中医药行业院校教育、继续教育和知识服务三个子平台构成的"三位一体"的行业级互联网平台，从而逐步探索出符合中医药行业特点的全新教育模式，实现优质教育资源流通共享，推动中医药人才培养机制创新，提高从业者专业技能水平。

荣誉

中国中医药出版社入选"2014中国图书世界馆藏影响力出版100强"。2015年8月，中国出版传媒商报、中国文化走出去协同创新中心·中国文化走出去效果评估中心、中国图书进出口（集团）总公司组织发布了中国图书世界馆藏影响力调查报告（2015版），中国中医药出版社入选"2014中国图书世界馆藏影响力出版100强"。

2015年10月27日，第五届"书香中国·北京阅读季"阅读盛典在京举行。中国中医药出版社荣获"优秀合作机构奖"。本次阅读季中，中国中医药出版社积极配合开展了5项活动，发挥了先进典型的示范作用，激发了全民阅读中医药图书的兴趣。

《周仲瑛实用中医内科学》荣获中华优秀出版物图书奖。

《一推就好》入选中华中医药学会推荐五本中医药优秀科普作品。

4本图书、1个微信号入选2014年"公众喜爱的科普作品"推荐作品。由中国科协举办的2014年"公众喜爱的科普作品"推介活动结果揭晓，中国中医药出版社作品《大道至简：有尊严地活过一百岁》《采药去：在博物王国遇见中药》《自然会健康》《大国医》入选科普图书类推荐作品。中国中医药出版社创办、运营的"悦读中医"微信公众号入选科普微信类推荐作品。

4部作品入选2015年全国中小学图书馆（室）推荐书目。由教育部基础教育课程教材发展中心组织评选的2015年全国中小学图书馆（室）推荐书目结果揭晓，中国中医药出版社《家庭食养宝典少儿篇》《家庭食养宝典中学生篇》《女性青春期小百科》《小故事大健康》四部作品入选。本次共收到来自255家图书出版单位报送的8912种图书进行评审，共有2730种优质图书入选。

《大道至简》入选《2015年农家书屋重点出版物推荐目录》。由国家新闻广电总局组织评选的《2015年农家书屋重点出版物推荐目录》结果揭晓。中国中医药出版社作品《大道至简：有尊严地活过一百岁》一书作为本次医卫生活类206种之一入选。

感谢以下单位对《中国中医药年鉴（行政卷）》的支持

安徽省亳州市华佗中医院

安徽省中西医结合医院（安徽中医药大学第三附属医院）

安徽省中医院（安徽中医药大学第一附属医院）

安徽中医药大学

安康市中医医院

安阳市翔宇医疗设备有限责任公司

安阳市中医院

白城中医院

北京聚医杰医药科学研究院

北京马世堂中医研究院

北京市和平里医院

北京市密云县中医医院

滨州医学院药学院

常州市中医医院

成都体育学院

成都中医药大学

成都中医药大学附属医院（四川省中医院）

成都中医药大学数字医药研究所（医学信息工程学院）

承德医学院附属医院

佛山市南海区妇幼保健院

福建省杏福医药投资管理有限公司

复旦大学附属眼耳鼻喉科医院

甘肃省中医院

甘肃中医药大学

馆陶县中医院

广东东阳光药业有限公司

广东省茂名市中医院

广东省清远市中医院

广东药学院

广西药用植物园

广西中医药大学附属瑞康医院

广州白云山和记黄埔中药有限公司

广州市正骨医院

广州中医药大学第一附属医院

贵阳中医学院第二附属医院

贵阳中医学院第一附属医院

海城市正骨医院

海南医学院附属医院

杭州市中医院

河北省医疗气功医院

河南省开封市第二人民医院

河南郑州东方肿瘤医院

黑龙江中医药大学

黑龙江中医药大学附属第一医院

湖北省中医院

湖南中医药大学

吉林大学中日联谊医院

吉林市中西医结合肛肠医院

江苏康缘集团有限责任公司

江苏省海安县中医院

江苏省如皋市中医院

江苏省中医药研究院

江阴市致和堂中医药研究所

晋江市医院晋南分院

昆明市中医医院

澧县中医医院

溧阳市中医医院

辽宁省蒙医医院

绵阳市骨科医院

内蒙古国际蒙医医院

南方医科大学中医药学院

南通良春中医医院

宁城县蒙医中医医院

宁夏回族自治区中医医院

郫县中医院
平阳县中医院
青岛市黄岛区中医医院
曲阜中医药学校
三亚市中医院
山东青岛中西医结合医院
山东中医药大学
山东中医药大学附属医院
山东中医药高等专科学校
山西振东道地药材开发有限公司
陕西省中医医院
上海市"治未病"发展研究中心
上海市黄浦区中心医院
上海市徐汇区大华医院
上海中医药大学附属曙光医院
上海中医药大学附属岳阳中西医结合医院
深圳平乐骨伤科医院
深圳市宝安区中医院
石家庄平安医院
首都医科大学附属北京安定医院
首都医科大学附属北京中医医院
双流县中医院
四川省达州中医学校
苏州市中西医结合医院
苏州市中医医院
泰安市中医院
桃江县中医院
天津市武清区中医医院
天津市中医药研究院附属医院
天津中医药大学第一附属医院
天士力控股集团有限公司

通辽市蒙医正骨医院
桐君堂药业有限公司
皖南医学院弋矶山医院
魏县中医医院
武汉市黄陂区中医医院
西藏藏医学院
西藏山南地区藏医医院
西藏自治区藏医院
香港浸会大学中医药学院
香港中文大学中医学院
香港中医骨伤学会
香港注册中医学会
扬子江药业集团有限公司
尤溪县中医医院
岳阳市中医医院
云南省中医医院
运城市中医医院
中国药科大学
中国中医科学院广安门医院
中国中医科学院中医临床基础医学研究所
中南民族大学药学院
中日友好医院
中山市中智药业集团有限公司
重庆三峡医药高等专科学校
重庆市北碚区中医院
重庆市垫江县人民医院
重庆市肿瘤医院
重庆正刚中医骨科医院有限公司
珠海市第二人民医院
（以上排名不分先后）